U0188706

手外科
经典方法与现代技术

主编　汤锦波

上海科学技术出版社

内容提要

本书由23位著名手外科专家共同编写，以图文并茂的形式深入介绍和归纳经典手外科知识和新进展，以及近十余年来国际重大手外科会议的报道、讲座内容和国际前沿热点。以解决重点和难点问题为切入点，综合介绍国际手外科领域的现状、新概念、新方法及作者个人实践经验和体会。内容涵盖骨关节修复，肌腱神经修复，手和上肢创面修复及手的严重复合损伤，先天畸形、肿瘤和瘫痪，以及手慢性病损的修复及康复等。本书有助于我国骨科和手外科医师及学生系统地掌握手外科学国际前沿知识和技术，提高综合诊治水平，造福患者。

图书在版编目（CIP）数据

手外科经典方法与现代技术 / 汤锦波主编. -- 上海：上海科学技术出版社，2022.1
ISBN 978-7-5478-4958-3

Ⅰ. ①手… Ⅱ. ①汤… Ⅲ. ①手－外科学－研究 Ⅳ. ①R658.2

中国版本图书馆CIP数据核字(2020)第096087号

手外科经典方法与现代技术
主编 汤锦波

上海世纪出版（集团）有限公司
上 海 科 学 技 术 出 版 社 出版、发行
（上海市闵行区号景路159弄A座9F-10F）
邮政编码 201101 www.sstp.cn
浙江新华印刷技术有限公司印刷
开本 889×1194 1/16 印张 53
字数：1500千字
2022年1月第1版 2022年1月第1次印刷
ISBN 978-7-5478-4958-3/R · 2107
定价：550.00元

作者名单

主　　编

汤锦波

主编助理

邢树国

终稿审阅

宫可同　刘　波　王增涛　邢树国

编 写 者（按姓氏笔画排序）

邓爱东　江苏省手外科临床医学中心、南通大学附属医院　副教授
田　文　北京大学第四临床医学院、北京积水潭医院　教授
邢树国　江苏省手外科临床医学中心、南通大学附属医院
朱　磊　山东大学齐鲁医院　副教授
刘　波　北京大学第四临床医学院、北京积水潭医院　教授
汤锦波　江苏省手外科临床医学中心、南通大学附属医院　教授
孙鲁源　上海交通大学附属第六人民医院　副教授
劳　杰　复旦大学附属华山医院　教授
李秀存　吉林大学第一医院
陈　超　山东第一医科大学附属省立医院
陈　靖　江苏省手外科临床医学中心、南通大学附属医院
赵俊会　北京大学第四临床医学院、北京积水潭医院
郝丽文　山东第一医科大学附属省立医院　副教授
宫可同　天津医院　教授
栗鹏程　北京大学第四临床医学院、北京积水潭医院　副教授
郭　阳　北京大学第四临床医学院、北京积水潭医院　副教授
崔宜栋　山东大学齐鲁医院

崔树森 吉林大学第三医院 教授
谢仁国 上海交通大学附属第一人民医院 教授
路来金 吉林大学第一医院 教授
詹海华 天津医院 教授
潘勇卫 北京清华长庚医院 教授
魏万富 天津医院 教授

推荐语

Congratulations, Jin Bo, on publishing this remarkable and richly-illustrated compendium of hand surgery that will benefit Chinese-speaking hand surgeons throughout Asia and the world! Professor Tang is a household name in hand surgery, having advanced the care of flexor tendon and nerve injury through rigorous scientific discovery and mountains of published literature. He is the editor-in-chief of the *Journal of Hand Surgery-European Volume* and has contributed enormously to their growth and the success. His book summarizes the unique experiences and approaches of Chinese hand surgeons, and the particular needs of the regions they serve.

As anyone who has ever written or edited a textbook can attest, it is a Herculean and often thankless task. Professor Tang is a master of surgical technique and an inspired teacher who has translated decades of practice, patience and pointers into a state-of-the-art resource, that will challenge and inspire surgeons throughout Asia and beyond, and push the boundaries of surgical care for the benefit of their patients. I am honored to write an endorsement of this unique career work and know that this textbook will indelibly raise the bar of hand and upper extremity care internationally.

(祝贺锦波出版了这部内容丰富、解说精良的纲领性手外科著作。本书将有益于整个亚洲及全球使用中文的手外科医师！汤教授在手外科界家喻户晓。他通过严格的科学研究发现和发表份量极重的文献，推进了屈肌腱和神经的治疗。他是《手外科杂志·欧洲卷》的总编辑，对该杂志的成长和成功作出了巨大的贡献。他出版的这本书总结了中国手外科医师独特的经验和方法，满足了他们所服务地区的特殊需要。

教科书的编写者们都有同感：这是一个无比费时和需要很多精力才能完成的事情，但很少得到应有的感谢。汤教授是外科技术的大师，也是常给人启发的老师。他将几十年的临床实践、耐心指点和真心忠告转化为最先进的资源，将激励和启发亚洲及亚洲以外的医师，突破现有的医疗疆界，造福患者。我有幸为这一其职业生涯独特的著作写推荐语，深知这本教科书将为提高国际范围手和上肢外科的水平起到不可磨灭的作用。)

Scott W. Wolfe, MD

美国康乃尔大学教授，《格林手外科手术学》总编辑

August 18, 2021

汤锦波教授所编著的这部著作是手外科领域的一部杰出作品，必将推动中国手外科专业的蓬勃发展。汤教授是在世界范围内享有盛誉的手外科医师，目前担任《手外科杂志 · 欧洲卷》总编辑。他以简洁清新的写作风格、细致严谨的教学态度和精湛的手术技巧而闻名。虽然有多位编者参与编写，但本书能够充分体现汤教授本人多年的临床经验。众所周知，编著这样一部著作需要付出多年不懈的努力，在此我对汤教授和他的同事们的辛勤劳动表示高度的赞赏。可以预见，汤教授为推动中国手外科发展所做的努力，一定会激励更多医师帮助手外科患者从外伤和疾病中恢复。我十分乐于阅读汤教授这部手外科著作，并向您推荐它。

Kevin C. Chung, MD

美国密歇根大学教授，美国手外科学会主席

August 2, 2021

前　言

手外科领域已有很多国际国内的著名专著，《格林手外科手术学》就是其中的一部，现在已出版至第七版。当该书第七版的主编小组组建时，他们有意邀请我参加，和其他两位主编共同编撰网络版，但我没有参加，因为后来接受担任了历史最悠久的英文手外科杂志 *The Journal of Hand Surgery-European Volume* 总编辑一职。我用英文主编的书多一些，而在国内主编的中文书较少，常心生愧意。故于 2013 年夏天我有了出版一部与我国以往编撰风格不同、介绍手外科全部内容、但以经典和现代技术为主的专著的计划。

本书的重点是介绍手外科 100 余年来十分有效的、现在还在使用的经典方法，以及现代国际国内最前沿的手外科技术。当然，过去有的、但没有经久考验成为经典的方法和现在新进展的、但未在多家医院使用的、欠成熟的方法则没有介绍。为了保持章节的完整性，对各种损伤或疾病的诊断方法、分型和临床表现也作了介绍，但没有对其历史变革、发病机制作更多阐述。

本书的一个特点是根据国际国内文献对书中治疗技术的效果作介绍和评价，这一点在过去国际权威的手外科图书中也做得不够，在本书中我尤其强调这一方面。当今对相同的临床问题往往有数种可选用技术，本书不但介绍了方法，同时还回顾和综述了国际范围内对这些方法的评价。在重视循证医学的时代，这一部分内容尤为重要。

在本书的内容安排和编撰方法方面，我作了一些思考和新的安排。本书的内容，尤其是疾病的覆盖、临床检查、诊断方法、手术方法、手术照片、手术示意图等，都力求全面，力求达到国际现有水平，并对常见问题和方法深入讨论。由于本书强调了这些方面，各章文字和图片的篇幅大而周详，故在策划本书时将组织修复、显微外科的一些基本知识省略了，也将断指再植和臂丛神经修复这两个国内很多书中详细介绍的部分简略化。关于这方面的内容，读者可以参阅其他书籍及多位前辈辛勤总结的经验。另外，本书参考文献著录翔实，这不仅提供了书中内容之依据，而且读者能根据文献进一步学习和深究。

本书编写经历了 2016—2019 年 4 年时间，每个章节的编撰都是一个艰苦和费时的过程。作为主编，我对每章都进行审核和修改，提出文字、图片、参考文献等修改意见，工作量较大。书稿启动时，我时间稍宽裕，但近 3 年由于担任《手外科杂志·欧洲卷》的总编辑和几部英文专著的主编，工作更加繁重，数次想罢手，但想起初衷，觉得开始了就要尽力，就要保证质量，就要坚持到底。

我常常感到“章章皆辛苦”。所有章节的作者都数易其稿，付出了艰苦的劳动，才达到本书出版的目的以及特点和内容安排方面的要求，我在此对他们表示衷心的感谢。他们都是杰出的专家，感谢他们对我提出严格要求的理解和艰辛的付出。5年来，几个章节更换过作者，以使相应章节达到本书出版目的。本书数个章节出自新手，他们不常著书，但这些章节质量上乘，内容实用，我非常感谢他们的贡献。

本书的各个章节经我审阅和修改后，均由邢树国医师对照目前国际前沿知识和技术，增加有关内容，或请作者增加，以期本书与国际专著在同一水平。邢树国医师对全书格式、参考文献作了修改和更新，他的努力和贡献巨大，在此特别感谢。

本书的4位审阅者不但是该书的主要贡献者，也是本书内容审校阶段的审阅人，他们是活跃在我国手外科领域的教育家，对临床工作深有研究，并经常在国际场合和学术前沿不断探索。在此一并谢谢他们的贡献。

五年磨一剑，在此我将本书所有作者、审阅者、主编和出版社的劳动呈现给同道。我将投入本书的时间和精力作为对我国同道的一种职责和义务。本书是作者和出版社不畏困难、辛勤工作的结果，我相信本书对我国手外科将起到巨大的促进作用。如果读者能从中受益，将是对本书所有作者和出版社5年来辛勤努力的满意回报。

最后，我要感谢上海科学技术出版社编辑数年来的支持、理解和鼓励，对我在本书中融入的撰写方式和新意予以的支持，他们在图书出版工作的整个过程中态度精心、工作精良。我还要感谢长期指导、支持我学习和探索的长辈和同道。他们很多不在本书作者之列，但多年来我反复拜读他们的著作，不断得到启示和灵感，使我学习到理论、技术和学术追求的精神，在此表示深深的感谢。

2020年5月21日

主编的话

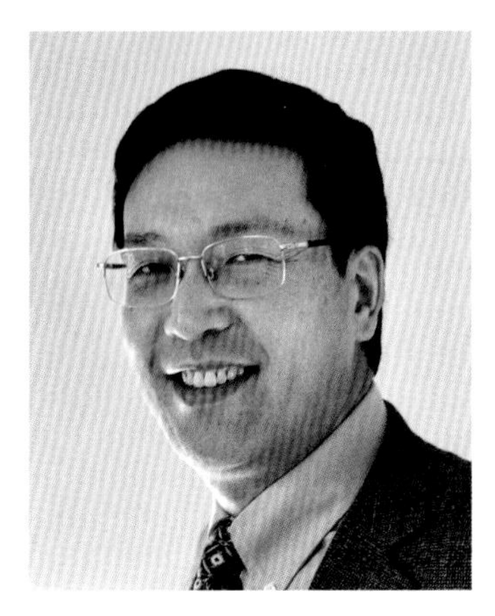

主编　汤锦波
The Journal of Hand Surgery-European Volume 总编辑
国际手外科联合会（IFSSH）理事会成员
欧洲手外科联合会（FESSH）理事会成员
美国布朗大学医学院整形外科教授（兼职）
江苏省手外科医学研究中心主任、南通大学教授

编辑或撰写一部大型专著是一个大工程。本书的主要目的是反映目前的手外科状况，力争达到或接近国际上相关图书的认识程度和水平。当然，这不可能指每一个章节或每个方面的水平，而是指总体水平和内容，不出现和国际水平相距 10、20 或 30 年的情况，我感到本书达到了这个基本要求和目的。

本书编辑过程中一些章节几次更换了作者，主要是由于有些章节没有及时完成第一稿或第一稿质量不好。对于我感到基本好或很好的章节，通常将其返回作者，请作者再进行 1~2 遍或更多的修改；对于水平不足的章节，我和主编助理直接加注和修改，增加了不少文字和文献，还增加了一些手术照片或示意图，以达到全书的撰写水平基本（但非完全）一致。在本书的编辑过程中，不少内容是编辑时增加的，或请其他作者补充的，这样才使本书最终达到预期目的。

这里我要强调对章节的修改。章节作者多次修改十分重要。我对自己撰写的英文书的章节都进行多遍修改，一本英文书中章节修改 5~6 遍是常态，对于中文书的章节内容也这样。国际上相似书的作者虽绝大多数是相关专题的国际权威，但都对撰写的内容作多次认真修改。我国有部分作者的确也是这样。在本书的编撰过程中，我邀请了数位在工作一线、有多年经验且文字和归纳能力强，但第一次参加重要专著撰写的医师，他们撰写的章节质量很好，完全符合本书要求，因此大家可以读到这些作者撰写的质量上乘的章节，这也使得本书很大程度上不同于过去的类似书。

本书内容体现了章节作者专业领域的经验积累和认识程度。如果没有足够的经验、深度的研究，就不能成为作者；作者在写章节内容时要反映和体现出自己的经验、认识，描述自己常用的方法和效果，而不是单纯归纳和介绍别人的方法。因此，作者必须对现有方法进行评价，要介绍自己使用的方法，描述自己的技术要点。当然，一个章节的内容不可能完全是自己的方法，应该介绍该专题的现状、对其的评价和与自己工作结合的体会，而这一结合的比例、巧妙程度及深度，反映了作者的工作水平、归纳水平、对该专题发展的贡献及撰写能力。读者在阅读本书各章节时可以评价。

在本书的撰写过程中，每个人都贡献了智慧、付出了心血。我从 2016—2019 年的 4 年间投入了很多时间，其间出版的另外两本中文专著花的时间并不多。本书的撰写、修改是一个艰苦的过程。本书是在作者和主编细致和艰苦的努力下，力求达到能力范围内尽可能高的水平和严谨程度的手外科专著；是作者和出版社希望提供给同道一部有价值的专著而为之努力的成果。本书是一部尽可能与其他国际专著有相近写作风格，体现该学科现状并对实践有指导作用的专著。5 年内，除了近 3 年担任了《手外科杂志 · 欧洲卷》总编辑花费了很多时间外，本书是我另一项花费很多时间的工作。如果读者能从中受益，那将是对本书所有的作者 5 年来辛勤劳动的回报。

我感到我还应该写给该书的读者和同道非常需要知道、又很少看到的以下一些内容。这些内容虽不是手外科技术内容，但对于手外科水平的进阶、临床治疗质量的提高十分有益。这些内容对用好这本书、对临床问题的判断、对新知识的使用和评价有益，对了解国际现状和通常做法有益。

在一本由不同作者撰写的专著中，通常各章的风格、作者经验、写作能力不同，各章内容中作者个人经验和分析所占的比例不一样。尽管主编会进行编辑、调整、修改和删减并加一些评论等，但不能修改得面目全非，更不能代替章节作者进行评论或经验分享。因此，在一本书中章节的质量水平有差异，是由于作者写作能力的差异及认识能力的不同。有的章节撰写得十分完美，有的逊色一些、不够全面。这种现象在任何较大的专著中均如此，在国际经典的外文专著中也这样。当然，国际经典的外文专著邀请了国际上多国著名专家撰写，比从一个国家邀请专家有很多优势。

正因如此，我经常在遇到临床上不懂的问题或决定一个不常进行的手术时，需要看 3~4 本手外科专著，看这些不同专著相同专题的内容，相互补充。我经常看到有相关经验的不同学者对同一个问题的不同认识，或对术式不一样的选择、效果评价或使用效果，或对同一术式在方法、细节上的差别，然后自己根据这几本书的内容作一个选择。即使对经典、成熟方法和概念等亦如此。如果大家这样做，也可以发现不同作者的认识和应用的方法，有时有较明显的差异，而且可以发现近几年发展或涌现的方法的差异会更多。对于现代的方法，读者不仅要结合多本书，还要结合近年文献报道的效果，才能比较恰当地选择。在读这些书时，大家要注意各位作者描述自己所做手术的细节和强调之处，他们在细节上常常很不一样。因此，我建议大家对不熟悉的、尚有争议的或自己不常遇到的或新的方法，要查阅、细读多部专著的相关内容。

这里强调要细读和比较。通过这一过程，自己会对某一问题有较广泛而深入的认识，也可认识到不同专著及章节的内容是写得好还是写得一般，作者自己的经验判断、归纳、总结的能力如何，以及对一个术式或概念把握的正确性和准确性如何。这样，自己在判断能力和鉴赏眼光就能得到培养，对自己不仅是个学习过程，而且也能知道什么是写得好的书的章节，这些章节作者的水平和能力如何，如果自己写，怎样才写得最好。

有比较才有进步，这就是一个学习过程，也是一个学习的重要方法。当然，对于一个简单的临床问题，自己能够处理，没有疑问，通常不需要这样做，也没有时间这样做，除非有需要深究的问题。不过，有时对于常见的、自己常用的方法进行深究，会对自己常用的方法进行改良或更新，获得更好的效果，这可以获益于阅读和研习不同国家或不同文字的专著。举一个简单例子，对手指尖中等大小的软组织缺损，在国外通常有很多简单的方法，学者们视过度复杂的方法或过度手术损伤的方法为罔顾医学伦理，但部分学者却不知道国外已将这些简单定形方法作为基本方法数十年，其在国际上并没有争议，仍发表过度复杂手术的论文或撰写著作。故我主张即使对一些常见问题，不要只读一种语言的专著。当然，我知道并非每个医师都有时间或能力读不同语言的专著，这就要求国内重要专著的章节作者和主编要多阅读，将不同国家的常用方法介绍给大家，在章节中介绍不同来源的信息和重要方法，并加以评价，写出精彩章节。我建议大家看几本不同专著的目的，是从中可找到比较好的一个或两个相关章节，然后加以精读。

另外，我建议大家还要深入阅读重点的、有重要价值的专业杂志。专著由于篇幅的限制，并且要介绍多个学者的工作经验或治疗效果，在书中会介绍重要文献的内容和结论，但不可能介绍得很全面，这就需要读者再阅读重要的文献，并得出自己对这些文献内容的判断，这也是书中列出参考文献的目的。参考文献既提供了本书撰写内容的依据，又提供给读者进一步深究的途径。

我常查阅的几本英文手外科专著包括《格林手外科手术学》《手和腕关节外科》《整形外科（手外科卷）》《手和上肢外科和康复》，以及相关的其他专著。这些书对相同专题的描述质量不一样，即使是在国际常用的专著中，有些章节的内容也很不全面或仅反映 10 年前的状况，故需要查阅多部专著。每部专著每个章节的作者不可能都是既有顶尖专业水平又有极强文字能力的，取长补短是我们通常同时拥有几部专著的理由，我们能从不同作者对同一主题或问题不同水平、不同角度的总结、归纳中获益。

我在工作中，常有对某一个问题不知道或不深入了解或没有特别经验的时候，这时我会告诉患者，对这个问题我不完全了解，今天不能给你明确的回答，我会读多本书，比较之后再告诉你。在对于不常遇到的手术，或者有多个方法可选择、需择其一时，在手术前几天我也会对照几本书，查阅不同书的作者的经验和提供的信息。这会让我收获很多，犹如自己已经有了较多经验一样，往往使我能较有把握地进行这一个不熟悉的手术。我感到这应该是绝大多数同道都使用的方式。

我工作了 30 余年，时常感到有很不懂的地方，有很难作的临床决定，我把以上感觉写出来告诉大家，旨在使工作时间并不长的医师能认识自己的不足，了解学习的必要性。事实上，我所认识的这些著名国际专著的作者或主编，常常学习、查阅和讨论，他们会认真地编撰专著，而不是我们认为的“权威而不可侵犯”。

目　录

第1部分　总　论

第 2 部分　骨和关节损伤

第 3 部分 肌腱和神经损伤

第 6 部分 手的慢性病损和其他

第 1 部分

总　论

第 1~4 章　3~55 页

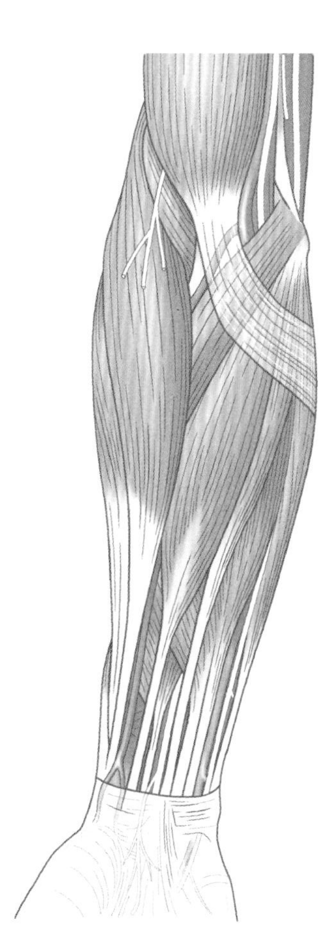

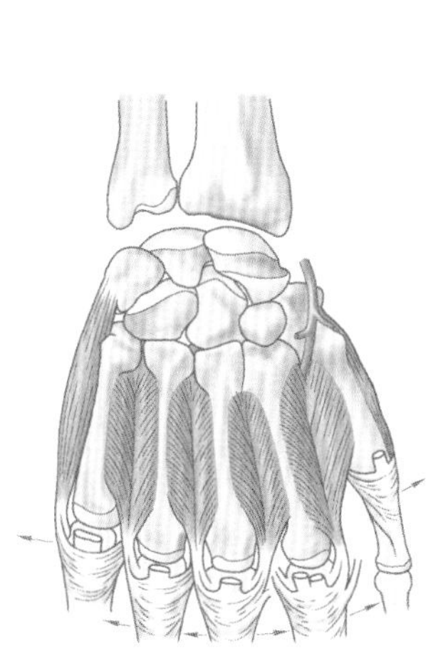

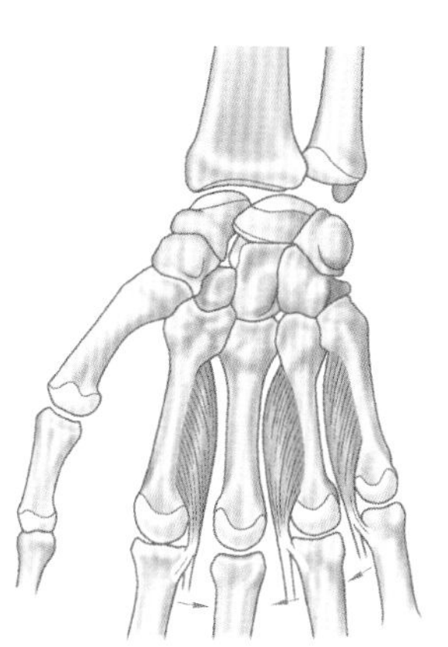

第1章
手外科的概述

汤锦波

手外科是治疗与手功能相关的手、腕和上肢相关组织疾病的分支学科，一般来讲手外科治疗的解剖结构范围包括手和腕的全部组织、前臂的肌肉和肌腱及整个上肢的神经。有时手外科治疗范围会扩大到整个上肢，但一般认为肩关节和肘关节外科有别于手外科。肩外科和肘外科主要的治疗范围包括骨关节结构及周围的韧带、肌肉、肌腱，而非其周围的神经结构。尺桡骨远端和前臂骨结构的损伤和疾病属于手外科。肘关节及其周围组织的疾病及损伤也经常被归入手外科范围。

第一节　手外科发展的简要过程

外科学的发展与数百年前的解剖学发展有很大关系，400~500年前外科基本技术已形成，对手相关疾病的认识在100~200年前有比较集中的反映，如Colles骨折（由爱尔兰的Abraham Colles，1773—1843，在1814年第一次描述）的认识和处理、Dupuytren挛缩（由法国的Baron Guillaume Dupuytren，1777—1835，在1834年第一次描述）的认识和处理、手部畸形如Madelung畸形（由德国的Otto Wilhelm Madelung，1846—1926，详细描述）的认识和处理等，是外科骨科技术发展过程中的一部分。在20世纪40年代之前，仅有对手外科相关领域有特殊兴趣的外科医生或骨科医生从事手外科工作，而无手外科专职或专科医生。

第二次世界大战是手外科重要起点。由于战伤在四肢常见，而且神经损伤后需修复的患者很多，因此以上肢和手损伤治疗为主的医生人数增加很多，并且技术上也丰富和成熟许多。这使得数个国家成立了手外科的学会或相似组织，其有自己的学会、年会和图书（专著）、杂志。当然，那时也是其他很多学科进一步细化和形成分支的阶段。20世纪40年代起手外科成为分支学科。对手外科相关特殊问题的关注出现在1920年左右的一系列论文中，在1920—1940年也有对这些问题的进一步探索，主要在手的感染，手外科无创操作技术，手的骨折、肌腱、神经修复这些方面。1920—1940年虽然没有称这些技术为手外科，但是已经对手外科特有技术和特有问题有深入探索。因此，手外科的起始时间可以认为在第二次世界大战时期（即1940年代）或1920年左右。换言之，可以说手外科历史到现在有100年左右。

1950年代至1960年代是手外科在多个国家形成和较快发展的时期。多个国家在这段时间建立了手外科专业组或学会，有些医院有独立的专业组或独立科室。国际手外科联合会也是在1966年成立的。当时由8个会员学会组成（意大利、日本、美国、英国、斯堪的纳维亚3国和巴西），标志着国际已有不少国家有独立学会，并认识到手外科有必要成为一个独立的学科。首本手外科独立的杂志（德国的手外科杂志）于1968年创刊，英国的手外科杂志于1969年创刊，这是最早的两种文字的手外科杂志。

建立手外科学会最早的国家是美国，在1946年。日本手外科学会建立于1956年，巴西于1959年，意大利于1962年，英国于1952年（起初为“Hand Club”，1968年改称为学会），法国于1964年，葡萄牙于1968年，西班牙于1969年。这些国家的手外科学会建立得较早，而医院内独立手外科的建立较迟或根本没有这样的设立，这是由于他们认为手外科作为独立科室没有必要，宜作为骨科或整形外科之内的一个专业组。我国的手外科学会建立于1984年，而医院建立手外科专业组最早于1959年，现在有很多独立的手外科科室，这与我国患者数量大，手外科医生人数很容易达到常见的成立一个独立科室的医生人数相关。这样，患者容易安排及治疗质量也易提高，这是我国的一个十分明显的优势。

1970年代是发展普及化和专业化的阶段，标志为手外科医生数量增多，技术变得普及，手外科医生不再是仅少数的几个医生，在一个国家常有数十人、数百人。手外科医生人数的逐渐增长也反映在手外科学会会员和参加年会的人数上，2019年美国手外科年会约有3 000人以上参会，其中参会的美国本土手外科医生人数达2 000人以上。每年的欧洲手外科联合会会议，以欧洲各个国家的手外科医生为主，有2 000~2 500以上人员参加。日本手外科会议有1 500人左右参加。欧洲各国和澳大利亚的人口较少，故各国手外科医生数量均不多，英国为250~300人，澳大利亚约200人，德国约600人，法国、意大利各有300~400人，其他国家仅有100人左右或几十人。但这些国家都有相当正规的手外科学会，年会的内容和组织形式也十分固定，有这样的组织和年会的国家有40多个。我国手外科全国性会议参会人数为1 000~2 000人。2020年10月31日的手外科稷下论坛当日有10 151登录人次参加网络会议。同年12月12日的南山－长河手外科讲座有3 200人次参加，2021年1月28日的这一讲座有4 200人次参加，表明我国手外科相关的医生人数多，而且网络会议形式在我国开始得早、发展得快。

手外科的发展在1970、1980年代，显微外科技术的发展和普及，使手外科有了新的内容，手外科的康复技术也在这阶段兴起。在1990—2000年代由于关节镜技术的发展，手外科内容又得到了进一步丰富，故目前认为手外科传统技术、显微外科技术和关节镜技术是手外科操作技术中3个主要内容。

第二节 手外科医生的培养过程及基本知识要求

在多数国家，医学院学生毕业后要成为手外科医生，都先经过骨科或整形外科的住院医生培养，这个方式各国很不一样，如美国必须先经过5年骨科或6年整形外科的住院医生培养，再加1年手外科的研究生培养后才能成为手外科医生。也可以不经过研究生培养，但如果在大学相关的医院工作，研究生培养是需要的。在英国从医学院毕业的医学生成为手外科医生的过程至少11年，医学院毕业后起初的2年为基础住院医生培训，然后3年是外科技术培训，再后6年经过骨科或整形外科住院医生培养，合格后才获得皇家外科医师学会会员（创伤和骨科）或（整形外科）[FRCS（T&O）or（Plas）]，再经过一年手外科研究生培养，结束时获得英国手外科毕业文凭。因此，有英国手外科医生证书的手外科医生要经历医学院毕业后12年时间的培养，比在美国需更长时间。在美国，进入医学院之前要有4年一般大学的学习要求，而在医学院毕业后仅需5~6年住院医生培训。在瑞典、新加坡，手外科医生是在医学院毕业后直接进入专门设计的6~7年培养项目中的，如在新加坡，医学院毕业后第1年为实习医生，第2~3年为普通外科住院医生，第4~6年为手外科住院医生，这一培训过程包括骨科、显微外科、整形外科的培训，专为成为手外科医生设置，有别于骨科和整形外科医生的培养方法。日本、韩国的培养方法和美国相似。我国的手外科医生目前有初步统一的方式，基本上是骨科医生培养后成为手外科医生，而培养的年限和具体方式各地各个医院不一样。

从技术的角度来看，成为手外科医生最主要的条件是，掌握外科学基本操作方法以及比一般外科更仔细、创伤更小的精细解剖、分离组织和修复组织技术。技术要点和特点是精细和准确，这决定了手术的质量和效果。另外，每个手外科医生应该都得到显微外科技术训练，但不需要也不要求每个人都很精通，要有能力处理一般水平的细小血管缝合，而对于更专长于显微外科技术的这些手外科医生，应具备十分精良的显微外科技术。再次，并不要求每个手外科医生都掌握关节镜技术或进行镜下韧带修复，但要有部分手外科医生专长于此技术。

对于专业知识结构来讲，解剖学知识是必需和基本的，生物力学知识对功能恢复和设计手术有极大的指导和帮助作用，是有十分有益的知识。对康复的基本原则和方法的了解，也是手外科医生的必备。对创面处理的相应学科如风湿科、肿瘤学知识也是经常需要的，但难说需要到什么程度，在不少情况下，可在遇到相关问题时查阅相关书籍。

第三节　手外科临床诊断和技术操作

手外科相关疾病的临床诊断对基本（即原始）医学临床诊断方式有很大的依赖性，有时会用到现代化诊断方法，但多数情况下并不需要。望、触、动、量是基本的临床诊断方式，凭病史的采集、体格检查加上 X 线透视或平片，在大多数情况下就可建立诊断。

在少数情况下需进一步的辅助检查，如 CT、MRI、肌电图、关节镜，这些方法需根据具体疾病的不同而选用，常常用于基本明确诊断后进一步了解疾病的程度或范围等，有时对确定诊断有很大价值。这几种手段的运用在不同疾病有很大的不同，如 CT 和 MRI 对肿瘤诊断有用，CT 对骨肿瘤、MRI 对骨和软组织肿瘤的诊断作用巨大，在怀疑或根据临床表现和 X 线平片诊断骨或软组织肿瘤时应该作 CT 或 MRI 检查；对于韧带损伤，MRI 检查其实价值不大，主要靠临床检查；在腕关节相关韧带损伤时，作关节镜检查最合适，并不需要作 MRI 检查。

血管造影检查对血管性疾病及进行带血管的组织移植时十分必要。而肌电图检查对神经卡压或失神经后神经再生的状况了解十分有益，在上述两种情况下并非每个患者都必须使用肌电图检查，但肌电图检查可提供丰富的额外信息。

临床诊断的时候，医生自己对问题观察的敏锐性、对问题的发现和深入程度很重要，同样一个患者，有的医生能发现问题，有的医生不能发现问题。临床上有不少特殊体检方法，在体检中使用往往能确定某一种诊断，这在临床检查中尤其实用。

对于手外科的技术操作，笔者的体会是要掌握外科基本操作技术加上对手和上肢解剖学，并要精确化和根据情况调整。在具体手术切口和入路方法上，机动性相当大，并不需要完全按照书上的介绍。笔者在实际工作中，手术前常常会阅读书籍，以了解有无十分特殊之处，术中可以根据需要作调整和增减，切口的长度也不一定按书本上的通常描述。当然，这是建立在对手术目的有较深入把握的基础上的。在初学阶段，要更多地依赖和遵从相关书上介绍的方法和经验，学习多了，会有更多的基于已掌握方法的灵活变通的调整。笔者有时不完全按照书上方法做，并不是不看书，而是看了几本书后，将这些信息叠加，再融入自己的想法（或自己的经验或以往的结果）、相关文章的介绍和他人的经验，做变通调整。

操作精细和精确是手外科的特点之一。我们常说的无创操作，其实指尽可能小的切口，尽可能小的范围作组织分离，在夹持组织时动作要轻，创伤要小。当然所有对组织的夹持都会有一些损伤，但如果夹持的组织位于修复处稍远位置，则对要愈合的组织创伤小，创伤越小对愈合的影响也越小。比如，夹持血管的外膜、在肌腱稍远离断面处、在神经非断面处的外膜，对这些地方均需减少对愈合处的创伤，同时夹的组织要少、夹得要轻，这就是无创操作。无创操作指对组织愈合或功能恢复尽可能小的创伤或影响。体现无创操作对器械也有要求，如使用手外科用的小剪刀、用仅有一个尖齿的镊子，仅夹持一小点组织，而不能对组织整体或较大面积作夹持，这些都是手术操作的基本习惯和要求。要选用组织反应小的缝线，在缝合手的皮肤切口时，边距要比一般外科要小很多，可以紧贴切口边缘对合后缝合，也通常用 3~4 mm 边距，而不是 1 cm 的边距。由于手部组织解剖结构较少，允许误差的范围要小，很多医生对血管的吻合要求足够高，但是作肌腱和神经修复时对精细要求就不是很高了，这会影响功能恢复，比如在修复损伤组织时，需要在修整组织多少、修复的缝合张力、对合程度等细微的水平上讲究。对于骨折开放性复位也是如此，手术切口要尽量小，不作骨膜剥离或尽量少剥离，在手部绝大多数情况下，手部骨折根本不要作钢板固定，这就是减少手术创伤。

手外科的操作也反映在对术后康复锻炼的认识和操作上。现在的手外科将康复包括于其中，康复的方法和具体操作很精细。医师和康复师在具体实施康复时要对手的被动、主动活动方法作细致的指导，而不是笼统地指导为“活动锻炼”。另外，手部手术后相关的康复和上肢及下肢不同，在于精细功能的认识和指导，包括运动的幅度、力量的大小、活动频率，对组织水肿、关节僵硬的处理方法、处理时间，患者如何配合，医师或康复师指导的时间频次要求，均要体现出手外科的特点和要求。

第四节 如何使用经典方法和现代技术

经典方法是经过很长时间，如数十年或上百年时间考验，有效而且比较可靠的方法。有些治疗方法不一定效果十分好或并不十分可靠，但多年来没有更好的方法替代，这也是经典方法。手外科的这些方法在本书中均作了详细介绍。经典方法中有一部分不一定正确或完全正确，今后可能被其他方法替代，但将来替代方法的疗效应该好于相关经典方法，或者治疗效果相似，但更简单、更容易操作。很多经典方法已经使用多年，至少没有明显的危害并有一定程度的治疗效果，不少是有明确的治疗效果的。

现代技术不是任何新方法，应该是指在严肃专著中作介绍的比较新的方法，这些现代技术至少有一定的明确价值。在介绍这些较近几年来才使用的方法时，一般会有他人治疗效果的报道或作者的经验或评价来支持。这些方法常反映新的趋势、新的发展、新的技术涌现，可以供同道选择和使用，或者作探索性使用，以积累更多经验，或者从不同人使用的病例中得到更为全面的治疗效果数据。这些方法中有一部分会提高现有或经典方法的治疗效果，而有一部分最终将被证明并不比原有的或经典方法好。

对现代方法的介绍、评价和经验的归纳也是一部专著包括本书的必需内容，不然就没有必要撰写新书或修订出新版了。但如果对现代技术不能较完好地或较准确地介绍，则新书或新版的图书就没有达到较高的层次。当然在介绍现代技术时，即使是新的方法，但没有足够的优点或潜在价值也不应被收入。对不可靠的方法或创伤、并发症太多的方法则不应作为现代技术来介绍。现代技术应是新兴的、有潜力的、并安全有效的成为近年发展趋势和进展的方法。

在同道使用现代技术包括本书介绍的现代技术时，要十分注意自己使用的过程也是积累和评价的过程；经过一段时间后，作总结评价，不但有利于对自己患者治疗的选择，也有利于学科诊断技术和治疗手段的发展。使用者肩负着评价、验证及发展现代技术的任务。

第五节 对手外科手术方法及治疗效果的评价

对治疗效果的评价在近年被广泛关注，并要求越来越高。因为如果没有确切评价，对手术方法的选择，常常由医师自己的主观感觉来决定，而不是由评价结果来决定。对治疗效果评价不确切或不正确，又会得到误导临床实践或方法选择的结果或结论。

本书包括了一些常用的和重要的功能评价方法，尤其是不同病损的特殊的评价方法。在评价治疗效果时，有两大类评价方法：一个是客观评价方法，这因病种而不同，以体现各种疾病治疗要求的特殊性，比如神经损伤后感觉和运动的恢复，肌腱损伤治疗后关节主动活动度的恢复，皮瓣移植后感觉恢复程度，腕关节疾病后腕关节活动度的恢复等；另一个是患者主诉的完成一定功能项目的能力（patient-reported outcome measures，PROM），即患者主诉的相关功能，对于整个手的疾病都有价值的 Michigan 手功能评分（Michigan Hand Outcomes Questionnaire，MHQ）、上肢功能评分（Disabilities of the Arm，Shoulder and Hand，DASH）、QuickDASH 评分，对腕局部有价值的评价，如患者腕关节功能评分（patient-rated wrist evaluation，PRWE）。这些都是患者主诉的功能恢复状态，是根据公认的需报告的项目的评分结果，简单地说出患者感到治疗满意或不满意。在比较治疗方法优劣时，现在不太注重仅仅为统计学上的差异，还要有平均提高程度的要求。比如，在比较 DASH 评分的差别时，一般要求有 10~15 分差别才是真正临床有价值的提高。对于 MHQ 也相似，对于不同疾病其最低的差别要求也有区别，这在不少近年的文献中有很多讨论，也是目前还在完善的方面。总之，在临床评价时，既要有医生自己临床测量检查所得的客观指标的结果，也要有患者主诉的根据通用项目评分的结果，来评价治疗后的功能结果。

在比较治疗效果优劣时，还要知道临床上有实际价值的治疗前后或不同方法的差别是多少。因此，手外科医生需熟悉常用评价标准和方法，当然，大家不一定需要熟悉不常用的、用在很有限情况下的评价标准。熟悉并使用了常用评价标准和方法，才能和不同国家的同道交流，在国际会议和杂志上报道自己的治疗效果。如果对国际常用或通用功能恢复的标准和方法都不了解，则不可能评价某一治疗方法，也不能使自己的临床工作有真正的国际范围的学术价值。

第2章
手和上肢的临床检查

汤锦波

对每一个患者都需作临床检查，故这是临床治疗的必需而且是重要部分，不同的检查方法、检查侧重点、检查的态度和正确程度对诊断的正确性、治疗方法的选择及对治疗效果的评价都产生直接及重要的影响。只有检查和判断准确才能制订正确的治疗方案，也可以减少不必要的辅助检查。

对临床检查要有判断的敏锐性，要有知识基础，也要有经验，这三个方面中经验的积累十分重要。有些临床检查经验丰富的医生可直接获得关键信息，建立诊断。同时，我们需不断更新知识，因为新的临床试验会随着对疾病的认识而出现，需要不断学习和掌握，并在临床验证。其间临床观察的敏锐性起很大作用，需对有些病情的发展、变化的观察有敏锐性。

第一节　基础临床资料和检查

对手外科患者的病史收集方法和全身其他疾病患者没有区别。对手受伤史、病情的转化及功能丧失都要记录，尤其是疼痛。另外，对急诊室的救治方法、固定方法、过去相关手术方法和功能恢复及变化也都要记录。

手和上肢损伤时对运动和感觉功能的记录尤其必要，需记录手的运动协调能力、提物和握物能力，以及有无感觉减退或丧失。对疼痛的起因、有无在特定位置疼痛减少、有无特殊位置诱发或加重疼痛也需记录。对于有创口或开放性损伤的患者要记录其受伤的原因、有无污染物、急诊救治方法及固定位置等。

体格检查是手和上肢疾病诊断最重要的一环，以下方面要十分注意并记录。

1. 颜色变化　颜色变化和血供状态、血管性病变及组织坏死关系最大，有些肿块也有特殊的颜色变化。皮肤苍白有弹性是缺血早期，没有弹性、颜色变紫或灰暗提示缺血和组织坏死。外伤后没有创面，但皮下形成血肿，开始为紫色，为淤血，几天后变成黄色，为血肿机化、血红蛋白分解形成的颜色变化。

2. 畸形　关节脱位和移位的骨折造成肢体畸形，神经损伤后由于支配的肌肉张力发生变化也会形成畸形，如典型尺神经损伤后爪形手畸形。但尺神经损伤后立即出现的畸形和几周或数月后出现的畸形很不一样，起初数天或1~2周畸形可能十分轻微，数周到数月后由于肌肉弹性丧失或挛缩、牵拉力增加，畸形会变得明显并典型。

3. 肌肉萎缩　这是失去神经支配的后果和表现，也可以是肌腱或肌腹受损后长期没有修复，肌肉弹性和张力减少的后果。肌肉的病变也能造成肌肉萎缩。肌肉萎缩在手和上肢都十分容易看到，通常有相应运动的丧失或力量减小。记录肌肉萎缩的方法是在前臂测量周径并和对侧比较，并直接记录轻、中、重度，同时要记录肌力。

4. 肿胀　肿胀是外伤、炎症或术后反应的表现，是组织对这些刺激的生物反应。轻度肿胀不需引起特别注意，但重度肿胀则压迫神经或影响肢体血供，严重的上臂肿胀提示前臂骨筋膜室综合征可能或严重局部感染，这两种情况均可能需要行切开减压或切开引流术。这两种情况一般均需急诊处理，临床上要尤其注意。轻度肿胀在术后或外伤后常常不需特殊处理，较大手术或创伤后形成的中度肿胀，常需抬高患肢，帮助减轻肿胀。

5. 触诊和测量 触诊可了解皮肤张力，也可发现肌肉、肌腱的张力和肌力，血管搏动及弹性。对肿块的触诊有很大的诊断和鉴别诊断价值，能了解损伤皮肤的感觉、温度等。

对关节活动度的测量，主要使用量角器（图2-1）。注意经常需和对侧比较。关节主动活动度是被检查者自己的肌肉收缩产生的关节活动程度，表示肌肉、神经和肌腱的功能状态；被动活动度为检查者活动被查者的关节而产生的关节活动程度，表示关节的功能状态。被动活动度大于主动活动度表示肌肉、肌腱或神经有病变，而被动活动异常表示该关节的骨或关节周围韧带有异常。

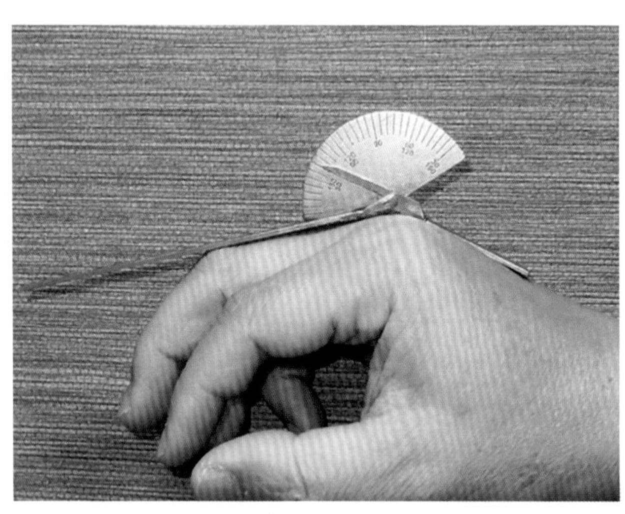

图 2-1 关节活动度的测量方法。

6. 关节的稳定性检查 关节的稳定性检查用于了解关节的骨、韧带和关节囊的结构正常与否。关节很不稳定提示关节的韧带或骨被破坏，关节囊的稳定作用通常很小，而韧带如手指关节的侧副韧带和腕骨之间的韧带，对手或腕的关节稳定十分重要。在肉眼不能发现有无关节不稳定时，可在关节加压下摄X线片，了解关节间隙的异常变化或关节面两骨间的移位程度。

7. 肌肉的检查 肌肉的检查包括肢体的位置、姿势、关节运动和肌力。肢体的关节位置变化提示一群肌肉失去功能，常见于一个重要的神经损伤，造成关节向有神经支配的肌肉一侧倾斜。肌力在检查中应明确记录。肌力采用1955年英国的6级分类方法记录（表2-1）。

表 2-1 肌力分级方法

分级	检查内容
0	完全瘫痪，测不到肌肉收缩
1	仅测到肌肉收缩，但不能产生动作
2	肢体能在平面上平行移动，但不能抵抗自身重力，不能抬离平面
3	肢体可以克服地心引力，能抬离平面，但不能抵抗阻力
4	肢体能作对抗外界阻力的不完全运动，或不能抵抗强阻力
5	肢体能作对抗外界阻力的正常运动，肌力正常

8. 神经功能评定 神经功能的评定方法分为触觉、两点辨别觉、温度觉和本体感觉。

9. 血管的测定 血管的测定方法为在手指尖或皮瓣测定毛细血管充盈时间。方法为压住被查组织，立即放开，一般2~3秒内毛细血管即充盈为正常，对指尖的血循环用指甲下毛细血管充盈最直观和准确。采用Allen试验测定桡动脉或尺动脉功能情况，方法是将手压在腕部桡动脉或尺动脉上3~5秒后观察手部供血情况，血供良好为试验阴性，血供不好为试验阳性（图2-2）。在手指可压一侧指动脉看手指尖血供，这称为手指Allen试验。

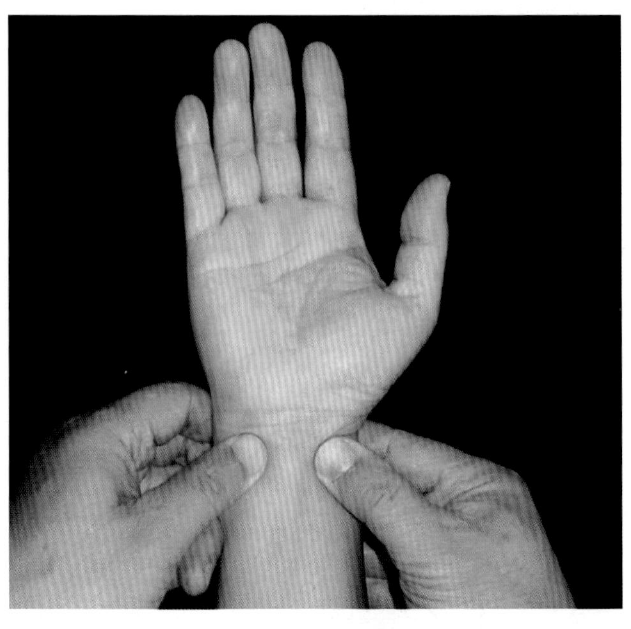

图 2-2 Allen试验方法，手握拳放松10次，在手握拳时对桡动脉、尺动脉同时按压，阻断手血供，然后手伸直后分别放开一侧，观察手的血供情况。3秒内手的颜色恢复正常为完全阴性，6秒以上为阳性。检查时腕不在伸位、手指并拢。

第二节　手感觉的测量方法

手的感觉主要有触觉、两点辨别觉、温度觉和本体感觉。临床一般初步记录为感觉正常、减退或没有触觉。在一般的病历上记录时，感觉减退仅粗略地被记录，为减少百分之多少。但这样的记录在作功能评定、损伤或恢复程度的病情鉴定时还不够，需要作尼龙单丝（Semmes-Weinstein，SW）试验，即用特别的尼龙单位作测量，记录多少压力时才有感觉，这是触觉的定量记录方法[1-3]（图 2-3A）。用于手的感觉，有一套 5 个尼龙单丝和 12 个尼龙单丝的测量盒，一般 5 个尼龙单丝的测量盒就能满足需要（图 2-3B）。检查时根据数值递增的顺序，先将最小值的单丝触碰检查区域，并使单丝弯曲，嘱患者回答是否有触觉，若没有，则更换为数值较大的，直至患者回答有触觉，并记录此时的单丝数值。相应的数值见表 2-2。

两点辨别觉以特制的测定盘来测量（图 2-4）。一般用一个八角形圆盘，盘上有从 2~10 mm 的两个

表 2-2　尼龙单丝试验的临床数据意义

单丝的号码	施压（g）	功能	评分
2.83（绿色）	0.07	正常	5
3.61（蓝色）	0.4	浅感觉减退	4
4.31（紫色）	2.0	保护觉减退	3
4.56（红色）	4.0	保护觉丧失	2
6.65（红色）	300	仅存深压觉	1

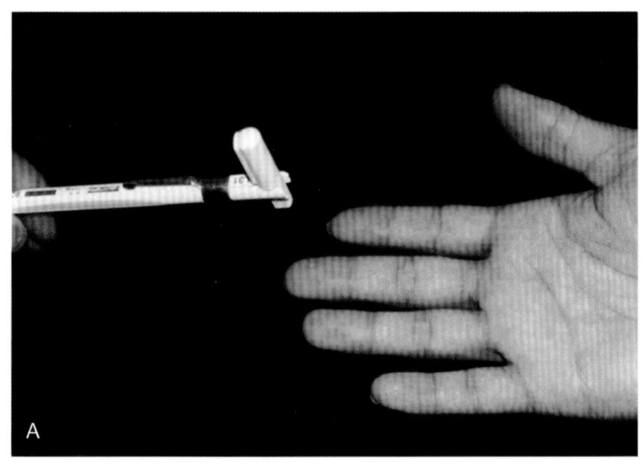

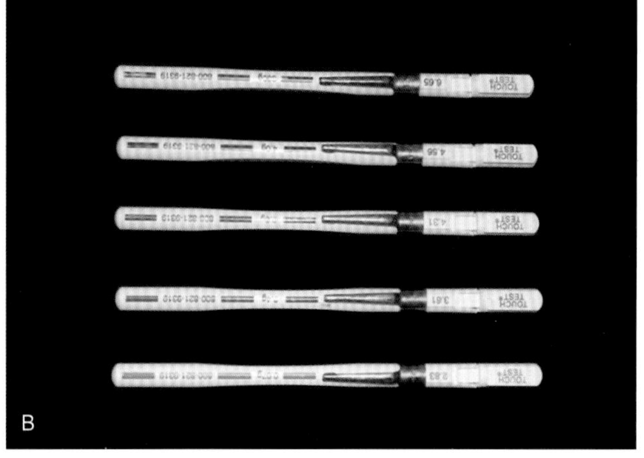

图 2-3　触觉的测量。A. 尼龙单丝检查手指感觉的方法；B. 5 个尼龙单丝为一套的检查盒。

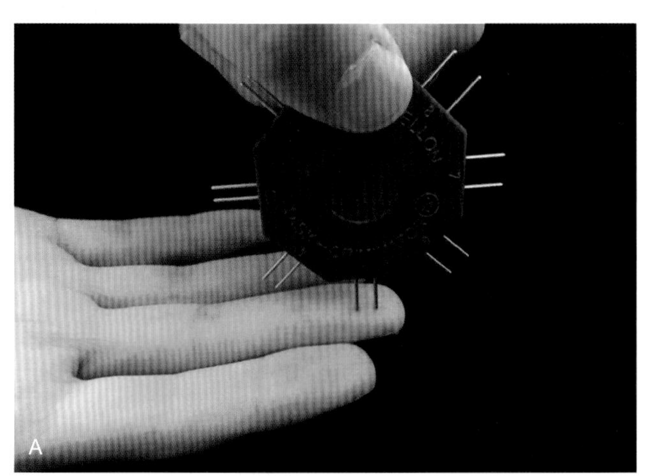

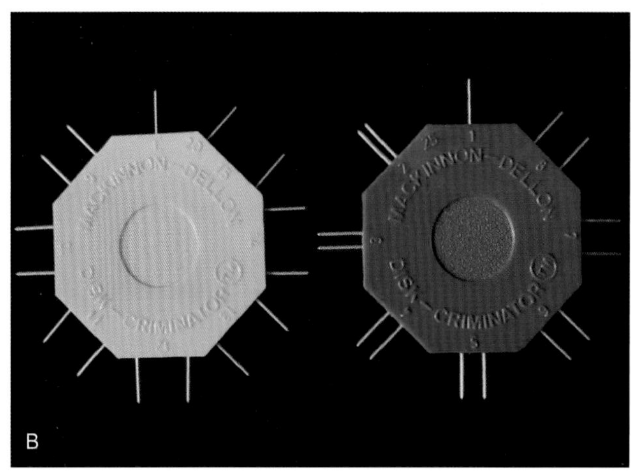

图 2-4　两点辨别觉的测量。A. 用测定盘来测量手指两点辨别觉的方法；B. 2 个不同间距的检查盘。

钢针，以逐渐增大两钢针的间距来测量，到被测者能感到有两点在手指腹或其他处为止。该试验应在神经的单一皮肤分布区进行，如正中神经应在示中指末节，尺神经应在小指末节。检查者首先向患者讲明测试方法，然后稳住患者手指，嘱患者闭眼或将头转向另一侧，采用特定的检查盘，以同等压力（不产生痛觉）触压患者受试手指末节，两点间的距离从大到小直至不能分辨两点为止，或从小到大直到能辨别，此为静止两点辨别觉试验。而由近端沿手指纵轴向近端来回移动进行检测的方法，称移动两点辨别觉[1-3]。

在手指腹测量两点辨别觉的意义最大，在移植的皮瓣或皮肤再生后的手指上测量也有价值，在手背和手指其他部位都有价值，尤其是用于伤残鉴定、手术后功能评价。但在手掌、前臂作两点辨别觉几乎不需要，由于除手指外，这些部位的两点辨别觉的针测量到的距离都相当大，没有必要记录。

在手指测量时要求两点是沿手指长轴方向的，而不是横向的。如前述，沿长轴来回移位时问被测者是否感到有两点称为移动两点辨别觉，而仅将两钢针固定放在手指上，为固定两点辨别觉。移动测量要敏感很多，测得的两点辨别觉间距要小，故记录和报告时要说明是移动的还是固定的两点辨别觉，并和正常值比较。判断为正常还是减少或没有，在记录和报告时应为具体的毫米数。

手指远侧指间关节以远的指腹最敏感，两点辨别觉试验的距离最小。正常人手指末节掌侧皮肤的移动两点辨别觉为2~3 mm，中节为4~5 mm，近节为5~6 mm。固定两点辨别觉在手指末节掌侧皮肤正常为3~5 mm，5~10 mm为减少，10 mm以上为缺失。在中节掌侧皮肤正常为3~6 mm，6~10 mm为减少，10 mm以上为缺失。在手掌正常为6~9 mm，10~20 mm为减少，20 mm以上为缺失。当神经损伤修复后，两点辨别觉试验测得的距离缩小，距离越小，越接近正常范围，说明神经的感觉功能恢复得越好。

手部感觉检查是手外科检查的重要组成部分，上肢主要神经在手部各有其单独的支配区域，当某一神经损伤后，该神经的皮肤单一分布区感觉减退或消失。但相邻神经在支配区域常有重叠，如桡神经损伤后手背的皮肤可能无麻木感觉。因此，如果正中神经损伤后，起初拇指、示指、中指及环指桡侧感觉障碍明显，但因神经的重叠分布现象，最终只有示中指远端一节半感觉丧失，因为此为正中神经的单一分布区。神经感觉功能分级按国际标准分为6级（表2-3）。

疼痛评价根据Ritchie评分获得，该评分将疼痛程度分级为0~10分，患者根据自身的疼痛感觉进行评分（0=无疼痛，10=剧烈疼痛，难以忍受）。手部术后很少检查深部感觉功能，因为神经损伤后手部深部感觉功能没有浅表感觉重要。但是在某些特殊病例中深部感觉功能的检查就比较重要，如在婴幼儿偏瘫患者中可以通过检查手指位置觉来评估静态深部感觉功能。

神经损伤后汗腺分泌功能受影响，茚三酮试验可以检查手指的这个功能。方法是先将手指清洗干净、晾干，不触碰任何物体，然后将指腹按压在未经触碰的白色滤纸上，用铅笔勾出其轮廓，将茚三酮试液滴于其上，略干后将滤纸在酒精灯火焰上烘干，在火烘过程中若无汗迹，则说明神经功能受损。不过临床上很少使用这个方法，因为其他临床检查已经可以诊断神经损伤。

振动觉测量得很少，或几乎不测。如果使用，采用音叉进行。温度觉的记录也很少，临床记录和检查时几乎用不到。即使神经损伤，手指关节的本体感觉仍然存在，故不需记录和检查本体感觉。在手外科检查时，感觉的临床检查主要指触觉和两点辨别觉，在鉴定功能恢复和学术报道时基本上也仅用这两方面的资料。

表2-3　神经感觉功能分级

分级	检查内容
S0	在神经支配区域无感觉
S1	神经单一支配区有深部痛觉
S2	神经单一支配区有一定程度的浅痛觉和触觉
S3	神经单一支配区浅痛觉和触觉完全恢复，没有过分敏感现象
S3+	在S3的基础上，恢复了部分两点辨别觉
S4	完全恢复感觉功能

第三节　手外科使用的特殊试验

手外科有较多特殊试验，这些试验常常引导检查者去建立相应的临床诊断，但是这些试验有假阳性和假阴性，因各个试验的敏感程度不一而不同。临床上使用这些试验对诊断很有帮助，大家应该使用，但不能将这些试验和诊断等同。这些试验在以后各章中会再出现，这里将重要的作介绍，以便于学习和使用。

一、舟月骨分离的试验

1. 舟骨移位试验　一手按在桡骨最远端的背侧，而拇指压在舟骨远极上，另一手抓握手掌，使腕从尺偏位到桡偏位（图 2-5），如果有舟骨近极向背侧半脱位，移出桡骨陷窝为阳性，提示舟月骨韧带撕裂[4]。

2. 中指抗阻力伸指试验　中指在腕部分屈曲位对抗在手指尖施加的阻力，用力伸中指诱发舟月骨间隙处疼痛（图 2-6），提示该处韧带可能损伤。

3. 舟月骨间分离试验　以一手将月骨可靠固定后，另一手将舟骨向掌或背侧推移，导致疼痛、研磨和舟骨过度移动，提示该韧带损伤[4]（图 2-7）。

二、月三角韧带损伤的试验

1. 月三角压迫试验　即在手的尺侧施压三角骨，诱发月三角间隙处疼痛和不稳定[4]（图 2-8）。

2. 月三角骨分离试验　在月骨中心处加压，试图

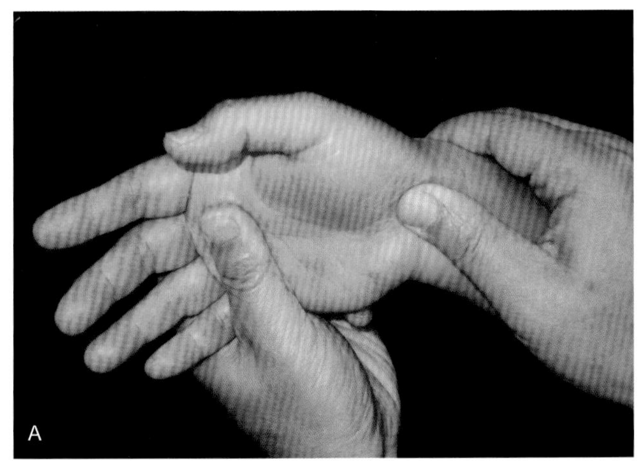

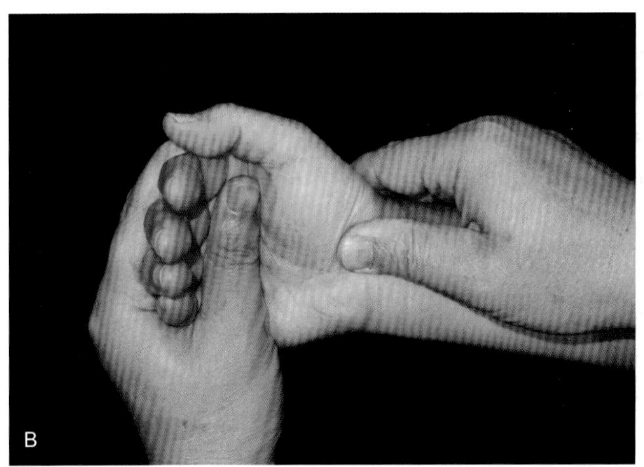

图 2-5　舟骨移位试验：一个手运动患者的腕关节，由腕尺偏（A）到腕桡偏（B）；同时另一个手拇指放在舟骨远极上，其他手指压在桡骨远端背侧，如果腕有尺偏向桡偏运动时有舟骨近极向背侧半脱位，为阳性。

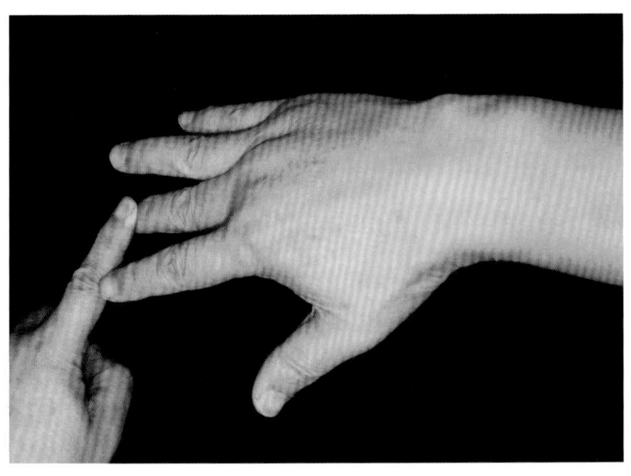

图 2-6　中指在腕部分屈曲位时对抗在手指尖施加的阻力，这时用力伸中指，如果诱发舟月骨间隙处疼痛为阳性。

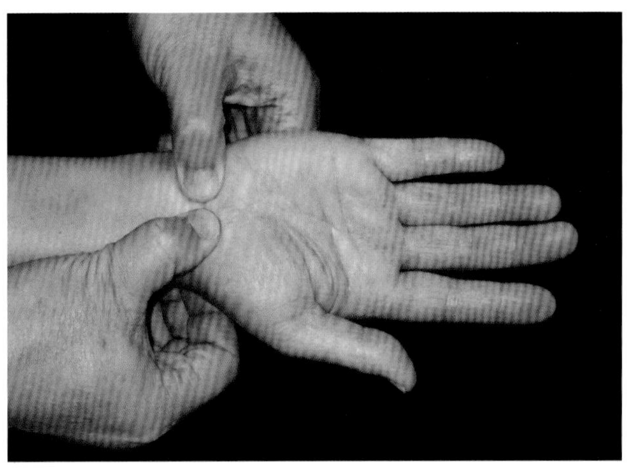

图 2-7　舟月骨间分离试验：一手将月骨可靠固定后，另一手将舟骨向掌或背侧推移，引起疼痛、研磨和有舟骨过度移动，提示舟月骨间韧带损伤。

使三角骨向背侧和掌侧移动，诱发疼痛、不平整感和过度移位为阳性。这需和对侧作对比[4]（图2-9）。

三、尺骨撞击综合征的试验

1. 尺腕加压试验（TFCC试验）　将腕关节置于旋前位，使腕尺偏，并向腕关节尺侧加压（图2-10），诱发腕尺侧疼痛，提示尺骨有撞击或TFCC损伤[4]。

2. 尺骨陷窝征　在腕关节呈中立位时在豌豆骨和尺骨头之间加压，诱发疼痛（图2-11），提示TFCC在陷窝止点处撕裂或尺三角骨韧带损伤[4]。

3. 豌豆骨增强试验　在豌豆骨和尺骨头上加压的同时，患者主动或被动尺偏腕关节，使TFCC受压，诱发疼痛，提示TFCC损伤或尺骨撞击或桡尺远侧关节炎。

四、桡尺远侧关节损伤的试验

1. 钢琴键征　前臂位于旋前位置于桌面，将尺骨头向下压，放松后尺骨头弹起，提示桡尺远侧关节韧带损伤（图2-12A）。

2. 桡尺远侧关节移位试验　将桡骨远端固定后将尺骨头向掌侧移动，和对侧比较。很容易移位，并幅度大为阳性。检查时使前臂位于旋前位或旋后位结果可靠，由于在中立位该关节松弛，正常时也发现移动（图2-12B）。

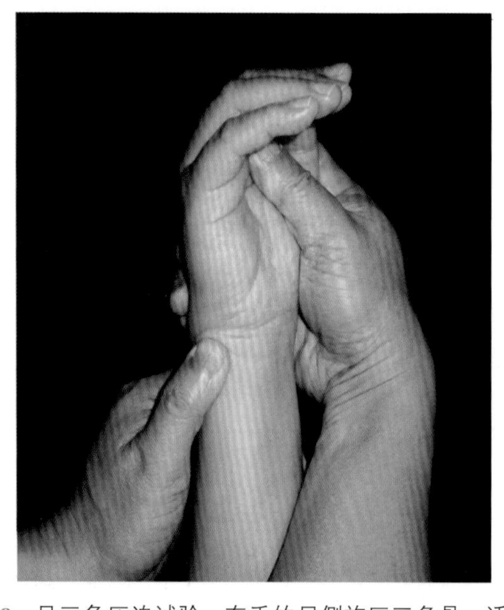

图2-8　月三角压迫试验：在手的尺侧施压三角骨，诱发月三角间隙处疼痛和不稳定。

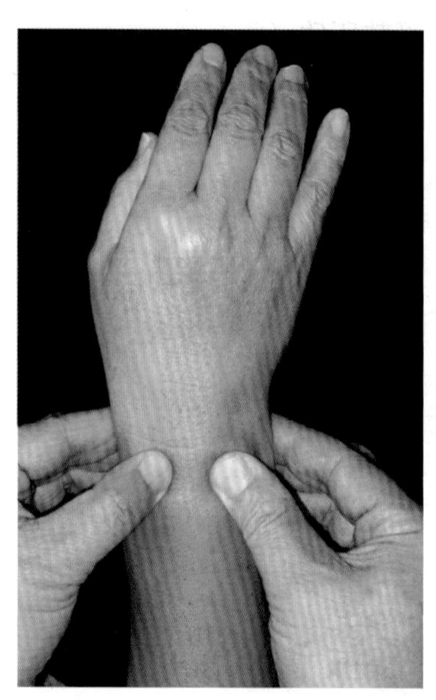

图2-9　月三角骨分离试验：在月骨中心处加压，试图使三角骨向背侧和掌侧移动，诱发疼痛、不平整感和过度移位为阳性。这需和对侧作对比。

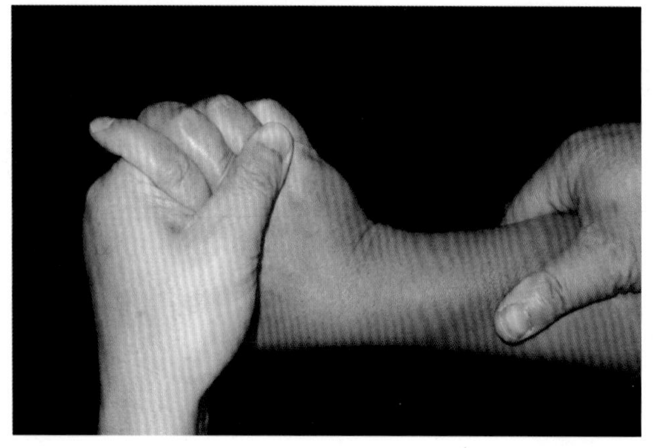

图2-10　尺腕加压试验：将腕关节置于旋前位，使腕尺偏，并向腕关节尺侧加压，诱发腕尺侧疼痛，提示尺骨有撞击或TFCC损伤。

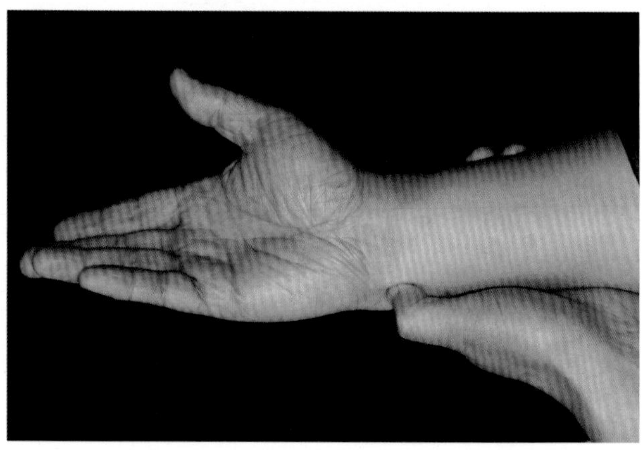

图2-11　尺骨陷窝征的检查：在腕关节呈中立位时在豌豆骨和尺骨头之间加压，诱发疼痛，提示TFCC在陷窝止点处撕裂或尺三角骨韧带损伤。

3. 按压试验　手撑在椅子上起身，如果有桡尺远侧关节韧带损伤，则尺骨头会向下移位并疼痛。这一试验也需和对侧比较。

4. 尺侧压迫试验　在肘关节屈曲 90°、前臂中立位时，在尺骨头和桡骨远端的外侧对应挤压，使桡尺远侧关节受压迫，引起疼痛则为该关节炎或滑膜炎，而不是韧带损伤。该试验用于排除关节炎（图 2-13）。

五、拇指腕掌关节炎的试验

研磨试验　一手握腕一手握拇指，使拇指腕掌关节处发生研磨，诱发疼痛、不平整感为阳性，有不平整感提示关节炎已到Ⅲ或Ⅳ期，由于关节面受侵，发生不平整所致（图 2-14）。

六、腕管综合征的试验

1. Tinel 征　在腕管表面沿正中神经的行径叩击，诱发正中神经支配的拇、示、中指向指尖发散的麻刺感为阳性，提示正中神经可能受压。

2. Durkan 试验（腕管压迫试验）　在手掌的近侧部分加压 30 秒，诱发正中神经支配手指麻木、疼痛或感觉异常为阳性。

3. Phalen 试验　屈曲受试者腕关节 1 分钟，诱发正中神经支配的手指麻木、疼痛或感觉异常为阳性。

七、肘管综合征的试验

1. Froment 征　拇收肌和第 1 背侧骨间肌麻痹，使拇指拧的功能丧失，在拇指拧时，拇指指间关节通过过度屈曲来完成拧的动作（图 2-15），提

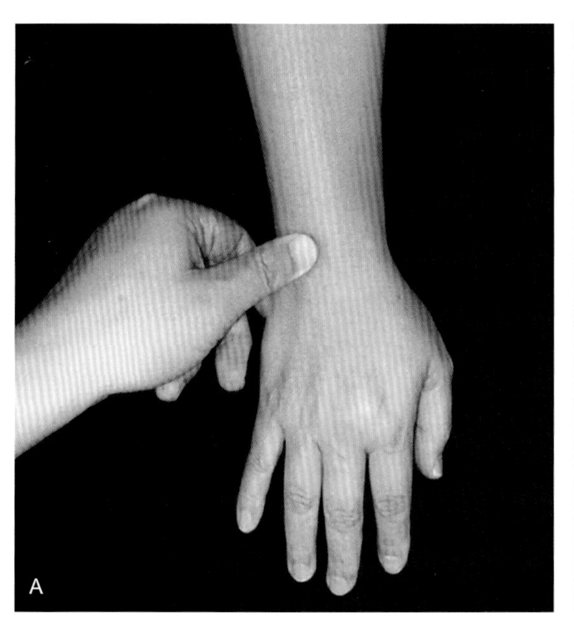

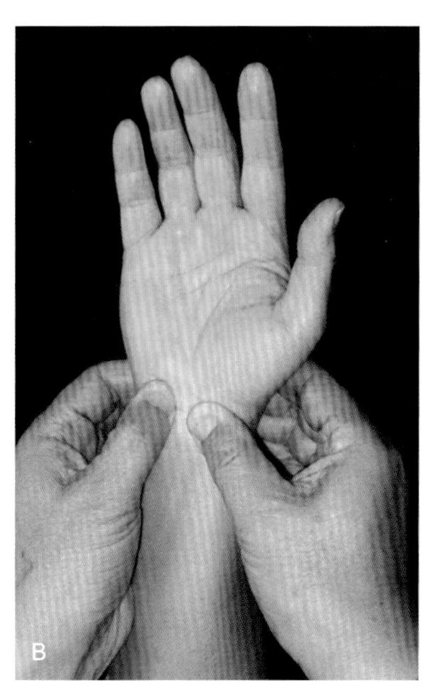

图 2-12　A. 钢琴键征的检查：前臂位于旋前位置于桌面，将尺骨头向下压，放松后尺骨头弹起，提示桡尺远侧关节韧带损伤；B. 桡尺远侧关节移位试验。

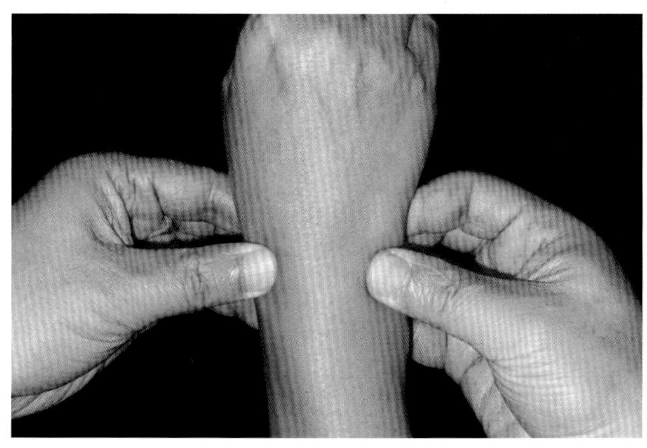

图 2-13　尺侧压迫试验：肘关节屈曲 90°，前臂于中立旋转位，在尺骨头和桡骨远端的外侧对应挤压，使桡尺远侧关节受压迫，引起疼痛则为该关节炎或滑膜炎。

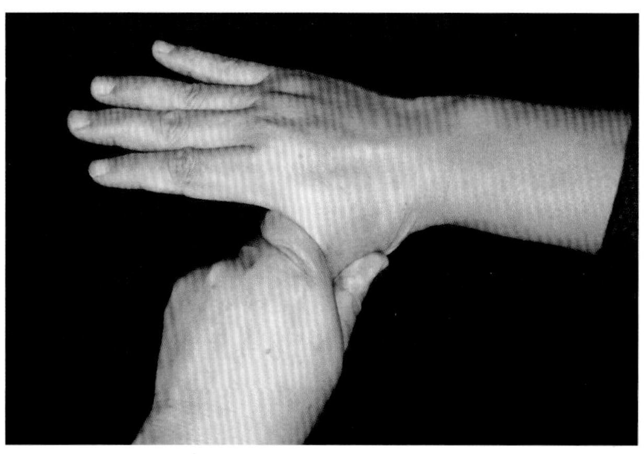

图 2-14　研磨试验：一手握腕一手握拇指，使拇指腕掌关节处发生研磨，诱发疼痛、不平整感为阳性。

示尺神经或其运动支配的神经受损。

2. Jeanne 征 拇收肌和第 1 背侧骨间肌麻痹时，在拇指拧时，拇指指间关节屈曲，同时掌指关节过伸。Jeanne 征和 Froment 征相似，但指患者可以不过度屈曲指间关节，而通过掌指关节过伸来完成拧的动作。

3. Wartenberg 征 位于小指桡侧的第 3 掌侧骨间肌麻痹后，由于桡神经支配的小指固有伸肌和小指的指总伸肌的作用，小指呈外展状态，提示尺神经受损。

4. 爪形手 在手的外在屈肌功能良好，而手内肌麻痹时，使手指掌指关节过伸，出现近侧指间关节过屈的爪形手表现。在小指和环指明显。在低位尺神经损伤时尤其常见，在高位尺神经损伤时较轻。这是由于指深屈肌是由尺神经支配的，高位尺神经麻痹后小指的屈曲力减少，爪形手不明显，在高位尺神经麻痹的恢复过程中爪形手又变得较明显。

5. Tinel 征 在肘部有 Tinel 征，检查方法同腕管综合征。

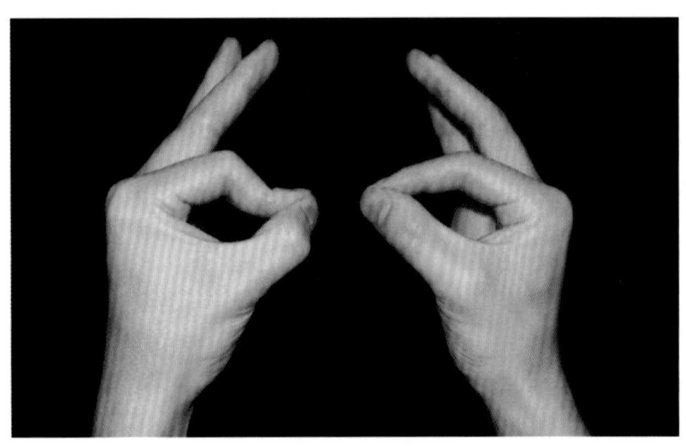

图 2-15 尺神经损伤患者的阳性 Froment 征：左侧为 Froment 征阳性，特征是拇指指间关节过度屈曲。

6. 夹纸试验 由于手内肌麻痹，手指不能内收，手指间不能可靠地夹纸片，这是尺神经麻痹的表现。

7. Pitres-Testut 征 灵敏度较高，可检查轻度和重度尺神经功能丧失。将患者的手平放于桌面，手指外展，然后让患者向双侧外展中指。该方法可检查中指桡偏和尺偏的力量（第 2 和第 3 骨间背侧肌肌力）。此外，嘱患者尽可能快地从一侧向另一侧运动中指，与正常手对照，检查其协调性和顺畅性可发现轻度运动功能障碍，这试验又称为跳动中指试验。

8. Earle-Valstou 征 另一个尺神经功能丧失的体征，是不能将中指跨于示指背侧，或示指不能跨于中指背侧（检查第 1 骨间掌侧肌和第 2 骨间背侧肌），示指不能骑跨中指称为 Earle-Valstou 征（图 2-16）。

八、腕尺管受压的试验

腕尺管（Guyon 管）内尺神经受压时，可以仅有尺神经运动支受压，手的感觉没有改变，具有尺神经运动支麻痹的所有表现，即上述 7 个体征均可能为阳性。有时也会有手感觉的改变，或仅仅有手的感觉变化。

九、正中神经在前臂近侧半受压

肱二头肌腱在止点处发出增厚的筋膜向前臂近侧达附近肌肉，这一增厚的筋膜为肱二头肌腱膜，可以压迫位于其深面走行的正中神经，受影响的主要是拇指和示指的肌腱出现拇长屈肌腱肌力降低，手指尤其是示指的屈曲力量降低。拇、示指指间关节屈曲力量减弱、前臂掌面近侧压痛和骚刮试验阳性，称为三联征，阳性时可以建立肱二头肌腱膜综合征诊断。

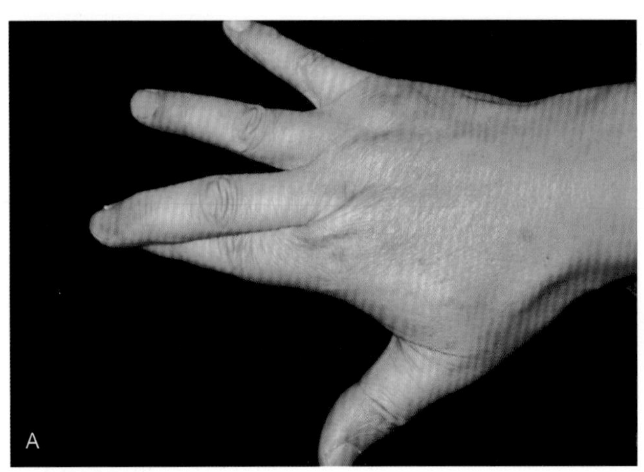

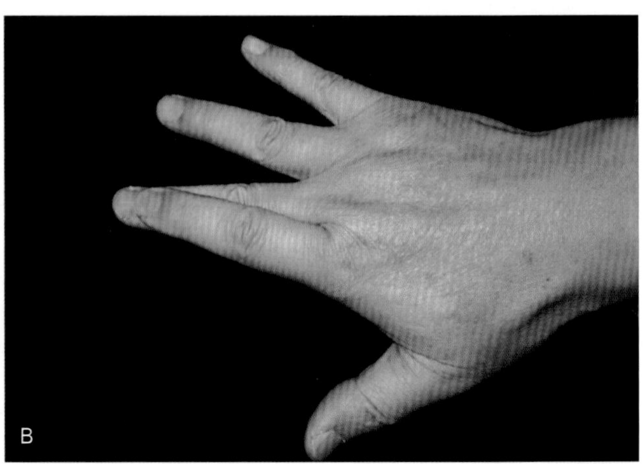

图 2-16 Earle-Valstou 征：正常手指的动作，中指能够跨于示指背侧（A），或示指能跨于中指背侧（B）。如果手指的关节正常，但不能完成这样的动作，为尺神经功能丧失。

十、骚刮试验

骚刮（scatch collapse）试验在肘尺管综合征时部分患者会阳性，在骨间背侧神经受压时也会阳性，试验方法详见第 14 章上肢周围神经卡压症。该试验也用于其他神经卡压，如正中神经在前臂近侧卡压或腕管卡压。

在怀疑肘尺管综合征时，检查者和患者相对而坐，患者保持肩关节内收、肘关节屈曲、前臂和腕关节中立位无屈伸旋转、手指伸直，然后检查者用双手轻推患者的双侧前臂背侧，此时嘱患者以肩外旋抵抗该推力并保持前臂位置不变。检查者随后用指端搔刮肘尺管表面的皮肤，之后检查者的手推患者前臂背侧，很容易使肩内旋为阳性。若怀疑正中神经在腕部或前臂近侧卡压，拇指和示指作对抗检查者抵抗力的拇指、示指屈曲，搔刮手掌侧腕管处或前臂近侧的怀疑卡压处；然后快速地再次进行最初的检查，如果患者对推力的抵抗力消失，会出现该支配肌肉无力（称为崩塌），则为骚刮试验阳性。

原理是周围神经损伤或卡压后，支配区域的皮肤会出现异常疼痛或疼痛过敏，在这区域皮肤表面给予一个刺激，会在一定时间内使人体紧张的随意肌活动受到抑制，这段时间称为皮肤静息期。一般认为，这是一种保护性的抑制性脊髓反射，当机体受到危害性刺激时肢体回缩或后撤，可以免于伤害。

十一、伸肌腱损伤的试验

1. Elson 试验　用于诊断闭合性伸肌腱中央束损伤。方法是在桌子边缘手指近侧指间关节屈曲 90°，这时用力抗阻力伸该关节，并同时观察远侧指间关节的情况。如果中央束损伤，则远侧指间关节都较有力地伸直，这是由于中央束损伤后，伸指力量完全在侧束上，侧束在伸近侧指间关节时，有力地伸远侧指间关节。如果中央束没有断，则在抗阻力伸近侧指间关节的过程中，远侧指间关节处于屈曲的位置（图 2-17）。

2. 尺侧腕伸肌协同试验　用于诊断腕部尺侧伸肌腱肌腱炎。患者屈肘 90°，前臂为完全旋后位，这时嘱患者将拇指向桡侧偏，而检查者施加阻力阻止拇指向桡侧偏，诱发沿尺侧腕伸肌行径的疼痛为试验阳性。

3. Finkelstein 试验　检查者抓住患者拇指或整个手，将手向尺偏（图 2-18），诱发桡骨茎突处疼痛为试验阳性，提示存在第 1 伸肌腱间隔的狭窄性腱鞘炎，即 de Quervain 病。

4. 拇短伸肌腱压迫试验　这一试验有两个部分：①检查者阻止拇指掌指关节伸直。②检查者阻止拇指掌向外展（图 2-19）。如果①诱发的疼痛大于②，则为阳性，提示拇短伸肌腱在腕第 1 间隔内可能有另一个鞘。手术松解时要切开这两个鞘，由于这个鞘的存在也常使注射治疗的效果较差。

十二、手内肌试验

1. 手内肌紧张征（Bunnell 试验）　正常情况下，掌指关节伸直或屈曲时，正常手的近侧指间关节都容易屈曲。如果在掌指关节屈曲位，屈曲近侧指间关节容易（图 2-20A），而在掌指关节伸直位不易屈曲近侧指间关节，则为手内肌挛缩（图 2-20B）。

2. 蚓状肌紧张征　手指掌指关节主动屈曲，如果手指近侧和远侧指间关节只能伸直，则为阳性，提示蚓状肌挛缩（图 2-21）。正常情况下掌指关节屈曲，同时两个指间关节能够屈曲。

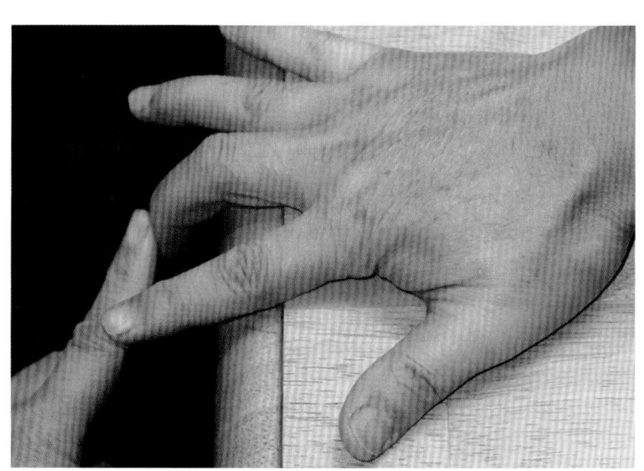

图 2-17　Elson 试验用于诊断闭合性伸肌腱中央束损伤。

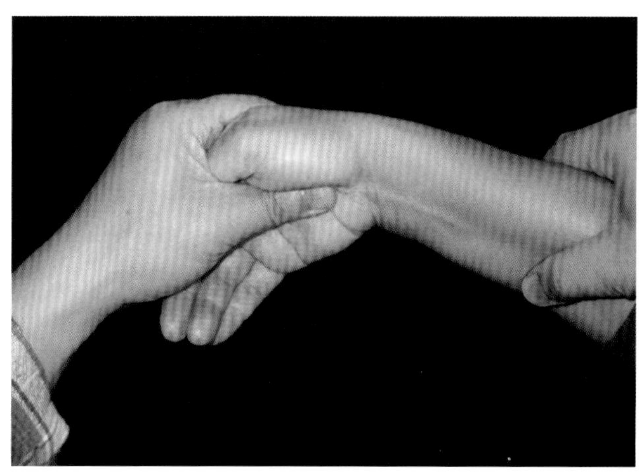

图 2-18　Finkelstein 试验检查是否存在第 1 伸肌腱间隔的狭窄性腱鞘炎，即 de Quervain 病。

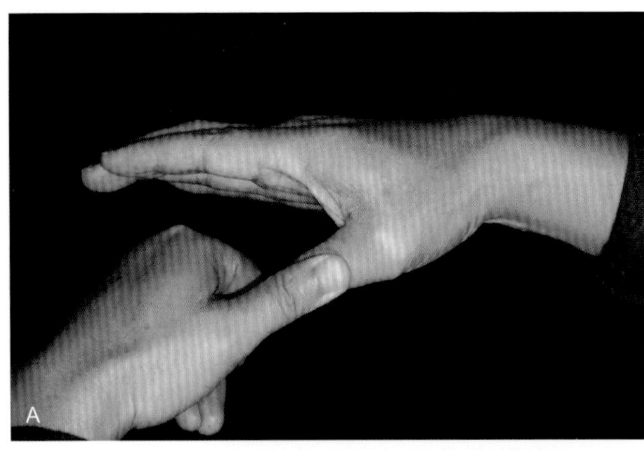

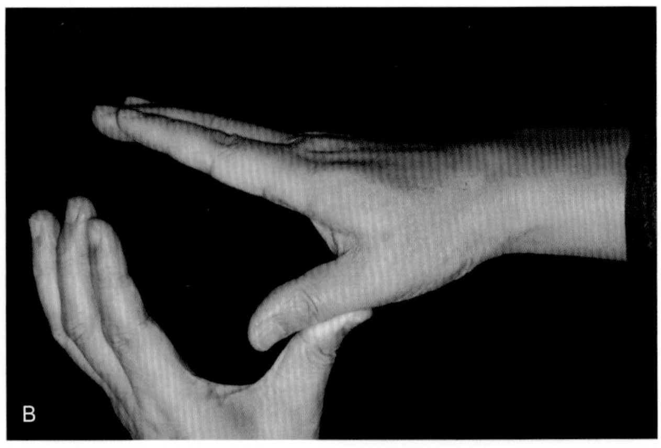

图 2-19 拇短伸肌腱压迫试验有两个部分：检查者阻止拇指掌指关节伸直（A）、检查者阻止拇指掌向外展（B）。

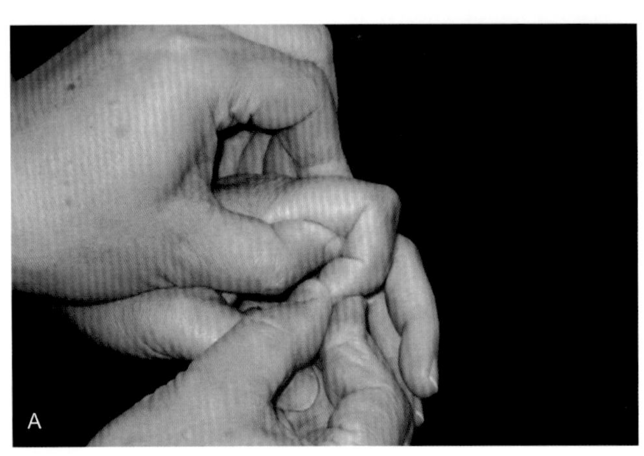

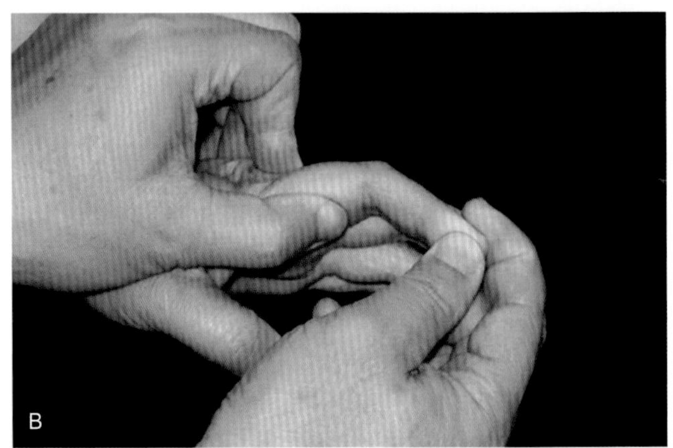

图 2-20 手内肌紧张征（Bunnell 试验）：在掌指关节屈曲位，正常手屈曲近侧指间关节容易（A），但是在掌指关节伸直位不能屈曲近侧指间关节，而在掌指关节屈曲位能屈近侧指间关节（B），则为手内肌挛缩。

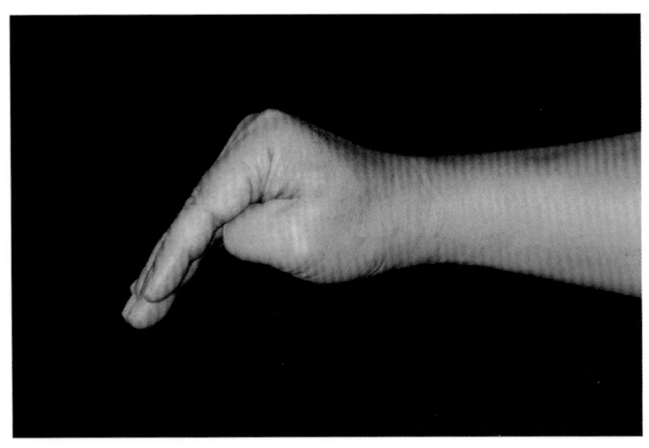

图 2-21 蚓状肌紧张征的临床表现：手指掌指关节主动屈曲时，手指近侧和远侧指间关节只能伸直，为阳性，提示蚓状肌挛缩。

十三、手外肌或肌腱试验

1. 手外肌紧张征 在手指掌指关节伸直位比在屈曲位，近指间关节被动屈曲的幅度大，则表明伸肌腱或伸肌有病变。这一试验不常用，由于手外肌病变很容易被发现。

2. 动力性腱固定 屈腕时手指完全伸直，但不主动屈曲，则前臂的伸肌腱有粘连，阻止手指屈曲（图 2-22A）。测试时在腕伸位手指能屈曲，提示粘连在前臂背侧（图 2-22B）。

十四、胸廓出口综合征的试验

1. Adson 试验 患者深吸气，颈向受累侧偏斜，屏住呼吸，受累侧桡动脉搏动消失或减弱为阳性。

2. 颈侧向试验 患者深吸气，颈向受累侧偏斜，屏住呼吸，会诱发受累上肢的沉重感、麻木和手指、上肢的针刺感，还可有疼痛感，为阳性。

3. Wright 试验 患者上臂外展 90°，肘关节屈曲 90°，外旋上臂，如果脉搏减弱或消失，诱发症状，为阳性。

这 3 个试验都有相当高的假阳性率，可高达 50% 或以上。做这些试验时，都要有健侧对比，如果健侧阳性，则为假阳性，不能提示存在任何病变。

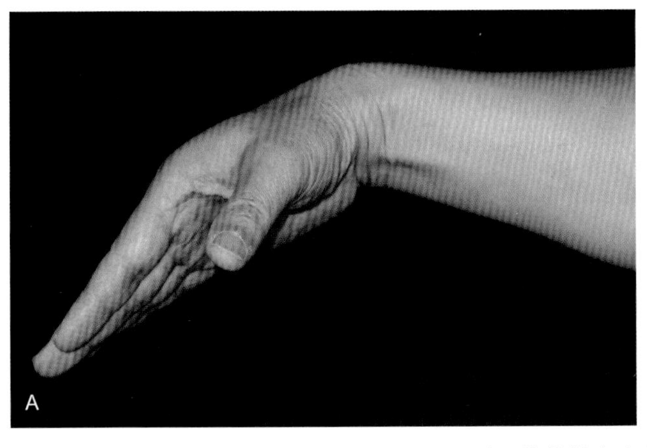

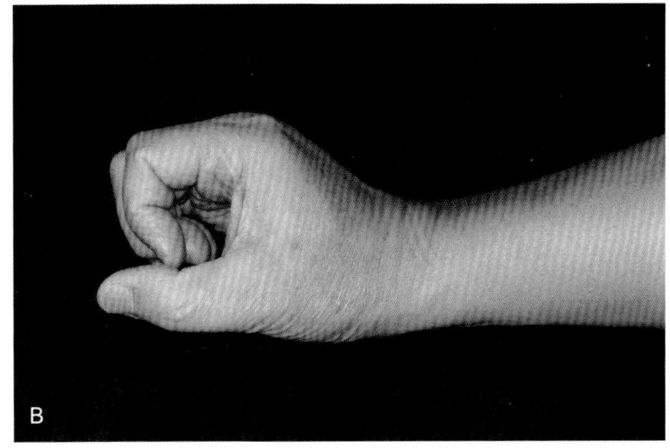

图 2-22　动力性腱固定的检查方法。A. 屈腕时手指能够完全伸直，但不主动屈曲；B. 在腕伸时，手指能够屈曲，提示粘连在前臂背侧。

第四节　常见上肢运动及活动度检查方法

一、手指关节

近侧和远侧指间关节仅需检查其屈伸两个方向上的活动度，这两个关节过伸对功能没有影响，故正常活动度在远侧指间关节为 0°（伸）→ 60°（屈），近侧指间关节为 0°（伸）→ 110°（屈）。掌指关节正常为 0°（伸）→ 90°（屈）。掌指关节有尺桡偏，但尺桡偏仅对诊断有无副韧带损伤有用，这一功能对日常生活不重要。在掌指关节完全伸直位，这一关节侧偏能达到 15°~20°，即手指在这一关节水平尺桡方向可活动 30°~40°，如果向一侧侧偏超过 30°，并引起疼痛，又重于健侧，则提示侧副韧带损伤。正常时在手指掌指关节完全屈曲位，手指不能向尺桡方向偏斜，这是由于侧副韧带处于拉长和紧张的位置。

二、拇指关节

拇指指间关节仅有屈伸运动，正常为 0°（伸）→ 90°（屈），掌指关节也如此，正常为 0°（伸）→ 60°（屈）。拇指第 1 腕掌关节相当于其他指的掌指关节，可多方向运动，其活动幅度较大，包括屈、伸、外展、内收和旋转，正常范围为屈 20°、伸 20°、外展 30°、内收 20°~25°。注意拇指测量的起始位置为拇指休息位，即拇指和示指在 30° 左右位，并处于放松的外展旋前位，这一位置不是虎口完全开大位，也不是手平放在桌面第 1、第 2 掌骨并排的位置。

三、手、腕和前臂功能的几个动作

手、腕和前臂功能的动作包括：①手指屈伸功能。②拇指对指功能，即拇和其他手指指腹相对，可以触及的动作。③拇指和示指外侧捏（key pinch 或 lateral pinch）的功能，为捏的动作。拇指和中指也可有侧方捏的功能，这个拧力比和示指配合的拧更有力。④终末捏功能，如握笔，仅用 3 个手指的终末处就可完成。⑤三点捏的功能（tripod grip），一般认为三点捏能抓和捏牢绝大多数物品，故一般认为 3 个手指（其中一个为拇指）就可满足手指的基本功能要求。⑥手开大握的功能（span grip），如掀开物件盖。⑦对角握的功能（diagonal grip），如转门的大把手。⑧手握物的功能（hand grip），是 4 个手指加拇指一起抓物件的动作。

捏力有 4 种形式[2]：①拇指与手指指腹间捏力：临床上并不常用，在正常人，拇指和中指指腹间的捏力最大。②拇指指端与手指指端的捏力：常在做精细动作时才使用，力量较小，但精确度高。③拇指指腹与示、中指指腹间的捏力：力量最大，检查时可嘱患者捏住铅笔，类似于持笔，检查者抽出铅笔时可判断捏力的大小。④拇指指腹和示指中节指骨间的捏力，因为其实用性强，临床最常采用，捏力只比三点捏的力稍小。

手的握力采用握力仪测量（图 2-23A），手的捏力用捏力仪测量[5, 6]（图 2-23B~D）。

四、腕关节和前臂的活动

腕关节有 4 个方向的活动，即屈、伸、桡偏、尺偏，正常值分别为 70°、70°、20° 和 30°，其中屈 0° →伸 45°、桡偏 0° →尺偏 20° 范围的活动最重要，

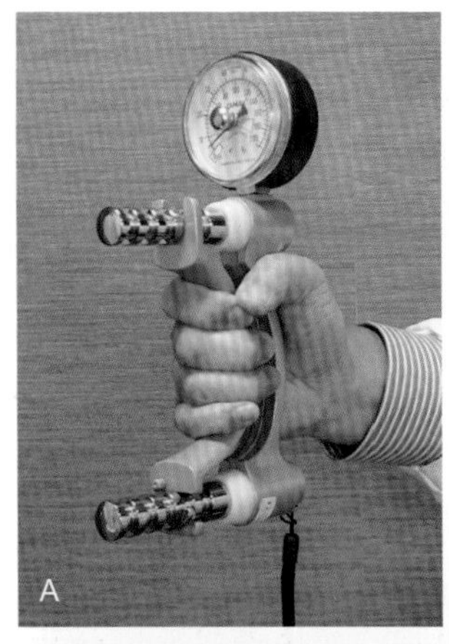

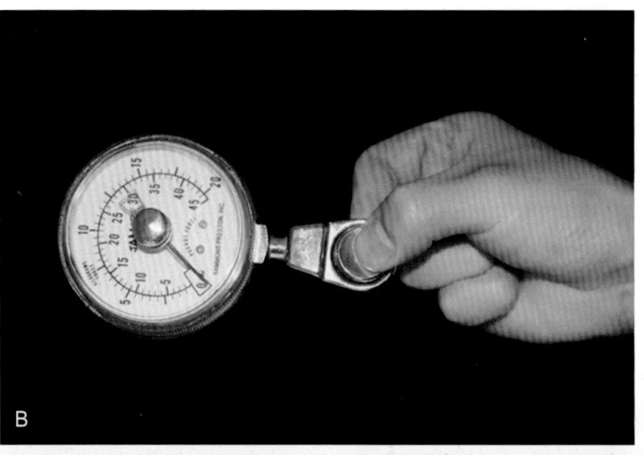

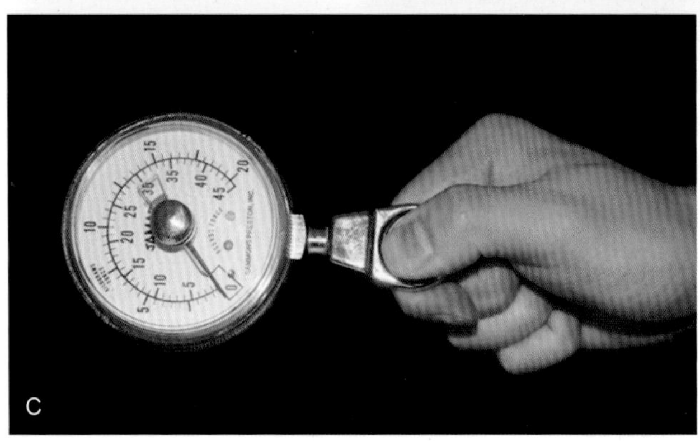

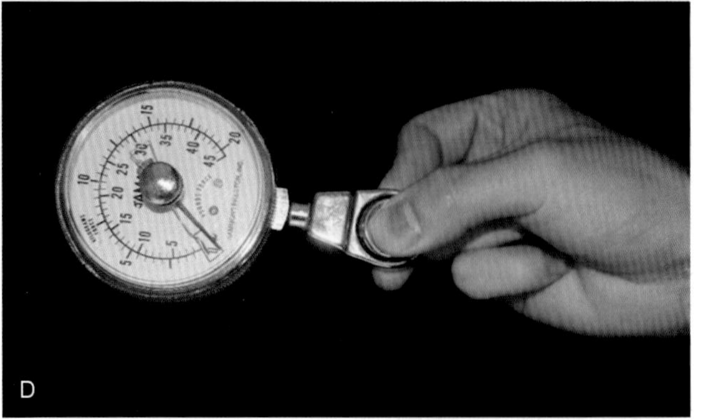

图 2-23 A. 手的握力测量方法；B~D. 手的捏力测量方法（分别为指尖型、指侧型和三指型）。

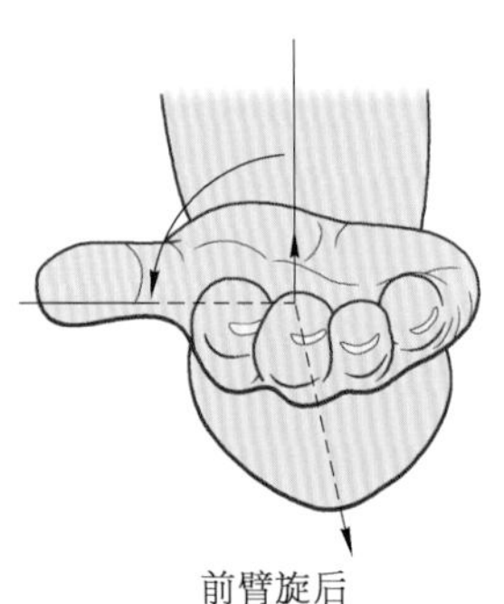

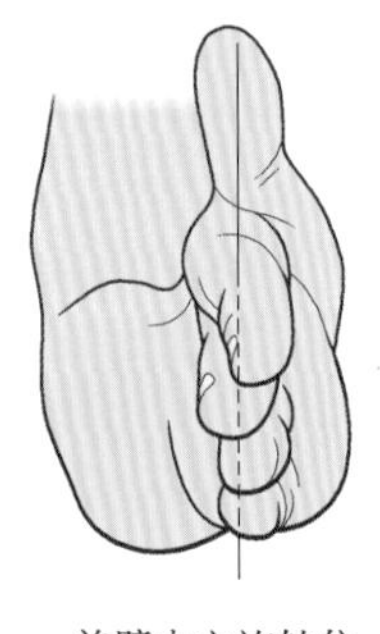

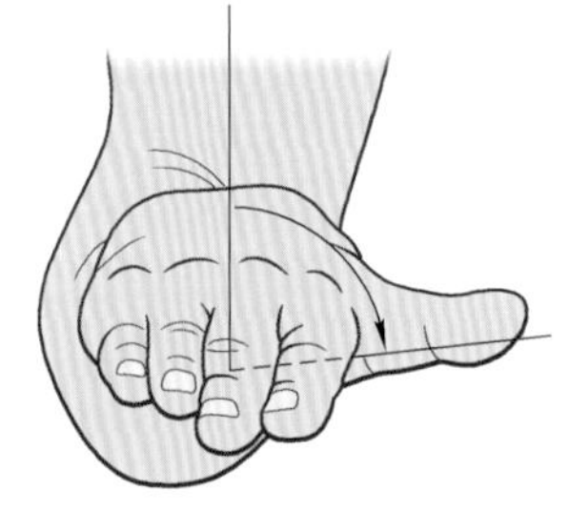

图 2-24 前臂中立旋转位和旋前、旋后方向。

有了这些基本活动度，绝大多数腕关节的功能动作都能完成，这称为腕的功能活动范围。对于腕关节的功能，处于轻或中度伸腕位对手的功能发挥非常有利，故腕关节轻至中度伸位是其功能位置。

腕关节没有旋转功能，前臂才有旋转功能。前臂有旋前 75°~90°、旋后 70°~90° 的功能，每个人能达到的旋前和旋后的能力相差不小，但基本上没有超过 90° 的旋前或旋后，而旋前、旋后达到 60° 以上已可完全满足功能需要了。桡尺远侧关节水平，桡骨绕尺骨头旋转，产生前臂旋转运动。在上臂置于身体一侧、肘屈曲 90°、手握拳、掌心向上的这一位置前臂没有旋转，称为前臂中立位，更准确地应称为中立旋转位（neutral rotation）（图 2-24），这是前臂相关运动研究、治疗效果记录和描述的起始位置。旋前和旋后角度是从这一位置开始测量的，测量方法是手握一支笔，旋转前臂记录笔的旋转角度来代表前臂旋转度。

五、上肢几个重要肌肉单个肌力的临床检查方法

通常对于肌肉力量的记录，只需记录关节活动时肌群的力量，如腕伸肌的力量，是 3 级、4 级，还是正常，拇外展肌的力量是几级。但在选择肌腱进行移植或了解神经功能丧失程度、神经功能恢复

程度时，则要记录到具体的一块或几块肌肉的肌力。下面对重要肌肉的肌力检查作一介绍。

1. 拇长屈肌和指深屈肌肌力　手位于中立位放在桌面上，主动屈拇指指间关节，有主动屈曲则拇长屈肌有功能，根据屈曲能力和力量可分级。屈曲远侧指间关节可以检查指深屈肌的肌力，常需要以检查者手来对抗拇指或手指远侧指间关节屈曲，才能判断是 3 级、4 级还是 5 级。

2. 拇外展肌肌力　在手心向上拇指平放于桌面时，嘱患者外展拇指，即拇指向远离桌面或手掌方向活动，检查者以手来阻止拇外展，检查肌力（图 2-25）。

3. 拇内收肌肌力　在拇指外展位内收拇指，检查者加以阻力阻止，这可以检查拇收肌肌力。

4. 骨间背侧和掌侧肌肌力　以患者手指夹纸片或物件，或者对抗检查者的手指来外展，可以检查骨间肌的肌力（图 2-26）。

5. 小指展肌肌力　小指主动外展，检查者以手阻止手指外展，但患者试图外展小指，这一检查可了解小指外展肌肌力。

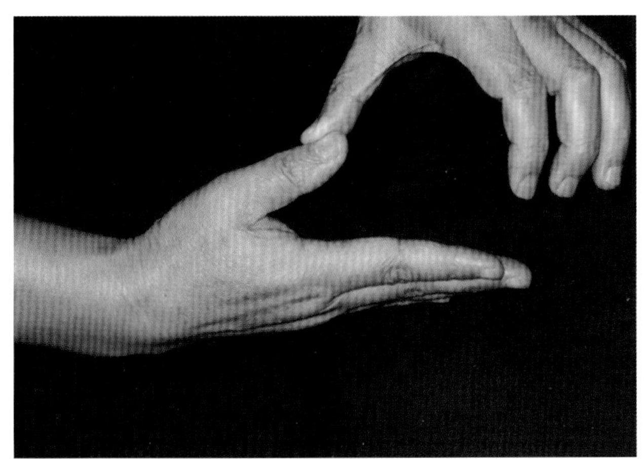

图 2-25　拇外展肌力的检查方法。

6. 拇长伸肌肌力　手背向上，手平放在桌面，拇指上抬，可在皮下看到拇长伸肌，检查者将手放在拇指尖试图阻止拇指指间关节主动伸的动作，这时可检查拇长伸肌的肌力。拇长伸肌有活动时在皮下可看到处于紧张状态的肌腱。

7. 指总伸肌肌力　最有效的方法是近节指间关节屈曲时检查者以手对抗伸指，以了解肌力。

8. 桡侧腕屈肌肌力　前臂掌面向上，手放在桌面上，屈腕，在皮下可以看到桡侧腕屈肌腱，检查者以手压该肌腱，可以检查这一肌肉的收缩力是正常的还是减弱的。看不到该肌腱在皮下紧张即为肌力 2 级或以下。

9. 尺侧腕屈肌肌力　同⑧的手和前臂的姿势，嘱患者掌屈并尺偏，该肌肉收缩产生关节活动时在皮下会紧张，检查者用力触摸该肌腱的紧张力可检查该肌的肌力（图 2-27）。

10. 桡侧腕长、短伸肌肌力　腕关节主动背伸和桡偏，检查者用力阻止该动作，可以检查这两肌的肌力。对这两肌分开检查几乎不可能，因这两肌由桡神经支配，合并检查肌力可以满足临床需要（图 2-28）。

11. 肱桡肌肌力　前臂轻度旋前于屈曲 70°~80° 位开始屈肘关节，这时肱桡肌的张力最大，正常时可在体表看到肌腹的行程，通过屈肘的力量可以了解该肌的肌力（图 2-29）。

12. 肱二头肌肌力　前臂旋后位，屈曲 90° 左右开始屈肘关节，检查者将手放在肱二头肌肌腱上，可以检查该肌的肌力。

13. 肱三头肌肌力　在肘屈曲位主动伸肘即可检查该肌肌力。由于伸肘关节的肌肉仅为三头肌，故比较容易检查。

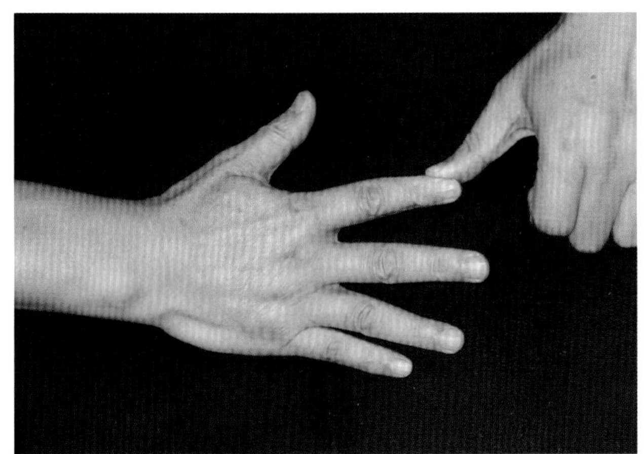

图 2-26　骨间背侧和掌侧肌肌力的检查方法。

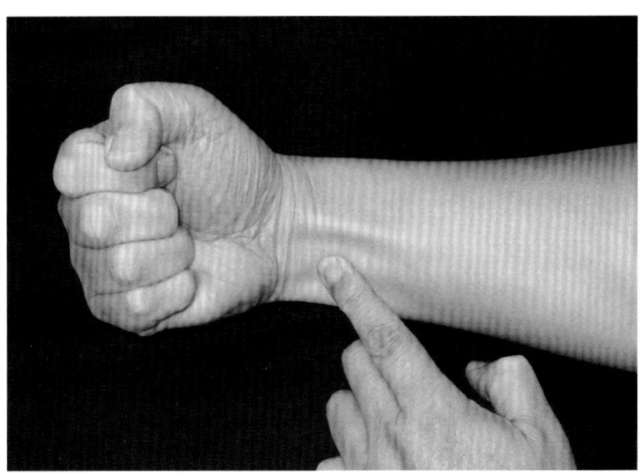

图 2-27　尺侧腕屈肌肌力的检查方法。

14. 旋前圆肌肌力 屈肘90°位，前臂从旋后位向旋前位运动，可以检查该肌肌力。该肌的肌腹在前臂近侧的桡侧半，其肌腹是否鼓起和收缩也可在一定程度上被观察到。

15. 三角肌肌力 肩外展的肌力即三角肌中部纤维的肌力，其前部纤维协助肩屈曲，而后部纤维协助肩背伸。

16. 胸大肌肌力 主要根据肩内收动作的肌力来检查判断。

17. 冈上肌肌力 肩关节由90°外展位再向上举的动作为冈上肌的功能，根据这一范围的动作可对肌力检查。

18. 背阔肌肌力 肩关节后伸时作内收动作，可以检查背阔肌的肌力和功能状态。

手和前臂的相关解剖和肌肉分布[7]，不再用文字叙述，以图2-30~图2-34表示，以便查阅参考。

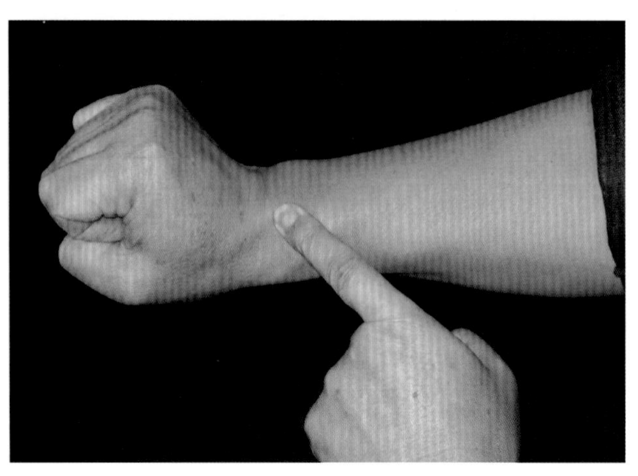

图2-28 桡侧腕长、短伸肌肌力的检查方法。

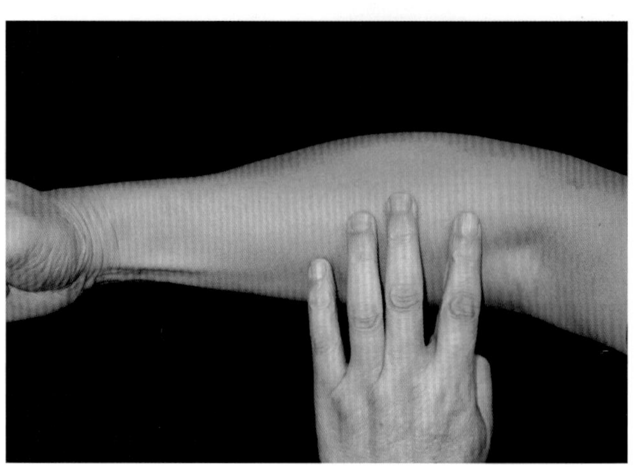

图2-29 肱桡肌肌力的检查方法。

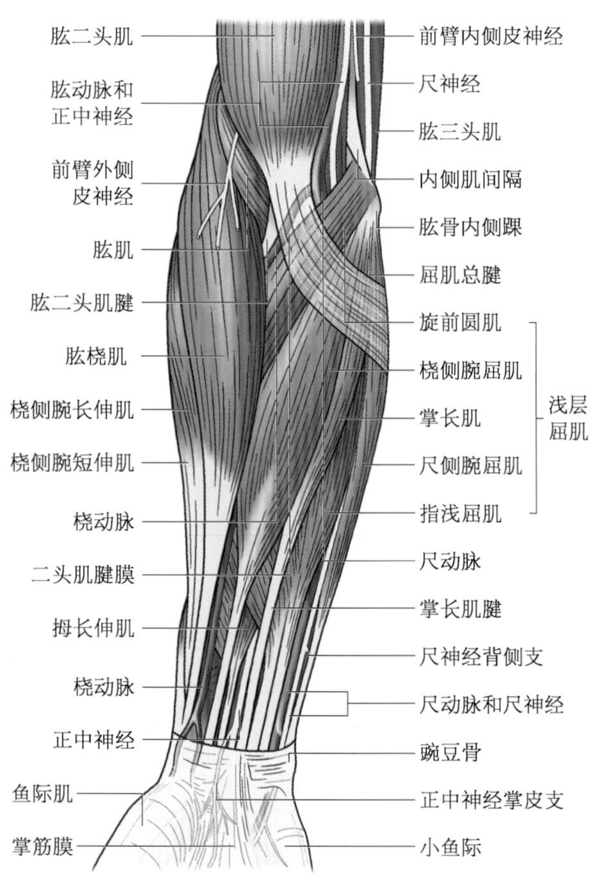

图2-30 肘部和前臂的掌侧肌肉、肌腱和神经结构。

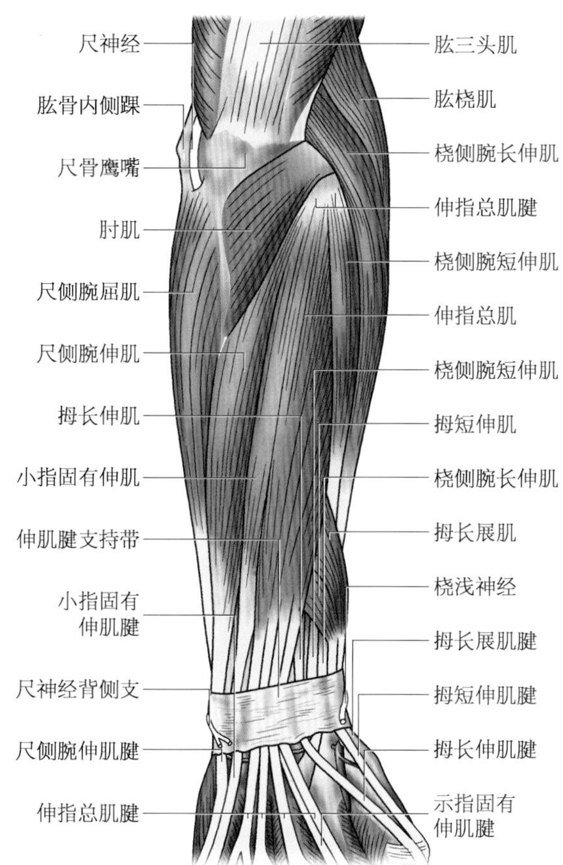

图 2-31　肘部和前臂的背侧肌肉、肌腱和神经结构。

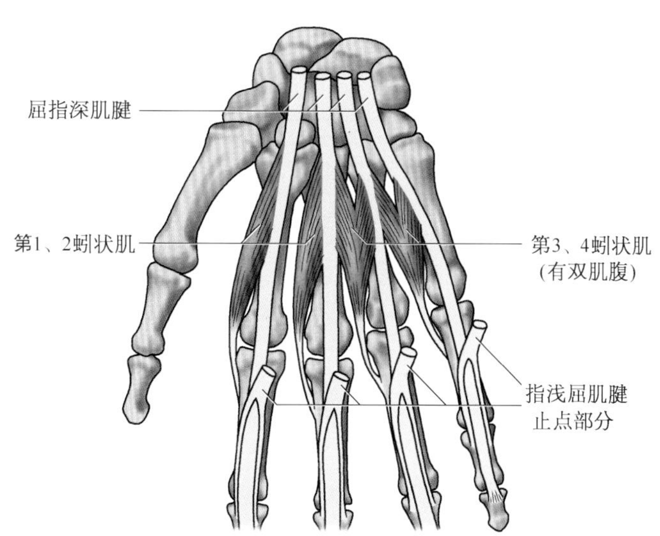

图 2-32　手蚓状肌的位置、起止点和指浅屈肌腱止点的结构。

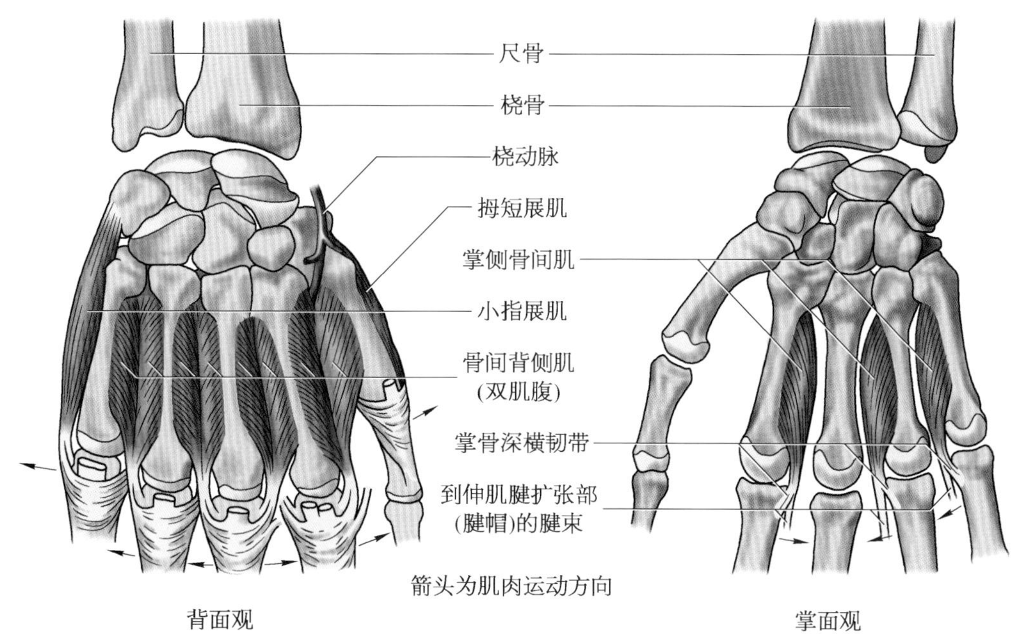

图 2-33　手骨间肌的位置、起止点和小指、拇指展肌的位置。

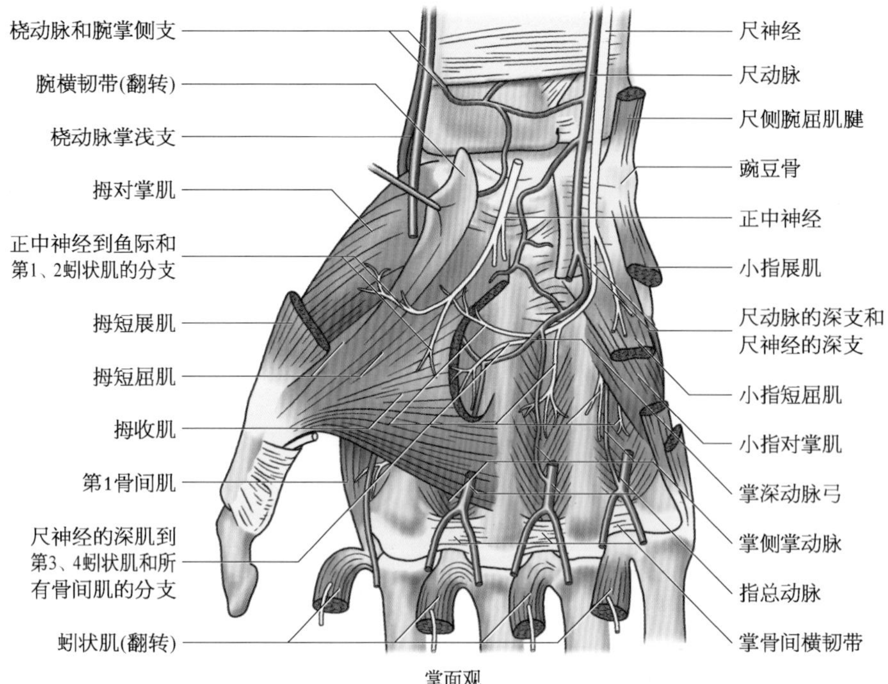

图 2-34　手掌侧的肌肉、动脉、神经分布及其支配。

参考文献

[1] Bell-Krotoski J, Thomancik E. The repeatability of testing with Semmes-Weinstein monofilaments. J Hand Surg Am, 1987, 12: 155-161.

[2] Tubiana R, Thomine J-M, Mackin E. Examination of the hand and wrist. Informa Healthcare, New York, 2009.

[3] 汤锦波 . 桡骨远端骨折 . 上海 : 上海科学技术出版社 , 2012.

[4] Chung KC. Hand and wrist surgery. 3rd ed. London: Elsevier Inc., 2018.

[5] Crosby CA, Wehbe MA, Mawr B. Hand strength: normative values. J Hand Surg Am, 1994, 19: 665-670.

[6] MacDermid JC, Evenhuis W, Louzon M. Inter-instrument reliability of pinch strength scores. J Hand Ther, 2001, 14: 36-42.

[7] Chang J, Valero-Cuevas F, Hentz V, et al. Anatomy and biomechanics of the hand. In Plastic Surgery, Neligan PC editor, Vol 6, 3rd edition, London: Elsevier Inc., 2013, 1-67.

第3章
手外科影像学、电生理检查和麻醉学

邢树国

手外科疾病主要涉及骨关节、肌肉、神经、血管的感染、肿瘤、畸形等，这些疾病几乎都需要影像学或电生理检查进行确诊或辅助诊断。手外科影像学和电生理检查在手外科疾病的诊断和治疗中具有极其重要的作用，对其结果的判读是手外科医师必须掌握和熟悉的基本技能。手外科麻醉虽然主要由麻醉科医师完成，但由于手外科的特殊性，某些麻醉可由手外科医师独立完成。一些基本的局部麻醉或区域神经阻滞是手外科医师常用的麻醉方法，需要熟练掌握。近几年发展较快的局部麻醉下无止血带手术技术也是手外科医师需了解和掌握的方法。

第一节　手外科影像学检查

手外科影像学检查是术前诊断、指导治疗和评价效果的重要手段，主要包括X线平片、CT、MRI、超声、核素扫描、关节造影等。只有针对不同的疾病或损伤选择合适、有效的影像学检查，才能从高质量的影像中获得所需要信息。X线和CT检查常用于骨骼情况的诊断和分析，MRI检查常用于软组织损伤及病变的诊断，超声检查虽然常用于软组织肿瘤的诊断，但目前也应用于皮瓣穿支的定位、神经和肌腱损伤的诊断和定位等。

一、X线检查

普通X线平片检查简单、价格低廉，是手外科最常用的检查方法之一，是诊断手和腕部异常情况的基本方法[1]。标准的平片可提供较多信息，是很多手和腕部疾病检查诊断唯一需要做的影像检查。X线检查不仅有助于评估，还可辅助经皮导入内固定物和评估内固定物的位置。小儿的摄片检查，特别是在损伤后，常比成人困难。首先，儿童年龄越小临床评估越困难，清晰定位目标（如创伤后的损伤部位）多数是不可能的。另外，腕骨的错列骨化和生长板的存在将干扰检查者对骨折的判断。最后，儿童标准的摄片可能很难获得，必要时需重复摄片或与健侧摄片对比。

（一）手部X线检查

手部X线检查常包括正位、侧位和斜位片。对于手部平片，先观察掌骨和指骨的大体形态，然后观察逐个骨的皮质形态、完整性和骨质量。骨折常容易被发现，但对于无移位和小移位的骨折要仔细观察。骨肿瘤可通过骨上透亮区和骨轮廓的改变来确定，要注意病理性骨折的情况。然后，始于腕掌关节向远端评估关节。腕掌关节脱位或半脱位少见，但很难诊断。在正常手X线正位片上第2~5腕掌关节可清晰显示，如果关节解剖位置异常，要考虑一个或多个腕掌关节骨折脱位的可能，但要排除手部摄片是否标准，可加做其他体位摄片明确诊断。侧位片和斜位片对于腕掌关节脱位的诊断是有帮助的。如果诊断还不能确定，进行包括腕掌关节的手部CT扫描可确定诊断。更远端的关节观察，是从掌指关节到近侧指间关节再到远侧指间关节。正常的关节将显示较完整的关节间隙。骨性关节炎常影响指间关节和拇指腕掌关节，X线片上可见狭窄的关节间隙、软骨硬化、骨赘和畸形等。

对于手指，一个位置的手部X线平片是不充分的，因为手部X线斜位片不能提供一个手指充分的侧位轮廓，单纯的X线正位片，对细小的骨折、骨折脱位或关节半脱位显示不明显，因此手指的X线侧位片是完全必需的。拇指在正常手部X线摄片中相对于其他手指是斜位平面，因此观察拇指时需要得到真正的后前位和侧位X线摄片。由于大多角骨不规则的鞍状关节使得骨关节观察困难，故必要时还需要多个或特殊位置摄片观察拇指。对于手指侧副韧带损伤，除超声和MRI检查外，侧方应力位的手指X线正位片也可用于观察。

（二）腕部X线检查

腕关节的常用X线摄片包括后前位（或前后位）、侧位和斜位。正确拍摄腕关节的平片是观察腕关节的基础，特别是在参数测量时很重要（图3-1）。由于受患侧肢体疼痛和活动受限的影响，得到合适的腕关节X线片需要小心摆放位置。摄片的体位标准与否将影响临床的最终诊断（图3-2）。标准的正位X线片能显示尺侧腕伸肌腱沟，该标志位于尺骨茎突基底水平桡侧[2]。在侧位X线片中，舟骨近极和月骨、三角骨应完全重叠，桡骨茎突在近排腕骨的中间，豌豆骨的掌侧皮质位于舟骨远极掌侧极点与头状骨下极点连线的中1/3[3]。如果显示不清还可与健侧摄片对比。

腕关节有很多不对称排列的腕骨，所以有效地评估骨、关节和腕关节的总体排列是必需的。首先观察腕骨总体的排列，开始于桡骨和尺骨，再到腕骨和掌骨。对于腕关节损伤有时还需做其他特殊体位

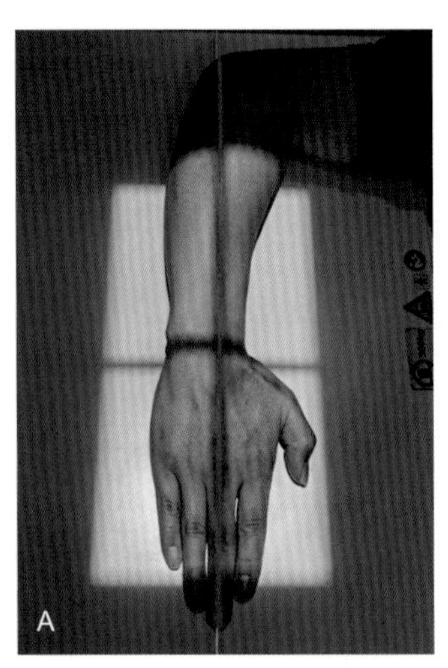

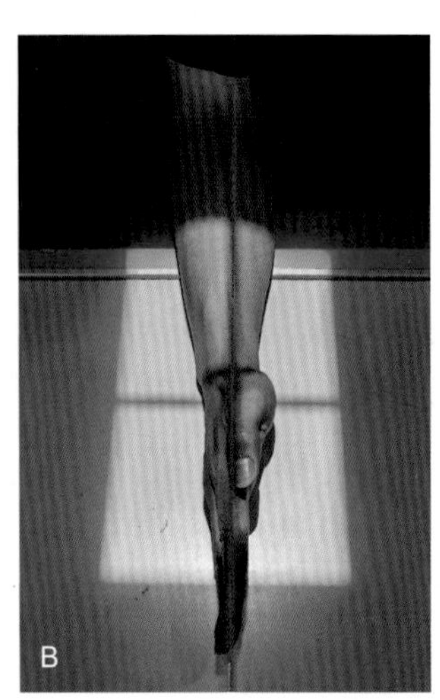

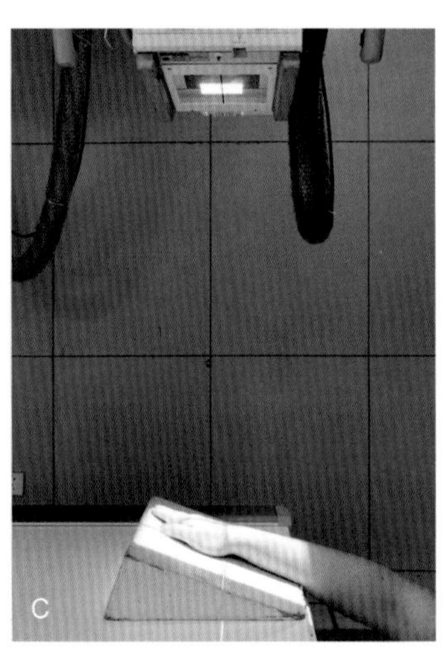

图3-1 腕关节的常用X线摄片体位。A. 腕关节后前位片是上臂外展和肘关节屈曲均90°，前臂远端和掌心朝下平置，第3掌骨与桡骨排成直线。球管中心对准尺骨和桡骨连线的中点；B. 腕关节侧位片是上臂与躯干平行，肘关节屈曲90°，腕关节和手呈中立位，球管中心对准鼻烟窝底部或桡骨茎突尖端。摄片范围包括第3掌骨全长和尺桡骨远端；C. 舟骨放大位在腕尺偏30°，X线和手及腕的长轴呈70°的位置由远侧向近侧投射拍片。

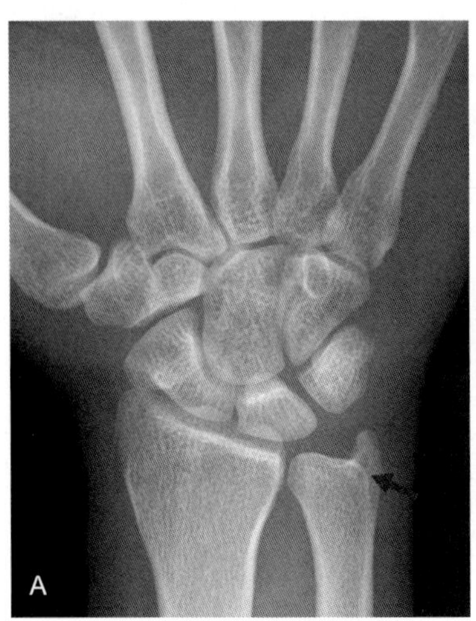

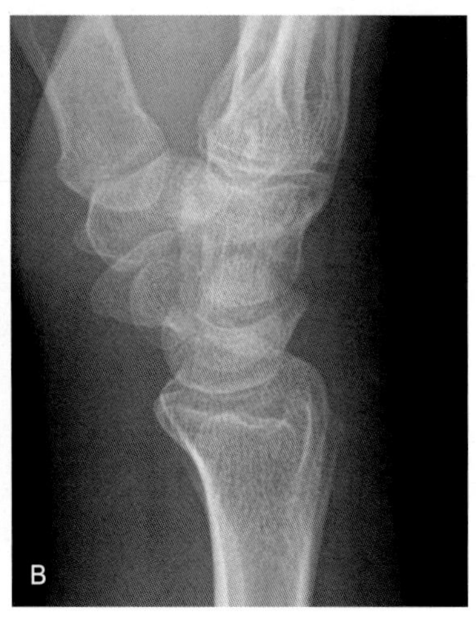

图3-2 标准的腕关节后前位X线正、侧位片。A. 正位片显示尺侧腕伸肌腱沟（红色箭头所示）；B. 腕关节侧位片。

的摄片，如腕关节负重位或握拳后前位 X 线片用于诊断腕关节动态不稳；腕关节握拳旋前位 X 线片通过增加尺骨变异可确诊尺骨撞击综合征[4]；舟骨骨折由于其特殊性需进行系列的 X 线检查；腕管位 X 线片（或 CT）有助于钩骨骨折的诊断[5, 6]。廉价和低辐射的小型 C 臂机，有利于医师得到最好的位相和随腕骨活动、负重或应力改变的位相图像[7, 8]。在很多门诊和手术室可使用 X 线透视拍摄动态影像来评估腕和手的情况（图 3-3）。

腕关节 X 线平片中各项参数的测量可反映结构的完整性，有利于腕部疾病的诊断、治疗和效果评估。腕关节 X 线正位片常用的参数包括（图 3-4）：①腕高比率，指腕高与第 3 掌骨全长的比率，正常值是 0.51~0.57，平均 0.53[9]。腕高是第 3 掌骨干轴线的延长线上的第 3 掌骨基底部中点至桡骨远端关节面之间的距离。其值的减小提示腕骨存在不同程度的塌陷，如月骨无菌性坏死、腕骨旋转异常、风湿性关节炎、舟月关节脱位等。②尺骨变异，是测量桡骨远端和尺骨远端关节面的高度差[4]。正常时基本在一个平面，相差 2 mm 以内，常用 Coleman 法测量，即通过桡骨远端尺侧缘作桡骨纵轴的垂线，测量尺骨远端关节面与此垂线间的距离。尺骨关节面在桡骨以远 2 mm 以上为正尺骨变异，而尺骨在桡骨以近超过 2 mm 为负变异。③ Gilula 线，是腕关节 X 线正位片上近排和远排腕骨关节面的弧线[10]。正常的轮廓丢失常表示这些腕骨正常串联排列的破坏。常见的原因是月骨周围脱位、月骨三角骨不稳定等，但要排除摄片不标准时腕关节桡偏或尺偏的情况。④桡骨尺倾角，为桡骨远端纵轴线的垂线与桡骨茎突尖和桡骨远端尺侧缘两点连线之间的夹角[1]。尺侧点可选择掌背侧两拐角处连线的中点。正常值是 23°（15°~35°），它可了解桡骨远端骨折。

腕关节 X 线侧位片常用的测量参数包括[1]（图 3-5）：①桡骨远端关节面掌倾角，是桡骨远端关节面掌背侧两点的连线与桡骨纵轴垂线的夹角，正常值是 10°（2°~20°）。②桡月角，是桡骨纵轴和月骨

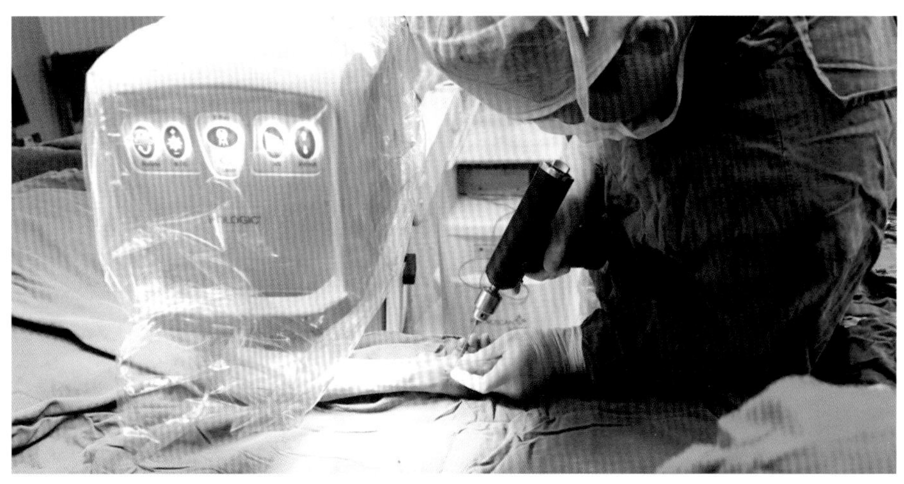

图 3-3　在小型 C 臂机透视下动态评估骨折复位情况并用克氏针固定。

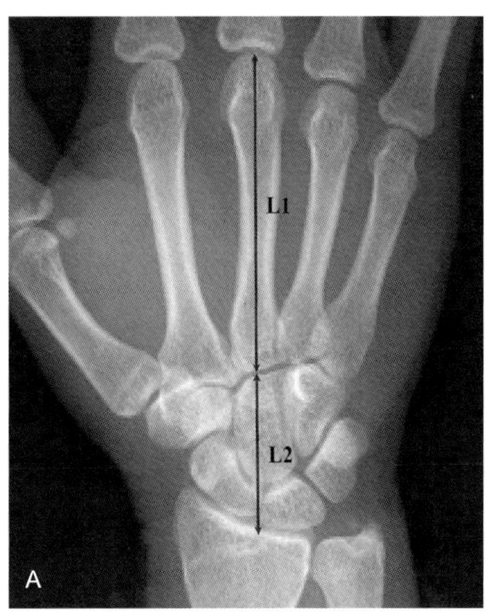

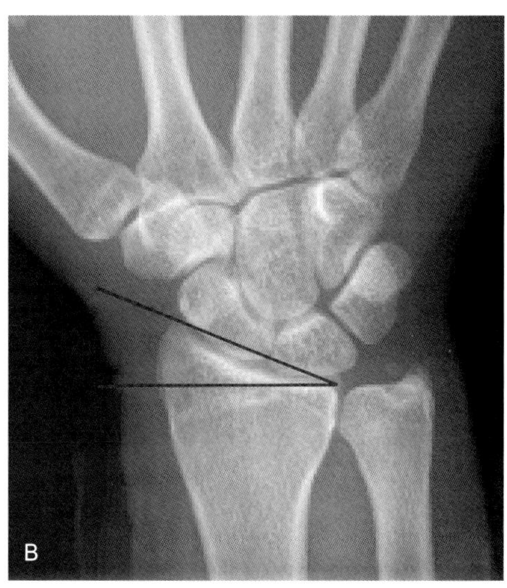

图 3-4　A. 腕高比率为 L2/L1；B. 桡骨远端关节面的尺倾角。

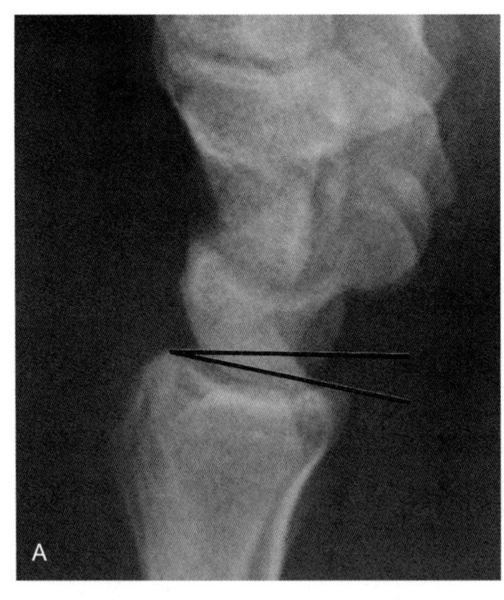

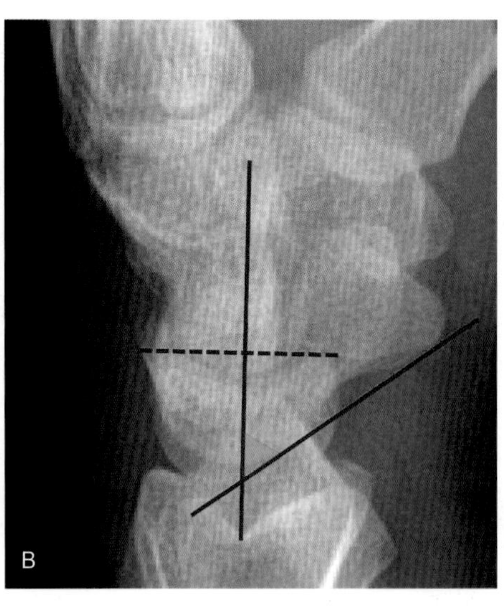

图 3-5　A. 桡骨远端关节面掌倾角；B. 舟月角是舟骨轴线（舟骨掌侧两个凸起的切线）和月骨轴线（远端两个凸起连线的垂线）的夹角。

中线轴的夹角。正值为月骨相对于桡骨掌屈，负值为背伸。③舟月角，是舟骨长轴和月骨中心轴的夹角，正常值是30°~60°。④桡舟角，是桡骨中轴线与舟骨中心轴之间的夹角，正常值是35°~65°。

二、CT 检查

相对于X线片的平面投影，CT为断层图像，分辨率高，成像清晰，组织结构无重叠，解剖关系明确，对小病灶也能较好显示，后处理功能余地大(如进行三维重建等)，是广泛应用的影像检查[11, 12](图3-6)。CT扫描可获得冠状位、矢状位和横断位图像。根据CT值的不同，可分为软组织窗（观察软组织清晰）和骨组织窗（观察骨组织清晰）。特别是对于腕骨疾患的诊断，可排除重叠的干扰，多层面、多角度地观察，对于桡尺远侧关节是否脱位更具有诊断价值[13, 14]。CT检查可在不同平面连续观察腕关节结构，无结构重叠，能够清晰地显示复杂和较小的解剖结构，能显示关节囊和囊内情况，并可进行再加工处理。

CT轴位图像能排除腕骨相互重叠的影响，但其图像缺乏上下结构的连续性和整体观，而通过三维重建方法对CT原始图像的处理，解决了上述问题，是CT轴位图像的重要补充[15]。三维重建后，可对图像从多方向、多角度观察以获得最佳效果，如观察骨骼与邻近结构的关系、复杂或较小的解剖结构，有利于临床的诊断和治疗。三维重建的缺陷是在重建过程中可能丢失信息，如果处理不当可造成假象。

三、MRI 检查

MRI检查是对肌肉、骨髓、关节周围软组织和关节内软组织的检查，具有非侵入性、无损伤、高分辨率、高对比率等优点，是其他影像学检查无法比拟的，已成为该类疾病的重要诊断工具[16, 17]，但假阳性率和假阴性率仍然不少，因此不能作为唯一的诊断依据，必须结合临床体征。MRI检查具有良好的骨和软组织显示能力，主要用于腕部病变、肌腱病变、缺血性骨坏死和骨与软组织肿瘤等疾病的诊断。对于腕部韧带损伤，包括三角纤维软骨复合体（triangular fibrocartilage complex，TFCC）病变，假阳性率和假阴性率不少，不是准确的检查方法。其对软组织肿块及肿瘤的检出，肿瘤的范围有无累及重要的血管、神经有明确的重要价值[16-18]。对于缺血性骨坏死如月骨无菌性坏死等，MRI检查有早期诊断价值。

MRI与CT检查相同，也可获得冠状位、矢状位和横断位图像。MRI更强的磁性、改善的梯度和速度以及专用的线圈，提供了良好的信号-噪声比率，能够支持在小区域观察细小的病理情况。MRI检查常采用自旋回波（spin echo，SE）序列、快速自旋回波（fast spin echo，FSE）序列、梯度回波（gradient echo，GRE）序列、反转恢复（inversion recovery，IR）序列和短反转恢复（short tau inversion recovery，STIR）序列技术等。SE序列被常用，GRE技术对分辨软骨和液体较为理想，对骨髓组织分辨欠佳，IR序列有利于观察腕骨间韧带以及TFCC的结构。应用SE序列通过调节重复时间（time of repeatation，TR）和回波时间（time of echo，TE）的长短可分别获得反应T1和T2的MR图像，这些图像分别称为T1和T2加权相。T1加权相可提供最佳解剖结构细节，而T2加权相可很

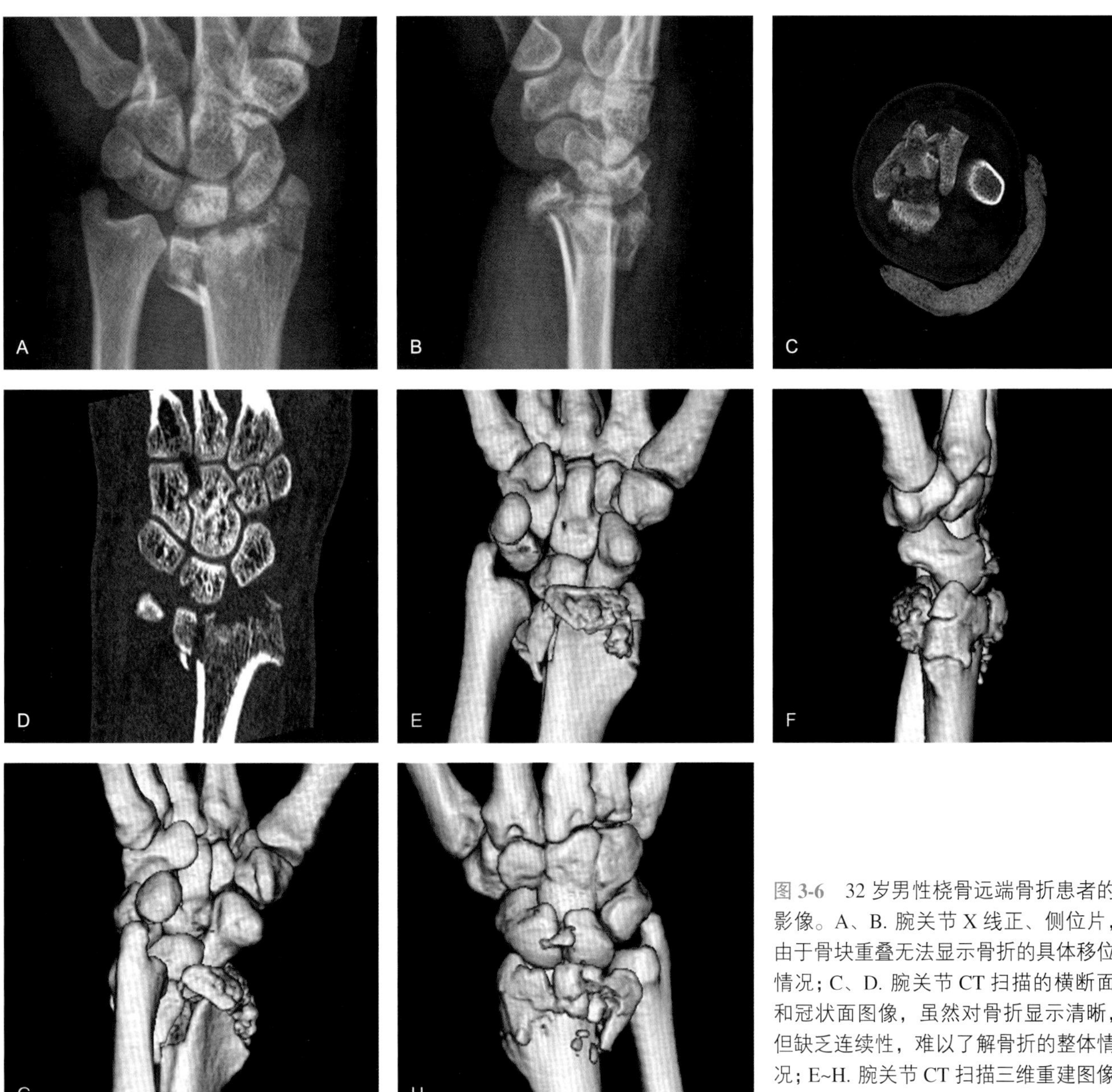

图 3-6　32 岁男性桡骨远端骨折患者的影像。A、B. 腕关节 X 线正、侧位片，由于骨块重叠无法显示骨折的具体移位情况；C、D. 腕关节 CT 扫描的横断面和冠状面图像，虽然对骨折显示清晰，但缺乏连续性，难以了解骨折的整体情况；E~H. 腕关节 CT 扫描三维重建图像可清晰显示骨折的特征。

好地区分肿块、液体及软组织结构。不同的组织结构在 MRI 的 T1 和 T2 加权相显示为不同的信号强度（表 3-1）。

（一）肿瘤的 MRI 诊断

MRI 对于肿瘤有较好的诊断价值[17]（图 3-7）。囊肿在 T1 加权相显示为低到中信号，在 T2 加权相显示为高信号，显示它的蒂部常可确定它的起源部位；囊肿囊内出血可导致 T1 加权相高信号。腱鞘巨细胞瘤在 MRI 显示为实性肿物，T1 和 T2 加权相呈低信号，同骨骼肌的信号。脂肪瘤和脂肪相同，在 T1 加权相显示为均一的高信号，在 STIR 序列和 T2 加权相显示为低信号。当显示明显的结节或实性成分时，

表 3-1　不同组织在 MRI 检查中 T1 和 T2 加权相的信号强度

组织	T1 加权相	T2 加权相
液体（游离水）	低	高
液体（含蛋白质）	中	高
脂肪	高	高
肌肉	中	中
肌腱、韧带	低	低
软骨	中	高
皮质骨	低	低
黄骨髓	高	中
红骨髓	低	中

应怀疑脂肪肉瘤。血管瘤的T1加权相信号强度存在变异，取决于脂肪的含量，可能看到花边样形式的增强；在T2加权相它们趋向于边界清晰的分叶，因为血管瘤内的静脉石，其信号孔隙可在所有MR序列中显示。内生软骨瘤在脂肪抑制（fat suppression，FS）STIR序列和T2加权相显示为高信号强度的小叶状，在T1加权相显示为低到中信号强度。

（二）骨损伤的MRI诊断

应用MRI不仅可诊断骨折（包括平片难以诊断的腕骨骨折），还能确定是否伴有韧带损伤。MRI对骨髓有好的成像和显示骨血供，包括诊断骨缺血、骨髓水肿和感染。

对于隐匿的舟骨骨折，MRI有很高的敏感性[19, 20]，表现为在T1加权相有低信号的线形带状区域，在FS T2加权相或STIR序列有高信号区域。皮质骨折线在STIR或GRE序列可较好地显示。X线摄片评估骨折愈合缺乏高敏感性和特异性，而了解骨折愈合的MRI标准是在T1加权相存在正常强度的信号穿过以前的骨折线，不愈合的MRI标准是在FS STIR序列或FS T2加权相或GRE序列显示骨折线处存在同等当量的高信号（图3-8A）。舟骨骨折不愈合的X线摄片可显示缺血相关的改变，包括骨块硬化、骨吸收和囊性变。而MRI可发现早期阶段缺血性改变，根据近极的血供可指导临床决策，包括是否应用带血供或不带血供的骨移植。在T1加权相近端骨折块的低信号表示正常骨髓被纤维组织取代，近极的高信号表明存在血供。MRI可早期发现月骨无菌性坏死，并可在治疗后用于评估预后和监测血管再生。比如：在T1加权相显示低信号表明骨髓被纤维组织取代（图3-8B）；在FS T2加权相或FSE FS STIR序列可看到高信号，表示骨髓水肿或新血管形成。低信号在这些系列可能表示存在缺血性坏死，没有任何进一步的骨反应改变。对怀疑骨髓炎而X线平片显示阴性时，可应用骨扫描显像或MRI检查。MRI检查的优点是识别源于关节的骨髓

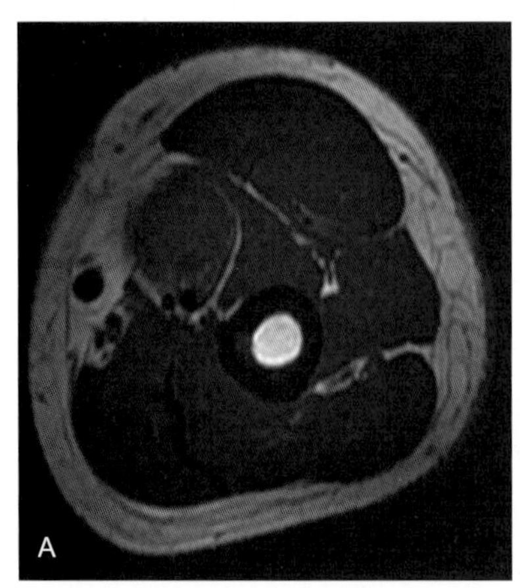

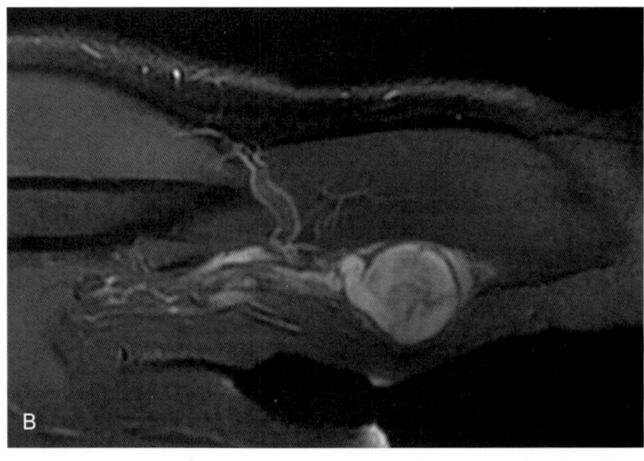

图3-7 上臂肌内神经鞘瘤的MRI图像。A. 横断面T1加权相；B. 冠状面T2加权相。

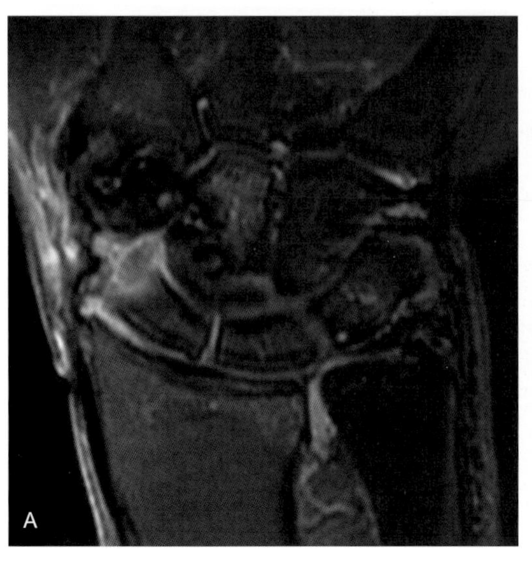

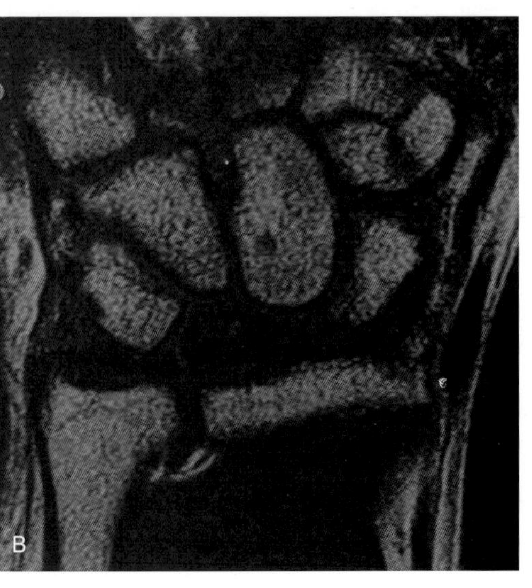

图3-8 A. 舟骨骨折MRI的T2加权相显示骨折线处高信号以及远极高信号，提示舟骨不愈合并且远极坏死；B. 腕关节MRI的T1加权相显示月骨低信号，提示月骨坏死。

异常和软组织改变，涉及的骨髓区域将在 T1 加权相显示低信号和 T2 加权相显示高信号。

（三）韧带损伤的 MRI 诊断

MRI 检查对于韧带损伤是常用的影像学检查方式，但并不准确，诊断的正确率不高 [21, 22]。正常、完整的韧带，MRI 影像在 GRE 序列或 T1 加权相 SE 序列的冠状面显示为匀质的黑色信号或带状信号。不正常的韧带在 T2 加权相和 STIR 序列 MRI 影像显示为增高的信号，可表现为部分缺损、增长、变厚、变薄和不显影等。MRI 关节造影时可使用生理盐水和稀释的钆注入关节，增强发现韧带和 TFCC 穿孔病变 [23]。拇指尺侧副韧带完全断裂在损伤早期可能很难诊断，MRI 可帮助排除 Stener 损伤，在该损伤中拇收肌腱帽嵌于两断端之间阻止韧带愈合。舟月骨间韧带损伤或撕裂时可出现舟月关节隐匿囊肿、动态舟月骨不稳定、静态舟月骨脱位，MRI 表现为在 FS FSE T1 加权相或 STIR 序列显示舟月骨间隙增大，液体信号穿过舟月骨或月三角骨韧带；在质子密度序列 T2 加权相也可显示形态异常和舟月骨间韧带不显示。同样的标准也应用于评估少见的月三角骨间韧带损伤。

MRI 对于 TFCC 的诊断最好的序列是 FS FSE T1 加权相和 GRE T2 加权相（图 3-9）。3.0-T MRI 相对于 1.5-T 对于 TFCC 的诊断有更好的敏感性和特异性。尺骨撞击综合征的 MRI 影像显示在月骨和三角骨有低信号的病灶，反映了软骨软化。而在 FS STIR 序列或 FS T2 加权相这些相同区域显示了明亮信号，是源于骨髓水肿或存在囊肿。对于桡尺远侧关节（distal radioulnar joint，DRUJ）不稳定和半脱位在 FS STIR 序列显示高信号提示源于持续 DRUJ 不稳定和滑膜炎的反应性骨髓水肿。肌腱病的一个高信号增强环可在 FS STIR 序列或 FS T2 加权相的轴切位 MRI 图像中看到，另外，在冠状位有增粗的肌腱和不正常的信号。

四、超声检查

近年来随着高频探头和小探头的应用，超声检查在手外科的应用中发展迅速。超声检查安全性高、价格低廉、操作便捷，相对于 CT 和 MRI 检查可进行动态和实时评估。此外，多普勒影像还增加了超声的信息。超声检查是利用声学界面（两种组织连接处）的声波反射而形成图像。在声学界面的部分声波能量反射，而其他的声波继续向深部传导。相邻组织的物质特性相差越大，反射的能量越多。反射的声波被换能器接受，转化为电信号。反射的声波越多，反射的声波振幅越大，影像越亮。超声检查的缺点是仅可观察小的区域。

超声检查对手和腕部肿块性质的判断与身体其他部位肿块的判断方法一样，无明显差异，包括腱鞘囊肿等 [24]（图 3-10A 和图 3-10B）。对肌腱的评估是超声检查在手和腕部应用的重要方面，它可动态评估由于滑车损伤导致的弓弦畸形、肌腱活动情况、肌腱完全或部分断裂等。超声检查还可发现扳机指、桡骨茎突狭窄性腱鞘炎的改变，并可辅助封闭注射或经皮松解术 [25]。肌腱的超声影像检查可导致回声反射性降低，有时会误认为病理性变化或肌腱退变。神经损伤时超声检查也较常用。例如：腕管超声检查有助于评估腕管综合征，超声图像可显示正中神经变粗、神经的反射回波改变、在豌豆骨水平正中神经的横断面积增加等情况 [26]（图 3-10C）。超声检查还用于评估其他原因引起的腕管综合征包括肿块和腱鞘炎等，还可应用于腕关节韧带、TFCC 损伤的评估和了解骨折复位情况。

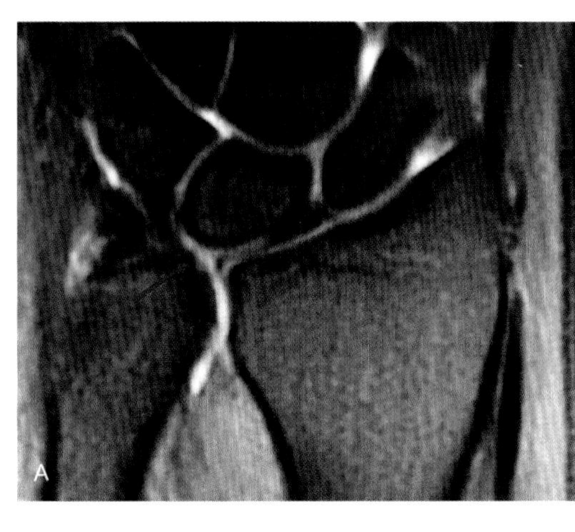

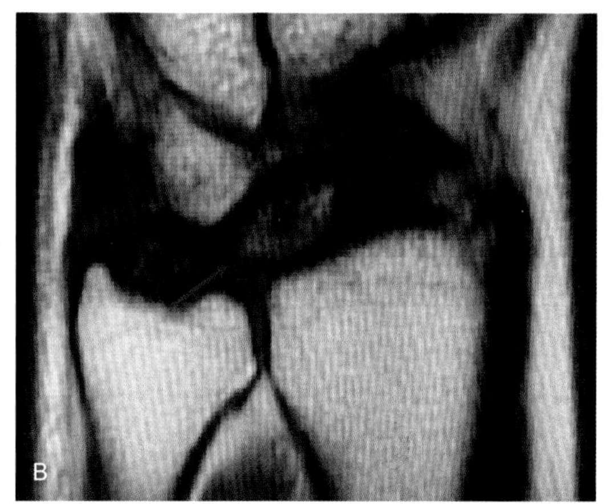

图 3-9　TFCC 损伤的 MRI 表现。A. 在 T2 加权相显示 TFCC 桡侧缘的连续性中断（箭头所示）；B. 在 T1 加权相显示 TFCC 的桡侧断裂（箭头所示）。

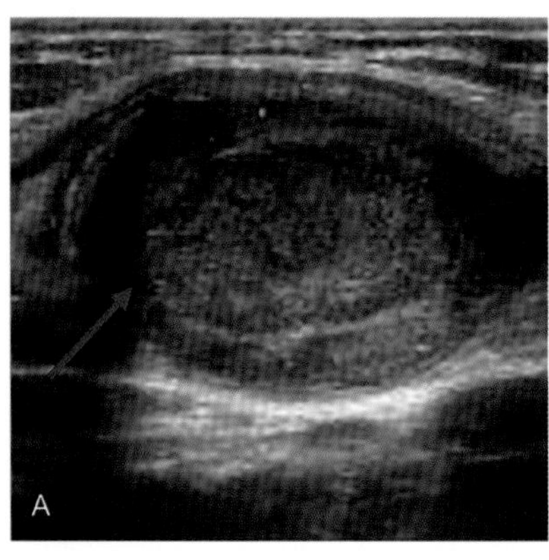

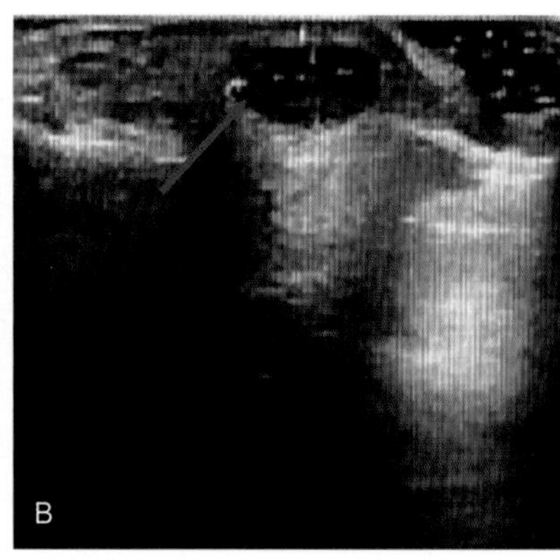

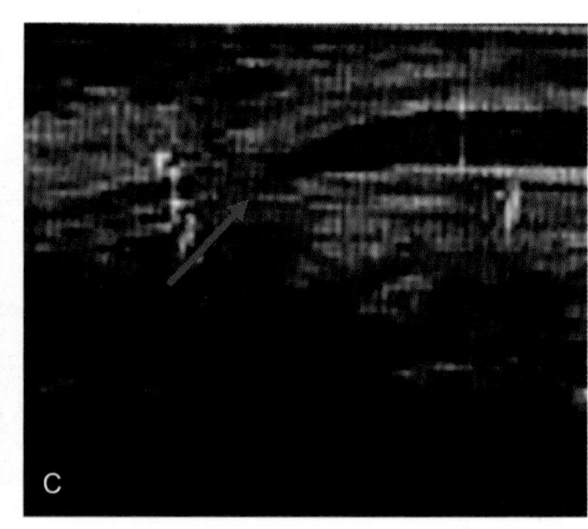

图 3-10 A. 上臂肌内实质性肿块的超声图像；B. 表皮下囊肿的超声图像；C. 正中神经在腕管进口狭窄、腕管内增粗的超声图像。

五、关节造影检查

关节造影剂有高密度造影剂（泛影葡胺、碘酞葡胺）和低密度造影剂（空气等）。前者降低X线的透视率，后者增加X线的透视率。由此通过造影剂在关节腔充盈和流动的影像与周围组织密度的对比，从而对关节病变进行诊断[27-29]。关节单腔造影术，可动态观察与分析病情，因为它是在显示器监视下进行的，可摄瞬时正、侧位片，并可进行录像记录造影的全部过程。关节体层造影术，可拍摄多轨迹的腕关节正、侧位体层造影片，消除骨结构被造影剂遮盖的缺点，使得影像更清晰，同时可确定损伤部位的大小和空间方位。数字减影关节造影术是将造影前后的影像信息通过数字化X线机的减影系统进行处理，通过减影重建使骨骼影被减去，只留存造影剂的影像，故影像清晰，并能显示细微的关节周围软组织损伤。

若造影剂显示的影像边缘呈波浪形不规整状，则是滑膜炎的特征表现，而类风湿关节炎造影阴影边缘的不规整，远比创伤和痛风性关节炎更突出和弥漫。关节软骨骨折的影像是骨骼边缘呈现充盈缺损。软骨磨损的表现是软骨下骨和造影剂两个高密度区之间呈低密度的软骨区变薄或消失。造影剂泄露到关节腔外或屈、伸肌腱鞘管内常见于类风湿性关节炎和关节创伤。腕背侧腱鞘囊肿大多与关节腔相通，关节造影检查可显示其存在，有助于临床明确诊断，尤其是那些症状突出而体征不明显的小囊肿。通过骨折线内有无造影剂填充，可判断骨折是纤维性愈合还是不愈合。TFCC损伤或穿孔时，X线造影显示造影剂自桡腕关节流入桡尺远侧关节。通常TFCC损伤呈不完全性穿孔时，关节造影往往表现为远侧或近侧面的充盈缺损，进一步行断层造影或减影术可显示穿孔部位的三维形态，以鉴别穿孔的性质。

六、核素扫描

核素扫描较少用到，但具有高敏感性，对于传统影像无法观察到的情况它可有阳性表现[30]。由于受到特异性的限制，缺乏区分病理和生理影像细节的特点，使得它常被用作筛查工具。常用的肌骨核素扫描影像是使用锝-99m标记二磷酸盐的骨闪烁扫描。骨闪烁扫描技术也用于诊断复杂区域疼痛综合征、舟骨隐匿型骨折和转移性疾病等。三相骨扫描对于骨髓炎有较高敏感性，然而相似的情况可出现在肿瘤、骨折和神经病变，使用铟-111标记自体白细胞可改善特异性。

七、血管影像检查

数字减影血管造影（digital subtraction angiography，DSA）是四肢血管检查的金标准。CT血管成像（CT angiography，CTA）和MR血管成像（MR angiography，MRA）增加了四肢血管影像检查的选择[31, 32]。四肢动脉影像检查常用于发现创伤后血管的损伤和四肢血管异常。DSA可用来诊断周围动脉硬化、相连的组织疾病、胸廓出口综合征和雷诺病等，也用于评估动静脉瘘、血管肿瘤和畸形等。DSA的优点是可在血管内处理病变，如动静脉瘘。

CTA相对于DSA侵袭性小，还可了解血管壁和管腔内的病理变化，并且扫描数据可进行三维重建（图3-11）。随着CT技术的发展，CTA已经成为具有吸引力的一项血管检查。在四肢创伤中CTA可确定动脉损伤，包括假性动脉瘤、活动性动脉出血、动静脉瘘与闭塞、内膜损伤或血管痉挛等。也能诊

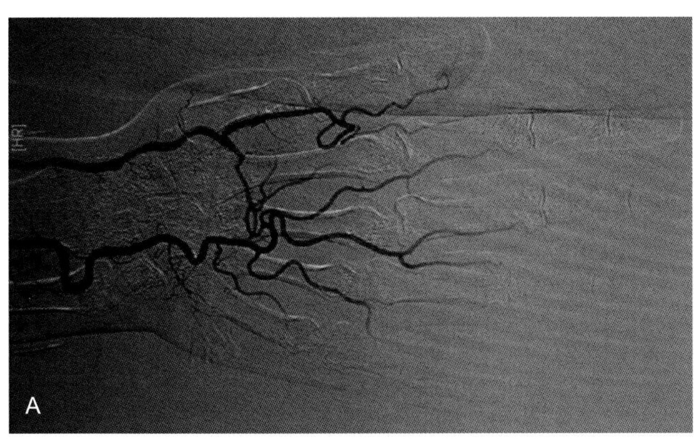

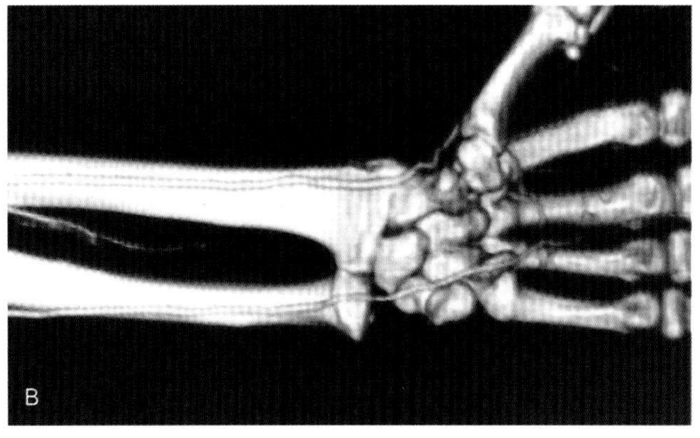

图 3-11　A. 手腕部血管的 DSA 图像；B. 手腕部血管的 CTA 图像。

断静脉损伤。CTA 的适应证同 DSA，但又具有其特殊性，对于钝器伤和穿透伤，CTA 的敏感性和特异性均较高。

MRA 相对于传统的 DSA 有其优势。它是非侵袭性的，不需要碘化对比，可同时确定血管外疾病[32]。MRA 的造影作用通过各种特殊技术产生，包括有或没有钆螯合剂的对比增强。MRA 可用于肾损害的患者和小儿患者，避免造影剂损伤。MRA 的缺点是对直径≤ 1 mm 的病灶处理能力较差；运动伪影的敏感性高；在严重狭窄或血栓处有流动伪影；高信号可能被误诊为流动血液。手和腕部 MRA 适用于血管畸形、血管肿瘤和血管闭塞。使用专用表面线圈的对比增强 MRA 可快速高质量地检查手部血管。

第二节　手外科电生理检查

电生理检查包括肌电图（electromyography，EMG）和神经传导检查，是临床检查神经、肌肉和神经肌肉连接处的常用检查方法[33-36]。电生理检查需要专业人员进行操作并对结果进行解读，然后再由临床医师结合患者的临床表现进一步分析。准确的电生理检查不仅有助于判断损伤的部位和严重性，还可预估神经再生及自行恢复的可能性。电生理检查是临床检查的有效补充，但不能代替详细的临床检查和病史。切忌过度依赖电生理检查，而忽视其局限性。正常结果并不表示没有神经损害，异常结果也不意味着患者需要手术治疗。

一、肌电图检查

肌电图检查是电生理检查的重要组成部分，通过记录肌肉在静息和活动状态下的电活动，来判断神经肌肉所处的功能状态[33, 34]。常通过插入肌肉内的电针来评估肌纤维在静息和活动时的电位，包括自发电位和动作电位等。正常的肌肉松弛状态没有兴奋，不产生电位，描记图形呈一条直线，称电静息。轻微收缩时，呈单个或多个运动单位电位，称单纯相。中度收缩时，有些电位相互重叠干扰，有些单个电位仍清晰可见，称混合相。最大限度收缩时，运动单位电位密集、杂乱、互相干扰，称干扰相。

（一）自发纤颤电位和运动电位

电针插入时正常肌肉会产生短暂的放电活动，此时记录到的电位称为插入电位。异常插入电位包括正向尖波（变性早期的表现）或电静息（变性晚期且没有神经再生的表现）。神经损伤后表现失神经征象，出现自发放电，表现为休息时纤颤电位。纤颤电位于肌肉失神经支配至少 2 周后出现，是肌肉失神经支配的最早征象和最早出现的肌电图表现，但其出现时间取决于神经损伤部位与所支配肌肉间的距离，一般为 10~14 天。一个运动轴突支配几百至数千根肌纤维，因此纤颤电位是反应运动轴突最敏感的指标，对于神经受压患者，出现纤颤电位的时间要比肌萎缩早很多[33]。在神经损伤的急性期，出现失神经支配的纤颤电位之前，神经失用和轴突部分或完全变性是很难区分的，因此在神经损伤的最初几天，用电生理检查来鉴别神经失用和 Wallerian 变性是不可靠的。神经修复后，随着神经功能的逐渐恢复，纤颤电位逐渐减少直至消失，并出现新生电位，逐渐转为复合电位，直到恢复为混合相和干扰相肌电图。自发性运动电位活动的再现表明肌肉的神经再支配已经出现，肌电图所见的神经再支配常先于临床检查所见的神经支配。即使在神经损伤早期，只要有少量的运动单位出现就提示有神经再支配，但并不意味着该神经功能将会完全的恢复。

（二）自主动作电位

自主动作电位是检查肌肉收缩状态下的电位。检查时嘱患者主动收缩肌肉，诱导肌肉产生自主动作电位（motor unit potential，MUP）。对于正常肌肉，由于很多自主动作电位被激活，因此不能分辨单个肌肉的自主动作电位。神经损伤后，MUP可表现为募集减少、电位消失（完全性损伤）和波幅降低（部分损伤）。疼痛、焦躁或装病者，也可表现为募集电位减少，但募集速度减慢。因周围神经问题可造成MUP募集减少，触发速度加快，持续时间更长，波幅增加。根据检查结果，检查医师可甄别是由于慢性神经性原因造成的MUP募集不全，还是由于上运动神经元或检查者不配合造成的募集不全。神经再支配的最初肌电图征象表现为特别低的波幅、特别多相的MUP、触发速度为慢速或中速（运动单位新生电位）。随着再支配数量的增加，MUP外形逐渐改变，多相波数量减少，波幅增加。

（三）肌电图的其他形式

动态肌电图检查有助于识别肌肉痉挛或弛缓，并认定肌肉的时相运动。常需要将表面电极与尖针电极结合来检查肘部、前臂和手部肌肉。需检查自主活动或模式运动，以辨别肌肉收缩时相是正常激发或异常激发，持续激发或不激发。在肘部可用EMG检查肱二头肌和肱桡肌痉挛，并确定手术治疗的可能性。对于手部拇收肌也如此。通过检查腕伸肌和指屈肌的肌电反应，可确认腕背伸或手指伸直是否力弱或无力。动态EMG可有助于辨认肌肉的异常激发，并可确定最适于移位的肌肉。可检查确定哪些肌肉在抓握时激发，哪些肌肉在放松时激发，从而选择最适于移位的肌肉，用于移位。肌肉的持续激发并非移位的绝对禁忌证，因为有资料显示肌肉移位后可形成时相活动。

术中电生理监测具有特别重要的意义。例如：臂丛牵拉损伤伴背根神经节与脊髓后角分离时，如果神经纤维内还有传导信号存在，术中仅需要简单的单极或双极刺激，并观察肌肉反应即可。但为了刺激和记录神经肌肉活动以及记录通过损伤处的神经传导，就需要更多的仪器。术中肌电图的波形会受到多种不利因素影响，如手术室内电气设备产生的环境噪声、手机、神经严重纤维化、手术部位过于潮湿或干燥等都会干扰记录信号。体感诱发电位相对来说不受麻醉的影响。

二、神经传导检查

神经传导检查可评估轴突的健康状态和髓鞘形成状态等，包括运动、感觉和混合神经功能[37, 38]。神经传导检查也可了解损伤神经和脊髓之间的连续性是否完好（表3-2）。如果神经传导可以通过损伤部位，提示该神经至少有一部分轴突是完好的。神经完全断裂后，神经肌肉间的信号传导消失，不能直接刺激损伤部位以远的神经而诱发反应，然而在Wallerian变性发生前，部分传导信号可以存在几天。四肢神经传导的正常速度为40~70 m/s。

（一）检查方法

刺激和记录电极均为表面电极。检查运动神经时，将记录电极放置在肌肉部位的皮肤表面，刺激电极放置在近端运动神经部位的皮肤表面。刺激神经后，根据肌肉产生的动作电位的大小和形状可以间接反应运动轴突的功能。与感觉神经动作电位相比，运动神经检查的特点是波幅大。感觉神经动作电位直接反应感觉轴突的功能，因此波幅小。检查

表3-2 不同类型神经损伤后电生理检查的诊断特点

神经损伤类型	感觉动作电位	复合肌肉动作电位	传导速度	肌电图
神经失用	损伤近端波幅降低，远端正常	近端降低，远端正常	常保留	无或偶有纤颤
轴突断裂	下降	下降	正常或减小	有纤颤电位
神经断裂	不存在	不存在	不可测	大量纤颤电位

感觉神经时，把记录电极置于刺激电极的远端或近端，感觉神经动作电位可通过顺行或逆行两种方式检查。因为感觉神经动作电位的面积和波幅都很小，因此很容易受到操作技术或室温、皮肤条件等因素的影响。

（二）检查指标

神经传导检查的参数包括潜伏期、波幅、持续时间、面积和传导速度。每个肌电图室都有自己的基于不同年龄的正常值表。潜伏期的单位是毫秒，可以间接反应快传导纤维的脉冲传导速度。感觉神经潜伏期指从刺激开始，到诱发电位出现的时间。运动神经潜伏期指对运动神经施以最大阈上刺激后，支配肌肉的运动点出现偏离的时间。潜伏期反映的是髓鞘化最好的神经纤维的传导能力，而不是病变最严重的神经纤维的传导功能，因此即使一些神经纤维已经受累，但潜伏期仍可呈正常表现。波幅指动作电位的高度，运动神经动作电位的波幅单位是毫伏，感觉神经动作电位的波幅单位是微伏。波幅可以用来评估具有传导功能的轴突数量，与反应最快传导纤维功能的潜伏期相比，对于萎缩和感觉异常等情况，波幅提供了更多的信息。习惯上，将患侧比健侧波幅低 50% 以上，视为异常。传导速度的单位是 m/s，指神经冲动经过两个测量点之间的速度（图 3-12）。神经传导速度对判断神经损伤的部位很有帮助。正常四肢神经传导速度为 40~70 m/s。神经损伤后神经传导速度减慢，神经断裂时传导速度为 0。但是，传导速度反映的是最快传导纤维的速度，并非全部纤维的平均速度。与波幅不同，它不能评估具有传导能力的轴突数量。面积由波幅高度和持续时间决定，可以更准确地评估轴突数量，但与波幅类似，很难准确计算。

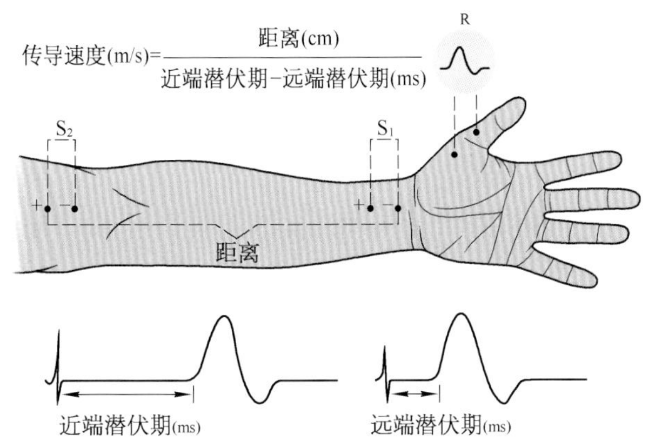

图 3-12　神经传导速度的计算方法（以正中神经为例）。

三、神经疾病的具体电生理表现

（一）神经卡压的电生理检查

神经受压早期的病理改变是缺血，因此电生理检查多无异常表现。随着压迫加重，开始出现脱髓鞘改变，经过压迫区域的冲动传导速度减慢。轴突消失是压迫晚期的表现。神经卡压患者的神经传导检查可见潜伏期延长，但直到压迫晚期才有 EMG 异常表现[39-42]。脱髓鞘和局灶性传导减慢是绝大多数腕管综合征以及至少 50% 肘管综合征的特点[41, 42]。对于中等程度的神经卡压，EMG 检查可表现为稀疏的纤颤电位，当轴突受压更严重时，表现为募集电位减少。偶尔情况下，可发现虽然存在纤颤电位，但潜伏期仍维持正常。随着病情加重，纤颤电位数量增加，动作电位波幅降低。感觉动作电位比复合肌肉动作电位更早出现波幅降低。最终，MUP 募集减少。如果神经完全损伤，则肌电图显示纤颤电位明显，没有 MUP，神经传导检查也没有反应。神经传导检查有助于诊断轴突和髓鞘病变，其各项检查结果对甄别神经病变都很重要。不要孤立地看潜伏期和传导速度。传导速度仅仅与最健康的有髓神经纤维有关。同样，尽管波幅反映了有功能轴突的数量，但也受到其他疾患如肌源疾患的影响。

电生理检查还可用于排除颈椎病、运动神经元病、肌源性疾患或多发性神经疾患。特别适用于尺神经相关症状的病因调查。许多复杂性神经疾患，其早期都有神经分布区功能障碍的表现。如果患者仅表现为运动功能缺陷，但感觉功能正常，在诊断神经卡压疾患之前，一定要排除运动神经元病。电生理检查还有助于排除功能疾患，比如，肌萎缩或肌无力患者仅由于失用性原因造成，则 EMG 表现几乎正常。但如果是源于神经疾患，除非病程极其缓慢等罕见情况，都会符合肌肉动作电位低波幅、MUP 募集减少、出现纤颤电位等情况。但对于胸廓出口综合征（thoracic outlet syndrome，TOS），由于压迫部位靠近神经丛根部以及压迫呈动态变化等原因，电生理检查有时并无太大帮助。常见的神经型 TOS，电生理检查常正常，但仍建议用于排除远端神经卡压。神经传导速度改变只在病程长和严重肌肉萎缩的晚期患者中方可见到。内在肌慢性失神经的 EMG 证据可见于所有明显神经改变的患者。

（二）臂丛损伤的电生理检查

通过电生理检查可明确诊断臂丛损伤，确定损伤部位和损伤特点（完全还是不全），还可发现亚临床性恢复。可在伤后第3~4周进行第一次电生理检查，在这个时间内等待神经发生Wallerian变性，此时电生理检查才能真实反映损伤情况[43-45]。为了评估神经恢复情况，可以在记录查体结果的同时，进行一系列电生理检查。有些肌肉很难检查，可通过电生理检查了解肌肉情况，帮助判断神经损伤的位置，如菱形肌、前锯肌、椎旁肌。如果EMG异常，提示损伤很靠近端，可能是节前损伤。斜方肌的检查很重要，尤其在需要做副神经移位术的时候。

节前损伤时，背根神经节未受损，感觉神经胞体完好，远侧的轴突仍与胞体相连，不发生Wallerian变性，因此感觉动作电位仍然存在，但患肢感觉丧失，因为感觉神经元和中枢的连接是中断的。感觉丧失而感觉神经动作电位存在是节前撕脱伤的特征。节后损伤时，感觉神经纤维轴突退变，感觉动作电位消失。有时损伤范围较广，出现节前伴节后损伤，此时神经根节前撕脱，感觉神经动作电位也消失。运动神经胞体位于脊髓前角，无论节前损伤还是节后损伤，运动神经的轴突都会发生Wallerian变性，所以运动传导都会丧失。

如果条件允许，在初次电生理检查后，每2~3个月复查1次肌电图，用来评估恢复的进度。Tinel征和电生理检查新生电位的进展虽然很令人振奋，但这些检查结果要结合临床功能的改善情况来综合判断，即使Tinel征和新生电位有进展，也不能排除需手术的可能。体感诱发电位是刺激周围神经引起的冲动传到大脑皮质的感觉区，从头部记录的诱发电位，以了解感觉通路是否处于正常的生理状态。神经断裂后，特别是臂丛损伤后，用电生理检查测定感觉神经传导速度比较困难，从头部记录诱发电位，是提高诊断准确性和观察神经恢复情况的一种有效方法[43]。但体感诱发电位对TOS并无诊断价值。

四、电生理检查的局限性

尽管电生理检查为医师提供了神经功能量化评估的结果，但其准确性很大程度上依赖于检查者的经验。电生理检查的主要缺点是仅能评估粗大的有髓纤维，包括运动轴突、传导震动觉和轻触觉的感觉轴突，而不能检查传导疼痛或温度觉的细轴突。对于慢性神经压迫，最早受累的是无髓神经纤维，而电生理检查无法反映这部分神经的功能，不能客观评价神经压迫后的疼痛和麻木等早期症状。电生理检查还受到损伤时间因素的制约。神经完全断裂的患者，要等损伤后2~4周才会有电生理结果的异常表现。对神经横断损伤后10~14天的检查结果必须耐心仔细地解读分析。另外，如果神经损伤部位靠近神经根或接近肢端部位，电生理检查的价值也会大打折扣。由血流动力学变化造成的间歇性神经功能异常，也不能用电生理检查进行诊断。对于多个平面损伤的患者或存在系统性疾病的患者，神经传导检查的结果也会欠可靠。

第三节 手外科麻醉学

手外科手术不仅涉及上肢，有时还涉及颈部、肩部、腹部和下肢等，所以手外科常用的麻醉方法包括全身麻醉、椎管内麻醉、区域阻滞麻醉、局部浸润麻醉和局部麻醉无止血带技术等。

一、全身麻醉

全身麻醉是外科手术的一种常用麻醉方法，包括气管插管和喉罩等技术。其优点是操作快捷，效果肯定，但全麻药会使全身器官的生理发生一定的改变，而产生相关并发症，如恶心、呕吐、醉酒状态、疼痛等。另外，与咽喉、气道操作相关的咽喉疼痛、声音嘶哑也可出现。严重的并发症包括喉痉挛、误吸、气道通路中断等，其发生率极小。全身麻醉常用于手术部位较多、神经阻滞禁忌、患儿不合作等情况[46]。1小时以内的短小手术可应用不插管或置入喉罩的全身静脉麻醉，保留患者的自主呼吸。对于不合作的患儿，可先静脉给予镇静催眠药使其入睡，然后行阻滞麻醉。对于时间较长的复杂手术，应采用气管内插管全身麻醉。

二、椎管内麻醉

连续高位硬膜外阻滞可麻醉双侧上肢，麻醉效果确切，但由于对麻醉技术的要求较高，易出现阻滞平面过广、呼吸和循环抑制等，现在已很少被采用[47]。如果手外科手术涉及腹部（如腹部带蒂皮瓣）或下肢（如取皮瓣或腓肠神经），则可应用腰部的蛛网膜下隙阻滞和（或）硬膜外阻滞麻醉。

三、区域阻滞麻醉

区域阻滞麻醉适用于上肢手术，可缩短麻醉恢复时间，有效进行术后镇痛，减少阿片类药物使用，避免恶心、呕吐等消化道症状的发生。区域阻滞麻醉可在术中单独使用，也可作为全麻的辅助措施。尽管感觉和运动神经都被充分阻滞，但患者肢体在术中仍有振动觉或本体感觉，甚至压迫感，充分的抗焦虑或镇静治疗可减轻上述感觉。如果术中麻醉阻滞效果不佳，应备好全身麻醉的气道通路，必要时行全身麻醉。麻醉单次给药的有效时间为 45 分钟至 24 小时，但置入导管后可持续给药。延长术后麻醉时间可有效地进行术后镇痛。

（一）禁忌证

对拒绝、进针处有感染的患者禁用。对于术后需要马上进行神经功能和筋膜间室综合征检查的患者是相对禁忌证。筋膜间室综合征疼痛症状的出现会比血管神经的生理改变早 7.3 小时，但会被神经阻滞所掩盖。对于接受抗凝治疗的患者也相对禁忌，包括冠心病、脑血管疾病及预防深静脉血栓形成的患者等。区域神经阻滞会降低血凝块的产生，因为交感神经阻滞改善了血流，同时有直接的抗血栓形成作用。对于完全抗凝的患者，要考虑血肿致神经损伤的可能，不宜行区域神经阻滞。超声引导下区域神经阻滞可减少此类并发症。双侧手术的患者也是相对禁忌证，因为双侧阻滞麻醉药的剂量近似于双倍，易致药物中毒，但减少药量又会影响麻醉效果[48]。不同的阻滞，麻醉风险也不同，如斜角肌间隙神经阻滞可引起膈神经麻痹；双侧阻滞有呼吸衰竭的风险；锁骨上阻滞可引起膈肌麻痹、气胸等风险，因此也不能进行双侧阻滞。

（二）麻醉器械及药物

区域神经阻滞麻醉的实施可在手术室、麻醉室和术前等候区内进行，但都应具备麻醉监护仪、抢救设备和药品。传统区域神经阻滞是通过盲扎，寻找异感定位神经进行阻滞。后来通过使用神经刺激仪的低电流脉冲刺激肌肉收缩，来减少针尖与神经的接触，从而减少神经损伤（图 3-13A）。它不依赖于患者的配合和脊髓反射，特别适用于需镇静或全身麻醉的患者。目前应用较多的是超声引导定位，它具有神经刺激仪的全部优点，并可探测神经内的注射情况，提高了麻醉效率，降低了操作相关并发症[49-52]（图 3-13B）。虽然诱发异感、神经刺激仪和超声引导定位这三种方法的最终结果无明显差异，但超声引导下穿刺定位可简化操作，减少药物剂量。常用麻醉药物的特点见表 3-3。

（三）臂丛阻滞麻醉

臂丛阻滞麻醉的入路有多种，包括斜角肌间隙入路、锁骨上入路、锁骨下入路、腋窝入路等，均阻滞负责上肢感觉和运动的臂丛[53, 54]。目前普遍认为此处的血管神经鞘由颈筋膜深层延伸至腋筋膜边缘稍远处。臂丛阻滞麻醉除了防止术区疼痛外，还能缓解因姿势和止血带使用引发的不适。

1. 斜角肌间隙入路　适用于肩部、锁骨外 2/3 和肱骨近端手术。方法：患者取去枕平卧位，头偏向对侧，麻醉者在平环状软骨水平，从前、中斜角

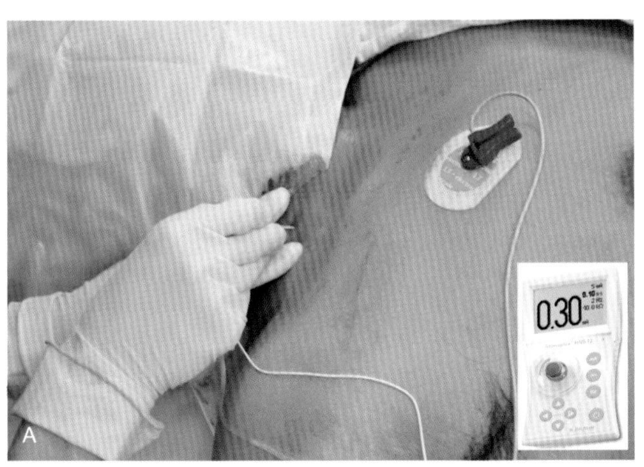

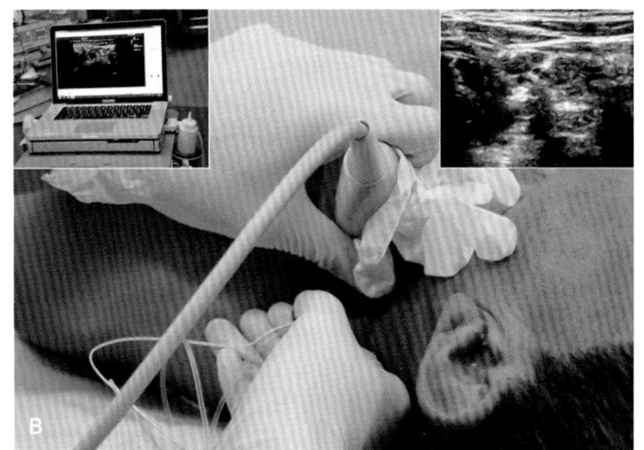

图 3-13　A. 使用神经刺激仪进行臂丛阻滞麻醉，图右下为神经刺激仪；B. 超声引导下臂丛阻滞麻醉，图左上为超声仪器，图右上为臂丛的超声声像图。

表 3-3　常用麻醉药物的特点

药物名称	浸润浓度 / 阻滞浓度（mg/dl）	最大剂量（mg/kg）	作用持续时间	起效
普鲁卡因	0.75/（1.5~3）	10~14	40~90 分钟	慢
利多卡因	0.5/（1~2）	8~11	1.5~3 小时	快
丁卡因	0.05/（0.15~0.2）	2	2~3 小时	慢
布比卡因	0.25/（0.25~0.5）	2.5~3.5	3~10 小时	中
罗哌卡因	0.25/（0.25~0.5）	2.5~3.5	2~6 小时	中

肌间隙进针（图 3-14A）。触摸胸锁乳突肌外侧的前斜角肌肌腹，其外侧凹陷即为前、中斜角肌间隙，又称肌间沟。优点：肩部麻醉效果确切，解剖标志明显，便于操作。缺点：下干麻醉不全，尺神经分布区域麻醉效果差，不利于前臂和手部手术。单纯的肌间沟臂丛阻滞禁用于对侧喉返神经麻痹、对侧膈神经麻痹、严重肺功能不全患者。不良反应为膈神经麻痹、星状神经节阻滞、喉返神经麻痹、血管损伤和气胸等。

2. 锁骨上入路　可达到深度阻滞的效果，适用于上肢大部分手术。方法：以胸锁乳突肌外侧缘、锁骨上缘及第 1 肋为参照点进针，但有发生气胸的风险。锁骨下动脉的后外侧、第 1 肋表面、第 1 肋内侧为肺尖。超声引导下，可直视第 1 肋和胸膜边界，避免了此并发症。优点：臂丛各个分支在此处紧密排列，麻醉效果完全，但麻醉起效慢。常见并发症包括气胸、Horner 综合征、血管损伤和膈神经麻痹。

3. 锁骨下入路　又称喙突入路。方法：在神经束水平，邻近锁骨下动脉位置进针。优点：此入路对整个上肢麻醉效果充分，但肩部麻醉效果差，主要针对肘及以远部位手术。因为穿刺位置低，很少麻醉到膈神经，因此可进行双侧麻醉。如果穿刺不慎伤及锁骨下动脉，压迫止血较困难。禁忌证为胸廓畸形、锁骨骨折后畸形愈合。

4. 腋路阻滞　腋窝处神经仍有神经鞘包裹，远端神经末端分支已形成。操作时要在腋窝尖触诊判断神经和动脉的位置关系（图 3-14B）。由于腋神经和肌皮神经在穿刺点近端已经离开血管神经鞘，会出现前臂桡侧和上臂阻滞不全的情况，因此常需在喙肱肌处补加一些药物，尤其在使用上肢止血带时。此方法有损伤腋动脉和麻药中毒的风险。适用于所有肘部及以远部位手术，如涉及前臂外侧需补充阻滞肌皮神经。肋间神经起自 T_1~T_3，而非臂丛，向上走行支配上臂内侧和后侧的感觉，因此涉及肘内侧的手术常需沿腋窝皱襞远端在皮下注射 5~10 ml

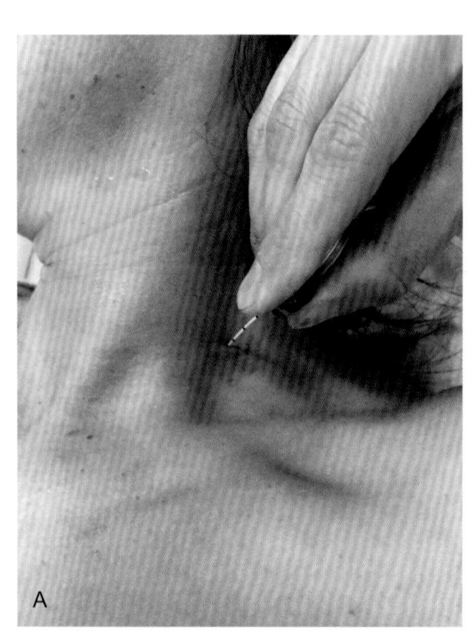

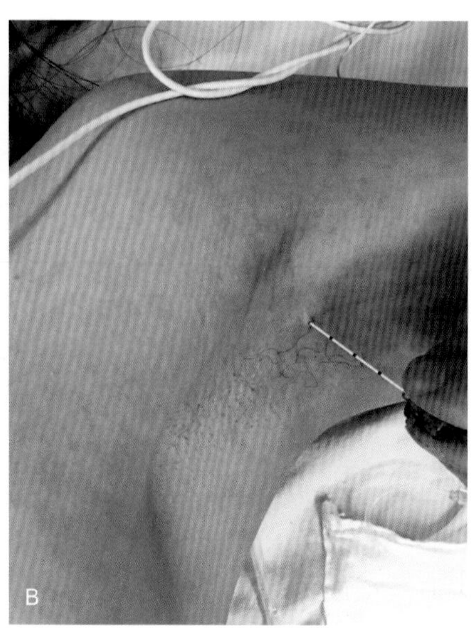

图 3-14　A. 臂丛阻滞斜角肌间隙的进针点；B. 臂丛阻滞的腋路进针点。

局麻药。

（四）肘部神经阻滞

由于神经支配相互之间有交叉，因此肘部麻醉往往不作为最初的麻醉方法，仅当臂丛阻滞不全时使用。正中神经阻滞在肘前肱动脉的后内侧、肱骨内外上髁连线偏上的位置进针，注入 5~10 ml 局麻药。桡神经阻滞可在肱骨外上髁上方 3~4 cm 处进针，进入外侧肌间隔后，注入 5~10 ml 麻药。尺神经麻醉在尺骨鹰嘴和内上髁之间注入 3~5 ml 局麻药，特别适用于斜角肌间隙阻滞出现尺神经阻滞不全的情况。

（五）腕部神经阻滞

腕部神经阻滞常作为臂丛阻滞的补充或单独麻醉。腕部解剖标志清晰，操作相对简单，麻醉效果也较可靠。麻醉后外在肌的神经支配仍保留，而内在肌麻痹，手部可活动。但如果前臂使用止血带，由于止血带造成疼痛，手术时间仅能维持 20~30 分钟。

1. 正中神经阻滞　常在掌长肌腱和桡侧腕屈肌腱之间，尺骨茎突水平或腕横纹近端进针（图 3-15 A）。如果掌长肌腱缺如，则沿桡侧腕屈肌腱尺侧进针。进针约 1 cm 深，穿透屈肌支持带时，注入局麻药约 5 ml。退针出屈肌支持带时再注射 1 ml，可阻滞支配大鱼际的正中神经掌浅支。

2. 尺神经阻滞　于尺侧腕屈肌腱尺侧或桡侧进针。由于尺动脉位于该肌腱的桡侧，故多倾向于尺侧入路（图 3-15B）。进针位置位于尺骨远端、尺侧腕屈肌腱的背尺侧。于尺侧腕屈肌腱下方注入局麻药 5 ml 即可。另外，在腕背尺侧皮下注射，一些局麻药阻滞尺神经背侧支，使得麻醉效果更加完全。

3. 桡神经阻滞　桡神经位置表浅，在桡骨茎突水平于皮下脂肪层分成较多分支。在桡骨茎突水平皮下注射局麻药 5~10 ml。首先在腕横纹近端、桡动脉外侧给药 2~3 ml，之后沿鼻烟窝近侧缘于腕背中点连线方向继续向前进针，皮下注射 5~7 ml（图 3-15C、D）。由于腕背呈弧形，常需多次进针给药，充分阻滞桡神经浅支。

（六）指神经阻滞

每个手指均由 2 根背侧指神经和 2 根掌侧指神经支配。常用的指神经麻醉方法有鞘管注射、掌骨

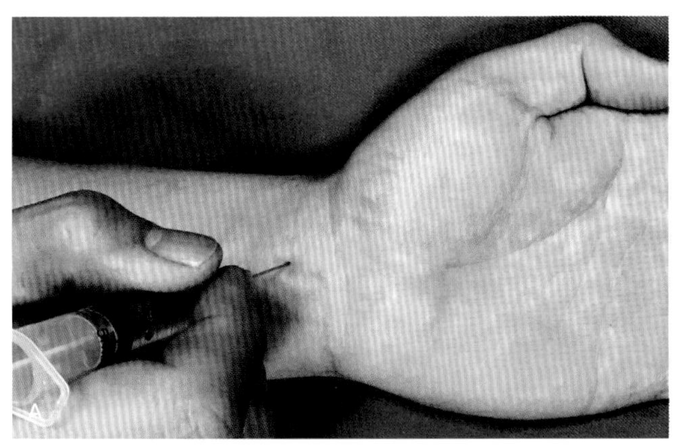

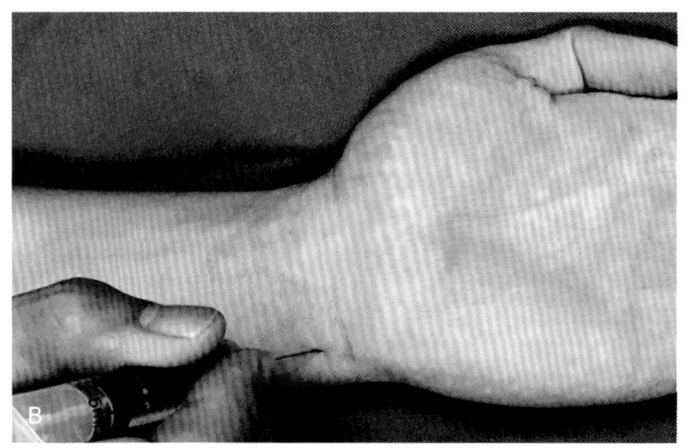

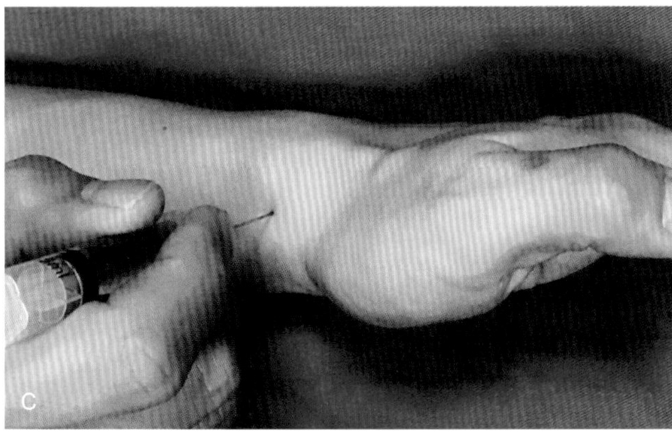

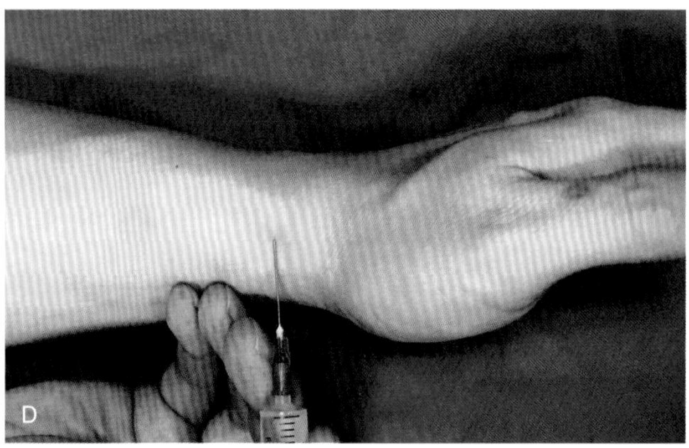

图 3-15　腕部神经阻滞。A. 正中神经阻滞的进针点为桡侧腕屈肌腱和掌长肌腱之间；B. 尺神经阻滞的进针点为尺侧腕屈肌腱的尺侧；C、D. 桡神经阻滞的进针点和连续进针方向。

间注射和指根注射[55]。不建议应用环形注射，以防压力过大引起手指坏疽。

1. 鞘管注射 通过屈肌腱鞘注射，在指根指横纹水平进针直至骨面，之后缓慢退针至骨膜及屈肌腱之间，此时可感到局麻药易被推入，注射2 ml（图3-16A）。此法优点为一针注射即可，起效较快，但患者麻醉后常述手指不适感。

2. 掌骨间注射 进针点通常位于掌侧掌指关节近端1 cm处（图3-16B），也有人因背侧皮下组织少而倾向于背侧进针。进针后于掌骨颈水平注药2 ml即可。

3. 指根注射 通常在指横纹远端进行，在屈肌腱鞘两侧垂直进针，分别注入2 ml局麻药。但掌侧皮肤很敏感，患者多有不适；掌侧皮肤厚韧，不易穿透。另外，也可于背侧指蹼的近端进针，注入局麻药形成皮丘后再进针至掌侧，注入1 ml局麻药阻滞掌侧神经（图3-17）。然后，再水平进针于伸肌腱帽浅层注射，阻滞背侧神经。继续另一侧操作，方法同前。给药时要注意药量，防止给药过多形成环形压迫。

（七）静脉局部阻滞

静脉局部阻滞又称Bier阻滞，是最早的局部麻

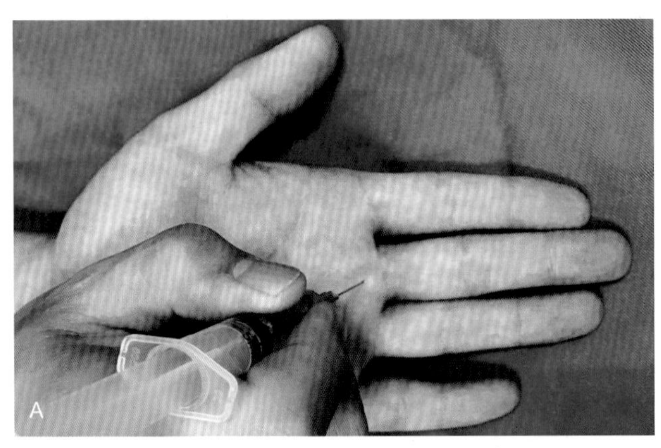

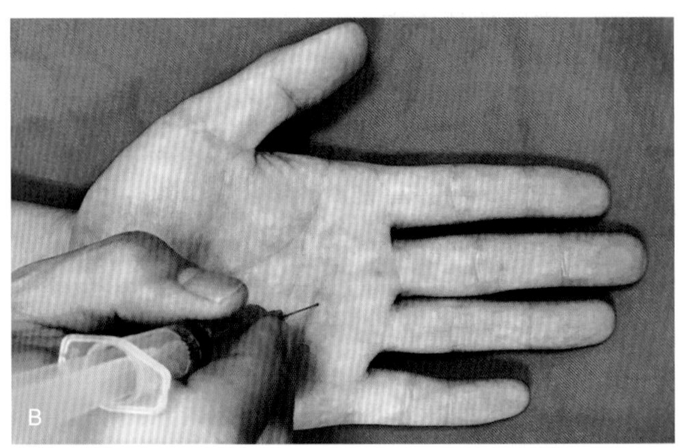

图3-16 指神经阻滞麻醉的方法。A. 腱鞘注射麻醉的注射点（以中指为例）；B. 掌骨间注射麻醉的注射点（以环指为例，红点表示所需的另一个注射点）。

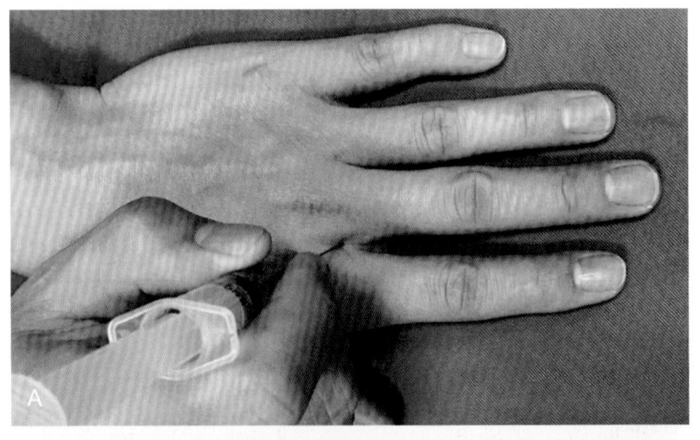

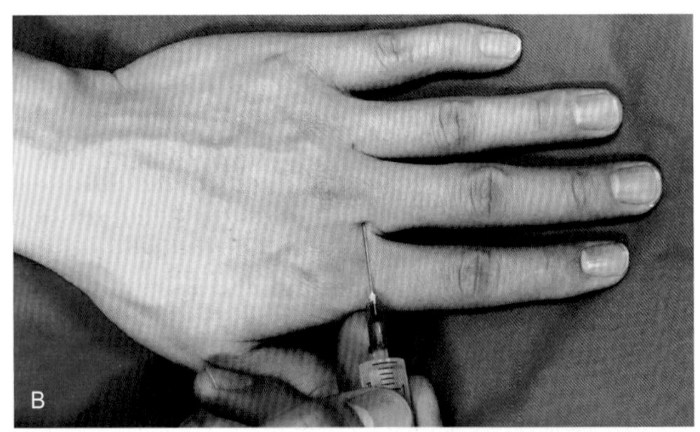

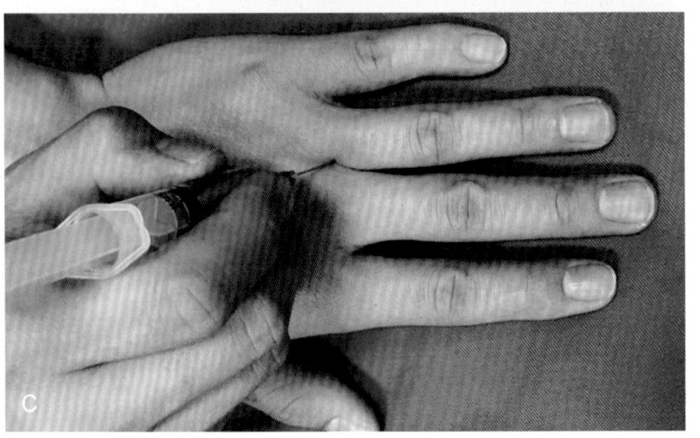

图3-17 指根阻滞的方法（以中指为例）。A. 一侧指蹼近端进针至掌侧；B. 水平背侧注射；C. 另一侧指蹼近端注射。

醉方法之一，始见于 1908 年。仅适用于简单的外科手术或上肢远端手法复位等操作 [56, 57]。优点是应用简单、起效快；缺点是术中需用充气式止血带，且不能进行术后镇痛。该法首先要建立静脉通道，之后驱血，上止血带，于腕背侧静脉输入局麻药，用药后可快速而有效地进行感觉阻滞。常用药物为 0.5% 利多卡因，一般按 3 mg/kg 给药，成人平均剂量为 40 ml。另外还可用丙胺卡因代替，布比卡因由于有潜在的心脏毒性，一般不用。禁忌证包括无法驱血和无法使用充气式止血带（如上肢近端有皮肤感染、上肢挤压伤和多发骨折等）、局麻药过敏和手术时间长等情况。手术时间大于 30 分钟，患者就会主诉止血带所致的疼痛，此时可在其远端再上一个充气式止血带，可延长至 1 小时。并发症主要为麻醉药的毒性作用，尤其是当止血带失效提前放气时，局麻药可进入全身循环，产生相应的毒副作用。因此药物注射后，应充气止血带并有效维持 20~30 分钟，以减少药物对全身的影响。止血带放气、充气、再放气可使局麻药逐步释放。其他并发症包括肢体缺血和机械性挤压损伤等。

（八）并发症

神经阻滞麻醉的主要并发症包括 [58-60]：①术后暂时性神经麻痹并不常见，其发生率小于 3%。主要与穿刺针损伤、局麻药刺激、患者体位、止血带压迫等因素相关。多数患者 4 周后可自行缓解。发现后要完善检查，明确感觉和运动的缺失情况，判断神经麻痹的性质，要排除术后疼痛、制动、水肿、体位、石膏松紧度及辅料包扎因素等。必要时行超声或 MRI 等检查明确压迫部位，手术解除压迫。镇痛治疗也是必要的，以防止神经过度敏感及复杂区域疼痛综合征。电生理检查对神经损伤的定位及病因都有一定的提示作用，但要注意检查时间的有效性。②局麻药的过敏反应罕见，多见于脂类局麻药，当羟基苯甲酸甲酯中加入过量酰胺类局麻药时也可出现过敏反应。如果加入肾上腺素则可诱发心动过速。③注射操作和放置皮下导管也有使患者感染的可能，但发生率极低。

四、局部浸润麻醉和局部麻醉无止血带技术

（一）局部浸润麻醉

局部浸润麻醉是（常用 1% 盐酸利多卡因）对手术区域及周围进行皮下组织注射，使得麻药浸润组织而达到麻醉的效果。优点是仅施行皮下注射，并不直接对较大神经进行阻滞，避免了应用神经阻滞麻醉直接刺伤神经的风险。对于肾衰竭、严重肺部疾病等患者尤其适用，因为此技术不需要静脉镇静药物的辅助，其安全性高于静脉麻醉和全身麻醉。局部浸润麻醉使术者可以与清醒的患者在术中进行病情的交流。适用于大多数表浅和简单的手术。禁用于感染的手术和时间较长的、复杂的深部手术（止血带时间受限）。注射主要按照低浓度、大剂量、使皮肤隆起三原则。使用 27 号注射器针尖在手术区域近端迅速垂直进针，刺入皮肤，达皮下组织，并缓慢推注药物。不同部位推注不同的剂量，使皮肤隆起形成约 5 mm 的皮丘，皮丘肿胀、质硬，拔除针尖完成第一针的注射。约 15 分钟后，注射部位远端神经被浸润麻醉，于第一个皮丘的远端边缘再进针时患者已无疼痛感，如法操作形成第二个皮丘，并在皮下每隔 4~5 mm 间断前进推注一定量的药物。如此在手术区域形成皮丘带。必要时可用 10~20 ml 局麻药筋膜下注射以增大皮丘，浸润麻醉如手掌和腕部的较大神经。最终观察到的麻醉区域将比手术的区域大约 1 cm。

（二）局部麻醉无止血带技术

肾上腺素联合利多卡因应用于手外科的安全性已被证实，该方法在加拿大已应用了 50 余年，近几年由 Lalonde 向全世界推广了此技术，并使局部麻醉无止血带技术在全球迅速发展普及 [61-65]。笔者单位已经应用此技术 6 000 余例，并没有发现手指坏死、皮肤坏死等主要并发症。现已常规将此技术应用于手部掌指骨骨折、肌腱修复或转位、肌腱粘连松解、腕管综合征、肘管综合征、腕背腱鞘囊肿、腱鞘炎、部分手部带蒂皮瓣移植等手术。

方法是将利多卡因和肾上腺素混合液注射到手术区域，达到局部麻醉和止血效果，无需镇静药物和止血带，患者可自主活动上肢各关节，因此术者可在术中实时动态评估手术效果并进行必要的调整。其优点包括局部浸润麻醉的所有优点，并且无需止血带便可达到较好的止血效果，去除了由止血带导致的疼痛不适和副损伤。局部麻醉无止血带技术扩展了局部麻醉的适用范围，是一个省时、经济的麻醉方法，大大减轻了患者负担，节省了医疗资源。在我国这种麻醉方法特别实用，并且得到了患者的喜爱。10 年来它在我国已经广为流行，目前得到了更进一步的应用。

1. 麻醉注射液的配制和注射方法 国内尚无相关的成品应用于临床，因此需要我们自行配制注射液（图 3-18A）。根据各部位注射剂量需求的不同（图 3-18B），配不同浓度的利多卡因和肾上腺素混合液（表 3-4），比如将 0.1 ml 的 1:1 000 肾上腺素加到 10 ml 的 1% 利多卡因中就配成 1:100 000 的带肾上腺素的麻醉药，使得肾上腺素的总量控制在患者体重 7 mg/kg 之内。如果手术时间长于 2 小时可再添加 0.5% 布比卡因，或起初配麻醉液时将肾上腺素加到 1% 利多卡因和 0.5% 布比卡因各半的混合麻醉液中。最后可在麻醉液中再以体积比 1/10 量加 8.4% 碳酸氢钠（50 mg/ml）到上述麻醉液。碳酸氢钠注射液为碱性，可中和肾上腺素和利多卡因的酸性，从而减轻注射时由酸性刺激产生的疼痛。

注射方法同局部浸润麻醉。患者进入手术室前，在等候区进行注射麻醉。关节手术时需将药物注射到关节周围软组织和关节腔内。注射后约 30 分钟（20~40 分钟），观察到手术区域皮肤较周围皮肤白之后进行手术，因为 1:100 000 肾上腺素的最大血管收缩作用的起效时间是注射完成后 25 分钟左右。这个等待时间不只是等待，我们经常在注射、消毒铺巾后就开始手术，即在注射 5~10 分钟后手术开始，等操作到关键步骤时就约为注射后 25 分钟。

表 3-4 不同需要量时局部麻醉注射液中利多卡因和肾上腺素的配比浓度

注射用量（ml）	利多卡因浓度	肾上腺素的浓度
<50	1%	1:100 000
50~100	0.5%	1:200 000
100~200	0.25%	1:400 000

术中如有骨操作，需将药物注射到骨膜和骨髓腔，以达到麻醉骨骼的细小神经的作用。注射采用皮下注射并非神经阻滞，注射时要远离神经干 5~10 mm，因此无须注射使神经支配区麻木，只要手术区域皮肤呈苍白、隆起、质地较硬即可。随着时间的推移，通过逐渐的区域渗透，在肾上腺素逐渐达到最大止血作用的同时，也麻醉了较大的神经。不同部位的注射需要不同的剂量，部分典型手外科手术的注射剂量和方法在表 3-5 中进行了概述。

注射要尽量达到无痛注射，注射时的关键点包括：①注射液中加入 1/10 体积的 8.4% 碳酸氢钠溶液来缓冲利多卡因和肾上腺素的酸性，减轻酸性物质对软组织产生的刺激性疼痛。②注射液复温至正常体温。③转移患者的注意力（使患者不要注视注射部位）或对注射部位进行轻柔按压等（图 3-19A）。④使用 27 或 30 号注射器针尖注射，也可使用锐性针尖对皮肤开口后使用钝性注射器注射。⑤注射器针尖应垂直刺入皮肤达皮下组织，这最重要（图 3-19B 和图 3-19C）。⑥注射时固定注射器，防止针尖晃动，可将拇指放置于针栓并使用另一只手固定注射器，直到注射点产生麻木后再移动针尖。⑦首先垂直皮下注射（非皮内注射）0.5 ml，然后停止注射，待注射痛消失后再继续缓慢推注药物。⑧移动注射器针尖前再注射 2 ml 药物，然后缓慢向前推进 1 cm，使得注射液总是在针尖前（图 3-19D）。⑨在皮肤变白区域的 0.5~1 cm 内进行下一针注射。⑩在注射的同时让患者说出自己的感受，以指导注射。

2. 缺点和补救措施 目前在我国需要术者自行配药。达到比较好的止血效果需要注射后 25 分钟左右。但是，笔者在临床应用中并不等待如此长时间。注射完成后等待几分钟或立刻行术前准备和消毒铺

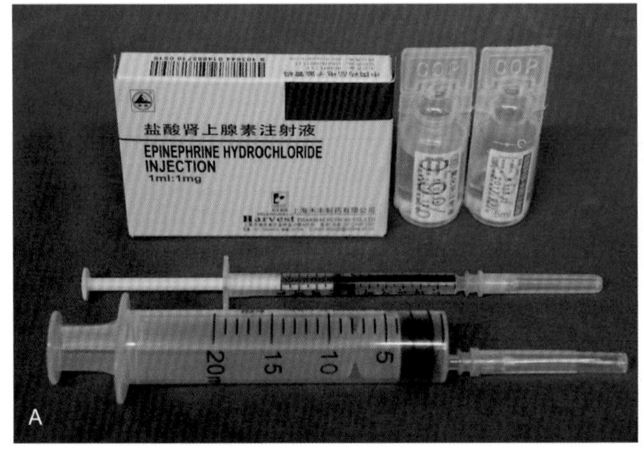

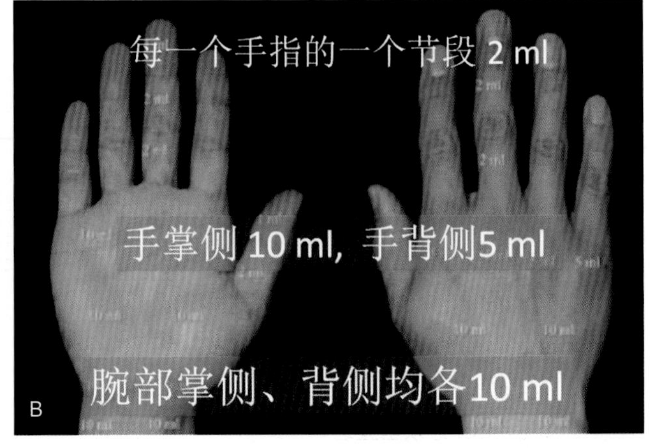

图 3-18 A. 麻醉所需的药品（1:1 000 肾上腺素和 1% 利多卡因）和器械；B. 手部不同部位建议的局部麻醉药注射剂量。

表 3-5　在手外科手术中，局部麻醉无止血带技术注射液的用量和注射方法

手术	1% 利多卡因，1:100 000 肾上腺素，8.4% 碳酸氢钠（10 ml:1 ml）	局部注射
腕管综合征	10~20 ml	10 ml 在切口两端各注射 5 ml，切口长度为 2 cm。有些医生再将 10 ml 于正中神经和尺神经之间（腕横纹近端 5 mm，正中神经的尺侧 5 mm）注射，但常不需要
腱鞘炎	2~4 ml	切口中心的皮下
近侧指间关节融合	8 ml	近节和中节的掌、背侧各 2 ml
拇指掌指关节融合或掌指关节侧副韧带修复	15 ml	手指近节的掌背侧各 2 ml，其余注射于掌骨周围
掌筋膜挛缩或Ⅱ区屈肌腱修复	15 ml	10 ml（或更多）于手掌，中、近节掌侧各 2 ml，远节掌侧 1 ml（如有必要）
基底关节炎或 Bennett 骨折	40 ml	手的桡侧皮下和关节周围，包括正中神经
掌骨骨折	40 ml	需要解剖的掌骨周围
仅手指感觉阻滞	2 ml	近节指横纹的近端中央
手指软组织肿块、伸肌腱损伤	2~10 ml	手指掌侧手术时，在中、近节掌侧正中皮下各注射 2 ml，远节仅指横纹远端注射 1 ml；对手指背侧包括伸肌腱手术，在手术切口处注射 2~4 ml

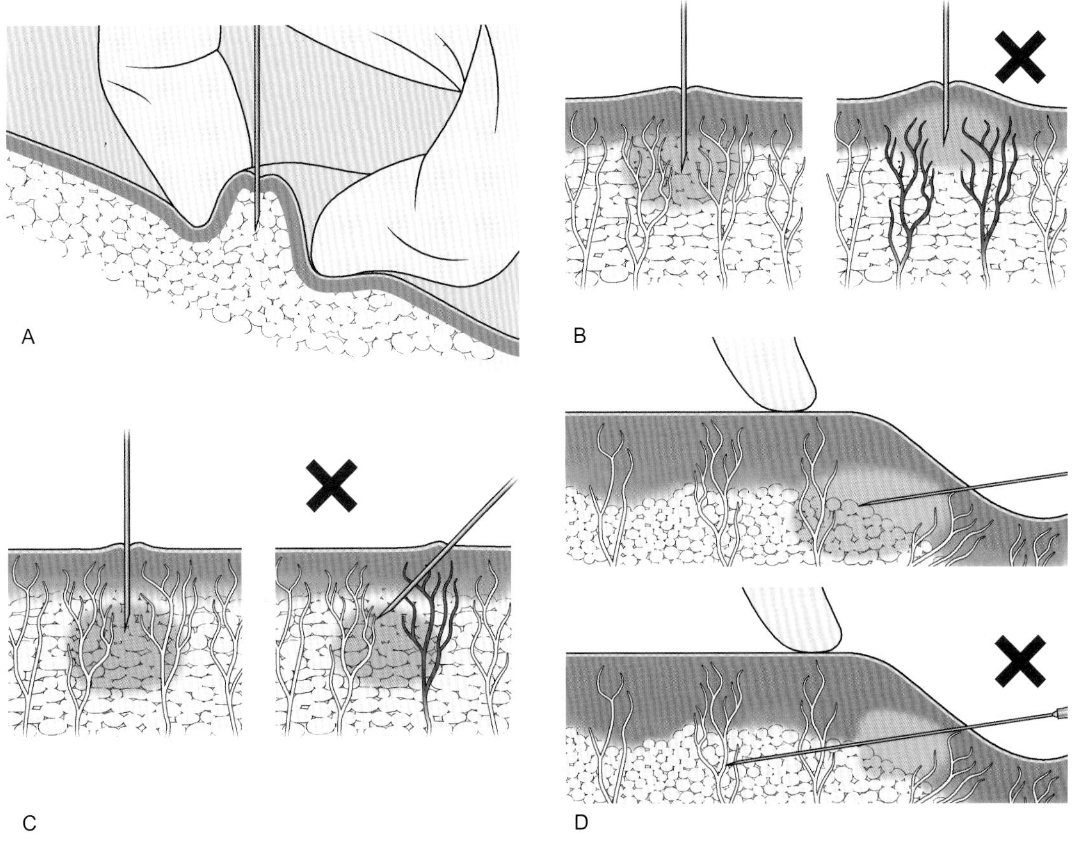

图 3-19　无痛注射的关键点。A. 捏起疏松的皮肤，建立皮肤感觉干扰区，从而减轻注射痛；B. 皮内注射引起疼痛，而皮下注射疼痛减轻；C. 必须垂直进针，疼痛更小，斜进针穿过神经分支时疼痛严重，不可取；D. 使针尖前方总是注射液的浸润麻醉区，引起疼痛轻；注入麻醉药液少时针刺到浸润组织以外，引起疼痛严重，不可取。

单处理，待手术开始时仅有不影响手术操作的少量出血，随着手术的进行止血效果越来越好。我们认为，手术时也可短时间（5分钟左右）联合应用止血带。肾上腺素虽然能达到止血的效果但并非不流血，有时切口边缘会有少量出血但血流较慢，随着手术的进行止血效果显著，但不是绝对的无血手术（图3-20）。肾上腺素无法对较大的血管止血，仍需血管钳钳夹等处理。

部分患者会在局部麻醉液注射完成后出现精神紧张和轻度发抖的现象，这属于应用肾上腺素的正常反应，此症状会在20~30分钟后自行消退。对于血管迷走神经反应的患者应采取仰卧位进行注射，即使这样，部分患者仍会出现身体不适，这主要是由于肾上腺素的缩血管作用影响大脑血流而导致的，部分患者甚至会出现面色苍白的现象。这些都是患者即将发生晕厥的迹象，此时应给予屈膝屈髋，头低脚高位，使脑部血流增加。这些措施会使患者在几分钟后恢复正常。

笔者已应用此技术手术达8 000余例，发现此技术可达到较好的止血效果，手背侧优于手掌侧，但并不是达到绝对的无血效果，特别是手掌侧手术。在精细解剖（需要无血环境）或避免重要神经血管损伤时可临时应用止血带几分钟，以完成关键步骤的解剖。局部麻醉无止血带技术虽然在术中可达到较好的止血效果，但药效消退后可出血，仍建议加压包扎或需要时放置引流条。对于肾上腺素导致的精神紧张和轻度发抖现象，笔者仅发现4例，并于屈膝屈髋、去枕平卧后得到缓解。至今未发现晕厥的患者。所有患者均未出现与此技术应用相关的手指或皮肤坏死，也没有使用酚妥拉明的情况和经验。至今也未发现与此技术应用相关的感染并发症。对于肾上腺素造成手指苍白而担心手指或皮瓣血供不良的患者，可以局部注射酚妥拉明（1 mg加入20 ml生理盐水）对抗肾上腺素的作用。

3. 禁忌证　随着局部麻醉无止血带技术的推广和应用，其应用范围不断扩大，禁忌证在不断缩小[66-71]。目前局部麻醉无止血带技术的禁忌证包括：①感染性创面，注射时有感染扩散至邻近组织的风险。②前臂中近端的神经或骨手术，由于肌肉很丰富，止血效果较差。③切口过长或多处切口的手术。④精神高度紧张和精神病患者。⑤拒绝局部麻醉和不喜欢经历整个手术过程的患者。⑥手指血供较差的患者，如患指皮温低，呈苍白或灰暗色。

五、麻醉方法的选择

对于显微手术，持续的交感神经阻滞可使小血管舒张，微循环改善，并减少血管痉挛（持续泵入麻醉药）。可以使用臂丛麻醉，对时间长的或供血在下肢的显微外科手术，应使用全身麻醉。对于儿童患者，可在超声引导下置管进行神经阻滞，也可以使用全身麻醉，或者在无止血带局部麻醉下手术。对妊娠期患者进行不可避免的手术，在孕期中的前、后3个月手术有致畸和流产的风险，因此对于妊娠期患者的手术，无止血带局部麻醉是一个好方法。局麻药和全麻药中一些挥发性制剂、全麻诱导药及阿片类药物，只要是临床的常规剂量，通常不会引

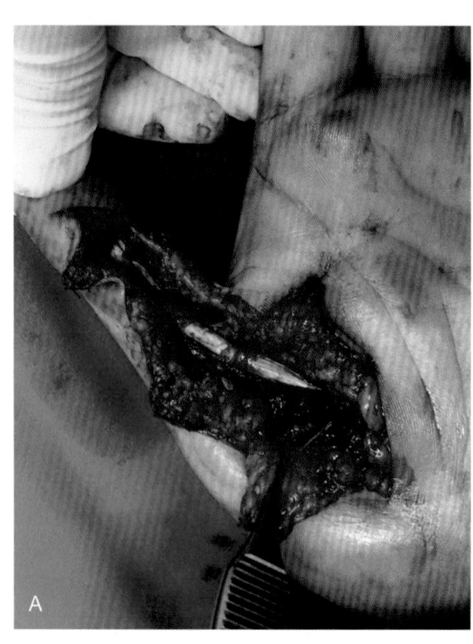

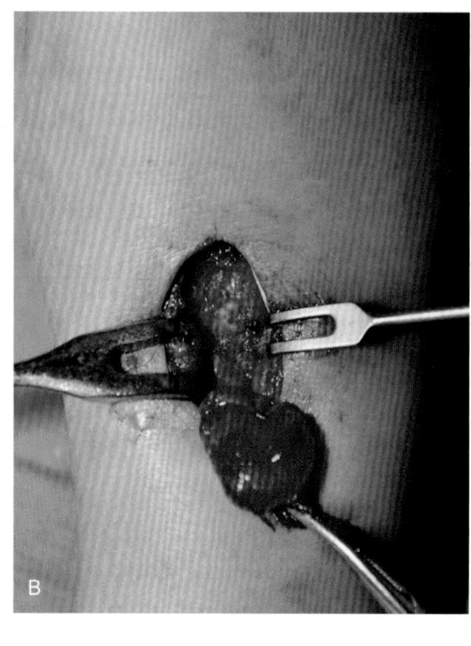

图3-20　A. 局部麻醉无止血带下拇指屈肌腱粘连松解；B. 局部麻醉无止血带下腕背腱鞘囊肿切除。

起胎儿畸形。应避免使用一氧化氮，研究显示它对动物的 DNA 形成和致畸有影响。对类风湿关节炎患者的上肢手术，最好使用区域神经阻滞，不仅可减少对气道的操作，也降低患者对手术的应激反应。对于进展期患者，肢体可伴有各种畸形，因此在摆放体位时应给予有效的保护，避免损伤。颈椎的因素也会使全麻时气管插管困难并增加并发症。

局部麻醉下无止血带技术由于其安全性、有效性和操作简单等优点被多数手外科医师所接受，近几年在国际上得到了广泛的认可和流行。它同时带来了巨大的经济效益，节省了医疗资源，方便了患者和医师。其较好的止血效果和不影响患者主动活动的优点，推动了某些手术技术的进步和完善。局部麻醉下无止血带技术其实已经在加拿大广泛应用了 50 余年，只是在近几年才传播到包括中国在内的世界多数国家[72-74]。在中国已经有越来越多的单位把它作为一种主要的麻醉方式。目前，局部麻醉下无止血带技术可用于手部和腕部除显微外科手术以外的几乎所有手术。而对于前臂和肘部，此技术应用于表浅手术较多，但对于桡骨远端骨折、尺骨骨折、前臂或腕部切割伤、前臂的肌腱转位手术也得到了越来越多的应用。对于显微外科手术，已有报道成功用于了断指再植和手部带蒂皮瓣手术。因此，局部麻醉下无止血带技术的使用范围目前在不断扩大。

参考文献

[1] Amrami KK, Berger RA. Radiology corner: review of plain radiographs. J Am Soc Surg Hand, 2005, 5: 4-7.
[2] Jedlinski A, Kauer JM, Jonsson K. X-ray evaluation of the true neutral position of the wrist: the groove for extensor carpi ulnaris as a landmark. J Hand Surg Am, 1995, 20: 511-512.
[3] Yang Z, Mann FA, Gilula LA, et al. Scaphopisocapitate alignment: criterion to establish a neutral lateral view of the wrist. Radiology, 1997, 205: 865-869.
[4] Kristensen SS, Thomassen E, Christensen F. Ulnar variance determination. J Hand Surg Br, 1986, 11: 255-257.
[5] Amrami KK. Radiology corner: diagnosing radiographically occult scaphoid fractures—What's the best second test? J Am Soc Surg Hand, 2005, 5: 134-138.
[6] Cheung GC, Lever CJ, Morris AD. X-ray diagnosis of acute scaphoid fractures. J Hand Surg Br, 2006, 31: 104-109.
[7] White SJ, Louis DS, Braunstein EM, et al. Capitate-lunate instability: recognition by manipulation under fluoroscopy. AJR Am J Roentgenol, 1984, 143: 361-364.
[8] Braunstein EM, Louis DS, Greene TL, et al. Fluoroscopic and arthrographic evaluation of carpal instability. AJR Am J Roentgenol, 1985, 144: 1259-1262.
[9] Mirabello SC, Rosenthal DI, Smith RJ. Correlation of clinical and radiographic findings in Kienböck's disease. J Hand Surg Am, 1987, 12: 1049-1054.
[10] Gilula LA, Weeks PM. Post-traumatic ligamentous instabilities of the wrist. Radiology, 1978, 129: 641-651.
[11] Bindra RR, Cole RJ, Yamaguchi K, et al. Quantification of the radial torsion angle with computerized tomography in cadaver specimens. J Bone Joint Surg Am, 1997, 79: 833-837.
[12] Dobyns JH, Linscheid RL. Fractures and dislocations of the wrist. In: Rockwood CA, Green DP, eds. Fractures in Adults. Philadelphia, PA: JB Lippincott. 1984, 411-423.
[13] Mino DE, Palmer AK, Levinsohn EM. Radiography and computerized tomography in the diagnosis of incongruity of the distal radio-ulnar joint：a prospective study. J Bone Joint Surg Am, 1985, 67: 247-252.
[14] Wechsler RJ, Wehbe MA, Rifkin MD, et al. Computed tomography diagnosis of distal radioulnar subluxation. Skeletal Radiol, 1987, 16: 1-5.
[15] Tang JB. Distal radius fracture: diagnosis, treatment, and controversies. Clin Plast Surg, 2014, 41: 481-499.
[16] Amrami KK. Radiology corner: basic principles of MRI for hand surgeons. J Am Soc Surg Hand, 2005, 5: 81-86.
[17] Amrami KK, Bishop AT, Berger RA. Radiology corner: imaging soft-tissue tumors of the hand and wrist: case presentation and discussion. J Am Soc Surg Hand, 2005, 5: 186-192.
[18] 刘宗宝，祁连港，钱辉，等 . 3D MRI 对臂丛及血管同时成像技术诊断 TOS 的可行性研究 . 中华手外科杂志，2018, 34: 363-366.
[19] Bhat M, McCarthy M, Davis TR, et al. MRI and plain radiography in the assessment of displaced fractures of the waist of the carpal scaphoid. J Bone Joint Surg Br, 2004, 86: 705-713.
[20] Annamalai G, Raby N. Scaphoid and pronator fat stripes are unreliable soft-tissue signs in the detection of radiographically occult fractures. Clin Radiol, 2003, 58: 798-800.
[21] Potter HG, Asnisernberg L, Weiland AJ, et al. The utility of high-resolution magnetic resonance imaging in the evaluation of the triangular fibrocartilage complex of the wrist. J Bone Joint Surg Am, 1997, 79: 1675-1684.
[22] Andersson JK, Andernord D, Karlsson J, et al. Efficacy of magnetic resonance imaging and clinical tests in diagnostics of wrist ligament injuries: a systematic review. Arthroscopy, 2015, 31: 2014-2020.
[23] Amrami KK. Magnetic resonance arthrography of the wrist: case presentation and discussion. J Hand Surg Am, 2006, 31: 669-672.
[24] Bianchi S, Abdelwahab IF, Zwass A, et al. Ultrasonographic evaluation of wrist ganglia. Skeletal Radiol, 1994, 23: 201-203.
[25] Kim J, Gong HS, Seok HS, et al. Quantitative measurements of the cross-sectional configuration of the flexor pollicis longus tendon using ultrasonography in patients with pediatric trigger thumb. J Hand Surg Am, 2018, 43: 284.e1-284.e7.
[26] Csillik A, Bereczki D, Bora L, et al. The significance of ultrasonographic carpal tunnel outlet measurements in the diagnosis of carpal tunnel syndrome. Clin Neurophysiol, 2016, 127: 3516-3523.
[27] Levinsohn EM, Rosen ID, Palmer AK. Wrist arthrography: value of the three-compartment injection method. Radiology, 1991, 179: 231-239.
[28] Metz VM, Mann FA, Gilula LA. Lack of correlation between site of wrist pain and location of non-communicating defects shown by three-compartment wrist arthrography. AJR Am J Roentgenol, 1993, 160: 1239-1243.
[29] Manaster BJ. The clinical efficacy of triple-injection wrist arthrography. Radiology, 1991, 178: 267-270.
[30] Maurer AH. Nuclear medicine in evaluation of the hand and wrist. Hand Clin, 1991, 7: 183-200.
[31] Grasu BL, Jones CM, Murphy MS. Use of diagnostic modalities for

assessing upper extremity vascular pathology. Hand Clin, 2015, 31: 1-12.
[32] Rofsky NM. MR angiography of the hand and wrist. Magn Reson Imaging Clin N Am, 1995, 3: 345-359.
[33] Rubin DI. Needle electromyography: basic concepts and patterns of abnormalities. Neurol Clin, 2012, 30: 429-456.
[34] Ross MA. Electrodiagnosis of peripheral neuropathy. Neurol Clin, 2012, 30: 529-549.
[35] Campbell WW. Evaluation and management of peripheral nerve injury. Clin Neurophysiol, 2008, 119: 1951-1965.
[36] Yamano Y. Electrophysiological study of nerve grafting. J Hand Surg Am, 1982, 7: 588-592.
[37] Jones LK. Nerve conduction studies: basic concepts and patterns of abnormalities. Neurol Clin, 2012, 30: 405-427.
[38] Wilbourn AJ. Sensory nerve conduction studies. J Clin Neurophysiol, 1994, 11: 584-601.
[39] Jablecki CK, Andary MT, Floeter MK, et al. Practice parameter: Electrodiagnostic studies in carpal tunnel syndrome. Report of the American Association of Electrodiagnostic Medicine, American Academy of Neurology, and the American Academy of Physical Medicine and Rehabilitation. Neurology, 2002, 58: 1589-1592.
[40] Werner RA, Andary M. Electrodiagnostic evaluation of carpal tunnel syndrome. Muscle Nerve, 2011, 44: 597-607.
[41] Zyluk A, Szlosser Z. The results of carpal tunnel release for carpal tunnel syndrome diagnosed on clinical grounds, with or without electrophysiological investigations: a randomized study. J Hand Surg Eur, 2013, 38: 44-49.
[42] Matsuzaki H, Yoshizu T, Maki Y, et al. Long-term clinical and neurologic recovery in the hand after surgery for severe cubital tunnel syndrome. J Hand Surg Am, 2004, 29: 373-378.
[43] Dubuisson A, Kline DG. Indications for peripheral nerve and brachial plexus surgery. Neurol Clin, 1992, 10: 935-951.
[44] Ferrante MA. Electrodiagnostic assessment of the brachial plexus. Neurol Clin, 2012, 30: 551-580.
[45] Harper CM. Preoperative and intraoperative electrophysiologic assessment of brachial plexus injuries. Hand Clin, 2005, 21: 39-46.
[46] Hadzic A, Arliss J, Kerimoglu B, et al. A comparison of infraclavicular nerve block versus general anesthesia for hand and wrist day-case surgeries. Anesthesiology, 2004, 101: 127-132.
[47] Gaus P, Heb B, Tanyay Z, et al. Epidural malpositioning of an interscalene plexus catheter. Anaesthesist, 2011, 60: 850-853.
[48] Holborow J, Hocking G. Regional anaesthesia for bilateral upper limb surgery: a review of challenges and solutions. Anaesth Intensive Care, 2010, 38: 250-258.
[49] McNaught A, Shastri U, Carmichael N, et al. Ultrasound reduces the minimum effective local anaesthetic volume compared with peripheral nerve stimulation for interscalene block. Br J Anaesth, 2011, 106: 124-130.
[50] Pavicic Saric J, Vidjak V, Tomulic K, et al. Effects of age on minimum effective volume of local anesthetic for ultrasound-guided supraclavicular brachial plexus block. Acta Anaesthesiol Scand, 2013, 57: 761-766.
[51] Fredrickson MJ, Kilfoyle DH. Neurological complication analysis of 1000 ultrasound guided peripheral nerve blocks for elective orthopaedic surgery: a prospective study. Anaesthesia, 2009, 64: 836-844.
[52] Yuan JM, Yang XH, Fu SK, et al. Ultrasound guidance for brachial plexus block decreases the incidence of complete hemi-diaphragmatic paresis or vascular punctures and improves success rate of brachial plexus nerve block compared with peripheral nerve stimulator in adults. Chin Med J, 2012, 125: 1811-1816.
[53] Srikumaran U, Stein BE, Tan EW, et al. Upper-extremity peripheral nerve blocks in the perioperative pain management of orthopaedic patients: AAOS exhibit selection. J Bone Joint Surg Am, 2013, 95: e197 (1-13).
[54] Salviz EA, Xu D, Frulla A, et al. Continuous interscalene block in patients having outpatient rotator cuff repair surgery: a prospective randomized trial. Anesth Analg, 2013, 117: 1485-1492.
[55] Hill RG, Jr, Patterson JW, Parker JC, et al. Comparison of transthecal digital block and traditional digital block for anesthesia of the finger. Ann Emerg Med, 1995, 25: 604-607.
[56] Colbern E. The Bier block for intravenous regional anesthesia: technic and literature review. Anesth Analg, 1970, 49: 935-940.
[57] Guay J. Adverse events associated with intravenous regional anesthesia (Bier block): a systematic review of complications. J Clin Anesth, 2009, 21: 585-594.
[58] Hebl JR, Niesen AD. Infectious complications of regional anesthesia. Curr Opin Anaesthesiol, 2011, 24: 573-580.
[59] Ahsan ZS, Carvalho B, Yao J. Incidence of failure of continuous peripheral nerve catheters for postoperative analgesia in upper extremity surgery. J Hand Surg Am, 2014, 39: 324-329.
[60] Batinac T, Sotosek Tokmadzic V, Peharda V, et al. Adverse reactions and alleged allergy to local anesthetics: analysis of 331 patients. J Dermatol, 2013, 40: 522-527.
[61] Lalonde DH. Latest advances in wide awake hand surgery. Hand Clin, 2019, 35: 1-6.
[62] Lalonde DH. Conceptual origins, current practice, and views of wide awake hand surgery. J Hand Surg Eur, 2017, 42: 886-895.
[63] Tang JB, Gong KT, Xing SG, et al. Wide-awake hand surgery in two centers in China: experience in nantong and tianjin with 12 000 patients. Hand Clin, 2019, 35: 7-12.
[64] Tang JB, Xing SG, Ayhan E, et al. Impact of wide-awake local anesthesia no tourniquet on departmental settings, cost, patient and surgeon satisfaction, and beyond. Hand Clin, 2019, 35: 29-34.
[65] Tang JB, Gong KT, Zhu L, et al. Performing hand surgery under local anesthesia without a tourniquet in China. Hand Clin, 2017, 33: 415-424.
[66] Gong KT, Xing SG. How to establish and standardize wide-awake hand surgery: experience from China. J Hand Surg Eur, 2017, 42: 868-870.
[67] Xing SG, Mao T. Temporary tourniquet use after epinephrine injection to expedite wide awake emergency hand surgeries. J Hand Surg Eur, 2018, 43: 888-889.
[68] Xing SG, Tang JB. Surgical treatment, hardware removal, and the wide-awake approach for metacarpal fractures. Clin Plast Surg, 2014, 41: 463-480.
[69] Xing SG, Tang JB. Extending applications of local anesthesia without tourniquet to flap harvest and transfer in the hand. Hand Clin, 2019, 35: 97-102.
[70] Xing SG, Mao T. Surgical excision of enchondromas and osteochondromas in the hand under local anaesthesia without tourniquet. J Hand Surg Eur, 2019, 44: 745-747.
[71] Lalonde D. Preferred methods which are against traditional teachings. J Hand Surg Eur, 2021, 46: 327-330.
[72] 汤锦波 . 无血无止血带局部麻醉手术的应用和推广价值 . 中华创伤杂志 , 2014, 30: 488-490.
[73] 邢树国 , 谢仁国 , 汤锦波 , 等 . 完全清醒手外科手术的应用 . 中华手外科杂志 , 2014, 30: 173-176.
[74] 邢树国 , 谢仁国 , 汤锦波 , 等 . 完全清醒无止血带局部止血麻醉在手肌腱手术中的应用 . 中华手外科杂志 , 2015, 31: 285-288.

第4章
腕关节镜技术

谢仁国　孙鲁源　劳　杰

关节镜技术是骨科中具有里程碑意义的发展之一[1]。人们对身体内部结构的探索孜孜不倦，早期，先驱们借助喉镜和直肠镜进行膀胱内检查和操作，使用反光或透光技术进行观察，影像模糊，观察范围有限。后来先驱们和器械商合作，生产出带光源、直径更小、多种角度的镜身，开始尝试关节内探查[2]。

1918年，Takagi首先使用膀胱镜在尸体进行膝关节检查，他的学生Watanabe则于1955年在关节镜下切除了滑膜巨细胞瘤，使关节镜用于人体。在欧美一些学者的推进下，以及摄像系统的进展，压力水灌注扩张关节腔的使用，使得关节镜技术突飞猛进，目前已经用于膝关节、肩关节、踝关节、肘关节和髋关节等，并针对各种疾患形成了特定的治疗手段[3]。

1979年，陈永振首先报道了使用关节镜进行腕关节检查，之后随着对腕关节解剖知识的系统化认识、纤细关节镜的研制，以及通过牵拉获得较大关节间隙取代液体压力扩张的技术，使腕关节镜技术的应用得以发展。20世纪80年代Whipple在腕关节镜发展过程中起了关键作用。目前在亚太腕关节协会（Asia Pacific Wrist Association，APWA）和欧洲腕关节镜协会（European Wrist Arthroscopy Society，EWAS）的推广和帮助下，腕关节镜技术普及迅速，使用范围不断扩大，其在手部掌指关节和指间关节的应用也时有报道[3, 4]。

第一节　腕关节镜设备和术前准备

和膝关节、肩关节等大关节镜设备一样，腕关节镜设备同样包括关节镜、成像系统、光源、动力装置、关节内手术器械、图像存储系统、肢体固定牵引装置和灌注装置。其中成像系统、光源、动力装置、图像存储系统和灌注装置可以与其他大关节手术通用。

在采用肢体固定牵引装置之前，腕关节镜手术曾经采用液压灌注，但是关节间隙的扩张效果不佳，而且有液体渗入会导致骨筋膜室综合征的可能。通过牵引装置，腕关节间隙明显增大，可以满足大部分检查和器械进出操作的需要。目前最常用的是Whipple牵引塔，其组件少，消毒、组装简便，使用时注意防止装置倾倒、跌落，需经常调整捆绑带的松紧度和牵拉的张力（图4-1A、B）。Acumed弓形牵引塔也是常用的一种装置，比较昂贵，组件较多，术中可以调节腕和肘关节的位置，以满足不同的手术需要，不易倾倒和跌落，但组装和调节比较麻烦（图4-1B~D）。其他一些常见的关节镜生产厂家，如Arthrex、Smith-Nephew、Stryker等，也生产各自配套的牵引装置。临床上可以根据实际条件，因地制宜，通过肩关节的过头装置牵引手指，固定上臂；也可以在前臂放置牵引物，将手指固定于手术床边输液架上。一般都使用网状指套牵引，通常只用示指和中指就可以满足需要，对于一些皮肤比较脆弱或需要较大牵引力的，可以示指、中指、环指和小指同时使用指套牵引。对于掌指关节或指间关节的手术，则用单个手指牵引。为了防止指套滑移，可以在指根部用纱条捆绑，也可用克氏针横行穿过指套和指骨来加强牵引作用。使用过程中要注意使用的持续时间，防止指套压迫和牵拉带来的副作用。

腕关节镜比较纤小（图 4-2），常用的关节镜直径是 1.9 mm、2.5 mm、2.7 mm，也有使用 2.9 mm 的，更大直径的就不能进入腕关节间隙了。直径越大，观察范围就越大，应尽可能选用大直径的。使用无鞘关节镜技术来观察和操作会更便利[5]。一般使用 30° 镜即可，配备 70° 和 0° 镜，更有利于腕关节内辨别和操作。由于镜身纤细，相对比较脆弱，在进出关节腔和在关节内转动时，要注意用力适度，防止镜身折断和折弯损坏。关节内的手术器械一般直径不超过 3.5 mm，内腔细小、容易堵塞，要求仔细、耐心操作，才能完成镜下清理（图 4-2）。

灌注装置通过关节镜身伴随的液体灌注，推开镜头前方可能出现的组织，可以获得清晰视野。液体的注入和流出，可以带走部分组织碎片，而且可以降低一些器械产生的热量，减少关节内组织损伤。腕关节镜下灌注通常通过重力就可以实施，少数需使用增压泵。Del Piñal 推荐干性腕关节镜技术，即不用液体灌注关节，这样关节镜下可以观察到较为真实的结构，增强了对病变的辨识能力[6]。

患者取仰卧位，患肢置于手术床边手术台上，对侧放置关节镜设备。术者在患者的头侧，助手和器械在术者的对侧，最好配备两个小器械托盘，放置术中常用器械。麻醉方法通常为全身麻醉和臂丛麻醉，现在也有学者采用局部麻醉（包括 wide-awake 技术）[7-9]。笔者认为，为了方便操作和利于术中与患者交流，臂丛麻醉为首选。在上臂上 1/3 使用气压止血带（消毒或不消毒）。虽然腕关节镜手术时灌注液体的量和压力均不大，但是由于出水位置经常需要改变，而且管道细小，导致出水不易控制，可能喷射各个部位，因此采用无纺布的防水手术巾，医师穿着防水的手术衣和靴套，对于手术无菌区域和医师自身的保护都相当有利。由于腕关节镜手术涉及许多骨与关节方面的问题，手术时配备小型 C 臂机 X 线监控设备，并且置于有利位置非常必要。

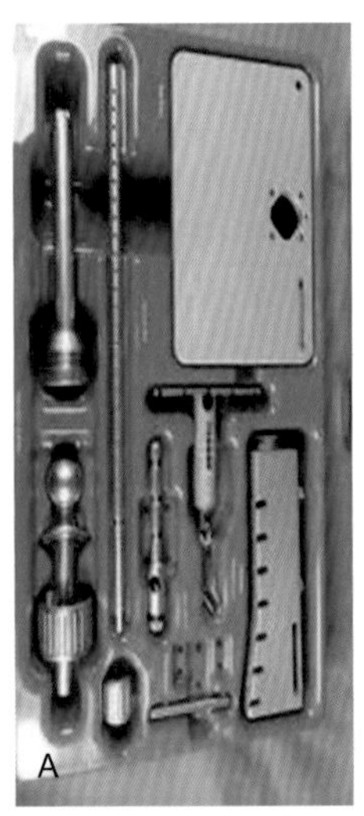

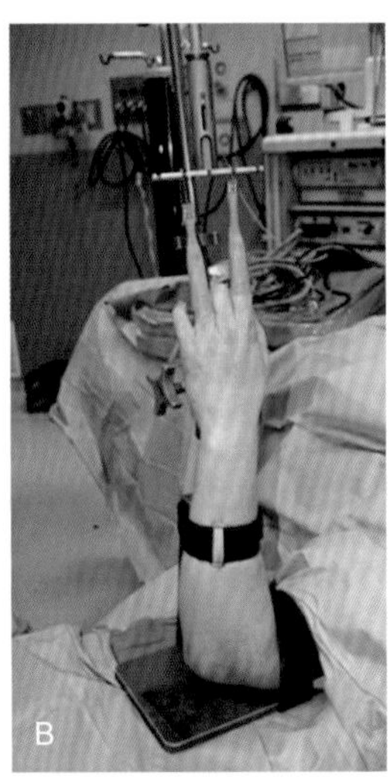

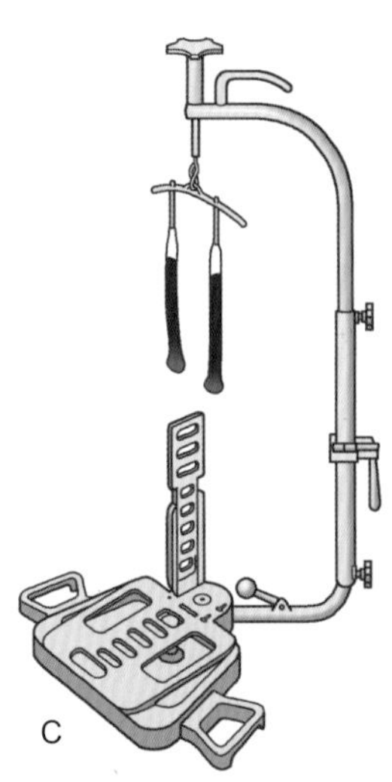

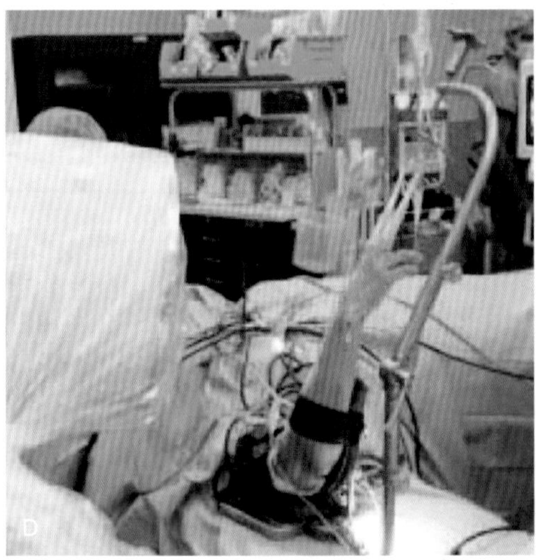

图 4-1 常用腕关节镜牵引架。A、B. Whipple 牵引塔（Comed-Linvatec，美国）；C、D. 腕关节弓形牵引塔（Acumed，美国）。

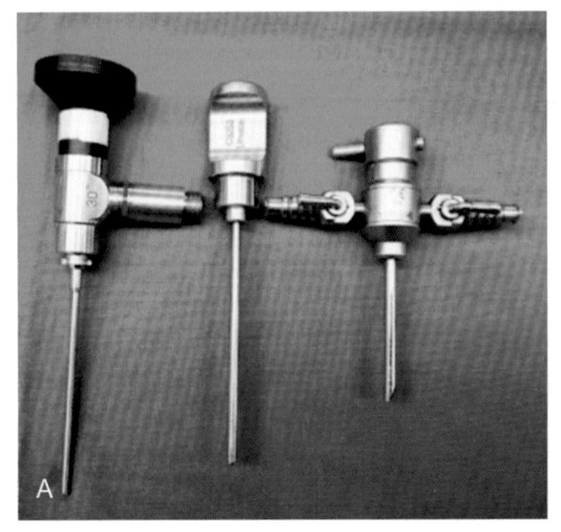

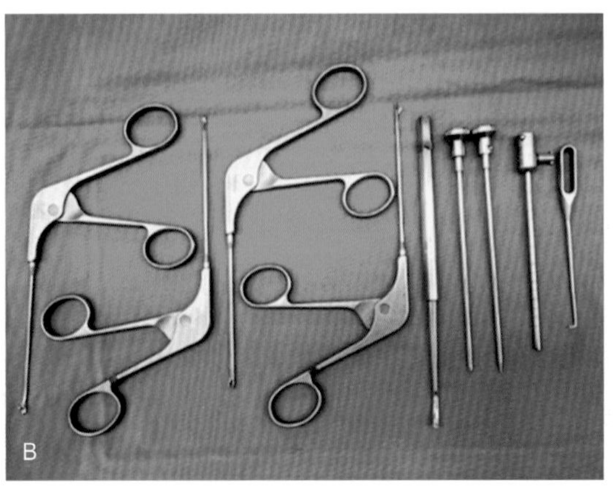

图 4-2 常用腕关节镜手术器械。A. 30° 直径 2.5 mm 关节镜和镜鞘（Comed-Linvatec，美国）；B. 腕关节镜下操作器械，头部直径 2.7 mm（Smith-Nephew，美国）。

第二节　腕关节镜手术的入路

由于腕关节解剖的特殊性，入路的建立比较复杂，常用的标准入路有背侧入路和掌侧入路。目前，能够进行腕关节镜观察的关节，有桡腕关节、腕中关节（包括舟大小关节）、桡尺远侧关节、第 1 腕掌关节和第 1 掌指关节[10]。

一、背侧入路

腕部背侧有 6 个伸肌腱鞘，从桡侧到尺侧，依次为拇长展肌和拇短伸肌腱鞘、桡侧腕长短伸肌腱鞘、拇长伸肌腱鞘、示指伸肌和指伸肌腱鞘、小指伸肌腱鞘和尺侧腕伸肌腱鞘，分别对应腕关节镜背侧入路的 1、2、3、4、5、6。

根据伸肌腱鞘 / 间室命名背侧入路，分别为 3/4、4/5、6R、6U 和 MCR、MCU 入路。入路建立时，可能导致桡神经背侧支和尺神经感觉支损伤（图 4-3）。

用 22 号针头穿刺定位，进针方向远端倾斜约 10° 以顺应关节面的掌倾角。关节内注射 5 ml 生理盐水。用 15 号刀片作长约 5 mm 的纵行或横行表浅切口。为避免神经、肌腱损伤，采用浅切开、深分离技术，只切开皮肤，然后用蚊钳分离深部组织，达关节囊表面，当尖部感触到关节间隙后，穿破关节囊进入关节。在入路建立过程中，切忌使用蛮力，尤其在遇到较大韧性阻力时（可能是肌腱）。然后将带钝芯的鞘管进入关节，更换关节镜观察。以此方法建立各个通道，液体沿套管可由重力作用进入或泵入。横行切口与皮纹平行，愈合后美观，纵行利于切口的延长。也可以先建立常规入路（通常为 3/4）和出水通道，然后在关节镜透光下安全准确地建立其他入路。

（一）3/4 入路

3/4 入路位于拇长伸肌腱和指伸肌腱之间，Lister 结节远端（约 1 cm）的“软点”，第 3 掌骨桡侧缘的延长线上。此入路通常最先建立，也是最容易建立的。

此入路正对桡舟月韧带（radioscapholunate，RSL），表面有较多血管，没有固定的韧带样形态，从桡骨掌侧缘垂直向上与舟月骨间韧带（scapholunate interosseous ligament，SLIL）的掌侧部分融合。桡舟头韧带（radioscahocapitate，RSC）和长桡月韧带（long radiolunate，LRL）位于桡侧。短桡月韧带（short radiolunate，SRL）、三角纤维软骨复合体（triangular fibrocartilage complex，TFCC）、尺月韧带（ulnolunate，UL）和月三角韧带（ulnotriquetral，UT）均位于尺侧。可以观察到舟月骨窝和桡骨背侧缘、舟月骨近端、SLIL 背侧及膜部、RSC、RSL、LRL、

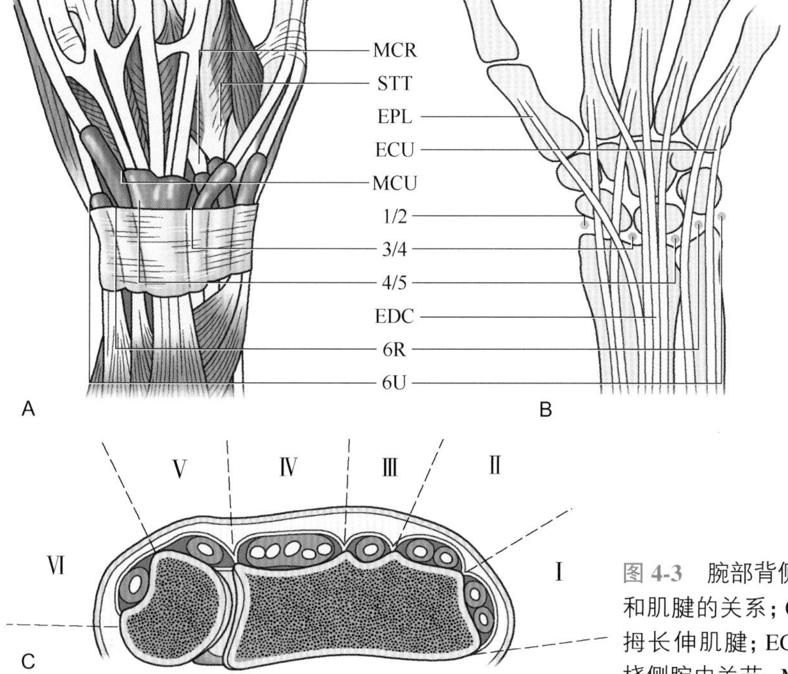

图 4-3　腕部背侧解剖。A. 背侧入路的体表标志；B. 各背侧入路和肌腱的关系；C. 各背侧入路和背侧伸肌腱间室的关系。EPL：拇长伸肌腱；ECU：尺侧腕伸肌腱；EDC：指总伸肌腱；MCR：桡侧腕中关节；MCU：尺侧腕中关节；STT：大小舟关节。

UL、TFCC桡侧缘尺侧缘、中央关节盘、掌侧桡尺韧带（palmar radioulnar ligament，PRUL）、背侧桡尺韧带（dorsal radioulnar ligament，DRUL）、豆三角骨裂孔（pisotriquetral orifice，PTO）和尺骨茎突前隐窝（prestyloid recess，PSR）。

（二）4/5入路

4/5入路距3/4入路尺侧约1 cm，由于桡骨尺偏角的解剖结构，其较3/4入路稍靠近端。指总伸肌腱和小指伸肌腱之间“软点”，位于第4掌骨中轴的延长线上。此入路可见一半月骨、TFCC和尺腕韧带。掌背侧桡尺韧带微微弯向TFCC。三角豌豆骨孔隙位于茎突前凹陷、尺三角韧带实质部内。

还可见月骨窝、桡骨掌侧缘、月三角骨近端、月三角骨间韧带（lunotriquetral interosseous ligament，LTIL）的背侧及膜部、RSL、LRL、UL、TFCC桡尺侧缘、关节盘、PRUL、DRUL、PTO和PSR。

（三）6R和6U入路

与尺骨茎突尖端同高，6R入路位于尺侧腕伸肌腱的桡侧，尺骨头远端的6U入路在尺侧腕伸肌腱的尺侧。为了避免尺神经分支的损伤，建立时应当紧靠尺侧腕伸肌腱进入。

6R入路正对TFCC，UT韧带在入路的桡侧浅面。可见月三角骨近端、LTIL背侧及膜部、UL、UT、TFCC桡尺侧缘、关节盘、PRUL、DRUL、PTO和PSR。

6U入路可见TFCC背侧缘，可对SLIL韧带掌侧缘进行清理。还可见乙状切迹、三角骨近端、LTIL膜部、UL、UT、背侧桡腕韧带（dorsal radiocarpal ligament，DRCL）、TFCC桡尺侧缘、关节盘、PRUL和DRUL。

（四）1/2入路

1/2入路位于第1、2间室之间的鼻烟窝处，拇短伸肌腱和桡侧腕长伸肌腱之间。与前臂外侧皮神经平行或重叠的桡动脉及桡神经浅支距此入路3 mm以内，为了减少此结构的误伤，入路位于第1伸肌间室背侧及距离桡骨茎突4.5 mm之内。为了防止桡神经分支、桡动脉和头静脉损伤，应紧靠拇短伸肌腱和紧贴桡骨茎突建立。

此入路可见桡骨茎突和舟骨腰部，可间接看到掌侧桡腕韧带及背侧关节囊。还可见舟月骨窝和桡骨背侧缘、舟骨近端及桡侧缘、月骨近端、RSC、LRL和DRCL，TFCC很难被看到[10]。

（五）MCR和MCU入路

1. 腕中桡侧（midcarpal radial，MCR）入路　位于3/4入路远端1 cm，第3掌骨桡侧缘的延长线上，第2掌骨基底部和Lister结节之间的中点处。舟大小多角骨（scaphotrapeziotrapezoid，STT）位于其桡侧，将关节镜朝向桡背侧可看到。将视野移到近端可看到舟月关节面。将视野向尺侧移动，可见月三角关节。SL和LT关节在镜下表现为深深的裂隙。可见头状骨近端、头钩骨间韧带及钩骨。

此入路还可见STT关节、舟骨远端、SLIL关节、舟骨和月骨远端、弓形韧带桡侧支、头状骨近端、头钩骨间韧带（capitohamate interosseous ligament，CHIL）、钩骨近端、LTIL关节和部分三角骨。

2. 腕中尺侧（midcarpal ulnar，MCU）入路　位于4/5入路远端1 cm，第4掌骨中轴线上，与MCR同一水平。可见舟骨远端关节面、月骨远端、弓形韧带掌侧支即三角头月韧带、头状骨近端、CHIL、钩骨近端、LTIL关节和三角骨。

笔者认为，由于三角骨背侧结节明显，于远侧间隙先建立MCU入路较为方便，在关节镜的透光指导下再建立MCR入路。MCR和MCU均可作为出水通道，也可将三角钩间隙作为出水通道，便于腕中关节的探查。

二、掌侧入路

由于掌侧有较多重要的神经、血管、肌腱，掌侧入路不是常规入路，通常情况下背侧入路可以处理大部分腕关节疾病。掌侧入路可以多角度观察，可以观察掌侧部分，还有利于手术器械的操作[11-17]。

1. 掌桡侧（volar radial，VR）入路　于近侧腕横纹桡侧腕屈肌腱上方（桡侧或尺侧）行2 cm横行或纵行切口，打开腱鞘，将桡侧腕屈肌腱拉向尺侧[16]。用22号针头识别关节间隙，并注入生理盐水使之膨胀，然后进入关节镜。

还可以通过背侧通道插入转换棒而建立掌侧入路[14, 15, 17]。通过3/4入路，将关节镜置于紧邻掌侧的RSC和LRL韧带之间。移走关节镜，置入转换棒，将转换棒通过掌侧关节囊，到达FCR腱鞘附近的软组织。切一小口并分离软组织，将转换棒穿出形成掌侧通道。由掌侧向背侧于转换棒上放置套管，进而置入关节镜。通过背侧3/4入路插入探针，可评估 SLIL 和 DRCL 的掌侧面情况。可见舟月骨窝桡骨背侧缘、舟骨及月骨掌侧、SLIL 掌侧、RSL、LRL、ULL、TFCC 桡尺侧缘、中央关节盘、PRUL 和 DRUL。

2. 掌尺侧（volar ulnar，VU）入路　于近侧腕横纹沿屈指肌腱尺侧行 2 cm 纵行切口，将屈指肌腱拉向桡侧，将 FCU 和尺侧神经血管束拉向尺侧。紧靠旋前方肌的远端找到桡腕关节，插入 22 号针头，将剪刀刺入掌侧关节囊，插入套管，放置关节镜[13]。入路的桡侧可见 LTIL 的掌侧面。

三、舟大小多角关节入路

舟大小多角关节尺侧（STT-U）入路位于第 2 掌骨中轴线，拇长展肌腱（extensor pollicis longus，EPL）的尺侧。对于舟大小多角关节骨性关节炎的患者，可以经此入路在关节镜下清理和进行舟骨远侧切除术。舟大小多角关节桡侧（STT-R）入路位于舟大小多角骨关节水平，在拇长展肌腱（abductor pollicis longus，APL）桡侧[18]。Aahwood 等通过 EPL 桡侧通道清理 STT 骨性关节炎[19]。Baré 等提出另一种入路，为 STT 掌侧（STT-P）入路，位于第 1 掌骨基底和桡骨茎突中间，APL 尺侧 3 mm，舟骨结节桡侧 6 mm[20]。

四、DRUJ 入路

桡尺远侧关节（distal radioulnar joint，DRUJ）入路，一般不常规使用，最好采用直径 1.9 mm 的关节镜，直径 2.5 mm 关节镜也可以获得更好的视野，但直径 2.7 mm 关节镜很难进入桡尺远侧关节。通常建立腕背近侧（proximal dorsal radioulnar joint portal，PDRUJ）入路和腕背远侧（distal dorsal radioulnar joint portal，DDRUJ）入路[11, 21]。PDRUJ 入路常用于出水通道，于桡腕关节以近 2 cm 左右的桡尺骨之间向远掌侧的桡尺关节刺入 22 号针头定位。DDRUJ 入路位于 6R 入路近侧，紧贴尺骨头表面，TFCC 下方。此通道可作为出水通道或器械通道的入路。

掌侧桡尺远侧关节（volar distal radioulnar joint portal，VDRUJ）入路，采用与 VU 入路同样的皮肤切口，于 VU 入路的近端，以 22 号针头向近端以 45° 角刺入关节，关节腔内注入生理盐水，刺入剪刀，插入套管，置入关节镜。可见乙状切迹、TFCC 桡侧缘、尺骨头、掌侧桡尺韧带、关节盘近侧面和部分深层 DRUL[11]。

五、大多角骨掌骨关节入路（第 1 腕掌关节入路）

1. 标准入路　Badia 描述了掌侧和背侧入路。掌侧入路位于拇长展肌腱的桡侧，背侧入路位于拇长展肌腱的尺侧[22]。Berger 描述了桡侧入路 1R 和尺背侧入路 1U[23]。1R 入路可看见手背侧韧带 DRL、后斜韧带（POL）和尺侧副韧带（UCL）。1U 入路可见前斜韧带（AOL）和 UCL。桡神经皮支在此入路周围，容易受损。桡动脉位于此入路的后尺侧。

2. 副入路　Orellana 和 Chow 描述了改良的桡侧入路 RP，改善了大多角骨掌骨关节（trapezium metacarpal joint，TMJ）的桡侧视野[24]。此入路位于 1U 入路并指向 AOL 的桡侧。在大多角骨脊远端经皮插入一个 22 号针，接着放置套管和关节镜。副入路还有掌侧鱼际通道。通过 1U 通道置入关节镜检测鱼际突起，在 TMJ 水平插入一个 18 号针穿过掌侧肌肉，与 1U 入路成 90°。还有一种背侧远端（D-2）副入路，能够于多角骨向下方观察，而不是穿过大多角骨，以便切除内侧骨赘。D-2 入路位于拇长展肌腱的尺侧，第 1、2 掌骨基底 V 形区域以远 1 cm 处。将一个 22 号针穿入距 V 形交界处远侧 1 cm 处，向近端、桡掌侧侧偏，通过 1R 和 1U 入路观察紧靠拇指的掌骨。行一个小切口，分离软组织，穿入关节囊，置入关节镜或器械。D-2 入路无真正安全区域，所以认真分离非常重要。

第三节　腕关节镜的基本检查顺序

由于关节镜下观察的局限性（范围小、观察角度受限等），必须系统地检查关节囊韧带和腕骨关节软骨变化，采用多个入路观察和检查有助于完整了解病变组织。

一、桡腕关节

一般先建立 3/4 入路和 6U 入路，将 6U 入路作为出水通道，从 3/4 入路进入关节镜后首先看到的是 RSL 韧带，其表面血管丰富，呈软组织样无定形结构，韧带胶原纤维含量非常少，与SLIL相结合，稍许回退关节镜，可以观察到SLIL。将关节镜轻轻向桡侧推进，可以发现一个明显的韧带间隙，这是一个解剖定位标识，此间隙位于RSC韧带（桡侧）和LRL韧带（尺侧）之间。通过关节外的手指按压，借助关节镜头部的照明，可以精准地建立1/2入路。旋转和推拉关节镜，可看到桡腕关节的桡侧关节囊和背侧部分桡腕韧带（DRC）。将关节镜扫动转向尺侧，可以看到SRL韧带紧邻RSL韧带的尺侧，起于桡骨掌侧的尺侧部分（月骨窝）。再向尺侧推进，可见紧接的UL韧带，在SRL韧带和UL韧带交界处与TFCC的掌侧韧带（PRU）之间有一皱褶，可以看作是TFCC的起点标识。UL韧带的尺侧连着UT韧带，与PRU韧带融合走向尺侧的尺骨茎突，在茎突前有一个凹陷，内有滑膜绒毛，称为茎突前隐窝（PSR）（图4-4）。将关节镜转向背侧，可以观察TFCC的背侧部分，包括背侧桡尺韧带（DRU）。采用1/2入路，可以更清楚地观察桡骨远端舟骨窝和月骨窝关节面，对于舟月骨间韧带SLIL的掌侧，近侧和背侧可被很好地观察。向尺侧推进，只能观察TFCC的少许桡侧部分。4/5入路也是一个常用入路，与3/4入路相似，可以观察桡腕关节的大部分结构。此入路可以观察PTO，将关节镜推进，有时还可以观察到尺侧腕屈肌腱止于豌豆骨的部分。6R和6U入路，一般用于进入有关TFCC操作的器械，也可以进入关节镜，从尺侧观察桡侧的结构，增加综合评判能力，方便操作。

通常背侧入路可以满足绝大多数的桡腕关节镜手术，许多腕关节镜专家不推荐使用掌侧入路。腕关节掌侧的重要结构，如血管、神经和肌腱，多而致密，入路的建立比较麻烦，而且掌侧韧带比较紧致，关节镜和器械进入后没有充分的操作空间。笔者采用“由内向外”和“由外向内”相结合的方法，程式化建立腕关节镜掌侧入路，安全、快捷、有效[17]。

VR入路的建立方式：经1/2入路置入腕关节镜，经3/4入路置入交换棒（switching stick，SS），将关节镜在直视下经RSC韧带和LRL韧带之间的间隙顶到关节囊壁，或者经LRL和RSL韧带之间的间隙至关节囊壁（“由内向外”）。紧靠桡侧腕屈肌腱（flexor carpi radialis tendon，FCRT）的桡侧、近侧腕横纹的近侧纵行切开5 mm，仅切开皮肤，用血管钳钝性分离。将FCRT牵向桡侧，当血管钳的尖部“感觉”到SS后，张开保护周围组织（“由外向内”），将SS顶出关节囊，通过血管钳张开的尖部之间穿出掌侧切口，完成VR入路的建立。

VU入路的建立方式：经6U入路置入腕关节镜，经4/5入路置入SS，在关节镜直视下顶到UL韧带和UT韧带间隙的关节囊壁（“由内向外”）。紧靠指浅屈肌腱（flexor digitorum superficialis，FDS）

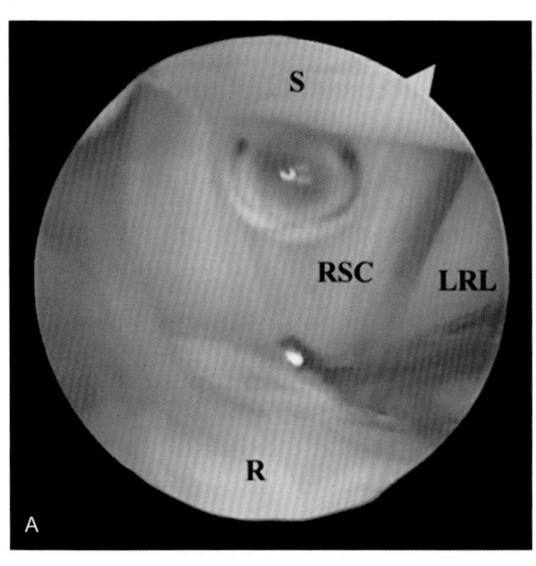

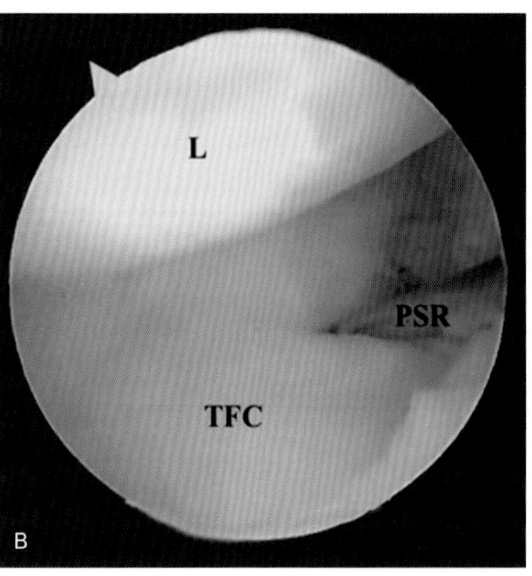

图4-4 桡腕关节镜下观。A. 位于RSC韧带（桡侧）和LRL韧带（尺侧）之间的韧带间隙，是一个明显的解剖定位标识；B. 尺侧有一个凹陷，内有滑膜绒毛，称为茎突前隐窝（PSR）。RSC：桡舟头韧带；LRL：长桡月韧带；R：桡骨；S：舟骨；L：月骨；TFC：三角纤维软骨；PSR：尺骨茎突前隐窝。

和指深屈肌腱（flexor digitorum profundus，FDP）的尺侧、近侧腕横纹的近侧纵行切开 5 mm，仅切开皮肤，用血管钳钝性分离。将 FDP 和 FDS 牵向桡侧，当血管钳的尖部“感觉”到 SS 后，张开保护周围组织（“由外向内”），将 SS 顶出关节囊，通过血管钳张开的尖部之间穿出掌侧切口，完成 VU 入路的建立。

掌侧入路对于桡骨远端背侧骨折块移位的复位和固定、TFCC 背侧结构的张力评价、腕关节背侧韧带损伤和增生滑膜的清理，以及 SLIL 和 LTIL 掌侧部分的观察和处理都有很大帮助，而且可以方便关节镜下器械的操作，减少器械和关节镜入路过分靠近而造成的相互干扰。

二、腕中关节

一般先建立 MCU 入路，然后在关节镜的光源和关节外按压的帮助下，建立 MCR 入路和 STT 入路。经 MCR 入路进入关节镜，首先看到的是舟月骨间隙，通过探针或刨削器进入间隙可以推断 SLIL 韧带的损伤程度。可以看到舟状骨的整个远侧关节面，骨折时在桡腕关节往往不能发现，通常只有腕中关节入路才可发现和评价复位情况。向远端可以发现大小多角骨和舟状骨形成的关节。STT 入路可以作为观察舟状骨的辅助入路，补充腕中关节入路对舟状骨的认识。经 MCU 入路首先见到的是头钩关节，就像“婴儿的臀部”，是腕中关节定位的解剖标识（图 4-5）。采用同样的方法可以推断 LTIL 韧带的损伤程度。向远端可以观察到三角骨和钩骨相对的关节面。

三、桡尺远侧关节

一般情况下，不进行 DRUJ 的腕关节镜检查，关节镜下 DRUJ 的治疗更为困难。如果要进行，通常选用直径更细小的关节镜，才能进入 DRUJ，一般采用直径 1.9 mm 的关节镜。笔者借助“无鞘关节镜技术”成功地使用直径 2.5 mm 关节镜进行了 DRUJ 的探查 [5]。

在 TFCC 损伤时，从桡腕关节的背侧入路，将关节镜通过 TFCC 撕裂处推进，可以观察到部分桡尺远侧关节、尺骨小头、桡骨的“C”切迹、TFCC 在尺骨小头小凹（fovea）处的止点等。

经 DDRUJ 入路进入关节镜，从桡侧开始，可以看到桡骨的“C”切迹，其曲率半径较大，而与之相对应的尺骨小头关节曲率半径较小。沿尺骨小头尺侧滑行推进关节镜，可以看到近侧光滑凸出的尺骨小头关节软骨面和远侧的 TFCC，最尺侧是穹窿状的 UC 以及 PRU、DRU 结合的小凹止点（图 4-6），TFCC 的背侧部分不可见。在关节镜进入 DRUJ 之后，可以通过前臂的旋转和推拉尺骨，协助对组织检查和加强判别。

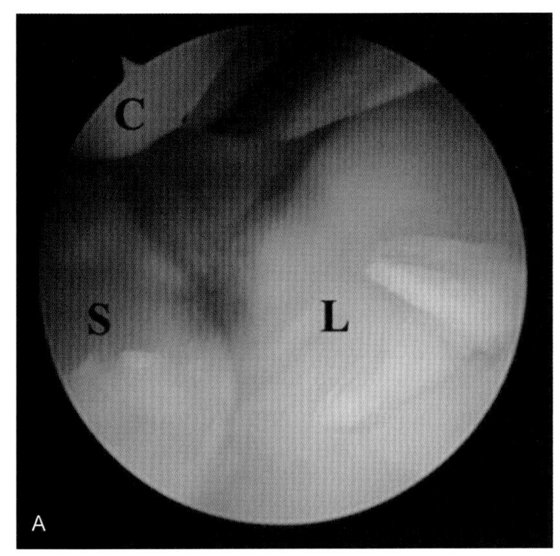

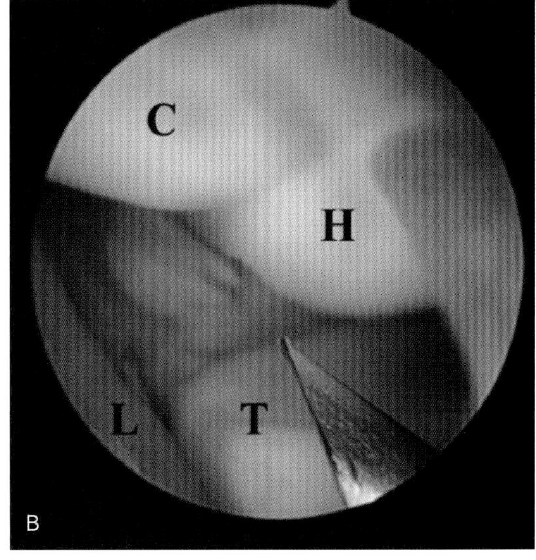

图 4-5 腕中关节镜下观。A. 舟月关节，头状骨的近侧对着舟月骨间隙；B. 头钩关节，就像“婴儿的臀部”，是腕中关节定位的解剖标识，近侧与之相对应的是月三角关节。C：头状骨，S：舟状骨，L：月骨，H：钩骨，T：三角骨。

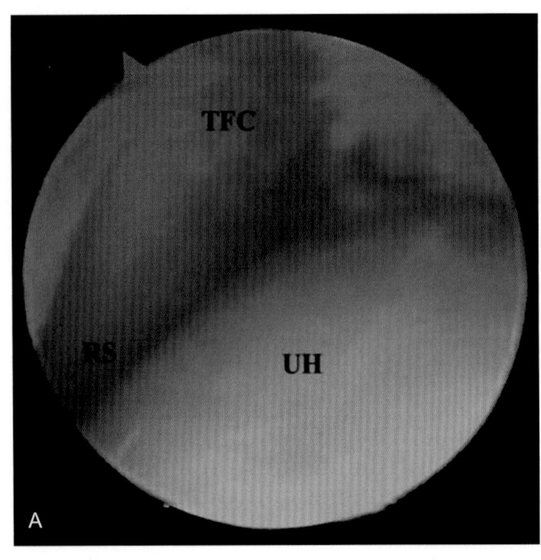

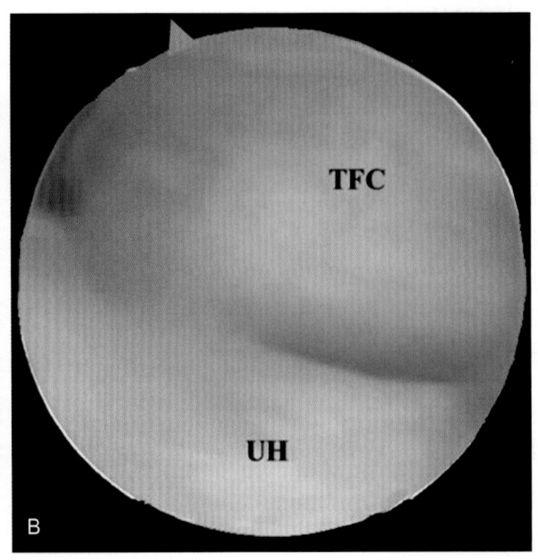

图 4-6 桡尺远侧关节镜下观。桡尺远侧关节间隙很狭小，在结构完整时，有些部位的解剖结构有时难以观察到。A. 从桡侧开始的镜下观；B. 沿尺骨小头尺侧推进的镜下观。RS：桡骨乙状切迹；TFC：三角纤维软骨；UH：尺骨头。

第四节 腕关节镜技术的应用

一、滑膜清理

进行关节镜滑膜切除术时用直径 3.5 mm 刨削器和射频头，从腕关节桡侧开始移向尺侧和腕中关节。滑膜炎主要位于桡骨茎突、桡舟头韧带、茎突前隐凹及尺侧腕伸肌腱鞘下方。在 3/4、4/5、6R 和 VU 入路间交换使用关节镜器械，通过 4/5、6R 和 VU 入口清理尺腕关节。腕中关节则通过 MCR、MCU 和 STT 入路显露。DRUJ 滑膜切除术可通过 VDRUJ 入路施行。有时可通过中央的 TFCC 撕裂处评估桡尺远侧关节。术后鼓励患者早期活动以防粘连。Lee 等采用腕关节镜下滑膜切除术治疗了 46 例类风湿性关节炎病例，平均随访 7.9 年，结果显示对于多数药物治疗无效的滑膜炎患者，此术式具有缓解疼痛和改善功能的效果[25]。

二、腕部囊肿

掌侧和背侧囊肿一般均起源于腕关节囊的腕骨附着处，掌侧囊肿多来源于 STT 关节囊韧带，腕背囊肿则多来源于 SL 关节囊。各种原因导致的小损伤，致滑囊向外凸出，关节内滑液分泌，由于损伤处单向阀门作用使囊肿不断增大，囊肿在单向阀处形成蒂部连于腕骨间的韧带，滑液的水分被吸收后变得黏稠，使囊肿韧性增加。腕关节镜技术可以清除单向阀门，并对腕骨关节囊韧带损伤进行评估，具有创伤小、恢复快的特点，没有传统开放手术导致的粘连，对腕关节的运动影响较小[26-28]。

三、桡骨远端骨折

桡骨远端骨折为一种复合损伤，特别是关节内骨折基本都合并不同程度的关节内组织损伤，关节镜检查可以对软组织损伤类型和程度确切诊断[29-31]。关节镜技术有利于骨折精确复位和软组织损伤的微创修复。对于关节面不平整的患者，当关节面阶梯超过 2 mm 时会导致关节炎，现多数学者认为关节面的不平整应保持在 1 mm 以内[29]。关节镜技术可以微创处理 TFCC、SLIL、LTIL 等软组织损伤[31]。关节镜可以通过微创入路，在直视和放大的情况下，探查、评估损伤情况、精确复位关节面骨折和微创修复软组织损伤。无须切开关节囊而避免增大创伤[30]。

四、舟状骨骨折

腕关节镜下可以观察骨折的复位情况，并且可以观察内固定螺钉是否凸出于关节软骨面。目前一般还得借助 X 线的监控，才能获得比较准确的内固定螺钉放置位置[32, 33]。陈旧性的植骨，也可以通过关节镜下特制的导管来完成[33]。

五、STT、TMJ 关节炎

借助细小的关节镜进入关节，进行关节软骨面检查和关节内清理，有时可以使疼痛等症状明显缓解[34-36]。

六、月骨无菌性坏死

腕关节镜下可以对月骨无菌性坏死进行正确的评估和分期。对于早期（Lichtman 分期Ⅰ和Ⅱ期）病例，月骨外形没有明显变化，可在关节镜下钻孔减压，临时用克氏针或空心钉固定舟头骨。对桡骨远端的月骨窝关节进行软骨下减压，可以减轻疼痛，有时还可延缓病变的进程[37, 38]。对于晚期（Lichtman 分期Ⅲ和Ⅳ期）月骨碎裂，需要摘除，可在关节镜下打磨去除月骨，同时打磨去除其他一些腕骨相对的关节软骨面，采用克氏针或空心钉进行局限性腕骨融合，创伤小[37, 38]。

七、尺骨撞击综合征

关节镜下观察 TFCC 的损伤情况，了解与尺骨小头和月骨相对应的关节软骨的损伤程度，对于尺骨小头软骨严重损伤的，可以经 TFCC 损伤处进入刨削器进行打磨（Wafer）手术[39, 40]。

八、TFCC 损伤

对于瓣状的中心软骨盘损伤，为了防止损伤的进一步扩大和减少瓣状碎片的运动干扰，可以在关节镜下进行修切成形术。对于尺侧止点处损伤，TFCC 的紧张度减低，可以进行“由外向内”的修复缝合。对于桡骨起始处的损伤，也可以在关节镜下通过骨隧道进行缝合修复。TFCC 深层结构的损伤（Fovea 止点的撕裂、PRU 和 DRU 的撕脱）重建，如 Adams 手术，可以借助腕关节镜和小切口来完成[41-46]。

九、腕骨间韧带损伤和月骨脱位

主要是 SLIL 和 LTIL 损伤，可在腕关节镜下进行损伤等级的评价，并根据损伤的等级进行相应的修复[47-51]。月骨脱位，新鲜时可以复位，用克氏针固定，并进行韧带的修复；陈旧性的月骨脱位，有学者通过腕关节镜进行瘢痕组织的充分清理，然后复位固定，修复韧带[52, 53]。

第五节　腕关节镜的并发症和处理

腕关节镜的并发症并不少见，报道为 2%~4%，主要与腕关节的特殊解剖、入路的位置、手术操作以及腕关节镜特殊器械装置有关[54-59]。

腕关节镜一般通过牵引来获得可以操作的关节空间，对于有些皮肤病，如红斑狼疮，皮肤比较脆弱，就要选用柔软的指套、多个手指牵引来分散力量，也可以使用手板牵引。上臂、肘部和前臂的止血带、牵引对抗物体产生的压力可能会对神经和皮肤造成损害。此外，牵引的力量和时间也要注意，一般 10~15 磅（1 磅 =0.45 kg），时间过长受牵拉的组织损伤也会增加。

腕关节镜入路位于致密的肌腱、血管和神经之间，建立入路时要十分小心。先用注射器的针尖进入关节，确定位置和方向。皮肤切口只能切开浅层皮肤，防止划伤深层结构，然后用蚊钳进行深部组织结构分离，在关节间隙的关节囊处反复推按，直至进入关节，切忌使用暴力突破进入，尤其是在遇到较大韧性阻力时，可能损伤肌腱和关节内软骨。对于需要反复进出关节镜或器械的入路，有学者用输液皮条做成鞘，既节省了时间又减少了副损伤。

手术缝合打结时针对主要神经的分离，一般不能结扎到神经，对于复杂的解剖位置，若手术者建立入路时感到困难，可以做小切口（一般 2 cm 左右），在直视下解剖、分离组织结构。

腕关节镜的器械均比较细小、脆弱，容易损坏。操作时要注意，尤其是在关节内转动推进时，防止折弯、折断关节镜和器械。所有的操作都应在关节镜能看到的范围内进行，尤其是刨削，不能因为其效率低下而产生急躁心情，影响对组织结构的判别，导致副损伤。关节内操作要防止使用暴力，这样可以减少关节面的损伤以利于器械的保护。

手术结束后，要解除止血带，观察有无活动性大出血，以免遗漏大血管损伤。还要注意手休息位的变化，也可以被动活动手指，了解肌腱有无损伤。现在局部麻醉被成功地应用于腕关节镜方面，优势是可以嘱咐患者主动活动和检查手指的感觉来判别有没有肌腱和神经的损伤。

尽管不使用压力泵，腕关节镜手术时也要注意液体外渗的并发症，尤其是急性桡骨远端关节面骨折，由于手术时间长，仍可能出现液体外渗导致的严重并发症，如骨间膜室综合征。若术中使用弹力绷带，需减少手术时间，术后注意观察是预防并发症的主要措施。

手术入路的感染、关节僵硬和反射性交感神经营养不良综合征等并发症也时有报道[54-59]。

参考文献

[1] Labusca L. Editorial: technology advancement and research progress in orthopedic surgery. Open Orthop J, 2013, 7: 118-119.

[2] Carr AJ, Price AJ, Glyn-Jones S, et al. Advances in arthroscopy-indications and therapeutic applications. Nat Rev Rheumatol, 2015, 11: 77-85.

[3] Wagner J, Ipaktchi K, Livermore M, et al. Current indications for and the technique of wrist arthroscopy. Orthopedics, 2014, 37: 251-256.

[4] Wolf JM, Dukas A, Pensak M. Advances in wrist arthroscopy. J Am Acad Orthop Surg, 2012, 20: 725-734.

[5] Xie RG. Sheathless arthroscopy in the wrist. Surg Innov, 2017, 24: 92-94.

[6] Del Piñal F, García-Bernal FJ, Pisani D, et al. Dry arthroscopy of the wrist: surgical technique. J Hand Surg Am, 2007, 32: 119-123.

[7] Liu B, Ng CY, Arshad MS, et al. Wide-awake wrist and small joints arthroscopy of the hand. Hand Clin, 2019, 35: 85-92.

[8] Hagert E, Lalonde DH. Wide-awake wrist arthroscopy and open TFCC repair. J Wrist Surg, 2012, 1: 55-60.

[9] Ong MT, Ho PC, Wong CW, et al. Wrist arthroscopy under portal site local anesthesia (PSLA) without tourniquet. J Wrist Surg, 2012, 1: 149-152.

[10] Atzei A, Luchetti R, Sgarbossa A, et al. Set-up, portals and normal exploration in wrist arthroscopy. Chir Main, 2006, 25(Suppl 1): S131-S144.

[11] Slutsky DJ. Distal radioulnar joint arthroscopy and the volar ulnar portal. Tech Hand Up Extrem Surg, 2007, 11: 38-44.

[12] 谢仁国，汤锦波，邢树国，等．腕关节镜掌侧入路的程式化建立．中华手外科杂志，2012, 28: 148-150.

[13] 邢树国，谢仁国，王古衡，等．腕关节镜掌侧入路安全区的临床解剖学研究．中国临床解剖学杂志，2011, 29: 502-505.

[14] Naroura I, Zemirline A, Taleb C, et al. Inside-out method to develop volar arthroscopic portals of the wrist in cadaver specimens. Hand Surg Rehabil, 2016, 35: 210-214.

[15] Abe Y, Doi K, Hattori Y, et al. Arthroscopic assessment of the volar region of the scapholunate interosseous ligament through a volar portal. J Hand Surg Am, 2003, 28: 69-73.

[16] Slutsky DJ. Wrist arthroscopy through a volar radial portal. Arthroscopy, 2002, 18: 624-630.

[17] Xie RG, Xing SG, Tang JB. New procedures for precisely establishing volar wrist arthroscopic portals. J Hand Surg Eur, 2015, 40: 1014-1015.

[18] Carro LP, Golano P, Fariñas O, et al. The radial portal for scaphotrapeziotrapezoid arthroscopy. Arthroscopy, 2003, 19: 547-553.

[19] Ashwood N, Bain GI, Fogg Q. Results of arthroscopic debridement for isolated scaphotrapeziotrapezoid arthritis. J Hand Surg Am, 2003, 28: 729-732.

[20] Baré J, Graham AJ, Tham SK. Scaphotrapezial joint arthroscopy: a palmar portal. J Hand Surg Am, 2003, 28: 605-609.

[21] Berger RA. Arthroscopic anatomy of the wrist and distal radioulnar joint. Hand Clin, 1999, 15: 393-413.

[22] Badia A. Arthroscopy of the trapeziometacarpal and metacarpophalangeal joints. J Hand Surg Am, 2007, 32: 707-724.

[23] Berger RA. A technique for arthroscopic evaluation of the first carpometacarpal joint. J Hand Surg Am, 1997, 22: 1077-1080.

[24] Orellana MA, Chow JC. Arthroscopic visualization of the thumb carpometacarpal joint: introduction and evaluation of a new radial portal. Arthroscopy, 2003, 19: 583-591.

[25] Lee HI, Lee KH, Koh KH, et al. Long-term results of arthroscopic wrist synovectomy in rheumatoid arthritis. J Hand Surg Am, 2014, 39: 1295-1300.

[26] Mathoulin C, Gras M. Arthroscopic management of dorsal and volar wrist ganglion. Hand Clin, 2017, 33: 769-777.

[27] Borisch N. Arthroscopic resection of occult dorsal wrist ganglia. Arch Orthop Trauma Surg, 2016, 136: 1473-1480.

[28] Kim JY, Lee J. Considerations in performing open surgical excision of dorsal wrist ganglion cysts. Int Orthop, 2016, 40: 1935-1940.

[29] Del Piñal F, Clune J. Arthroscopic management of intra-articular malunion in fractures of the distal radius. Hand Clin, 2017, 33: 669-675.

[30] Abe Y, Fujii K. Arthroscopic-assisted reduction of intra-articular distal radius fracture. Hand Clin, 2017, 33: 659-668.

[31] Lindau T. Arthroscopic evaluation of associated soft tissue injuries in distal radius fractures. Hand Clin, 2017, 33: 651-658.

[32] Slutsky DJ, Trevare J. Use of arthroscopy for the treatment of scaphoid fractures. Hand Clin, 2014, 30: 91-103.

[33] Wong WC, Ho PC. Arthroscopic management of scaphoid nonunion. Hand Clin, 2019, 35: 295-313.

[34] Pegoli L, Pozzi A. Arthroscopic management of scaphoid-trapezium-trapezoid joint arthritis. Hand Clin, 2017, 33: 813-817.

[35] Ogawa T, Tanaka T, Asakawa S, et al. Arthroscopic synovectomy for the treatment of stage Ⅱ to Ⅳ trapeziometacarpal joint arthritis. J Rural Med, 2018, 13: 76-81.

[36] Luchetti R, Atzei A, Cozzolino R. Arthroscopic distal scaphoid resection for scapho-trapezium-trapezoid arthritis. Hand (N Y). 2019 Jul 26: 1558944719864451.

[37] MacLean SBM, Kantar K, Bain GI, et al. The role of wrist arthroscopy in Kienböck disease. Hand Clin, 2017, 33: 727-734.

[38] Bain GI, MacLean SB, Tse WL, et al. Kienböck disease and arthroscopy: assessment, classification, and treatment. J Wrist Surg, 2016, 5: 255-260.

[39] Tomaino MM. Wrist ulnar impaction syndrome: when I use the wafer procedure and when I do not. Arthroscopy, 2018, 34: 431-432.

[40] Griska A, Feldon P. Wafer resection of the distal ulna. J Hand Surg Am, 2015, 40: 2283-2288.

[41] Park A, Lutsky K, Matzon J, et al. An evaluation of the reliability of wrist arthroscopy in the assessment of tears of the triangular fibrocartilage complex. J Hand Surg Am, 2018, 43: 545-549.

[42] Chu-Kay, Mak M, Ho PC. Arthroscopic-assisted triangular fibrocartilage complex reconstruction. Hand Clin, 2017, 33: 625-637.

[43] Haugstvedt JR, Søreide E. Arthroscopic management of triangular fibrocartilage complex peripheral injury. Hand Clin, 2017, 33: 607-618.

[44] 徐文东，沈云东，蒋苏，等．腕关节镜视下治疗三角纤维软骨复合体损伤．中华手外科杂志，2011, 27: 259-262.

[45] 杨顺，程亚博，徐文东，等．腕关节镜下腕三角纤维软骨复合体 Palmer ⅠB 型损伤的诊断和治疗．中华手外科杂志，2016, 32: 283-285.

[46] Fujio K. Arthroscopic management of triangular fibrocartilage complex foveal injury. Hand Clin, 2017, 33: 619-624.

[47] Ho PC, Wong CW, Tse WL. Arthroscopic-assisted combined dorsal and volar scapholunate ligament reconstruction with tendon graft for chronic SL instability. J Wrist Surg, 2015, 4: 252-263.

[48] Danoff JR, Karl JW, Birman MV, et al. The use of thermal shrinkage for scapholunate instability. Hand Clin, 2011, 27: 309-317.
[49] Peterson SL, Freeland AE. Scapholunate stabilization with dynamic extensor carpi radialis longus tendon transfer. J Hand Surg Am, 2010, 35: 2093-2100.
[50] Stuffmann ES, McAdams TR, Shah RP, et al. Arthroscopic repair of the scapholunate interosseous ligament. Tech Hand Up Extrem Surg, 2010, 14: 204-208.
[51] 谢仁国 , 汤锦波 , 茅天 , 等 . 腕关节镜技术在腕部损伤中的临床应用 . 中华创伤骨科杂志 , 2011, 13: 328-331.
[52] Liu B, Chen SL, Zhu J, et al. Arthroscopic management of perilunate injuries. Hand Clin, 2017, 33: 709-715.
[53] 柳权哲 , 杨光 , 王悦书 , 等 . 腕关节镜辅助下微创治疗经舟骨月骨周围脱位 . 中华手外科杂志 , 2018, 34: 391-393.
[54] Ahsan ZS, Yao J. Complications of wrist and hand arthroscopy. Hand Clin, 2017, 33: 831-838.
[55] Leclercq C, Mathoulin C, Members of EWAS. Complications of wrist arthroscopy: a multicenter study based on 10107 arthroscopies. J Wrist Surg, 2016, 5: 320-326.
[56] Ahsan ZS, Yao J. Complications of wrist arthroscopy. Arthroscopy, 2012, 28: 855-859.
[57] Beredjiklian PK, Bozentka DJ, Leung YL, et al. Complications of wrist arthroscopy. J Hand Surg Am, 2004, 29: 406-411.
[58] 谢仁国 , 唐天驷 , 茅天 , 等 . 腕关节镜临床应用 55 例分析 . 中华临床医师杂志（电子版）, 2010, 4: 1413-1416.
[59] Warhold LG, Ruth RM. Complications of wrist arthroscopy and how to prevent them. Hand Clin, 1995, 11: 81-89.

第 2 部分

骨和关节损伤

第 5~10 章　59~285 页

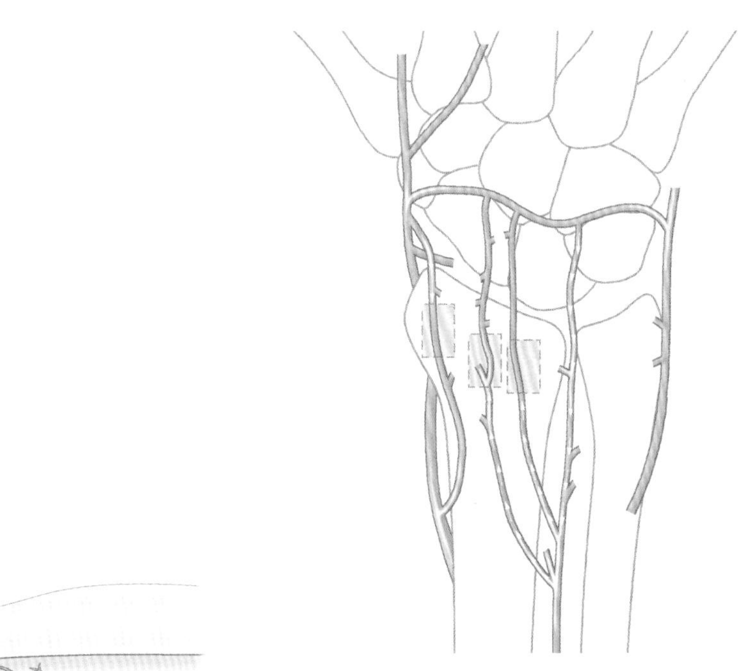

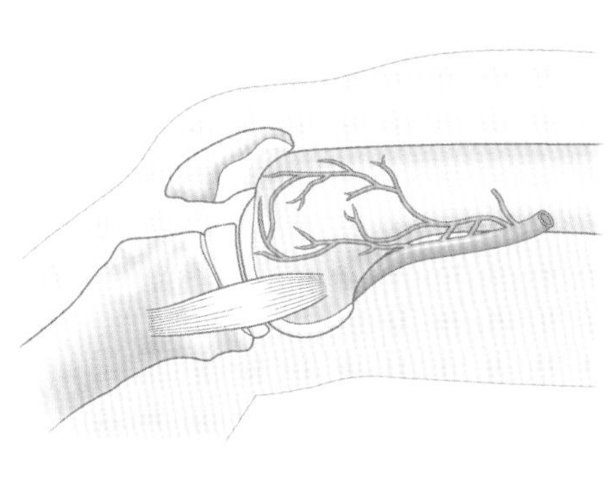

第 5 章 手部骨折和关节损伤

邢树国

修复骨和关节损伤是手功能恢复的基础，手的骨和关节损伤的发生率十分高，占手外科患者相当比例。手的骨和关节损伤的治疗是一个经典话题，但又有很多新技术发展。新技术发展及目前的观点主要内容如下：①对于手部骨折，大多数不需要手术治疗，要注意判断。②对于必须手术治疗的患者，首先考虑采用微创方法，如闭合复位髓内钉固定、髓内空心加压螺钉固定等。③不到迫不得已（如骨缺损或多发开放骨折），不采用钢板固定，避免对肌腱、韧带和软组织的干扰，因为即使微钢板对手的肌腱、韧带的干扰也很大。不采用钢板固定更主要的原因是采用闭合复位克氏钉固定、髓内空心加压螺钉固定基本都可以解决问题，没有必要用钢板。④对于复杂的近指间关节骨折－脱位和粉碎性关节骨折采用动态外固定牵引支架治疗是目前主张的方法。⑤对于关节损伤严重无法重建或治疗后关节严重功能障碍的患者，可选择部分关节自体移植或关节假体置换术。⑥术后完全固定时间不应该较长（完全固定不应该超过 2~3 周），在保证骨折复位不移位的情况下应该早期进行关节半幅度保护性活动。

第一节 指骨骨折

【发生率】 手部指、掌骨骨折是上肢常见损伤，约占全身骨折的 24%[1]，上肢骨折的 40%[2]，急诊骨折的 10%~25%[3]。指骨骨折在人群中的发生率约为 0.12%[4]。加拿大 Feehan 等的流行病学调查显示约 50% 的手部骨折是指骨骨折[5]。手部骨折中远节指骨骨折最常见，约占手部骨折的一半；其次是掌骨、近节指骨和中节指骨[3]。指骨骨折中拇指和中指骨折最常见，因为拇、中指位于手的最远端[6]。拇指近、远节指骨骨折常由直接暴力引起，较拇指掌骨骨折少见。男性指骨骨折患者较女性多见[7]。指、掌骨骨折的原因包括机械伤、车祸、打架和体育活动等。Court-Brown 等报道显示 2 000 例治疗的手部骨折 22% 是由运动损伤造成[1]。指骨骨折常见于 10~29 岁年龄段[8]。笔者单位在 2012 年治疗了 374 处指骨骨折，占手部骨折的 78.4%，肘部以下骨折的 40%，整个上肢骨折的 25%。其中末节指骨骨折的总发生率最高，占指骨骨折的 59%；所有手指中中指骨折的发生率最高，占指骨骨折的 26%。

【相关解剖】 手指有远节、中节和近节指骨。远指间关节（DIP 关节）和近指间关节（PIP 关节）都是铰链关节，仅有伸屈运动，没有侧偏运动。这两关节均由侧副韧带－掌板维持其稳定性。此外，DIP 关节还由止于远节指骨掌、背侧基底部的屈肌腱和伸肌腱保护，而 PIP 关节仅由止于中节指骨背侧基底部的伸肌腱中央束保护。近节指骨和掌骨头间的掌指关节为髁状关节，除关节囊外，其稳定性还由背侧伸肌腱、侧方的侧副韧带和掌骨横韧带、掌侧的掌板维持。掌指关节的掌板不同于 PIP 关节的掌板，近端无限制韧带。拇指没有中节指骨，其指间关节和掌指关节分别与手指的 PIP 关节和掌指关节相似。

【分类】 按照位置分为远节、中节和近节指骨骨折（拇指无中节）。远节指骨骨折又分为粗隆、干部、基底部和关节内骨折（表 5-1）。远节指骨粗隆

表 5-1 远节指骨骨折的分型

粗隆骨折	干部骨折	经关节骨折
简单	横行	背侧骨折（Mallet 骨折）
粉碎	斜行	掌侧骨折（Jersey 骨折）
	纵行	骨骺骨折（Salter-Harris 分型）
	亚分型：稳定，不稳定，粉碎	

骨折常由压砸伤引起，多为粉碎性。远节指骨干骨折的骨折线常横行或纵行。远节指骨基底部骨折常为发生于小儿的骨骺骨折（Seymour 骨折）。远节指骨关节内骨折常见的是背侧和掌侧撕脱骨折（骨性锤状指和 Jersey 指）。

手指中、近节指骨骨折分为关节外和关节内骨折。关节外骨折按照其位置可分为指骨颈、干和基底骨折。关节外指骨干骨折按其形状又可分为横行、斜行（短斜或长斜）、螺旋形和粉碎性骨折（可分别由弯曲、扭转、成角力量和压砸伤导致）。斜行和螺旋形骨折在近节指骨较为多见，而横行骨折则多见于中节指骨。横行骨折为稳定型骨折，斜行或螺旋形骨折因为成角和轴向的变形力而为典型不稳定骨折。近节指骨骨折因骨间肌牵拉使近折端屈曲而出现掌侧成角，而中节指骨骨折的成角畸形则多样化。横行骨折于侧位和后前位 X 线片上常可见成角畸形。斜行骨折可引起旋转畸形，但有时也可引起成角或短缩畸形。粉碎性骨折多为短缩畸形，也可出现旋转不良或成角畸形。关节外指骨基底骨折常发生于近节指骨基底的干骺端连接处，骨折背侧多为粉碎性，有压缩，受力后多向掌侧成角。有时在冠状面也可见轻微的成角畸形，但是旋转畸形较少见。X 线斜位片中有时可有假象，会导致医生低估骨折的严重性[9]。

远、近指间关节内骨折包括指骨头骨折（或指骨髁骨折），指骨基底的掌侧、背侧或侧方骨折，粉碎性关节内骨折（Pilon 骨折）和骨干延伸至关节内的骨折。关节内骨折常由手指的轴向负荷伤引起，可分为稳定或不稳定、伴脱位或不伴脱位、简单或粉碎性骨折。指骨头骨折可为单髁和双髁骨折、移位和不移位骨折。近节指骨单髁骨折常用 Weiss-Hastings 分型（图 5-1）。骨骺部位的骨折可为关节内骨折（通过骨骺）或关节外骨折（仅通过骺板），常见的分型是根据 X 线片的表现而提出的 Salter-Harris 分型（图 5-2）。

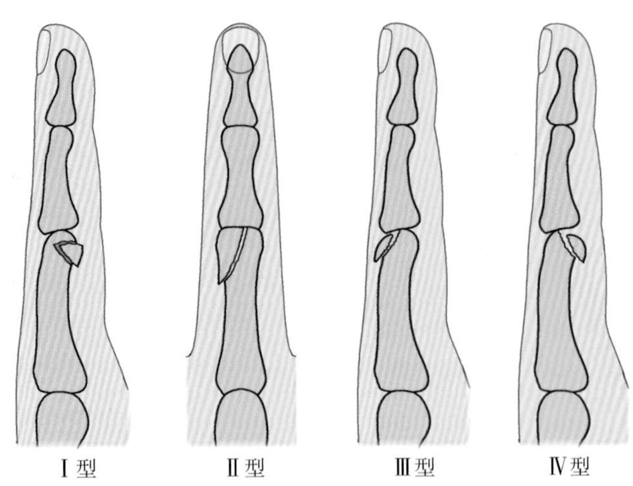

图 5-1 近节指骨单髁骨折的 Weiss-Hastings 分型。Ⅰ型为掌侧斜骨折；Ⅱ型为长矢状面骨折；Ⅲ型为背侧冠状面骨折；Ⅳ型为掌侧冠状面骨折。

【临床表现】 疼痛、畸形和活动受限为骨折的常见临床表现。畸形在手指关节肿胀时有时不明显，但要注意关节骨折合并脱位的情况。临床和影像学检查可评估骨折。临床检查必要时可在麻醉下进行，以避免因疼痛和（或）恐惧而导致的患者不配合或结果不准确。双手对比可排除非骨折畸形和手指中度屈曲时环、小指的正常交叉重叠。临床检查时还要了解软组织损伤情况。

【诊断依据】 指骨骨折患者常有明显的外伤史（病理性骨折有手部用力史），且常有疼痛、肿胀、畸形和活动受限等全部或部分症状。稳定骨折、微小骨折、关节内骨折等的临床表现和检查并不明显。所有骨折都需 X 线平片检查确诊。

【辅助检查】 应拍摄后前、侧、斜位 X 线平片，确定临床诊断，了解骨折的位置、走行、关节面塌陷程度，是否存在移位、成角、短缩、旋转、粉碎、经过关节、伴脱位等情况，还可发现是否存在异物、肿瘤、风湿和关节退变等情况。CT 扫描及三维重建不是常规检查，仅在需要更好地了解关节是否存在骨折和脱位等情况时采用。基本上不需要 MRI 检查，仅在诊断关节撕脱骨折伴侧副韧带损伤时应用。

【治疗方法】 骨折的位置、骨折稳定性、移位程度、合并伤、软组织损伤等对决定治疗方法很重要。对于不全骨折、骨骺损伤（儿童多见）和很容易复位的稳定骨折、任何远节指骨骨折，这 4 种骨折都可采用非手术治疗[9-11]。闭合复位后邻指绑缚（buddy taping）一般用于不全骨折和儿童骨骺损

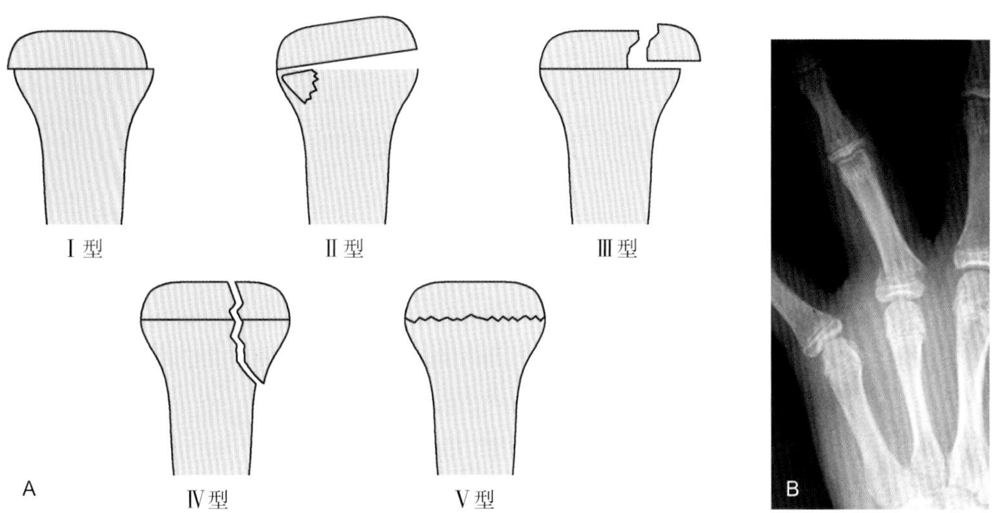

图 5-2　骨骺损伤的 Salter-Harris 分型。A. Ⅰ型为骨骺分离；Ⅱ型为分离的骨骺附连着三角形的干骺部骨折片并伴有骺板移位；Ⅲ型为骺板分离伴关节内骨骺骨折；Ⅳ型为骨折通过干骺部和骺板进入关节；Ⅴ型为骺板压缩性骨折。B. 左环指近节指骨 Salter-Harris Ⅱ型骨折的 X 线片表现。

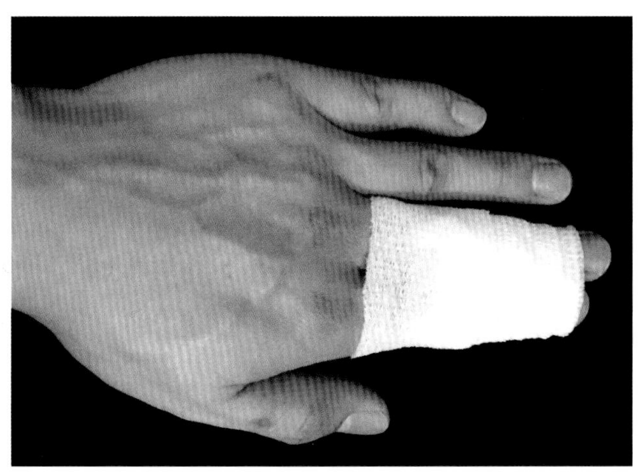

图 5-3　左示指中节指骨骨折无明显移位，使用弹力绑带将患指和邻指捆绑，称邻指绑缚法。

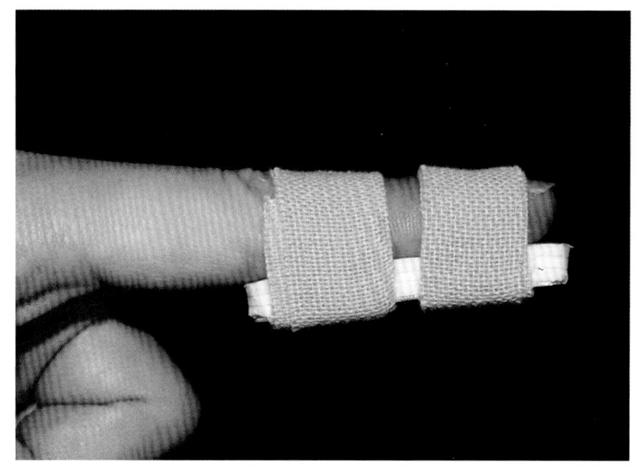

图 5-4　左示指远节指骨骨折，使用金属铝板固定于中末节的掌侧。

伤（图 5-3），或用指骨夹板固定 3~4 周。一般任何远节指骨骨折不需要固定，或可以用固定于中末节的掌侧金属铝板固定，金属铝板顶部可以弯或不弯（图 5-4）。对于很容易复位的骨折、复位后又稳定的中部横行骨折、累及关节面很小部分（1/3 以下）的骨折和经关节面但关节面平整的骨折，都可以用金属铝板固定。在手指上不用管形石膏，也不用石膏条。但对于拇指骨折，可以用拇指伸展位石膏托，从拇指尖到前臂远端（拇指外展位石膏托，thumb spica splint）。外固定的时间一般是 4~5 周。小儿骨折愈合快，重塑潜能强，可耐受一定程度的畸形，因此在很多情况下更适合保守治疗。

下列情况需要手术治疗：①存在明显骨缺损。②不能良好复位的骨折。③开放性骨折。④经关节骨折，有关节不平整不能闭合复位外固定。开放性损伤需要彻底清创冲洗伤口后再复位和固定骨折，修复软组织损伤，必要时重建组织覆盖，并视情况应用抗生素和预防破伤风。如果手部情况良好，肿胀不明显，应立即手术，否则可以延迟 3~10 天手术，以使肿胀消退，急性伤口感染得到控制。骨折固定以透视下闭合复位克氏针为主要方法和首选方法，如需要就用切开复位克氏针固定。使用接骨板的适应证非常有限（表 5-2）。

手指远节指骨骨折

1. 远节指骨粗隆骨折　远节指骨粗隆骨折（turf fracture）多由挤压伤引起，常为粉碎性（图 5-5A）。

表 5-2　手部骨折的固定技术

方法	适应证	优点	缺点
克氏针 *	所有类型的骨折，包括螺旋形骨折、纵行骨折	有效、最常用方法 容易导入 组织剥离少 可经皮导入	可能松动，但可采用多根固定克服 可能分离骨折 钉道感染 经常需要辅以外固定
骨内钢丝 **	很少用，仅开放复位 横行骨折（指骨）时少数医生会采用 撕脱骨折 已有固定的补充	有效 低切迹 相对简单	可能造成切割，不可靠（尤其是骨质疏松）
张力带 **	横行骨折 斜行骨折 螺旋形骨折	较克氏针坚强 低切迹 简单、有效	针或钢丝移动 两次取出（有时） 暴露较多
髓内钉	横行骨折 短斜行骨折	不需要特殊装置 易于导入 没有突出的钢针 组织剥离少	旋转不稳定
接骨板螺钉 ***	合并软组织损伤或骨缺损的多发骨折 开放骨折 畸形愈合或骨不连重建植骨后	坚强稳定的固定 恢复或维持骨长度	对肌腱滑动影响大 需要特殊器械 暴露较多 可能需要取出
外固定支架	开放性损伤伴严重污染和骨折 恢复骨缺损或粉碎性骨折的长度 软组织损伤或缺损 感染骨不连	维持长度 可处理骨和软组织 经皮置入 避免直接骨端操作	钉道感染 骨髓炎 过度牵引致骨不连 神经、血管损伤

注：* 用于 90%~95% 以上的新鲜骨折、没有开放性损伤的骨折。多数情况下作闭合复位后经皮穿针固定。
** 这两种方法都需要切开手术，现在都不常用。在 X 线机透视下，目前都可以用经皮克氏针单根或多根固定 90%~95% 的骨折。
*** 接骨板螺钉在手部骨折基本不使用，由于其干扰肌腱活动，仅在骨缺损植骨后使用。

指骨粗隆通过密集的纤维组织连接周围软组织，因此远节指骨粗隆骨折多数稳定，不需要手术也不需要外固定。但要注意常合并甲床和（或）指腹损伤。如果怀疑甲床损伤（如出现甲板撕裂或移位），则有时需拔甲探查甲床。闭合骨折常合并甲下血肿（图 5-5B），引起疼痛，可采用细小的钻头（或注射器针尖、加热的曲形针等）进行甲板穿孔减压，缓解疼痛，常无需手术探查甲床。经过血肿钻孔减压和甲床修复的患者可短期口服抗生素预防感染。远节指骨粗隆骨折多在 2~3 周后无症状性纤维愈合，能够得到较好的稳定性。如果产生痛性延迟愈合，有的医师用复位克氏针固定。对于骨折不愈合且指尖不稳定和疼痛者，可做骨摘除，而植骨可能被吸收，不应该采用。

2. 远节指骨干骨折　远节指骨干骨折多由压砸伤和指尖的轴向负荷伤引起，最常见的是横行和纵行骨折。对于无移位的稳定性指骨干骨折，由于周围组织（背侧甲板和掌侧指腹的纤维隔）的稳定作用，常可保守治疗，很少需要手术治疗。治疗方法是使用泡沫衬垫铝合金夹板或热塑夹板固定于中末节掌侧，仅仅将 DIP 关节固定在伸直位，其他关节可自由活动。移位和不稳定干部骨折很难复位，但基本上移位都不大，不需要手术。对指骨干横行骨折进行手术基本上属于过度手术。如果实在患者要求，或是移位很明显（这种情况很少见）的指骨干横行骨折，复位后可沿指骨长轴穿针（可用克氏针或 22 号注射器针头）或单螺钉固定。要固定 4 周。若合并甲床撕裂伤需要修复甲床。

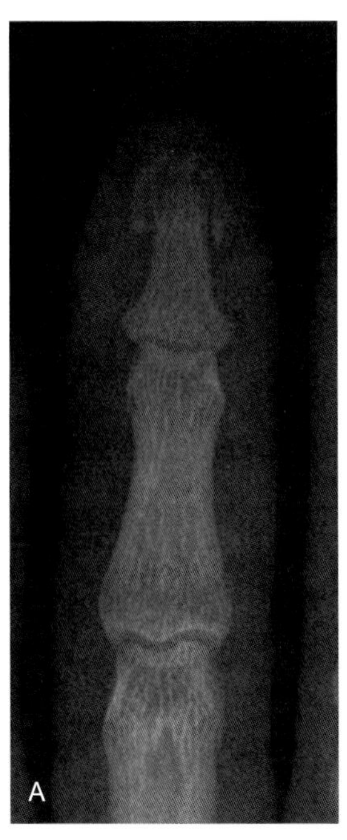

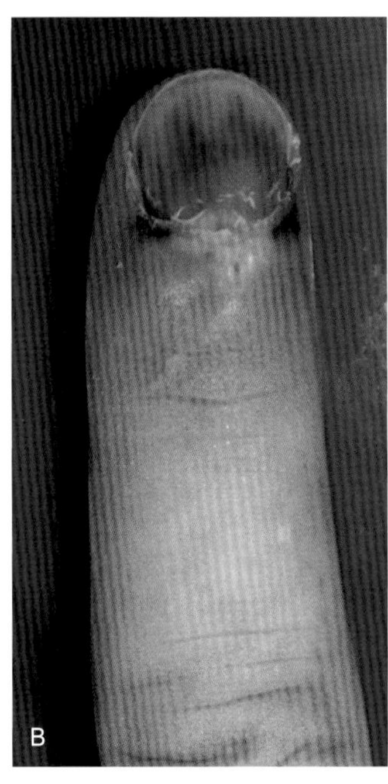

图 5-5　由挤压伤引起的远节指骨粗隆骨折。A. 远节指骨粗隆骨折的 X 线正位片；B. 远节指骨粗隆骨折合并甲下血肿。

远节指骨干骨折可产生不愈合，但如果没有症状无须治疗，而有症状又不愈合的发生率十分低。如果存在痛性延迟不愈合（影像学检查随访常大于 4 个月），可采用掌侧、背侧或侧正中入路清创植骨，使用克氏针或螺钉（皮质螺钉或加压螺钉）稳定固定。Ozçelik 等报道采用侧中线切口、鹰嘴松质骨移植植骨、克氏针固定治疗 11 例远节指骨不愈合，最终均获得愈合[12]。Kim 等使用骨条移植术加或不加克氏针固定治疗远节指骨不愈合也得到较好效果[13]。有学者报道仅使用切开皮质小螺钉[14]或经皮加压螺钉[15, 16]固定治疗远节指骨干症状性不愈合，也可得到较好的疗效。术后即开始主动的 DIP 关节活动锻炼并佩戴手指夹板保护。一旦有骨愈合（常在术后 4 周）的临床证据就拔除克氏针，进行关节活动练习。

3. 远节指骨基底部骨骺骨折（Seymour 骨折）　Seymour 骨折是小儿远节指骨的关节外过骨骺或骨骺周围骨折，多由 DIP 关节过度屈曲引起，外观像锤状指畸形，易误诊为 DIP 关节脱位[17]。连接于骨骺近端（近折端）的伸肌腱和连接于远端骨折块（远折端）的指深屈肌腱的牵拉常导致骨折背侧成角。此骨折几乎均通过甲床并使其横行撕裂移位，被撕裂抽出的甲板也常层叠于近侧甲皱裂的表面。进行简单的复位操作而不处理软组织损伤，可导致骨折复位不充分或再移位，而使 DIP 关节活动范围减小或远节指骨短缩；也可产生甲床复位不良、向背侧移位的骨骺继续生长所致的背侧隆起和感染 [急性骨髓炎和（或）化脓性关节炎] 等并发症。规范治疗为冲洗、清创、复位骨折和甲床，并修复甲床，甲板重置于近端甲皱裂下方，用背伸夹板固定 DIP 关节及远节指骨于伸直位。通过甲床的修复和甲板的支撑，此损伤通常是稳定的，因为甲板有维持骨折复位的作用（拔甲有造成骨折移位的风险），但为了保证稳定性也可以采用穿针固定。对于闭合损伤，复位稳定后用邻指绑缚或手指夹板固定 4 周，保持 PIP 关节能自由活动。对闭合损伤复位失败和开放性损伤可使用克氏针固定[18]。

4. 远节指骨关节内骨折

（1）DIP 关节背侧撕脱骨折（骨性锤状指）：DIP 关节背侧撕脱骨折即骨性锤状指，是由于 DIP 关节过度屈曲而使伸肌腱止点相连的关节背侧骨折块撕脱，有时合并 DIP 关节掌侧半脱位（图 5-6）。常用的 Doyle 分型见第 12 章表 5-3。非手术治疗适合于关节累及小于 1/3 关节面、没有 DIP 关节掌侧半脱位的病例。用手指夹板固定 DIP 关节于完全伸直位 6~8 周（图 5-7），夹板放在掌侧还是背侧效果一样。注意足够的固定时间（6 周以上）很重要。在 6~8 周后还应该夜间固定 4~6 周。任何少于 6 周的固定都是不足够的，很多医生认为完全固定 8 周十分必要，作者也是这样做的。

DIP 关节的稳定性与损伤关节面的程度有关，

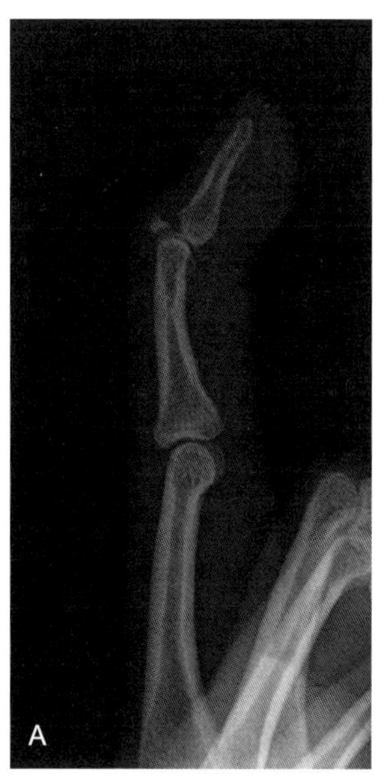

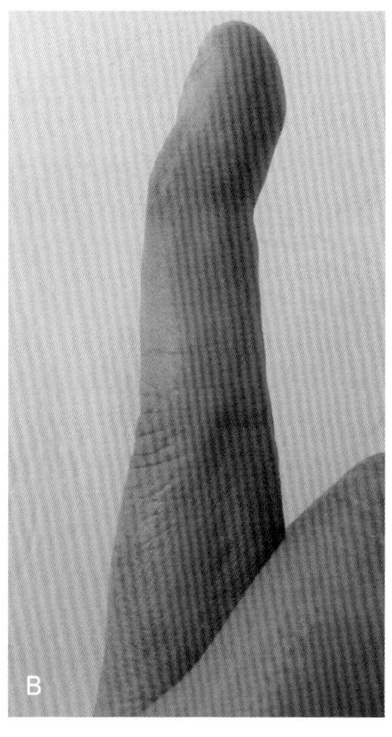

图 5-6　骨性锤状指。A. 损伤指的侧位 X 线片显示远节指骨背侧关节面撕脱骨折合并 DIP 关节掌侧半脱位；B. 锤状指的 DIP 关节在手指伸直时欠伸。

Husain 等通过尸体研究发现累及关节面达 52% 时会出现关节脱位[19]。Kalainov 等对 22 例撕脱骨块大于关节面 1/3 的闭合锤状指采用背伸位夹板治疗，平均固定 5.5 周后发现 13 例仍存在关节半脱位[20]。半脱位可能导致退行性关节炎、鹅颈畸形（图 5-8）和背侧隆起等，因此当背侧撕脱骨块大于 1/3 关节面合并远节指骨向掌侧半脱位时，一般认为需要手术治疗。手术目的是恢复关节面平整，防止关节僵硬和关节炎。手术方法包括闭合背伸阻挡穿针和（或）克氏针贯穿复位关节固定，在 90% 以上需复位的病例都可行，对于特别难复位的病例可以切开复位克氏针、小螺钉、张力带、钩钢板和拉出缝合固定等。不同医生用不同的方法[21]，但闭合背伸阻挡穿针方法最常用，也是最合理和容易的方法，因此能被普及。这一方法是 Ishiguro 报道的，现普遍称为 Ishiguro 方法[22]。我们常采用背伸阻挡和贯穿关节穿针固定治疗不稳定的锤状指骨折脱位。方法是首先极度屈曲 DIP 关节，使用直径 1.0 mm 的克氏针以和指骨长轴成 45° 角导入中节指骨头的背侧，对背侧关节骨折块向近侧移位起到阻挡作用。然后伸直手指 DIP 关节，骨折片受到斜插的克氏针的阻挡和压迫而使骨折复位。为了维持 DIP 关节的伸直位，再使用另一根直径 1.0 mm 的克氏针自指尖向近端逆行贯穿固定 DIP 关节（图 5-9）。如果关节背侧骨折块很大，有时还可使用直径 1.0 mm 或 0.8 mm 的克氏针经皮或切开复位固定骨折，但这种情况很少见，基本上不需要切开复位。术后 6 周去除克氏针，用掌侧夹板再固定 DIP 关节于伸直位 2 周，以后可以去除夹板，进行 DIP 关节活动练习。

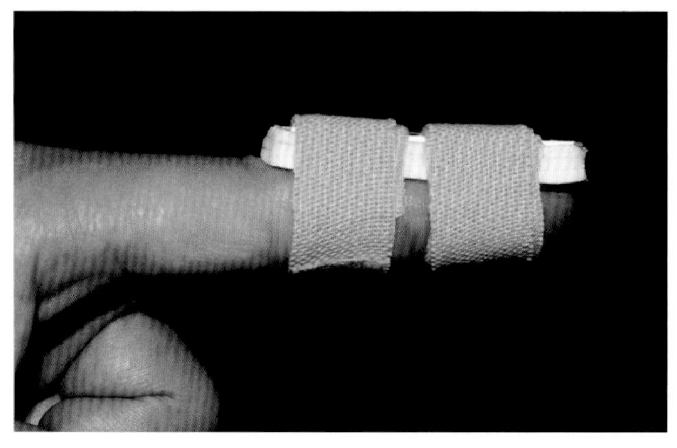

图 5-7　对锤状指用背侧（也可掌侧）夹板伸直位固定 DIP 关节。

锤状指骨折愈合有时为纤维愈合或关节面畸形愈合。关节面畸形愈合长期可能使患者形成关节炎。未完全复位关节面数月后会使患者的 DIP 关节欠伸，掌板松弛，PIP 关节过伸，形成鹅颈畸形。即使十分满意的保守治疗或手术治疗后，DIP 关节活动度有部分丧失也十分常见，要和患者说明这一可能性。对锤状指的治疗，尤其是肌腱的治疗，请参看第 12 章第 2 节。

（2）DIP 关节掌侧撕脱骨折（骨性 Jersey 指）：骨性 Jersey 指损伤不常见，是由于连接指深屈肌腱的掌侧关节撕脱骨折导致的（图 5-10）。骨性 Jersey 指骨折如果稳定可使用背侧夹板固定 DIP 关节，但多数损伤伴肌腱回缩，需手术将指深屈肌腱和与之相连

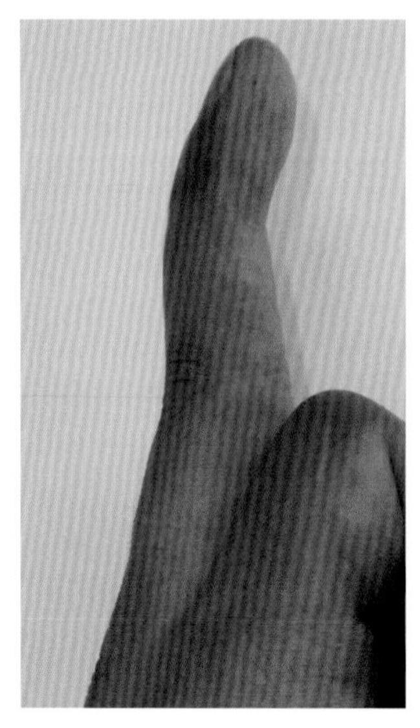

图 5-8　锤状指残留的鹅颈畸形，DIP 关节屈曲，PIP 关节代偿性过伸。

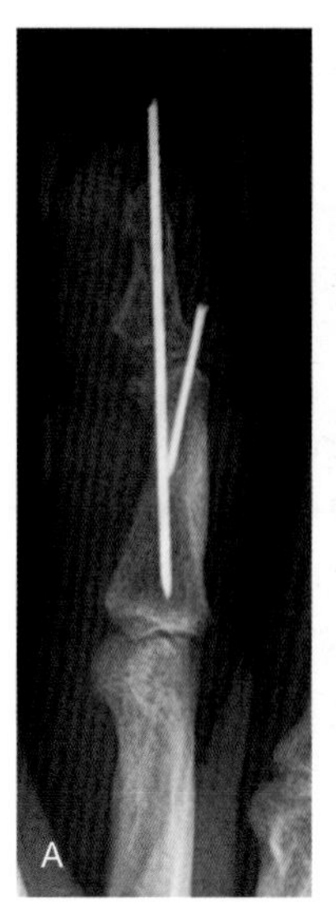

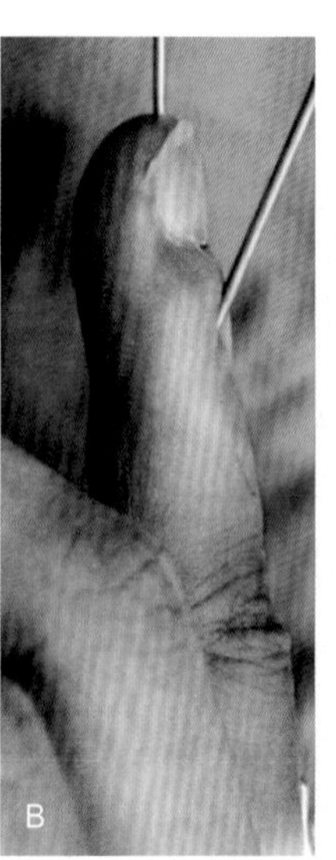

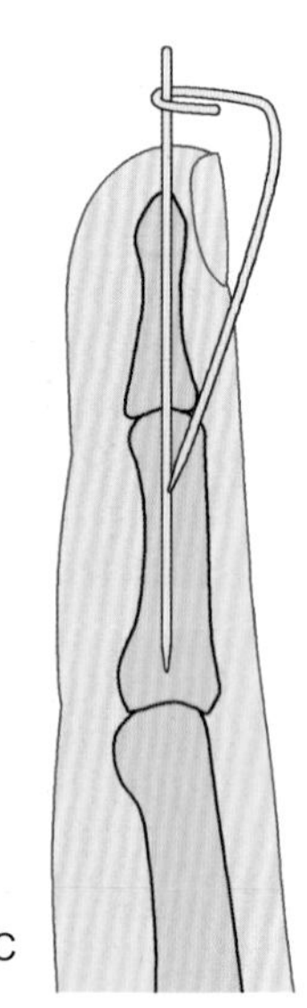

图 5-9　背伸阻挡穿针法治疗锤状指。A. 骨折固定后的手指 X 线侧位片；B. 骨折固定后的术中照片；C. 为了术后持续加压，第一根克氏针的尖端可向掌侧折弯，再钩到第二根克氏针上。

的骨块重新拉回。对于较大的撕脱骨折块可使用小螺钉、克氏针固定。对于较小的撕脱骨折块需要使用缝合锚钉或拉出缝合法将肌腱固定到骨上。此损伤常需在伤后 2 周内手术，因为延迟手术可能产生肌腱回缩和退变，而必须采取肌腱移植治疗。对于预后活动度差和疼痛的患者可能需要 DIP 关节融合固定[23]。

向 DIP 关节背侧方向的骨折脱位更少见。不全撕脱骨折可闭合复位。完全撕脱骨折块较大时可引起 DIP 关节不稳定，如果稍屈曲 DIP 关节仍不足以维持关节复位（特别是骨折大于关节面 40% 时），则需行闭合穿针骨折固定术。对于陈旧性 DIP 关节背侧骨折脱位可行掌板成形术或关节融合术。Rettig 等报道 10 例（4 例拇指指间关节及 6 例 DIP 关节）陈旧性 DIP 关节背侧骨折脱位病例，均行掌板成形术。术后随访拇指指间关节主动活动度平均 51°，手指 DIP 关节主动活动度 42°，屈曲挛缩平均 12°。患者满意度较高，无并发症[24]。

手指中、近节指骨关节外骨折

1. 中、近节指骨颈骨折　中、近节指骨颈骨折在成人不常见，几乎均发生于小儿。在幼儿，常在手指被门夹住而强行拔出时发生。在年龄稍大的小儿和青少年，运动、摔倒和打架是常见的原因，锯子损伤可引起成人指骨颈骨折。单独的后前位摄片常漏诊骨折，侧位片则可以很好地观察到指骨头部骨折块。

指骨颈骨折可分为 3 型：Ⅰ型，无移位稳定骨折；Ⅱ型，移位不稳定骨折，常有背侧移位，但骨折块有接触；Ⅲ型，骨折断端无接触，且指骨头旋转约 90°[25]（图 5-11）。3 种类型指骨颈骨折的发生率分别为 19%、71% 和 10%[25]。

挤压伤导致的指骨颈骨折常伴水肿，切开复位常导致肌腱粘连和手指僵硬，因此建议闭合复位。Ⅰ型骨折可使用手部掌侧夹板固定 3~4 周，但考虑到幼儿的依从性差，建议使用手掌侧或背侧石膏托固定，青少年则可使用手指夹板，其预后较好[25]。Ⅱ型骨折最常见，需要复位，用克氏针固定。但首先尝试闭合复位，避免过度牵引和挤压而造成医源性损伤[26]，应轻柔地从背侧压迫指骨头，同时屈曲关节复位。X 线检查确定复位后，使用单根克氏针经皮贯穿固定，也可使用可吸收针、骨牵引、螺钉、髓内固定。如果复位失败，还可使用克氏针从背侧导入至骨折线，作为操作杆辅助复位骨折，类似 Kapandji 技术。指骨颈骨折术后克氏针常保留 4~5 周。Ⅱ型骨折预后也较好，闭合复位经皮穿针固定效果较切开好。Topouchain 报道其所治疗的指骨颈骨折病例中，4 例出现指骨头坏死，但均为切开复位治疗的患者[26]。如穿针，克氏针等固定都不通过关节，所有关节可早期活动，效果均较好。Ⅲ型骨折闭合复位困难，常通过背侧入路，不切开伸肌腱，复位后使用克氏针固定骨折。对于中节指骨颈Ⅲ型骨折可于侧束联合部的尺侧或桡侧显露骨折，复位骨折后，可以使用单根克氏针自远节指骨穿过 DIP 关节及骨折块至中节指骨干固定。近节指骨颈Ⅲ型骨折需在中央腱与侧束之间切开，显露骨折，复位并使用 1 或 2 根克氏针固定，一般不通过 PIP 关节。Ⅲ型指骨颈骨折的预后比较差，有骨坏死的风险[25]。

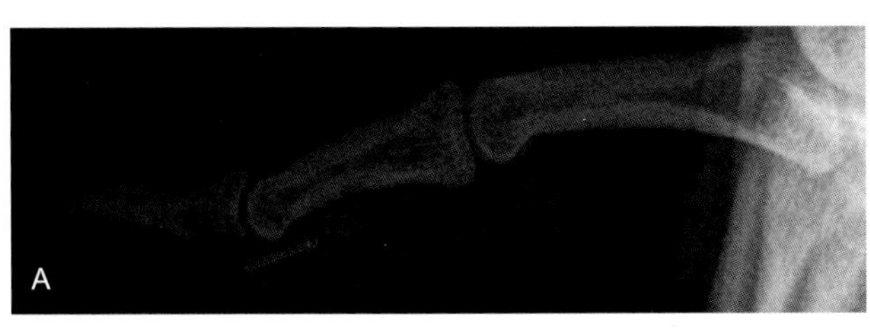

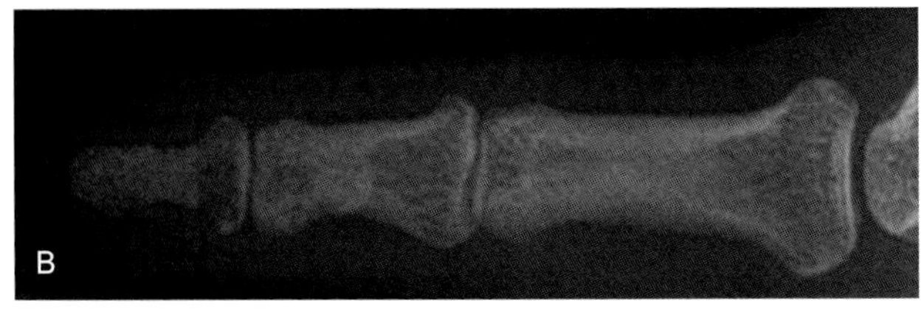

图 5-10　骨性 Jersey 指。A. X 线侧位片，红色箭头所示为远节指骨基底部的掌侧撕脱骨块由于指深屈肌腱的牵拉而向近端回缩；B. X 线正位片。

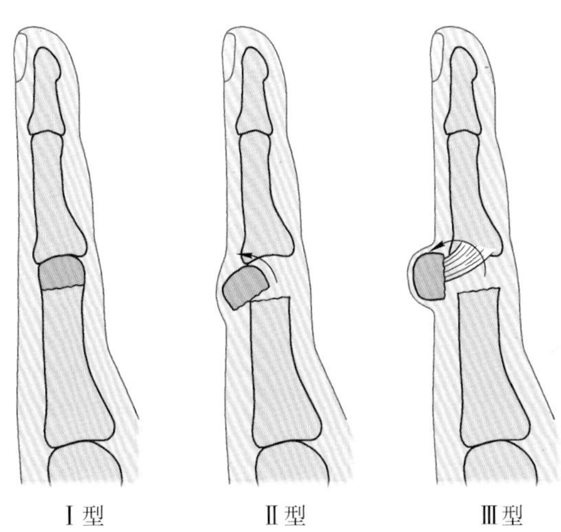

图 5-11　儿童近节指骨颈骨折的分型。Ⅰ型为无移位骨折；Ⅱ型为移位但存在骨接触的骨折；Ⅲ型为完全移位、无骨接触、可能旋转 90° 的骨折。

并发症包括骨折成角畸形或不愈合、伸肌腱损伤致伸指受限、骨性阻挡引起的屈曲受限等。小儿指骨颈骨折的畸形愈合多由于早期的误诊导致，骨折处有疼痛。有些医生认为小儿指骨颈骨折有一定重塑能力，建议保守治疗[27]。也有医生认为背侧对线不良的畸形骨折可得到完全的重塑[28]，但侧方的对线不良无法重塑[29]。对于畸形愈合的成人患者，为防止出现锤状指和鹅颈畸形，我们建议对早期畸形（骨折后 4 周时）患者进行手术再复位。Waters 等对早期畸形愈合患者使用 Intrafocal 复位技术（克氏针杠杆技术），去除早期的骨痂，行经皮复位克氏针固定[30]。我们同意这一做法。

2. 中、近节指骨干骨折

（1）保守治疗：对无移位稳定或移位复位稳定的中、近节指骨骨折常采用保守治疗。主要方法是对于不全骨折用邻指绑缚固定，对完全骨折使用固定手指于伸直位的掌侧夹板，或者用短臂石膏托掌指关节休息位或半屈曲位固定[31]（图 5-12）。在掌指关节屈曲 30°~40° 的半屈曲位外固定完全可以防止副韧带挛缩，而且在外固定 3~4 周后可以开始关节部分幅度的主动活动，副韧带的挛缩不会发生，因此不需要固定在完全掌指关节屈曲位。固定之后即可开始手指半幅度主动锻炼，完全去除固定需要在 4~5 周后，但 2 周后骨折处已经有纤维性早期骨痂连接，可以开始活动了，不过外固定必须 4~5 周才行。不需要每周复查 X 线片或透视，一般在外固定 1~2 周后复查了解是否移位，4~5 周时复查是否看到骨痂，如果明显可以完全去除外固定。

判断手指骨折是否初步愈合是根据临床上指骨骨折处有无压痛。正常愈合的骨折一般固定后 3 周开始没有压痛，提示已经完成初步愈合，这时 X 线片上骨痂还很少或不明显，但如果是用经皮克氏针固定的已经可以去除固定的克氏针活动手指了，在不活动期间和夜间仍然需带外固定，到骨折后 5~6 周可以完全去除外固定。

移位的骨折由于受指浅屈肌腱、掌板、手内肌的影响，有特殊的移位方向（图 5-13），在手指的某些位置容易复位并稳定。中节指骨干中远部分骨折，如果向掌侧成角，可屈曲 DIP 和 PIP 关节约 90°，有利于闭合复位；近节指骨中部骨折可完全屈曲掌指关节，使手内在肌松弛，然后屈曲远折端以纠正掌侧成角和旋转畸形，以达到骨折复位（图 5-14）。旋转畸形是否存在常可通过比较指甲平面来判断。

采用保守治疗的指骨干稳定骨折活动度较好，愈合率高，效果满意[32, 33]，但要特别注意螺旋形骨折，其 X 线检查可能造成漏诊和误诊，且手指制动后不易判断旋转畸形。对于大斜行和螺旋形骨折常发生移位和短缩、不稳定，通常需手术治疗，方法见下文。

（2）闭合复位经皮固定：现在主张采用在透视下经皮克氏针固定，适用于指骨干不稳定的横行、螺旋形或斜行骨折。基本上不应该采用钢板。

1）闭合复位经皮穿针固定：对伤后几天到 1~2 周的复位不稳定的螺旋形和大斜行骨折都可采用闭合穿针固定（closed reduction and percutaneous pinning，CRPP）。该方法对软组织损伤很小，且手指可早期活动，仅仅需要术后辅助简单的手指外固定，预后较好，少有畸形愈合和手指关节活动受限等并发症。Eberlin 等[34]分析了 50 例采用 CRPP 治疗的近节指骨骨折，没有畸形愈合，平均影像学愈

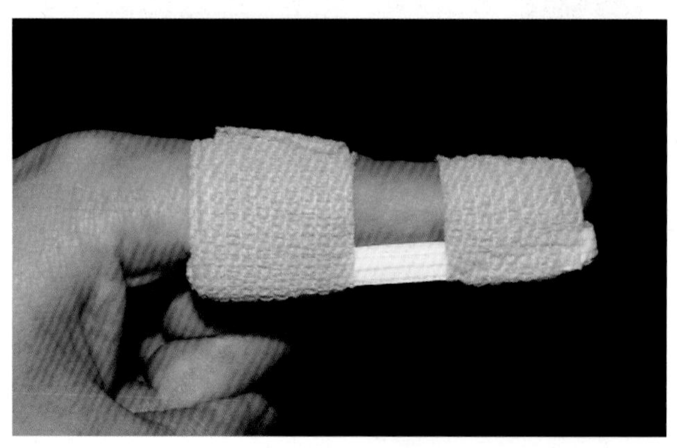

图 5-12 指骨骨折的保守治疗。左示指中节指骨骨折采用伸直位掌侧夹板固定。

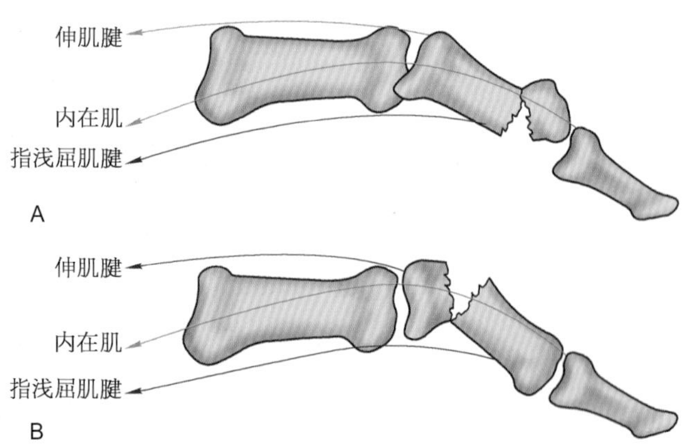

图 5-13 中节指骨骨折移位。A. 中节指骨远端 1/3 骨折，指浅屈肌腱牵拉近端骨折块，使骨折掌侧成角；B. 中节指骨近端 1/3 骨折，指浅屈肌腱牵拉远端骨折块，伸肌腱中央束牵拉近端骨折块，使骨折背侧成角。

合时间是 5 周。

闭合复位骨折时仅仅牵引就可以复位，很少需要使用复位钳维持。X 线透视确定复位满意后在其辅助下，将 1~3 根（直径约 1 mm）克氏针以相对于骨折线或指骨长轴合适的角度置入（图 5-15）。克氏针之间可以分开，也可以完全平行、成角。对于长斜行骨折，2~3 根克氏针可以沿指骨长轴垂直方向打入。之后，X 线透视检查骨折复位情况。将克氏针尾剪短后埋入皮下或留在皮外。CRPP 的操作一般都十分容易和可靠，很少因失败而改为切开复位。固定 1~2 周后即可开始活动锻炼，术后 4~5 周拔针。

克氏针一般从一侧指骨基底到对侧指骨头髁顺行导入指骨冠状面中央进行固定（图 5-16），或逆行从一侧指骨头髁窝进入对侧指骨侧方基底的软骨下骨固定（图 5-17）。这两种方式操作时都应避免克氏针进入关节。对于接近掌指关节的骨折，首先屈曲掌指关节，将单根克氏针经皮自伸肌腱的尺侧或桡侧穿入掌骨头，贯穿掌指关节后进入近节指骨干的近折端骨髓腔；然后将远折端复位，继续进针，止于近节指骨头软骨下骨完成固定（图 5-18）。

2）经皮螺钉固定：虽然此方法可以用于长斜行和螺旋形骨折，但 2~3 根克氏针经皮穿入可以达到

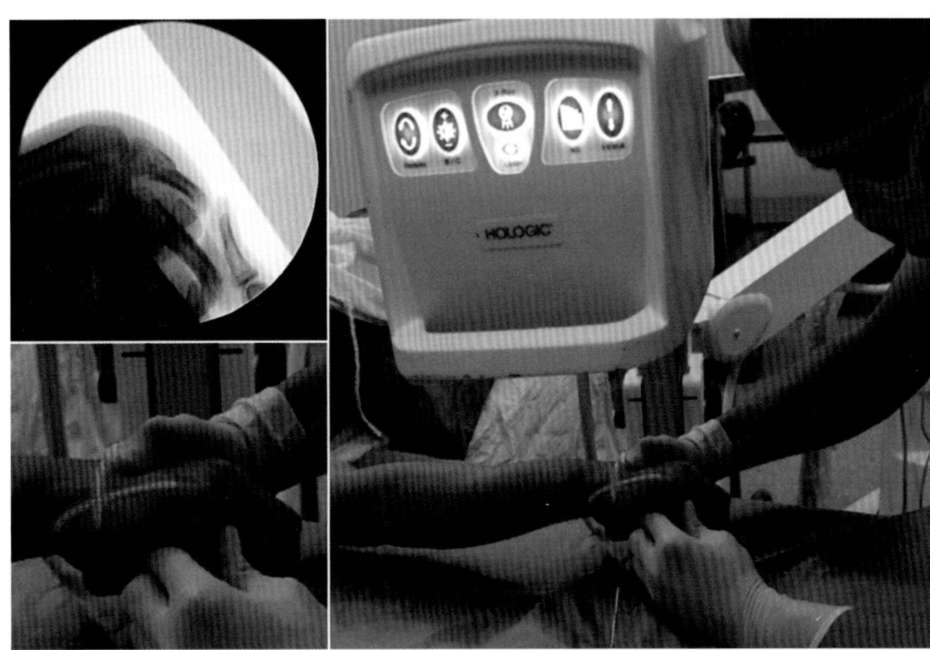

图 5-14　在小型 C 形臂透视机辅助下近节指骨骨折的复位手法。

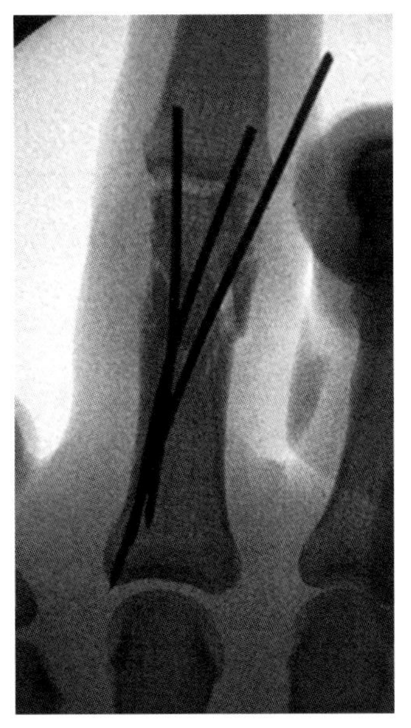

图 5-15　闭合复位经皮穿针固定近节指骨骨折。

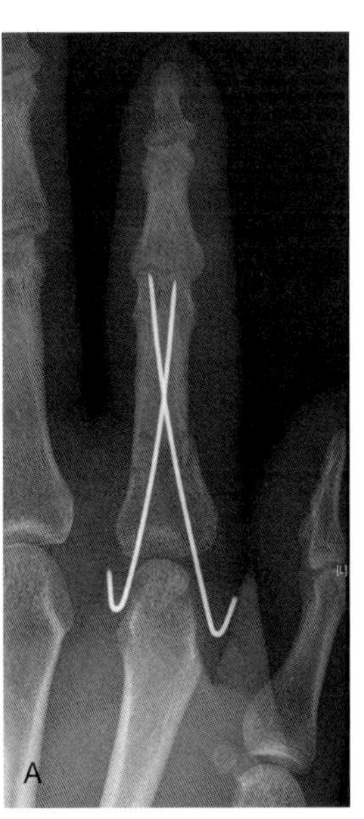

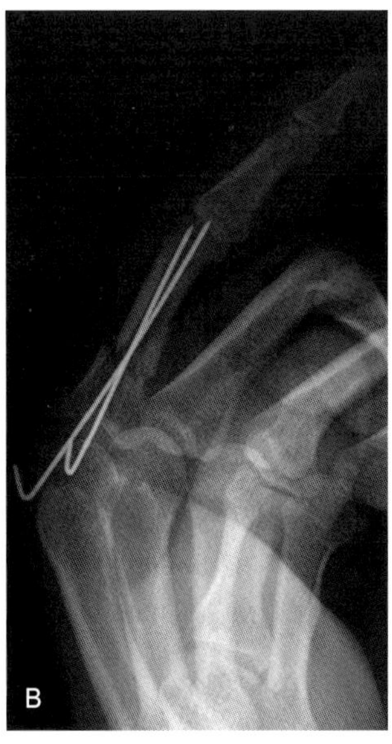

图 5-16　近节指骨干骨折的闭合顺行交叉克氏针固定。A. 固定后正位片；B. 固定后侧位片。

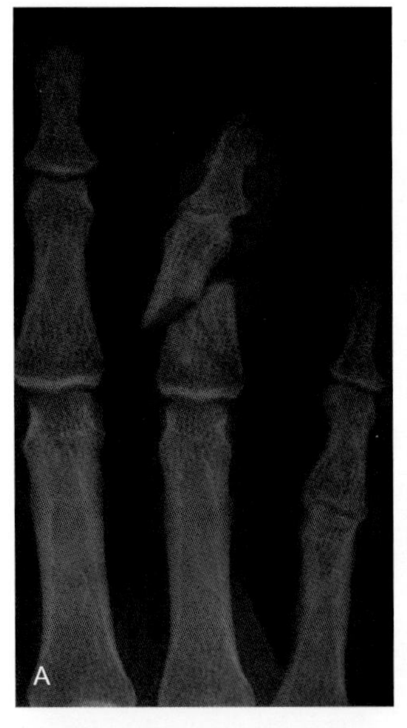

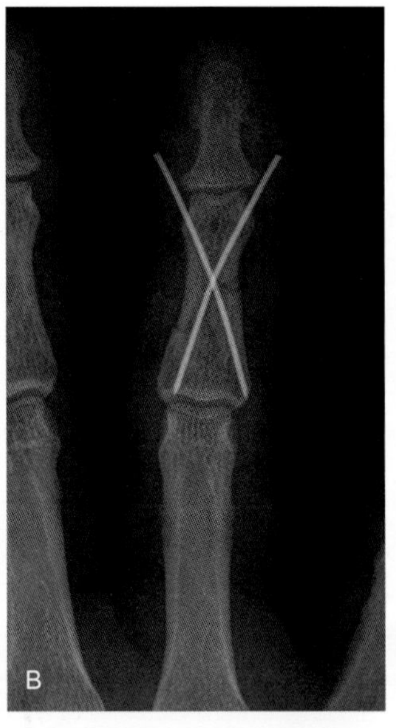

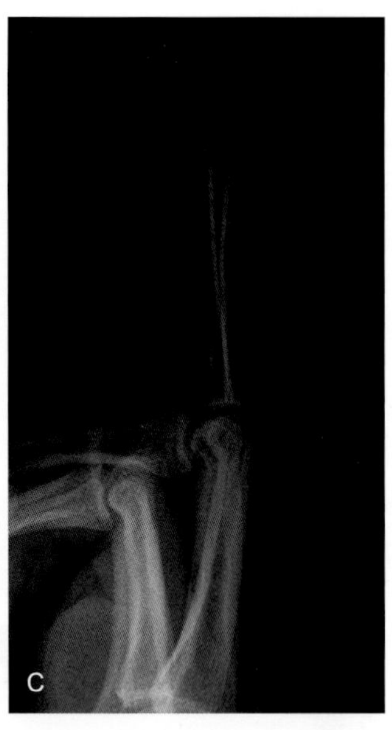

图 5-17 环指中节指骨干骨折的闭合逆行交叉克氏针固定。A. 骨折的正位片；B. 固定后正位片；C. 固定后侧位片。

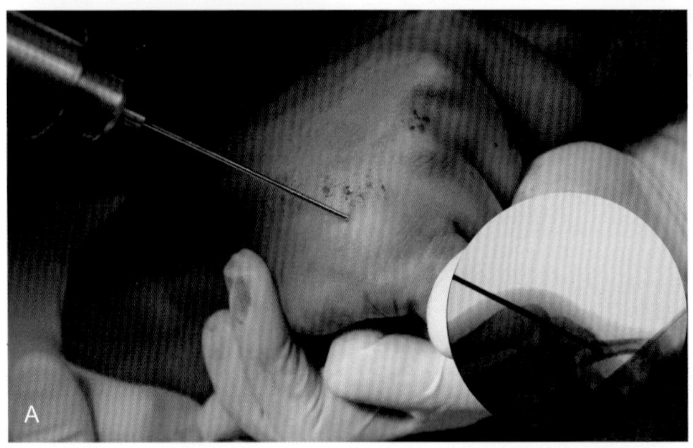

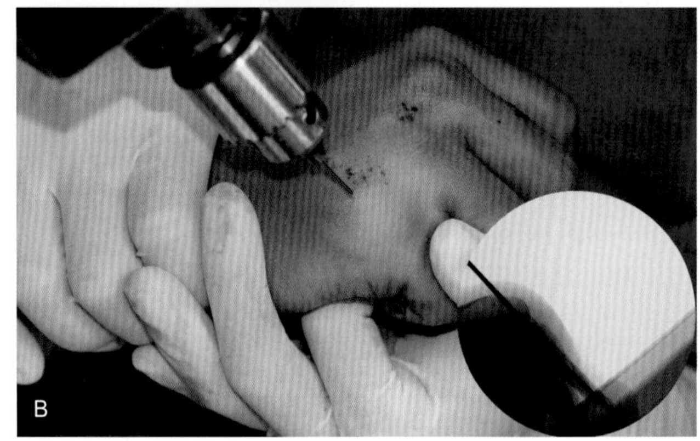

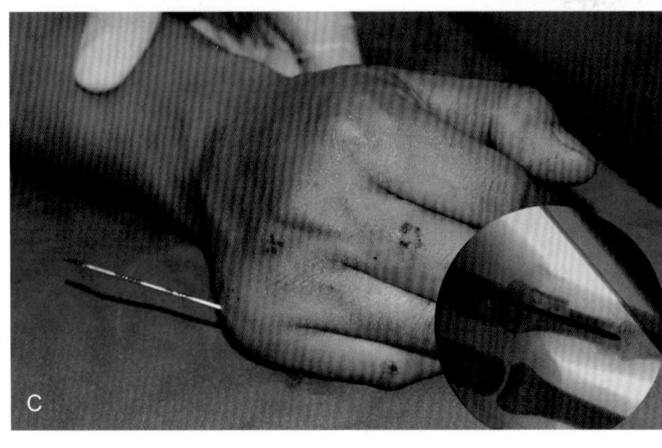

图 5-18 单根克氏针经皮固定小指近节指骨骨折。A. 屈曲掌指关节后将克氏针穿过掌骨头至近折端的骨髓腔；B. 复位骨折后将克氏针导入远折端骨髓腔，至近节远端关节面的软骨下骨；C. 克氏针固定后掌指关节固定。

同样的固定，而且不会影响肌腱功能，也不需要做手术切口，因此此方法不是最好的方法。当然也可以使用。方法是在 X 线透视下闭合复位骨折，然后使用持骨钳临时固定。在需要置入螺钉处取有限的小切口，置入自攻拉力螺钉完成固定。对于指骨髁骨折，该方法比克氏针固定效果好，尤其有用，使指骨髁骨折片牢固复位固定。

3）经皮加压钢针固定：这是目前正在开发的技术和应用方法。加压钢针的口径小，同时具有经皮克氏针和加压螺钉的优点，适用于中、近节简单的横行和小成角骨折。Zach 报道了经皮加压钢针的使用[35]。钢针包括平滑部和螺纹部两部分。平滑部用于定位和导入；螺纹部的近、远端有两种不同的螺纹，用于加压。在 X 线透视下确定钢针的平滑部正确导入后，旋转螺纹部置入，给予骨折加压。加压完成后在皮下剪除多余钢针。术后患者即可主动活动锻炼和康复理疗。术后 4~6 周拔除钢针。

4）无头空心加压螺钉髓内固定：此技术简单、

有效。无头空心加压螺钉经关节面导入骨髓腔，固定中、近节指骨横行或斜行不稳定骨折，也是一个好的新技术（图 5-19）。关节内导入可通过小的关节切口于指骨头或指骨基底关节面导入；经关节导入需穿过骨折指骨的近端掌骨头或近节指骨头，贯穿关节导入骨折指骨髓腔。需术前根据影像学检查确定无头空心加压螺钉的直径和长度，术中透视确定螺钉不突出关节面。操作方法是在 PIP 关节完全屈曲时，在近节指骨头中心处切开皮肤 3~4 mm，纵向切开伸肌腱 3~4 mm，牵引复位骨折后，在指骨头中心沿指骨长轴穿入直径 1 mm 的克氏针，克氏针应该穿到指骨基底。用直径 2.0、2.6 或 3.0 mm 的无头空心加压螺钉，以插入的克氏针为导针拧入。无头空心加压螺钉远端需过骨折处 1 cm 或以上，钉的近端应该埋在软骨面深面或以下数毫米。手术中用小型 C 形臂透视机确认螺钉位置。Giesen 和 del Piñal 等报道通过此固定方式患指均得到了较好的活动度和功能[36, 37]。我们大力推荐该方法。

5）经皮髓内针固定：适用于横行、斜行、螺旋形骨折和部分粉碎性骨折，也是一个好的新技术。Orbay 和 Touhami[38] 回顾分析了 40 例使用 2 根非锁定髓内针或单根锁定髓内针治疗的近节指骨骨折病例，随访中均无旋转不良。基于以上研究，建议采用带锁髓内针固定，患手功能恢复较好。该方法目前使用的医生不多，原因是以上 3 种方法已经可以解决问题，该方法较上述 3 种方法复杂、欠可靠。

（3）外固定支架固定：外固定支架适用于严重粉碎或污染，不能使用穿针或螺钉固定的骨折。外固定支架不仅可提供足够的稳定性，还可通过韧带的整复作用辅助复位，同时又允许进一步处理开放性伤口，保护血供，可尽量避免仍有少量血供的小骨折片坏死。

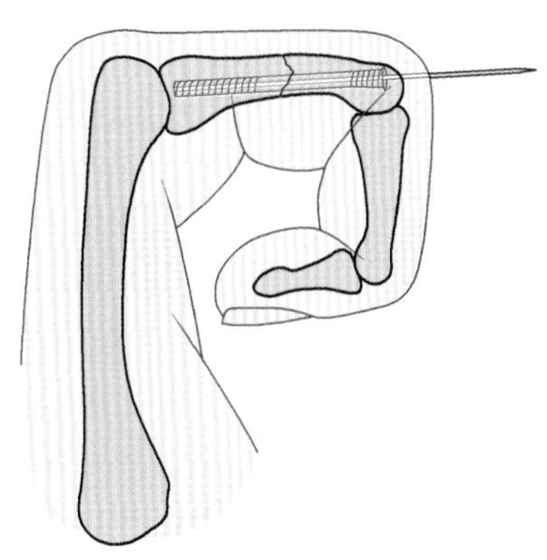

图 5-19　无头空心加压螺钉髓内固定近节指骨骨折，螺钉由 PIP 关节穿入。

当不需要跨关节固定时，静态外固支架（non-bridging external fixator）最有效。跨关节固定可能会产生严重的创伤后关节僵硬，所以它仅用于严重损伤，且为治疗的最后选择。外固定支架的固定方法为在 X 线透视辅助下将 2 根横行固定针于手指侧正中（或背外侧）分别置于近折端和远折端，避免穿入关节。然后安装旋转夹具和连杆，在 X 线透视下复位骨折，锁紧旋转夹具维持固定。通常使用单杆单边固定即可稳定骨折，必要时可再附加一组。

对于复杂的骨折，外固定支架可联合克氏针、钢丝等固定方法来加强固定。如果存在骨缺损，而伤口清洁，骨折处软组织又覆盖充分时，可考虑植骨。外固定支架常维持 4 周，其间患者可主动活动非固定关节。对于严重粉碎性或伴有不稳定的骨折，外固定需延长 2~3 周。去除外固定后需要开始进行严格而周密的康复训练。多数患者常需要二期手术（如肌腱松解术、关节囊切开术等），但必须在骨折完全愈合，软组织恢复柔软之后进行。针道感染和术后护理是应注意的问题。

（4）切开复位内固定：几乎没必要做切开复位内固定，切开复位内固定的效果也差一些，仅适合于开发性骨折或有缺损需要植骨时。对于近节指骨骨折的切开复位，可采用指背侧正中直切口，纵行切开伸肌腱显露指骨干部，骨折固定后再连续缝合修复伸肌腱。其缺点为易引起伸肌腱与骨和皮肤之间的粘连。也可使用侧方入路显露近节指骨，以减少伸肌腱损伤而产生瘢痕。切口选择在远折端移位偏向的一侧，切口可在侧束的掌侧或背侧来显露骨折部位。中节指骨骨折背侧入路需要牵开伸肌腱侧束，纵行切开并掀开骨膜来显露折端。

1）克氏针固定：固定方法同 CRPP，切开的目的是复位，克氏针可以在切口内或经皮穿入。固定完成后术中 X 线透视确认骨折的复位情况和克氏针的位置。克氏针针尾剪短后可埋入皮下，也可留在皮外。

2）钢丝固定：该技术可以用于移位后复位不稳定的指骨干横行骨折、断指再植和开放性骨折。钢丝置入孔距骨折线至少 3~4 mm，以避免钢丝收紧时的切割作用而破坏骨折。确保钢丝无扭折，以防影响钢丝收紧。必要时还可联合克氏针加强固定，尤其是指骨干骨折，因为此处弯曲应力最大，可使用张力带钢丝法固定。将不锈钢丝在固定骨折的克氏针（针尾保留 2~3 mm）下方绕过形成套圈，然后收紧，加压骨折端而达到加强骨折稳定性的作用。此技术对螺旋形或斜行骨折尤为适用。钢丝固定不是常用方法，我们感到这种方法仅仅对一些骨折的碎片有捆绑作用，不应该作为单独固定方法采用。现在有很多比它可靠得多的方法可以用。

3）螺钉固定：螺旋形和斜行骨折除克氏针外还可使用螺钉固定。螺钉固定所需的软组织剥离少，并可将钉帽埋于骨内便于修复骨膜，以减少对肌腱滑动的影响和粘连的形成。一般使用 2~3 枚直径 2 mm 或 1.5 mm 的螺钉固定近节指骨，用直径 2 mm、1.5 mm 或 1.3 mm 的螺钉固定中节指骨。在某些特定情况下还需使用直径更小的螺钉 (0.75~1 mm)。理想的螺钉置入应在骨折线中间位置，而且螺钉跨过骨折线以远达到皮质，超过的长度应不小于 2 倍螺钉直径[39]。

Horton 等[40] 在前瞻性随机对比研究中比较近节指骨螺旋形或长斜行骨折分别采用闭合复位克氏针（17 指）和切开复位螺钉（15 指）固定的效果。术后平均随访 40 个月，发现两种方法的效果相当，但克氏针固定的患者中 3 名患者伸肌腱粘连，需二次手术，而螺钉固定的患者未出现肌腱粘连。Başar 等[41] 对比研究单独螺钉固定和接骨板固定近节指骨斜行（14 例）和螺旋形（8 例）骨折的效果。它们的数据证明单独螺钉固定在活动度和功能评分上优于接骨板固定。

3. 中、近节指骨基底骨折　复位手法同中、近节指骨干骨折，复位后采用掌指关节屈曲位固定。对于不稳定近节基底部骨折，也可使用单根克氏针经皮穿掌指关节髓内固定。与指骨干骨折相似，闭合交叉克氏针固定和切开复位内固定也可作为其治疗的选择。小儿的中、近节指骨基底部骨折常见，多可闭合复位，很少需经皮穿针固定（图 5-20）。

手指中、近节指骨关节内骨折

经关节手指骨折比较复杂，处理困难，手术治疗的可能性大。手外科医生中有这样的说法：对于手指的关节外骨折，要问一问自己，为什么需要手术治疗；对于手指的关节内骨折，要问一问自己，为什么不进行手术治疗。下面详细讨论什么情况下应该手术或不手术治疗。

1. 指骨头单髁骨折　无移位的单髁骨折具有潜在不稳定性，不过可非手术治疗，同时必须密切随访影像学检查，因为移位可能延迟出现而导致畸形愈合和关节面不平整。保守治疗可使用邻指绑缚或手指伸直位夹板固定方法，2 周后单独或在邻指绑缚的保护下进行早期半幅关节主动活动[42, 43]。移位骨折则需要复位内固定，以确保复位稳定。手术方法主要为闭合复位经皮固定和切开复位内固定。

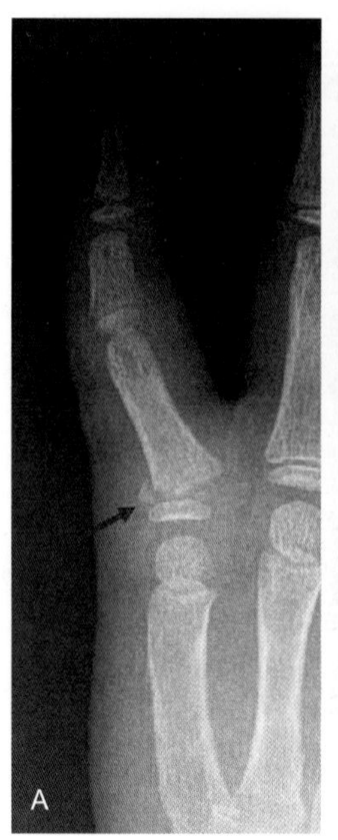

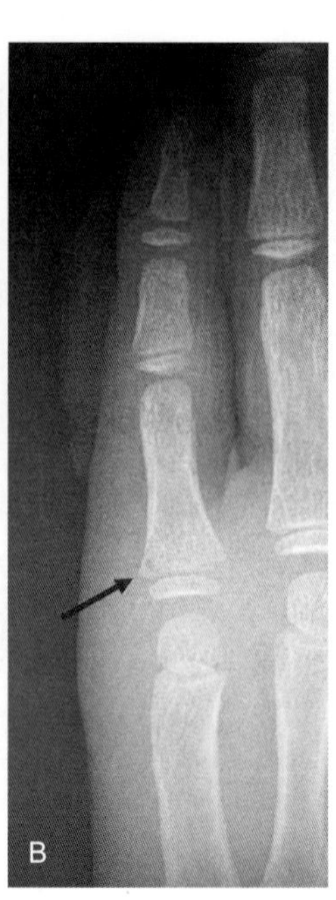

图 5-20　小儿左小指近节指骨基底部骨折，红色箭头标示骨折的位置。A. 复位前左小指手指正位片；B. 复位后手指正位片。

（1）闭合复位经皮固定：应首先考虑。在纵向牵引（或手指网套牵引）和小型 C 形臂透视机的辅助下闭合复位，必要时使用 1 根克氏针穿入骨折块作为操作杆复位骨折。复位后使用 1 或 2 把巾钳暂时维持复位，然后使用直径合适（0.7~1.2 mm）的 2~3 根克氏针经皮固定骨折。单根克氏针固定仅在骨片小时应用，多数情况下应用 2 根克氏针固定，因为可能由于骨块旋转或固定物松弛而导致复位丢失（图 5-21）。复位和固定必须轻柔，防止操作杆和复位钳引起指骨髁的再骨折，尤其是较小骨折块。早期主动活动在手术后 2~3 周开始，克氏针在第 4~5 周拔出，为了经关节骨折复位固定后早期安全活动，也可以到第 6 周拔出。

还可使用小无头空心加压螺钉（直径 1.7 mm，长 6~14 mm）经皮固定。方法为骨折复位后，于复位钳的末端作约 0.5 cm 的小切口，将直径 0.7 mm 的导引针置于复位钳的导管中穿入骨块至对侧皮质，确定长度后导入螺钉[44]。空心加压螺钉可提供稳定的骨间压力，无需广泛切开，仅需小的切口，减少了软组织损伤，降低了瘢痕形成和肌腱粘连风险，且无需取出，但它不适用于较小骨折块，以免螺钉置入骨折块时骨块破碎[45]。Liodaki 等使用此技术治疗了近节指骨髁骨折 20 例（主要为横行单髁骨折和斜行骨折，少于 3 个骨折块），19 例恢复了 PIP 关节的全幅活动，仅 1 例由于 PIP 关节再次脱位而取出螺钉[46]。

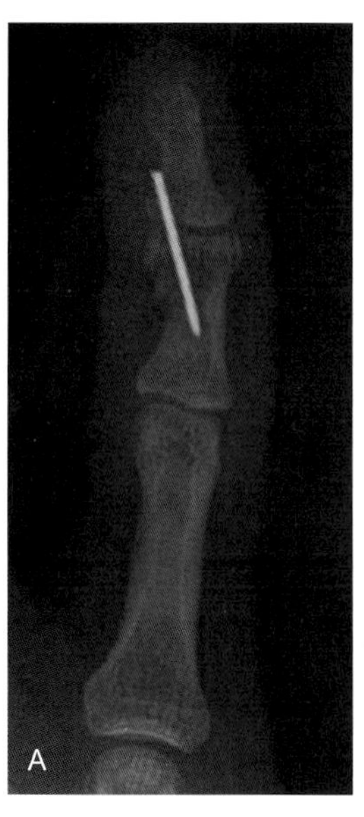

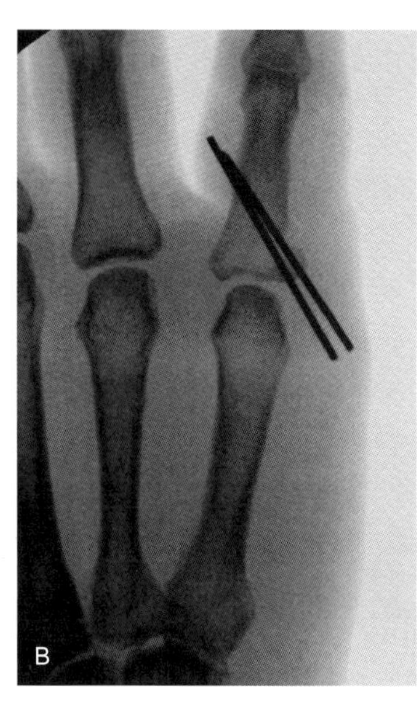

图 5-21　闭合复位经皮固定。A. 中节指骨单髁骨折使用单根克氏针固定；B. 小指近节指骨的经关节面小骨折，牵引小指后复位，用克氏针固定，由于同时有 2 根屈肌腱修复，在手术后第 2 周开始主动活动锻炼，在第 7 周拔除克氏针（汤锦波医师手术病例）。

(2) 切开复位内固定：对于 PIP 周围的骨折，在准备切开复位前，一定要先考虑动力牵引支架。这一支架对粉碎性 PIP 关节骨折最好，方法见本章第四节。切开复位仅在闭合不能复位时采用。在骨折侧做背侧纵行切口或侧方切口（图 5-22）。对于近节指骨髁骨折可在中央腱和侧束之间切开关节囊显露 PIP 关节，注意切勿切断分离中央腱在中节指骨基底背侧的止点。显露骨折部位后要保持指骨髁与侧副韧带的连续性，避免切断韧带导致指骨髁骨折块不稳定或骨坏死，因为它提供骨折块血供。直视下将骨折块解剖复位，并使用巾钳、持骨钳或克氏针临时固定，再使用 2 根平行的克氏针将指骨髁骨折块固定于指骨主体。也可使用 1 根克氏针维持复位，再用小拉力螺钉（直径 1.3~2.0 mm）固定，但前提是骨折块大小需为螺钉直径的 2.5~3 倍，或两者各一进行固定。术中 X 线透视证实骨折复位良好后修复背侧伸肌装置。Shewring 等 [47] 报道了 62 例指骨髁骨折，通过侧方入路使用单独的拉力钉固定，27 例得到了手指全幅活动度。

术后都需要支具保护性固定。手术后 1 周内（5~7 天）即可以开始主动活动。我们感到 5~7 天开始活动并没有必要，一般在两周才开始手指半幅主动活动。在不活动时用支具固定 PIP 关节于完全伸直位，以防止伸直受限。术后 4~6 周门诊取出克氏针，螺钉不需要取出。

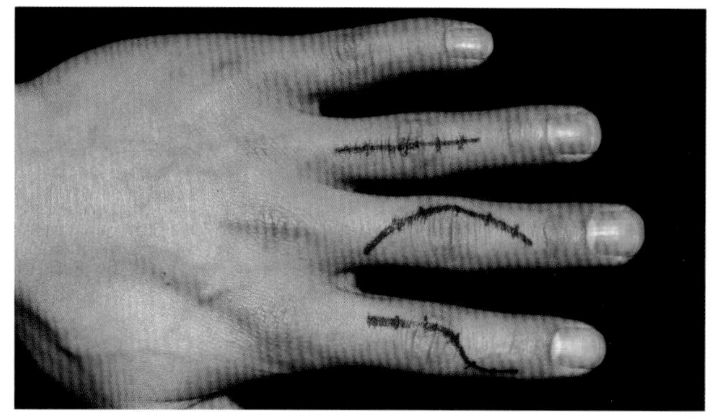

图 5-22　PIP 关节手术的背侧切口，示、中、环指的切口分别为 S 形切口、弧形切口和背侧正中纵行切口。

2. 指骨头双髁骨折　由于 DIP 关节活动度的丧失对功能影响较小，故中节指骨头的双髁骨折，尤其是无移位或移位较少的骨折，可采用闭合复位手指夹板固定，2 周左右开始进行早期保护性关节活动。移位的双髁骨折闭合复位难，常需要切开恢复关节的平整性。可通过背侧入路，牵开侧束结合部，显露骨折端。首先复位两髁，使用克氏针或小螺钉相互固定，然后将指骨头复位于指骨干，并使用克氏针或螺钉固定。

近节指骨头双髁骨折多为移位骨折，闭合复位多不能解剖复位、恢复关节面的对合，因此建议使用背侧入路切开复位、用克氏针或螺钉固定（图 5-23）。术后 3 周内鼓励患者开始关节活动，但术后常发生关节僵硬及伸直受限。双髁骨折也可使用接骨板固定，Büchler 和 Fischer 曾采用小型髁钢板进行固定 [48]，然而无论采用何种固定方式，PIP 或 DIP 关节僵硬的发生率极高，活动度会减小。

3. 粉碎性指骨髁骨折　属于难处理的骨折，但根据关节面损伤程度处理方法难易不一。正位片显示粉碎性指骨髁中间部分骨折的复位都很困难，可应用动力骨牵引（见第四节指骨骨折 – 脱位部分）或外固定 3.5~4 周进行治疗。术后骨折可愈合，关节面有一定程度的重塑，但活动度较差，难以得到满意的疗效。后期可以用第 5 掌骨的尺侧基底骨软骨移植重建近节指骨髁。Hernandez 和 Sommerka[49] 通过尸体研究发现第 5 掌骨基底的尺侧关节面与近节指骨髁关节面对合最好，可作为自体骨软骨移植重建近节指骨髁的供区。Cavadas 等 [50] 使用第 5 掌骨的尺侧基底骨软骨移植重建近节指骨髁缺损 16 例，术后随访 PIP 关节平均活动度为 49°，没有发现供区并发症。Zhang 等 [51] 则采用头状骨关节骨瓣重建近节指骨头关节面缺损，15 例平均随访 52 个月，

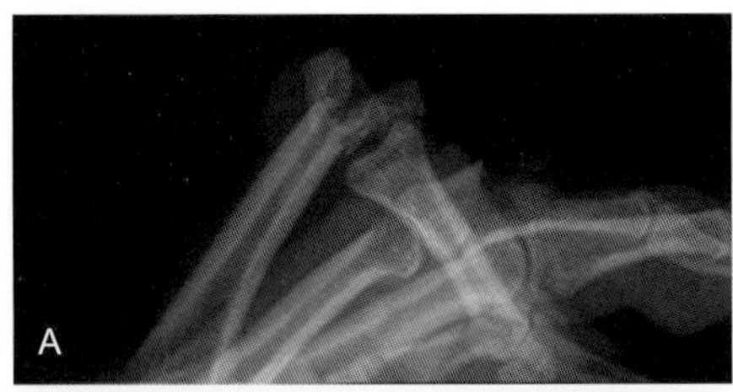

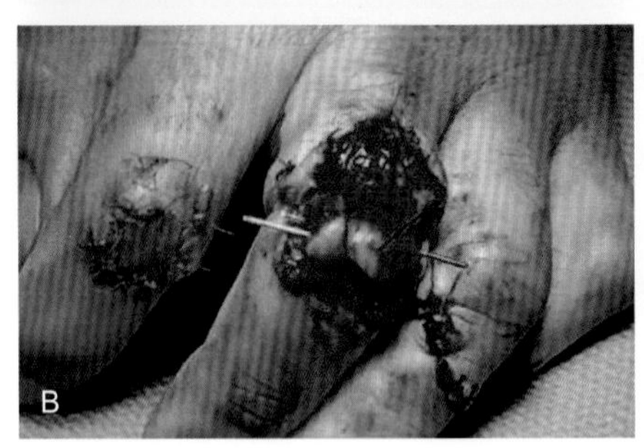

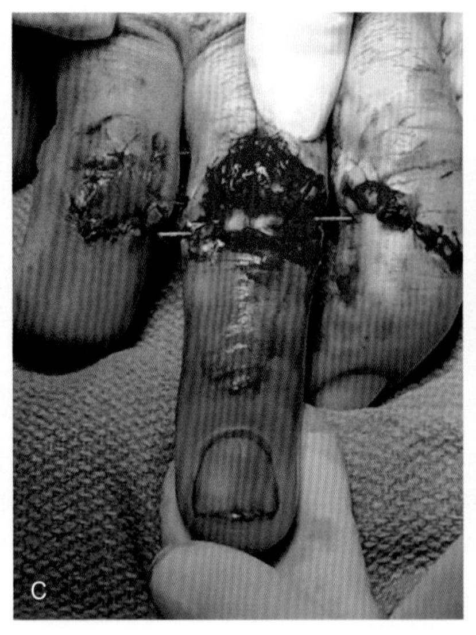

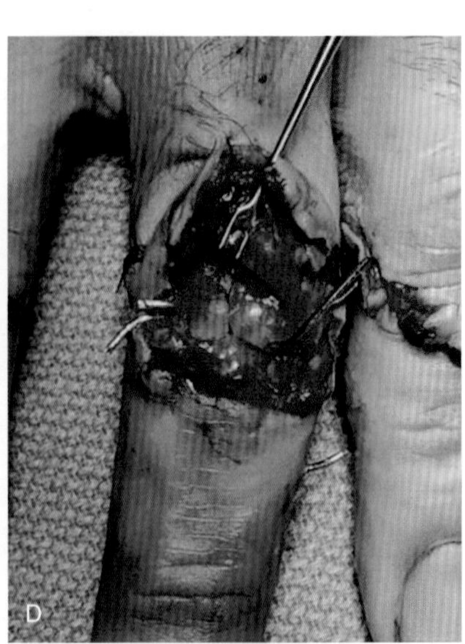

图 5-23　近节指骨头双髁骨折切开复位克氏针固定。A. 术前手指 X 线片；B~D：这是开放性损伤引起的骨折，复位后多个克氏针固定骨折的方法（汤锦波医师的手术病例图片）。

PIP 关节平均主动活动度为 50°，捏力和握力与对侧相似。移位的近节指骨头撕脱骨折常伴韧带损伤，因不愈合或纤维愈合可引起临床症状，如果伴有侧方不稳定，可切开复位或修复这些损伤。

4. 累及关节的指骨干骨折　近节（或中节）指骨长螺旋形骨折延伸至指间关节内的指骨髁后部空间时，可以给予闭合或切开复位，采用克氏针或螺钉横向固定（图 5-24）。

5. 中、近节指骨基底骨折（侧方骨折）　中、近节指骨基底关节内骨折包括掌侧、背侧、侧方和粉碎性骨折。由于掌侧和背侧骨折常合并关节脱位，以及粉碎性关节内骨折处理的特殊性，治疗方法将在本章手指骨折 – 脱位中详细讲述。

中、近节侧角骨折有时伴侧副韧带撕脱性损伤，

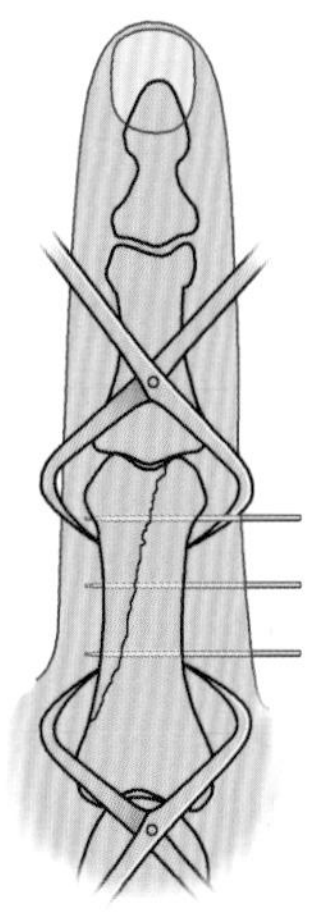

图 5-24　近节指骨累及关节的指骨干长斜形骨折闭合复位经皮穿针固定方法。

因此应注意韧带损伤的漏诊。存在明确终末点的非移位或移位较小的骨折，不影响关节稳定性或关节面平整度，常采用石膏或夹板固定，并可早期开始活动，但治疗效果存在争议。Kuz 等和 Sorene、Goodwin[52, 53] 报道近节指骨基底部侧角骨折保守治疗后的纤维愈合率分别为 20% 和 60%，但患者对结果均满意。

Dinowitz 等和 Bowers、Hurst[54, 55] 报道多数患者有持续的疼痛和不稳定，需要手术治疗。Dinowitz 等 [54] 报道三角形撕脱骨折块提示可能存在关节面旋转，而 X 线平片常显示无移位，经常需要切开复位固定。当骨折移位时（关节面大于 2 mm 的台阶），如果骨折块较大（累及关节面大于 10%）需要复位固定；如果骨折块较小（累及关节面小于 10%）可将它切除，然后固定韧带断端于骨缺损处。Kuhn 等 [56] 报道 11 例近节指骨基底撕脱骨折，采用掌侧 A1 滑车入路复位固定，术后患者所有手指均获得良好手指活动，且掌指关节稳定。

拇指指骨骨折

1. 关节外骨折　远节指骨粗隆骨折往往是粉碎性的，通常伴有甲床和指腹损伤。骨折很少需要复位或内固定。治疗应以清除甲下血肿、修复甲床为主。术后需要手指掌侧夹板固定 3~4 周。横行骨折时由于拇长屈肌腱牵拉近折端，常使骨折向掌侧成角，具有不稳定性。如果支具不能有效固定，需经皮纵行穿针固定，近端可穿过近节指骨头。远节指骨关节外纵斜行骨折较少见，如果存在移位，也可复位后经皮穿针固定。

近节拇指骨折的治疗同指骨骨折。近节拇指横

行骨折的近折端受鱼际收缩牵拉，远折端受拇长伸肌腱牵拉，常导致掌侧成角。闭合复位通常可获得关节稳定。侧位片中如果成角大于 20°~30°，会导致指间关节伸直受限，需要纠正。如果拇指骨折需要切开复位，常采用指背切口，但要注意保护拇长、短伸肌腱的止点。内固定一般用克氏针固定可以满足需要。如果有骨缺失或软组织缺损，可采用外固定支架固定或多种联合固定。

2. 拇指指骨关节内骨折　拇指的掌指或指间关节内骨折可为伴随韧带、肌腱损伤的撕脱骨折，也可为粉碎性骨折，其治疗可参照指骨关节内骨折。拇指指骨基底可发生背侧、掌侧和侧方撕脱骨折，分别合并拇长伸肌腱、拇长屈肌腱或掌板、侧副韧带的损伤。如果骨折无移位或移位较小，关节稳定无脱位可保守治疗。如果骨折移位较大或关节不稳定可手术治疗。

骨折块较小无法固定时，可去除，使用抽出钢丝或缝合锚钉进行肌腱或韧带的止点重建；如果骨折块较大则可使用克氏针、小螺钉等闭合或切开复位内固定（图 5-25 和图 5-26）。对于骨性锤状拇和掌板撕脱伤，有时也使用背伸阻挡克氏针进行治疗，再贯穿指间关节穿针固定保护。术后用拇指外展位石膏或支具辅助固定 4~6 周。粉碎性关节内骨折多由钝击伤所致，应尽量恢复关节面的完整性。

【并发症】 并发症不少见。关节僵硬是最常见的并发症，其次是畸形愈合、创伤后关节炎、不愈合、感染和创伤后疼痛综合征等[57, 58]。早期并发症主要为感染和内固定相关问题，常与创伤本身和治疗不当有关。晚期并发症中的僵硬、畸形愈合和不愈合常见于开放性骨折、严重粉碎性骨折和伴随软组织缺失的骨折。畸形愈合或不愈合在小儿少见，但仍时有发生[59]。切开复位可能由于内固定而引起肌腱粘连、骨不愈合和感染等。

1. 僵硬　关节僵硬是常见并发症[23]。常发生于合并广泛软组织损伤的开放性骨折和高能量损伤（如压砸伤）[57]。指骨骨折相对于掌骨骨折更易导致僵硬，特别是 PIP 关节周围的骨折[60]。导致僵硬的常见因素包括固定时间过长（大于 4 周）、肌腱粘连和关节囊挛缩等。因此稳定的固定和早期主动活动锻炼可降低此并发症的发生[57, 58]。

手部康复锻炼一般在骨折固定 2~3 周后开始。康复师在骨折固定期间应该参与到治疗中。僵硬的评估包含主动和被动活动，如果主动、被动活动均僵硬表示关节囊挛缩，而单独的主动活动僵硬是肌腱粘连、骨或关节囊等周围软组织引起的。

由于我们不采用钢板固定手的骨折，故基本上没有病例需要肌腱松解。如果损伤严重引起关节僵硬和肌腱粘连，有时也需要手术。方法是在指背侧做弯曲的皮肤切口，使用刀片和剥离子锐性松解分离皮肤和伸肌腱，再将伸肌腱的侧束和内在装置进行分离，最后分离伸肌腱与骨和关节囊的粘连。经常要切开背侧关节囊[61, 62]，也经常需要切开侧副韧

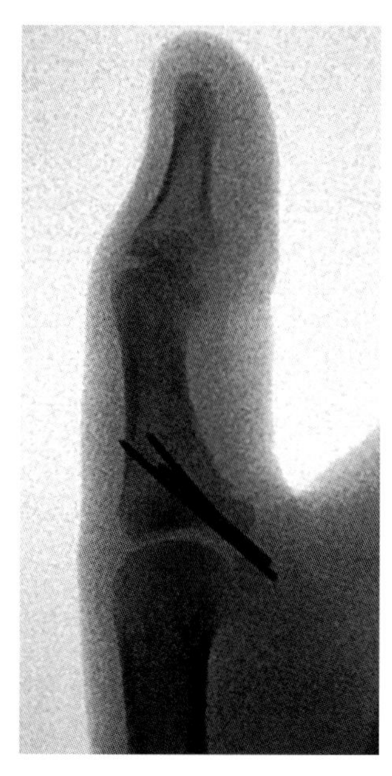

图 5-25　拇指掌指关节掌唇骨折穿针固定。

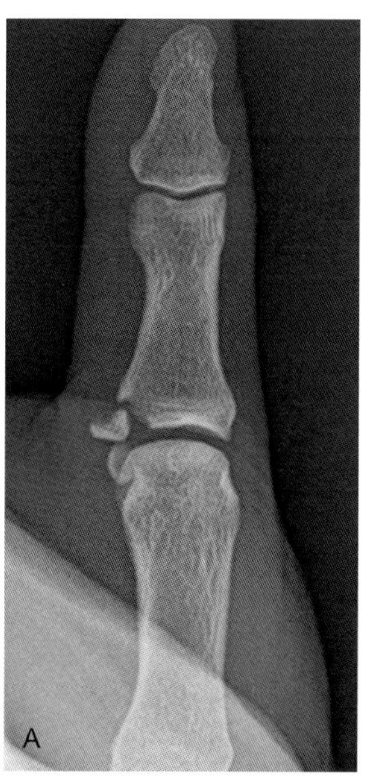

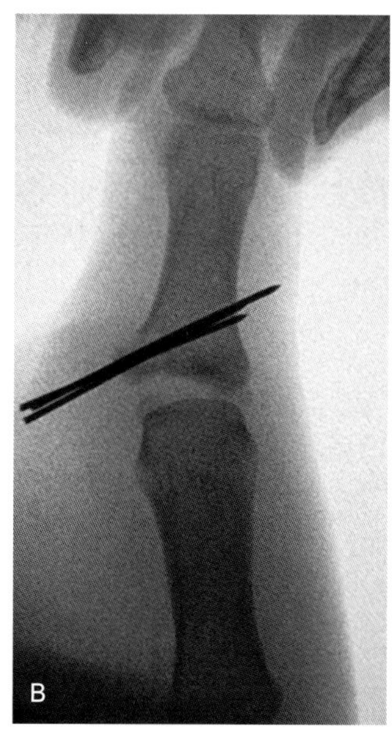

图 5-26　29 岁患者左拇近节指骨基底侧方撕脱骨折。A. 术前 X 线正位片；B 穿针固定尺侧副韧带附着的骨块（汤锦波医师的手术病例图片）。

带的背侧半[57]。松解完成后，如果是清醒的局麻手术患者，可嘱其主动屈伸手指（握拳动作）检验效果。如果关节存在屈曲挛缩可继续依次松解限制韧带、副侧副韧带和侧副韧带的掌侧面，直到关节可以完全背伸。术后要镇痛和使用弹力指套控制水肿，通过早期主动活动来维持手术松解状态。进行康复功能锻炼，直到软组织稳定和活动度可维持。

2. 畸形愈合 可为短缩、旋转和成角［冠状和（或）矢状面］畸形愈合，也可同时具有多种畸形。手部骨折轻度的畸形愈合是可以耐受的，但有时可影响外观和功能，发生疼痛，影响手指的活动、力量和灵敏性。影像学检查可确定畸形的位置和类型。明确是否需开放楔形截骨及植骨，必要时可双手对比，但应注意关节、肌腱和软组织情况决定截骨时间和类型及术后处理。手术矫形主要适用于畸形影响功能或有特殊要求的患者。手术计划包括选择入路、截骨位置和类型、内置物和术后康复方案。矫形可改善功能，必要时同时行肌腱松解和（或）关节囊切开松解术。远离关节截骨（及植骨）矫形可降低关节挛缩的风险[63]。

Del Piñal 等[64]采用开放式楔形截骨的方法治疗10例指骨基底骨折畸形愈合病例，取桡骨远端骨质植骨，用钛合金螺钉和（或）钢丝环扎固定。所有患者疗效满意，PIP关节恢复功能活动范围，但DIP关节活动度普遍有所下降。Jawa 等[65]报道对12例患者采用掌骨水平的阶梯截骨方法来纠正旋转畸形，包括7个掌骨和5个指骨。所有患者均得到了解剖纠正，截骨愈合，保持了术前的手指活动度。

以下分述各种畸形的临床影响和处理方法。

（1）旋转畸形：轻微旋转畸形（10°~15°以下）对于多数患者而言是可以接受的，但严重的旋转畸形可引起功能受损包括疼痛和握力减弱等，因此旋转畸形多需截骨矫形。

可在畸形位置横行截骨或在掌骨水平截骨。掌骨阶梯截骨矫正控制骨块，可较准确地纠正旋转，为骨的愈合提供了大的表面区域。通过两个半横行切口制作2~3 cm的分离，仅从背侧皮质去除纵行骨段。一个2 mm宽的骨段切除将得到20°的旋转矫正（图5-27）。采用通过两个骨块的拉力螺钉做稳定内固定。尽管这种截骨术操作简单，但是可矫正度数有限（示、中、环指18°~19°，小指20°~30°）[66]，也不能矫正多平面畸形。

如果手指需矫形的度数较大或需多平面矫正，或需同期处理软组织（肌腱粘连松解和关节囊切开），

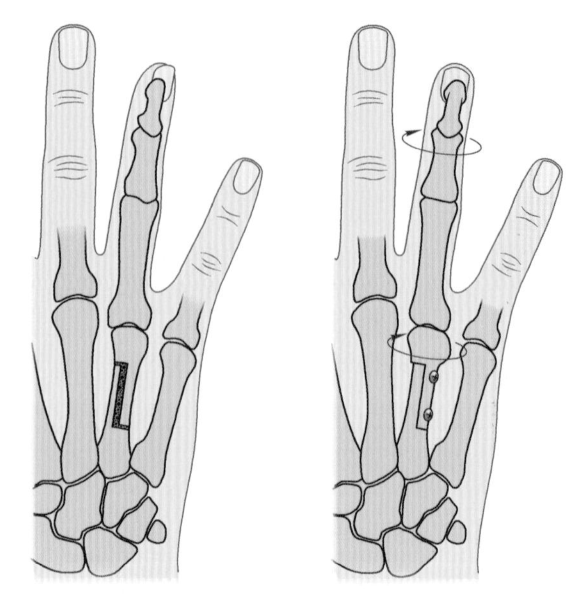

图5-27 掌骨阶梯截骨矫正指骨旋转畸形后螺钉固定方法。

则需显露原骨折部位截骨矫形。使用动力锯，选用薄锯片横行截骨是一种最简单的截骨方式。截骨后选用微型接骨板或克氏针固定。我们推荐在掌骨截骨时使用接骨板固定。是否植骨因人而异。术后伸肌腱可与指骨粘连，引起手指僵硬，因此应尽早康复锻炼。

（2）成角畸形：常为掌侧成角，因为近节指骨骨折后蚓状肌牵拉近折端，以及中节指骨常在指浅屈肌腱止点以远骨折。侧方成角畸形可能由于复杂损伤和骨缺损导致。掌侧成角将影响伸肌装置的平衡，导致手指关节伸直受限，可出现假性爪状指畸形而影响手指的灵巧性和外观，甚至出现屈曲挛缩。

在畸形处楔形截骨可恢复正常的肌腱和关节平衡（图5-28）。如不存在短缩，可行保留对侧皮质和骨膜完整的闭合楔形截骨术。其操作简便，无需植骨。术前需要制作模板确定楔形截骨的确切部位及大小。矫形后应用侧方接骨板可以远离肌腱，或者使用多根克氏针固定，减少粘连，开始早期活动。如果考虑到可能产生短缩，可采用开放式截骨，同时楔形植入皮松质复合骨。可以选用克氏针、接骨板或张力带钢丝等固定。尽管该术式恢复了骨的原始长度，但粘连和僵硬的风险较高。当处理成角畸形时，不仅要考虑短缩还要注意旋转畸形。

（3）短缩畸形：常发生于粉碎性或长螺旋形骨折。单纯恢复手指长度很少是手术指征，因为截骨和植骨本身有风险。如果同时伴有旋转或成角畸形，则需进行截骨后植骨。

（4）关节内骨折畸形愈合：关节内畸形的处理较困难，手术治疗主要包括关节内或关节旁截骨术、

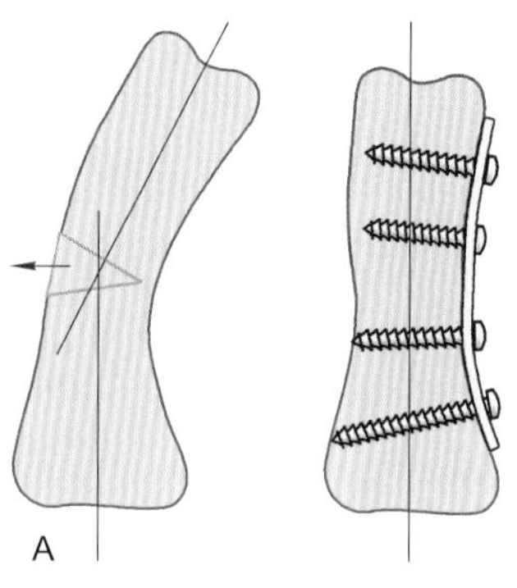

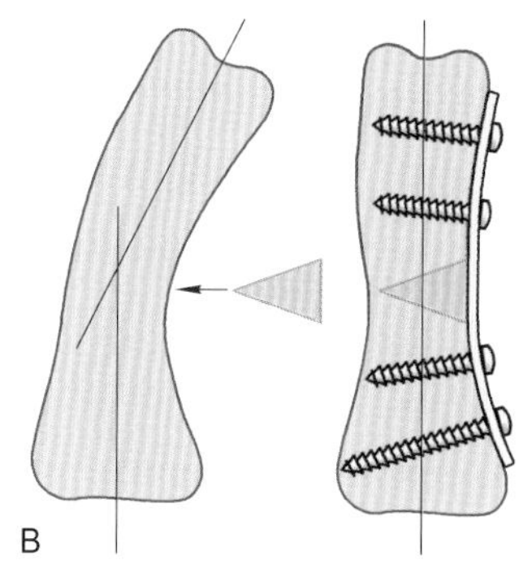

图 5-28　指骨骨折成角畸形截骨矫形术。A. 闭合楔形截骨矫形术：通过去除楔形骨块来纠正侧方成角畸形的力线；B. 开放式侧方截骨矫形术：通过保留对侧骨膜的连续性和置入皮髓质骨块来纠正侧方成角畸形的力线。

关节固定术、关节置换术等 [63, 67]。

对于时间相对较短的畸形（8~10 周内），骨折线仍可被识别，可于骨折线截骨纠正畸形，恢复关节面的一致性。已有研究证明可明显改善关节活动和稳定性，很少有缺血坏死的可能 [68, 69]。对于时间较长无创伤性关节炎的畸形愈合，骨折线较难被识别，需要特殊的截骨来恢复关节面的平整 [63, 67, 69]。Teoh 等 [69] 使用髁间楔形截骨术矫正畸形，复位关节面并固定。也有报道使用侧副韧带止点近端的髁下闭合楔形截骨术治疗关节内畸形愈合，得到了好的结果 [63, 68]。另一种方法是通过关节外截骨矫形来抵消由关节畸形愈合导致的成角和旋转畸形 [67, 68]。关节旁截骨可以矫正对线不良，但不能处理关节面出现的台阶。关节内截骨虽然可矫正骨干力线，但关节活动度完全恢复的可能性不大，还有逐渐发展为退行性关节炎、不愈合和骨坏死的可能。

严重畸形不能矫正或存在关节炎时，可考虑关节固定和关节置换术 [57, 63, 67]。示指掌指关节可融合固定，使“捏”保持稳定，亦可以进行关节置换治疗，保留其重要的活动度。对于 PIP 关节，示指也可关节融合固定，为“捏”提供稳定基础，其余 PIP 关节可置换以保留活动度或进行关节固定。DIP 关节可融合固定于屈曲 5°~10°，不主张置换关节。

3. 不愈合　少见，一般出现于伴随神经、血管和肌腱损伤的复杂损伤，如开放性骨折和压砸伤 (图 5-29)。由于常合并肌腱粘连和关节囊挛缩而导致手指僵硬，严重影响了手部功能。多数的手部骨折不愈合与骨缺损或感染相关 [67]，也可以是手术时血管损伤和骨折复位不良引起的并发症 [70]。

影像学检查所示的不愈合（骨折处透亮线）会随着时间的推移最终可能愈合，且多数患者在影像学检查愈合前，已达到临床愈合，可较好地返回工作。因此诊断骨不愈合应联合影像学检查和其他因素如疼痛、不稳定、畸形和内固定障碍进行综合分析。

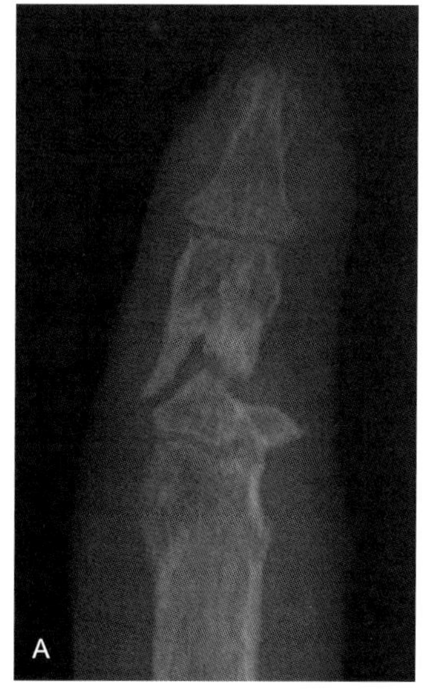

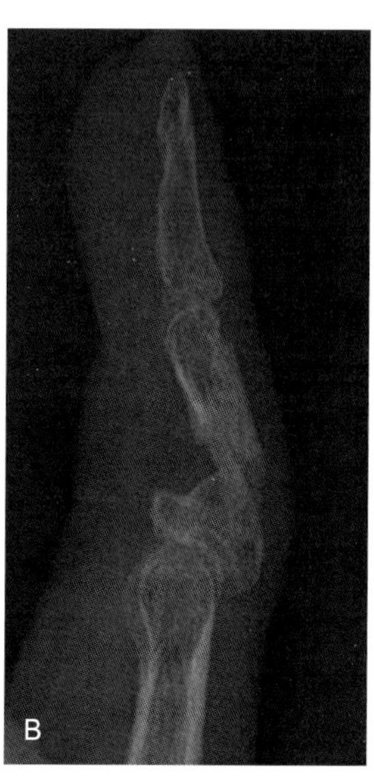

图 5-29　患指为开放性压砸伤，术后 6 个月骨折仍未愈合。A. 正位片；B. 侧位片。

Jupiter 等 [70] 建议如果骨折后 4 个月仍未愈合，需要手术治疗。远节指骨干不愈合相对常见，如果骨折处分离可使用单独的经皮加压螺钉治疗，如果出现骨萎缩可骨移植治疗（取于鹰嘴或其他位置）[12, 16]。对于其他手部骨折，可切开矫正，自体骨移植，内固定，必要时行肌腱粘连松解术和关节松解术治疗关节僵硬。手术应清除所有萎缩和不能存活的骨及骨折端的纤维组织，直到显露新鲜出血的骨面为止。由此产生的间隙导致了明显的短缩要进行植骨。常用异体或自体松质骨移植，如果缺损较大需要自体结构骨移植，自体骨条也可通过压缩松质骨塑形后移植插入 [13, 67]（图 5-30）。用于固定的内置物必须坚固 [57, 67, 70]。骨移植内固定治疗不愈合的结果尚不十分满意。Jupiter 等 [70] 报道的 25 名不愈合患者，15 名为复杂损伤。尽管接骨板固定相对于克氏针固定提供了好的稳定性，但手指很少达到好的功能。对于关节内和关节周围不愈合合并严重僵硬的患者建议行关节融合术。对于显著骨缺失、

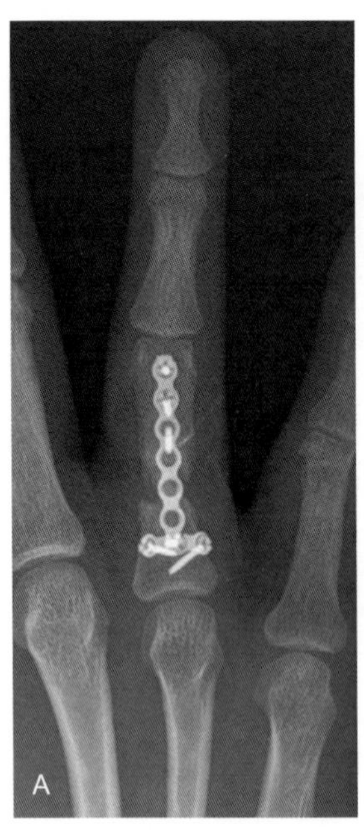

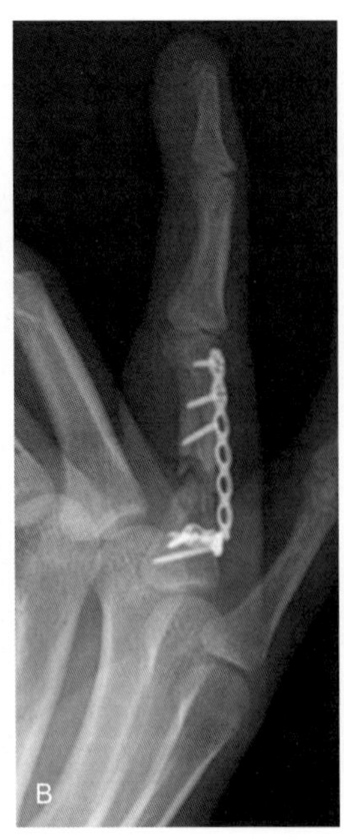

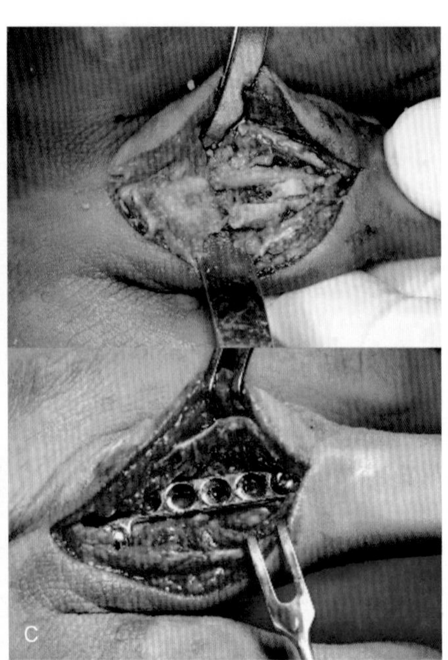

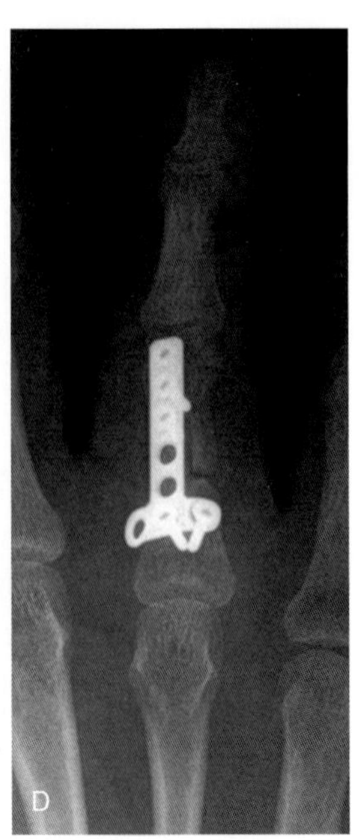

图 5-30 自体骨移植治疗指骨骨折不愈合。A、B. 粉碎性指骨骨折钢板内固定后 1 年，骨折仍未愈合的正侧位片；C. 使用自体结构骨条移植插入骨槽中，并使用钢板固定；D. 术后正位片。

慢性感染、永久感觉缺失、软组织覆盖较差的不愈合患者建议行截指术 [57, 67, 70]。

4. 感染 并不常见，与软组织损伤程度和伤口污染直接相关 [71]。开放性骨折术后的感染率高达 11%[72]。细菌种植后，失去活力的周围软组织和剥离的骨膜易受感染。如果感染延伸到骨可能产生骨髓炎，其截指率约 40%[73]。人被动物咬伤还可导致混合感染。

对于明显污染、治疗延迟超过 24 小时、有严重系统性疾病的患者可延迟缝合伤口 [71]。开放性骨折无论何时手术，在急诊室初诊时必须预防性应用广谱抗生素和反复冲洗伤口。Hoffman 和 Adams[74] 建议在以下情况时口服抗生素：开放污染伤口、广泛软组织和骨损伤、采用大的皮瓣进行软组织重建、择期手术时间可能超过 2 小时、手术涉及植入物或经皮穿针固定、患者存在某些基础疾病如糖尿病时。我们赞成这样的做法。Metcalfe 等认为对远节指骨开放性骨折患者预防性使用抗生素并无明显优势 [75]。

手部骨折后出现骨髓炎不多见，可由骨活组织检查确诊。临床上可表现为肿胀、变暖、红斑、敏感、活动度丢失和产生窦道等。高热少见，但炎症标志物如 C 反应蛋白升高，而白细胞计数正常或升高。影像学检查最初是正常的，但在慢性病例中可能显示骨碎片和包裹。对没有脓肿形成的急性骨髓炎的患者可注射或静脉用抗生素治疗，并密切监视临床变化和炎症标志物，炎症标志物正常后再短期口服抗生素治疗。手术适用于慢性骨髓炎、急性骨髓炎伴随脓肿的患者。手术要清除所有感染和坏死组织（包括骨），有效消除无效腔，稳定固定，覆盖软组织，同时使用抗生素治疗。如果内固定松动，将它去除，使用外固定支架固定。但如果骨折已愈合应将其取出，如果没有愈合则保留内固定直到愈合。对于无效腔可以填塞抗生素浸泡过的充填物，使用外固定支架稳定，必要时用皮瓣覆盖软组织 [57, 58, 72, 73]。感染完全控制后，植骨促使骨折愈合 [67]。感染性骨折可能需要多次手术才能控制感染，有时最终成为一个疼痛、僵硬、无任何功能的手指，此时需要考虑截指。

5. 冷不耐受和慢性疼痛 冷不耐受为手部创伤的后遗症，损伤后可能存在较长时间，据报道发生率高达 38%[76]。冷不耐受的发生机制尚不明确，处理相对困难 [76-78]。

复杂区域疼痛综合征（complex regional pain syndrome，CRPS）可在桡骨远端骨折术后或掌筋膜挛缩筋膜切除术后产生，发生在手部骨折术后的报道较少 [76]。最初的治疗包括手康复阻止僵硬，口服药物（抗抑郁药、抗痉挛药、钙通道阻滞剂等）和注射药物治疗。经皮电刺激可能有助于疼痛控制 [58, 77]。对保守治疗无效并在近几年加重的患者可行手术治疗。对于特殊病因的患者可根据具体情况实施神经松解术、神经减压术、神经瘤切除术等。对于交感神经过度兴奋的患者可行交感神经切除术。对于所有治疗都失败的患者，僵硬严重影响了邻指和整个手的功能，可能需要截指治疗 [77]。

第二节 手掌骨骨折

【发生率】 掌骨骨折在人群中的发生率约为 0.08%，约占肘部以下骨折的 18%[2]。笔者所在单位每年治疗 150~200 例掌骨骨折。2012 年治疗了 163 处掌骨骨折，占所统计上肢骨折的 7.8%，手部骨折（包括腕骨骨折）的 21.6%。其中，环、小指掌骨骨折和掌骨干骨折最为常见，而掌骨头骨折的发生率最低[79]（图 5-31）。

【分类】 第 2~5 掌骨骨折分为头、颈、干、基底部骨折。拇指掌骨同样分为头、颈、干、基底部骨折。拇指掌骨基底部骨折常又分为关节内和关节外骨折，其中关节内骨折包括 Bennett 骨折和 Roland 骨折。Bennett 骨折指第 1 掌骨基底部掌尺侧斜行经关节骨折伴腕掌关节脱位。Roland 骨折指第 1 掌骨基底部任何类型的关节内粉碎性骨折。

【临床表现】 多数是由于手拳击硬物、机械伤或工具伤、打架或体育活动意外造成的。疼痛是最常见的症状，但肿胀和活动受限也较常见。临床检查首先要评估手的力线、皮肤和神经血管情况。创伤可导致开放性骨折和复杂的软组织缺损，对于这些病例要特别注意手的血供情况。

【诊断依据】 掌骨骨折常有明显的外伤史，手掌部出现疼痛、肿胀、活动受限等全部或部分症状。由于掌骨受位置和肿胀的影响，畸形常常不明显，但通过临床检查常可发现手指的力线和运动弧线出现异常，有时还可触及骨折的异常活动。但对于无移位或微小的骨折，常需要 X 线平片等其他检查明确诊断。

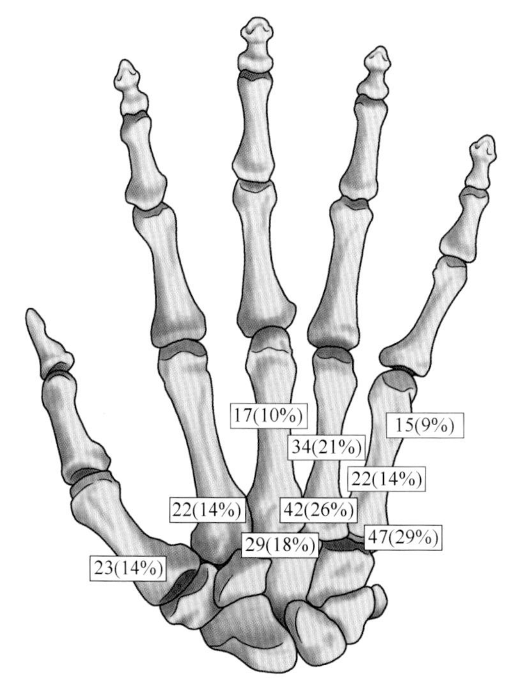

图 5-31 掌骨骨折的发生率。在掌骨的基底部显示不同手指掌骨骨折的发生率。红方框内显示的数据是骨折发生率较高的部位（数据来源于 2012 年笔者单位治疗的掌骨骨折病例）。

【辅助检查】 X 线检查常可确诊掌骨骨折，并可评估骨折的移位情况。影像学检查应常规拍摄患手的后前位、侧位和斜位片。为更好地观察掌骨基底部和掌骨头的轮廓需拍摄 Brewerton 位片，即掌指关节屈曲 65°，手背侧放置于片盒上，X 线从尺侧向桡侧倾斜 15° 投射。为得到真正的拇指前后位片需拍摄 Robert 位片，即手极度旋前位，拇指背侧放置于片盒上。Bett 位是手旋前 20°~30°，射线由远端到近端倾斜 15° 投射，中心定位于小多角骨和掌骨间关节。它可较好地观察第 1 腕掌关节、大多角骨与小多角骨、舟骨、第 2 掌骨的关节。Robert 位和 Bett 位有助于诊断和评估拇指的更小损伤。掌骨骨折常不需要 CT 等较高级的影像学检查手段来诊断，仅在涉及腕掌关节时使用 CT 扫描及三维重建来多维分析骨折。CT 扫描及三维重建仅在需要了解腕掌关节是否存在骨折和脱位等具体情况时采用。因为腕掌关节骨折较复杂，通过 CT 扫描可更好地了解关节的骨折情况。常不需要磁共振检查，仅在诊断拇指掌指关节侧副韧带损伤伴撕脱骨折时应用。

【治疗方法】 多数掌骨骨折通过闭合复位外固定或微创经皮穿针方法可成功治疗。微型外固定支架可应用于软组织缺损或感染的掌骨骨折[42]。骨折固定后在支具的保护下进行早期有限幅度主动活动，每天要去除支具进行完全或近完全的主动活动。支具（从前臂远端到近节指骨）用于固定稳定的骨折。采用石膏或支具将掌指关节固定于 50°~70° 屈曲位，固定的远端到 PIP 关节以近，使掌指关节在有限范围内主动部分活动，允许 PIP 关节自由活动（图 5-32）。对于不全骨折、无移位或移位较小的骨折，仅用手背侧石膏托固定 4~5 周。手尺侧的从 PIP 关节到前臂远侧的石膏托适用于第 4、5 掌骨的稳定骨折，如拳击手骨折。通过上述治疗，手部功能有望完全恢复。下面分别叙述各种掌骨骨折的治疗。

第 2~5 掌骨骨折

1. 掌骨头骨折 掌骨头骨折是涉及掌指关节的关节内骨折，常由于手拳击硬物或旁人时发生（特别是第4、5掌骨)。非手术治疗适用于掌指关节稳定的撕脱小骨折或没有阶梯的关节内骨折。关节内骨折应该复位到关节面阶梯小于1 mm。对掌骨头关节内较大骨折，均可使用1或2根克氏针或者1或2个螺钉稳定固定。对粉碎性掌骨头骨折的固定较为困难，可考虑使用多根克氏针、多枚螺钉或螺钉加克氏针固定（图5-33)。外固定支架常用于关节损伤严重的病例（如骨折涉及掌骨头和近节指骨基底部)。应该早期活动以免掌指关节僵硬。

2. 掌骨颈骨折　掌骨颈骨折常发生于第4、5掌骨。第5掌骨颈骨折称为拳击手骨折（boxer's fracture)。掌骨颈的掌侧面较薄弱，当握拳的掌指关节撞击硬物时，由于掌骨背远端的暴露而导致这种骨折。也可以发生在第2、3掌骨。掌骨颈骨折成角不影响功能的度数在示、中、环、小指分别为掌倾成角10°、20°、30°和40°，不到这些度数的掌倾成角可以不复位[80-83]。但侧方成角应该为0°或接近0°。必须纠正掌骨颈骨折后的任何旋转畸形，因为手指旋转会严重影响功能。第4、5掌骨颈骨折复位达到以上标准后稳定的病例，可以用手尺侧石膏托固定2~3周，再换成支具固定2~3周，以利于手指活动。也可仅用手尺侧石膏托固定4~5周，不换成支具。手尺侧石膏托固定手指的位置是掌指关节屈曲60°~90°。我们认为掌指关节屈曲60°~70°已经足够，不需要达90°。只要骨折不移位，用手休息位石膏固定4~5周也完全可以。而对于2、3掌骨颈骨折，采用手休息位石膏固定4~5周是最方便也可能的方法。上述石膏托仅固定到PIP关节以近，以保证关节可动。

对第5掌骨颈骨折可以仅仅将小指邻指捆绑治疗4~5周，一部分医生常规使用这个方法，效果良

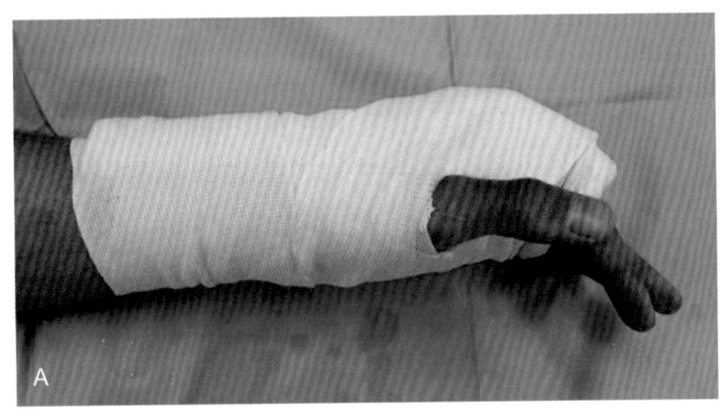
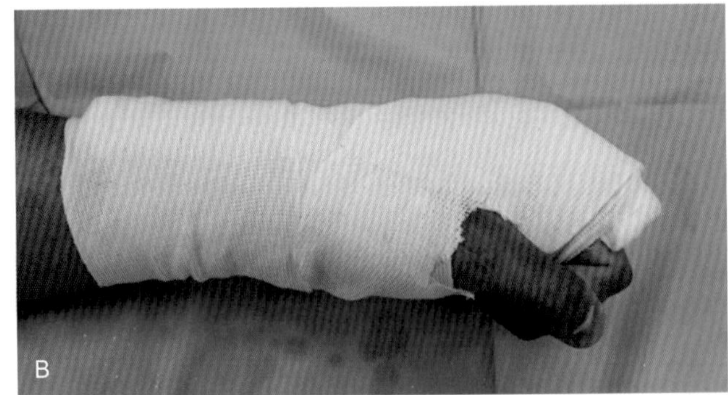

图5-32　掌骨骨折术后背侧短臂石膏托的保护和手的活动。A. 石膏托刚过掌指关节，它可允许指间关节自由活动，从屈曲到握拳，可主动屈曲掌指关节30°~40°；B. 患者可以随时完全主动屈曲掌指关节。鼓励患者每天在家时去除石膏托进行全幅掌指关节背伸训练。

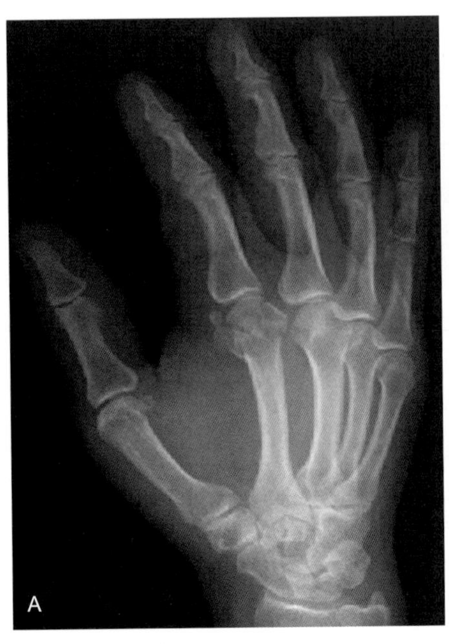
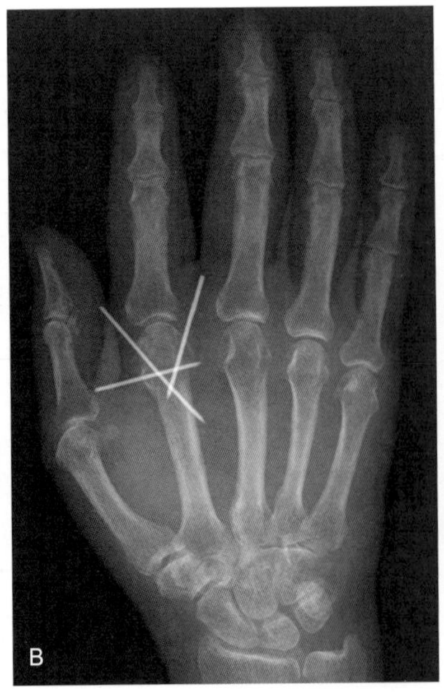
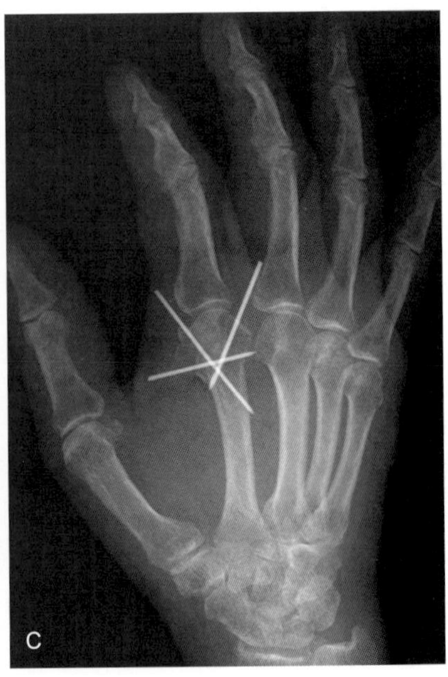

图5-33　掌骨头骨折切开复位克氏针内固定术。A. 伤手的X线斜位片；B、C. 切开复位克氏针内固定后的手X线正、斜位片。

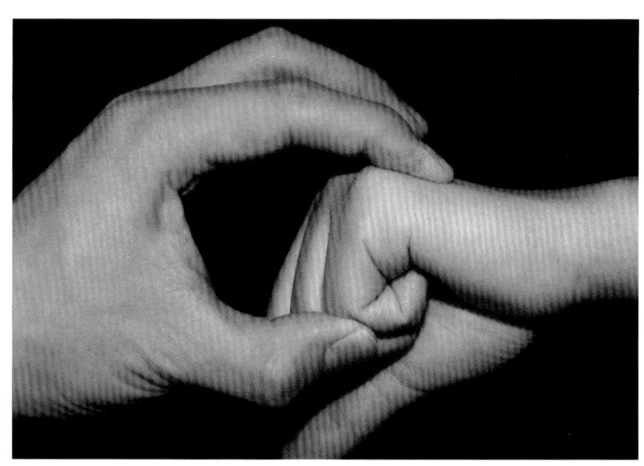

图 5-34　左手第 5 掌骨颈骨折的 Jahss 复位技术。

好。第 5 掌骨颈骨折经常掌倾，复位采用 Jahss 技术，即完全屈曲手指的 3 个关节，在屈曲的 PIP 关节施加背侧直接压力，并向骨折的顶点提供直接的掌侧压力，而达到复位（图 5-34）。复位可能不完全，存在一定度数的掌倾成角（并有一些外观畸形），但常不影响手部功能。Sletten 等报道侧位影像的髓腔中线测量是评估掌骨颈成角的最可靠方法 [84]。我们对第 5 掌骨颈畸形的治疗都复位到掌倾成角 30° 以下。我们常努力闭合复位其他手指掌骨颈骨折，使其达到解剖复位，至少掌倾成角应小于 20°。但如果超过 30°，有时达 50°~60°，小指能完全屈曲、伸直，也可以不复位，不需要手术。

掌骨颈骨折的手术适应证为骨折不稳定或严重成角（大于 20°~30°），存在假爪畸形或显著旋转畸形。CRPP 是首选和常用的方法，包括交叉固定、横行贯穿相邻掌骨固定、髓内固定等。其中髓内固定最为常用，方法是在小型 C 形臂透视机辅助下复位骨折。从掌指关节水平经皮穿入 1 根髓内克氏针（直径 1~1.2 mm）至掌骨基底部固定。如果固定不够稳定，再导入第 2 根克氏针进入髓腔。使用 2 根平行的髓内克氏针常可控制旋转，且较交叉克氏针简单，所以笔者选择这种方法。

治疗掌骨骨折也可采用弹性髓内针（直径 1.5~2.5 mm）经皮自掌骨基底部顺行穿针固定 [37]，但比从掌指关节水平经皮穿入难，也容易损伤伸肌腱和皮神经。我们认为该方法远不如克氏针从掌指关节水平经皮穿入的方法。

对于是采用交叉克氏针固定好还是髓内克氏针固定好，Wong 等发现采用交叉克氏针与髓内平行克氏针的固定效果无明显差异 [85]。Winter 等发现髓内固定较交叉或横形贯穿固定对功能恢复更好 [86]。以上研究表明，2 根髓内针的简单固定可能是掌骨颈骨折手术治疗的最理想方法。Rhee 等 [87] 采用从掌指关节水平经皮穿入克氏针（即逆行髓内针）治疗 121 个掌骨颈、干骨折，平均随访 10 个月，骨折无旋转、短缩畸形和不愈合，平均愈合时间为 5.6 周。其中掌骨颈骨折残留背侧成角由 39° 降到 9.7°。在术后 4~6 周在门诊拔除克氏针。我们的治疗方法和结果与 Rhee 等相似。上述方法可靠，很少需要切开复位，基本上不需要其他内固定方法。

3. 掌骨干骨折　和掌骨颈骨折相似，小指掌骨干骨折成角大于 30°，环指大于 20°，示、中指成任何角度畸形均需复位。斜行和螺旋形骨折可能导致旋转畸形，且 10° 的旋转不良就能导致指尖重叠 2 cm[88]。纠正旋转畸形是复位的重要因素，另一个需要注意的因素是掌骨长度。关于可接受的掌骨缩短长度一直存在争论。Strauch 等 [89] 提出 2 mm 的短缩就会导致 7° 的欠伸。我们认为短缩 2~5 mm 可以接受，不影响功能。多数医生对复位后稳定的掌骨干骨折使用手背侧石膏托固定掌指关节于屈曲 30°~40° 位（注意掌骨干骨折复位后并不需要固定掌指关节于屈曲 80°~90° 位）4~6 周，也可以在 2~3 周时换成仅仅放在手掌背侧的支具（hand-based splint）固定 2~3 周，有利于手指活动。手背侧石膏托的固定范围是从前臂远端到超过掌指关节以远或到 PIP 关节。这样 PIP 关节可以部分或完全活动。对于第 5 掌骨干骨折，还可以用手尺侧石膏托固定第 4、5 指和掌骨，固定范围和角度同手背侧石膏托，这样示、中指不在固定范围内，可以完全活动。

CRPP 适用于复位后不稳定的掌骨干骨折、伴软组织损伤需换药和观察的骨折。与掌骨颈骨折的治疗相似，我们常使用 1 或 2 根克氏针从掌指关节水平导入骨髓腔，到达掌骨基底。对 90% 以上的横行或斜行掌骨干骨折，此方法效果良好。如果 1 根克氏针可维持复位的稳定，无需再增加克氏针固定。有时也可采用弹性髓内针（直径 1.5~2.5 mm）经皮自掌骨基底部顺行穿针固定（图 5-35）。也有使用无头空心加压螺钉由掌骨头导入固定骨折的报道 [37]。

CRPP 可以用于几乎所有掌骨干骨折，仅在掌骨干骨折为多发、斜行或螺旋形、不稳定和伴随骨或软组织缺损时，需要切开复位内固定。这时也要首先考虑使用 2~3 根克氏针内固定，或者采用无头空心加压螺钉由掌骨头插入内固定，而不采用钢板。

无头空心加压螺钉在髓内固定掌骨干骨折是一个比较新的方法（图 5-36）。操作方法是在掌指关

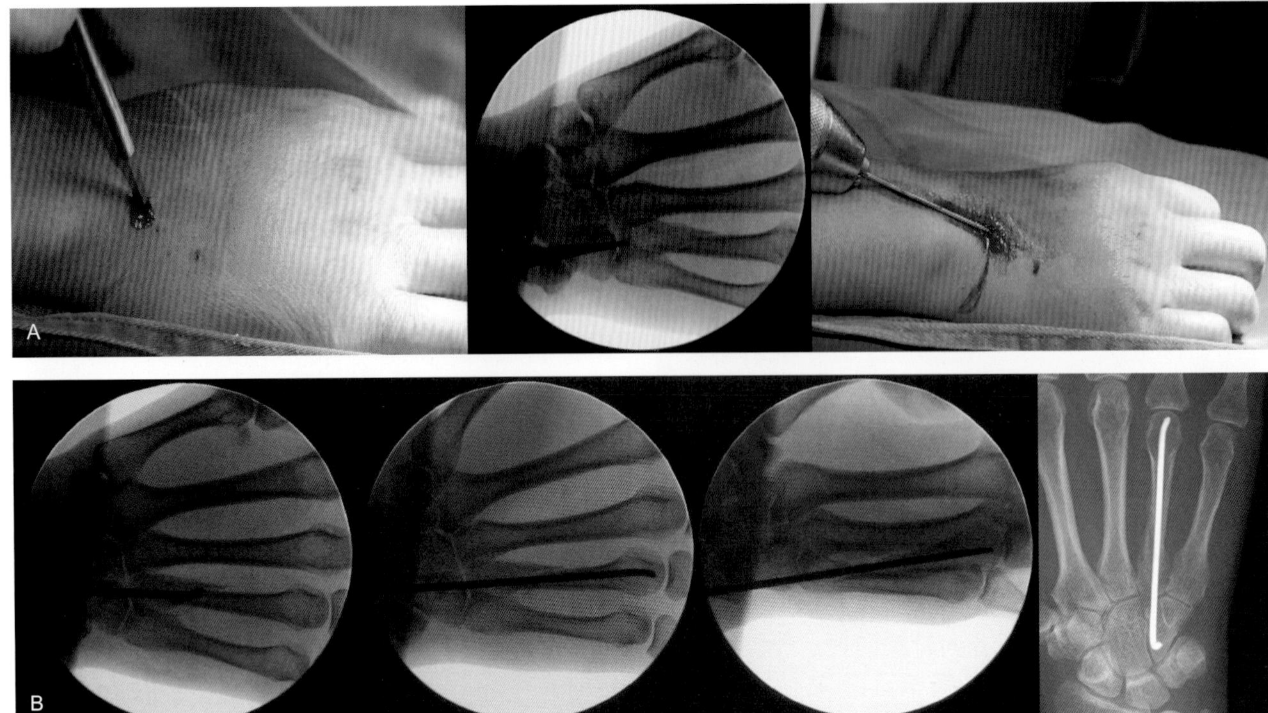

图 5-35　掌骨干骨折闭合复位顺行弹性髓内针固定。A. 在 C 形臂 X 线透视机辅助下确定掌骨基底开口位置，开口后导入弹性髓内针；B. 在 C 形臂 X 线透视机辅助下导入近折端后复位骨折线，将髓内针穿过骨折线后进入远折端髓腔至掌骨头软骨下骨，剪短近端髓内针后埋入皮下。

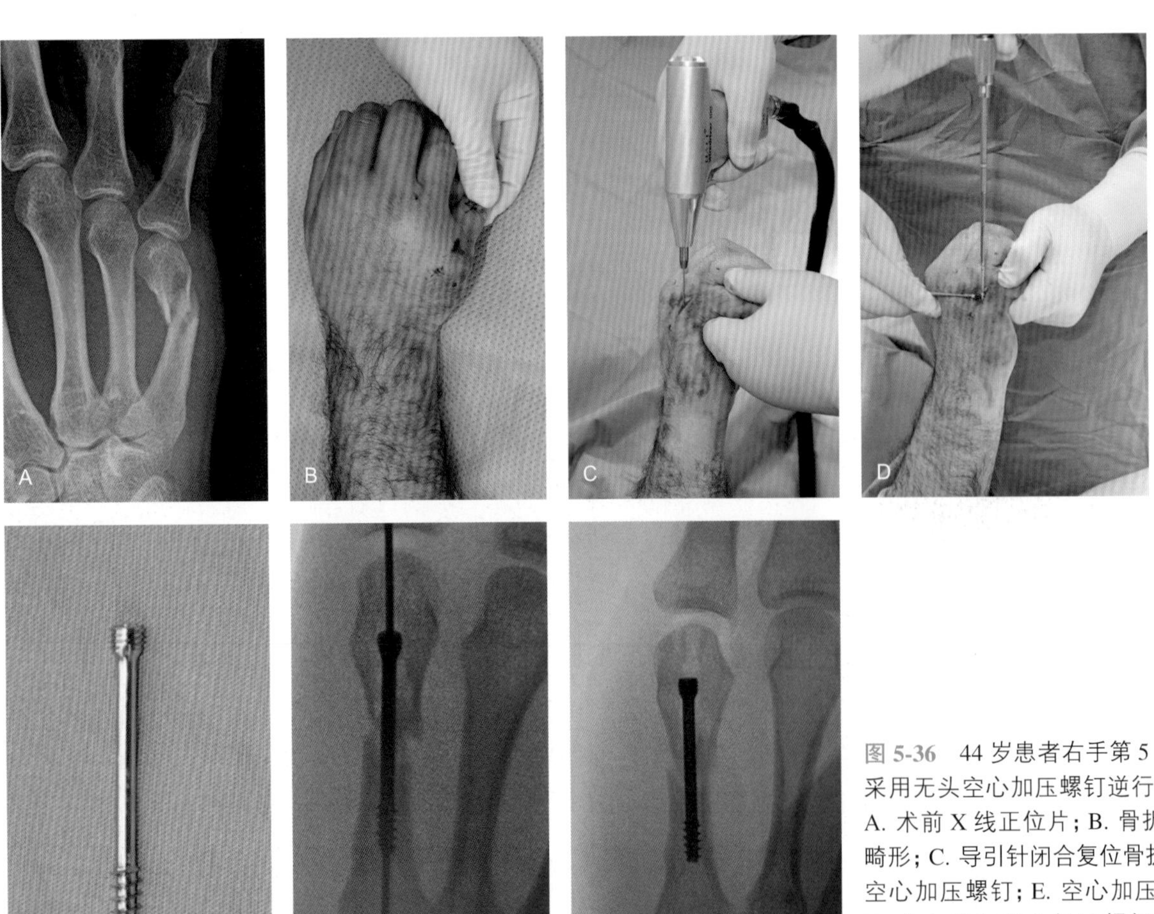

图 5-36　44 岁患者右手第 5 掌骨骨折，采用无头空心加压螺钉逆行髓内固定。A. 术前 X 线正位片；B. 骨折部位外观畸形；C. 导引针闭合复位骨折；D. 导入空心加压螺钉；E. 空心加压螺钉外观；F. 术中导入空心加压螺钉的 X 线片；G. 术后 X 线片。

节完全屈曲时，在掌骨头中心稍偏背侧切开皮肤 3~4 mm，拉开伸肌腱后在掌骨头中心稍偏背侧沿掌骨长轴穿入直径 1 mm 的克氏针。如果是横行或斜行骨折，再插入克氏针后要牵引复位骨折，克氏针应该穿到掌骨基底位置。这时用 2.0、2.6 或 3.0 的无头空心加压螺钉以插入的克氏针为导针拧入。无头空心加压螺钉长度根据骨折的位置选定，无头空心加压螺钉远端需过骨折处 1 cm 或以上，钉的近端应该埋在软骨面深面或以下数毫米。要用小型 C 形臂透视机确认螺钉正确位置。软骨面上会有钻孔形成的软骨缺损，但很小，不影响关节面功能。该方法可用于掌骨颈、干骨折。如果有骨折处粉碎骨片则不能用，因为加压不可靠。该方法的优点是没有固定物外露、手指活动方便、牢固、不需要拔除。更是克服了钢板切口大、需剥离骨膜和在骨表面放固定物干扰肌腱滑动的缺点。手术后可以不采用外固定，手术后第 1 周就可开始手的主动活动锻炼。

对斜行或螺旋形骨折都可以使用 2~3 根克氏针进行内固定。有的医生用 2 根或更多螺钉固定也是可以的，但我们的经验是基本上没有必要用螺钉固定，由于用 2~3 根克氏针内固定，快捷又方便，不剥离骨膜，对骨折愈合有利。现在我们对患者已经不采用螺钉固定，能用 2~3 根克氏针内固定的就用克氏针内固定。对多发不稳定骨折，我们过去使用接骨板固定（图 5-37），但是近年来采用无头空心加压螺钉由掌骨头插入内固定的方法来替代接骨板固定，是我们的常用方法。

应用于掌骨干骨折的低切迹微型接骨板厚约 1 mm。常可在接骨板表面缝合骨膜，以减少肌腱粘连。Geissler 建议使用 2 mm 的笼状接骨板固定，它可在术后两周内恢复患者手的全幅活动 [45]。可吸收聚丙酯内置物也可被用于掌骨干骨折 [90]。多数内植物的材质为钛，抗腐蚀，过敏反应发生率低，易于折弯或调整，弹性系数与掌骨相似。

掌骨干骨折伴骨缺损时，在背侧纵行切开暴露掌骨干。当掌骨部分缺损、相关软组织缺损或污染时，可使用外固定支架或贯穿第 2~5 掌骨头的横行克氏针进行固定 [33]。伤口清洁时，采用骨移植填补

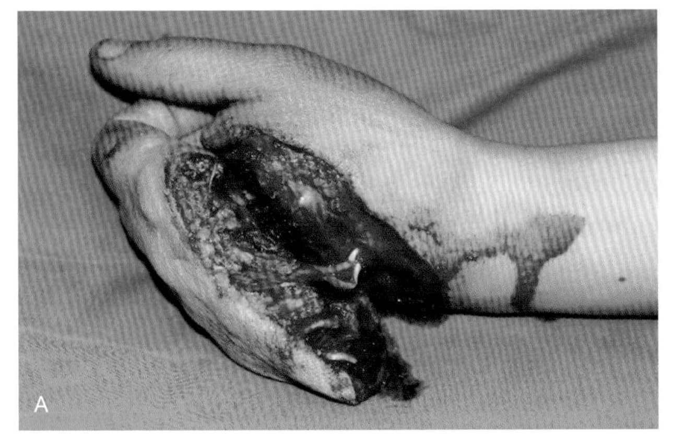

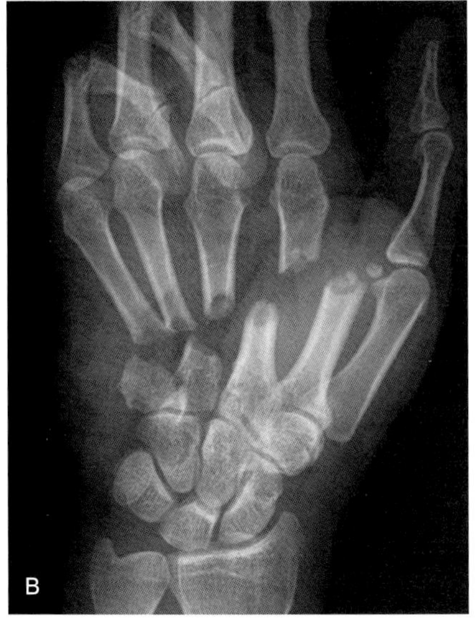

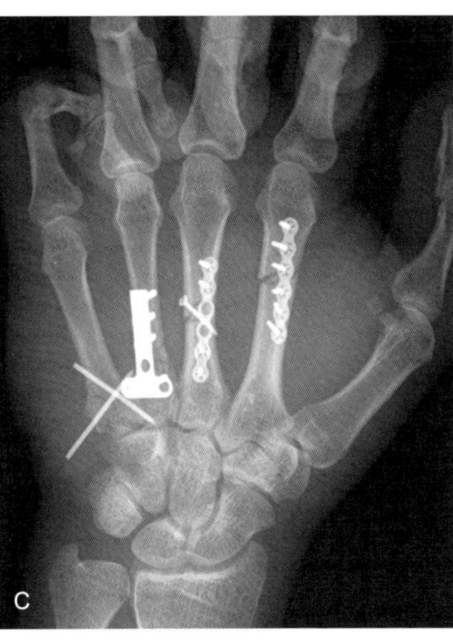

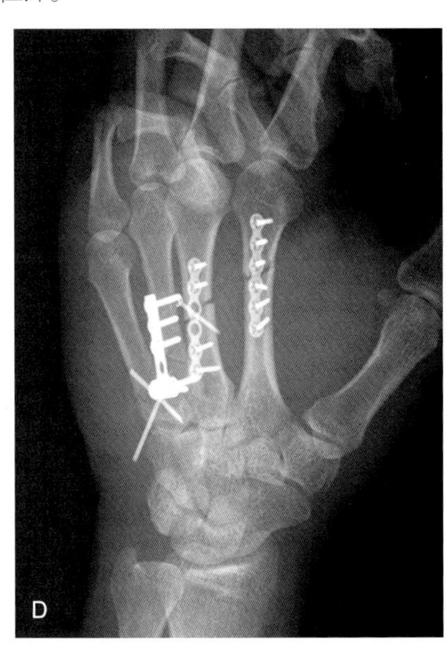

图 5-37　对多发开放性掌骨骨折，主要使用接骨板内固定。A. 伤手为多发开放性掌骨骨折；B. 术前手 X 线正位片；C、D. 术后手 X 线正、斜位片。

骨缺损，使用背侧接骨板或多根克氏针稳定固定骨折，最后移植肌腱和覆盖软组织。注意：螺钉要穿出对侧骨皮质；对于大斜行骨折，需要将螺钉垂直于骨折线放置；骨缺损大于 1 cm 时需行骨移植。

4. 掌骨基底部骨折　单独的第 2、3 掌骨基底部关节内骨折很少见。单独的第 4 掌骨基底部骨折也不常见，但它和第 5 掌骨基底部骨折相似，会增加相关腕掌关节脱位的可能，常为背侧骨折脱位。除后前位和侧位 X 线片，Brewerton 位是将手背侧放置于卡盒上，X 线从尺侧倾斜投射，以便更好地观察掌骨基底部。损伤早期容易手法复位，但常需克氏针固定掌骨基底部至腕骨，以避免再次脱位（图 5-38）。

腕掌关节损伤对于复位的要求不高，这一关节很少有关节炎发生，该关节活动度很小，基本上用经皮克氏针固定就足够，不要求完全复位。临床上几乎没有患者因腕掌关节炎来就诊和需要手术。这是一个特殊的关节，不需要完全复位，关节面有一些不平整也不需要手术。

第 5 掌骨 - 钩骨关节的关节内骨折相对于其他腕掌关节更常见，常合并掌骨近端、背侧脱位，极不稳定。它是由沿第 5 掌骨的直接纵向压力导致的，尺侧腕伸肌腱的止点对骨片牵拉可加重移位。此关节内骨折复位失败后可能导致畸形愈合和握力降低[91]。一些学者认为治疗目的是复位关节面，建议用 CRPP[91, 92]。由于骨折后很少出现关节炎，所以另外一些医生采取非手术治疗。这一骨折和第 1 腕掌关节的 Bennett 骨折很不同，虽然有医生将第 5 掌骨 - 钩骨关节的关节内骨折称为反 Bennett（reverse Bennett）骨折，但两者的治疗要求截然不同。严重粉碎性骨折需要轴向牵引和 CRPP 贯穿腕掌关节和毗邻的掌骨。这种治疗只适用于关节面分离和移位的年轻患者。

5. 康复锻炼方法　掌骨骨折稳定固定后，我们主张早期间断主动活动手部。使用背侧短臂石膏托（前臂远端至掌指关节远端）固定腕关节于背伸 20°~30° 位，从手术后开始，手术后 5~6 周去除。主动或被动活动掌指关节从 30° 到完全背伸。主动的掌指关节活动可在白天患者有时间的情况下间断进行。解除石膏托的主动活动每天进行一或两组。晚上睡觉和白天都要佩戴外固定支具，但每天可拿掉外固定支具 2~3 小时，以活动腕和掌指关节。由于克氏针的固定，多数患者不能完全背伸掌指关节，但克氏针去除后活动度很容易恢复。对于严重粉碎和切开复位的骨折，在术后的康复中不要过度功能锻炼。以上所述早期功能锻炼的前提是白天外出时要用外固定保护，但在安全的环境或家中休息时可以去除支具进行主动活动。佩戴支具进行全幅掌指关节的屈曲活动可以防止关节僵硬，而暂时延迟完全伸直锻炼对掌指关节功能没有显著影响。外固定的石膏托要短，远端不要超过 PIP 关节，近端在前臂远端，并使用弹力绷带加强包绕手和前臂。患者将会很自如地装卸外固定支具。只需术者解释和指导上述康复锻炼方案，对于患者主导的这些早期主动活动，无需康复师的监督。

另一种外固定是在手术后用石膏托固定 1~2 周后，改为使用定制的短支具（腕关节到掌指关节水平），一般在患者手术后 1~2 周开始使用，手术后 5~6 周去除。用这样的短支具，患者进行关节活动锻炼更容易。掌骨骨折的预后通常较好，多数患者均可得到良好的手指活动度和良好的外观。

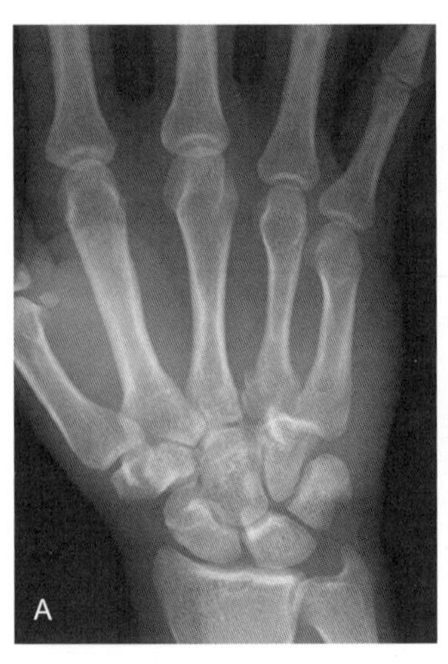

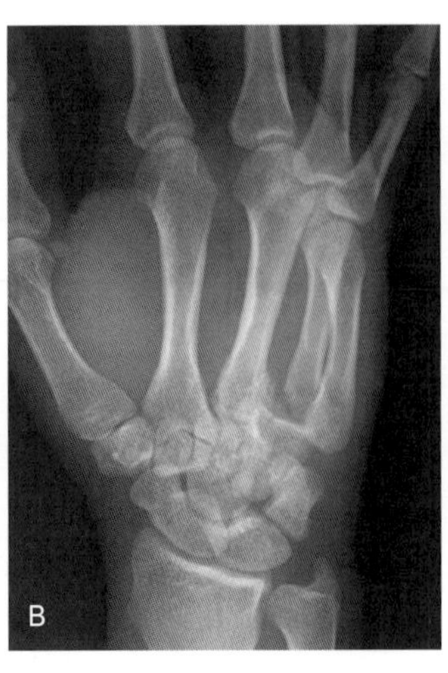

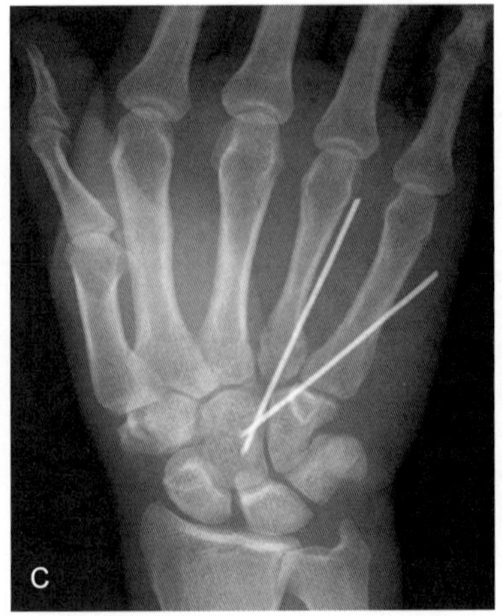

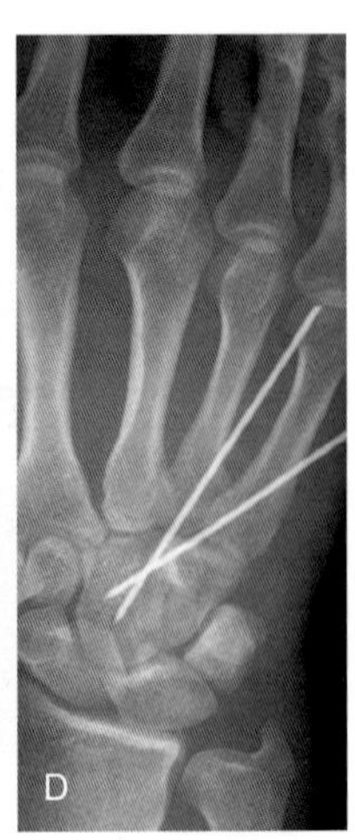

图 5-38　第 4、5 掌骨基底部骨折脱位的闭合复位克氏针固定。A、B. 术前伤手的正、斜位 X 线片；C、D. 骨折脱位闭合复位后使用克氏针贯穿腕掌关节的术后正、斜位 X 线片。

拇指掌骨骨折

由于拇指某一关节的运动减少会由拇指的其他关节代偿，所以和其他 4 指不同，允许较大的畸形。尽管较大的成角可能影响外观，但冠状面小于 15°~20° 的成角或矢状面小于 20°~30° 的成角常不损害功能。但对关节内骨折必须认真治疗，以防止活动度丧失和创伤后关节炎。拇指的腕掌关节尤其重要，其关节骨折脱位可导致手功能的重大损害，如活动度下降，疼痛，握、捏力降低等，因此需谨慎处理。

1. Bennett 骨折　Bennett 骨折是第 1 掌骨基底部斜行经关节骨折伴腕掌关节脱位，仅有一个骨折片的情形。常由于轴向负荷施加于屈曲的拇指掌骨所致，约占手部骨折的 1.4%[93]。因为掌尺侧骨折块（又称为 Bennett 骨块）和掌侧斜韧带、第 1 掌骨间韧带、背侧斜韧带相连，其受这些韧带的限制不发生移位，其余的掌骨基底部则受拇长展肌的牵拉而向桡侧、近端和背侧半脱位，产生腕掌关节骨折脱位（图 5-39）。而拇指由于受拇收肌牵拉而内收屈曲。

Bennett 骨折很不稳定，掌尺侧骨折块的大小影响了移位的程度。几乎所有的病例都需要手术复位。虽然有报道部分患者有关节退变的影像学改变，而无临床症状[94, 95]，但关节面不平整会导致关节炎的可能性大[96]。

首选手术方法是 CRPP。微型外固定支架也受到一部分医生的喜欢。CRPP 的手术时间短且效果可靠。在小型 C 形臂透视机辅助下，牵拉患者拇指给掌骨一个牵引力，拇指旋前时，使用术者拇指将患者第 1 掌骨基底部推向尺侧，证实第 1 掌骨基底部向近端的移位纠正后，在第 1 掌骨基底部的外侧方穿入 1 根克氏针（直径 1 mm），贯穿大多角骨；然后将拇指旋前，可以完全复位骨折；这时拇指外展，再在第 1 掌骨中部导入第 2 根克氏针（直径 1 mm），横穿到第 2 掌骨中部（图 5-40）。为了固定牢靠，有的医生打入 3~4 根克氏针，有时 1~2 根克氏针可以穿过骨折处。但都要在完全复位的基础上打入克氏针。拇指旋前才可以完全复位骨折，并且往往拇指旋前就很容易良好复位。这一技术又称为 “screw-home-torque” 或 “screw-home-rotation” 复位（即如螺钉旋转后才越旋越紧一样，关节的骨旋转产生稳定接触）。两根克氏针的位置，不同医生有不同选择，对结果没有显著影响（图 5-41）。术后 5~6 周拔除克氏针。最近，还有使用 1.9 mm 关节镜辅助复位并经皮固定 Bennett 骨折的报道[97]。

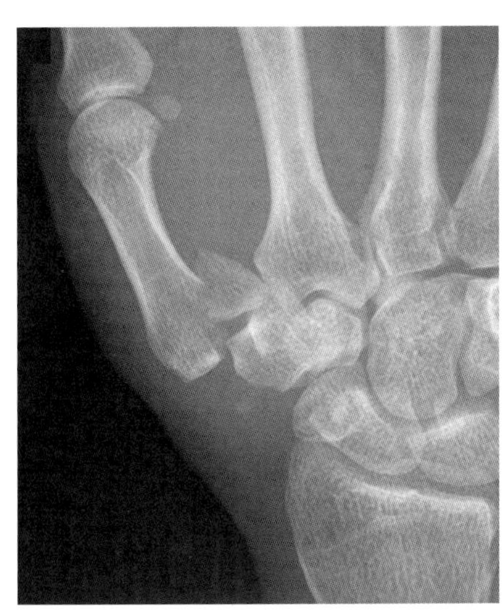

图 5-39　Bennett 骨折拇指的常见移位。正侧位片显示受伤拇指第 1 掌骨基底部尺侧骨折块，无移位，其余掌骨部分向桡侧、近端和背侧移位。

CRPP 基本上都可以复位固定。过去的切开复位方法已被淘汰。但为没有透视条件的医生，我们仍然叙述如下：使用 Wagner 入路作皮肤小切口（图 5-42）。在拇长展肌腱和大鱼际肌之间作纵行切口，并将近端于腕横纹处向尺侧延长至桡侧腕屈肌腱的桡侧。牵开大鱼际肌，切开关节囊暴露骨折线。复位关节面后，使用复位钳或小骨钩抓持骨折块维持复位。如果骨折块足够大，可使用直径 1.5~2.7 mm 的螺钉稳定固定复位的骨折块（图 5-43），也可采用克氏针过关节穿针固定（1~2 根从掌骨到骨折块，另一根从掌骨到大多角骨）。对于无关节炎的陈旧性 Bennett 骨折畸形愈合可采用截骨矫形治疗，但如果发生关节炎，建议行大多角骨切除术或关节置换术。

2. Rolando 骨折（第 1 掌骨基底部粉碎性骨折）　Rolando 于 1910 年报道了第 1 掌骨基底部 “Y” 形和 “T” 形关节内骨折[98]（图 5-44）。现将其定义为第 1 掌骨基底部任何类型的关节内粉碎性骨折。Rolando 骨折发生率较低，但由于关节粉碎和纵向不稳定，处理困难。治疗方法可首先使用 CRPP。

在拇指牵拉作牵引的情况下，在透视下了解关节面复位情况，一般来说，当牵拉力恰当时，多数情况下关节面都可良好复位。在透视下根据复位程度调整牵拉力和方向很必要，也需要在拇指旋前、外展位进行。在拇指外展、旋前位和纵向牵引下闭合复位骨折满意后，使用两根或多根克氏针由第 1 掌骨中段穿入，到相邻的第 2 掌骨中段，同时以 1~2 根克氏针穿过第 1 腕掌关节进行固定。有时也可在掌骨比较接近关节面处横行穿针固定至第 2 掌骨。

现在基本上不用切开复位内固定方法，但为了

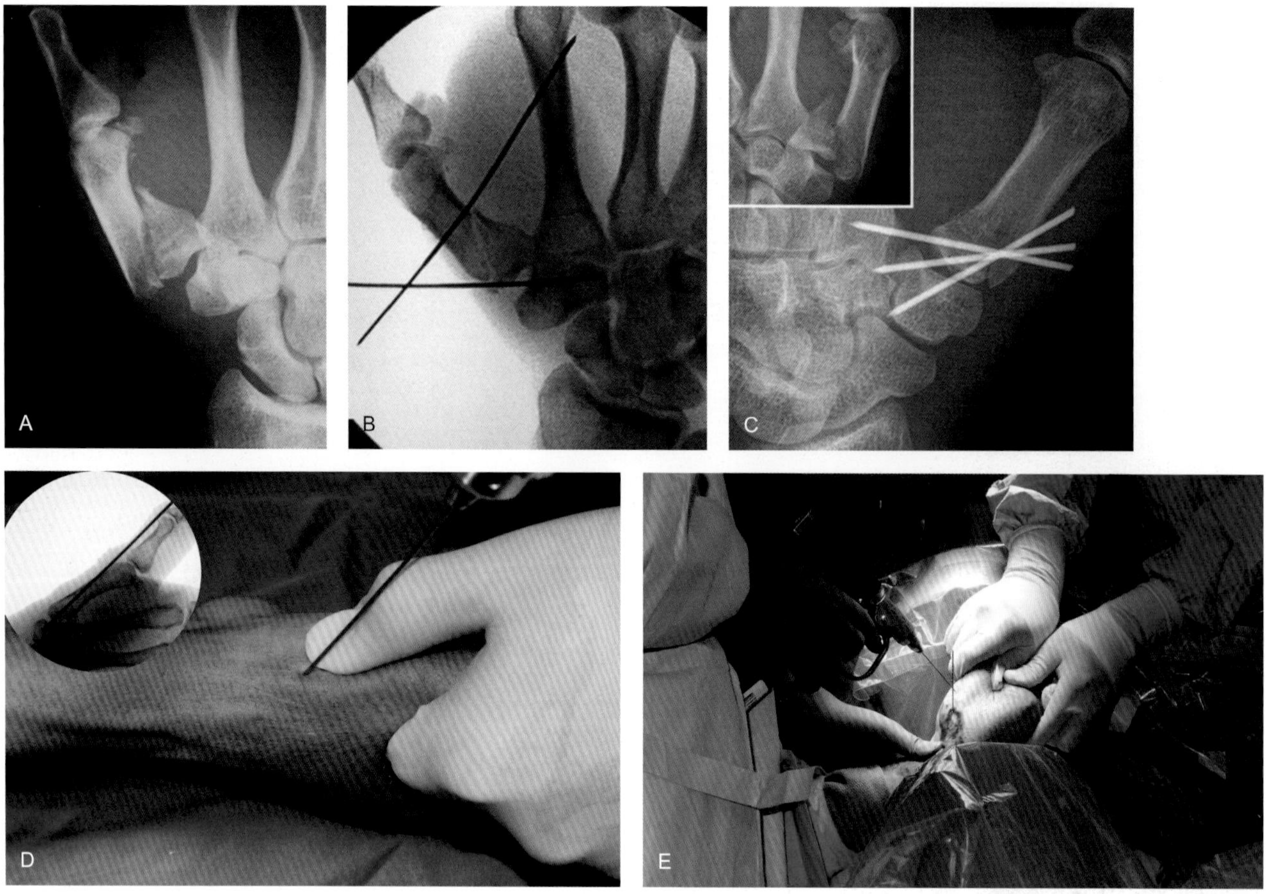

图 5-40　Bennett 骨折闭合复位经皮穿针固定腕掌关节和第 1、2 掌骨法。A. 术前侧位 X 线片；B. 复位固定后 X 线片；C. 经过骨折克氏针固定后 X 线片（另一种方法）；D. 复位方法：牵引拇指，再拇指旋前就能复位。在 C 型臂 X 线机下透视确认复位后穿克氏针。第一枚克氏针可以在掌骨底外侧穿入大多角骨；E. 另一个病例采用同样方法复位，但是第一枚克氏针通过第 1 掌骨底到大多角骨固定。

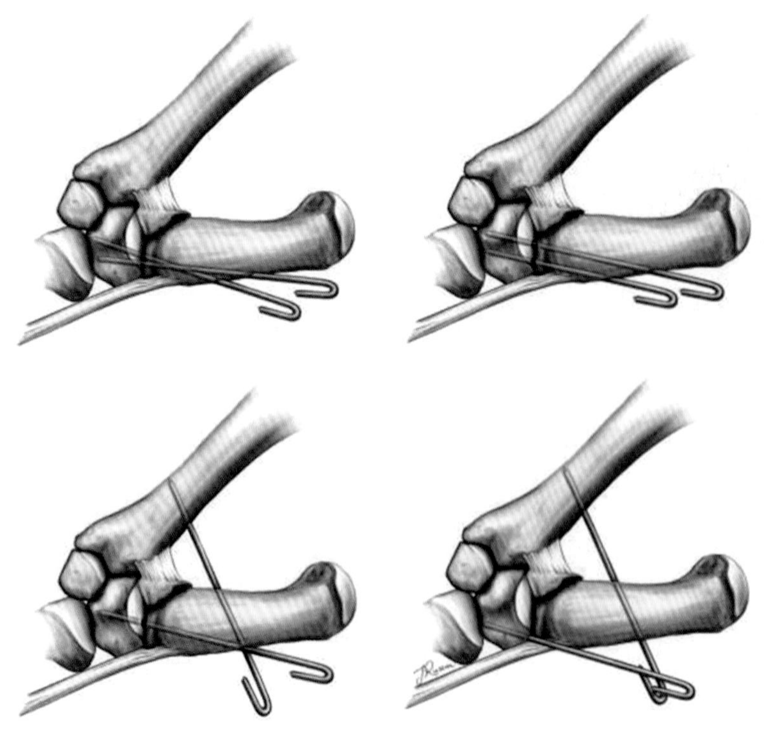

图 5-41　两个固定克氏针可以在不同位置打入（致谢提供和绘制图片的 Julia Ruston 医师）。

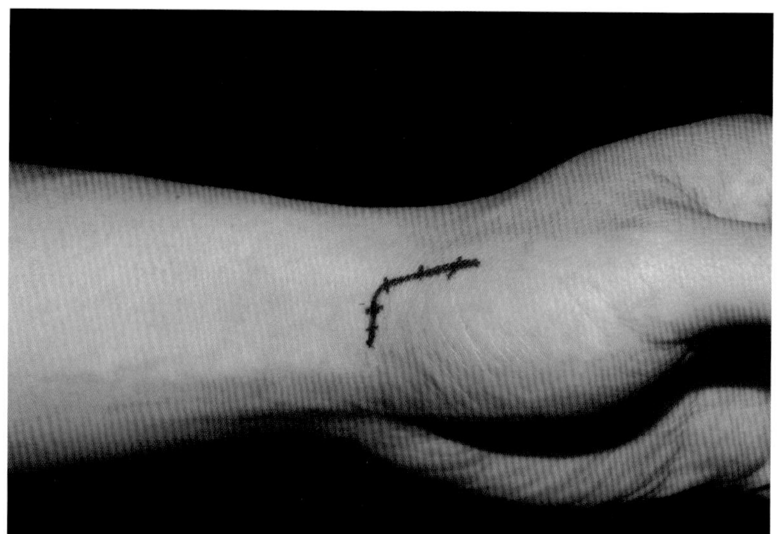

图 5-42　Bennett 骨折切开手术的 Wagner 入路切口设计。

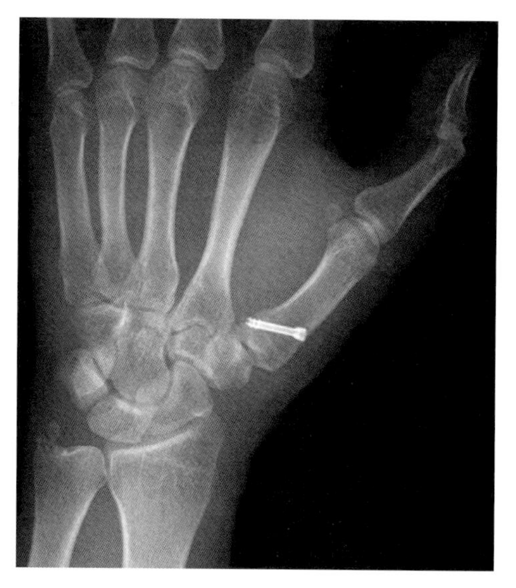

图 5-43　切开复位空心加压螺钉固定 Bennett 骨折。

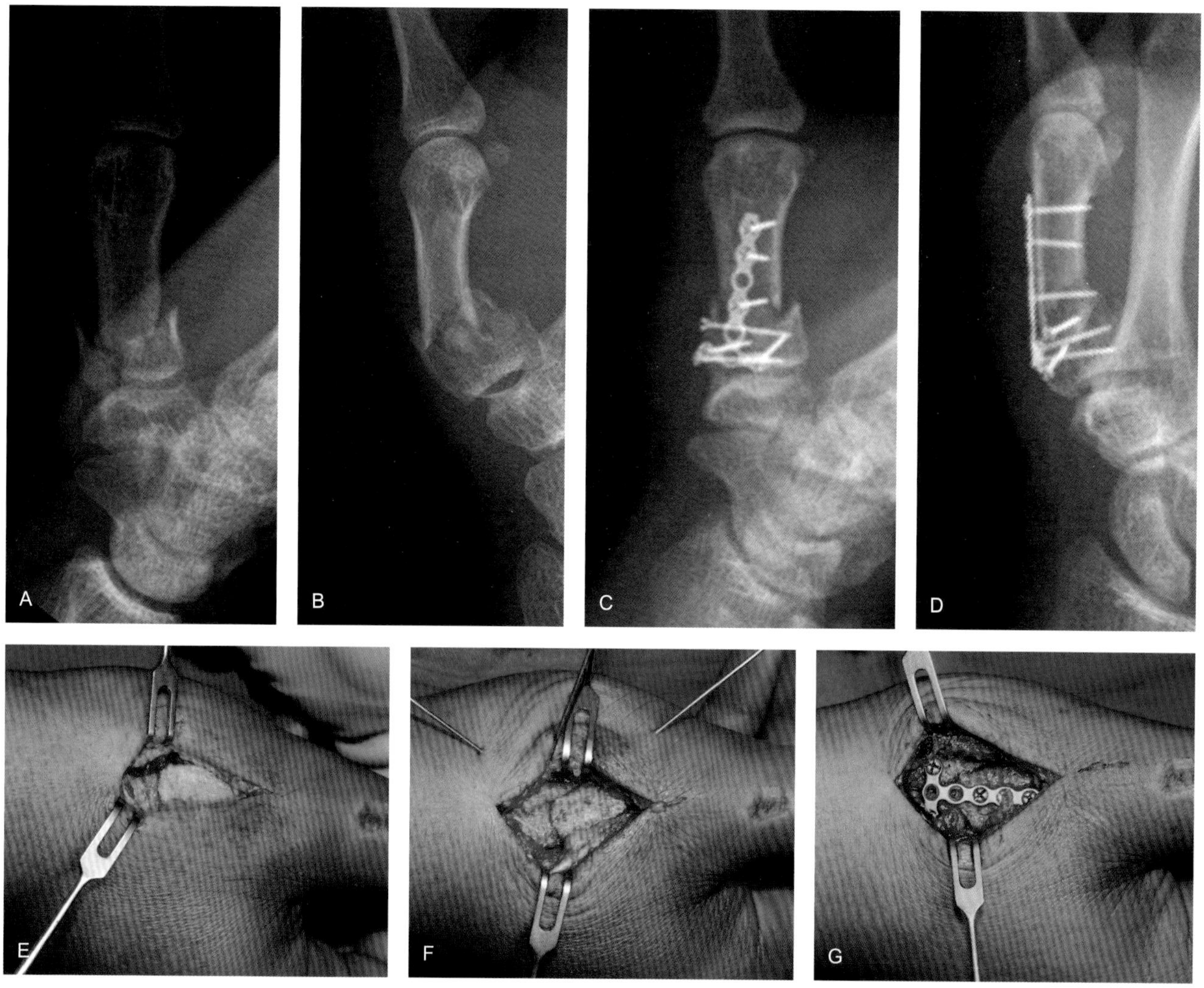

图 5-44　Rolando 骨折的切开复位接骨板内固定术。A、B. Rolando 骨折的术前拇指正、侧位 X 线片；C、D. 术后拇指正、侧位 X 线片；E. 手术切口暴露骨折，见骨折呈“Y”形粉碎，部分被压缩；F. 复位后使用临时克氏针固定；G. 使用微型“T”形接骨板固定骨折。

方便部分医生应用，在此也做叙述。张力带、接骨板、多根克氏针均可被用于切开复位后的骨折固定。当骨折块较大、粉碎不严重时，可应用“T”形或“L”形接骨板固定；克氏针或拉力螺钉也可被放置于接骨板中（图 5-44）。对于较粉碎的骨折，可能无法实现解剖复位，使用牵引外固定支架更加合适。手术后拔除外固定和克氏针的时间同 Bennett 骨折。我们常根据骨折粉碎的程度决定治疗方案：如果是典型的 3 块型 Rolando 骨折，倾向于使用接骨板或多根克氏针固定（图 5-45）；如果是严重的粉碎性骨折，则使用闭合复位克氏针经皮固定。

3. 拇指掌骨的其他骨折　拇指掌骨头、颈、干和基底部关节外骨折的治疗原则与其他手指的掌骨相似。关节外掌骨骨折常为横行或小斜行。大于 30° 成角将会导致拇指指蹼变窄和代偿性掌指关节过伸，必须纠正。CRPP 加拇指外展位石膏托固定（不包括远节指骨）为有效的治疗方法。但如果行切开复位则常使用拇长伸肌腱和拇短伸肌腱之间的背侧切口。对于靠近基底部的骨折，可使用多根克氏针固定并贯穿腕掌关节（图 5-46），虽然也可以用低切迹接骨板固定（图 5-47），但应该尽量用多根克氏针固定；对于复杂的掌骨基底部骨折，无法恢复骨完整性时，还可选择使用关节假体治疗[99]。对合并严重软组织缺损的开放性掌骨干粉碎性骨折，使用外固定支架可阻止掌骨短缩，利于软组织愈合。

【掌骨骨折的并发症】　除关节内骨折，并发症发生率低。在 2012 年笔者单位治疗的 163 例掌骨骨折中，仅出现 3 例感染、2 例畸形愈合。感染包括骨髓炎和骨缺损，骨不连并发症常由创伤本身导致，可能伴随软组织损伤，发生骨折畸形愈合。这些并发症在保守或手术治疗后可得到改善。伸肌腱粘连、肌腱断裂和关节僵硬常和手术治疗的内固定相关，但笔者的手术很少发生这些并发症，因为手术多采用闭合经皮治疗不采用切开治疗。内在肌痉挛（筋膜间室综合征）或挛缩、部分内在肌缺损、神经支配的缺失都可导致内在肌功能紊乱，而引起爪形手畸形，需要行内在肌松解术或肌腱移植。

1. 畸形愈合　畸形愈合常出现于不稳定骨折闭合复位后，但也可出现于手术失败后，可为短缩、旋转和成角 [冠状和（或）矢状面] 畸形的一种或多种。

（1）成角畸形：切开楔形截骨矫形常用于需要矫正的短缩畸形，稳定固定后可行松质骨移植[58, 65, 67]。

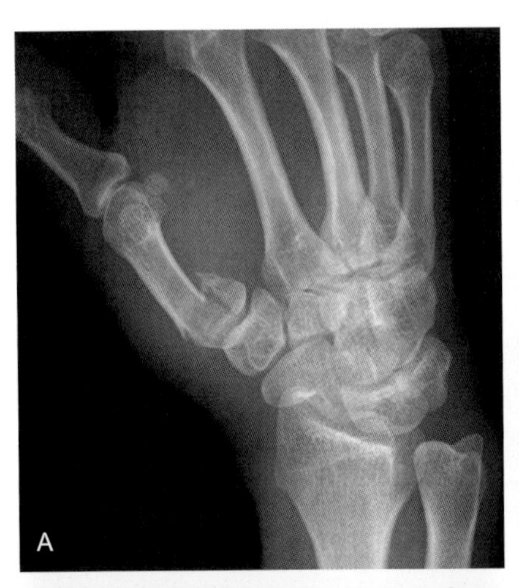

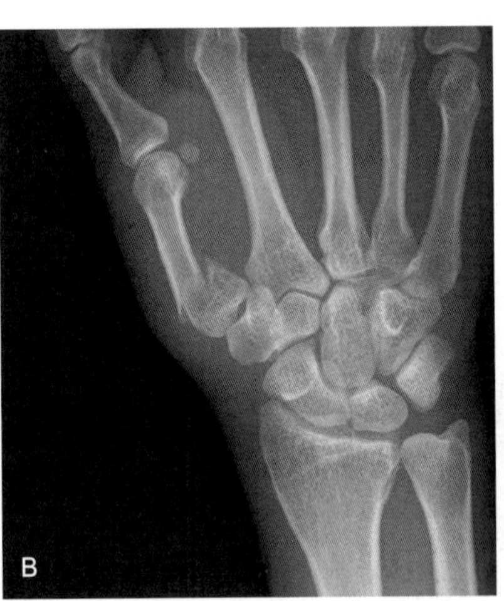

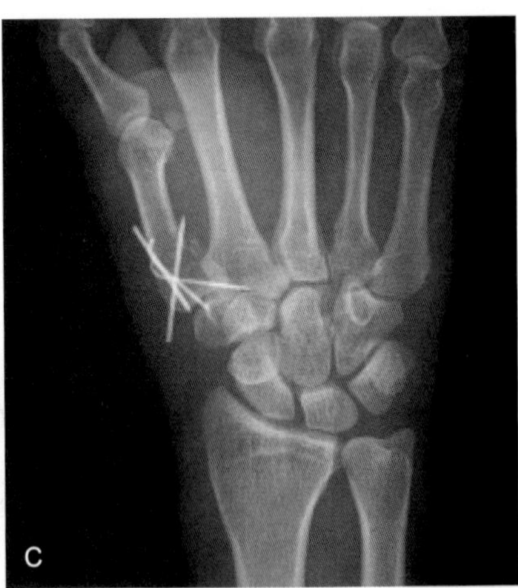

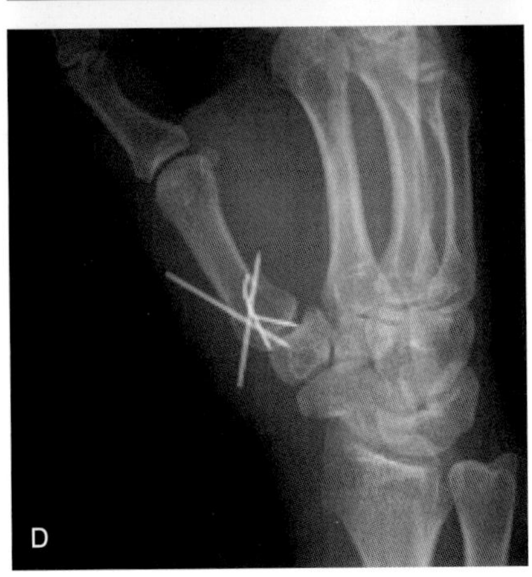

图 5-45　Rolando 骨折使用多根克氏针固定。A、B. Rolando 骨折拇指的正、斜位 X 线片示骨折粉碎为“T”形；C、D. 使用多根克氏针固定骨折后的手指正、侧位 X 线片。

矫形后可使用克氏针固定，但接骨板和螺钉固定更加稳定，允许早期活动，特别是切开截骨矫形，因其对稳定性要求更高[67]。

（2）短缩畸形：常发生于粉碎性或长螺旋形骨折[57, 58, 67]。短缩畸形并不重要，短缩 1 cm 左右根本不影响功能。短缩较多会影响功能，理论上需进行截骨、植骨，但实际上这种情况不会发生，由于掌骨颈之间有掌骨间韧带连接，掌骨短缩不会多于 1 cm。短缩可能导致力量下降，据报道掌骨每缩短 2 mm 握力降低约 8%[100]；但也有研究表明当掌骨缩短超过 5 mm 时才会导致手指屈曲力量轻度降低[101]。在患者有要求时可以手术截骨延长（图 5-48）。

（3）旋转畸形：旋转畸形可通过手指屈曲时损伤的手指交叉重叠于相邻手指之上（剪刀畸形）来确定，它使手部外观畸形和握力受损。第 2~5 指旋转畸形耐受性较差，只要有 5° 的旋转不良就可能导致

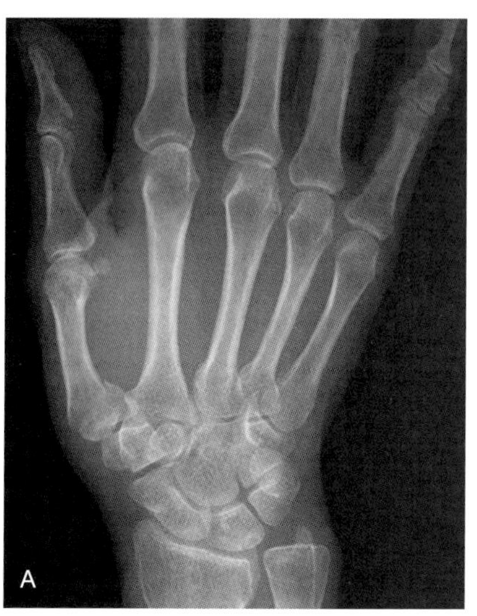

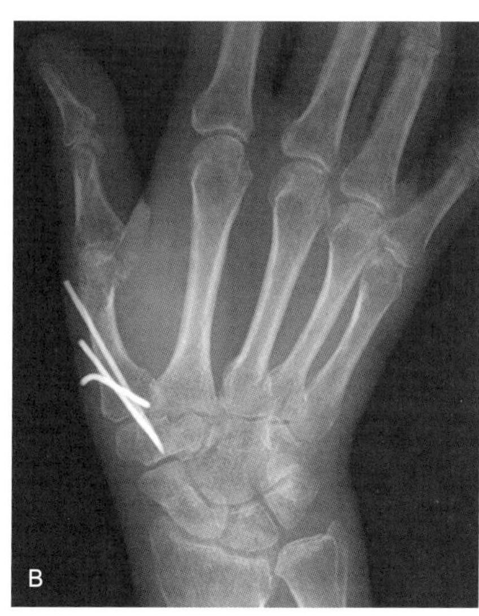

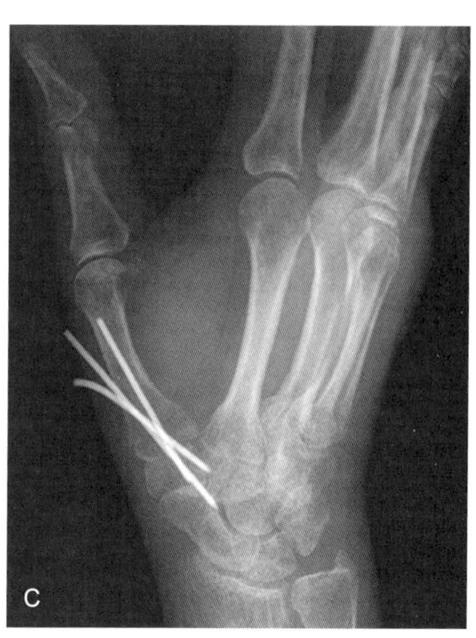

图 5-46　第 1 掌骨基底部骨折距关节面较近，用多根克氏针固定骨折线并贯穿腕掌关节。A. 骨折的术前 X 线片；B、C. 术后的正、斜位 X 线片。

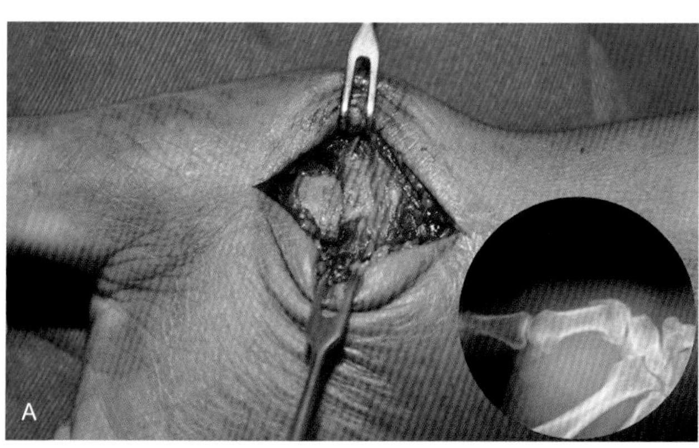

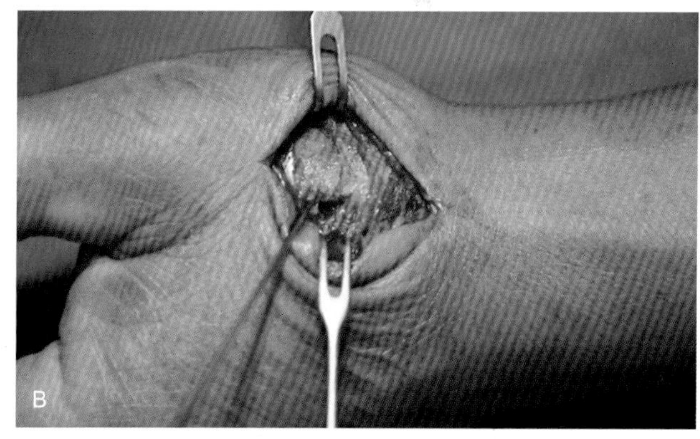

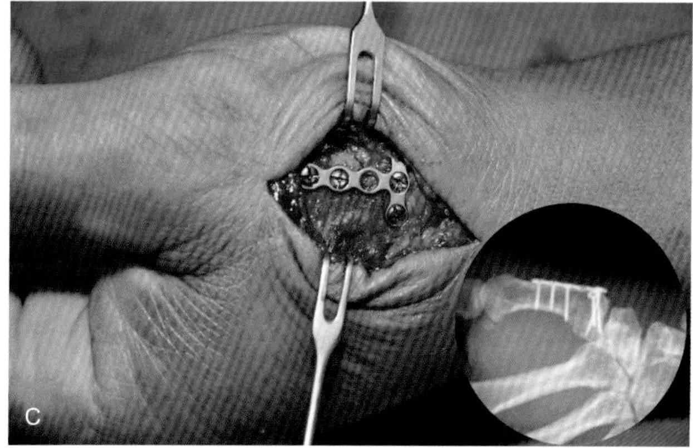

图 5-47　第 1 掌骨基底部骨折的切开复位钢板内固定术。A. 手术切口暴露骨折线；B. 直视下复位后使用临时克氏针固定；C. 使用低切迹微型钢板螺钉固定骨折（这一骨折用钢板固定并不需要，该图仅显示手术方法，对这样的骨折用克氏针固定简单又方便，完全可以治疗）。

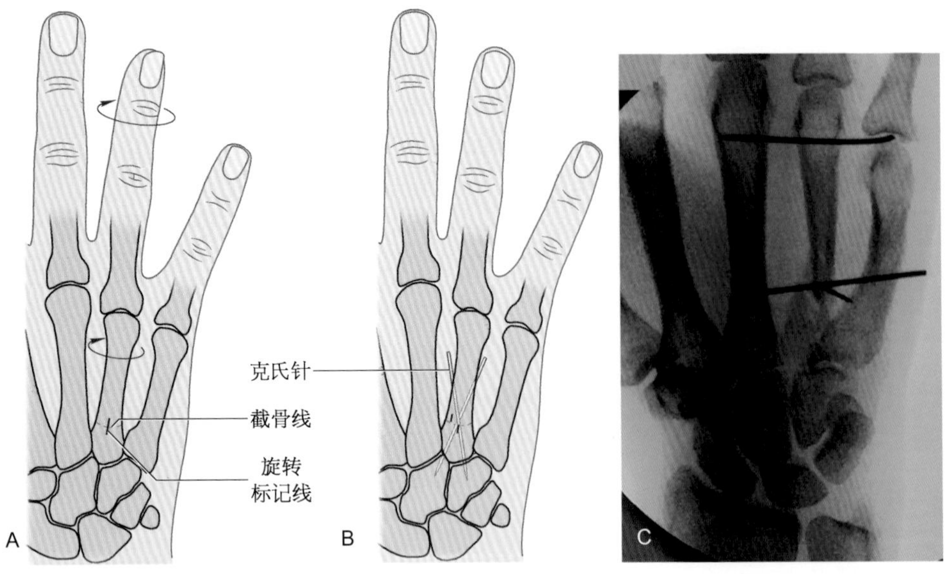

图 5-48　掌骨旋转畸形截骨矫形术。A. 在掌骨基底干骺端作纵行标记，垂直于标记横行截骨，通过克氏针的杠杆作用纠正旋转畸形；B. 使用克氏针固定截骨线；C. 早期畸形愈合的处理方法：第 4 掌骨骨折后 2 个月的病例，第 4 掌骨缩短 1 cm，同时有两年前不影响功能的第 5 掌骨的畸形愈合。在第 4 掌骨骨折处打开，牵引恢复第 4 掌骨长度后，用 2 枚克氏针将该骨固定到第 3 掌骨，将原位小骨折片填到骨折处，以另一枚短克氏针固定。5 周后骨愈合，去除这 3 枚克氏针。

1.5 cm 的手指重叠[57]，因此显著的旋转畸形需要手术矫正。旋转截骨可以在骨折处或掌骨近端基底部实施。Gross 和 Gelberman[66] 通过尸体研究，确定掌骨间深横韧带是旋转畸形矫形总度数的限制因素。示、中、环指通过截骨可获得 18°~19° 的矫正，而小指可获得 20°~30° 的矫正。旋转畸形合并其他畸形时可于掌骨干截骨矫形，以便同时处理多发畸形。掌骨基底部的梯形截骨也可用于畸形愈合的矫正[65]。掌骨基底部横行截骨矫形术也是被常用的纠正旋转畸形的方法，可以使用克氏针或接骨板螺钉固定（图 5-48），后者可能使固定更加稳定，允许早期活动[57, 58]。此方法效果较好，愈合率和患者满意度均较高。

2. 不愈合　掌骨骨折不愈合较少见，常发生于复杂损伤、开放性骨折和压砸伤并发骨缺损或感染等[67]，手术中剥离过多或骨折复位不良也可导致不愈合[70]。手术常采用骨移植治疗，方法与指骨骨折不愈合相似。

3. 感染　掌骨骨折感染与指骨骨折的情况相似，而对于掌骨骨髓炎的治疗常首先进行分泌物或组织培养，取出内固定物，对骨及软组织进行广泛清创，并改用外固定支架固定。对残腔可使用抗生素复合甲基丙烯酸甲酯填充，为后期植骨做准备。通过反复清创和系统应用抗生素治疗控制感染。待感染完全控制后在残腔内部充填骨松质或皮质复合骨，并做接骨板螺钉内固定。与指骨骨折不同的是，掌骨骨折克氏针固定外露针尾引起感染的发生率更高，是针尾埋入皮下感染发生率的两倍。

第三节　手指骨、掌骨的关节脱位和韧带损伤

手部关节脱位多数可通过手法复位，复位后通过邻指绑缚一般可得到良好的疗效。关节脱位损伤时特别要注意伴随的韧带损伤和肌腱撕脱，必要时需手术修复。

一、手指 PIP 关节脱位

【相关解剖】 PIP 关节为铰链关节，由关节面、侧副韧带和掌板维持稳定性。中节指骨内、外侧髁稍不对称，使 PIP 关节在屈曲时旋前 9°。侧副韧带是关节侧方稳定的主要结构，由固有侧副韧带和其掌侧的辅助侧副韧带组成，均起自内、外侧髁的侧方凹陷，向掌侧斜行，分别止于中节指骨基底掌侧 1/3 和掌板及屈肌腱鞘（图 5-49）。PIP 关节屈伸过程中固有侧副韧带的长度发生改变，但辅助侧副韧带变化不明显[102, 103]。固有侧副韧带的背侧部分在屈曲时紧张，为关节屈曲时的主要稳定结构；辅助侧副韧带的远端部分和固有侧副韧带的掌侧部分在伸直时紧张，为关节背伸时的主要稳定机构[104]。掌板位于关节掌侧，近端膜部起点为增厚的一对条索状限制（check-rein）韧带，起于 A2 滑车远端内骨膜，与 C1 滑车近侧部汇合。远端附于中节指骨基底掌侧，由增厚的纤维软骨构成（图 5-50）。掌板主要限制关节过伸，同时允许全幅屈曲，但也是侧方稳定的辅助结构（仅在侧副韧带断裂后发挥作用），尤其

在 PIP 关节伸直位时[105]。侧副韧带和掌板构成的侧副韧带 - 掌板复合体是维持 PIP 关节三维稳定性的关键结构。固有侧副韧带在屈曲时紧张，伸直时松弛，而辅助侧副韧带在伸直时紧张，屈曲时松弛。

【临床检查】 PIP 关节损伤是手部常见的损伤，主要包括：侧副韧带损伤、关节绞锁、掌板撕脱、中央腱撕脱、单纯脱位、骨折 - 脱位等。临床检查包括主动和被动活动。主动活动受伤关节，如果活动范围正常或接近正常说明关节稳定性尚可；如果出现关节脱位说明掌板 - 韧带复合体至少有两个结构损伤，以侧副韧带近端起点断裂合并掌板远端止点撕脱常见。

被动检查包括在关节伸直位和屈曲 30° 位做侧方应力试验，评估侧方稳定性。屈曲 30° 位时掌板松弛，一侧侧副韧带损伤，就出现关节松弛；但在关节伸直位，由于掌板紧张使关节稳定，即使一侧侧副韧带损伤，也不出现关节松弛。在关节伸直位做侧方应力试验时诱发疼痛，提示辅助侧副韧带损伤；在关节屈曲位做侧方应力试验时诱发疼痛，提示固有侧副韧带损伤；在关节伸直位、屈曲位做侧方应力试验都诱发疼痛，提示所有侧副韧带都损伤，并可能包括掌侧板损伤。

进行关节掌背侧被动活动评估关节掌背侧稳定性。必要时可在手指麻醉的情况下检查，以提高检查的准确性和减轻患者痛苦。根据关节的稳定性，侧副韧带损伤可分为三度：Ⅰ度，有疼痛，无关节不稳定或松弛；Ⅱ度，关节松弛但有明显的终末点，关节活动时稳定；Ⅲ度，关节不稳定。

影像学评估结果不是诊断依据。常规包括 X 线后前位、侧位和斜位平片，有时可以包括 B 超和 MRI 检查。X 线检查主要排除脱位和骨折，其中如果侧位片显示关节背侧 “V” 形征，提示关节不平整或背侧半脱位（图 5-51）。注意影像学评估阴性时并不能排除 PIP 关节韧带损伤，如关节脱位后自动复位的情况。PIP 关节脱位的表现是中节指骨相对于近节指骨的背侧、掌侧和侧方脱位。

【治疗方法】

手指 PIP 关节背侧脱位

PIP 关节过伸时受到轴向应力可导致 PIP 关节背侧脱位，如指尖被球碰撞等（图 5-52）。如果脱位合并中节指骨基底掌侧的撕脱骨折，称为骨折 - 脱位，其侧副韧带和掌板均完整附着于撕脱骨块。该内容将在手部骨折 - 脱位部分进行详细描述。单纯 PIP 关节背侧脱位常合并掌板远端撕脱，侧副韧

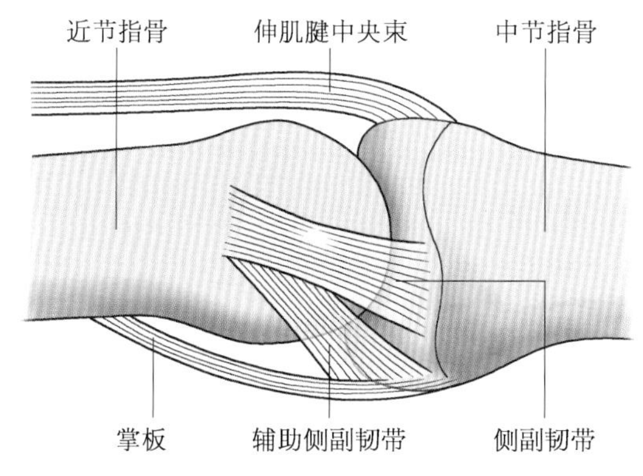

图 5-49　PIP 关节的解剖示意图。

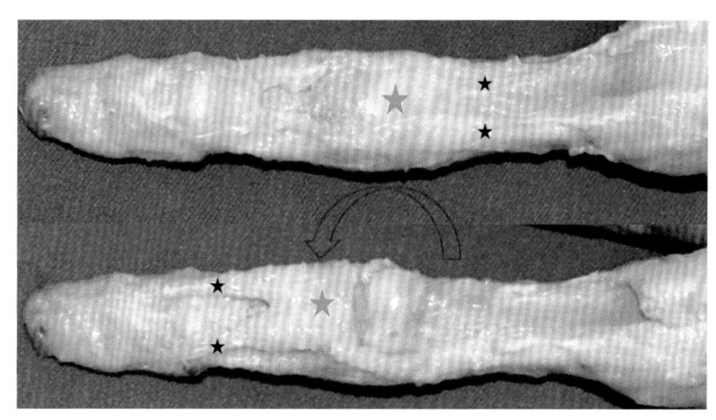
图 5-50　PIP 关节掌板和限制（check-rein）韧带的结构。蓝色五角星表示掌板，黑色五角星表示限制韧带。下图为解剖游离后的掌板和限制韧带向远端翻转。

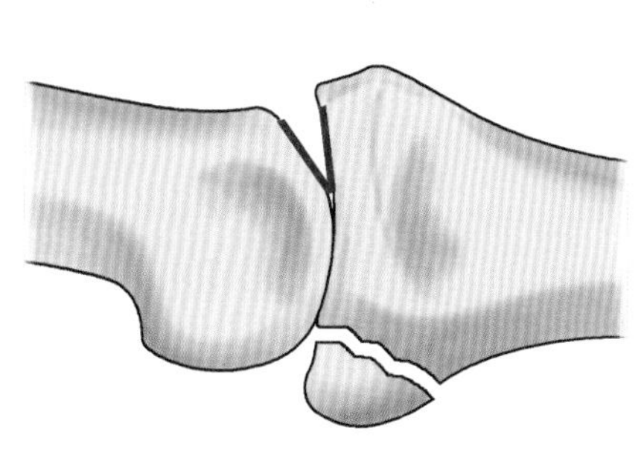

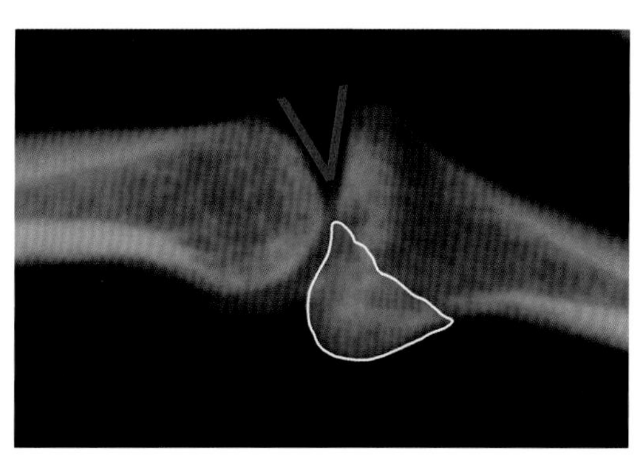

图 5-51　手指侧位片显示 PIP 关节的背侧 “V” 形征（红色线表示），提示 PIP 关节背侧半脱位和关节面不平整（黄色线区域为掌唇骨折）。

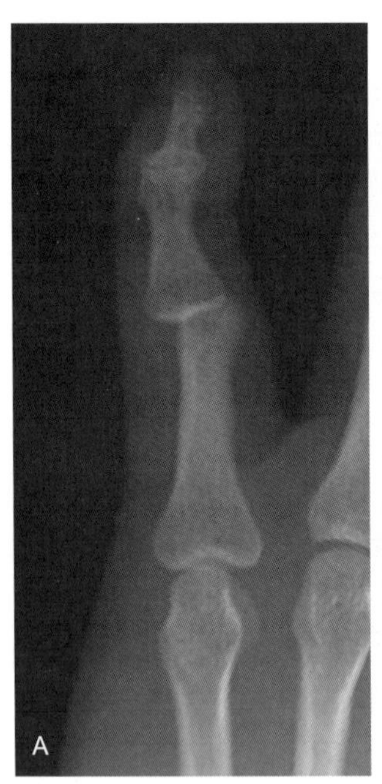

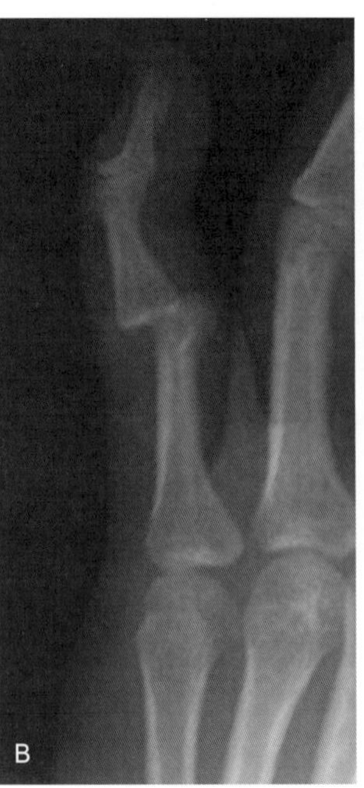

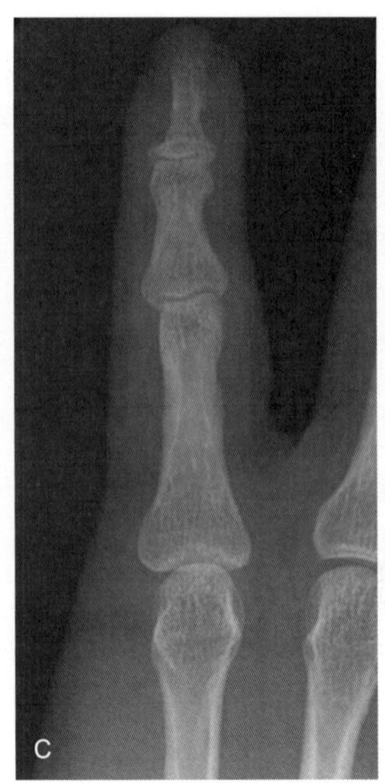

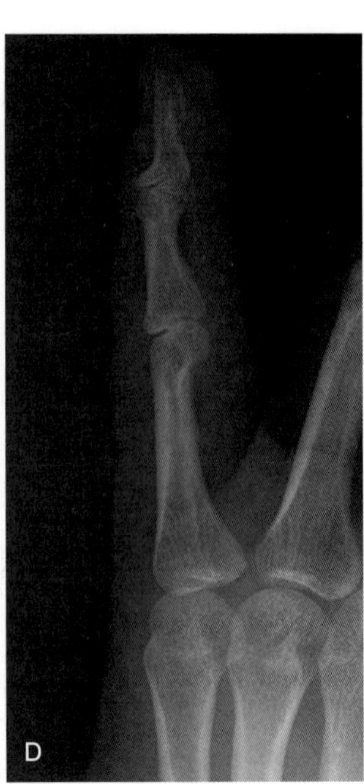

图 5-52 手指 PIP 关节背侧脱位的闭合复位治疗。A、B. PIP 关节背侧脱位的手指正、斜位 X 线片。C、D. PIP 关节复位后的手指正、斜位 X 线片。

带功能完整但被纵劈为两部分。掌板近端可以撕脱嵌入 PIP 关节内致复位困难[106]。X 线检查发现关节面重叠可以确诊完全脱位，但半脱位时关节面有接触，可通过侧位片上的“V”形征确诊（图 5-51）。

1. 非手术治疗 PIP 关节背侧脱位可在手指麻醉下牵引和屈曲关节复位（图 5-52）。半脱位时向掌侧挤压和屈曲指间关节进行复位；完全脱位时先背伸中节指骨，再以医生的拇指将患者的中节指骨推向掌侧复位。不应该仅纵向牵引手指，因为这很可能造成侧副韧带被内、外侧髁套锁，掌板被拉进关节，由简单脱位变为不可复性脱位。关节复位后检查关节稳定性，如果稳定，可使用胶带固定，限制关节背伸 3~4 周；如果不稳定，可用背伸阻挡支具固定关节于屈曲 30° 位，以利掌板复位和愈合，3~4 周后去除固定。有的医生每周将 PIP 关节固定位置伸直 10°，以防止 PIP 关节伸直缺失。

2. 手术治疗 有掌板嵌入关节时不容易闭合复位，这时应该进行手术治疗。首先，在关节背侧做 5 mm 小切口，于中央腱束及侧腱束之间，将骨膜剥离子插入关节，向掌侧方向将掌板推出关节，然后撬拨关节复位。此方法避免了掌侧切口肌腱粘连的风险，且恢复较快。但如果背侧切口不能复位，需作掌侧 Bruner 切口[107]，切开 A3 滑车和 A2 到 A4 滑车之间一段 2~3 cm 腱鞘，牵开屈肌腱，将掌板从关节内拉出。可修复掌板以提高稳定性，并防止其再次嵌入关节。术后保护性制动固定 3~4 周。

手指 PIP 关节侧方脱位和侧副韧带损伤

1. 急性损伤的治疗 PIP 关节侧方脱位由于手指一侧受暴力所致，常合并这一侧的侧副韧带近端止点撕脱和部分掌板远端撕脱。韧带损伤的常见并发症是僵硬而非不稳定，手术创伤可能会加重僵硬，因此对于急性侧副韧带断裂可进行保守治疗。对于没有开放性损伤的脱位，经常可以手法复位，不需要手术修复任何结构。PIP 关节在闭合牵引下通过施加侧方力量复位，再使用邻指绑缚固定 3~4 周，在支具保护下早期活动锻炼，韧带常可愈合。

PIP 关节侧方脱位复位后，在临床随访过程中，一般 1~2 个月后已经没有脱位，但有时有不稳定。如果很不稳定，表现为 PIP 关节在加力后侧方偏 20°~30° 以上，应该切开直接牢固加强缝合。方法是侧方切口，尽量切除瘢痕，同时将韧带断处新鲜化，直接加强缝合，同时加强缝合关节囊。直接缝合是十分常用且有效的方法，有不少医师对这样的病例都直接缝合修复。如果是止点处撕脱，使用缝合骨锚钉修复断裂韧带（图 5-53 和图 5-54），保护性固定 2~3 周后进行主动活动锻炼，6 周后去除保护进行活动。

不可复性脱位常由断裂的侧副韧带、关节囊嵌入关节引起，需切开复位。关节复位后均应行伸直位侧方应力检查。如果松弛外力能使关节侧方偏斜大于 20° 说明侧副韧带完全断裂，并至少还合并另外一个辅助稳定装置的损伤，常需要手术修复[105]。方法是直接加强缝合或用锚钉修复。对于复杂的侧

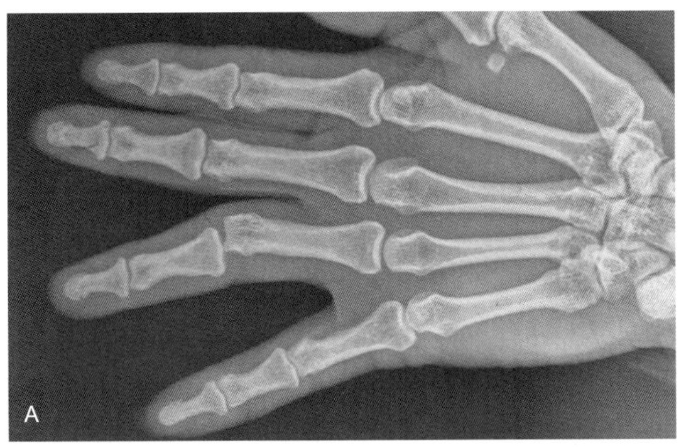
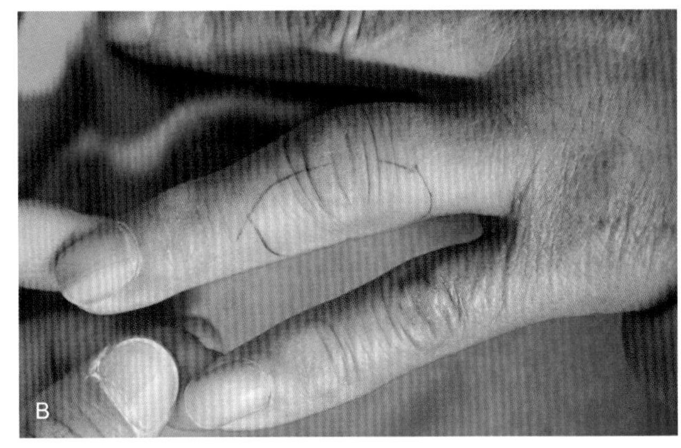
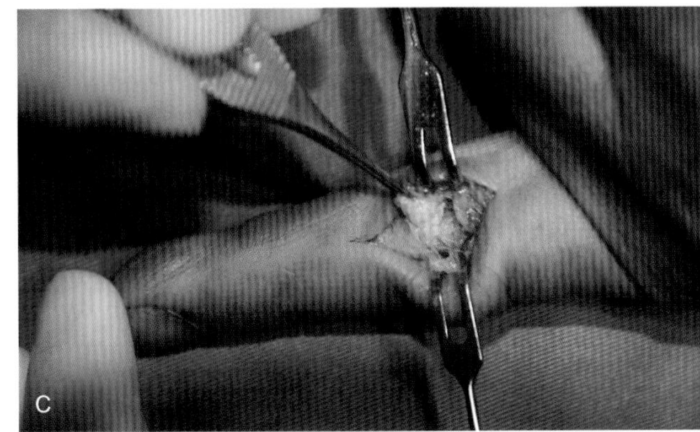
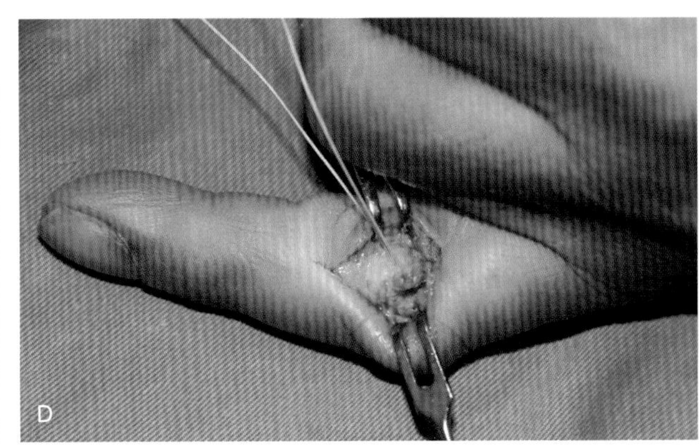
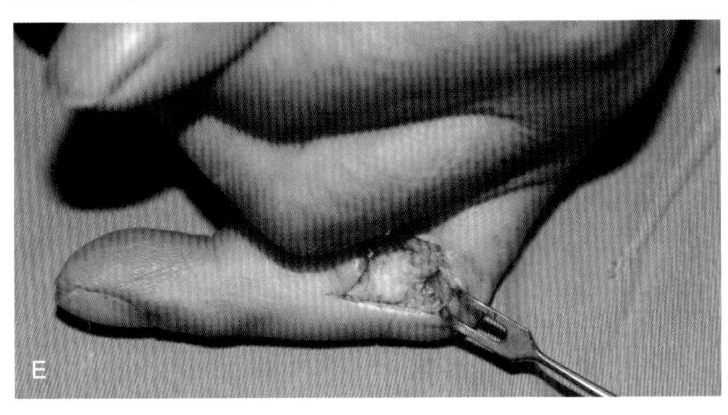

图 5-53　右手环指 PIP 关节侧方脱位（尺侧侧副韧带损伤）。A. 术前 X 线片；B. 术前右环指 PIP 关节尺偏畸形；C. 术中见断裂的侧副韧带残端于其起点即近节指骨头撕脱；D. 于韧带起点处导入带线缝合骨锚钉；E. 修复重建韧带止点。

副韧带缺损可使用韧带重建[108]。

2. 慢性损伤的治疗　慢性侧副韧带损伤常用重建手术治疗，常用术式为掌长肌腱移植韧带解剖重建术[109]和对侧指浅屈肌腱转位重建术[110]。首先于 PIP 关节的尺、桡侧分别作侧中线切口。在患侧切口暴露无法修复的损伤韧带，分离后切除，并确定韧带的起、止点位置。在另一侧切口暴露 A2 和 A4 滑车间同侧的一束指浅屈肌腱 3~4 cm，并于近端离断，保留远端止点。在近节指骨基底作横行的直径 2.5~3 mm 的骨隧道，通向患侧韧带的止点处。将指浅屈肌腱的游离端自同侧穿入骨隧道，并于对侧韧带止点处穿出。在损伤韧带的起点处置入 1 枚缝合骨锚钉。拉紧韧带调整肌腱张力至合适后，将锚钉尾线穿入肌腱游离端，并使用水平褥式法缝合固定。肌腱的固定也可使用骨隧道挤压螺钉、拉出缝合、局部组织缝合等固定方法。术后于伸直位固定手指 2~3 周，后改用手指支具保护并开始主动功能锻炼。术后 6 周仅在晚间佩戴支具并加强功能锻炼。术后 12 周去除支具，正常活动。

手指 PIP 关节掌侧脱位

较少见，其典型的临床表现为 PIP 关节屈曲、DIP 关节过伸的纽扣畸形。因为掌侧脱位常伴随中央束止点撕脱或断裂，侧束牵拉三角韧带背伸关节时导致其掌侧半脱位，半脱位的侧束不再伸直 PIP 关节而牵拉伸肌腱终点，使 DIP 关节过伸和 PIP 关节屈曲。

简单的掌侧脱位在手指麻醉下常可牵引背伸复位，复位后固定 PIP 关节于伸直位 3~4 周以使中央束愈合，但 DIP 关节可自由活动。之后再使用动态背伸夹板固定 2 周并进行主动屈曲训练。最后进行

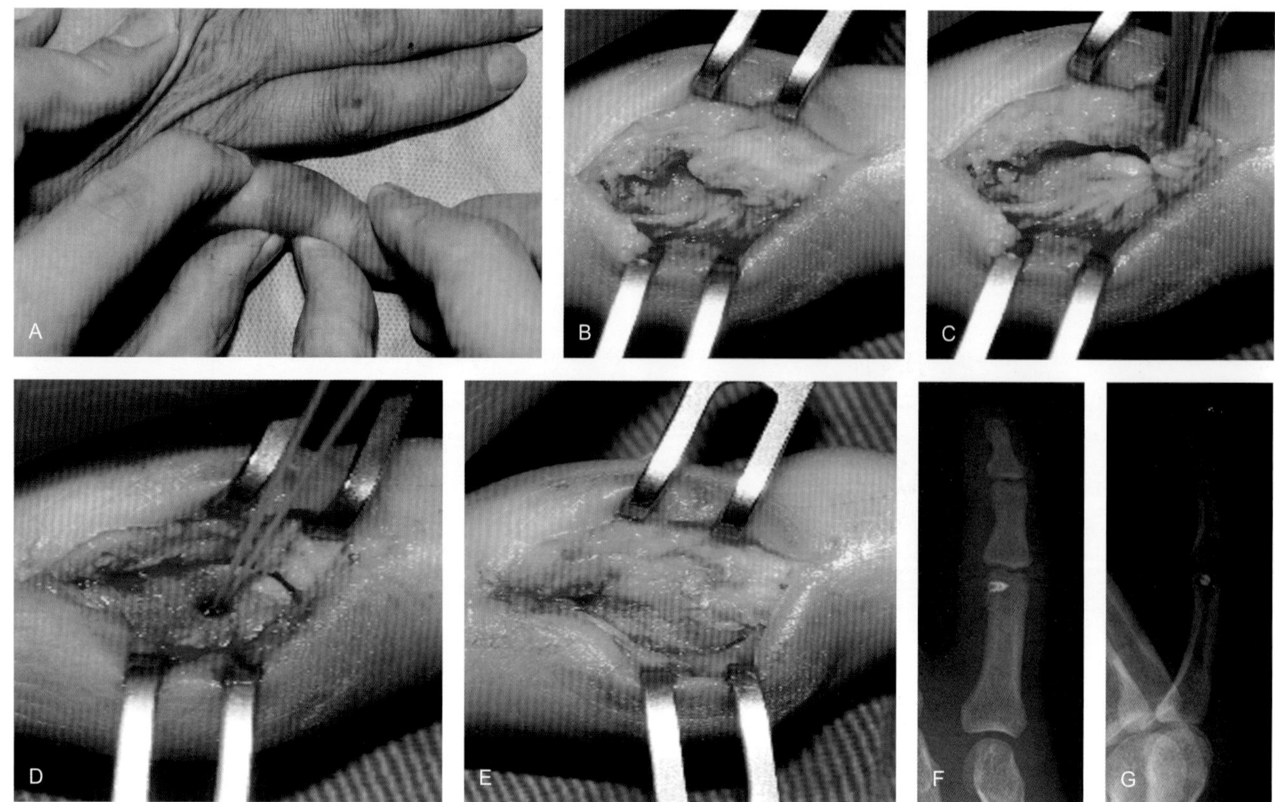

图 5-54　PIP 关节侧副韧带修复。A. 侧副韧带断裂，伸直位侧方应力试验成角大于 20°；B、C. PIP 关节侧方切口处暴露断裂的侧副韧带残端；D. 在近节指骨头韧带起点处导入带线缝合锚钉；E. 缝合修复断裂的侧副韧带；F、G. 术后手指的正、侧位 X 线片。

被动屈曲和增强活动度锻炼。如果脱位无法复位，很可能有组织（如中央腱、侧束、侧副韧带及撕脱骨折块）嵌入，特别是关节周围皮肤出现皱褶时提示软组织嵌入。此种情况均需手术治疗，且术后立即进行主动活动锻炼[111]。

掌侧脱位有时合并旋转畸形，原因是一侧的侧副韧带断裂后，中节指骨基底以对侧完整的侧副韧带为轴向掌侧旋转脱位，近节指骨髁从中央束和侧束间或侧束和侧副韧带间凸出，并在髁下干骺端形成索套。常由突然的暴力扭转手指造成，如手指被洗衣机中转动的衣物缠绕。闭合复位时单纯的牵引和中节指骨背伸，可使卡压进一步收紧而造成复位困难。正确的操作是屈曲掌指关节和 PIP 关节以放松向掌侧移位的侧束，之后轻柔地牵引和旋转中节指骨使其脱位的部分解套，从而关节得以复位。必要时也可适度背伸腕关节，以进一步放松伸肌腱装置。复位后检查关节稳定性和进行 X 线检查，确定关节完全复位。

如果关节无法主动伸直，考虑中央腱断裂，可于伸直位固定 6 周。对于韧带损伤，有学者认为关节复位后其正常的解剖形态可恢复，但也有学者建议手术治疗，因为可能嵌入伸肌腱而致闭合复位困难。切开复位不仅可将嵌入的伸肌腱复位，而且可将其修复，必要时还可修复断裂的韧带及掌板。

临床上手术治疗仅用于因为韧带、关节囊或伸肌腱嵌入关节而闭合复位失败的患者。取韧带损伤侧的背侧切口，探查中央腱的完整性，并将侧束从关节内拉出，复位关节。术中根据侧束损伤的程度选择修复或切除，因为另一侧束仍然完整，所以不会引起伸直受限。复位后检查关节的稳定性，如果修复损伤的软组织后稳定性良好，术后可立即进行主动活动，否则需要穿针固定关节。

陈旧性 PIP 关节掌侧脱位的治疗比较复杂，要同时纠正挛缩和不匹配的关节以及损伤的软组织（伸肌腱、掌板和侧副韧带）。切开复位关节后要修复损伤的伸肌腱和侧副韧带，并固定关节 4 周，之后进行功能锻炼。对于存在关节软骨退变的患者，功能可能恢复得较差。虽然预后可获得无痛、稳定的关节，但恢复到术前的活动度较为困难。

手指 PIP 关节过伸畸形

未治疗或漏诊的 PIP 关节脱位可致掌板功能障碍，造成 PIP 关节过伸畸形即鹅颈畸形。当 PIP 关节运动时，侧束围绕近节指骨髁向掌侧或背侧半脱位，患者可能会感觉到卡响和疼痛，最终将导致抓握无力等手部功能受限。引起鹅颈畸形的其他疾病还包括类风湿性关节炎、慢性锤状指、脑麻痹引起的肌肉和软组织不平衡等慢性病 [112]。特别要注意对比双手，以排除多发关节松弛引起的过伸畸形，同时进行体检以排除伸肌腱不平衡（如锤状指）导致的鹅颈畸形。固定 PIP 关节于伸直位或轻度屈指位，如果 DIP 关节主动伸直受限，说明鹅颈畸形由伸肌腱引起；如果 DIP 关节可以主动伸直，则鹅颈畸形由于 PIP 关节掌板松弛引起。

对于有症状但无关节僵硬的陈旧性过伸畸形，可使用“8”字环形支具固定 6~8 周，常可恢复关节稳定性，但会残留一些屈曲挛缩。也可使用背侧阻挡支具治疗。对于关节僵硬的过伸畸形则需要切开松解或进行关节融合。

对于畸形持续存在或不能耐受支具固定的患者可考虑手术治疗，包括掌板修复术、屈指浅肌腱固定术、侧束（单侧束、双侧束、劈开的双侧束）转位术。掌板修复术是将撕脱的掌板直接缝合或将掌板远侧缘前移后再使用拉出钢丝或缝合锚钉固定。Melone 等报道掌板修复术治疗慢性过伸畸形可以得到满意的结果 [113]。如果过伸畸形明显或时间较长，掌板修复的可能性不大，可使用屈指浅肌腱固定术和侧束转位术。屈指浅肌腱固定术是采用一束屈指浅肌腱固定关节来限制其过伸，即将一束屈指浅肌腱在近端相应的平面切断后，固定于 A2 滑车的远端 1/3 处或 A1 滑车，也可在近节指骨做隧道或置入骨锚钉固定肌腱 [114]。如果小指的屈指浅肌腱较细，需要用全部的两束屈指浅肌腱固定。Catalano 等报道了使用屈指浅肌腱固定术治疗 12 例创伤后 PIP 关节慢性过伸畸形病例，10 例功能优良，但有部分患者出现了屈曲挛缩 [112]。此术式还会引起 DIP 关节过伸，而侧束转位术可同时纠正 DIP 和 PIP 关节。

侧束转位术的方法是：首先在 PIP 关节尺侧做长约 2 cm 的侧正中切口，切开骨皮韧带，分离神经血管束，并将其牵向掌侧，保留并保护侧束的完整性。然后屈曲 PIP 关节 20°~30° 后，将侧束与 A3 滑车的侧缘缝合；或将滑车“Z”形切开，缝合至侧束背缘，使其包含在 A3 滑车内。术后使用背伸阻挡支具限制 PIP 关节于屈曲 10°~20° 位，并进行主动屈指活动锻炼。术后 3 周调整背侧阻挡支具限制 PIP 关节于屈曲 5° 位。术后 6 周开始无限制的活动。术后 8~10 周在胶带的保护下进行体育活动至术后 3 个月。

手指 PIP 关节创伤后屈曲挛缩

它是 PIP 关节脱位后的严重并发症，常见因素包括伸肌腱中央束损伤、屈肌腱粘连、关节不一致、创伤后关节积血、长时间屈曲固定等。因为 PIP 关节的活动度占手指总活动度的 85%，严重的 PIP 关节屈曲挛缩显著影响手部功能，其治疗较为困难，效果不可预知或较差 [115]。成功治疗屈曲挛缩的 3 个因素为伸肌腱有功能、无关节炎、积极的和依从性好的患者。影像学检查应确定关节对合良好、无骨赘等机械阻挡因素；临床检查和超声或 MRI 检查需确定屈肌腱滑车完整，排除滑车断裂导致 PIP 关节挛缩的情况。

对于 PIP 关节屈曲挛缩可首选保守治疗，特别是屈曲小于 45° 的患者。在患者积极配合、依从性好的情况下，使用石膏或支具（动态或静态背伸夹板允许关节屈伸活动）固定。固定期间可进行超声波、热敷、活动锻炼等辅助康复治疗。Cantero 等报道对 PIP 关节屈曲挛缩患者夜间使用静态支具和日间使用动态支具治疗后，关节主动背伸显著改善，但患者并没有感知功能的改善 [116]。如果严格的康复治疗 3 个月后无效，则非手术治疗很难成功，常在治疗 6 个月后根据损伤和畸形程度、患者的依从性和耐受程度，选择手术治疗。手术方式包括外固定牵引和切开松解。

关节切开松解可改善功能，但恢复全部功能所需的时间长，也经常恢复不完全。Mansat 和 Delprat 建议切开侧副韧带的起点并松解掌板和关节囊 [115]。Abbiati 等建议切除固有侧副韧带，同时松解掌板和副侧副韧带 [117]。Diao 和 Eaton[118] 报道了 16 例创伤后 PIP 关节屈曲挛缩的患者，在进行关节松解术中均完全切除两侧侧副韧带并松解掌板，术后用动态支具固定并主动活动锻炼，一年随访时得到了平均 40° 的 PIP 关节活动度改善，且没有发现侧副韧带功能不全。Eaton 等通过 MRI 检查发现侧副韧带切除后有新的侧副韧带形成，并与之前的韧带相似 [119]。行 PIP 关节切开松解术时采用 Bruner 掌侧切口安全，且易于暴露和处理侧副韧带、掌板和屈肌腱粘连。侧切口具有组织剥离较少、效果更好的优点，但需要更高的操作技术 [120]。手术松解依次按照副侧副韧带、掌板、固有侧副韧带和屈肌腱粘连的顺序进行，一直到关节足够背伸为止。首先使用刀片由远及近松解副侧副韧带；然后将掌板限制韧带松解、提起，离开近节指骨，注意要切除掌板两侧延伸到背侧的纤维束；可部分切除双侧固有侧副韧带，并轻柔地过伸手指以松解任何残留的粘连。检查关节是否可被动伸直而无弹性阻挡，必要时需要探查屈肌腱是否粘连，并给予松解。当关节严重屈曲挛缩，皮肤阻碍 PIP 关节完全伸直时，可能需要皮瓣覆盖松解后残留的创面。

术后伸直位固定手指 2~3 天后开始主、被动活动锻炼，在锻炼间歇佩戴静态背伸支具。如果彻底松解关节，则基本上不需要动态背伸支具。几周后在白天可以逐渐取下支具，但要坚持在夜间佩戴支具 3 个月。关于预后的报道，差异较大。Brüser 等 [120] 报道掌侧入路术后随访 3 年，挛缩改善平均约 30°；侧方入路术后随访 1.5 年，挛缩改善平均约 50°。Ghidella 等 [121] 报道了 44 例 68 个 PIP 关节挛缩松解病例，最短随访 2 年，平均有 7.5° 的改善；年龄小于 28 岁挛缩较轻的患者手术效果好。

切开手术的技术要求高且患者常得不到完全的矫正，外固定支架特别是关节牵引支架有时可使患者得到较好的长期结果 [122]。外固定支架分为背伸矫正和分散矫正牵引。单边环形铰链外固定支架为背伸矫正牵引，以近节指骨头的旋转中心为轴，通过每天旋转背伸螺母来增加背伸角度 3°~5°，延长掌侧挛缩结构以矫正畸形。在达到全幅背伸后再维持 2~4 周。近年 Hamada 等 [123] 报道了关节牵引加手术治疗的二阶段法。术后在外固定支架维持下进行患者早期控制锻炼。6 例患者随访 3.5 年显示活动度增加 76°。笔者认为该方法的结果较好可能与关节牵引加速骨软骨重塑有关。

二、拇指指间关节和手指 DIP 关节脱位

拇指指间关节和手指 DIP 关节的解剖结构与 PIP 关节类似，但由于力臂较短和屈、伸肌腱止点稳定性增强的关系，很少发生脱位。脱位常由运动损伤导致，且背侧脱位较掌侧常见 [124]（图 5-55）。DIP 和 PIP 关节同时脱位的情况也偶尔发生 [125]。

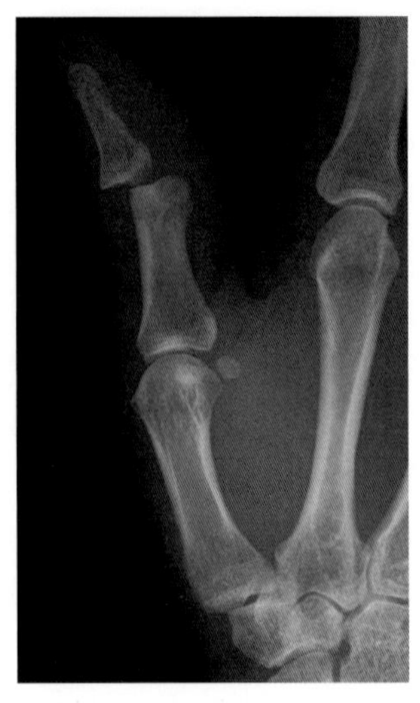

图 5-55　拇指指间关节背侧脱位。

单纯背侧脱位可在手指麻醉下纵行牵引远节指骨，并同时于其背侧基底施加掌侧方向的压力，屈曲 DIP 关节进行闭合复位。对于有污染的开放性脱位，应首先冲洗和清创，然后再复位。复位后检查关节的主动活动度和侧副韧带的张力，评估其稳定性，并进行 X 线检查确定完全复位并排除骨折。复位后可使用背侧夹板固定 DIP 关节于轻度屈曲位 2~4 周，以促进韧带和软组织的愈合。1 周后即可去掉远端胶带的固定，进行主动屈曲活动，但应避免最后 20° 的背伸。复位后出现再脱位的情况极少见，如果出现，可手术探查掌板是否有远端撕脱或侧副韧带损伤，如果有就进行修复或重建。手指 DIP 关节和拇指指间关节难复性脱位少见，常由于掌板近端撕脱嵌入关节引起，也可由于屈肌腱、骨折块、籽骨嵌入关节或中节指骨髁向掌侧突出穿透指深屈肌腱引起。难复性脱位均需要手术去除阻碍复位的解剖结构后再复位。可使用剥离子由关节背侧向掌侧经皮插入，将阻碍关节复位的结构推出关节，并撬拨关节复位。必要时也可使用掌侧入路复位。

单纯 DIP 关节掌侧脱位少见，常由于挤压和扭转手指引起，开放性脱位常见 [124]。复位后如果稳定可使用支具固定于伸直位 2~4 周后进行功能训练；如果不稳定可使用克氏针固定 4 周，以使损伤的掌板或侧副韧带愈合。关于 DIP 关节难复性掌侧脱位也有报道，原因是伸肌腱纵行劈裂，侧束嵌入关节间隙而阻碍复位 [126]。

三、手指掌指关节脱位

手指掌指关节为髁状关节，掌骨头背侧宽于掌侧，掌背侧轴长于远近端轴。因此在掌指关节屈曲时接触面积逐渐增大，侧副韧带更加紧张，使得关节稳定性增加（尤其在超过 70° 时）；相反，在伸直位时稳定性相对较低，允许一定程度的内收和外展。掌指关节囊自掌骨颈延伸至近节指骨基底，并由周围的不同结构来加强。背侧由结缔组织构成，并由伸肌腱加强。掌侧由掌板支撑，其远端为较厚的纤维软骨部，近端为较薄的膜部，无限制韧带。侧方由侧副韧带和掌板外侧的掌板间韧带（掌骨横韧带）加强。矢状束和内在肌肌腱也对关节提供了一定的保护。由于掌指关节的位置和周围较多软组织的支撑、保护，不易产生韧带损伤和关节脱位，但来自尺、背侧的暴力易造成掌指关节损伤。

（一）手指掌指关节背侧脱位

常由于摔倒后手部向前伸出，掌指关节过伸导致，常见于示指，其次是小指。中指常合并示、小指的掌指关节背侧脱位[127]。同一手指 DIP 和掌指关节同时背侧脱位亦有报道[128]。示、小指掌指关节完全脱位时几乎均合并掌板近侧膜部撕脱。以下结构使脱位的掌指关节复位困难：掌板、A1 滑车、屈肌腱、蚓状肌和小指外展肌、小指短屈肌等。脱位时背侧移位的近节指骨向远背侧牵拉掌板使其向背侧移位，而与掌板相连的屈肌鞘管同时牵拉其内的屈肌腱向掌骨头的背侧移位。屈肌腱同时被向背侧移位的掌板及 A1 滑车拉紧，闭合复位时被越拉越紧。示指的这些结构还有桡侧的蚓状肌和尺侧的屈肌腱、远端的掌腱膜蹼间韧带、近端的浅横韧带；在小指，这些结构还有尺侧的小指外展肌和小指短屈肌形成的共腱，以及桡侧的屈肌腱和蚓状肌。

掌指关节脱位分半脱位和完全脱位。半脱位时掌板没有嵌入关节，近节指骨被固定在过伸 60°~80° 位，无论是过伸还是纵向牵引掌指关节，都可能将掌板拉向背侧，嵌入关节，造成关节完全脱位或难复性脱位。复位掌指关节半脱位的正确方法为屈曲腕关节，放松屈肌腱，向近节指骨基底施加远、掌侧方向的压力，使近节指骨和掌板滑向掌骨头至关节复位位置。复位后佩戴背伸阻挡支具，尽早进行功能训练。完全掌指关节脱位时掌指关节呈轻度伸直位，屈曲困难，DIP 和 PIP 关节稍屈曲，并向中指靠拢。在掌指关节掌侧可看到皮肤皱褶，并触及掌骨头。在背侧可触及近节指骨近端的空虚感。后前位 X 线片可见增宽的关节间隙，如果在关节内看到籽骨提示掌板嵌入。侧位 X 线片可较好地显示脱位情况和排除撕脱骨折。Brewerton 位 X 线片（掌指关节屈曲约 65°，背侧放在片盒上，X 线方向由尺侧向桡侧偏斜 15°）可更清楚地显示掌骨头骨折。掌指关节完全脱位，如果掌板嵌入关节，可通过适当的纵向牵引将其拉出关节，关节过伸后压近节指骨基底，再屈曲，使关节复位，但不应过度牵引，以免内外侧结构过度紧张而紧贴在狭窄的掌骨颈上，使关节复位困难。

复位失败后需考虑手术治疗，可采用掌侧或背侧入路。背侧入路手术时选用直切口，纵行切开伸肌腱和关节囊后可暴露嵌入关节的掌板。纵行劈开掌板后可将关节复位。掌侧入路有利于显露嵌入的软组织，并将它们牵出关节，必要时可修复掌侧损伤组织。方法是在掌骨头掌侧作斜行切口（示指的切口为自远侧掌横纹至近侧指横纹延伸到桡侧中轴线，小指的切口与其相反），切开皮肤时要注意神经血管束的损伤，因为示指桡侧和小指尺侧的神经血管束常被凸出的掌骨头挤压而移位或紧贴皮肤。切开皮肤后可看到被软组织嵌顿的掌骨头。常由内在肌和外在肌肌腱在较窄的掌骨头周围形成索套结构而阻碍复位，最常见的为屈肌腱、鞘管和掌板共同向背侧移位形成的套锁。切开 A1 滑车使上述结构变松弛，将近节指骨和掌板向掌侧复位至正常位置，并使用剥离子或止血钳使肌腱远离掌骨头而复位。不需要修复软组织，但术中要注意有无骨、软骨损伤，并根据骨折块大小选择固定或切除方式。

术后将掌指关节于屈曲 30° 位固定 2 周。之后在掌指关节屈曲 10° 的背伸阻挡支具保护下主动功能训练。术后约 4 周可仅用支具保护，6 周后去除支具，使用邻指绑缚固定保护。12 周后可以进行无限制的活动。反复闭合复位和切开复位造成的创伤及陈旧性脱位都可能导致创伤性关节炎，甚至掌骨头缺血性坏死，出现疼痛及活动范围受限。对于陈旧性脱位可采用掌、背侧联合入路松解挛缩的侧副韧带。固定时间长、延迟复位或严重的组织损伤也可使关节过度纤维化而限制关节活动，但通过锻炼，此种情况会逐渐得到改善。对于常见的儿童完全掌指关节脱位，要注意掌骨头骺早闭这一并发症。

（二）手指掌指关节掌侧脱位

手指掌指关节掌侧脱位很罕见，常可手法复位（图 5-56）。

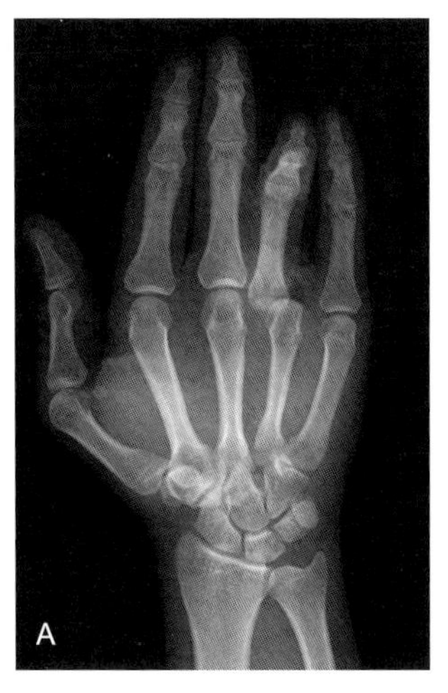

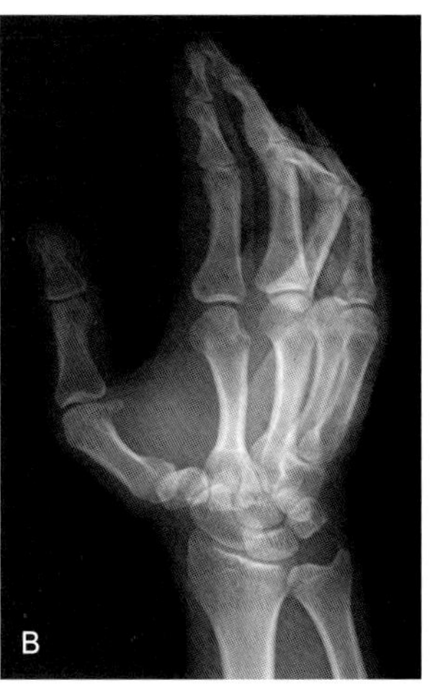

图 5-56　手指掌指关节掌侧脱位。A、B. 右环指掌指关节掌侧脱位的手正、斜位 X 线片。

（三）手指掌指关节绞锁

常表现为中度屈曲畸形，而 PIP 和 DIP 关节功能正常（图 5-57）。注意扳机指的指间关节无法主动伸直可与其鉴别。掌指关节绞锁可以是特发性的也可以由于关节退行性变导致。特发性关节绞锁的常见原因为侧副韧带被非常凸出的掌骨头桡侧髁卡住，导致关节活动受限。常见于年轻人，示指最常受累，没有关节炎表现，常不需要进一步的影像学检查。关节退行性变导致的关节绞锁是由掌骨头周围增生的骨赘卡住侧副韧带引起。常见于老年人，中指最常见，斜位或特殊体位 X 线片可显示关节退行性改变和骨赘。也有籽骨嵌顿引起关节绞锁的报道[129]。

对于关节绞锁常采用保守治疗。于关节背侧向关节内注入 2 ml 生理盐水或利多卡因，使关节囊膨胀（可能将卡住的韧带推开），然后屈曲掌指关节，并桡偏外旋手指，将韧带解套后慢慢伸直手指（图 5-58）。支具固定手指于伸直位 1 周后恢复正常运动。如果保守治疗无效或有关节绞锁史，可进行手术治疗，将凸出的骨赘或掌骨髁边缘切除（图 5-59）。陈旧性掌指关节绞锁少见，但通过治疗仍可得到较好的活动度，因为侧副韧带在关节屈曲位时变长。掌指关节绞锁罕见有复发的报道。

（四）手指掌指关节桡侧副韧带损伤

在手指掌指关节常见的是桡侧副韧带（radial collateral ligament，RCL）损伤，尺侧副韧带损伤少见。掌指关节在屈曲位时受到尺侧方向的暴力可导致 RCL 损伤。患者常因伤后关节持续肿胀、疼痛无明显好转而就诊。临床表现为受伤关节 RCL 的起、止点压痛；被动屈曲掌指关节时常产生疼痛；尺偏近节指骨时疼痛加剧并可发现不稳定。

其损伤有 3 度：Ⅰ度，有疼痛，无关节不稳定或松弛；Ⅱ度，关节松弛但有明显的终末点，关节活动时稳定；Ⅲ度，关节不稳定。X 线平片和超声检查十分有用。

对于Ⅰ、Ⅱ度损伤采用保守治疗常可愈合，少有慢性症状，效果满意[130]。保守治疗常使用支具固定掌指关节于伸直位或屈曲 30° 位 3 周或在邻指绑缚保护下活动。3 周后用轻柔的关节桡偏应力检查其稳定性。如果没有显著的不稳定，患者症状缓解，提示韧带可能基本愈合，可考虑去除固定；如果伤

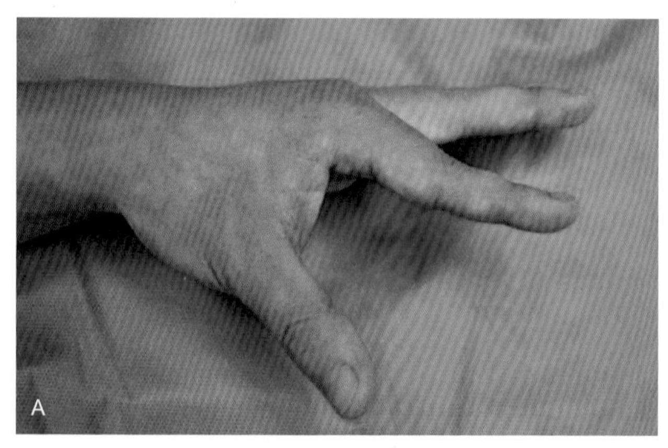
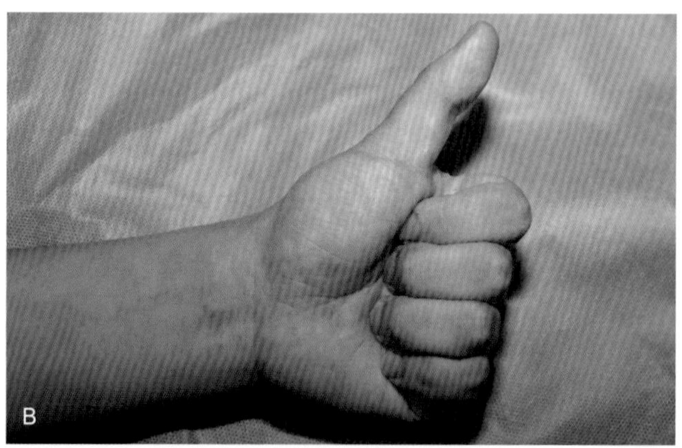

图 5-57 示指掌指关节绞锁。A. 掌指关节中度屈曲畸形；B. PIP 和 DIP 关节功能正常。

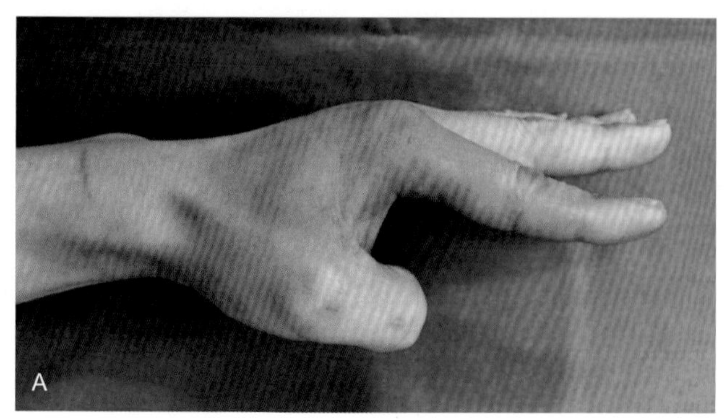
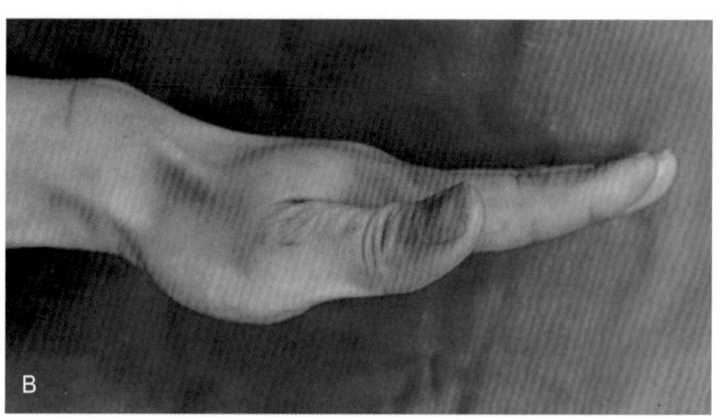

图 5-58 示指掌指关节绞锁的保守治疗。A. 绞锁的示指掌指关节呈中度屈曲，背伸受限；B. 闭合复位后手指背伸功能恢复。

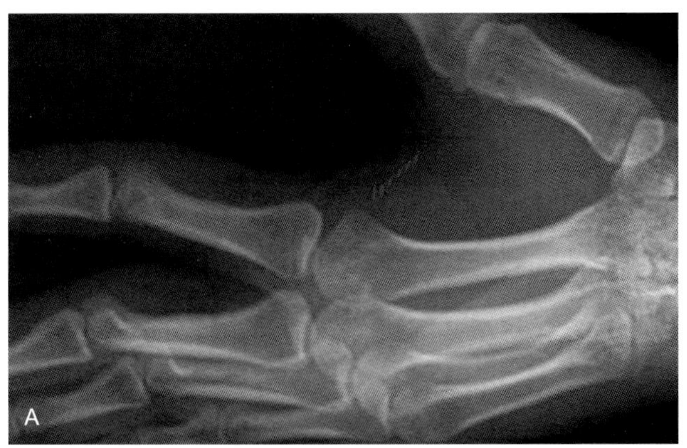
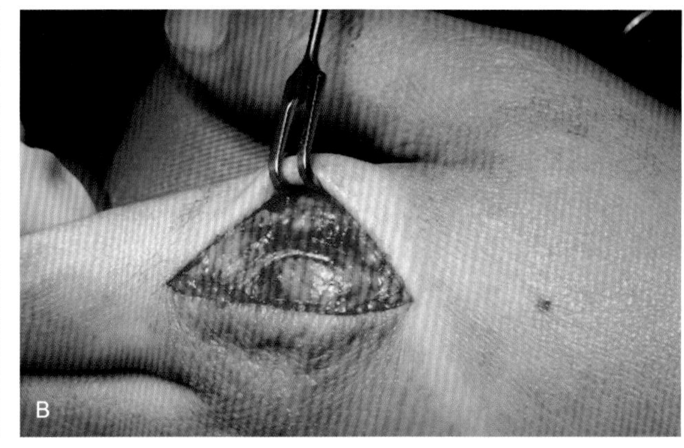
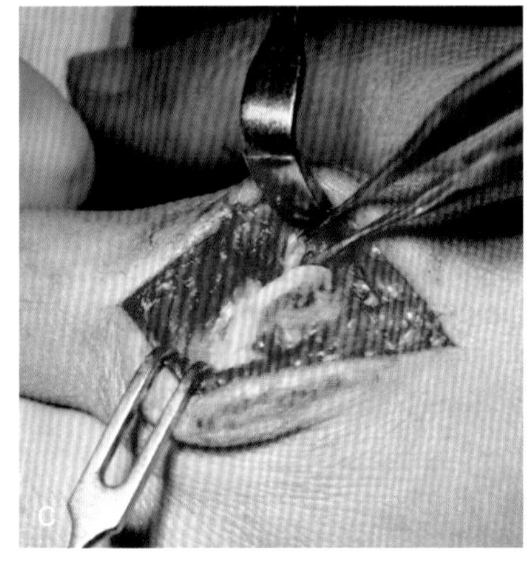
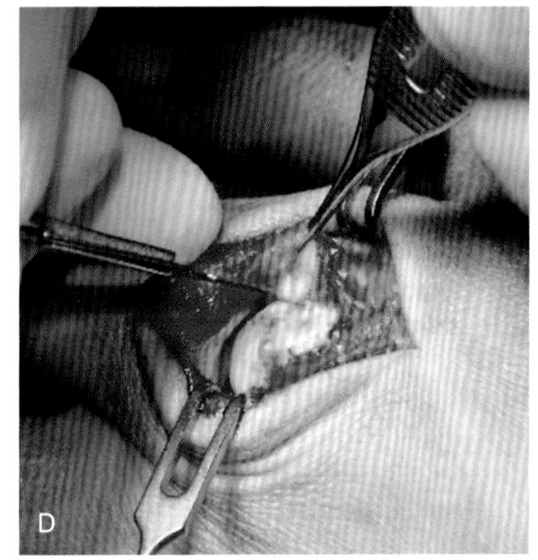
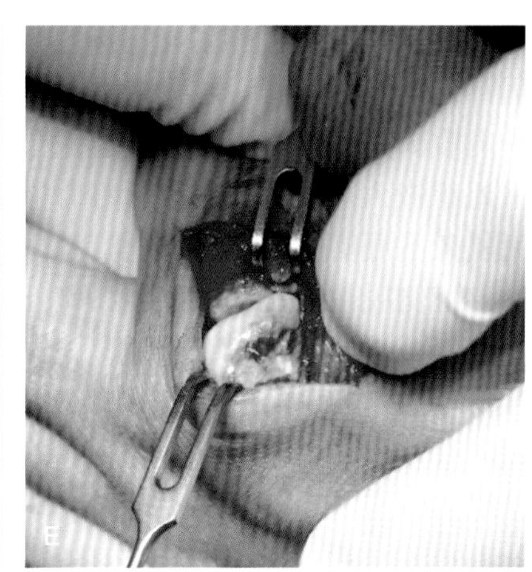

图 5-59　关节绞锁的手术治疗。A. 术前患侧手的斜位 X 线片；B. 掌指关节背侧切口暴露关节囊；C. 松解卡住的侧副韧带；D. 部分切除掌骨头的桡侧髁；E. 掌指关节术中复位。

后 6 周疼痛和不稳定仍没有明显改善，即使终末点存在也应考虑手术修复或重建。如果患者对活动的要求不高，对亚急性或慢性症状性 RCL 损伤可采用保守治疗。

对于Ⅲ度损伤，常采用手术治疗[130]。使用桡背侧切口，注意保护背侧感觉神经。在伸肌腱桡侧切开腱帽和关节囊，暴露损伤的韧带残端，尽量切除瘢痕，同时将韧带断处新鲜化，直接加强缝合，同时加强缝合关节囊。过去对这个方法使用不够，这是很有效的方法。如果是止点处撕脱，就打磨韧带的撕脱点，并将缝合锚钉置入。将锚钉尾线穿入韧带断端，在关节屈曲大于 45° 时拉紧韧带，调节合适张力后完成打结并修复关节囊和伸肌腱帽。固定关节于屈曲 45° 位 5~6 周。

四、拇指掌指关节脱位

拇指掌指关节为铰链关节，其活动平面包括屈 – 伸、内收 – 外展和旋前 – 旋后。由于近节指骨基底的曲率半径较大，拇指掌指关节稳定性主要由关节囊、掌板、韧带、肌腱等维持。

掌指关节双侧的固有侧副韧带自掌骨头距关节面 3~5 mm 掌背方向 1/3 处，向掌侧斜行，止于近节指骨基底距关节面 3 mm 掌背方向 1/4 处[131]。辅助侧副韧带位于固有韧带的掌侧，自掌骨头偏掌侧位置止于关节两侧的掌板和籽骨。掌指关节的掌板与 PIP 关节不同，近端没有屈肌鞘管和限制韧带，其纤维软骨部提供了掌侧稳定性。掌指关节底部的掌板和两侧的侧副韧带也构成了类似 PIP 关节的掌板 – 韧带复合体三维结构（图 5-60）。

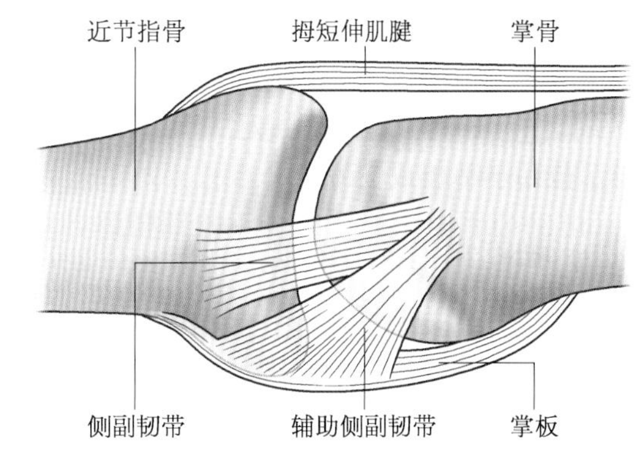

图 5-60　拇指掌指关节的解剖结构。

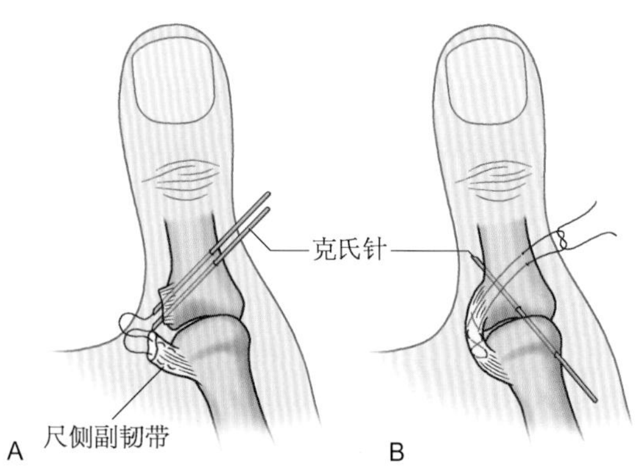

图 5-63　拇指掌指关节 UCL 损伤的修复固定。A. 带线直针修复拇指 UCL，穿过指骨并缝合固定；B. 以克氏针固定掌指关节 4 周（目前这个方法较少使用，以直接缝合修复或用锚钉修复方法代替）。

骨折块。如果韧带中部断裂，可以用 3-0 或 4-0 不可吸收线“8”字间断缝合或水平褥式缝合直接修复。

如果韧带于远端或近端止点撕脱，可以进行止点重建，以抽出缝合法或缝合锚钉进行固定（图 5-63 和图 5-64）。注意必须将半脱位的近节指骨复位，并对背侧关节囊进行无张力缝合。如果存在拇短伸肌止点和近节指骨基底部伸肌腱损伤，也要修复。对于有明显掌侧半脱位的情况，可以用直径约 1.0 mm 克氏针或短臂拇外展位石膏固定关节 4~5 周。

3. 韧带重建　虽然过去书中有描述，但操作比较复杂，本书仅以图演示（图 5-66）。现在用锚钉修复基本替代了韧带重建，另外，对晚期患者仍

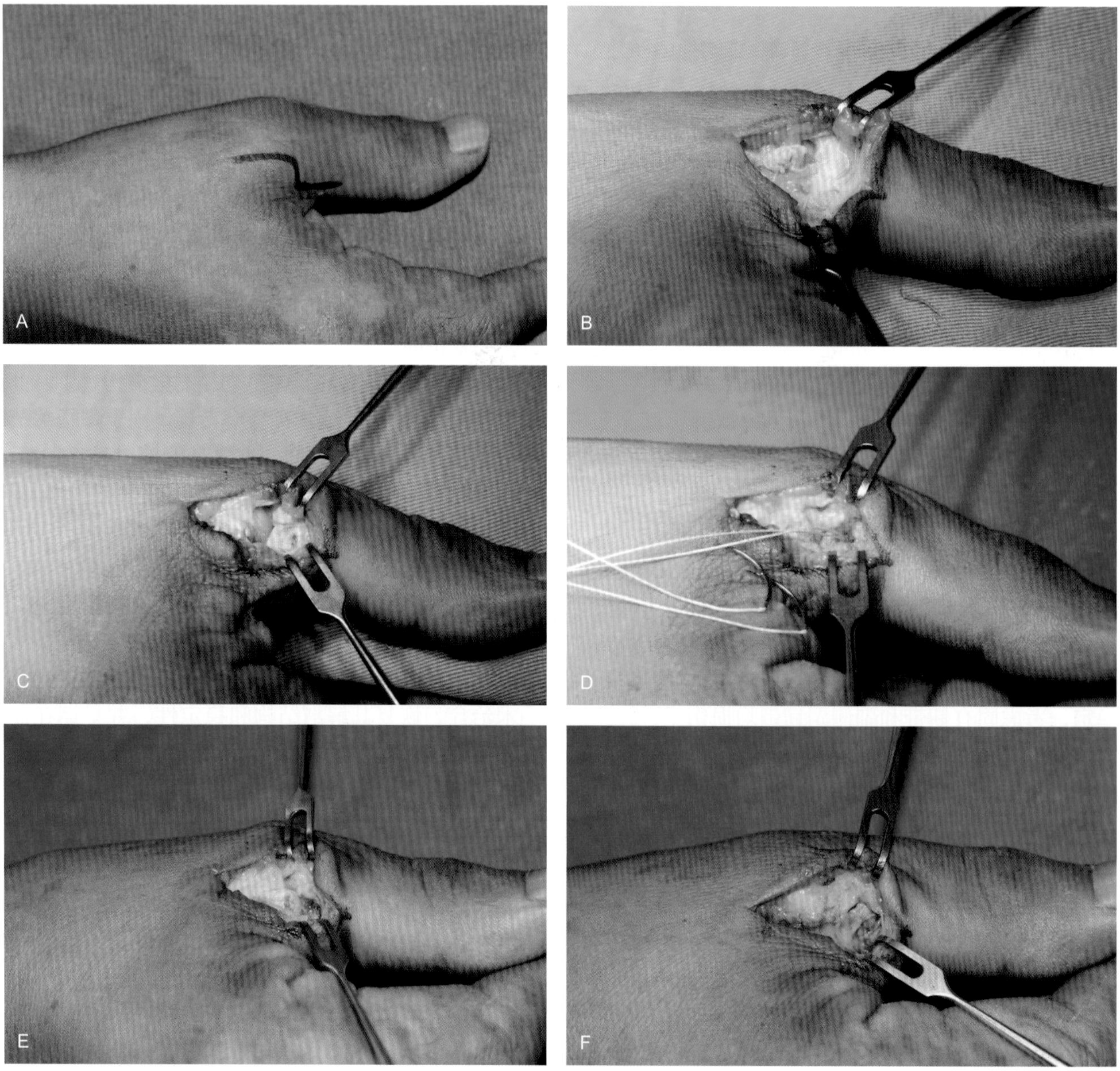

A B C D E F

图 5-64　拇指掌指关节 UCL 急性损伤的急诊修复。A. 手术切口的设计；B. 术中暴露内收肌腱膜的近侧缘，见存在 Stener 损伤；C. 暴露和清理韧带撕脱止点处的骨面；D. 止点处导入微型带线缝合骨锚钉；E. 修复重建断裂的韧带；F. 关节囊无张力缝合。

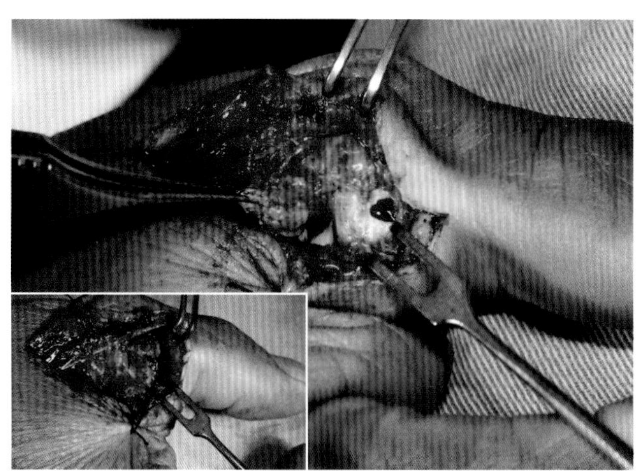

图 5-65 拇指掌指关节 UCL 急诊修复时，暴露内收肌腱腱膜 (左下图)，牵开韧带残端，并纵行切开内收肌腱膜后暴露掌指关节，观察有无明显关节软骨损伤。

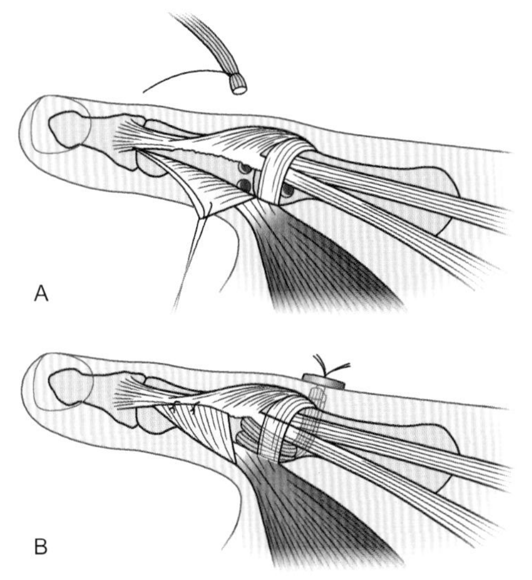

图 5-66 拉出缝合法重建 UCL。A. 在近节指骨基底背掌侧方向和掌骨头尺桡方向做骨隧道，用于穿入肌腱；B. 肌腱先穿出近节指骨骨隧道，汇合后一同穿出掌骨骨隧道，使用纽扣或其他相似方法固定于掌骨桡侧。

然可以直接牢固缝合修复（如用 2-0 Fiberwire 缝合 4~6 束），对关节囊也可牢固缝合修复。手术后需要固定 5~6 周或更长时间。前 4 周完全固定，不需要功能锻炼；5 周以后间歇锻炼，但非锻炼时都应该进行保护性固定。韧带重建后应该用克氏针固定拇指掌指关节于半屈曲位 4 周，用石膏托或支具固定 6 周，以利于移植肌腱的愈合。

【预后】 采用拉出缝合法和缝合锚钉技术都可得到较好的结果，使功能接近正常的活动度和捏、握力 [141, 142]。其中缝合锚钉技术操作简单，手术时间短，并发症少，而拉出缝合法的操作相对复杂 [142, 143]。手术方式还有关节镜技术，包括镜下修复、镜下缝合锚钉止点重建、镜下 Stener 损伤复位（但不进行缝合修复）等，均可得到较好的效果 [144, 145]。还有报道对 UCL Ⅲ度损伤采用非手术治疗也得到了较好的结果，但如果失败（10%~15% 疼痛或不稳定）仍然需要手术治疗 [146]。我们建议对Ⅲ度损伤，如果采用保守治疗，要谨慎选择病例，必须通过 MRI 或 B 超排除 Stener 损伤，因为其临床诊断困难易被漏诊。Stener 损伤通过非手术治疗，韧带很难愈合，使得效果不满意，出现疼痛和活动受限等功能障碍。

（五）拇指掌指关节慢性尺侧副韧带损伤

【临床诊断】 有医生将拇指掌指关节慢性 UCL 损伤称为猎场看守者拇指，这是由于 Campbell 于 1955 年首次描述苏格兰猎场看守者经常将兔子的脖子置于拇、示指间拧断，使得拇指反复承受过大的桡偏应力，而造成 UCL 的慢性损伤 [147]。陈旧性或慢性 UCL 损伤（常大于 6 周）主要源于对急性损伤的漏诊或不正确治疗（主要为完全断裂，如 Stener 损伤），也可为进展性韧带退变使韧带被持续拉长而导致掌指关节慢性不稳定。常表现为疼痛、肿胀、患指无力，特别是在做捏、旋转动作（如拧瓶盖）时拇指疼痛加重和握持较大的物体时拇指疼痛、无力。其术前评价与急性 UCL 损伤相同。症状性慢性 UCL 损伤如果没有关节炎的表现常需韧带重建。掌指关节主动活动时有捻发感和通过影像学检查可明确关节炎的诊断。

【治疗方法】 手术方式包括韧带修复、韧带重建和关节融合。如果受伤时间较短（常小于 6 周），韧带的质量和长度适合修复，则清除断端的纤维组织包绕，直接缝合韧带，并加强修复松弛的关节囊，有时需要使用缝合锚钉将韧带固定于撕脱点。如果韧带弹性不好，回缩变短不能恢复的病例有时需重建。但是作者过去几年中都能直接缝合修复后愈合，故认为不需要移植重建。对于有掌指关节炎的患者需行关节融合术。重建包括内收肌前移术、肌腱移植韧带重建术、骨 – 韧带 – 骨重建术等。对于 UCL 慢性损伤伴掌侧半脱位或旋后畸形的患者需谨慎选择重建术，因为术后仍有存在畸形的可能。韧带直接缝合修复还可用于韧带的部分断裂（UCL 不全撕裂）。

1. 内收肌前移术 内收肌前移术是通过肌腱转位提供的动态稳定性来代替韧带的静态稳定性，限制关节的不稳定，但仍存在被动松弛，且对于无关节炎的患者效果较好 [148]。方法是：自虎口中部至指间关节稍近端的掌指关节尺侧作“V”形切口，注意保护桡神经背侧皮支；切开内收肌腱膜，向掌侧牵拉，切除瘢痕化的韧带（游离并作“U”形切除）及关节囊后，将内收肌自尺侧籽骨的止点处切断；在近节指骨基底尺侧距关节面 1 cm 处钻孔，将内收肌肌腱远端前移，插入骨孔中，使用抽出缝合法或缝合锚钉固定。术后固定拇指 1 个月，之后开始主动活动训练。

2. 肌腱移植韧带重建术 是将移植的肌腱固定到掌骨和近节指骨骨髓腔内，代替侧副韧带的解剖结构，而提供静态稳定性，限制掌指关节掌侧及旋转移位 [149]。其重建的模式较多，包括尖 – 近端或尖 – 远端三角模式、矩形模式和“8”字模式 [150]。四种方法均可达到较好的稳定性，但尖 – 近端模式最符合解剖结构，其他三种可能产生不同程度的屈 – 伸活动度丢失 [151]。最近，Carlson 等还提出使用掌长肌腱和可吸收挤压螺钉解剖重建侧副韧带的方法。首先挤进指骨螺钉，然后在掌指关节屈曲 30° 位调整合适张力后，再拧进掌骨螺钉。该方法在尸体研究中发现没有产生屈曲度丢失 [152]。也可用缝合锚钉固定移植的肌腱。

3. 骨 – 肌腱 – 骨韧带重建术 骨 – 肌腱 – 骨韧带重建术是用桡侧腕长伸肌腱的一束和与之相连的止点骨块重建 UCL。方法是：于拇指掌指关节背尺侧作“S”形切口，显露内收肌腱膜并纵行切开，切除瘢痕化 UCL 残端；取桡侧腕长伸肌腱一半宽度、止点以近 4 cm 的腱束，并同时取止点处 5 mm 大小的骨块；在掌骨基底尺侧韧带起点处做 5 mm 大小的骨槽，将骨 – 肌腱移植物的骨块移植到骨槽中，并使用直径 1.5 mm 螺钉固定；再将桡侧腕长伸肌腱纵劈为相等的两份，背侧一半用缝合锚钉固定在近节指骨基底 UCL 止点的解剖位置来重建固有 UCL，掌侧另一半使用 3-0 不可吸收缝线缝合于掌板重建副 UCL；用可吸收缝线修复内收肌腱膜，关闭切口。术后用石膏固定拇指 6 周。关于这种重建韧带的方法，目前还没有长期或对比性研究来评价。

（六）拇指掌指关节桡侧副韧带损伤

【临床诊断】 非常少见，常由于掌指关节屈曲时受到内收及旋转的暴力所致。其近、远端损伤的概率相同，但中间部断裂的概率要高于 UCL 中间部损伤的 [153]。RCL 完全断裂后与 UCL 损伤相似，以完整的 UCL 为轴旋转，近节指骨的桡侧向掌侧移位而产生掌指关节旋转畸形，以掌骨头在背桡侧凸出为特征性表现（图 5-67）。其诊断和治疗与 UCL 相似，但 RCL 完全断裂，被较宽的拇外展肌腱膜阻挡而难以愈合的情况很少见（UCL 完全断裂常产生 Stener 损伤）[154]。RCL 损伤较 UCL 损伤更易伴随掌侧半脱位（86% 完全撕裂有掌侧半脱位），说明背侧关节囊广泛撕裂 [154]，侧位 X 线片可较好地显示。后前位 X 线片如果显示近节指骨尺偏畸形，说明关节有严重的不稳定。

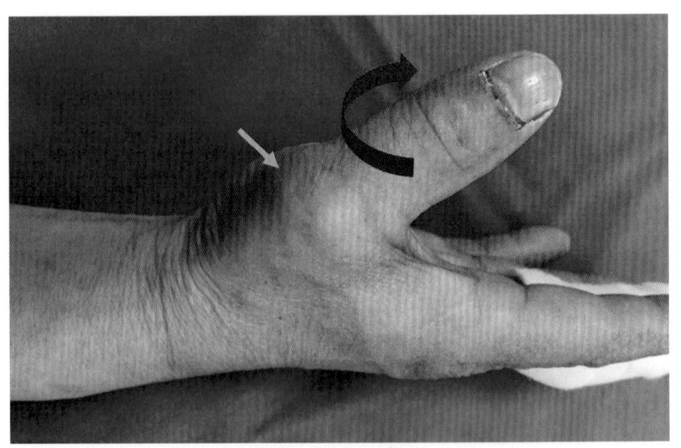

图 5-67 右手拇指掌指关节桡侧副韧带损伤。黄色箭头所示为韧带损伤位置，红色箭头表示旋转畸形的方向。

【治疗方法】 RCL 损伤的治疗原则和方法与 UCL 相似。对急性完全性损伤也建议早期手术治疗，以防内收肌和拇长伸肌的牵拉导致尺侧偏斜而产生不稳定，特别是掌指关节有掌侧脱位时。Köttstorfer 等采用非手术方法治疗了 9 个Ⅲ级 RCL 损伤患者，其中 3 个没有得到全幅无痛的活动 [155]。慢性桡侧不稳定的治疗方法有直接韧带修复、外展肌前移术和肌腱移植韧带重建术。相对于 UCL 损伤，RCL 断端一直位于外展肌腱膜的深层，多数情况下可以直接修复。如果断裂韧带有明显的纤维化或太短而不能直接缝合时，可使用肌腱移植韧带重建术和外展肌前移术。Coyler 等 [154] 对 38 例 RCL 损伤（Ⅲ度）患者手术治疗后长期随访结果显示，87% 的患者没有症状，92% 患者的捏、握力正常，79% 患者的活动范围正常。术后结果满意，但仍有一定的活动度及力量丧失。

1. 直接韧带修复术 在拇指掌指关节桡背侧作“S”形切口，近端沿着拇指掌骨的桡背侧，在掌指关节处转向掌侧，远端平行于近节指骨的侧中线。在拇短伸肌腱桡侧纵行切开拇短展肌腱膜，并将其牵向掌侧，显露关节桡侧。当韧带中部断裂时，将瘢痕清除干净，将断端新鲜化，将两侧拉拢直接加强缝合，对于松弛的关节囊也重叠缝合，可以用 3-0 或 4-0 不可吸收线“8”字间断缝合或水平褥式缝

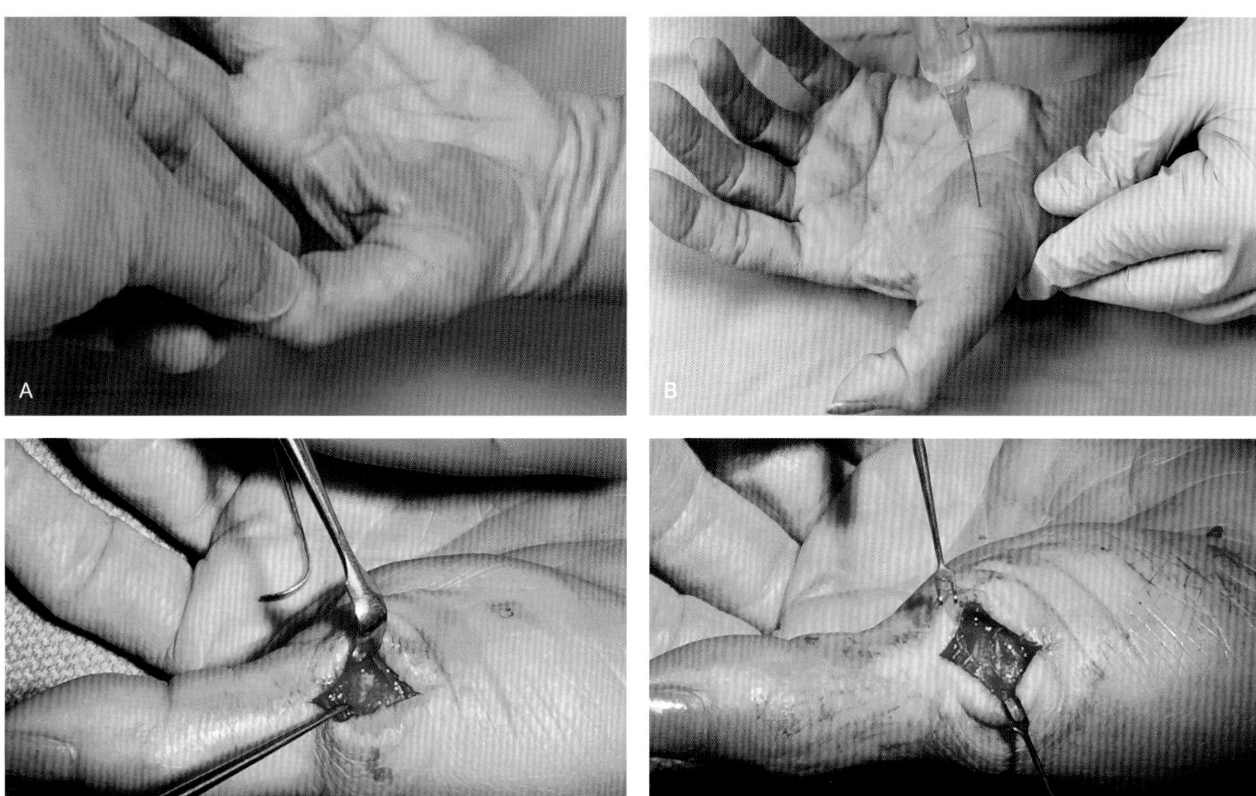

图 5-68 直接韧带修复术。A. 患者左手拇指桡侧副韧带损伤；B. 做局部麻醉；C. 切口暴露损伤的桡侧副韧带；D. 切除瘢痕组织，直接缝合修复损伤的桡侧副韧带。这是现在经常采用的修复方法。

合，修复断开的侧副韧带（图 5-68）。这是现在作者常用的方法，即使对陈旧性损伤也采用这种直接缝合的方法。如果韧带于远端或近端止点撕脱，可以使用缝合锚钉进行止点重建。注意将半脱位的近节指骨复位，并对背侧关节囊进行无张力缝合。如果存在拇短伸肌止点和近节指骨基底部伸肌腱损伤，也要修复。对于有明显掌侧半脱位的情况，可以用直径 1.0 mm 克氏针或拇人字石膏固定关节 5 周。

2. 肌腱移植韧带重建术　其方法与 UCL 重建术相似。尽量保留矢状束，也可将矢状束与外展肌腱膜一起纵行切开，之后修复。必要时用直径 1.0 mm 克氏针固定掌指关节。如果使用支具或石膏固定，要避免侧方应力作用于修复处。术后处理及预期与 UCL 损伤相同，但对急性 RCL 损伤修复者需要固定更长时间，术后 5 周开始进行功能训练。术后可能会感到掌骨头的桡侧较术前凸出，多由修复或重建后的软组织纤维化造成，也可能因为关节有轻度松弛，但对功能没有影响。

3. 外展肌前移术　与内收肌前移术相似，为动态重建代替静态限制的方法，可单独应用，但也可同时游离残留的韧带进行修复或进行韧带和关节囊的紧缩，对动力性韧带重建起辅助作用。常在近节指骨距关节面 1 cm 的位置钻孔，引入前移的拇短展肌肌腱，在拇指的尺侧打结以加强修复 [153]。

4. 拇短展肌腱转位术　使用止点完好的部分拇短展肌腱转位连接掌骨头重建 RCL，手术效果满意 [156, 157]。首先将拇短展肌腱的背侧半切开，保留止点，用缝合锚钉修复 RCL 后，再使用另一根尾线缝合拇短展肌腱的断端。

五、拇指腕掌关节脱位和韧带损伤

拇指腕掌关节为鞍状关节，近、远端关节面的横轴相互垂直，关节可屈曲－伸直、内收－外展、旋前－旋后（或对掌－回位）活动。关节的稳定结构主要是韧带和关节囊，其次是关节的鞍状结构。共有 16 根韧带对该关节起稳定作用，起主要作用的有 7 根韧带：深掌斜韧带、浅掌斜韧带、背桡韧带、掌骨间韧带、背侧掌骨间韧带、尺侧副韧带和背斜韧带（图 5-69）。深掌斜韧带（deep anteiror oblique ligament，DAOL）又称鸟嘴形韧带（beak ligament），是防止背侧半脱位的主要限制结构，但最近的研究表明背桡韧带对关节稳定也起重要作用 [158, 159]。

由轴向应力作用于屈曲的掌骨，可以导致拇指腕掌关节背侧脱位。完全背侧脱位少见，可能合并背桡韧带完全断裂，而掌侧韧带不足以限制脱位，使其远端止点撕脱、移位明显，这时临床表现为关节十分不稳定，容易诊断。部分韧带损伤导致关节仅仅背侧半脱位，但由于关节面的结构特点，背侧移位不大，较难发现；关节部分被大鱼际肌包绕，较难发现异常活动度，因此有时较难明确诊断。经过一段时间后可能脱位表现明显。后前位和侧位 X 线片可显示关节间隙增宽和掌骨轻度背桡侧移位（图 5-70），但应注意排除骨折和关节病变。应力位 X 线片双侧对比可见伤侧掌骨基底向侧方脱出。MRI 可准确诊断韧带损伤，但价格较高。超声诊断的准确性与检查者的经验有一定关系。

急性创伤后拇指腕掌关节疼痛，查体无明显不稳定或影像学半脱位，考虑部分掌侧韧带撕裂，可采用对掌位石膏或拇人字石膏（掌骨外展伸直位）固定 4~6 周，避免对捏导致掌骨产生轴向挤压力。如果临床检查发现关节很不稳定、X 线片上有明确的脱位或半脱位表现，可对掌骨基底背桡侧施加压力复位关节，再用经皮克氏针固定关节于掌骨外展伸直位，密切随访避免再脱位。经皮固定关节为使用 2 枚直径 1.0 mm 克氏针分别沿骨髓腔和斜行跨关节固定。应特别注意如果对所有脱位都进行闭合复位经皮克氏针固定，可能有较高的失败率。Simonian 和 Trumble[160] 报道使用闭合复位经皮克氏针固定的 8 个患者，伤后平均随访 40 个月，发现 4 个拇指结果不满意（3 个影像学半脱位，1 个退行性关节炎）。所以我们对这样的病例采用同时切开复位，加强缝合关节囊的方法。一般我们用 3-0 Fiberwire 加强缝合掌侧、桡侧的关节囊（包括了其中韧带）（图 5-71）。缝合时将关节放在外展位，在关节已良好复位的基础上。有时关节内有断的韧带嵌入，不易复位，这时需要切开关节囊，用剥离子拨出断裂韧带，再加强缝合关节囊。如果容易复位，就没有必要切开关节囊。对加强缝合关节囊的患者需要用克氏针固定关节 4 周，以后可以锻炼关节活动。

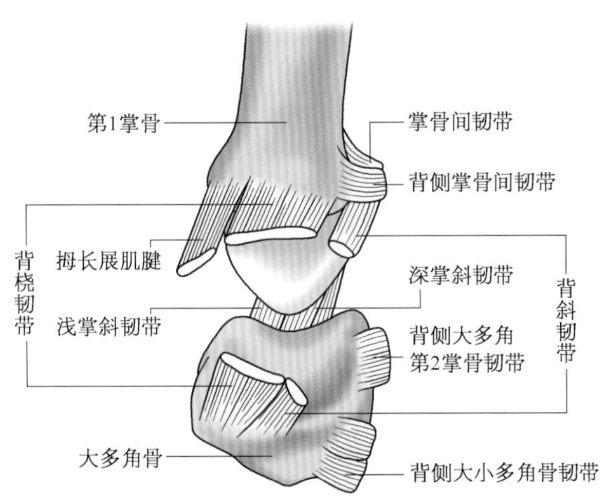

图 5-69 稳定拇指腕掌关节的韧带结构。

其他手术方式有背桡关节囊缝合锚钉修复和肌腱移植重建。背桡关节囊缝合锚钉修复主要是对于闭合复位失败的患者进行切开复位，缝合锚钉修复断裂的背桡韧带而不是掌斜韧带，并用经皮克氏针固定和石膏固定 6 周 [161]。这是一部分医生做的手术，因为他们认为背桡韧带是重要的稳定结构 [158, 159, 162]。肌腱移植重建术是经典的手术，十分常用，也有确切效果，它能重建掌斜韧带和背桡韧带，适用于急性期和后期或陈旧性拇指腕掌关节创伤后不稳定和保守治疗后仍有疼痛的患者。但在急性期一些医生只选择做关节囊缝合克氏针固定术。

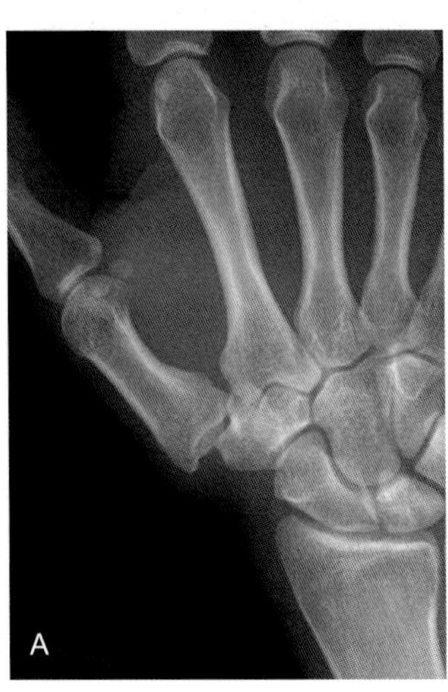

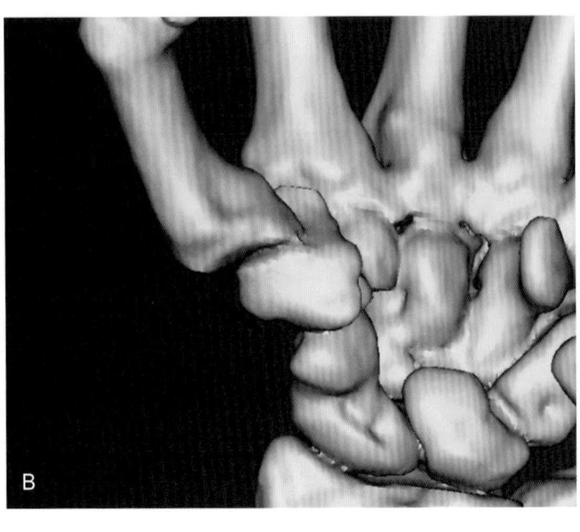

图 5-70 拇指腕掌关节脱位。A. X 线平片；B. 三维重建显示脱位的影像。

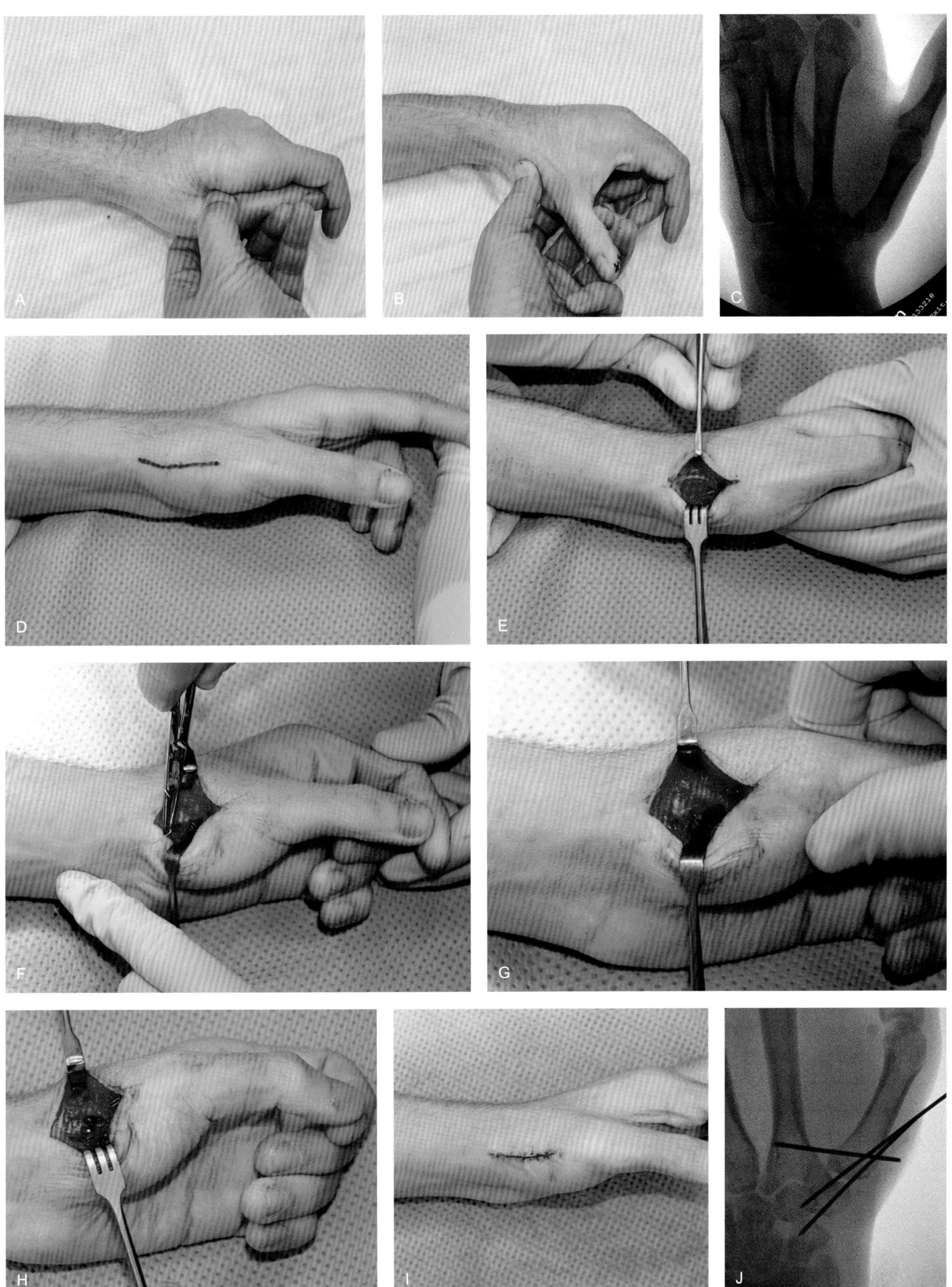

图 5-71　第 1 腕掌关节脱位的急诊修复。A、B. 术前检查发现拇指腕掌关节不稳定；C. 术前 X 线片；D. 手术切口设计；E. 术中暴露掌、桡侧关节囊韧带；F. 使用 3-0 Fiberwire 加强缝合掌、桡侧关节囊韧带；G. 加强缝合关节囊韧带完成后关节复位稳定；H. 使用克氏针固定复位后的关节；I. 缝合切口；J. 术后 X 线片（汤锦波医师的手术病例图片）。

肌腱移植韧带重建术的方法如图 5-72 和图 5-73 所示，采用改良 Wagner 掌侧入路，切口为 4 cm，注意保护桡动脉浅支、前臂外侧皮神经和桡神经浅支的分支。在指骨膜下剥离并掀起大鱼际肌，横行切开掌、桡侧关节囊显露关节，检查并清除嵌入关节的组织。在掌骨基底（关节囊附着的远端）作背

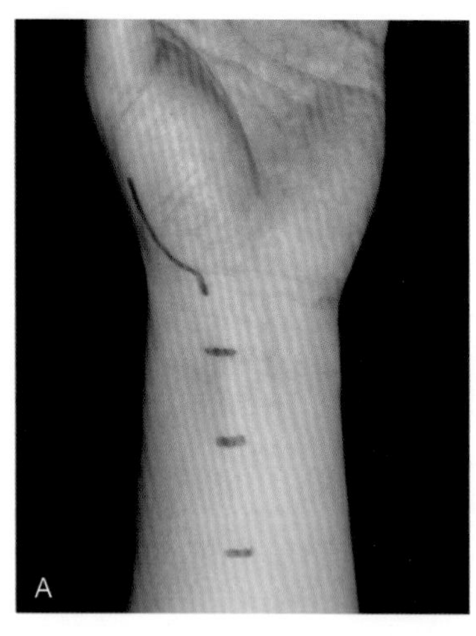

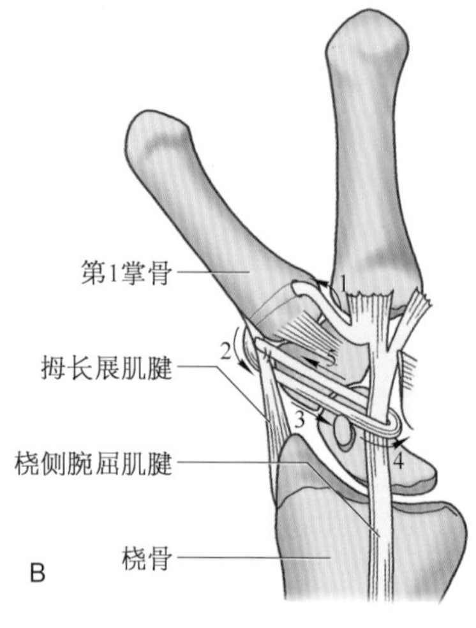

图 5-72　拇指腕掌关节陈旧性脱位桡侧腕屈肌腱移植韧带重建术。A. 手术切口设计和可选择的桡侧腕屈肌腱移植小横切口；B. 移植肌腱缠绕的步骤示意图。

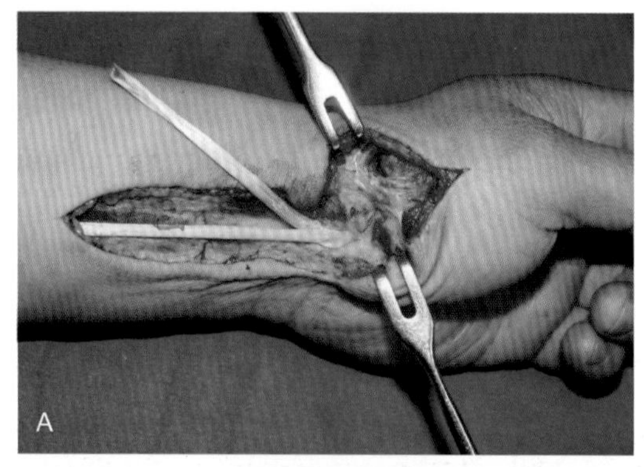

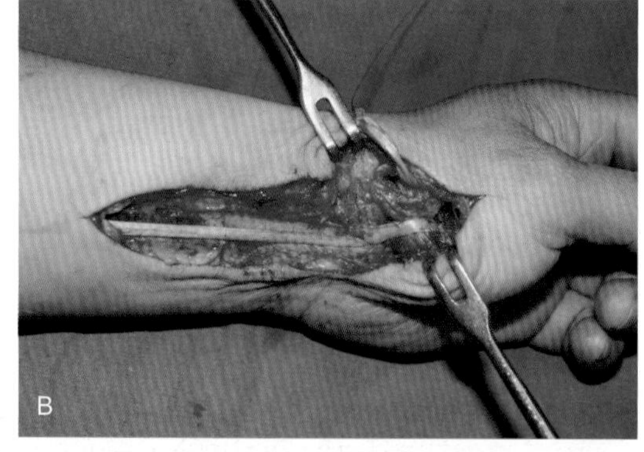

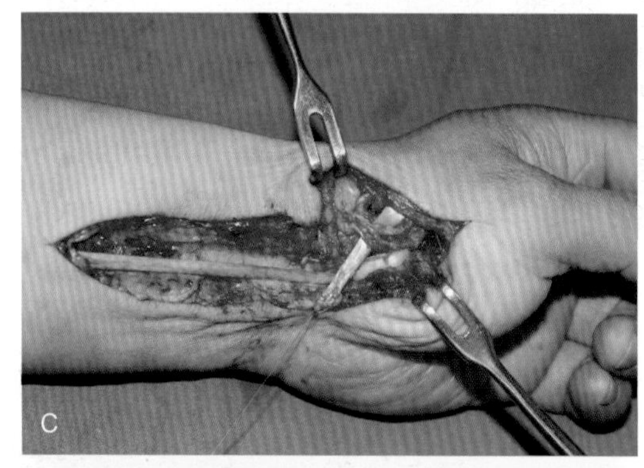

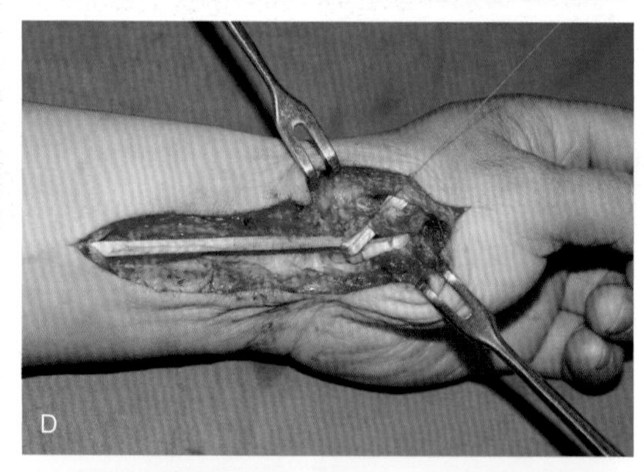

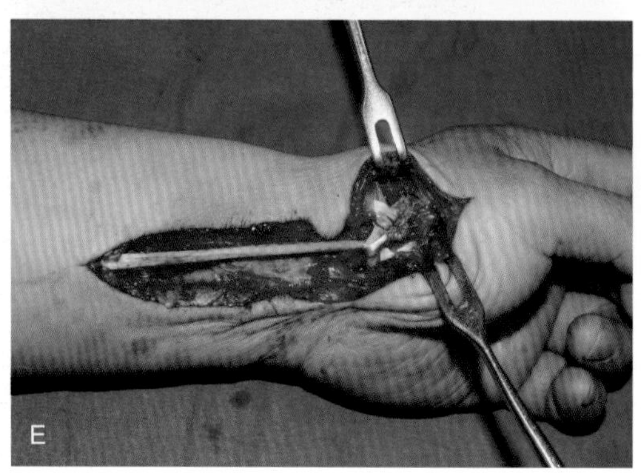

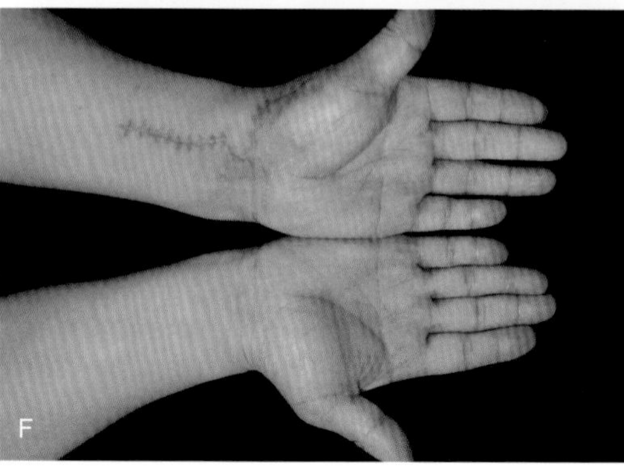

图 5-73　拇指腕掌关节陈旧性脱位桡侧腕屈肌腱移植韧带重建术。A. 改良 Wagner 掌侧入路，显露关节，切取止点连续的桡侧腕屈肌腱桡侧半，用来韧带重建；B. 在掌骨基底作背掌侧方向骨隧道，并将桡侧腕屈肌腱的游离端由掌背侧方向穿出；C. 直视下复位关节，用克氏针固定后，将游离端从掌骨基底拇长展肌腱的止点深层穿过；D. 最后从桡侧屈腕肌腱的掌侧穿过，反折并止于拇长展肌腱止点处；E. 拉紧肌腱，调整肌腱合适张力后，分别将肌腱缝合于背侧孔附近的骨膜、拇长掌肌腱和拇长展肌腱的止点处；F. 术后 3 个月随访，恢复良好。

掌侧方向骨隧道，垂直于拇指指甲，于掌斜韧带止点穿出（拇短伸肌腱的尺侧）。并在腕关节近端作 3~4 个横切口，劈出 6~8 cm 的桡侧腕屈肌腱的桡侧半，至大多角骨水平，保持其止点与第 2 掌骨的连续性。将桡侧腕屈肌腱的游离端从掌骨基底骨隧道的掌侧穿到背侧。置拇指于外展伸直位，在直视下复位关节（或用克氏针维持），拉紧肌腱。调整肌腱合适张力后，用 3-0 不可吸收编织线将肌腱缝合于背侧孔附近的骨膜。继续将游离端从掌骨基底拇长展肌腱的止点深层穿过并缝合，加强背侧关节囊。最后将肌腱游离端从桡侧腕屈肌腱的掌侧穿过，反折回拇指掌骨桡侧，并缝合于关节囊残端（拇长展肌腱止点处）。用克氏针固定关节并缝合大鱼际肌。

术后用短臂拇外展石膏于外展伸直位固定 4 周，允许指间关节活动。4 周后拔除克氏针，去除石膏。用长臂支具固定拇指于拇对掌位 2 周后，进行活动范围锻炼和轻度的力量训练。术后 8 周逐步进行力量练习。术后 3 个月内避免做用力捏或旋转动作，但术后 3 个月可以不限制地进行活动。掌侧韧带重建术可以固定不稳定的拇指腕掌关节，几乎所有患者术后关节疼痛都会消失或仅有轻微的间歇性疼痛，拇指全部功能恢复。但如果重建的韧带张力过大可造成关节活动受限，可在术中将缝线临时固定肌腱，调整张力至手掌完全张开呈一个平面。

六、手指腕掌关节脱位

很少见，由于肿胀很难发现畸形。后前位 X 线片有时可发现腕掌关节平行排列关系丧失，提示腕掌关节脱位；侧位 X 线片可发现脱位（图 5-74）；CT 可了解脱位情况。腕掌关节脱位常为背侧脱位。采用闭合复位，用石膏托或支具固定，如果不稳定可使用经皮克氏针固定（图 5-74~ 图 5-76）。

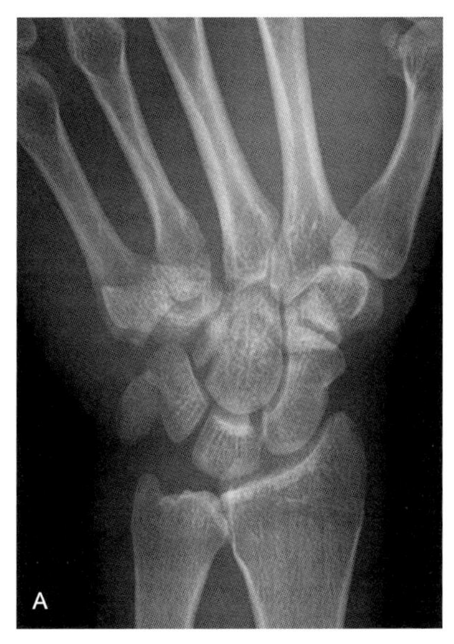

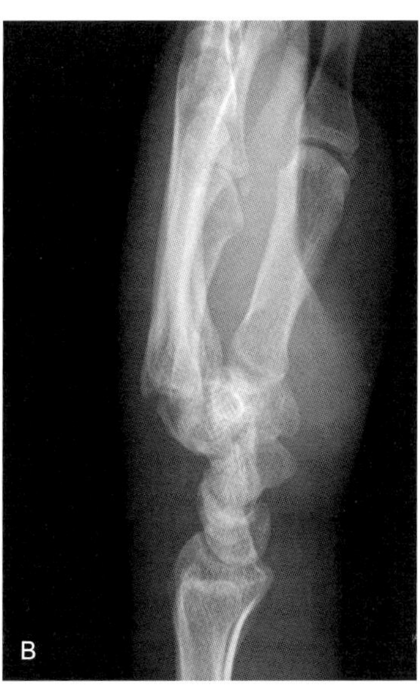

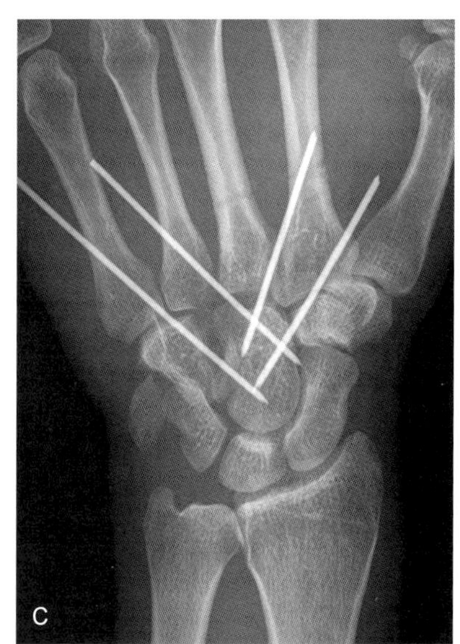

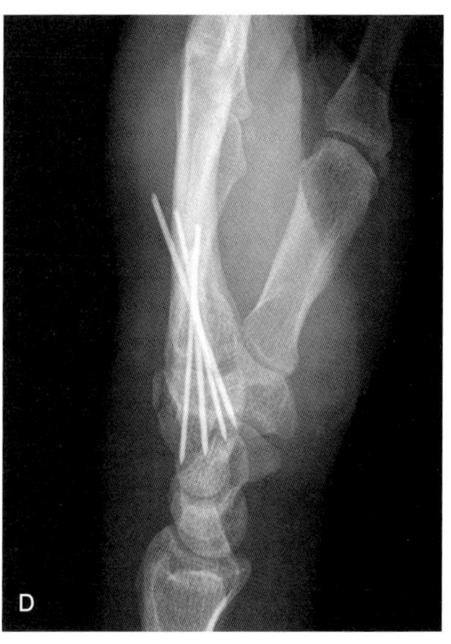

图 5-74　手指腕掌关节脱位的闭合复位经皮穿针固定术。A. 后前位 X 线片显示腕掌关节平行排列关系丧失；B. 侧位 X 线片显示手指腕掌关节背侧脱位；C、D. 闭合复位经皮穿针固定腕掌关节后的手后前位和侧位 X 线片。

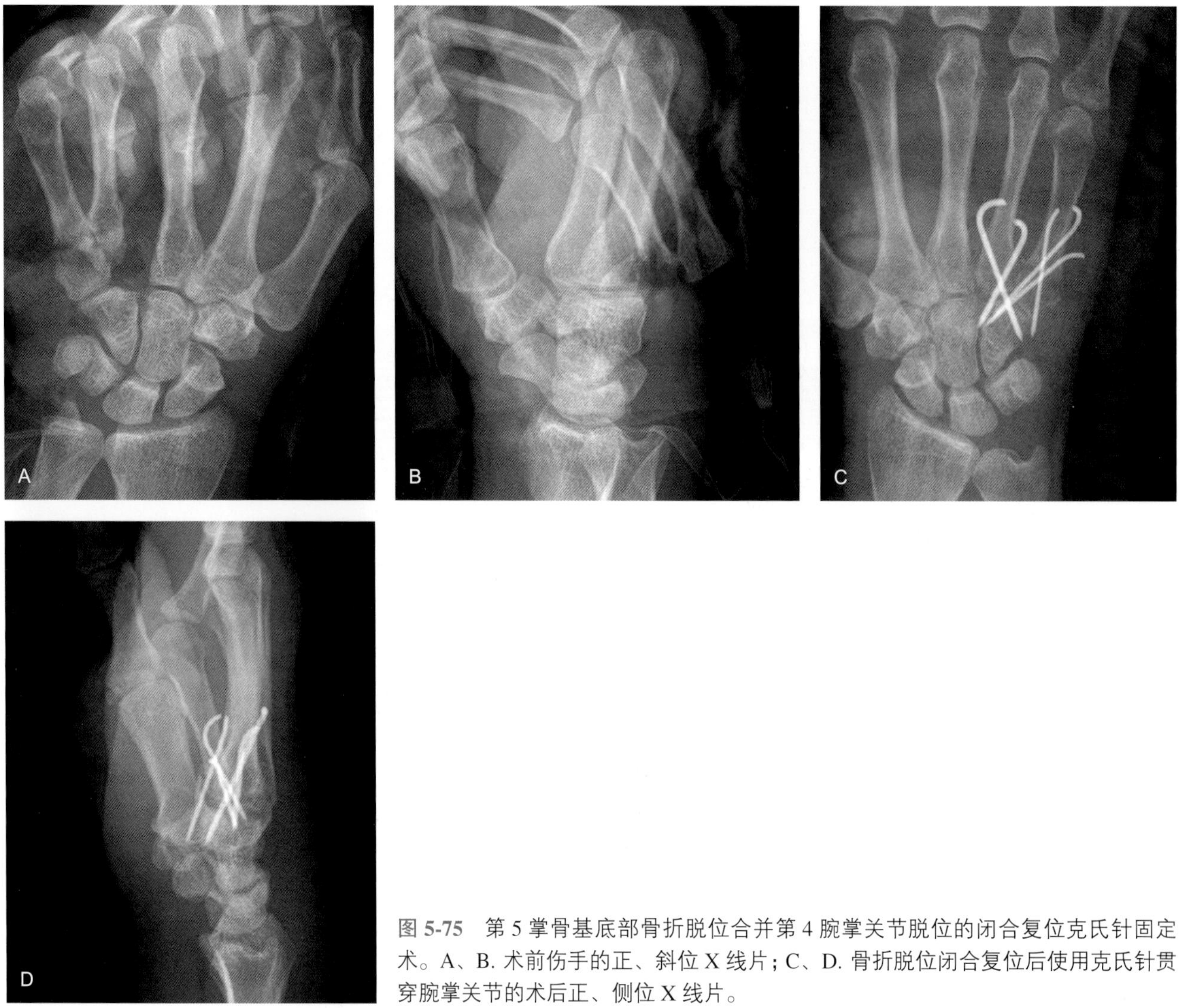

图 5-75 第 5 掌骨基底部骨折脱位合并第 4 腕掌关节脱位的闭合复位克氏针固定术。A、B. 术前伤手的正、斜位 X 线片；C、D. 骨折脱位闭合复位后使用克氏针贯穿腕掌关节的术后正、侧位 X 线片。

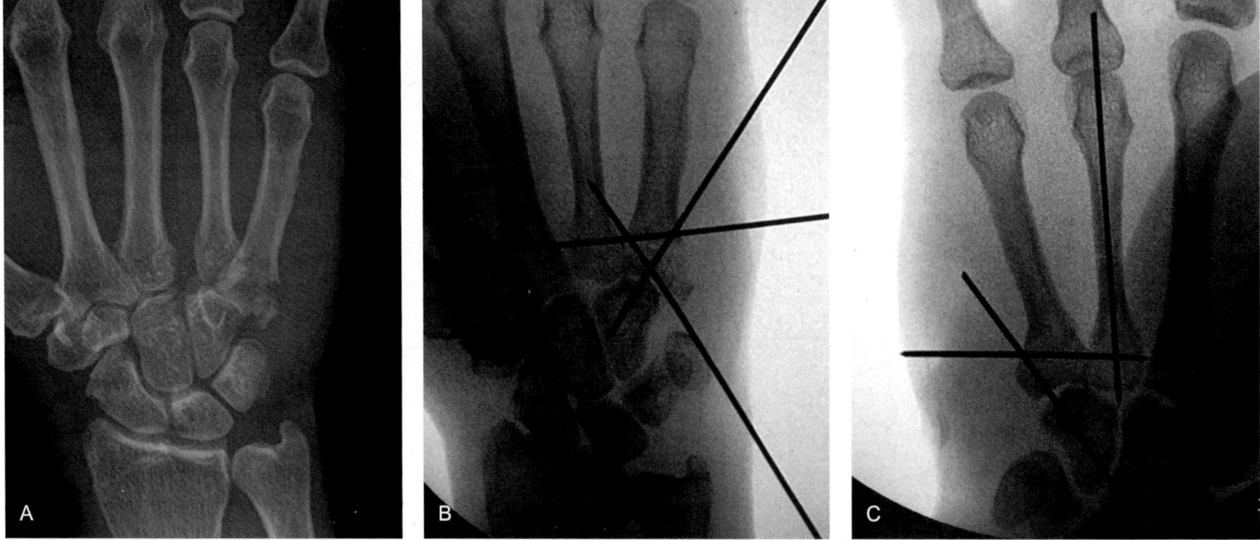

图 5-76 手指腕掌关节脱位不稳定的治疗。A. 第 5 掌骨基底部骨折合并第 4 腕掌关节脱位；B. 采用克氏针闭合复位经皮固定；C. 第 4 掌骨骨折合并第 5 腕掌关节脱位的闭合复位经皮穿针固定术后 X 线表现。

第四节　手指 PIP 关节的复合骨折脱位

手部常受到暴力而导致关节周围骨折且合并关节脱位的复合损伤。临床表现、诊断和治疗有其特殊性，治疗常难以达到满意的效果，尤其是 PIP 关节骨折脱位的情况。PIP 关节的复合骨折脱位本应该在本章第一节中叙述，但这一部位的损伤复杂，内容多，故专列一节叙述。

PIP 关节由于活动大和所在的位置，容易受损而残留僵硬等功能障碍。Kang 和 Stern 按照中节指骨基底关节内骨折的位置将其分为掌唇骨折（Ⅰ型）、背唇骨折（Ⅱ型）和 Pilon 骨折（Ⅲ型）[163]。

一、PIP 关节背唇骨折 – 掌侧脱位（中节指骨基底背唇骨折引起）

【临床诊断】 轴向力量联合中节指骨基底掌侧方向的力量可致 PIP 关节掌侧半脱位，常伴有中央腱附着处撕脱骨块，又称 PIP 关节掌侧骨折 – 脱位。由于关节的稳定因素如掌板、侧副韧带仍然完整，在 PIP 关节背伸时更加稳定（图 5-77）。

【治疗方法】 中央腱完整的无移位、稳定性骨折，在 PIP 关节背伸时半脱位倾向很小，且关节面对合良好，可给予 PIP 关节静态伸直位固定（允许 DIP 关节活动）的保守治疗。密切随访 3~4 周，然后主动活动锻炼。

如果骨折块移位大于 2 mm，需要精确复位固定，以防止 PIP 关节伸直受限及继发的纽扣畸形。首先考虑闭合复位后经皮固定，但不应多次尝试，以免骨块再骨折。切开复位用背侧入路，从中央腱与侧束之间切开，显露骨折。探查时可见中央腱止点常连于骨折块，如果止点断裂需要修复。对于较大骨折块，可复位后使用小螺钉、小钢板或两枚克氏针进行固定；如果骨折块较小，可以使用缝合锚钉或拉出缝合法将中央腱固定到骨性止点[164, 165]。

二、PIP 关节掌唇骨折 – 背侧脱位（中节指骨基底掌唇骨折引起）

【临床诊断】 中节指骨基底掌唇骨折多由于手指完全背伸时受到指尖传递的轴向力量引起，常合并中节指骨背侧脱位，又称 PIP 关节背侧骨折 – 脱位。患指侧位 X 线片可较好地显示骨折 – 脱位情况。治疗的目的是同心复位关节和恢复 PIP 关节的稳定性，允许早期的平滑滑动。治疗方案取决于损伤的稳定性和关节的平整性。骨折牵扯的关节面越多，连接于骨折块的侧副韧带越多，则关节的骨性支撑和软组织的稳定作用丢失越多，骨折 – 脱位越不稳定，但 PIP 关节屈曲时趋于稳定。常使用 X 线检查和手指活动的荧光检查来评估其稳定性。骨折范围少于 30% 关节面或小于 30° 屈曲达到复位为稳定；骨折牵涉 30%~50% 关节面或大于 30° 屈曲达到复位为轻度不稳定；骨折范围大于 50% 关节面为不稳定骨折[166]（图 5-78 和图 5-79）。

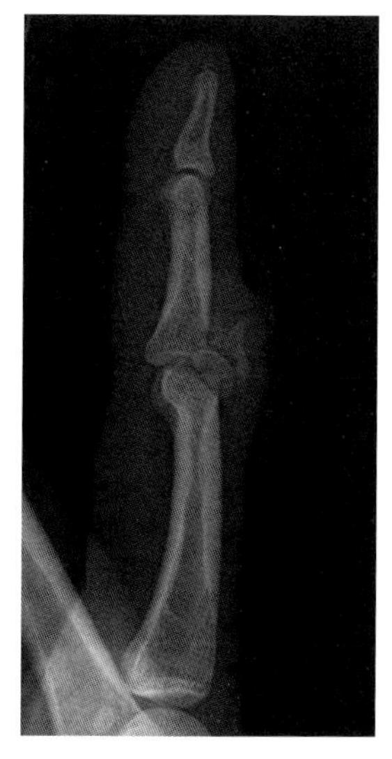

图 5-77　PIP 关节背侧骨折 – 脱位合并近节指骨头骨折，PIP 关节背伸时趋于稳定。

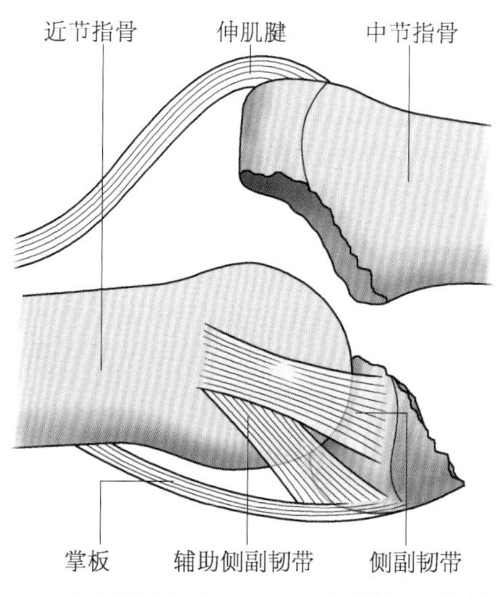

图 5-78　PIP 关节骨折脱位，当中节指骨掌唇骨折大于 40% 关节面时，关节由于没有侧副韧带和掌板的稳定作用而导致关节不稳定。

【治疗方法】 对不稳定骨折进行精确闭合复位比较困难，即使能够复位也难以维持，常采用手术治疗来减少晚期创伤性关节炎、关节僵硬和疼痛等并发症。

不同手术方法有不同适应证，背伸阻挡穿针、动态骨牵引、切开复位内固定、掌板成形、半钩骨移植关节重建、关节固定的适应证见表 5-3[167]。骨折和关节脱位复位后要进行主、被动活动度检查，以确定关节复位和稳定，并排除骨折块嵌顿于屈肌腱鞘而影响活动度的情况。

1. 背伸阻挡夹板　背伸阻挡夹板固定适用于稳定的背侧骨折－脱位（图 5-80）。骨折通常累及的关节面小于 30%，或 PIP 关节屈曲小于 30° 时掌唇骨折完全复位[164, 166]。如果需要将关节屈曲 30° 以上来维持复位的稳定性，以后关节屈曲挛缩的风险会增加，需要考虑其他治疗方案。背伸阻挡夹板通过阻挡 PIP 关节完全背伸来维持复位。可根据小型 C 形臂机透视检查来确定手指主动活动时维持骨折和关节复位的安全活动范围，制作夹板限制患指在安全背伸范围，但允许全幅屈曲。在夹板的保护下进行活动范围内训练，且 3 周内背伸度数可根据骨折的稳定性逐渐增加（常由屈曲 30° 开始，每周伸直约 10°）。保守治疗时要注意患指抬高和使用自粘绷带来消肿，密切随访影像学检查，及时发现复位丢失和再脱位的情况。避免延长固定时间导致关节僵硬和屈曲挛缩。对短小或明显肿胀的手指，使用背伸阻挡夹板限制活动比较困难，半脱位的机会明显增加，建议手术治疗。

2. 关节穿背伸阻挡针固定　穿阻挡关节背伸的克氏针，和用阻挡支具相似，但更有效，通过阻止关节完全背伸和阻止背侧脱位来维持关节的稳定性和平整性。主要适用于稳定的骨折特别是依从性较差或手指短小、肿胀的患者，也适用于不稳定骨折但通过间接骨折复位和背伸阻挡穿针可趋于稳定的骨折。在中央腱和侧束之间将直径约 1 mm 的

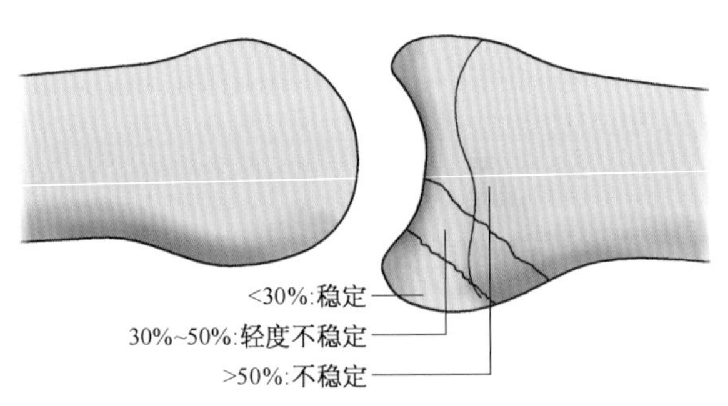

图 5-79　PIP 关节的中节指骨关节面骨折范围与稳定性的关系。

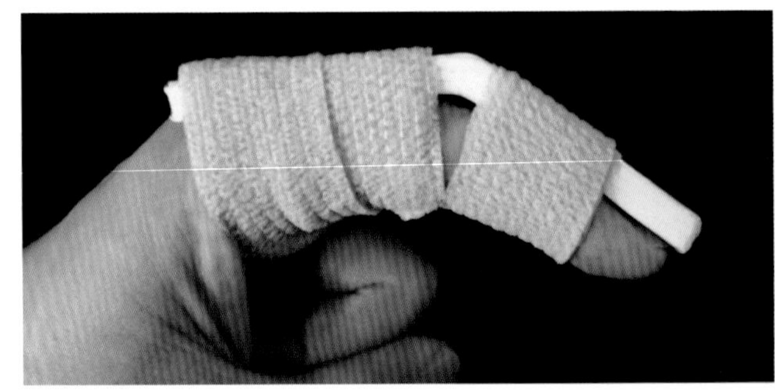

图 5-80　PIP 关节背侧－骨折脱位采用背伸阻挡夹板治疗。

表 5-3　PIP 关节背侧骨折－脱位和单纯背侧脱位的治疗方法和适应证

治疗方法	适应证
背伸阻挡夹板	骨折－脱位可闭合复位，且在 30°~90° 活动范围内稳定 脱位可闭合复位，且主、被动活动范围内稳定，也可邻指绑缚 脱位可闭合复位，但活动范围内不稳定
背伸阻挡穿针	脱位可闭合复位，但活动范围内不稳定，且背伸阻挡夹板半脱位（或软组织修复）
动力牵引架	骨折－脱位可闭合复位，但活动范围内关节不稳定或骨折移位
切开复位（内固定）	骨折－脱位可闭合复位，但活动范围内关节不稳定或骨折移位 骨折－脱位不可闭合复位或复位不良，且有一个大的骨折块 脱位不可复位或复位不良（切开复位）
半钩骨移植 掌板成形 环形钢丝 动力牵引架和干骺端植骨支撑	骨折－脱位不可闭合复位或复位不良，且有多个粉碎的骨折块

克氏针倾斜约 30° 逆行导入近节指骨头，阻挡中节指骨背侧半脱位和进一步背伸，但允许 PIP 关节屈曲（图 5-81）。必要时仍需用夹板制动手指或整个手部，以降低克氏针移动和松动后固定不可靠的风险。如果掌唇骨块压缩，可于中节指骨背侧皮质穿预先折弯的克氏针进入骨髓腔，复位骨折。Waris 和 Alanen [168] 回顾分析了对 18 个背伸阻挡穿针治疗 PIP 关节背侧骨折 - 脱位、骨折压缩患者使用预弯克氏针髓内复位骨折的病例，平均随访 15 年，关节成台从平均 2.1 mm 降到 0.5 mm，PIP 关节活动度平均 83°，平均屈曲挛缩 3°。

3. 动态骨牵引（动力牵引架）　动力牵引架（dynamic traction splinting）也称为动态外固定支架，多由医生用持针器折弯克氏针加橡皮筋在手术台上制作而成。通过纵向牵引关节来阻止进一步的骨折移位和关节塌陷，通过关节囊韧带的整复作用复位骨折和脱位，使关节面相对平整。通过某些动态外固定支架提供的掌侧矢量还可防止关节背侧脱位。仅依靠韧带整复作用不足以使骨折完全复位时（如压缩骨折），可以辅以经皮背侧穿针髓内复位关节面或切开复位骨折。动态外固定支架不仅有复位和固定作用，还允许关节活动。早期的主动活动降低了关节内和关节周围粘连的形成，在动物模型上还显示可促进软骨愈合 [169]。动力牵引装置主要应用于 Pilon 骨折或不稳定的粉碎性骨折及合并严重软组织损伤的骨折，还可联合用于掌板成形术、切开复位内固定术和半钩骨移植术，使得患者能在保护下早期进行功能训练。X 线透视下纵向牵引手指确定骨折稳定复位后可使用动态外固定支架。动态骨牵引也需要密切随访。

动态骨牵引现有多种自制外固定支架（克氏针、橡胶带牵引支架）。这些外固定支架均含有铰链，并且跨过 PIP 关节，具有简单、有效、经济的特点（图 5-82 和图 5-83）。自制外固定支架使用长

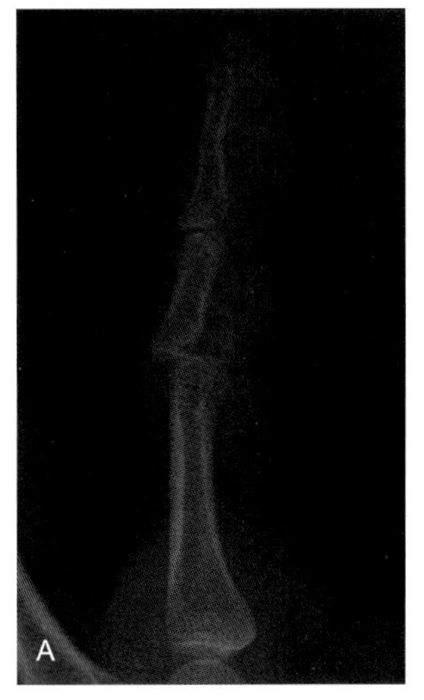

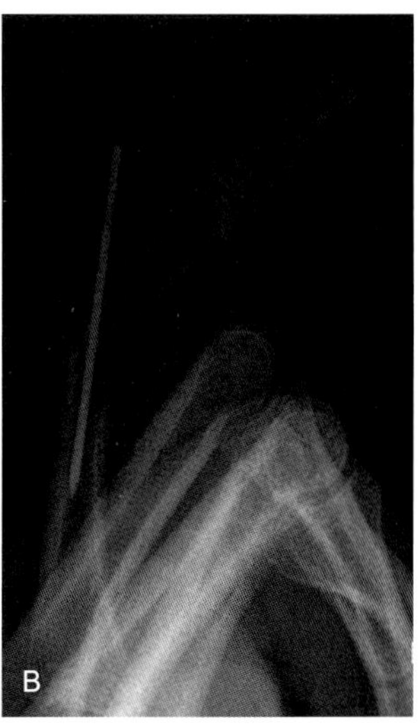

图 5-81　PIP 关节背侧 - 骨折脱位的背伸阻挡穿针治疗。A. PIP 关节骨折 - 脱位的手指侧位 X 线片；B. 术后手指侧位 X 线片。

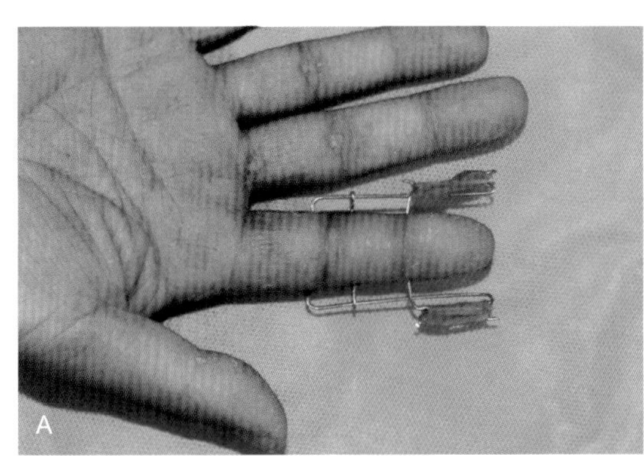

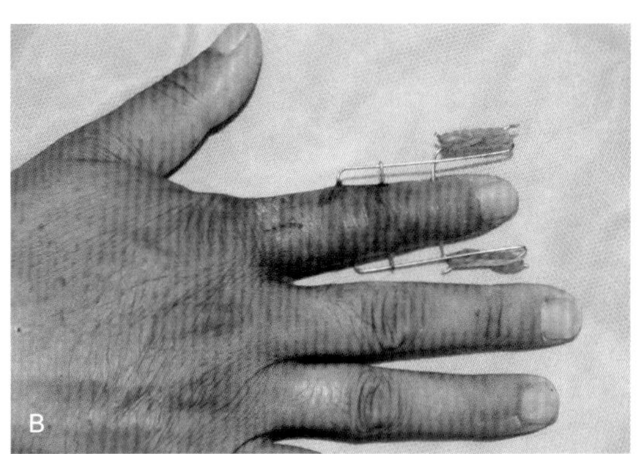

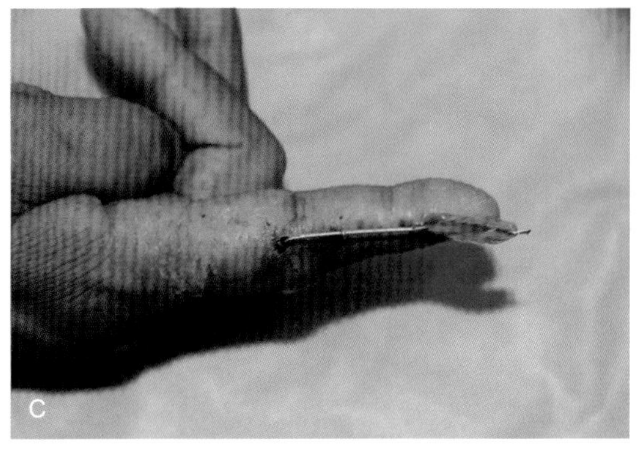

图 5-82　手术台上自制动态外固定支架。A~C. PIP 关节中节指骨基底部 Pilon 骨折，使用动态外固定牵引支架的掌侧、背侧和侧面观。

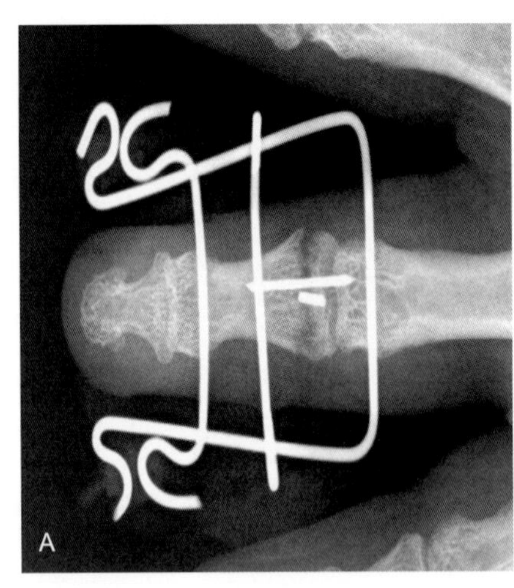

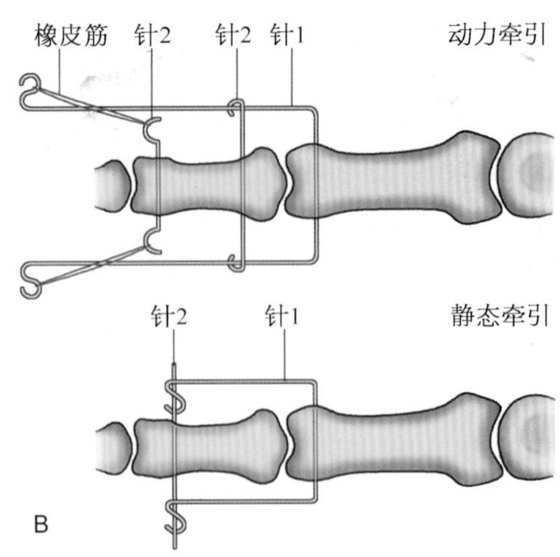

图 5-83　PIP 关节外固定支架。A. PIP 关节中节指骨基底部 Pilon 骨折，使用 Suzuki 动态外固定牵引支架联合克氏针内固定治疗；B. Suzuki 动态外固定支架的结构。

23 cm、直径 1.0 mm 的克氏针在近节指骨侧正中轴指骨髁旋转中心位置垂直手指长轴穿过指骨，并将克氏针两端分别向远端折弯，在其末端制作一个远端方向开口的钩。使用相同规格的克氏针于中节指骨侧正中轴指骨髁位置横过指骨，并在两个末端分别制作一个近端方向开口的钩。将两个钩的距离控制在 2.5 cm 左右，以确保橡胶带的张力合适。第三枚直径约 1 mm 的克氏针常在骨折远端、中节指骨干骺端的连接处垂直于中轴放置。这枚克氏针的末端围绕近端针的框架折弯来维持 PIP 关节的位置。因为中间克氏针在框架的掌侧，远端克氏针在背侧，此结构为中节指骨基底提供了掌侧应力，为近节指骨头提供了背侧应力。第三枚克氏针作为一个支点，起到阻挡 PIP 关节背侧脱位、减小所需牵引力、防止过度牵引的作用。使用橡皮筋分别连接双侧弯钩，以提供适当的牵引力来维持关节间隙。框架需距手指合适的距离放置，以便能清洁手指侧方和不影响邻指。术中需透视确定骨折完全复位，并确定安全活动范围（就是保证 PIP 关节能够活动但无半脱位），以便术后康复。

术后 2~3 天抬高患肢休息，以利消肿，然后开始根据术中确定的安全活动范围进行主、被动活动。术后注意针道的护理，防止感染，如果有红肿及渗出需要口服抗生素和休息。1 周后复查 X 线片确认骨折和关节复位保持状态。4 周后，移除橡胶带进行屈指位及伸指位 X 线检查，确定骨折是否愈合。如果骨折愈合，关节保持复位稳定，可拆除外固定支架；反之，再继续固定 2 周。也有报道术后 3 周移除外固定支架的病例，结果也比较满意[170]。

4. 切开复位内固定　这是一种不得已时才用的方法，适合 PIP 关节骨折半脱位并且骨折块大的情况。对于累及 1/3~2/3 关节面的病例，如果能够用动力牵引，一定不要切开复位内固定。如果骨折块很大，大于 1/2 关节面，动力牵引不行又不能经皮骨折块固定时，才考虑使用切开复位。该方法往往对关节活动的影响很大。背侧入路是切开横向支持韧带及关节囊两侧，拉开侧束及中央束（伸肌装置）。掌侧入路可于 PIP 关节掌侧做 Bruner 和侧中混合切口，切开 A3 滑车一侧并牵开，显露并牵开屈肌腱，切开松解掌板与中节指骨基底或骨折块的连接。根据骨折块的形状选择小螺钉、克氏针或拉出钢丝等固定方式[171-173]（图 5-84）。单一较大的骨折块可在解剖复位后使用 1~2 枚拉力螺钉（直径 1~1.5 mm）固定，将螺帽埋到皮质骨以减小对屈肌腱的影响。如果关节面骨折块有压缩，可将骨折块复位后采用自体或异体骨植骨。这一方法的效果并不理想或不确切[171-173]。对于严重粉碎性骨折的病例不应该用这种方法，骨折粉碎严重应该用动力牵引方法治疗。

Hamilton 等[171]对 9 例不稳定的 PIP 关节背侧骨折 – 脱位用切开复位螺钉内固定法，平均随访 42 个月，显示 PIP 关节平均活动度为 70°，9 个关节中有 8 个残留屈曲挛缩，平均约 14°。Grant 等[172]报道了 14 例均使用小螺钉固定骨折的病例，平均随访 3 年，术后急性损伤的 PIP 关节平均活动度是 100°，慢性损伤则是 86°。慢性损伤患者中 3 例出现了脱位，其中 1 例需要手术治疗。

5. 掌板成形术　由 Eaton 和 Malerich 首次报

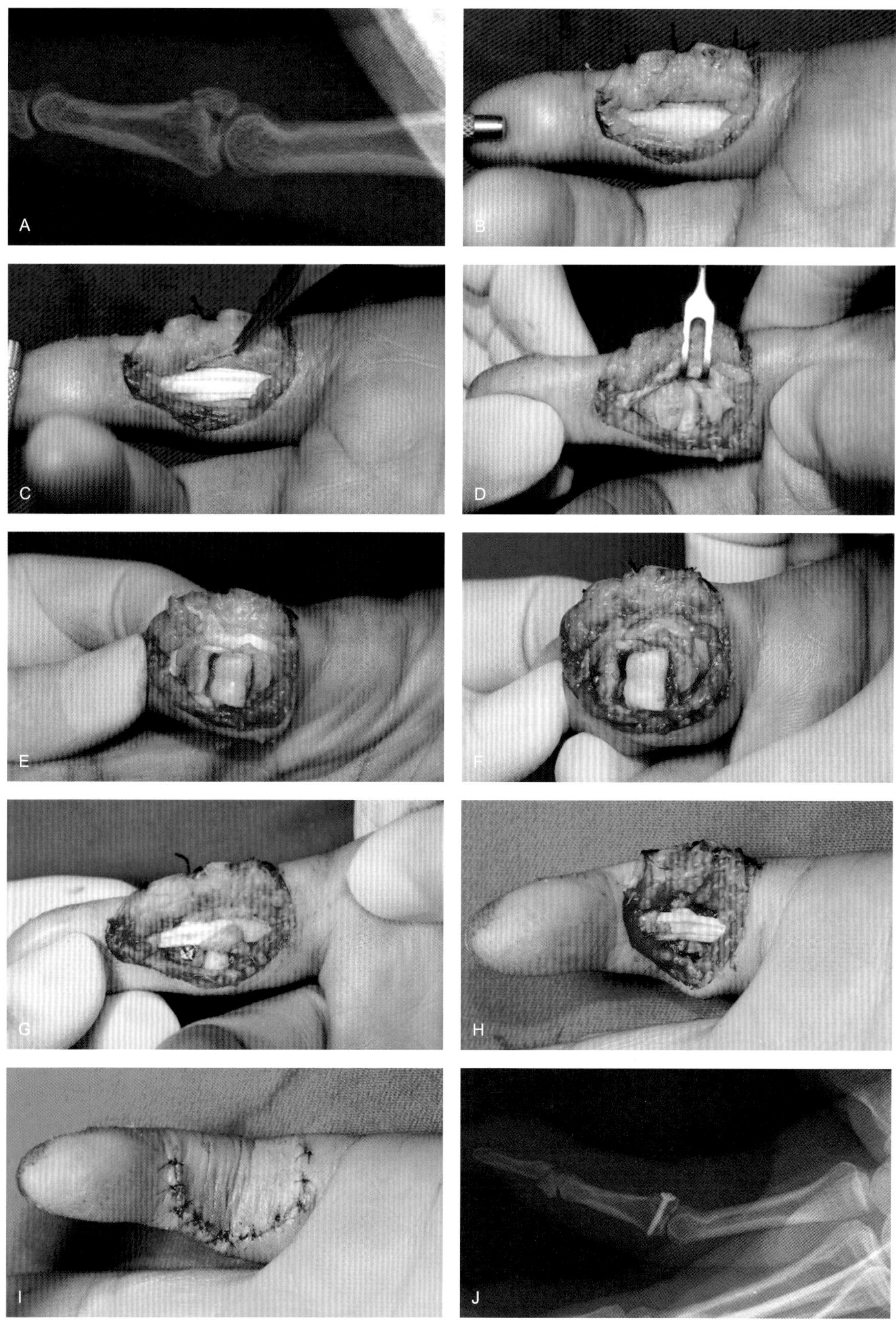

图 5-84　PIP 关节中节指骨掌唇骨折的 Shotgun 入路切开复位螺钉内固定。A. PIP 关节中节指骨掌唇骨折的手指侧位 X 线片；B. 采用 Bruner 和侧中混合切口；C. 切开 A2 至 A4 滑车间腱鞘滑车的一侧并牵开，暴露屈肌腱；D. 牵开屈肌腱，松解掌板远端和两侧，暴露 PIP 关节；E. 过伸 PIP 关节，暴露骨折线；F. 复位关节面骨折块后使用小螺钉固定骨折块；G. 修复掌板，并将一侧切开的腱鞘滑车垫于屈肌腱下防止粘连；H、I. 缝合腱鞘滑车后缝合皮肤；J. 骨折固定术后的手指侧位 X 线片。

道[174]，适用于 PIP 关节背侧－骨折脱位累及 1/2 以上关节面，又无法切开或闭合复位的撕脱或粉碎性骨折或陈旧性关节面损伤。掌板成形术是使用掌板远端的纤维软骨重建中节指骨基底掌侧关节面部分，为背侧不稳定的关节提供一个掌侧软组织支撑，但要求近节指骨软骨面完整，中节指骨背侧仍保留一部分完整关节面（40%~50%），手术方法见图 5-85。为增加其稳定性，有报道采用了骨缺损处骨移植和外固定支架临时固定等方法[175, 176]。掌板成形术在损伤 6 周内实施手术效果较好，若骨折牵涉大于 50% 的关节面效果较差[167]，因为大的缺损需要 PIP 关节在术后严重屈曲，导致 PIP 关节屈曲挛缩、再脱位、残留疼痛等。

以 PIP 关节为中心，作横“V”形切口，其顶点位于侧正中线。切开或切除 A2 至 A4 滑车间的屈肌腱鞘，牵开屈肌腱。适当切除仍然连接于中节指骨的部分侧副韧带，以利于最大过伸 PIP 关节，充分显露两侧关节面和关节骨折块。保留切除韧带的最掌侧部分及韧带止点，用于与稍后前移的掌板边缘缝合。清除附于掌板的无法复位的粉碎骨折块，如果背侧关节面有压缩，给予复位作为掌板的支撑。将中节指骨掌侧缺损的部分修成与指骨纵轴相垂直的横槽。切开掌板和两个侧副韧带的间隙，游离掌板的纤维软骨部，允许其前移 4~6 mm，填充骨折缺损部位。对于陈旧性损伤掌板，前移相对困难，可能需要阶梯状部分切开，松解近端的限制韧带后前移掌板。锁边缝合掌板的远端，缝线或钢丝穿过在中节指骨缺损远端边缘掌背方向打好的骨孔。注意骨孔要于三角韧带中央穿出，避开侧束，以避免过度牵扯捆绑侧束。缝线穿出孔道，将 PIP 关节屈曲 30°，拉紧缝线将掌板前移填至骨缺损处复位关节。如果关节软骨缺损较大，掌板远端缺乏骨支撑，需进行松质骨植骨，或者用切除的骨折块回填来支撑前移的掌板。陈旧性骨折－脱位可能存在背侧关节囊等软组织粘连，常需要松解。术中 X 线检查确定关节完全复位且关节滑动正常后，将缝线拉紧抽出皮肤，固定在纽扣或垫片上，并使用克氏针固定关节于屈曲 20°~30° 位（图 5-85）。也可使用缝合锚钉固定掌板。固定完成后将掌板的两侧与保留的侧副韧带缝合。如果关节复位后掌板过于松弛，应当加强缝合掌板两侧与副侧副韧带。术后 DIP 关节可自由活动，3 周后拔除克氏针，并在背侧阻挡支具保护下进行主动屈指训练。术后 4 周进行无限制的主动伸直练习。如果术后 5 周完全主动伸直没有恢复，可佩戴动态背伸支具。8 周后或 3~6 个月内，可继续佩戴，并开始手的常规使用。

Durham-Smith 等[177] 报道了对 71 个 PIP 关节骨折－脱位患者行掌板前移术，随访 6 个月至 4 年，62 个患者（87%）得到了稳定的无痛关节，术后 2 个月的活动度为 5°~95°，患者满意度为 94%。其他报道的随访结果也相当满意[174, 176, 177]。掌板成形术的常见并发症为屈曲挛缩，而由于操作不当引起的并发症包括关节再脱位或不稳定、旋转或成角畸形、关节僵硬等。

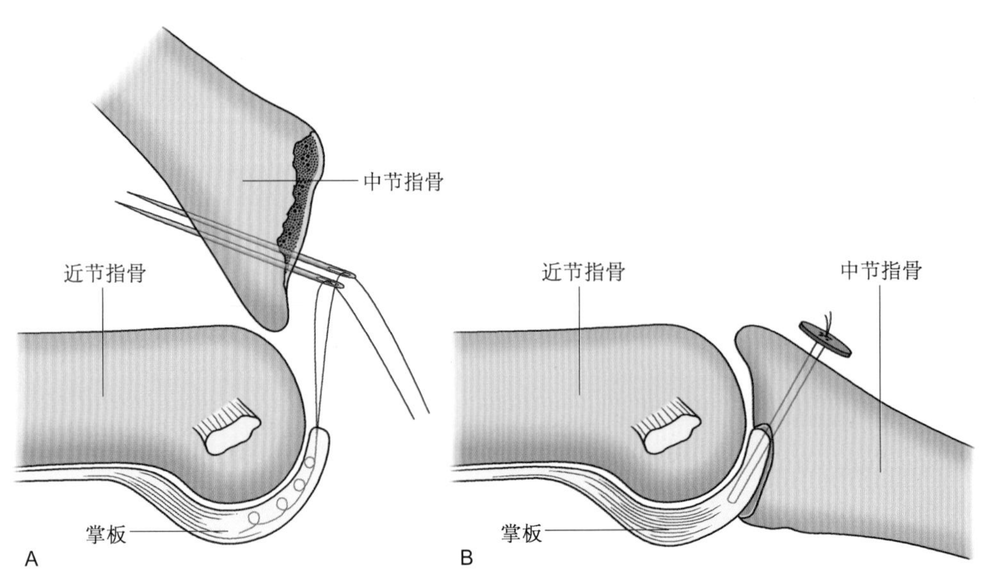

图 5-85　掌板成形术。A. 使用 Keith 针或其他相似的方法将缝合于掌板的缝线穿过中节指骨基底；B. 关节复位后将掌板远端前移到关节面掌侧部分的骨缺损处，收紧拉出的缝线，并将其捆绑于指背侧纽扣。

6. 半钩骨移植关节重建术　由 Hasting 于 1999 年在美国手外科年会上首次报道，是一个近年来开始普及的方法，用自体钩骨背远端的骨软骨移植重建中节指骨基底的掌侧支撑。Capo 等[178]也通过尸体研究证实钩骨的远端部分关节面和中节指骨基底关节面相似，移植后供区的腕掌关节无不稳定和关节半脱位倾向。此术式常用于关节粉碎或严重压缩的骨折、其他方法治疗失败的骨折、牵涉大于 50% 的关节面而无法固定或掌板成形的骨折[177, 179]。行半钩骨移植关节重建术还必须满足以下条件：近节指骨软骨面完整；中节指骨背侧皮质完整；背侧关节面够大，足以固定移植的钩骨。

操作方法为使用掌侧关节入路，翻转关节（Shotgun 入路）。切开 PIP 关节掌侧皮肤后，向两侧牵开手指两侧的神经血管束，在 A2 至 A4 滑车间的腱鞘一侧将其切开。牵开屈肌腱后，纵行切断侧副韧带在掌板的止点，并切断掌板的远端止点。向近端游离松解侧副韧带和掌板，直到关节可以过伸并脱位（同图 5-84A~E）。对于陈旧损伤需用剥离子松解背侧关节囊和伸肌腱。用 4 mm 摆锯切除掌侧骨折块并作成矩形缺损，但要注意保证骨缺损周边骨强度足够大。于第 4、5 掌骨基底部作纵行切口，并注意保护尺神经手背支。在环、小指伸肌腱之间暴露、切开关节囊，显露钩骨和掌骨基底。根据所需骨软骨的大小截取以第 4、5 腕掌关节为中心的钩骨背远端骨软骨块（图 5-86），要注意截取的骨块要稍大于所需骨块，骨块近端部分要比远端关节面部分稍厚（楔形），以便形成掌唇而提供更好的支撑。用骨刀或 4 mm 的锯子截取大小合适的骨块，注意避免骨折、移植物压缩或变形的可能。根据缺损的大小先桡尺方向，再掌背侧方向修剪骨块。将骨块于掌背侧方向及桡尺方向各翻转 180° 后嵌入准备好的中节指骨掌侧基底，使用 2~3 枚小拉力螺钉固定于背侧指骨（图 5-87）。通过侧位屈指位及伸指位 X 线检查确认关节稳定及对合关系良好。将之前掀起的屈肌鞘管置于移植骨块与屈肌腱之间，可

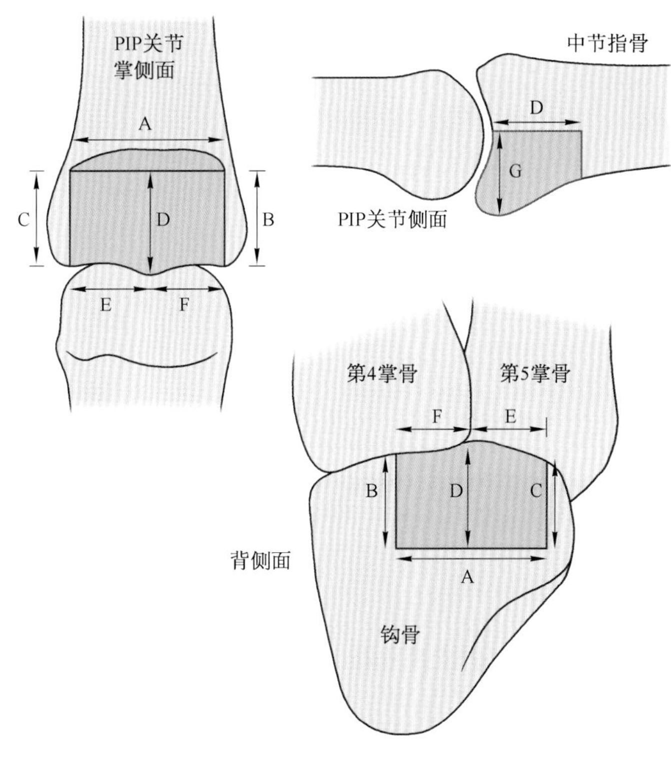

图 5-86　钩骨移植供区的位置、形状、大小（下图）和 PIP 关节中节指骨基底掌侧（左上）和侧位（右上）所对应的位置和大小。

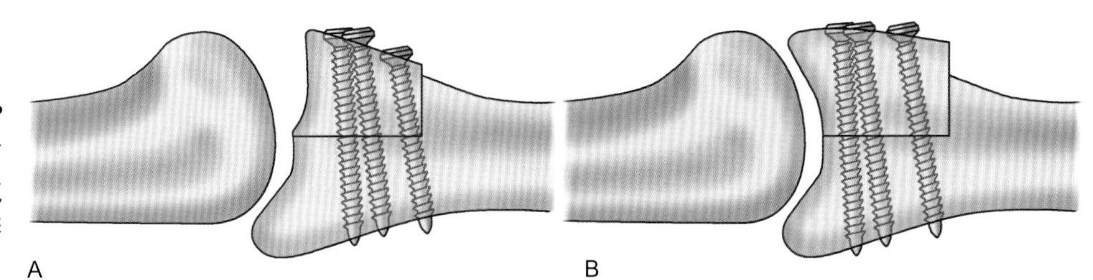

图 5-87　钩骨移植重建 PIP 关节掌唇骨折块的固定方法。A. 骨块的固定没有形成中节指骨基底关节面的掌唇结构；B. 正确的固定方式。

加强掌板的牢固程度，并减少粘连。将掌板的两侧与侧副韧带或 A4 滑车缝合，防止鹅颈畸形（同图 5-84G~J）。术后用石膏固定 PIP 关节于屈曲 20°、掌指关节稍屈曲位。术后 2~4 天，改用背侧阻挡支具，限制指间关节于屈曲 20° 位，使掌板愈合和防止关节脱位。患者在指导下进行主、被动屈曲练习，使得指尖能够接触到手掌。术后 4 周去除支具，如果存在屈伸功能障碍，则需要在术后 6 周采用动力支具牵引。

半钩骨移植关节重建术较掌板成形术的应用范围更广，可获得可靠的关节稳定性和功能，但会出现活动度小和疼痛等并发症 [180]。现有较多研究结果证明，处理复杂 PIP 关节背侧骨折 - 脱位，半钩骨移植重建是一个好的选择 [181, 182]。

Yang 等 [183] 的改良钩骨移植，采用掌斜截骨可更好地复制中节指骨基底的掌侧支撑，治疗了 11 名患者，平均随访 38 个月，PIP 关节平均活动度为 85.4°。Wu 等 [184] 还使用桡骨茎突、小多角骨、第 2 或第 3 掌骨基底的骨软骨移植重建了 16 例 PIP 或掌指关节软骨关节面缺损的患者。Thomas 等使用半钩骨移植联合掌板成形术治疗 PIP 关节骨折 - 脱位 12 例，得到了好的效果 [181]。

三、PIP 关节 Pilon 骨折（中节指骨基底粉碎性关节内骨折）

【临床诊断】 手指的轴向暴力可使中节指骨基底关节面的中央压缩，掌、背侧骨折块分离，常为粉碎性关节内骨折，称为 Pilon 骨折（图 5-88）。一侧髁窝受累时可出现成角畸形。骨折在 X 线片上有时并不明显，必要时可进行薄层 CT 扫描（层厚

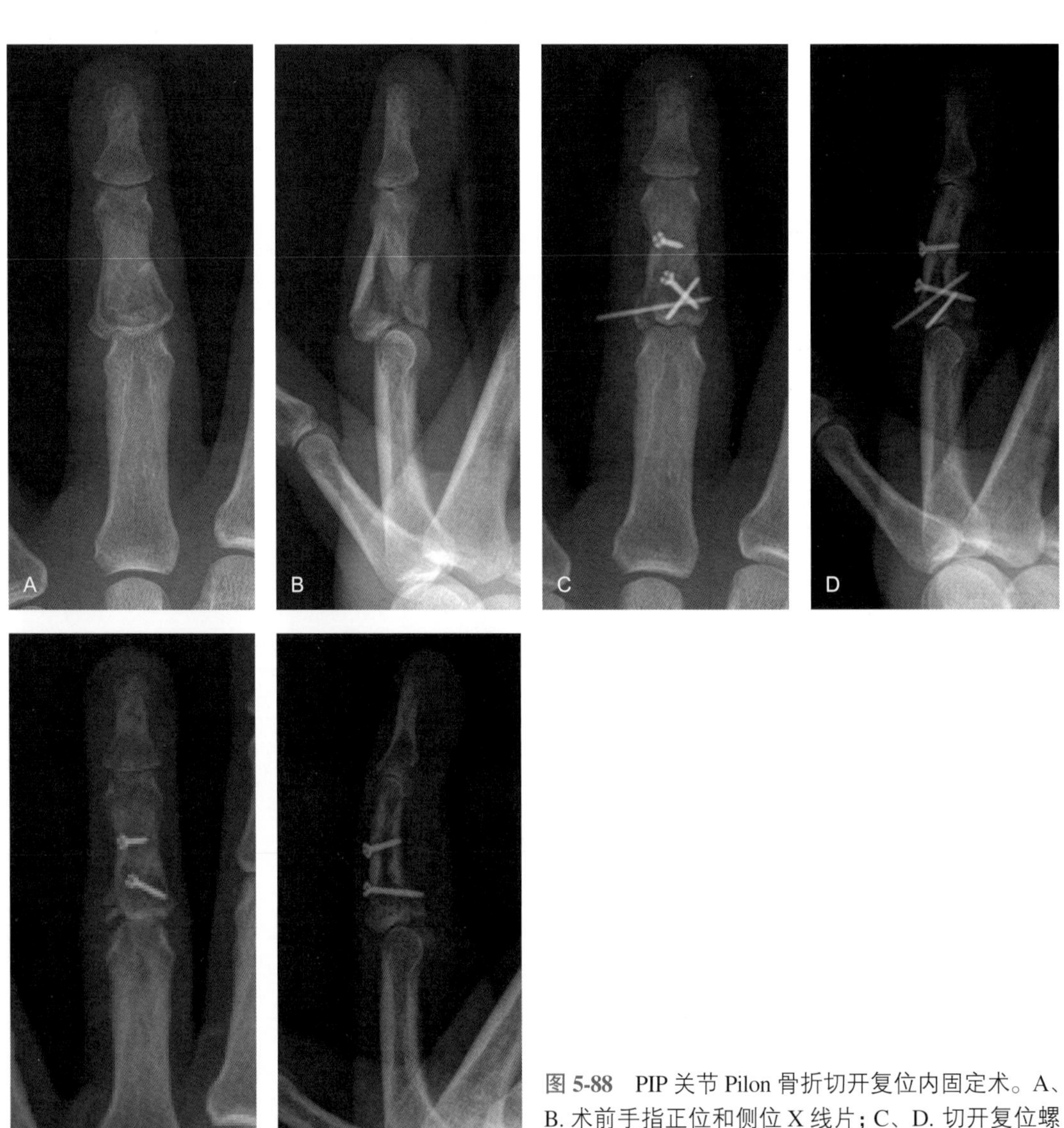

图 5-88 PIP 关节 Pilon 骨折切开复位内固定术。A、B. 术前手指正位和侧位 X 线片；C、D. 切开复位螺钉联合克氏针固定后的手指正位和侧位 X 线片；E、F. 术后 2 个月的手指正位和侧位 X 线片。

1 mm)，观察关节面的压缩情况。

【治疗方法】治疗方法较多但效果均不理想，由于 Pilon 骨折治疗效果的不确定性，人们制作了多种动力外固定器具。对 Pilon 骨折常采用手术治疗，但切开复位内固定较困难，且由于关节的背侧皮质常有骨折而无法行半钩骨移植重建术。Stern 等[185]报道采用 3 种不同方法（夹板固定，骨牵引，切开复位）治疗 20 例 Pilon 骨折，其中采用夹板固定的病例出现了较严重的关节僵硬，骨牵引和切开复位内固定的疗效相似。20 例均未获得关节面解剖复位，所有患者的手指活动也均未获得完全恢复。但无论采用何种治疗方法，随着时间推移关节面均有明显重塑。

1. 动态骨牵引　如前动态骨牵引下早期活动为常采用的治疗方案，但必须通过 X 线检查确定 PIP 关节在轴向牵引下稳定复位，且常需在 X 线辅助下由中节指骨背侧穿针，在髓内复位压缩的关节面。动态骨牵引的使用和预后已经在 PIP 关节背侧 - 骨折脱位中详细描述。

2. 切开复位内固定　对于动态骨牵引无法实施的 Pilon 骨折可考虑切开复位内固定，必要时在关节软骨下植骨。可采用背侧、掌侧或侧方入路，并根据骨折块的大小和条件选择小接骨板、小螺钉、钢丝或张力带钢丝内固定（图 5-88）。侧方入路尤其适用于一侧压缩骨折采用髁钢板固定的病例（图 5-89）。Stang 等[46]应用小钢板治疗 20 例 PIP 关节骨折，只有 5 例得到全幅活动，15 例功能受损，特别是残留屈曲挛缩。对于 Pilon 骨折或粉碎性关节骨折，当骨折块特别小而无法用螺钉固定时，可考虑用钢丝捆绑固定，防止关节面分离，尤其是关节半脱位不明显但关节面粉碎的病例。

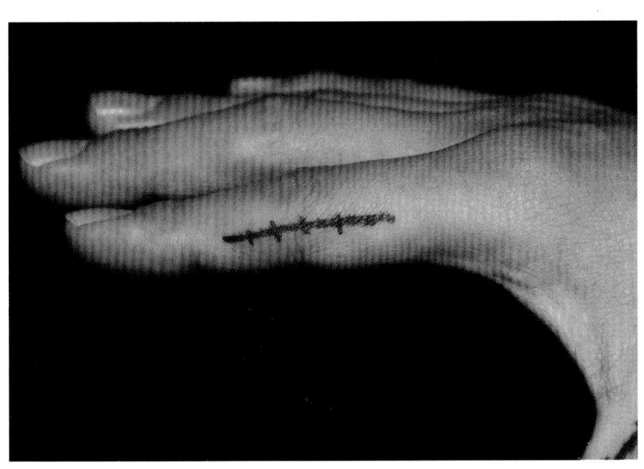

图 5-89　PIP 关节手术的侧方入路。

Weiss[186]报道了 12 例患者的连续随访结果，平均有 89° 活动度，8° 伸直受限。操作方法为经掌侧入路（Shotgun 入路）暴露关节，注意避免背侧关节面的压缩损伤。将压缩的关节面撬拨复位，必要时植骨填充软骨下骨缺损。剥离中节指骨近端 1~2 mm 的骨膜以方便通过钢丝。用 24 号钢丝从伸肌腱下通过，绕指骨 1 周，拉紧后交叉拧紧打结。将关节牵引复位后，术中活动关节评估关节的一致性和稳定性。为防止之后关节的过伸畸形，“V”形切除部分掌板，将外侧缘修复。它降低了修复的张力，允许立即全幅或接近全幅的背伸练习。术后 2~4 天进行消肿治疗，并开始主、被动功能训练，训练间期用指托固定。如果活动范围进展缓慢，术后 2 周则开始使用动力支具。

3. 关节置换或移植　适用于后期的病例，不适合于损伤后急性期、其他手术治疗后失败，但关节具有稳定关节囊的患者。一些研究显示高碳指关节假体可得到好的长期结果且耐用[9, 187]，但有文献报道硅胶假体有更低的并发症发生率[188, 189]。带血管的自体关节移植虽然恢复了手指的长度和一些活动度，但需要解剖广泛的软组织，因此易致关节僵硬。meta 分析显示硅胶假体主要的并发症占 18%，高碳假体为 33%，游离关节移植为 29%。在关节活动度方面高碳和硅胶假体相似，游离足趾关节移植较差，说明硅胶假体在治疗此种损伤时有一定的优势[190]。硅胶关节假体移植还可用于半脱位、感染、骨吸收后的关节不稳定。

4. 关节固定术　是治疗的最后选择。常用于严重压砸伤合并开放性骨折、粉碎性骨折包含了关节面的大部分、PIP 关节损伤后存在症状性关节炎和慢性不稳定的患者。可应用静态外固定支架或克氏针贯穿固定关节来挽救整个手指，但常会得到一个僵硬的 PIP 关节。PIP 关节炎或关节僵硬日后可进行手术治疗。很多患者需要长期的理疗和专业的康复治疗，包括瘢痕按摩、加压治疗、动态的屈伸夹板和夜间背伸夹板的应用等。

四、陈旧性 PIP 关节骨折 - 脱位

当 PIP 关节骨折 - 脱位没有得到及时治疗或闭合复位后再脱位，会造成固定的脱位、骨折不愈合或畸形愈合，而出现退行性关节炎、持续疼痛或活动受限等症状。慢性 PIP 关节骨折 - 脱位的治疗较困难，如果不存在关节炎其治疗方法包括截骨矫形伴或不伴植骨术、肋软骨移植及软骨骨膜移

植、半钩骨移植重建、掌板成形术等；如果出现关节炎，则采用关节融合、假体关节置换、足趾关节或 DIP 关节移植、截指等手术。所有这些方法都可缓解疼痛，然而选择何种方法要按照损伤的特征和患者的特异性而定。成功的关键在于关节的复位情况及关节软骨损伤程度。各种手术方法的适应证、操作和术后康复与急性骨折 – 脱位相同。对于陈旧性骨折 – 脱位，需注意必要时对背侧关节囊进行松解而得到屈指功能。手术效果与急性损伤相比较难预料，不过有文献报道了 13 例陈旧性骨折的随访结果，虽然平均伤后 45 天手术，但患者仍然得到 85° 的活动度[180]。对于无关节炎的 PIP 关节陈旧性骨折 – 脱位，我们倾向于应用掌板成形术或半钩骨移植重建术；对于存在关节炎且功能要求较高的患者，我们常采用硅胶假体关节置换术，而关节融合术和截指术可用于对功能要求较低和疼痛的患者。

第五节 手开放性损伤时的骨折关节损伤

手开放性损伤多由直接暴力引起，可导致不稳定的掌、指骨骨折（成角、旋转及短缩），且常合并不同程度的骨缺损、骨粉碎、伤口污染、软组织损伤或缺损等。特别是软组织损伤，可严重影响手指的活动能力。Duncan 等[60]研究认为软组织损伤的程度与手指的最终活动范围明显相关。此类损伤往往需要手术处理软组织损伤，并恢复骨干长度和对位。

手部开放性骨折约占手部骨折的 5%[2]。目前开放性骨折常用的分型为 Gustilo-Anderson 分型，此分型最初仅用于长骨开放性骨折的评估（表 5-4）[191, 192]。由于手的特殊解剖结构和损伤机制，部分学者认为 Gustilo-Anderson 分型并不能全面、合理地评估手部开放性骨折的特征，并提出了用于手部开放性骨折的分型[193]（表 5-5）。通过此分型可发现损伤的易感染因素，并指导治疗，也可对预后进行评估。

表 5-4 开放性骨折的 Gustilo-Anderson 分型[191, 192]

分型	内 容
Ⅰ	伤口 <1 cm
Ⅱ	伤口 >1 cm
Ⅲ a	广泛的软组织撕裂伤，伤口 >10 cm，有足够的软组织覆盖骨，节段性骨折
Ⅲ b	没有充分的软组织覆盖骨
Ⅲ c	有动脉损伤，需要修复

表 5-5 手部开放性骨折的分型[193]

分型	部位	附加内容
Ⅰ	指骨	a：无法完成基本的软组织覆盖
Ⅱ	掌骨	b：明显的污染
Ⅲ	腕骨	c：血供障碍需要重建血供

一、手开放性损伤感染的控制

1. 影响因素和处理 与其他部位的开放性骨折相同，手部开放性骨折相对于闭合性骨折增加了感染的风险，因为伤口的污染可能带入致病菌，并且可能为细菌的生长提供载体。手部开放性骨折的感染发生率为 1.4%~11%[60, 72, 194]，但与身体其他部位的开放性骨折相比，其感染发生率相对较小[195]。发生感染的客观影响因素包括局部骨和软组织的解剖结构特征、污染的程度和范围、软组织的完整性、供血情况等。主观影响因素包括抗生素的使用情况和清创时间等[196]。有研究报道抗生素的应用（头孢菌素或青霉素）可明显降低开放性骨折感染的发生率，但清创时间和感染率之间并没有明显的相关性[72, 197]。

对于有血管损伤的情况，无论伤口的污染程度如何，都应首先考虑吻合血管，因为血供障碍是后续感染的危险因素。对于无法覆盖骨的软组织缺损，可根据组织的实际情况和术者的倾向，选择首次覆盖创面或延迟覆盖创面。创面覆盖的方法包括旋转皮瓣、推进皮瓣、带蒂皮瓣等。对于污染的骨块可使用聚维酮碘（碘伏）或葡萄糖酸氯己定（洗必泰）进行消毒，我们常选择经济的聚维酮碘进行消毒。

2. 抗生素的选择 Hoffman 和 Adams[74] 建议对开放性污染伤口、广泛软组织和骨损伤、采用大的皮瓣进行软组织重建的患者均需应用抗生素。对于开放性指、掌骨骨折，我们建议采用广谱抗生素治疗。因为从开放性伤口培养分离出的病原体常有多种，包括各种革兰阳性菌、革兰阴性菌、厌氧菌，偶尔可见真菌。在急诊室我们常使用第一代头孢菌素，而在术后第一个 24 小时内给予第一代或第二代头孢菌素联合氨基糖苷类抗生素。对于明显污染的骨折，可以加用青霉素预防可能存在的厌氧菌感染。有研究显示被土壤污染的伤口多为厌氧菌感染[198]；被粪便污染多为革兰阴性菌和多种细菌感染[199]；咬伤多为巴氏杆菌和艾肯菌感染[200]。根据这些情况我们可加用特异性的抗生素。

二、开放性掌、指骨骨折的手术治疗

对于开放性掌、指骨骨折首先应彻底清创去除坏死组织，视情况进行合适的骨折固定或分期手功能重建。对于伤口清洁、骨折部位软组织覆盖充分的情况，可根据不同的骨折类型选择合适的固定方式，一期闭合伤口。开放性指、掌骨骨折合并严重软组织损伤时，我们建议采用小型外固定支架固定骨折，特别是粉碎性骨折或伴骨缺损者。因为外固定支架不仅可以提供足够的稳定性，还可维持骨干的长度；支架固定杆的置入对软组织及骨的剥离和血管损伤较小，尽量避免了仍有少量血供的小骨折片坏死，也为伤口和软组织的进一步护理及治疗提供了方便。接骨板螺钉固定是除外固定支架外较常用的固定方式，但它常需游离较多的软组织，且可能影响肌腱的滑行，而且创面可能无法被完全覆盖(没有皮瓣的情况下)。因此对于复杂的开放性掌、指骨骨折，接骨板螺钉固定不作为首选方法。外固定支架还可附加克氏针固定、骨间钢丝固定或钢丝环扎术等方法来加强。骨折固定后可视伤口和软组织的情况进行一期修复缝合、二期修复缝合或二期重建。Swanson[71]建议对清洁伤口无明显污染、无延迟治疗和无严重系统疾病的患者进行一期缝合；对于明显污染、超过 24 小时延迟治疗、伴有严重系统性疾病的患者采用二期缝合。

三、开放性掌、指骨缺损的手术治疗

1. 开放性掌骨缺损　对于掌骨节段性缺损的开放性损伤，在进行彻底清创后，应根据每个病例的特点来选择临时固定方式恢复掌骨长度，如横行穿针固定、外固定支架固定、甲基丙烯酸甲酯间置物置入等，或者联合应用。接骨板固定虽然可以提供稳定的固定，有效地维持骨干长度，但如果存在骨折和接骨板不能被软组织和皮瓣覆盖时，我们不建议使用。

2. 开放性指骨缺损　对于开放性指骨缺损，当伤口清洁且软组织覆盖充分时，可考虑直接植骨，选择合适的方式进行内固定。稳定固定后鼓励患者活动受累关节以外的关节。对于严重粉碎或不稳定的骨折需加用外固定约 6 周，去除外固定后需开始进行严格而周密的康复训练。开放性指骨缺损进行植骨治疗后常遗留关节活动受限的并发症而需要二次手术，如肌腱松解术和关节囊切开术等，但必须在骨折完全愈合、软组织复原后进行。对于伴有严重软组织损伤的指骨缺损的手术治疗，与掌骨阶段性缺损相似。

参考文献

[1] Court-Brown CM, Wood AM, Aitken S. The epidemiology of acute sports-related fractures in adults. Injury, 2008, 39: 1365-1372.

[2] Chung KC, Spilson SV. The frequency and epidemiology of hand and forearm fractures in The United States. J Hand Surg Am, 2001, 26: 908-915.

[3] Van Onselen EB, Karim RB, Hage JJ, et al. Prevalence and distribution of hand fractures. J Hand Surg Br, 2003, 28: 491-495.

[4] Karl JW, Olson PR, Rosenwasser MP. The Epidemiology of upper extremity fractures in The United States. J Orthop Trauma, 2015, 29: e242-e244.

[5] Feehan LM, Sheps SB. Incidence and demographics of hand fractures in British Columbia, Canada: a population-based study. J Hand Surg Am, 2006, 31: 1068-1074.

[6] Butt WD. Fractures of the hand. Can Med Assoc J, 1962, 86: 731-735.

[7] Stanton JS, Dias JJ, Burke FD. Fractures of the tubular bones of the hand. J Hand Surg Eur, 2007, 32: 626-636.

[8] De Jonge JJ, Kingma J, Van der Lei B, et.al. Phalangeal fractures of the hand: an analysis of gender and age-related incidence and aetiology. J Hand Surg Br, 1994, 19: 168-170.

[9] Stern PJ. Management of fractures of the hand over the last 25 years. J Hand Surg Am, 2000, 25: 817-823.

[10] Harness NG, Meals RA.The history of fracture fixation of the hand and wrist. Clin Orthop Relat Res, 2006, 445: 19-29.

[11] Jupiter JB. Life-long learning. Tech Hand Up Extrem Surg, 2005, 9: 125.

[12] Ozçelik IB, Kabakas F, Mersa B, et al. Treatment of nonunions of the distal phalanx with olecranon bone graft. J Hand Surg Eur, 2009, 34: 638-642.

[13] Kim J, Ki SH, Cho Y. Correction of distal phalangeal nonunion using peg bone graft. J Hand Surg Am, 2014, 39: 249-255.

[14] Chim H, Teoh LC, Yong FC. Open reduction and interfragmentary screw fixation for symptomatic nonunion of distal phalangeal fractures. J Hand Surg Eur, 2008, 33: 71-76.

[15] Henry M. Variable pitch headless compression screw treatment of distal phalangeal nonunions. Tech Hand Up Extrem Surg, 2010, 14: 230-233.

[16] Meijs CM, Verhofstad MH. Symptomatic nonunion of a distal phalanx fracture: treatment with a percutaneous compression screw. J Hand Surg Am, 2009, 34: 1127-1129.

[17] Ugurlar M, Saka G, Saglam N, et al. Distal phalanx fracture in adults: Seymour-type fracture. J Hand Surg Eur, 2014, 39: 237-241.

[18] Krusche-Mandl I, Köttstorfer J, Thalhammer G, et al. Seymour fractures: retrospective analysis and therapeutic considerations. J Hand Surg Am, 2013, 38: 258-264.
[19] Husain SN, Dietz JF, Kalainov DM, et al. A biomechanical study of distal interphalangeal joint subluxation after mallet fracture injury. J Hand Surg Am, 2008, 33: 26-30.
[20] Kalainov DM, Hoepfner PE, Hartigan BJ, et al. Nonsurgical treatment of closed mallet finger fractures. J Hand Surg Am, 2005, 30: 580-586.
[21] Lucchina S, Badia A, Dornean V, et al. Unstable mallet fractures: a comparison between three different techniques in a multicenter study. Chin J Traumatol, 2010, 13: 195-200.
[22] Ishiguro T, Itoh Y, Yabe Y, et al. Extension block with Kirschner wire for fracture dislocation of the distal interphalangeal joint. Tech Hand Up Extrem Surg, 1997: 1: 95-102.
[23] Meals C, Meals R. Hand fractures: a review of current treatment strategies. J Hand Surg Am, 2013, 38: 1021-1031.
[24] Rettig ME, Dassa G, Raskin KB. Volar plate arthroplasty of the distal interphalangeal joint. J Hand Surg Am, 2001, 26: 940-944.
[25] Kang HJ, Sung SY, Ha JW, et al. Operative treatment for proximal phalangeal neck fractures of the finger in children. Yonsei Med J, 2005, 46: 491-495.
[26] Topouchian V, Fitoussi F, Jehanno P, et al. Treatment of phalangeal neck fractures in children: technical suggestion. Chir Main, 2003, 22: 299-304.
[27] Cornwall R, Waters PM. Remodeling of phalangeal neck fracture malunions in children: case report. J Hand Surg Am, 2004, 29: 458-461.
[28] Hennrikus WL, Cohen MR. Complete remodelling of displaced fractures of the neck of the phalanx. J Bone Joint Surg Br, 2003, 85: 273-274.
[29] Tada K, Ikeda K, Tomita K. Malunion of fractures of the proximal phalangeal neck in children. Scand J Plast Reconstr Surg Hand Surg, 2010, 44: 69-71.
[30] Waters PM, Taylor BA, Kuo AY. Percutaneous reduction of incipient malunion of phalangeal neck fractures in children. J Hand Surg Am, 2004, 29: 707-711.
[31] Burkhalter WE. Closed treatment of hand fractures. J Hand Surg Am, 1989, 14: 390-393.
[32] Ebinger T, Erhard N, Kinzl L, et al. Dynamic treatment of displaced proximal phalangeal fractures. J Hand Surg Am, 1999, 24: 1254-1262.
[33] Ashmead D 4th, Rothkopf DM, Walton RL, et al. Treatment of hand injuries by external fixation. J Hand Surg Am, 1992, 17: 954-964.
[34] Eberlin KR, Babushkina A, Neira JR, et al. Outcomes of closed reduction and periarticular pinning of base and shaft fractures of the proximal phalanx. J Hand Surg Am, 2014, 39: 1524-1528.
[35] Zach A. Percutaneous fixation of transverse shaft fractures of the proximal phalanx with a new compression wire. J Hand Surg Eur, 2015, 40: 318-319.
[36] Giesen T, Gazzola R, Poggetti A, et al. Intramedullary headless screw fixation for fractures of the proximal and middle phalanges in the digits of the hand: a review of 31 consecutive fractures. J Hand Surg Eur, 2016, 41: 688-694.
[37] del Piñal F, Moraleda E, Rúas JS, et al. Minimally invasive fixation of fractures of the phalanges and metacarpals with intramedullary cannulated headless compression screws. J Hand Surg Am, 2015, 40: 692-700.
[38] Orbay JL, Touhami A. The treatment of unstable metacarpal and phalangeal shaft fractures with flexible nonlocking and locking intramedullary nails. Hand Clin, 2006, 22: 279-286.
[39] Freeland AE, Benoist LA, Melancon KP. Parallel miniature screw fixation of spiral and long oblique hand phalangeal fractures. Orthopedics, 1994, 17: 199-200.
[40] Horton TC, Hatton M, Davis TR. A prospective randomized controlled study of fixation of long oblique and spiral shaft fractures of the proximal phalanx: closed reduction and percutaneous Kirschner wiring versus open reduction and lag screw fixation. J Hand Surg Br, 2003, 28: 5-9.
[41] Başar H, Başar B, Başçı O, et al. Comparison of treatment of oblique and spiral metacarpal and phalangeal fractures with mini plate plus screw or screw only. Arch Orthop Trauma Surg, 2015, 135: 499-504.
[42] Houshian S, Jing SS. A new technique for closed management of displaced intra-articular fractures of metacarpal and phalangeal head delayed on presentation: report of eight cases. J Hand Surg Eur, 2014, 39: 232-236.
[43] Jones NF, Jupiter JB, Lalonde DH. Common fractures and dislocations of the hand. Plast Reconstr Surg, 2012, 130: 722-736.
[44] Bhatt RA, Schmidt S, Stang F. Methods and pitfalls in treatment of fractures in the digits. Clin Plast Surg, 2014, 41: 429-450.
[45] Geissler WB. Operative fixation of metacarpal and phalangeal fractures in athletes. Hand Clin, 2009, 25: 409-421.
[46] Liodaki E, Xing SG, Mailaender P, et al. Management of difficult intra-articular fractures or fracture dislocations of the proximal interphalangeal joint. J Hand Surg Eur, 2015, 40: 16-23.
[47] Shewring DJ, Miller AC, Ghandour A. Condylar fractures of the proximal and middle phalanges. J Hand Surg Eur, 2015, 40: 51-58.
[48] Büchler U, Fischer T. Use of a minicondylar plate for metacarpal and phalangeal periarticular injuries. Clin Orthop Relat Res. 1987, 214: 53-58.
[49] Hernandez JD, Sommerkamp TG. Morphometric analysis of potential osteochondral autografts for resurfacing unicondylar defects of the proximal phalanx in PIP joint injuries. J Hand Surg Am, 2010, 35: 604-610.
[50] Cavadas PC, Landin L, Thione A. Reconstruction of the condyles of the proximal phalanx with osteochondral grafts from the ulnar base of the little finger metacarpal. J Hand Surg Am, 2010, 35: 1275-1281.
[51] Zhang X, Fang X, Shao X, et al. Osteoarticular pedicle flap from the capitate to reconstruct traumatic defects in the head of the proximal phalanx. J Hand Surg Am, 2012, 37: 1780-1790.
[52] Kuz JE, Husband JB, Tokar N, et al. Outcome of avulsion fractures of the ulnar base of the proximal phalanx of the thumb treated nonsurgically. J Hand Surg Am, 1999, 24: 275-282.
[53] Sorene ED, Goodwin DR. Non-operative treatment of displaced avulsion fractures of the ulnar base of the proximal phalanx of the thumb. Scand J Plast Reconstr Surg Hand Surg, 2003, 37: 225-227.
[54] Dinowitz M, Trumble T, Hanel D, et al. Failure of cast immobilization for thumb ulnar collateral ligament avulsion fractures. J Hand Surg Am, 1997, 22: 1057-1063.
[55] Bowers WH, Hurst LC. Gamekeeper's thumb: evaluation by arthrography and stress roentgenography. J Bone Joint Surg Am, 1977, 59: 519-524.
[56] Kuhn KM, Dao KD, Shin AY. Volar A1 pulley approach for fixation of avulsion fractures of the base of the proximal phalanx. J Hand Surg Am, 2001, 26: 762-771.
[57] Balaram AK, Bednar MS. Complications after the fractures of metacarpal and phalanges. Hand Clin, 2010, 26: 169-177.
[58] Markiewitz AD. Complications of hand fractures and their prevention. Hand Clin, 2013, 29: 601-620.
[59] Nellans KW, Chung KC. Pediatric hand fractures. Hand Clin. 2013, 29: 569-578.
[60] Duncan RW, Freeland AE, Jabaley ME, et al. Open hand fractures: an analysis of the recovery of active motion and of complications. J Hand Surg Am, 1993, 18: 387-394.
[61] Schneider LH. Tenolysis and capsulectomy after hand fractures. Clin Orthop Relat Res, 1996, 327: 72-78.

[62] Creighton JJ Jr, Steichen JB. Complications in phalangeal and metacarpal fracture management: results of extensor tenolysis. Hand Clin, 1994, 10: 111-116.

[63] Freeland AE, Lindley SG. Malunions of the finger metacarpals and phalanges. Hand Clin, 2006, 22: 341-355.

[64] Del Piñal F, García-Bernal FJ, Delgado J, et al. Results of osteotomy, open reduction, and internal fixation for late-presenting malunited intra-articular fractures of the base of the middle phalanx. J Hand Surg Am, 2005, 30: 1039.

[65] Jawa A, Zucchini M, Lauri G, et al. Modified step-cut osteotomy for metacarpal and phalangeal rotational deformity. J Hand Surg Am, 2009, 34: 335-340.

[66] Gross MS, Gelberman RH. Metacarpal rotational osteotomy. J Hand Surg Am, 1985, 10: 105-108.

[67] Ring D. Malunion and nonunion of the metacarpals and phalanges. Instr Course Lect, 2006, 55: 121-128.

[68] Harness NG, Chen A, Jupiter JB. Extra-articular osteotomy for malunited unicondylar fractures of the proximal phalanx. J Hand Surg Am, 2005, 30: 566-572.

[69] Teoh LC, Yong FC, Chong KC. Condylar advancement osteotomy for correcting condylar malunion of the finger. J Hand Surg Br, 2002, 27: 31-35.

[70] Jupiter JB, Koniuch MP, Smith RJ. The management of delayed union and nonunion of the metacarpals and phalanges. J Hand Surg Am, 1985, 10: 457-466.

[71] Swanson TV, Szabo RM, Anderson DD. Open hand fractures: prognosis and classification. J Hand Surg Am, 1991, 16: 101-107.

[72] McLain RF, Steyers C, Stoddard M. Infections in open fractures of the hand. J Hand Surg Am, 1991, 16: 108-112.

[73] Reilly KE, Linz JC, Stern PJ, et al. Osteomyelitis of the tubular bones of the hand. J Hand Surg Am, 1997, 22: 644-649.

[74] Hoffman RD, Adams BD. The role of antibiotics in the management of elective and post-traumatic hand surgery. Hand Clin, 1998, 14: 657-666.

[75] Metcalfe D, Aquilina AL, Hedley HM. Prophylactic antibiotics in open distal phalanx fractures: systematic review and meta-analysis. J Hand Surg Eur, 2016, 41: 423-430.

[76] Nijhuis TH, Smits ES, Jaquet JB, et al. Prevalence and severity of cold intolerance in patients after hand fracture. J Hand Surg Eur, 2010, 35: 306-311.

[77] Li Z, Smith BP, Tuohy C, et al. Complex regional pain syndrome after hand surgery. Hand Clin, 2010, 26: 281-289.

[78] Smits ES, Nijhuis TH, Huygen FJ, et al. Rewarming patterns in hand fracture patients with and without cold intolerance. J Hand Surg Am, 2011, 36: 670-676.

[79] Sammer DM, Husain T, Ramirez R. Selection of appropriate treatment options for hand fractures. Hand Clin, 2013, 29: 501-505.

[80] Ben-Amotz O, Sammer DM. Practical management of metacarpal fractures. Plast Reconstr Surg, 2015, 136: 370-379.

[81] Giddins GE. The non-operative management of hand fractures. J Hand Surg Eur, 2015, 40: 33-41.

[82] Xing SG, Tang JB. Surgical treatment, hardware removal, and the wide-awake approach for metacarpal fractures. Clin Plast Surg, 2014, 41: 463-480.

[83] Neumeister MW, Webb K, McKenna K. Non-surgical management of metacarpal fractures. Clin Plast Surg, 2014, 41: 451-461.

[84] Sletten IN, Nordsletten L, Hjorthaug GA, et al. Assessment of volar angulation and shortening in 5th metacarpal neck fractures: an inter- and intra-observer validity and reliability study. J Hand Surg Eur, 2013, 38: 658-666.

[85] Wong TC, Ip FK, Yeung SH. Comparison between percutaneous transverse fixation and intramedullary K-wires in treating closed fractures of the metacarpal neck of the little finger. J Hand Surg Br, 2006, 31: 61-65.

[86] Winter M, Balaguer T, Bessière C, et al. Surgical treatment of the boxer's fracture: transverse pinning versus intramedullary pinning. J Hand Surg Eur, 2007, 32: 709-713.

[87] Rhee SH, Lee SK, Lee SL, et al. Prospective multicenter trial of modified retrograde percutaneous intramedullary Kirschner wire fixation for displaced metacarpal neck and shaft fractures. Plast Reconstr Surg, 2012, 129: 694-703.

[88] Royle SG. Rotational deformity following metacarpal fracture. J Hand Surg Br, 1990, 15: 124-125.

[89] Strauch RJ, Rosenwasser MP, Lunt JG. Metacarpal shaft fractures: the effect of shortening on the extensor tendon mechanism. J Hand Surg Am, 1998, 23: 519-523.

[90] Chen SH, Wei FC, Chen HC, et al. Miniature plates and screws in acute complex hand injury. J Trauma, 1994, 37: 237-242.

[91] Bora FW Jr, Didizian NH. The treatment of injuries to the carpometacarpal joint of the little finger. J Bone Joint Surg Am, 1974, 56: 1459-1463.

[92] Lawlis JF 3rd, Gunther SF. Carpometacarpal dislocations. Long-term follow-up. J Bone Joint Surg Am, 1991, 73: 52-59.

[93] Hove LM. Fractures of the hand: distribution and relative incidence. Scand J Plast Reconstr Surg Hand Surg, 1993, 27: 317-319.

[94] Cannon SR, Dowd GS, Williams DH, et al. A long-term study following Bennett's fracture. J Hand Surg Br, 1986, 11: 426-431.

[95] Timmenga EJ, Blokhuis TJ, Maas M, et al. Long-term evaluation of Bennett's fracture: a comparison between open and closed reduction. J Hand Surg Br, 1994, 19: 373-377.

[96] Kjaer-Petersen K, Langhoff O, Andersen K. Bennett's fracture. J Hand Surg Br. 1990, 15: 58-61.

[97] Culp RW, Johnson JW. Arthroscopically assisted percutaneous fixation of Bennett fractures. J Hand Surg Am, 2010, 35: 137-140.

[98] Rolando S. Fracture of the base of the first metacarpal and a variation that has not yet been described: 1910 (Translated by Roy A. Meals). Clin Orthop Relat Res, 2006, 445: 15-18.

[99] Barrera-Ochoa S, Mendez-Sanchez G, Mir-Bullo X. Primary trapeziometacarpal prosthesis for complicated fracture of the base of the thumb metacarpal. J Hand Surg Eur, 2017, 42: 972-974.

[100] Meunier MJ, Hentzen E, Ryan M, et al. Predicted effects of metacarpal shortening on interosseous muscle function. J Hand Surg Am, 2004, 29: 689-693.

[101] Wills BP, Crum JA, McCabe RP, et al. The effect of metacarpal shortening on digital flexion force. J Hand Surg Eur, 2013, 38: 667-672.

[102] Leibovic SJ, Bowers WH. Anatomy of the proximal interphalangeal joint. Hand Clin, 1994, 10: 169-178.

[103] Sandhu SS, Dreckmann S, Binhammer PA. Change in the collateral and accessory collateral ligament lengths of the proximal interphalangeal joint using cadaveric model three-dimensional laser scanning. J Hand Surg Eur, 2016, 41: 380-385.

[104] Chen J, Tan J, Zhang AX. In Vivo length changes of the proximal interphalangeal joint proper and accessory collateral ligaments during flexion. J Hand Surg Am, 2015, 40: 1130-1137.

[105] Kiefhaber TR, Stern PJ, Grood ES. Lateral stability of the proximal interphalangeal joint. J Hand Surg Am, 1986, 11: 661-669.

[106] Green SM, Posner MA. Irreducible dorsal dislocations of the proximal interphalangeal joint. J Hand Surg Am, 1985, 10: 85-87.

[107] Cheah AE, Yao J. Surgical approaches to the proximal interphalangeal joint. J Hand Surg Am, 2016, 41: 294-305.

[108] Woo SH, Lee YK, Kim JY, et al. Palmaris longus tendocutaneous arterialized venous free flap to reconstruct the interphalangeal collateral ligament in composite defects. J Hand Surg Eur, 2018, 43: 518-523.

[109] Lee JI, Jeon WJ, Suh DH, et al. Anatomical collateral ligament reconstruction in the hand using intraosseous suture anchors and a

free tendon graft. J Hand Surg Eur, 2012, 37: 832-838.
[110] Carlo J, Dell PC, Matthias R, et al. Collateral ligament reconstruction of the proximal interphalangeal joint. J Hand Surg Am, 2016, 41: 129-132.
[111] Boden RA, Srinivasan MS. Rotational dislocation of the proximal interphalangeal joint of the finger. J Bone Joint Surg Br, 2008, 90: 385-386.
[112] Catalano LW 3rd, Skarparis AC, Glickel SZ, et al. Treatment of chronic, traumatic hyperextension deformities of the proximal interphalangeal joint with flexor digitorum superficialis tenodesis. J Hand Surg Am, 2003, 28: 448-452.
[113] Melone CP Jr, Polatsch DB, Beldner S, et al. Volar plate repair for posttraumatic hyperextension deformity of the proximal interphalangeal joint. Am J Orthop (Belle Mead NJ), 2010, 39: 190-194.
[114] Wei DH, Terrono AL. Superficialis sling (flexor digitorum superficialis tenodesis) for swan neck reconstruction. J Hand Surg Am, 2015, 40: 2068-2074.
[115] Mansat M, Delprat J. Contractures of the proximal interphalangeal joint. Hand Clin, 1992, 8: 777-786.
[116] Cantero-Téllez R, Cuesta-Vargas AI, Cuadros-Romero M. Treatment of proximal interphalangeal joint flexion contracture: combined static and dynamic orthotic intervention compared with other therapy intervention: a randomized controlled trial. J Hand Surg Am, 2015, 40: 951-955.
[117] Abbiati G, Delaria G, Saporiti E, et al. The treatment of chronic flexion contractures of the proximal interphalangeal joint. J Hand Surg Br, 1995, 20: 385-389.
[118] Diao E, Eaton RG. Total collateral ligament excision for contractures of the proximal interphalangeal joint. J Hand Surg Am, 1993, 18: 395-402.
[119] Eaton RG, Sunde D, Pang D, et al. Evaluation of "neocollateral" ligament formation by magnetic resonance imaging after total excision of the proximal interphalangeal collateral ligaments. J Hand Surg Am, 1998, 23: 322-327.
[120] Brüser P, Poss T, Larkin G. Results of proximal interphalangeal joint release for flexion contractures: midlateral versus palmar incision. J Hand Surg Am, 1999, 24: 288-294.
[121] Ghidella SD, Segalman KA, Murphey MS. Long-term results of surgical management of proximal interphalangeal joint contracture. J Hand Surg Am, 2002, 27: 799-805.
[122] Houshian S, Jing SS, Kazemian GH, et al. Distraction for proximal interphalangeal joint contractures: long-term results. J Hand Surg Am, 2013, 38: 1951-1956.
[123] Hamada Y, Hibino N, Tonogai I, et al. Staged external fixation for chronic fracture-dislocation of the proximal interphalangeal joint: outcomes of patients with a minimum 2-year follow-up. J Hand Surg Am, 2012, 37: 434-439.
[124] Chen SH, Chan SY, Tien HY. Differences between dorsal and volar dislocations of the distal interphalangeal joint of fingers: a report of 30 cases. J Hand Surg Eur, 2017, 42: 197-198.
[125] Uysal MA, Akçay S, Öztürk K. Simultaneous double interphalangeal joints dislocation in a finger in a teenager. J Clin Orthop Trauma, 2014, 5: 107-109.
[126] Inoue G, Maeda N. Irreducible palmar dislocation of the distal interphalangeal joint of the finger. J Hand Surg Am, 1987, 12: 1077-1079.
[127] Nussbaum R, Sadler AH. An isolated, closed, complex dislocation of the metacarpophalangeal joint of the long finger: a unique case. J Hand Surg Am, 1986, 11: 558-561.
[128] Hutchison JD, Hooper G, Robb JE. Double dislocations of digits. J Hand Surg Br, 1991, 16: 114-115.
[129] Quinton DN. Dorsal locking of the metacarpophalangeal joint. J Hand Surg Br, 1987, 12: 62-63.
[130] Gaston RG, Lourie GM. Radial collateral ligament injury of the index metacarpophalangeal joint: an underreported but important injury. J Hand Surg Am, 2006, 31: 1355-1361.
[131] Carlson MG, Warner KK, Meyers KN, et al. Anatomy of the thumb metacarpophalangeal ulnar and radial collateral ligaments. J Hand Surg Am, 2012, 37: 2021-2026.
[132] Senda H, Okamoto H. Palmar dislocation of the thumb metacarpophalangeal joint: report of four cases and a review of the literature. J Hand Surg Eur, 2014, 39: 276-281.
[133] Rhee PC, Jones DB, Kakar S. Management of thumb metacarpophalangeal ulnar collateral ligament injuries. J Bone Joint Surg Am, 2012, 94: 2005-2012.
[134] Keramidas E, Miller G. Adult hand injuries on artificial ski slopes. Ann Plast Surg, 2005, 55: 357-358.
[135] Derkash RS, Matyas JR, Weaver JK, et al. Acute surgical repair of the skier's thumb. Clin Orthop Relat Res, 1987, 216: 29-33.
[136] Stener B. Displacement of the ruptured ulnar collateral ligament of the metacarpophalangeal joint of the thumb: a clinical and anatomical study. J Bone Joint Surg Br, 1962, 44: 869-879.
[137] Heyman P, Gelberman RH, Duncan K, et al. Injuries of the ulnar collateral ligament of the thumb metacarpophalangeal joint: biomechanical and prospective clinical studies on the usefulness of valgus stress testing. Clin Orthop Relat Res, 1993, 292: 165-171.
[138] Lee SJ, Montgomery K. Athletic hand injuries. Orthop Clin North Am, 2002, 33: 547-554.
[139] Malik AK, Morris T, Chou D, et al. Clinical testing of ulnar collateral ligament injuries of the thumb. J Hand Surg Eur, 2009, 34: 363-366.
[140] Harley BJ, Werner FW, Green JK. A biomechanical modeling of injury, repair, and rehabilitation of ulnar collateral ligament injuries of the thumb. J Hand Surg Am, 2004, 29: 915-920.
[141] Samora JB, Harris JD, Griesser MJ, et al. Outcomes after injury to the thumb ulnar collateral ligament: a systematic review. Clin J Sport Med, 2013, 23: 247-254.
[142] Katolik LI, Friedrich J, Trumble TE. Repair of acute ulnar collateral ligament injuries of the thumb metacarpophalangeal joint: a retrospective comparison of pull-out sutures and bone anchor techniques. Plast Reconstr Surg, 2008, 122: 1451-1456.
[143] Moharram AN. Repair of thumb metacarpophalangeal joint ulnar collateral ligament injuries with microanchors. Ann Plast Surg, 2013, 71: 500-502.
[144] Ryu J, Fagan R. Arthroscopic treatment of acute complete thumb metacarpophalangeal ulnar collateral ligament tears. J Hand Surg Am, 1995, 20: 1037-1042.
[145] Slade JF 3rd, Gutow AP. Arthroscopy of the metacarpophalangeal joint. Hand Clin, 1999, 15: 501-527.
[146] Landsman JC, Seitz WH Jr, Froimson AI, et al. Splint immobilization of gamekeeper's thumb. Orthopedics, 1995, 18: 1161-1165.
[147] Campbell CS. Gamekeeper's thumb. J Bone Joint Surg Br, 1955, 37: 148-149.
[148] Sakellarides HT, DeWeese JW. Instability of the metacarpophalangeal joint of the thumb. Reconstruction of the collateral ligaments using the extensor pollicis brevis tendon. J Bone Joint Surg Am, 1976, 58: 106-112.
[149] Glickel SZ. Thumb metacarpophalangeal joint ulnar collateral ligament reconstruction using a tendon graft. Tech Hand Up Extrem Surg, 2002, 6: 133-139.
[150] Glickel SZ, Malerich M, Pearce SM, et al. Ligament replacement for chronic instability of the ulnar collateral ligament of the metacarpophalangeal joint of the thumb. J Hand Surg Am, 1993, 18: 930-941.
[151] Lee SK, Kubiak EN, Lawler E, et al. Thumb metacarpophalangeal ulnar collateral ligament injuries: a biomechanical simulation

study of four static reconstructions. J Hand Surg Am, 2005, 30: 1056-1060.

[152] Carlson MG, Warner KK, Meyers KN, et al. Mechanics of an anatomical reconstruction for the thumb metacarpophalangeal collateral ligaments. J Hand Surg Am, 2013, 38: 117-123.

[153] Durham JW, Khuri S, Kim MH. Acute and late radial collateral ligament injuries of the thumb metacarpophalangeal joint. J Hand Surg Am, 1993, 18: 232-237.

[154] Coyle MP Jr. Grade Ⅲ radial collateral ligament injuries of the thumb metacarpophalangeal joint: treatment by soft tissue advancement and bony reattachment. J Hand Surg Am, 2003, 28: 14-20.

[155] Köttstorfer J, Hofbauer M, Krusche-Mandl I, et al. Avulsion fracture and complete rupture of the thumb radial collateral ligament. Arch Orthop Trauma Surg, 2013, 133: 583-588.

[156] Horch RE, Dragu A, Polykandriotis E, et al. Radial collateral ligament repair of the thumb metacarpophalangeal joint using the abductor pollicis brevis tendon. Plast Reconstr Surg, 2006, 117: 491-496.

[157] Iba K, Wada T, Hiraiwa T, et al. Reconstruction of chronic thumb metacarpophalangeal joint radial collateral ligament injuries with a half-slip of the abductor pollicis brevis tendon. J Hand Surg Am, 2013, 38: 1945-1950.

[158] Ladd AL, Lee J, Hagert E. Macroscopic and microscopic analysis of the thumb carpometacarpal ligaments: a cadaveric study of ligament anatomy and histology. J Bone Joint Surg Am, 2012, 94: 1468-1477.

[159] D'Agostino P, Kerkhof FD, Shahabpour M, et al. Comparison of the anatomical dimensions and mechanical properties of the dorsoradial and anterior oblique ligaments of the trapeziometacarpal joint. J Hand Surg Am, 2014, 39: 1098-1107.

[160] Simonian PT, Trumble TE. Traumatic dislocation of the thumb carpometacarpal joint: early ligamentous reconstruction versus closed reduction and pinning. J Hand Surg Am, 1996, 21: 802-806.

[161] McCarthy CM, Awan HM. Trapeziometacarpal dislocation without fracture. J Hand Surg Am, 2014, 39: 2292-2293.

[162] Colman M, Mass DP, Draganich LF. Effects of the deep anterior oblique and dorsoradial ligaments on trapeziometacarpal joint stability. J Hand Surg Am, 2007, 32: 310-317.

[163] Kang R, Stern PJ. Fracture dislocations of the proximal interphalangeal joint. J Am Soc Surg Hand, 2002, 2: 47-59.

[164] Majumder S, Peck F, Watson JS, et al. Lessons learned from the management of complex intra-articular fractures at the base of the middle phalanges of fingers. J Hand Surg Br, 2003, 28: 559-565.

[165] Ruland RT, Hogan CJ, Cannon DL, et al. Use of dynamic distraction external fixation for unstable fracture-dislocations of the proximal interphalangeal joint. J Hand Surg Am, 2008, 33: 19-25.

[166] McElfresh EC, Dobyns JH, O'Brien ET. Management of fracture-dislocation of the proximal interphalangeal joints by extension-block splinting. J Bone Joint Surg Am, 1972, 54: 1705-1711.

[167] Calfee RP, Kiefhaber TR, Sommerkamp TG, et al. Hemi-hamate arthroplasty provides functional reconstruction of acute and chronic proximal interphalangeal fracture-dislocations. J Hand Surg Am, 2009, 34: 1232-1241.

[168] Waris E, Alanen V. Percutaneous, intramedullary fracture reduction and extension block pinning for dorsal proximal interphalangeal fracture-dislocations. J Hand Surg Am, 2010, 35: 2046-2052.

[169] Salter RB. The physiologic basis of continuous passive motion for articular cartilage healing and regeneration. Hand Clin, 1994, 10: 211-219.

[170] Deshmukh SC, Kumar D, Mathur K, et al. Complex fracture-dislocation of the proximal interphalangeal joint of the hand: results of a modified pins and rubbers traction system. J Bone Joint Surg Br, 2004, 86: 406-412.

[171] Hamilton SC, Stern PJ, Fassler PR, et al. Mini-screw fixation for the treatment of proximal interphalangeal joint dorsal fracture-dislocations. J Hand Surg Am, 2006, 31: 1349-1354.

[172] Grant I, Berger AC, Tham SK. Internal fixation of unstable fracture dislocations of the proximal interphalangeal joint. J Hand Surg Br, 2005, 30: 492-498.

[173] Lee JY, Teoh LC. Dorsal fracture dislocations of the proximal interphalangeal joint treated by open reduction and interfragmentary screw fixation: indications, approaches and results. J Hand Surg Br, 2006, 31: 138-146.

[174] Eaton RG, Malerich MM. Volar plate arthroplasty of the proximal interphalangeal joint: a review of ten years' experience. J Hand Surg Am, 1980, 5: 260-268.

[175] Durham-Smith G, McCarten GM. Volar plate arthroplasty for closed proximal interphalangeal joint injuries. J Hand Surg Br, 1992, 17: 422-428.

[176] Bilos ZJ, Vender MI, Bonavolonta M, et al. Fracture subluxation of proximal interphalangeal joint treated by palmar plate advancement. J Hand Surg Am, 1994, 19: 189-195.

[177] Khouri JS, Bloom JM, Hammert WC. Current trends in the management of proximal interphalangeal joint injuries of the hand. Plast Reconstr Surg, 2013, 132: 1192-1204.

[178] Capo JT, Hastings H, Choung E, et al. Hemicondylar hamate replacement arthroplasty for proximal interphalangeal joint fracture dislocations: an assessment of graft suitability. J Hand Surg Am, 2008, 33: 733-739.

[179] Frueh FS, Calcagni M, Lindenblatt N. The hemi-hamate autograft arthroplasty in proximal interphalangeal joint reconstruction: a systematic review. J Hand Surg Eur, 2015, 40: 24-32.

[180] Williams RM, Kiefhaber TR, Sommerkamp TG, et al. Treatment of unstable dorsal proximal interphalangeal fracture/dislocations using a hemi-hamate autograft. J Hand Surg Am, 2003, 28: 856-865.

[181] Thomas BP, Raveendran S, Pallapati SR, et.al. Augmented hamate replacement arthroplasty for fracture-dislocations of the proximal interphalangeal joints in 12 patients. J Hand Surg Eur, 2017, 42: 799-802.

[182] Burnier M, Awada T, Marin Braun F, et.al. Treatment of unstable proximal interphalangeal joint fractures with hemi-hamate osteochondral autografts. J Hand Surg Eur Vol, 2017, 42: 188-193.

[183] Yang DS, Lee SK, Kim KJ, et al. Modified hemihamate arthroplasty technique for treatment of acute proximal interphalangeal joint fracture-dislocations. Ann Plast Surg, 2014, 72: 411-416.

[184] Wu WC, Fok MW, Fung KY, et al. Autologous osteochondral graft for traumatic defects of finger joints. J Hand Surg Eur, 2012, 37: 251-257.

[185] Stern PJ, Roman RJ, Kiefhaber TR, et al. Pilon fractures of the proximal interphalangeal joint. J Hand Surg Am, 1991, 16: 844-850.

[186] Weiss AP. Cerclage fixation for fracture dislocation of the proximal interphalangeal joint. Clin Orthop Relat Res, 1996, 327: 21-28.

[187] McGuire DT, White CD, Carter SL, et al. Pyrocarbon proximal interphalangeal joint arthroplasty: outcomes of a cohort study. J Hand Surg Eur, 2012, 37: 490-496.

[188] Daecke W, Kaszap B, Martini AK, et al. A prospective, randomized comparison of 3 types of proximal interphalangeal joint arthroplasty. J Hand Surg Am, 2012, 37: 1770-1779.

[189] Sweets TM, Stern PJ. Pyrolytic carbon resurfacing arthroplasty for osteoarthritis of the proximal interphalangeal joint of the finger. J Bone Joint Surg Am, 2011, 93: 1417-1425.

[190] Squitieri L, Chung KC. A systematic review of outcomes and complications of vascularized toe joint transfer, silicone arthroplasty, and PyroCarbon arthroplasty for posttraumatic joint reconstruction of the finger. Plast Reconstr Surg, 2008, 121: 1697-1707.

[191] Gustilo RB, Anderson JT. Prevention of infection in the treatment of one thousand and twenty-five open fractures of long bones: retrospective and prospective analyses. J Bone Joint Surg Am, 1976, 58: 453-458.

[192] Gustilo RB, Mendoza RM, Williams DN. Problems in the management of type Ⅲ (severe) open fractures: a new classification of type Ⅲ open fractures. J Trauma, 1984, 24: 742-746

[193] Tulipan JE, Ilyas AM. Open fractures of the hand: review of pathogenesis and introduction of a new classification system. Orthop Clin North Am, 2016, 47: 245-251.

[194] Capo JT, Hall M, Nourbakhsh A, et al. Initial management of open hand fractures in an emergency department. Am J Orthop, 2011, 40: e243-e248.

[195] Schenker ML, Yannascoli S, Baldwin KD, et al. Does timing to operative debridement affect infectious complications in open long-bone fractures? A systematic review. J Bone Joint Surg Am, 2012, 94: 1057-1064.

[196] Dwyer J, Ilyas A, Ketonis C. Timing of debridement and infection rates in open fractures of the hand: a systematic review. J Hand Surg Am, 2014, 39: e44.

[197] Zumsteg JW, Molina CS, Lee DH, et al. Factors influencing infection rates after open fractures of the radius and/or ulna. J Hand Surg Am, 2014, 39: 956-961.

[198] Templeman DC, Gulli B, Tsukayama DT, et al. Update on the management of open fractures of the tibial shaft. Clin Orthop Relat Res, 1998, 350: 18-25.

[199] Glueck DA, Charoglu CP, Lawton JN. Factors associated with infection following open distal radius fractures. Hand, 2009, 4: 330-334.

[200] Kennedy SA, Stoll LE, Lauder AS. Human and other mammalian bite injuries of the hand: evaluation and management. J Am Acad Orthop Surg, 2015, 23: 47-57.

延伸阅读

[1] 陈勇，常文凯．可吸收棒和微型钢板内固定治疗掌骨斜行骨折的疗效比较．中华手外科杂志，2017, 33: 180-182.

[2] 李敬矿，王光耀，康国锋，等．带关节可调式微型外固定支架治疗单指陈旧性近指间关节脱位．中华手外科杂志，2017, 33: 140-141.

[3] 贾晶，向胜涛，凤宁娟，等．侧副凹进针法穿针固定治疗掌骨骨折．中华手外科杂志，2017, 33: 14.

[4] 张净宇，张云鹏，高顺红，等．韧带重建联合克氏针固定治疗第五腕掌关节脱位．中华手外科杂志，2016, 32: 160.

[5] 付世杰，孙勃，张海峰，等．闭合复位克氏针交叉内固定治疗中节指骨 A2.3 型骨折．中华手外科杂志，2016, 32: 473-474.

[6] 杨勇，李忠哲，刘坤，等．中节、近节指骨骨折微型钛板侧方固定的疗效分析．中华骨科杂志，2016, 30: 1294-1301.

[7] 张净宇，符建松，高顺红，等．改良缝合法韧带重建治疗急性拇指掌指关节尺侧副韧带损伤．中华手外科杂志，2016, 32: 389-390.

以上 7 篇文章是近期我国发表的部分手部骨折和关节损伤治疗方法的临床病例报道。

[8] Burnier M, Awada T, Marin Braun F, et al. Treatment of unstable proximal interphalangeal joint fractures with hemi-hamate osteochondral autografts. J Hand Surg Eur, 2017, 42: 188-193.

本文是对于不稳定近指间关节骨折脱位采用半钩骨移植治疗手术效果的随访报道。

[9] Giesen T, Gazzola R, Poggetti A, et al. Intramedullary headless screw fixation for fractures of the proximal and middle phalanges in the digits of the hand: a review of 31 consecutive fractures. J Hand Surg Eur, 2016, 41: 688-694.

[10] Del Piñal F, Moraleda E, Rúas JS, et.al. Minimally invasive fixation of fractures of the phalanges and metacarpals with intramedullary cannulated headless compression screws. J Hand Surg Am, 2015, 40: 692-700.

以上 2 篇文章是对于髓内空心加压螺钉固定治疗指、掌骨骨折的方法和效果随访报道。

[11] Abou Elatta MM, Assal F, Basheer HM, et.al. The use of dynamic external fixation in the treatment of dorsal fracture subluxations and pilon fractures of finger proximal interphalangeal joints. J Hand Surg Eur, 2017, 42: 182-187.

本文是对于动态外固定支架治疗近指间关节背侧骨折脱位和 Pilon 骨折效果的随访报道。

[12] 汤锦波．手外科技术．山东科学技术出版社，2017: 119-140.

本书中关于应该做何种手术方法治疗指、掌骨骨折和手指关节僵硬有更详细的文献参考和介绍。

[13] Tang JB, Gong KT, Zhu L, et al. Performing Hand Surgery Under Local Anesthesia Without a Tourniquet in China. Hand Clin, 2017, 33: 415-424.

[14] Gong KT, Xing SG. How to establish and standardize wide-awake hand surgery: experience from China. J Hand Surg Eur, 2017, 42: 868-870.

[15] 汤锦波．局麻下无止血带手外科技术．上海科学技术出版社，2017: 205-215.

[16] 邢树国，谢仁国，汤锦波，等．完全清醒手外科手术的应用．中华手外科杂志，2014, 30: 175-178.

以上 4 篇文章或书对局麻无止血带下指、掌骨骨折的治疗有更大篇幅详细而系统的介绍。

提要解读

手部骨折在手外科十分常见，故本书将此内容安排为各论的第 1 章，用了 60 多页的篇幅详细阐述，而且图片也很多。本章提要如下。

1. 手部骨折如果需要手术，在大多数情况下经皮克氏针固定都能解决问题。这一手术需有 X 线透视引导，故小型 C 形臂 X 线机透视对于手外科必不可少。在手部采用钢板固定的情况十分少，笔者近 5 年对 98% 手部需手术的病例均采用克氏针固定，当一枚克氏针固定不牢固时可用多枚，从不同方向穿入，仅几例需用外固定支架，一例病例也没有用到钢板固定。

2. 术后随访了解愈合情况仅需在小型 C 形臂 X 线机透视下进行，无需摄片。

3. 不需要等到 X 线片显示骨折处有很多骨痂才拔克氏针，一般于骨折术后 3~4 周即可拔除，当然开放性损伤、有骨缺损或植骨的病例需要的时间比这长。在克氏针固定时，术后第 3 周起可进行手的半幅度主动活动，不要等到拔除克氏针后才开始活动，也没有必要术后 1~2 周即开始活动。第 3 周的任何时间是开始活动的最合适时机。

4. Bennett 骨折的手法闭合复位很容易，牵引拇指再旋前几乎都可以复位，然后再经皮用两枚克氏针固定。现在基本上不需切开复位，笔者近 10 年未曾采用切开复位。

5. 对于不经关节面的手掌指骨折，主要保证没有旋转畸形或没有太大的成角畸形，缩短畸形对功能影响不大。

6. 第 5 掌骨颈骨折即使成角超过 40°，只要功能良好则不需要手术，仅邻指缚绑即可。即使成角 50°~60°，如果功能良好，邻指缚绑 4 周。这个方法在欧洲常见。即使手术，采用 1~2 枚克氏针经皮穿入掌骨髓腔内纵向固定骨折即可，不需要其他复杂方法。

7. 第 2~5 腕掌关节骨折仅需复位，对关节面复位没有要求，但对第 1 腕掌关节骨折，则要求关节面恢复良好。这些关节的骨折都可以经皮穿入克氏针固定。

8. 对于近指间关节的经关节骨折或骨折脱位，要更多地使用动力牵引方法，该方法有效并微创，牵引后骨折经常会自然复位。大家要常用这个方法，要避免切开复位这些小骨片，小骨片在切开后处理很麻烦。

9. 要经常提醒自己不作没有必要的手术，更不需要用复杂方法处理用简单方法就能解决的问题。

10. 国外医生处理这些病例时方法比较明了，以简单方法为主。简单概括为：首先，如果需要手术，克氏针最常用；另外，将动力牵引方法用于近指间关节骨折或骨折脱位。动力牵引装置都可以在手术台上用持针器扳弯克氏针立即做成，十分方便。再者，在组织有严重污染、骨大块缺损时，先用外固定支架 2~3 周后再固定骨折。对很小的经关节面的骨折片是可以用很小的螺钉固定的，但还是没有用 1 枚细的克氏针（直径 1 cm 左右的克氏针）来得方便。在本章图中有这样的实例说明，大家应该使用这些方法。

有一个美国手外科专家说：克氏针是治疗手部骨折最重要的发明。笔者也认为这样。这是由于手部发生的骨折移位时牵拉力不大，克氏针固定的力量足够，克氏针可以在任何方向穿入指骨、掌骨。在采用 1 枚克氏针固定不够稳定时，可用 2 枚，如果骨折片引起关节面不平整，就再加 1 枚固定这小的骨片。对于手掌骨、指骨骨折，这里特别要提醒大家，要用简单有效的方法，很少需要用复杂方法。

（汤锦波）

第 6 章
腕骨骨折脱位

邓爱东

腕关节是连接手部和前臂的重要部分，由 8 块腕骨及与其相连的韧带组成。腕关节功能完整是手功能发挥正常的基础。日常生活、交通事故和运动中腕部损伤常见，发生骨折也不少。腕骨相对于其他部位骨骼而言较小，排列紧密且彼此之间相互重叠，发生骨折后症状相对较轻或体征不明显，极易漏诊。对腕部损伤患者不仅要仔细询问病史，而且掌握特殊体征检查、普通 X 线平片检查十分重要，有时还要进行特殊体位 X 线检查，必要时需结合 CT、MRI 甚至关节镜检查才能得出正确的诊断，为合理治疗提供依据。

第一节　舟骨骨折

【发生率】 舟骨骨折在腕骨骨折中最为常见，占所有腕骨骨折的 60%~70%[1]。舟骨骨折主要发生于 15~40 岁的年轻患者，很少发生于 10 岁以下的儿童[2]。Garala 等调查研究发现普通人群舟骨骨折的发生率为 12.4/100 000，平均发病年龄 22 岁，发病年龄与 Hove 等的研究结果类似[3, 4]。舟骨骨折 70%~80% 发生于舟骨腰部，10%~20% 发生于舟骨近极[5]。

【相关解剖】 舟骨是近排腕骨中最大的腕骨，分别与大多角骨、小多角骨、头状骨、月骨和桡骨相关节，并连接近、远排腕骨。舟骨的轴线相对于桡骨轴线在冠状面向桡侧偏斜约 45°。在矢状面向掌侧偏斜约 35°。舟骨形态各异，常将其分为旋转型（Ⅰ型）和屈曲型（Ⅱ型）。舟骨由近及远常分为三部分，分别为近极、腰部和远极（结节部）（图 6-1）。连接于舟骨的内源性和外源性韧带很多，其中舟月骨间韧带是最重要的内源性韧带，为舟骨提供了稳定性和与近排腕骨的连接。桡舟头韧带是最重要的外源性韧带，是舟骨中轴旋转的支点。

舟骨表面 80% 以上由关节软骨组成。血管滋养孔主要位于舟骨背外侧，少部分位于掌侧舟骨结节。舟骨血供主要来源于背侧，由桡动脉背侧分支在舟骨远极背侧进入舟骨，供应舟骨远极 70%~80% 的

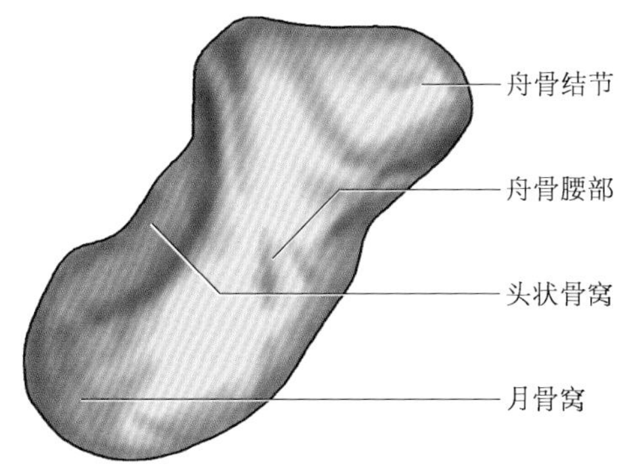

图 6-1　舟骨的形状和结构图。

血液[6]。桡动脉在舟骨掌侧也有分支到舟骨，为舟骨掌侧支，发自桡动脉主干或桡动脉掌侧支，自舟骨结节处进入舟骨，仅供应舟骨远极 20%~30% 的血液。舟骨近极是指舟骨最近侧 20% 的部分，近极的血供完全依靠在舟骨内由远极向近极走行的、十分少的营养血管，血管来源是背侧支。一旦舟骨近极发生骨折，损伤原来就很少的营养血管，经常导致骨不连，甚至近极缺血性坏死（图 6-2）。

【生物力学】 舟骨骨折通常发生于腕关节极度背伸位撑地跌倒过程中。舟骨骨折发生的部位与腕关节背伸的角度密切相关。当腕关节处于极度过伸桡偏位时，舟骨被锁定于桡骨远端舟骨窝内，桡舟

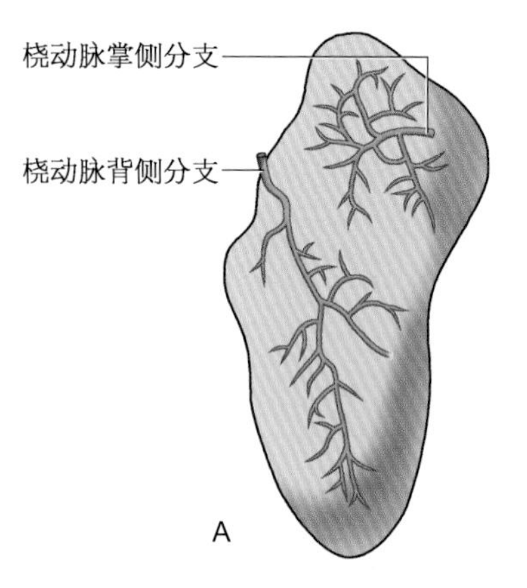

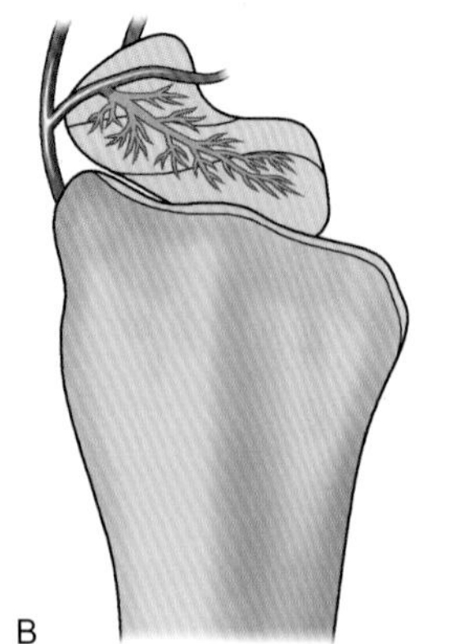

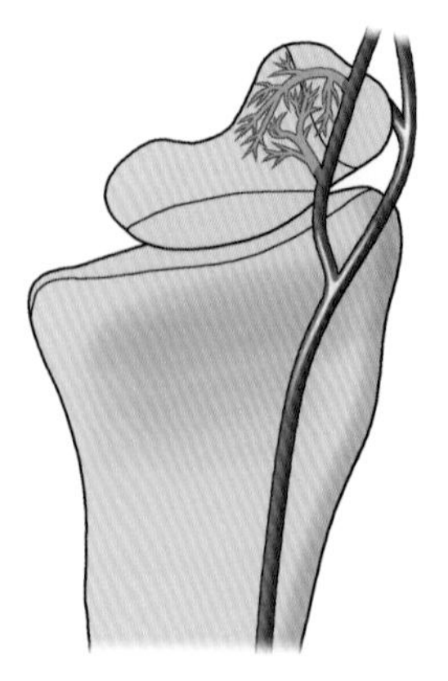

图 6-2　舟骨的血供。A. 舟骨内血管走行示意图；B. 舟骨血供来源的背侧观（左图）和掌侧观（右图）。

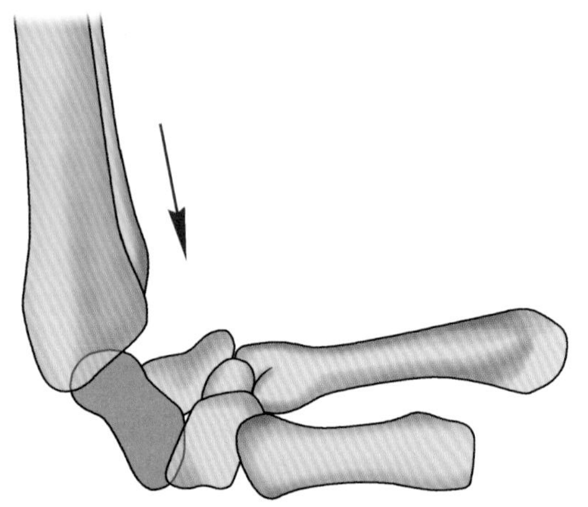

图 6-3　舟骨骨折的发生机制示意图。

头韧带将舟骨远极限制于屈曲位，结果暴力的瞬间冲击使舟骨发生骨折，受伤机制如图 6-3 所示。

【骨折分型】 目前临床常用的舟骨骨折分型包括 Russe 分型、Mayo 分型和 Herbert 分型等，但在临床描述骨折时多数医生仍习惯应用解剖分型（图 6-4）。Russe 分型依据骨折的方向将舟骨骨折分为水平斜行、横行和垂直斜行骨折[7]。垂直斜行骨折约占 5%，主要由于垂直剪切暴力引起，易发生移位。水平斜行骨折和横行骨折主要由巨大压缩性暴力导致，不容易发生移位。Mayo 分型是根据骨折的位置分为远端结节、远端关节内、远端 1/3、腰部（中间 40%~50% 长度）和近极（近端 20% 长度）骨折。Herbert 分型主要依据骨折是否稳定而分为稳定性骨折和不稳定性骨折。其中，A 型骨折为急性稳定性骨折；B 型骨折为急性不稳定性骨折，C 型骨折为舟骨骨折延迟愈合；D 型骨折为舟骨骨折不愈合。A 型舟骨骨折又分为 A1 型和 A2 型，A1 型为舟骨结节骨折，A2 型为不全性舟骨腰部骨折。B 型骨折包括以下几类亚型骨折：B1 型骨折为远极斜行骨折；B2 型为完全性腰部骨折；B3 型为舟骨近极骨折；B4 型为经舟骨月骨周围脱位；B5 型为舟骨粉碎性骨折。D 型骨折又分为 D1 型即纤维性骨不连和 D2 型即硬化性骨不连[8]。基于 Herbert 分型，除舟骨结节骨折和不完全性舟骨腰部骨折以外的各种类型骨折均为不稳定性骨折，需要手术治疗[6]。

【临床表现】 舟骨骨折可伴有腕关节疼痛、活动受限和局部肿胀，其中“鼻烟窝”肿胀最为明显。体检时“鼻烟窝”部位有明显压痛，但应避免用力按压，以免导致骨折移位。舟骨骨折患者拇指活动时可使疼痛加重、患侧握力下降。值得注意的是，并不是所有的舟骨骨折都有腕关节疼痛，没有移位的舟骨骨折没有局部肿胀，也没有活动受限，仅仅腕关节轻微疼痛。因此，没有腕关节疼痛、活动受限和局部肿胀不能认为没有骨折。

舟骨骨折需要 X 线检查才能明确诊断，临床表现仅仅提示骨折。总体上讲，临床检查敏感性不高，同时假阳性率达 74%~80%[9, 10]。

【影像学检查】 若怀疑舟骨骨折，应常规进行 X 线检查，X 线检查包括标准后前位、侧位、旋前 45° 斜位和旋后 45° 斜位，必要时还需加拍腕关节尺偏位（舟骨放大位）。常规 X 线检查阳性率约为 70%，如果通过普通 X 线片怀疑是无移位的舟骨骨折，可用石膏托固定，10 天到两周后复查 X 线片，这时原来没有显示的无移位舟骨骨折，经常显示出明显的骨折线[11]。

CT 检查有利于检出早期无移位舟骨骨折，并有利于舟骨骨折的愈合评估。CT 较 X 线检查在这两方面有明显的优势。MRI 检查没有 CT 检查敏感，因此不是常规检查，但如果合并韧带损伤，MRI 检查具有一些价值[12]。

【诊断依据】 舟骨骨折往往具有明显的外伤史，且常伴有疼痛、腕关节轻度肿胀和活动受限等症状，结合影像学检查，明确诊断并不困难。但是完整的

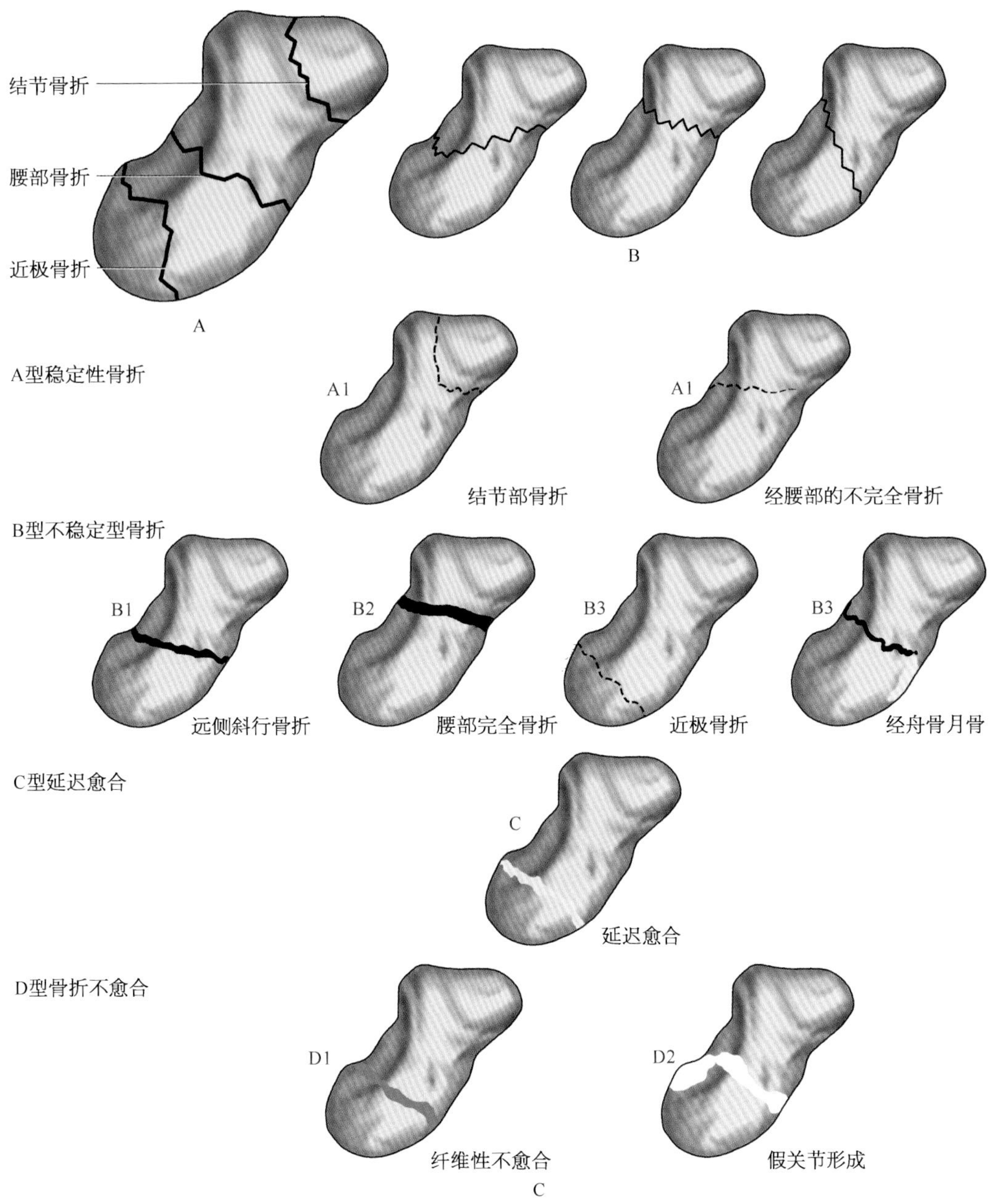

图 6-4　舟骨骨折分型示意图。A. 解剖分型；B. Russe 分型分别为水平斜行、横行和垂直斜行；C. Herbert 分型。

舟骨骨折诊断还应该明确骨折的部位、骨折是新鲜的还是陈旧的、移位的方式、是否合并骨缺损以及有无骨坏死的表现。

【治疗方法】

1. 非手术治疗　舟骨骨折按发生的部位可分为远端骨折、腰部骨折和近端骨折。不同部位的骨折根据其移位和稳定性差异而处理方法不尽相同（表 6-1），舟骨骨折石膏固定时间依骨折愈合的时间而定。不同部位的舟骨骨折所需时间并不完全一样。一般来讲，舟骨远端骨折需 4~6 周，舟骨腰部骨折需 6~8 周（或更长），舟骨近端骨折往往需要 12 周以上。下面就不同部位的骨折作具体描述。

（1）舟骨远端骨折：具有良好的血供，骨不连的发生率较低，故对没有移位或移位小的骨折，行非手术治疗。用从肘下到掌指关节的管形石膏固定，将腕关节放在功能位，拇指外展，固定时间是 5~8 周。对于移位明显、分离大于 1~2 mm 的骨折仍然需要进行手术内固定治疗。舟骨远端骨折经以下两种情况之一发生：桡掌侧舟骨结节撕脱骨折；舟骨远端桡侧关节面压缩骨折。

（2）舟骨腰部骨折：临床上对于一些急性稳定性（即无移位的骨折）或不完全舟骨骨折应该保守

表6-1　急性舟骨骨折的建议治疗方案

骨折类型	治疗方法
无移位稳定骨折	
结节骨折	短臂拇“人”字石膏固定6~8周
远1/3骨折	短臂拇“人”字石膏固定5~8周
腰部骨折	短臂拇“人”字石膏固定6~8周或直到X线平片、CT确定骨折愈合 极少数情况下经皮或切开复位内固定(活动多、年轻、体力劳动者、运动员、望早日工作者)
近极骨折	经皮或切开复位内固定。但没有移位时可以保守治疗以了解愈合可能性
不稳定骨折*	手术治疗，方法是经皮或切开复位内固定

注：*移位>1 mm，侧位舟骨内角>35°，骨丢失或粉碎，经舟骨月骨周围脱位，伴有背侧镶嵌不稳定。

治疗，90%以上能够愈合。方法是应用拇“人”字管形石膏（即拇指外展位的包括手掌、腕和前臂的管形石膏）固定。固定腕关节于背伸或中立轻度尺偏位，肘下到掌指关节，将腕关节放在功能位，拇指外展，固定时间是6~8周。

对于有很小移位、不稳定可能的骨折，针对石膏固定腕关节的角度及范围，有一些讲究和不同建议。一些学者建议，将腕关节固定于背伸或中立轻度尺偏位，也有学者认为腕关节固定于屈曲桡偏位有助于维持舟骨复位。一些学者认为超过肘关节的石膏可以阻止前臂旋转，也有学者认为石膏固定时，前臂旋转和拇指活动不足以对舟骨产生负面影响。但是大多数医生采用的方法是，应用前臂近端到掌指关节的拇“人”字石膏固定6~8周，将腕关节固定于背伸或中立轻度尺偏位。仅少数医生用超过肘关节石膏固定4周，之后改为肘下长臂拇“人”字石膏固定至骨折愈合。

值得一提的是，普通X线平片及临床体征检查对判断舟骨骨折是否愈合并不准确，如果怀疑舟骨骨折是否愈合时可行腕部CT检查。如果愈合，CT检查就可以看到明确的骨愈合，而MRI不能判断舟骨骨折愈合。

Grewal等对172例舟骨腰部无明显移位骨折采用石膏外固定治疗，随访研究发现：骨折平均愈合时间为7.5周；骨折愈合时间与受伤机制、年龄和性别无相关性；糖尿病患者骨折愈合时间明显延长，需要延长外固定时间，但发生骨不连概率并没有增高[13]。Alnaeem等的meta分析，对比经皮克氏针固定和单纯石膏外固定治疗无移位舟骨腰部骨折，发现两者骨折愈合率没有显著差异，经皮克氏针固定患者可较早恢复原来工作[14]。

（3）舟骨近极骨折：舟骨近极是指近侧20%的部分，这里的血供十分差，移位后易发生骨不连，甚至发生骨坏死塌陷。据报道显示不移位的近极骨折有75%的病例经非手术治疗愈合，但固定时间需要8~12周；有25%病例发生骨不连。所以通常认为舟骨近端骨折即使不移位，也是不稳定骨折，以往主张手术内固定。但是不少经验丰富的医生（包括汤锦波、Michel Boeckstyns）还是首先保守治疗8周，如果没有任何愈合表现，再考虑手术治疗。主张不进行任何保守治疗直接进行手术治疗的医生，是为了避免25%的患者发生不愈合，但毕竟75%的患者可以经非手术治疗愈合。使用非手术治疗的医生认为3/4的病例可以愈合，就应该首先采用非手术治疗。对于没有移位的极端骨折，现在主张首先使用非手术治疗，有3/4以上患者可以愈合。

在石膏固定过程中，前4~6周门诊复查是检查骨折有没有再移位，而不是了解有没有愈合，舟骨近端骨折不可能在6周内看到骨痂。6周后X线检查才了解有没有一些骨痂形成。所以是否手术要6~8周以后随访才能决定，而不是6周内就决定，因为所有舟骨近端骨折都不可能在6周内见到骨痂。

对于移位的近极或腰部的骨折大家都主张手术治疗，因为需要手术复位。但是目前认为对移位仅1~2 mm的病例首先采取保守治疗也是完全正确的，由于1~2 mm移位病例中仍然有2/3的病例可以很好愈合。把1 mm移位定为手术的指征没有临床证据。

2. 手术治疗　不稳定的急性舟骨骨折是指骨折断端分离大于1~2 mm、明显移位（2 mm以上）、断端成角、骨丢失或粉碎性骨折，易发生骨不连、骨坏死，病情再进一步发展，可能导致腕关节骨性关节炎。故不稳定舟骨骨折需要手术复位内固定，以减少骨不连的发生率。目前常用的是复位空心加压螺钉固定方法。

（1）固定材料：舟骨骨折的固定材料包括克氏针、螺钉、“U”形钉及钢板螺钉内固定系统。克氏针固定是切开复位后，采用两根克氏针跨越骨折线固定，操作相对简单，但是并不能使骨折断端有加压作用，术后需要石膏外固定直至骨折愈合。同时克氏针可能折弯甚至发生骨不连等，固定腕关节时

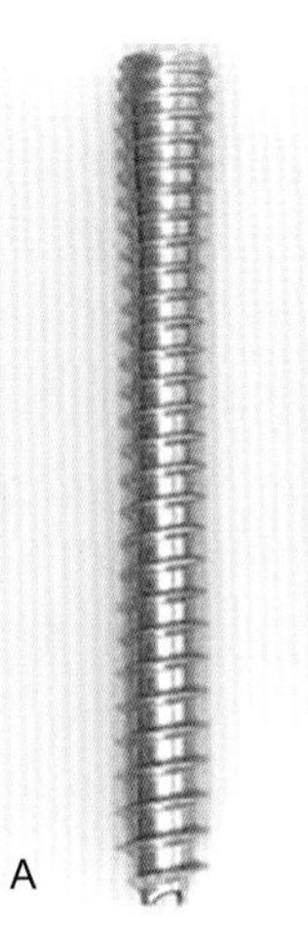

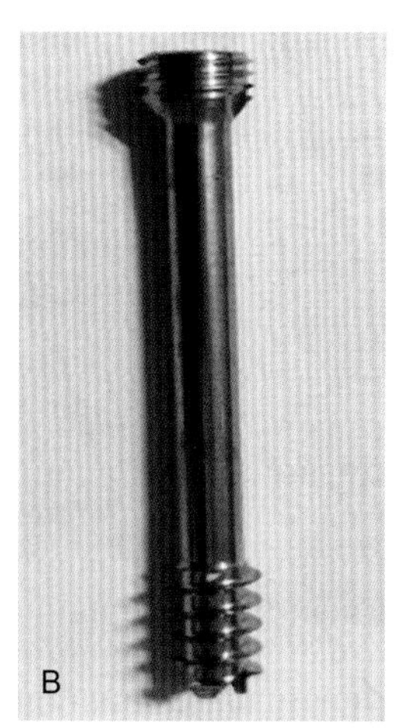

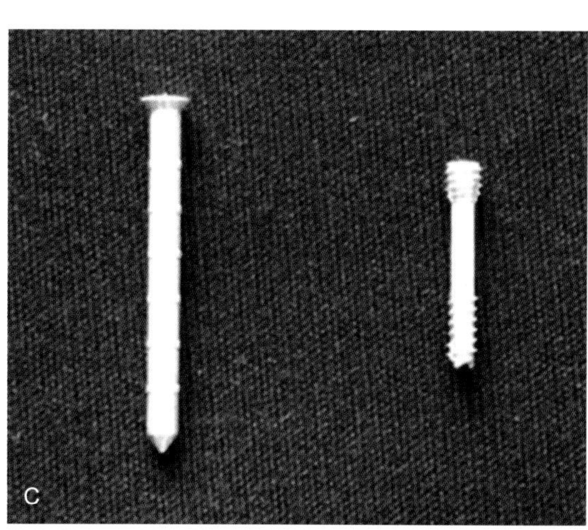

图 6-5　用于固定的螺钉。A. 全螺纹空心加压螺钉（Acutrak 螺钉，图片来源于 http://www.acumed.net）; B. 两头螺纹加压螺钉（Herbert 螺钉）; C. 可吸收双头螺纹螺钉。

间长易使其僵硬。故虽然克氏针固定是一个可用方法，但目前较少应用。

目前应用的固定螺钉分为两头螺纹加压螺钉（Herbert 螺钉）和全螺纹加压螺钉。两种螺钉的设计原理大致相同，即均应用螺距的不同对骨断端产生加压作用（图 6-5）。全螺纹不同螺距空心加压螺钉（如 Acutrak 螺钉）外形呈锥状，优点是随着螺钉的拧入压力逐渐增大，生物力学测试表明其比 Herbert 螺钉对骨折处产生的压力大[15]。Herbert 螺钉应于舟骨长轴中央植入，以达到最佳固定效果，若螺钉植入部位不当，骨折断端可因剪切力移位，难以保证加压效果[16, 17]。临床上也有使用可吸收螺钉固定的（图 6-5）。也有人使用记忆型“U”形钉，在植入体内后，当其温度与体温一致时，即产生加压作用而起到固定作用。临床上记忆型“U”形钉主要应用于掌侧入路，舟骨骨折复位内固定或骨折不愈合植骨内固定[18]。

近年来一些学者报道，应用微型锁定解剖型接骨板治疗舟骨缺血性坏死、囊性变、合并骨缺损的骨不连及驼背畸形[19]。通过接骨板固定骨折端，其缺点是需要再次取出接骨板。Beutel 等发现掌侧微型接骨板应用于舟骨骨折，其加压作用并不优于空心加压螺钉；另外直径 2.2 mm 或 3.0 mm 的空心加压螺钉，优于 2 根直径 1.5 mm 空心加压螺钉的固定效果[20]。王毅等测定可吸收双头螺纹螺钉固定舟骨骨折的效果优于克氏针[21]。

（2）手术适应证：如上文所述的急性不稳定舟骨骨折或舟骨骨折发生翻转移位。

（3）手术禁忌证：舟骨骨折断端出现部分或完全性骨坏死，尽管有相关文献报道应用此类技术取得成功[22]；舟骨近极骨折块太小以至于不能容纳空心加压螺钉穿过；舟骨骨不连或发生驼背成角畸形，

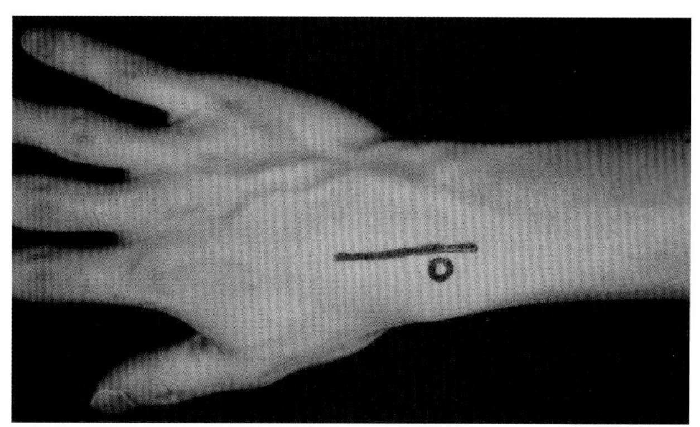

图 6-6　舟骨骨折背侧入路的切口长度和位置。

对于此类患者需要掌侧切开植骨内固定，不能单独使用空心加压螺钉固定；桡腕关节及腕中关节重度退行性骨关节炎，对于此类患者应该行四角融合术或近排腕骨切除术，而不是螺钉固定。

（4）手术方法

1）背侧入路：舟骨腰部骨折及近极骨折均可应用背侧入路，这是常用入路方法，暴露方便，操作容易。背侧入路可采用大切口（5~6 cm），有限切开小切口（2~3 cm）或经皮内固定。大切口的方法是在 Lister 结节的尺侧设计长 5~6 cm 的纵行切口（图 6-6），切开皮肤和皮下组织，暴露伸肌支持带。不切开第三伸肌间室，暴露第三伸肌间室以远的拇长伸肌腱，向桡侧牵拉开。在第三和第四伸肌间室之间的远侧，切开背侧关节囊。分离背侧关节囊，但不破坏舟月骨间韧带。沿着舟骨的背侧面分离关节囊。暴露骨折线（可早期骨痂形成）后，可以使用小刮匙或咬骨钳清除其间的骨痂和瘢痕，也可以对断端间不作任何清理。如果骨折移位，直视下手法可以复位，如果困难可使用直径 1.6 mm 的两根克氏针临时导入两个骨折块辅助复位，解剖复位后将导引针沿舟骨长轴导入。直视和 X 线检查确定骨折已

复位，且导引针的远端尖端位于舟骨远端的软骨下骨组织。除预备导入螺钉的导引克氏针外，还应该再打入另外一枚克氏针在其他位置，这是为了打入螺钉时防旋转。导引针可以前进到大多角骨，以免钻的过程中导引针松弛。

接着测量并预估所需无头空心加压螺钉的长度。螺钉长度应小于测量长度 4 mm，以确保螺钉全长埋于骨内。一般男性患者用的螺钉长度为 20~22 mm，女性为 16~20 mm。注意不要使用长螺钉，不能暴露在骨表面，万一采用的螺钉在术中 X 线透视下发现太长了，应该拔出，换成短一点的螺钉。在 X 线透视确定螺钉位置和长度合适、骨折线处没有分离后，拔除临时固定的克氏针和导引用克氏针。

背侧入路也可采用有限切开的小切口（2~3 cm）或经皮固定。除了手术部位美观外，对腕背关节囊的损伤较小，因此也被不少医生采用。Slade 等最早介绍了背侧入路经皮内固定的方法。因为该方法技术要求较高，仅仅被很少数医生采用。将患肢外展置于手术操作台，将腕关节掌屈 45° 位搁置于毛巾卷或四角巾卷上。X 线透视引导下打入导针，X 线投照方向应与手术台平面相垂直，此时舟骨轴线与 X 线相平行，以便于导针顺利打入舟骨纵轴附近。为避免置钉过程中骨折远端骨折块旋转移位，Slade 在远端骨折块打入一枚克氏针作为操作棒，以防远端骨折块发生旋转。平行打入两枚导针固定骨折端，在透视下从舟骨近极最近端偏月骨侧，沿舟骨轴线打入克氏针。导引针植入后应将腕关节维持于屈曲位，否则会引起导引针弯曲。应用配套测深器测量所需植入螺钉的长度，旋入空心加压螺钉，再次多角度透视腕关节以确保空心加压螺钉置于适当的固定位置。另外，Slutsky 等术中在舟月骨间植入一枚细克氏针，以便寻找舟骨近端进针点[23]。也可以在腕关节镜下确定舟骨近端进针点，将导引针自背侧向舟骨近端掌侧打入。由于腕背侧长 5~6 cm 的切口对腕关节没有造成大的损伤，同时小切口手术费时长，没有必要用 1 cm 以下的小切口。笔者经常使用有限小切口（3~4 cm），这样暴露足够，操作也方便（图 6-7 和图 6-8）。

术后以短臂拇“人”字石膏托固定 5~8 周，不需要过肘长臂石膏固定，可以用石膏托固定至 X 线

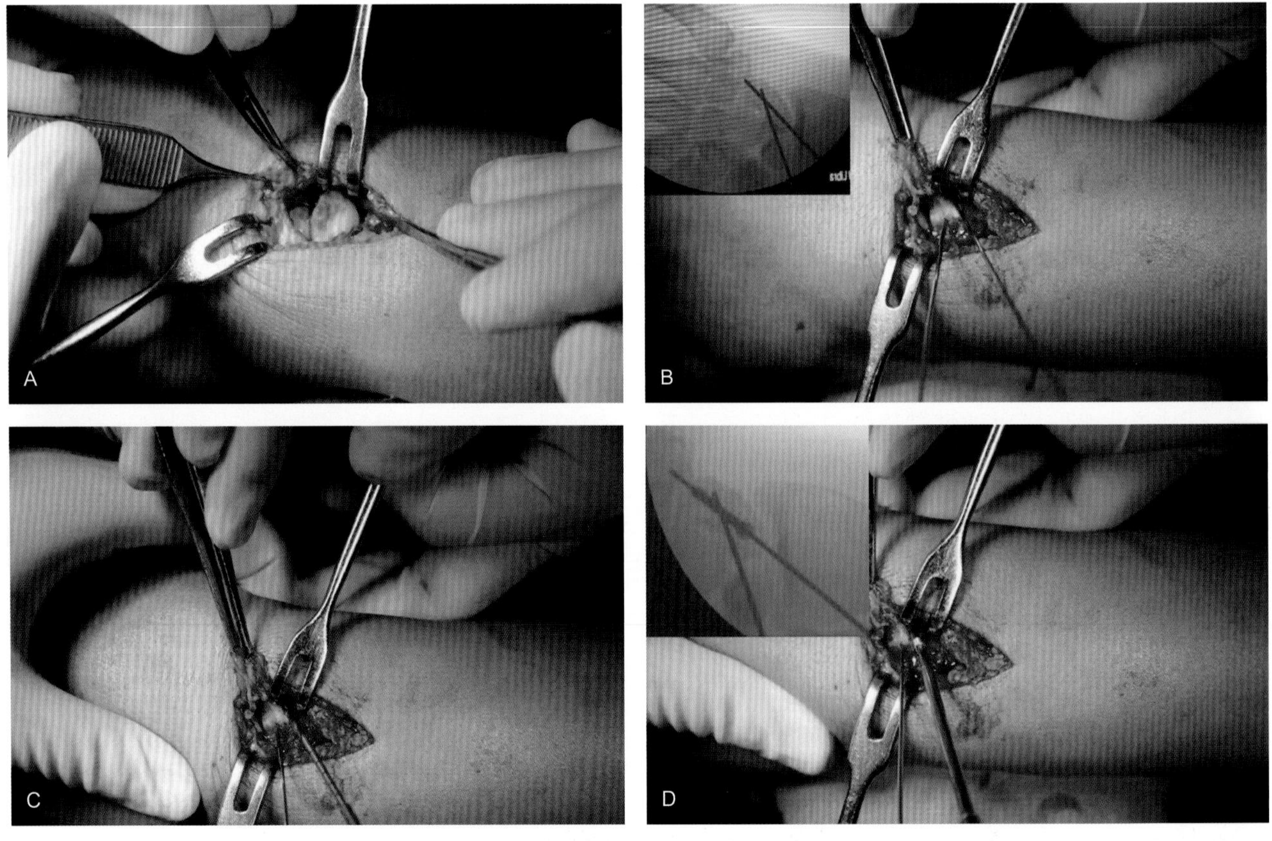

图 6-7 取舟骨骨折背侧入路有限切口（3~4 cm 长切口），切开复位空心加压螺钉固定。A. 腕关节背侧入路暴露舟骨骨折线；B. 直视下复位舟骨骨折线后使用导引针和克氏针进行临时固定；C. 术中确定导引针位置合适后对舟骨皮质进行开口；D. 顺着导引针的方向拧入长度合适的空心加压螺钉。

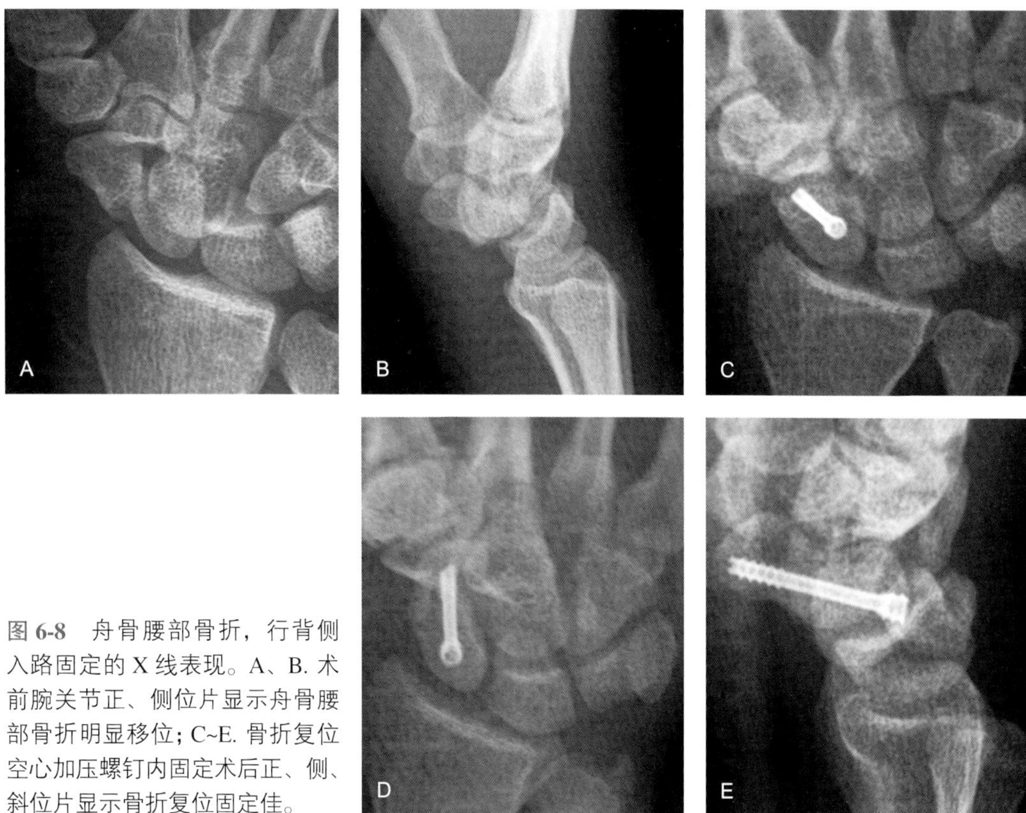

图 6-8　舟骨腰部骨折，行背侧入路固定的 X 线表现。A、B. 术前腕关节正、侧位片显示舟骨腰部骨折明显移位；C~E. 骨折复位空心加压螺钉内固定术后正、侧、斜位片显示骨折复位固定佳。

平片显示骨折比较明显的愈合后 1~2 周，去除支具或石膏托后进行功能锻炼。有学者建议舟骨腰部骨折患者在空心加压螺钉固定达到 50% 的部分愈合时即可开始无限制的活动，相当于手术后 4~6 周。有的医生建议患者手术后 2~4 周开始功能活动锻炼，当然，在不进行功能锻炼期间都要用支具或石膏托固定保护。舟骨骨折愈合在 X 线平片上很少见到 100% 的愈合，一般一半以上部分的骨痂连接就可认为愈合，2/3 部分连接就是明确的骨折愈合，无须 100% 骨痂连接才认为是愈合。

2）掌侧入路：掌侧入路的大切口（5~6 cm）入路比较复杂，虽然是应用多年的手术方法，我们还是不建议采用。但是 X 线透视下经皮微创固定方法很方便，是我们采用的方法，故详细叙述如下。X 线透视下经皮微创固定，适用于舟骨远端 1/3 骨折及舟骨腰部骨折，不适用于近端骨折。与背侧入路相比，掌侧微创入路腕关节位置的摆放相对比较容易，不易引起术中导引针弯曲。

此入路手术操作要点是：若将腕关节置于过伸位，则需将腕关节搁置于纱布卷或四角巾卷上；若将腕关节置于中立位，则导引针进针方向应控制在与手掌冠状面成 70° 及与矢状面成 70°，仅切开小于 1 cm 的皮肤切口，导引针自舟骨结节沿舟骨轴线向近端打入（图 6-9）。为防止舟骨近端骨折块发生旋转移位，常常需要平行打入第 2 根导引针贯穿舟骨骨折的远、近端。在多角度透视下显示导引针位置合适及骨折复位良好后，测量所需空心加压螺钉的长度，扩孔将空心加压螺钉拧入，固定骨折断端。术中需注意将空心加压螺钉的钉尾埋入舟骨，并且保证螺钉头部不能露出舟骨关节面，以免引起关节面软骨损伤。对于单纯横行或斜行有移位的舟骨腰部骨折，仍可行掌侧经皮入路固定舟骨。术者在 X 线透视下通过一手拇示指的对捏和助手对患者拇指的辅助牵引将骨折复位，在 X 线透视引导下打入导引针，完成空心加压螺钉的固定。2003 年 10 月至 2017 年 12 月，我们应用该技术治疗舟骨骨折 75 例，平均手术时间 21 分钟，骨折愈合时间为 5~11 周，无骨不连发生。

术后处理视骨折移位情况而定，若为单纯稳定无移位舟骨骨折，可应用短臂拇“人”字支具固定 6~8 周。如果固定可靠，则可进行早期腕关节非负重功能锻炼。

3）有移位舟骨骨折的治疗：对于有明显移位的舟骨骨折，过去常采用大切口切开复位内固定的方法进行治疗，可采用前述的背侧入路大切口来显露进行复位。近年来，越来越多的学者采用腕关节镜辅助复位经皮螺钉固定技术治疗有移位的舟骨骨折。采用腕关节镜技术不仅可微创复位舟骨骨折，还可避免切开手术损伤腕关节韧带的风险，减少关节僵硬[22]。

（5）预后：Retting 等报道采用背侧入路切开复位空心加压螺钉固定 17 例舟骨近端不稳定骨折，平均随访 37 个月，影像证实骨折均在 13 周内（平均 10 周）愈合，所有患者均恢复了正常功能所需的腕关节活动度和握力，没有发现骨坏死和桡舟关节炎[24]。Al-Ashhab 等报道掌侧经皮空心加压螺钉固定治疗 Herbert 和 Fisher 分型 B2 型的舟骨骨折 15 例，平均随访 33 个月，骨折在 35~70 天内均达到影像学愈合，影像学检查没有发现关节炎、骨坏死或内固定并发症[25]。对于无移位的舟骨骨折，Bond 等报道经皮螺钉固定没有不愈合的病例，平均愈合时间是 7.1 周，恢复工作的时间是 8.2 周；而石膏固定分别为 12 周和 15 周[26]。

（6）并发症：舟骨骨折手术治疗的主要并发症是皮肤伤口相关并发症，约为 15%，包括痛觉过敏、瘢痕增生、伤口感染和表皮神经感觉迟钝等。但对于经皮固定技术这些并发症的发生率相对较低。不愈合是另一个重要并发症，发生率为 5%~7%。复杂区域疼痛综合征较少，约 3%[27]。其他并发症包括正中神经掌皮支损伤和手术创伤相关并发症等。空心加压螺钉固定最常见的并发症是空心加压螺钉过长以至于需要二次取出[28]，螺钉头端和尾端未埋入舟骨骨质，从而导致关节面软骨被切割，发生创伤性关节炎，引起腕痛、患侧握力下降和运动范围缩小等。另一个常见并发症是术中导引针折弯甚至折断。背侧入路还可导致入路周围皮神经、肌腱和桡动脉损伤，术中注意仔细操作应可避免。Bushnell 等通过对 24 例背侧入路经皮空心加压螺钉固定的并发症调查发现，所有并发症的发生率高达 29%，其中，1 例发生舟骨骨不连，3 例发生腕关节僵硬，1 例发生舟骨近极再骨折[29]。

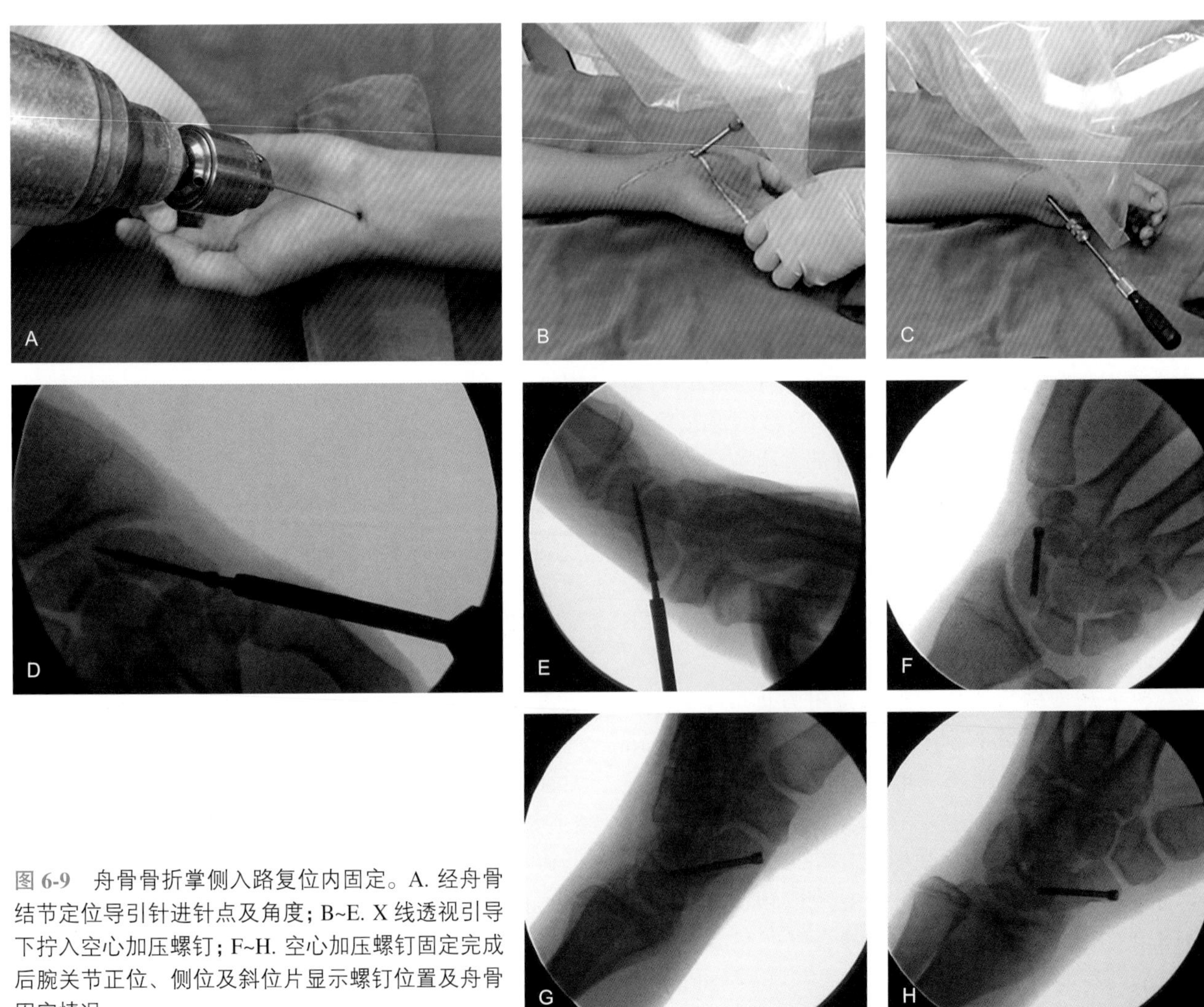

图 6-9 舟骨骨折掌侧入路复位内固定。A. 经舟骨结节定位导引针进针点及角度；B~E. X 线透视引导下拧入空心加压螺钉；F~H. 空心加压螺钉固定完成后腕关节正位、侧位及斜位片显示螺钉位置及舟骨固定情况。

第二节　舟骨骨不连

【发生率】 舟骨骨折发生一周内在 X 线平片上有时不显示骨折，特别是那些无明显症状及移位不明显的患者，没有得以诊断而没有治疗，易发生舟骨骨不连，其发生率可达 12%[30, 31]。治疗得当的患者仍然有一些会发生骨不连。

【影像学表现和分型】 Slade 和 Geissler 依据骨折断端是否有骨吸收分为两组：无骨吸收的早期骨不连和有骨吸收的慢性骨不连[32]。每组依据 X 线片、CT 图像上舟骨骨坏死的宽度和骨丢失的多少各分为 3 级（共 6 级），以描述骨不连的病程和治疗难度。

Ⅰ级：舟骨骨不连无明显骨质缺损，包括骨质纤维不愈合和少量骨坏死硬化（硬化范围 <1 mm）的骨不连。常将舟骨骨折发生 1 个月以上的亚急性骨折归到Ⅰ级。如果亚急性舟骨骨折为稳定型，此时行 X 线检查可以发现断端有不明显的骨吸收。如果继续给予 4~6 个月石膏固定制动，可使骨折愈合。但是亚急性舟骨骨折往往因治疗不恰当，可导致较高的骨折不愈合率。对Ⅰ级舟骨骨不连和亚急性舟骨骨折，可通过复位坚强内固定使骨折愈合。

至于术中是否需要完全清除断端的骨不连组织，不同学者有不同看法。McInnes 等对 10 例年轻舟骨骨不连患者，施行骨折端纤维组织部分切除后进行空心加压螺钉植骨内固定。术后复查 CT 以确定骨折是否愈合，结果 6 例患者一期愈合，4 例患者延迟愈合，所有患者的腕痛均缓解[33]。他们认为保留舟骨断端掌侧纤维连接，仅清除背侧部分纤维组织，便于术中维持断端稳定，利于植骨固定操作，而不影响骨折愈合[33]。我们则在手术中选择完全去除断端的纤维连接的方法，因为如果残留纤维连接，可能影响骨折的解剖复位。

Ⅱ级：舟骨骨不连实质为骨折纤维不愈合。该类型的普通 X 线检查显示骨折断端貌似已愈合，但是在骨塑形愈合阶段并不能抵抗扭力及折弯力。因此对此类患者应常规进行 CT 断层扫描，可以发现舟骨骨折断端的愈合情况，必要时需要加行 MRI 检查以了解断端血供情况。Ⅱ级骨不连仍可以采取复位空心加压螺钉坚强内固定的方法，达到骨折愈合的目的，断端并不需要植骨。Somerson 等通过对 14 例舟骨纤维性骨不连患者应用加压螺钉内固定而不进行骨移植的研究发现，14 例中有 12 例患者舟骨愈合，2 例二次行带蒂血管骨移植后获得骨愈合。他们认为对于早期舟骨纤维性骨不连，行空心加压螺钉固定即可，而对受伤至手术超过 1 年的舟骨纤维性不愈合患者应用该方法，治疗成功率会下降[34]。

Ⅲ级：CT 检查表现为舟骨掌侧皮质少量骨吸收及少量骨硬化，吸收及硬化范围 <2 mm。

Ⅳ级：CT 检查表现为骨折断端骨缺损 2~5 mm。

Ⅴ级：CT 检查表现为骨折断端骨缺损 5~10 mm。

Ⅵ级：舟骨骨折断端形成滑膜假关节。

【临床表现和诊断依据】 临床上患者表现有较长时间的持续腕疼痛、患手握力下降和活动范围的丢失。大多数舟骨骨不连患者曾有明显的腕关节外伤史，受伤初期未予重视，数月甚至数年后出现腕关节疼痛不适、腕关节活动范围减小和握力明显下降。但是，到目前为止对于舟骨骨不连尚没有十分一致的定义，绝大多数学者认为如果舟骨发生骨折后 6 个月仍未愈合，即可诊断为舟骨骨折骨不连。

患者有腕痛、腕关节活动范围受限及握力下降的临床表现，结合舟骨骨不连的骨折断端有硬化的 X 线表现即可明确诊断。如果 X 线表现不典型可以行 CT 检查。

病程比较长或治疗失败时，少数舟骨骨不连患者可出现渐进性腕关节退变性关节炎或舟骨近极缺血性坏死，导致腕关节塌陷，临床上称为舟骨骨不连进行性腕塌陷（scaphoid nonunion advanced collapse，SNAC）（图 6-10）。发生 SNAC 后腕关节疼痛持续，不一定疼痛都很严重，但是腕功能下降，腕外观也经常发生变化，同时关节僵硬与腕肌肉力量下降。

SNAC 腕部的 X 线表现为关节退变性关节炎，舟骨近极缺血性坏死变平，头状骨倒向变扁平的舟骨近极或移向舟骨月骨之间，腕高变小，表现为腕关节塌陷。SNAC 的诊断必须根据 X 线作出。根据 X 线表现 Watson 将其分为 4 期[35]：Ⅰ期，桡骨茎突 - 舟骨远极关节面病变；Ⅱ期，Ⅰ期基础上进展至桡头关节面；Ⅲ期，腕中关节受累，典型的如头月关节病变；Ⅳ期，除桡骨 - 舟骨近极关节面和桡月关节面外，整个腕关节受累（图 6-11）。

【手术方法】 目前多采用手术治疗舟骨骨不连，手术方法可分为植骨术和腕关节补救方法。植骨术包括嵌入松质骨植骨内固定、骨皮松质骨植骨内固定和带血供的骨瓣植骨内固定，每种方法的适应证是根据骨不连的特征决定的（表 6-2）。腕关节的补救手术方

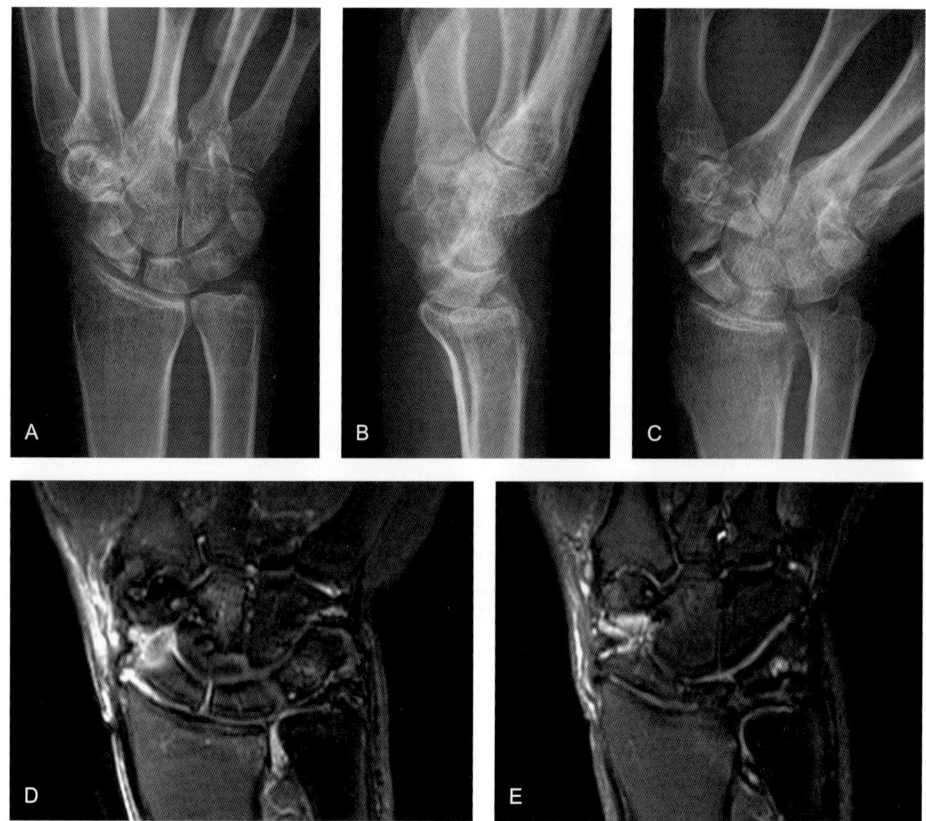

图 6-10　舟骨骨不连进行性腕塌陷的影像表现。A~C. 舟骨骨不连进行性腕塌陷的腕关节后前位、侧位和舟骨放大位 X 线表现；D、E. 舟骨骨不连进行性腕塌陷的 MRI 显示腕关节退变性关节炎。

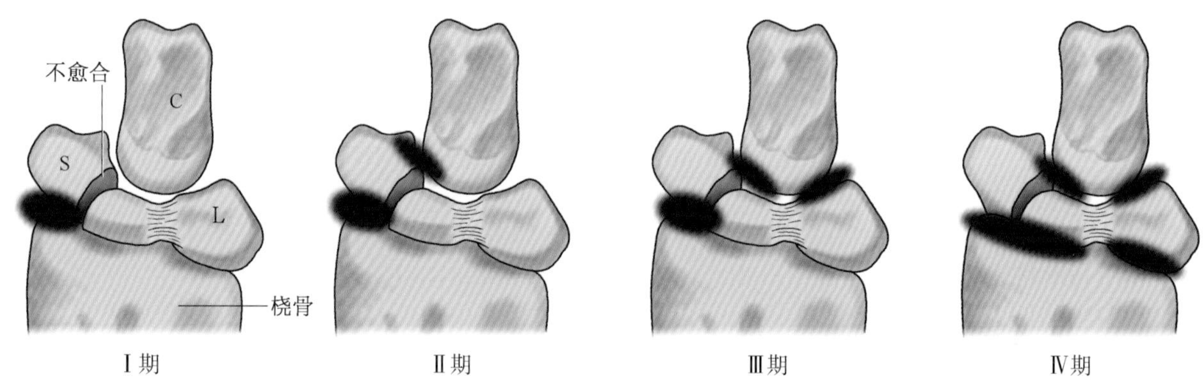

图 6-11　舟骨骨不连进行性腕塌陷（SNAC）的 X 线分期。C：头状骨；S：舟骨；L：月骨。

法包括近排腕骨切除、局限腕关节融合、部分舟骨切除等。以下我们仅对目前常用的几种方法进行介绍。

1. 松质骨移植法　1937 年 Matti 应用骨移植法治疗舟骨骨不连，1960 年 Russe 将植骨方法做了进一步改善，即将原来只在骨不连断端植骨改为在将骨不连断端硬化骨切除后，沿舟骨纵轴方向开槽后用皮质和松质骨条植骨，称为 Matti-Russe 骨移植法。该方法简单，可以取得比较良好临床疗效。现在临床上对于骨不连病例，经常仅需要将断端新鲜化，复位后放入松质骨，再用 2 枚克氏针或空心加压钉固定，不需要开槽。这是目前主要的手术方法。

（1）手术适应证和禁忌证：目前 Matti-Russe 骨移植法是治疗舟骨骨不连的基本术式，主要应用于以下两种情况：①无移位舟骨骨不连的早期，未发生驼背畸形。②未发生舟骨近极缺血性骨坏死及腕关节退变性关节炎。手术禁忌证：①发生驼背畸形合并腕关节背侧镶嵌不稳定，这时需要掌侧楔形植骨。②严重的桡腕关节和腕中关节发生退变性关节炎，这时需行近排腕骨切除术或四角融合术。③合并舟骨内巨大骨囊肿。④发生舟骨近极缺血性骨坏死。

表 6-2　舟骨骨不连的建议治疗方案

骨折类型	治疗方法
延迟愈合（<6 个月）	经皮或切开复位无头空心加压螺钉固定
不愈合	
无驼背畸形，无缺血坏死	切开复位内固定加自体松质骨移植
有驼背畸形，无缺血坏死	掌侧入路切开复位皮髓质骨移植
无驼背畸形，有缺血坏死	背侧或掌侧入路带血供的骨瓣移植
有驼背畸形，有缺血坏死	掌侧入路带血供的股骨内侧髁骨瓣移植

（2）手术操作：手术方法和背侧的切开复位方法相同，不同的仅是断端暴露和需要切除硬化骨到正常骨组织，通常需要切除 2~3 mm 宽或更多，这时取桡骨背侧松质骨，将其填充到新鲜化的断端之间，再加两枚克氏针固定或用空心加压钉固定。缝合关节囊。对于多数骨不连，这样的治疗常可愈合。

选掌侧入路用于比较复杂的病例，优点是方便清理掌侧骨端，自腕横纹以近向远端作弧形切口，通过桡侧腕屈肌腱和桡动脉之间暴露掌侧关节囊，沿舟骨斜行切开分离。注意保护好桡舟头韧带和桡月韧带并暴露舟骨，远端分离至舟大多角骨关节。为防止舟骨血供被破坏，尽量不要剥离舟骨背侧。在骨不连处以直径 1 mm 的克氏针定位并 X 线透视确认，将骨不连处纤维组织及断端无血运的硬化骨切除。术中需要松开上肢止血带观察断端出血情况，以便确定骨的血供情况。如果不需要开槽，就在新鲜化的断端间直接移植松质骨。如果骨硬化很严重或有坏死，需要能去除这些异常骨组织，在舟骨掌侧纵轴线上开槽以便植骨，从髂骨取骨块制成与骨槽相匹配的骨条，移植于舟骨骨槽内。可以选用克氏针、空心加压螺钉或微型接骨板固定舟骨断端，其中以空心加压螺钉固定为主，术后石膏制动方法和前述的新鲜骨折的内固定手术后相同（图 6-12）。

（3）预后：Zarezadeh 等应用改良 Matti-Russe 骨移植法治疗 30 例舟骨骨不连，术后 4 个月和 6 个月评估骨折愈合情况，愈合率分别为 33% 和 87%，按照 Mayo 腕关节功能评分优良率达 83%，因此改良 Matti-Russe 骨移植法应用于舟骨骨不连，取得了较好疗效[36]。Han 等应用改良 Matti-Russe 骨移植法，并应用无头空心加压螺钉固定治疗 30 例舟骨骨不连，骨不连发生时间平均为 10 个月，术后所有舟骨骨不连均愈合，腕关节功能得到明显改善[37]。Raju 等对比改良 Matti-Russe 骨移植法和带蒂骨瓣移植治疗舟骨骨不连，发现两种方法的骨折愈合率没有显著差异，但是带蒂骨瓣移植后骨折的愈合时间明显短[38]。我们单位应用该方法治疗舟骨骨不连 25 例，亦取得了较好疗效，所有病例均获得骨性愈合，平均愈合时间 14 周。我们认为该方法易于应用。不带血管的骨移植除 Matti-Russe 技术外，其他术式也有报道得到了好的效果。Kim 等报道 24 例舟骨不愈合伴缺血性坏死的病例，采用不带血管的髂骨移植治疗，采用 Fisk-Fernandez 技术（楔形植骨 + 空心加压螺钉固定）11 例，松质骨移植 13 例，其中 22 例均得到了骨性愈合[39]。

2. 带血管蒂局部转移骨瓣　目前治疗舟骨骨不连的桡骨瓣以桡骨远端背侧为主，常用的有：①第 1、2 伸肌室间支持带上动脉为血管蒂的骨瓣。②第 2、3 伸肌室间支持带上动脉为血管蒂的骨瓣。③第 4 伸肌室动脉为血管蒂的骨瓣。④第 2、3 掌骨骨瓣（图 6-13）。多数学者认为桡动脉返支实际为第 1、2 伸肌室间支持带上动脉的远侧端，故本节中将两个骨瓣一并阐述。带血管蒂局部转移骨瓣，主要应用于Ⅵ级舟骨骨折骨不连患者。第 4 伸肌室动脉因为血管蒂较短，并不适于治疗舟骨骨不连，常用于治疗月骨无菌性坏死[40, 41]。最近，还有用第 1 掌骨动脉背侧支为血管蒂的骨瓣治疗舟骨不愈合的报道。

（1）第 1、2 伸肌室间支持带上动脉（1，2 ICSRA）为血管蒂的骨瓣：患者平卧，患肢外展于手术台，行臂丛阻滞麻醉。在鼻烟窝处作 4~5 cm 长“S”形纵行切口，切开皮肤，分离并保护牵开桡神经浅支，显露伸肌支持带，在第 1、2 伸肌间室之间支持带表面找到 1，2 ICSRA。沿 1，2 ICSRA 及伴行静脉两侧纵行切开第 1、2 伸肌间室支持带，向远端分离并切取包含一定筋膜组织的 1，2 ICSRA 血管蒂，蒂部位于桡动脉背侧支与掌背弓吻合处。骨瓣依据舟骨骨不连的具体情况可制成楔形或条块状。纵行切开关节囊，暴露舟骨，清理骨折断端，复位，屈曲腕关节，沿舟骨长轴打入 1 枚导引针，测量选取相应长度的空心加压螺钉固定。经 C 形臂 X 线机透视确定复位固定良好后，沿舟骨背侧纵轴开槽，大小为 2 cm × 0.5 cm × 0.5 cm，然后将骨瓣镶嵌于骨槽内，缝合周边韧带，收紧空心加压螺钉[40, 42]（图 6-14）。

Lim 等应用 1，2 ICSRA 为血管蒂的骨瓣转移治疗 21 例舟骨近极骨不连，其中 18 例在术后 14 周获得了愈合，尽管腕关节的运动功能并没有得到明显改

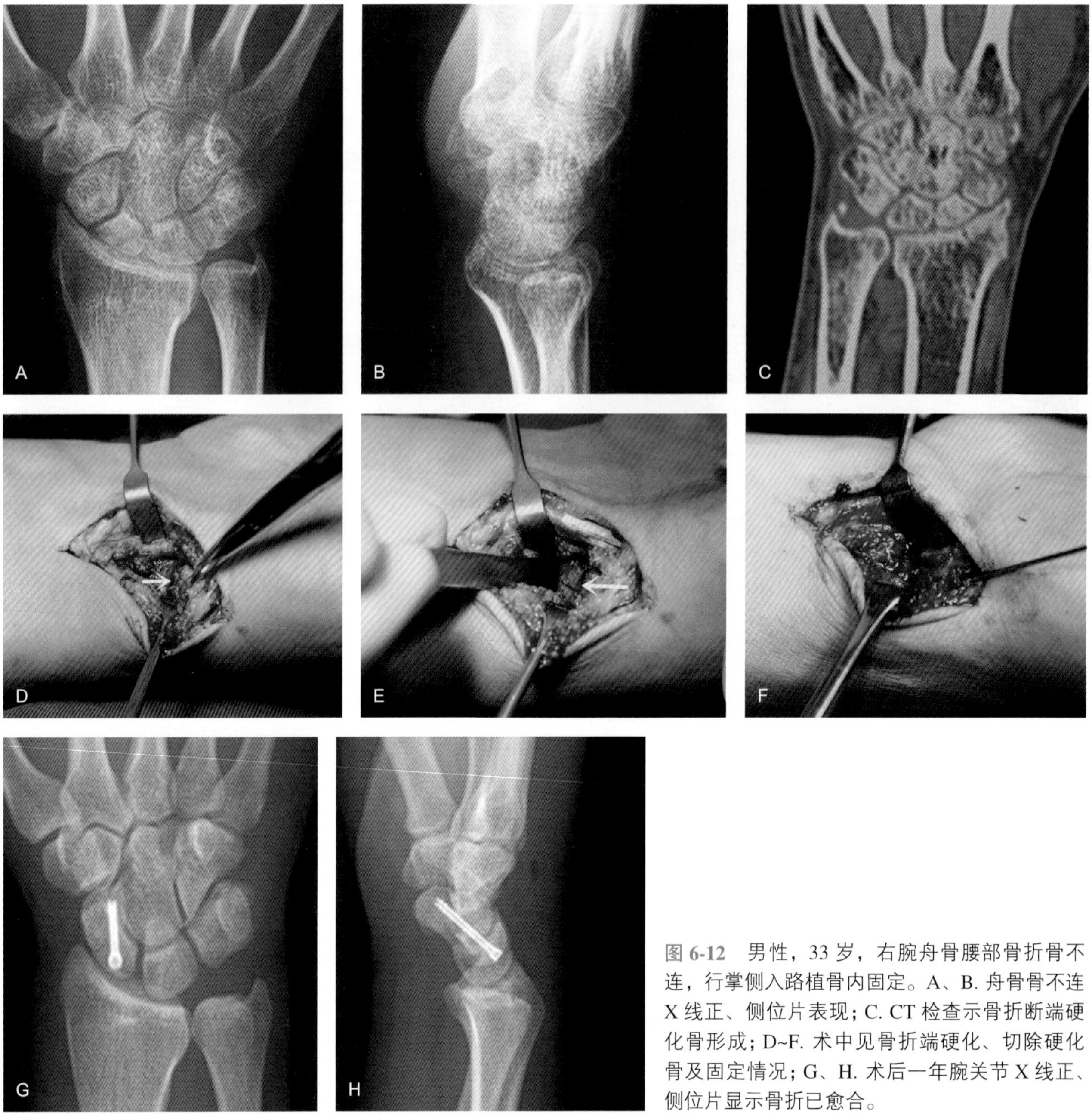

图 6-12 男性，33 岁，右腕舟骨腰部骨折骨不连，行掌侧入路植骨内固定。A、B. 舟骨骨不连 X 线正、侧位片表现；C. CT 检查示骨折断端硬化骨形成；D~F. 术中见骨折端硬化、切除硬化骨及固定情况；G、H. 术后一年腕关节 X 线正、侧位片显示骨折已愈合。

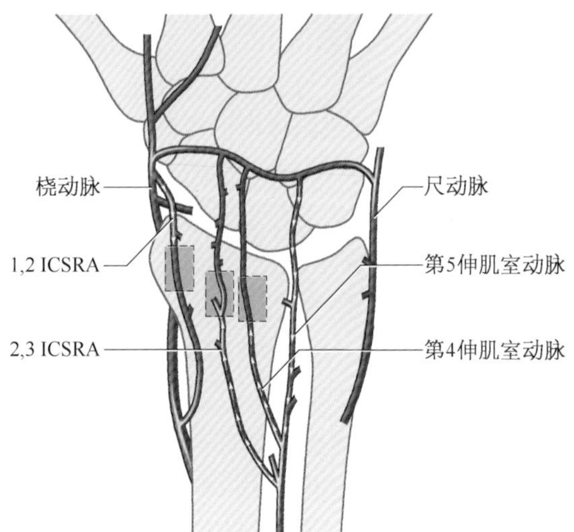

图 6-13 桡骨远端背侧 3 种带蒂骨瓣的血供示意图。

善，但是患腕疼痛得到缓解，患侧握力明显提高。他们认为舟骨近极骨块大小明显影响该手术的疗效[43]。

（2）第 2、3 伸肌室间支持带上动脉（2，3 ICSRA）为血管蒂的骨瓣：患者平卧，患肢外展于手术台，行臂丛阻滞麻醉。在腕背鼻烟窝处作 4~5 cm 长“S”形纵行切口，逐层切开，保护好桡神经浅支和头静脉。纵行切开关节囊，暴露舟骨，清理骨折断端，复位，屈曲腕关节，沿舟骨长轴打入 1 枚导引针，测量、选取相应长度的空心加压螺钉固定。经 C 形臂 X 线机透视确认复位固定良好后，沿舟骨背侧纵轴开槽，大小 2 cm × 0.5 cm × 0.5 cm。部分切开第 2、3 伸肌支持带鞘管，在间隙中暴露 2，3

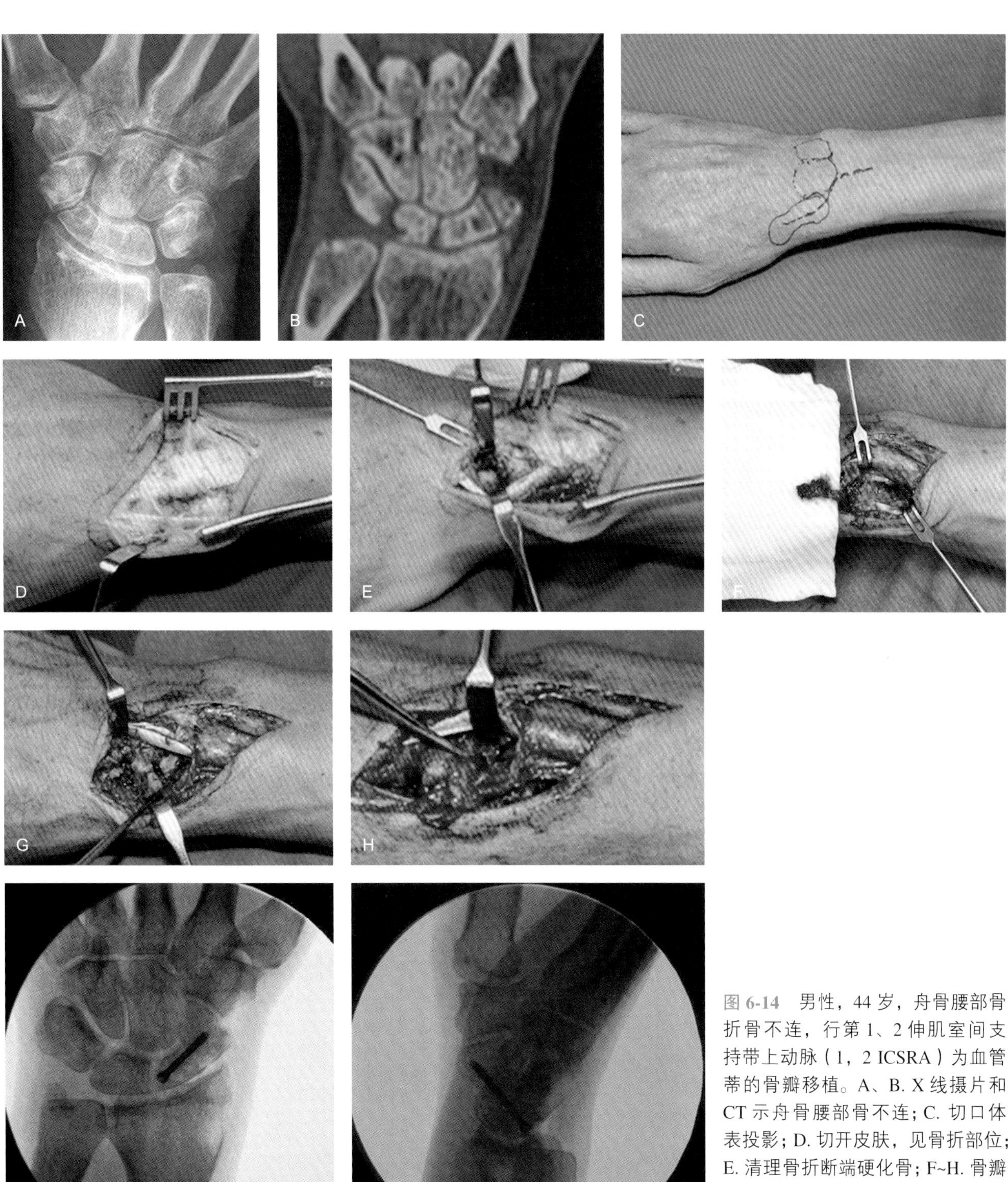

图 6-14　男性，44 岁，舟骨腰部骨折骨不连，行第 1、2 伸肌室间支持带上动脉（1，2 ICSRA）为血管蒂的骨瓣移植。A、B. X 线摄片和 CT 示舟骨腰部骨不连；C. 切口体表投影；D. 切开皮肤，见骨折部位；E. 清理骨折断端硬化骨；F~H. 骨瓣自桡骨远端取出，骨槽制作及植入骨槽内；I、J. 舟骨骨折固定后的术后正、侧位 X 线片表现。

ICSRA 的骨膜支，沿血管束切取桡骨骨膜瓣。骨膜与血管蒂相连，近端切断，松开止血带，确认骨膜瓣血供良好后翻转骨膜瓣。瓣的骨质面贴合镶嵌于舟骨断端骨槽内，将骨瓣筋膜与周围组织缝合固定，缝合伸肌支持带。逐层缝合切口，将腕背伸 15°~20° 略桡偏位用石膏固定，直至舟骨骨折愈合。

Özalp 等应用桡骨远端背侧带血管蒂骨瓣移植治疗 58 例舟骨骨不连，其中远极骨不连 4 例，腰部骨不连 25 例，近极骨不连 29 例。该组病例中有 9 例应用 4，5 ICSRA 为血管蒂的骨瓣，其余均应用 1，2 ICSRA 为血管蒂的骨瓣。50 例获得骨性愈合。8 例术后舟骨仍发生不愈合的患者中有 1 例为远极骨不连，3 例为腰部骨不连，4 例为近极骨不连。他们随访发现桡骨远端背侧带血管蒂骨瓣移植是一种好方法，其中 1，2 ICSRA 为血管蒂的骨瓣可用于所有部位的舟骨骨不连，而 4，5 ICSRA 为血管蒂的骨瓣仅可以应用于舟骨近极骨不连 [44]。

(3) 带血管蒂第 2、3 掌骨骨瓣：患者平卧，患肢外展于手术台，行臂丛阻滞麻醉。术中上止血带时不需驱血，切口起自第 2、3 掌骨基底部斜向桡骨茎突，依次切开皮肤及皮下组织，保护好头静脉及桡神经浅支并牵开，暴露鼻烟窝。在鼻烟窝处解剖分离桡动脉的腕背动脉分支，沿血管切取带部分筋膜的骨瓣蒂部，仔细分离保留桡动脉腕背支及第 2 掌背动脉交通支，并结扎其余分支。在第 2 或第 3 掌骨基底部切取骨瓣。

3. 吻合血管游离骨瓣移植　对于舟骨骨不连植骨内固定失败，以及近极骨折缺血性坏死等难治性舟骨骨不连，处理十分棘手，Larson 等应用游离骨瓣取得了较好疗效 [45]。对于缺血坏死性不愈合及近侧骨折端缺血，Jones 推荐采用带血管蒂骨移植改善近侧骨折端血运，从而加速骨折愈合 [46]。目前临床常用于治疗舟骨骨不连的带血管蒂游离小骨瓣有股骨内侧髁骨瓣和髂骨瓣，以前者常用。游离股骨内侧隆起骨软骨瓣是被新提出的骨瓣。以下对 3 种骨瓣做详细介绍。

(1) 吻合血管股骨内侧髁骨瓣移植：股骨内上髁骨瓣的营养血管来自膝降动脉的关节支或膝内上动脉（图 6-15）。膝降动脉的直径 1.6 ± 0.3 mm，起自股动脉内侧壁，收肌腱裂孔的近端，沿途分出深支和浅支。深支至股骨内上髁，浅支继续向远端走行至髌骨下方。术中在大收肌与股内侧肌之间分离至收肌腱裂孔处找到膝降动脉，如果直径 <1 mm 可选用膝内上动脉，后者一般在股内侧肌与缝匠肌之间可以找到。

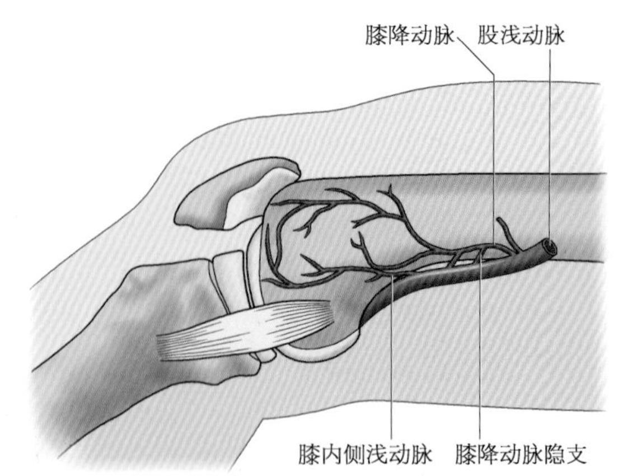

图 6-15　股骨内侧髁骨瓣的血供示意图。

充分显露膝降动脉终末支在股骨内上髁的分布区，根据舟骨骨槽大小，在股骨内上髁处设计骨膜骨瓣。先切开骨膜，再用锐利骨凿将骨瓣凿下。注意不要使骨膜与骨分离。观察骨瓣边缘渗血情况，证实血运正常后，在收肌腱裂孔靠近股动脉处将膝降动脉结扎切断（图 6-16）。保护好骨瓣血运，用咬骨钳仔细修剪骨瓣，使之与舟骨骨槽相适合。将骨瓣嵌入舟骨骨槽内，用 2 枚 1 mm 克氏针固定骨瓣。在显微镜下分别将膝降动脉与桡动脉端侧吻合，静脉与头静脉端端吻合，皮瓣镶嵌在皮肤切口中，用以观察骨瓣血运。缝合腕部切口。用超肘石膏固定腕关节于功能位，3 周后改为肘下位石膏再固定 2 周。根据骨折愈合情况，3~4 个月后拔除克氏针。

Jones 等比较了带血管蒂桡骨远端骨瓣和游离带血管蒂股骨内髁骨瓣移植治疗舟骨骨不连的疗效，发现后者治疗后舟骨骨愈合时间明显小于前者。他们建议只要技术条件允许，尽量选用游离带血管蒂股骨内髁骨瓣移植 [46]。2014 年 9 月至 2017 年 7 月我们应用游离带血管蒂股骨内髁骨瓣移植治疗 6 例舟骨骨不连，术后平均愈合时间为 12 周，握力较术前明显改善。

(2) 吻合血管的股骨内侧骨软骨瓣移植：主要用于舟骨顽固性近极骨不连伴坏死和月骨无菌性坏死，是近几年提出的新技术。最早的报道见于 2008 年用软骨瓣重建舟骨骨折近极不愈合的病例。骨瓣为膝降动脉供应的髌股关节的股骨内侧隆起骨块。

手术方法为在内收肌表面作切口，向远端和前侧斜形延长至髌骨内侧缘和股骨内侧髁的中点。切开皮肤和皮下筋膜，将股内侧肌牵向前方。在股骨内侧暴露膝降动脉，并向近端沿内收肌间隙解剖，至收肌管处的股动脉表浅支，结扎其前方的骨内侧肌分支和后方的大腿内侧皮肤分支（必要时可作为

骨 - 皮瓣应用)。远端解剖至内收肌止点处，膝降动脉进入内侧髁骨膜，分为 3 个大的骨膜分支：横支、纵行支和膝内上动脉支（图 6-17）。横支向前进入内侧隆起的骨 - 软骨区域，是游离股骨内侧隆起骨软骨瓣的主要血供来源。纵行分支主要用于股骨内侧髁骨瓣。膝内上动脉深部进入腘窝。保留一定宽度分离并掀起包括血管在内的蒂部，其长度最长可为 13 cm，其在股动脉表浅支叉处的血管口径约为 1.5 mm。保持蒂部远端与骨瓣骨膜的连续。将髌股关节股骨内侧隆起近侧凸出的骨软骨部（股骨隆起

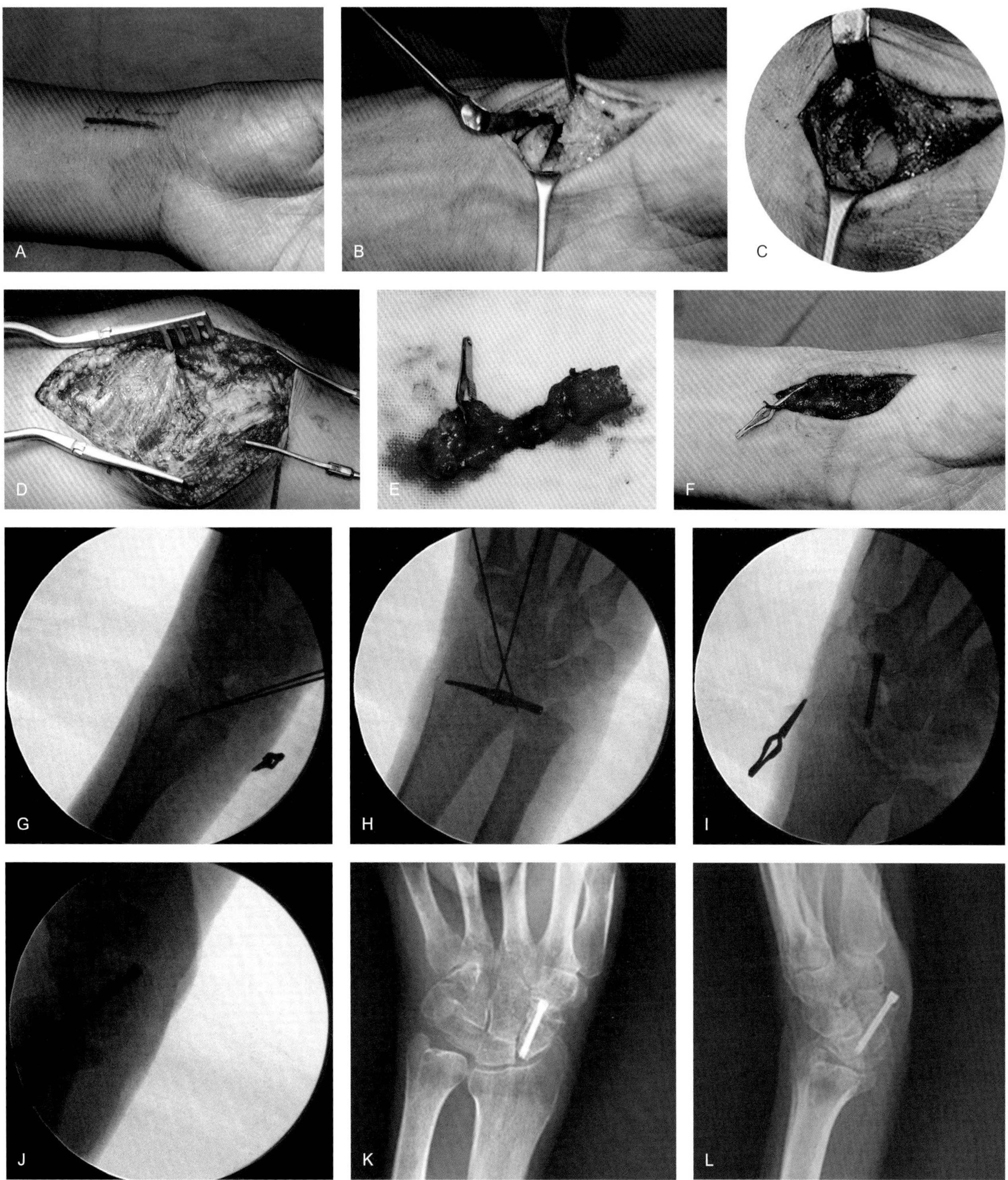

图 6-16　男性，58 岁，左舟骨骨折骨不连，行吻合血管股骨内侧髁骨瓣移植。A. 腕部切口设计；B、C. 术中见骨折断端硬化及切除硬化骨后断端有血液渗出；D. 术中见膝降血管走行；E、F. 切取的骨瓣及移植至受区；G~J. 术中骨折断端用空心加压螺钉固定过程；K、L. 术后一年复查可见骨折已愈合。

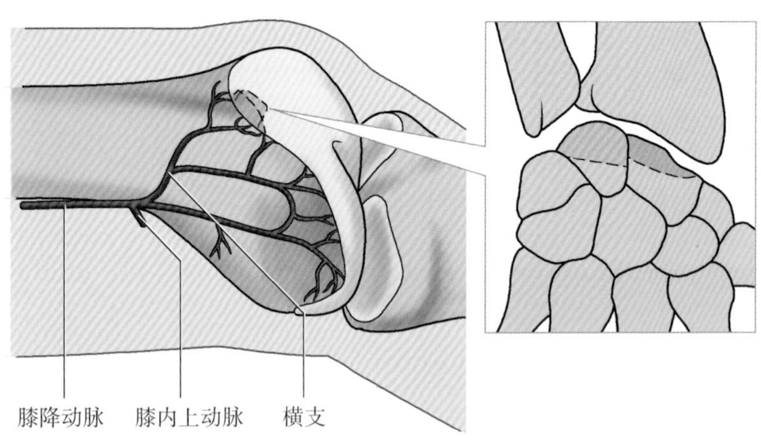

图 6-17 游离股骨内侧隆起骨软骨瓣的血供和应用于舟骨骨不连和月骨无菌性坏死的骨瓣形状设计示意图。

关节面）作为舟骨近极关节面重建的骨瓣。使用电锯或骨凿切除大小 2 cm × 1 cm × 1 cm 的骨块作为骨瓣。骨瓣的隆起关节面成为与桡骨远端舟骨窝关节面相匹配的关节面。以掌侧入路或背侧入路暴露舟骨并切除舟骨近极，保留舟骨相邻头状骨的薄薄的关节面，屈曲关节，切除至舟骨中部，并超过不愈合的部位。修剪骨瓣形状后置于舟骨近端，使其与舟骨窝匹配，并使用空心加压螺钉固定。采用掌侧入路骨瓣蒂部血管端端吻合桡动脉，背侧入路端侧吻合桡动脉背侧支。

Bürger 等报道了 16 例使用该方法重建舟骨近极骨不连的病例，平均随访 14 个月（最少 6 个月），15 例通过 CT 确定愈合，12 例疼痛完全缓解，4 例疼痛改善，活动度术前和术后相似[47]。

（3）吻合血管髂骨骨瓣移植：在腹股沟韧带中点通过触摸股动脉搏动定位股血管，有条件的单位也可通过多普勒超声探头定位股血管。于髂嵴处描绘出与腹股沟韧带平行走行的旋髂浅动脉的体表标志。在股血管部位作纵行切口，解剖出旋髂浅动脉和腹壁下静脉。此时再自下而上并拐向外侧解剖，于缝匠肌外侧缘血管穿出处切开筋膜。追踪解剖至血管进入骨瓣处，保护好血管，按照重建计划细心切取所需大小的血管蒂骨瓣。横断血管后即可将骨瓣移植至受区。

Arora 等报道采用游离髂骨瓣移植治疗舟骨不愈合 21 例，平均随访 5.6 年，16 例患者愈合，5 例不愈合的患者腕关节持续疼痛、握力下降、活动度受限，但愈合患者的活动度和握力也并未恢复到对侧正常水平[48]。他们认为此术式阻止了腕关节进一步塌陷，没有供区并发症，有好的主观结果和疼痛缓解程度，适用于顽固的舟骨不愈合。

4. 其他方法　到目前为止，并没有临床证据表明对于这些骨不连患者需要带血管的骨移植。仅仅骨移植而不带血管的方法目前的临床上效果与其相似。植入骨组织是基本要求，大多数患者不需要带血管。另外，骨不连和骨坏死是临床两个不同程度的病变，骨不连是没有愈合，如果没有坏死、缺损，仅仅新鲜化和植骨加内固定完全可以治疗，大家仍然可以采用两枚克氏针的固定方法，因为没有证据表明断端需要加压。汤锦波医师通常采用两根克氏针的固定方法，他认为加压减少了血液或组织液对移植骨的供应。他使用植骨和两枚克氏针的固定方法治疗 20 例，包括近极不愈合，都获得了愈合，愈合时间基本为 10~12 周以内。

对于骨坏死和畸形愈合的病例，与骨不连不一样，需要有较多的骨组织移植，同时包括皮质骨更好，这时用带血管的骨移植更合理，我们也建议使用。

对于腕关节炎和塌陷的病例，这些是更严重的病例，例如，对 SNAC 腕 Ⅰ 期病例仍然可以用对待骨不连同样的方法，因为桡腕关节炎不严重时不引起功能障碍和疼痛，这时是否做桡骨茎突切除也是没有明确证据的。一些书中将其列为一个方法，有不少医师认为没有证据表明这个方法有效，他们不使用。对于 SNAC 期 Ⅱ ~ Ⅳ期的患者可用如下 3 个方法。

（1）四角融合术：发生 SNAC 时，近排腕骨切除术和四角融合术是常用的手术方法。四角融合术是舟骨切除后将月骨、三角骨、头状骨及钩状骨融合。四角融合术对患者的要求是，月骨近侧的关节面没有关节炎。如果有关节炎就只能做近排腕骨切除术。

腕关节四角融合术采用腕背入路，于腕背桡骨茎突远端向尺侧作腕背横行切口，也可于 Lister 结节的尺侧作长约 6 cm 的纵行切口（图 6-18）。沿第 3、4 伸肌腱间室之间的远侧暴露腕关节背侧关节囊，将拇长伸肌腱牵向桡侧，自骨膜下分离第 4 伸肌腱间室并牵向尺侧，进一步扩大腕关节背侧关节囊的暴露范围。横行切开关节囊，也有学者采用横“U”

形方法切开关节囊，切除坏死塌陷的舟骨。将头状骨、月骨、三角骨及钩状骨相邻的关节软骨面予以切除，直至软骨下松质骨完全暴露。松开止血带可见关节面下松质骨出血，再在相邻 4 个腕骨间植入松质骨。植入松质骨十分重要，不植骨腕骨间不会融合，松质骨的来源一般是桡骨远端背侧。腕骨间固定的材料有克氏针、空心加压螺钉及四角融合接骨板（图 6-18）。术后应用石膏托固定腕关节于轻度背伸位 6~8 周，至摄片显示腕骨间出现融合影像后去除石膏托。如果应用蜘蛛形锁定四角融合接骨板固定，可适当缩短腕关节固定时间为 5~6 周。锁定接骨板相对于非锁定接骨板的并发症发生率较少。

Trail 等对 110 例施行四角融合术的患者进行了平均 9 年 4 个月的长期随访，所有患者腕痛症状均得到明显缓解，87% 的患者能够胜任原工作，31% 的患者出现骨不愈合，主要是在三角骨周围出现骨不愈合。另外有 40% 的患者出现腕关节桡偏或尺偏畸形[49]。Merrell 等施行四角融合术时应用四角融合接骨板固定取得了较高的融合率，并且桡腕关节炎的发生率明显降低。他们认为只要术中手术方法掌握得当及保证足够的植骨量，该术式能够取得较好疗效[50]。

Luchetti 则喜欢行舟骨切除后双柱腕关节融合术，即 2 枚螺钉由月骨到头状骨融合固定，1~2 枚螺钉由三角骨到钩骨融合固定（图 6-19）[51]。

（2）近排腕骨切除术：对于 SNAC 腕同时桡骨远端月骨关节面受损的老年患者，不能使用四角固定手术，要考虑施行近排腕骨切除术，而不进行四角融合术。当然，近排腕骨切除术在年轻患者也可以使用。有的医师都用近排腕骨切除术，因为该手术效果比较稳定，也没有四角融合术会产生骨不连的情况。

在桡腕关节背侧作横行切口，桡侧起自桡骨茎突，止于尺骨茎突，切开皮肤、皮下组织，分离、暴露伸肌支持带。此过程中注意保护桡神经、尺神经的感觉支。也可作背侧正中纵切口（图 6-20）或掌侧纵切口[49]，但多数学者喜欢背侧切口入路。在第 3、4 伸肌腱间室之间切开伸肌支持带，注意勿损伤拇长伸肌腱。横行切开关节囊，也可作横“U”形切开，暴露近排腕骨。依次切断月骨、三角骨、舟

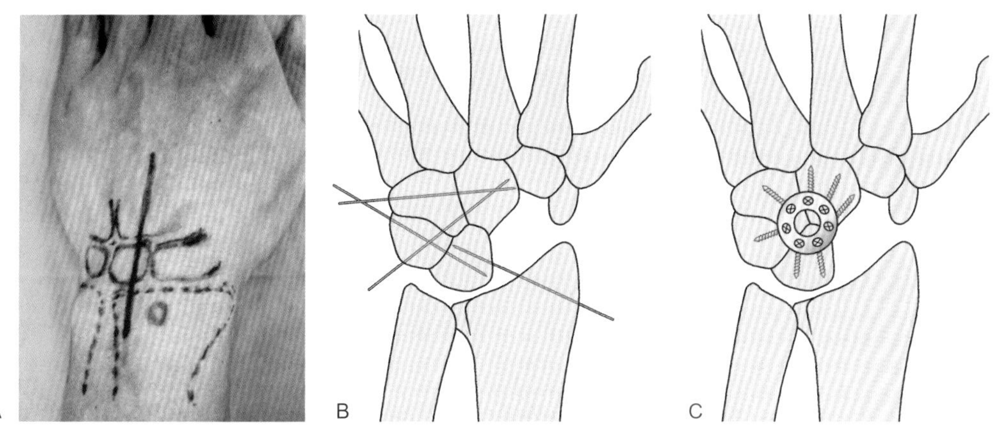

图 6-18　腕骨四角融合术。A. 背侧入路纵行切口标志；B. 使用克氏针融合固定操作示意图；C. 使用蜘蛛形接骨板固定操作示意图。

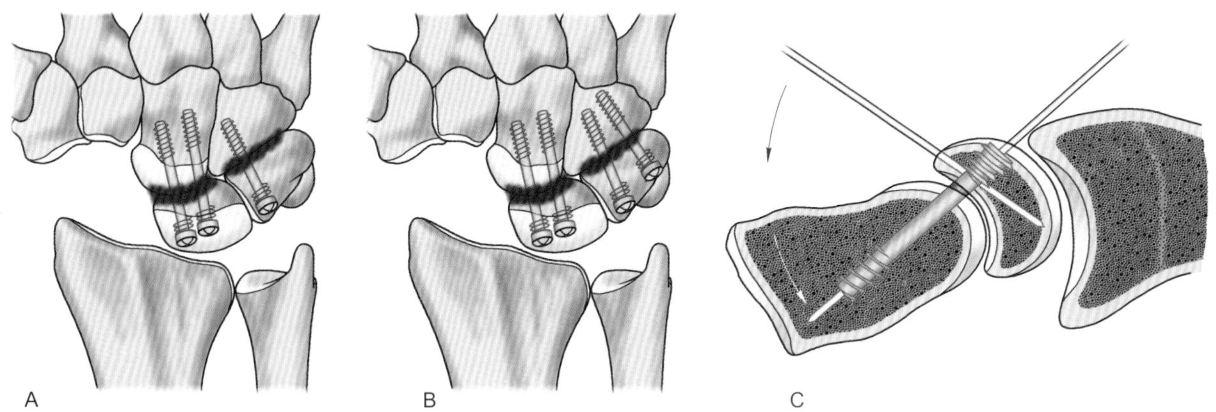

图 6-19　舟骨切除后双柱腕关节融合术。A. 三螺钉腕骨间融合；B. 四螺钉腕骨间融合；C. 用一枚临时克氏针打入月骨复位 DISI，再从月骨打入螺钉到头骨固定腕中关节。

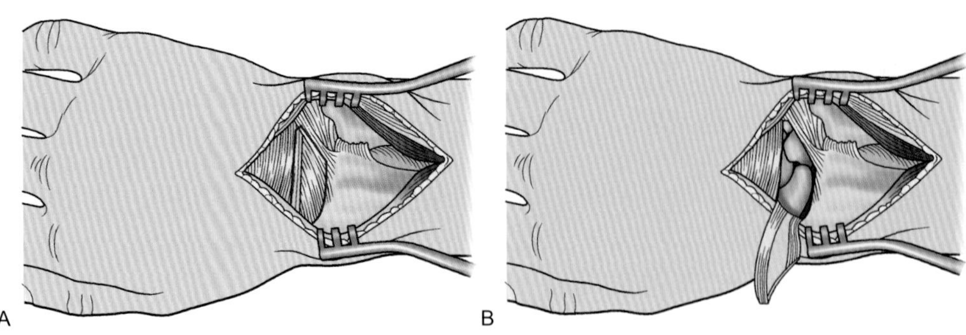

图 6-20　近排腕骨切除的入路示意图。A. 纵行切开显露关节囊；B. 横“U”形切开关节囊，暴露近排腕骨。

骨周围韧带后取出相应腕骨。止血后逐层缝合切口。术后应用石膏托固定腕关节于轻度背伸位 2~3 周。术后第 2 天即可开始手指的主动活动。拆除石膏后逐渐增加腕关节主动活动及增强握力的功能锻炼。

Zinberg 等报道术前 X 线检查并不能代替术中对桡腕关节和腕中关节的检查，以便准确施行相应的手术 [52]。Aita 等通过前瞻性研究发现，四角融合术和近排腕骨切除术治疗舟骨骨不连合并近极坏死的临床疗效没有显著差异 [53]。

(3) 全腕关节置换和全腕关节融合术：腕关节置换术也可以用于 SNAC 腕的治疗，但其效果尚需进一步验证。Kennedy 等报道了 46 例全腕关节置换病例（48 例腕关节），平均随访 7 年，DASH 评分显著改善，主动屈曲活动度为 33°，背伸为 24°。其中，39 例患者表示如果遇到同样情况会再次选择此术式，但 23 例患者有至少 1 个组件的松动，13 例患者出现了并发症，7 例进行了翻修 [54]。他们认为全腕关节置换有较多的患者满意度，但并发症发生率较高。

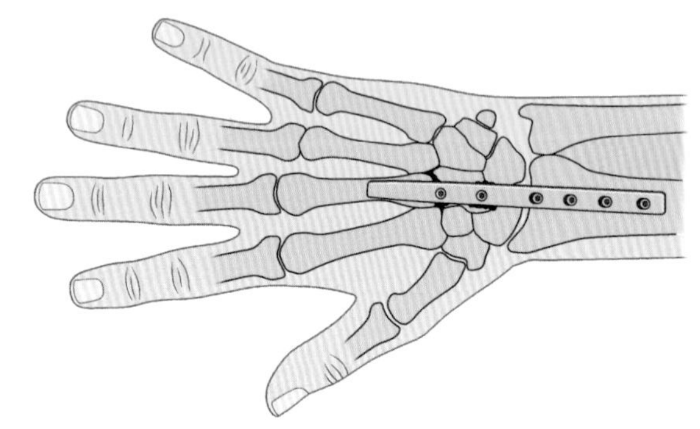

图 6-21　全腕关节融合接骨板的使用示意图。

全腕关节融合术也是治疗 SNAC 腕的选择。其中背侧接骨板技术是应用最为广泛的技术（图 6-21）。融合固定的关节包括桡舟、桡月、舟头和头月关节。融合的关节需要使用皮质松质骨或其替代物移植填充。Rauhaniemi 等报道了 115 例全腕关节融合病例，术后 6 周和 1 年患者的疼痛和握力显著改善，也得到了较好的愈合率，但仅 40% 的患者对结果满意，30% 的患者日常生活能力改善明显 [55]。

第三节　除舟骨外的腕骨骨折、脱位

腕部骨折中舟骨骨折最常见，发生率排第二的是三角骨骨折，其他腕骨骨折则少见，约占所有骨折的 1.1%[56]。除舟骨骨折以外，腕骨骨折、脱位包括月骨、三角骨、豌豆骨、大小多角骨、头状骨及钩状骨的骨折与脱位。对所有腕部损伤都应该注意有无腕关节不稳定。

一、月骨骨折

由于月骨大部分位于桡骨远端月骨窝内，所以单纯月骨骨折极少见，文献报道的单纯月骨骨折仅占腕骨骨折的 1.3%。临床上确定月骨骨折是由外伤引起的骨折还是由于月骨缺血性坏死引起的病理性骨折非常困难。

月骨骨折的分类通常采用 Teisen 和 Hjarbaek 分类法，具体如下：Ⅰ型为月骨掌侧柱骨折，该型最常见；Ⅱ型为月骨边缘撕脱性微骨折；Ⅲ型为月骨背侧柱骨折；Ⅳ型为月骨矢状位骨折；Ⅴ型为月骨横行骨折 [52]。

月骨骨折很少发生移位，而且不完全骨折多见，不需要手术，用石膏托固定 5 周，去除后开始功能锻炼。

二、月骨脱位、月骨周围脱位

【发生率】 月骨脱位、月骨周围脱位比月骨骨折多见，这是两个很不相同的诊断。月骨脱位是指月骨相对于桡骨及其他腕骨向掌侧移位，而其他腕骨位置没有变化。月骨周围脱位指月骨相对于桡骨位置没有变化，但其他腕骨向背侧移位了。

【发生机制】 与舟骨骨折受伤机制类似，月骨脱位、月骨周围脱位发生在摔倒时手向背侧极度背伸时，受伤力量主要集中于远排腕骨。如果暴力持续增加可以导致近排腕骨背伸，达到一定极限后可以导致掌侧韧带断裂和月骨周围骨间韧带损伤，月骨周围弧形区域内（“小弧”损伤）的腕骨发生骨折或脱位。背侧剪切力及压力亦可合并导致腕骨骨折，如发生舟骨骨折，形成经舟骨月骨周围脱位。腕关节前后方向的巨大暴力可致腕骨轴向分离，造成开放性骨折合并局部软组织损伤。

1980 年 Mayfield 等研究表明月骨周围脱位发生于前臂轴向暴力作用于腕关节时，此时腕关节处于极度背伸尺偏位，腕骨处于旋后位[57]。月骨周围脱位经历 4 个阶段：首先暴力作用于腕关节桡侧的舟骨，此时可能发生舟骨腰部斜行骨折，也可能导致舟骨月骨间韧带断裂；其次暴力继续向腕中关节传导，发生月骨、头状骨韧带损伤致头、月骨脱位；接着暴力传导至腕关节尺侧，导致月、三角骨间损伤造成月、三角骨脱位；最后暴力继续扭转至桡月间致桡月韧带损伤，导致月骨向掌侧脱位。在此过程中可能发生桡骨茎突骨折、舟骨骨折和头状骨骨折（图 6-22）。

Mayfield 等对腕月骨周围损伤进行了分期（表 6-3）：Ⅰ期为单纯舟月韧带撕裂；Ⅱ期为头月关节脱位；Ⅲ期为月三角骨韧带撕裂；Ⅳ期为月骨或月骨周围脱位[57]。腕关节标准正位片上舟骨、月骨、三角骨近侧关节面的连线构成腕骨大弧线，三者的远侧关节面的连线构成腕骨小弧线（图 6-23）。如果发生腕骨小弧线排列紊乱，则考虑腕骨间单纯韧带损伤。如果发生腕骨大弧线排列紊乱，则不仅需要考虑腕骨间韧带损伤，而且可能发生舟骨、头状骨、三角骨、桡骨茎突和尺骨茎突骨折。月骨掌侧脱位和月骨背侧周围脱位的发生机制相同，两者不同之处是发生了月骨脱位还发生了其他腕骨脱位。

除舟骨以外，腕骨骨折通常发生腕骨大弧线范围的系列损伤。月骨骨折通常发生于月骨无菌性坏死。头状骨骨折也常发生于头状骨缺血性坏死，当

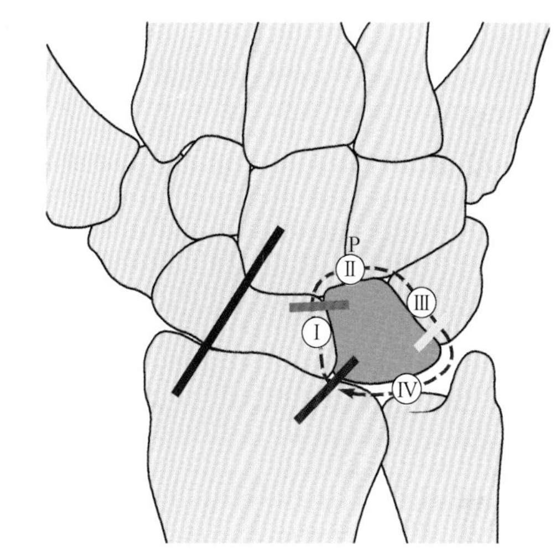

图 6-22　月骨周围脱位受伤机制示意图。

表 6-3　月骨周围损伤的病理分期

	Ⅰ期	Ⅱ期	Ⅲ期	Ⅳ期
影像表现	舟骨旋转	头状骨脱位	舟三角骨旋转不良 月三角分离 三角骨掌侧骨折	月骨脱位
关节破坏	舟月关节	舟月关节 头月关节	舟月关节 头月关节 月三角关节	舟月关节 头月关节 月三角关节 桡月关节
韧带影响	桡舟韧带 舟月韧带 桡头韧带	桡舟韧带 舟月韧带 桡头韧带	桡舟韧带 舟月韧带 桡头韧带 桡侧副韧带 掌侧桡三角韧带 +/− 尺三角韧带	桡舟韧带 舟月韧带 桡头韧带 桡侧副韧带 掌侧桡三角韧带 +/− 尺三角韧带 +/− 背侧桡腕韧带

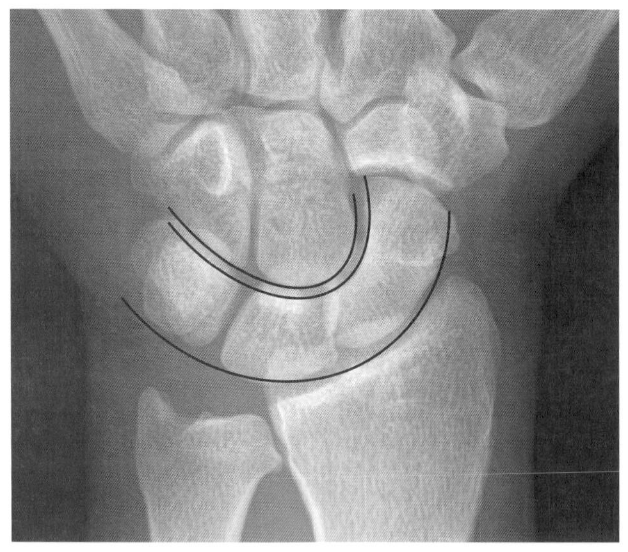

图 6-23　腕关节的大弧线（近端）和小弧线（远端）。

然也可发生于直接暴力损伤。三角骨骨折通常发生于背侧韧带的牵拉撕裂骨折。钩状骨骨折通常合并腕骨和（或）掌骨骨折脱位，而单独大小多角骨骨折十分少见。

【临床表现】 腕骨脱位或周围脱位患者均有腕关节不同程度的肿胀和疼痛。患者通常能清楚地描述腕痛的准确位置，摔倒时腕关节常处于过度背伸位，或者腕关节受到直接暴力打击。检查时应注意邻近关节的损伤，如肘关节、前臂及手指是否疼痛和活动受限。同时也要注意是否合并神经损伤的表现，如月骨掌侧脱位容易导致腕管正中神经卡压症状。一些特殊体格检查常常可以提示相应部位腕骨骨折脱位，如舟骨推移试验阳性可以初步判断舟月骨间韧带撕裂。作以上检查必须与健侧腕关节比较，以得出正确诊断。

【X 线表现】 标准 X 线后前位片和侧位片是基本诊断方法和诊断根据。1984 年 Gilula 等描述了正常腕骨远、近弧线，如果远、近弧线连续性受到破坏，提示腕骨脱位或周围脱位。确立诊断是基于侧位片上的月骨和桡骨的位置：月骨脱位表现为月骨相对于桡骨及其他腕骨向掌侧移位，而其他腕骨位置没有变化；月骨周围脱位是月骨相对于桡骨位置正常，但其他腕骨位置向背侧移位。在正位和侧位片上有时可以看到月骨向背侧翻转（图 6-24）。月骨周围脱位有时合并舟骨腰部骨折，如果 X 线片上同时有舟骨腰部骨折，就可诊断为经舟骨月骨周围脱位（trans-scaphoid perilunate dislocation）。

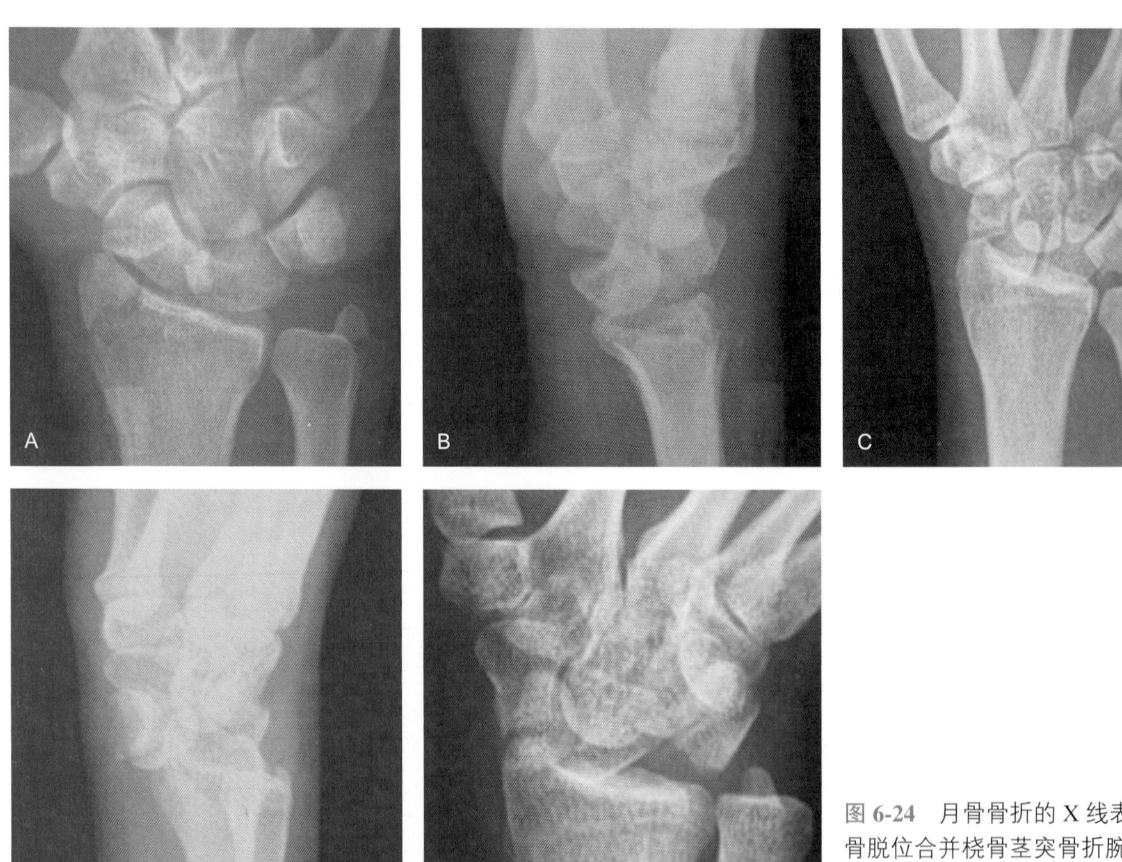

图 6-24　月骨骨折的 X 线表现。A、B. 月骨脱位合并桡骨茎突骨折腕关节正、侧位片所见；C~E. 经舟骨月骨周围脱位腕关节正、侧位及舟状骨放大位片所见。

【治疗方法】 对于月骨掌侧脱位或月骨背侧周围脱位应该先进行闭合复位，不能稳定复位时才手术治疗。但多数情况下手术采用闭合复位穿针固定的方法，不需要切开复位。另外，处理此类损伤时，还应注意是否合并正中神经损伤、手掌筋膜室综合征及骨间肌损伤。下面分别就各种治疗作具体介绍。

1. 保守治疗　对于月骨脱位和月骨周围脱位均可先行闭合复位，闭合复位可以在局部麻醉或前臂静脉麻醉下进行，也可以不用任何麻醉。方法是：助手牵拉患者患侧前臂，术者对抗牵引一段时间(通常需要 15~20 分钟)，然后对掌侧的月骨施加反作用力，同时将腕关节处于掌屈位，便于月骨滑向月骨窝内。这时可以用管形石膏固定，或穿 2~3 个克氏针固定，维持复位。管形石膏固定时间为 4 周，以后可以开始功能活动。第 5 周起仅仅用支具固定 2~3 周，克氏针在手术后 4 周左右拔除。

闭合复位失败常由于掌侧关节囊嵌入月骨窝内造成，通常需要进行切开复位。

2. 手术治疗　手术可以在臂丛阻滞麻醉或全身麻醉下进行。常用的手术入路有 3 种，即掌侧入路、背侧入路和掌背侧联合入路。具体选用何种入路依据月骨脱位的位置，以及是否合并其他损伤而决定。如果月骨脱位到掌侧，我们优先选择掌侧入路，先复位月骨脱位。如果是月骨周围脱位，整个腕向背侧移位，我们采用背侧入路。

(1) 掌侧入路：一般选用可延长的腕管切开、松解切口，近端起于腕横纹以近 2~3 cm 处，“S”形向远端延伸。切开皮肤、皮下组织的过程中注意保护正中神经掌皮支。在腕横韧带表面先作小切口，钝性分离，向腕管内插入“V”形组织保护器，锐性切开腕横韧带。仔细辨认正中神经、指浅深屈肌腱和拇长屈肌腱，将上述组织牵向尺侧，暴露脱位的月骨并将之复位。月骨复位后将掌侧关节囊和韧带予 3-0 或 4-0 缝线缝合修复，以防月骨再次脱位。

(2) 背侧入路：以 Lister 结节为中心纵行或斜行切开皮肤、皮下组织后，分别向桡侧和尺侧分离，注意保护桡神经浅支的分支。暴露腕背支持带后于第 3 伸肌腱间室远端切开，并不需要完全切开腕背支持带，远端切开长度约 1 cm。辨认指伸肌腱和拇长伸肌腱，将指伸肌腱牵向尺侧、拇长伸肌腱牵向桡侧。若背侧腕关节囊撕裂，则从破裂口处分离，暴露腕骨。将月骨在直视下复位，复位后可以修复舟月间韧带，但经常不容易，这时可以仅直接缝合关节囊修复，维持好各腕骨间复位后位置，再行克氏针固定。予 2~3 枚克氏针固定舟月骨、三角骨和舟骨。对于舟骨月骨周围脱位病例，必须在舟骨骨折复位后用螺钉或 2 枚克氏针固定，再加舟骨到头状骨的克氏针固定，然后再进行舟月骨之间的克氏针固定（图 6-25）。固定完成后行 X 线透视，确认克氏针的放置位置是否可靠及月骨脱位是否复位。关节囊的修复十分重要，然后缝合切口。

术后给予前臂石膏托固定前臂和腕关节于中立位 4~5 周。术后 5~6 周拔除克氏针，随即可以开始腕关节主动活动功能锻炼。术后手指掌指关节和指间关节就可以开始活动。有舟骨骨折者应该用前臂石膏托固定 6~8 周。术后 6~8 周拔除克氏针。腕关节主动活动功能锻炼可以从 4~5 周就开始，不需要等到拔除克氏针后。

手术过程中可能出现的难点是骨折的舟骨复位，可将“操作杆”打到舟骨帮助复位。如果骨间韧带损伤严重，不能通过简单缝合修复，可以仅仅用克氏针固定而不修复韧带。如果需要修复掌侧韧带，或者经背侧入路不能将月骨复位时，需联合掌侧腕

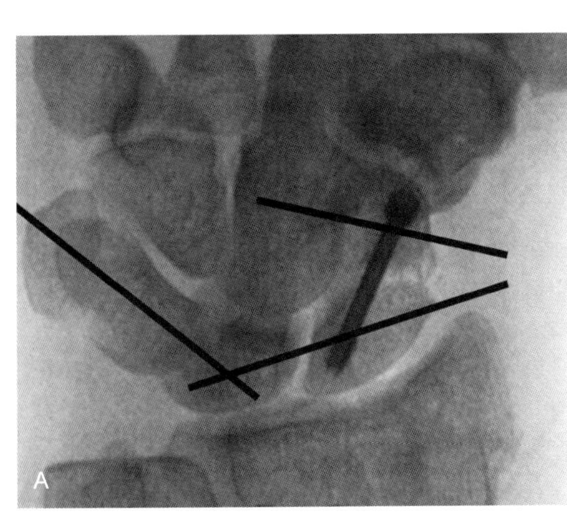

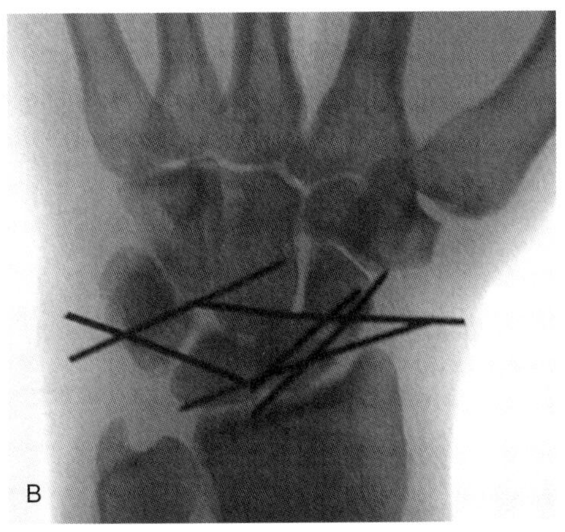

图 6-25　经舟骨月骨周围脱位的复位固定方法。A. 舟骨螺钉固定，其与腕骨之间用多枚克氏针固定；B. 舟骨骨折时和腕骨之间都用多枚克氏针固定。

管，可延伸切口入路[58]（图 6-26）。该切口位于掌长肌腱尺侧近端止于腕横纹，这样可以避免损伤正中神经掌皮支。正中神经掌皮支的解剖如图 6-26J 所示。

3. 治疗效果 Krief 等治疗了 30 例月骨周围损伤病例（14 例月骨周围脱位，16 例月骨周围骨折脱位），平均随访 18 年，患侧腕关节的屈伸、桡尺偏和旋前旋后的活动度分别是健侧的 68%、67% 和 80%，握力是健侧的 70%，5 例需再次手术，6 例有区域疼痛综合征，70% 的患者有创伤性关节炎，但功能影响较低[59]。Hildebrand 等报道 22 例背侧月骨周围脱位和骨折脱位病例（23 例腕关节），采用掌背侧联合入路切开复位内固定，平均随访 37 个月，患侧的屈伸活动度和握力分别是健侧腕关节的 57% 和 73%，其中 5 例腕关节需再次进行补救手术，剩下的 18 例腕关节中 9 例有关节炎的影像表现[60]。

三、三角骨骨折

【发生率】 三角骨骨折在腕骨骨折中仅次于舟骨骨折，位于第 2 位，约占腕骨骨折的 15%[61, 62]。

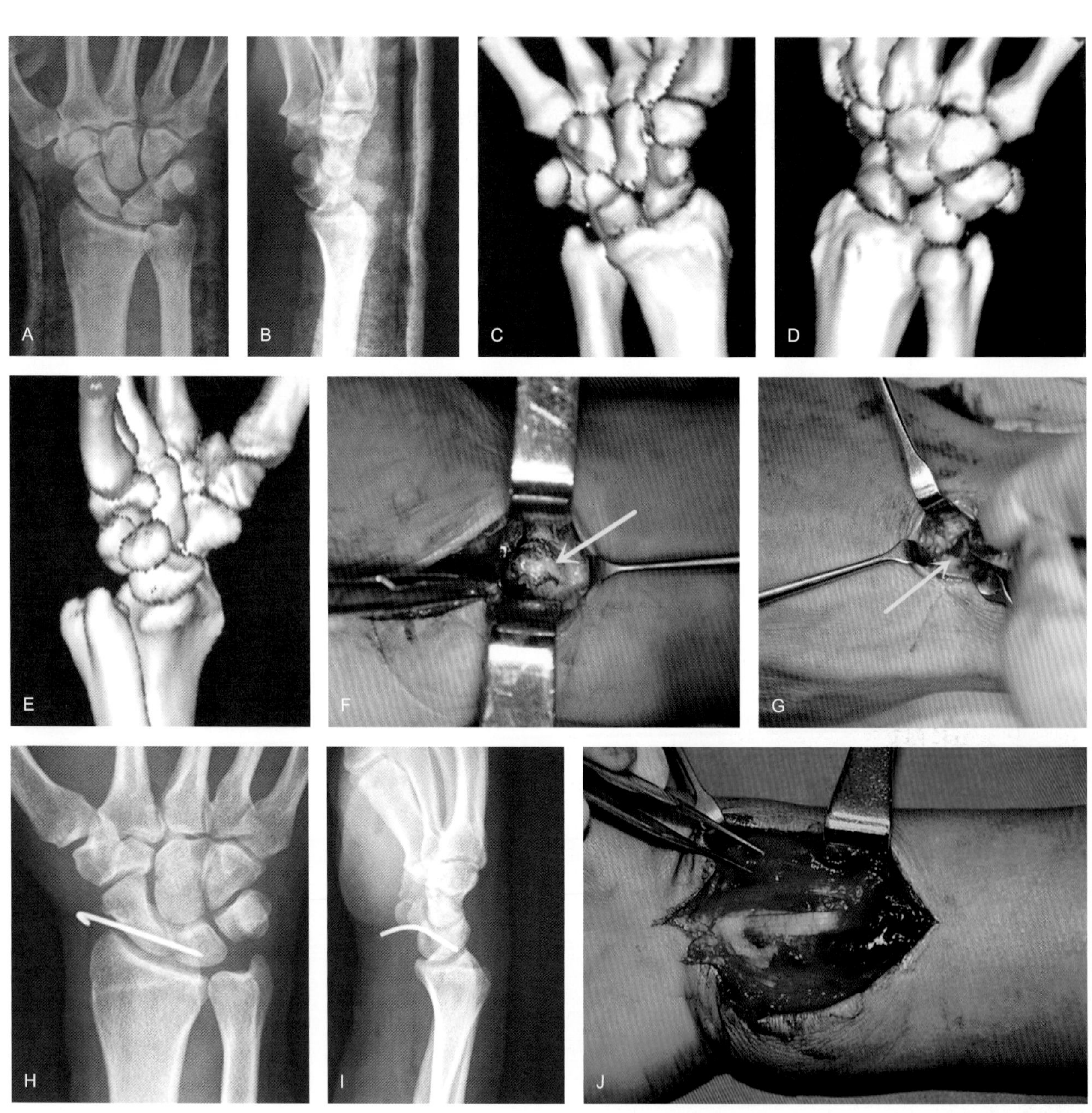

图 6-26 男性，38 岁，月骨掌侧脱位。A、B. 术前腕关节正、侧位片显示月骨掌侧脱位情况；C~E. 腕关节 CT 三维重建显示月骨掌侧脱位情况；F、G. 掌侧入路联合背侧入路将月骨复位，黄箭头所示为月骨；H、I. 术后腕关节正、侧位片显示月骨复位及固定情况；J. 正中神经掌皮支的走行，图中镊子头部所指为正中神经掌皮支。

【解剖特点和骨折分型】 三角骨骨折可以分为 3 种类型：①三角骨背侧皮质骨折。②三角骨体部骨折。③三角骨掌侧撕裂性骨折。三角骨骨折常常发生于剧烈对抗性体育运动中。如果受伤过程中腕关节处于尺偏背伸位易发生三角骨背侧皮质骨折；如果三角骨在受伤过程中受到尺骨茎突和钩状骨的挤压，易发生三角骨体部骨折；如果暴力通过背侧桡腕韧带或三角骨舟骨间韧带，则可引起背侧撕裂性骨折。

【临床表现】 三角骨背侧疼痛及明确的手部外伤史即提示三角骨撕裂骨折。主要症状为手掌小鱼际肌局部弥散性疼痛，少数患者可以出现尺神经受损的症状。普通正位 X 线平片检查不易发现三角骨骨折，腕关节侧位 X 线片和 45° 旋前斜位 X 线片以及腕管位 X 线片有助于检出三角骨骨折。对于高度怀疑骨折而普通 X 线片未检出者，行腕关节 CT 检查有助于发现三角骨骨折（图 6-27）。骨折移位程度以及是否合并三角骨周围损伤是决定是否手术治疗的关键。

【治疗方法】 对于无明显移位的三角骨背侧撕裂骨折，采用石膏外固定 3~4 周即可。发生三角骨骨折骨不连时，根据文献报道不需手术治疗，但是外固定时间通常需要 4~6 周 [63]。对于合并月三角骨间韧带损伤导致月骨、三角骨间不稳定者，需要对月三角骨关节采用克氏针固定。对于明显移位的三角骨体部骨折，采用切开复位克氏针和（或）空心加压螺钉固定。掌侧三角骨撕裂性骨折一般被认为是由于掌侧月三角韧带或尺、三角韧带牵拉撕裂所致。此类骨折易导致腕关节不稳定，治疗重点是腕关节不稳定，而不是小的撕裂骨折。

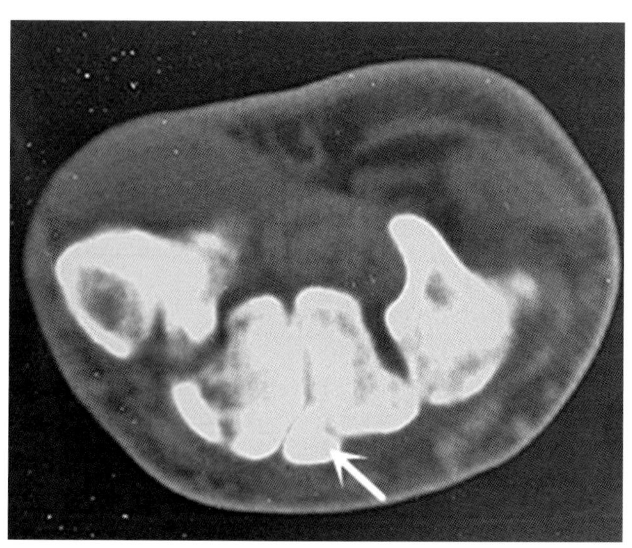

图 6-27　腕关节 CT 检查显示三角骨骨折（箭头所指）。

三角骨骨折常见的并发症有骨折不愈合、骨间韧带损伤导致的腕关节不稳定以及三角骨 - 豌豆骨间关节炎。

四、豌豆骨骨折

腕豌豆骨骨折不常见，在腕骨骨折中其发生率不足 1%。尺侧腕屈肌腱的止点附着于豌豆骨，而且豌豆骨是唯一与肌腱相连的腕骨。豌豆骨背侧呈三角形，与腕关节横韧带相连，另外小指展肌亦止于该骨。豌豆骨是腕骨中最后一块骨化的腕骨，因此 12 岁以前很难通过 X 线检查发现其发生骨折。

豌豆骨骨折的常见原因为直接暴力，也可发生于腕关节极度背伸导致腕尺侧腕屈肌剧烈收缩，牵拉豌豆骨而发生撕裂性骨折。也有人认为豌豆骨骨折是由于长期反复牵拉，使骨骼血液供应受阻从而导致微骨折，当微骨折积累到一定程度后发生明显骨折。

在普通 X 线片上由于邻近腕骨的遮挡，豌豆骨显示不清，易造成豌豆骨骨折的漏诊。Lacey 和 Hodge 建议采用逆向腕关节旋后斜位 X 线片，可以清楚显示豌豆骨骨折 [64]。Fleege 等报道了 10 例豌豆骨骨折，只有 5 例可以通过腕关节后前位和侧位 X 线片诊断 [65]。豌豆骨冠状面骨折和斜行骨折在腕关节正、侧位 X 线片上可以显示，加拍腕管位 X 线片可以减少钩骨钩、豌豆骨骨折漏诊的概率。如果 X 线检查不能发现豌豆骨骨折，而豌豆骨部位疼痛明显，可以行腕关节 CT 检查。豌豆骨骨折漏诊后延迟处理可能导致骨折不愈合或延迟愈合，临床上表现为腕关节慢性疼痛、握力下降及腕关节运动范围丢失。

豌豆骨参与组成腕尺管（Guyon 管）的尺侧部分，腕尺管内有尺血管和尺神经通过。豌豆骨骨折可以由于移位骨片的卡压使尺神经麻痹。Matsunaga 等报道了 2 例豌豆骨骨折引起尺神经卡压的病例，诊断要点包括豌豆骨表面压痛，以及环、小指背侧感觉正常，而掌侧感觉麻木，严重者可以出现小鱼际肌、骨间肌及拇收肌萎缩，表现为第 2~5 指内收、外展受限，环、小指爪形手畸形，夹纸试验和 Froment 征阳性 [66]。

对于无移位豌豆骨骨折可行石膏外固定 4~6 周。粉碎性豌豆骨骨折易引起骨不连和尺神经卡压症状，建议早期手术切除，可以取得较好疗效。尤其适用于一些急于恢复锻炼的运动员。

豌豆骨切除术的方法是在豌豆骨掌侧表面做弧

形或“Z”形切口，切开皮肤、皮下组织，打开腕横韧带，暴露尺神经、尺血管并加以保护，将卡压在尺神经上的碎骨片予以切除。如果碎骨块与尺侧腕屈肌腱相连，则需将尺侧腕屈肌腱止点重建(图 6-28)。

五、大多角骨骨折

大多角骨骨折占腕骨骨折的 3%~5%[67]。由于大多角骨参与组成第 1 腕掌关节，其发生骨折后往往导致拇指运动异常而不易被漏诊。不确当的处理易导致持久的第 1 腕掌关节创伤性关节炎，临床表现为第 1 腕掌关节疼痛、拇指捏力和手握力下降。

单纯大多角骨骨折并不常见。McGuigan 和 Culp 通过多中心研究发现 11 例关节内骨折中有 3 例单纯性大多角骨骨折[68]。3 例患者中有 2 例由骑摩托发生交通事故引起，11 例患者中有 4 例合并第 1 掌骨基底部骨折，2 例合并桡骨远端骨折，1 例合并钩状骨骨折。

大多角骨骨折分为两种类型。Ⅰ型为骨折累及大多角骨掌侧边缘，并延伸至大多角骨体部。此型骨折的发生机制是患者跌倒时腕关节处于背伸位，大多角骨直接受到撞击所致，或者由于桡侧腕屈肌猛烈收缩，强力牵拉所致的撕裂性骨折。Ⅱ型为骨折位于大多角骨边缘的顶端。两种类型骨折的临床表现类似，由于骨折部位与桡侧腕屈肌腱止点相邻，因此在腕关节屈曲位时疼痛加重。

大多角骨体部骨折分为垂直型、水平型、桡背侧结节部骨折和粉碎性骨折。其发生机制为拇指受到外力时，经第 1 掌骨的轴向暴力向近侧直接撞击大多角骨导致体部骨折。也可由于跌倒时腕关节处于桡偏背伸位，大多角骨在第 1 掌骨和桡骨茎突的挤压下发生骨折。

无论大多角骨的哪个部位骨折，普通 X 线检查都易漏诊。后前位大多角骨与小多角骨及第 2 掌骨基底部的影像重叠，侧位片中与钩骨钩的影像重叠。为了清楚显示大多角骨体部，常常需要加拍 45° 斜位片，该体位摄片可以避免其他骨骼影像的重叠，能够观察到大多角骨的 4 个关节面。如果需要显示大多角骨掌侧缘，则需加拍腕管位片。若怀疑大多角骨骨折而普通 X 线片不能显示时，可以进行腕关

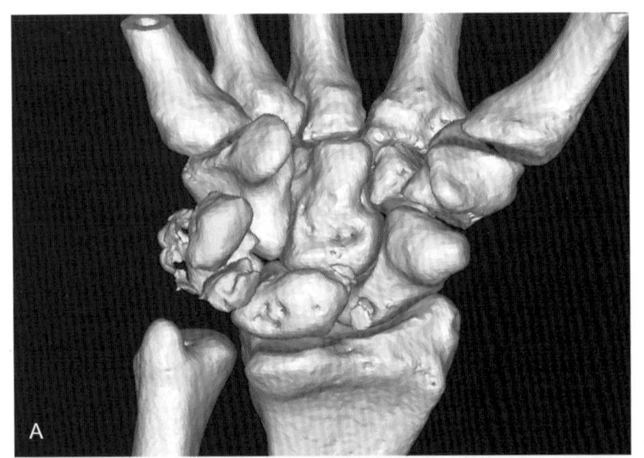

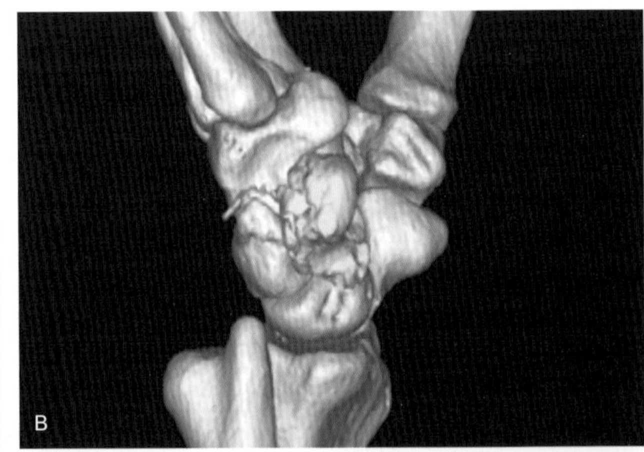

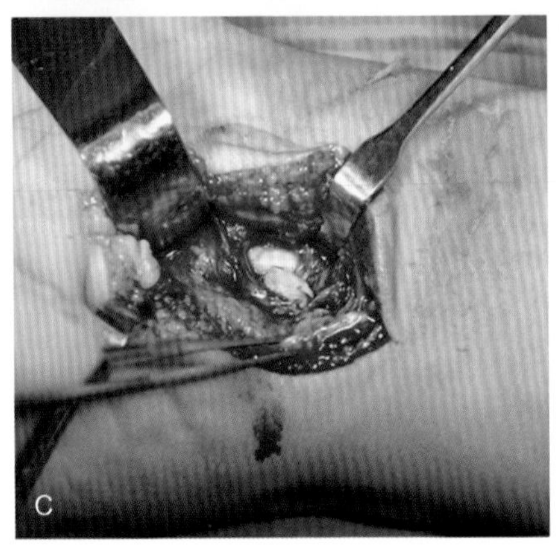

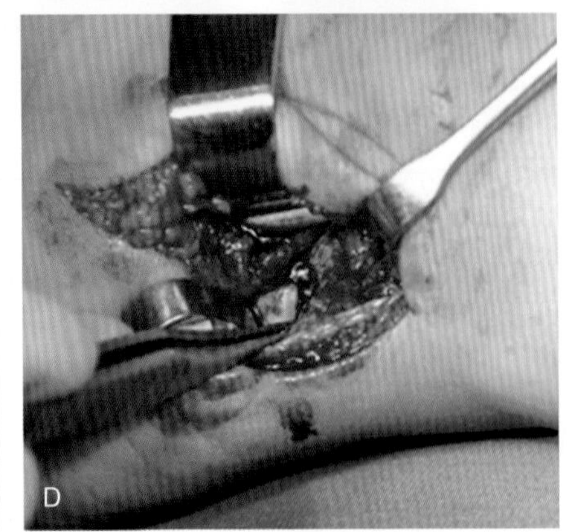

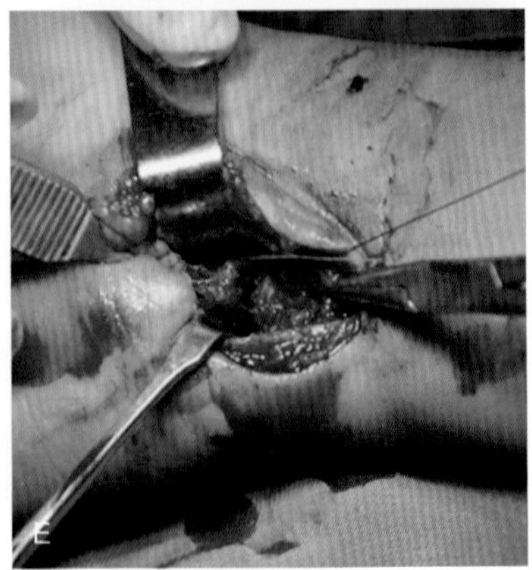

图 6-28　男性，21 岁，右豌豆骨体部骨折，明显翻转移位卡压尺神经，行切开复位缝合固定。A、B. 豌豆骨骨折情况的 CT 重建图；C、D. 右豌豆骨体部骨折明显移位卡压 R 神经；E. 行切开复位，缝合固定。

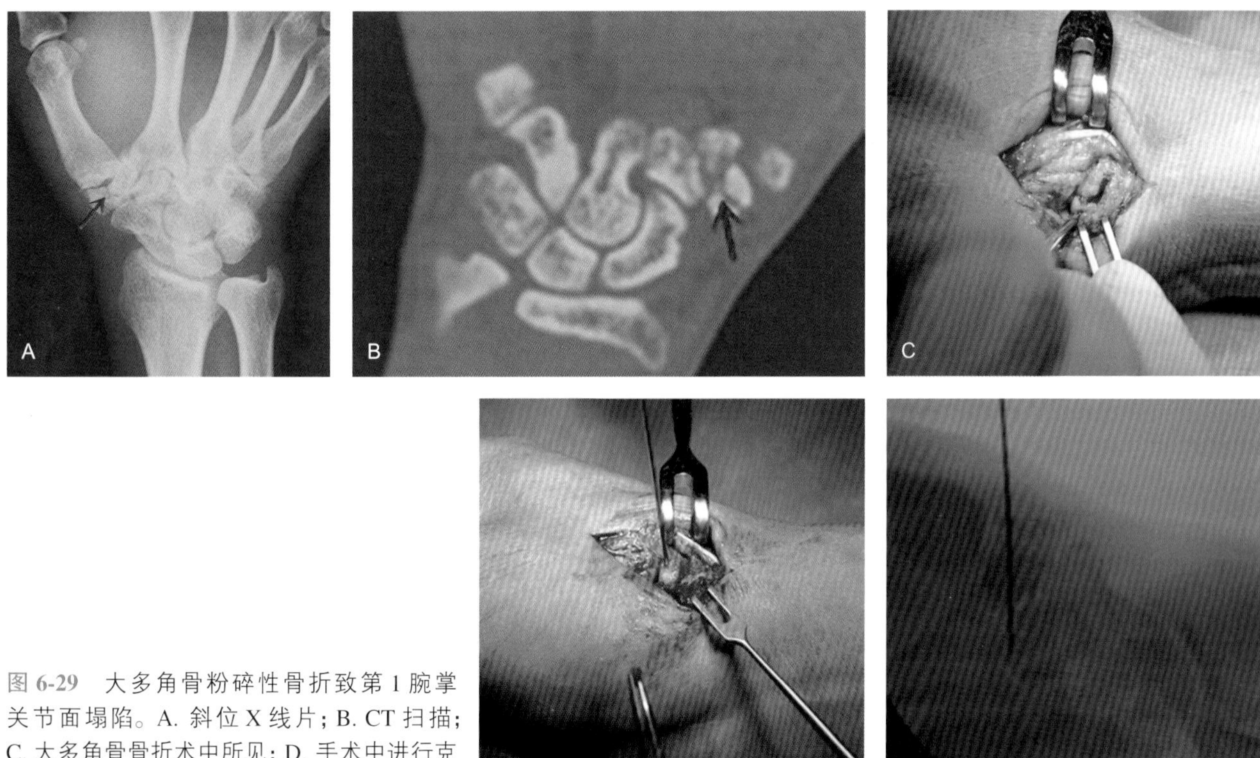

图 6-29　大多角骨粉碎性骨折致第 1 腕掌关节面塌陷。A. 斜位 X 线片；B. CT 扫描；C. 大多角骨骨折术中所见；D. 手术中进行克氏针固定情况；E. 透视见克氏针固定情况。

节 CT 检查，以明确诊断和决定治疗方案。

Ⅰ型大多角骨基底部骨折通常较Ⅱ型大多角骨尖部骨折容易愈合。对于大多角骨基底部骨折骨不连，可以将骨片予以摘除。对于合并严重第 1 腕掌关节创伤性关节炎的患者，也是采用切除大多角骨的方法，不需要进行第 1 掌骨悬吊手术。第 1 掌骨悬吊手术是一个不必要的手术。

对于大多角骨掌侧缘无移位骨折，可以应用短臂拇“人”形石膏固定 6 周；对于大多角骨体部无移位骨折亦可以应用短臂拇“人”形石膏固定 6 周。而对于大多角骨体部移位骨折，则建议手术治疗。手术方式为闭合复位经皮克氏针固定。对于闭合复位失败的病例，则需行切开复位内固定。手术入路可以为掌侧也可为背侧入路，依手术者对各种入路的熟练掌握程度和骨折位置来决定（图 6-29）。

对于大多角骨粉碎性骨折，应行切开复位内固定，以保持关节面平整；而对于严重粉碎性大多角骨骨折则可行大多角骨摘除术（图 6-30）。患者平卧于手术台，将患肢外展置于操作台，采用全身麻醉或臂丛阻滞麻醉。沿第 1 掌骨中段偏桡侧缘向近端延伸至大多角骨与舟骨相关节处，作纵弧形切口，长约 4 cm。切开皮肤、皮下组织，保护好桡神经浅支的分支，继续分离暴露大多角骨，摘除大多角骨

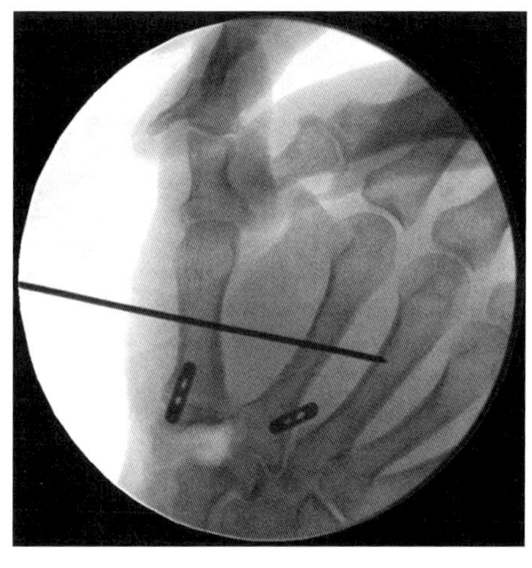

图 6-30　南通大学附属医院手外科对大多角粉碎性骨折患者行大多角骨摘除后襻钢板悬吊术的术后 X 线片。

的碎骨片。在“C”形臂 X 线机辅助下，于距第 1 掌骨基底部桡侧缘向第 2 掌骨近端倾斜打入导引针。导引针应位于第 1、2 掌骨间，导引针在第 2 掌骨的位置应处于近端 1/3 内。于第 2 掌骨导引针钻出处纵行切 2 cm 小切口暴露导引针。扩大开孔至 2.5 mm，植入襻钢板（Arthrex 公司生产），抽紧后在第 2、3 掌骨间打结固定襻钢板，使襻钢板的纵轴与掌骨的纵轴平行。止血后缝合切口。Shenouda 等报道使用 Arthrex 公司的襻钢板治疗大多角骨粉碎性骨折，患

者的腕部得到了好的功能，6周内患者恢就复了正常的活动度[69]。我科部分医师对无法修复的粉碎性大多角骨骨折采用大多角骨切除后襻钢板固定第1、第2掌骨治疗，也获得了相似的效果。但其他医师认为这是一个不需要的多余手术，因为单纯大多角骨摘除就能治疗该损伤，治疗效果是肯定的。

六、小多角骨骨折

小多角骨骨折在腕骨骨折中最少见，其发生机制为示指轴向暴力撞击小多角骨而成，往往合并第1腕掌关节和第2腕掌关节脱位。标准X线检查显示小多角骨骨折往往比较困难，第2掌骨应力位检查可以增加小多角骨骨折的检出率，需CT扫描和三维重建才能明确诊断。小多角骨骨折分为背侧撕裂骨折和小多角骨体部骨折。对于小的撕脱骨折及无移位的小多角骨骨折，通常行支具固定或石膏托外固定保守治疗4~6周即可，对于有移位或合并腕掌关节脱位的骨折需要进行切开复位固定处理。切除小多角骨碎骨片易导致第2腕掌关节不稳定，从而引发退变性关节炎，因此不主张施行该手术。小多角骨骨折的并发症包括骨折不愈合、创伤性关节炎。

有关小多角骨骨折长期疗效的随访报道很少，Blomquist等报道采用石膏外固定处理轻微移位小多角骨骨折取得很好疗效，对移位明显的小多角骨骨折行切开复位内固定术也同样取得很好的疗效[70]。

七、头状骨骨折

【发生率】 头状骨骨折比较少见，常合并其他腕骨骨折，尤以舟骨骨折多见，由于暴力的传导致第3、第4掌骨骨折合并腕掌关节脱位。单纯头状骨骨折非常少见，其发生率约占腕骨骨折的0.3%[71]。

以往文献关于头状骨骨折的报道并不多。1908年Harrigan首次报道了1例单纯头状骨骨折。1962年Adler和Shaftan报道了一组48例头状骨骨折病例，其中对16例患者进行了治疗，包括14例进行了外固定，2例进行了头状骨骨折块切除术，仅有8例术后得到了完整随访。8例中5例恢复良好，3例疗效差，遗憾的是以上随访研究资料收集不全，更没有关注头状骨骨不连的情况[72]。

自1962年到目前为止仅有25例单纯头状骨骨折的报道，研究均表明早期诊断非常重要，否则易发生缺血性骨坏死、骨不连及创伤性腕关节炎。单纯头状骨骨折发生率低的原因与其特殊解剖位置密切相关，头状骨位于腕中关节中央，因而受到其他腕骨和掌骨的保护，如第3、第4掌骨，钩状骨及近排的舟骨、月骨、三角骨的保护。由于头状骨周围有众多韧带相连，故发生小的撕裂骨折时往往症状、体征轻微，易被忽视。

【解剖特点】 Gelberman等解剖研究头状骨的血管分布和易发生缺血性坏死的关系[73]，发现头状骨背侧有2~4支营养血管供应其远端2/3，掌侧有1~3支营养血管供应其近端。头状骨发生骨折时容易引起掌背侧营养血管的破坏，进而引起头状骨缺血性坏死及骨不连。

【骨折分型】 头状骨骨折的发生机制有以下几种：①当患者摔倒时腕部处于极度过伸位撑地，头状骨撞击桡骨远端背侧缘发生骨折。②腕关节轴向压力致头状骨骨折。③直接暴力撞击致头状骨骨折。

头状骨骨折根据损伤部位分为以下类型：头状骨近端横行骨折、头状骨体部骨折、冠状面垂直骨折和半矢状面骨折。四种骨折类型中以头状骨横行骨折最为常见，常见于经舟骨经头状骨月骨周围脱位，Fenton称此类损伤为舟头骨折综合征。

【临床表现】 患者有明确的腕关节外伤史，患腕肿痛、活动受限，腕关节屈伸活动时疼痛明显加重。头状骨骨折易发生缺血性坏死，症状体征与月骨无菌性坏死类似，应注意与其鉴别。

【诊断依据】 根据患者外伤史结合腕关节正、侧位片及斜位片通常能够明确诊断头状骨骨折（图6-31）。诊疗过程中应注意无明显移位头状骨骨折，如果有腕关节疼痛症状可行腕关节功能位固定，定期复查X线片往往能够明确诊断。

【其他检查】 对于移位明显的头状骨骨折采用普通X线正、侧位片往往能够清楚显示（图6-31A、B），而无移位的头状骨骨折容易被漏诊。CT扫描及三维重建影像不仅有助于无移位头状骨骨折的诊断，而且对判断移位头状骨骨折的方向、骨折块大小及术前确定固定方式很有帮助。MRI检查不但可以显示骨折端，而且可以显示腕关节韧带损伤情况、早期发现头状骨有无缺血性骨坏死。有学者应用放射性核素锝99影像检查发现骨折断端有放射性核素浓集，阳性率高，但是有些炎症反应时也可见放射性核素浓集现象，应注意结合病史、体征进行鉴别诊断。

【治疗方法】 头状骨骨折的治疗分为保守治疗和手术治疗。对于无移位的头状骨骨折，可应用短臂拇“人”形石膏或支具固定6~8周。对于移位的头状骨骨折需进行解剖复位，以恢复腕关节正常运

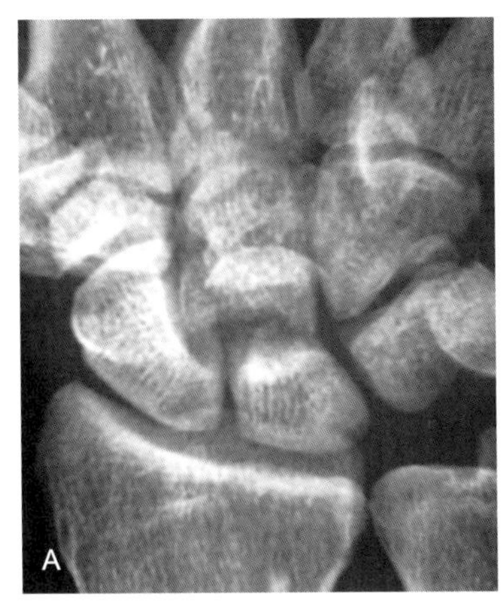

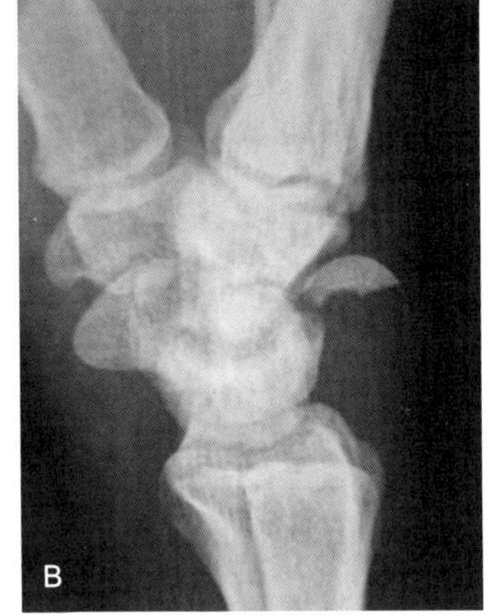

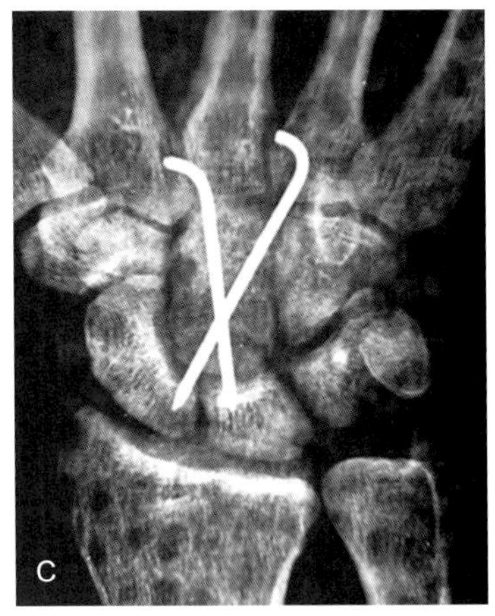

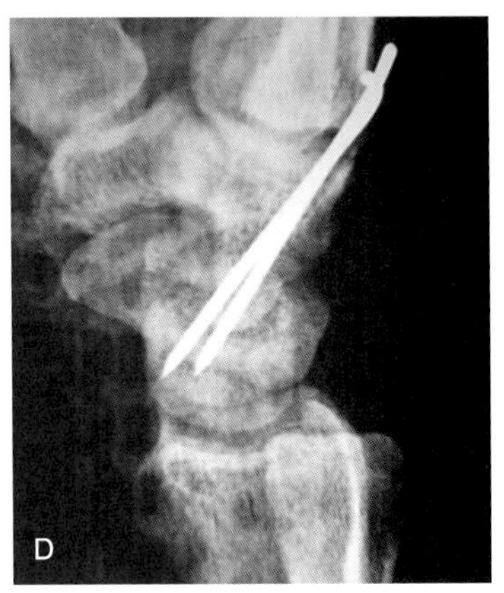

图 6-31　头状骨骨折的 X 线表现。A、B. 头状骨横行骨折正位片和侧位片；C、D. 头状骨骨折背侧入路切开复位交叉克氏针固定术后正位片和侧位片。

动（图 6-31C、D）。治疗的重点是恢复头舟骨的长度。对于合并经舟骨经头状骨月骨周围骨折脱位的患者也应行切开复位内固定。选用腕关节背侧第 3/4 伸肌腱间室入路暴露头状骨，必要时可以掌屈 180° 暴露头状骨。如果合并舟骨骨折复位固定困难时可加用操纵杆辅助复位，固定完成后注意腕骨间韧带（包括舟月骨间韧带、头月间韧带及月三角骨间韧带）的修复。Volk 等对移位头状骨骨折进行切开复位 Herbert 空心加压螺钉或克氏针固定取得了很好的疗效 [74]。

单纯头状骨骨折最常见的并发症是骨不连。有关单纯头状骨骨折缺血性坏死的文献报道很少，有关头状骨骨折发生创伤性关节炎的报道也很少，主要以舟头创伤性关节炎多见。如果发生头状骨坏死或骨不连，可以进行带血管蒂骨瓣移植（详见头状骨坏死章节）。

八、钩状骨骨折

【发生率】 单纯钩状骨骨折少见，仅占腕部骨折的 2%。文献报道的钩状骨骨折大约有 100 例。

【解剖和分类】 钩状骨自钩骨基底凸向小鱼际肌，故该部位易发生骨折。钩状骨骨折常见于棒球运动员、高尔夫运动员，直接暴力打击腕部是其主要发病原因。单纯钩状骨骨折分为钩骨钩骨折、钩骨体部骨折。钩骨钩骨折进一步可分为钩尖部骨折、钩腰部骨折、钩基底部骨折。然而钩骨钩骨折的治疗并不与分型完全挂钩 [75, 76]。钩骨体部骨折的发生率较钩骨钩骨折的发生率低。钩骨体部骨折分为近极骨折、内侧结节骨折、矢状斜背侧骨折和背侧冠状位骨折。

【临床表现】 临床上钩状骨骨折常表现为小鱼际肌近端疼痛不适，用力握拳时疼痛加重，体检时往往表现为钩骨体表投影处压痛。单纯腕钩骨撕裂骨折，保持小指于屈曲位可以减轻疼痛。因为钩骨钩部位参与组成腕尺侧管，所以钩状骨骨折块移位易压迫尺神经，可以有腕尺侧管综合征的表现。

【诊断依据】 钩状骨骨折患者常有明确的外伤史，且常有小鱼际肌基底部疼痛、肿胀，畸形和活动受限不明显。可合并尺神经支配的环小指区域麻木及握力下降，用力握拳时疼痛加重。抗阻屈腕时疼痛加重或腕关节尺偏疼痛加重而桡偏时疼痛减轻，有以上表现可进一步证实钩状骨骨折。

【其他检查】 腕关节正位片由于钩骨体部的遮挡使得钩骨钩骨折不能显示。腕管位和腕关节旋后斜位片检查可以增加钩骨钩骨折的检出率。腕关节

CT 扫描及三维重建影像可以清楚显示钩状骨骨折。

【治疗方法】

1. 钩骨钩不同部位的骨折 处理方式类似。对于移位不明显的骨折可以应用短臂石膏固定，不幸的是骨折愈合率只有约 50%，而钩骨钩尖部及腰部骨折的愈合率更低。其主要原因是钩骨钩部位血供较差，为降低骨折不愈合率，石膏固定时间应适当延长。钩骨钩骨折的常见并发症包括骨折不愈合、尺神经麻痹及指深屈肌腱损伤，因此早期诊断及合理处理显得尤为重要。

2. 钩骨体部骨折 对于无明显移位的钩骨体部骨折，可以应用短臂石膏托外固定 4~6 周。移位钩骨体部骨折常常累及第 4、第 5 腕掌关节，往往需要切开复位内固定。固定的材料可以选择克氏针、空心加压螺钉或微型钢板。Wharton 等报道了对无移位钩骨体部骨折行石膏外固定可以取得良好疗效，然而对于移位明显的钩骨体部骨折，笔者还是建议进行切开复位内固定[77]。其他研究表明钩骨体部骨折合并周围软组织损伤也会影响治疗效果，因此在处理该部位骨折时也应注意周围软组织的修复[78]（图 6-32）。

3. 掌骨 – 钩状骨关节损伤 钩状骨骨折常合并周围骨折脱位，最常见的为掌骨 – 钩状骨关节损伤。部永斌等根据钩状骨关节损伤情况将钩状骨 – 掌骨关节损伤分为 4 型，再根据是否合并掌骨基底脱位，伴或不伴骨折分为 2 个亚型[79]。具体分型如下。

Ⅰa 型：仅有腕掌关节韧带损伤，钩状骨无骨折，表现为第 4 和（或）第 5 掌骨基底脱位或半脱位。

Ⅰb 型：钩状骨无骨折，第 4 和（或）第 5 掌骨基底脱位或半脱位，同时伴骨折。

Ⅱa 型：钩状骨背侧撕脱性骨折，第 4 和（或）第 5 掌骨基底脱位或半脱位。

Ⅱb 型：钩状骨背侧撕脱性骨折，第 4 和（或）第 5 掌骨基底脱位或半脱位，同时伴骨折。

Ⅲa 型：钩状骨背侧粉碎性骨折，第 4 和（或）第 5 掌骨基底脱位或半脱位。

Ⅲb 型：钩状骨背侧粉碎性骨折，第 4 和（或）第 5 掌骨基底脱位或半脱位，同时伴骨折。

Ⅳa 型：钩状骨冠状面劈裂骨折，第 4 和（或）第 5 掌骨基底脱位或半脱位。

Ⅳb 型：钩状骨冠状面劈裂骨折，第 4 和（或）第 5 掌骨基底脱位或半脱位，同时伴骨折。

钩状骨 – 掌骨损伤的处理原则：Ⅰa 型相对稳定，可行闭合复位石膏外固定或经皮克氏针内固定治疗；Ⅱa 型和Ⅲa 型相对不稳定，闭合复位后易发生再移位，多采用闭合复位经皮克氏针固定；Ⅳ型为不稳定骨折，需手术治疗。对于所有类型中的 b 型损伤，因合并掌骨基底部关节内骨折，不管是否合并钩状骨骨折均应行切开复位内固定术。另外，超过 3 周的陈旧损伤，同样需行切开复位内固定。

九、桡腕关节脱位

Dumontier 等将桡腕关节脱位分为两型[80]。Ⅰ型为单纯桡腕关节脱位，不伴有桡骨远端骨折。Ⅱ型为桡腕关节脱位伴有掌侧桡舟及桡舟头韧带止点的桡骨茎突撕脱骨折。其中Ⅰ型桡腕关节脱位非常少见，多发生于年轻患者，由巨大腕部剪切和旋转暴力导致，往往同时并发神经、血管及肌腱的损伤。

桡腕关节脱位复位比较容易，但需要应用交叉克氏针维持固定。Ⅱ型桡腕关节脱位较常见，由于发生了桡骨茎突骨折，故掌侧桡舟及桡舟头韧带完好，复位后将桡骨茎突骨折予以解剖复位及固定，预后常较好。

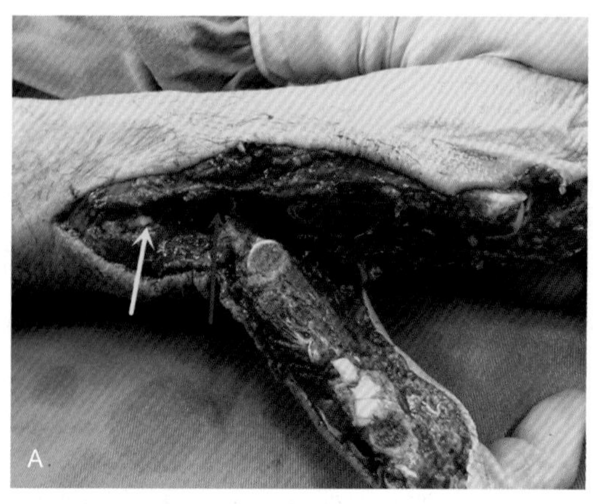

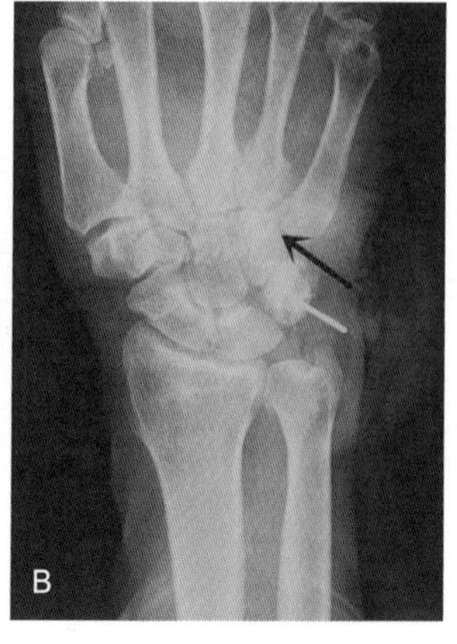

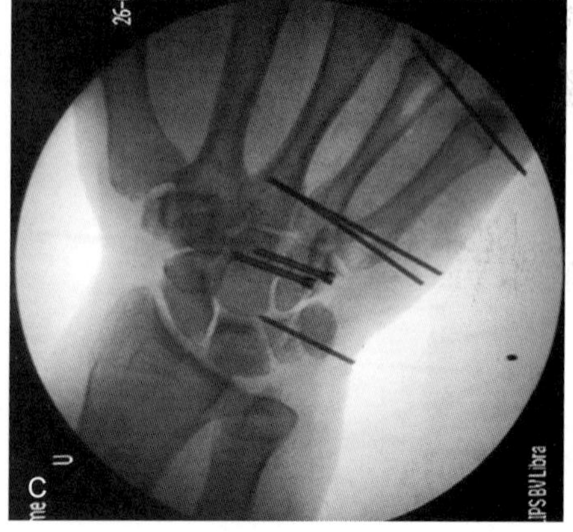

图 6-32 男性，70 岁，因电锯纵行锯伤左手尺侧，致三角骨（A、B 中黄箭头所示）、钩状骨（A、B 中红箭头所示）劈裂骨折合并腕掌关节开放性脱位。A. 术前外观；B. 术前 X 线正位片；C. 骨折及关节脱位复位术后 X 线表现。

第四节 腕骨坏死

一、舟骨缺血性坏死（Preiser 病）

【病因与解剖】 1910 年 Preiser 首先描述了 5 例舟骨缺血性坏死，其中 3 例继发于舟骨骨折。目前 Preiser 病是指没有发生过舟骨骨折的舟骨缺血性坏死，该定义明确将舟骨骨折发生骨坏死排除在外。对于舟骨缺血性坏死的确切病因尚未阐明，多数学者认为与舟骨血供障碍密切相关 [81-84]。腕舟骨的营养血管主要由两个部分组成：一支经舟骨结节部位进入舟骨，一支经背外侧中部进入舟骨。舟骨外周大部分为软骨面，没有骨膜附着。舟骨骨坏死的发生一般认为与舟骨背侧血管损伤及舟骨慢性积累性损伤有关。关于舟骨营养血管的损伤机制仍在探讨之中，但有研究表明腕关节处于屈曲位可能增加舟骨背侧压力，从而影响背侧血管进入舟骨内的血供 [85]。

【临床表现】 舟骨骨坏死起病缓慢，早期可表现为腕关节桡侧胀痛、乏力，活动时加重，休息能缓解。随着病情进展，腕关节可出现肿胀，腕关节活动范围受限，握力下降。女性患者通常易发生于优势手。重体力劳动者、肥胖、吸烟、结缔组织疾病、长期过量饮酒的人群发病率较高。

【影像学检查】 1994 年 Herbert 和 Lanzetta 根据舟骨缺血性坏死的 X 线表现和 MRI 表现进行了分期：Ⅰ期，普通 X 线片无明显异常，MRI 检查舟骨 T2 加权像上呈现高信号；Ⅱ期，普通 X 线片表现为舟骨近极骨密度降低（图 6-33）；Ⅲ期，舟骨近

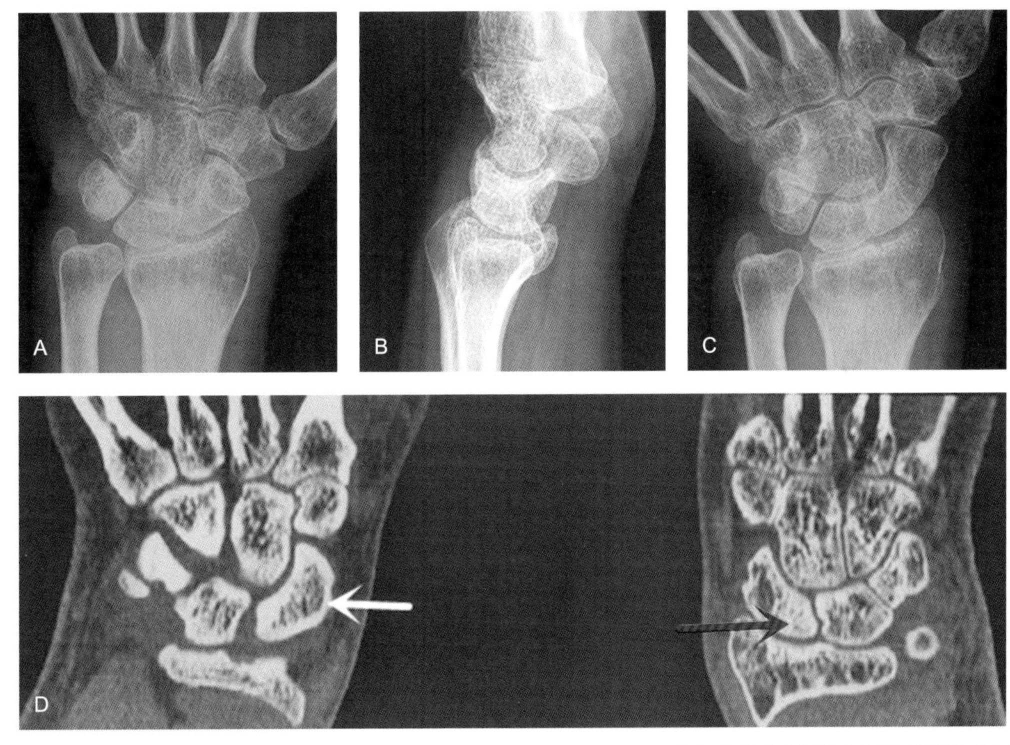

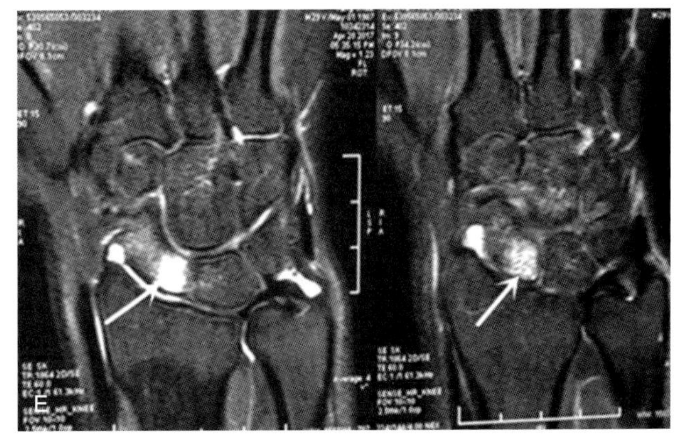

图 6-33 男性，30 岁，左腕舟骨缺血性坏死（Ⅱ期）。A~C. 腕关节正、侧位片及舟骨放大位片上舟骨未见明显异常；D. 冠状位 CT 扫描见左腕舟骨近极密度增高（白箭头所示为右侧舟骨，红箭头所示为患侧舟骨）；E. MRI 检查 T2 加权像上显示舟骨近极高信号改变。

极塌陷，可合并病理性骨折；Ⅳ期，腕骨塌陷进一步加重，合并腕关节退变性关节炎[86]。Kalainov等近来根据舟骨缺血性坏死的MRI影像表现将Preiser病分为两型：Ⅰ型，舟骨弥漫性血管改变，比例高达100%；Ⅱ型舟骨血管改变介于33%~66%[87]。

【治疗方法】舟骨缺血性坏死的治疗依据其分期而选择不同的治疗方法，对于Ⅰ期舟骨无菌性坏死通常采用保守治疗，包括腕关节制动、避免重体力劳动、治疗原发疾病（减肥、禁烟及积极治疗结缔组织疾病）。但是，舟骨缺血性坏死起初起病隐匿，患者就诊时已达Ⅱ期。对于Ⅱ期及以上舟骨缺血性坏死往往需要手术治疗。早期舟骨缺血性坏死的手术方法主要集中在如何改善舟骨血供和减少舟骨承受应力；晚期舟骨缺血性坏死的手术方法以近排腕骨切除和腕关节融合为主，常用带血管蒂骨瓣移植方法治疗。

1. 手术适应证　手术方式的选择必须依据X线表现而决定，带血管蒂骨瓣移植适用于舟骨坏死Herbert分期为Ⅰ期和Ⅱ期的患者，对于年龄没有严格限制。也就是说，对舟骨表面软骨保持完整、桡腕关节未发生退变性关节炎者就可以进行带血管蒂骨瓣移植重建舟骨血运。如果已经发生桡腕关节退变性关节炎，手术方式应选择舟骨切除和四角融合或近排腕骨切除[86, 87]。

2. 手术禁忌证　对于既往腕关节背侧施行过手术，局部血管可能已被破坏者，则不能切取桡骨远端背侧带血管蒂骨瓣移植。患者有动脉粥样硬化病史、肥胖以及嗜烟者不宜施行此类手术。

3. 手术方式　桡骨远端背侧带血管蒂骨瓣移植为常用方法。以第1、2伸肌腱间室血管为蒂骨瓣移植的具体操作见舟骨骨折骨不连章节。以第2、3伸肌室间支持带上动脉（2，3 ICSRA）为血管蒂骨瓣移植的具体操作也见舟骨骨折骨不连章节。还可选用游离股骨内侧髁骨瓣移植，具体操作仍见舟骨骨折骨不连章节（图6-34）。

4. 手术并发症　手术过程中必须操作细致精准，

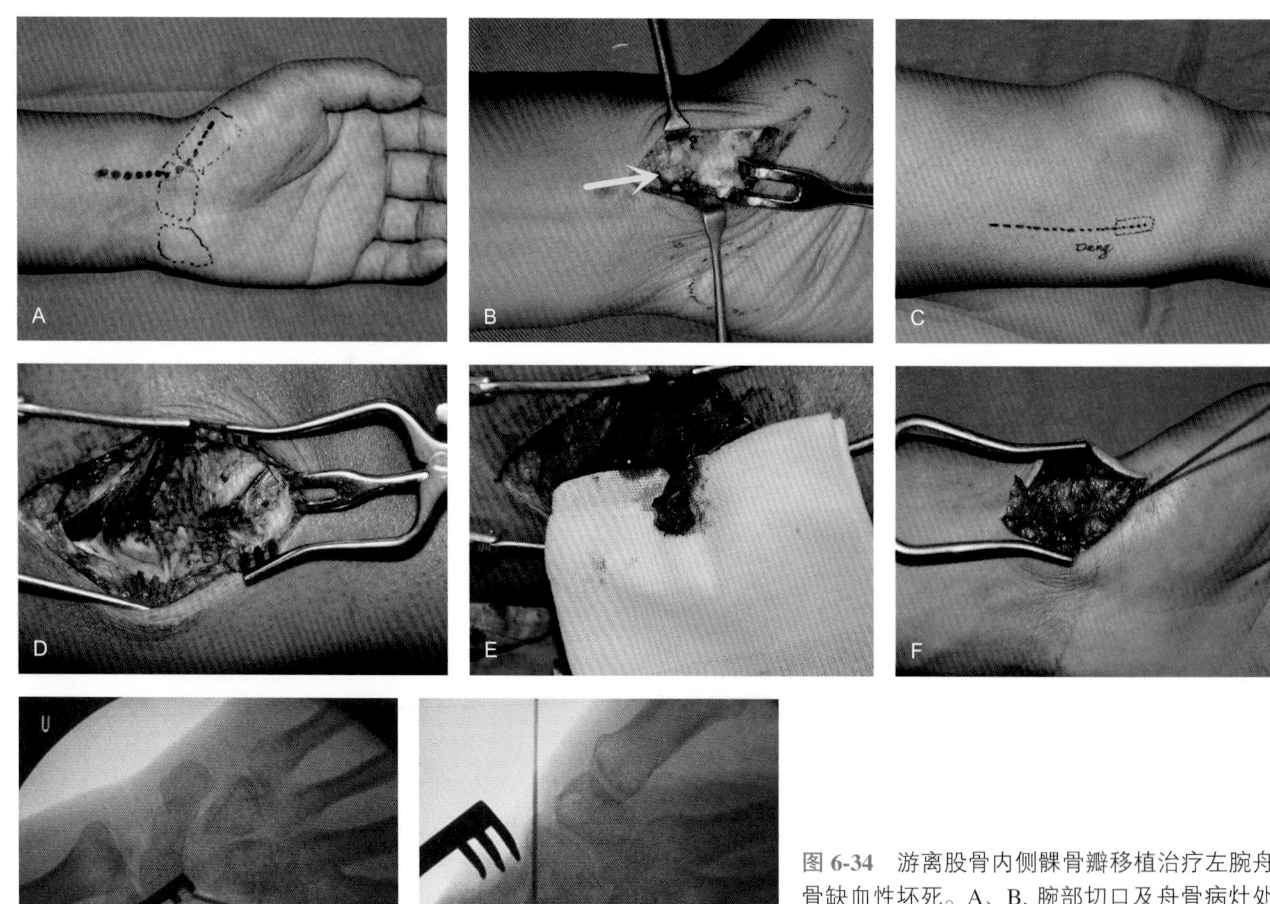

图6-34　游离股骨内侧髁骨瓣移植治疗左腕舟骨缺血性坏死。A、B. 腕部切口及舟骨病灶处所开骨槽（黄色箭头所示）；C. 股骨内髁骨瓣血管蒂体表投影；D. 膝降动脉及其分支走行分布情况；E~H. 骨瓣自供区切取及移植至受区固定的情况。

以免损伤骨瓣的血管蒂，术中如果发现第 1、2 伸肌腱间室血管蒂变异或受到损伤，则改行第 2、3 伸肌腱间室血管蒂骨瓣移植。另外，术中还需防止舟骨翻转移位，以免血管蒂部发生扭转。术后应注意血管蒂部不受压。骨瓣移植至舟骨骨槽后应注意固定牢靠，可以应用细克氏针固定，术后腕关节给予石膏外固定或用外固定支架固定，固定至骨瓣受区 X 线片显示愈合。带血管蒂局部骨瓣移植的远期并发症包括腕关节运动范围减少、舟骨坏死进一步加重。临床表现为患侧腕关节疼痛加重、握力下降，X 线表现为舟骨进一步坏死塌陷、桡腕关节发生退变性关节炎。此时应行坏死塌陷的舟骨摘除和四角融合术，或者行近排腕骨切除甚至全腕关节融合术。

5. 手术疗效分析　Moran 等在 1993—2003 年间共收治 8 例 Preiser 病患者，术前行 MRI 检查证实舟骨发生无菌性坏死。本组病例患者的平均年龄 40 岁（31~61 岁），术后平均随访 36 个月，随访内容包括腕关节运动范围、握力、疼痛评分及 Mayo 腕关节评分，所有患者接受了桡骨远端带血管骨瓣移植手术治疗。随访结果为患侧腕关节运动范围是健侧的 55%，握力明显提高，腕关节疼痛得到明显缓解，Mayo 腕关节评分平均 68 分，1 例患者评分达到优，1 例良好，5 例达到可，1 例为差。对 1 例效果差的患者再次施行了近排腕骨切除术[88]。

二、月骨无菌性坏死

1843 年 Peste 在尸体解剖中描述了月骨塌陷，且认为由创伤性骨折造成。1910 年，在奥地利影像医生 Kienböck 发表了经典的 X 线征象改变和有关月骨软化症临床症状的文章后，才有了月骨塌陷的临床诊断，因此又将本病命名为 Kienböck 病。Kienböck 病是一种渐进性加重的疾病，通常会导致腕部慢性疼痛和功能丧失，目前仍然是手外科的一个难题。

【病因】 至今具体的病因还未十分清楚，但导致该病的根本原因是各种因素引起月骨的血液供应中断或静脉回流受阻，使月骨骨内压升高。在掌侧桡、尺动脉和骨间前动脉掌侧支构成 3 条横行动脉弓供应月骨，在背侧桡、尺动脉和骨间前动脉背侧支构成的 3 条动脉弓中仅近端 2 条动脉弓（桡腕及腕中关节水平）供应月骨。月骨的掌侧血供恒定而背侧血供不恒定。74%~100% 的月骨其掌、背侧均有供血，但仍有约 8% 的月骨单由掌侧供血（图 6-35）。掌、背侧双重供血的月骨按照其血管进入的形式和骨内血管的吻合形式将其分为 3 型：I 型为掌、背侧单一血管吻合，约占 31%；Y 型为 3 条血管吻合，约占 59%；X 型为 4 条血管吻合，约占 10%。单一血管或仅一面接受血液供应的月骨发生坏死的危险性最大，约占 20%。月骨无菌性坏死与以下几种因素有关。

1. 创伤　多见于慢性疲劳性损伤，如长期从事机械手工操作者患病率较高，比如使用电钻和冲击钻。其次是腕部扭伤或挫伤或月骨脱位，月骨脱位会导致月骨周围韧带损伤而影响进入月骨的血供。

2. 解剖结构异常

（1）尺骨变异：1928 年，Hulten 报道月骨无菌性坏死与尺骨负变异相关。尺骨负变异使月骨失去尺侧的保护性支持，月骨发生应力性骨折，导致月骨血液循环障碍，发生月骨缺血性坏死。Gelberman 等也发现尺骨负变异和月骨坏死显著相关。但 1961 年 Minagawa 等报道分析了 87 例月骨无菌性坏死病例，仅 17% 的患者为尺骨负变异，对尺骨负变异和月骨无菌性坏死的相关性提出了质疑。之后 D’Hoore 等通过对正常腕关节和月骨无菌性坏死患者的对比，发现尺骨变异与月骨无菌性坏死并无显著的统计学相关性。Nakamura 等回顾了日本人群中

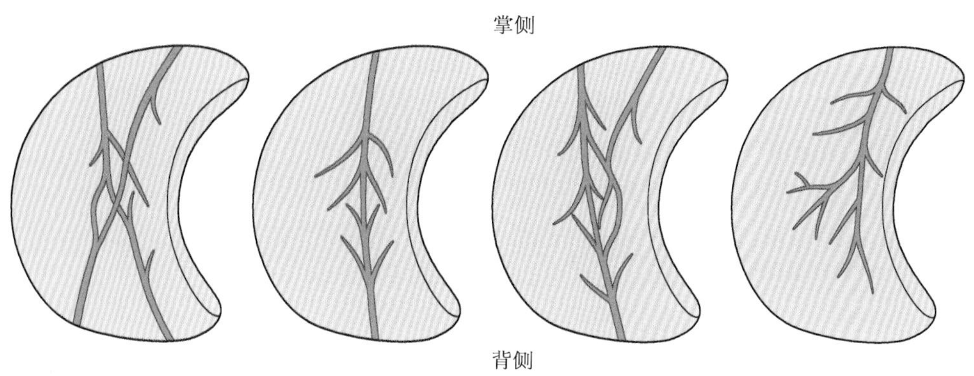

图 6-35　月骨血供示意图，由左向右分别为 X 型、I 型、Y 型和单一掌侧型。

的月骨无菌性坏死患者，发现正常人群与月骨无菌性坏死患者中尺骨负变异的发生率是一样的。

(2) 桡骨远端尺倾角变异：尺倾角加大时月骨应力增加，易发生月骨缺血性坏死。

(3) 月骨位置形态变异。

3. 其他 Kienböck 病的发生与一些疾病的发生相关，如败血性栓子、镰刀形红细胞贫血病、痛风、腕骨融合和脑瘫，有时也发生在使用类固醇激素之后。

【临床表现和诊断】 目前主要依靠患者病史、临床症状、X 线平片、CT 和 MRI 等，并按照 Lichtman 分期进行诊断与治疗。Kienböck 病多发生在 20~40 岁的男性。它极少同时双侧发生，患者通常有腕部外伤史。患者就诊前常有数月甚至一年以上腕背月骨区的慢性疼痛伴腕关节活动受限。一些患者的影像学检查发现骨质破坏非常严重但却没有症状，然而大部分人有逐渐增强的滑膜反应，腕关节活动受限、肿胀，活动后甚至在休息时也感觉疼痛。体检时可有腕背部轻度肿胀，腕中部掌、背侧局限性压痛，腕关节活动幅度受限，以背伸活动受限更明显。在腕关节位于中立位、掌指关节与指间关节屈曲位，沿第 3 掌骨纵向叩击，出现腕中部疼痛，手握力减弱。

X 线检查为常规检查，CT 检查可早期发现常规 X 线片不能发现的月骨微小骨折、骨密度不均匀或小的软骨下骨囊性变等异常改变。MRI 在 T1 加权和 T2 加权像出现局部信号缺失，或整个月骨的信号缺失。在 T2 加权像出现正常信号或信号增强，表明月骨缺血坏死处于早期阶段，预后良好。Schiltenwolf 对 49 例有典型临床表现，但常规 X 线检查正常的患者进行了 MRI 检查，认为 T2 加权像是早期诊断月骨缺血性坏死的有效方法之一[89]。

Lichtman 依据 Kienböck 病的 X 线表现将该疾病分为 4 期（表 6-4）。通过 MRI 观察注射造影剂后月骨血供的变化又提出了 Schmitt 分型：Ⅰ型为月骨信号均匀增强，表明骨髓水肿，灌注完整；Ⅱ型为月骨增强区域信号不均一，月骨远端有活力，近端坏死；Ⅲ型为没有对比增强信号，月骨完全坏死。

由于影像学检查很难评估关节面的情况，近几年随着腕关节镜技术的发展提出了 Bain-Begg 分型。它根据中央柱非功能关节面的位置和数量进行分级：0 级为没有非功能关节面；Ⅰ级为月骨近端关节面为非功能关节面；ⅡA 级为月骨近端关节面和月骨窝；ⅡB 为月骨近端和远端关节面；Ⅲ级为月骨近、远端关节面和月骨窝关节面；Ⅳ级为在Ⅲ级的基础上增加了头状骨近端关节面。

表 6-4 Kienböck 病的 Lichtman 分期

分期	X 线表现
Ⅰ	X 线表现正常，可能出现线样骨折。MRI 和骨扫描阳性
Ⅱ	出现月骨硬化，可见多发骨折线
Ⅲ A	月骨碎裂或塌陷，但腕骨高度仍保持
Ⅲ B	月骨碎裂或塌陷合并头状骨近端移位，舟骨掌侧旋转半脱位
Ⅳ	出现桡腕和（或）腕中关节炎

【治疗方法】

1. 保守治疗 对月骨无菌性坏死的治疗一直存在较多争议，但一致认为Ⅰ期的患者只需要非手术治疗。方法是减少负重、用护腕、改变工作劳动习惯。对于即使是Ⅱ ~ Ⅲ患者，有部分学者仍主张保守治疗，即采用石膏管型固定 4 个月至半年，每个月 X 线复查腕关节，以便发现月骨病变是否进一步发展。Keith 等对采用保守疗法的Ⅰ ~ Ⅳ期的 33 例月骨无菌性坏死病例进行疗效分析，发现患腕活动范围下降，特别是腕关节的屈曲功能与疾病的发展呈正相关，而且在Ⅱ期发展到Ⅳ期过程中手的握力下降 40%，同时出现肩关节、上臂、手功能的下降[90]；X 线显示月骨的病变过程与 Lichtman 分期一致，石膏管型的固定不能阻止病变的发展。Salmon 等通过对 18 例Ⅱ、Ⅲ期病例保守治疗效果的观察，发现Ⅲ期患者月骨病变发展迅速，保守治疗无效[91]。我们建议仅对 Lichtman Ⅰ期患者进行保守治疗。

2. 手术治疗 手术适合于Ⅱ期和以上的患者。月骨无菌性坏死的手术方法有很多，包括：①血运重建方法。②桡尺骨均衡术。③改善应力手术。④月骨替代术。⑤关节成形术。⑥其他手术，如单纯月骨摘除术、桡腕关节融合术等（表 6-5）。

对于Ⅱ期及Ⅲ A 期患者的治疗，多数的研究均采用改善月骨应力的手术和骨瓣移植重建血供的手术，可取得较满意的疗效。对于尺骨负变异的患者，多采用桡骨短缩术和尺骨延长术，但由于尺骨延长术操作复杂，需取骨移植，应用较少。对于尺骨负变异或中立的患者，多采用骨瓣移植重建血供手术，也有采用桡骨楔形截骨、桡骨中心减压、舟大小多

表 6-5　Kienböck 病的常用治疗方法

Lichtman 分期	治疗方法
Ⅰ	腕关节支具固定 6~8 周或经常使用软的护腕
Ⅱ、Ⅲ A	桡骨短缩或尺骨延长（尺骨负变异） 桡骨楔形截骨 带血管蒂的骨瓣移植 桡骨中心减压 头状骨短缩 局限性腕关节融合（舟大小多角骨融合、舟头融合等）
Ⅲ B	近排腕管切除 月骨近端关节面重建（游离股骨内侧滑车骨软骨瓣） 舟大小多角骨或舟头融合 ± 月骨切除
Ⅳ	近排腕骨切除 全腕关节融合 腕关节置换 舟大小多角骨或舟头融合 ± 月骨切除 去神经化手术

角骨关节穿针固定、头状骨短缩术取得满意效果的报道[92]。桡骨远端中心减压术可缓解疼痛和终止疾病进展。舟大小多角骨关节穿针固定术可被单独使用，也可作为血供重建手术（可利用第 2 或第 3 掌骨背动脉和静脉）的辅助术式。

局限性腕骨融合术虽然也有人应用，但因其并发症和对腕关节活动度的影响，故很少被单独应用，有文献报道头状骨短缩联合头钩关节融合可得到满意的效果[93]。因为单纯在坏死月骨钻孔和植骨难以有效改善血运，使得各种骨瓣移植重建血供手术得到广泛应用，取得了较好的效果，包括带腕背血管支的桡骨骨瓣移植和游离股骨髁骨瓣移植等[94, 95]。腕关节镜是治疗月骨无菌性坏死的微创方式，降低了并发症发生率，并可处理滑膜病变。常用的腕关节镜月骨减压术适用于月骨完整（Lichtman 分期 Ⅰ或Ⅱ期）和关节面完整的患者，详细内容见腕关节镜章节。

Ⅲ B 期和Ⅳ期 Kienböck 病的组织病理学改变为较广泛的骨坏死、月骨碎裂和塌陷，继而出现腕关节全面的退行性改变。这使得以挽救月骨为目的的治疗方案难以实施。针对此类患者，手术包括月骨摘除、假体置换、腕内关节融合和近排腕骨切除等。其中单独月骨切除和月骨切除后硅胶假体置换、自体肌腱填塞、金属球置入、豌豆骨移植的效果较差或报

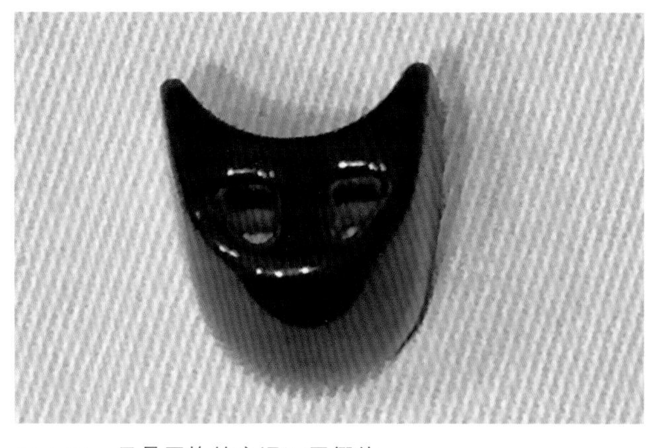

图 6-36　月骨置换的高温石墨假体。

道效果差异较大，现已不采用。高温石墨假体置换，虽然报道有较好的短期效果（图 6-36），但长期效果尚待进一步验证[96, 97]。因为 Kienböck 病的患者多为青壮年，故全腕关节成形术并不广泛适用。腕关节内的融合术采用较多的包括头钩融合术、舟头融合术等[98-107]，但由于对其并发症和长期效果的比较研究，现多采用舟头融合术。近排腕骨切除术的早期疗效较好，但晚期会出现关节不稳和疼痛。目前通过腕关节镜技术也可施行腕骨间融合术和近排腕骨切除术，减少了并发症的发生，具体内容见腕关节镜章节。腕关节融合术在保持腕关节稳定和缓解疼痛方面的疗效肯定，适合于以上治疗无效的病例。近几年有月骨部分切除加游离股骨内侧隆起骨软骨瓣重建月骨血供的报道，取得了满意的效果[108]。

除了以上治疗方法外，还有一些对症疗法，如神经关节支切断术，可单独应用或作为其他术式的辅助术式。此手术不仅能减轻腕关节疼痛，而且可基本保持腕关节的活动度和握力。但由于腕关节失去了疼痛机制的保护，骨性关节炎的发生和进展较快。

（1）桡骨短缩术：桡骨短缩术是 Almquist 等基于 Hulten 的尺骨负变异理论设计的，在桡骨远端关节面近侧短缩桡骨后应用加压钢板固定。主要适用于Ⅱ期和Ⅲ A 期患者，合并尺骨负变异。桡骨短缩术是一种良好的手术方法，尽管 X 线的改变并不突出，但坏死月骨的内在结构及囊性变却随着时间的变化有所改善，同时该术式可以延缓发生骨关节炎及腕关节塌陷。

在桡侧腕屈肌腱的桡侧边缘取 8~10 cm 的纵行切口。切开皮肤和皮下组织后于桡侧腕屈肌腱和桡动脉的间隙进入，将肌腱包括拇长屈肌腱牵向尺侧。自桡侧分离旋前方肌，暴露桡骨远端。首先将接骨板（必要时进行预弯）放入切口内，在桡骨远端干

骺端的近端设计桡骨干的截骨平面，使接骨板的远端距桡骨远端分水岭 2~3 mm。去除骨量的多少可在后前位片上测量，避免截骨量不足导致效果改善不明显或截骨过量导致尺骨正变异。截骨时可使用特定截骨模具和加压模块的接骨板快捷实现，也可使用加压接骨板固定和接骨板外放置加压螺钉实现。使用前臂短缩接骨板，首先放在桡骨标记近端两个螺孔的位置。移出接骨板后放置截骨模具，使得截骨模具的近端孔与桡骨标记的相应螺孔对齐，钻孔，向桡骨拧入螺钉固定，然后在截骨模具的远端螺孔钻孔，拧入螺钉固定。在截骨模具上使用不同的插槽进行截骨。近端插槽 1、2 截骨可产生 3.5 mm 桡骨短缩，2、3 截骨产生 4.9 mm 短缩，1、3 截骨产生 7.4 mm 短缩。截骨完成后，去除截骨薄片，移除截骨模具，放置短缩接骨板，拧入近端两个螺孔的螺钉。将加压模块的近端孔通过接骨板近端第 3 个孔和桡骨打孔固定，并将加压模块的远端孔通过接骨板的滑动孔用电钻打孔，拧入螺钉，不能拧太紧，以免影响加压模块滑动。通过收紧加压模块纵行的收紧螺杆，牵拉桡骨，使得桡骨截骨线对齐，无明显间隙。滑动孔内斜形打孔，拧入拉力钉对截骨线进行辅助加压。通过对短缩接骨板的远端两孔用电钻打孔，拧入螺钉固定。移除加压模块，在短缩接骨板的第 3、4 孔拧入螺钉。尺骨的变异、接骨板和螺钉的位置可通过 X 线透视检查确定。对于桡骨短缩，也可使用更靠远端的干骺端截骨，愈合率更高，但截骨处加压较困难。背侧接骨板因为位置表浅易干扰伸肌腱而较少被应用。

(2) 尺骨延长术：尺骨延长术最早由 Persson 等于 1945 年报道，手术方法是将尺骨延长 2.5 mm，但以不影响腕关节尺偏为限，该手术可能会产生骨不连。手术适应证同桡骨短缩术。尺骨延长术在缓解腕关节疼痛、提高手的握力方面具有明显疗效，但腕关节的活动度会下降。X 线检查显示该术式虽然不能恢复月骨的形态，但的确可以阻断月骨病变的进程，从而阻止腕关节塌陷及退化性关节炎的发生；但是延长的尺骨可能使患者出现尺腕骨撞击综合征。手术方法为首先在后前位 X 线片上测量尺骨负变异的高度。于尺骨颈外侧缘沿尺骨嵴向近端作 10~12 cm 的纵行切口。选择尺骨远端 1/3 处截骨，以避免尺骨延长受到骨间膜的限制。将 6 孔接骨板放置于尺骨，在接骨板中心区域的尺骨上做标记。移除接骨板，以标记点为中心向远、近端松解骨间膜各 1 cm。垂直于尺骨截骨，截断尺骨横断面的 3/4，再次放置接骨板，于远、近端拧入螺钉，并不收紧，允许其在滑动孔滑动。安全截断尺骨并将骨刀插入，楔形撑开截骨面并放入颈椎锥板撑开器。取髂骨置入缺损处以延长尺骨，收紧螺钉。

(3) 月骨血运重建术

1) 局部带蒂骨瓣移植重建月骨血运术：桡骨远端背侧第 4、5 伸肌间室带蒂骨瓣移植的手术适应证为Ⅱ、Ⅲ A 期月骨无菌性坏死 [109]。手术方法是作腕背横 “S” 形切口，切开皮肤、皮下组织，分离保护腕背静脉、皮神经分支。切开第 5 伸肌鞘管，显露第 5 伸肌间室动脉。仔细向近端分离第 5 伸肌间室动脉至骨间动脉的起点处，同时显露第 4 伸肌间室动脉起点并向远端分离，切取第 4 伸肌间室动脉及其骨瓣营养支连同相邻骨瓣，注意骨瓣的营养支在关节近侧平均 11 mm 处进入骨皮质。结扎第 4、5 伸肌间室动脉近端的骨间前动脉，松开止血带证实骨瓣有血供。在韧带外切开关节囊显露月骨，在月骨背侧开窗，取出死骨，保留完整的软骨鞘和软骨下骨，嵌入与骨槽大小相当的带血管蒂骨瓣（图 6-37）[109]。

2) 游离带蒂骨瓣移植重建月骨血运术：通过随访研究发现游离股骨内侧髁骨瓣移植能够有效重建月骨血运 [108, 110, 111]。手术方法与应用于舟骨骨不连的方法相似（图 6-38）。游离股骨内侧滑车骨软骨瓣重建月骨术则是切除几乎全部的月骨，利用带关节面的骨软骨瓣重建月骨及其近端关节面（图 6-17），适用于进展的月骨无菌性坏死。首先，从腕关节背侧入路暴露月骨，切除坏死和塌陷的月骨近端，仅保留月骨远端与头状骨的关节面 [112]。股骨内侧滑车骨瓣的切取方法已在舟骨骨不连近极坏死的治疗应用中叙述，不同之处在于骨瓣的设计按照月骨近端的形状设计。骨瓣的固定方式较多，包括微小螺钉、克氏针、高强度线、舟骨和月骨骨瓣固定、三角骨和月骨骨瓣固定、骨瓣塑形镶嵌残留月骨固定等，可根据具体情况选择。血管吻合及术后处理同前述的舟骨骨不连近极坏死的应用。2014 年 Bürger 和他的同事使用此术式治疗了 16 例进展的月骨无菌性坏死（Ⅱ期 7 例，Ⅲ A 期 8 例，Ⅲ B 期 1 例），平均随访 19 个月，最短 12 个月，15 例愈合，Lichtman 分期未改变的 10 例，4 例改善，2 例恶化；除 1 例外腕关节疼痛均改善（12 例完全缓解，3 例部分缓解），腕关节活动度与术前相似，平均握力是健侧的 85%[108]。

目前各国学者较一致的观点为，月骨血运重建

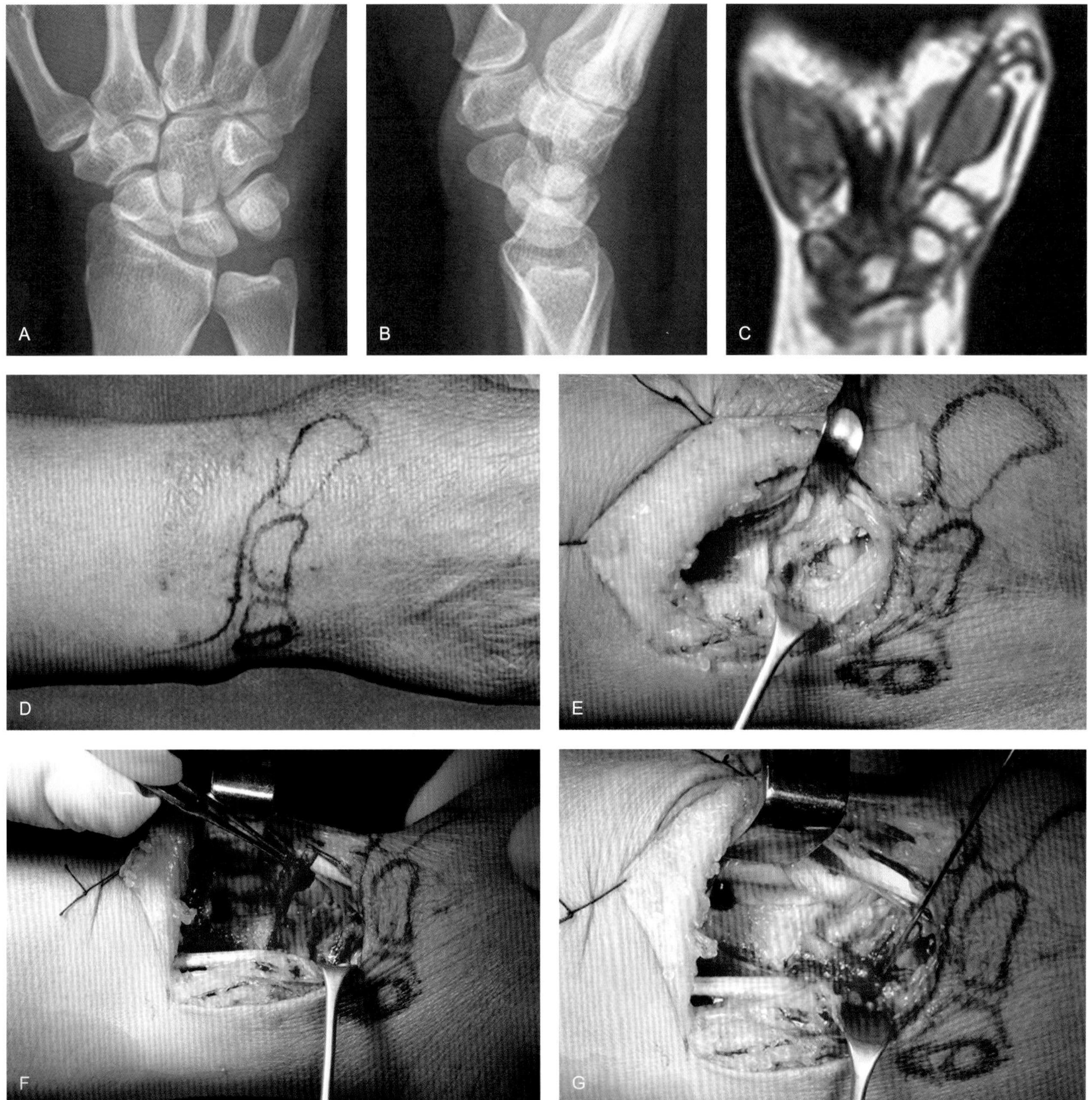

图 6-37　女性，47 岁，右腕月骨无菌性坏死（Ⅱ期），行右桡骨远端背侧第 4、5 伸肌间室带蒂骨瓣移植。A、B. X 线检查可见右腕月骨骨密度不均匀，无塌陷变形；C. MRI 检查可见月骨 T2 加权像高信号改变；D. 手术切口体表投影；E~G. 月骨钻孔、骨瓣切取及移植固定手术过程。

术应与其他手术方法并用，很少单独应用血运重建术治疗晚期月骨无菌性坏死。Kakinoki 等对 8 例Ⅰ~Ⅲ期的患者应用带血管蒂桡骨瓣重建月骨血运，同时实施桡骨短缩术、头状骨短缩术。术后随访发现腕关节疼痛消失，手握力由术前 37% 增至术后 80%；Ⅰ、Ⅱ期患者术后腕关节活动度可达健侧 92%，Ⅲ期患者可达 53%[113]。

（4）部分腕骨融合术：部分腕骨融合的方法大多包括舟大小多角骨融合、舟头骨融合、桡舟月骨融合、头钩骨融合等，但通过长期的临床随访研究比较，现较常用的方法为舟头融合术。选用臂丛麻醉，患者平卧，上肢外展于手术台，于上臂近端上止血带。采用腕背纵“S”形切口，近端起于桡骨远端背侧 Lister 结节，远端止于第 3 掌骨基底部。于第 4 伸肌腱间隙显露骨间背侧神经终末支，予以切断，同时结扎骨间背侧血管。X 线透视下标记各腕骨，去除舟状骨、头状骨相邻关节面软骨。将舟骨向掌侧翻转状态纠正至桡舟角约 45° 位，同时使桡

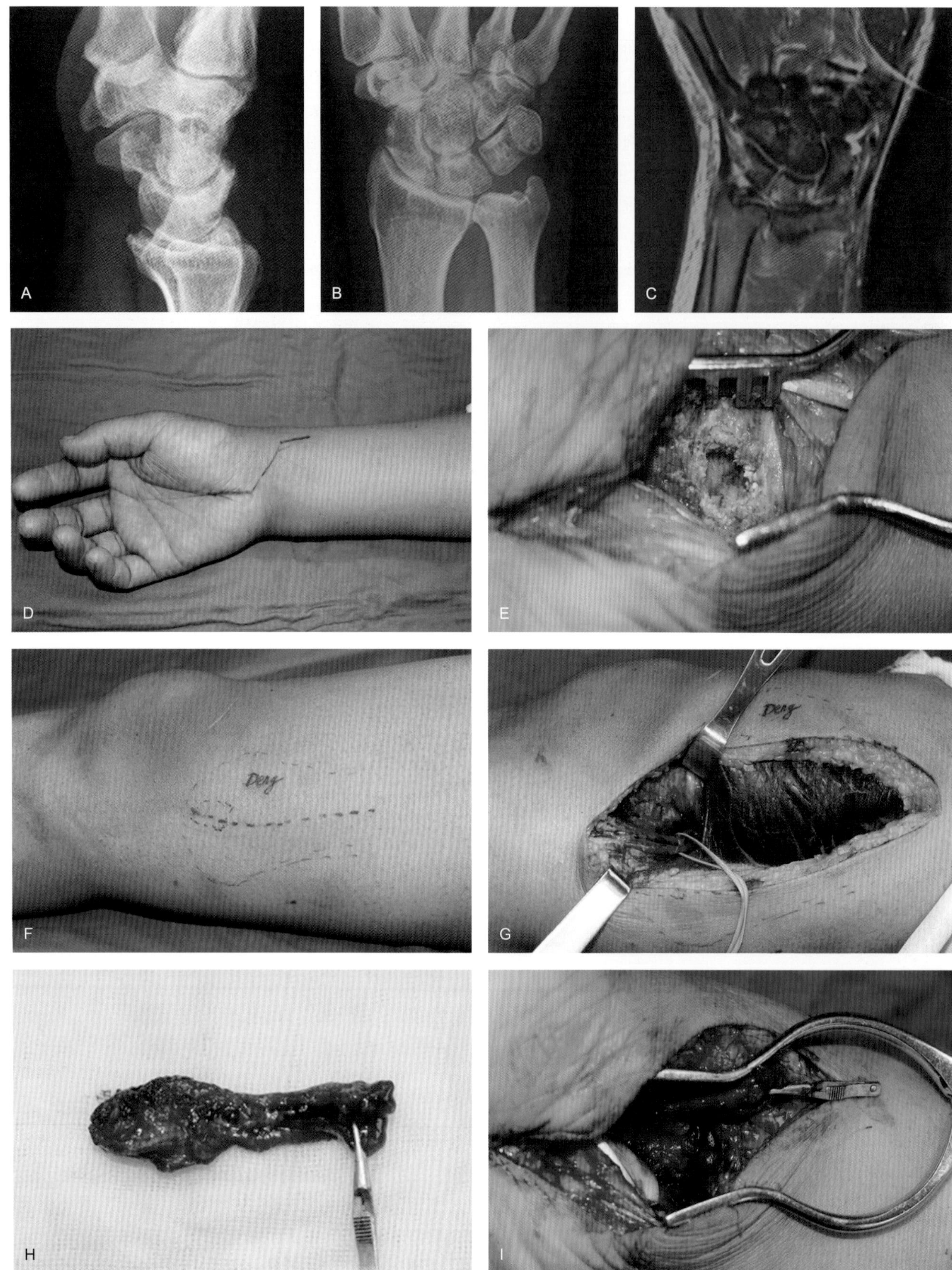

图 6-38　男性，43 岁，因右腕月骨无菌性坏死（Ⅱ期）行游离股骨内侧髁骨瓣移植。A、B. 腕关节正、侧位片显示舟骨骨密度轻度增高；C. MRI 月骨 T2 加权像可见高信号改变；D、E. 腕部切口及月骨受区准备情况；F~I. 股骨内髁骨瓣体表投影、膝降血管走行、骨瓣离体及植入受区处的情况。

骨、月骨及头状骨的纵轴线处于一直线。于桡骨远端背侧凿取松质骨移植于舟头关节面处，再以螺钉固定舟骨和头状骨，将螺钉近端和远端分别置于舟骨和头状骨的体部，术中应注意将螺钉的头、尾部埋入软骨下。依次修复腕关节囊和腕背支持带，缝合皮下组织和切口。术后给予腕背伸 30° 拇“人”形超肘石膏托固定 3 周，之后改短臂拇“人”形石膏托继续固定 3 周。术后即开始主动活动未固定的手指掌指关节和指间关节。复查 X 线片如果舟骨和头状骨关节面有融合征象即可去除石膏托行腕关节功能锻炼。舟头局限性腕骨融合术治疗 Lichtman Ⅲ期月骨缺血性坏死，能够有效缓解腕关节疼痛，提高握力，但是腕关节活动范围并无改善（图 6-39）。Charre 等报道采用舟头骨融合联合月骨切除治疗进展性月骨无菌性坏死患者 17 例（18 个腕），其中 Lichtman Ⅲ A 期 5 例，Ⅲ B 期 12 例，Ⅳ期 1 例，平均随访 10.7 年，所有患者的疼痛显著改善，握力显著增加，但腕关节的活动度并没有明显改变，并

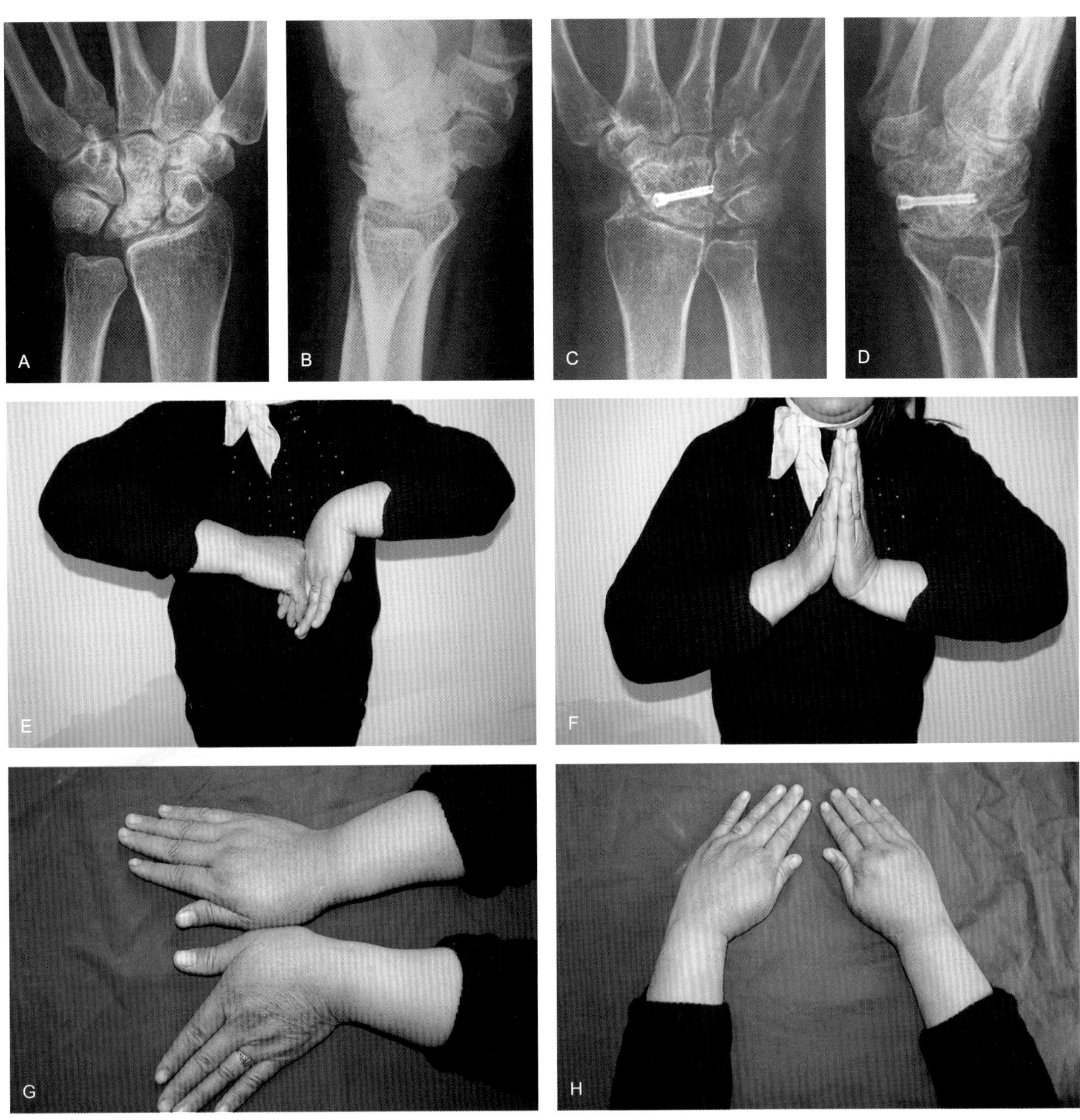

图 6-39　女性，42 岁，因右腕月骨无菌性坏死（Ⅲ B 期）行右腕舟头骨融合术。A、B. 术前右腕关节正、侧位片可见月骨坏死塌陷；C、D. 术后 2 年复查 X 线片可见右腕舟头骨已融合，出现桡腕关节无退变性关节炎表现；E~H. 术后腕关节运动功能恢复情况，可见腕关节掌屈、背伸功能受限。

发现舟头骨不愈合 1 例，桡舟关节炎 2 例[114]。

（5）改良 Graner 法：改良 Graner 法（即月骨切除、头状骨截骨缩短、腕中关节融合术）是将坏死塌陷的月骨切除，头状骨切骨后头部下移，代替切除的月骨，同时行头状骨、舟骨、三角骨、钩状骨融合。Takase 等报道应用该术式治疗 15 例（Ⅲ、Ⅳ期病例），随访 5 年，结果发现患者腕关节疼痛消失或减轻，手握力恢复至健侧的 80%；按 Evans 评分 11 例为良，2 例为一般，2 例为差；X 线显示腕高比及桡舟角较术前提高，但是腕关节骨关节炎未得到改善[92]。Bartelmann 等回顾文献发现，改良 Graner 法存在移位头状骨坏死、头状骨假关节及桡腕关节炎等并发症。文献中应用改良 Graner 法治疗月骨无菌性坏死 20 例，17 例获得随访，发现腕关节屈伸范围为 55°，手握力达到健侧的 67%，4 例患者仍主诉腕关节疼痛。X 线检查显示 4 例出现移位头状骨坏死，2 例出现假关节，5 例出现桡腕关节炎。因而，他们认为改良 Graner 法不适于月骨无菌性坏死的治疗[115]。

（6）带血管蒂头状骨移位术：带血管蒂头状骨移位术是路来金等于 1985 年开始应用的，1988 年报道[116]，骨瓣的血管蒂为前臂骨间前动脉的背侧支，于头状骨近 1/3 处进行截骨，将带血管蒂的头状骨骨瓣下移替代切除的月骨。该术式与改良 Graner 术式的不同之处在于：①术中移位的头状骨带血管蒂包含骨间前动脉背侧支，为移位头状骨提供血供，以免头状骨近侧 1/3 缺血坏死。②该术式并不融合月骨周围腕骨，使手术操作简单化，避免了骨不愈合的发生。之后路来金等应用该方法治疗 30 例晚期月骨无菌性坏死，随访 2~16 年，发现腕关节疼痛消失，腕关节屈伸幅度达 90°，手的握力达健侧的 70%[117]。唐诗添等对 16 例 Lichtman Ⅲ B 或Ⅳ期月骨缺血性坏死患者应用带血管蒂头状骨瓣移位的术式治疗，经过长期随访研究发现，该术式并不能改善腕关节运动功能，但是患者腕关节疼痛明显缓解，握力能够得到明显提高[118]。

（7）近排腕骨切除术：近排腕骨切除术是将整个近排腕骨如舟骨、坏死月骨、三角骨切除，使远排腕骨的近侧关节面与桡骨关节面重新形成关节。Nagelvoort 等报道了 11 例（包括舟骨骨不连伴桡舟关节炎、晚期月骨无菌性坏死、晚期舟月骨进行性塌陷等病例）近排腕骨切除术例的随访，随访时间为 4 个月至 6 年，患者的腕关节屈、伸、桡偏、尺偏范围分别提高至健侧的 47%、67%、39% 和 81%；手的握力平均为健侧的 70%。他认为近排腕骨切除术是一种有效的缓解疼痛、保持患腕功能和手握力的手术方法[119]。Begley 等报道了对 14 例晚期月骨无菌性坏死病例应用近排腕骨切除术治疗后 3 年的随访结果，所有病例的腕关节仍存在轻微疼痛，其中 12 例腕关节的运动功能保持了术前功能或得到了提高，手的握力达到健侧的 72%，所有患者均恢复原有工作[120]。随着腕关节镜技术的发展，腕关节镜下近排腕骨切除术可取得更好的效果[121]。

三、头状骨缺血性坏死

头状骨缺血性坏死的发生率低，其临床表现与舟骨缺血性坏死类似。临床表现主要为腕关节肿痛、腕关节运动范围下降。

头状骨的血液供应来自掌侧和背侧的骨间韧带内血管，Gelberman 发现 1/3 头状骨的血液供应只有一条发自掌侧骨间韧带的血管[84]。另外，头状骨的近端完全被关节面包绕，其血液供应只能从头状骨远端向近端注入，因此头状骨近端易发生缺血性坏死。

对头状骨发生坏死的原因并不完全清楚，可能的因素有头状骨骨折、长期应用糖皮质激素、反复腕关节过度背伸、先天性因素等。单纯头状骨腰部骨折往往是不稳定性骨折，对头状骨近端的血供影响最大，易发生头状骨近端缺血性坏死[122]。头状骨坏死可以分为 3 型：Ⅰ型为头状骨近端坏死，该类型最为常见；Ⅱ型为头状骨近端坏死累及远端；Ⅲ型为整个头状骨坏死。头状骨坏死的诊断要点包括腕关节疼痛、肿胀、运动范围降低。早期头状骨坏死在普通 X 线片并无明显表现，因此诊断头状骨缺血性坏死主要依靠 MRI 表现。另外，询问病史应注意有无月骨周围脱位的病史，因为约有 50% 的月骨周围脱位患者发生头状骨缺血性坏死。

对头状骨缺血性坏死的治疗依赖于坏死的分期。一般来说，头状骨缺血性坏死的治疗类似于舟骨缺血性坏死的治疗，分为保守治疗和手术治疗。保守治疗的效果一般不佳，多数需要手术治疗。

方法的选择取决于头状骨缺血性坏死的分期及相邻腕骨间关节的变化。当头状骨头端严重粉碎性骨折时可施行头状骨头端切除术，但是对于头状骨骨折块较大时，多数医师主张进行切开复位内固定。固定方法有克氏针或空心加压螺钉固定。切开复位内固定时一期进行松质骨移植。当发生头状骨骨折延迟愈合或骨不连时也有医师选择进行骨移植。如果术中发现头状骨头端明显硬化或塌陷，则需施行头状骨头端切除，同时进行局限性腕骨融合术（如将头状骨、舟骨及月骨融合）。Kimmel 等报道了切除缺血坏死的头状骨头端肌腱团来填塞移植，术后随访 3 年显示疗效良好。如果头状骨骨折有骨不连表现，带血管蒂骨瓣移植可以取得良好疗效[123]。

Ⅱ、Ⅲ期头状骨缺血性坏死是带血管蒂骨瓣移植的手术适应证。头状骨缺血性坏死引起退变性关节炎和（或）已发生头状骨坏死塌陷，则不适宜行带血管蒂骨瓣移植。腕背部曾经手术等情况，可能破坏了第 4、5 伸肌腱间室血管，则是桡骨远端背侧带血管蒂骨瓣移植的手术禁忌证。如果第 4、5 伸肌腱间室血管遭破坏，可以施行以第 1 伸肌间室血管为蒂的骨瓣移植。

第 4、5 伸肌腱间室血管为蒂骨瓣移植的手术操作要点是，第 4、5 伸肌腱间室血管的长度需足够将骨瓣移植至头状骨。切开腕关节囊的过程中，应注意保护腕尺侧第 5 伸肌腱间室血管，以免该骨瓣血供丢失。术中应注意鉴别第 4 伸肌间室和第 5 伸肌间室，应于小指固有伸肌腱的背侧切开腕背支持带。在桡骨远端尺背侧近端距桡腕关节面边缘约 11 mm 处连同第 4 伸肌腱间室血管一起切取骨瓣。需充分切开分离腕关节背侧关节囊，以免血管蒂受压。松开止血带后，轻轻提起带血管蒂骨瓣观察骨端是否有血渗出，以确定骨瓣血供情况。骨瓣转移至头状骨骨槽内后可以加用克氏针固定，以免脱落使手术失败。术后应用石膏或外固定支架固定腕关节于轻度腕背伸位 6~8 周，去除外固定后即可开始腕关节运动功能锻炼。

以第 4、5 伸肌腱间室血管为蒂桡骨远端背侧骨瓣移植的并发症包括骨折不愈合、头状骨缺血性坏死，进一步加重发生塌陷和退变性关节炎。如果发生上述并发症可以施行腕中关节局限性腕骨融合术[124]。

参考文献

[1] Prosser AJ, Brenkel IJ, Irvine GB. Articular fractures of the distal scaphoid. J Hand Surg Am, 1988, 13: 87-91.
[2] Duckworth AD, Jenkins PJ, Aitken SA, et al. Scaphoid fracture epidemiology. J Trauma Acute Care Surg, 2012, 72: 41-45.
[3] Garala K, Taub NA, Dias JJ. The epidemiology of fractures of the scaphoid: impact of age, gender, deprivation and seasonality. Bone Joint J, 2016, 98: 654-659.
[4] Hove LM. Epidemiology of scaphoid fractures in Bergen, Norway. Scand J Plast Reconstr Surg Hand Surg, 1999, 33: 423-426.
[5] Duckworth AD, Jenkins PJ, Aitken SA, et al. Scaphoid fracture epidemiology. J Trauma Acute Care Surg, 2012, 72: 41-45.
[6] Gelberman RH, Menon J. The vascularity of the scaphoid bone. J Hand Surg Am, 1980, 5: 508-513.
[7] Russe O. Fracture of the carpal navicular. Diagnosis, non-operative treatment, and operative treatment. J Bone Joint Surg Am, 1960, 42: 759-768.
[8] Herbert TJ. Experience with the Herbert screw in the treatment of scaphoid fractures. J Hand Surg Br, 1989, 14: 463.
[9] Grover R. Clinical assessment of scaphoid injuries and the detection of fractures. J Hand Surg Am, 1996, 21: 341-343.
[10] Parvizi J, Wayman J, Kelly P, et al. Combining the clinical signs improves diagnosis of scaphoid fractures. A prospective study with follow-up. J Hand Surg Am, 1998, 23: 324-327.
[11] Gabler C, Kukla C, Breitenseher MJ, et al. Diagnosis of occult scaphoid fractures and other wrist injuries. Are repeated clinical examinations and plain radiographs still state of the art? Langenbecks Arch Surg, 2001, 386: 150-154.
[12] de Zwart AD, Beeres FJ, Rhemrev SJ, et al. Comparison of MRI, CT and bone scintigraphy for suspected scaphoid fractures. Eur J Trauma Emerg Surg, 2016, 42: 725-731.
[13] Grewal R, Suh N, MacDermid JC. Is casting for non-displaced simple scaphoid waist fracture effective? A CT based assessment of union. Open Orthop J, 2016, 15: 431-438.
[14] Alnaeem H, Aldekhayel S, Kanevsky J, et al. A systematic review and Meta-analysis examining the differences between nonsurgical management and percutaneous fixation of minimally and nondisplaced scaphoid fractures. J Hand Surg Am, 2016, 41: 1135-1144.
[15] Hart A, Harvey EJ, Rabiei R, et al. Fixation strength of four headless compression screws. Med Eng Phys, 2016, 38: 1037-1043.
[16] 郭阳，田光磊，姜保国，等 . 舟骨骨折的螺钉居中固定：生物力学试验 . 北京大学学报 (医学版), 2013, 45: 684-687.
[17] Hart A, Mansuri A, Harvey EJ, et al. Central versus eccentric internal fixation of acute scaphoid fractures. J Hand Surg Am, 2013, 38: 66-71.
[18] Li C , Xu X, Su Y, et al. Treatment of scaphoid fractures using a memory alloy nail-feet-fixation device. ANZ J Surg, 2016, 86: 584-588.
[19] Dodds SD, Halim A. Scaphoid plate fixation and volar carpal artery vascularized bone graft for recalcitrant scaphoid nonunions. J Hand Surg Am, 2016, 41: 191-198.
[20] Beutel BG, Melamed E, Hinds RM, et al. Mechanical evaluation of four internal fixation constructs for scaphiod fractures. Hand (N Y), 2016, 11: 72-77.
[21] Wang Y, Song M, Xu Y, et al. Absorbable scaphoid screw development: a comparative study on biomechanics. Ther Clin Risk Manag, 2016, 22: 643-650.
[22] Slade JF Ⅲ, Dodds SD. Minimally invasive management of scaphoid nonunions. Clin Othop Relat Res, 2006, 445: 108-119.
[23] Slutsky DJ, Trevare J. Use of arthroscopy for the treatment of scaphoid fractures. Hand Clin, 2014, 30: 91-103.
[24] Rettig ME, Raskin KB. Retrograde compression screw fixation of acute proximal pole scaphoid fractures. J Hand Surg Am, 1999, 24: 1206-1210.
[25] Al-Ashhab ME, Elbegawi HEA. Percutaneous screw fixation for scaphoid fractures. Orthopedics, 2017, 40: e729-e734.
[26] Bond CD, Shin AY, McBride MT, et al. Percutaneous screw fixation or cast immobilization for nondisplaced scaphoid fractures. J Bone Joint Surg Am, 2001, 83: 483-488.
[27] Dias JJ, Wildin CJ, Bhowal B, et al. Should acute scaphoid

fractures be fixed? A randomized controlled trial. J Bone Joint Surg Am, 2005, 87: 2160-2168
[28] Meyer C, Chang J, Stern P, et al. Complications of distal radial and scaphoid fracture treatment. J Bone Joint Surg Am, 2013, 95: 1517-1526.
[29] Bushnell BD, Mcwilliams AD, Messer TM. Complictions in dorsal percutaneous cannulated screw fixation of nondisplaced scaphoid waist fractures. J Hand Surg Am, 2007, 32: 827-833.
[30] Herbert TJ, Fisher WE. Management of the fractured scaphoid using a new bone screw. J Bone Joint Surg, 1984, 66: 114-123.
[31] Steinmann SP, Adams JE. Scaphoid fractures and nonunions: diagnosis and treatment. J Orthop Sci, 2006, 11: 424-431.
[32] Slade Ⅲ JF, Geissler WB, Gutow AP, et al. Percutaneous internal fixation of selected scaphoid nonunions with an arthroscopically assisted dorsal approach. J Bone Joint Surg Am, 2003, 85: 20-32.
[33] McInnes CW, Giuffre JL. Fixation and grafting after limited debridement of scaphoid nonunions. J Hand Surg Am, 2015, 40: 1791-1796.
[34] Somerson JS, Fletcher DJ, Srinivasan RC, et al. Compression screw fixation without bone grafting for scaphoid fibrous nonunion. Hand (N Y), 2015, 10: 450-453.
[35] Watson HK, Ryu J. Evolution of arthritis of the wrist. Clin Orthop Relat Res, 1986, 202: 57-67.
[36] Zarezadeh A, Moezi M, Rastegar S, et al. Scaphoid nonunion fracture and results of the modified Matti-Russe technique. Adv Biomed Res, 2015, 4: 39.
[37] Han SH, Lee HJ, Hong IT, et al. Non-structural cancellous bone graft and headless compression screw fixation for treatment of scaphoid waist non-union. Orthop Traumatol Surg Res, 2017, 103: 89-93.
[38] Raju P, Kini SG. Fixation techniques for non-union of the scaphoid. J Orthop Surg H K, 2011, 19: 80-84.
[39] Kim J, Park JW, Chung J, et al. Non-vascularized iliac bone grafting for scaphoid nonunion with avascular necrosis. J Hand Surg Eur, 2018, 43: 24-31.
[40] Sheetz KK, Bishop AT, Berger RA. The arterial blood supply of the distal radius and ulna and its potential use in vascularized pedicle bone grafts. J Hand Surg Am, 1995, 20: 902-914.
[41] 云雄，许声联，邹重文，等．带第 1、2 伸肌室间支持带上动脉蒂桡骨瓣治疗腕舟骨骨不连．中华创伤骨科杂志，2003, 5: 106-108.
[42] Henry M. Scaphoid nonunion: what is the role of the Zaidemberg 1, 2 intercompartmental supraretinacular arterial flap? J Hand Surg Eur, 2018, 43: 41-47.
[43] Lim TK, Kim HK, Koh KH, et al. Treatment of avascular proximal pole scaphoid nonunions with vascularized distal radius bone grafting. J Hand Surg Am, 2013, 38: 1906-1912.
[44] Özalp T, Öz C, Kale G, et al. Scaphoid nonunion treated with vascularised bone graft from dorsal radius. Injury, 2015, 46: 47-52.
[45] Larson AN, Bishop AT, Shin AY. Dorsal distal radius vascularized pedicled bone grafts for scaphoid nonunions. Tech Hand Up Extrem Surg, 2006, 10: 212-223.
[46] Jones DB Jr, Bürger H, Bishop AT, et al. Treatment of scaphoid waist nonunions with an avascular proximal pole and carpal collapse: a comparison of two vascularized bone grafts. J Bone Joint Surg Am, 2008, 90: 2616-2625.
[47] Bürger HK, Windhofer C, Gaggl AJ, et al. Vascularized medial femoral trochlea osteocartilaginous flap reconstruction of proximal pole scaphoid nonunions. J Hand Surg Am, 2013, 38: 690-700.
[48] Arora R, Lutz M, Zimmermann R, et al. Free vascularised iliac bone graft for recalcitrant avascular nonunion of the scaphoid. J Bone Joint Surg Br, 2010, 92: 224-229.
[49] Trail IA, Murali R, Stanley JK, et al. The long-term outcome of four-corner fusion. J Wrist Surg, 2015, 4: 128-133.
[50] Merrell GA, McDermott EM, Weiss AP. Four-corner arthrodesis using a circular plate and distal radius bone grafting: a consecutive case series. J Hand Surg Am, 2008, 33: 635-642.
[51] Luchetti R. Proximal row carpectomy, scaphoidectomy with midcarpal arthrodesis or midcarpal tenodesis: when and how to use. J Hand Surg Eur, 2018, 43: 579-588.
[52] Zinberg EM, Chi Y. Proximal row carpectomy versus scaphoid excision and intercarpal arthrodesis: intraoperative assessment and procedure selection. J Hand Surg Am, 2014, 39: 1055-1062.
[53] Aita MA, Nakano EK, Schaffhausser HL, et al. Randomized clinical trial between proximal row carpectomy and the four-corner fusion for patients with stage Ⅱ SNAC. Rev Bras Ortop, 2016, 51: 574-582.
[54] Kennedy JW, Ross A, Wright J, et al. Universal 2 total wrist arthroplasty: high satisfaction but high complication rates. J Hand Surg Eur, 2018, 43: 375-379.
[55] Rauhaniemi J, Tiusanen H, Sipola E. Total wrist fusion: a study of 115 patients. J Hand Surg Br, 2005, 30: 217-219.
[56] Teisen H, Hjarbaek J. Classification of fresh fractures of the lunate. J Hand Surg Br, 1988, 13: 458-462.
[57] Mayfield JK, Johnson RP, Kilcoyne RK. Carpal dislocations: pathomechanics and progressive perilunar instability. J Hand Surg Am, 1980, 5: 226-241.
[58] Trumble T, Verheyden J. Treatment of isolated perilunate and lunate dislocations with combined dorsal and volar approach and intraosseous cerclage wire. J Hand Surg Am, 2004, 29: 412-417.
[59] Krief E, Appy-Fedida B, Rotari V, et al. Results of perilunate dislocations and perilunate fracture dislocations with a minimum 15-year follow-up. J Hand Surg Am, 2015, 40: 2191-2197.
[60] Hildebrand KA, Ross DC, Patterson SD, et al. Dorsal perilunate dislocations and fracture-dislocations: questionnaire, clinical, and radiographic evaluation. J Hand Surg Am, 2000, 25: 1069-1079.
[61] Garcia-Elias M. Dorsal fractures of the triquetrum-avulsion or compression fractures? J Hand Surg Am, 1987, 12: 266-268.
[62] Levy M, Fischel RE, Stern GM, et al. Chip fractures of the os triquetrum: the mechanism of injury. J Bone Joint Surg Br, 1979, 61: 355-357.
[63] Sin CH, Leung YF, Ip SP, et al. Non-union of the triquetrum with pseudoarthrosis: a case report. J Orthop Surg H K, 2012, 20: 105-107.
[64] Lacey JD, Hodge JC. Pisiform and hamulus fractures: easily missed wrist fractures diagnosed on a reverse oblique radiograph. J Emerg Med, 1998, 16: 445-452.
[65] Fleege MA, Jebson PJ, Renfrew DL, et al. Pisiform fractures. Skeletal Radiol, 1991, 20: 169-172.
[66] Matsunaga D, Uchiyama S, Nakagawa H, et al. Lower ulnar nerve palsy related to fracture of the pisiform bone in patients with multiple injuries. J Trauma, 2002, 53: 364-368.
[67] Strobl FF, Notohamiprodjo M, Schmidt GP. Isolated fracture of the trapezium, a rare wrist fracture after a fall on the hand. Rofo, 2012, 184: 655-657.
[68] McGuigan FX, Culp RW. Surgical treatment of intra-articular fractures of the trapezium. J Hand Surg Am, 2002, 27: 697-703.
[69] Shenouda ME, Mohan A, Sarkhel T. Using a TightRope® to treat a complex fracture of the trapezium. Ann R Coll Surg Engl, 2014, 96: 36-38.
[70] Blomquist GA, Hunt Iii TR, Lopez-Ben RR. Isolated fractures of the trapezoid as a sports injury. Skeletal Radiol, 2013, 42: 735-739.
[71] Rand JA, Linscheid RL, Dobys JH. Capitate fractures: a long term follow-up. Clin Orthop, 1982, 165: 209-216.
[72] Adler JB, Shaftan GW. Fractures of the capitates. J Bone Joint Surg Am, 1962, 44: 1537-1547.
[73] Gelberman RH, Gross MS. The vasculavity of the wrist: identification of arterial patterns at risk. Clin Orthop, 1986, 202: 40-

49.
[74] Volk AG, Schnall SB, Merkle P, et al. Unusual capitate fracture: a case report. J Hand SurgAm, 1995, 20: 581-582.
[75] O'Shea K, Weiland AJ. Fractures of the hamate and pisiform bones. Hand Clin, 2012, 28: 287-300.
[76] Ebraheim NA, Skie MC, Savolaine ER, et al. Coronal fracture of the body of the hamate. J Trauma, 1995, 38: 169-174.
[77] Wharton DM, Casaletto JA, Choa R, et al. Outcome following coronal fractures of the hamate. J Hand Surg Eur, 2010, 35: 146-149.
[78] Hirano K, Inoue G. Classification and treatment of hamate fractures. Hand Surg, 2005, 10: 151-157.
[79] 郜永斌，田光磊，王澍寰，等．钩骨 - 掌骨关节损伤的分型及治疗．中华骨科杂志，2005, 25: 547-551.
[80] Dumontier C, Meyer ZU, Reckendorf G, et al. Radiocarpal dislocations: classification and proposal for treatment. a review of twenty-seven cases. J Bone Joint Surg Am, 2001, 83: 212-218.
[81] Rosenwasser MP, Paul SB, Froimson AI. Arthroplasty of the hand and wrist. Hand Clin, 1989, 5: 487-505.
[82] Danoff JR, Karl JW, Birman MV, et al. The use of thermal shrinkage for scapholunate instability. Hand Clin, 2011, 27: 309-317.
[83] Gelberman RH, Menon J. The vasculararity of the scaphoid bone. J Hand Surg Am, 1980, 5: 508-513.
[84] Gelberman RH, Gross MS. The vascularity of the wrist: identification of arterial patterns at risk. Clin Orthop Relat Res, 1986, 202: 40-49.
[85] Butterman G, Putnam M, Shine J. Wrist position affects loading of the dorsal scaphoid: possible effect on extrinsic scaphoid blood flow. J Hand Surg Br, 2001, 26: 34-40.
[86] Herbert TJ, Lanzetta M. Idiopathic avascular necrosis of the scaphiod. J Hand Surg Br, 1994, 19: 174-182.
[87] Kalainov DM1, Cohen MS, Hendrix RW, et al. Preiser's disease: identification of two patterns. J Hand Surg Am, 2003, 28: 767-778.
[88] Moran SL, Cooney WP, Shin AY. The use of vascularized grafts from the distal radius for the treatment of Preiser's disease. J Hand Surg Am, 2006, 31: 705-710.
[89] Schiltenwolf M, Martini AK, Mau HC, et al. Further investigations of the intraosseous pressure characteristics in necrotic lunates (Kienböck's disease). J Hand Surg Am, 1996, 21: 754-758.
[90] Keith PP, Nuttal D, Trail I. Long-term outcome of nonsurgically managed Kienböck's disease. J Hand Surg Am, 2004, 29: 63-67.
[91] Salmon J, Stanley JK, Trail IA. Kienböck's disease: conservative management versus radial shortening. J Bone Joint Surg Br, 2000, 82: 820-823.
[92] Takase K, Imakiire A. Lunate excision, capitate osteotomy, and intercarpal arthrodesis for advanced Kienböck disease. Long-term follow-up. J Bone Joint Surg Am, 2001, 83: 177-183.
[93] Inoue G. Capitate-hamate fusion for Kienböck's disease. Good results in 8 cases followed for 3 years. Acta Orthopaedica, 1962, 63: 560-562.
[94] Rhee PC, Shin AY. Dorsal distal radius pedicled vascalarized bone grafting for avascular necrosis of the carpus. Oper Tech in Orthop, 2012, 22: 151-158.
[95] Nakamura R, Horii E, Watanabe K, et al. Proximal row carpectomy versus limited wrist arthrodesis for advanced Kienböck's disease. J Hand Surg Br, 1998, 23: 741-745.
[96] Bellemère P, Maes-clavier C, Loubersac T, et al. Pyrocarbon interposition wrist arthroplasty in the treatment of failed wrist procedures. J Wrist Surg, 2012, 1: 31-38.
[97] Werthel JD, Hoang DV, Boyer P, et al. Treatment of Kienböck's disease using a pyrocarbon implant: case report. Chir Main, 2014, 33: 404-409.
[98] Almquist EE, Burns JF Jr. Radial shortening for the treatment of Kienböck's disease: a 5- to 10-year follow-up. J Hand Surg Am, 1982, 7: 348-352.
[99] Watanabe T, Takahara M, Tsuchida H, et al. Long-term follow-up of radial shortening osteotomy for Kienbock disease. J Bone Joint Surg Am, 2008, 90: 1705-1711.
[100] Tränkle M, Sauerbier M, Linsner G, et al. STT arthrodesis for treatment of stage Ⅲ semilunar bone necrosis: functional outcome. Handchir Mikrochir Plast Chir, 2000, 32: 419-423.
[101] 邓爱东，顾剑辉，陈情忠．腕舟头骨局限性融合治疗Ⅲ期月骨无菌性坏死的长期随访研究．中华手外科杂志，2014, 30: 180-184.
[102] Watson HK, Brenner LH. Degenerative disorders of the wrist. J Hand Surg Am, 1985, 10: 1002-1006.
[103] Young Szalay, Peimer CA. Scaphocapitate arthrodesis. Tech Hand Up Extrem Surg, 2002, 6: 56-60.
[104] Bain GI, McGuire DT. Decision making for partial carpal fusion. J Wrist Surg, 2012, 1: 103-114.
[105] Rhee PC, Shin AY. The rate of successful four-corner arthrodesis with a locking dorsal circular PEEK-Optima plate. J Hand Surg Eur, 2013, 38: 767-773.
[106] Iorio ML, Kennedy CD, Huang JI. Limited intercarpal fusion as a salvage procedure for advanced Kienbock disease. Hand (N Y), 2015, 10: 472-476.
[107] Rhee PC, Lin IC, Moran SL, et al. Scaphocapitate arthrodesis for Kienböck's disease. J Hand Surg Am, 2015, 40: 745-751.
[108] Bürger HK, Windhofer C, Gaggl AJ, et al. Vascularized medial femoral trochlea osteochondral flap reconstruction of advanced Kienböck disease. J Hand Surg Am, 2014, 39: 1313-1322.
[109] Kakar S, Giuffre JL, Shin AY. Revascularization procedures for Kienböck's disease. Tech Hand Up Extrem Surg, 2011, 15: 55-65.
[110] Higgins JP, Bürger HK. Osteochondral flaps from the distal femur: expanding applications, harvest sites, and indications. J Reconstr Microsurg, 2014, 30: 483-490.
[111] Deng AD, Innocenti M, Arora R, et al. Vascularized small-bone transfers for fracture nonunion and bony defects. Clin Plast Surg, 2017, 44: 267-285.
[112] Windhofer C, Wong VW, Larcher L, et al. Knee donor site morbidity following harvest of medial femoral trochlea osteochondral flaps for carpal reconstruction. J Hand Surg Am, 2016, 41: 610-614.
[113] Kakinoki R, Matsumoto T, Suzuki T, et al. Lunate plasty for Kienböck's disease: use of a pedicled vascularised radial bone graft combined with shortening of the capitate and radius. Hand Surg, 2001, 6: 145-156.
[114] Charre A, Delclaux S, Apredoai C, et al. Results of scaphocapitate arthrodesis with lunate excision in advanced Kienböck disease at 10.7-year mean follow-up. J Hand Surg Eur, 2018, 43: 362-368.
[115] Bartelmann U, Richter N, Landsleitner B. Graner operation in therapy of semilunar bone necrosis: review of the literature and personal results. Handchir Mikrochir Plast Chir, 1998, 30: 165-174.
[116] 路来金，王首夫，尹维田，等．晚期月骨无菌性坏死一种新的治疗方法（附 3 例报告）．吉林大学学报（医学版），1988, 14: 447-448.
[117] Lu LJ, Gong X, Wang KL. Vascularized capitate transposition for advanced Kienböck's disease: application of 40 cases and their anatomy. Ann Plast Surg, 2006, 57: 637-641.
[118] 唐诗添，刘刚，张定伟，等．带血管蒂头状骨瓣移位治疗终末期月骨缺血性坏死的远期疗效．中国修复重建外科杂志，2014, 28: 925-927.
[119] Nagelvoort RW, Kon M, Schuurman AH. Proximal row carpectomy: a worthwhile salvage procedure. Scand J Plast Reconstr Surg Hand Surg, 2002, 36: 289-299.
[120] Begley B, Engber W. Proximal raw carpectomy in advanced Kienböck's disease. J Hand Surg Am, 1994, 19: 1016-1018.

[121] MacLean SBM, Kantar K, Bain GI, et al. The role of wrist arthroscopy in Kienböck's disease. Hand Clin, 2017, 33: 727-734.
[122] Kadar A, Morsy M, Sur YJ, et al. Capitate ractures: a review of 53 patients. J Hand Surg Am, 2016, 41: e359-e366.
[123] Kimmel RB, O'Brien ET. Surgical treatment of avascular necrosis of the proximal pole of the capitate-case report. J Hand Surg Am, 1982, 7: 284-286.
[124] Draeger RW, Bynum DK, Schaffer A, et al. Bicolumnar intercarpal arthrodesis: minimum 2 years follow-up. J Hand Surg Am, 2014, 39: 888-894.

延伸阅读

[1] 任东，邢丹谋，肖志宏，等．两种骨瓣移植治疗陈旧性舟骨骨折的比较．中华手外科杂志，2017, 33: 334-336.
[2] 蒋继乐，刘波，陈山林，等．掌、背侧入路经皮加压螺钉内固定治疗急性舟骨腰部骨折．中华骨科杂志，2016, 14: 898-905.
[3] 于亚东，邵新中，于晓飞，等．锚钉韧带重建在经桡骨月骨周围脱位治疗中的应用，2017, 2: 132-135.

以上 3 篇文章是近期我国发表的关于腕部骨折、脱位部分手术方法的病例随访报道。

[4] Clementson M, Thomsen N, Besjakov J, et al. Long-term outcomes after distal scaphoid fractures: a 10-year follow-up. J Hand Surg Am, 2017, 42: 927.el-927.e7.
[5] Dias J, Kantharuban S. Treatment of scaphoid fractures: European approaches. Hand Clin, 2017, 33: 501-509.
[6] Suh N, Grewal R. Controversies and best practices for acute scaphoid fracture management. J Hand Surg Eur, 2018, 43: 4-12.

以上 3 篇文章详细描述了舟骨骨折的诊疗方法和报道了部分手术方法的随访结果。

[7] Johnson NA, Morris H, Dias JJ. Questions regarding the evidence guiding treatment of displaced scaphoid fractures. J Hand Surg Eur, 2021, 46:213-218.
[8] Higgins JP, Bürger HK. Medial femoral trochlea osteochondral flap: applications for scaphoid and lunate reconstruction. Clin Plast Surg, 2017, 44: 257-265.
[9] Rancy SK, Swanstrom MM, DiCarlo EF, et al. Scaphoid nonunion consortium success of scaphoid nonunion surgery is independent of proximal pole vascularity. J Hand Surg Eur, 2018, 43: 32-40.
[10] Dodds SD, Williams JB, Seiter M, et al. Lessons learned from volar plate fixation of scaphoid fracture nonunions. J Hand Surg Eur, 2018, 43: 57-65.
[11] Ammori MB, Elvey M, Mahmoud SS, et al. The outcome of bone graft surgery for nonunion of fractures of the scaphoid. J Hand Surg Eur, 2019, 44:676-684.

以上 5 篇文章是关于舟骨骨不连的常用手术方法和新手术方法的病例随访报道或综述。

[12] Shin YH, Kim J, Gong HS, et al. Clinical outcome of lateral wedge osteotomy of the radius in advanced stages of Kienböck's disease. Clin Orthop Surg, 2017, 9: 355-362.
[13] De Carli P, Zaidenberg EE, Alfie V, et al. Radius core decompression for Kienböck's disease stage Ⅲ A: outcomes at 13 years follow-up. J Hand Surg Am, 2017, 42: 752.el-752.e6.
[14] Matsumoto T, Kakinoki R, Ikeguchi R, et al. Vascularized bone graft to the lunate combined with temporary scaphocapitate fixation for treatment of stage Ⅲ Kienböck's disease: a report of the results, a minimum of 2 years after surgery. J Hand Surg Am, 2018, 43: 773.e1-773.e7.

以上 3 篇文章是近期关于月骨无菌性坏死部分手术方法的综述和病例长期随访报道。

[15] Dias J, Brealey S, Cook L, et al. Surgery versus cast immobilisation for adults with a bicortical fracture of the scaphoid waist (SWIFFT): a pragmatic, multicentre, open-label, randomised superiority trial. Lancet, 2020, 396(10248):390-401.
[16] Johnson NA, Morris H, Dias JJ. Questions regarding the evidence guiding treatment of displaced scaphoid fractures. J Hand Surg Eur, 2021, 46:213-218.
[17] Johnson NA, Dias JJ. Scaphoid waist fracture displacement within 2 mm and most proximal pole fractures do not need surgical treatment. J Hand Surg Eur. 2021 Jun 30:17531934211026264. doi: 10.1177/17531934211026264. Online ahead of print.

以上是近期关于舟骨骨折移位多少需要手术治疗和近极骨折应该保守治疗的文章。

第7章

桡骨远端骨折

邓爱东

桡骨远端骨折是常见的骨折之一，约占全身骨折的17%[1, 2]。其发生与年龄、职业、性别等因素相关。随着交通事业及工业的发展，成人桡骨远端骨折的发生率有升高趋势。临床研究表明，各个年龄组桡骨远端骨折的发生率均呈上升趋势，生活方式和环境因素与桡骨远端骨折的发生率相关。一项研究发现城市中心的居民发生桡骨远端骨折的概率比市郊居民高30%[3]。儿童桡骨远端骨折发生率高的原因与儿童喜欢嬉闹、成人对儿童的监护不力有关。Ryan等研究发现男孩桡骨远端骨折的发生率明显高于女孩[4]。了解桡骨远端骨折的流行病学特征有助于临床医师选择合适的治疗方案，并能做好相应的预防和宣传。

随着交通事业的发展和中国人口老龄化的日益加重，复杂桡骨远端骨折越来越常见，骨折的诊断和治疗对临床医师越来越具有挑战性。高能量损伤常导致桡骨远端关节面的压缩性骨折，而骨折类型、骨折是否稳定及骨折移位方式，决定骨折的治疗方式。目前，影像学检查手段的进步使临床医师对骨折的术前准备及评估更得心应手，从而为骨折的手术治疗提供帮助[5]。各种固定材料的发展也改善了复杂桡骨远端骨折的治疗。尽管如此，一些患者因为早期诊断失误和治疗方法选择不当而造成一系列并发症也并不鲜见。

第一节　解剖学和骨折分类

【相关解剖】 广义的腕关节由桡骨远端、尺骨远端和腕骨组成，组成腕关节的各骨块之间通过韧带相连。桡骨远端的桡腕关节面有两个陷窝，为舟骨窝和月骨窝，分别与舟骨和月骨相关节（图7-1）。舟骨窝和月骨窝之间有骨脊相隔。月骨窝的深度大约为3 mm，因此在掌侧钢板螺钉打入过程中至少应距桡骨远端掌侧缘3 mm，以免螺钉打入关节腔[6, 7]。桡骨远端尺侧的桡尺关节面为乙状切迹，与尺骨小头相关节（图7-1）。乙状切迹为一半球形关节面，相对于尺骨头显得偏大，以便于桡骨围绕尺骨旋转。桡骨远端关节面呈三角形，三角形的尖端在桡骨茎突，底边的两个顶点分别为乙状切迹的前、后缘，自侧面看桡骨茎突恰巧位于桡骨远端的中轴上。三角纤维软骨复合体（triangular fibrocartilage complex，TFCC）是桡尺远侧关节的重要稳定结构，起源于桡骨月骨窝的边缘，覆盖于乙状切迹延伸至尺骨茎突的基底部。尺骨茎突基底部骨折及TFCC撕裂会影响桡尺远侧关节的稳定性。桡骨远端关节面，在冠状面自桡骨茎突向乙状切迹倾斜，称为尺倾角；在矢状面自背侧向掌侧倾斜的角度，称为掌倾角（图7-2）。

正常成人以下的正常数据十分重要：①尺倾角13°~30°，平均23°。②桡骨高度8~18 mm，平均12 mm。③掌倾角1°~21°，平均12°。

我们在处理桡骨远端骨折时需要注意恢复5个“桡骨远端表面”的正常结构：掌侧面、桡侧面、背侧面、桡腕关节面以及桡尺远侧关节面。正确理解以上5个重要解剖结构及其毗邻关系对充分显露骨折端及复位固定尤其重要。桡骨远端5个表面除了两个关节面（桡腕和桡尺关节面）以外，其余部分均被软组织包绕。骨性部分也只有Lister结节和桡

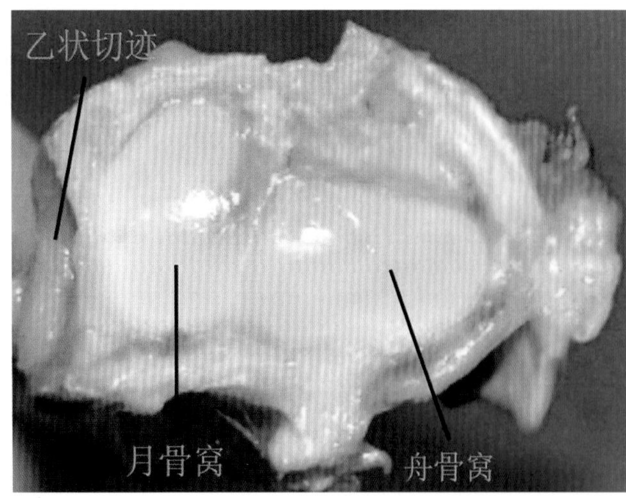

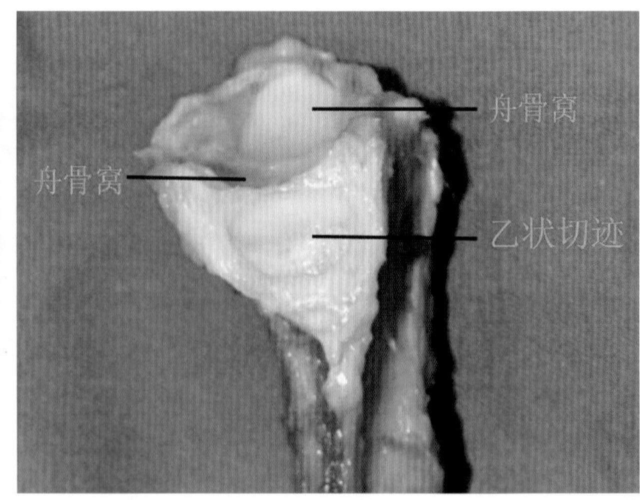

图 7-1 桡骨远端桡腕关节面和桡尺关节面的解剖结构（图片由邢树国医师提供）。

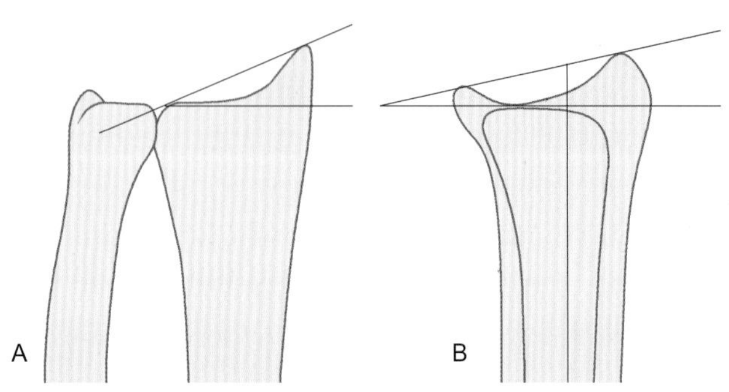

图 7-2 桡骨远端的掌倾角和尺倾角的标示，掌倾角正常平均值为 12°（A），尺倾角正常平均值为 23°（B）。

骨茎突直接与皮肤相连。桡骨远端掌侧相对宽松和平坦，被旋前方肌覆盖，与屈肌腱和正中神经相邻，其间间隙称为腕掌侧间隙。桡骨远端骨折切开复位时，接骨板通常固定于掌侧。桡骨远端掌侧浅层结构从桡侧至尺侧有桡动脉、桡侧腕屈肌腱、掌长肌腱和尺侧腕屈肌腱。在掌长肌腱深面有正中神经和指屈肌腱，拇长屈肌腱位于桡侧腕屈肌腱的深面。掌侧最深层的软组织为旋前方肌，几乎覆盖桡骨远端所有掌侧面。桡骨远端掌侧的最远端为桡腕韧带的起始处，桡腕韧带与旋前方肌相邻处通常被称为“分水岭或水帘线（watershed line）”[8]，掌侧钢板的远端不宜超过此线，否则易引起屈肌腱激惹症状和正中神经卡压的表现（图 7-3A）。桡月韧带起源于桡骨远端，止于月骨的掌侧面，对桡腕关节的稳定起重要作用。类似的还有桡舟头韧带，起自桡骨茎突，具有防止腕骨向尺侧偏移的作用[9]。

桡骨远端背侧间隙较掌侧狭小，体表标志之一是 Lister 结节，与其紧密相邻的是拇长伸肌腱（图 7-3B）。腕关节背侧的深面覆有伸肌支持带，深筋膜

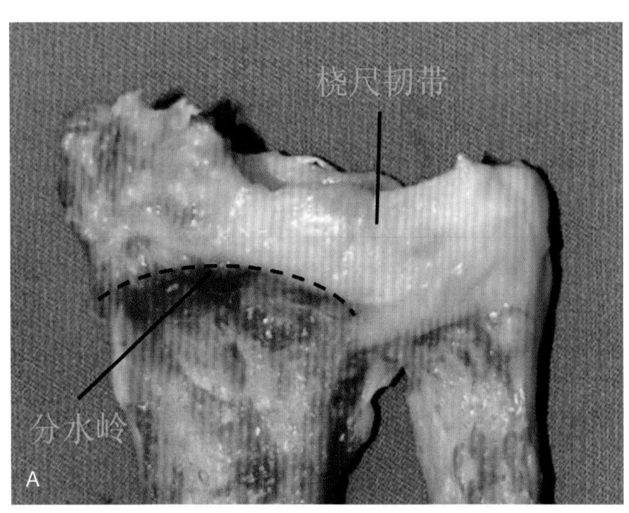

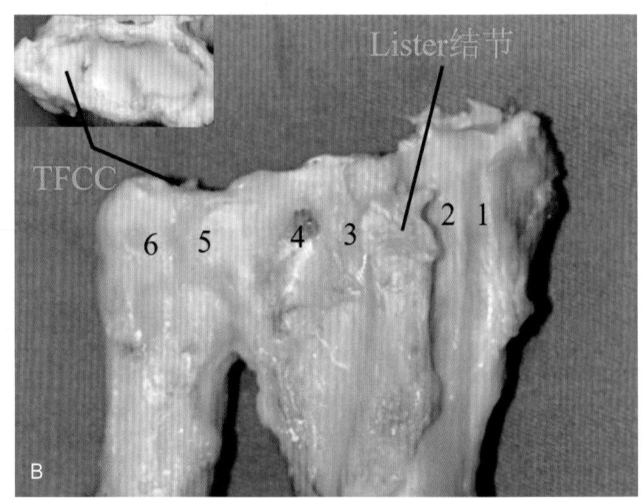

图 7-3 桡骨远端掌侧和背侧的解剖。A. 桡骨远端掌侧分水岭的位置；B. 桡骨远端背侧 Lister 结节和伸肌间室的位置（数字标示），以及 TFCC 的解剖结构（图片由邢树国医师提供）。

包绕背侧伸肌腱，形成纤维管道，称为伸肌间室，共有 6 个（图 7-3B）。自桡背侧至尺背侧依次为：第 1 伸肌间室内含拇长展肌腱、拇短伸肌腱；第 2 伸肌间室内含桡侧腕长短伸肌腱；第 2 伸肌间室与第 3 伸肌间室以 Lister 结节相隔，第 3 伸肌间室内含拇长伸肌腱；第 4 伸肌间室覆盖桡骨远端尺背侧的大部分，内含指总伸肌腱和示指固有伸肌腱，其深面有骨间背神经血管；第 5 伸肌间室内含小指伸肌腱；第 6 伸肌间室内含尺侧腕伸肌腱。第 5、第 6 伸肌间室覆盖远端桡尺关节背侧和尺骨小头背侧。腕关节周围的皮肤血供丰富，富含感觉神经分支。桡神经浅支自桡骨茎突以近 8~9 cm 处穿出肱桡肌肌腱，向远端走行，至桡骨茎突处一般分为 4 支至腕背、拇示指背侧及中指桡侧半背侧[10, 11]。尺神经腕背支自尺骨茎突以近 3~5 cm 处发自尺神经主干，自掌侧斜行转向尺背侧，远端分支支配环小指及中指尺侧半的感觉[12]。

桡骨远端起着传导轴向应力和运动的功能。桡骨远端骨折的定义为距离桡骨远端关节面 2~3 cm 以内的干骺端骨折，而关节内骨折常位于舟骨窝和月骨窝内，并且易合并舟月骨间韧带损伤[13, 14]。

【临床分型】 桡骨远端骨折分型的种类多达 20 余种，不同分型结果的可重复性较差。目前比较常用的有 AO 分型、Frykman 分型、Melone 分型及 Gartland/Werley 分型。Gartland/Werley 分型重点描述干骺端复杂骨折的类型，并且对骨折线延伸至关节面的桡骨远端骨折进行了分类。Frykman 分型相对于 Gartland/Werley 分型增加了涉及桡尺远侧关节、关节内和关节外的骨折类型。

1. Gartland/Werley 分型　首次将桡骨远端骨折分为关节外骨折和关节内骨折，具体如下：Ⅰ型，简单 Colles 骨折，不波及关节面；Ⅱ型，复杂 Colles 骨折，虽然是关节内骨折，但无明显移位；Ⅲ型，复杂 Colles 骨折属于关节内骨折，并且合并明显关节内骨折块移位。

2. Frykman 分型　基于桡骨远端骨折线是否波及桡腕关节面、桡尺远侧关节及是否合并尺骨茎突骨折（Ⅰ、Ⅲ、Ⅴ、Ⅶ型不合并尺骨茎突骨折，Ⅱ、Ⅳ、Ⅵ、Ⅷ型合并尺骨茎突骨折）（图 7-4A）。Ⅰ型和Ⅱ型属于桡骨远端关节外骨折；Ⅲ型和Ⅳ型的骨

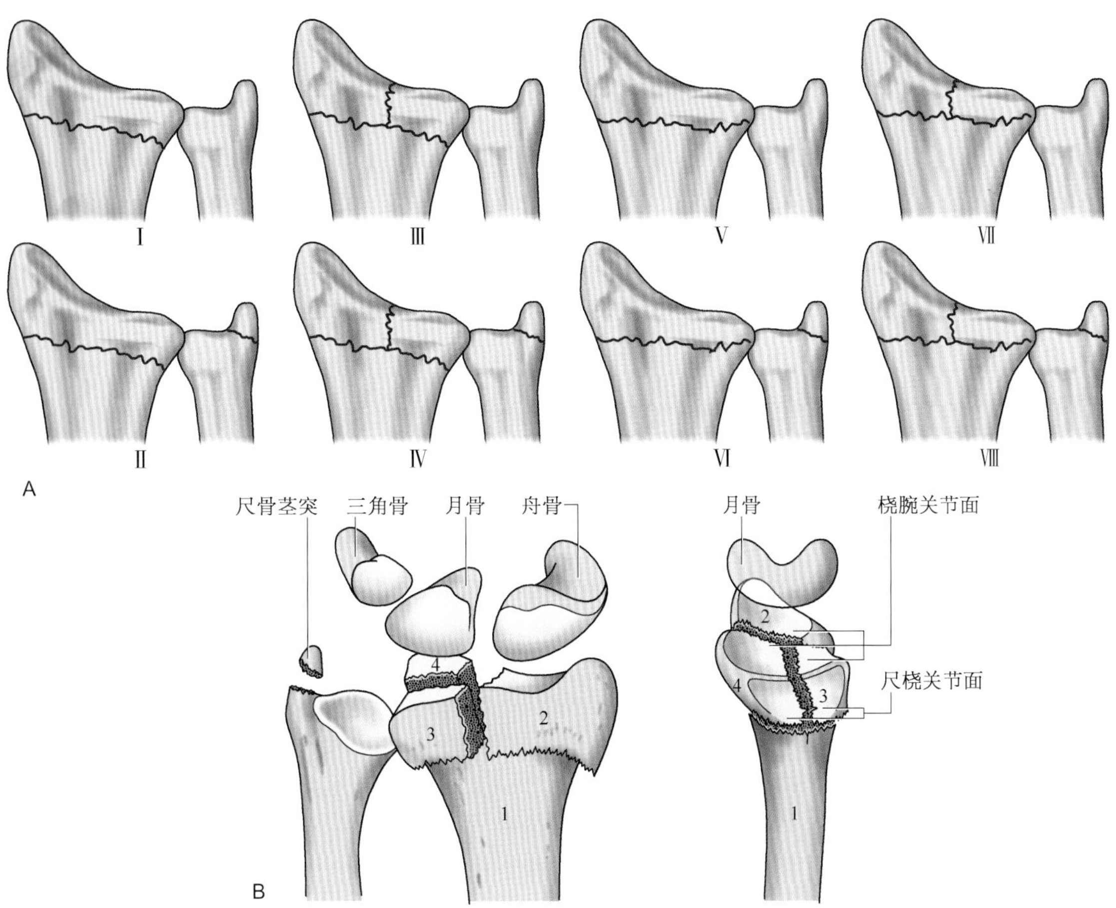

图 7-4　A. 桡骨远端骨折的 Frykman 分型；B. 桡骨远端骨折 Melone 分型的 4 个部分骨块的标示。

折线通过桡腕关节面；Ⅴ型和Ⅵ型的骨折线通过桡尺远侧关节；Ⅶ型和Ⅷ型的骨折线同时波及桡腕关节和桡尺关节。Frykman 分型的不足之处是未将骨折移位方向和粉碎程度考虑在内，而这两个因素对指导骨折治疗和判断预后尤其重要。

3. Melone 分型 将桡骨远端分为 4 个部分，即桡骨干、桡骨茎突、月骨窝掌侧、月骨窝背侧（图 7-4B）。Ⅰ型为关节内骨折，轻微粉碎，无明显移位，属于稳定型骨折。Ⅱ型为月骨窝部位骨折块整体向掌侧或背侧移位，可进一步分为Ⅱ a 型和Ⅱ b 型，若骨折块过度掌屈或背伸移位或桡腕关节面阶梯状移位，则需要手术治疗；Ⅲ型为月骨窝部位骨折合并背侧移位成角向掌侧刺穿，易造成局部软组织损伤；Ⅳ型表现为月骨窝部位骨折块广泛分离移位，掌侧骨折块翻转移位可达 180°；Ⅴ型骨折亦称爆裂型骨折，常由高能量损伤所致。

4. AO 分型 目前最全面的分类当属 AO 组织的分类法。AO 分型将桡骨远端骨折分为关节内及关节外骨折，依骨折严重程度再次分级。共分为：A 型（关节外骨折），又分为 3 组，A1 为孤立的尺骨远端骨折；A2 为桡骨远端骨折，无粉碎、嵌插；A3 为有粉碎、嵌插。B 型（部分关节内骨折），也分为 3 组，B1 为桡骨远端矢状面骨折，B2 为桡骨远端背侧缘骨折（背侧 Barton），B3 为桡骨远端掌侧缘骨折（掌侧 Barton）。C 型（完全关节内骨折），还分为 3 组，C1 为关节内简单骨折（2 块），无干骺端粉碎；C2 为关节内简单骨折（2 块），合并干骺端粉碎；C3 为粉碎的关节内骨折。

第二节 临床表现和治疗方法

桡骨远端骨折多发生于年纪较大的患者，也可发生于青壮年患者，发生于儿童患者时，经常是不完全或青枝骨折。经常发生于跌倒手撑地时。典型的畸形是手向背侧和尺侧移位，而形成典型的枪刺刀畸形。患者有桡骨远端疼痛和压痛，手指的活动度经常下降，有时手指出现麻木，这是由于正中神经受压引起的，很少引起手的血循环障碍。在不完全骨折或没有移位的骨折，患者没有畸形，但是有局部疼痛和压痛。

有以上临床表现时，应该摄 X 线平片了解有没有骨折、骨折类型和稳定性。

【稳定性评估】 如何判定桡骨远端骨折的稳定性显得尤为重要。当桡骨远端骨折出现以下几种情况提示该骨折不稳定：①初始背倾角度大于 20°。②背侧干骺端粉碎性骨折。③关节内骨折，关节面上阶梯状移位大于 2 mm。④桡尺骨远端双骨折。不稳定骨折在临床常需要手术治疗[15-18]。

【非手术治疗】 自从 1814 年爱尔兰外科医生 Colles 首先描述桡骨远端骨折以来，很长一段时间其治疗大多采取闭合复位外固定的方法，在不太复杂的一些骨折，取得了良好疗效。我国中医治疗桡骨远端骨折，通常采用折顶复位手法联合夹板外固定，在一些患者也取得了良好疗效。20 世纪 20 年代，Bohler 首先推广纵向牵引技术，术者和助手将骨折断端向相反方向牵拉，从而达到骨折复位的目的。牵引闭合复位石膏外固定通常适用于稳定性骨折或轻度移位的干骺端骨折。对于桡骨远端骨折应首先考虑外固定或闭合复位外固定的非手术治疗。

1. 适应证 背侧成角的关节外桡骨远端骨折，采用闭合复位治疗经常获得成功。闭合复位的难点在于如何在不过度屈曲腕关节时能将骨折复位并保持。不稳定桡骨远端骨折初期采用闭合复位虽然取得了成功，但是后期由于肌肉张力丢失、肌肉偶尔不自主收缩及手指活动时力量的传导而出现再次移位和骨折端缩短。因此掌握闭合复位外固定的指征尤为重要。年轻手外科医生往往不能掌握得很好，使得患者错过最佳治疗时机而给后期治疗增添麻烦。正常腕关节的尺倾角和掌倾角可分别通过腕关节后前位和侧位片测量得到（图 7-5）。

桡骨远端骨折非手术治疗的适应证为：①桡骨远端不完全骨折。②无明显移位的关节内或关节外骨折。③移位的但是经闭合复位后能够保持稳定的骨折。④对腕关节功能恢复要求不高的老年患者。⑤由于其他损伤或情况存在手术禁忌证的患者。

笔者认为多数移位的桡骨远端骨折都可通过闭合复位保持稳定而采用非手术治疗，因此对于几乎全部的移位桡骨远端骨折首先尝试手法闭合复位，然后复查 X 线评估其复位情况和稳定性，最后决定是继续非手术治疗还是手术治疗。对于合并骨质疏松、桡尺远侧关节脱位（TFCC 止点完全撕裂）、关节内塌陷和严重粉碎性桡骨远端骨折者通常不建议闭合复位，因为很难满意复位，或者即使当时复位

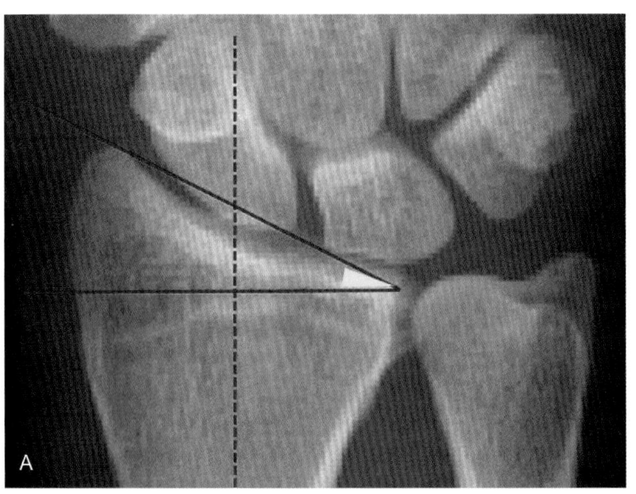

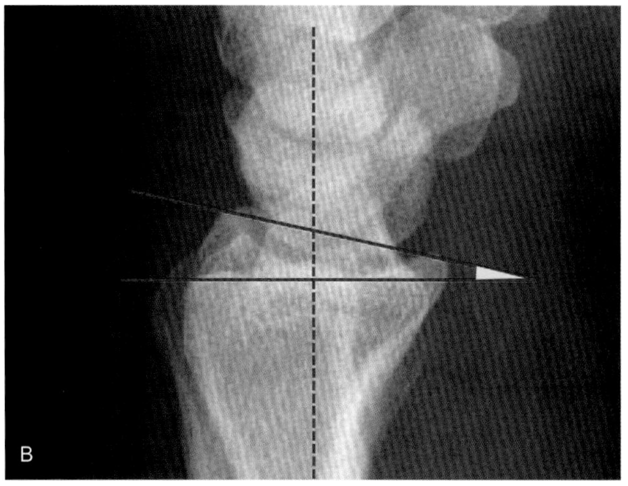

图 7-5　正常桡骨远端通过腕关节后前位和侧位片标示其尺倾角和掌倾角。A. 尺倾角；B. 掌倾角。

满意，但在石膏固定过程中由于不稳定而会再次发生移位。

对于在 C 形臂 X 线机辅助下复位的情况，如果 1~3 次复位不满意，笔者建议进行手术治疗，因为多次复位并没有增加满意复位的可能性。对于没有在 C 形臂 X 线机下复位的情况，如果有经验的医师复位不满意，建议直接手术，而对于没有经验的医师或复位后基本接近满意复位的情况，可增加一次手法复位的机会。

解剖复位是复位的目的，但并不是所有的患者都能够达到，较小的移位是可以接受的，但对于可接受什么程度的畸形仍存在争议。虽然有研究显示临床结果与影像畸形之间并没有明显的相关性 [19]，但一些医生仍建议复位后不要残留背侧成角。尽管中等程度的背侧成角可导致腕关节动力学改变 [20]，但多数医生可接受 0~10° 的背侧成角。20° 的背侧成角太大，应该进一步复位到 10° 以内的背侧成角。笔者认为桡骨短缩 <2 mm（桡骨相对于尺骨无负变异）、背侧成角 <10°，只要关节一致性较好，这些小的畸形是可被接受的。对于累及关节面的骨折（台阶 >1 mm）、伴随尺骨骨折或严重骨质疏松的桡骨远端骨折是否需要手术仍有争议。对于合并尺骨骨折的情况，部分医生认为虽然其增加了骨折的不稳定性，但如果尺骨骨折复位后稳定，不会影响复位后桡骨远端骨折位置的维持；但部分医生认为尺骨骨折增加了桡骨复位的难度和骨折的不稳定性，建议手术治疗。对于严重骨质疏松的患者，部分医生建议手术治疗，因为它是骨折复位后的不稳定因素；但部分医生仍认为只要桡骨远端骨折复位后稳定、没有明显压缩、掌侧皮质支撑良好，也可首先选择非手术治疗，且老年患者对残留畸形的耐受性较高。

对发生 10 天内的桡骨远端骨折进行闭合复位较容易，而超过 10 天再试图闭合复位外固定多半不能取得成功 [21]。在处理每一个具体病例时，应考虑以下因素：患者年龄、骨质质量、职业、全身情况、骨折类型、伴随损伤及经治医师的经验和能力等，同时还需考虑术后功能恢复和医疗费用等因素。一般来说，对于年龄较大、活动量较小的患者，应放宽非手术治疗适应证范围；而对于年轻、活动量较大的患者，非手术治疗的适应证范围可较紧一些。Arora 等通过对 73 例 65 岁以上的老年患者进行前瞻性对照研究，比较闭合复位石膏外固定与掌侧锁定钢板固定的疗效，发现术后一年两组患者的腕关节活动度和疼痛水平无明显差异。可见，对老年患者采取保守治疗可以取得较好疗效 [22]。

2. 操作要点　对桡骨远端骨折在进行闭合复位之前需要进行相应的准备。为减轻复位过程中疼痛不适，可以在骨折断端注射 1% 利多卡因局部浸润，等待 5 分钟以便麻醉药物在骨折断端充分扩散，对耐受性差的患者可以施行臂丛阻滞麻醉。

正如前面所述方法，可以通过拔伸牵引（图 7-6A 和图 7-6B）和悬吊牵引的方法复位，我们在临床工作中通常采用前面一种方法。具体操作如下：术者和助手相向站立，术者站立于患者对侧，双手握住患者手部，助手站立于患者侧，双手握住患者前臂中段；术者和助手作对抗牵引，牵引过程中逐渐加大牵引力量，大约牵引 10 分钟后，术者可以应用扳折方法复位骨折断端，用双拇指按压骨折远端；用 X 线透视观察骨折是否复位，确认骨折复位后应

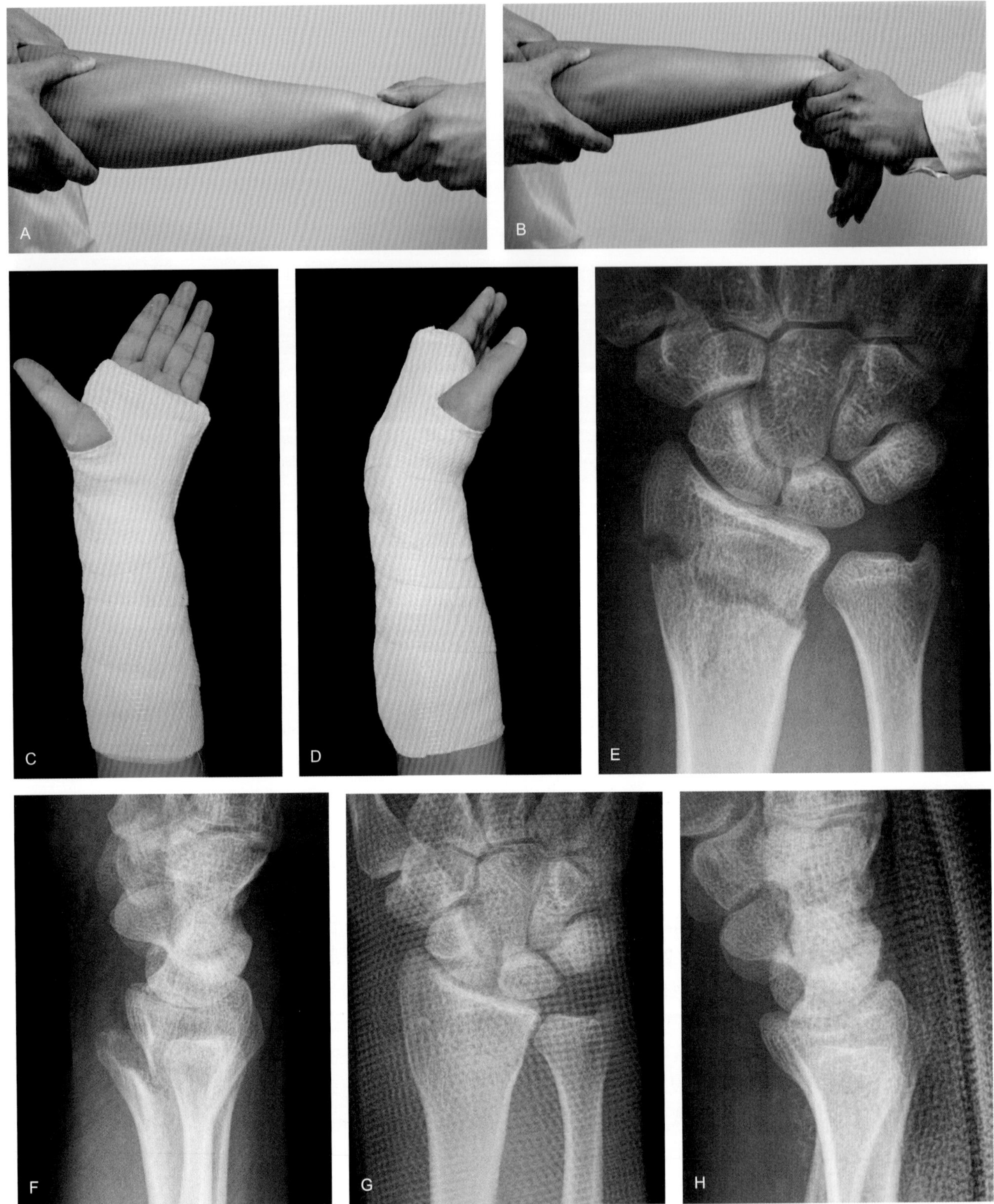

图 7-6　桡骨远端骨折的复位和石膏固定方法。A、B. 背倾移位的桡骨远端骨折闭合手法复位方法；C、D. 骨折闭合复位后使用前臂肘下管形石膏固定腕关节于轻度掌屈、尺偏位，远端不超过掌指关节，近端至前臂肘下；E、F. 桡骨远端骨折复位前的腕关节后前位和侧位 X 线片；G、H. 复位后的腕关节后前位和侧位 X 线片。

用石膏托或管形石膏固定（图 7-6）。若选用后者固定，术后 48 小时内应注意观察有无骨筋膜室综合征发生，若有则需及时劈开管形石膏以达到减压作用。

对于不全骨折和没有移位的骨折，在腕功能位用石膏托或管形石膏固定 5 周左右。对于有移位，但复位后稳定的骨折，复位后采用管形石膏固定，从掌指关节到肘下的前臂近端，仅在合并尺骨不稳定骨折时达肘上。石膏从掌指关节固定到肘下的前臂近端。在前臂肿胀明显时，先用前后石膏托固定，1 周后肿胀常消退，可换成管形石膏固定。目前一致认为远端应固定至掌指关节，以方便掌指关节和指间关节的活动。对于有背倾移位的骨折，如果石膏固定在极度掌屈尺偏位容易发生正中神经卡压症状，故腕关节一般固定于轻度掌屈、尺偏位（图 7-6C 和图 7-6D）。对于掌倾移位的骨折，常固定于腕关节轻度背伸位。由于掌屈位和背屈位都不是腕关节功能位置，一般固定 3 周后换成功能位用管形石膏再固定 3 周。对于前臂的固定位置仍存在争议，我们建议对单纯桡骨远端骨折采用轻度旋前位固定，合并尺骨茎突骨折或桡尺远侧关节脱位时固定于轻度旋后位。

“U”形糖钳式石膏夹适用于桡骨远端骨折伴桡尺远侧关节脱位或尺骨骨折的患者，但对于小儿桡骨远端骨折，我们有时也使用糖钳式石膏夹或肘上长臂管形石膏固定。石膏固定完成后需再次用 X 线透视确认骨折复位情况（图 7-6E~H），以免石膏固定过程中发生再移位而未及时发现。对于无移位的或轻微移位的骨折，我们常固定 5 周；对于移位后复位的骨折需要固定 6 周。有的医生用石膏夹或管形石膏固定 3 周，再用石膏托固定 2~3 周。

3. 注意事项和相应措施　管形石膏固定术后的前 3 周是石膏固定的关键期，这段时间由于局部肿胀逐渐消失，外固定会发生松动，骨折可能再次移位，因此外固定后 1~2 周内需要复查一次 X 线片，以了解骨折复位的维持状况。如果不佳，应该重新手法复位石膏固定，或改为手术治疗。3 周后骨折开始愈合，发生再移位的可能性较小。如果起初应用矫正位石膏固定，在 3 周末则应更改为腕关节功能位石膏托固定，再固定 3 周。闭合复位管形石膏外固定常见的早期并发症有骨折再移位、骨筋膜室综合征、腕管综合征；晚期并发症有腕关节创伤性关节炎、关节僵硬、复杂区域疼痛综合征。有文献报道仅有 27%~32% 的闭合复位石膏外固定患者在治疗 5 周后可以取得较好疗效 [23]。解除肘关节固定后也应尽早锻炼，当外固定被完全解除后，应进行腕关节功能锻炼。对于高能损伤的桡骨远端骨折和老年骨质疏松患者，在闭合复位石膏固定过程中，应注意可能出现骨折再移位、桡骨高度丢失等并发症。

【手术治疗】 若桡骨远端骨折的骨块不能获得有效复位，或复位后不能保持稳定，则需要手术治疗。桡骨远端关节内骨折复位不佳可以导致创伤性关节炎。桡骨远端骨折手术治疗的主要目的是骨折解剖复位，以恢复功能，减少创伤性关节炎的发生。对于桡骨远端骨折的治疗方法一直存在争论，例如，虽然有的患者 X 线显示桡骨远端骨折畸形愈合，但是患者腕关节功能却没受多少影响。目前大多数学者一致认为，桡骨远端不稳定骨折或闭合复位不能达到关节内骨折复位固定目的的桡骨远端骨折都需要手术治疗。

手术方法包括钢板固定、经皮克氏针固定、外固定支架固定、特别移位骨片固定（fragment-specific fixation）、关节镜辅助固定等。每种固定方法的应用取决于骨折的情况和患者的特殊因素，必要时可联合应用。经皮克氏针固定适用于：不稳定的关节外骨折；简单的 2 或 3 块骨块关节内骨折；小儿或青少年移位骨折；移位的关节外骨折合并背侧成角和桡骨短缩。外固定支架固定适用于：严重粉碎性骨折；严重压缩骨折；压缩、粉碎和背侧成角骨折；严重软组织缺失而不适宜内固定的开放性骨折。掌侧接骨板内固定适用于：粉碎性或不稳定关节内骨折；不稳定关节外固定；掌侧剪切骨折；关节内骨折伴掌侧移位成角。背侧桥式接骨板内固定适用于：无法常规固定的严重粉碎性关节内骨折；骨干或干骺端粉碎性骨折；骨折直接固定可能效果较差的骨质疏松症患者；拒绝外固定、骨质量较差、存在心理问题的患者；腕关节桡偏、半脱位畸形、闭合性损伤、显著肿胀的老年患者；严重移位合并骨干远端粉碎和骨质疏松的患者。关节镜辅助固定主要应用于存在关节面较大成台和间隙的骨折，此关节镜检查将在关节镜章节详细描述。特别移位骨片固定适用于多数不稳定和高能量所致的桡骨远端关节内骨折。

1. 切开复位的手术入路

（1）掌侧入路：掌侧入路常用于桡骨远端骨折需要用掌侧接骨板固定、需要掌侧暴露复位固定和特殊骨块的固定。常用的掌侧入路包括 Henry 入路、经桡侧腕屈肌腱入路、掌侧正中入路和掌侧微创入路。Henry 入路为桡侧腕屈肌腱表面的纵行切口，沿其桡侧进入，向相反方向牵开拇长屈肌腱和桡动脉，暴露旋前方肌并于其近桡侧止点处切断，将尺侧剥离并掀起后显露骨折线。经桡侧腕屈肌腱入路区别于 Henry 入路之处是在腕横纹至舟骨结节处行顶在桡侧的“V”形延长切口，此切口更有利于暴露桡骨茎突及切开肱桡肌腱后暴露背侧骨折块。掌侧微创入路类似于 Henry 入路和经桡侧腕屈肌腱入路，但进一步缩小了切口，并且保留了旋前方肌的桡侧止点。如果骨折偏尺侧则可使用腕正中入路，自第 3 掌骨基底部沿鱼际纹尺侧弧形切开，再沿腕横纹转折至桡骨远端尺侧做“Z”形切口。虽然该入路暴露广泛，避免了正中神经掌皮支的损伤，但可以切开腕横韧带，尤其适用于合并正中神经卡压需行腕管切开减压术的患者（图 7-7A）。

（2）背侧入路：背侧入路主要用于桡骨远端背侧骨折需要经背侧进行切开复位内固定时。固定的器材有背侧锁定钢板和固定骨折块的微型钢板等。根据骨折的位置不同可选择背侧 1、2 伸肌间室切口（背桡侧切口），3、4 伸肌间室切口（背侧正中切口）和 5、6 伸肌间室切口（背尺侧切口）（图 7-7B）。背桡侧切口适用于桡骨茎突骨折切开复位内固定的患者，自鼻烟窝远端沿 1、2 伸肌间室的体表投影延长至骨折端以近作纵行或斜行切口。背侧正中切口自第 2 或第 3 掌骨基底部斜向或纵向延伸至 Lister 结节并沿第 3、4 伸肌间室的体表投影至骨折近端。背尺侧切口自第 4、第 5 掌骨基底部沿钩状骨、三角骨表面行“Z”字形切开并沿尺骨纵轴近端延伸。经背桡侧入路手术时注意保护桡神经浅支及其分支和头静脉，经背尺侧切口手术时注意保护尺神经腕背支[24, 25]。

2. 经皮克氏针固定　对于不稳定骨折，单纯闭合复位石膏外固定可能会发生再移位。如果骨折复位不能通过石膏外固定维持时，就需要加用其他固定方法。经皮克氏针固定联合石膏外固定适用于：①能够闭合复位的关节外骨折，但复位不能保持，容易再移位时。②干骺端单纯骨折，甚至某些骨质良好的简单的关节内骨折。③年龄较大、骨片移位、不希望钢板固定或身体不健康、不能钢板固定的患者[26, 27]。

经皮克氏针固定方法有以下几种（图 7-8 和图 7-9）：①单纯经桡骨茎突穿入。②经远端骨折块的桡侧和尺侧向桡骨干交叉穿入。③ Kapandji 方法即骨折断端的撬拨技术。④经尺骨斜行穿针固定骨折远、近端（不经过桡尺远侧关节）。⑤经桡尺远侧关节、尺骨、桡骨多针固定骨折端[28-30]。

通常采用臂丛阻滞麻醉，患者取平卧位，上肢外展于手术台。可以由手术者和助手通过拔伸牵引和扳折手法复位骨折断端，在微型“C”形臂 X 线

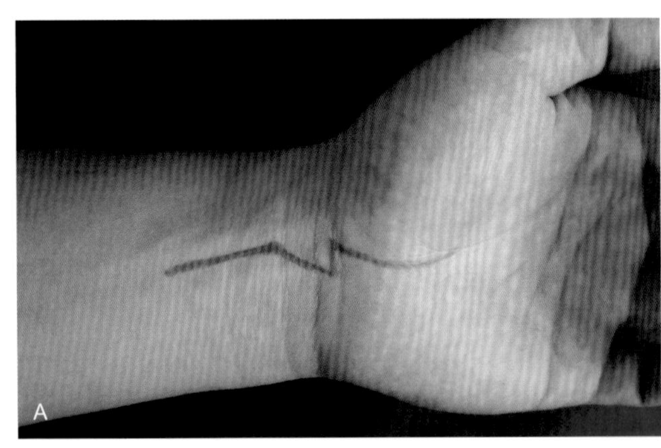

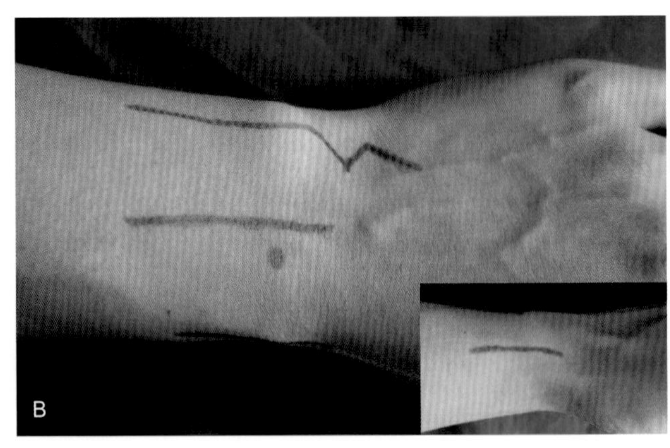

图 7-7　桡骨远端骨折切开复位内固定的部分入路。A. 掌侧正中入路；B. 由尺侧到桡侧分别是背尺、背正中、背桡侧入路。

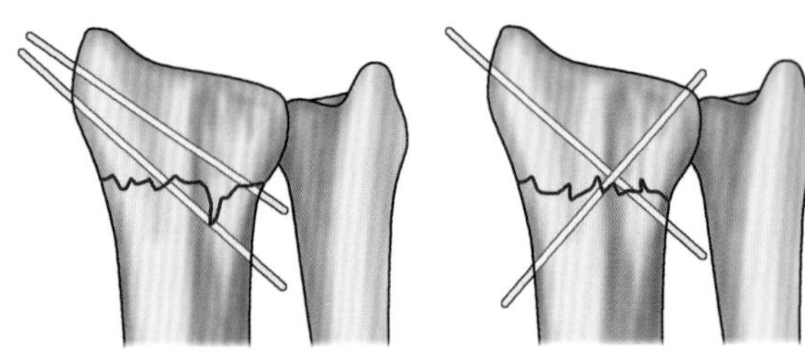
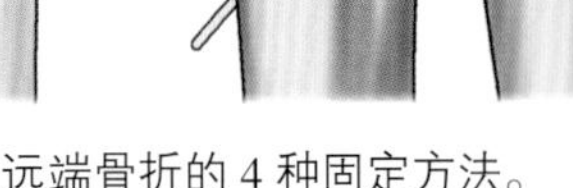
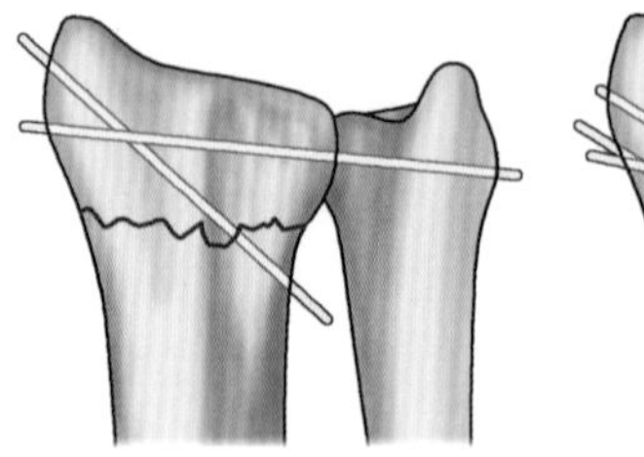
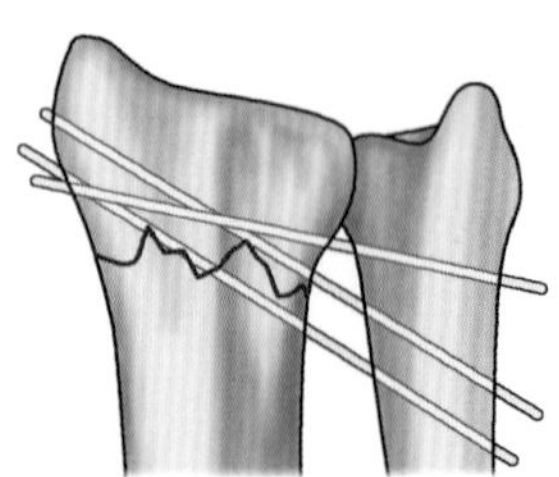

图 7-8　经皮克氏针固定桡骨远端骨折的 4 种固定方法。

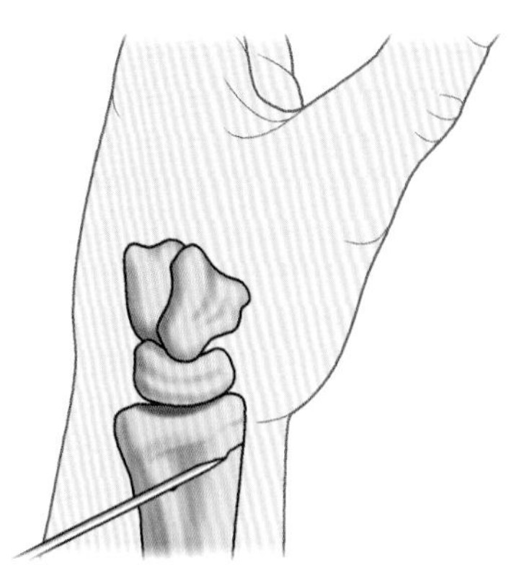
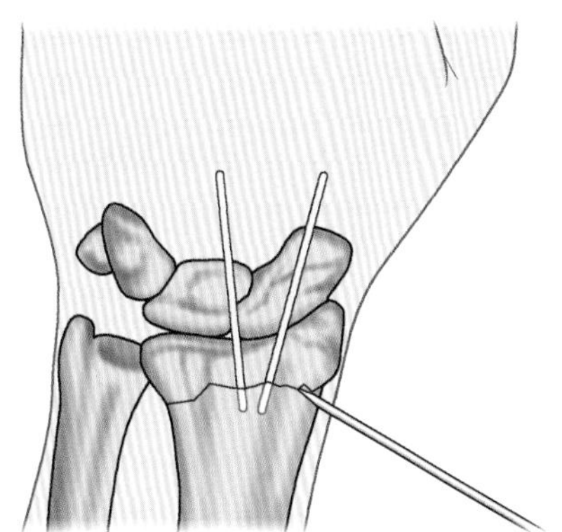
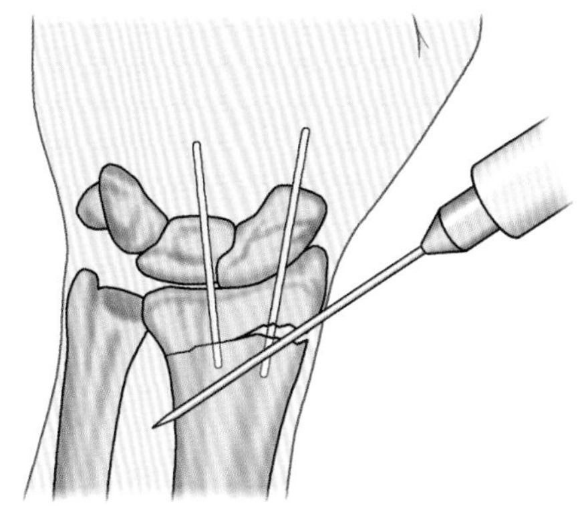

图 7-9 Kapandji 技术：克氏针自腕尺背侧插入骨折线，抵至掌侧皮质，通过克氏针的远端撬拨恢复掌倾角，然后将克氏针穿过掌侧皮质固定，必要时用同样方法导入背桡侧克氏针加强复位固定；再从骨折线桡侧插入克氏针，通过克氏针的远端撬拨恢复尺倾角，然后穿过尺侧骨皮质固定，必要时增加桡骨茎突至尺侧骨皮质的克氏针加强固定。

机透视下确认复位效果，由助手维持牵引，也可在指套维持牵引的状态下，应用上述经皮方法打入克氏针，克氏针的直径一般为 1.6 mm。经桡骨茎突入路手术时应避免损伤桡神经浅支及其分支、头静脉及邻近肌腱，有时采用微型切口并适当分离至骨质处，可以减少对上述结构的损伤[31-33]。闭合复位成功后，首先经桡骨茎突穿入克氏针以维持桡骨高度和桡骨尺倾角。手术者可用手指摸清桡骨远端茎突和第 1 伸肌间室内的肌腱，以确定进针点，将直径 1.6 mm 的克氏针在 X 线透视下抵至桡骨茎突顶点，斜向钻入对侧近端皮质。此时应注意骨折复位情况，如果掌倾角恢复不够，仍可微调至正常。桡骨远端背侧进针点通常选在第 4、5 伸肌间室伸肌腱的尺侧。在 X 线透视引导下将克氏针缓缓穿至骨面，与额状面和矢状面成 45° 角进针，进一步将克氏针钻入骨折近端掌侧皮质内。也有经第 3、4 伸肌间室穿入克氏针的入路，方法同上，视骨折具体情况选用背侧不同入路。Kapangji 技术与上述入路穿针方法的不同点为：手术过程中在 X 线透视引导下，将 1 枚克氏针自桡侧向尺侧钻入骨折断端，抵至尺侧皮质，然后向远端撬起骨折远端，使其恢复正常的尺偏角后继续穿透尺侧皮质。然后将第 2 枚克氏针自背侧向掌侧穿入并抵至桡骨掌侧皮质，再次撬起骨折块，恢复正常掌倾角后继续穿透桡骨掌侧皮质(图 7-10)。不论经何种入路在手术结束时都应被动活动手指，以确定是否穿入肌腱。克氏针的尾部通常留在皮肤外侧，针尾长度一般为 1 cm，残端以圆钝针帽覆盖。术后 3 周行超肘前臂中立位石膏托外固定，然后更换短臂石膏托外固定 3 周。术后 5~6 周摄片复查后拆除石膏和克氏针。

Yammine 等通过对桡骨远端骨折经皮克氏针固定方法的 meta 分析发现，单纯经皮克氏针固定在桡骨远端不同部位发生桡神经浅支、头静脉和肌腱损伤的概率如下：①经桡骨茎突部位，桡神经浅支及其分支损伤的发生率为 16%，伸肌腱损伤为 3%，头静脉损伤为 61%；②经桡骨远端背侧，桡神经浅支及其分支损伤的发生率为 3.4%，伸肌腱损伤为 31%。如果采用小切口辅助经皮克氏针固定，上述血管、神经及肌腱损伤的发生率明显降低[34]。Santoshi 等通过解剖学研究发现，经皮克氏针固定桡骨远端骨折需要作微型切口，并适当分离组织，以避免损伤邻近桡神经分支、伸肌腱及血管[35]。经皮克氏针固定的并发症有骨折再移位、针道邻近肌腱损伤、桡神经浅支受损，以及反射性交感神经营养障碍[36]。Kim 等经尺骨多枚克氏针固定 15 例 A2 型和 3 例 C1 型桡骨远端骨折，术后平均随访 29 个月，发现该手术方式能够有效固定不稳定关节外骨折和一些简单关节内骨折[37]。Sano 等应用经皮弹力克氏针交叉固定儿童桡骨远端骨折，发现手术时间短、降低创伤小，能可靠固定不稳定儿童桡骨远端骨折[38]。Kennedy 等采用经皮克氏针联合石膏固定 72 例 60 岁以上女性老年桡骨远端关节外骨折，随访发现对老年女性桡骨远端骨折应用经皮克氏针固定之前应注意恢复桡骨高度，如果只注意固定骨折块，可能会导致桡骨远端塌陷畸形愈合[39]。笔者也经常使用经皮克氏针固定桡骨远端骨折。

3. 切开复位内固定 桡骨远端骨折切开复位的内固定器材包括背侧钢板、掌侧钢板、桡侧钢板、微型钢板和髓内钉固定系统。不同的内固定器材可用于不同部位的固定，因此对应的手术适应证也各不相同。

(1) 掌侧钢板内固定：掌侧钢板通常被大部分

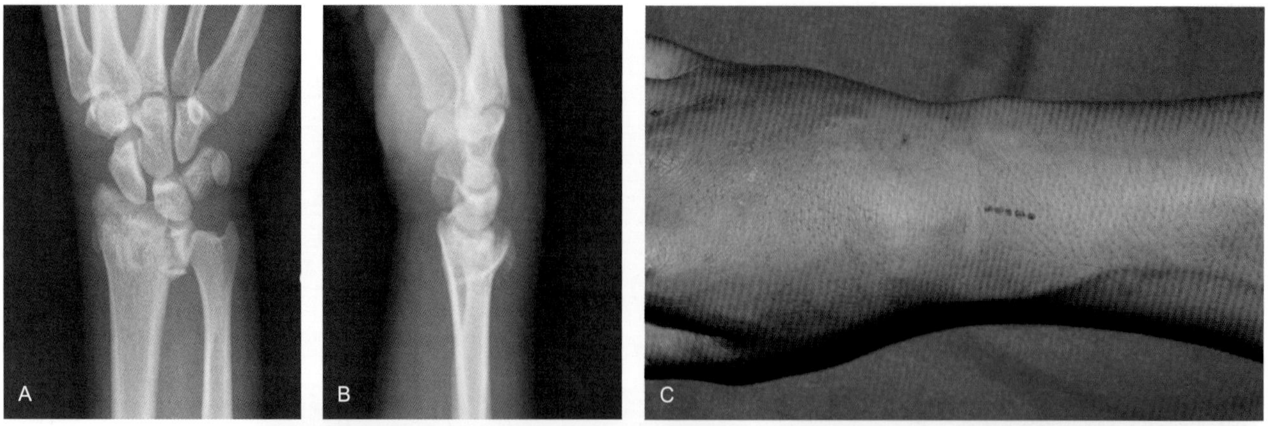

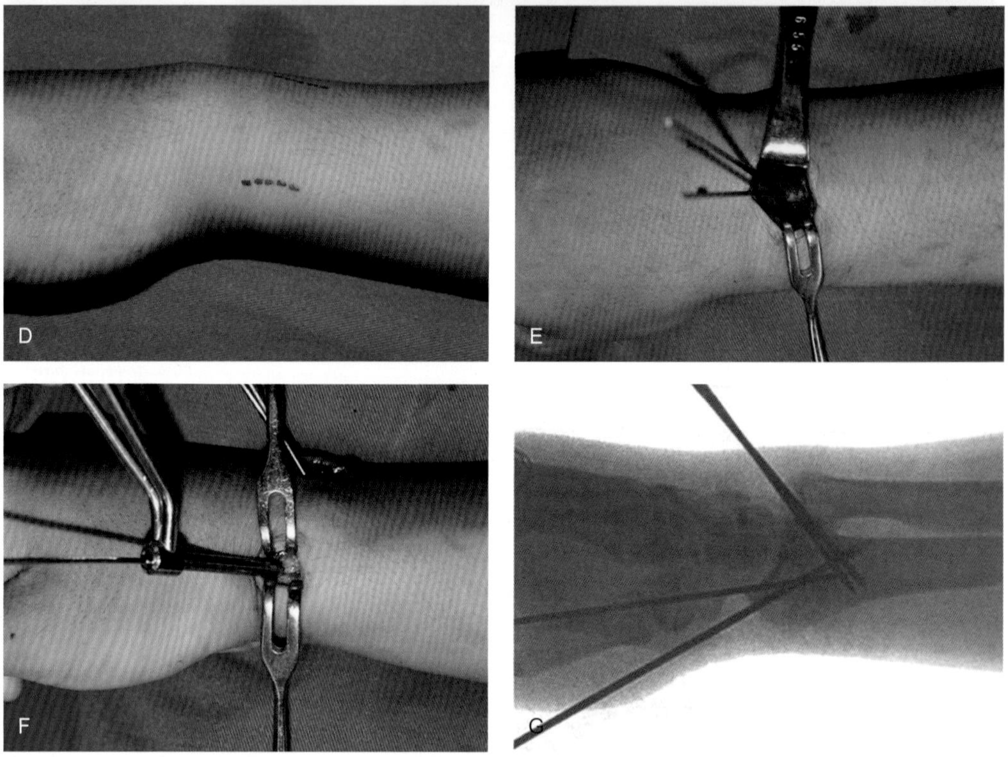

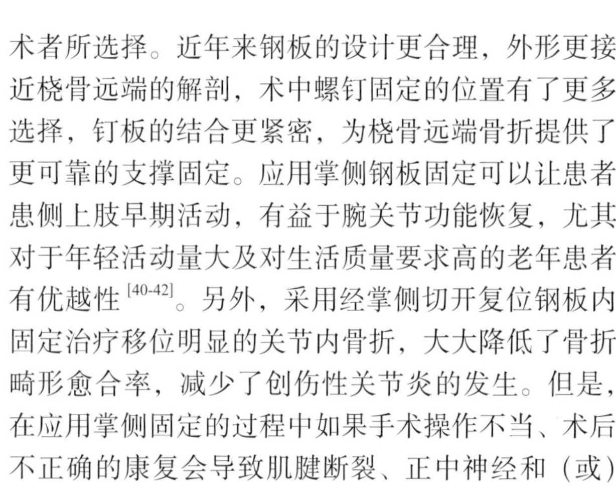

图 7-10　克氏针固定桡骨远端骨折。A、B. 桡骨远端骨折的 X 线正、侧位片；C. Lister 结节体表投影；D. 桡骨茎突体表投影；E、F. 分别予以克氏针固定骨块；G. 术后摄片示骨折对位、对线良好。

术者所选择。近年来钢板的设计更合理，外形更接近桡骨远端的解剖，术中螺钉固定的位置有了更多选择，钉板的结合更紧密，为桡骨远端骨折提供了更可靠的支撑固定。应用掌侧钢板固定可以让患者患侧上肢早期活动，有益于腕关节功能恢复，尤其对于年轻活动量大及对生活质量要求高的老年患者有优越性[40-42]。另外，采用经掌侧切开复位钢板内固定治疗移位明显的关节内骨折，大大降低了骨折畸形愈合率，减少了创伤性关节炎的发生。但是，在应用掌侧固定的过程中如果手术操作不当、术后不正确的康复会导致肌腱断裂、正中神经和（或）尺神经损伤、感染等并发症。

1）掌侧钢板的发展过程：掌侧钢板的发展经历了 3 个阶段（图 7-11）[43-46]。第一代为普通钢板，此型钢板的特点是需要通过折弯调节以适应桡骨远端掌侧的骨性结构，螺钉与钢板之间无锁定装置，外形呈斜“T”形或直“T”形，远端螺钉孔通常为 3~4 个。缺点为应用于严重粉碎性骨折或骨质疏松的患者易发生螺钉松动而致内固定失败；另外远排螺钉孔少，对于复杂粉碎性骨折提供的可选择的钉孔数较少，以致内固定困难。第二代为掌侧普通锁定加压钢板，该类钢板可以分为两类：一类是 AO“Ⅱ”型钢板，其特点是远排螺钉自桡侧至尺侧成“一”字形对称排列，常与背侧钢板联合应用。另一类是远端斜“T”形，远排螺钉几乎与桡腕关节面平行，通过螺钉与钢板的锁定结合可以提供对桡腕关节面的支撑（图 7-12）；其缺点为远排螺钉固定模式单一且不可改变螺钉固定方向，易致螺钉被

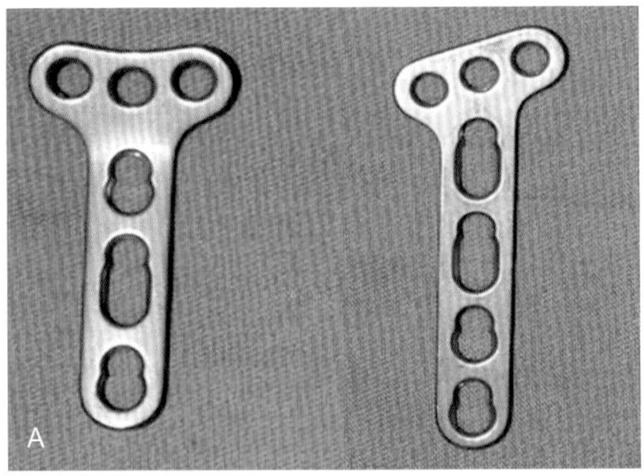
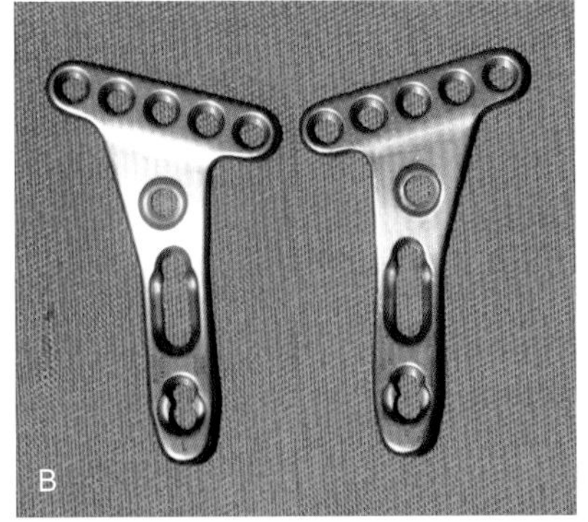
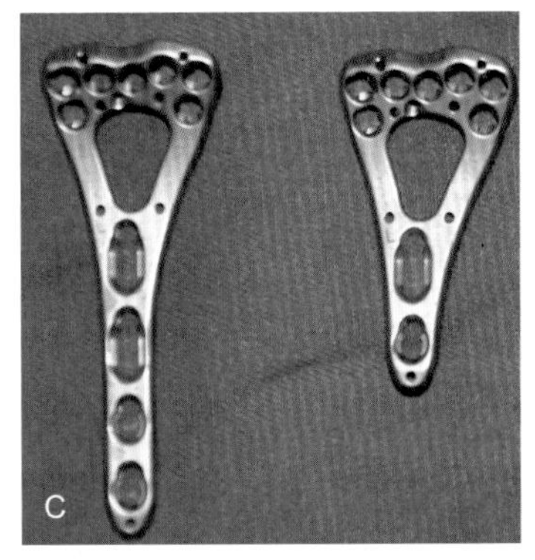
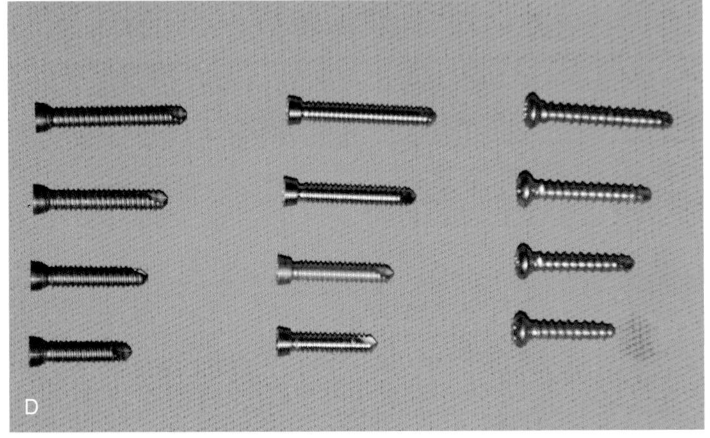
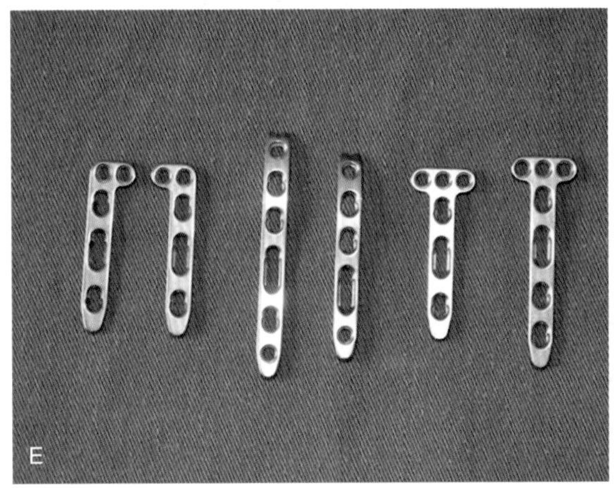
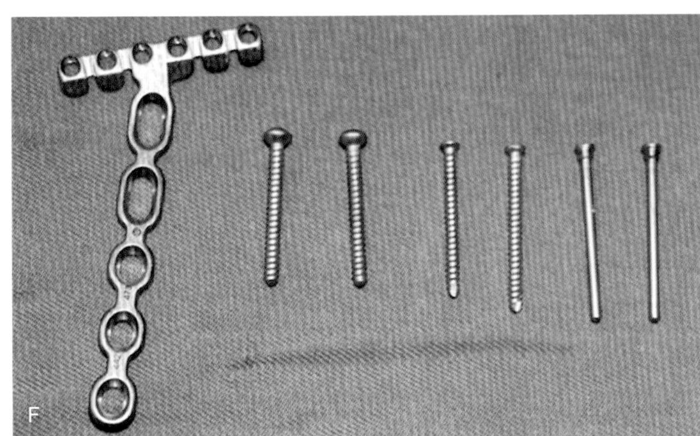
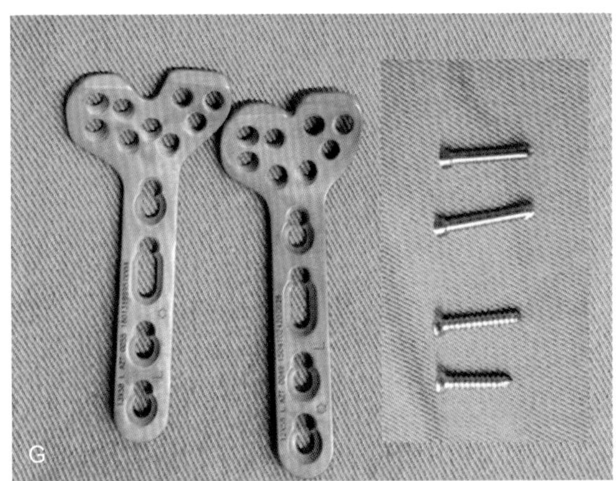
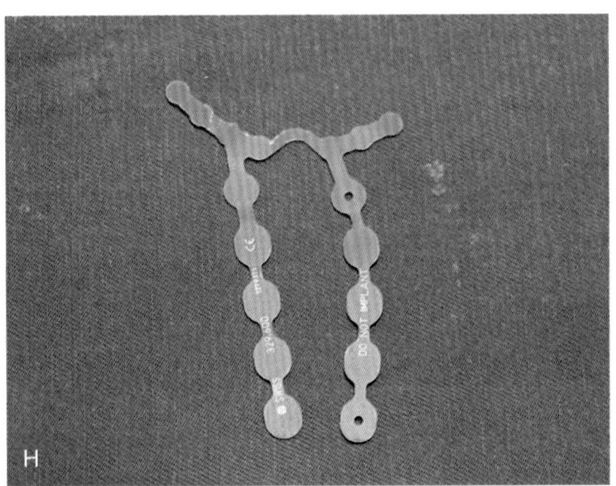

图 7-11　几种不同型号的桡骨远端掌侧锁定加压钢板。A. 3.5 mm 桡骨远端掌侧锁定加压钢板，为第二代掌侧钢板；B. 2.4 mm 桡骨远端掌侧锁定加压钢板，为第二代掌侧钢板；C、D. 2.4 mm 桡骨远端掌侧万向双柱锁定加压钢板和不同类型的螺钉（绿色螺钉为普通锁定螺钉，紫红色螺钉为万向锁定螺钉，黄色螺钉为普通皮质骨螺钉），该类钢板应用万向锁定技术对特定骨折块进行固定，为第三代掌侧钢板；E. 2.4 mm 桡骨远端掌侧锁定加压钢板，可用于微小骨折块的固定；F. 锁定加压钢板；G. 国产锁定加压钢板；H. 背侧锁定加压钢板。

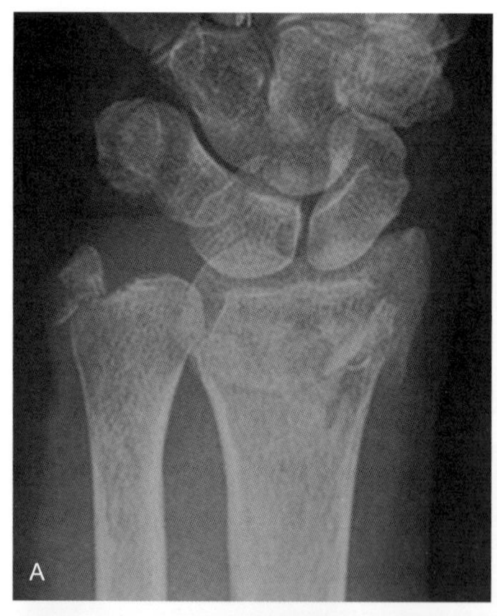

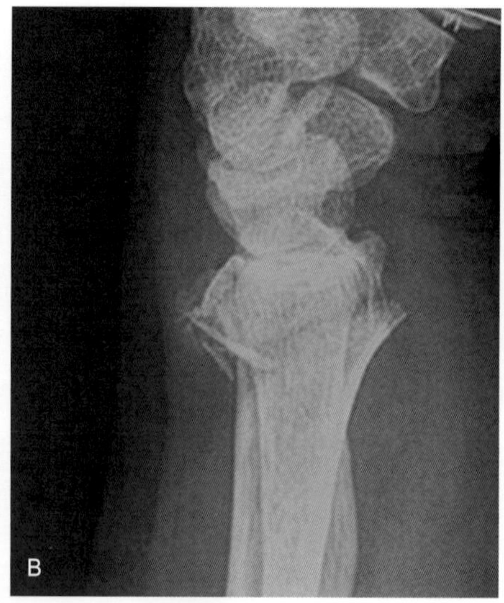

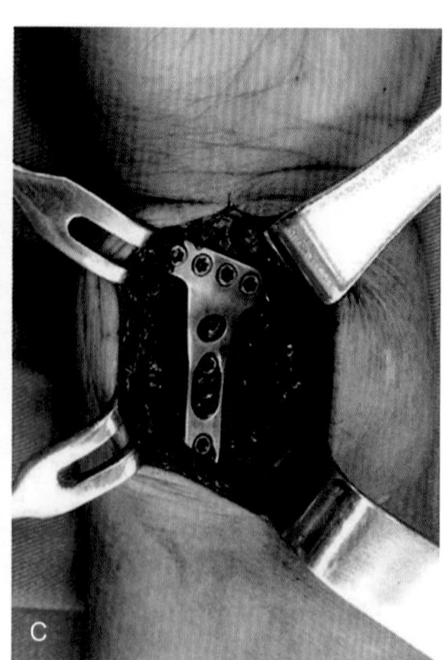

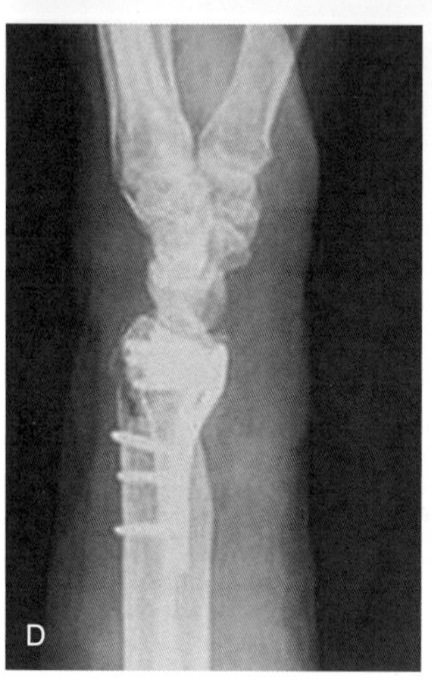

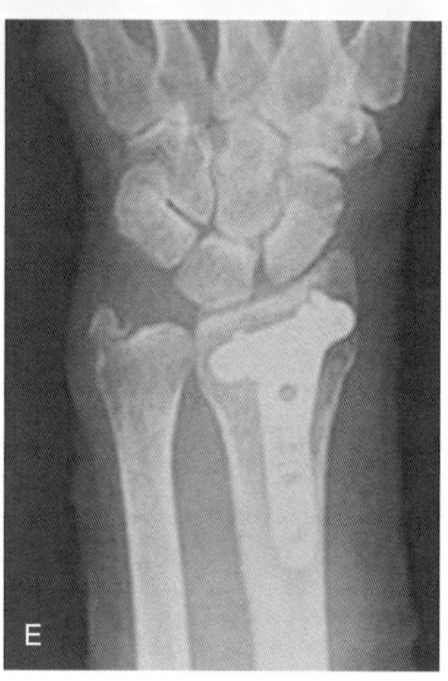

图 7-12 桡骨远端骨折采用第二代掌侧普通锁定加压钢板固定。A、B. 桡骨远端骨折 X 线正、侧位片；C. 第二代斜“T”形掌侧普通锁定加压钢板固定骨折；D、E. 桡骨远端骨折固定术后正、侧位 X 线片。

打入腕关节内，选择螺钉固定的位置有限。第三代掌侧钢板的典型代表是 AO 辛迪思公司制造的万向锁定钢板，其设计依据桡骨远端三柱理论，重点提供对桡侧柱和中间柱的稳定固定。该型钢板已经预塑形，接近桡骨远端的解剖，安置后骨与钢板贴近；另外，钢板的周边经过抛光处理，减少了腕关节运动过程中钢板对周围组织的刺激；还有，该型钢板远排的内、外侧有多个锁定螺孔可供选择，而且螺钉打入方向可以根据固定需要改变而锁定。万向锁定螺钉可在离开轴心的各个方向以最大成角 15° 进行固定。近来利用远端锁定螺钉自不同角度打入骨折端，设计了具有抓持功能的特殊钢板。该型钢板固定系统的特点为螺钉只与钢板间有螺纹，其他部位无螺纹，使得手术操作更加方便。

2）适应证：掌侧钢板固定主要应用于以下几种情况 [47, 48]：①经反复闭合复位失败的不稳定桡骨远端骨折。②关节内骨折，关节面骨折断端阶梯状移位大于 2 mm。③年轻患者背倾移位角大于 5° 或老年患者背倾移位角大于 20°。④桡骨高度缩短大于 2~5 mm。⑤桡尺远侧关节间隙明显分离，伴有桡尺远侧关节不稳定。⑥桡骨远端骨折畸形愈合、骨折不愈合施行截骨矫形手术或植骨内固定手术。

3）禁忌证：掌侧钢板固定的相对禁忌证包括：①桡骨远端桡侧柱骨折块非常小，无法行螺钉固定者。②桡骨远端骨折线非常靠近桡腕关节缘，在 X 线上表现为分水岭以远的骨折。③特重型粉碎性关节内骨折。④一些特殊部位的分离移位骨折块，如桡骨茎突骨折、背侧劈裂分离移位的骨块用掌侧钢板并不能提供有效固定。

4）手术技术：掌侧钢板内固定应用掌侧入路。桡骨远端掌侧组织间隙较宽松易于安放钢板，而不引起肌腱激惹症状 [49]。掌侧入路包括：① Henry 入路。②经桡侧腕屈肌腱入路。③腕正中可延伸入路。④微小切口入路。上述 4 种入路中的前两种较常用，其可以充分暴露桡骨远端掌侧面而完成骨折复位内固定。相比较而言，腕正中可延伸切口常用于合并腕骨骨折脱位致腕管综合征的患者，便于腕管切开减压；或者用于合并乙状切迹部位骨折需要切开复位时。作掌侧入路时，应注意的体表标志有桡动脉的搏动、桡侧腕屈肌腱和尺动脉的搏动。如果腕部高度肿胀，桡侧腕屈肌腱不易被触及，则可通过舟骨结节作纵轴线以确定切口方向。

• Henry 入路和经桡侧腕屈肌腱入路：依照桡骨远端骨折块所在位置选用相应的切口，临床通常采用 Henry 切口。沿桡侧腕屈肌肌腱表面作皮肤切口，切开皮肤、皮下组织的过程中注意保护桡动脉及桡神经浅支（图 7-13）[50-53]。在经桡侧腕屈肌腱桡侧入路手术时，一般先切开桡侧腕屈肌腱腱鞘，将桡侧腕屈肌腱和桡动脉向内、外侧牵开，这样可避免损伤正中神经及其掌皮支。然后向深面分离暴露旋前方肌，如果骨折为单纯型，将骨折复位后可以贴近骨面潜行分离插入钢板（图 7-14）；如果骨折复杂，于旋前方肌距桡侧止点 4~5 mm 处切开，便于手术结束时修复该肌[54-56]。向尺侧牵拉剥离旋前方肌后能很好地暴露桡骨远端骨折部位，便于复位骨折并放置钢板。经桡侧腕屈肌腱入路和 Henry 入路的皮肤切口类似。

骨折复位通常采用牵引、扳折及撬拨的方法进行，整复腕关节面骨折，再将近端大骨折块复位，利用掌侧骨皮质较厚能够提供支撑的特点，复位维持骨折断端，必要时加用克氏针临时固定，经多方位透视若骨折复位满意后，应用掌侧钢板固定骨折断端。如果桡骨远端冠状位劈裂骨折发生背侧骨块分离移位，常需要加用背侧小切口，经第 3、4 伸肌间室将背侧骨折块复位，并用克氏针临时固定，再应用钢板固定。此时螺钉应尽量穿过桡骨远端掌侧皮质。

第三代掌侧钢板固定方法为：钢板安放后可以先在近端滑动孔内打入一枚皮质骨螺钉，然后在 X 线透视下向远、近端微调钢板的位置，然后依次将其余螺钉打入。置钉过程中应注意避免将钉头打入关节腔。术中不仅需要拍摄腕关节正、侧位片，还需加拍一些特殊体位的 X 线片，如在拍摄腕关节后前位片时将腕关节抬高 10°~15° 以消除桡腕关节掌倾角的影响，从而可以清楚地了解螺钉是否置入关节腔内。另外，我们可以拍摄腕关节背侧纵向切线位 X 线片，了解螺钉是否过长而导致伸肌腱激惹症状（图 7-15）。

• 腕正中可延伸入路：该入路主要应用于桡骨远端中间柱骨折合并正中神经卡压的患者。该入路的切口位于掌长肌腱和尺侧腕屈肌腱之间，向远端延伸时注意需与腕横纹斜行切开，以防瘢痕增生影响腕关节活动。深部筋膜分离也位于掌长肌腱和尺侧腕屈肌腱之间，向远端分离切开腕横韧带进行腕管减压，松解正中神经，有利于减轻卡压症状（图 7-16）[57]。

• 经桡侧腕屈肌腱微创入路：掌侧微创入路因能够有效保护软组织、减少手术带来的创伤、促进术后恢复而被推广使用。微创接骨板固定术最早由 Geissler 和 Fernandes[58] 在 2000 年提出，但是直到 2013 年之后才有相关的文献报道。与传统的较长的手术切口相比，这种方法可以有效缩短皮肤切口，具有美观的显著优势[59]，并保留旋前方肌和骨膜，这在理论上有利于骨折的愈合[60]。该术式已被视为新技术，应用于桡骨远端骨折掌侧钢板固定（图 7-17）[61]。经桡侧腕屈肌腱微创入路最初被设计用来固定 A2 型桡骨远端骨折（AO 分型），之后在使用中发生了变化[62]。

方法为：在桡骨茎突顶点近端 2 cm、桡侧腕屈

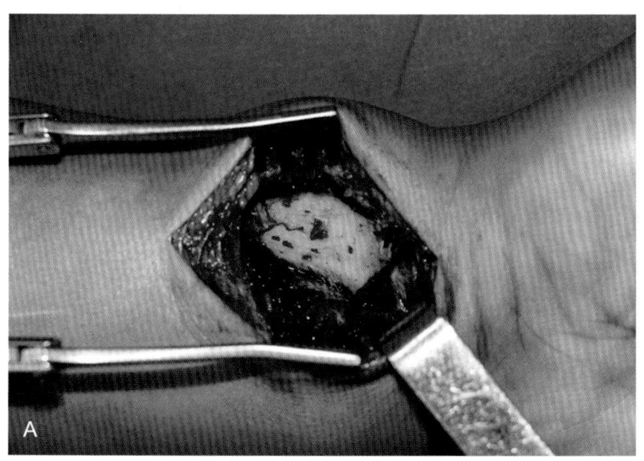

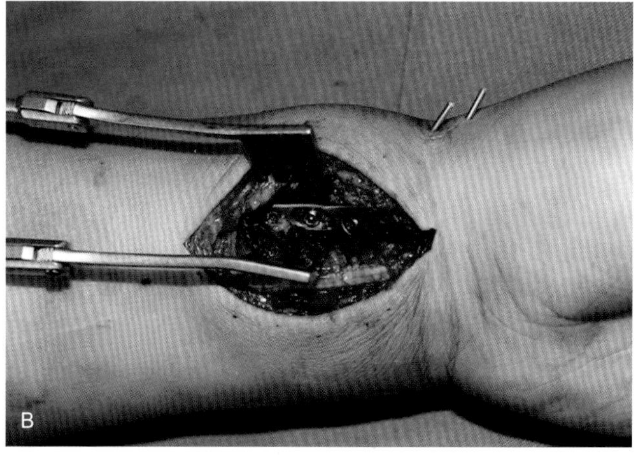

图 7-13　桡骨远端骨折的掌侧入路。A. Henry 入路；B. 经桡侧腕屈肌腱入路。

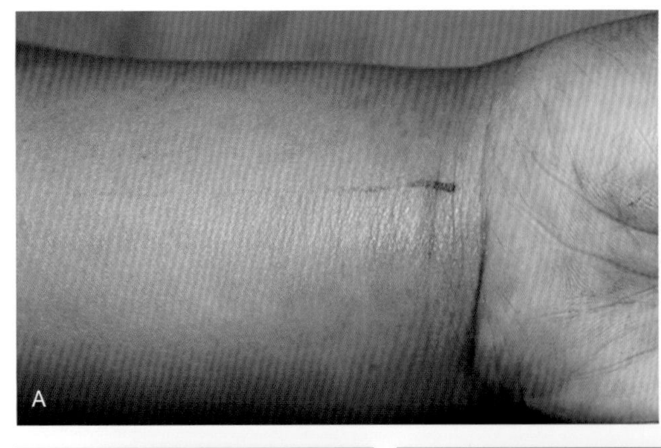

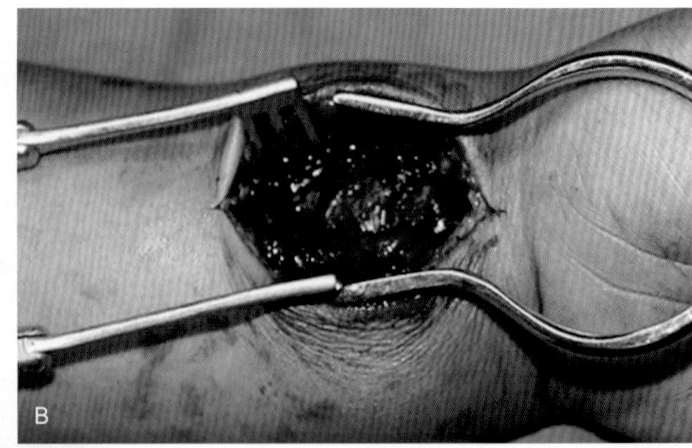

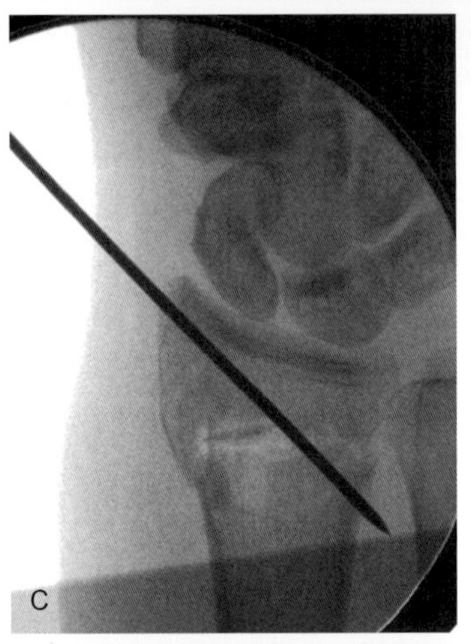

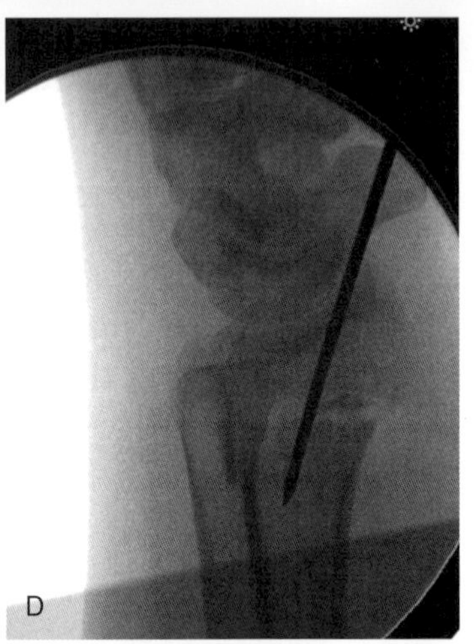

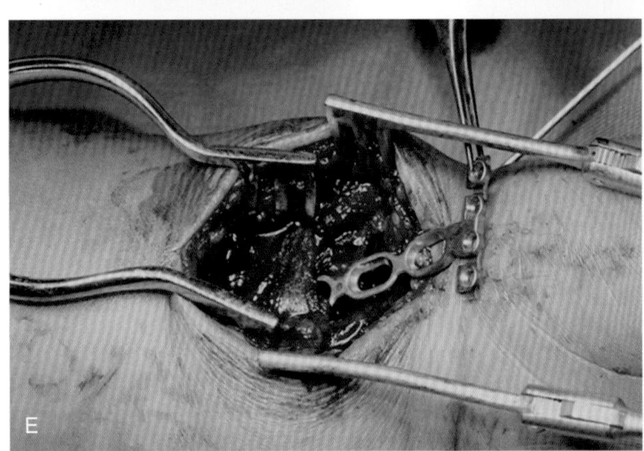

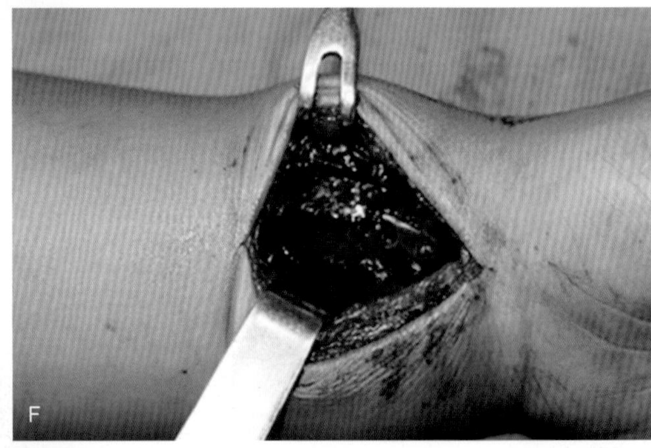

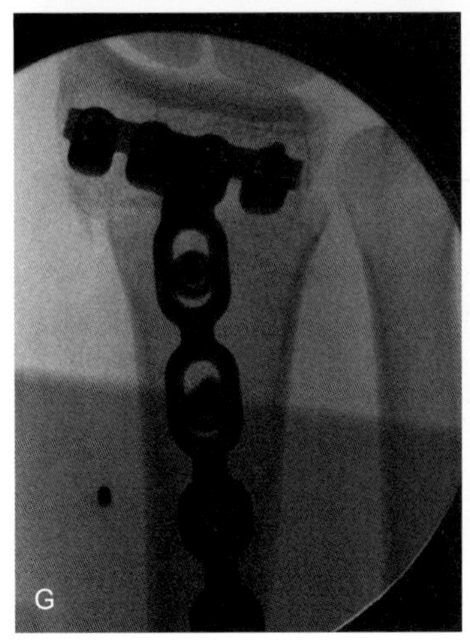

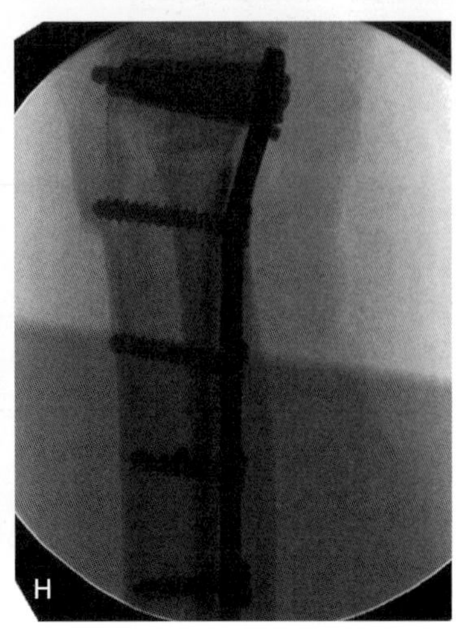

图 7-14　不切开旋前方肌固定桡骨远端骨折。A. 体表投影；B. 暴露旋前方肌；C、D. 术中 X 线透视引导下复位骨折，予以克氏针临时固定；E、F. 骨折复位后贴近骨面潜行分离插入钢板，并予以固定；G、H. 术中 X 线透视见骨折复位对位、对线良好。

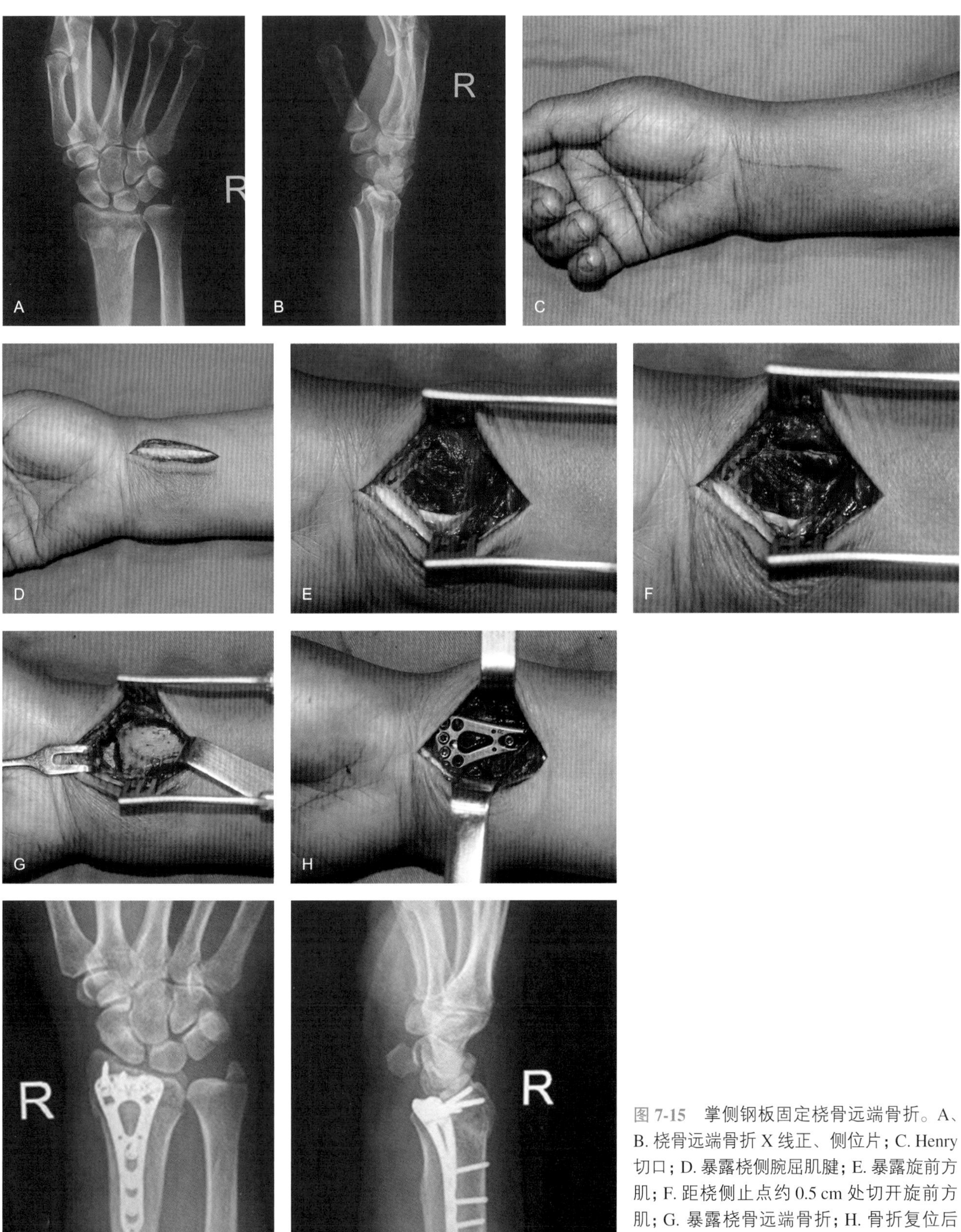

图 7-15　掌侧钢板固定桡骨远端骨折。A、B. 桡骨远端骨折 X 线正、侧位片；C. Henry 切口；D. 暴露桡侧腕屈肌腱；E. 暴露旋前方肌；F. 距桡侧止点约 0.5 cm 处切开旋前方肌；G. 暴露桡骨远端骨折；H. 骨折复位后放置内固定钢板；I、J. 术后正、侧位摄片示骨折复位后对位、对线良好。

肌腱桡侧作一长约 1.5 cm 的纵行标记线。以此为切口切开皮肤，利用手术剪刀自皮下向近端 5 cm、远端 2 cm 游离，暴露并切开桡侧腕屈肌腱的浅层腱鞘，将肌腱拉向尺侧，暴露深层腱鞘，同样予以切开。将除桡动脉以外的肌腱、神经、血管拉向尺侧，暴露旋前方肌，横向切断旋前方肌的远端，利用骨膜剥离器将其自桡骨远端掌侧面分离，保留其桡侧、尺侧附着点。将准备好的桡骨远端骨折掌侧钢板的近端自旋前方肌下插入。钢板的远端先插入桡侧，再插入尺侧，确保钢板和骨面之间没有肌腱嵌压，尤其是拇长屈肌腱。钢板置于桡骨远端水泻线的近端，临时用两枚直径 1.8 mm 的克氏针分别自桡侧和尺侧导向器固定远端骨块，再行 X 线透视确保骨块得到满意复位且钢板的位置合适，然后用螺钉置换临时固定的克氏针。屈曲腕关节，利用皮肤的弹性，向近侧牵拉暴露钢板的近端，以两枚螺钉固定骨折近端。最后用 3-0 可吸收缝线皮下缝合关闭切口。经桡侧腕屈肌腱微创入路术后，不需要负压引流或

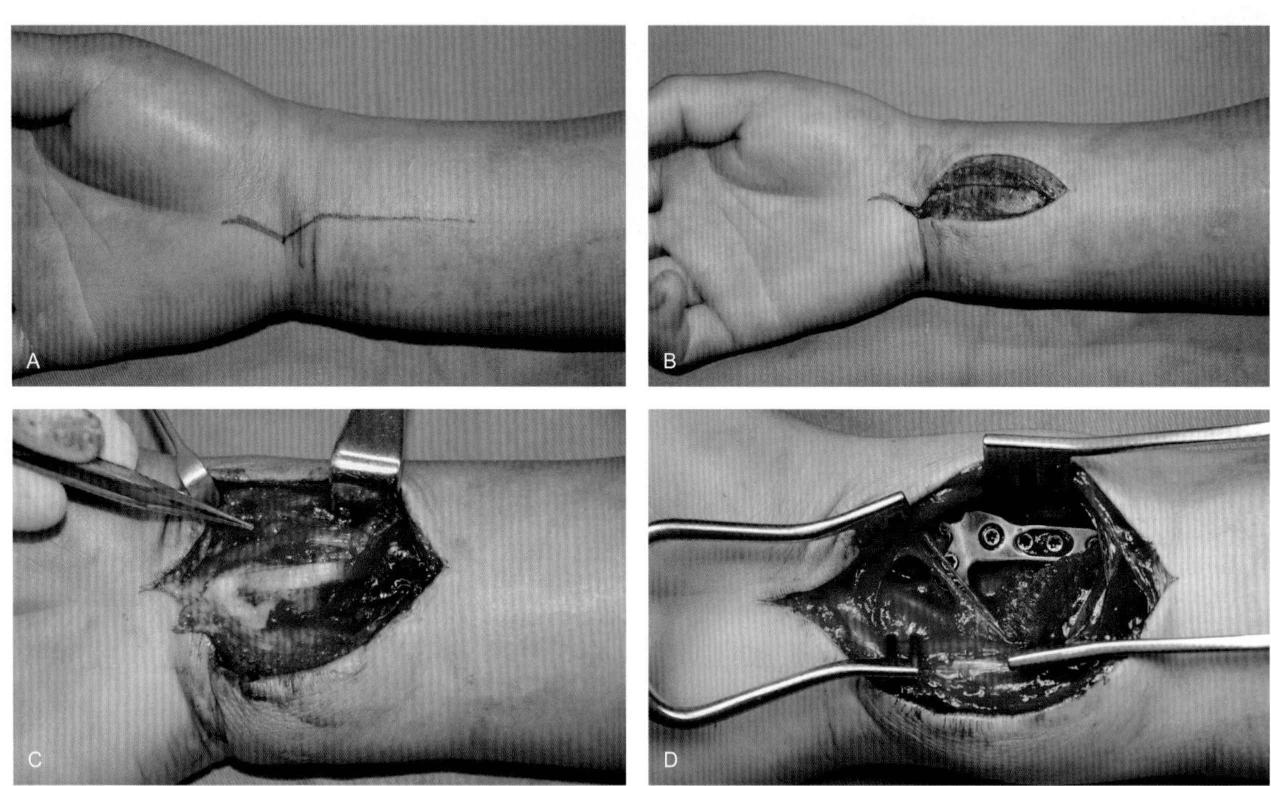

图 7-16　腕正中可延伸入路。A. 桡骨远端骨折肿胀，选择腕正中入路；B. 暴露掌长肌腱；C. 切开腕管减压，松解正中神经；D. 放置内固定钢板，保护正中神经掌皮支。

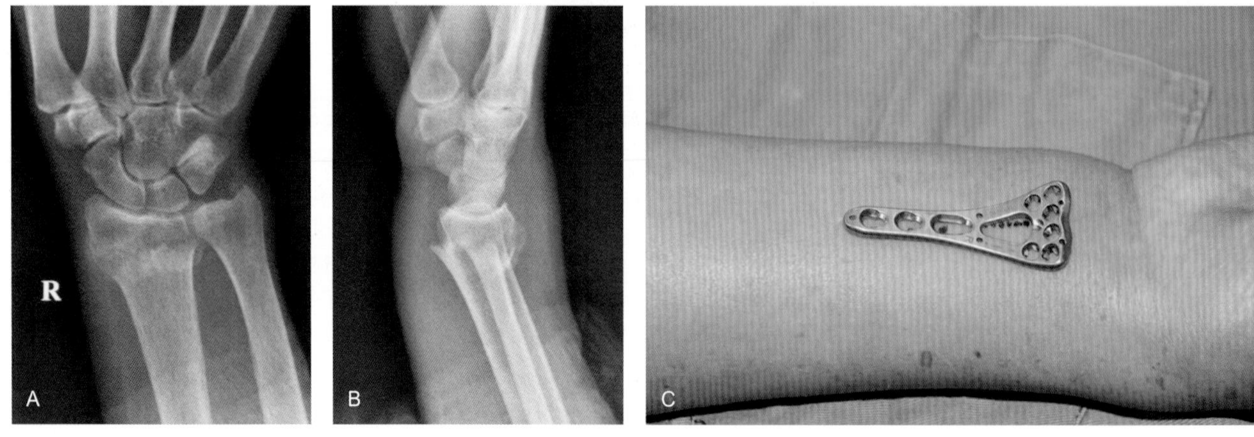

图 7-17　经桡侧腕屈肌腱微创入路治疗桡骨远端骨折。A、B. 桡骨远端骨折 X 线正、侧位片；C. 在桡骨茎突顶点近端、桡侧腕屈肌腱旁作纵行标记线。

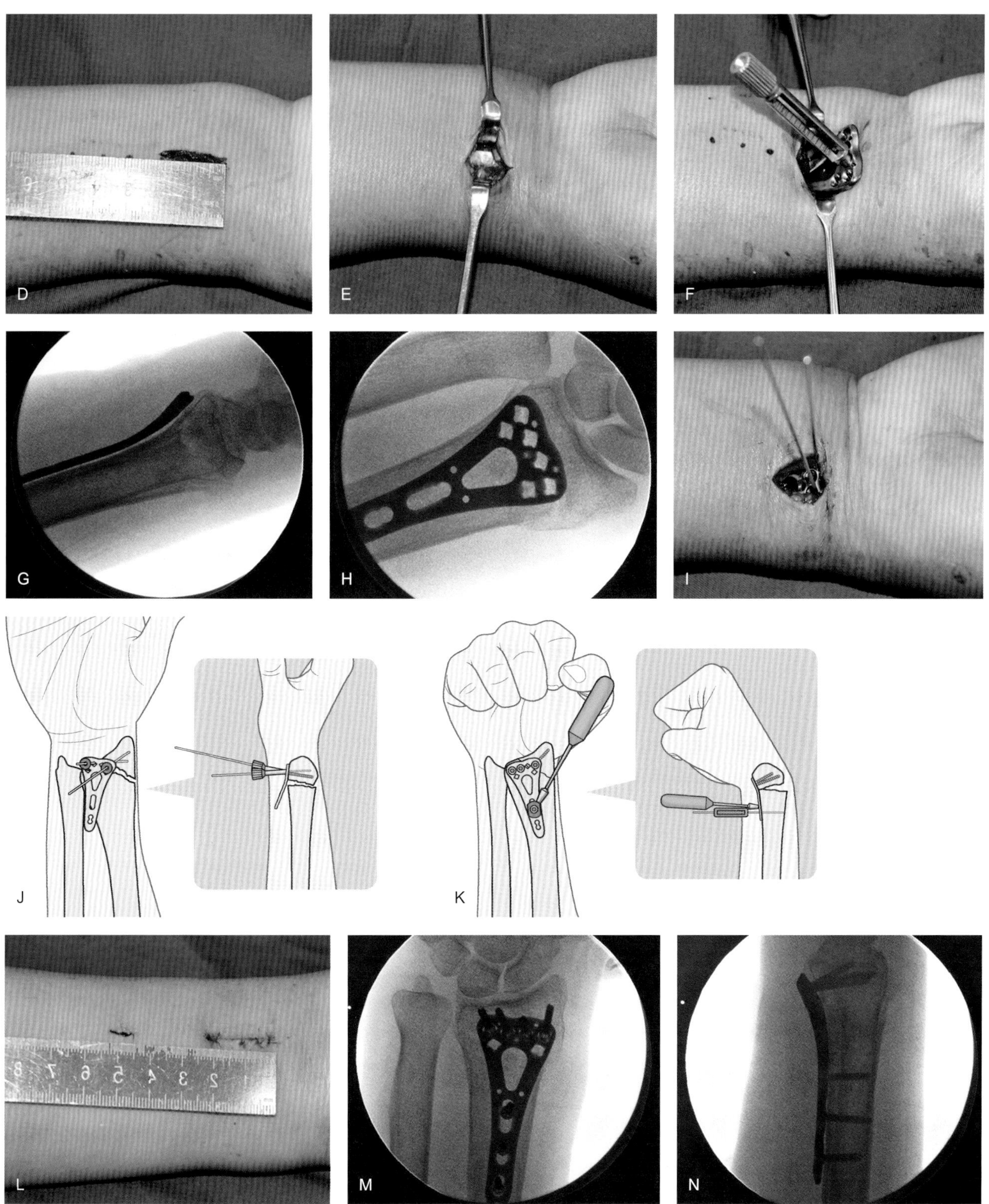

图 7-17（续） D. 取微创切口 2 cm，切开皮肤；E. 切开桡侧腕屈肌腱浅层腱鞘；F. 暴露并有限剥离旋前方肌后插入内固定钢板；G、H. 术中 X 线透视腕关节正、侧位片示骨折复位良好，内固定放置准确；I、J. 术中临时用克氏针辅助确定螺钉位置合适后，更换螺钉固定接骨板的远端；K. 握拳屈腕后，使用螺钉将接骨板近端服帖于桡骨后固定，恢复桡骨远端掌倾角；L. 缝合切口外形美观；M、N. 钢板螺钉固定后再次 X 线透视见骨折对位、对线满意。

夹板固定，麻醉消退后可尽早恢复主动运动[63]。术后几周内腕关节尚不能达到全幅运动时，应采取必要的功能锻炼。如果将来需取出内固定，也可以采用该微创方法[64]。

微创技术在外科治疗中越来越普遍。它们既出于美容的需求，也出于技术和生理原因。该方法保留了韧带和肌肉的骨面附着点，有利于骨折复位，并保持稳定性[58, 65, 66]。因为使用微创技术，创伤小，在条件符合的情况下，可用于门诊手术治疗桡骨远端骨折，或在清醒状态下治疗桡骨远端骨折。

总之，手术操作技巧变化多样，选择何种方法主要取决于骨折是关节内还是关节外。如果是关节内骨折，骨折块的数量、大小及部位都会影响手术入路和固定方式的选择。应注意以下几点：①尽量通过间接复位方法实现骨折断端复位。②最大限度恢复关节面的平整性。③钢板远排螺钉尽量靠近关节软骨下骨，但是不能进入关节内包括桡腕关节和桡尺远侧关节。

（2）桡骨远端骨折背侧锁定钢板固定：应用桡骨远端背侧入路行骨折复位背侧钢板固定，可以达到以下目的：①术中直接观察关节面是否完全复位。②了解腕骨间韧带损伤情况。③早期功能锻炼。但是最初设计的桡骨远端背侧钢板比较粗糙，不符合桡骨远端背侧的解剖特点，应用后发生了许多并发症，曾一度被大多数手外科医师拒绝使用。近来，许多新型桡骨远端背侧钢板的设计更加符合桡骨远端背侧的解剖特点，使得背侧骨折块得到可靠固定，同时不影响伸肌腱的滑动功能[67]。据最近文献报道，应用新型背侧钢板取得了较好疗效。

1）适应证：①桡骨远端冠状面背侧缘劈裂移位骨折（背侧Barton骨折）。②月骨窝的“die-punch”骨折。③桡骨远端背侧缘骨折块经掌侧入路不能达到直接固定的骨折。④合并舟月间韧带损伤的桡骨远端骨折。

2）禁忌证：①患者对腕关节功能恢复的要求不高，不愿接受手术治疗。②腕关节背侧局部软组织条件差，如局部皮肤感染、软组织缺损等情况。③桡骨远端冠状面掌侧缘劈裂移位骨折（掌侧Barton骨折）。④骨折远端向掌侧移位的桡骨远端骨折（Smith骨折）。

3）手术技术：桡骨远端骨折背侧锁定钢板固定可使用不同的背侧入路，但均经背侧伸肌间室分离，暴露骨折断端。如果骨折偏桡侧柱背侧，则于桡骨远端背侧第1、2伸肌间室间隙作切口；若骨折位于中间柱背侧，则于背侧第3、4伸肌间室间隙中央作切口或于尺侧第5、6伸肌间室间隙作切口。

• 经拇长伸肌腱入路：患者取平卧位，患肢外展于手术操作台，选用臂丛阻滞麻醉，在上臂应用上肢止血带。自腕背侧Lister结节以近向远端作7~8 cm的纵行或斜行切口，远端止于第3掌骨基底部。切开皮肤、皮下组织后分离腕背静脉、桡神经及尺神经浅支并保护好，暴露伸肌支持带，横“U”形切开伸肌支持带以便术毕修复，将钢板覆盖表面，从而减少对伸肌腱的磨损。在Lister结节处找到拇长伸肌腱，打开其腱鞘，分离、保护拇长伸肌腱并牵向一侧，依骨折部位经第3或第2、4伸肌间室暴露骨折端。值得一提的是，在第4伸肌间室可以解剖分离出骨间背侧神经，其功能主要是支配腕关节囊的本体感觉，术中应注意勿将此神经嵌压于内固定材料下方，以免术后疼痛不适。也有学者在距腕关节背侧关节囊近端2 cm处切断骨间背侧神经，以缓解因腕关节退变炎症引起的腕关节痛[68]。需要仔细保护桡尺远侧关节背侧韧带，如果发生撕裂则需在手术结束时修复。纵行切开桡腕关节背侧关节囊，仔细检查桡骨远端中间柱及桡侧柱关节面的移位情况，注意骨折冠状面及矢状面上的移位情况，同时还需注意腕骨间韧带损伤情况。如果合并腕骨骨折脱位，可行腕关节囊纵行切开术。向深部分离时应注意保护舟月骨间韧带，将关节囊牵向两侧可以清楚地暴露近排和远排腕骨。

对于关节内粉碎骨折块的复位具有很大的挑战性，手术过程中可以利用克氏针临时固定拼接，将复杂的C型关节内骨折变成相对简单的B型骨折，在此过程中注意最大限度地恢复关节面的光滑平整性。对于中间柱部位的骨折可以应用“L”形锁定钢板固定，对桡侧柱可以应用直弧形锁定钢板固定，往往需要应用两块钢板联合固定，固定结束后可将临时固定的克氏针拔除。固定结束后再次检查关节面复位情况，并注意螺钉是否打入关节内，同时还要注意修复损伤的腕骨间韧带。通过旋转前臂及桡尺远侧关节行“钢琴征”检查以了解桡尺远侧关节的稳定性。完成了上述操作后逐层缝合切口（图7-18）。术毕缝合腕背支持带时可将“U”形瓣分别包绕伸肌腱，以防术后内固定对肌腱的激惹。

• 腕背尺侧入路：该入路主要应用于桡骨远端中间柱背侧骨折及合并桡尺远侧关节脱位的切开复位固定。皮肤切口位于第4、5伸肌间室背侧，纵行切开皮肤，同样保护好神经血管，横“U”形切开

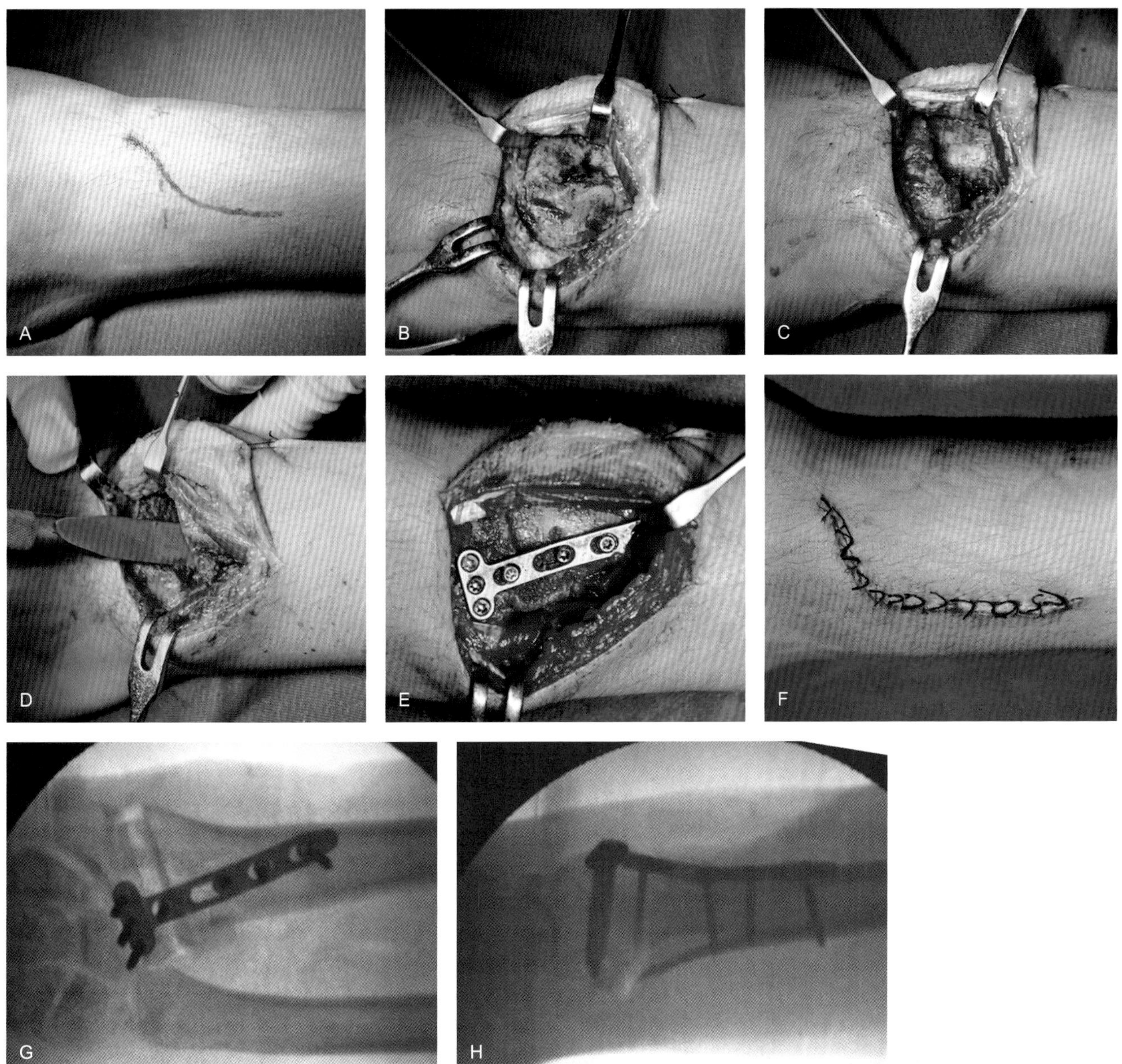

图 7-18　腕背侧入路矫形桡骨远端骨折畸形愈合。A. 腕背侧正中切口的体表标示；B. 牵拉开拇长伸肌腱，暴露 Lister 结节及畸形愈合的桡骨远端骨折；C. 清除骨痂后暴露骨折线；D. 截骨矫形；E. 予以植骨钢板内固定；F. 逐层修复关节韧带、伸肌腱支持带，关闭切口；G、H. 骨折畸形愈合矫形术后透视所见。

伸肌支持带，于间室间隙分离、牵开伸肌腱，暴露骨折端及桡尺远侧关节。桡尺远侧关节的稳定结构包括旋前方肌、TFCC、桡尺远侧关节韧带及腕背伸肌支持带[69]，因此术毕应注意修复上述结构。缝合时应注意缝合的张力，以免影响前臂的旋转运动。

对于外侧柱和中间柱同时发生的骨折，可以背侧入路，用两个小的钢板分别固定外侧柱和中间柱。手术时两个钢板通过一个入路放入。方法如下：作背侧正中切口约 8 cm，向两侧牵拉，在第 1 和第 2 伸肌腱间室之间进入，复位骨折，放入固定外侧柱的钢板。然后切开第 3 伸肌腱间室，拉开第 4 伸肌腱间室固定中间柱的钢板，固定后关闭伸肌腱间室，将拇长伸肌腱可以放在伸肌腱支持带的浅面（图 7-19）。

4）术后处理：术后第 1 天即可进行手指指间关节及掌指关节全幅主动运动。通常应用掌侧短臂支具辅助固定 1~2 周，1~2 周后开始腕关节运动功能锻炼，随着腕关节功能的逐步恢复，锻炼的力度应逐渐加大。术后 4~6 周，摄片示骨折已愈合，则可以参与一些轻巧的日常活动。

（3）掌背侧钢板联合固定：一些严重的桡骨远端关节内粉碎性骨折，不仅表现为冠状面关节面塌陷移位，而且合并矢状面劈裂分离，并向不同方向翻转移

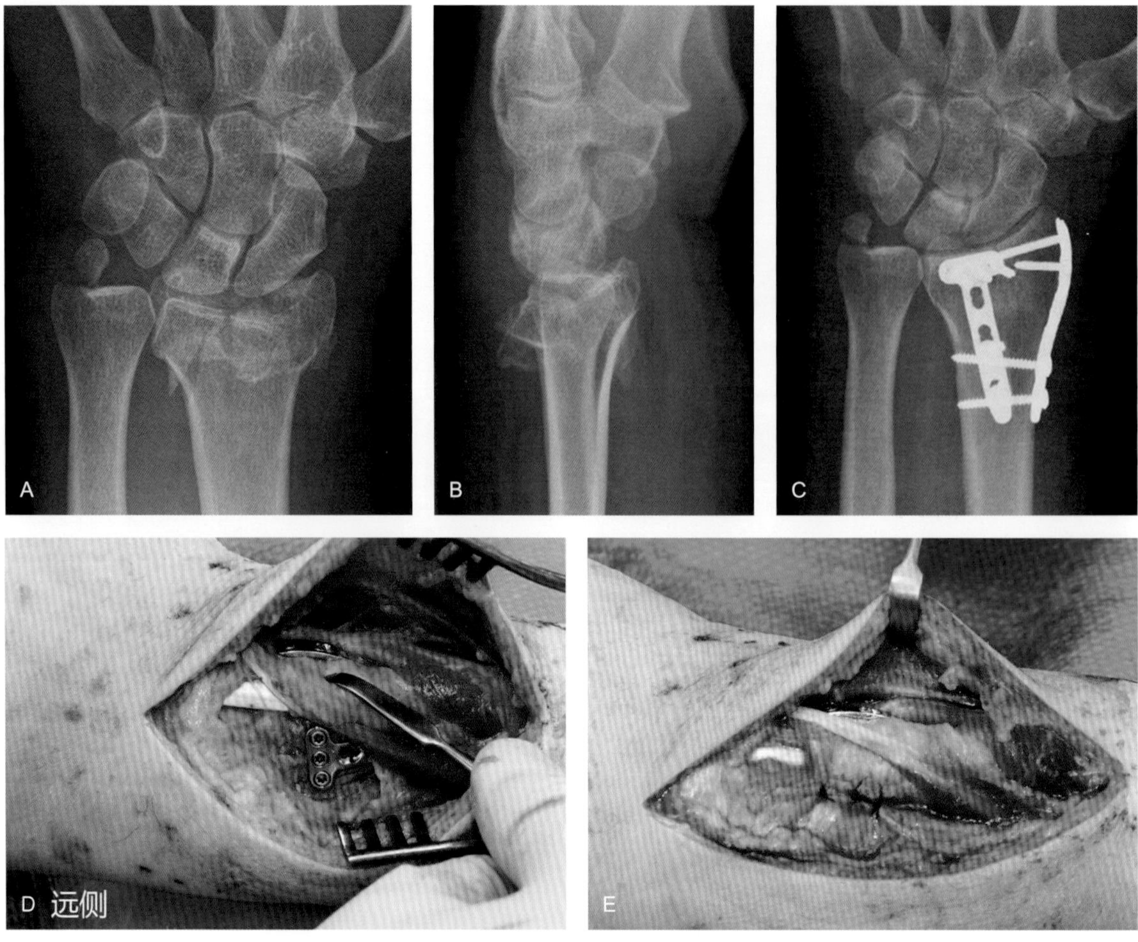

图 7-19　外侧柱和中间柱同时骨折的治疗。A、B. 骨折的 X 线表现；C. 两钢板固定后；D. 作背侧正中切口向两侧牵拉后复位骨折，在第 1 和第 1 伸肌腱间室之间放入固定外侧柱的钢板。然后切开第 3 伸肌腱间室，放入固定中间柱的钢板；E. 关闭伸肌腱间室，将拇长伸肌腱放在关闭的伸肌腱支持带浅面（图片由 Tim Hems 医师提供，为他的手术病例）。

位，因此单纯应用掌侧入路或背侧入路并不能解决所有部位的骨折移位问题，更不可能应用一块钢板固定所有骨折块。经掌侧入路联合背侧入路将骨折复位，并在相应部位联合应用钢板，为此类复杂的骨折固定提供了很好的疗效。绝大多数桡骨远端粉碎性骨折可以通过一个切口进行复位固定，仅有约 5% 的桡骨远端粉碎性骨折需要进行联合固定 [70]。

1）适应证：掌背侧钢板联合固定适用于桡骨远端粉碎性骨折，因为仅通过掌侧或背侧钢板不能得到有效固定。特别适用于月骨窝部位矢状面纵向劈裂粉碎性骨折，因为此类骨折往往合并关节面嵌插翻转移位。

2）禁忌证：掌背侧钢板联合固定桡骨远端粉碎性骨折没有严格的手术禁忌证，但是污染严重的开放性粉碎性骨折则是该类方法的主要禁忌证。

3）手术技术：手术需要同时行掌侧入路及背侧入路骨折复位固定 [71-73]。掌侧入路通常采用 Henry 切口，如果合并急性腕管综合征可以选用掌侧正中切口，同时向远端延伸作腕管切开减压，但要注意切口向远端延伸时应与腕横纹成锐角通过，否则切口瘢痕挛缩会引起腕关节运动功能受限。切开皮肤、桡侧腕屈肌腱鞘膜后，将桡侧腕屈肌腱牵向内侧，暴露旋前方肌，此时桡侧柱掌侧即可被暴露清楚。切开旋前方肌桡侧缘，桡侧缘止点应保留约 0.5 cm，以便于固定完毕后修复。将掌侧碎骨块逐个复位，术中可以应用克氏针临时固定，小的骨折块利用嵌插的方法复位于大骨折块间隙，应用桡骨远端掌侧双柱锁定钢板固定即可完成掌侧固定。

背侧可以 Lister 结节为中心或经第 3 伸肌间室作纵行切口，远端需延伸至桡腕关节以远，这样便于打开腕背侧关节囊显露关节面，以了解桡骨远端关节面是否光滑平整。大的桡骨茎突骨折可以经第 1、2 伸肌间室进行复位，应用桡背侧微型锁定钢板固定。如果术中发现压缩性骨折致松质骨缺失，可应用自体骨或人工骨充填缺损，从而达到有效支撑的目的。

4）术后处理：术后第 1 天即可进行手指和前臂主动活动锻炼，需应用支具固定腕关节于功能位 4~6 周。3 周后需逐渐加大腕关节功能锻炼，对抗性运动及重体力劳动需待骨折完全愈合后才能开始。

（4）桡骨远端骨折牵引钢板固定

1）适应证：现代高能量导致的桡骨远端骨折常常表现为严重粉碎性骨折，对于桡骨远端严重粉碎性骨折，尤其是低位关节内严重粉碎性骨折（AO 分型 C3.3 型），治疗很困难，牵引钢板治疗此类骨折起到牵引和固定的作用，类似于腕关节固定作用，所以手术后腕关节活动度常常减少[74]。

2）手术技术：首先，在第 3 掌骨背侧作一长 4 cm 切口，切开皮肤，分离组织，牵开伸肌腱。通常应用标准 3.5 mm 有限接触动力加压钢板，长度有 12 孔、14 孔或 16 孔可供选择。通过将钢板置于腕关节背侧进行 X 线透视的方法确定所需钢板的长度。其次，在腕关节背侧的近端作长 4.0 cm 纵行切口，切开皮肤、皮下组织，沿肱桡肌尺侧分离，暴露桡骨骨折，在分离过程中应注意保护桡神经浅支。钢板在近端的放置位置至少距骨折断端 4 cm 以上。远、近端切口准备完善后，将钢板自远端切口向近端贴近骨面插入潜行分离。插入过程中往往需要在腕关节背侧 Lister 结节处作第 3 个切口，切开皮肤、皮下组织，分离暴露 Lister 结节，分离、牵开拇长伸肌腱并保护好。分离暴露第 4 伸肌间室、远端腕关节背侧关节囊。再将钢板推至近端切口内，利用第 3 个切口可以将邻近分离移位的骨折块复位，并加用克氏针或螺钉固定。

利用牵引的力量将骨折予以复位，X 线透视下确认骨折已复位。如果不能完全解剖复位，应注意尽量恢复桡骨高度、掌倾角、尺倾角及桡尺远侧关节匹配度。对于关节面局部塌陷、阶梯样改变，应通过第 3 个切口予以复位固定，以保持关节界面的平整。将钢板的远、近端分别置于第 3 掌骨和桡骨干的中央，至少予 3 枚螺钉固定远、近端（图 7-20）。该方法手术时应注意勿将桡腕关节过度牵伸，一般将桡腕关节间隙保持在 5 mm 以内。对于月骨窝背侧较大骨折块，可加用一枚锁定螺钉固定，这样可以预防关节面塌陷。如果桡骨远端骨折以桡侧柱部位为主，也可通过第 2 掌骨背侧、第 2 伸肌间室至桡骨干背侧施行复位固定[75-77]。

3）术后处理：常规行前臂超肘支具固定 2 周。术后第 2 天可以进行掌指关节及指间关节的主动屈伸锻炼。如果桡尺远侧关节稳定，术后 2 周即可开始腕关节的旋转功能锻炼。如果桡尺远侧关节不稳定或手术时修复了 TFCC，需应用支具将前臂固定于中立位 5~6 周。固定骨块的克氏针于术后 6 周拔除，桥式牵引钢板需待骨折愈合后方可拔除，通常于术后 12 周左右拔除。拔除内固定后需要加强握力及腕关节运动功能锻炼。

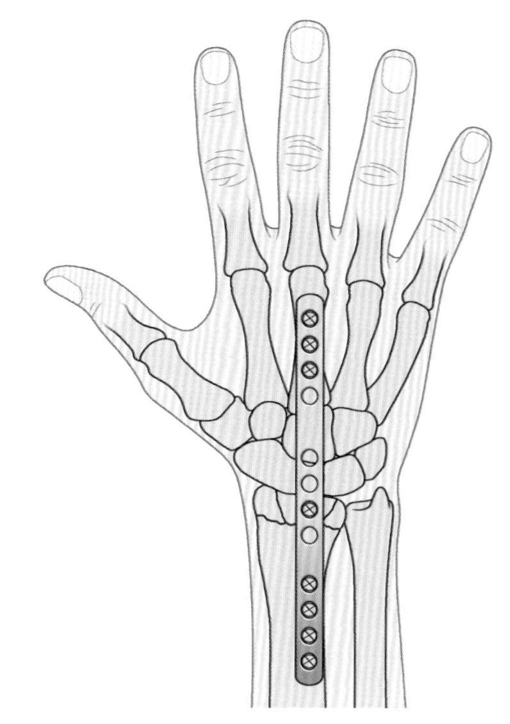

图 7-20　牵引钢板固定桡骨远端骨折。

4）预后：Lauder 通过应用桥式牵引钢板治疗 18 例成年桡骨远端严重粉碎性骨折，平均随访 1 年以上，他们认为只要掌握手术适应证及手术操作要点，可以获得较好疗效[78]。桥式牵引钢板治疗成年桡骨远端严重粉碎性骨折的并发症包括切口感染、腕关节疼痛、肌腱激惹综合征、伸肌腱断裂和腕关节运动范围减小。Lewis 等研究发现经第 2 掌骨背侧、第 2 伸肌间室至桡骨干背侧的复位固定，较经第 3 掌骨背侧、第 4 伸肌间室至桡骨干背侧的复位固定，发生伸肌腱断裂的概率小[79]。

4. 外固定支架固定　外固定支架用于治疗桡骨远端骨折已达 60 余年。尽管固定材料的发展日新月异，但是外固定支架应用于桡骨远端骨折，仍具有其他固定器械不可替代的优越性，究其适应证也无多少改变。近年来，非桥式支架的应用显示了其优越性，相比于传统的桥式外固定支架，具有允许术后腕关节早期功能锻炼、便于腕关节功能恢复的优点[80-82]。单独应用外固定支架固定桡骨远端骨折，有时随着时间的推移，会发生桡骨高度的塌陷和复位丢失，而外固定支架联合克氏针固定游离骨块可以达到加强稳定性的作用。

(1) 临床应用解剖：应用外固定支架固定桡骨远端骨折，应注意恢复以下几个重要解剖指数：①尺倾角正常范围 13°~30°，平均 23°。②桡骨高度正常范围 8~18 mm，平均 12 mm。③掌倾角正常范围 1°~21°，平均 12°。桡骨背侧凹凸不平，表面覆有 6 个伸肌间室，背侧骨皮质薄，骨折往往呈粉碎性，并且复位后由于缺乏相应的支撑而易发生再次移位。桡骨远端掌侧较平坦，其表面覆有旋前方肌，掌侧骨皮质相对较厚、强度高，尤其是偏尺侧，外固定支架螺钉应尽量打在此区域。

支配前臂中远端及腕手背侧的神经包括桡神经浅支和尺神经腕背支。桡神经浅支约起自桡骨茎突以近 10 cm 处，自桡侧腕伸肌腱、肱桡肌之间穿出，自桡骨茎突以近 5 cm 处分为 2~3 支，分布至手背桡侧、拇示中指背侧及环指背侧的桡侧半。

一般将外固定支架近端的两枚螺钉置于桡骨干中段，据骨折断端至少 4 cm 以上。桡骨干中段毗邻的解剖结构有桡侧长、短伸肌腱，一般将螺钉置于桡骨干桡侧面的中央，打螺钉时应注意保护肌腱及桡神经浅支。如果将螺钉置于桡骨干背侧可避免桡神经浅支损伤。

(2) 跨关节外固定支架（桥式支架）：跨关节外固定支架亦称桥式支架，需要利用牵引闭合复位的手法，如果条件允许可使用防滑指套牵引支架维持，若条件不允许则需助手维持牵引复位。由于腕关节韧带具有一定的弹性，可能导致骨折复位后不能持久维持，在应用外固定支架固定过程中可能发生再次塌陷。牵引复位并不能准确纠正桡骨远端背倾移位，以及完成关节内塌陷骨折块的复位。

外固定支架仅在有创面、骨有缺损的情况下使用，不是通常情况下选择的方法，也不适用于严重骨质疏松的患者。对于需长途转运的多发性损伤合并桡骨远端骨折的患者，可以应用外固定支架作临时固定。

方法是：患者取平卧位，患肢外展置于操作台，采用臂丛阻滞麻醉。除了患肢高度肿胀、合并血管损伤等情况外，可以应用止血带，以方便螺钉置入。远端可以在第 2 掌骨（或第 3 掌骨）背侧作长 2~3 cm 切口，垂直于掌骨背侧置入远端两枚螺钉。近端置入螺钉时可用特制带芯套筒钝性分离至桡骨干，这样可以避免损伤与入路毗邻的肌腱及桡神经浅支。打钉之前可以用细钻头开孔，然后再拧入螺钉，这样可避免钉道歪斜而引起新骨折。打入远、近端第 2 根螺钉时，可以通过固定夹来确定位置是否合适，安装好外固定支架夹、连接杆，助手牵引复位骨折，通过 X 线透视确认复位良好后，拧紧螺帽完成固定。术中应注意避免过度牵引，一般应控制桡腕关节间隙在 5 mm 以内。腕关节应固定于中立位或轻度背伸位，以防前臂肌肉挛缩和方便手指各关节的主动屈伸运动（图 7-21）。

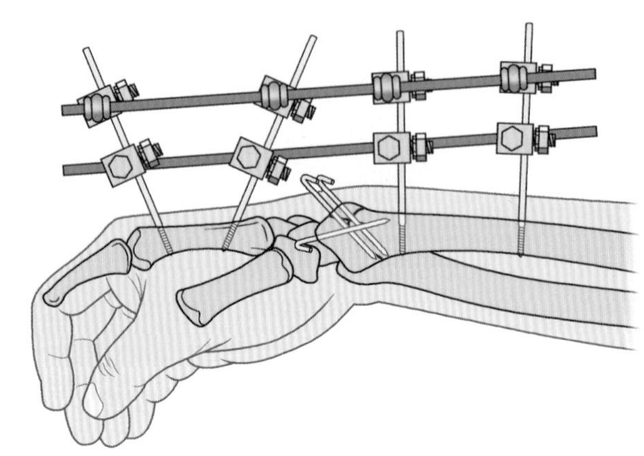

图 7-21　桡骨远端骨折桥式外固定支架固定示意图。

并发症有外固定支架松动致骨折固定失败，外固定支架钉孔感染、松动，打入螺钉过程中螺钉损伤毗邻肌腱、神经，手指僵硬等。若支架螺钉相对于桡骨干、掌骨干较粗大时易发生置钉处骨折。外固定支架固定 6~7 周后，可以拔出螺钉以减少钉孔附近的并发症。

(3) 不跨关节外固定支架（非桥式外固定支架）：应用该型外固定支架后，可允许腕关节早期活动，有利于腕关节功能的早期恢复，但是容易损伤腕关节周围韧带，螺钉易被打入关节内 [83, 84]。手术指征为不稳定关节外桡骨远端骨折、关节内骨折断端骨折块较大且无明显移位。

近端螺钉的打入过程及注意点与桥式外固定支架的相同。远端螺钉的打入需要固定骨折远端，通常需要在桡骨远端桡背侧和尺背侧分别置钉，共同固定远端骨折块。在桡背侧作 1.0 cm 小切口，于腕伸肌腱间钝性分离以免损伤桡神经浅支及分支，置入螺钉时应注意螺钉在矢状面应平行于桡腕关节面。通过第 4、5 伸肌间室背侧表面小切口，钝性分离至骨面，打入尺背侧螺钉。两根螺钉的头端最好刚过掌侧骨皮质，以增加固定的稳定性。通过把持远端螺钉复位骨折，恢复桡骨远端掌倾角、尺倾角及桡骨高度，然后将连接杆和夹子安装好（图 7-22）。

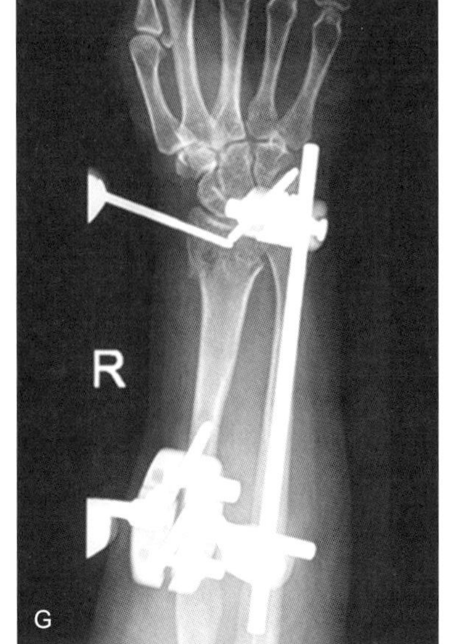

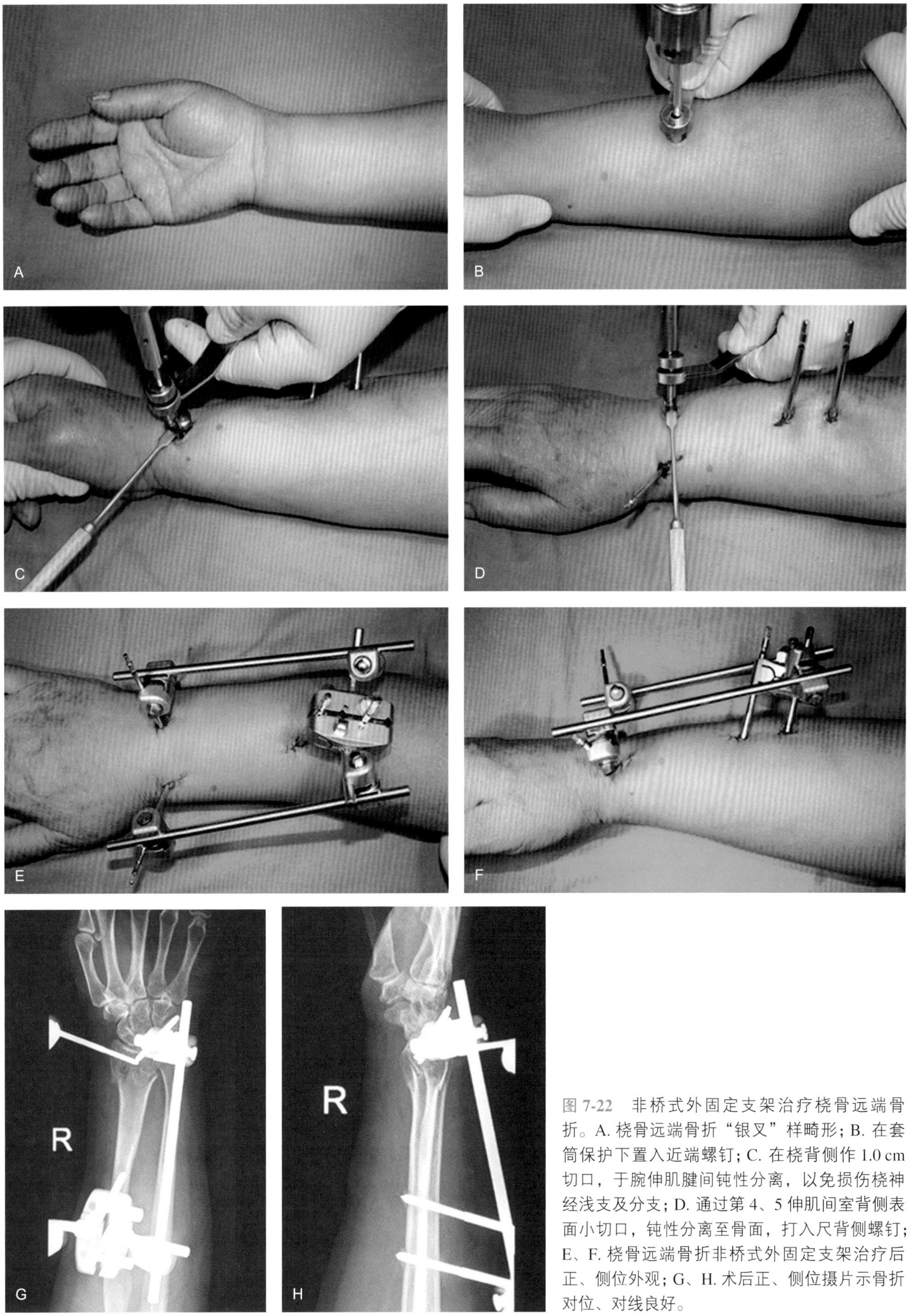

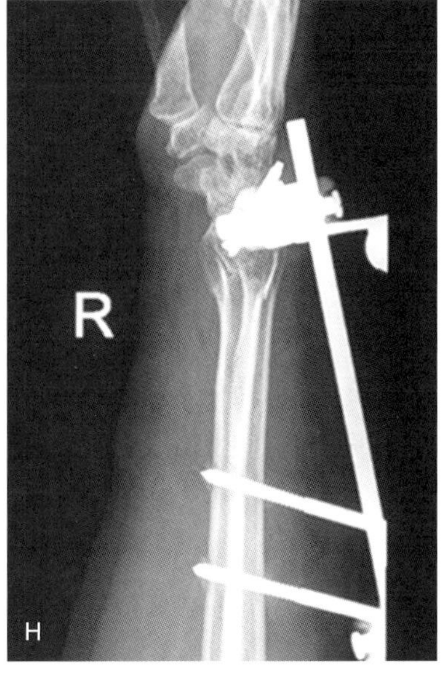

图 7-22　非桥式外固定支架治疗桡骨远端骨折。A. 桡骨远端骨折“银叉”样畸形；B. 在套筒保护下置入近端螺钉；C. 在桡背侧作 1.0 cm 切口，于腕伸肌腱间钝性分离，以免损伤桡神经浅支及分支；D. 通过第 4、5 伸肌间室背侧表面小切口，钝性分离至骨面，打入尺背侧螺钉；E、F. 桡骨远端骨折非桥式外固定支架治疗后正、侧位外观；G、H. 术后正、侧位摄片示骨折对位、对线良好。

(4) 外固定支架固定的并发症：我们在应用外固定支架治疗桡骨远端骨折的过程中，发现有螺钉松动、钉道感染、桡神经浅支损伤、创伤性桡腕关节炎和指间关节僵硬等并发症。其中，桡神经浅支损伤后很难恢复，因此手术过程中应特别注意避免损伤该神经。桡腕关节炎和指间关节炎的预防关键在于术后早期、合理的功能康复锻炼。外固定支架区域的疼痛不适也较多见，防治的关键在于早期处理，如镇痛、功能锻炼及定期门诊复查。临床上出现该区域疼痛，往往是桡神经浅支损伤或外固定支架过度牵引致腕关节间隙增大，或者上述两种情况都存在。外固定支架螺钉直径选择不当，导致桡骨干或第 2 掌骨干骨折也偶有发生。Farah 等对 35 例桡骨远端骨折应用桥式外固定支架固定进行随访研究，末次随访发现桡骨远端骨折仍有 5% 的畸形愈合，主要是掌倾角异常，因此术后应注意定期复查 X 线片，及时调整支架，以免骨折再发生移位而被疏忽 [85]。

(5) 外固定支架治疗的疗效评价：Gu 等比较应用桥式外固定支架和非桥式外固定支架治疗不稳定性桡骨远端骨折的疗效，发现非桥式外固定支架的并发症发生率低，而腕关节功能恢复没有明显差别，建议选用非桥式外固定支架固定 [86]。而吴京亮等研究 41 例 AO 分型为 A、B 型桡骨远端骨折的治疗，19 例应用非桥式外固定支架治疗，22 例应用桥式外固定支架治疗，随访发现两种方法都能有效治疗这两型骨折，但是非桥式外固定支架更有利于腕关节功能早期恢复，他们建议对 A、B 型骨折使用非桥式外固定支架治疗 [87]。

笔者认为对于 A、B 型骨折选用何种外固定支架治疗，应取决于手术者对每种支架固定技术的掌握程度，但应尽量选择非桥式支架固定。Roh 等对 74 例 C2 型和 C3 型桡骨远端骨折病例随机分组，应用切开复位掌侧钢板内固定和外固定支架固定治疗，通过对腕关节功能的随访研究发现，切开复位掌侧钢板内固定组患者的腕关节功能在术后 3 个月和 6 个月恢复优于后者，而在术后 12 个月，两组的腕关节功能恢复以及影像学检查无统计学差异 [88-91]。

我科张昌军等对 40 例桡骨远端粉碎性骨折患者，应用锁定加压接骨板与外固定支架治疗进行随访研究。病例入选标准为：闭合性新鲜骨折，复杂的关节内桡骨远端骨折（AO/ASIF 分型均属 C 型），排除有腕部骨折史、先天畸形、同侧上肢软组织损伤、开放性骨折、并存腕关节炎者。外固定支架治疗组 19 例，平均随访时间为 19 个月；锁定接骨板治疗组 21 例，平均随访时间为 8 个月。结果显示外固定支架治疗组 Gartland/Werley 腕关节评分的优良率为 78.9%，锁定接骨板治疗组为 81.0%。锁定接骨板治疗组中无并发症出现。外固定支架治疗组中有 1 例发生反射性交感神经营养不良症，药物治疗和理疗后好转；有 1 例发生钉道感染，局部换药后治愈。笔者认为采用掌侧锁定加压接骨板和外固定支架治疗桡骨远端粉碎性骨折具有相同效果，具体可根据骨折类型、患者的功能要求及经济情况选择手术方案 [92]。

5. 特殊骨块的固定　最初由 Robert Medoff 提出，即通过不同的切口对各个骨块采用接骨板联合经皮克氏针（即针板结构）固定。该方法将克氏针的多用性和接骨板硬度大的优点结合在一起 [93-97]。此技术适用于多数不稳定桡骨远端关节内骨折，对于严重骨质疏松和骨干严重粉碎性骨折一般不适用。此技术是将特异性超薄接骨板塑形固定各种形态的骨，并将直径 2 mm 的克氏针自接骨板的远端孔向近端导入，固定至桡骨干，构成针板混合的三点固定结构（图 7-23）。固定时首先要处理桡骨茎突，再处理掌唇、背侧壁、月骨窝及压缩的关节面骨块。

对于桡骨茎突骨折块常于桡骨干骺端掌侧作长 4~5 cm 纵行切口，自桡动脉的桡侧和第 1 伸肌间室掌侧显露桡骨茎突。注意保护桡神经浅支和前臂外侧皮神经。切开第 1 伸肌间室，牵开其内肌腱，纵行劈开肱桡肌腱，沿掌背侧平面剥离骨膜，显露桡骨茎突骨折线。必要时可剥离旋前方肌和肱桡肌掌侧半暴露桡骨掌侧，剥离第 2 伸肌间室下方暴露桡骨背侧，使得整个桡骨茎突显露。复位茎突骨折块后，使用克氏针临时固定，然后复位月骨窝和被压缩的关节面骨折块。

处理中间柱背侧骨折块，可沿第 3 伸肌间室作长 4~5 cm 纵行切口，切开皮肤和间室，牵开拇长伸肌腱。骨膜下剥离第 2 和（或）第 4 伸肌间室，完全显露桡骨干骺端，复位骨折块，使用标准组件张力克氏针固定。复位骨折块时一般不需要打开背侧关节囊，必要时需自体骨或植骨替代物进行植骨，以保持并加强压缩关节面的复位。处理背尺侧骨折块，可在桡尺远侧关节作长 3~4 cm 纵行切口，切开第 5 伸肌间室和伸肌支持带，将小指伸肌腱自间室内移开，暴露骨折块进行复位。操作中要避免损伤远侧桡尺背侧韧带。骨折块复位后使用克氏针自骨折块的背尺侧缘斜向穿至干骺端骨质内。将尺侧

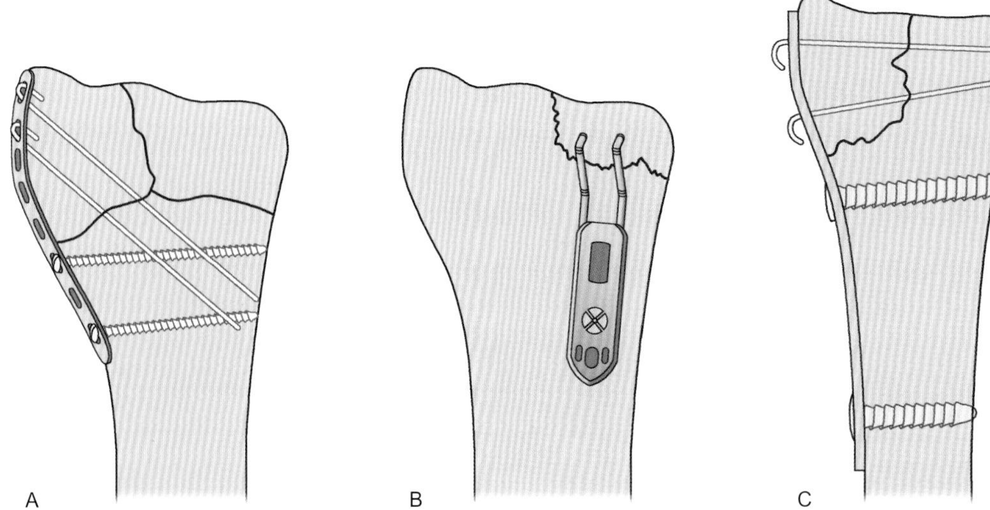

图 7-23　针板结构系统固定桡骨远端特殊骨块。A. 对桡骨茎突骨折块使用针板结构固定的掌侧观；B. 对月骨窝掌侧骨折块使用针板结构固定的掌侧观；C. 对月骨窝背侧骨折块使用针板结构固定的尺侧观。

针板塑形，使其与骨折块相贴附，远端套入克氏针，近端用皮质螺钉固定于接骨板。在针板远端孔导入第 2 根克氏针，测量并剪短克氏针，针尾折弯 180° 后将其敲入板孔内。严重粉碎性骨折时为便于暴露固定，可使用标准背侧入路。

复位桡骨远端掌尺侧骨折块，对于保持桡尺远侧关节的稳定性和防止桡腕关节掌侧脱位十分必要。常选择掌尺侧入路，于腕横纹近端平行尺侧腕屈肌腱作纵行切口，必要时可向远端“Z”字形延长。于尺动脉、神经和屈肌腱之间进入，显露旋前方肌和腕关节掌侧关节囊，注意保护桡尺远侧关节掌侧韧带。剥离旋前方肌后暴露干骺端骨折线和掌尺侧骨折块并进行复位，自掌侧向背侧斜形钻入一枚克氏针，从背侧皮肤穿出，掌侧与骨皮质平齐，再使用张力带钢丝予“8”字形加强。其他可选择的内固定物还有接骨板和掌侧支撑针，其中掌侧支撑针即两根尖头叉子和螺钉联合固定，能够提供更稳定的固定，预防腕骨半脱位。

6. 关节镜辅助复位关节内桡骨远端骨折　腕关节镜治疗桡骨远端关节内骨折，可微创检查关节面的骨折情况并进行镜下精准复位，不损伤韧带和关节囊，并可检查骨间韧带和 TFCC 损伤情况，进行相应的镜下治疗或切开处理 [98-101]。腕关节镜辅助治疗桡骨远端关节内骨折的学习曲线较长，手术时间较长，但有研究显示，相比于切开复位内固定，腕关节镜经皮固定后的关节活动度和骨折复位较好 [102]。腕关节镜辅助复位固定关节面骨折常用于简单的关节骨折，包括桡骨茎突骨折、月骨窝压缩骨折、仅有 3 或 4 部分的关节骨折、Barton 骨折等。对于术中发现的舟月和月三角韧带损伤，根据损伤情况进行相应处理，具体内容在腕关节镜章节中详细描述。

术前常进行消肿治疗约 3 天，避免液体渗入导致骨筋膜室综合征。常规消毒铺单后，示、中指戴指套，患肢悬吊于支架进行牵引。1-2、3-4、4-5 和 6R 入路为关节镜入路，6U 入路常作为出水通道。冲洗关节，清除血凝块和骨屑（图 7-24）。刨削器也可通过关节镜入路被用来清理关节。镜下复位成台和间隙较大的骨折块。可使用探针撬拨复位，或骨折块中导入克氏针使用杠杆技术复位。复位后使用软骨下克氏针固定。对于较简单的关节面骨折，可使用克氏针经皮固定或空心加压螺钉固定。对于复杂的严重骨折，需使用外固定支架固定或切开复位固定关节外骨折线 [103]。

（1）桡骨茎突骨折：首先在 X 线辅助下，由桡骨茎突尖端导入 2 根导引针，但不穿过骨折线，由 3-4 入路放置套管针，联合导引针对桡骨茎突骨折块操纵，解剖复位骨折线。然后推进导引针，穿过骨折线，使得骨折临时固定。再使用 1 或 2 枚无头空心加压螺钉顺导引针固定骨折。

（2）月骨窝塌陷骨折：首先在镜下确定月骨窝骨折块，并经皮撬起塌陷的骨折块。然后使用一根导引针，在软骨下横行固定复位的桡骨茎突骨折块和月骨窝骨折块，避免导引针过长进入桡尺远侧关节。最后使用无头空心加压螺钉顺着导引针横行置入，支撑月骨窝关节面的骨折块。

(3) 无干骺端粉碎的三部分关节骨折：首先在X线辅助下闭合复位，经皮穿针固定桡骨茎突骨折块，并导入无头空心加压螺钉加以固定。将桡骨茎突关节面作为月骨关节面的复位标志，然后将腕关节悬吊于牵引塔，完成复位固定月骨窝塌陷骨折的操作。

(4) 干骺端粉碎的关节骨折：首先在腕关节的掌侧作切口，暴露骨折线并复位，放置掌侧接骨板。使用螺钉将骨折线近端的接骨板固定于干部，在骨折线远端接骨板侧使用克氏针临时固定。然后在镜下解剖复位关节面骨折线，并将接骨板远端的螺钉置入，同时退出接骨板上临时固定的克氏针。对于镜下关节面骨折复位困难的病例，可经皮操纵骨折块使其复位。

(5) 四部分的关节骨折：首先将掌、尺侧骨折块和桡骨茎突复位于桡骨干，并使用接骨板临时固定。然后将腕关节悬吊于牵引塔，经皮撬起背尺侧骨折块，使其复位于掌侧骨折块。一旦关节面达到解剖复位，放置远端锁定接骨板螺钉固定（图 7-25)。

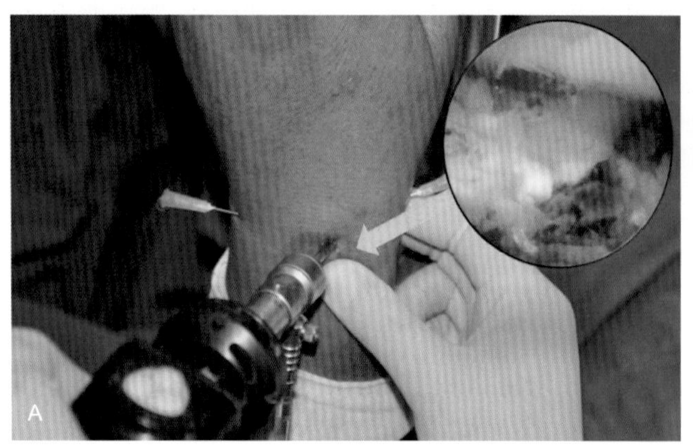
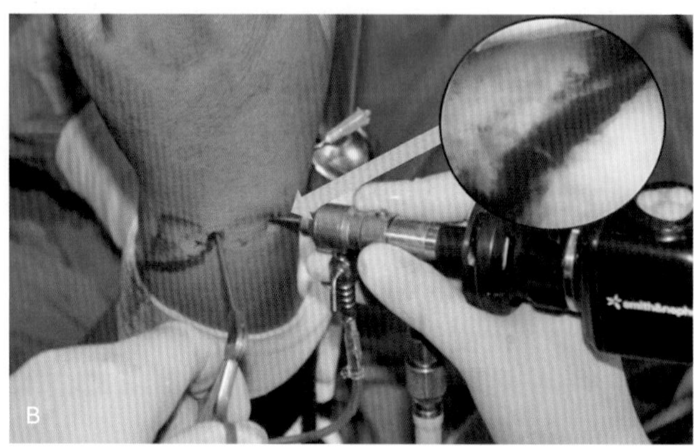

图 7-24 腕关节镜 3-4 和 4-5 入路探查桡骨远端关节面并去除血凝块和骨碎屑。A. 关节镜 3-4 入路探查见桡骨远端关节面骨折线和血凝块及骨碎屑；B. 经 4-5 入路的抓物钳去除血凝块和骨碎屑，进一步复位关节面（图片由邢树国医师提供）。

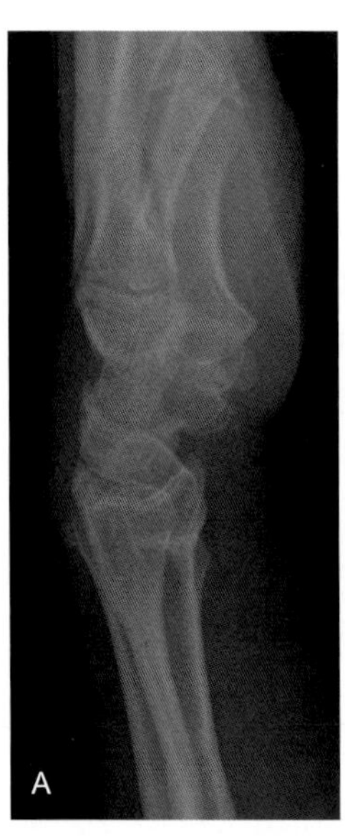
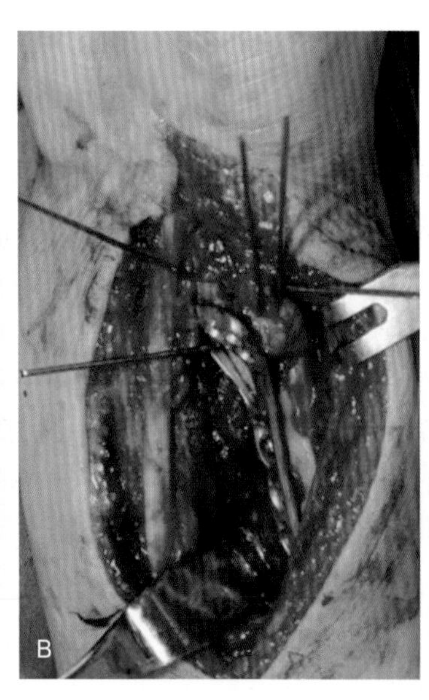
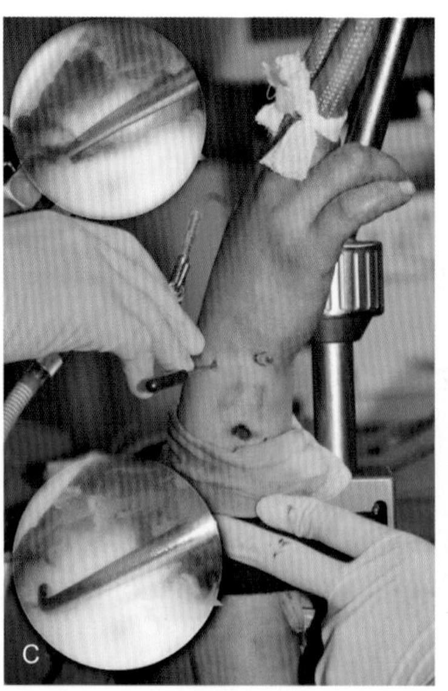
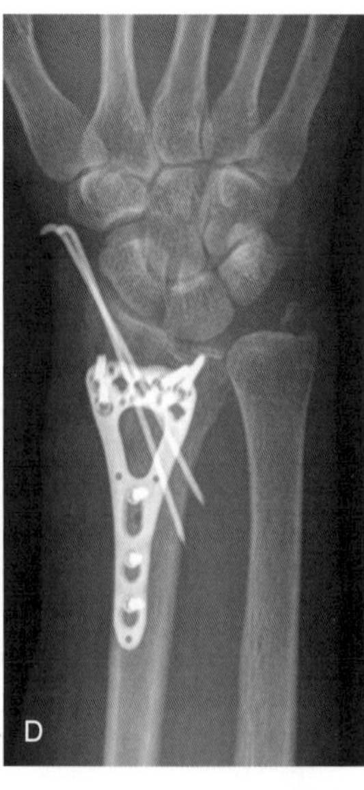

图 7-25 桡骨远端骨折关节镜辅助切开复位内固定。A. 桡骨远端骨折 X 线侧位片显示关节面塌陷；B. 复位关节外骨折线，临时用克氏针固定，放置接骨板复位并固定近端螺钉；C. 关节镜下复位关节面骨折线后导入接骨板远端螺钉；D. 骨折固定完成后的 X 线正位片显示月骨窝骨折线已被螺钉固定（图片由邢树国医师提供）。

第三节　并发症及畸形愈合的治疗

引起桡骨远端骨折并发症的主要原因在于骨折处理方法的选择，很重要的一点是手外科医师对骨折类型的判断、不同治疗方法的掌握程度，甚至对不同治疗方法可能发生的并发症的了解程度也会影响桡骨远端骨折并发症的发生率。当然患者本身的因素也不可忽视，如患者的生活方式、年龄、精神状态、社会保障程度、是否合并全身基础疾病等。Chung 通过一项前瞻性对照研究发现随着年龄增长及患者经济承担能力的减弱，桡骨远端骨折并发症的发生率明显增加 [104]。

桡骨远端骨折的常见并发症有疼痛、感染（图 7-26）、畸形愈合（图 7-27）、创伤性关节炎、肩肘腕疼痛综合征、肌腱损伤和激惹等 [105]。

1. 复杂性区域疼痛综合征　复杂性区域疼痛综合征（complex regional pain syndrome，CRPS）在桡骨远端骨折患者中的发生率为 1%~37%，可发生于手术治疗和非手术治疗患者，随着骨折严重程度的加重，其发生率也逐渐增加 [106]。到目前为止虽然此类综合征没有被发现直接的致病原因和特殊的处理方法，但是许多致病因素已被发现，如外固定支架固定时过度牵引明显增加此类疾病的发生率。闭合复位石膏外固定过紧时也会增加复杂性区域疼痛综合征的发生率。该综合征的发生可能与自主神经功能紊乱、过度炎症反应、上肢神经损伤、心理行为障碍有关。复杂性区域疼痛综合征依据有无神经损伤分为两型：Ⅰ型即反射交感性营养不良，通常发生于老年女性患者，有吸烟习惯的患者也易发生；Ⅱ型合并神经损伤。

（1）诊断：早期诊断复杂性区域疼痛综合征对症状的缓解尤为重要，该综合征于术后两周即可能发生，也有部分患者于术后几周才发病。早期诊断、早期处理可使 80%~90% 的患者取得良好疗效。然而，早期诊断复杂性区域疼痛综合征并不容易，目前应用较普遍的标准是国际疼痛研究组织制订的标准，包括以下几个方面：感觉的变化、组织肿胀程度、血管舒缩、关节运动幅度的变化。临床表现包括疼痛、组织肿胀、皮肤颜色变化、局部皮温改变及上肢出汗异常。疼痛表现为撕裂样疼痛或灼热痛，皮肤表现为脆嫩、薄弱、光泽、鲜红。服用非甾体抗炎药可缓解疼痛。复杂性区域疼痛综合征的早期 X 线检查并无明显变化，发病 2 周或 2 周以上可以表现为骨质疏松、骨小梁稀疏、软骨下骨和关节周围骨质吸收，但仍有 30% 以上患者的 X 线变化不明显。该并发症Ⅰ期和Ⅱ期患者的核素骨扫描可以表现为过度灌注（患手皮温升高）或灌注不足（患手皮温降低，僵硬）。核素骨扫描对该并发症Ⅲ期诊断的特异性高，而敏感性较差，只有 50%。

（2）治疗：关于如何减少桡骨远端骨折并发复杂性区域疼痛综合征，一些学者主张发生桡骨远端骨折后服用维生素 C。Zollinger 等研究发现应用维生素 C 能够预防桡骨远端骨折非手术治疗后并发复杂性区域疼痛综合征 [107]。近期的双盲对照研究同样发现维生素 C 可减少手术和非手术治疗患者复杂性区域疼痛综合征的发生率 [108]。Shah 等 [109] 研究发现桡骨远端骨折患者每天服用 500 mg 维生素 C，复杂性区域疼痛综合征的发生率降低 10%。每天服用维生素 C 低于 200 mg 或高于 500 mg 并不能有效预防复杂性区域疼痛综合征。大剂量服用维生素 C 可能导致肾结石、腹泻，因此高尿酸血症和高草酸尿症患者慎用。也有学者通过研究发现维生素 C 并不能有效预防复杂性区域疼痛综合征，至于是否真正有效还需进一步循证 [110]。

2. 畸形愈合　桡骨远端骨折畸形愈合可造成腕关节疼痛、活动度减小、腕关节不稳定等症状。当桡腕关节力线不一致而导致疼痛或功能障碍时，需手术治疗 [111, 112]。但无疼痛的腕关节活动度和手握力下降，并不认为是手术指征。目前尚没有统一的影像学矫正标准，常认为尺偏角 <10°，掌侧或背侧成角 >20°，尺骨正变异 >2 mm，关节不一致 >2 mm 可能需手术矫正。进展的退变性关节炎、固定的腕关节不一致、有限的功能潜力和广泛骨质疏松是矫

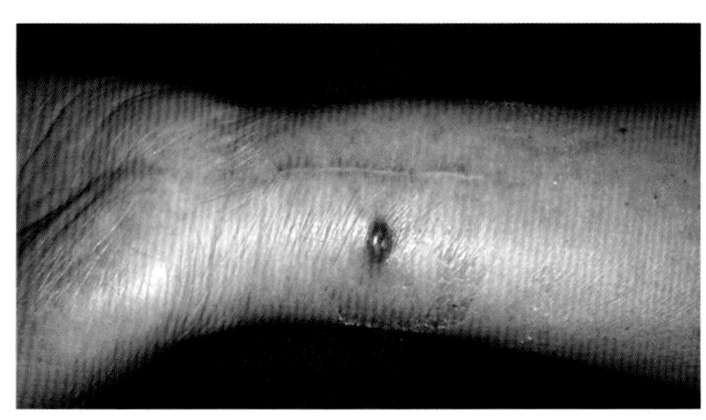

图 7-26　桡骨远端骨折切开复位内固定术后感染。

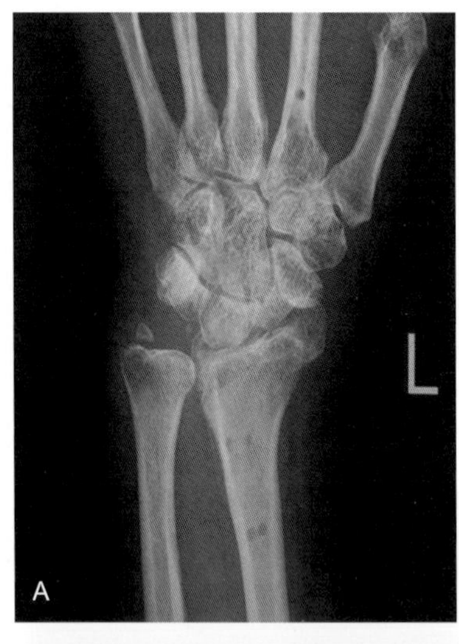

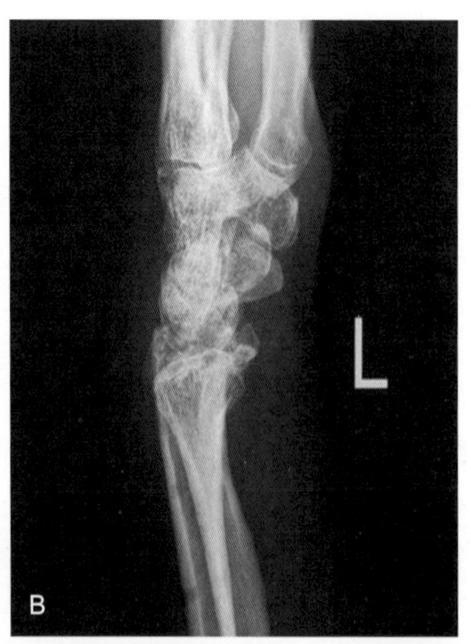

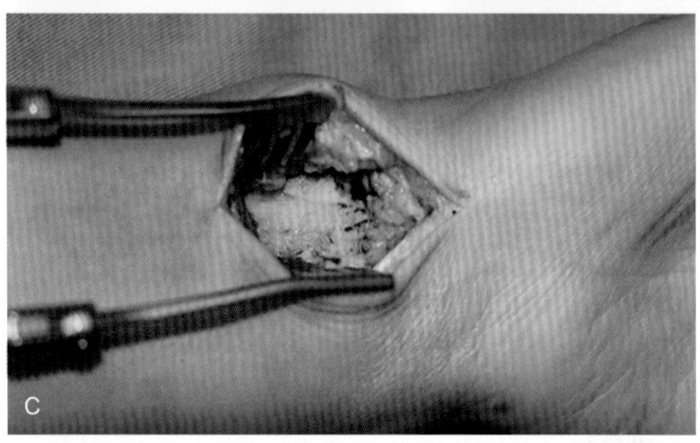

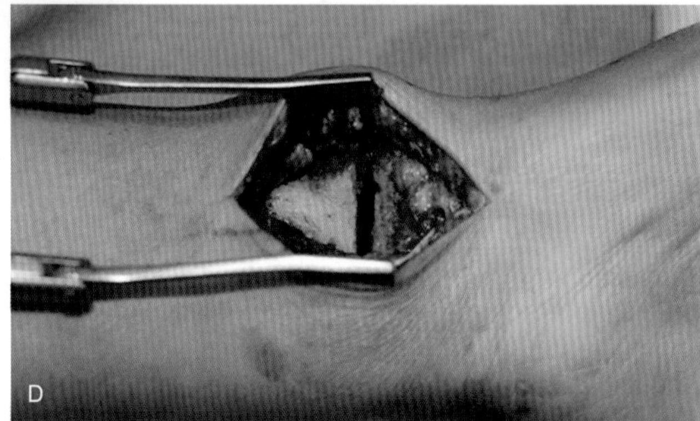

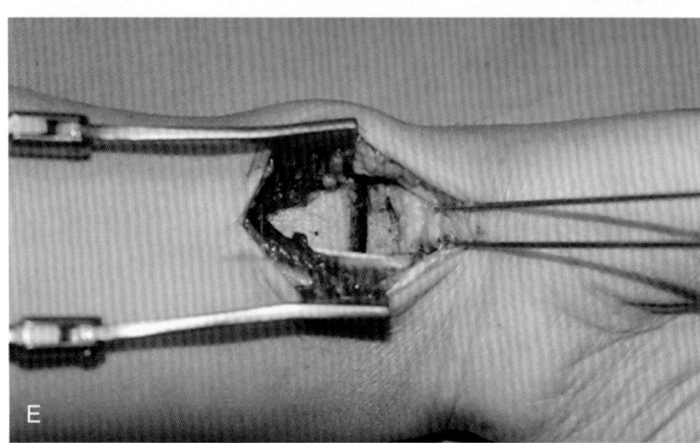

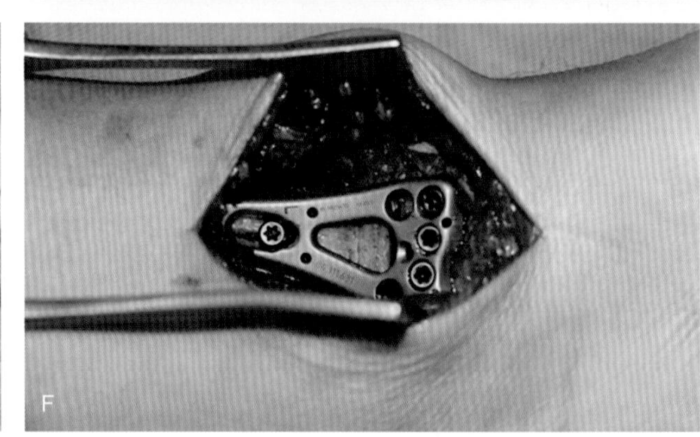

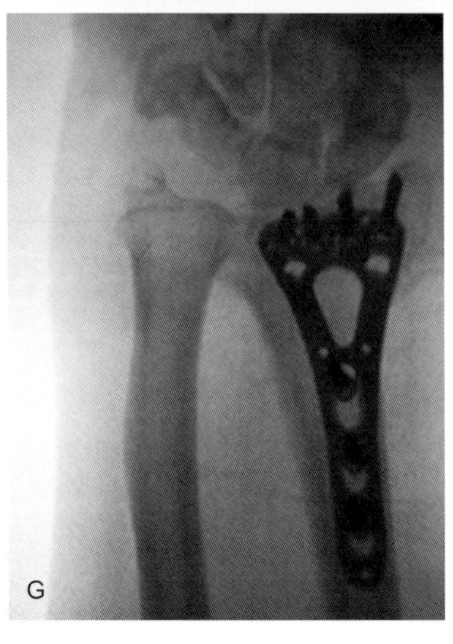

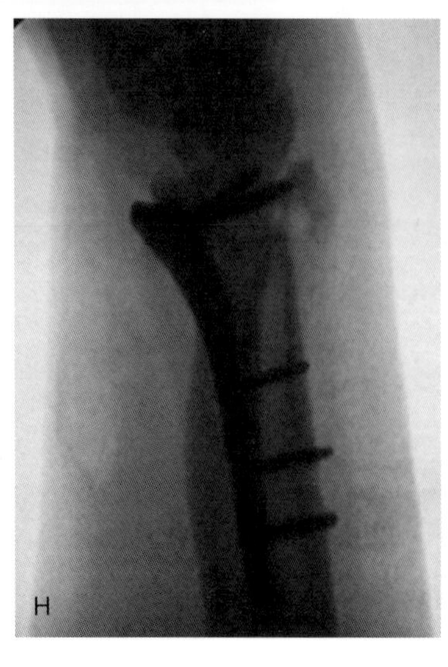

图 7-27　桡骨远端骨折畸形愈合截骨矫形内固定。A、B. 桡骨远端骨折畸形愈合 X 线正、侧位片；C. Henry 切口暴露骨折畸形愈合部位；D. 根据术前三维影像评估予以截骨矫形；E. 用克氏针临时固定恢复掌倾角、尺偏角；F. 用万向锁定接骨板固定骨折；G. 术后 X 线正位片示尺偏角恢复；H. 术后 X 线侧位片示掌倾角恢复。

形手术的禁忌证。针对不同部位的畸形可进行关节外或关节内截骨矫形术治疗。截骨和矫正角度的精确引导可利用较先进的 3D 打印技术进行辅助。

（1）关节外截骨术：是在骨折端水平进行的矫正，适用于关节外畸形愈合造成的短缩、成角和旋转。可选择背侧或掌侧入路（图 7-27）。

1）背侧入路：以 Lister 结节为中心作长约 6 cm 切口，在第 3、4 间室间显露桡骨远端并游离拇长伸肌腱，在原骨折水平平行关节面截骨。可通过自背侧沿关节面插入的针尖来确定关节面的角度。术前常需拍摄健侧腕关节 X 线片，以便术前精确设计矫正角度，纠正短缩、成角和旋转畸形。截骨端两侧钻入克氏针可辅助畸形矫正。截骨无需截断掌侧皮质，在截骨处的背桡侧使用椎板撑开器撑开至所需矫正的角度。桡侧撑开困难时可切断肱桡肌腱。矫形完成后如果缺损较大需植入大小合适的髂骨块，并使用克氏针在桡骨茎突进针至近折端固定（图 7-28）。对于不严重的畸形也可于桡骨截骨处近端取背侧楔形骨块，旋转 90° 塞入截骨端。X 线透视确定畸形已矫正后，使用交叉克氏针、针板系统或接骨板固定。有时背侧放置接骨板需咬除 Lister 结节。笔者倾向于选择接骨板系统进行坚强固定，进行早期功能锻炼，以期获得满意结果。

2）掌侧入路：较背侧入路避免了接骨板固定对肌腱的刺激。可经桡侧腕屈肌腱切口入路暴露桡骨远端掌侧面，并在截骨线两端导入两枚克氏针标记矫正角度。在掌侧进行撑开楔形截骨、植骨和内固定的步骤与背侧相似。也可首先根据术前设计所需的矫正角度固定接骨板于远端骨块，然后拆除接骨板进行截骨，最后重新固定接骨板于远端骨块，并将接骨板近端贴服于骨干近端并固定（图 7-29）。有些严重的畸形需同时做背侧切口恢复长度，并进行骨移植。

3）微创入路：治疗新鲜桡骨远端骨折的微创入路亦适用于畸形愈合的治疗，但仅适用于简单的掌倾角丢失的桡骨远端骨折畸形愈合，如果骨折移位情况复杂，则操作难度更大 [113, 114]。为了置入摆锯、骨凿，切口可扩至 2 cm。根据骨折不同的位移使用不同的技术 [113]。在背侧位移的情况下，首先将钢板放置于旋前方肌下，将螺钉固定在远端，然后移除钢板螺钉，在水平 X 线透视引导下利用摆锯行截骨术。然后将钢板再次插入旋前方肌下，将螺钉通过上述步骤预留的钉孔固定远端骨块。复位纠正畸形后，将钢板锁定于近侧骨干的方法同新鲜骨折。

（2）关节内截骨术：适用于相对简单的关节内畸形愈合，包括桡骨茎突、掌背侧剪切和 die punch 骨折。手术入路根据骨折畸形的部位可选择背侧或掌侧入路。术中直视和（或）X 线透视下确定畸形愈合的骨折块，并使用骨刀分离畸形愈合的骨折块。最后复位骨折块至正常位置后使用接骨板或空心加压螺钉固定。

3. 肌腱损伤　拇长伸肌腱、指总伸肌腱有时会同时损伤断裂，发生率在 1% 左右，需要手术修复。另外，钢板也会引起肌腱损伤，轻的为刺激性，严重的会引起断裂，这时要等骨折愈合后去除钢板，同时手术修复肌腱或移植肌腱修复。

4. 腕管综合征　1%~2% 的患者可以在复位后仍然出现腕管综合征。复位前的神经症状与复位无关，在复位后常常消失。骨折复位后仍然存在的神经症状才需要特别引起注意，这时需要作腕管切开手术。

5. 腕部韧带损伤　关节镜下发现腕部韧带的不完全损伤很常见，不需要修复处理。在出现舟月骨分离的 X 线表现时，早期用 2 枚克氏针固定。

6. 腕三角纤维韧带复合体损伤　这一结构的损伤在骨折愈合后才会出现明确的症状，早期常被骨折的症状掩盖。后期应该注意有无该损伤，有关的诊断和治疗方法见下一章。桡尺远侧韧带也会有损伤，也需要注意判断。

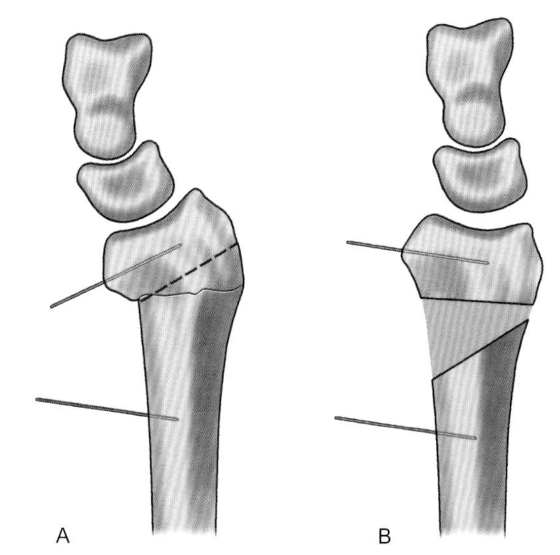

图 7-28　桡骨远端骨折畸形愈合掌倾角纠正。A. 截骨线（红色虚线）平行于关节面，用克氏针（黑线）标记所需纠正的角度即克氏针的夹角；B. 截骨完成后通过克氏针的方向调整纠正掌倾角。

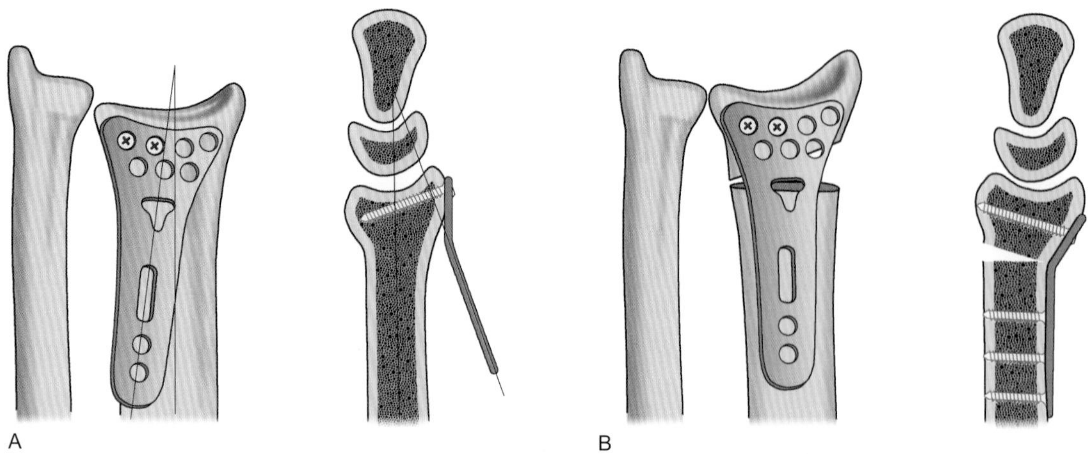

图 7-29 桡骨远端骨折畸形愈合截骨矫形接骨板内固定术。A. 所示角度分别为尺倾角和掌倾角所需的矫正度数；B. 畸形纠正后接骨板的内固定。

第四节 尺骨茎突和尺骨远端骨折

尺骨远端包括尺骨茎突、尺骨头和尺骨远端干骺端。据文献报道，桡骨远端骨折有 50% 以上合并尺骨茎突骨折，而且尺骨茎突骨折又有高达 25% 以上患者发生骨折不愈合[115]。发生不愈合临床上无任何后果，所以尽管有如此高的骨折不愈合率，但是目前的临床研究发现绝大多数的尺骨茎突骨折并不需要切开复位内固定，只有尺骨茎突基底部骨折合并桡尺远侧关节不稳定时才需要切开复位内固定[116]。

尺骨骨折还可以发生在尺骨小头和远端，多数在比较严重损伤时发生，常合并桡骨远端骨折。现将尺骨茎突、小头和远端这些骨折统称为尺骨远端骨折。

【临床分型】 临床上尺骨远端骨折的分型通常采用 AO 分型：Ⅰ型为单纯 TFCC 撕裂；Ⅱ A 型为尺骨茎突尖部骨折，此型骨折往往不需手术治疗；Ⅱ B 型为尺骨茎突基底部骨折，该型骨折易合并桡尺远侧关节不稳定，如果合并则需手术处理；Ⅲ型为尺骨远端单纯型骨折；Ⅳ型为尺骨远端关节外粉碎性骨折；Ⅴ型为尺骨小头经颈型骨折；Ⅵ型为尺骨远端关节内粉碎性骨折。其中Ⅲ ~ Ⅵ型骨折需要行切开复位内固定手术。

【治疗方法】 临床上对于闭合复位失败的病例往往需要进行切开复位内固定治疗。切口位于尺骨小头背侧，尺侧腕伸肌腱与尺侧腕屈肌腱之间。选用此切口应注意保护尺神经腕背分支。固定的方法有交叉克氏针固定、空心加压螺钉固定及张力带钢丝固定，以及目前使用的尺骨远端钩状钢板固定（图 7-30）。

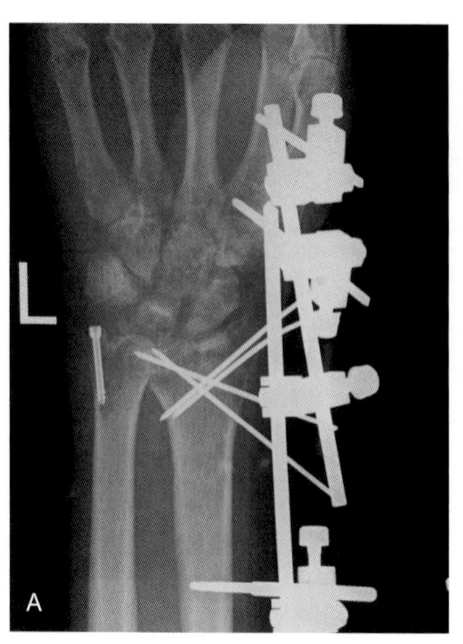

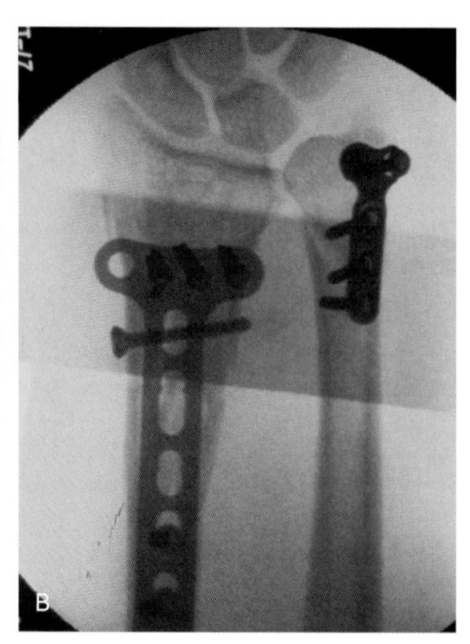

图 7-30 尺骨远端骨折的内固定。A. 用空心加压螺钉固定尺骨茎突骨折；B. 用钢板固定尺骨小头经颈型骨折。

参考文献

[1] Stirling ERB, Johnson NA, Dias JJ. Epidemiology of distal radius fractures in a geographically defined adult population. J Hand Surg Eur, 2018, 43: 974-982.

[2] Nellans KW, Kowalski E, Chung KC. The epidemiology of distal radius fractures. Hand Clin, 2012, 28: 113-125.

[3] Omsland TK, Ahmed LA, Grønskag A, et al. More forearm fractures among urban than rural women: the NOREPOS study based on the Tromsø study and the HUNT study. J Bone Min Res, 2011, 26: 850-856.

[4] Ryan LM, Teach SJ, Searcy K, et al. Epidemiology of pediatric forearm fractures in Washington, DC. J Trauma, 2010, 69: 200-205.

[5] 邓爱东，汤锦波，顾晓坤．桡骨远端关节内骨折 X 线片与 CT 三维重建影像的准确性对比研究．中华手外科杂志，2013, 29: 340-343.

[6] Harness NG, Jupiter JB, Orbay JL, et al. Loss of fixation of the volar lunate facet fragment in fractures of the distal part of the radius. J Bone Joint Surg Am, 2004, 86: 1900-1908.

[7] Andermahr J, Lozano-Calderon S, Trafton T, et al. The volar extension of the lunate facet of the distal radius: a quantitative anatomic study. J Hand Surg Am, 2006, 31: 892-895.

[8] Buzzell JE, Weikert DR, Watson JT, et al. Precontoured fixed-angle volar distal radius plates: a comparison of anatomic fit. J Hand Surg Am, 2008, 33: 1144-1152.

[9] Siegel DB, Gelberman RH. Radial styloidectomy: an anatomical study with special reference to radiocarpal intracapsular ligamentous morphology. J Hand Surg Am, 1991, 16: 40-44.

[10] Abrams RA, Brown RA, Botte MJ. The superficial branch of the radial nerve: an anatomic study with surgical implications. J Hand Surg Am, 1992, 17: 1037-1041.

[11] Robson AJ, See MS, Ellis H. Applied anatomy of the superficial branch of the radial nerve. Clin Anat, 2008, 21: 38-45.

[12] Grossman JA, Yen L, Rapaport D. The dorsal cutaneous branch of the ulnar nerve: an anatomic clarification with six case reports. Chir Main, 1998, 17: 154-158.

[13] Mauck BM, Swigler CW. Evidence-based review of distal radius fractures. Orthop Clin North Am, 2018, 49: 211-222.

[14] Mudgal C, Hastings H. Scapho-lunate diastasis in fractures of the distal radius: pathomechanics and treatment options. J Hand Surg Br, 1993, 18: 725-729.

[15] Walenkamp MM, Aydin S, Mulders MA, et al. Predictors of unstable distal radius fractures: a systematic review and meta-analysis. J Hand Surg Eur, 2016, 41: 501-515.

[16] Chung KC, Shauver MJ, Birkmeyer JD, et al. Trends in the United States in the treatment of distal radial fractures in the elderly. J Bone Joint Surg Am, 2009, 91: 1868-1873.

[17] Iorio ML, Harper CM, Rozental TD. Open distal radius fractures: timing and strategies for surgical management. Hand Clin, 2018, 34: 33-40.

[18] Mackenney PJ, McQueen MM, Elton R. Prediction of instability in distal radial fractures. J Bone Joint Surg Am, 2006, 88: 1944-1951.

[19] Finsen V, Rod O, Rød K, et al. The relationship between displacement and clinical outcome after distal radius (Colles') fracture. J Hand Surg Eur, 2013, 38: 116-126.

[20] Xing SG, Chen YR, Xie RG, et al. In vivo contact characteristics of distal radioulnar joint with malunited distal radius during wrist motion. J Hand Surg Am, 2015, 40: 2243-2248.

[21] Christersson A, Larsson S, Östlund B, et al. Radiographic results after plaster cast fixation for 10 days versus 1 month in reduced distal radius fractures: a prospective randomised study. J Orthop Surg Res, 2016, 21 (11): 145.

[22] Arora R, Lutz M, Deml C, et al. A prospective randomized trial comparing nonoperative treatment with volar locking plate fixation for displaced and unstable distal radial fractures in patients sixty-five years of age and older. J Bone Joint Surg Am, 2011, 93: 2146-2153.

[23] Earnshaw SA, Aladin A, Surendran S, et al. Closed reduction of colles fractures: comparison of manual manipulation and finger-trap traction: a prospective, randomized study. J Bone Joint Surg Am, 2002, 84: 354-358.

[24] Pirela-Cruz MA, Scher DL. Exposure of distal radius fractures using a direct radial approach with mobilization of the superficial branch of the radial nerve. Tech Hand Up Extrem Surg, 2010, 14: 218-221.

[25] Koh S, Andersen CR, Buford WL Jr, et al. Anatomy of the distal brachioradialis and its potential relationship to distal radius fracture. J Hand Surg Am, 2006, 31: 2-8.

[26] Henry MH. Distal radius fractures: current concepts. J Hand Surg Am, 2008, 33: 1215-1227.

[27] Jordan RW, Westacott DJ. Displaced paediatric distal radius fractures—when should we use percutaneous wires? Injury, 2012, 43: 908-911.

[28] Saddiki R, Ohl X, Hemery X, et al. Dorsally displaced distal radius fractures: comparative study of Py's and Kapandji's techniques. Orthop Traumatol Surg Res, 2012, 98: 61-67.

[29] Chen CE. Treatment of distal radius fractures with percutaneous pinning and pin-in-plaster. Hand (NY), 2008, 3: 245-250.

[30] Tang JB. Distal radius fracture: diagnosis, treatment, and controversies. Clin Plast Surg, 2014, 41: 481-499.

[31] Hochwald NL, Levine R, Tornetta P. The risks of Kirschner-wire placement in the distal radius: a comparison of techniques. J Hand Surg Am, 1997, 22: 580-584.

[32] Chia B, Catalano LW, Glickel SZ, et al. Percutaneous pinning of distal radius fractures: an anatomic study demonstrating the proximity of K-wires to structures at risk. J Hand Surg Am, 2009, 34: 1014-1020.

[33] Korcek L, Wongworawat M. Evaluation of the safe zone for percutaneous Kirschner-wire placement in the distal radius: Cadaveric study. Clin Anat, 2011, 24: 1005-1009.

[34] Yammine K, Rafi SM, Furhad S. Tendon and neurovascular injuries of the distal radius after pinning with Kirschner wires: a meta-analysis of cadaveric studies. Clin Anat, 2015, 28: 545-550.

[35] Santoshi JA, Chaware PN, Pakhare AP, et al. An anatomical study to demonstrate the proximity of kirschner wires to structures at risk in percutaneous pinning of distal radius fractures. J Hand Microsurg, 2015, 7: 73-78.

[36] Subramanian P, Kantharuban S, Shilston S, et al. Complications of Kirschner-wire fixation in distal radius fractures. Tech Hand Up Extrem Surg, 2012, 16: 120-123.

[37] Kim JY, Tae SK. Percutaneous distal radius-ulna pinning of distal radius fractures to prevent settling. J Hand Surg Am, 2014, 39: 1921-1925.

[38] Sano K, Hashimoto T, Kimura K, et al. Percutaneous flexible double pinning (Py-Desmanet's procedure) for pediatric distal radius fractures. Hand (N Y), 2013, 8: 392-396.

[39] Kennedy C, Kennedy MT, Niall D, et al. Radiological outcomes of distal radius extra-articular fragility fractures treated with extra-focal kirschner wires. Injury, 2010, 41: 639-642.

[40] 陈晓东，王宇仁，王栋梁，等．锁定钢板治疗桡骨远端粉碎性骨折．中华手外科杂志，2006, 22: 13-15.

[41] Shyamalan G, Theokli C, Pearse Y, et al. Volar locking plates versus Kirschner-wire for distal radial fractures: a cost analysis study. Injury, 2011, 42: 229-230.

[42] Chung KC, Watt AJ, Kotsis SV, et al. Treatment of unstable distal radial fractures with the volar locking plating system. J Bone Joint Surg Am, 2006, 88: 2687-2694.

[43] Nana AD, Josbi A, Lichtman DM. Plating of the distal radius. J Am Acad Orthop Surg, 2005, 13: 159-171.

[44] Martineau PA, Berry GK, Harvey EJ. Plating for distal radius

fractures. Hand Clin, 2010, 26: 61-69.
[45] Rikli D, Regazzoni P. Fractures of the distal end of the radius treated by internal fixation and early function. J Bone Joint Surg Br, 1996, 78: 588-592.
[46] 邓爱东，顾剑辉，汤锦波，等. 影响 AO 掌侧锁定加压接骨板治疗桡骨远端骨折疗效因素的随访研究. 中华手外科杂志，2009, 25: 454-456.
[47] Musgrave DS, Idler RS. Volar fixation of dorsally displaced distal radius fractures using the 2.4 mm locking compression plates. J Hand Surg Am, 2005, 30: 743-749.
[48] 盛加根，罗从风，曾炳芳. 掌侧锁定加压接骨板 (LCP) 治疗桡骨远端不稳定骨折. 中华创伤骨科杂志，2005, 7: 657-659.
[49] Vosbikian MM, Ketonis C, Huang R, et al. Optimal positioning for volar plate fixation of a distal radius fracture: determining the distal dorsal cortical distance. Orthop Clin North Am, 2016, 47: 235-244.
[50] Ilyas AM. Surgical approaches to the distal radius. Hand (N Y), 2011, 6: 8-17.
[51] Klausmeyer MA, Mudgal C. Exposure of the forearm and distal radius. Hand Clin, 2014, 30: 427-433.
[52] McCann PA, Clarke D, Amirfeyz R, et al. The cadaveric anatomy of the distal radius: implications for the use of volar plates. Ann R Coll Surg Engl, 2012, 94: 116-120.
[53] Mares O, Graves MA, Bosch C, et al. A new single volar approach for epiphyseal ulnar and radial-sided comminutive fracture of the distal radius: the mediolateral windows approach. Tech Hand Up Extrem Surg, 2012, 16: 37-41.
[54] Arora R, Lutz M, Hennerbichler A, et al. Complications following internal fixation of unstable distal radius fracture with a palmar locking-plate. J Orthop Trauma, 2007, 21: 316-322.
[55] Tada K, Ikeda K, Shigemoto K, et al. Prevention of flexor pollicis longus tendon rupture after volar plate fixation of distal radius fractures. Hand Surg, 2011, 16: 271-275.
[56] Cannon TA, Carlston CV, Stevanovic MV. Pronator-sparing technique for volar plating of distal radius fracturesf. J Hand Surg Am, 2014, 39: 2506-2511.
[57] Lattmann T, Dietrich M, Meier C, et al. Comparison of 2 surgical approaches for volar locking plate osteosynthesis of the distal radius. J Hand Surg Am, 2008, 33: 1135-1143.
[58] Geissler WB, Fernandes D. Percutaneous and limited open reduction of intra-articular distal radial fractures. Hand Surg, 2000, 5: 85-92.
[59] Yoshikawa Y, Saito T, Matsui H, et al. A new cosmetic approach for volar fixed-angle plate fixation to treat distal radius fractures. J Jpn Soc Surg Hand, 2008, 24: 889-893.
[60] Zenke Y, Sakai A, Oshige T, et al. Clinical results of volar locking plate for distal radius fractures: conventional versus minimally invasive plate osteosynthesis. J Orthop Trauma, 2011, 25: 425-431.
[61] Liverneaux P, Ichihara S, Facca S, et al. Outcomes of minimally invasive plate osteosynthesis (MIPO) with volar locking plates in distal radius fractures: a review. Hand Surg Rehabil, 2016, 35: 80-85.
[62] Zemirline A, Naito K, Lebailly F, et al. Distal radius fixation through a mini-invasive approach of 15 mm. Part 1: feasibility study. Eur J Orthop Surg Traumatol, 2014, 24: 1031-1037.
[63] Prunieres G, Hidalgo Diaz JJ, Vernet P, et al. Is there a relevance of suction drainage in nonseptic wrist surgery? Orthop Traumatol Surg Res, 2017, 103: 453-455.
[64] Medda PL, Matheron AS, Hidalgo Diaz JJ, et al. Minimally invasive hardware removal after minimally invasive distal radius plate osteosynthesis (MIPO): feasibility study in a 388 case series. Orthop Traumatol Surg Res, 2017, 103: 85-87.
[65] Bindra RR. Biomechanics and biology of external fixation of distal radius fractures. Hand Clin, 2005, 21: 363-373.
[66] 汤锦波. 桡骨远端骨折. 上海：上海科学技术出版社，2013.
[67] Ring D, Prommersberger K, Jupiter JB. Combined dorsal and volar plate fixation of complex fractures of the distal part of the radius. J Bone Joint Surg Am, 2005, 87: 195-212.
[68] Buck-Gramcko D. Denervation of the wrist joint. J Hand Surg Am, 1977, 2: 54-61.
[69] Palmer AK, Werner FW. Biomechanics of the distal radioulnar joint. Clin Orthop, 1984, 187: 26-35.
[70] Rikli DA. Dorsal double plating and combined palmar and dorsal plating for distal radius fractures. In: Slutsky & Osterman. ed. Fractures and injuries to the distal radius and carpus. Philadelphia: Elsevier, 2009: 125.
[71] Tyllianakis ME, Panagopoulos AM, Saridis A. Long-term results of dorsally displaced distal radius fractures treated with the pi-plate: is hardware removal necessary? Orthopedics, 2011, 34: e282-e286.
[72] Jakubietz MG, Gruenert JG, Jakubietz RG. Palmar and dorsal fixed-angle plates in AO C-type fractures of the distal radius: is there an advantage of palmar plates in the long term? J Orthop Surg Res, 2012, 7: 8.
[73] Trease C, McIff T, Toby EB. Locking versus nonlocking T-plates for dorsal and volar fixation of dorsally comminuted distal radius fractures: a biomechanical study. J Hand Surg Am, 2005, 30: 756-763.
[74] Richard MJ, Katolik LI, Hanel DP, et al. Distraction plating for the treatment of highly comminuted distal radius fractures in elderly patients. J Hand Surg Am, 2012, 37: 948-956.
[75] Lee DJ, Elfar JC. Dorsal distraction plating for highly comminuted distal radius fractures. J Hand Surg Am, 2015, 40: 355-357.
[76] Jain MJ, Mavani KJ. A comprehensive study of internal distraction plating: an alternative method for distal radius fractures. J Clin Diagn Res, 2016, 10: 14-17.
[77] Papadonikolakis A, Ruch DS. Internal distraction plating of distal radius fractures. Tech Hand Up Extrem Surg, 2005, 9: 2-6.
[78] Lauder A, Agnew S, Bakri K, et al. Functional outcomes following bridge plate fixation for distal radius fractures. J Hand Surg Am, 2015, 40: 1554-1562.
[79] Lewis S, Mostofi A, Stevanovic M, et al. Risk of tendon entrapment under a dorsal bridge plate in a distal radius fracture model. J Hand Surg Am, 2015, 40: 500-504.
[80] Egol KA, Paksima N, Puopolo S, et al. Treatment of external fixation pins about the wrist: a prospective, randomized trial. J Bone Joint Surg Am, 2006, 88: 349-354.
[81] Slutsky DJ. External fixation of distal radius fractures. J Hand Surg Am, 2007, 32: 1624-1637.
[82] Payandeh JB, McKee MD. External fixation of distal radius fractures. Orthop Clin North Am, 2007, 38: 187-192.
[83] Yamako G, Ishii Y, Matsuda Y, et al. Biomechanical characteristics of nonbridging external fixators for distal radius fractures. J Hand Surg Am, 2008, 33: 322-326.
[84] Eichenbaum MD, Shin EK. Nonbridging external fixation of distal radius fractures. Hand Clin, 2010, 26: 381-390.
[85] Farah N, Nassar L, Farah Z, et al. Secondary displacement of distal radius fractures treated by bridging external fixation. J Hand Surg Eur, 2014, 39: 423-428.
[86] Gu WL, Wang J, Li DQ, et al. Bridging external fixation versus non-bridging external fixation for unstable distal radius fractures: a systematic review and meta-anslysis. J Orthop Sci, 2016, 21: 24-31.
[87] 吴京亮，魏更生，吴磊，等. 非桥接式与桥接式外固定架治疗桡骨远端骨折的对比研究. 中国骨与关节损伤杂志，2015, 30: 75-76.
[88] Roh YH, Lee BK, Baek JR, et al. A randomized comparison of volar plate and external fixation for intra-articular distal radius fractures. J Hand Surg Am, 2015, 40: 34-41.
[89] Atroshi I, Brogren E, Larsson GU, et al. Wrist-bridging versus non-bridging external fixation for displaced distal radius fractures: a randomized assessor-blind clinical trial of 38 patients followed for 1 year. Acta Orthop, 2006, 77: 445-453.
[90] 崔壮，余斌，熊小龙，等. 桥式外固定和非桥式外固定治疗桡骨远端骨折的系统评价与 Meta 分析. 中华创伤骨科杂志，2010,

12: 922-926.
[91] Aktekin CN, Altay M, Gursoy Z, et al. Comparison between external fixation and cast treatment in the management of distal radius fractures in patients aged 65 years and older. J Hand Surg Am, 2010, 35: 736-742.
[92] 张昌军，谢仁国，王古衡，等. 锁定加压接骨板与外固定支架治疗桡骨远端粉碎性骨折的疗效比较. 中华手外科杂志，2011, 27: 7-11.
[93] Benson LS, Minihame KP, Stern LD, et al. The outcome of intra-articular distal radius fractures treated with fragment-specific fixation. J Hand Surg Am, 2006, 31: 1333-1339.
[94] Dodds SD, Cornelissen S, Jossan S, et al. A biomechanical comparison of fragment-specific fixation and augmented external fixation for intra-articular distal radius fractures. J Hand Surg Am, 2002, 27: 953-964.
[95] Konrath GA, Bahler S. Open reduction and internal fixation of unstable distal radius fractures: results using the trimed fixation system. J Orthop Trauma, 2002, 16: 578-585.
[96] Leslie BM, Medoff RJ. Fracture specific fixation of distal radius fractures. Tech Orthop, 2000, 15: 336-352.
[97] Peine R, Rikli DA, Hoffmann R, et al. Comparison of three different plating techniques for the dorsum of the distal radius: a biomechanical study. J Hand Surg Am, 2000, 25: 29-33.
[98] Abe Y, Fujii K. Arthroscopic-assisted reduction of intra-articular distal radius fracture. Hand Clin, 2017, 33: 659-668.
[99] Del Piñal F, Klausmeyer M, Moraleda E, et al. Arthroscopic reduction of comminuted intra-articular distal radius fractures with diaphyseal-metaphyseal comminution. J Hand Surg Am, 2014, 39: 835-843.
[100] 谢仁国，汤锦波，邢树国，等. 腕关节镜掌侧入路的程式化建立. 中华手外科杂志，2012, 28: 148-150.
[101] 谢仁国，汤锦波，茅天，等. 腕关节镜技术在腕部损伤中的临床应用. 中华创伤骨科杂志，2011, 13: 328-331.
[102] Doi K, Hattori Y, Otsuka K, et al. Intra-articular fractures of the distal aspect of the radius: arthroscopically assisted reduction compared with open reduction and internal fixation. J Bone Joint Surg Am, 1999, 81: 1093-1110.
[103] 邢树国，谢仁国，汤锦波，等. 关节镜下复位经关节桡骨远端骨折的微创治疗. 中华创伤杂志，2014, 30: 586-588.
[104] Chung KC, Kotsis SV, Kim HM. Predictors of functional outcomes after surgical treatment of distal radius fractures. J Hand Surg Am, 2007, 32: 76-83.
[105] Mathews AL, Chung KC. Management of complications of distal radius fractures. Hand Clin, 2015, 31: 205-215.
[106] Malay S, Chung KC. Testing the validity of preventing chronic regional pain syndrome with vitamin C after distal radius fracture. J Hand Surg Am, 2014, 39: 2251-2257.
[107] Zollinger PE, Kreis RW, van der Meulen HG, et al. No higher risk of CRPS after external fixation of distal radial fractures-Subgroup analysis under randomised vitamin C prophylaxis. Open Orthop J, 2010, 4: 71-75.
[108] Evaniew N, McCarthy C, Kleinlugtenbelt YV, et al. Vitamin C to prevent complex regional pain syndrome in patients with distal radius fractures: a meta-analysis of randomized controlled trials. J Orthop Trauma, 2015, 29: 235-241.
[109] Shah AS, Verma MK, Jebson PJ. Use of oral vitamin C after fractures of the distal radius. J Hand Surg Am, 2009, 34: 1736-1738.
[110] Ekrol I, Duckworth AD, Ralston SH, et al. The influence of vitamin C on the outcome of distal radial fractures: a double-blind, randomized controlled trial. J Bone Joint Surg Am, 2014, 96: 1451-1459.
[111] Haase SC, Chung KC. Management of malunions of the distal radius. Hand Clin, 2012, 28: 207-216.
[112] Prommersberger KJ, Pillukat T, Mühldorfer M, et al. Malunion of the distal radius. Arch Orthop Trauma Surg, 2012, 132: 693-702.
[113] Taleb C, Zemirline A, Lebailly F, et al. Minimally invasive osteotomy for distal radius malunion: a preliminary series of 9 cases. Orthop Traumatol Surg Res, 2015, 101: 861-865.
[114] Naito K, Zemirline A, Sugiyama Y, et al. Possibility of fixation of a distal radius fracture with a volar locking plate through a 10 mm approach. Tech Hand Up Extrem Surg, 2016, 20: 71-76.
[115] Wijffels MM, Keizer J, Buijze GA, et al. Ulnar styloid process nonunion and outcome in patients with a distal radius fracture: a meta-analysis of comparative clinical trials. Injury, 2014, 45: 1889-1895.
[116] Mulders MAM, Fuhri Snethlage LJ, de Muinck Keizer RO, et al. Functional outcomes of distal radius fractures with and without ulnar styloid fractures: a meta-analysis. J Hand Surg Eur, 2018, 43: 150-157.

延伸阅读

[1] 孙焕建，吴加东，朱文峰，等. 切断肱桡肌肌腱入路治疗陈旧性桡骨远端骨折. 中华手外科杂志，2018, 2: 114-117.
[2] 刘涛，鲍飞龙，亢世杰，等. 掌背侧联合内固定治疗桡骨远端四部分骨折的策略和效果. 中华外科杂志，2018, 3: 183-188.
[3] 叶钢，肖兢，汪洲，等. 腕关节镜辅助下桡骨远端 C 型骨折有限切开复位内固定的临床疗效评价. 中华手外科杂志，2018, 1: 4-6.
[4] 韩庆辉，张毅杰，陈雁西，等. 计算机辅助治疗 AO C 型桡骨远端骨折. 中华创伤杂志，2016, 11: 980-985.

以上 4 篇文章是近期我国发表的关于桡骨远端骨折的治疗方法和病例随访的报道。

[5] Devaux N, Henning J, Haefeli M, et al. The retinaculum flap for dorsal fixation of distal radius fractures. J Hand Surg Am, 2018, 43: 391.e1-391.e7.
[6] Bilbrew L, Matthias R, Wright T. Cannulated self-drilling, self-tapping pins for displaced extra-articular distal radius fractures. J Hand Surg Am, 2018, 43: 294.e1-294.e5.
[7] Liverneaux PA. The minimally invasive approach for distal radius fractures and malunions. J Hand Surg Eur, 2018, 43: 121-130.

以上 3 篇文章描述了桡骨远端骨折手术治疗的一些技术及其效果。

[8] Burnier M, Le Chatelier Riquier M, Herzberg G. Treatment of intra-articular fracture of distal radius fractures with fluoroscopic only or combined with arthroscopic control: a prospective tomodensitometric comparative study of 40 patients. Orthop Traumatol Surg Res, 2018, 104: 89-93.
[9] Tinsley BA, Ilyas AM. Distal radius fractures in a functional quadruped: spanning bridge plate fixation of the wrist. Hand Clin, 2018, 34: 113-120.
[10] Stinton SB, Graham PL, Moloney NA, et al. Longitudinal recovery following distal radial fractures managed with volar plate fixation. Bone Joint J, 2017, 99B: 1665-1676.
[11] Peng F, Liu YX, Wan ZY. Percutaneous pinning versus volar locking plate internal fixation for unstable distal radius fractures: a meta-analysis. J Hand Surg Eur, 2018, 43: 158-167.
[12] Martinez-Mendez D, Lizaur-Utrilla A, de-Juan-Herrero J. Intra-articular distal radius fractures in elderly patients: a randomized prospective study of casting versus volar plating. J Hand Surg Eur, 2018, 43: 142-147.

以上 5 篇文章关于桡骨远端骨折不同治疗方法效果的随访结果及比较。

[13] Crijns TJ, van der Gronde BATD, Ring D, et al. Complex regional pain syndrome after distal radius fracture is uncommon and is often associated with fibromyalgia. Clin Orthop Relat Res, 2018, 476: 744-750.
[14] Pope D, Tang P. Carpal tunnel syndrome and distal radius fractures. Hand Clin, 2018, 34: 27-32.

[15] Miller A, Lightdale-Miric N, Eismann E, et al. Outcomes of isolated radial osteotomy for volar distal radioulnar joint instability following radial malunion in children. J Hand Surg Am, 2018, 43: 81.e1-81.e8.

以上 3 篇文章关于桡骨远端骨折部分并发症的治疗方法及效果的报道。

[16] Buijze GA, Leong NL, Stockmans F, et al. Three-dimensional compared with two-dimensional preoperative planning of corrective osteotomy for extra-articular distal radial malunion: a multicenter randomized controlled trial. J Bone Joint Surg Am, 2018, 100: 1191-1202.

[17] Byrne AM, Impelmans B, Bertrand V, et al. Corrective osteotomy for malunited diaphyseal forearm fractures using preoperative 3-dimensional planning and patient-specific surgical guides and implants. J Hand Surg Am, 2017, 42: 836.e1-836.e12.

以上 2 篇文章详细描述了三维技术在桡骨远端骨折畸形愈合截骨矫形术中的精确设计和指导的优势。

提要解读

这一骨折的分类方法很多，学术讨论和文献报道时 AO 分型用得最多，在日常交谈和说明时仍然常用一些原来的称法，如 Colles 骨折、Barton 骨折、经关节骨折、关节外骨折等这些十分直接的名称。在治疗方法方面有以下要点。

1. 十分强调对于大部分骨折仅作手法复位后石膏固定的非手术治疗，很多骨折都不需要手术。如果骨折复位不稳定，牵引者手一松即发生移位，如背侧成角畸形或缩短畸形，这时可在 X 线透视下维持复位后，经皮作数枚克氏针或斯氏针固定，再用石膏托或管形石膏固定。这可以治疗很大一部分关节面良好和仅有 2~3 个骨折片的桡骨远端骨折。现在切开复位内固定的手术指征是过度宽松了，要提倡闭合复位外固定（必要时经皮克氏针固定辅助）的治疗方法。

2. 对于石膏外固定治疗的患者，除不全骨折、青少年骨折外应该作管形石膏固定。如果肿胀明显，首先采用前后石膏托固定数日到 1 周左右，再换成管形石膏，作肘下石膏固定即可，不需要包括肘关节。如果用多枚克氏针固定后十分稳定，也可仅用石膏托固定。

3.“年长患者”有时以 65 岁，有时以 70 岁为界，由于生理老化程度和实际年龄常常不对应，因此应根据患者的实际健康状态决定治疗方法。对于超过这些年龄的患者，应更多地使用 X 线透视下经皮多枚克氏针固定方法，而少用或不用损伤大的钢板固定。对于年长患者基本上都使用损伤小的经皮克氏针固定方法。钢板固定对年长患者的功能恢复没有促进作用，而且年长患者对完全复位的要求低，经皮固定方法对全身状态较差的患者更适用。

4. 现在治疗的趋势有两个方面：一是提倡更多地用保守治疗或经皮穿针治疗，欧洲数国近年来修改了治疗指南，提倡更多地使用保守或经皮穿针治疗，认为现在切开复位用得太多了，很多手术没有必要。二是对确实需要作切开的患者，近年开发了一些有特殊效用的钢板，如 Segment-specific 钢板、薄型钢板、防止刺激肌腱的钢板等，这些钢板根据骨折位置不同、移位方向不同而选用，使内固定对周围组织的刺激减少，手术副损伤也减少。大家要关注和使用这些钢板。

5. 经关节骨折关节面的平整程度是首先要考虑的，应该将 X 线片显示的关节面阶梯复位到 1 mm 以内。经关节粉碎性骨折经常需切开复位，可在直视下复位骨折内固定，对于特殊的骨折征可以加克氏针或加螺钉或 Segment-specific 钢板内固定，术中应透视确认关节面已平整。

6. 关节镜辅助复位关节面的确有利于复位，还可以撬拔骨片，使骨块复位，可能是这一个方法的优点。但是目前从远期功能来看，没有太大影响。复位后是否易形成骨性关节炎，需随访更长时间才能看出。目前不需要强求作关节镜辅助的关节面复位。要注意即使不在关节镜辅助下复位关节面，仍然需要复位骨片，术中在 X 线透视下要确认关节面阶梯复位达到 1 mm 以下，只是不通过关节镜直视证实和辅助复位而已。

7. 关节镜下早期修复腕骨间韧带的作用有限，多数关节镜下发现的腕韧带损伤并不需要修复，但是如果有 TFCC 撕裂则可以同时早期修复。是在骨折复位固定时，还是在骨折愈合后检查确认有 TFCC 损伤临床表现后再修复？哪个更好，现在不明确。多数医师在骨折愈合后检查 TFCC 等软组织损伤情况，再决定是否修复这些重要的软组织，我感到这也是合理的，只不过不宜到伤后很长时间才关注这些重要软组织的状态。应该在骨折愈合后的康复阶段即关注，发现问题后在骨折愈合后几个月内修复或重建这些腕部软组织损伤。在处理桡骨远端骨折时，处理软组织损伤是骨折治疗的重要部分，不应被忽视。

8. 术后康复锻炼的时间较长，2~3 个月很常见，患者可以自己锻炼，也可以在理疗师的指导下锻炼。这个康复过程十分重要，应在去除外固定或切开复位的骨折愈合后即进行。

9. 从整体来看，欧洲诸国医师对桡骨远端骨折的处理，没有像美国医师那样激进地经常作切开复位钢板固定手术治疗。目前，几本大的手外科英文书主要由美国作者编写，我国医师可能误认为国外医师都是这样处理的，其实不然。即使在美国，也有很多医师不采用激进的方法，只是这些医师没写文章发表。真实的情况是接受钢板固定的患者远没有我们看到的国外书和会议报道的患者那么多。我国医师应该坚持自己原来治疗效果良好的保守治疗和经皮穿针固定方法，这也是近几年欧洲诸国强调的和现行的治疗指南，以减少扩大手术指征等带来的不良影响。我国医师要站在这一角度来看待这些报道和了解国外多国的情况、趋势和认识。

（汤锦波）

第8章
腕不稳定和桡尺远侧关节损伤

刘 波

腕关节由8块腕骨与桡骨、尺骨远端及复杂的关节囊和韧带结构共同组成了3个互不相通的关节：桡腕关节（radiocarpal joint）、腕中关节（midcarpal joint）与桡尺远侧关节（distal radioulnar joint，DRUJ）。这3个关节虽互不相通，各具独立功能，但绝大多数情况下3个关节往往相互紧密联系与协同作用，整体作为腕关节来完成日常的各项功能任务。腕关节也是人体中尚待研究最多的关节之一。迄今为止，在腕关节的解剖、生物力学和损伤机制方面，仍有许多未知的领域引起众多研究者的兴趣。特别在近十余年中，腕关节镜得到了越来越多的应用，不但使我们能更好地理解腕关节的解剖与病理，也对腕关节损伤与疾患的治疗方式产生了巨大影响。因此，近年来，腕关节领域每年都有许多新的研究结果发表，一些传统的概念受到质疑，一些新的基础理论得到证实，一些新的诊治技术取得了更好的临床结果[1]。

外伤可导致急性的腕关节骨折、韧带损伤、关节半脱位或完全脱位。如之前的章节所述，腕部骨折与腕关节脱位，多数情况下症状显著，影像学表现相对明显，结合病史与体检结果往往不难诊断。但外伤或其他疾病也可导致腕关节韧带损伤或松弛，使腕关节不能保持腕骨或桡、尺骨远端之间正常的运动学（kinematics）和动力学（kinetics）关系，引起腕骨间不稳定（也称为腕不稳定，carpal instability）或桡尺远侧关节不稳定（DRUJ instability）[2]。这两类不稳定往往不易被诊断，目前在治疗上也存在较多困难和争议。1972年，Linscheid和Dobyns等[3]在美国《骨与关节杂志》发表了具有里程碑意义的文章 *Traumatic instability of the wrist*：*diagnosis*，*classification*，*and pathomechanics*，对这类有别于关节骨折和脱位的损伤进行了系统的描述，并提出了相应的治疗方案。此后，腕关节不稳定，作为一组独立的临床病症，才逐渐为学界所重视，并逐渐成为腕关节领域研究的热点。近年来相关的临床病例报道日渐增多，与之相关的基础研究也日趋深入。目前，腕关节不稳定的许多表现形式虽然已为人们所熟知，发生机制也日渐明了，但是诊断标准尚未统一，治疗结果也未达到尽如人意的程度，仍有不少问题亟待克服和解决[4]。病因方面，虽然类风湿性关节炎、腕关节先天性发育异常等非外伤性疾患也是可能的病因，但由外伤引起的这两类不稳定更为多见。因此，本章将主要对外伤性腕不稳定及桡尺远侧关节损伤引起的不稳定分别进行阐述。

第一节 腕不稳定

腕骨间不稳定是腕部最常见的不稳定类型，因此也常被称为腕不稳定或腕关节不稳定。过去学界对腕不稳定的理解存在很多争议。有学者认为腕不稳定与影像学显示的腕关节力线异常是同一个概念，因此用X线片就可以诊断腕不稳定。但该理念被之后的学者否定，因为诸如腕关节存在先天性韧带松弛的人群的X线片也可显示为腕关节力线异常，但这类人群往往无明显症状，腕关节可以胜任日常的功能任务，很少需要治疗。相反，某些轻度腕不稳定的患者，在拍摄X线片时并没有显示出力线异常，只是腕关节在做某些特定动作或承受特定应力时才引发疼痛症状[1, 2]。

现在将关节稳定定义为在生理负荷下的关节活动中关节能够维持关节面正常解剖和对合关系的能力[2]。腕关节承受巨大应力的同时能维持正常解剖结构而不发生显著变形，主要是通过腕部的骨关节解剖形态、关节囊韧带组织的制约，以及腕关节周围的肌腱、肌肉组织间的相互作用来完成[1]。要理解腕不稳定的发生机制及不稳定发生后的诊治策略，需要对腕关节复杂的功能解剖、生物力学和稳定机制有一个全面深入的理解。

一、概述

【桡腕与腕中关节的功能解剖】

1. 骨性解剖　桡腕关节为桡骨远端、尺骨远端与近排腕骨之间构成的关节。近排腕骨包括舟骨、月骨、三角骨和豌豆骨。豌豆骨实际上可以理解为一个籽骨，起到增加尺侧腕屈肌腱（FCU）发挥功能的力矩的作用。桡腕关节的近侧关节面由桡骨远端关节面和三角纤维软骨构成，其与近排腕骨（舟骨、月骨和三角骨）的近侧关节面相对，共同构成桡腕关节。舟骨近侧关节面的曲率大于月骨近侧关节面。与之匹配，桡骨远端也有两个关节面（舟骨窝和月骨窝）。桡侧关节面为三角形凹面，尖端指向桡骨茎突，与舟骨相对，称为舟骨窝，与舟骨构成桡舟关节。尺侧关节面为矩形凹面，与月骨相对，称为月骨窝，与月骨形成桡月关节。两个关节面间有一掌背向走行的软骨嵴。桡骨远端关节面的最尺侧缘呈“C”形，称为乙状切迹，为三角纤维软骨复合体的桡侧附着[1, 4]。

腕中关节由 3 种不同类型的关节构成。在桡远侧，舟骨远端的凸面分别和大多角骨、小多角骨相对，构成舟大小多角骨关节。在桡侧，舟骨的头骨窝关节面与头状骨桡侧的关节面构成舟头关节。在中部，近侧的月骨远端关节面与远侧的头状骨近侧关节面相对，构成头月关节。在尺侧，三角骨远侧关节面与钩骨近侧关节面相对，构成三角钩关节。月骨的远侧关节面的形态存在变异：如果月骨远端关节面仅和头状骨构成关节，称为Ⅰ型月骨；如果月骨远端关节面分别和头状骨及钩骨构成关节，称为Ⅱ型月骨[1, 5]。

2. 韧带解剖　腕关节周围存在数量众多、结构复杂的韧带组织，不同个体间也存在大小和形状的差异。迄今为止，腕关节周围韧带的复杂解剖及其功能仍未被完全阐明。众多的韧带组织具有稳定关节、限制过度活动、传导应力、协调腕骨运动的功能。此外，近年来的研究显示，部分韧带含有丰富的机械性刺激感受器，因此具有向中枢神经系统传递本体感受信息的作用[6]。

腕关节韧带分外在韧带和内在韧带两类。前者起自桡骨、尺骨或掌骨，止于腕骨，后者的起、止点均在腕骨上。两种类型的韧带在解剖学、组织学和生化方面存在差异。外在韧带刚性更大，但其屈服强度小于内在韧带。内在韧带在软骨上的附着面积大于在骨质上的附着面积，并且内在韧带的弹性纤维含量较外在韧带少。生物力学研究表明，外在韧带易出现韧带中部断裂，而内在韧带更多的是发生撕脱损伤[1]。

腕关节的掌侧韧带厚而强韧，背侧韧带则相对薄弱，需要有腕背伸肌支持带来加强。腕关节掌侧韧带大多为关节囊内韧带，即位于关节囊纤维层和滑膜层之间，常被关节囊表面的软组织覆盖，在腕关节开放手术时很难辨别，只有剖开纤维层或进入关节腔透过滑膜才能被见到。相反，在腕关节镜下手术时，可从腕关节内清楚地透过表面覆盖的薄层滑膜观察到关节囊内韧带[1, 4]。

（1）腕关节外在韧带（extrinsic carpal ligaments）：分为桡腕掌侧韧带、尺腕掌侧韧带和桡腕背侧韧带 3 组。尺骨与腕骨之间无背侧韧带连接。

1）掌侧桡腕韧带（palmar radiocarpal ligaments）：桡骨掌侧与腕骨之间有 4 条韧带连接：桡舟韧带、桡舟头韧带、长桡月韧带和短桡月韧带（图 8-1A）。

桡舟韧带（radioscaphoid ligament，RSL）起自桡骨茎突掌侧，行经腕关节屈伸运动轴的掌侧，止于舟骨结节和桡侧腕屈肌腱鞘，并有部分纤维延伸至大多角骨。该韧带为关节囊增厚所形成，在关节强力被动旋前时紧张[1, 7, 8]。桡舟韧带的功能目前尚不确定，过去认为该韧带为腕关节的桡侧副韧带（radial collateral ligament，RCL）。限制关节侧方运动是侧副韧带应有的功能，但腕关节是一个具有屈、伸、桡偏、尺偏及旋转等多方向运动的关节，若有侧副韧带存在，关节的桡、尺偏斜运动必然会受到限制。从解剖上看，桡舟韧带也不位于腕关节的侧方，而在偏腕掌侧，关节屈伸运动轴位于其背侧，因此该韧带不能算是一个真正的侧副韧带，没有限制关节侧方运动的作用。现在认为，腕关节没有真正的桡侧副韧带或尺侧副韧带，尺侧的尺侧腕伸肌腱和桡侧的拇长展肌腱，在某些程度上替代了缺失

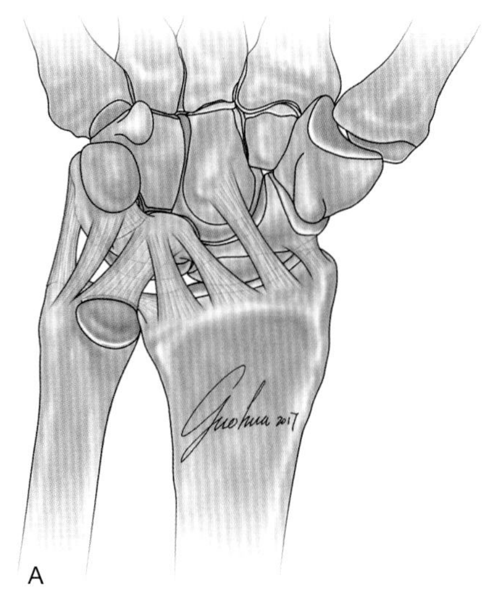

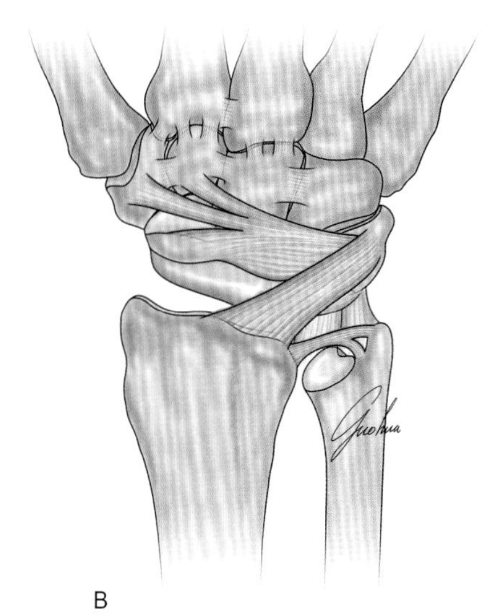

图 8-1　腕关节韧带解剖示意图。A. 腕掌侧主要韧带；B. 腕背侧主要韧带。

的侧副韧带功能 [1, 9]。

桡舟头韧带（radioscaphoid-capitate ligament，RSCL）起自桡骨茎突掌侧，行经舟骨腰部掌侧凹面，止于头状骨体部的掌面。该韧带在舟骨腰部和舟月骨间韧带掌侧有薄弱的附着，形成舟骨掌侧的条状支持带，舟骨以此韧带为掌屈背伸的铰链。当舟骨骨折时，此韧带有使骨折背侧部分分离的倾向，不经适当的制动，骨折难于愈合或呈“驼背”样畸形愈合，影响关节正常功能的发挥。RSCL 在腕关节桡偏时松弛，尺偏时紧张，具有防止腕关节过度尺偏的功用。此外，它对腕中关节也有稳定作用 [1, 4, 8]。

长桡月韧带（long radiolunate ligament，LRLL）起自桡骨茎突掌侧桡舟头韧带起点的尺侧，止于月骨掌侧皮质的桡侧，并有少量纤维与舟月骨间韧带相连。此韧带是稳定月骨的重要韧带之一 [1, 4, 8]。

短桡月韧带（short radiolunate ligament，SRLL）的起点较宽，跨过整个桡骨远端月骨窝的掌侧，向远端垂直走行，止于月骨掌侧皮质的桡侧一半，也是稳定月骨的重要韧带之一 [1, 4, 8]。

过去曾被认为是关节囊内韧带之一的桡舟月韧带（radioscaphoid-lunate ligament，RSLL），位于长桡月和短桡月韧带之间。现在认为其并非真正的韧带，而是一束包含血管的疏松结缔组织，作用是营养舟月骨间韧带膜部及周围骨质 [1, 7, 8]。

桡舟头韧带与长桡月韧带自桡骨远端发出后，分开走行，在两条韧带之间存在一个韧带间隙（Poirier 间隙），该间隙是一个薄弱区域，月骨周围损伤时月骨可经此薄弱区域向掌侧半脱位或脱位 [1, 4, 8]。

2）腕关节掌侧韧带：尺腕关节掌侧主要有 3 条韧带（尺头韧带、尺月韧带和尺三角韧带）共同构成尺腕韧带复合体（ulnocarpal ligamentous complex）。3 条韧带均为关节囊内韧带，共同加强尺腕关节的尺掌侧关节囊（图 8-1A）。

位于尺腕掌侧关节囊最浅层的尺头韧带（ulnocapitate ligament）的起点位于尺骨茎突基底稍桡侧的粗糙凹陷骨面的掌侧，该凹陷区域称为尺骨头凹（fovea ulnaris）。韧带发出后斜向桡远侧走行，止于头状骨颈部掌侧面。尺头韧带与发自桡骨茎突的桡舟头韧带在头状骨掌面汇合，两者共同构成腕掌侧的弓状韧带（arcuate ligament），也被称为远侧“V”形韧带，因为这是腕掌侧形成的两个“V”形韧带结构中偏远侧的一个。作为尺腕部韧带中唯一直接起自尺骨的韧带，尺头韧带起到了将腕骨稳定于尺骨的作用 [1, 8]。

在尺头韧带深面，尺三角韧带（ulnotriquetral ligament）和尺月韧带（ulnolunate ligament）均起自三角纤维软骨复合体的掌侧，即远侧桡尺掌侧韧带，经过远侧桡尺韧带间接与尺骨相连。两条韧带在起点部位无明显分界线，在远侧走行时逐渐分开，分别止于三角骨和月骨掌侧皮质。尺月韧带与同样止于月骨掌侧皮质的短桡月韧带，共同构成了腕掌侧两个“V”形韧带结构中偏近侧的一个“V”形韧带。尺月韧和尺三角韧带对尺侧腕骨的稳定也具有重要作用 [1, 8]。

3）背侧桡腕侧韧带（dorsal radiocarpal ligament，DRCL）：腕背关节囊主要由两个韧带所加强，即背侧桡腕韧带（DRCL）和背侧腕骨间韧带（dorsal intercarpal ligament，DICL）（图 8-1B）。后者由于

起止点都位于腕骨，从定义上来看属于腕关节内在韧带，将在下文的内在韧带中介绍。背侧桡腕韧带也被称为背侧桡三角韧带，是腕背唯一的外在韧带。该韧带的起点部分较宽大，起于桡骨远端关节面背侧缘从 Lister 结节至乙状切迹之间的范围，向尺骨远侧走行，止于三角骨背侧缘，途中有部分深部纤维止于月骨背侧缘。桡腕背侧韧带比桡腕掌侧韧带薄弱，在前臂旋前时紧张，将前臂旋前之力传导至腕骨，使之随前臂一起运动。桡腕背侧韧带对月骨的稳定具有重要作用，是防止月骨向掌侧旋转脱位的主要结构[1, 8]。

(2) 腕关节内在韧带（intrinsic carpal ligaments）：腕部内在韧带为连接同排腕骨间较短的骨间韧带（包括掌侧和背侧骨间韧带）或连接两排腕骨间的韧带。腕骨间韧带均为关节内韧带，只有在打开关节腔或在腕关节镜下才可被观察到。内在韧带数目较多，主要包括舟月骨间韧带、月三角骨间韧带、背侧腕骨间韧带和远排腕骨间韧带。

1）舟月骨间韧带（scapholunate interosseous ligaments，SLIL）：常简称为舟月韧带，由背侧部、掌侧部和近侧膜部三部分构成。三部分中，背侧部韧带最厚，屈服强度最大（平均 260 N），是维持舟月骨间稳定的最重要结构。掌侧部韧带较背侧部薄，纤维相对较长，且存在更多斜向走行的纤维，以允许舟骨相对于月骨在矢状面进行一定幅度的旋转运动，但对于舟月骨间的稳定性只起到次要作用，平均屈服强度 118 N。近侧膜部最薄，沿舟骨和月骨近侧关节面的弧面走行，使舟月近侧关节面连成一个整体，并将桡腕关节和腕中关节在此隔开。近侧膜部的屈服强度较小，平均 63 N，对舟月骨间稳定性的作用较小[1, 7, 10]。

2）月三角骨间韧带（lunotriquetral interosseous ligaments，LTIL）：常简称为月三角韧带，与舟月韧带类似，也由背侧部、掌侧部和近侧膜部三部分构成。同样，近侧膜部也较薄弱，沿月骨和三角骨近侧关节面的弧面走行，使月三角近侧关节面连成一个整体，并将桡腕关节和腕中关节在此隔开。与舟月韧带相反，月三角韧带掌侧部较背侧部厚韧，平均屈服强度 300 N，而背侧部和近侧膜部的屈服强度平均 120 N 和 64 N。在腕关节各方向活动时，月三角韧带的纤维均比舟月韧带更紧张，因此，月骨和三角骨具有更为一致的运动学关系[1, 11, 12]。月三角韧带掌、背侧部分的远端常常与舟月韧带远端的纤维相连，构成所谓的舟三角韧带（dorsal scaphotriquetral ligament）的掌、背侧部分。该结构一方面可通过加深腕中关节窝以提高头月关节的稳定性，另一方面也能够增强舟月关节的稳定性[13]。

3）腕中关节韧带：腕背唯一的腕中关节韧带是背侧腕骨间韧带（dorsal intercarpal ligament，DICL）。如前所述，该韧带也是加强腕关节背侧关节囊的两个最重要韧带之一。该韧带起自三角骨背侧结节，向桡远侧走行，经过月骨远侧缘，呈扇形展开后分成两束，近侧束止于舟骨远极背侧结节和桡侧骨面，远侧束止于大、小多角骨的背侧面。背侧腕骨间韧带与前述的背侧舟三角韧带难以区分，均起到稳定头月关节的作用[1, 8]。

腕掌侧有数条腕中关节韧带。在尺侧，有一束粗大的纤维束连接三角骨与钩骨、头状骨，称为三角 – 钩 – 头韧带复合体（triquetrum-hamate-capitate ligamentous complex）或弓状韧带尺侧支（ulnar arm of the arcuate ligament）。在桡侧，舟骨结节通过两束韧带连接于远排腕骨，分别为尺侧的舟头骨间韧带和桡侧的舟大小多角骨间韧带。这些韧带对于维持舟骨正常位置非常重要[1, 8]。

4）远排腕骨骨间韧带：大多角骨、小多角骨、头状骨、钩骨间的掌侧和背侧均存在强韧且紧张的横行骨间韧带。这些韧带使得远排腕骨间的相对活动较小，有利于维持腕关节的横弓，保护腕管内容物[1, 8]。

【腕关节的生物力学】 腕关节是多个自由度均具有较大活动度的灵活关节，在承受较大应力时也能保持其稳定的解剖结构而不变形。要理解腕关节如何维持其稳定性的机制，需先理解腕关节内的腕骨是如何运动（腕关节运动学）和腕关节是如何承受应力负荷而不变形的（腕关节动力学）。

1. 腕关节运动学（carpal kinematics） 早期经典教科书通常把腕骨分成远、近两排，每排腕骨各为一个固定的运动功能单元，将复杂的腕关节运动简化为腕中关节和桡腕关节的运动。这种“横排腕骨论”，便于临床医师理解记忆并依此设计治疗方案，但它不能充分表达腕骨复杂的运动学特点。近年来，对腕骨运动学的研究不断深入，先后又出现了腕关节运动学的“纵列腕骨论”和“椭圆环”等理论，使学界对腕关节运动学的理解不断更新[14, 15]。现在多数学者认为，由于远排腕骨的骨间韧带甚为强韧，腕骨连接紧密，彼此之间缺少活动，确实可认为是一个运动功能单元；但近排腕骨之间的连接则松弛得多，各个腕骨间关节的运动幅度较远排腕骨间的活动度大，其中舟月骨间关节的活动度最大。若把舟月、月三角骨间关节分别或同时融合，腕关节屈伸及桡尺偏斜运动的幅度会下降 1/4~1/3。其中，舟月骨间关节融合对腕关节运动幅度的影响最大，月三角骨间关节融合对腕关节运动幅度影响较小。另外，腕关节运动时，尽管近排腕骨在整体上进行的是协同运动，但舟骨、月骨及三角骨在运动方向及旋转幅度方面也存在明显差异。例如，当腕关节被限制，仅在矢状面做屈伸运动，舟骨的旋转幅度最大（可达平均 90% 的运动幅度），远大于月骨（50% 的运动幅度）和三角骨的（65% 的运动幅度）。通常，舟月骨间关节屈伸活动度，即舟骨相对于月骨的运动度为 25°，月三角关节是 18°。腕关节最大屈曲时，舟月角平均为 76°；最大背伸时，舟月角平均为 35°[1, 4, 16-18]。

近排腕骨骨间关节运动存在的上述幅度差异，不仅与其连接相对松弛有关，而且与腕骨的形状也密切关联。舟骨、月骨和三角骨的近极虽均为凸状关节面，共同构成了桡腕关节的远侧面，但舟骨近极关节面的曲率却比月骨和三角骨的大，后两者的曲率相近。因此，在腕关节屈伸运动过程中，舟骨近极在桡骨远端腕关节面的滚动速度必然快于月骨和三角骨，否则桡舟骨之间就会发生分离。由于舟、月、三角骨的旋转运动不同步，它们之间必然存在明显的活动。也就是说，近排腕骨间关节运动的产生，正是相邻腕骨近极关节面曲率不同、滚动速度不等的结果。相邻腕骨关节面曲率差异越大，其骨间关节的活动度也越大[4, 16-18]。

腕关节是一个具有屈－伸、桡偏－尺偏、旋前－旋后等多个自由度运动的关节。腕关节做屈伸运动时，如前所述，虽然远、近两排腕骨为同向运动，即同屈同伸，但由于腕关节屈、伸肌腱的止点多在关节远侧部，因此屈、伸肌的作用由远向近传导，所以腕中关节的运动先于桡腕关节发生。各块腕骨的屈伸幅度不同，其中舟骨的屈伸旋转幅度最大，月骨最小，三角骨居中。在腕关节不受限制做屈曲运动时，远排腕骨在屈曲的同时伴有尺偏；当腕关节背伸时，远排腕骨在背伸时伴有轻度桡偏。此外，远侧腕骨相对于近侧腕骨还存在掌背方向的位移运动。关于腕中关节和桡腕关节在腕关节屈伸运动中的构成比，争议较大。这可能与实验样本小、测量方法不同有关。腕关节屈伸运动度一般为 112°~170°，掌屈 70°~80°，背伸 50°~60°，但个体间却有明显差异[4, 16-18]。

腕关节做桡偏－尺偏运动时，舟骨、月骨和三角骨这 3 块近排腕骨也进行协同运动，从桡偏时的屈曲运动至尺偏时的背伸位，同时，这 3 块近排腕骨还存在内、外侧移位。因此，腕关节做桡偏－尺偏运动时，近排腕骨会产生一定幅度的复合运动。这种复合运动是为了保持腕关节在不同体位时桡骨和远排腕骨关节面的匹配。腕关节桡偏－尺偏运动度一般为 40°~60°，桡偏平均约 20°，尺偏平均约 30°，桡偏通常小于尺偏，腕中关节运动度大于桡腕关节。但需要注意的是，腕桡偏－尺偏运动的幅度也有明显的个体差异，检查时最好进行双侧对比。在腕关节桡偏－尺偏斜运动中腕骨所呈现的屈伸运动是腕骨间相互作用的结果。当腕关节桡偏时，由桡侧腕屈、伸肌收缩所产生的桡偏力经掌骨传至大、小多角骨，使其在桡偏移位时沿舟骨远背侧关节面下滑，由此呈现背伸运动。而舟骨则在大、小多角骨的作用下出现掌屈和尺偏移位。受大、小多角骨和舟骨运动的影响，头月骨、钩三角骨之间也随之出现一种相向运动，即远排腕骨背伸和向桡侧移位，近排腕骨掌屈和向尺侧移位。舟骨掌屈实际是对近排腕骨尺移幅度小于远排腕骨桡移的补偿，以便能缩短大、小多角骨与桡骨茎突之间的距离，保证关节桡偏运动的完成。

腕关节尺偏时，钩骨在尺偏移位的同时沿三角骨远侧的螺旋关节面滑动，从而引发其自身的掌屈和三角骨的背伸运动，三角骨在背伸运动的同时也呈现桡偏移位。在钩骨和三角骨的影响下，远、近两排腕骨之间随即出现一种与腕桡偏时相反的相向运动。三角骨与钩骨间的运动不仅可使三角骨发生背伸和桡偏移位，而且也使它下滑，与钩骨关节面的远侧部分相对，从而可减小钩骨和尺骨茎突间的距离，使关节尺偏运动得以进行。在钩尺间距减小的同时，大、小多角骨与桡骨茎突的间距却在加大，增加的距离由舟骨背伸和桡偏舟骨长轴与桡骨纵轴间的夹角变小、舟骨相对变长来补偿[1, 4, 16-19]。

腕关节的一个重要功能动作是“投掷飞镖”动作（dart thrower’s motion），即与腕关节屈－伸平面呈 45° 角的从桡偏背伸至尺偏屈曲的动作。这个活动几乎均发生在腕中关节，而近排腕骨基本不动。所以有学者推荐接受近排腕骨重建手术（如舟月韧带修复或重建手术）的患者可在术后早期进行该动作的活动锻炼，既可以防止关节僵硬，又不至于影响修复或重建的近排腕骨的结构[20]。

腕关节的旋转动作主要源于桡尺远侧关节，通常有 85° 的旋前和 90° 的旋后。关于桡尺远侧关节的解剖、运动及功能，将在下一节中介绍。

2. 腕关节动力学（carpal kinetics） 腕关节是手与前臂间负荷传递的汇集之处。在腕关节进行运动或体力劳动时，腕关节将承受较大的压力和剪切应力。研究显示，当腕关节不受限制主动屈伸时，通过桡腕关节传导的应力达 25 kg。当最大抓握时，男性平均最大握力为 52 kg，女性 31 kg，传递到腕关节所承受的负荷约增大 10 倍，即约 520 kg 和 310 kg[21]。产生如此大应力的原因，一方面是手与腕运动或用力本身所施加的外力，另一方面是由于为了维持手部的稳定，腕关节周围多块肌肉需收缩，从而对腕关节产生压力[1, 22]。

上述这些应力在腕关节内是按一定规律进行传导的，并受外力的强度、方向、受力点的位置、不同个体腕骨关节面的解剖特性，以及不同个体腕关节韧带的力学特性所影响。比如，桡腕关节的近侧面是由桡骨远端腕关节面和三角纤维软骨复合体共同构成的，其中与舟骨近极相对的关节面为总面积的 43%，月骨相接面为 46%，三角纤维软骨复合体为 11%。腕关节受到的外力较小时，桡腕关节远、近侧面的接触区域仅限于桡骨远端腕关节面，也就是说，手与前臂间负荷的传递是由桡舟关节和桡月关节完成的。当外力进一步加大时，关节面的接触区也随之扩大，月骨与三角纤维软骨复合体之间才开始接触并传递应力。又如，当腕关节尺偏时，月骨窝承受的压力会增大，而桡偏时，舟骨窝承受的压力增大。在轻度背伸桡偏的功能位，通过月骨的压力负荷增加。研究也显示，尺骨正向变异的个体，其尺腕关节承受的应力大于尺骨中性变异或负向变异的个体[1, 4]。

总的来说，在腕中关节，平均 28%~31% 的应力经大、小、多角骨传导到舟骨，26%~32% 的应力经头状骨传导到舟骨，26%~29% 的应力经头状骨传导到月骨，11%~17% 的应力经钩状骨传导到三角骨。也就是说，约 60% 远排腕骨所受应力经头骨向舟骨和月骨传递[1, 23]。

应力继续向近端传导时，桡舟关节占全部应力的 45%~55%，桡月关节占 30%~40%，尺月关节占 10%~22%。也就是说，在纵向负荷传递的过程中，桡骨所承受的负荷量占 80%~90%，尺骨为 10%~20%[1, 23]。

【腕关节的稳定机制】 通过腕关节内的骨关节形态、韧带的解剖结构及腕部走行的肌肉、肌腱的共同作用，对腕骨的运动进行约束和控制，使腕关节在进行各方向的生理性活动或进行体力劳动或体育运动时，均能保持腕关节结构的稳定。如之前关于腕关节运动学的内容所述，当腕关节的各方向活动处于生理幅度范围时，腕骨可以通过协调的移位来获得关节的最大生理活动幅度。腕关节在接受可承受的外力时，同样可以通过骨关节 – 韧带 – 肌腱系统的控制，协调地改变各个腕骨的位置和方向，以对抗外力，维持应力下的腕关节稳定，直到外力终止，腕骨恢复至初始的位置和方向。但当任何外伤或疾患引起腕骨解剖形态异常、关节面的倾斜角度改变、韧带完整性破坏或肌肉的功能障碍时，均可导致正常的腕关节运动学发生改变或影响腕骨移位恢复至平衡状态，这种情况称为腕关节不稳定。因此，掌握腕关节不同类型的稳定机制对于充分理解并成功治疗腕关节不稳定是至关重要的[1, 24]。

1. 远排腕骨的稳定机制 维持远排腕骨稳定最重要的结构是屈肌支持带及横行的腕骨骨间韧带。这些强韧且紧张的韧带结构维持了腕横弓的稳定性。当这些韧带失效后，可产生特定的腕关节不稳定，称为轴向或纵向腕关节不稳定[1, 25]。

2. 腕中关节与近排腕骨的稳定机制 近排腕骨与远排腕骨通过腕中关节形成紧密的联系，其稳定机制相对复杂。侧面观，组成腕关节的远排腕骨、近排腕骨，以及桡、尺骨远端（包括三角纤维软骨复合体）自远向近纵向排列，形同一个三节链（3-segment link）：远排腕骨为远侧链节，近排腕骨为中间链节，桡、尺骨远端（包括三角纤维软骨复合体）为近侧链节。若把腕骨分成内、中、外 3 列，那么可将腕关节看成是一个由 3 条纵链组成的链状关节，头状骨、月骨和桡骨远端构成了中央纵链。这就是腕关节的“三节链”理论（图 8-2）[1, 3]。当腕关节承受牵引张力时，由于有韧带制约，关节的骨性结构保持在一个相对固定的位置，彼此间无运动和压力存在。侧面观时代表 3 个链节的骨骼排列成直线，关节高度无变化，关节呈稳定状态；在承受纵向压力时，关节如果没有稳定系统的支持，作为中间链节（intercalated segment）的近排腕骨（主要指月骨与三角骨）就会在头状骨和桡骨的挤压下或呈掌侧移位和背向旋转，或呈背向移位及掌侧旋转，与头状骨和桡骨远端的排列成“Z”形，使关节高度降低，呈现不稳定[3, 26]。在正常情况下，因为有韧带及腕骨间相互作用的制约，月骨不会呈现过度的移位和旋转，因而腕关节在承受压力时不会

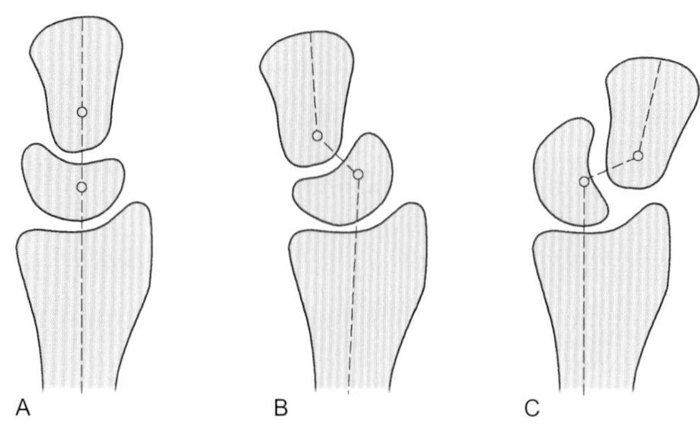

图 8-2　腕关节的"三链节"稳定理论。A. 腕关节头状骨、月骨和桡骨远端构成了中央纵链，正常排列为一条直线；B. 掌向中间链节不稳定（VISI）；C. 背向中间链节不稳定（DISI）。

出现不稳定。但是在韧带断裂或腕骨骨折后，关节的稳定系统遭受破坏，不稳定便可能显露出来。由此可知，腕关节不是一个稳定的关节，损伤后出现不稳定有其内在的根源[3, 4]。

如前所述，头状骨、月骨位于腕关节中央，与桡骨远端一起构成了腕关节链的中央纵链。虽然它在压力下也会出现"Z"形塌陷，但由于月骨掌侧角高大、背侧角矮小，矢状面上呈楔状，承受纵向负荷时仅出现背向旋转和掌侧移位，所以它只存在背向"Z"形塌陷的可能，而无理论上那种双向、掌向或背向塌陷不稳。这样，只需有一个能够限制月骨过度背伸和掌移的结构，就足以使中央链保持稳定。而腕舟骨就是这样的结构。舟骨位于腕关节的外侧部，长轴自近尺背侧斜向远桡掌侧并跨越头月骨间关节，与远、近两排腕骨相连，是它们运动的连杆。矢状面上，由于舟骨长轴与前臂长轴存在夹角，呈屈曲位，大、小多角骨骑坐在其远背侧关节面上，由此传来的纵向负荷使舟骨存在掌屈和旋前倾向，其掌屈力可经舟月骨间韧带传导至月骨并与月骨固有的背伸趋势相拮抗，使月骨处于稳定状态而不发生背伸和掌侧移位，从而避免背向塌陷的可能[3, 4]。

除了舟骨之外，月骨的稳定与三角骨也有密切的关联。三角骨位于月骨和钩状骨之间，三角骨承受纵向负荷时可沿钩状骨近侧的螺旋关节面掌移和背伸，由此可通过完整的月三角韧带使月骨的背伸和掌移趋势进一步加强。通常，月骨和三角骨的背伸力与舟骨的掌屈力相互制约，使得近排腕骨既无掌向塌陷也无背向塌陷，处于一种动态的平衡之中[3, 4]。

舟骨骨折或舟月骨间关节韧带发生断裂后，月骨与三角骨失去舟骨掌屈力的制约，承受纵向负荷时就会呈现过度背伸的腕关节塌陷，又称为背向中间链节不稳定（dorsal intercalated segment instability，DISI）[1, 3, 4]。

当月三角骨间韧带损伤时，月骨失去三角骨背伸力的支持，仅凭自身的背伸力无法抵御舟骨掌屈力的作用，便会随之一起掌屈和背移，出现掌屈方向的腕关节塌陷，即掌向中间链节不稳定（volar intercalated segment instability，VISI）[1, 3, 4]。

虽然舟月韧带和月三角韧带是维持舟月关节和月三角关节稳定的主要结构，舟月关节和月三角关节的一些次要稳定结构的作用也不容忽视。在舟月骨间韧带与月三角骨间韧带均完整的情况下，受到轴向应力时，由舟骨所产生的屈曲应力会传递给月骨和三角骨。此时，如果跨过腕中关节的掌侧稳定结构（包括腕桡侧的舟大小多角骨韧带和舟头韧带，以及尺侧的三角－钩－头韧带，即弓状韧带的尺侧支）失效，也将导致维持近排腕骨稳定的力量减小，出现掌向中间链节不稳定[1, 4, 27]。在腕背侧，背侧桡腕韧带和背侧腕骨间韧带在腕活动时协同稳定近排腕骨。背侧桡腕韧带在腕桡偏、受轴向牵引、握拳和极度屈曲时被拉长。它在背侧月三角韧带的浅层并附着其上，成为月三角关节的次级稳定结构。如前所述，背侧腕骨间韧带可加深头月关节的深度，起到类似关节"盂唇"的作用，对腕中关节活动有一定的稳定作用[1, 4, 28]。此外，背侧腕骨间韧带的深层纤维也止于背侧舟月韧带，也是舟月关节的次要稳定结构，可防止舟月韧带损伤后出现静态不稳定[1, 29]。近年研究发现，舟月背侧韧带的背侧存在一个被称为"背侧关节囊舟月间隔"（dorsal capsuloligamentous scapholunate septum，DCSS）的结构，该结构是位于背侧舟骨骨间韧带与腕关节背侧关节囊汇合部的关节囊韧带结构，对舟月关节的稳定性也起到重要作用[30]。

近十年来，研究显示月骨本身的形态对腕关节的稳定性也存在影响。Rhee 等的研究发现在舟月分离的患者中，Ⅱ型月骨的患者 DISI 的发生率较Ⅰ型月骨低。该研究对 58 例舟月分离的患者进行回顾性分析，结果显示，其中 25 位患者为Ⅰ型月骨，33 例为Ⅲ型月骨；15 位患者存在 DISI，其中 10 位患者是Ⅰ型月骨，5 例Ⅱ型月骨，差别存在统计学意义。这提示月骨形态在 DISI 畸形的发生过程中起到一定的作用[31]。

腕关节周围的肌肉、肌腱对腕关节的稳定作用近年来也开始受到重视。Esplugas 等 [31] 进行了一系列尸体标本研究，旨在明确腕关节周围肌肉、肌腱在腕韧带损伤后的稳定作用。研究结果显示，一些前臂肌肉的等长收缩可引起腕中关节旋后（如拇长展肌、桡侧腕长伸肌、桡侧腕短伸肌和桡侧腕屈肌），然而其他一些肌肉可引起腕中关节旋前（如尺侧腕伸肌）。因为腕中关节旋后会引起舟骨与远排腕骨间掌侧韧带紧张，因此，使腕中关节旋后的肌肉能限制舟月韧带损伤所致的舟骨过度掌屈塌陷。相反，使腕中关节旋前的肌肉收缩能使三角骨与远排腕骨间的韧带紧张，从而稳定月三角韧带损伤的腕关节。

3. 桡腕关节的稳定机制　近排腕骨近侧关节面由舟骨、月骨和三角骨之间的骨间纤维软骨结构（即舟月、月三角骨间韧带的近侧膜部）连接，构成所谓的桡腕关节髁。由桡骨远端和三角纤维软骨复合体构成的桡腕关节窝，呈尺侧偏斜和掌侧倾斜。在这种情况下，受应力负荷的桡腕关节髁有向掌尺侧移位的趋势。这种趋势被掌侧桡腕韧带（包括桡舟头韧带、长桡月韧带和短桡月韧带）和背侧桡腕韧带限制，防止桡腕关节发生掌尺侧半脱位。这些韧带失效后，将导致腕骨相对桡骨产生掌尺侧偏移，从而导致明显的功能障碍 [1]。

【损伤机制】 最常造成腕不稳定的损伤主要包括月骨周围损伤、舟月韧带损伤和舟骨骨折，其他类型则相对较少见 [32]。直接暴力和间接暴力均可导致腕关节力线异常。直接暴力包括冲压暴力、绞拧类型机器损伤导致腕横弓塌陷，以及爆炸伤。如果直接暴力的作用范围广泛，往往引起腕关节整体脱位；如果作用范围局限，则往往导致其局部的骨折脱位。

间接暴力导致腕不稳定的情况更常见。大部分月骨周围脱位是由间接暴力造成的。常见的损伤机制为腕关节过伸伴尺偏及腕中关节旋后，常继发于高处坠落伤和摩托车祸伤。过伸暴力还可导致其他类型的腕关节损伤，如桡骨远端骨折及舟骨骨折 [1]。

Mayfield 等 [33] 通过尸体标本研究发现月骨周围脱位多按一个渐进发展的病理机制发生发展，该机制可分为 Ⅰ ~ Ⅳ 期，即“进行性月骨周围不稳定”的概念（图 8-3）。

Ⅰ 期：舟月分离或舟骨骨折。背伸暴力作用于远排腕骨，引起腕掌侧舟大小多角韧带和舟头韧带张力增加及舟骨背伸。该背伸趋势通过舟月韧带向月骨传递。而正常情况下，长桡月和短桡月韧带可

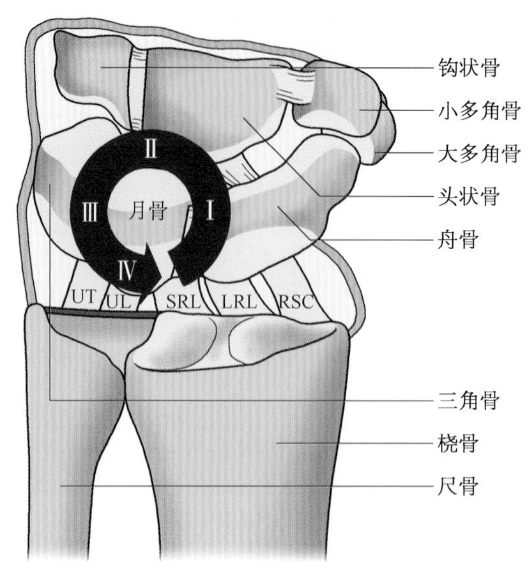

图 8-3　进行性月骨周围不稳定的发生机制（Ⅰ ~ Ⅳ 期）。RSC：桡舟头韧带；LRL：长桡月韧带；SRL：短桡月韧带；UL：尺月韧带；UT：尺三角韧带。

稳定、约束月骨，此时舟月韧带就承受了较高的扭矩。当暴力足够大时，舟月韧带和桡舟头韧带将逐渐被撕裂，最终形成舟月分离。如果暴力发生时腕关节处于桡偏位置，舟骨近侧也被桡舟头韧带稳固约束，则可发生舟骨骨折，而不是舟月分离。

Ⅱ 期：头月关节脱位。随着暴力持续，腕关节继续过伸，导致远排腕骨向背侧移位，最终相对于月骨发生背侧脱位。

Ⅲ 期：月三角分离或三角骨骨折。随着头状骨背侧脱位，导致三角 - 钩 - 头韧带复合体受到的背伸力矩增大，最终导致月三角韧带撕裂（月三角分离）或三角骨撕脱骨折。

Ⅳ 期：月骨脱位。此期月骨周围韧带多已被撕裂，仅靠掌侧桡月韧带来维持其稳定性。已经发生背侧脱位的头状骨此时会对月骨形成掌向的推力，导致月骨发生向掌侧脱位及掌屈的趋势。根据暴力的大小不同，月骨可轻度掌屈半脱位至完全从桡骨远端月骨窝脱出，甚至穿出掌侧破裂的关节囊移位到前臂掌侧 [1, 33]。

【临床诊断】 腕关节解剖结构复杂，腕不稳定类型复杂多样，漏诊、误诊的情况并不少见，准确诊断更非易事。

1. 体格检查　首先需要仔细了解患者的受伤机制、疼痛部位和特点，以及诱发疼痛和加重的动作，可为下一步的诊察过程提供重要线索。体格检查方面，触诊明确腕部压痛部位是诊断腕不稳定最重要的体检手段之一。压痛明显的部位往往提示其内部

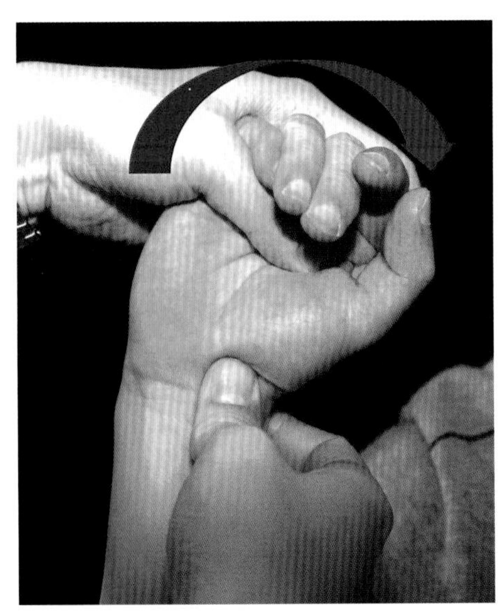

图 8-4　舟骨位移试验（Waston 试验）。

对应的结构存在损伤或病变。对于检查不同韧带结构的一些相对较高特异性的诱发诊断试验，需要熟练掌握并理解其背后的含义。比如，舟骨移位试验（Waston 试验）是舟月韧带损伤特征性的诱发诊断试验（图 8-4）。检查者用拇指按压舟骨结节并向背侧施压，将受检者的手腕从尺偏向桡偏移动，如果在此过程中受检者出现腕背侧舟骨近极对应部位的疼痛和弹响，则为阳性，表示舟骨近极向背侧滑移并从桡骨舟骨窝脱位（或半脱位），提示舟月韧带失效导致舟骨不稳定。与全身其他关节脱位一样，腕不稳定可造成关节周围神经、血管损伤。损伤的直接暴力或腕骨脱位均可导致正中神经或尺神经损伤，必须重视对神经、血管尤其是正中神经、尺神经的检查。

2. 影像学检查　是诊断腕部骨与关节损伤和疾病的主要手段。可以显示体格检查难于发现的损伤和病变，对最终诊断的确立具有重要影响。腕部影像学检查的方法有多种，应根据病情、患者条件及检查方法对伤病的敏感性、特异性、准确性以及费用的高低等条件选用不同的方法[4]。

（1）腕关节 X 线检查：是最经济、快捷和最常用的影像学检查方法，其投照体位包括常规体位、弯曲位、应力位和特殊体位等。

1）常规体位：包括后前位、侧位、斜位和前后位 4 种投照体位，其中，后前位与侧位最常用，往往组合使用，以获得更多解剖信息。拍摄标准的侧位片，豌豆骨掌侧面应该位于舟骨结节和头状骨头部掌侧面之间且等间距。拍摄标准的后前位片，尺侧腕伸肌腱沟应该位于尺骨茎突中线的桡侧。正常腕关节在后前位片上可以观察到 3 条光滑的弧线，即 Gilula 线。第一条弧线为舟、月、三角骨近侧关节面的连线，第二条弧线是舟、月、三角骨远侧关节面的连线，第三条弧线是头、钩骨近侧关节面的连线。通常，这 3 条腕骨弧形线光滑连续，若该弧线曲折或不连续，提示腕骨存在异常移位。腕骨间骨面间距 ≤ 2 mm、重叠或增宽均提示腕骨力线异常。在后前位片上，正常月骨轮廓为梯形，背向中间链节不稳定（DISI）畸形时月骨呈三角楔形，掌向中间链节不稳定（VISI）畸形时月骨轮廓呈月状[1]。

2）弯曲位和应力位：弯曲位包括尺偏、桡偏、掌屈和背伸体位。应力位指腕关节承受外在应力时的投照体位。弯曲位和应力位均可不同程度地增加腕关节不稳定的趋势，对于腕不稳定尤其是动态不稳定的诊断有较大意义。例如，前后抽屉试验有利于发现腕中关节动态不稳定，而紧握铅笔的应力后前位片利于捕捉最大的舟月间隙，是帮助诊断动态舟月不稳定的推荐拍摄位置[34]。

3）特殊体位：是用于显示和观察腕关节某些结构的投照体位，最常见的特殊体位是舟骨位，为腕关节背伸 20° 的尺偏后前位。投照舟骨位时，腕舟骨的长轴与 X 线投射方向近乎垂直，故可显示舟骨全长投影，避免了舟骨远、近极影像的重叠，常用于腕舟骨骨折或病变的检查。

对于不同腕关节损伤类型的患者，应选择适宜的拍摄体位的组合，以提高诊断的全面性与准确性。比如，怀疑舟骨骨折者，应常规拍摄后前位、侧位、舟骨位和旋前 45° 斜位 X 线片。

在 X 线片上可进行一些角度或长度的测量，以帮助对不同类型腕不稳定的诊断。舟月角、桡月角和腕高比是目前诊断关节不稳定最常用的影像学测量指标。舟月角为舟骨远、近极掌侧切线与月骨前、后极连线垂线之间的夹角，正常范围在 30°~60°，大于 80° 提示舟月骨间的稳定结构失效，常见于舟月韧带撕裂。桡月角为月骨前、后极连线的垂线与桡骨干背侧皮质切线的夹角，正常范围在 −15°~15°，可用于判断是否存在 DISI、VISI 畸形。腕高比为腕骨高度与第 3 掌骨长度的比值，正常值为 0.54，可用于判断腕关节塌陷。其中腕骨高度的测量，为第 3 掌骨长轴延长线上，第 3 掌骨基底与桡骨远端关节面的距离。由于个体间存在差异，进行上述测量时，最好是拍摄双侧 X 线片进行对照，以提高其诊

断价值 [1]。

（2）磁共振（magnetic resonance，MR）检查：随着 MR 技术的发展，MR 影像对腕关节韧带和软骨损伤的诊断价值越来越高。现代高清 MR 技术包括 3T 系统、腕关节专用线圈、薄层扫描（1~2 mm 层厚）和三维等积序列等，这些技术的应用，能使成像时间更短，并且有更高的时间空间解析率，使得过去难以清晰显示的一些腕关节韧带和软骨结构，也可得以较清晰地显示。因此，过去经常使用的磁共振关节造影（magnetic resonance arthrogram，MRA）、计算机体层摄影关节造影（computed tomography arthrography，CTA）等有创检查的必需性在降低。韧带损伤的 MR 表现包括变薄、表面不规则、水样信号穿透韧带、存在裂隙或完全的纤维缺失。继发改变的指征包括韧带周围水肿、韧带骨间囊性改变和由于关节囊损伤、骨撕脱导致的小腱鞘囊肿或局部滑膜炎 [35]。

3. 关节镜检查　可以直接观察关节面、滑膜和韧带，被广泛地认为是诊断腕不稳定的金标准。关节镜对腕不稳定的诊断价值在于评估受累韧带、关节活动，对韧带损伤进行分级，指导后续治疗，并且可同时评估其他腕骨疾病 [36]。Overstaeten 等 [37] 的研究发现，桡腕关节镜检查可系统地评估桡舟头韧带、长桡月韧带、短桡月韧带、尺月韧带、尺三角韧带和背侧桡腕韧带，并作出了腕关节外在韧带损伤程度的关节镜评估系统，有助于确定韧带损伤程度，以便采取最合适的韧带修复手段。该关节镜评估系统把腕关节韧带损伤分为以下 4 期。

E0 期：韧带表面完整，用探钩触诊时韧带张力正常，所有的纤维连续性存在。

E1 期：用探钩触诊可触及韧带被拉长并变松，部分被拉伤，有超过 50% 的纤维连续。

E2 期：用探钩触诊可触及韧带被拉长并变松，部分被拉伤，有少于 50% 的纤维连续。

E3 期：韧带完全断裂或消失。

迄今为止，腕关节镜对腕部韧带损伤领域的研究仍缺乏大宗病例的前瞻性研究，而且关于关节镜在腕不稳定治疗有效性方面的证据也不充足。未来需要这方面的进一步研究，以提高对腕关节镜诊治腕关节不稳定的认识。

【临床分类】 腕不稳定是包括众多病理类型的复杂临床疾患，目前仍没有一种分类能详尽包括所有腕不稳定类型。定义任何一种腕不稳定需考虑下述 6 个方面的内容。

1. 病程长短　根据病程长短可分为急性损伤、亚急性损伤、慢性损伤。总的来说，病程越长修复概率越低。一般把伤后 1 周以内的腕不稳定诊断为急性，韧带愈合能力最强。1~6 周的诊断为亚急性损伤，韧带修复能力下降，但畸形获得复位的可能性仍相对较大。6 周以上的才诊断为慢性损伤，此类损伤获得满意复位及韧带修复的概率减小。但是，上述时间范围仅是一个较笼统的参考，并不可机械地以此作为选择不同治疗方法的依据。

2. 严重程度　有学者根据腕不稳定的严重程度，分为前动态不稳定（predynamic）、动态不稳定（dynamic）和静态不稳定（static）。

3. 病因　包括先天性、创伤性、炎症性、肿瘤性、医源性和多因素性。若韧带损伤为病理性，常常修复困难。

4. 部位　不稳定发生的部位可以在桡腕关节、近排腕骨间、腕中关节、远排腕骨间、腕掌关节或特定腕骨。

5. 方向　根据脱位方向，腕不稳定可以有 VISI 畸形，DISI 畸形，桡腕关节的尺侧向脱位、桡侧向脱位和背向脱位等。

6. 特性　根据不稳定发生的特性，可分为四大类型：分离型腕关节不稳定（carpal instability dislocative，CID）、非分离型腕关节不稳定（carpal instability nondislocative，CIND）、复杂性腕关节不稳定（carpal instability complex，CIC）及适应性腕关节不稳定（carpal instability adaptive，CIA）[1]。

CID 发生在同排腕骨的骨间或骨内，是最常见的腕不稳定类型，包括舟月不稳定、月三角不稳定、不稳定型舟骨骨折引起的腕不稳定、舟骨骨折不愈合或畸形愈合引起的腕不稳定、炎性疾患引起的腕不稳定，以及晚期月骨缺血性坏死引起的腕不稳定等。

CIND 为同排腕骨之间没有韧带损伤，没有发生分离，不稳定发生于桡腕关节（包括腕骨尺侧移位、桡腕关节脱位等）或腕中关节（非分离性腕中关节不稳定）。CIC 往往继发于高能量损伤，腕关节稳定结构广泛受损导致分离型和非分离型不稳定均存在。CIA 是由于腕关节以外的其他损伤而继发的腕不稳定，最常见的类型是桡骨远端骨折畸形愈合后引起的继发性腕不稳定，腕关节内的韧带结构往往没有原发性损伤 [1]。

下文将对临床最常见的几种腕不稳定类型的诊治进行详述，包括 CID 中的舟月不稳定和月三角不稳定，CIND 中的腕骨尺侧移位及腕中关节不稳定，以及 CIC 中的月骨周围损伤。

二、舟月不稳定

舟月不稳定是临床最常见的腕不稳定类型，常由于腕关节背伸、尺偏、腕中关节旋后受伤所致。该类疾患包括了从最轻度的舟月韧带部分损伤，到最晚期出现的舟月分离腕关节进行性塌陷（scapholunate advanced collapse，SLAC）的一系列病症[1]。

【分期】 按照韧带损伤的严重程度、愈合潜能、次要稳定结构状态、能否复位，以及是否存在软骨缺损，Garcia-Elias 将舟月不稳定分为 6 期[38]。

Ⅰ期：舟月骨间韧带部分损伤。此期相当于 Geissler Ⅰ～Ⅲ级韧带损伤。在腕关节镜下可见舟月骨间韧带复合体牵拉伤或部分断裂，但在 X 线平片或应力位片不能观察到舟月分离，也被一些学者称为前动态不稳定期（predynamic instability）。此型由于舟月骨间轻度增大的相对活动改变了正常腕关节的运动学，患者可出现局部滑膜炎和应力下疼痛。

Ⅱ期和Ⅲ期：舟月骨间韧带完全损伤，可修复（Ⅱ期）或不可修复（Ⅲ期）。此两期舟月不稳定虽然舟月韧带完全损伤，但在 X 线平片上往往不能观察到舟月分离，仅在特定应力位下显示舟月间隙可能增宽，也被称为动态不稳定期（dynamic instability）。这是因为舟月骨间的稳定性，不仅由舟月韧带提供，很大程度上还由舟月次要稳定结构（包括掌侧的桡舟头韧带、STT 韧带，以及与背侧舟月韧带及月骨背侧相连的关节囊韧带结构等）维持。

Ⅳ期：舟月骨间韧带完全损伤，不可修复；舟骨旋转半脱位，可复位。此期舟月不稳定由于关节囊和周围韧带组成的舟月次要稳定结构逐渐被拉长变薄而失效，不足以再维持舟月骨间的稳定性。在 X 线平片上可观察到舟骨向掌侧旋转半脱位（桡舟角 >45°）。因此，此期也被称为静态舟月不稳定期（static instability）。当掌侧的长桡月、短桡月韧带力量不足时，此期可出现背向中间链节不稳定畸形。

Ⅴ期：舟月骨间韧带完全损伤，出现异常力线，无法复位，但关节软骨正常。此期舟月不稳定由于慢性病程导致舟骨与周围组织间瘢痕和纤维粘连，导致腕关节异常力线，无法复位。此期也被称为静态固定性舟月不稳定期（static fixed instability）。

Ⅵ期：舟月骨间韧带完全损伤，出现异常力线，无法复位，最终腕骨的异常排列和异常运动导致关节软骨退行性变，发生关节炎和疼痛，即舟月分离腕关节进行性塌陷（SLAC）。

【临床诊断】

1. 病史和体检　患者常有腕受到过伸位暴力的病史，常见的机制包括摔倒时手撑地、举重物或车祸时受到腕过伸位撞击。患者往往在支撑、推举用力或手腕负重扭转时出现疼痛。体检可发现腕背桡侧肿胀、疼痛和握力下降，但肿胀疼痛可不明显。舟月间隙背侧区域压痛为相对特异性的体征。如前所述，舟骨移位试验（Waston 试验）是舟月韧带损伤或舟月不稳定的特征性诱发诊断试验。检查者用拇指按压舟骨结节并向背侧施压，将受检者的手腕从尺偏向桡偏移动，如果在此过程中出现腕背侧舟骨近极对应部位的疼痛和弹响，则为阳性，表示舟骨近极向背侧滑移，从桡骨舟骨窝脱位（或半脱位），提示舟月韧带失效导致的舟月不稳定。需要特别注意的是，并非 Waston 试验诱发疼痛就确认为舟月不稳定。实际上，Waston 试验的解读需要相当的临床经验，因为其特异性并不高。首先，舟骨近极向背侧的异常半脱位并不都能清晰地感受到。其次，对于隐性腕背囊肿或桡舟背侧撞击者，Waston 试验也可诱发其明显疼痛。对于全身多发韧带松弛者，Waston 试验也可诱发其半脱位或弹响，因此，行双侧对比检查非常重要。

相比静态型不稳定，前动态型或动态型舟月不稳定的诊断不易，漏诊的情况时常发生。因此，对于摔倒时手部撑地导致腕部外伤者，无论是否合并其他损伤（如桡骨远端骨折），都应该仔细检查以避免漏诊。

2. X 线表现

（1）舟月间隙增宽（Thomas Terry 征）（图 8-5）：在腕关节前后正位 X 线平片（或腕关节切线后前正位平片），舟月骨间关节的间隙一般小于 2 mm，双侧对称，腕尺偏和背伸运动时间隙可增大，桡偏时减小。如果腕关节前后正位 X 线平片上舟月间隙大于 2 mm 而小于 4 mm，为可疑舟月分离；间隙 >4 mm，可判断为病理性舟月分离。

（2）舟骨皮质环征（scaphoid cortical ring sign）（图 8-5）：舟骨发生掌屈旋转半脱位时，舟骨长轴线与桡骨长轴线接近垂直。拍摄腕关节正位 X 线片时，密度较高的舟骨结节的皮质与舟骨体部重叠投影，形成如指环样的影像，称为皮质环征。需要注意的是，出现皮质环征并非舟月不稳定独有的影像表现，任何导致舟骨异常屈曲的情形都可在腕关节正位 X 线片上显示为皮质环征。

（3）舟月角增大和 DISI 畸形（图 8-6）：舟月不

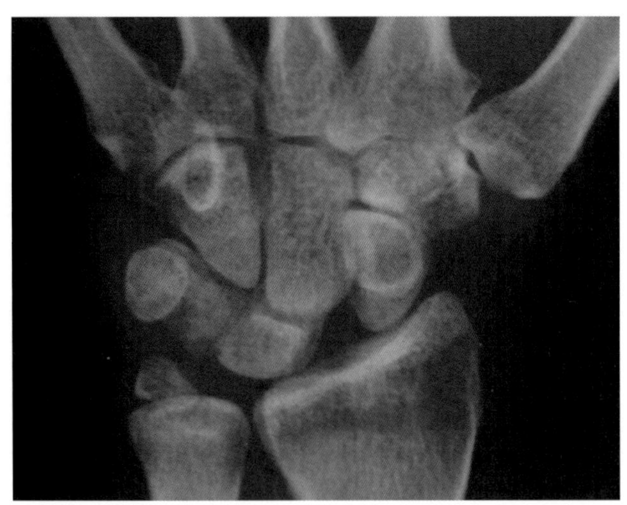

图 8-5　腕关节正位 X 线片显示舟月间隙增宽（Thomas Terry 征）及舟骨皮质环征。

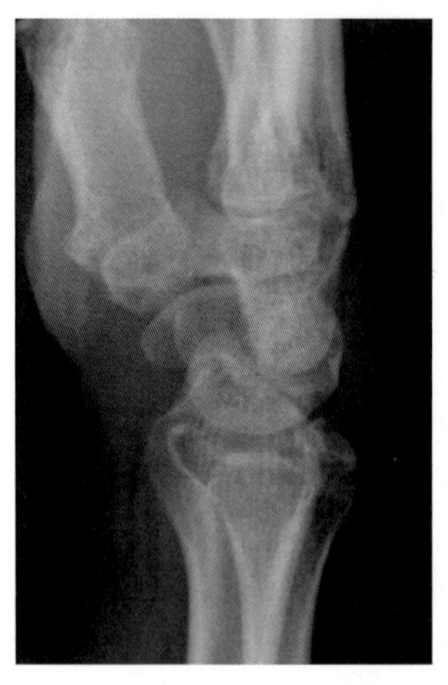

图 8-6　腕关节侧位片显示舟月角增大及 DISI 畸形。

稳定者的侧位 X 线平片可显示舟骨掌屈度加大，舟月角大于 60°~70°（正常值 30°~60°），严重者长轴线与桡骨干中轴线近乎垂直。有时可见舟骨近极背侧半脱位，骑跨在桡骨远端舟骨窝关节面的背侧缘上。月骨在侧位 X 线平片中的位置正常（桡月角 0°），也可出现背倾。月骨出现异常背倾，桡月角 >15°，称为 DISI 畸形，也是舟月不稳定的一个常见影像学征象。

以上影像学检查，最好在双侧手腕同时进行，以减小受全身韧带松弛等个体差异的影响。

3. CT 检查　对于早期舟月不稳定的意义不大，对于晚期出现关节炎的患者，CT 检查有利于评估关节炎的累及范围，是由于舟月韧带较精细且结构复杂。

4. MRI 检查　往往难以清晰地显示舟月韧带的情况，目前对舟月韧带损伤的诊断价值有限。

5. 腕关节镜检查　仍然是舟月韧带损伤诊断与评估的金标准。Geissler[39] 提出的腕关节镜下舟月韧带损伤分级法，是现在临床常用的舟月韧带损伤严重程度的分类方法。Geissler 将舟月韧带损伤的镜下评估表现分为 4 级：Ⅰ级：从桡腕关节看，舟月韧带的力量减弱或血肿，从腕中关节看没有对合不齐；Ⅱ级：从腕中关节看，存在舟骨、月骨之间的对合不齐或阶梯改变，探钩（直径 2 mm）不能通过；Ⅲ级：舟月骨之间可以通过探钩；Ⅳ级：可通过直径 2.7 mm 的腕关节镜镜头。研究显示，Geissler 分级与韧带损伤程度具有较好的相关性。在一项尸体标本的研究中，模拟进行性舟月关节损伤发生机制，用关节镜检查桡腕关节、腕中关节来明确 Geissler 分级，结果提示韧带损伤与 Geissler 分级呈线性关系 [40]。

在 Geissler 分级的基础上，欧洲腕关节镜学会（EWAS）提出了关节镜下改良舟月韧带损伤的分期。该分期进一步细化了舟月韧带掌侧损伤、背侧损伤和掌背侧均损伤的情形，具体分期见表 8-1[41]。

【治疗方法】 如前所述，Garcia-Elias 将舟月不稳定分为 6 期，并提出了针对不同分期的相应治疗策略。

1. Ⅰ期不稳定（舟月骨间韧带部分损伤） 往往需要在腕关节镜下确诊。急性期可采用关节镜辅助下复位舟、月骨关系，用 2 枚经皮克氏针固定舟月关节（也可以置入第 3 枚克氏针固定舟头关节以增强固定

表 8-1　欧洲腕关节镜学会（EWAS）的关节镜下改良舟月韧带损伤的分期

分期	关节镜下所见
Ⅰ	舟月间隙探钩不能通过，但存在滑膜炎
ⅡA	舟月间隙的掌侧可以通过探钩，不伴间隙增宽
ⅡB	舟月间隙的背侧可以通过探钩，不伴间隙增宽
ⅡC	舟月间隙掌侧和背侧均可以通过探钩，不伴间隙增宽
ⅢA	在腕中关节行动态不稳定试验提示掌侧部分增宽（掌侧不稳定）
ⅢB	在腕中关节行动态不稳定试验提示背侧部分增宽（背侧不稳定）
ⅢC	行动态试验提示掌侧、背侧间隙均增宽
Ⅳ	关节存在裂隙，能从腕中关节至桡腕关节通过关节镜

的稳定性)。术后 8~10 周取出克氏针，开始功能锻炼，韧带多可自行愈合。对于亚急性或慢性期患者，韧带愈合能力下降，可以在克氏针固定的同时进行关节镜下损伤韧带的清创和热皱缩处理（图 8-7)。

2. Ⅱ期不稳定（舟月骨间韧带完全损伤，可修复） 主要见于急性或亚急性舟月韧带损伤患者，舟月韧带修复后的愈合能力较强，可采用不同方法对舟月韧带进行修复。虽然经掌侧和背侧联合切口修复舟月骨间韧带掌侧部和背侧部是过去一些学者推荐的方法，但缺点是广泛切开的手术操作可损伤腕关节掌、背侧外在韧带及其本体感觉。而且，生物力学研究的结果显示，只需要修复舟月背侧韧带即可恢复相对正常的腕关节运动学关系。因此，近年来较多学者推荐只进行舟月背侧韧带的修复[1]。对于早期进行手术的患者，往往尚有足够的韧带残端组织进行直接缝合。如果韧带从腕骨撕脱，可进行经骨道或缝合锚钉进行修复（图 8-8）[38]。韧带修复后，用克氏针固定舟月及舟头关节 8~10 周进行保护。

3. Ⅲ期不稳定（舟月骨间韧带完全损伤，不可修复，舟骨力线正常） 往往为慢性不稳定的患者，由于就诊、治疗相对较晚，舟月韧带的断端退变而瘢痕化，难以直接修复，但舟月关节的次要稳定结构尚能维持腕骨力线和避免腕关节塌陷[38]。此期较多采用的治疗方法包括背侧关节囊固定术（dorsal capsulodesis）和骨 - 韧带 - 骨移植术等。随着腕关节镜技术的发展，近年来出现了不少在腕关节镜辅助下进行微创或小切口治疗慢性舟月不稳定的新方法，并获得了不错的早期疗效。

关于背侧关节囊固定术的手术方法有较多不同的报道。Blatt 较早报道了他设计的背侧关节囊固定术式（图 8-9）[1]。制作舟骨背侧约 1 cm 宽的关节囊组织条带，保留近端桡骨背侧缘的附着点，将舟骨复位后，把关节囊组织瓣插入舟骨远端背侧的骨槽，并拉至掌侧，以抽出式缝合法在大鱼际处皮肤以纽扣固定，术后用石膏固定 2 个月。此方法通过拉紧桡舟关节囊以防止舟骨过度屈曲。

之后有一些学者报道了不同的背侧关节囊固定术。Moran 等报道了 Mayo 医院的背侧腕骨间韧带关节囊固定术（dorsal intercarpal ligament capsulodesis，DILC）复位背倾的月骨，将背侧腕骨间韧带近侧束劈开，旋转移向近侧，固定在月骨背侧，用 2~3 枚克氏针经皮固定舟骨和月骨以维持复位。该方法的优点在于既重建加强了舟、月骨关系，同时避免了跨过桡腕关节，对关节活动范围影响较小，患者在术后有机会恢复接近完全的腕屈曲活动范围[42, 43]。Gajendran 等对该术式进行了平均长达 86 个月随访的疗效观察研究。共 15 位患者，其平均腕屈曲和伸直活动范围为 50° 和 55°，平均握力 43 kg，DASH 评分、Mayo 腕关节评分分别为 19 和 78，影像学检查显示平均舟月角 62°，平均舟月间距 3.5 mm，8 例病例的腕部出现关节炎表现。总的来说，关节囊固定术从长期来看并不能阻止关节炎发生和 X 线片上的关节破坏改变，但功能情况和患

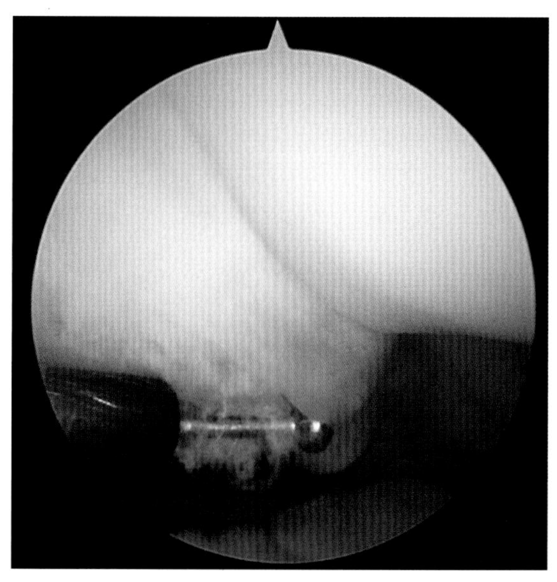

图 8-7　舟月骨间韧带部分损伤，在腕关节镜下进行热皱缩处理。

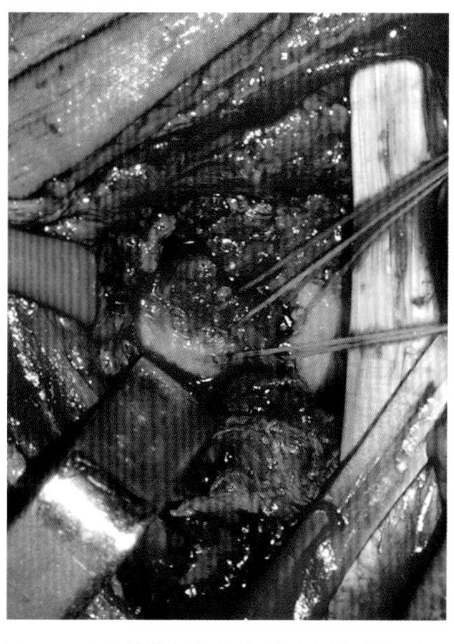

图 8-8　骨锚缝合修复急性舟月韧带撕脱。

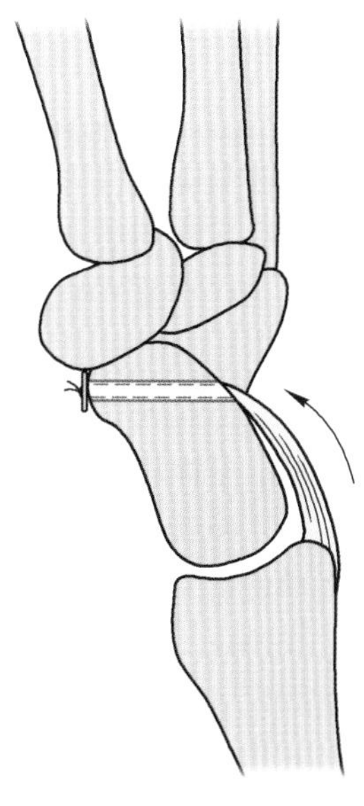

图 8-9　Blatt 法背侧关节囊固定术示意图。

者满意度还是不错的[44]。大多数背侧关节囊固定术的稳定作用在远期会逐渐减小，但对于动态型不稳定，该术式的总体结果满意[1]。

基于骨 – 髌韧带 – 骨自体移植在膝关节前交叉韧带重建中的应用，Weiss 描述了一种应用骨 – 韧带 – 骨自体移植治疗舟月损伤的技术。手术方式为复位舟月间隙，矫正 DISI 畸形，获取 Lister 结节处的骨 – 韧带 – 骨组织，在舟骨和月骨上凿出类似大小的凹槽，置入骨 – 韧带 – 骨组织并固定。Weiss 报道了采用此方法治疗 19 例病例（14 例动态不稳定，5 例静态不稳定），平均随访 3.6 年。动态不稳定组中，12 例术后未出现疼痛，2 例出现腕关节重度活动后疼痛。关节活动范围较术前轻度减小（术前平均屈伸活动度 72°/69°，术后 67°/52°），握力提升 46%。13 位患者对手术效果感到完全满意并回到了之前的工作中，1 位患者转行。静态不稳定组中，2 例术后无疼痛，1 例重度活动后出现疼痛，2 例持续存在疼痛。术前平均屈伸活动度 68°/64°，术后 42°/44°。术后平均握力提高 30%。1 位患者对手术效果感到完全满意，2 位患者感到部分满意，2 位患者感到不满意。据此 Weiss 得出结论，骨 – 韧带 – 骨移植在动态不稳定患者中的应用效果肯定，在静态不稳定患者中的应用存疑，这些患者可能需要更强的重建来阻止再次出现舟月间隙增宽[45]。2013 年 Weiss 团队再度发表了一篇该试验长期研究结果的文章，14 例动态不稳定病例中，2 例失访，3 例仅有电话随访。3 位患者在随访 2~4 年间行补救性手术，术中发现 1 例重建完好，1 例部分撕裂，1 例被完全重吸收。仅剩 6 例进行了最后的随访评估，随访时间平均 11.9 年，平均屈伸活动度 53°/44°，关节炎平均进展到了 1 期 SLAC[46]。该手术方式移植的骨块易获取，并发症少，短期效果好（尤其是在动态不稳定病例中）。但是，如同其他软组织舟月重建技术一样，骨 – 韧带 – 骨移植技术的长期疗效个体间差异大[47]。

4. Ⅳ期舟月不稳定（舟月骨间韧带完全损伤不可修复，舟骨的旋转半脱位可复位）　多为慢性不稳定患者，由于关节囊及周围韧带组成的舟月次要稳定结构逐渐被拉长变薄而失效，舟骨出现静态旋转半脱位，可出现静态舟月分离和 DISI 畸形。采用关节囊固定术或骨 – 韧带 – 骨移植术的效果不佳，目前多数学者建议采用肌腱移植舟月韧带成形或重建术，其他术式包括舟月关节复位螺钉固定术（reduction-association of the scapholunate joint，RASL）。

文献中报道的肌腱移植舟月韧带成形或重建的术式众多。Almquist 等在 1991 年提出桡侧腕短伸肌（extensor carpi radialiis brevis，ECRB）肌腱固定术，即劈开一束远端基底仍然相连的 ECRB 肌腱，依次通过头骨、月骨桡侧、舟骨近端的骨隧道、桡腕关节，最后固定在桡骨背侧[48]。1992 年 Linscheid 采用了另一种 ECRB 肌腱固定术，即肌腱自舟骨远端隧道穿出至掌侧，绕回背侧并绕过背侧桡腕韧带至其浅层，最后与自身固定[49]。2004 年 Brunelli 等在一例创伤后静态舟月不稳定的患者中应用了一种 ECRB 固定术，将 ECRB 在第 3 掌骨基底处切断，固定在舟骨远端，术后 8 个月影像学检查随访提示复位良好，患者无疼痛[50]。2010 年，Papadogeorgou 和 Mathoulin 报道了一个纳入了 32 例可复位静态舟月不稳定病例，平均随访 50 个月的临床研究，其采用的技术方法为远基尺侧 ECRB 束绕过背侧桡腕韧带浅层至深层，并用铆钉固定于舟骨远极，再用临时舟月螺钉固定加强。术后患者疼痛显著减轻，握力显著增强，但屈曲活动范围稍减小（术前 46°，术后 42°）[51]。

也有一些关于采用桡侧腕长伸肌（extensor carpi radialiis longus，ECRL）肌腱固定术的研究。2008 年 Bleuler 等描述了一种动态 ECRL 固定技术，用松质骨螺钉将 ECRL 肌腱固定在舟骨背面。但该研究仅报道了患者的疼痛减轻，而没有其他指标的描述[52]。2010 年，Peterson 和 Freeland 对该技术进行了改良，将 ECRL 肌腱插入舟骨远极盲端骨隧道，并经骨缝合在舟骨结节上[53]。2011 年 De Carlis 等介绍了一种 ECRL 固定术，将尺侧远基 ECRL 肌腱束依次用铆钉固定在舟骨远极、近极、月骨背面和 DRCL 上，达到了纠正舟骨屈曲、重建背侧舟月韧带和纠正尺侧位移的目的。对 8 位患者平均随访 1 年发现，舟月间隙减小（4.6 mm 变为 2.6 mm）、舟月角减小（82° 变为 60°）[54]。

在 Kaltonborn 等的一项前瞻性观察性研究中，对 54 位患者采用了一种改良的微创桡侧腕长伸肌肌腱固定术。这个术式的特点是更小的切口入路、采取空心螺钉和钉帽用于肌腱固定。平均随访 24 个月后发现，DASH 评分术前平均 54.6，术后 28.4；31 位（67.4%）患者对手术效果满意，37 位（80.4%）患者愿意推荐给其他患者。但文章并没有给出术前关节活动范围、握力的数据，故无法与术后比较。也没有舟月间隙、舟月角等影像学检查指标的记录。该技术相较其他手术方式更微创，因此更受患者欢迎，并且不会对未来需要采取的补救性手术产生阻碍[55]。

总体来说，上述 ECRL 或 ECRB 肌腱移位固定术包括了纠正舟骨力线畸形的桡腕固定术和重建背侧桡腕韧带的腕骨间固定术。文献中关于这些技术的临床报道多为回顾性研究，病例数一般不多，且少有舟月间隙、舟月角等影像学检查指标的记录，缺乏高等级的证据来支持其中某一种方法的优越性[56]。

与 ECRL 及 ECRB 移位不同，1995 年，GA Brunelli 和 GR Brunelli 介绍了一种桡侧腕屈肌（flexor carpi radialis，FCR）肌腱固定术。方法为劈开 FCR 肌腱，其尺侧束通过舟骨远端骨隧道到背侧，向尺近侧拉紧肌腱纠正舟骨掌屈畸形，经过舟月背侧韧带（与后者缝合）后将肌腱末端缝合固定于桡骨远端月骨窝的近侧（图 8-10）[57]。Van Den Abbeele 等在 1998 年改良了 Brunelli 手术，即穿过骨隧道后绕过背侧桡腕韧带与自身固定。Garcia-Elias 等将该技术进一步改良，一是使舟骨隧道更为倾斜，自背侧舟月韧带舟骨止点处穿出；二是用骨锚将肌腱固定在月骨背面的沟槽中，从而达到减少月骨尺向位移和维持舟月间隙的目的。这一类改良 Brunelli 术式也被称为“三韧带肌腱固定术（three-ligament tenodesis）”（图 8-11）。由于用于重建的肌腱不跨过桡腕关节，理论上可以保留更多的关节活动范围[58]。Garcia-Elias 等在 2006 年报道采用此术式对 38 位患者进行手术，平均随访 46 个月的结果是：与健侧相比，术后屈、伸、桡偏、尺偏活动范围分别达到了 74%、77%、78%、92%；几乎所有患者（95%）均无术后疼痛，或仅偶尔出现轻微疼痛；没有舟骨坏死病例；7 例出现桡骨茎突与舟骨间的关节炎，但不需要手术干预；2 例发展为 SLAC Ⅲ期[38]。

随后出现的 FCR 固定技术，还有 Bain 等提出的“四韧带肌腱固定术”，用两枚骨锚分别固定在原背侧舟月韧带的舟骨、月骨止点处，将 FCR 束穿过骨隧道后在张力下缝合在骨锚处，肌腱绕过背侧桡腕韧带后折返，与舟骨远极处软组织固定（固定在背侧腕骨间韧带上）[59]。2013 年 Henry 报道了掌侧、背侧舟月韧带重建术，将 FCR 肌腱通过舟骨隧道、月骨隧道后折返固定在另一束上[60]。

这些 FCR 肌腱固定术报道的临床结果大多提示术后疼痛显著减轻，握力显著提升。但多数研究的样本量较小且随访时间不够长，目前没有充足的证据证明可以阻止关节炎发生。

最近，Athlani 等报道了一种在尸体标本模型上用游离掌长肌腱同时重建舟月背侧韧带和背侧腕骨间韧带的方法。作者将该方法在尸体标本上与三韧带肌腱固定术进行比较，术后静态、动态舟月间隙，舟月角及头月角均恢复正常，两组比较无明显差异。该方法的优势在于不使用 FCR 肌腱重建（被视为舟月复合体重要的次级稳定结构），且全部采用背侧入路，可以避免损伤 STT 关节，具有一定理论优势，尽管目前尚没有该术式的临床研究[61]。

自 Filan 和 Herbert 于 1998 年报道了用 Herbert 螺钉进行舟月分离复位固定术（reduction and association of the scaphoid and lunate，RASL）以来，这一治疗静态舟月分离的新方法曾被一些学者采用[1]。该方法在切开复位舟、月骨关系后，用 Herbert 钉固定舟

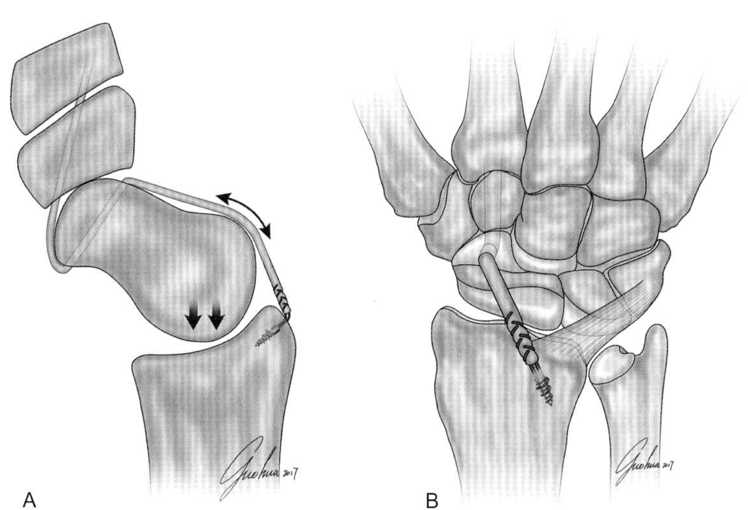

图 8-10　Brunelli 法 FCU 肌腱束移植重建舟月韧带重建术示意图。A. 侧面观；B. 正面观。

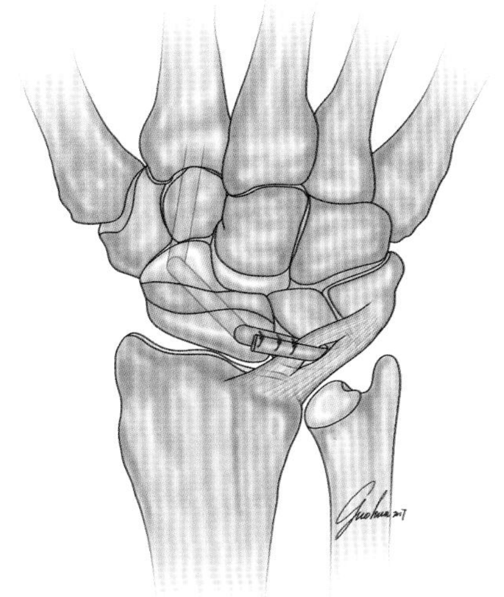

图 8-11　Garcia-Elias 描述的三韧带肌腱固定术示意图。

月关节 1 年以上再取出螺钉，以期在舟月关节间形成纤维融合的效果。Larson 等报道了该术式的随访结果。该回顾性研究纳入了 7 位患者（8 例手腕），平均随访 38 个月。术前静态 X 线片显示舟月间隙均值为 2.9 mm（1.5~4.8 mm），术后即刻舟月间隙宽度降至 2.2 mm。但末次随访时，舟月间隙（均值）增宽至 4.5 mm（2.1~6.1 mm）。术前舟月角平均 65°，末次随访为 59°[62]。该结果提示这项手术在维持舟月间隙稳定性的中远期效果不佳，因此该方法并没有得到广泛推广。

随着近年来腕关节镜技术的发展，使得在腕关节镜辅助下进行更为微创的手术治疗方式成为可能。这些方法可以减少关节囊及外在韧带的切开显露及术后关节囊瘢痕形成，理论上可以减少术后关节僵硬，也保护了外在韧带结构的本体感觉。

Mathoulin 等在 2011 年介绍了采用关节镜下背侧关节囊成形术治疗舟月韧带损伤（图 8-12）。其适用范围是 Garcia-Elias Ⅱ ~ Ⅳ期舟月损伤患者。手术方式为关节镜直视下由背侧近端向掌侧远端透过关节囊、舟月骨间韧带桡侧及尺侧残端分别引入两枚带针线至腕中关节，引出并打结后向近端收紧，将线近端部分再打第二结并收紧。该术式的短期效果十分满意。在该文献中作者贯序纳入了 22 名患者，纳入条件为持续存在桡腕背侧疼痛及 Waston 试验阳性，平均随访 13 个月。术后患者的握力能达到健侧的 96%，总术后活动范围可达到健侧的 94.7%，相较术前获得了全方向活动改善。术后疼痛缓解显著（VAS 评分均值从 3.4 变为 0.3），并且患者满意度非常高。这种关节镜辅助的微创手术不需要切开关节囊，操作简单，并发症少，患者术后可获得不错的疼痛缓解、握力恢复和活动度改善[63]，并且该术式不影响后期进一步进行其他开放手术[64]。

Dellarosa 等报道了一种关节镜辅助微创骨 – 韧带 – 骨移植重建舟月韧带的技术。该手术方式为获取第 2 掌骨 – 韧带 – 小多角骨移植物复合体，复位舟月关节，用克氏针稳定舟头关节、桡月关节，术中在 X 线定位下将导引针（0.8 mm）自舟骨近中 1/3 交界处外侧向月骨中心进针，在关节镜、X 线引导下将 4.5 mm 空心钻打开骨隧道，用 2 mm 克氏针沿空心钻轨道钻出腕尺背侧，并用带线移植物复合体沿隧道引入（移植物的第 2 掌骨部分长 10 mm，小多角骨部分长 5 mm，修整后能通过 4.5 mm 隧道）。该研究回顾性地纳入了 11 例病例，平均随访 29 个月。术前屈 / 伸活动范围、握力和 PRWE 分别为 61°、54°、115 N 和 54 分，术后分别为 64°、58°、142 N 和 15 分。舟月角术前 69°，术后变为 60°。该研究显示对于 Geissler Ⅲ级、Ⅳ级患者，该术式的短期效果肯定[65]。

Ho 等介绍了一种用于治疗慢性舟月不稳定的关节镜辅助掌、背侧联合肌腱移植舟月韧带重建的手术方式。手术步骤包括：在关节镜和术中 X 线透视引导下作掌、背侧联合切口暴露掌背侧舟月间

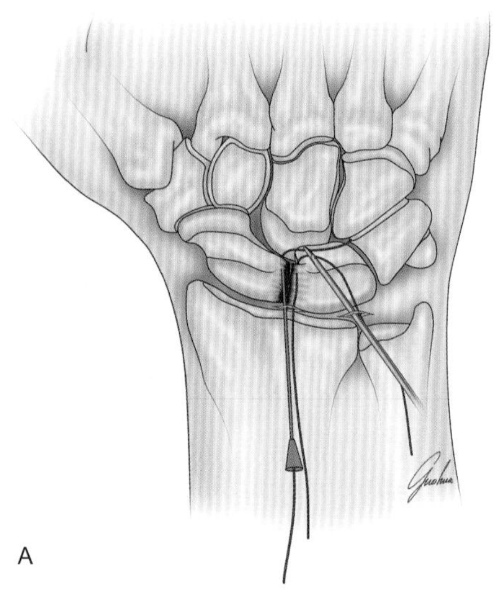

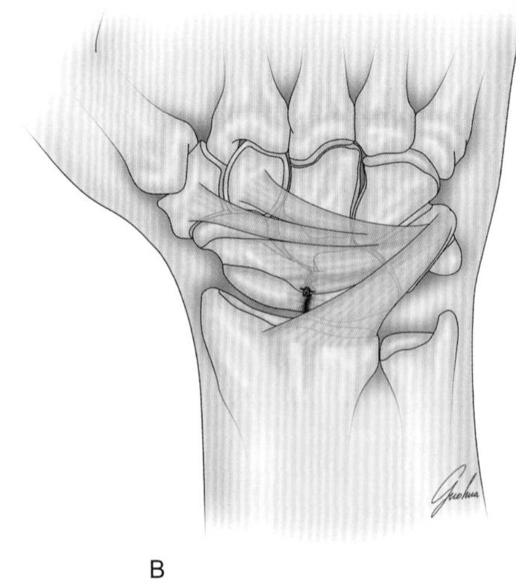

图 8-12　Mathoulin 法关节镜下背侧关节囊成形术示意图。A. 从腕背 3-4 入路插入两枚带线针，经背侧关节囊从近背侧向远掌侧分别穿过舟月韧带的舟骨侧和月骨侧残端，进入腕中关节，从腕中关节桡侧入路置入抓线钳，将两根缝线同时拉出关节；B. 将从腕中关节拉出的两根缝线的远侧端打结后，从桡腕关节向外牵引拉紧两根缝线，缝线远侧端的线结紧压舟月背侧韧带的内侧面，将两根缝线的近侧端在关节囊外拉紧打结，从而将舟月韧带紧压至关节囊。

隙；用肌腱剥离器获取一段游离掌长肌腱；在舟骨近极和月骨自背侧向掌侧钻孔，使月骨隧道方向垂直于月骨长轴，导引针进针点距骨缘 2~3 mm，舟骨隧道（复位后）方向与月骨隧道平行；用 2.0~2.4/2.7 mm（取决于掌长肌腱尺寸）空心钻逐渐扩张骨隧道；取游离掌长肌腱，用抓钳自隧道牵出；移植肌腱捆绑舟骨月骨，在背侧关节囊外采用系鞋带方式打结；用克氏针固定舟头关节以保护重建。该研究纳入了 2002—2012 年共 17 例慢性舟月损伤患者，Geissler 分级 3 例为Ⅲ级，14 例为Ⅳ级。平均随访 48.3 个月。术后 13 位患者回到了受伤前工作水平，11 位患者术后没有疼痛，其余患者也仅在最大应力或极限活动时出现一些疼痛，总疼痛评分均值从术前 8.3/20 降至 1.7/20。术后的总体腕关节表现评分平均为 37.8/40，提升幅度 35%。平均背伸范围增加 13%，屈曲增加 16%，桡偏增加 13%，尺偏增加 27%。术后平均握力达 32.8 kg，是术前的 120%，达到健侧水平的 84%。舟月间隙平均 2.9 mm（1.6~5.5 mm），术前平均 4.9 mm。4/13 位患者术后再次出现 DISI 畸形，但无症状。1 例出现舟骨近端缺血改变，但没有症状，也未发生进展。文章指出，可以通过术中保护舟骨血供、钻取直径尽可能小的骨通道等来减少缺血坏死的风险 [66]。

Corella 等提出了一种关节镜辅助下重建掌、背侧舟月骨间韧带的方法（图 8-13）。大体步骤为：将 FCR 肌腱束在关节镜和 X 线辅助下通过舟骨（舟骨结节至背侧舟月韧带止点方向）和月骨骨隧道，将肌腱束末端用微型锚钉固定在掌侧舟月韧带舟骨止点处，在舟骨和月骨的骨隧道背侧部置入挤压螺钉稳定肌腱。作者报道了 10 位患者超过 2 年的随访结果：平均屈、伸活动范围为 84°、89°（术前为 80°、83°）；术前握力为 33 kg，术后为 46 kg；VAS 疼痛评分从 5 分降至 0.4 分，DASH 评分均值自 35.3 降至 4.2；舟月间隙术后均值为 2.9 mm（术前 3.5），舟月角为 68.6°（术前 72.3°）。该术式理论上可以达到解剖性重建，避免开放性手术中的关节囊切开剥离（包括背侧腕骨间韧带在舟骨与月骨背侧的附着），术后的纤维化、瘢痕形成及关节僵硬较开放性手术少。同时，微创的术式可以保全骨间背侧神经（PIN）和腕关节韧带的本体感觉 [56, 67]。

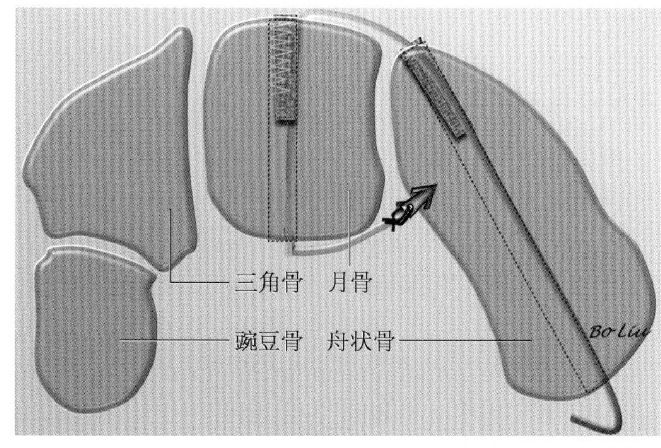

图 8-13　Corella 描述的关节镜辅助重建掌、背侧舟月骨间韧带术式示意图。

5. Ⅴ期舟月不稳定　腕关节的力线紊乱不可复位，此时采用肌腱移植的舟月韧带成形或重建手术很可能失败，因此，对于此期患者，若出现明显症状，往往建议行腕关节部分融合术。有效的手段包括 STT 融合和舟头融合 [38]。进行腕关节部分融合术后，尽管腕关节活动度会部分丧失，但术后疼痛可缓解，可避免腕骨进一步塌陷。

6. Ⅵ期舟月不稳定　由于已出现软骨磨损导致的关节炎，往往需进行补救性手术。此期可以在关节镜下准确评估软骨的退变程度，以指导作出准确的治疗决策。对于桡骨茎突部位关节炎表现明显者，可行桡骨茎突切除术来缓解疼痛。多数患者桡月关节软骨的条件尚好，可行舟骨切除、腕中关节融合术（如四角融合术）。如果头状骨近侧关节面和桡骨远端月骨窝关节面尚好，也可选择近排腕骨切除术。对于广泛性全腕关节炎、软骨严重磨损者，可选择人工关节置换术或全腕关节融合术治疗。关节置换术适用于对腕关节力量或负重活动要求不高的年老患者。全腕关节融合术适用于年轻、需要从事体力劳动的患者 [1]。

三、月三角不稳定

月三角不稳定相对少见。月三角骨间韧带单独损伤多继发于向后跌倒时伸出手臂、前臂旋后、腕桡偏背伸，冲击力集中在小鱼际区，受豌豆骨、三角骨挤压的情况。处于月骨周围脱位过程中的月三角分离即 Mayfield Ⅲ期。月三角不稳定可发生掌向中间链节不稳定（VISI），在侧位片上月骨掌倾，桡月角 >20° [1]。

临床试验包括位移试验、剪切试验、Derby 试验及尺侧鼻烟窝试验。X 线片可见 Gilula 线中断及 VISI。尺腕撞击出现核素浓集、关节造影剂交通等 [1]。

急性月三角韧带损伤若得以早期诊断，则韧带的修复能力尚好，可采用多根经皮克氏针固定月三角关节。慢性损伤，根据病情的严重程度，可选择的治疗方式包括关节镜下清创、关节镜下韧带热皱缩、肌腱移植韧带重建及月三角融合术[1]。

对于部分轻度慢性月三角韧带撕裂的患者，进行关节镜下清创和热皱缩可获得症状缓解和功能改善[68]。对于慢性月三角明显不稳定者，推荐进行肌腱移植重建月三角韧带的术式，相对于月三角融合术，该术式的并发症发生率低[1]。据文献报道月三角关节融合术的并发症发生率较高，平均不愈合率为31%。当存在明显VISI畸形或腕关节塌陷时，建议行更广泛的腕骨间融合术，如桡月融合术、尺侧腕中关节融合术等[1]。对于月三角不稳定主要由尺骨撞击引起者，尺骨短缩截骨的疗效显著[68]。

2017年，Harper等报道了一种自体掌长肌腱移植重建月三角韧带的手术方式。其月骨和三角骨骨隧道方向为月骨、三角骨背侧中点至月骨掌尺侧缘和三角骨掌桡侧缘，在背侧用骨锚及缝线固定。该报道只包括了2位患者，平均随访10个月。术后平均屈曲活动范围62.5°，背伸57.5°，总活动范围为健侧的83%；术后平均握力31 kg（健侧的91%）；DASH评分平均12.5分[69]。

四、非分离型腕不稳定

当桡骨与近排腕骨或近排腕骨与远排腕骨间存在不稳定症状，并且在近排与远排腕骨骨内或骨间无断裂时，该病称为非分离型腕不稳定（CIND）。根据受累最重的关节，CIND可进一步分为桡腕关节和腕中关节不稳定[1]。

1. 非分离型桡腕关节不稳定 非分离型桡腕关节不稳定主要包括3种形式：腕骨尺侧移位、腕骨桡侧移位及单纯性桡腕关节脱位。腕骨尺侧移位是最常见的非分离型桡腕关节不稳定类型，是由于桡腕韧带过度松弛或断裂导致腕关节沿桡骨斜面向尺侧滑移。腕骨尺侧移位多见于类风湿患者，由于慢性滑膜炎导致桡腕韧带强度不足，引起腕骨滑移。此外，也见于发育性畸形如马德隆（Madelung）畸形患者、尺骨远端过度切除者，偶见于外伤性桡腕韧带损伤者[1]。腕骨桡侧移位不稳定常继发于桡骨高度丢失的桡骨畸形愈合。单纯性桡腕关节脱位可为纯韧带损伤，但更多见的是合并桡腕韧带撕脱导致的桡骨远端掌侧唇骨折[70]。

临床观察到的腕骨尺侧移位可分为两种类型：Ⅰ型，整个腕关节包括舟骨发生移位，桡骨茎突与舟骨间距增大。Ⅱ型，远排腕骨、舟骨及桡骨的关系正常，舟月间隙增大，月三角复合体向尺侧偏移[1]。Ⅰ型为真正的CIND不稳定，而Ⅱ型具有CIND（月三角尺侧偏移）及CID（SLD）的特点，因而为CIC型不稳定。两种类型涉及完全不同的韧带，治疗方法不同，因而有必要加以区别：Ⅰ型由桡腕韧带包括桡舟韧带及桡舟头韧带失效导致。Ⅱ型则是完全性舟月骨间韧带及桡月韧带断裂。当舟月关节间隙明显增大时，需注意月三角复合体尺侧偏移（Ⅱ型损伤）的可能。治疗Ⅱ型腕尺侧偏移时应注意在纠正SLD的同时处理桡腕关节不稳定[1]。

腕骨尺侧移位的治疗相对困难。一旦发生尺侧移位，对桡腕韧带进行修复或重建的治疗尝试往往难以成功。Rayhack及其同事报道了一组8例外伤性腕关节尺侧偏移病例，韧带修复效果令人失望。对于这类不稳定患者，桡月融合术可能是唯一可靠的治疗选择[71]。

2. 非分离型腕中关节不稳定 迄今腕中关节不稳定仍然是一个没有被透彻认识的复杂疾患。实际上在多数非分离型腕中关节不稳定患者中，往往桡腕关节与腕中关节间均存在不稳定的功能障碍，只是腕中关节不稳定的症状更明显。因此，Wright及其同事曾建议使用近排腕骨不稳定（proximal carpal instability）来命名这一疾患[72]，但大多数学者仍习惯于采用腕中关节不稳定这一术语。

腕中关节的重要稳定结构包括尺掌侧的三角－钩－头韧带（弓状韧带的尺侧部）、桡掌侧的舟头韧带（弓状韧带的桡侧部）及背外侧的STT韧带。当这些韧带结构异常松弛或受损，而近排腕骨间尚稳定时，由于在轴向压力负荷的作用下，近排腕骨具有屈曲旋前的趋势，腕关节可逐渐发生以VISI畸形为模式的进展性塌陷。在运动学方面，由于上述韧带的稳定作用，腕关节尺偏时，近排腕骨将产生从掌屈到背伸的平滑运动；而当上述韧带松弛或受损时，近排腕骨在滑动中可出现突然的弹跳甚至疼痛[1]。此外，由于韧带松弛的患者可依赖本体感觉反射来维持正常活动时的稳定，因此，除了韧带本身失效，本体反射和神经肌肉控制功能失调也被认为是导致腕中关节不稳定的原因[73]。

腕中关节不稳定可分为两大类：一类是源于桡腕和腕中关节韧带异常松弛或失效所致的内源性腕中关节不稳定，这类不稳定包括临床最常见的掌侧腕中关节不稳定（palmar midcarpal instability，PMCI）、背侧腕中关节不稳定（dorsal midcarpal instability，DMCI）和联合腕中关节不稳定（combined midcarpal instability，CMCI）；另一类是源于关节以外的损伤或骨骼改变（如桡骨远端畸形愈合）导致的外源性腕中关节不稳定，属于适应性腕关节不稳定（carpal instability adaptive，CIA）[1, 74, 75]。

如前所述，PMCI 主要继发于三角 - 钩 - 头韧带、STT 韧带和舟头韧带的薄弱或失效，但出现临床症状的患者往往也存在背侧桡腕韧带的松弛或失效。上述韧带失效可导致头状骨和钩状骨产生向掌侧下沉的趋势，继发整个近排腕骨呈 VISI 畸形。在这种半脱位状态下，从近排腕骨向远排腕骨的应力传导出现异常，特别是从桡偏向尺偏运动时，正常近排腕骨从掌屈逐渐转向背伸的平滑运动变为在近排腕骨保持掌屈直至腕尺偏的最后阶段，突然出现背伸并伴弹响，甚至出现疼痛 [1, 74, 75]。

DMCI 常见于关节存在过度活动的青年人，继发于掌侧桡舟头韧带和背侧腕骨间韧带松弛或失效。此类患者近排腕骨在未受到应力时处于正常中立位或轻度背伸位，当腕关节尺偏时，头状骨从舟月关节窝背侧半脱位并导致近排腕骨过伸。随即腕背的 ECU、ECRL 和 ECRB 产生反应性收缩，使远排腕骨突然复位并伴有弹响。该类型也被称为头月不稳定 [1, 74, 75]。

联合腕中关节不稳定常见于韧带广泛松弛的青年人，尤其是桡骨远端关节面倾斜角大并且尺骨负向变异的个体。在这些病例中，弹响的模式类似于掌侧腕中关节不稳定，但掌向和背向活动都可出现不稳定，桡腕和腕中关节也都可出现不稳定 [1, 74, 75]。

腕中关节不稳定的诊断主要靠临床。患者常主诉腕关节尺偏时出现弹响，可伴疼痛和无力。对于 PMCI 和 CMCI 者，远排腕骨向掌侧下沉（掌侧移位），使近排腕骨出现以 VISI 为特点的力线异常，该异常在腕尺偏时可自行纠正并伴弹响。DMCI 者的腕关节力线多正常，在尺偏时可能出现头状骨向背侧半脱位及随即复位的弹响 [1, 74, 75]。

对于临床最常见的 PMCI，Lichtman 等 [74] 描述的腕中关节轴移试验（midcarpal shift test）是一种常用的诱发试验。检查者一手握住旋前的前臂，用另一手的拇指压于受检者头状骨背侧，并施加掌向压力，从而使远排腕骨产生掌向和旋后的移位。此时将腕关节从桡偏向尺偏移动，若感受到远排腕骨从掌侧半脱位到突然复位的弹响，即为阳性。Hargreaves[75] 提出对掌侧腕中关节不稳定的程度进行分级，包括从无症状的 0 级，到最严重终末期的 4 级，即固定的 VISI 畸形。该分级系统在一定程度上也可以用于指导治疗 [75, 76]。具体如下：

0 级（症状前）：患者表现为自发半脱位和复位弹响，但没有临床症状。

1 级（动态）：有症状的不稳定，腕中关节轴移试验阳性。

2 级（动态、自发脱位）：有症状的不稳定，伴有自发脱位和复位弹响。

3 级（静态、可复位）：侧位 X 线片上可见 VISI 畸形，畸形可手法复位。

4 级（静态、不可复位）：侧位 X 线片上可见 VISI 畸形，畸形锁定而不可复位。

该分级相应的治疗建议是：0 级，无症状不需要治疗；1 级和 2 级，可行关节镜下关节囊皱缩或软组织固定；3 级，行软组织稳定手术或骨性融合手术；4 级，行骨性融合手术 [75]。

影像学检查并不利于确诊，但可以帮助排除其他诊断。掌侧腕中关节不稳定患者可出现 VISI 模式力线异常，但需排除其他疾患，如月三角不稳定。应力位 X 线片（如透视下的前抽屉试验或后抽屉试验）可显示关节松弛或半脱位情况，但并非阳性的应力位 X 线片就等同于不稳定 [1, 75]。

关节镜检查在非分离型不稳定的诊断和分级中作用很小（韧带的外观可正常），但腕关节镜可用于检查关节内的软骨退变情况，以及检查腕关节内可能存在的其他异常，如通过在腕中关节的探钩检查月三角间隙的稳定性，帮助鉴别 VISI 畸形是否源于月三角不稳定 [1, 75]。

对于腕中关节不稳定，在考虑手术治疗之前，都应先尝试保守治疗。对于掌侧腕中关节不稳定，可让患者佩戴抗旋后支具，维持尺侧腕部于中立位。急性期可通过解热镇痛药物缓解症状，并指导患者改变手腕用力方式以避免痛性弹响。症状减轻后，可开始腕关节的本体感觉再教育康复训练，增强神经、肌肉的动态稳定作用 [1, 75]。

当痛性腕中关节不稳定的保守治疗效果不佳时，可以考虑手术治疗。采用的治疗手段包括关节镜下韧带热皱缩、韧带重建或肌腱固定术及局限性腕关节融合术等。迄今为止，对于 PMCI 的治疗仍然存在较多争议，尚无公认的最优治疗手段。

对于动态阶段的 PMCI，可尝试关节镜下韧带皱缩术，部分患者可获得持续的症状改善，并且几乎不影响关节活动度。对于韧带皱缩效果不佳者或复发病例，根据不同病理情况，可尝试不同的肌腱固定术或韧带重建术。各种新的肌腱固定或肌腱移植韧带重建的术式不断见于报道，但报道的病例数都相对较少，也缺乏长期疗效的报道。当出现静态不稳定时，往往建议行腕关节部分融合术。桡月融合术可能是最能实现正常腕运动学的骨性手术，但目前尚缺乏临床治疗结果的报道 [73]。

Hargreaves 等 [76] 对采用关节镜下韧带热皱缩治疗腕中关节不稳定进行了回顾性研究。采用双极热探头对桡腕关节、腕中关节的掌侧、背侧关节囊韧带进行热皱缩治疗。桡腕关节掌侧的皱缩区域包括桡舟头韧带、长桡月韧带、短桡月韧带和尺三角韧带，背侧皱缩区域在背侧桡腕韧带处。腕中关节掌侧皱缩区域包括桡舟头韧带和尺头韧带，背侧皱缩区域在背侧腕骨间韧带处。共纳入 13 位患者（15 例腕中关节不稳定），术后平均随访 48 个月，结果显示所有患者的术后症状都得以改善，7 位患者术后很少出现腕不稳定的主观感受，8 位患者术后未再出现不稳定的感受。平均 DASH 评分从术前的 34 分改善至 12 分。12 例腕关节术后患者的腕中关节轴移试验呈阴性。治疗侧与非治疗侧对比，平均腕关节屈曲范围差距为 −16°，背伸范围差距为 −10°，总活动范围减少 8°（15%）。没有术后并发症发生。

以往多数通过软组织重建来解决腕中关节前内侧不稳定的术式，均基于主要病理改变为尺侧弓形韧带常被拉长的假设。在多数病例，手术内容包括重叠或前置该部分韧带。由于术后仍存在症状，因此多数这类术式被认为是无效的。用移植肌腱重建掌侧三角钩头韧带及背侧桡腕韧带是另一种有效的治疗方式 [1]。

Garcia-Elias 等报道了采用移植肌腱重建掌侧三角 – 钩 – 头韧带及背侧桡腕韧带来治疗掌侧腕中关节不稳定。在掌、背侧分别作两个纵行切口，从头状骨背侧钻第 1 个骨隧道至腕管，从三角骨掌侧钻第 2 个骨隧道至三角骨背侧。采用 ECRB 腱束穿过头状骨骨隧道至掌侧，再穿过三角骨骨隧道。拉紧腱束并缝合，以加强掌侧三角 – 钩 – 头韧带。在背侧切口将移植腱束末端缝合至桡腕背侧韧带的起点。一共 7 位患者，术后无弹响，几乎没有不适，握力恢复正常，腕关节活动范围只轻度缩小 [1]。

Chaudhry 等报道了利用游离掌长肌腱移植重建背侧三角钩韧带来治疗掌侧腕中关节不稳定。将掌长肌腱“Z”形横跨三角钩关节，采用 4 枚骨锚固定。有 7 例腕关节（6 名患者）病例，术后平均随访 28 个月。术前 DASH 评分平均 49，术后 28。术后握力显著增加（15~21 kg）。末次随访时，2 名患者存在中度疼痛，其他均为轻度疼痛或无疼痛。4 名患者可以从事之前的工作，所有患者的旋转功能都完全恢复。与健侧相比，术后屈曲活动范围降至 71%，背伸达 81%，桡偏达 90%，尺偏达 65%。1 位患者术后效果差，DASH 评分不理想，但体检发现腕部稳定。另一位患者在怀孕期间复发。总体来说，所纳入患者的中期疗效好，保全了部分腕中关节活动，在大多数患者中消除了弹响，并且握力和功能的改善明显。但该研究同样存在样本量小、随访时间短的问题 [77]。

发生于 Ehler-Danlos 综合征的腕中关节不稳定患者常无疼痛主诉，不适感常来源于腕中关节半脱位。由于韧带松弛导致这类患者手腕功能受限。Krijgh 等报道了用 ECRB 腱束来稳定腕中关节的技术。手术方式为：劈开一束 ECRB 肌腱，自头骨骨隧道背侧倾斜 45° 向前下引出腕掌侧，再通过月骨骨隧道回到背侧，肌腱游离端绕头状骨骨隧道入口处肌腱束 1 圈并固定。这项研究的样本量小（5 位患者），随访时间 1~3 年。ECRB 韧带固定术使这组患者减轻了疼痛、不稳定和对支具的依赖，所有患者均对手术效果满意。但文章未提及握力、活动范围等客观指标。这项技术为 Ehler-Danlos 综合征患者复发性腕中关节不稳定提供了一种可能的手术解决方案 [78]。

Ho 等 [79] 报道了包括 16 位掌侧腕中关节不稳定患者的回顾性研究，并介绍了采用 FCU 肌腱移植重建桡腕背侧韧带的手术方法。所有患者都存在痛性弹响、尺侧柱松弛、腕旋后畸形和掌侧下沉，被动腕关节旋后或主动抗阻旋前时疼痛加重。术后让 9 位（56%）患者单纯佩戴抗旋后支具，平均随访 3.3 年后仍然效果良好。对 5 位患者实施了关节镜下热皱缩手术，其中 2 位出现了腕不稳定反复。5 位患者接受了 FCU 肌腱移植韧带重建手术治疗。手术方法为取一束 FCU 肌腱，通过豌豆骨和三角骨的骨隧道送到背侧，拉紧肌腱游离端后缝合于 Lister 结节。结果显示末次随访（平均术后 86 个月）时，所有术后患者的腕关节功能得到改善，疼痛评分术前为 10.0/20，术后为 2.2/20。握力与对侧相比从术前的 67% 提升至术后的 82%。关节活动范围轻度减低，屈伸活动度从 132° 减低到 125°。3 位患者术后完全无痛，1 例有轻度疼痛，1 例有不规律的中度疼痛。所有患者都回到了以前的工作岗位，X 线片均未提示关节炎表现。

过去局限性腕中关节融合术多采用三角钩融合的方法，可解决痛性弹响问题，但患者术后可出现痛性桡腕撞击或月三角进行性退变。桡月融合术除了可解决弹响以外，还可保留大多数活动，术后腕关节生物力学也更接近正常 [1]。

对于背侧腕中关节不稳定，保守治疗时可先进行 ECU、ECRL 及 ECRB 的本体感觉再教育康复训练。上述肌肉收缩可以使远排腕骨背伸，防止近排腕骨过伸和头状骨背侧半脱位。若保守治疗效果不佳，也可行手术治疗。Johnson 和 Carrera[80] 报道了采用掌侧入路，用不可吸收缝线拉紧、关闭长桡月韧带及桡舟头韧带之间的间隙（Poirier 间隙），从而防止头状骨背侧移位的术式，取得了不错的疗效，对活动度的影响也不大。Gajendran 等 [44] 报道的背侧入路紧缩腕中关节背侧关节囊的术式也取得了不错的效果，且操作更加简便。

对于联合桡腕、腕中关节不稳定者，治疗选择较少，桡月融合术可能是最理想的手术治疗方法 [1]。

五、复杂性腕不稳定

除了上述分离型腕不稳定（CID）和非分离型腕不稳定（CIND）两种类型，其他的腕骨或腕关节脱位都属于复杂性腕不稳定（carpal instability complex，CIC）。

CIC 主要包括以下类型：①月骨周围背侧脱位（小弧损伤）。②月骨周围背侧骨折脱位（大弧损伤）。③月骨周围掌侧脱位（小弧或大弧损伤）。④腕关节轴向脱位。⑤单独腕骨脱位。

前三类都属于月骨周围损伤（perilunate injuries），多由腕关节高能量损伤所致。月骨周围掌侧脱位罕见，多由直接暴力导致远排腕骨相对于月骨发生掌侧移位和脱位，可仅为脱位，也可合并腕骨骨折。月骨周围背侧脱位或背侧骨折脱位相对多见，其中月骨周围背侧脱位也被称为小弧（lesser arc）损伤，其主要病理特征是月骨周围的韧带组织损伤撕裂，月骨之外的其他腕骨向背侧脱位，虽然背侧脱位的腕骨有将月骨推向掌侧的趋势，但月骨尚处于桡骨远端月骨窝内（图 8-14）。月骨周围背侧骨折脱位，也被称为大弧（greater arc）损伤，主要病理特征是舟骨骨折（也可包括其他更多的腕骨骨折），伴月骨周围的其他腕骨向背侧脱位。对于典型的合并舟骨骨折的月骨周围背侧骨折脱位，常被称为“经舟骨月骨周围脱位”，是最常见的一种月骨周围损伤（图 8-15）。

关于月骨周围损伤常有两个概念容易引起混淆。第一是月骨脱位的概念。在某些严重的月骨周围脱位中，月骨会明显向掌侧旋转半脱位或完全脱出桡骨远端月骨窝，而其他腕骨与桡骨间的关系大致正常，这种特别的损伤也被称为月骨脱位。月骨脱位与月骨周围脱位实际上是同一个病理过程的两个阶段，其治疗方法也基本相同。另一个易混淆的概念是，月骨周围脱位常被认为是单纯韧带损伤，但实际上在韧带损伤时也可引起撕脱骨折。同样地，经舟骨月骨周围骨折脱位常被认为损伤暴力经过舟骨引起骨折，此时舟月韧带应该是完好的，但临床上却可以见到舟骨骨折和舟月韧带损伤同时发生的情况，说明这两种损伤并非

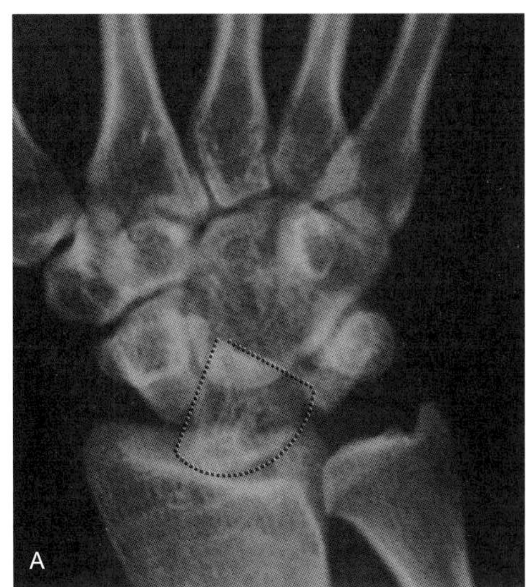

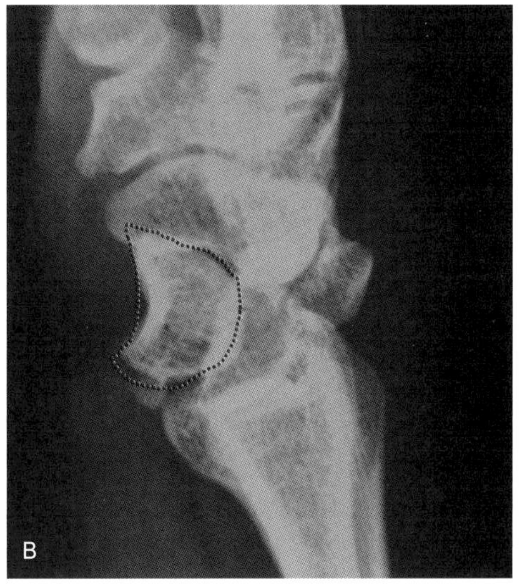

图 8-14　月骨周围脱位（小弧损伤）。A. 正位 X 线片示月骨呈三角形外观，Gilula 弧线中断；B. 侧位 X 线片示除月骨之外的腕骨向背侧脱位，月骨受推挤，虽仍位于桡骨远端月骨窝之上，但有向掌侧半脱位的倾向。

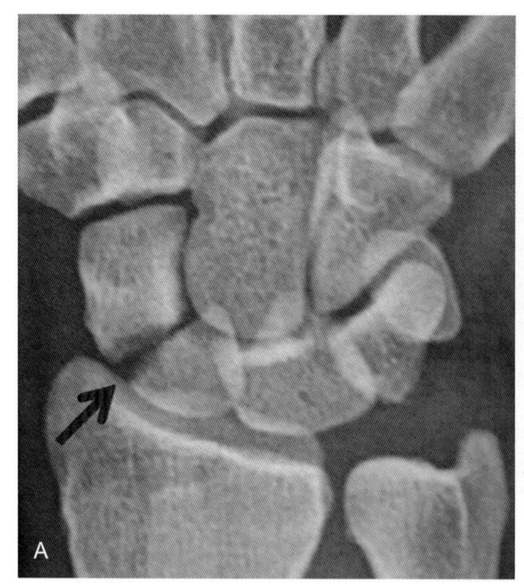

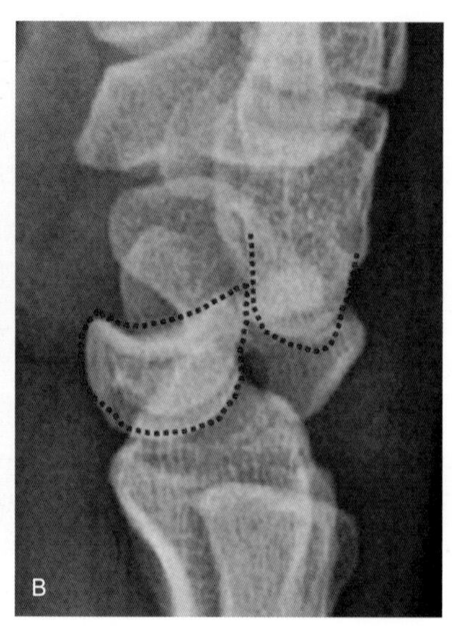

图 8-15　经舟骨月骨周围脱位。A. 正位 X 线片示舟骨骨折（箭头所示），Gilula 弧线不连续；B. 侧位 X 线片示除月骨之外的腕骨向背侧脱位，月骨尚位于桡骨远端月骨窝之上。

不能同时发生。Herzberg 等的多中心研究也显示，在 166 例月骨周围脱位病例中，有 6 例（3.8%）同时发生舟骨骨折与舟月分离[81]。

月骨周围损伤的早期治疗与其他骨关节脱位的类似，需在急诊室尝试对头月关节的脱位进行手法闭合复位。急诊室的早期复位可对腕管内受压的正中神经进行减压，并降低脱位腕骨存留滋养血管的张力，从而降低腕骨缺血性坏死发生的概率。复位需两人合作，主要复位者在腕关节远侧纵向牵引并使患者的腕关节背伸，助手在腕关节近侧握住患者的前臂进行对抗牵引。在维持牵引将腕关节间隙牵开的同时，主要复位者将患者腕关节从背伸转为掌屈，同时用拇指从掌侧向背侧推挤月骨（图 8-16）。如果复位成功，常可感觉到头月关节复位的弹响感。保持拇指对月骨的推挤，逐渐将腕关节回复到功能位，临时用石膏固定后，进行透视或 X 线平片检查，查看头月关节复位是否成功[1, 82]。如果影像学检查显示闭合复位不成功，有学者建议可再次进行闭合复位，或在麻醉下进行再次闭合复位。但新近的研究显示反复尝试手法复位，可能造成腕关节软骨二次损伤的不良后果，建议如果初次手法复位失败，不宜再反复尝试，可早期进行切开复位内固定或在关节镜辅助下进行复位及之后的手术治疗[83-87]。

由于广泛韧带损伤导致近排腕骨固有的不稳定，过去单纯采用石膏固定的治疗方法已被证实可导致不可接受的结果，所以即使头月关节可获得手法闭合复位，也应该尽早进行手术治疗[88]。手术治疗包括目前被最多采用的切开复位内固定术，以及经皮内固定术和腕关节镜辅助复位固定术。

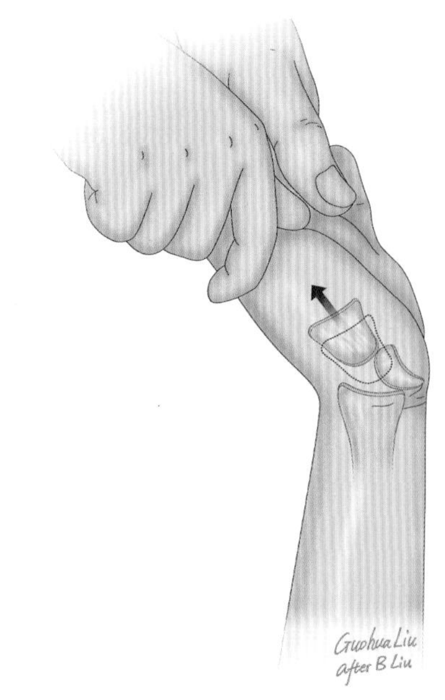

图 8-16　月骨周围脱位手法复位示意图。

切开复位内固定术是过去数十年最被广泛采用的治疗方法。手术的目标为精确复位骨折及脱位并进行稳固固定，同时检视及缝合修复重要的腕关节韧带。文献报道的背侧入路、掌侧入路和掌背侧联合入路均有其支持者。背侧入路相对容易，经典的显露方法是：以 Lister 结节为中心，作背侧纵行切口，于第 2~3 伸肌间室切开伸肌支持带。打开第 3、4 伸肌间室间隔，牵开伸肌腱，掀起关节囊组织瓣，显露桡腕及腕中关节。对于小弧损伤，采用经皮克氏针作为操纵杆进行舟月关节的准确复位，并以 2 枚克氏针进行固定。对于大弧损伤，同样可用经皮克氏针作为操纵杆进行直视下的舟骨骨折解剖复位（图 8-17）。直视及透视下确认复位满意后，可采用

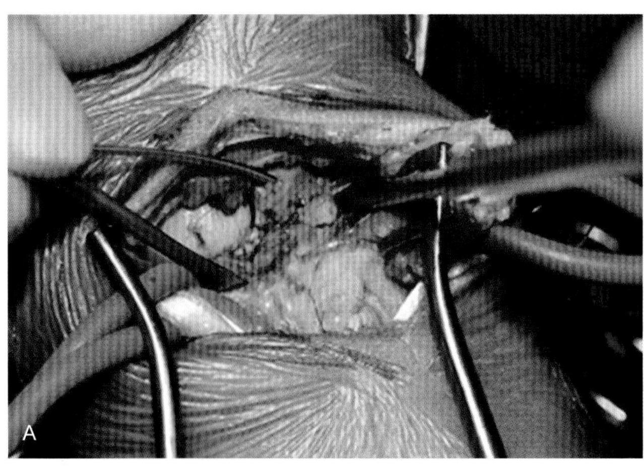

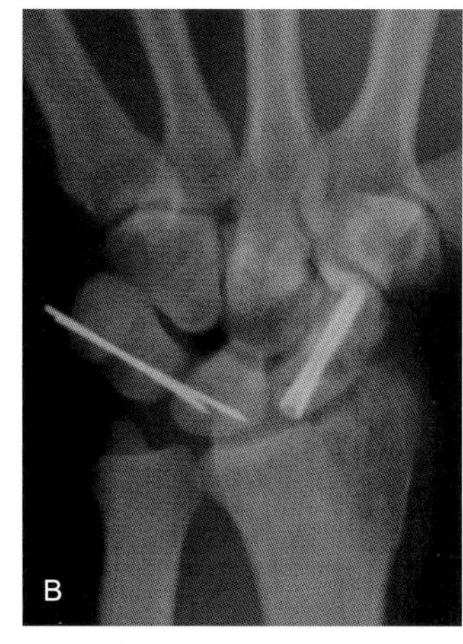

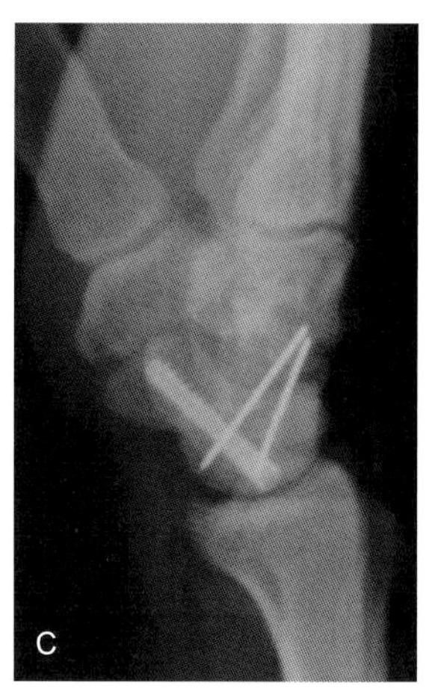

图 8-17　经舟骨月骨周围脱位的手术方法。A. 经背侧入路显露，用克氏针作操纵杆，直视下复位舟骨骨折；B. 确认骨折脱位复位满意后，从背侧入路置入加压空心螺钉固定舟骨骨折，用 2 枚克氏针固定月三角关节，术中正位 X 线片所示；C. 术中侧位 X 线片所示。

空心加压螺钉或 2 枚以上的克氏针（或螺钉结合克氏针）进行固定（图 8-17）。若合并其他腕骨骨折（头状骨、三角骨、月骨等）、桡骨茎突骨折或尺骨茎突骨折，需根据骨块大小及移位情况予以复位内固定或外固定处理。无论是大弧还是小弧损伤，都需同时对月三角关节进行准确复位及用 2 枚经皮克氏针固定，以利于月三角关节韧带的愈合及稳定性恢复。采用背侧入路可有机会同时对可修复的背侧舟月骨间韧带或月三角骨间韧带进行缝合修复。韧带修复后用经皮克氏针固定舟月间隙或月三角间隙 8 周。

有学者建议采用掌侧入路进行切开复位内固定。掌侧入路为取腕管切口并向近端“Z”形延长，牵开屈肌腱及正中神经，可暴露腕管底部的掌侧关节囊。如果是月骨周围损伤，往往可观察到掌侧关节囊已被撕裂。沿此撕裂口可显露桡腕及腕中关节，从而进行骨折脱位的切开复位内固定。掌侧入路的优点为可同时进行腕管切开以充分减压正中神经，并有机会缝合修复月三角韧带较为强韧的掌侧部及掌侧关节囊裂口（图 8-18）。由于掌侧切口及背侧切口均有各自的优点和局限性，因此较多学者建议采用掌、背侧联合切口，理论上可以充分显露腕关节，利于解剖复位骨折脱位及全面处理损伤的结构。尽管如此，尚缺乏大宗前瞻性随机对照试验证实某一种入路的临床疗效优于其他入路。

头月关节闭合复位后，有作者报道采用经皮内固定术，即在 X 线透视辅助下通过经皮克氏针作为操纵杆进行骨折及脱位的复位和经皮内固定。但需要注意的是，该技术仅适用于所有腕关节内骨折及

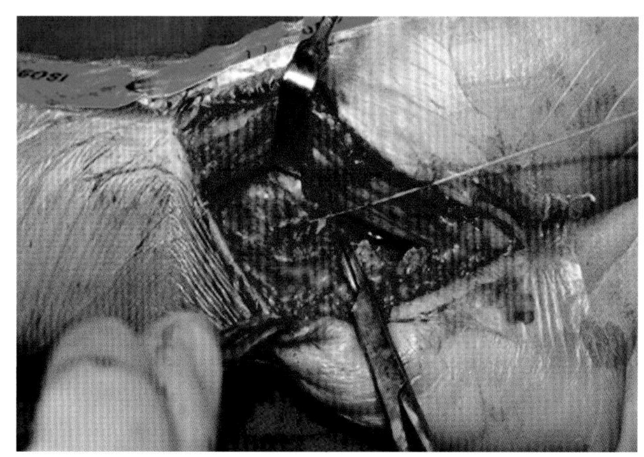

图 8-18　采用掌侧入路松解腕管并缝合撕裂的掌侧月三角韧带。

脱位都可通过闭合复位获得完全解剖复位者。Chou 等 [89] 的报道显示，由于仅靠 X 线透视复位，有时难以达到移位舟骨骨折的解剖复位，术后约一年即会出现腕关节桡侧磨损及关节炎表现。

虽然切开复位内固定及韧带修复为目前最常用的治疗方法，但患者的临床疗效并非完全令人满意。患者往往需要长达一年的康复治疗才可逐渐恢复，腕关节的活动度只能达到健侧的 70% 左右，握力亦有丢失，只有不到 1/3 的患者能够重返重体力劳动 [1]。腕关节囊的切开显露，会不可避免地导致关节囊瘢痕及腕关节僵硬，同时，切开手术可对本已薄弱的腕骨血供造成进一步的影响，增加了腕骨缺血性坏死及骨折不愈合的风险。因此，最近有学者提出并报道了腕关节镜辅助下微创复位固定治疗月骨周围损伤的方法，早期结果满意。

笔者等 [83] 的研究中纳入了 40 例腕关节镜辅助

复位及经皮内固定的病例，对 31 位患者随访超过 1 年，其中经舟骨月骨周围骨折脱位 26 例，月骨周围脱位 5 例。对所有患者均在急诊室尝试对头月关节的脱位进行手法复位，但手法复位只尝试 1 次，如果手法复位失败，则不再重复尝试，以避免对腕关节软骨造成医源性二次损伤。对所有患者均在就诊后数日内进行腕关节镜辅助下微创手术治疗。对于手法复位失败者，在腕关节镜吊塔牵引下，进行关节镜辅助复位。在腕关节镜轴向牵引力的作用下解锁脱位，用关节镜探钩从腕背 3-4 入路置入，勾住向掌侧半脱位的月骨背侧缘（如不合并舟骨骨折）或舟月韧带背侧（如合并舟骨骨折）。探钩向近侧撬拨并向背侧回拉，可将向掌侧半脱位的月骨（如不合并舟骨骨折）或月骨 - 舟骨近侧骨块联合体（如合并舟骨骨折）在关节镜监视下复位（图 8-19）。复位头月关节后，在 X 线透视及关节镜引导下，以经皮克氏针为操纵杆，进行舟骨骨折和月三角关节的微创复位，在 X 线透视及关节镜下确认复位满意后，用克氏针临时固定（图 8-20）。最终的固定与前述切开手术的固定相同，以螺钉或克氏针（或两者联合）固定舟骨，以 2 枚克氏针固定月三角关节。平均随访 14.8 个月，受伤后至手术前的时间平均为 8 天（2~20 天）。末次随访时，所有患者的腕关节力线都得以恢复和维持。25/26 例舟骨骨折的平均愈合时间为 13 周（9~20 周）。1 例舟骨不愈合，由于患者仅有轻微的腕部疼痛和对功能无显著影响，所以患者不考虑进行进一步的治疗。9 位患者出现正中神经症状，但都在术后 2 周自行恢复。末次随访时发现，平均屈伸弧度为 115°（80°~150°），为对侧的 86%；平均握力为 33 kg，为对侧的 83%。Mayo 腕关节评分平均 87，评分为非常好的有 17 例，好的有 9 例，一般的有 4 例，差的有 1 例。此例结果为差的患者同时存在三角纤维软骨复合体（triangular fibrocartilage complex，TFCC）损伤，诉握拳时和旋转活动时腕部尺侧疼痛。他的 DASH 评分 7 分，PRWE 评分 10 分。所有的患者（包括 15 位体力劳动者）都能回到受伤前所从事的工作中，平均为 4 个月（1~12 月），3 名劳动工人回到了岗位上但减少了劳动强度。最近报道的其他腕关节镜辅助微创治疗月骨周围损伤的结果也显示了类似较好的疗效[84-89]。

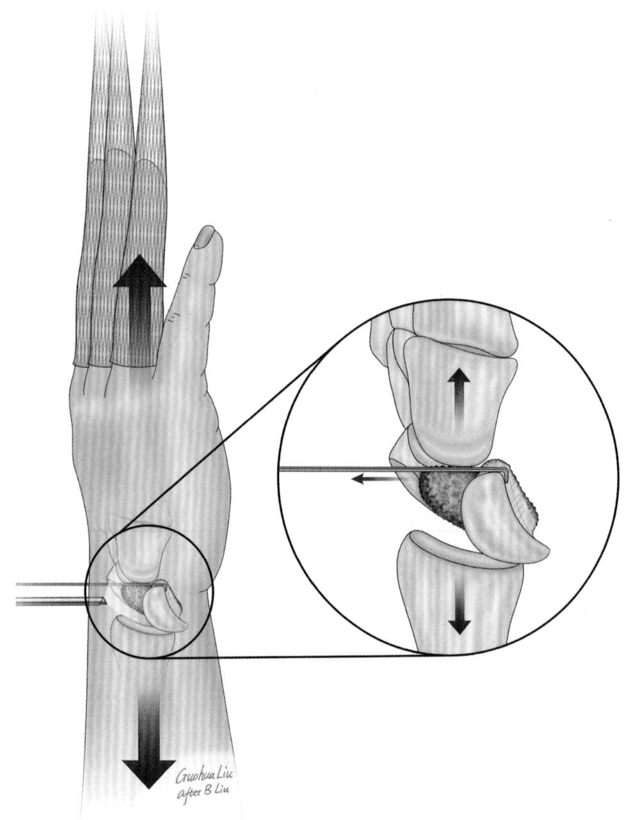

图 8-19　腕关节镜辅助下微创复位头月关节脱位。

Oh 等[87]回顾性地比较了经舟骨月骨周围骨折脱位应用关节镜辅助手术和切开复位手术的效果。将 20 例经舟骨月骨周围骨折脱位病例分成关节镜组 11 例和切开组 9 例，随访最少 2 年。关节镜组所有患者都获得了舟骨骨折愈合，切开复位组 8/9 例愈合。末次随访时，关节镜组的平均腕关节屈伸活动范围（125°）显著优于开放手术组的（106°）。关节镜组平均握力为健侧的 81.1%，开放组为 80.9%。两组平均 Mayo 腕关节评分分别为 85（关节镜）和 79（开放）。关节镜组的 DASH 评分 11，开放组 21。两组间舟月角、桡月角、月三角间距相差不大，关节镜组为 47°、1.7° 和 2.0 mm，开放组为 49°、5.6° 和 2.1 mm。对比结果显示，两种手术方式都能实现腕部稳定，但关节镜治疗组术后患者的 DASH 评分和屈伸活动范围明显好于开放手术组。

当然，腕关节镜辅助的微创复位及经皮固定术并非容易，技术难度相对较大，需要由具有较丰富腕关节镜手术经验的医生完成。但随着腕关节镜技术的不断发展，该治疗的理念和方法正被越来越多的学者采用，正成为治疗月骨周围损伤的一种有前景的治疗选择。

对于由于延误诊治而未能得到及时复位的陈旧性月骨周围损伤，治疗相对困难。伤后延误多长时间的陈旧性脱位仍可进行切开复位内固定，目前仍无明确的最后期限，文献中也有伤后半年以上患者仍获得成功复位的报道。这种情况下往往需要外固定支架辅助进行腕关节的预牵引，同时采用掌背侧联合入路进行松解复位。尽管如此，患者的腕关节活动度及功能往往恢复不佳。对于大多数陈旧性未复位的月骨周围损伤，更普遍的治疗方法为近排腕骨切除术，手术操作相对容易，可达到相对容易预测的合理结果[1]。

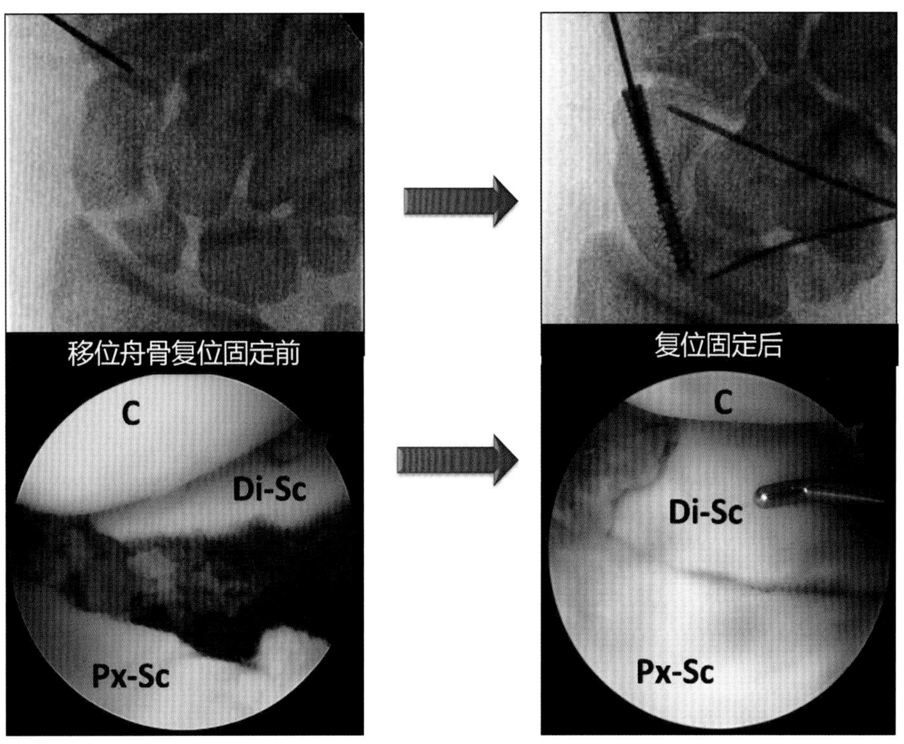

图 8-20　X 线透视及腕关节镜引导下进行移位舟骨的经皮复位内固定。Di-Sc：舟骨远侧骨块；Px-Sc：舟骨近侧骨块；C：头状骨。

第二节　桡尺远侧关节损伤

桡尺远侧关节也称下尺桡关节，包括骨性结构及软组织稳定结构两大部分。骨性结构由尺骨头的桡尺远侧关节面及桡骨远端的乙状切迹关节面构成。该关节连接桡、尺骨远端，构成前臂的远侧旋转轴。DRUJ 损伤若没有得到妥善治疗，可影响前臂旋转的稳定性和活动度，腕尺侧可出现旋转痛、支撑痛和负重痛，晚期可出现关节退变。充分理解 DRUJ 及其稳定结构的功能解剖及生物力学，对 DRUJ 损伤的准确诊断与恰当治疗十分重要[90, 91]。

【功能解剖及生物力学】 DRUJ 的稳定结构包括骨性稳定结构和软组织稳定结构。骨性稳定结构取决于尺骨头与桡骨远端乙状切迹的关节面形态。桡骨远端乙状切迹的关节窝虽然较浅，但其背侧及掌侧边缘对 DRUJ 的稳定性仍然起一定作用。如果乙状切迹掌背侧缘存在先天性发育不良或外伤性缺损，均会导致 DRUJ 不稳定。不同个体之间乙状切迹的解剖形态存在差异。在横断面观察，乙状切迹可呈现平坦形（42%）、斜坡形（14%）、“C”形（30%）和“S”形（14%）等构型。平坦的乙状切迹对 DRUJ 的稳定作用较小，患者较易发生不稳定，软组织稳定结构损伤后修复的效果也相对不佳[92]。在冠状面观察，乙状切迹关节面与桡尺骨长轴夹角可为平行（55%）、成角（33%）或反向成角（33%）。因此，尺骨短缩手术后可能增加 DRUJ 的不匹配，增大关节面之间的应力，尤其是反向成角的类型[93]。

从骨性结构而言，DRUJ 是一个潜在不稳定的关节，其稳定性主要依靠关节周围的软组织稳定结构，包括：①提供动态稳定性的旋前方肌、尺侧伸腕肌等。②提供静态稳定性的 TFCC、骨间膜和 DRUJ 关节囊等结构。

TFCC 是位于尺骨头与尺侧腕骨之间的一个重要而复杂的韧带、软骨复合结构，是 DRUJ 最主要的稳定结构（图 8-21）。除了稳定 DRUJ，TFCC 还起到缓冲腕关节尺侧轴向负荷、稳定和支撑尺侧腕骨的作用。TFCC 由三角纤维软骨盘（triangular

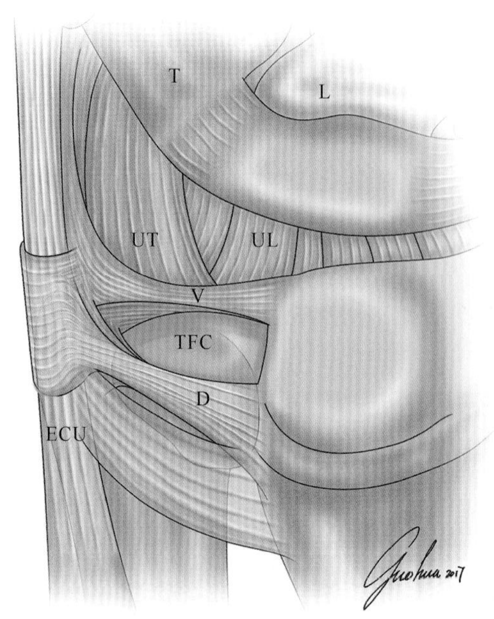

图 8-21 三角纤维软骨复合体（TFCC）的主要结构示意图。TFC：三角纤维软骨盘；V：掌侧下尺桡韧带；D：背侧下尺桡韧带；UT：尺三角韧带；UL：尺月韧带；T：三角骨；L：月骨；ECU：尺侧伸腕肌腱。

fibrocartilage，TFC）、掌侧和背侧下尺桡韧带（distal radioulnar ligament，DRUL）、尺侧伸腕肌腱鞘基底（extensor carpi ulnaris subsheath）、尺腕韧带（ulnocarpal ligament）中的尺月韧带（ulnolunate ligament）和尺三角韧带（ulnotriquetral ligament）及半月板同系物（meniscus homologue）等结构组成。

TFC 也称为关节盘（articular disc），由纤维软骨构成，其桡侧较宽，与桡骨远端乙状切迹关节面的透明软骨相延续，向尺侧延伸逐渐变窄，最终与下尺桡韧带尺侧止点的纤维相融合。关节盘覆盖于尺骨头上，远侧面与月骨和三角骨相对。关节盘的掌侧和背侧缘与掌侧、背侧下尺桡韧带紧密相连，在桡腕关节镜下并不能看出两者的区别，只能看到关节盘的外周部变厚。关节盘在冠状面为楔形，桡侧薄，尺侧厚。在矢状面则中央薄，外周厚。研究发现，切除关节盘中央 2/3，保留外周部分 2 mm，对腕关节的运动学影响不大，但如果切除范围大于关节盘的 2/3，累及外周部 2 mm 时，不仅腕关节尺侧的应力传导将减小，而且可能影响桡尺远侧关节的稳定性[90]。

掌侧和背侧下尺桡韧带是 DRUJ 的主要稳定结构，分别由桡骨远端乙状切迹的掌侧缘和背侧缘发出，向尺侧延伸汇合，在近止点部位分为深、浅两层纤维。浅层纤维止于尺骨茎突基底及中部，深层纤维止于尺骨头凹（fovea）区域，该区域为尺骨茎突基底桡侧、尺骨头几何中心部位的一个没有软骨覆盖的凹陷区域，为下尺桡韧带深层纤维和尺腕韧带的主要附着点[90]。由于尺骨头凹与尺骨茎突基底邻近，因此，影像学检查显示的尺骨茎突基底骨折，遭外伤暴力时也可能同时导致下尺桡韧带深层损伤。

尺侧伸腕肌腱鞘基底是稳定尺侧伸腕肌腱的重要结构，其腱鞘基底与下尺桡背侧韧带及三角纤维软骨盘相连。尺侧伸腕肌腱鞘基底在桡尺远侧关节稳定性中的作用存在争议。有作者通过生物力学研究发现该结构对桡尺远侧关节稳定性并无特别作用，但也有研究认为该腱鞘基底可稳定尺侧伸腕肌腱，通过尺侧伸腕肌腱对桡尺远侧关节起到间接稳定作用[90]。

尺腕韧带包括尺月韧带、尺三角韧带和尺头韧带（ulnocapitate ligament）。尺腕韧带对维持桡尺远侧关节稳定性的作用较小，但对维持尺腕关节稳定性方面有重要作用。尺三角韧带起于尺骨头凹和半月板同系物的掌侧以及下尺桡掌侧韧带，向远侧走行，止于三角骨。腕关节镜下在该韧带远侧可观察到豆三角孔。尺月韧带起于尺骨头凹和关节盘的掌侧及下尺桡掌侧韧带，向远侧走行，止于月骨。尺头韧带一般不列为 TFCC 的一部分，其起于尺骨头凹掌侧和下尺桡掌侧韧带，向远侧走行于尺月和尺三角韧带掌侧面，止于头状骨[90]。

与组成 TFCC 的其他结构不同，半月板同系物并不由致密的胶原纤维构成，而由富含血管的疏松结缔组织构成，其朝向关节内的一面由滑膜细胞覆盖，构成桡腕关节尺侧关节囊的内侧壁。该结构充填于下尺桡韧带浅层纤维、关节囊以及三角骨所围成的桡腕关节最尺侧的空间内[90]。

前臂骨间膜（interosseous membrane，IOM）对前臂力学的完整性起重要作用，其中骨间膜远侧部分（远斜束）也是 DRUJ 的次要稳定结构，DRUJ 完全性脱位或下尺桡完全性分离只发生在 IOM 损伤或强度不足时。Miyamura[94] 等的一项尸体标本研究结果提示，单纯切断 TFCC，尺骨头的掌向位移不明显；只有同时破坏骨间膜远侧部分，尺骨头才会向掌侧位移完全超过乙状切迹前缘。

主动旋前和被动旋后时，旋前方肌与关节变化相适应，稳定桡尺远侧关节。旋前时 ECU 收缩，向背侧抬高尺侧腕关节，向掌侧按压尺骨头，限制尺骨头过度背侧凸出。

前臂旋转运动的轴线经过近端桡骨头和远端尺

骨头的横断面中心。由于乙状切迹较浅并且曲率半径较尺骨头大，前臂旋转过程中尺骨头和乙状切迹间会产生滑移，在关节表面发生滚动和滑动。旋前时的滑动导致尺骨头位于乙状切迹背侧，旋后时的滑动导致尺骨头位于乙状切迹的掌侧[90]。此外，在前臂旋转时，随着桡骨远端绕着尺骨头进行旋转，尺骨头与 TFCC 的相对位置也发生变化。当前臂旋后时，TFCC 将从尺骨头表面向背侧滑过；在前臂旋前时，TFCC 将从尺骨头表面向掌侧滑过（图 8-22）。

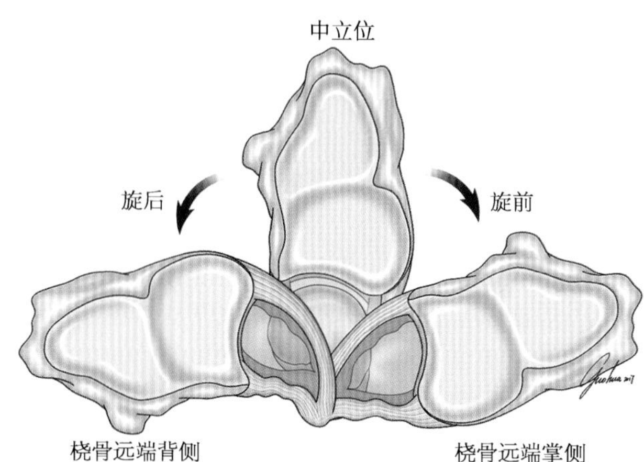

图 8-22　尺骨头与 TFCC 的相对位置随着前臂的旋转发生变化。当前臂旋后时，TFCC 将从尺骨头表面向背侧滑过；在前臂旋前时，TFCC 将从尺骨头表面向掌侧滑过。

掌侧和背侧下尺桡韧带在前臂旋转时起的作用较复杂，且一度存在争议。由于下尺桡韧带掌、背侧深层纤维间的夹角大于掌、背侧浅层纤维间的夹角，所以深层纤维对维持桡尺远侧关节的稳定性方面更具生物力学优势。1985 年，Af Ekenstam 和 Hagert 通过尸体标本研究得出结论：在前臂旋后时，下尺桡背侧韧带紧张，掌侧韧带松弛；旋前时则相反，下尺桡掌侧韧带紧张。1991 年，Schuind 等发表研究论文否定了 Af Ekenstam 和 Hagert 的结论。他们采用 X 线立体摄影测量（stereophotogrammatic analysis）技术采集荧光标记物的变化，得出结论：旋前时背侧韧带紧张，旋后时掌侧韧带紧张。1994 年，Hagert 再次发表其新的研究结论，认为上述两个结论都正确，只是都不够完整。他们早前的实验方法破坏了浅层纤维，因而仅检测了深层纤维的作用；而荧光标记技术则仅检测了浅层纤维的功能。因此，目前公认的下尺桡韧带完整的生理功能应该表述如下：前臂旋前时，下尺桡掌侧韧带深层与背侧韧带浅层紧张，而旋后时相反，为下尺桡背侧韧带深层与掌侧韧带浅层紧张。Hagert 还发现，在前臂最大旋前、旋后位时，尺骨头几乎已经脱出浅层纤维的作用范围，此时，深层韧带是主要的稳定结构，防止尺骨头继续脱出乙状切迹。由此也可证实在维持桡尺远侧关节稳定性方面，下尺桡韧带的深层纤维更重要[95]。Xu 与 Tang 通过 CT 扫描、骨立体重建和韧带长度测量也证实了 Hagert 的结论[96]。

TFCC 关节盘的血供主要来源于骨间前动脉的掌、背侧支，分别供应 TFCC 的掌侧和背侧部分。尺动脉的掌侧桡腕支和背侧桡腕支参与供应 TFCC 尺、掌侧部。这些血供主要通过 TFCC 的尺侧、背侧及掌侧关节囊附着部进入 TFCC 关节盘，并呈放射状分布。这些血供往往只穿透关节盘的外周 15%~20%，关节盘中央 80%~85% 区域是相对缺少血供的。此外，相对于尺侧附着部，关节盘的桡侧附着部也处于相对缺血的状况[97, 98]。TFCC 的掌侧、尺侧部主要由尺神经支配，背侧部主要由骨间后神经支配。尺神经背侧皮支对 TFCC 的神经支配有较多变异，可支配 TFCC 的各个部位[90]。

【临床诊断】

1. 病史特征　患者常有摔倒时手撑地、用力托举重物、主动扭转用力或被动扭伤腕部的病史。DRUJ 可单独受损，也常合并桡骨远端骨折。DRUJ 损伤患者常见的主诉为腕尺侧疼痛，前臂旋转用力时明显，严重者不能拧毛巾、撑床和提重物等，可伴腕关节活动范围受限。桡尺远侧关节的稳定结构损伤若未能得到有效治疗，可导致桡尺远侧关节不稳定或半脱位，患者可出现前臂旋转时弹响感、不稳感或提重物时无力感。晚期，可出现关节退变和僵硬。

2. 临床检查　进行腕关节体检时，必须始终与健侧腕关节进行对比。仔细观察腕尺侧是否肿胀，尺骨头是否有背侧半脱位。触诊时仔细确定压痛点是帮助明确病变位置和结构的重要手段。比如，尺侧鼻烟窝（尺骨头远侧水平，位于尺侧伸腕肌和尺侧屈腕肌之间的软组织凹陷）压痛（fovea sign），提示可能存在 TFCC 损伤。

DRUJ 的主、被动旋转活动度是重要的体检内容。DRUJ 损伤者，前臂主动用力旋前或旋后，或被动做最大旋前和旋后动作，多数可诱发不同程度的腕尺侧疼痛。旋前、旋后出现活动度下降并伴有骨擦感是 DRUJ 关节炎的表现。

（1）DRUJ 冲击试验（ballotment test）：是最重要的临床体检试验之一。检查者的一只手同时固定桡骨远端与腕骨，另一只手握住尺骨远端，分别在腕关节中立位和旋前、旋后位向掌、背侧推移尺骨，检查掌向和背向的活动度，如果尺骨头相对于桡骨远端的掌背向移动度增大，提示桡尺远侧关节不稳定（图 8-23)。在旋转中立位时 5 mm 以内的位移可被视为正常，但极度旋前、旋后位时正常的 DRUJ 不应有明显的掌背向位移，因为此时 TFCC 紧张并制约关节活动。在桡偏位时，由于尺腕韧带和尺侧伸腕肌腱紧张，也不应出现明显的桡尺远侧关节移位[99]。

进行 DRUJ 冲击试验时需要检查双侧手腕，进行对比。若观察到患侧尺、桡骨间的活动度明显大于对侧，则提示 DRUJ 冲击试验阳性。Onishi 等[100]的一项生物力学研究比较了握持法（检查者的一只手同时握住桡骨远端与腕骨，另一只手握住尺骨远端）和非握持法（两只手分别抓桡骨远端和尺骨远端）进行冲击试验的诊断效果，结果表明采用握持法检查，在 TFCC 完好时桡尺远侧关节的移动度小，TFCC 损伤后的移动度增加更明显，推荐使用握持法进行冲击试验。

(2) 琴键征（piano key sign)：阳性也提示 DRUJ 不稳定。检查方法为令患者前臂旋前，摆放在桌上，可见尺骨头向背侧脱位或半脱位较对侧凸出，检查者对向背侧凸出的尺骨头施加压力以回复尺骨头半脱位，通常关节能被动回位，但压力去除后又弹回至背侧脱位或半脱位状态（图 8-24)[101]。

(3) TFC 剪切试验：用于评估 TFC 抵抗前后剪切力的能力。方法是，同时向背侧挤压豌豆骨及向掌侧按压尺骨远端，出现疼痛或弹响即为阳性。DRUJ 不稳定时可以出现关节活动度增大[102]。

(4) 下压试验（press test)：可以复制尺腕关节的动态负荷过程，即让患者扶住椅背支撑站起。诱发出腕尺侧疼痛提示阳性，但该试验的特异性较差[90]。

由于 DRUJ 与尺腕关节和月三角关节及尺侧伸腕肌腱的解剖位置邻近，腕尺侧痛的临床症状容易混淆。因此，进行 DRUJ 体检时，必须对上述结构逐一检查，以鉴别症状的准确来源。

3. X 线检查　腕关节的 X 线平片检查仍然是一项重要的影像学检查。腕关节后前位 X 线片可以观察是否存在合并的骨性异常，如新鲜或陈旧的桡骨远端骨折或尺骨茎突骨折。通过 X 线平片判断桡尺远侧关节是否分离，不但存在一定的主观性，而且 X 线片拍摄欠标准也会产生很大误差。拍摄标准的后前位 X 线片时，应肩关节外展 90°，肘关节屈曲 90°，前臂旋转至中立位，手掌平置于胶片暗盒上，并且腕关节位于屈伸和桡尺偏的中立位。尺骨变异情况也应在标准的腕关节后前位片上测量判断。尺侧伸腕肌腱沟的位置可用于判断腕关节后前位是否标准，当其皮质骨轮廓在茎突长轴桡侧时为标准后前位[103]。当前臂旋前、用力握拳或旋前同时握拳时，后前位 X 线片会显示动态尺骨正向变异[104, 105]。测量尺骨变异的方法中最常用的是垂直测量法，即经过桡骨远端掌侧硬化缘作桡骨长轴的垂线，测量其与尺骨穹顶远端皮质缘的距离。

应拍摄标准腕关节侧位 X 线片判断桡尺远侧关节脱位或半脱位情况（图 8-25)。常用豌豆骨在侧位片中的位置来判断腕关节侧位片是否标准，标准侧位片中豌豆骨的掌侧面应位于舟骨远极和头状骨掌侧面中间[90]。若拍摄侧位片时前臂旋前或旋后，则无法准确判断关节对合情况。应力侧位片能更好

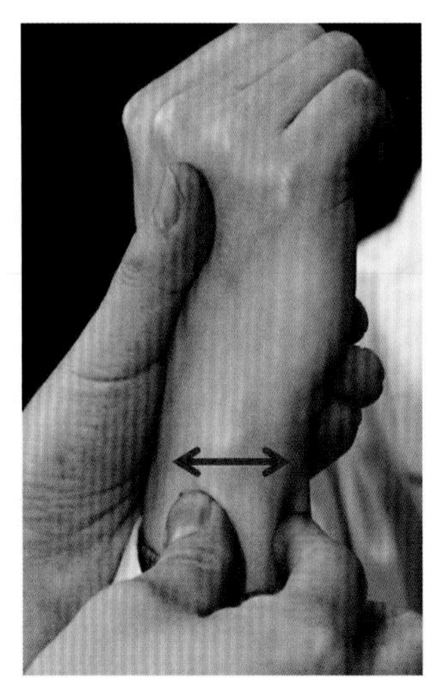

图 8-23　DRUJ 冲击试验。

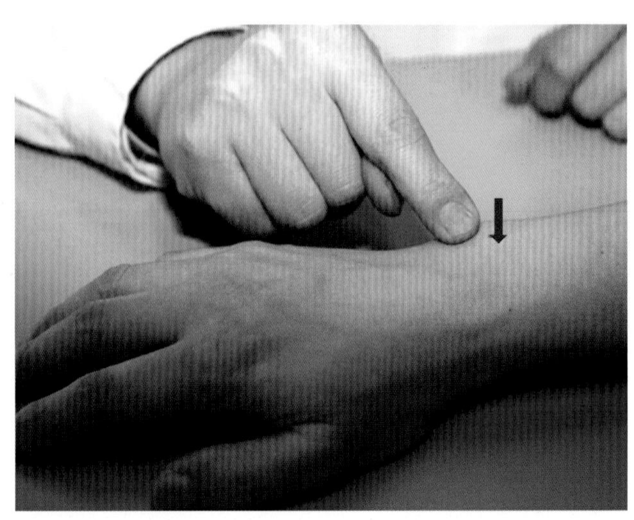

图 8-24　琴键征。

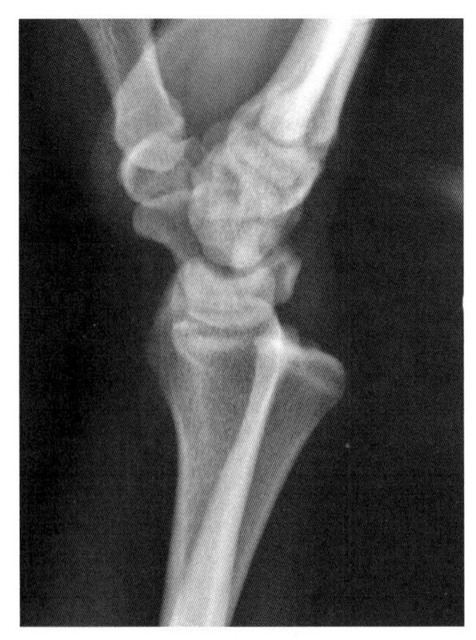

图 8-25　腕关节 X 线侧位片显示尺骨头背侧脱位。

地显示桡尺远侧关节不稳定[106]。

X 线关节造影检查的临床相关性较差，但可作为有效的筛查手段。腕尺侧痛患者若体格检查不明确、关节造影检查阴性，多预示症状可经过保守治疗得到改善[107]。

4. CT 检查　可以发现一些标准 X 线片上难以识别的乙状切迹骨折[108]。多种方法可在 CT 图像上评估桡尺远侧关节的稳定性，包括：掌背侧桡尺线法（Mino 法）[109]、皮质中心和对合法[110]及桡尺比法[111]（图 8-26A~D）。当桡尺远侧关节不稳定较轻微时应联合应用上述评估手段。皮质中心和对合法评估桡尺远侧关节不稳定最可靠（图 8-26E），其正常范围在旋前时 −0.35~−0.06，旋后时 −0.11~0.19[112]。Naito 等[113]比较了一种新的尺骨背侧移位 CT 测量方法与两种传统的桡尺线方法的结果。作经过乙状切迹背侧点和 Lister 结节桡侧起始点的连线（即伸肌腱底板的基线），在 Lister 结节顶点作与之平行的 C 线，尺骨头超出 C 线背侧提示尺骨背侧移位。该方法敏感性、特异性、阳性预测价值、阴性预测价值均优于传统桡尺线法。由于不同个体的桡尺远侧关节松弛度存在较大差异，临床上桡尺远侧不稳定诊断的作出必须结合病史和体格检查的结果进行综合判断[90, 114]。

5. MRI 检查　是诊断 DRUJ 损伤的重要检查。标准情况下采用前臂旋前位（超人体位）进行扫描，此体位也更容易显示桡尺远侧关节的背侧半脱位情况（图 8-26F）。高质量的 MRI 诊断 TFCC 损伤的敏感性和特异性均较高，是目前诊断不同类型 TFCC 损伤最理想的无创检查手段。高质量 MRI 的要求有：场强 3.0T，腕关节专用线圈，观察范围 ≤ 10 cm，层厚 ≤ 2 mm，包括 T1 脂肪饱和质子密度序列（T1 压脂序列）或 T2FSE 序列[115, 116]。参数合理的 MRI 才可较好地显示 TFCC 损伤的部位和范围，特别是深层和浅层纤维在尺侧止点的损伤信息[116]。

6. 关节镜检查　关节镜检查可进一步评估 TFCC 损伤情况。虽然桡腕关节镜检查不能直接观察到下尺桡韧带深层纤维在尺骨茎突基底止点的损伤情况，但可通过蹦床试验（trampoline test）和探

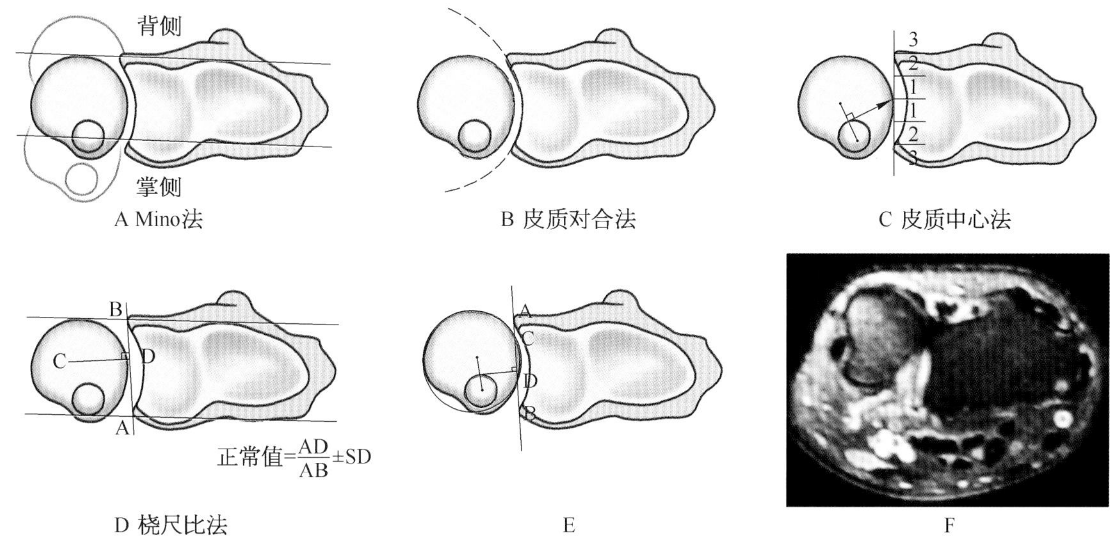

图 8-26　DRUJ 损伤的 MRI 检查。A~D. 4 种判断方法；E. 皮质中心法的测量方法：沿着桡骨的前后缘作两条水平切线，与桡骨乙状切迹的交点即为 AB，尺骨头超出两水平线的最远距离记为 CD，比较 CD 与 AB 的比值，当尺骨头位于两水平切线之间时，比值为 0，尺骨头向掌、背侧位移时，比值分别为负、正；F. 横断面 MRI 影像显示尺骨头背侧半脱位。

钩试验（hook test）间接检查 TFCC 的稳定状况。蹦床试验即用关节镜探钩触压 TFCC 表面，正常情况下 TFCC 如同一个绷紧的蹦床，探钩触压时可感受到张力，活动度较小。DRUJ 不稳定时蹦床试验阳性，表现为 TFCC 张力散失或活动度增大[117]。探钩试验为将关节镜探钩放到 TFCC 最尺侧的茎突前隐窝部位，从此部位深入，钩住 TFCC 的最尺侧边缘，施加向桡侧和远侧的拉力。正常情况下由于下尺桡韧带深层纤维在尺骨茎突基底的止点完好，不能将 TFCC 向桡远侧拉动。如果探钩可将 TFCC 向桡远侧拉动，则为探钩试验阳性，提示下尺桡韧带深层纤维位于尺骨茎突基底的止点损伤而失效。通过 DRUJ 关节镜能观察尺骨头、乙状切迹、TFCC 近侧面及其深层纤维在尺骨头凹的附着部，但 DRUJ 间隙较窄小，关节镜检查时操作相对困难，一般操作者并不是每次检查都能完整而满意地完成 DRUJ 检查的[118]。

【治疗方法】 急性 DRUJ 损伤主要分为两种类型：第一类是单纯创伤性 TFCC 损伤；第二类是合并桡骨远端骨折的 DRUJ 损伤，临床上合并桡骨远端骨折者更多见。桡骨远端骨折畸形愈合，或 TFCC 损伤未得到妥当的治疗，均可导致慢性 DRUJ 不稳定。

单纯创伤性 TFCC 损伤

目前在临床广泛使用的 Palmer 分型[119]将 TFCC 损伤分为两大类：创伤性（Ⅰ型）和退变性（Ⅱ型）。创伤性 TFCC 损伤可进一步分成 4 个亚型（图 8-27）。ⅠA 型：关节盘中央裂伤；ⅠB 型：TFCC 尺侧附着部撕脱；ⅠC 型：尺三角韧带和尺月韧带从腕骨附着处撕脱；ⅠD 型：从桡侧乙状切迹附着部位撕脱。退变性（Ⅱ型）损伤是 TFCC 慢性磨损，多为尺骨撞击综合征的一部分，主要影响尺腕关节，对 DRUJ 影响小。

2009 年，Atzei[120]根据关节镜下表现将临床最常见的ⅠB 型 TFCC 损伤细分为 5 个亚型（图 8-28）。1 型为浅层（远侧）纤维撕裂，2 型为深、浅层纤维均撕裂，3 型为深层（近侧）纤维撕裂，4 型为不可修复的损伤，5 型为合并桡尺远侧关节炎。4 型与 5 型一般见于陈旧性 TFCC 损伤。Atzei 分型的优点在于强调了 TFCC 尺侧止于尺骨头凹深层纤

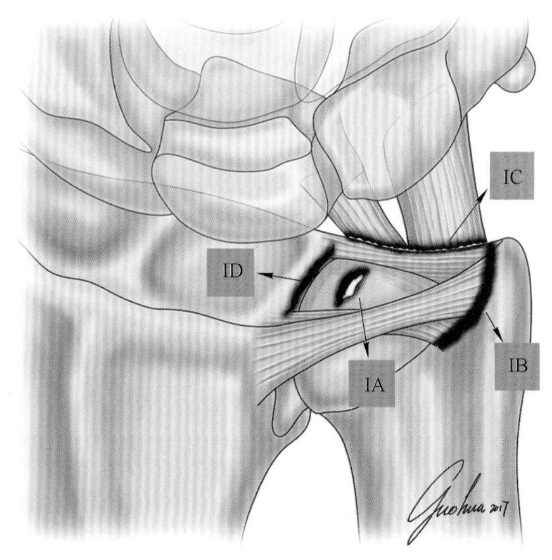

图 8-27　创伤性 TFCC 损伤的 Palmer 分型示意图。

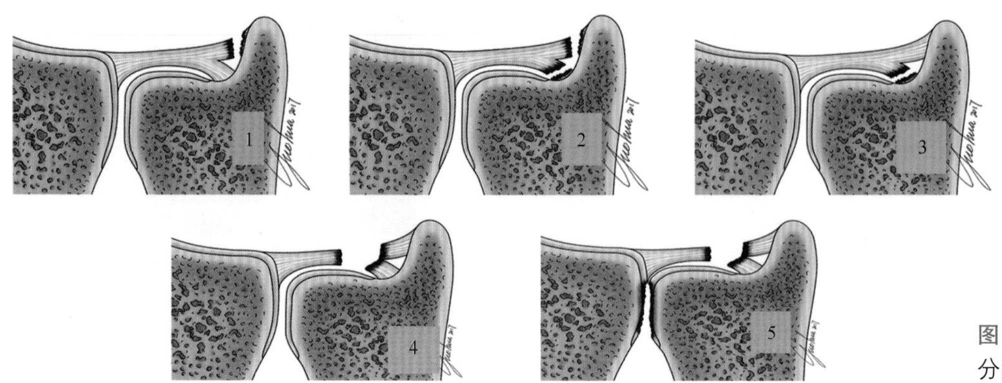

图 8-28　TFCC 损伤的 Atzei 分型。

维的重要性，可更好地指导临床治疗。对于 1 型，推荐直接进行关节囊缝合；2 型、3 型涉及深层纤维从尺骨头凹撕脱，往往合并 DRUJ 不稳定，需要将撕脱的 TFCC 深层纤维重新缝合到尺骨头凹的止点部位；对于 4 型损伤，不能直接缝合，往往需要通过肌腱移植进行下尺桡韧带重建；5 型已经发生关节炎，一般需要做关节成型术等补救手术。2011 年，Atzei 在其分型中加入了对尺骨茎突骨折进行影像学评估的分类标准，即同时考虑是否存在尺骨茎突尖骨折和尺骨茎突基底骨折，在原分型基础上新增了 0 期，即单纯茎突尖部骨折不合并 TFCC 裂伤，此型桡尺远侧关节稳定性存在，冲击试验呈阴性，关节镜下无异常表现；2 型中新增了 TFCC 深、浅层完全撕裂合并茎突基底骨折的类型，称为“漂浮茎突（floating styloid）”；新增了 3A 型，为尺骨茎突基底撕脱骨折，对于这种类型可行尺骨茎突内固定治疗[121]。

急性 TFCC 损伤早期，可先尝试保守治疗，包括休息手腕、佩戴石膏或支具加以制动、对症止痛和理疗等。如果保守治疗效果不好，症状持续，则需手术治疗。伴有明显 DRUJ 不稳定以及伴发需要手术处理骨折的 TFCC 损伤，具有手术适应证[90]。

Palmer 1A 型损伤的 TFCC 裂伤局限于关节盘，握拳、尺偏、前臂旋转时可诱发腕尺侧痛，伴有弹响。首先可通过休息、制动、口服抗炎止痛药物和注射皮质激素进行保守治疗，但对于尺骨中性变异，尤其是尺骨正向变异的患者可能保守治疗的效果不佳或无效。经过保守治疗症状仍持续时，首选关节镜下 TFCC 清创术。通过关节镜咬钳、刨削刀头或射频头清创撕裂缘，形成光滑稳定的边缘。注意保持软骨盘周边 1~2 mm 的完整性，以免影响 DRUJ 稳定性[90]。

Palmer ⅠB 型损伤为 TFCC 从其尺侧附着点部分或完全撕脱，伴或不伴尺骨茎突骨折。如果合并尺骨茎突基底骨折，外伤暴力容易导致 TFCC 尺侧止点部位韧带纤维撕裂或撕脱，导致下尺桡韧带失效而发生 DRUJ 不稳定。相比之下，合并尺骨茎突中部或尖部骨折者较少发生 DRUJ 不稳定[122]。因此，对于合并尺骨茎突基底骨折伴 DRUJ 不稳定者，建议手术复位固定尺骨茎突骨折，如果茎突骨折固定后仍存在不稳定（如“漂浮茎突”类型），需同时行 TFCC 尺侧深层止点修复术（TFCC foveal repair）。不合并尺骨茎突骨折的ⅠB 型损伤，如果 TFCC 尺侧止点特别是深层止点完全撕脱，可导致 DRUJ 不稳定，但由于 TFCC 在尺骨茎突及尺骨头凹均有广泛附着区域，部分损伤患者不一定出现 DRUJ 不稳定。但为了避免损伤愈合不佳或进一步加重，对于此类损伤建议采用过肘旋转中立位石膏或支具制动 4~6 周（如果伤后已存在尺骨头背侧半脱位，建议采用旋后位而不是中立位制动）。制动后进行康复锻炼，若疼痛或不稳定症状持续，则考虑进行手术治疗[90]。

Palmer ⅠB 型损伤的手术治疗可采用切开或关节镜辅助的方法。早期常用切开手术的方法，但近 20 年关节镜辅助微创缝合的方法逐渐成为主流。对于 Atzei 1 型损伤为单纯浅层纤维撕裂，缝合方法为将从关节囊撕裂开的外周型 TFCC 损伤部位缝合回关节囊（capsular repair）。在关节镜辅助下，将缝线跨过 TFCC 撕裂缘并抓持住，拉紧缝线后打结，将 TFCC 拉回至关节囊撕裂处（图 8-29）。

关节镜辅助修复 TFCC 尺侧浅层附着处的手术最早由 Trumble 等[123]提出。该手术方式为经过

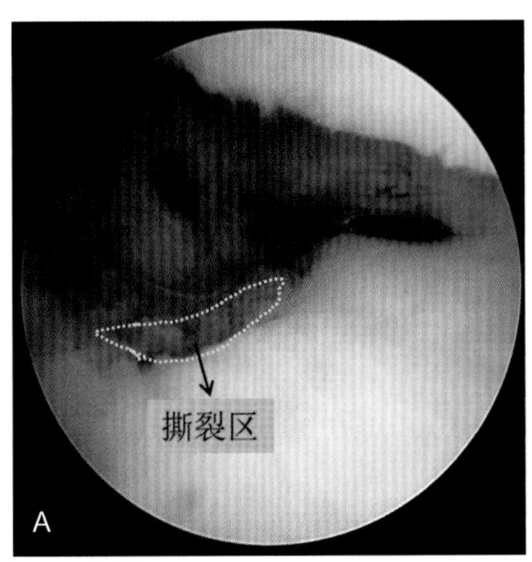

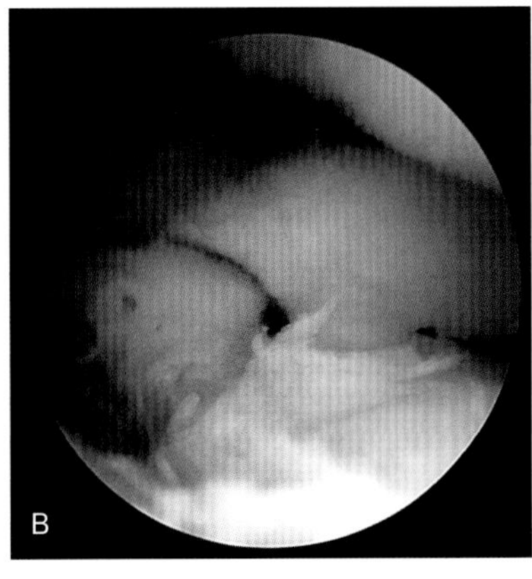

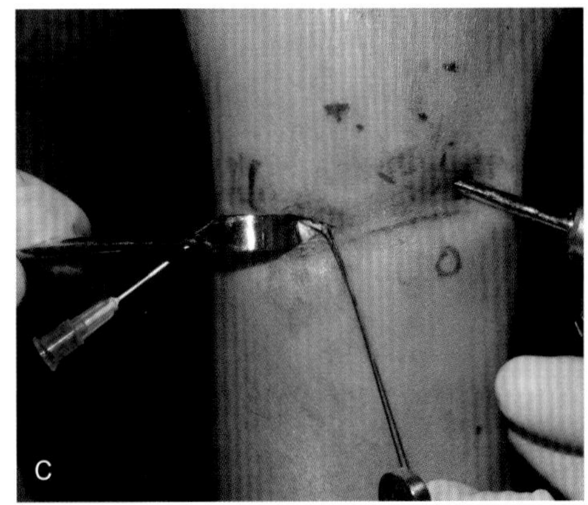

图 8-29　腕关节镜下缝合 TFCC 单纯浅层撕裂。A. 撕裂区位于 TFCC 外周尺背侧；B. 缝线拉紧后将 TFCC 撕裂区拉回至关节囊；C. 缝线打结置于关节囊外。

关节镜 3-4 入路置入空心缝合针，在腕尺侧鼻烟窝（尺侧伸腕肌与尺侧腕屈肌腱之间）作纵行切口，牵开并保护尺神经。将空心缝合针从内到外（inside-out）分两次从不同部位刺出关节囊，从而将缝线的两端引出至尺侧切口，拉紧打结。多项研究报道提示术后疼痛、关节功能改善，关节活动范围、握力恢复好[124, 125]。之后，其他学者相继报道了多种从外到内（outside-in）的和全内（all inside）缝合法。

Atzei 2 型及 3 型损伤涉及 TFCC 尺侧深层纤维从尺骨头凹（fovea）撕脱，患者多存在不同程度的 DRUJ 不稳定，需要行 TFCC 尺侧深层止点修复术[121]。

TFCC 深层止点修复术采用切开或关节镜辅助的方法，经尺骨远端的骨隧道或缝合锚将 TFCC 尺侧深层纤维重新缝合固定于其位于尺骨头凹的止点区域。传统切开手术采用背侧入路，切开 DRUJ 关节囊及尺腕关节囊，从尺骨颈背面向尺骨头凹钻骨隧道，将引线穿过骨隧道缝合 TFCC[90]。由于尺侧伸腕肌深层腱鞘和桡尺韧带背侧浅支的阻挡，难以从背侧入路直接看到尺骨头凹处的损伤，最近 Moritomo[126] 提出了一种经掌侧入路进行深层止点修复的术式，可以直视尺骨头凹处的损伤情况，术后患者疼痛缓解、活动度改善和握力恢复情况满意。Nakamura 等[127] 介绍了一种用半束尺侧伸腕肌腱重建 TFCC 尺侧止点撕脱的术式，该术式不仅可用于治疗急性或亚急性 TFCC 深层止点撕脱，也适用于慢性损伤伴 DRUJ 不稳定骨折后。

过去认为 TFCC 深层止点修复只能通过切开手术完成，直至 Atzei 等[128] 在 2008 年报道了关节镜下修复的术式并获得较好临床疗效，此后腕关节镜辅助下微创修复 TFCC 深层止点的理念才逐渐被接受，文献中也逐渐出现腕关节镜下微创修复的其他术式的报道[129-135]。Atzei 等[128] 的病例包括 2 型和 3 型 TFCC 损伤，应用带线锚钉将 TFCC 尺侧深层止点缝合至尺骨头凹止点部位。18 例病例平均随访 18 个月，关节活动范围从 91% 增加到 96%，握力从 73% 提高至 90%，VAS 评分从 8.3 下降到 1.2。

更多学者报道了多种从外到内的经骨缝合方法（图 8-30）。Shinohara 等[129] 报道了由外向内重建 TFCC 尺侧深层止点的术式。从尺骨颈向尺骨头凹打入 2 枚 1.2 mm 克氏针，通过骨隧道置入 2 枚穿刺套管针，1 针引入缝线至尺腕关节内，另 1 针引入缝线套索，将缝线引至尺骨颈外，打结缝合。所有患者术后无痛或感到轻度疼痛，平均握力从对侧

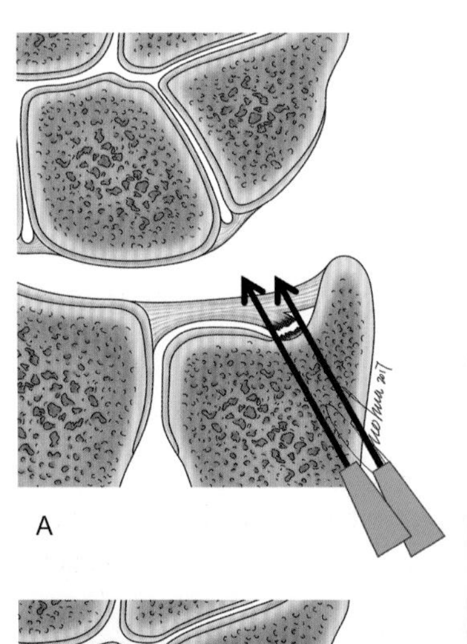

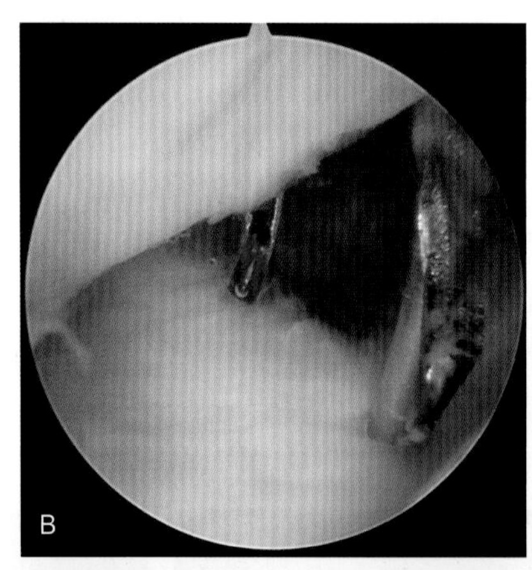

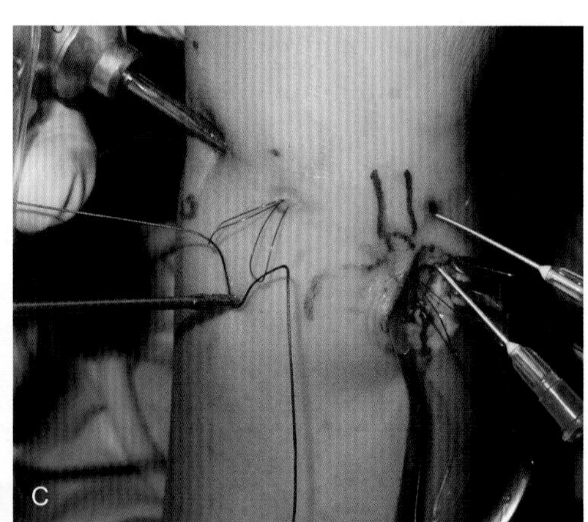

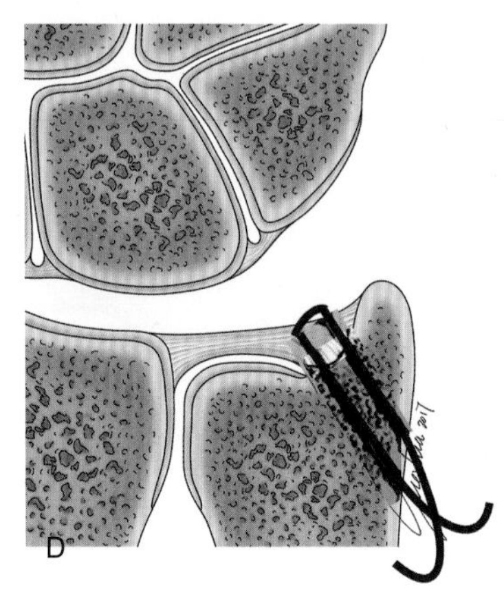

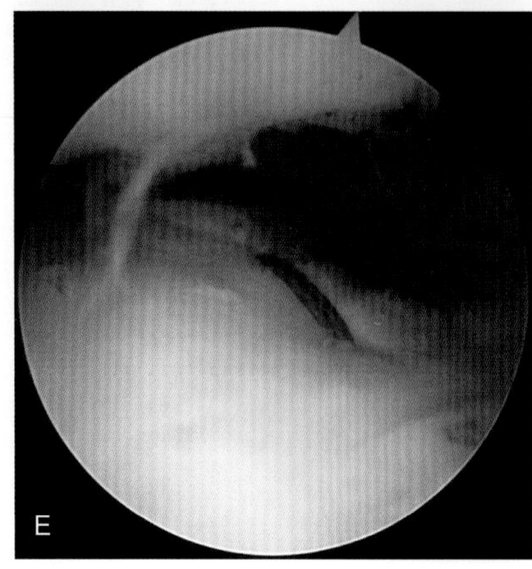

图 8-30　腕关节镜下从外到内经骨修复 TFCC 深层撕脱。A、B. 尺骨隧道向尺骨头凹创建骨隧道，经骨隧道置入 2 枚空心针头（针头内各带一个套索），分别从近侧向远侧刺穿 TFCC 尺侧边缘；C. 将两个套索从 4-5 入路拉出，导入最终的缝合线，从尺侧切口同时牵引两个套索的尾部，将每一个套索最终缝线的一端经骨隧道拉出至尺侧切口外；D、E. 将最终的缝合线在尺骨尺侧拉紧打结，从而将撕脱的 TFCC 深层纤维缝合至尺骨头凹的止点区域。

的 84% 改善至 98%。Iwasaki[130] 报道了类似的术式，也取得了满意的效果。Jegal 等 [131] 报道了关节镜下经骨缝合修复 TFCC 外周部损伤的技术，应用“C”形导向器定位尺骨尺侧缘至尺骨头凹处骨隧道的方向。Yao 等 [132] 介绍了全关节镜下修复 TFCC ⅠB 型损伤的术式，操作简便，无线结激惹。Geissler[133] 介绍了一种全关节镜下无线结修复的术式，用特制结构从镜下将 TFCC 尺侧的浅层和深层纤维压至尺骨头凹，不需要打结，避免了线结激惹，但该技术目前尚无临床数据报道。Tang 等 [134] 使用双腔套筒和双臂直针从内到外的方法修复 TFCC，可用于修复尺侧或桡侧损伤，术后 MMWS 评分 2 例极好，3 例好，5 例一般。相较于 Sagerman[135] 报道的单腔套筒法，双腔套筒所需缝合的针数更少。

对 Palmer ⅠC 型和ⅠD 型损伤的治疗存在较多争议。ⅠC 型损伤非常少见，文献中关于治疗的报道也很少，一般认为对ⅠC 型损伤患者行保守治疗即可，如果存在持续症状，可行关节镜下紧缩修复或热皱缩治疗。对ⅠD 型损伤治疗存在争议的原因，是邻近桡侧边缘的关节盘缺乏血供，一些学者认为即使缝合修复，也不能愈合，因此对其的治疗与ⅠA 型中央撕裂的治疗相同，只要进行撕裂缘的清创即可。此型损伤常伴桡骨远端骨折，对骨折进行解剖复位和稳固固定后，DRUJ 的稳定性不受影响。但另一些学者则认为，如果ⅠD 型损伤的撕裂累及掌侧或背侧下尺桡韧带的桡侧附着，将会对 DRUJ 的稳定性有影响，需要通过切开手术或关节镜辅助手术将其重新修复至桡骨远端乙状切迹的附着部位 [90]。

合并桡骨远端骨折的桡尺远侧关节损伤

合并桡骨远端骨折的 DRUJ 损伤在临床常见，最常见的损伤机制为摔倒时前臂伸直、腕旋前位撑地。所有桡骨远端骨折都要考虑是否存在 DRUJ 不稳定的问题。标准侧位 X 线片有助于判断桡尺远侧关节脱位，CT 有助于显示半脱位或脱位程度及累及乙状切迹的骨折。MRI 除了可显示半脱位及脱位情况，更可提供 TFCC 等软组织损伤的细节信息。桡骨远端骨折合并 DRUJ 完全脱位者（Galeazzi 骨折）几乎不可避免地会发生完全性 IB 型 TFCC 损伤，出现不同程度的 DRUJ 不稳定 [90]。但桡骨远端骨折合并尺骨茎突骨折者，并不一定会出现 DRUJ 不稳定。约 60% 的桡骨远端骨折会伴有尺骨茎突骨折，但多数没有不稳定 [136]。总的说来，桡骨远端骨折如果出现下述情况，则提示可能存在 DRUJ 不稳定：①合并累及基底部且移位超过 2 mm 的尺骨茎突骨折。② DRUJ 完全性脱位或不可复性脱位。③骨折累及乙状切迹。④尺骨头与乙状切迹间发生大幅度移位。⑤桡骨出现显著的缩短、掌倾或背倾 [91]。

Murford 等 [91] 提出了合并桡骨远端骨折的急性 DRUJ 损伤的治疗流程。首先需要对桡骨骨折进行解剖复位和固定，并评估不同旋转位置 DRUJ 的稳定程度。若 DRUJ 稳定则不需要特殊处理。若仍存在 DRUJ 不稳定，首先应评估桡骨骨折是否解剖复位，若未达到解剖复位则需重新复位固定，并再次评估 DRUJ 稳定情况。如果在特定旋转位置出现不稳定，可考虑在关节稳定位置行肘上石膏 / 支具固定 4~6 周：有背侧脱位倾向，在旋后位固定；有掌侧脱位倾向，在旋前位固定。若 DRUJ 不可复位或所有方向均不稳定，提示存在复杂不稳定。当关节不可复位时，可行关节切开并移除阻碍关节复位的障碍物。关节脱位方向决定了手术入路。所有方向均不稳定可以有两种情况：一是存在大的、移位的尺骨茎突骨折；二是没有茎突骨折，但有 TFCC 周围部撕裂。前者可通过尺骨茎突骨折复位内固定手术治疗，后者需要进行 TFCC 的修复。

慢性桡尺远侧关节不稳定

DRUJ 的稳定结构损伤未能得到有效愈合，如桡骨远端骨折或前臂骨折畸形愈合，或 TFCC 损伤未得到及时妥当的治疗，均可导致慢性 DRUJ 不稳定。DRUJ 不稳定可分为背向不稳定、掌向不稳定和双向不稳定。背向不稳定较常见，多数 DRUJ 不稳定为该类型。其损伤机制主要为前臂旋前位受到过度应力，如旋前位摔倒撑地。伤后前臂旋前时往往可见尺骨头向背侧过度凸出。若损伤暴力较大，可引起 DRUJ 的稳定结构广泛受损，导致 DRUJ 双向不稳定。单纯远侧桡尺掌侧不稳定不常见，其损伤机制为前臂伸直位支撑摔倒，受撞击的同时常伴有旋后力量。体格检查常可见尺骨头背侧凸出消失，旋后时可触及或可见向掌侧半脱位的尺骨头，部分患者旋前受限 [90, 91]。

对于慢性 DRUJ 不稳定可先进行保守治疗，包括针对性的肌肉力量训练、调整或改变手腕用力方式、佩戴护腕或限制桡尺远侧半脱位的支具等。对于病史较长者或不稳定症状较明显者，往往保守治疗的效果差，若持续影响生活或工作，则有手术治疗的指征。

对于不存在骨性畸形者，可以行 TFCC 的修复或重建手术。过去认为对于外伤后超过 3 个月的 TFCC 损伤，不能再进行 TFCC 缝合修复，需进行肌腱移植下尺桡韧带重建。但近年来的研究发现，对于病史在一年甚至更长的患者，只要 TFCC 结构无明显缺损、质地尚可，可进行修复者，仍可进行 TFCC 修复并获得不错的疗效。修复可采用切开或关节镜辅助的方法，经尺骨远端的骨隧道或缝合锚将 TFCC 尺侧深层纤维重新缝合固定于尺骨头凹的止点，但缝合前需对尺骨头凹部位进行瘢痕清创和新鲜化[121, 137]。

对于病史较长、TFCC 结构存在明显缺损或质地较差无法进行修复者，需进行 DRUJ 稳定性重建手术。经典的 Adams 法是通过掌长肌腱移植进行下尺桡韧带的切开、解剖和重建，疗效可靠，目前仍被广泛采用（图 8-31）[90]。近 10 年发展起来的腕关节镜辅助下的下尺桡韧带解剖重建术，对关节周围软组织分离和损伤较少，有利于更快和更好的功能康复，但存在一定技术难度，需有较丰富腕关节镜手术技术的医生方能完成[138-140]。对于存在桡骨、尺骨畸形愈合或不愈合，桡骨乙状切迹弧度丧失等骨性结构异常者，可考虑行桡骨、尺骨截骨或乙状切迹成形术来改善关节结构和稳定性[90]。对于病史较久已发生显著 DRUJ 关节炎的患者，则需考虑补救性手术，包括尺骨头切除术（Darrach 术）、尺骨远端断截关节成形术（Sauve-Kapandji 术）、尺骨头半切成形术或 DRUJ 置换术等[90, 91]。

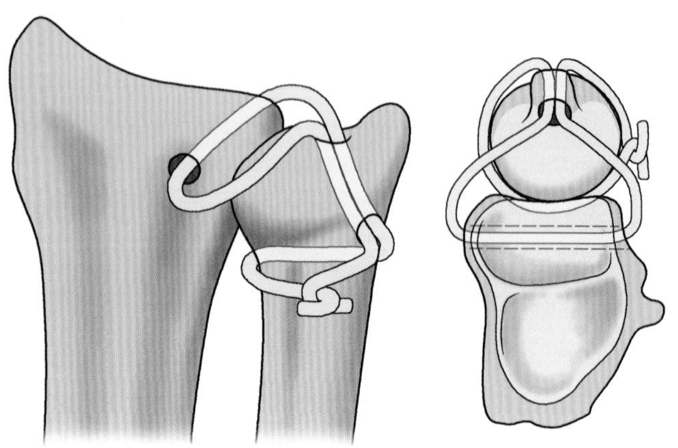

图 8-31　Adams 法下尺桡韧带解剖重建术示意图。

参考文献

[1] Garcia-Elias M. Carpal instability. In: Wolfe SW, Hotchkiss RN, Pederson WC, et al, editors. Green's operative hand surgery. 6th ed. Philadelphia: Elsevier, 2011: 465-522.

[2] Garcia-Elias M. Position statement: definition of carpal instability. J Hand Surg Am, 1999, 24: 866-867.

[3] Linscheid RL, Dobyns JH, Beabout JW. Traumatic instability of the wrist: diagnosis, classification, and pathomechanics. J Bone Joint Surg Am, 1972, 54: 1612-1632.

[4] 李庆泰，田广磊．腕部骨折与脱位 // 田伟，王满宜主编．骨折．北京：人民卫生出版社，2013: 217-265.

[5] Viegas SF, Patterson RM, Todd PD, et al. Load mechanics of the midcarpal joint. J Hand Surg Am, 1993, 18: 14-18.

[6] Hagert E, Garcia-Elias M, Forsgren S, et al. Immunohistochemical analysis of wrist ligament innervation in relation to their structural composition. J Hand Surg Am, 2007, 32: 30-36.

[7] Berger RA. The ligaments of the wrist: a current overview of anatomy with considerations of their potential functions. Hand Clin, 1997, 13: 63-82.

[8] Berger RA. The anatomy of the ligaments of the wrist and distal radioulnar joints. Clin Orthop Relat Res, 2001, 383: 32-40.

[9] Kauer JMG. The collateral ligament function of the wrist joint. Acta Morphol Neerlando-Scandinavica, 1979, 17: 252-253.

[10] Kauer JM. The mechanism of the carpal joint. Clin Orthop Relat Res, 1986, 202: 16-26.

[11] Ritt MJ, Bishop AT, Berger RA, et al. Lunotriquetral ligament properties: a comparison of three anatomic subregions. J Hand Surg Am, 1998, 23: 425-431.

[12] Ritt MJ, Linscheid RL, Cooney WP 3rd, et al. The lunotriquetral joint: kinematic effects of sequential ligament sectioning, ligament repair, and arthrodesis. J Hand Surg Am, 1998, 23: 432-445.

[13] Mitsuyasu H, Patterson RM, Shah MA, et al. The role of the dorsal intercarpal ligament in dynamic and static scapholunate instability. J Hand Surg Am, 2004, 29: 279-288.

[14] Taleisnik J. The ligaments of the wrist. J Hand Surg Am, 1976, 1: 110-118.

[15] Lichtman DM, Schneider JR, Swafford AR, et al. Ulnar midcarpal instability-clinical and laboratory analysis. J Hand Surg Am, 1981, 6: 515-523.

[16] Crisco JJ, Wolfe SW, Neu CP, et al. Advances in the in vivo measurement of normal and abnormal carpal kinematics. Orthop Clin North Am, 2001, 32: 219-231.

[17] Moojen TM, Snel JG, Ritt MJ, et al. In vivo analysis of carpal kinematics and comparative review of the literature. J Hand Surg Am, 2003, 28: 81-87.

[18] Wolfe SW, Neu C, Crisco JJ. In vivo scaphoid, lunate, and capitate kinematics in flexion and in extension. J Hand Surg Am, 2000, 25: 860-869.

[19] Camus EJ, Millot F, Lariviere J, et al. The double-cup carpus: a demonstration of the variable geometry of the carpus. Chir Main, 2008, 27: 12-19.

[20] Palmer AK, Werner FW, Murphy D, et al. Functional wrist motion: a biomechanical study. J Hand Surg Am, 1985, 10: 39-46.

[21] An KN, Chao EY, Cooney WP, et al. Forces in the normal and abnormal hand. J Orthop Res, 1985, 3: 202-211.

[22] Rikli DA, Honigmann P, Babst R, et al. Intra-articular pressure measurement in the radioulnocarpal joint using a novel sensor: in vitro and in vivo results. J Hand Surg Am, 2007, 32: 67-75.

[23] Schuind F, Cooney WP, Linscheid RL, et al. Force and pressure transmission through the normal wrist: a theoretical two-dimensional study in the posteroanterior plane. J Biomech, 1995, 28: 587-601.

[24] Garcia-Elias M. Kinetic analysis of carpal stability during grip.

Hand Clin, 1997, 13: 151-158.
[25] Garcia-Elias M, Dobyns JH, Cooney WP 3rd, et al. Traumatic axial dislocations of the carpus. J Hand Surg Am, 1989, 14: 446-457.
[26] Gould HP, Berger RA, Wolfe SW. The origin and meaning of "intercalated segment". J Hand Surg Am, 2015, 40: 2471-2472.
[27] Lichtman DM, Wroten ES. Understanding midcarpal instability. J Hand Surg Am, 2006, 31: 491-498.
[28] Kamal RN, Starr A, Akelman E. Carpal kinematics and kinetics. J Hand Surg Am, 2016, 41: 1011-1018.
[29] Rajan PV, Day CS. Scapholunate interosseous ligament anatomy and biomechanics. J Hand Surg Am, 2015, 40: 1692-1702.
[30] Overstraeten LV, Camus EJ, Wahegaonkar A, et al. Anatomical description of the dorsal capsulo-scapholunate septum (DCSS)-arthroscopic staging of scapholunate instability after DCSS sectioning. J Wrist Surg, 2013, 2: 149-154.
[31] Rhee PC, Moran SL, Shin AY. Association between lunate morphology and carpal collapse in cases of scapholunate dissociation. J Hand Surg Am, 2009, 34: 1633-1639.
[32] Chantelot C. Post-traumatic carpal instability. Orthop Traumatol Surg Res, 2014, 100(Suppl 1): S45-S53.
[33] Kennedy SA, Allan CH. In brief: Mayfield et al. Classification: carpal dislocations and progressive perilunar instability. Clin Orthop Relat Res, 2012, 470: 1243-1245.
[34] Lee SK, Desai H, Silver B, et al. Comparison of radiographic stress views for scapholunate dynamic instability in a cadaver model. J Hand Surg Am, 2011, 36: 1149-1157.
[35] Ramamurthy NK, Chojnowski AJ, Toms AP. Imaging in carpal instability. J Hand Surg Eur, 2016, 41: 22-34.
[36] Lindau TR. The role of arthroscopy in carpal instability. J Hand Surg Eur, 2016, 41: 35-47.
[37] Overstraeten LV, Camus EJ. A systematic method of arthroscopic testing of extrinsic carpal ligaments: implication in carpal stability. Tech Hand Up Extrem Surg, 2013, 17: 202-206.
[38] Garcia-Elias M, Lluch AL, Stanley JK. Three-ligament tenodesis for the treatment of scapholunate dissociation: indications and surgical technique. J Hand Surg Am, 2006, 31: 125-134.
[39] Geissler WB, Freeland AE, Savoie FH, et al. Intracarpal soft-tissue lesions associated with an intra-articular fracture of the distal end of the radius. J Bone Joint Surg Am, 1996, 78: 357-365.
[40] Lee SK, Model Z, Desai H, et al. Association of lesions of the scapholunate interval with arthroscopic grading of scapholunate instability via the geissler classification. J Hand Surg Am, 2015, 40: 1083-1087.
[41] Messina JC, Van Overstraeten L, Luchetti R, et al. The EWAS classification of scapholunate tears: an anatomical arthroscopic study. J Wrist Surg, 2013, 2: 105-109.
[42] Moran SL, Cooney WP, Berger RA, et al. Capsulodesis for the treatment of chronic scapholunate instability. J Hand Surg Am, 2005, 30: 16-23.
[43] Crawford K, Owusu-Sarpong N, Day C, et al. Scapholunate ligament reconstruction: a critical analysis review. JBJS Rev, 2016, 4: e41-e48.
[44] Gajendran VK, Peterson B, Slater RR Jr, et al. Long-term outcomes of dorsal intercarpal ligament capsulodesis for chronic scapholunate dissociation. J Hand Surg Am, 2007, 32: 1323-1333.
[45] Weiss AP. Scapholunate ligament reconstruction using a bone-retinaculum-bone autograft. J Hand Surg Am, 1998, 23: 205-215.
[46] Soong M, Merrell GA, Ortmann F 4th, et al. Long-term results of bone-retinaculum-bone autograft for scapholunate instability. J Hand Surg Am, 2013, 38: 504-508.
[47] Morrell NT, Weiss AP. Bone-retinaculum-bone autografts for scapholunate interosseous ligament reconstruction. Hand Clin, 2015, 31: 451-456.
[48] Almquist EE, Bach AW, Sack JT, et al. Four-bone ligament reconstruction for treatment of chronic complete scapholunate separation. J Hand Surg Am, 1991, 16: 322-327.
[49] Linscheid RL, Dobyns JH. Treatment of scapholunate dissociation: rotatory subluxation of the scaphoid. Hand Clin, 1992, 8: 645-652.
[50] Brunelli F, Spalvieri C, Bremner-Smith A, et al. Dynamic correction of static scapholunate instability using an active tendon transfer of extensor brevi carpi radialis: preliminary report. Chir Main, 2004, 23: 249-253.
[51] Papadogeorgou E, Mathoulin C. Extensor carpi radialis brevis ligamentoplasty and dorsal capsulodesis for the treatment of chronic post-traumatic scapholunate instability. Chir Main, 2010, 29: 172-179.
[52] Bleuler P, Shafighi M, Donati OF, et al. Dynamic repair of scapholunate dissociation with dorsal extensor carpi radialis longus tenodesis. J Hand Surg Am, 2008, 33: 281-284.
[53] Peterson SL, Freeland AE. Scapholunate stabilization with dynamic extensor carpi radialis longus tendon transfer. J Hand Surg Am, 2010, 35: 2093-2100.
[54] De Carli P, Donndorff AG, Gallucci GL, et al. Chronic scapholunate dissociation: ligament reconstruction combining a new extensor carpi radialis longus tenodesis and a dorsal intercarpal ligament capsulodesis. Tech Hand Up Extrem Surg, 2011, 15: 6-11.
[55] Kaltenborn A, Hoffmann S, Settje A, et al. Modified minimally invasive extensor carpi radialis longus tenodesis for scapholunate dissociation: a prospective observational study. BMC Musculoskelet Disord, 2017, 18: 54.
[56] Athlani L, Pauchard N, Detammaecker R, et al. Treatment of chronic scapholunate dissociation with tenodesis: a systematic review. Hand Surg Rehabil, 2018, 37: 65-76.
[57] Brunelli GA, Brunelli GR. A new technique to correct carpal instability with scaphoid rotary subluxation: a preliminary report. J Hand Surg Am, 1995, 20(3 Pt 2): S82-S85.
[58] Van Den Abbeele KL, Loh YC, Stanley JK, et al. Early results of a modified Brunelli procedure for scapholunate instability. J Hand Surg Br, 1998, 23: 258-261.
[59] Bain GI, Watts AC, McLean J, et al. Cable-augmented, quad ligament tenodesis scapholunate reconstruction. J Wrist Surg, 2015, 4: 246-251.
[60] Henry M. Reconstruction of both volar and dorsal limbs of the scapholunate interosseous ligament. J Hand Surg Am, 2013, 38: 1625-1634.
[61] Athlani L, Pauchard N, Dautel G. Radiological evaluation of scapholunate intercarpal ligamentoplasty for chronic scapholunate dissociation in cadavers. J Hand Surg Eur, 2018, 43: 387-393.
[62] Larson TB, Stern PJ. Reduction and association of the scaphoid and lunate procedure: short-term clinical and radiographic outcomes. J Hand Surg Am, 2014, 39: 2168-2174.
[63] Mathoulin C, Dauphin N, Sallen V. Arthroscopic dorsal capsuloplasty in chronic scapholunate ligament tears: a new procedure; preliminary report. Chir Main, 2011, 30: 188-197.
[64] Degeorge B, Coulomb R, Kouyoumdjian P, et al. Arthroscopic dorsal capsuloplasty in scapholunate tears ewas 3: preliminary results after a minimum follow-up of 1 year. J Wrist Surg, 2018, 7: 324-330.
[65] Dellarosa N, Ozben H, Abate M, et al. An arthroscopic-assisted minimal invasive method for the reconstruction of the scapho-lunate ligament using a bone-ligament-bone graft. J Hand Surg Eur, 2016, 41: 64-71.
[66] Ho PC, Wong CW, Tse WL. Arthroscopic-assisted combined dorsal and volar scapholunate ligament reconstruction with tendon graft for chronic SL instability. J Wrist Surg, 2015, 4: 252-263.
[67] Corella F, Del Cerro M, Ocampos M, et al. Arthroscopic scapholunate ligament reconstruction, volar and dorsal reconstruction. Hand Clin, 2017, 33: 687-707.

[68] van de Grift TC, Ritt MJ. Management of lunotriquetral instability: a review of the literature. J Hand Surg Eur, 2016, 41: 72-85.

[69] Harper CM, Iorio ML. Lunotriquetral ligament reconstruction utilizing a palmaris longus autograft. J Hand Surg Asian Pac Vol, 2017, 22: 544-547.

[70] Dumontier C, Meyer zu Reckendorf G, Sautet A, et al. Radiocarpal dislocations: classification and proposal for treatment: a review of twenty-seven cases. J Bone Joint Surg Am, 2001, 83A(2): 212-218.

[71] Rayhack JM, Linscheid RL, Dobyns JH, et al. Posttraumatic ulnar translation of the carpus. J Hand Surg Am, 1987, 12: 180-189.

[72] Wright TW, Dobyns JH, Linscheid RL, et al. Carpal instability non-dissociative. J Hand Surg Br, 1994, 19: 763-773.

[73] Higgin RPC, Hargreaves DG. Midcarpal instability: the role of wrist arthroscopy. Hand Clin, 2017, 33: 717-726.

[74] Lichtman DM, Bruckner JD, Culp RW, et al. Palmar midcarpal instability: results of surgical reconstruction. J Hand Surg Am, 1993, 18: 307-315.

[75] Hargreaves DG. Midcarpal instability. J Hand Surg Eur, 2016, 41: 86-93.

[76] Hargreaves DG. Arthroscopic thermal capsular shrinkage for palmar midcarpal instability. J Wrist Surg, 2014, 3: 162-165.

[77] Chaudhry T, Shahid M, Wu F, et al. Soft tissue stabilization for palmar midcarpal instability using a palmaris longus tendon graft. J Hand Surg Am, 2015, 40: 103-108.

[78] Krijgh DD, Harley OJ, Hovius SE, et al. Surgical technique: hemi-extensor carpi radialis brevis tenodesis for stabilizing the midcarpal joint in Ehlers-Danlos syndrome. J Hand Surg Am, 2014, 39: 2071-2074.

[79] Ho PC, Tse WL, Wong CW. Palmer midcarpal instability: an algorithm of diagnosis and surgical management. J Wrist Surg, 2017, 6: 262-275.

[80] Johnson RP, Carrera GF. Chronic capitolunate instability. J Bone Joint Surg Am, 1986, 68: 1164-1176.

[81] Herzberg G, Comtet JJ, Linscheid RL, et al. Perilunate dislocations and fracture-dislocations: a multicenter study. J Hand Surg Am, 1993, 18: 768-779.

[82] Cooney WP, Bussey R, Dobyns JH, et al. Difficult wrist fractures. Perilunate fracture-dislocations of the wrist. Clin Orthop Relat Res, 1987, 214: 136-147.

[83] Liu B, Chen SL, Zhu J, et al. Arthroscopic management of perilunate injuries. Hand Clin, 2017, 33: 709-715.

[84] Kim JP, Lee JS, Park MJ. Arthroscopic treatment of perilunate dislocations and fracture dislocations. J Wrist Surg, 2015, 4: 81-87.

[85] Herzberg G, Burnier M, Marc A, et al. The role of arthroscopy for treatment of perilunate injuries. J Wrist Surg, 2015, 4: 101-109.

[86] 刘波，陈山林，朱瑾，等. 腕关节镜辅助微创治疗月骨周围脱位. 北京大学学报（医学版）, 2016, 48: 234-236.

[87] Oh WT, Choi YR, Kang HJ, et al. Comparative outcome analysis of arthroscopic-assisted versus open reduction and fixation of trans-scaphoid perilunate fracture dislocations. Arthroscopy, 2017, 33: 92-100.

[88] Herzberg G. Perilunate and axial carpal dislocations and fracture-dislocations. J Hand Surg Am, 2008, 33: 1659-1668.

[89] Chou YC, Hsu YH, Cheng CY, et al. Percutaneous screw and axial Kirschner wire fixation for acute transscaphoid perilunate fracture dislocation. J Hand Surg Am, 2012, 37: 715-720.

[90] Adams BD. Distal radioulnar joint instability. In: Wolfe SW, Hotchkiss RN, Pederson WC, et al, editors. Green's operative hand surgery. 6th. Philadelphia: Elsevier, 2011: 523-560.

[91] Mulford JS, Axelrod TS. Traumatic injuries of the distal radioulnar joint. Orthop Clin North Am, 2007, 38: 289-297, vii.

[92] Tolat AR, Stanley JK, Trail IA. A cadaveric study of the anatomy and stability of the distal radioulnar joint in the coronal and transverse planes. J Hand Surg Br, 1996, 21: 587-594.

[93] Sagerman SD, Zogby RG, Palmer AK, et al. Relative articular inclination of the distal radioulnar joint: a radiographic study. J Hand Surg Am, 1995, 20: 597-601.

[94] Miyamura S, Shigi A, Kraisarin J, et al. Impact of distal ulnar fracture malunion on distal radioulnar joint instability: a biomechanical study of the distal interosseous membrane using a cadaver model. J Hand Surg Am, 2017, 42: e185-e191.

[95] af Ekenstam F, Hagert CG. Anatomical studies on the geometry and stability of the distal radio ulnar joint. Scand J Plast Reconstr Surg, 1985, 19: 17-25.

[96] Ward LD, Ambrose CG, Masson MV, et al. The role of the distal radioulnar ligaments, interosseous membrane, and joint capsule in distal radioulnar joint stability. J Hand Surg Am, 2000, 25: 341-351.

[97] Bednar MS, Arnoczky SP, Weiland AJ. The microvasculature of the triangular fibrocartilage complex: its clinical significance. J Hand Surg Am, 1991, 16: 1101-1105.

[98] Chidgey LK, Dell PC, Bittar ES, et al. Histologic anatomy of the triangular fibrocartilage. J Hand Surg Am, 1991, 16: 1084-1100.

[99] Sanz L, Dias R, Heraspalou CJP. A modification of the ballottement test in the assessment of the distal radioulnar joint instability. Orthopaedic Proceedings, 2018, 91-B, No. SUPP_I (https://online.boneandjoint.org.uk/doi/abs/10.1302/0301-620X.91BSUPP_I.0910080e).

[100] Onishi T, Omokawa S, Iida A, et al. Biomechanical study of distal radioulnar joint ballottement test. J Orthop Res, 2017, 35: 1123-1127.

[101] Beckenbaugh RD. Accurate evaluation and management of the painful wrist following injury. An approach to carpal instability. Orthop Clin North Am, 1984, 15: 289-306.

[102] Berger RA, Dobyns JH. Physical examination and provocative maneuvers of the wrist. In: Gilula LA, Yin Y, editors. Imaging of the wrist and hand, Philadelphia: WB Saunders, 1996.

[103] Levis CM, Yang Z, Gilula LA. Validation of the extensor carpi ulnaris groove as a predictor for the recognition of standard posteroanterior radiographs of the wrist. J Hand Surg Am, 2002, 27: 252-257.

[104] Epner RA, Bowers WH, Guilford WB. Ulnar variance: the effect of wrist positioning and roentgen filming technique. J Hand Surg Am, 1982, 7: 298-305.

[105] Friedman SL, Palmer AK, Short WH, et al. The change in ulnar variance with grip. J Hand Surg Am, 1993, 18: 713-716.

[106] Scheker LR, Belliappa PP, Acosta R, et al. Reconstruction of the dorsal ligament of the triangular fibrocartilage complex. J Hand Surg Br, 1994, 19: 310-318.

[107] Jansen JC, Adams BD. Long-term outcome of nonsurgically treated patients with wrist pain and a normal arthrogram. J Hand Surg Am, 2002, 27: 26-30.

[108] Rozental TD, Bozentka DJ, Katz MA, et al. Evaluation of the sigmoid notch with computed tomography following intra-articular distal radius fracture. J Hand Surg Am, 2001, 26: 244-251.

[109] Mino DE, Palmer AK, Levinsohn EM. Radiography and computerized tomography in the diagnosis of incongruity of the distal radio-ulnar joint: a prospective study. J Bone Joint Surg Am, 1985, 67: 247-252.

[110] Wechsler RJ, Wehbe MA, Rifkin MD, et al. Computed tomography diagnosis of distal radioulnar subluxation. Skeletal Radiol, 1987, 16: 1-5.

[111] Lo IK, MacDermid JC, Bennett JD, et al. The radioulnar ratio: a new method of quantifying distal radioulnar joint subluxation. J Hand Surg Am, 2001, 26: 236-243.

[112] Wijffels M, Stomp W, Krijnen P, et al. Computed tomography for the detection of distal radioulnar joint instability: normal variation and reliability of four CT scoring systems in 46 patients. Skeletal Radiol, 2016, 45: 1487-1493.

[113] Naito K, Sugiyama Y, Aritomi K, et al. Assessment of dorsal instability of the ulnar head in the distal radioulnar joint: comparison between normal wrist joints and cases of ruptured extensor tendons. Eur J Orthop Surg Traumatol, 2016, 26: 161-166.
[114] 王志新 , 刘波 , 陈山林 , 等 . 腕关节体检对三角纤维软骨复合体损伤的诊断价值 . 中华创伤骨科杂志 , 2019, 21: 133-137.
[115] Ringler MD. MRI of wrist ligaments. J Hand Surg Am, 2013, 38: 2034-2046.
[116] Wang ZX, Chen SL, Wang QQ, et al. The performance of magnetic resonance imaging in the detection of triangular fibrocartilage complex injury: a meta-analysis. J Hand Surg Eur, 2015, 40: 477-484.
[117] Hermansdorfer JD, Kleinman WB. Management of chronic peripheral tears of the triangular fibrocartilage complex. J Hand Surg Am, 1991, 16: 340-346.
[118] Pillukat T, Muhldorfer-Fodor M, Windolf J, et al. Arthroscopy of the distal radioulnar joint. Der Orthopade, 2018, 47: 647-654.
[119] Palmer AK. Triangular fibrocartilage complex lesions: a classification. J Hand Surg Am, 1989, 14: 594-606.
[120] Atzei A. New trends in arthroscopic management of type 1-B TFCC injuries with DRUJ instability. J Hand Surg Eur, 2009, 34: 582-591.
[121] Atzei A, Luchetti R. Foveal TFCC tear classification and treatment. Hand Clin, 2011, 27: 263-272.
[122] Hauck RM, Skahen J 3rd, Palmer AK. Classification and treatment of ulnar styloid nonunion. J Hand Surg Am, 1996, 21: 418-422.
[123] Trumble TE, Gilbert M, Vedder N. Isolated tears of the triangular fibrocartilage: management by early arthroscopic repair. J Hand Surg Am, 1997, 22: 57-65.
[124] Micucci CJ, Schmidt CC. Arthroscopic repair of ulnar-sided triangular fibrocartilage complex tears. Oper Tech Orthop, 2007, 17: 118-124.
[125] Wysocki RW, Richard MJ, Crowe MM, et al. Arthroscopic treatment of peripheral triangular fibrocartilage complex tears with the deep fibers intact. J Hand Surg Am, 2012, 37: 509-516.
[126] Moritomo H. Open repair of the triangular fibrocartilage complex from palmar aspect. J Wrist Surg, 2015, 4: 2-8.
[127] Nakamura T. Anatomical reattachment of the TFCC to the ulnar fovea using an ECU half-slip. J Wrist Surg, 2015, 4: 15-21.
[128] Atzei A, Rizzo A, Luchetti R, et al. Arthroscopic foveal repair of triangular fibrocartilage complex peripheral lesion with distal radioulnar joint instability. Tech Hand Up Extrem Surg, 2008, 12: 226-235.
[129] Shinohara T, Tatebe M, Okui N, et al. Arthroscopically assisted repair of triangular fibrocartilage complex foveal tears. J Hand Surg Am, 2013, 38: 271-277.
[130] Iwasaki N, Nishida K, Motomiya M, et al. Arthroscopic-assisted repair of avulsed triangular fibrocartilage complex to the fovea of the ulnar head: a 2- to 4-year follow-up study. Arthroscopy, 2011, 27: 1371-1378.
[131] Jegal M, Heo K, Kim JP. Arthroscopic trans-osseous suture of peripheral triangular fibrocartilage complex tear. J Hand Surg Asian Pac Vol, 2016, 21: 300-306.
[132] Yao J, Lee AT. All-arthroscopic repair of Palmer 1B triangular fibrocartilage complex tears using the Fast-Fix device. J Hand Surg Am, 2011, 36: 836-842.
[133] Geissler WB. Arthroscopic knotless peripheral triangular fibrocartilage repair. J Hand Surg Am, 2012, 37: 350-355.
[134] Tang CY, Fung B, Rebecca C, et al. Another light in the dark: review of a new method for the arthroscopic repair of triangular fibrocartilage complex. J Hand Surg Am, 2012, 37: 1263-1268.
[135] Sagerman SD, Short W. Arthroscopic repair of radial-sided triangular fibrocartilage complex tears. Arthroscopy, 1996, 12: 339-342.
[136] Frykman G. Fracture of the distal radius including sequelae-shoulder-hand-finger syndrome, disturbance in the distal radio-ulnar joint and impairment of nerve function: a clinical and experimental study. Acta Orthop Scand, 1967(Suppl 108): 3.
[137] Nakamura T, Sato K, Okazaki M, et al. Repair of foveal detachment of the triangular fibrocartilage complex: open and arthroscopic transosseous techniques. Hand Clin, 2011, 27: 281-290.
[138] Luchetti R, Atzei A. Arthroscopic assisted tendon reconstruction for triangular fibrocartilage complex irreparable tears. J Hand Surg Eur, 2017, 42: 346-351.
[139] Liu B, Fok M. All-arthroscopic reconstruction of chronic foveal triangular fibrocartilage complex tears with a tendon graft. Asian Arthroscopy, 2017, 2: 8-10.
[140] Tse WL, Lau SW, Wong WY, et al. Arthroscopic reconstruction of triangular fibrocartilage complex (TFCC) with tendon graft for chronic DRUJ instability. Injury, 2013, 44: 386-390.

第9章
前臂骨折

詹海华　宫可同

前臂连接肘关节和腕关节，其独有的旋转功能扩展了手的活动范围。前臂旋转是功能的关键，所以在前臂骨折治疗时，不仅要恢复尺、桡骨干的解剖学形态，还要恢复近侧、桡尺远侧关节的解剖学关系，防止骨间膜挛缩，从而恢复前臂旋转功能。

第一节　前臂骨折的应用解剖学

前臂由尺骨和桡骨组成，桡尺近侧、远侧关节和骨间膜将两骨紧密相连，是尺、桡骨的重要稳定结构，维持着前臂纵向和横向的稳定性，又是前臂旋转功能的基本结构[1]。

一、桡骨

桡骨近端骨干较细，近似圆形，远端粗大近似矩形。桡骨头和环形周边被覆软骨，表面的软骨中央凹陷呈碟形，与肱骨小头构成肱桡关节；周边软骨称为环状关节面，与尺骨的桡切迹构成近侧桡尺关节。桡骨头向下延伸为桡骨颈和桡骨干，颈干延伸方向相反，形成两个弓形：桡骨颈向远侧和尺侧斜行，桡骨干上段向远侧和桡侧斜行，两者在桡骨结节水平相交形成夹角，构成旋后弓；桡骨干下段向远侧及尺侧斜行，与上段相交形成夹角，位于旋前圆肌粗隆处，构成旋前弓。两弓分别位于旋转轴的两侧，且不在同一平面上。正位旋前弓的夹角为9°，侧位相为6°，而旋后弓正侧位观均为13°。

二、尺骨

尺骨近端粗大，体部渐缩成三角形，远侧近似圆形，正位观尺骨干较直，侧位观有约6°的弧度弓向背侧。近端前为冠突、后为鹰嘴突，两者联合构成半月切迹，与肱骨滑车组成肘关节的主要部分——肱尺关节。半月切迹的弧度为180°，滑车的弧度为270°。尺骨圆形的远端称为尺骨小头，与桡骨尺侧切迹构成桡尺远侧关节。尺骨背侧全长位于皮下，骨折端极易穿破皮肤造成开放骨折。

三、前臂骨间膜

前臂骨间膜悬张在尺、桡骨干之间，为坚韧的结缔组织。分为3个部分，中部为腱性部分，远近两侧为膜性部分，近侧还有斜索[2]。骨间膜起维持前臂生物力学完整性，保持前臂纵向和横向的稳定性，并制约前臂旋转，传递尺、桡骨间负荷和稳定桡尺近侧、远侧关节的作用[2]。在前臂旋转运动中，骨间膜出现弛张变化，在前臂于中立位时，两骨间隙最宽，此时骨间膜紧张，两骨干相互稳定；在前臂于旋前或旋后位时，骨间隙变窄，骨间膜上下松紧不一，两骨干间的稳定性消失。骨间膜的挛缩或骨化，会严重影响前臂旋转，因此，前臂骨折术后应固定在中立位，使骨间膜紧张，防止挛缩，并稳定两骨。

四、桡尺近侧关节

由桡骨头的环状关节面和尺骨的桡切迹构成，其功能为连接桡、尺骨的近端，是前臂旋转运动的近侧枢纽（图9-1）。环状韧带附着在桡切迹的前后缘，与桡切迹围成一个纤维环，包绕桡骨头。环状韧带占纤维环的 3/4 圈，内面衬有软骨，其上部纤维与肘关节融合，下部纤维轻微环形收紧附着于桡骨颈。环状韧带的内下方被方形韧带填补，其前后缘与环状韧带相连，内缘附着于尺骨桡切迹下缘，外缘连接在桡骨颈。桡骨头的旋转也受方形韧带的制约，旋前时方形韧带后部紧张；旋后时前部紧张[3]。

五、桡尺远侧关节

由尺骨小头的侧方关节面与桡骨的尺切迹构成，其功能为连接尺、桡骨的远端，是前臂旋转运动的远端枢纽，详见相关腕关节章节。

六、前臂旋转运动

前臂旋转运动的实质是桡骨在旋转肌的驱使下，借桡尺近侧、远侧关节的联动，围绕尺骨做旋转运动，旋转轴上端是桡骨头中心，下端是尺茎突基底。沿此轴，桡骨头在环状韧带内“自转”，桡骨尺切迹围绕尺骨小头“公转”。桡骨的旋转弓形如曲柄，延伸至桡尺近侧、远侧关节形成一个旋转力臂，扭转桡骨如车轴样旋转。桡骨旋转弓是前臂完成旋转运动的解剖学基础，旋转弓的变异必然影响前臂的旋转功能。在前臂的旋转运动中，尺骨也在运动，当桡骨由旋后位至旋前位运动时，尺骨也同时向背侧和桡侧方向做弧线摆动，摆动的轴心在尺骨上端。前臂的旋转范围应在肘关节屈曲 90° 位时测定，两手握持铅笔或拇指向上为前臂中立位，前臂向掌侧旋转为旋前活动，幅度约为 80°，前臂向背侧旋转为旋后活动，幅度约为 90°。

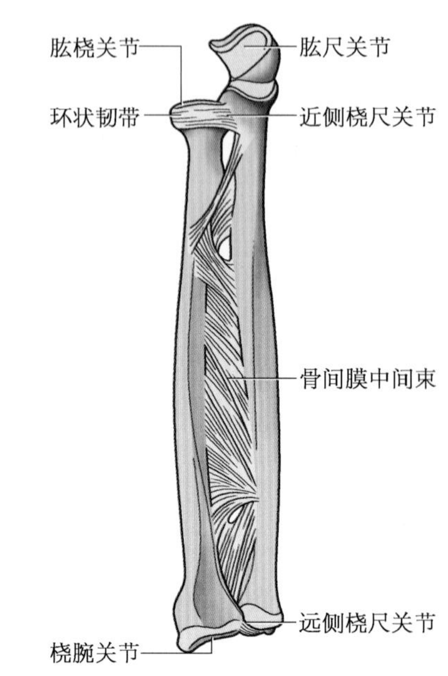

图 9-1 尺桡骨由桡尺远侧、近侧关节韧带和中间的骨间膜连接。

第二节 桡骨干骨折

【临床特点】 桡骨是前臂的旋转骨，有多条具有旋转功能的肌肉附着，当骨折发生在上 1/3 时，近侧骨折段受肱二头肌和旋后肌的牵拉，出现旋后畸形，并向桡侧偏移；远侧段骨折受旋前圆肌和旋前方肌牵拉，出现旋前畸形，向尺侧偏移。当骨折发生在中 1/3 或中下 1/3 时，骨折线位于旋前圆肌止点的下方，附着在近侧骨折段的旋后肌和旋前圆肌的作用相互抵消，故处于中立位，而远侧骨折段受旋前圆肌牵拉，出现旋前移位并向尺侧偏移[4]。

临床表现为骨折处肿胀，有明显压痛，旋转功能障碍，可闻及骨擦音。X 线检查即可明确诊断，应包括肘和腕关节，排除桡尺近侧、远侧关节损伤。

【治疗方法】

1. 保守治疗　无明显移位的桡骨上 1/3 骨折，用长臂石膏双托固定，将肘关节屈曲 90°，于前臂旋后 30~60° 位，腕关节背伸 30° 位。桡骨中下 1/3 无移位骨折，可用夹板固定或用“U”形石膏夹固定，将前臂固定在中立位。用夹板固定时在骨折端的掌侧放置一个方形纸垫，以维持桡骨的背侧弓弧度。

对移位的桡骨干中、下 1/3 骨折应首选闭合复位管形石膏或石膏托固定治疗。在臂丛麻醉下进行闭合复位，并作前臂中立位牵引。先行夹挤分骨法，用挤按手法矫正侧方移位，或用折顶手法使骨折端对顶相接。管形石膏应该从腕关节上到肘关节，肘关节置于屈曲 90°，前臂于旋后 30°~60° 位，腕关节于背伸 30° 位。

2. 手术治疗　对于移位的桡骨干上 1/3 骨折和闭合复位失败的病例应行切开复位内固定术[5-7]。

前方入路

前方入路的优点是可以显露自近端桡骨头至远端桡骨茎突的所有骨折区域，骨折暴露充分，将内固定植入物放置在桡骨的前面，有非常好的软组织覆盖。对于桡骨近端骨折，手术容易造成骨间背侧神经的医源性损伤，因此手术时应尽量避免过度牵拉骨折周围的软组织，否则会造成神经的一过性或永久性功能障碍。可选择臂丛麻醉，患者仰卧于手术台上，将上臂外展，前臂旋后，在气性止血带断血供下手术。

切口位于前臂前方偏桡侧，为沿肱二头肌腱远端外侧与桡骨茎突的连线，切口的中心位于骨折端，长度取决于骨折波及的范围，保证在复位固定时不需要过度牵拉皮肤及深部的解剖结构（图 9-2）。在肱桡肌尺侧缘切开筋膜，辨认桡动脉，将肱桡肌拉向桡侧，在其深面可以辨认桡神经浅支，将其与肱桡肌一起拉向桡侧，予以保护。在前臂的近 1/3，前臂外侧皮神经于肱桡肌和肱二头肌远端之间发出，应予以保护。注意桡动脉返支，如果妨碍暴露骨折部位，可以切断结扎。将前臂旋后可以显露旋后肌的止点，在骨膜下自尺侧向桡侧剥离。由于在这个水平骨间背侧神经可能邻桡骨干后方，所以即使在骨膜下剥离也不能保证将神经安全推开，故应该仅在旋后位显露桡骨前方所需对骨折进行复位固定的部分即可。在这个部位不应该将内固定植入物放置在桡骨干的后方。

在前臂中 1/3，分开肱桡肌和桡动脉的间隙后即可显露旋前圆肌在桡骨上的止点。将旋前圆肌自桡侧向尺侧掀开，暴露桡骨干。如果骨折发生在桡骨的远侧 1/3，可以将桡动脉与桡侧屈腕肌一同拉向尺侧，也可以在桡动脉与桡侧屈腕肌之间分离，自桡侧向尺侧将拇长屈肌和旋前方肌自桡骨上剥离，以显露桡骨干（图 9-3）。

后方入路（Thompson 入路）

后方入路并不常用，适用于桡骨近端骨折，尤其是骨折平面的前方软组织损伤无法作为手术入路时。在手术时还可以显露骨间背侧神经并予以保护，但对神经直接操作也容易造成医源性神经损害，而且待骨折愈合后取内固定时，瘢痕的广泛粘连也可能伤及神经。

切口沿肱骨外上髁和 Lister 结节的连线进行。近端在指总伸肌和桡侧伸腕短肌之间分离（图 9-4 和图 9-5）。在远端，于拇长展肌和拇短伸肌（第

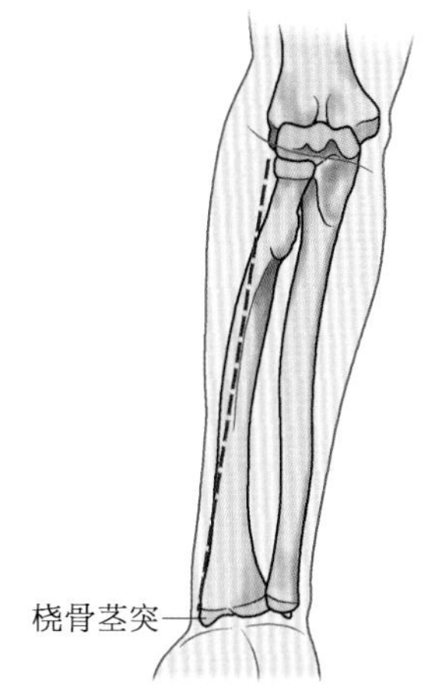

图 9-2　桡骨干前方入路切口，切口的长度因手术显露需要而异。

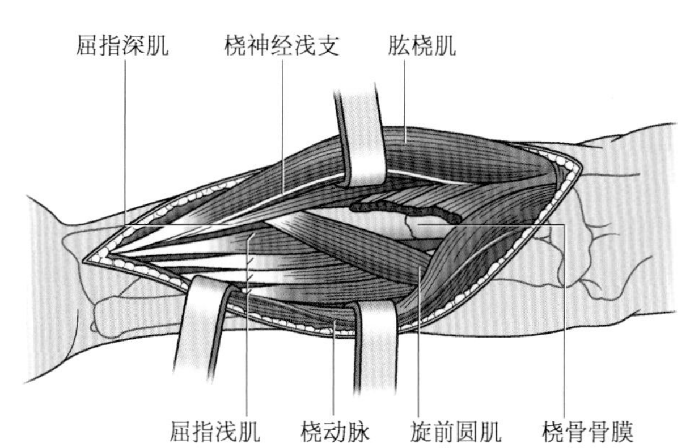

图 9-3　桡骨干前方入路的深层解剖。

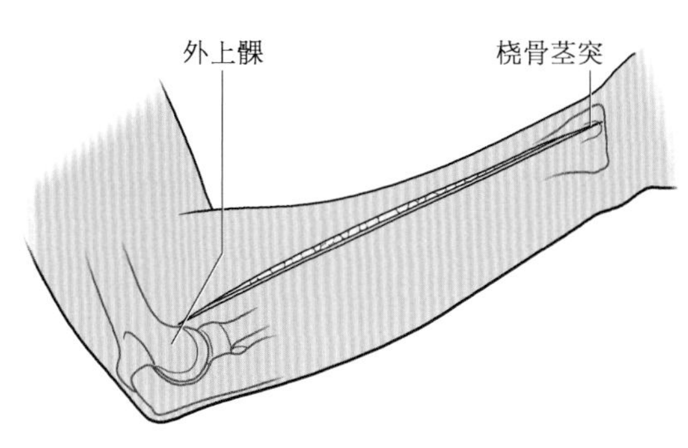

图 9-4　桡骨干后方入路切口，切口长度因显露需要而异。

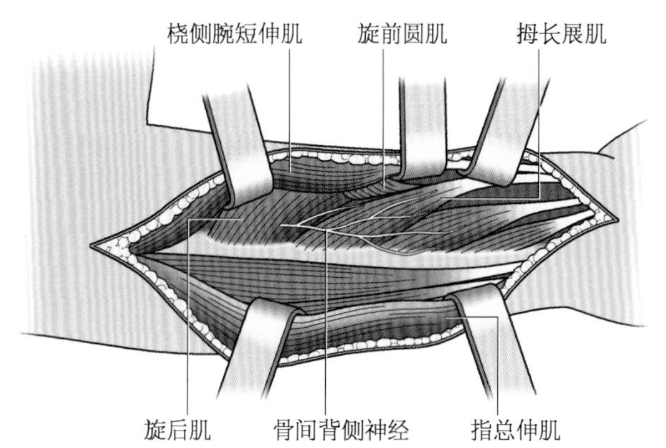

图 9-5　桡骨干后方入路浅层肌肉间隙。

1 间隔内的肌腱），自指总伸肌和示指固有伸肌之间，即第 1、2 伸肌腱间隔之间分离；近端是旋后肌的肌腹、桡神经深支，解剖旋后肌的浅头，分离出神经，注意保护。将旋后肌自前向后从桡骨干上剥离。这样就可以显露桡骨干并进行固定。在桡骨干中远 1/3 处由拇长展肌和拇短伸肌覆盖，可以根据需要向近端或远端进行剥离。在此水平以远，操作的间隙位于桡侧腕短伸肌和拇长伸肌之间，如果需要向远端延长，也可以在拇长伸肌和指总伸肌之间进入。

动力和有限接触动力加压接骨板（接骨板也称为钢板）是目前治疗尺、桡骨干骨折首选的内固定方法（图 9-6），采用 3.5 mm 系列加压接骨板固定最理想。选择大于 3.5 mm 系列加压接骨板固定，可能发生经钉孔的骨折、尺桡骨交叉愈合或内固定物取出后再骨折等并发症。

对于节段性骨折应使用更长的接骨板，可能需要对接骨板进行塑形，以保持桡骨的弓状外形。可以考虑使用重建接骨板，但其自身强度会降低。新近推出的带桡骨弓预弯接骨板可以解决这一问题，适用于长节段的桡骨干骨折。对于严重粉碎且远、近段骨皮质已无接触的骨折，需要用接骨板进行桥接，但对骨折部位不能加压。这种情况下，拍摄对侧前臂的 X 线片作对比，有助于确定合适的长度和桡骨弓形弧度。是否需要植骨取决于骨折类型、粉碎程度、潜在污染程度以及手术医生的选择。

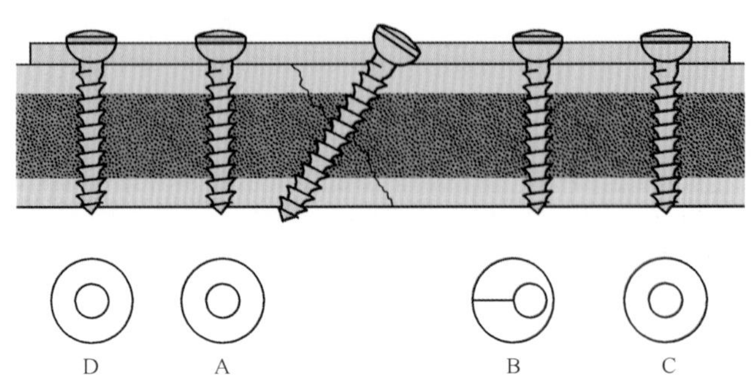

图 9-6 动力加压接骨板螺钉植入顺序和斜行螺钉位置。

第三节 尺骨干骨折

单纯尺骨干骨折较常见，简单病例多由棍棒直接打击所致，骨折线可为横行或粉碎性，移位较少，因有完整的桡骨支撑，重叠移位不多。机器所致的外伤比较严重，常合并广泛的骨与软组织损伤，处理比较复杂。

【骨折分型】 Sauder[8] 将单纯尺骨干骨折分为两型。尺骨中段和下 1/3 骨折，移位 <50%，成角畸形 <10° 为稳定型；骨折移位 >50%，成角畸形大于 10° 和上 1/3 骨折，以及合并桡尺近侧和远侧关节损伤为不稳定型。

【治疗方法】

1. 保守治疗 对于不全或无移位尺骨干骨折可以用前臂背侧石膏托、石膏双托或管形石膏固定，直到骨折愈合，一般为 4~6 周。固定 3 周内应每周 X 线检查 1 次，如果发生移位，应及时进行手术治疗。

对于有移位但复位后稳定的尺骨干骨折可以采用闭合复位管形石膏固定。Sarmiento 等 [9] 报道了 72 例稳定型尺骨干骨折，先用长管形石膏固定 2 周，待急性症状消退后，改用功能支具固定，允许肘、腕关节做功能锻炼，结果骨折全部愈合，平均愈合时间 10 周，功能恢复优良。

2. 手术治疗 对于不稳定型骨折若不能满意复位时，应采用手术治疗。尺骨全长位于皮下，手术操作相对容易。沿尺骨的皮下缘作切口，显露骨折端，复位后用 3.5 mm 加压接骨板或有限接触动力加压接骨板（图 9-7）或锁定加压接骨板固定。横

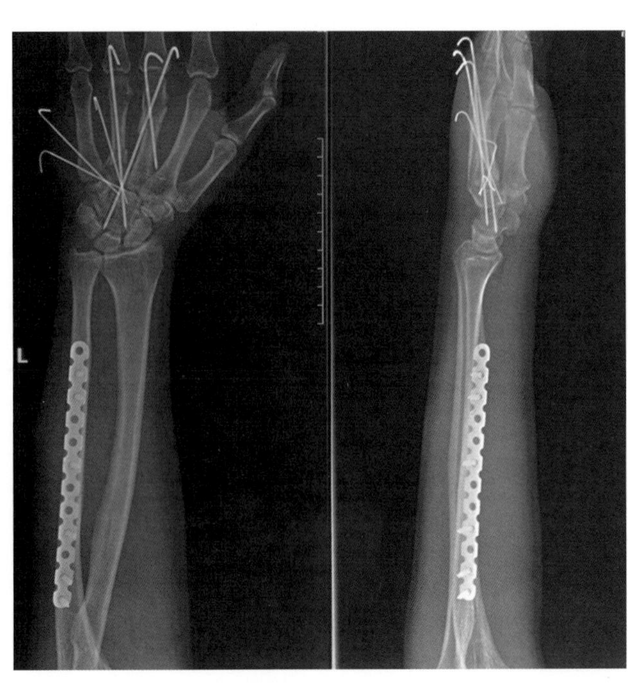

图 9-7 尺骨干骨折钢板螺钉内固定。

断骨折用 6 孔板，粉碎性骨折用 8 孔板。接骨板应放置在后侧，后侧是尺骨的加压侧。若在前侧或后侧有碎骨块，则接骨板应放在粉碎的一侧，将游离的骨块固定。如果粉碎性骨折超过尺骨周径 1/3，应作自体髂骨移植。骨折固定后，将肌肉回复到原位，缝合皮下组织和皮肤。外用长臂石膏托固定，术后两周拆除缝线。3 周后切口愈合正常者改用前臂石膏托固定，开始锻炼肘、腕关节功能，直至骨折临床愈合，一般需要 8 周。

多段骨折一般需要采用交锁髓内钉固定。中下 1/3 尺骨干近似圆形，该处骨折可用 6 孔半管形接骨板固定。下 1/3 骨折远侧段短小，可选用小型叶状接骨板固定，合并远侧桡尺分离者用克氏针在桡尺远侧关节横向固定 4 周。Kang 等[10]报道用钢丝张力带固定尺骨远端 5 cm 之内骨折 10 例获得优良效果。合并骨与软组织损伤的病例采用皮瓣或骨皮瓣修复。

第四节　Mongteggia 骨折

Mongteggia 骨折（孟氏骨折）指尺骨上 1/3 骨折合并桡骨头前脱位，1814 年意大利学者 Mongteggia 首先报道两例，故名 Mongteggia 骨折。这一类骨折的治疗比较复杂[11-14]。

【骨折分类】 主要采用 Bado 分类法分类。

Ⅰ型：尺骨干骨折向掌侧成角，合并桡骨头前脱位。

Ⅱ型：尺骨干骨折向背侧成角，合并桡骨头后外脱位。

Ⅲ型：尺骨近侧干骨骺端骨折，合并桡骨头向外或前外脱位。

Ⅳ型：前臂上 1/3 双骨折，合并桡骨头前脱位 (图 9-8)。

Jupiter 等[15]根据尺骨骨折的位置和类型，将Ⅱ型 Mongteggia 骨折脱位进一步分为以下 4 个亚型。

ⅡA 型：尺骨骨折累及鹰嘴远端和冠状突。

ⅡB 型：尺骨骨折在冠突远端、干骺端和骨干连接处。

ⅡC 型：尺骨干骨折。

ⅡD 型：尺骨粉碎性骨折自鹰嘴至骨干（骨折延伸到尺骨的近侧半）。

同时指出，最重要的是认识和正确处理Ⅱ型骨折脱位中尺骨冠突部的皮质骨骨折块，这个骨块可以是三角形或四边形，它加剧了尺骨骨折原有的后成角倾向。在他报道的 13 例亚型中有 10 例合并桡骨头骨折。

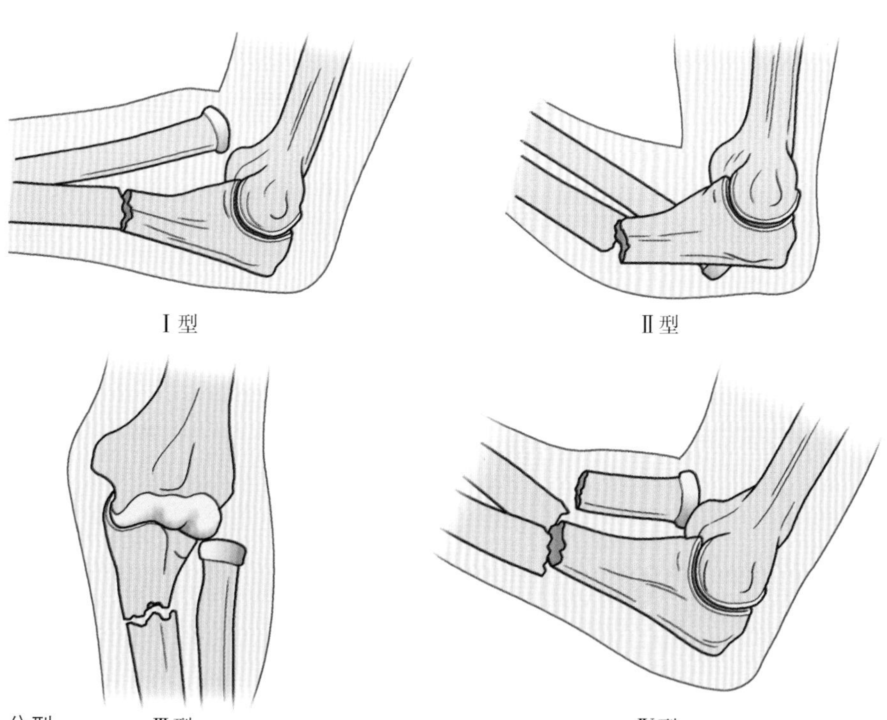

图 9-8　Mongteggia 骨折脱位的 Bado 分型。

【临床表现】 损伤肢体肘部和前臂肿胀，肱桡关节和前臂有明显压痛，有异常活动，可触及骨擦音。桡骨头完全脱位者可在肱骨小头的前侧或后侧皮下触及，前臂明显短缩。肘关节屈曲功能和前臂旋转功能障碍。约有 10% 的患者合并神经损伤，因此必须认真做神经功能检查。桡神经深支损伤最常见，多发生于桡骨头严重前脱位的病例，有关正中神经和尺神经损伤的文献也有报道。

【影像学检查】 常规 X 线检查即可明确诊断，但桡骨头半脱位容易漏诊，所以前臂前后位和侧位 X 线片必须包括肘关节和腕关节，特别是肘关节影像，这样才能正确判断肱桡关节的解剖关系。判断正常肱桡关节的解剖位置可有两个参考标准：①肱骨小头的圆形关节面与桡骨头凹形关节面为匹配的杵臼关系，凸凹关系的移位即被视为桡骨头半脱位。②桡骨干近侧段的长轴延长线应通过肱骨小头关节面中心。

对仅有轻度移位的尺骨上 1/3 骨折，必须密切观察有无骨折移位增加和继发的桡骨头脱位。桡骨头脱位患者肱桡关节肿胀，X 线片显示肱桡关节位置正常时，可能桡骨头脱位因受牵拉而复位。这类病例应按 Mongteggia 骨折脱位处理，以防止桡骨头再脱位。

【治疗方法】 Mongteggia 骨折脱位的治疗目的是恢复桡骨头的解剖位置，复位并固定尺骨。任何尺骨骨折后所残留的角度偏差都可能导致之后桡骨头的再脱位或半脱位。

对于儿童 Mongteggia 骨折脱位，应用闭合复位外固定方法治疗一般都能获得满意结果，但是，对于成人患者的治疗应以切开复位内固定方法为主。Bado 等认为闭合复位石膏管型固定方法，在成人组的治疗效果不佳[16]。Anderson、Boyd 等推荐采用尺骨骨折切开复位加压钢板固定，桡骨头闭合复位的方法，取得满意效果[17, 18]。De Pedro 等报道用带锁髓内钉治疗 20 例移位尺骨骨折患者不仅容易操作，而且效果优良[19]。

针对成人 Mongteggia 骨折脱位治疗的一致意见是对桡骨头脱位首选闭合复位，对失败者行切开复位[20]；对尺骨骨折采用切开复位接骨板固定或带锁髓内钉固定的方法（图 9-9）。伴有桡骨头骨折的 Mongteggia 骨折脱位的处理比较困难，Reynders[21] 认为早期切除桡骨头将增加尺骨骨折成角畸形的倾向，导致尺骨骨折延迟愈合或不愈合，建议修复桡骨头骨折，或行桡骨头置换术，或保留到尺骨骨折愈合后再切除。但是，临床上对多数Ⅰ～Ⅲ型桡骨头脱位都可以成功地闭合复位，使前臂长度即刻恢复，有利于尺骨骨折的复位和稳定，因此 Mongteggia 骨折脱位可以首选闭合复位夹板固定法，如果闭合复位失败及Ⅳ型 Mongteggia 骨折脱位应选择切开复位内固定法。

手术治疗 Mongteggia 骨折脱位时首先牵引前臂，将桡骨头复位，如果复位顺利，并获得稳定时，即行尺骨骨折切开复位内固定术。在暴露尺骨上 1/3 骨折时，注意避免损伤尺神经，骨折固定后，术中拍摄 X 线片，证实桡骨头已复位。术后采用长臂石膏托固定，方法为：Ⅰ型，前臂固定在旋后位，肘关节固定在屈曲 110° 位；Ⅱ型，前臂固定在中立位，肘关节在半伸位。术后每周拍摄 1 次 X 线片，

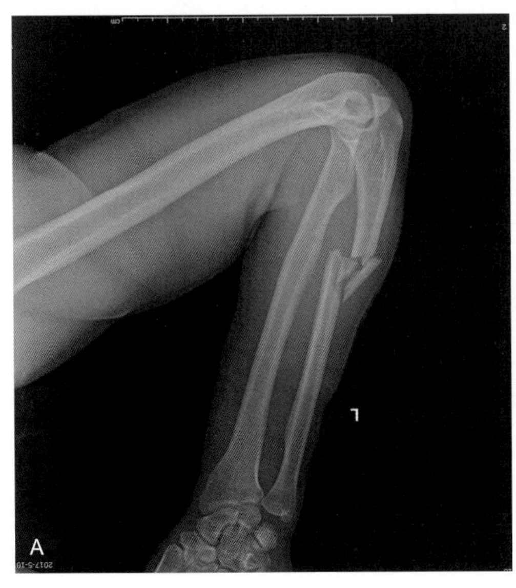

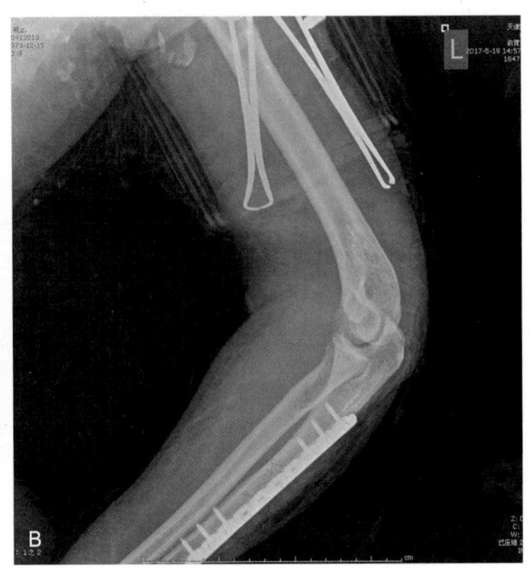

图 9-9　Mongteggia 骨折行切开复位钢板螺钉内固定。A. 术前 X 线片；B. 术后 X 线片。

注意观察肱桡关节的位置。4 周后改用夹板固定，开始逐渐锻炼肘关节的屈伸功能，直至骨折愈合。

如果桡骨头闭合复位失败，应采用 Boyd 切口同时暴露脱位的桡骨头和尺骨骨折处。切口自肱三头肌外侧缘肘上 2.5 cm 处，向远端经过尺骨鹰嘴突的外侧，沿尺骨外缘至骨折端远侧 4 cm。切开皮肤、皮下组织，在尺骨近端骨膜下剥离肘肌，向桡侧牵开，显露桡骨小头。在桡骨小头远侧骨膜下推开起于尺骨的旋后肌，深达骨间膜，并从桡骨近侧 1/4 剥离旋后肌，将整个旋后肌向桡侧翻转，暴露尺骨的外侧面和桡骨近侧 1/4。小心翻转旋后肌，保护好桡神经深支，在骨膜下推开尺侧伸肌，尺骨骨折部位即完全暴露。在切口的近侧注意结扎骨间返动脉，而不是骨间背侧动脉。先探查阻碍桡骨头复位的原因和环状韧带损伤的情况，然后复位桡骨头，修复环状韧带。先在环状韧带断端挂线，待尺骨骨折固定后再缝合。

严重撕裂不能修补时，可切去前臂深筋膜并带上骨膜，在相当于尺骨桡切迹水平远侧、桡骨结节的近侧水平，将筋膜带经桡尺骨间穿至前方，环绕桡骨颈，自外侧回到后方，以备重建环状韧带。用 6 孔 3.5 mm 动力接骨板固定尺骨骨折后，适当拉紧筋膜带，将其端侧缝合在基底处。将肘关节置于屈曲 100° 位，用一枚克氏针从肱骨小头后侧向前贯入桡骨头，固定肱桡关节。成人很少需要行环状韧带重建术，基本都能修复。

对于尺骨粉碎性骨折应行自体髂骨移植术，术后用长臂石膏托固定，置肘关节于屈曲 100° 位，前臂于中立位。术后两周拆除缝线。术后 4 周拔除固定肱桡关节的克氏针，改用夹板固定，开始锻炼肘关节屈伸活动，直至骨折临床愈合。阻碍桡骨头复位的因素一般是关节囊、环状韧带，也有二头肌腱和罕见的桡神经[22, 23]，因此术中探查桡骨头时慎用锐性分离。

对于Ⅳ型损伤，按桡、尺骨骨干双骨折处理。若桡骨头脱位需切开复位时，取 Boyd 切口，行桡骨头切开复位环状韧带修补（重建）术和尺骨内固定术；取 Henry 切口，行桡骨切开复位内固定术。

若合并桡骨头骨折按 Mason 分类处理[24, 25]。Ⅰ型骨折无明显移位，不做特殊处理；Ⅱ型骨折移位 >2 mm，应切开复位内固定，固定的螺钉要埋在软骨下或用无头螺钉，其直径在 1.5~2.0 mm，能满意植入，成人桡骨头内螺钉长度为 20~24 mm。如果用“T”形接骨板固定桡骨头或颈部骨折，暴露时注意保护骨间背侧神经，接骨板应放置在桡骨头的“安全区”内。对于Ⅲ型桡骨头骨折，行假体置换术，强调恢复桡骨头的高度和宽度。对于Ⅲ型桡骨头骨折也可以待尺骨骨折愈合后酌情处理。

陈旧性 Mongteggia 骨折脱位的处理比较复杂，达成共识的治疗方法是尺骨成角愈合，可以不矫正，仅将桡骨头切除；如果成角畸形 >20°，影响前臂功能，可以通过 Boyd 切口切除脱位的桡骨头，对尺骨行截骨矫形内固定术[26-28]。

对于儿童 Mongteggia 骨折脱位不应切除桡骨头，应通过 Boyd 切口行桡骨头切开复位、环状韧带重建和尺骨长斜行截骨延长内固定术（图 9-10）[29]。环状韧带重建的材料取自前臂深筋膜条或肱三头肌外侧缘腱条。保留在鹰嘴处的附着，在尺骨桡切迹下向前重叠，缝合加固折叠处，将筋膜条或腱膜条穿过桡尺骨间环绕桡骨颈，适当拉紧后，缝合在基底处，肱桡关节需用克氏针固定在屈曲 100° 位，外用石膏长托固定。4 周后拔除克氏针，改用夹板固定，开始肘关节屈伸功能锻炼，直至骨折愈合。

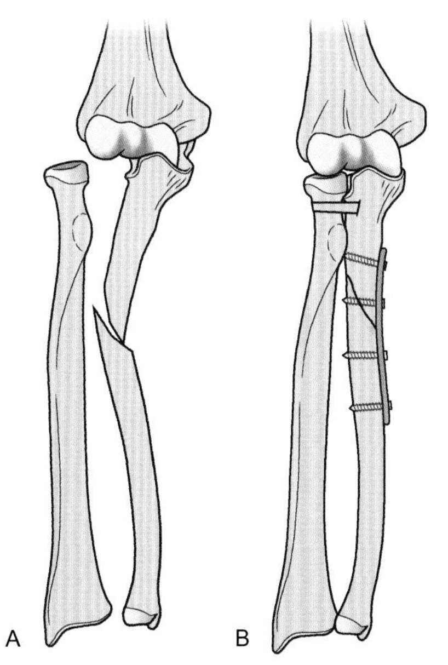

图 9-10　环状韧带重建，尺骨长楔形截骨术示意图。A. 截骨；B. 延长固定。

第五节　Galeazzi 骨折脱位

Galeazzi 骨折（盖氏骨折）脱位指桡骨下 1/3 骨折合并桡尺远侧关节脱位损伤。约占全身骨折总数的 0.35%[30-32]。

【骨折分型】 Galeazzi 骨折脱位分为 3 种类型：Ⅰ型，在儿童，为桡骨干下 1/3 骨折（常为青枝骨折），合并尺骨远端骨骺分离，这种损伤的桡尺远侧关节没有发生损伤。Ⅱ型，是典型的 Galeazzi 骨折脱位，为桡骨干下 1/3 骨折，骨折远端向尺侧偏斜，重叠于背侧或掌侧，桡尺远侧关节间隙明显增宽，正向尺骨变异，或合并尺骨茎突骨折。Ⅲ型：为Ⅱ型合并尺骨干骨折，或尺骨弯曲畸形。

【治疗方法】 任何桡骨干中、下 1/3 交界处的骨折都应该警惕是否同时合并桡尺远侧关节损伤。一项研究表明，发生在桡骨远端关节面 7.5 cm 以内的桡骨干骨折，合并远侧桡尺分离的可能性要明显高于骨折线距离关节面 7.5 cm 以上者[31]。这类骨折通常以掌侧接骨板进行固定。由于骨折位置更靠近骨干远端，因此接骨板远端需要塑形以适应桡骨远端干骺端的前倾。

对于Ⅰ型 Galeazzi 骨折脱位可以采用保守疗法，对儿童采取闭合复位一般都会获得成功。骨折复位后，将肘关节屈曲 90°，前臂置于旋后位，用长臂石膏托固定 4~6 周。如果骨折复位困难，可以行切开复位术。对Ⅱ型 Galeazzi 骨折桡尺远侧关节脱位不严重者可进行闭合复位石膏外固定。

对保守治疗失败者应及时手术治疗。先行桡骨骨折切开复位内固定，如果采用背侧切口，应注意保护桡神经，或取 Henry 切口暴露桡骨骨折，复位后用 6 孔 3.5 mm 加压接骨板固定。如果是粉碎性骨折，应进行自体髂骨移植术。然后，将前臂置于旋后位，仔细检查桡尺远侧关节的稳定性。对于复位后桡尺远侧关节稳定者，将前臂于旋后位固定 6 周。对于不稳定者行桡尺远侧关节探查术。取桡尺远侧关节背侧切口，通过尺骨茎突钻孔或用缝合锚钉，将撕脱的三角纤维软骨复合体缝合，然后将前臂置于中立位，在桡骨乙状切迹上横贯克氏针固定桡尺远侧关节（图 9-11），针的两端保留在桡尺骨皮质外，以便折断时容易被拔出，4 周后拔出克氏针。对于尺骨茎突骨折者，应切开复位，用小螺钉固定。不能复位者，桡尺远侧关节必有软组织嵌入，尺侧伸腕肌嵌入是最常见的原因，应行探查术[33, 34]。固定以后，应对桡尺远侧关节进行临床及影像学检查，以确定稳定性得到重建。

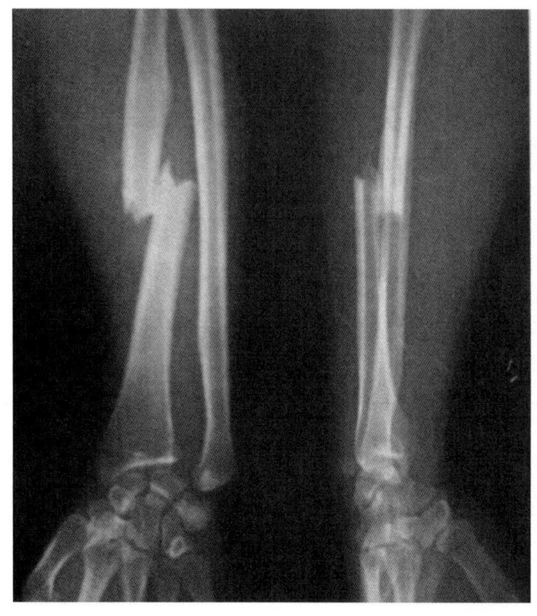

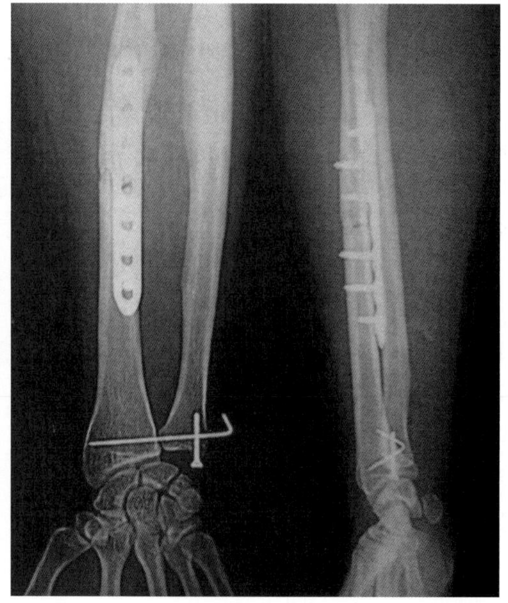

图 9-11　Ⅱ型 Galeazzi 骨折脱位行切开复位内固定术。

第六节　前臂双骨折

前臂双骨折是常见损伤，多由直接暴力、间接暴力等所致，临床表现为前臂肿胀、疼痛、活动受限、前臂畸形。完全骨折时有异常活动，有骨擦音，但不应特意检查异常活动和骨擦音，以免增加损伤。对于闭合性骨折应注意软组织损伤的程度，出现张力性肿胀提示已合并骨筋膜室综合征。X 线检查是简单可靠的诊断方法，应拍摄包括肘关节和腕关节在内的正、侧位片，避免遗漏远侧、近侧尺桡关节损伤。必须检查整个上肢的皮肤和软组织。详细记录血管、神经的检查结果。

【骨折分型】 前臂骨折通常依据骨折部位、骨折形态、移位程度、粉碎程度、骨缺失数量以及闭合还是开放进行分类。按部位，将桡骨和尺骨分为上、中、下 3 部分。

目前应用最广泛的前臂骨折分型方法是 AO 分型。

A 型骨折为单纯简单骨折。A1 为尺骨骨折，桡骨完整；A2 为尺骨完整，桡骨骨折；A3 为尺、桡骨骨折。在 A1 和 A2 骨折中，后缀代表了形态学类型和桡尺关节远端或近端的脱位情况。A1.1 和 A2.1 为斜行骨折。3 代表孟氏骨折（A1.3）或盖氏骨折（A2.3）。A3 骨折中，后缀代表桡骨骨折的位置，A3.1 为桡骨近端 1/3 骨折，A3.2 为桡骨中 1/3 骨折，A3.3 为桡骨远端 1/3 骨折。

B 型骨折为楔形骨折。分类方法与 A 型骨折类似，也有楔形骨折是否完整之分。B1 和 B2 型中，1 为完整楔形，2 为多块楔形，3 为合并关节脱位。B1.3 为孟氏骨折脱位，B2.3 为盖氏骨折脱位。B3 型中，B3.1 为尺骨楔形，桡骨简单骨折，B3.2 为桡骨楔形，尺骨简单骨折，B3.3 为双骨楔形骨折。

C 型骨折为复杂骨折。C1 为尺骨复杂骨折，C2 为桡骨复杂骨折，C3 为桡尺骨双复杂骨折。C1.1 为尺骨两处骨折而桡骨完整，C1.2 为尺骨两处骨折且桡骨也骨折，C1.3 为尺骨不规则骨折。C2.3 为桡骨不规则骨折。C3.1 为两骨均有两处骨折，C3.2 为一骨两处骨折而另一骨不规则骨折，C3.3 为两骨均为不规则骨折或粉碎性骨折（图 9-12）。

前臂双骨折中的桡骨由于有较多肌肉附着，不同部位的骨折可产生不同的移位，其机制与桡骨干骨折相似（图 9-13）。

【治疗方法】 前臂双骨折的治疗包括保守治疗和手术治疗，各自有相对的适应证。要使移位的骨折达到解剖学对位应首选手术治疗。但是对于一些闭合性骨折如前臂中、下 1/3 闭合性横断骨折仍然可以首选保守治疗，只要治疗方法正确，仍然可以获得优良的治疗效果 [35-37]。

1. 保守治疗

（1）双托或管形石膏固定：对于无移位的上 1/3 骨折用长臂石膏前后双托固定或管形石膏固定，将患肢肘关节于屈曲 90°，前臂于中立位，腕关节于功能位。对于中、下 1/3 无移位骨折可用管形、前双石膏托或 U 形石膏夹固定 [38-41]。需手法复位的先进行手法复位，方法见图 9-14、图 9-15。

（2）夹板固定：闭合复位夹板固定法是治疗桡尺骨干中、下 1/3 闭合性横断骨折的有效方法，但采用这个方法必须认真选择适应证，正确实施闭合复位技术，正确使用和管理夹板固定，积极指导功能锻炼。其适应证是桡尺骨干中、下 1/3 闭合性横断骨折，桡尺骨间无异向分离（骨间膜撕裂），软组织轻度肿胀、无神经血管损伤者（图 9-14 和图 9-15）。

前臂双骨骨折闭合复位的标准是：骨折侧方移位不得超过皮质的宽度；桡骨远折端旋转移位不得超过 30°；尺骨远折端旋转移位不得超过 10°；桡骨弓形恢复。对达不到这个标准者，应手术治疗 [42]。

2. 手术治疗　前臂闭合性骨折的内固定在受伤后越早进行越好 [43-51]，多数情况下，没有必要等肿胀的软组织消退。延迟固定会增加骨折愈合的难度。对于开放性骨折，应进行紧急清创，并进行内固定或外固定（图 9-16）。

前臂双骨开放性骨折的治疗比较复杂，在全身状况条件允许的情况下，根据软组织损伤和污染的程度确定具体治疗措施。根据 Gustilo 骨折分型，对于Ⅰ、Ⅱ型前臂骨折，如果伤口污染轻，可对污染和失活的组织进行彻底清创，反复冲洗后闭合伤口，同时一期进行骨折内固定。如果污染严重，则骨折固定可以在二期进行，即一期彻底清创缝合，留置引流，用长臂石膏托固定肢体，应用抗生素预防感染。一周后若无感染征象，可以进行切开复位内固定术。如果发生感染，伤口给予换药，骨折用外固定治疗。

对于ⅢA 型前臂开放性骨折，软组织广泛挫伤，污染严重，不宜行一期清创缝合，应行两次清创术。首次清创后，尽量用软组织将骨组织覆盖，

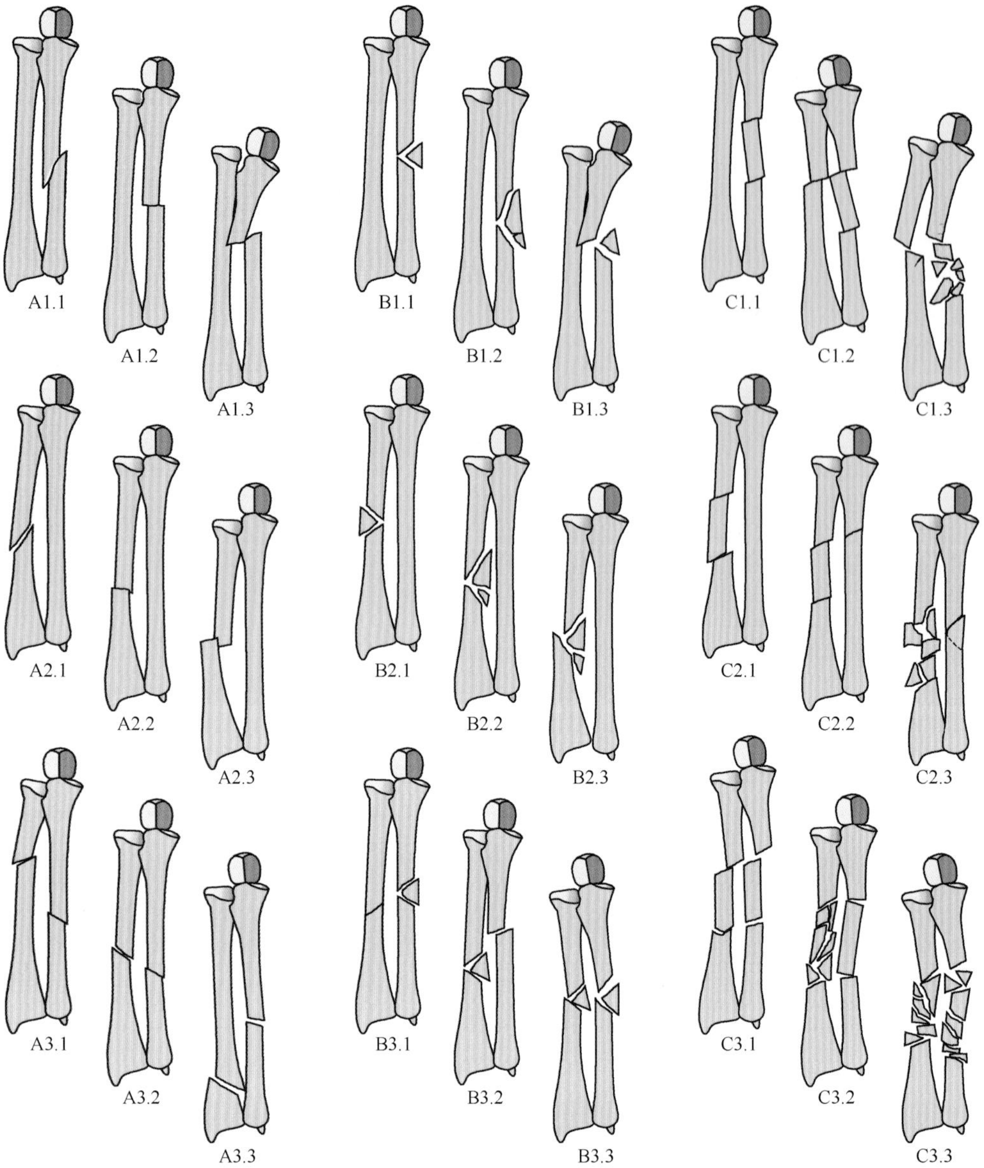

图 9-12　前臂双骨折 AO 分型。

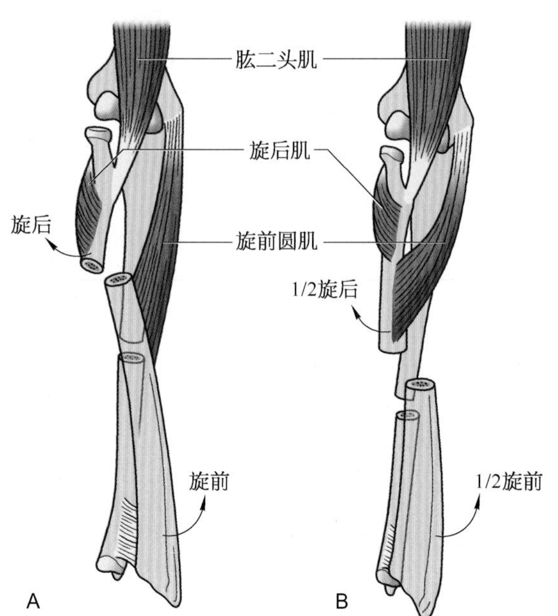

图 9-13　A. 前臂双骨折中的桡骨骨折。桡骨骨折位于旋前圆肌止点的近端，肱二头肌和旋后肌牵拉近折端旋后；B. 桡骨骨折位于旋前圆肌止点的远端，近折端呈轻度旋后或中立位。

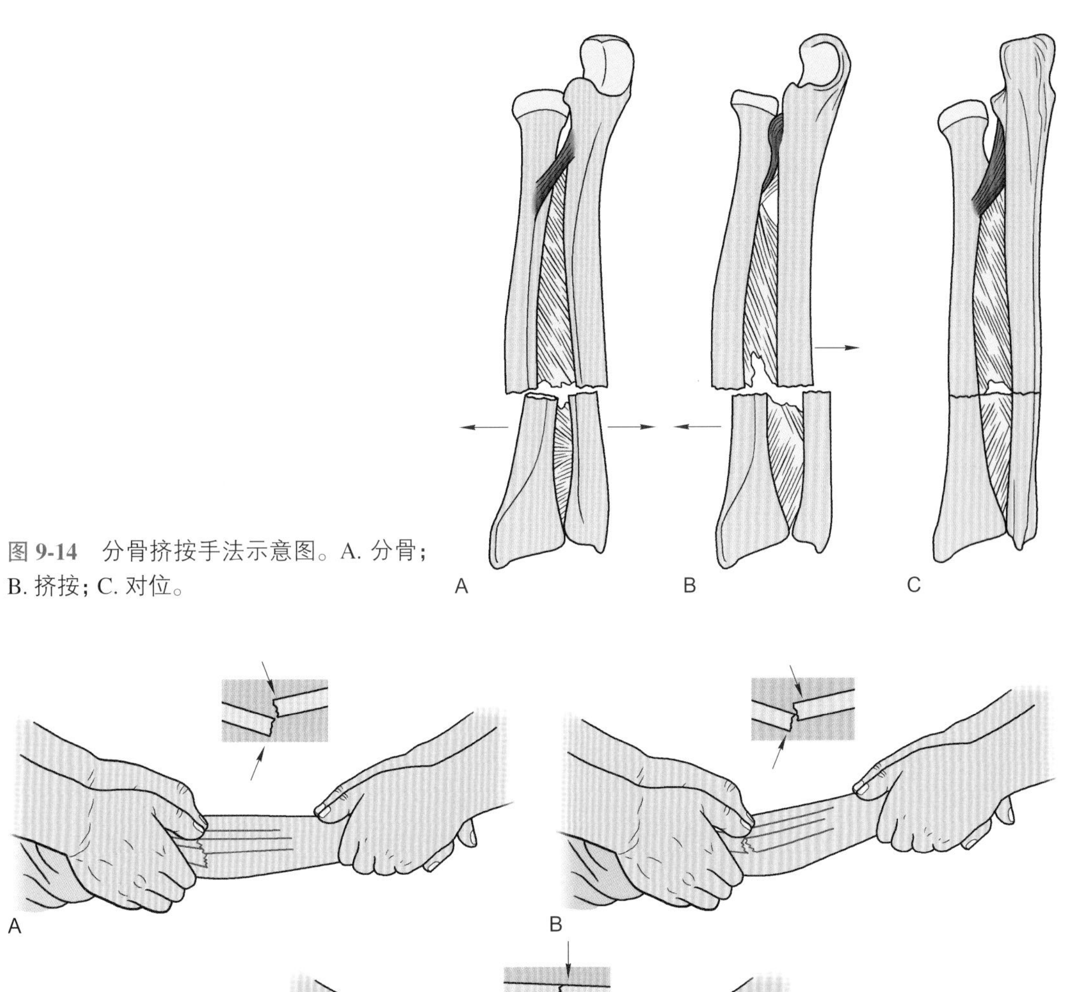

图 9-14　分骨挤按手法示意图。A. 分骨；B. 挤按；C. 对位。

图 9-15　折顶对接手法示意图。A. 折顶；B. 按压；C. 反折。

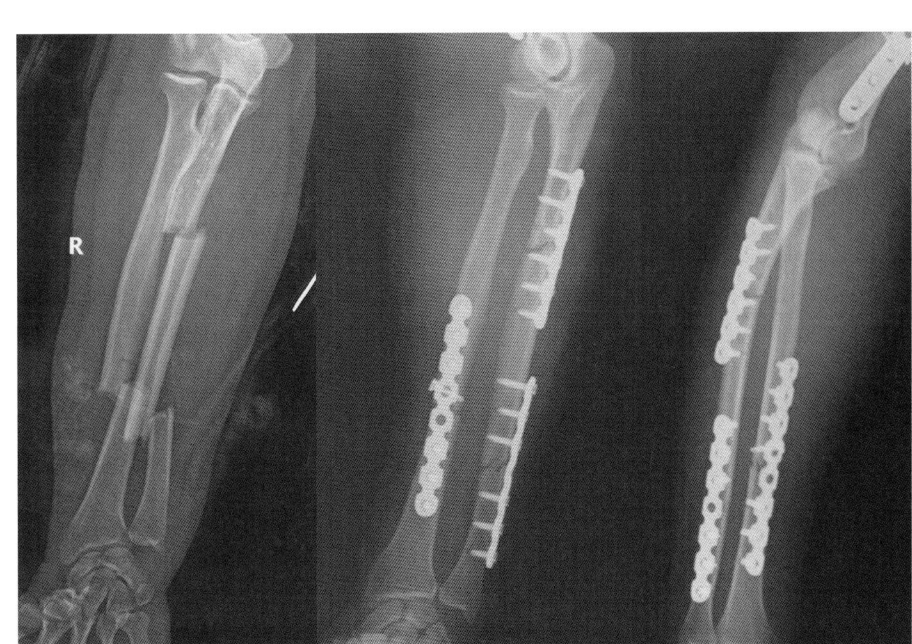

图 9-16　前臂双骨开放性骨折的手术治疗。

可用凡士林纱布覆盖或用负压封闭引流（vacuum sealing drainage，VSD），肢体用长臂石膏托固定，静脉给予抗生素预防感染。5~7 天后再次清创，并行骨折复位和内固定术；如果发生感染，伤口给予换药治疗，骨折采用外固定治疗。对于Ⅲ B 型前臂开放性骨折，处理同Ⅲ A 型前臂开放性骨折。对大面积的软组织缺损可行腹部带蒂皮瓣移植或游离皮瓣移植术；如果合并单骨骨干节段性缺损时可同时行同侧髂骨皮瓣修复术。对于Ⅲ C 型前臂开放性骨折，清创术后，迅速将骨折复位固定，吻合血管以抢救肢体，然后再修复其他损伤的软组织，或行血流桥接游离皮瓣修复术。

对于严重的软组织损伤可能需要反复手术清创，并延期进行创面覆盖，但近年来也有更积极的观点，建议初次清创后，同时一期进行骨折内固定。

无论对于闭合性还是开放性骨折来说，采用分别的入路处理尺骨和桡骨，有助于减少两者间发生骨性连结的机会。可以同时暴露桡骨和尺骨，然后复位固定桡骨，再复位固定尺骨。也有医生认为前臂作为尺骨的稳定单元应先予以固定。也许最合理的方法是先固定容易达到解剖复位的骨折，这样至少两者之一可以恢复正常的旋转和对位，然后通过骨间膜和远侧、近侧桡尺关节，帮助间接复位另一个较复杂的骨折。

可以选择前方入路固定桡骨干骨折，直接尺侧入路固定尺骨骨折，可采用 3.5 mm 系列接骨板和螺钉进行固定。关闭伤口时，通常先缝合尺侧切口，这是由于尺侧缺乏软组织覆盖的缘故。桡侧切口张力不大时可以直接缝合，如果张力过大，则用肌肉组织覆盖桡骨和内固定物以及神经、血管，切口可以逐步延迟闭合。

如果术中获得稳定的固定，则可以进行早期的功能锻炼。在疼痛、软组织肿胀及损伤允许的情况下，进行腕关节后肘屈伸及前臂旋转锻炼。骨折固定 2~3 周后只要固定稳定，即可开始关节活动和肌力练习。通常在术后 6~8 周可以开始比较用力的锻炼。当患侧的肌肉力量达到健侧的 50%~75% 时，可开始逐渐恢复正常的前臂活动和功能。

这类骨折的并发症包括畸形愈合、不愈合、尺桡骨骨性连结及骨筋膜室综合征。

第七节　Essex-Lopresti 骨折脱位

Essex-Lopresti 骨折脱位是前臂的严重创伤，包括桡骨头、桡尺远侧关节和骨间膜部分损伤，严重破坏前臂轴的纵向稳定性，又称桡尺骨分离损伤或前臂轴纵向不稳定[52-57]。由于这一组损伤包括桡骨头骨折，很容易分散医生的注意力，忽视腕关节软组织和整个骨间膜撕裂损伤。如果将桡骨头切除，必然加重桡骨向近端的移动，而使尺骨远端与腕骨发生撞击，最终造成尺 – 腕关节和肱桡关节撞击性疼痛，出现前臂旋转功能的障碍（图 9-17）。

伤后体格检查是准确诊断前臂轴整体撕裂的基础。任何前臂的疼痛、压痛以及肿胀伴腕关节或肘关节骨折，都可能意味着存在前臂骨间膜的撕裂。对于所有桡骨头骨折的患者应仔细检查腕关节、尺桡骨之间的间隙。

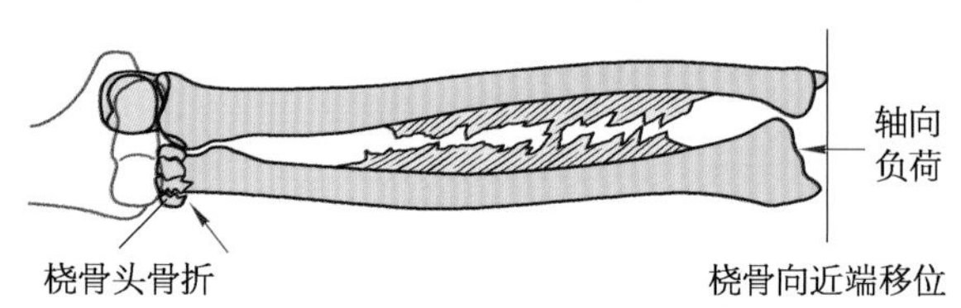

图 9-17　Essex-Lopresti 骨折脱位。

影像学检查应该包括近侧桡尺关节和桡尺远侧关节在内的前臂中立位正位和侧位 X 线平片，必要时可与健侧作对照。超声检查在前臂骨间膜的诊断中具有重要的价值，且价格低廉，简单易行[58]。MRI 检查对于明确诊断有帮助，其敏感性、特异性及阳性和阴性的预测价值均可以接近或超过 90%。CT 检查则有助于评估腕关节或肘关节面骨折情况，以便决定在亚急性或慢性病程情况下是否适合行重建或保留关节的手术。

Essex-Lopresti 骨折脱位的早期诊断、早期治疗是获得满意疗效的关键[59-61]，Dodds[62] 提出伤后 1 周内明确诊断，是成功治疗的关键。延误诊断，治疗不仅困难，而且效果很差。一般认为若延误 4 周后治疗，效果不满意。

新鲜的 Essex-Lopresti 骨折脱位的治疗原则是恢复前臂的长度，重建前臂纵向稳定性。具体方法是修复或置换桡骨头，整复桡尺远侧关节脱位，必要时修复三角纤维软骨复合体，暂时固定桡尺远侧关节，以保证前臂韧带组织的修复或重建骨间膜的中部腱带[63-68]。对于急性期确诊的 Essex-Lopresti 骨折脱位的治疗首先应处理外侧柱近端。无论是进行单纯的复位（切开或闭合）固定以保留自身桡骨头，还是行人工假体置换，单独处理外侧柱近端对于恢复前臂纵向稳定性及预防或减少晚期症状往往已经足够。处理完肱桡关节的关系以后，接下来要关注的是桡尺远侧关节的稳定性。虽然比较少见，但理论上需要一期进行桡尺远侧关节掌侧或背侧韧带修复或重建。尽管存在争议，还没有文献报道在前臂轴整体损伤的情况下需要对骨间膜进行修复或重建。

如果桡骨头骨折严重，可行切开复位内固定，如使用小 Herbert 螺钉、小的 AO 螺钉、微小钢板。如果桡骨头严重粉碎性骨折无法接受内固定，应行桡骨头修复术以保持桡骨的长度。应认真处理肘部出现的所有伴随损伤，包括桡骨干骨折和肌腱损伤。

当 Essex-Lopresti 骨折脱位诊断延误时，需要对桡骨和尺骨进行准确复位，通常需要置换桡骨头，并进行尺骨远端修整术或 Sauve-Kapandji 手术[63-68]。

如果其他方法无法恢复前臂纵轴稳定性，可以重建骨间韧带。目前已有一些关于使用不同技术重建骨间膜韧带的报道，这些方法技术难度很大，并且结果无法预测。对于肱桡关节和桡尺远侧关节严重退变不能重建、前臂纵向不稳定的病例，单骨前臂重建术是最后的治疗方法。方法为：①将桡骨移至尺骨。②在桡尺骨之间制造骨性连结。单骨前臂通常置于中立位或轻度旋前位，因为这是上肢发挥功能的最佳位置。

第八节 前臂骨折的并发症

一、骨筋膜室综合征

前臂骨筋膜室综合征是前臂双骨折时常见的并发症，当前臂遭受严重挤压伤、粗暴的闭合复位、外固定过紧以及术中止血不彻底或深筋膜缝合过紧时，均可导致前臂骨筋膜室综合征[69]。

高度重视和仔细查体、连续病情观察，对正确诊断骨筋膜室综合征十分必要。与影像学不相符合的剧痛、牵拉手指引发的剧痛，以及手指感觉下降或感觉异常是骨筋膜室综合征的主要特点。一旦确诊，应行骨筋膜室切开减压术。

二、神经、血管损伤

前臂和手由尺、桡动脉供血，形成掌深弓和掌浅弓，交通支十分丰富。如果单独一根动脉损伤，在检查手部末梢血运正常后可以结扎损伤的动脉。但是对于生活在寒冷地区的患者，应尽可能修复损伤的动脉，以保证患者耐受寒冷的能力。对于两根动脉均断裂者，在骨折复位内固定后，至少应修复一根动脉。

前臂损伤常伴有正中神经、尺神经和桡神经的损伤。但是，骨间背侧神经损伤才是最常见的，尤其是移位孟氏骨折病例。如果 2~4 个月后仍无恢复迹象，应行神经探查术。另外，可以结合超声检查和电生理检查，判断神经损伤的情况来决定是否手术探查。医源性神经损伤经常发生在前臂骨折手术中，尤其是桡骨近端骨折暴露时，骨间背侧神经受损的可能性大。在 Henry 入路手术时，为防止此类损伤，必须在前臂旋后位对骨进行骨膜下暴露。对于开放性骨折合并神经断裂者，应一期缝合。如果有神经缺损，条件允许可行神经移植，否则等待二期修复。

三、感染

闭合性骨折的感染率很低，开放性骨折行一期钢板内固定，有一定的感染率。伤口的污染程度及软组织的损伤程度与感染率密切相关，早期进行正确的清创缝合是减少感染的关键[69, 70]。如果发生感染，需要大量冲洗和充分清创，随后根据细菌培养结果选择抗生素治疗。

四、骨折不愈合

骨折不愈合通常是由于骨折的稳定性或血管化不足所导致的。髓内钉治疗后前臂的稳定性不如钢板内固定，因此有较高的风险。

采用适当的内固定技术及合理选择加压钢板和桥接骨板，使得前臂骨折不愈合很少发生。骨不愈合的发生通常由于技术性错误所致。常见的教训包括使用了不合适的钢板（如 1/3 管形钢板）或钢板长度不足。在简单或楔形骨折中骨折块的精确复位不良可以影响固定的强度及增加预后不良的风险。伴有骨缺损的开放性骨折是骨折延迟愈合和不愈合的常见原因。

对于明确的前臂双骨骨折不愈合，Ring 等报道应用自体松质骨移植可以成功治疗 1~6 cm 的骨缺损[71]。其必要条件是稳定的钢板固定及健康的且血供良好的软组织覆盖[72, 73]。

五、畸形愈合

畸形愈合在髓内钉固定和石膏固定治疗小儿骨折的病例中很常见，都归咎于未能重塑骨的弓形弯曲度和旋转对线。由于钢板内固定需要精确的复位，因此罕见畸形愈合的报道。前臂骨折的成角畸形和旋转畸形是前臂旋转功能障碍的主要原因，术前应仔细阅读X线片，制订手术矫形方案，恢复正常的桡骨弓形[74, 75]。轻度的骨折畸形愈合，理论上会造成桡尺近侧、远侧关节的紊乱，但临床上若无明显的旋转功能障碍，可以不考虑手术治疗。

六、再骨折

在前臂骨折取出钢板后有4%~30%的再骨折风险，可能发生在原骨折处或原钉孔处。过大的螺钉和1年内取出钢板都是极高的再骨折危险因素。单皮质螺钉不能减少再骨折的风险。如无必要，钢板螺钉可以不取出；如需取出，至少在术后18~24个月，并在正、侧位X线片上均显示骨折骨性愈合（骨折线消失，骨髓腔贯通），必要时做CT检查[76-78]。接骨板取出后，患肢保护2个月，避免过度负荷，6个月后恢复正常活动。

七、交叉愈合

这种并发症在非手术治疗和手术治疗后都可能发生，但发生率比较低。Anderson[17]报道用加压钢板治疗244例前臂骨折，仅3例（1.2%）发生尺桡骨交叉愈合，均为同一水平移位严重的粉碎性骨折。

交叉愈合发生的原因有：①同一水平严重移位的粉碎性骨折。②前臂严重挤压伤。③合并颅脑损伤。④手术误将尺桡骨间贯通。⑤在尺、桡骨间植骨。⑥螺钉穿破骨间膜。⑦感染。

预防此类并发症是很重要的。同时固定尺、桡骨时，针对每根骨各需要作一个切口。手术切口不要靠近骨间膜。如果前臂近端骨折，两根骨比较靠近时，术者要注意在钢板内固定术钻孔时不要伤及对侧骨。如果需要骨移植，放置时要远离骨间隙。

交叉愈合的结果是前臂的旋转功能障碍，如果固定在功能位，如果患者能够接受这个位置，则无须手术。如果在非功能位，可以做骨桥切除术，手术应在骨桥发展静止后实施。骨桥切除后，严密止血，用筋膜或游离脂肪组织阻断骨桥通道。术后早期锻炼旋转功能，以防骨桥再度形成。

参考文献

[1] Kapandji A. Biomechanics of pronation and supination of the forearm. Hand Clin, 2001, 17: 111-122.

[2] 潘俊，苏嘉，郭晓山．前臂骨间膜的解剖及生物力学研究．中华骨科杂志，2009, 29, 572-575.

[3] 天津医院骨科．临床骨科学．2版．北京：人民卫生出版社，2012: 498-525.

[4] Reichel LM, Dawson JR. Diaphyseal Fracture of the Radius. J Hand Surg Am, 2015, 40: 1449-1451.

[5] Sage FP. Medullary fixation of fractures of the forearm: a study of the medullary canal of the radius and a report of fifty fractures of radius treated with a prebent triangular nail. J Bone Joint Surg Am, 1959, 41: 1489-1525.

[6] 王满宜，曾炳芳．骨折治疗的AO原则．2版．上海：上海科学技术出版社，2010: 481-489.

[7] Holweg P, Hohenberger GM, Schwarz AM, et al. Comparison of volar and dorsal plate osteosynthesis for radial shaft fractures: an anatomical pilot study. Injury, 2017, 48: S38-S40.

[8] Sauder DJ, Athwal GS. Management of isolated ulnar shft fractures. Hand Clin, 2007, 23: 179-184.

[9] Sarmiento A, Kinman PB, Murphy RB, et al. Treatment of ulnar fractures by functional baring. J Bone Joint Surg Am, 1976, 58: 1104-1107.

[10] Kang HJ, Shim DJ, Yong SW, et al. Operative treatment for isolated distal ulnar fracture. Yonsei Med J, 2002, 43: 631-636.

[11] Tompkins DG. The anterior Monteggia fracture: observations on etiology and treatment. J Bone Joint Surg Am, 1971, 53: 1109-1114.

[12] Mullick S. The lateral Monteggia fracture. J Bone Joint Surg Am, 1997, 59: 543-545.

[13] Llusà Perez M, Lamas C, Martínez I, et al. Monteggia fracture in adults. Review of 54 cases. Chir Main, 2002, 21: 293-297.

[14] Eathiraju S, Mudgal CS, Jupiter JB. Monteggia Fracture-dislocations. Hand Clin, 2007, 23: 165-177.

[15] Jupiter JB, Leibovic SJ, Ribbans W, et al. The posterior Monteggia lesion. J Orthop Trauma, 1991, 5: 395-402.

[16] Bado JL. The Monteggia lesion. Clin Orthop Relat Res, 1967, 50: 71-86.

[17] Anderson LD, Sisk D, Tooms RE, et al. Compression-plate fixation in acute diaphyseal fractures of the radius and ulna. J Bone Joint Surg Am, 1975, 57: 287-297.

[18] Boyd HB, Boals JC. The Monteggia lesion. A review of 159 cases. Clin Orthop Relat Res, 1969, 66: 94-100.

[19] De Pedro JA, Garcia-Navarrete F, Garcia De Lucas F, et al. Internal fixation of ulnar fractures by locking nail. Clin Orthop Relat Res, 1992, 283: 81-85.

[20] Eglseder WA, Zadnik M. Monteggia fracture and variants: review of distribution and nine irreducible radial head dislocation. South Med J, 2006, 99: 723-727.

[21] Reynders P, De Groot W, Rondia J, et al. Monteggia lesions in adults: a multicenter Bota study. Acta Orthop Belg, 1996, 62 (Suppl 1): 78-83.

[22] Stein F, Grabias SL, Deffer PA, et al. Nerve injuries complicating Monteggia lesions. J Bone Joint Surg Am, 1971, 53: 1432-1436.

[23] Morris AH. Irreducible Monteggia lesion with radial-nerve entrapment: a case report. J Bone Joint Surg Am, 1974, 56: 1744-1746.

[24] Stanley JK, Penn DS, Wasseem M. Exposure of the head of radius using the Wrightington approach. J Bong Joint Surg Br, 2006, 88: 1178-1182.

[25] Smith GR, Hotchkiss RN. Radial head and neck fractures: anatomic guidelines for proper placement of internal fixation. J Shoulder Elbow Surg, 1996, 5: 113-117.

[26] 姚树源 . 陈旧性桡骨头脱位的误诊 . 中华骨科杂志 , 1982, 2: 303.

[27] Jepegnanam TS. Salvage of the radial head in chronic adult Monteggia fractures: report of four cases. J Bone Joint Surg Br, 2006, 88: 645.

[28] Hasler CC, Von Lacer L, Hell AK. Open reduction, ulnar osteotomy and external fixation for chronic anterior dislocation of the head of the radius. J Bong Joint Surg Br, 2005, 87: 88-94.

[29] Lloyd-Roberts GC, Bucknill TM. Anterior dislocation of the radial head in children: aetiology, natural history and management. J Bong Joint Surg Br, 1977, 59: 402-407.

[30] Rettig ME, Raskin KB. Galeazzi fracture-dislocation: a new treatment-oriented classification. J Hand Surg Am, 2001, 26: 228-235.

[31] Giannoulis FS, Sotereanos DG. Galeazzi fractures and dislocation. Hand Clin, 2007, 23: 153-163.

[32] Mikic ZD. Galeazzi fracture-dislocation. J Bong Joint Surg Am, 1975, 57: 1071-1080.

[33] Moore TM, Lester DK, Sarmiento A. The stability effect of soft-tissue constraints in artificial Galeazzi fractures. Clin Orthop Rel Res, 1985, 194: 189-194.

[34] Bruckner JD, Lichtman DM, Alexander AH. Complex dislocations of the distal radioulnar joint: recognition and management. Clin Orthop Rel Res, 1992, 275: 90-103.

[35] Sinikumpu JJ, Willy S. The shaft fractures of the radius and ulna in children: Current concepts. J Pediatr Orthop, 2015, 24: 200-206.

[36] Noonan KJ, Price CT. Forearm and distal radius fractures in children. J Am Acad Orthop Surg, 1998, 6: 146-156.

[37] Bartoníček J, Kozánek M, Jupiter JB. History of operative treatment of forearm diaphyseal fractures. J Hand Surg Am, 2014, 39: 335-342.

[38] Pesenti S, Litzelmann E, Kahil M, et al. Feasibility of a reduction protocol in the emergency department for diaphyseal forearm fractures in children. Orthop Traumatol Surg Res, 2015, 101: 597-600.

[39] Sinikumpu JJ, Victorzon S, Antila E, et al. Nonoperatively treated forearm shaft fractures in children show good longterm recovery. J Acta Orthop, 2014, 85: 620-625.

[40] Eggers GWN. Internal contact splint. J Bone Joint Surg Am, 1984, 30: 40-52.

[41] Bowman EN, Mehlman CT, Lindsell CJ, et al. Non-operative treatment of both-bone forearm shaft fractures in children: predictors of early radiographic failure. J Pediatr Orthop, 2011, 31: 23-32.

[42] Sinikumpu JJ, Lautamo A, Pokka T, et al. The increasing incidence of paediatric diaphyseal both-bone forearm fractures and their internal fixation during the last decade. Injury, 2012, 43: 362-366.

[43] Patel A, Li Lily, Anand A. Systematic review: functional outcomes and complications of intramedullary nailing versus plate fixation for both-bone diaphyseal forearm fractures in children. Injury, 2014, 45: 1135-1143.

[44] Lindley W, O'Donnell JC, Schoenecker PL, et al. Titanium elastic nailing radius and ulna fractures in adolescents. J Pediatr Orthop, 2012, 21: 482-488.

[45] Lee YH, Lee SK, Chung MS, et al. Interlocking contoured intramedullary nail fixation for selected diaphyseal fractures of the forearm in adults. J Bone Joint Surg Am, 2008, 90: 1491-1898.

[46] Gao H, Luo CF, Zhang CQ, et al. Internal fixation of diaphyseal fracture of the forearm by inlocking intramedullary nail: short-term results in eighteen patients. J Orthop Trauma, 2005, 19: 384-391.

[47] Visna P, Beitl E, Pilny J, et al. Interlocking nailing of forearm fractures. Acta Chir Belg, 2008, 108: 333-338.

[48] Street DM. Intramedullary forearm nailing. Clin Orthop Rel Res, 1986, 212: 219-230.

[49] Anderson LD, Sisk TD, Tooms RE, et al. Compression-plate fixation in acute diaphyseal fractures of the radus and ulna. J Bone Joint Surg Am, 1975, 57: 287-297.

[50] Schemitsch EH, Richards RR. The effect of malunion on functional outcome after plate fixation of fractures of both bones of the forearm in adults. J Bone Joint Surg Am, 1992, 74: 1068-1078.

[51] Azboy I, Demirtas A, Ucar B, et al. Effectiveness of locking versus dynamic compression plates for diaphyseal forearm fractures. J Orthop, 2013, 36: 917-922.

[52] Adams JE. Forearm instability: anatomy, biomechanics, and treatment options. J Hand Surg Am, 2017, 42: 47-52.

[53] Murry PM. Diagnosis and treatment of longitudinal instability of the forearm. Tech Hand Up Extrem Surg, 2005, 9: 29-34.

[54] Trousdale RT, Cooney WP. Radial ulnar dissociation: a review of 20 cases. J Bone Joint Surg Am, 1992, 74: 1486-1497.

[55] Wallace AL, Walsh WR, van Rooijen M, et al. The interosseous membrane in radio-ulnar dissociation. J Bone Joint Surg Br, 1997, 79: 422-427.

[56] Szabo RM. Distal radioulnar joint instability. J Bong Joint Surg Am, 2006, 88: 884-894.

[57] Hutchinson S, Faber KJ, Gan BS. The Essex-Lopresti injury: more than just a pain in the wrist. Can J Plast Surg, 2006, 14: 215-218.

[58] Jaskkola JI, Riggans DH, Lourie GM, et al. Utrasonography for the evaluation of forearm interosseous membrane disruption in acadver model. J Hand Surg Am, 2001, 26: 1052-1057.

[59] Lo CK, Chew WYC. Results of Sauve-Kapandji procdure. Singapore Med J, 2002, 43: 135-137.

[60] Edwands GS Jr, Jupiter JB. Radial head fractures with acute distal radioulnar dislocation Essex-Lopresti revisited. Clin Orthop Rel Res, 1988, 234: 61-69.

[61] Stabile KJ, Plaeffle HJ, Tomaino MM. The Essex-Lopresti fracture dislocation factors in early management and salvage alternatives. Hand Clin, 2002, 18: 195-204.

[62] Dodds SD, Yeh PC, Slade JF 3rd. Essex-Lopresti injury. Hand Clin, 2008, 24: 125-137.

[63] Pfaeffle HJ, Stabile KJ, Li ZM, et al. Reconstruction of the interosseous ligament restores normal forearm compressive load transfer in cadavers. J Hand Surg Am, 2005, 30: 319-325.

[64] Chloros GD, Wiesler ER, Stabile KJ, et al. Reconstruction of Essex-Lopresti injury of the forearm: technical note. J Hand Surg Am, 2008, 33: 124-130.

[65] Adams BD, Berger RA. An anatomic reconstruction of the distal radioulnar ligaments for posttraumatic distal radioulnar joint instability. J Hand Surg Am, 2002, 27: 243-251.

[66] Corso SJ, Savoie FH, Geissler WB, et al. Arthroscopic repair of peripheral avulsions of the triangular fibrocartilage complex of the wrist: a multicenter study. Arthroscopy, 1997, 13: 78-84.

[67] Trumble TE, Gilbert M, Vedder N. Ulnar shortening combined with arthroscopic repairs in the delayed management of triangular fibrocartilage complex tears. J Hand Surg Am, 1997, 22: 807-813.

[68] Szabo RM, Hotchkiss RN, Slater Jr RR. The use of frozen-allograft radial head replacement for treatment of established symptomatic proximal translation of the radius: preliminary experience in five

cases. J Hand Surg Am, 1997, 22: 269-278.
[69] George AV, Lawton JN. Management of complications of forearm fractures. Hand Clin, 2015, 31: 217-233.
[70] Arai K, Toh S, Yasumura M, et al. One-bone forearm formation using vascularized fibula graft for massive bone defect of the forearm with infection: case report. J Reconstr Microsurg, 2001, 17: 151-155.
[71] Ring D, Allende C, Jafarnia K, et al. Ununited diaphyseal forearm fractures with segmental defects: plate fixation and autogenous cancellous bone-grafting. J Bone Joint Surg Am, 2004, 86: 2440-2445.
[72] 姚树源，马宝通，姜文学，等．随意髂骨皮瓣治疗尺、桡骨缺损性骨不连．中华骨科杂志，2003, 23: 714-718.
[73] Malki A, Wong CJ, Hariharan V. Gentralization of ulna for infected nonunion of radius with extensive bone loss: a modified Hey-Groves procedure. Injury, 2000, 31: 345-349.
[74] Marthews LS, Kaufer H, Carver DF, et al. The effect on supination-pronation of angular malalignment of fractures of both bones of the forearm an experimental study. J Bone Joint Surg Am, 1982, 64: 14-17.
[75] Roth KC, Walenkamp MMJ, van Geenen RCI, et al. Factors determining outcome of corrective osteotomy for malunited paediatric forearm fractures: a systematic review and meta-analysis. J Hand Surg Eur, 2017, 42: 810-816.
[76] Deluca PA, Lindsey RW, Rowe PA. Refracture of bones of the forearm after the removal of compression plates. J Bone Joint Surg Am, 1988, 70: 1372-1376.
[77] Bessette MC, Bessette M, Hammert W. Removal of plates and screws from the diaphyseal forearm. J Hand Surg Am, 2014, 39: 969-972.
[78] Kettunen J, Kroger H, Bowditch M, et al. Bone mineral density after removal of rigid plates from forearm fractures: a preliminary report. J Orthop Sci, 2003, 8: 772-776.

延伸阅读

[1] 姚保兵，赵亮，尹成国，等．有限切开锁定钢板内固定治疗尺骨干骨折．中华手外科杂志，2014, 4: 320.
[2] 张鑫，罗聪，李明，等．弹性髓内钉与钢板治疗儿童尺桡骨双骨折的疗效比较．中华创伤杂志，2015, 2: 139-142.
[3] 叶晖，林其仁，张小路，等．弹性髓内针单根骨折固定治疗儿童前臂双骨折．中华手外科杂志，2014, 6: 428-430.
[4] 徐吉海，王欣，王胜伟，等．盖氏骨折合并三角纤维软骨复合体损伤的修复疗效分析．中华手外科杂志，2014, 4: 249-251.
[5] 连鸿凯，谢攀攀，马长生，等．孟氏骨折上尺桡关节分离程度与前臂骨间膜损伤范围的相关性分析及对临床疗效的影响．中华创伤骨科杂志，2017, 1: 23-28.
[6] 公茂琪，李国珅，查晔军，等．桡骨头假体置换并复位稳定下尺桡关节治疗陈旧 Essex-Lopresti 损伤．中华骨科杂志，201, 1: 23-30.
以上 6 篇文章是近期我国发表的部分前臂骨折损伤的诊疗方法和病例随访报道。
[7] Gaspar MP, Adams JE, Zohn RC, et al. Late reconstruction of the interosseous membrane with bone-patellar tendon-bone graft for chronic essex-lopresti injuries: outcomes with a mean follow-up of over 10 years. J Bone Joint Surg Am, 2018; 100: 416-427.
[8] Schnetzke M, Porschke F, Hoppe K, et al. Outcome of early and late diagnosed essex-lopresti injury. J Bone Joint Surg Am, 2017, 99: 1043-1050.
以上 2 篇文章是急、慢性 Essex-Lopresti 损伤手术治疗的近期大宗病例随访报道。
[9] Tsismenakis T, Tornetta P 3rd. Galeazzi fractures: is DRUJ instability predicted by current guidelines? Injury, 2016, 47: 1472-1477.
[10] Hamaker M, Zheng A, Eglseder WA, et al. The adult Monteggia fracture: patterns and incidence of annular ligament incarceration among 121 cases at a single institution over 19 years. J Hand Surg Am, 2018, 43: 85.e1-85.e6.
[11] Rehim SA, Maynard MA, Sebastin SJ, et al. Monteggia fracture dislocations: a historical review. J Hand Surg Am, 2014, 39: 1384-1394.
以上 3 篇文章是孟氏、盖氏骨折的诊疗方法的综述和病例随访报道。
[12] Huang YC, Renn JH, Tarng YW. The titanium elastic nail serves as an alternative treatment for adult proximal radial shaft fractures: a cohort study. J Orthop Surg Res, 2018, 13: 10.
[13] Heare A, Goral D, Belton M, et al. Intramedullary implant choice and cost in the treatment of pediatric diaphyseal forearm fractures. J Orthop Trauma, 2017, 31: e334-e338.
[14] Kim SB, Heo YM, Yi JW. Shaft fractures of both forearm bones: the outcomes of surgical treatment with plating only and combined plating and intramedullary nailing. Clin Orthop Surg, 2015, 7: 282-290.
[15] Herman MJ, Simon M, Mehlman CT. The community orthopaedic surgeon taking trauma call: pediatric forearm shaft fracture pearls and pitfalls. J Orthop Trauma, 2017, 31(Suppl 6) S6-S10.
以上 4 篇文章是前臂骨干骨折不同手术方法治疗的病例随访报道和比较。
[16] Roth KC, Walenkamp MMJ, van Geenen RCI, et al. Factors determining outcome of corrective osteotomy for malunited paediatric forearm fractures: a systematic review and meta-analysis. J Hand Surg Eur, 2017, 42: 810-816.
[17] Miller A, Lightdale-Miric N, Eismann E, et al. Outcomes of isolated radial osteotomy for volar distal radioulnar joint instability following radial malunion in children. J Hand Surg Am, 2018, 43: 81.e1-81.e8.
[18] Kataoka T, Oka K, Murase T. Rotational corrective osteotomy for malunited distal diaphyseal radius fractures in children and adolescents. J Hand Surg Am, 2018, 43: 286.e1-286.e8.
[19] George AV, Lawton JN. Management of complications of forearm fractures. Hand Clin, 2015, 31: 217-233.
以上 4 篇文章详细描述了前臂骨折的并发症和畸形愈合的手术治疗。

第 10 章
肘部骨折

魏万富　官可同

肘关节由肱骨远端与尺、桡骨近端构成，是人体最复杂的关节之一。肘部骨折的治疗有很多内容是经典的概念和方法，但近年来又有新技术，比如新的内固定方法的应用和改进、严重损伤后假体的应用等。本章在对骨折分类和基本治疗方法介绍后，对新方法和治疗效果也进行了描述。

第一节　肘关节功能解剖

肱骨远端滑车与尺骨鹰嘴半月切迹构成肱尺关节，完成肘关节伸屈功能。肱骨小头与桡骨小头关节面构成肱桡关节，尺骨鹰嘴小半月切迹与桡骨头构成近侧桡尺关节，肱桡关节与近侧桡尺关节完成前臂旋转功能。

肱骨远端的形态极不规则，髁上部分向内、外两侧增宽，前、后扁平，前侧有冠突窝，后侧为鹰嘴窝，肱骨远端坚实的部分位于窝的两侧形成叉状双柱结构，分别止于内、外上髁，其间有肱骨小头 - 滑车关节复合体支撑（图 10-1）[1]。尺骨冠突窝、鹰嘴窝与尺骨冠突、鹰嘴相互匹配，增加肘关节活动范围，同时也增加了肘关节的稳定性。在骨折后必须恢复肱骨远端解剖形态才能恢复肘关节功能。

尺骨近端的鹰嘴和冠突组成尺骨鹰嘴半月切迹，与肱骨滑车相关节。小半月切迹，位于尺骨近端的外侧面，与桡骨头相关节，构成近侧桡尺关节。在半月切迹关节面上有一横行的“裸区”，分隔鹰嘴和冠突，除裸区以外，整个关节面均由透明软骨覆盖。肘关节为固有稳定关节，其骨性稳定结构包括：滑车与滑车切迹的吻合；滑车凹槽和滑车切迹中间脊的吻合；滑车相对于肱骨的前移结构；鹰嘴和鹰嘴窝的吻合结构（图 10-2）。尺骨冠突是肘关节一个重要的稳定结构，作为骨性的阻挡，完整的冠突可对抗后方移位和内翻应力。冠突由尖端、体部、前内侧面、前外侧面及高耸结节构成。内侧副韧带前

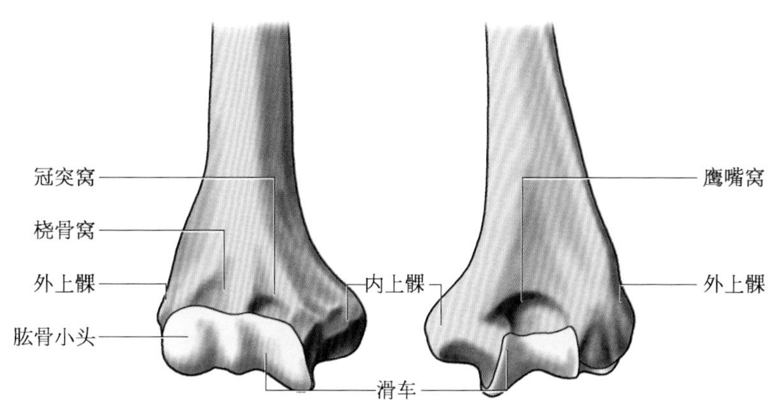

图 10-1　肱骨远端双柱结构。

束止于高耸结节；肱肌和前关节囊附着在冠突尖端以远的骨面，近端少量的骨性冠突以及大量覆盖着软骨的部分均位于关节囊（图 10-3）。内侧副韧带，尤其是前束，是对抗肘关节外翻应力最主要的结构，而尺骨的外侧副韧带可防止旋转移位。桡骨头对于对抗外翻和后外侧旋转应力是一个相对次要的结构。内侧副韧带和外侧副韧带复合体是肘关节囊韧带的主要稳定结构，前方关节囊是次要稳定结构。内侧副韧带分为前束、后束和横束，后束和横束与关节囊结合，前束则单独存在。外侧副韧带复合体包括桡侧副韧带、环状韧带和外侧尺骨副韧带，其中外侧尺骨副韧带起于外上髁，止于尺骨近端旋后肌脊和环状韧带。

尺骨近端的形态变异很大，在矢状面的生理弯曲称为尺骨近端背侧角（proximal ulna dorsal angulation，PUDA），平均为 6°（图 10-4）[2]。在矢状面有尺骨近端内翻角，是指鹰嘴轴线与尺骨中段轴线之间的交角，约为 14°。对于尺骨近端复杂

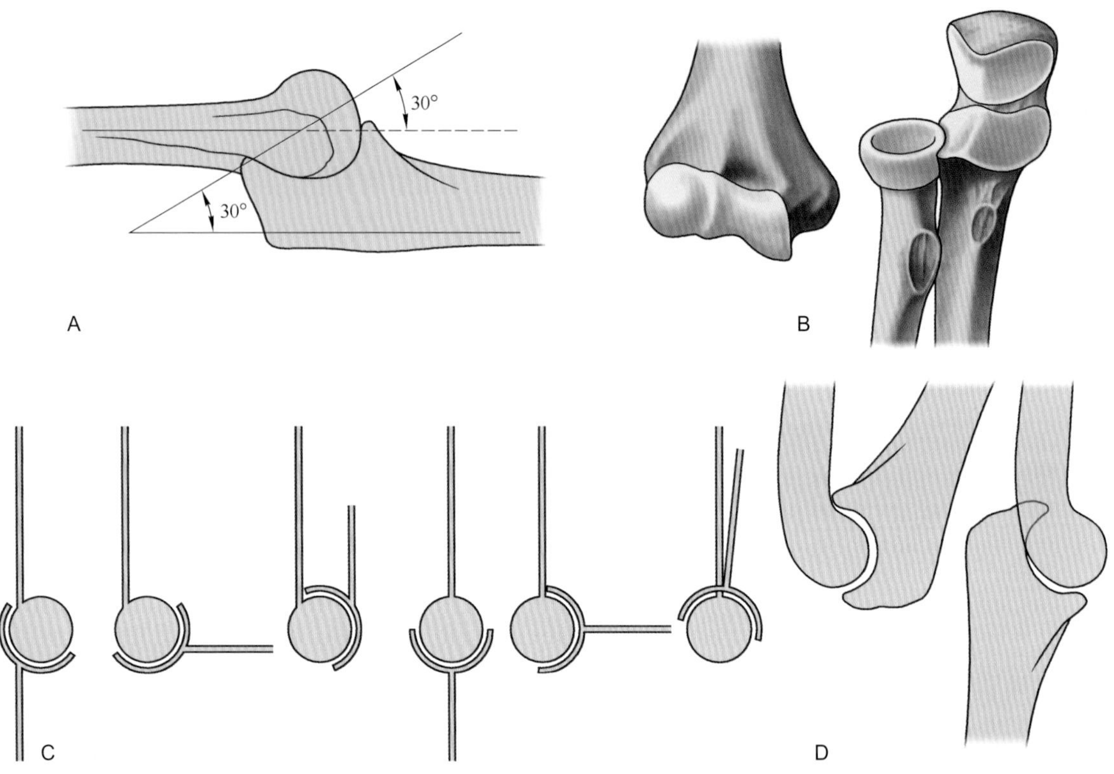

图 10-2　肘关节的结构稳定性。A. 尺骨切迹对肱骨滑车提供了近 180° 的抓持，它向后倾斜约 30°；B. 滑车切迹的中心后方脊与肱骨滑车的凹槽吻合，加强了肘关节稳定；C. 屈曲的肘关节的稳定性是由切迹相对于肱骨干前方平移实现的，冠状窝和桡骨窝在肱骨前方平面分别对合冠突和桡骨头；D. 鹰嘴窝在后方加强关节背伸时的稳定性。

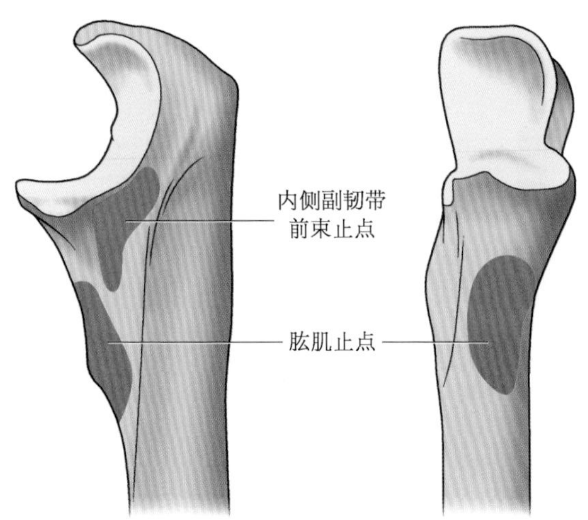

图 10-3　冠突的软组织附着点。

的骨折，为了达到解剖复位，有必要拍摄健侧肘关节的 X 线片，这有助于确定尺骨近端正常解剖形态[3]。

肘关节伸直时呈现 5°~7° 外翻角，称生理性携带角（或提携角）。骨折复位固定中，注意防止出现肘内翻畸形。肱骨内、外髁各形成一个骨性隆起，即肱骨的内上髁（前臂屈肌总肌腱附着点）和外上髁（前臂伸肌总肌腱附着点），在儿童可以出现内上髁撕脱骨折。内上髁后面是尺神经沟的组成部分，肱骨远端骨折后可能出现尺神经损伤。肘关节在伸直位时，尺骨鹰嘴尖与内、外上髁三点在一条直线上，屈肘 90° 位时，此三点形成一个等腰三角形。根据此解剖特点可以判断肘关节是否脱位。

一般认为，如果肘关节活动度减少 50%，整个上肢功能会减少很多。因此肘关节骨折后治疗的目的是达到一个灵活、稳定、无痛、有力且活动范围良好的肘关节，以期恢复上肢最好的功能。

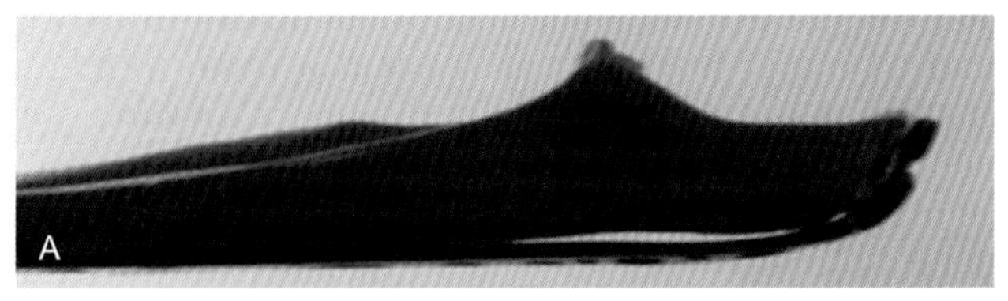

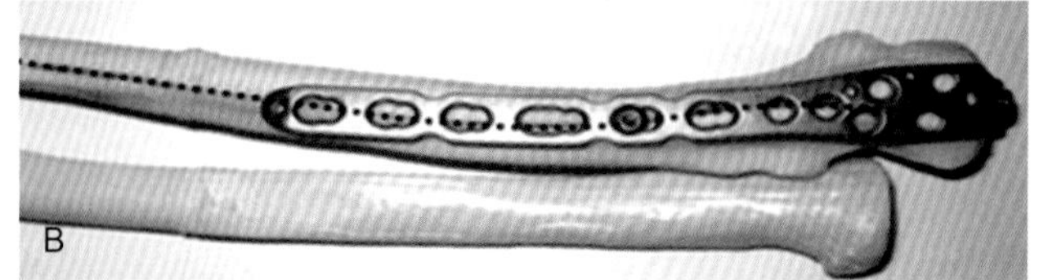

图 10-4　尺骨近端解剖特点。A. 背侧角；B. 内翻角。

第二节　肱骨髁上骨折

肱骨髁上骨折指肱骨远端内、外髁上方的骨折。多发年龄为 4~8 岁儿童，为儿童常见的肘部损伤，发病率占肘关节骨折的首位。处理不当容易引起 Volkmann 缺血性肌挛缩或肘内翻畸形[4]。近年随着治疗方法的不断改进，严重的 Volkmann 缺血性肌挛缩已明显减少，但肘内翻畸形的发生率仍然较高，治疗时必须加以注意。

【受伤机制与骨折分型】 肱骨髁上骨折多由间接暴力所致，多发生于运动伤、生活伤和交通事故。根据受伤机制分为伸直型（97%~99% 以上）和屈曲型（1%~3%）两种。伸直型骨折发生在跌倒时，患者的肘关节过伸，手掌撑地，肱骨远端受到尺骨鹰嘴向前的杠杆力量而引起骨折，前侧骨膜断裂，后侧骨膜可能完整。严重损伤时骨折近端向前移位可伤及肘关节前方的神经、血管。伸直型骨折根据骨折侧方受力不同分为内收型或外展型。内收型外侧骨膜破裂，内侧骨膜完整；外展型则与内收型相反。屈曲型骨折发生在跌倒时，患者的肘关节屈曲，尺骨鹰嘴受到经肱尺关节传导至肱骨远端的外力而骨折，骨折线多自后下至前上方。

改良的 Gartland 分型是常用的分型方法（图 10-5）[5]。Ⅰ型：无移位骨折，X 线片可见后方明显的脂肪垫影；Ⅱ型：可见骨折线，有轻度移位，后方的骨质相连，X 线片可见肱骨前缘的延长线在肱骨小头的前方；Ⅲ型：骨折完全移位，X 线片可见骨皮质不连续；Ⅳ型：屈曲或伸直不稳定，通常需要在透视下操作诊断。

另外，还有内侧粉碎性骨折，其不是真正意义上的独立分型，X 线表现为内侧柱塌陷、Baumann 角丢失。

【临床表现】 多见于儿童患者，有明确外伤史，伤后肘关节局部肿胀明显，肱骨远端周围压痛或有异常活动，肘关节活动受限。肘部骨性三角关系存在，表示未脱位。肘处于半屈位，肘窝饱满。有时可在肘窝触到肱骨骨折端。一定要仔细检查末梢血运、感觉、运动情况，判断是否有神经、血管损伤。X 线正、侧位片可以确定骨折及移位情况。拍片时尽量包括腕关节，因为肱骨髁上骨折可能并发前臂远端骨折。

伸直型肱骨髁上骨折的特点是：骨折线位于肱骨下段鹰嘴窝水平或其上方，骨折的方向为前下至后上，骨折向前成角，远端向后移位。屈曲型肱骨髁上骨折的骨折线可为后下至前上，骨折向后成角，远端向前移位或无明显移位。

【诊断依据】 对于儿童有明确的外伤史，以肘部肿胀、剧痛及活动受限为临床表现，结合常规正、侧位 X 线片即可确诊。在 2 岁以下的儿童，应注意肱骨髁上骨折和肱骨远端全骺分离相鉴别。因肱骨

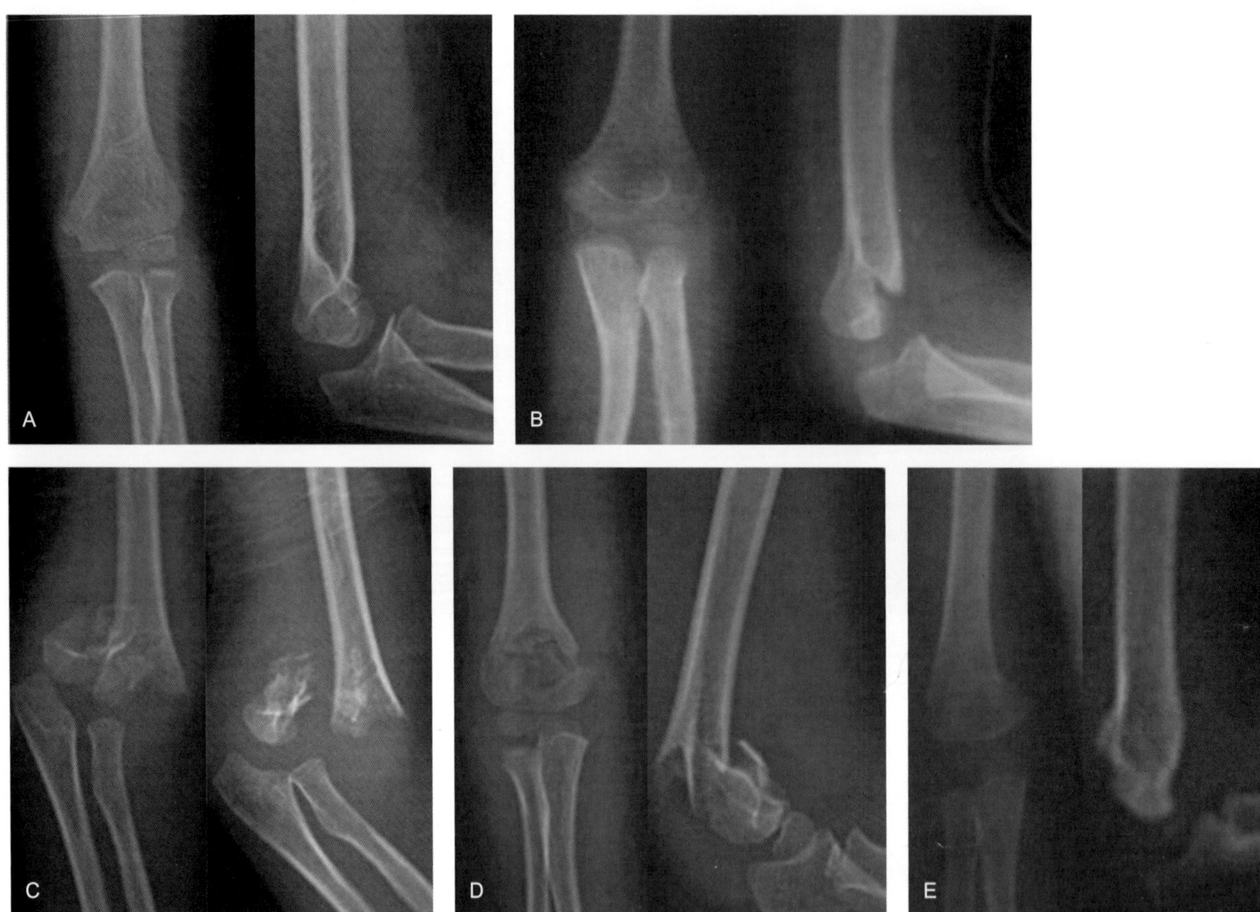

图 10-5 肱骨髁上骨折的 Gartland 分型。A. Ⅰ型骨折：无移位骨折，X 线片可见后方明显脂肪垫影；B. Ⅱ型骨折：可见骨折线，有轻度移位，后方的骨质相连，X 线片可见肱骨前缘的延长线在肱骨小头的前方；C. Ⅲ型骨折：骨折完全移位，X 线片可见骨皮质不连续；D. Ⅳ型骨折：屈曲或伸直不稳定，通常需要在 X 线透视下操作诊断；E. 内侧粉碎性骨折，X 线表现为内侧柱塌陷、Baumann 角丢失。

小头的骨化中心在 1 岁左右就出现，而滑车的骨化中心在 10 岁左右才出现，故骨骺完全分离在 X 线片上无骨折线，桡骨纵轴线与肱骨小头关系不改变，但与肱骨下端的关系改变，出现肘部肿胀、环周压痛。单纯肱骨小头骨折，则依赖在 X 线片上发现桡骨纵轴线不通过肱骨小头而确诊。

【治疗方法】 根据骨折移位情况选择不同的治疗方法。99% 以上的肱骨髁上骨折可采用闭合复位经皮克氏针固定方法治疗，如果骨折闭合复位困难，或需要探查神经、血管，可行切开复位[6-9]。更多的学者倾向于采用肘前横切口，能探查肘前血管、神经结构，且术后瘢痕比内、外侧切口不明显。在切开皮肤时，需特别注意血管、神经可能被骨折近端挤压到了皮下，注意保护。牵引很少作为肱骨髁上骨折的最终治疗，但对于严重粉碎性骨折、缺乏麻醉条件、存在麻醉禁忌、外科医师缺乏手术经验或因为肢体肿胀明显而作为临时治疗手段的患者，可采用牵引治疗。一般采用尺骨鹰嘴悬吊牵引。对于成人肱骨髁上骨折，应按照肱骨髁间骨折的原则处理，以手术治疗为主。采用肱骨远端双柱固定，以达到肘关节早期活动，恢复关节功能。

1. Ⅰ型骨折　采用长上肢石膏托屈肘 90° 固定 3~4 周。1 周后复查 X 线片，评估骨折位置。

2. Ⅱ型骨折　采用闭合复位经皮克氏针固定治疗。在复位后经皮克氏针固定，这比屈肘 90° 位石膏固定要安全可靠得多。在 C 形臂 X 线机透视下，闭合复位骨折后，经皮穿针固定，以保证骨折复位质量，同时维持骨折复位。根据切开复位、克氏针交叉内固定原理和肘关节解剖标志浅表的特点，手术在 C 形臂 X 线机透视下闭合复位并维持，经皮穿刺肱骨内上髁、外髁的骨突点，将克氏针在骨折两端形成交叉稳定的固定。屈肘 80°~90° 位用石膏托固定，3~4 周后拔除克氏针进行功能锻炼。克氏针交叉固定的关键是 2 枚或 3 枚克氏针的交叉点，应在骨折线上方或鹰嘴窝上方，并穿透骨折近端对侧的皮质，克氏针的夹角约呈 90°，最内侧针及最外侧针在骨折线上的距离，应该超过骨折线的 1/3（图 10-6 和图 10-7）。

3. Ⅲ型骨折　采用闭合复位经皮克氏针固定方法。麻醉后患者仰卧于手术台，患肢外展，将透视机放于合适的位置。为患者穿上铅防护衣（图 10-8）。以屈肘位牵引并在透视下复位骨折的侧方、前后及旋转移位。在正位、侧位及 30° 斜位 X 线透视确认复位结果：肱骨前缘延长线通过肱骨小头及肱骨远端干髁角 40°、Baumann 角大于 10°、在斜位内侧柱和外侧柱完整（图 10-9 ~ 图 10-11）。由助手维持

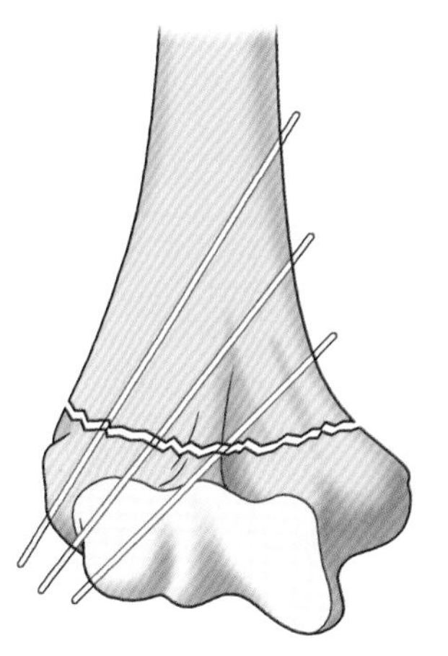

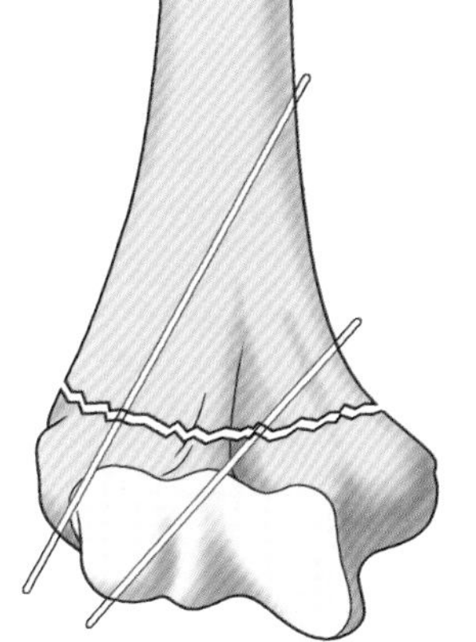

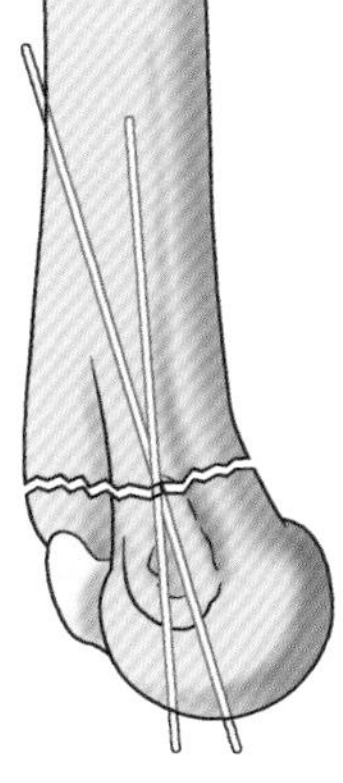

图 10-6　肱骨髁上骨折外侧穿针方法。在正位，骨折水平针距尽量大，针经过肱骨内、外侧柱，穿过对侧皮质；在侧位，根据肱骨远端的正常解剖，针平行肱骨干或轻度由后向前。

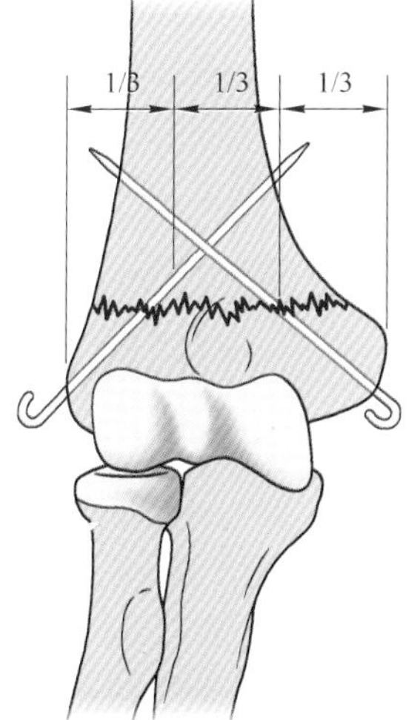

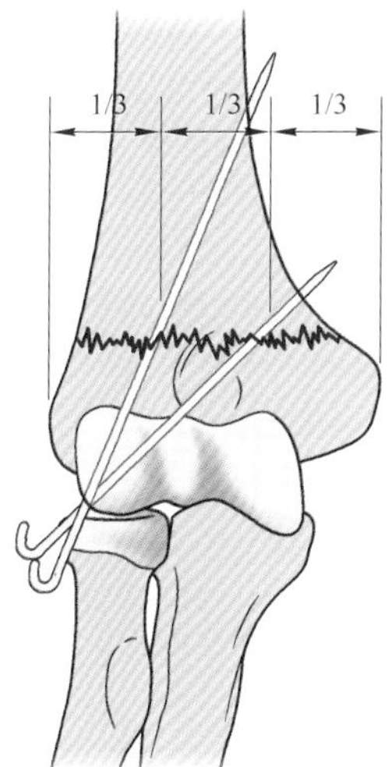

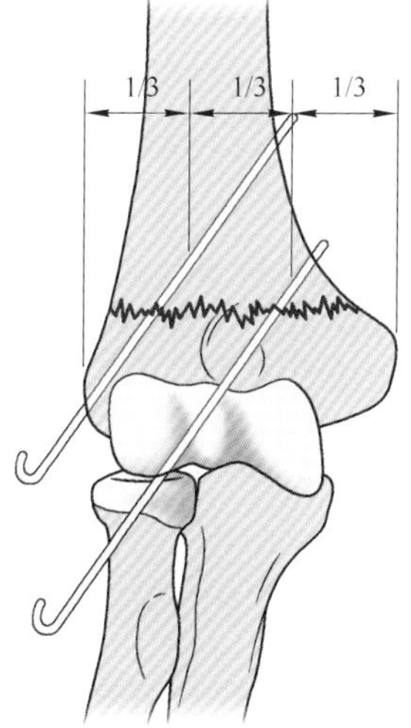

图 10-7　有效克氏针固定的位置。两枚克氏针交叉点应在骨折线上方或鹰嘴窝上方，并穿透骨折近端对侧的皮质，最内侧针及最外侧针在骨折线上的距离应该超过骨折线的 1/3。

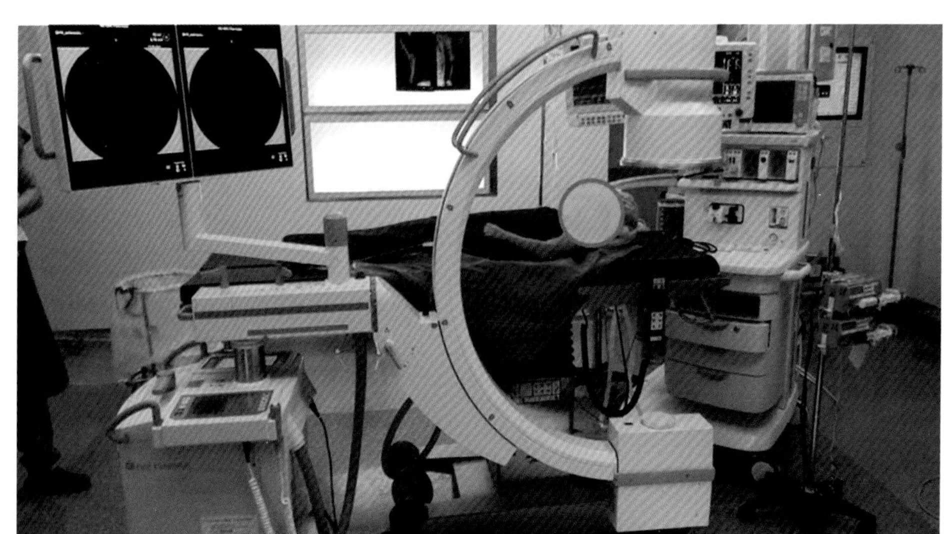

图 10-8　手术时体位。麻醉后患者仰卧于手术台，患肢外展，将透视机放于合适的位置，为患者穿上铅防护衣。

复位效果，经皮行克氏针固定。经 X 线透视确认复位及克氏针位置满意后，将克氏针尾打弯剪短，用无菌纱布包扎，用上肢长石膏托固定于屈肘 70°~80° 位（图 10-12）。

4. Ⅳ型骨折　大多数医生使用切开复位、经皮克氏针固定治疗[10]。方法是骨折闭合复位经 X 线证实后，在骨折远端穿两枚克氏针，使克氏针贯穿并穿透对侧皮质。因为骨折复位后不易维持，尽量通过旋转 C 形臂 X 线透视机来调整，而不是旋转患侧肢体来确认复位的情况。

5. 内侧粉碎性骨折　此型骨折移位不大，但如不能良好地纠正内侧的塌陷并维持，发生肘内翻畸形的风险非常高，所以将其单独列出阐述[11]。建议采用闭合复位经皮克氏针固定方法。在桡侧穿入两枚克氏针后，稍伸直肘关节，由内上髁穿入 1 枚克氏针，使尺神经在针的后方，维持内侧柱的长度（图 10-13）。

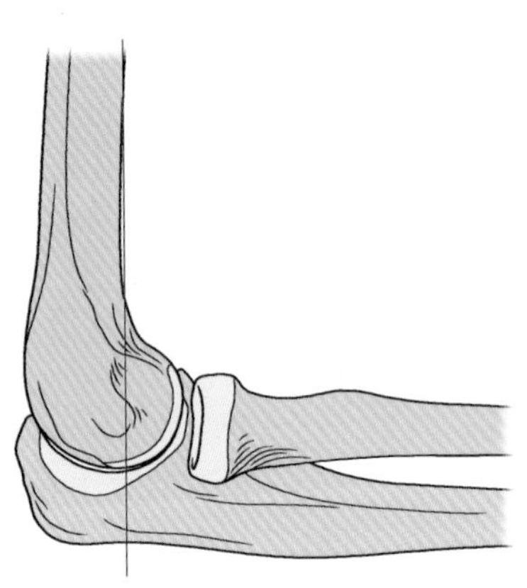

图 10-9　在标准的 X 线侧位片上，肱骨前缘的延长线经过肱骨小头。

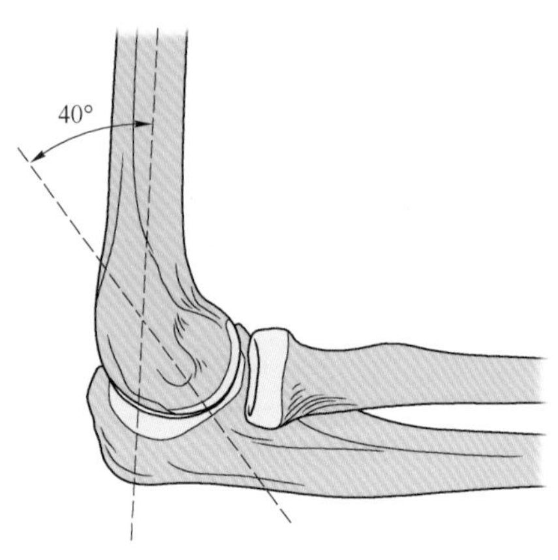

图 10-10　肱骨干轴线与肱骨小头轴线之间的夹角，一般为 40° 左右。

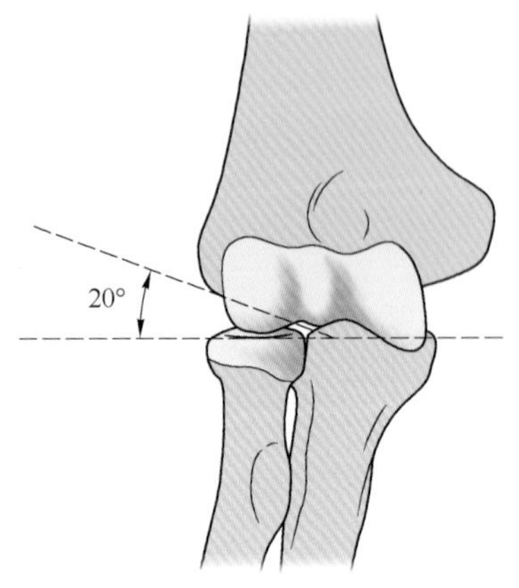

图 10-11　Baumann 角是肱骨长轴的垂线与外髁骺板线的夹角，一般为 20° 左右。

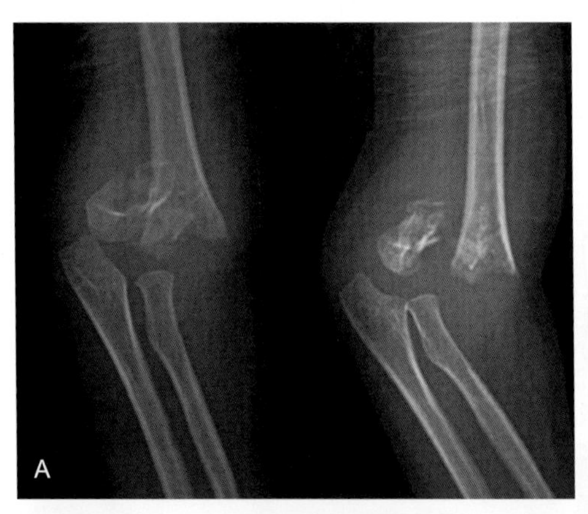

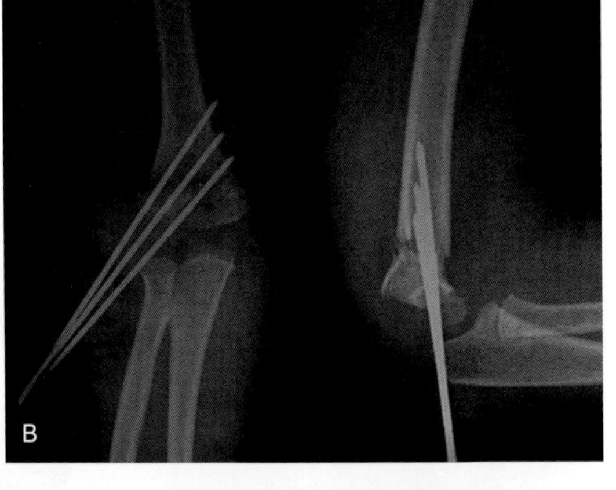

图 10-12　5 岁男孩，Gartland Ⅲ型肱骨髁上骨折，经皮外侧用 3 枚克氏针固定。A. 术前肘关节正、侧位片；B. 术后肘关节正、侧位片。

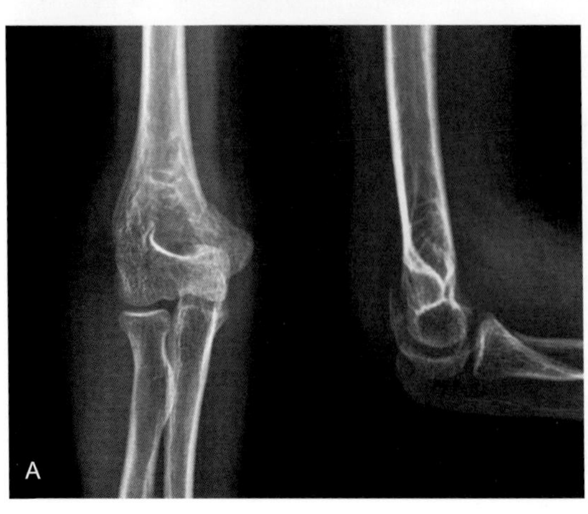

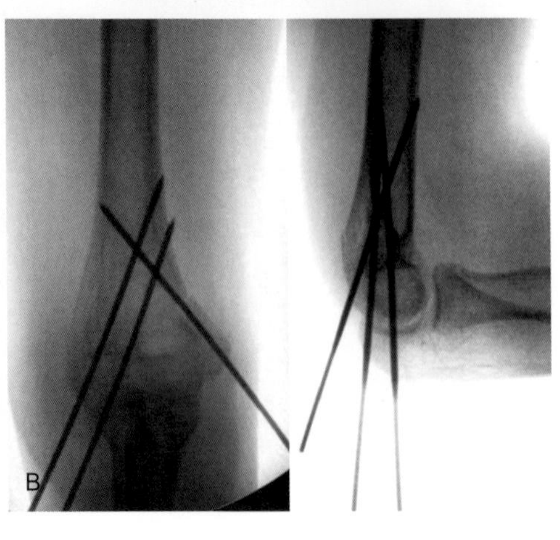

图 10-13　11 岁女孩，内侧塌陷型肱骨髁上骨折，在内、外侧交叉穿针固定，恢复内侧柱长度。A. 术前肘关节正、侧位片；B. 术中骨折复位固定后的肘关节正、侧位片。

【并发症】

1. 血管损伤　10%~20% 的Ⅲ型肱骨髁上骨折的患者有无脉情况发生[12, 13]。假如无脉的患者经闭合复位后仍未达到解剖对位，这是开放复位的手术指征，因为可能血管、神经被卡压到骨折端。闭合复位骨折稳定后，需要在手术室重新评估脉搏和肢体灌注情况，观察手部血供的恢复情况 10~15 分钟，之后再决定是否探查血管。对于脉搏没有恢复，但是手部血供好的患者，建议综合评估并密切观察。Gillingham 和 Rang[12] 等认为大多数无脉的患者会在 10 天内恢复，所以需要密切观察；未触及动脉搏动的患者，最后结局可能仅仅是不能耐受寒冷。

2. 骨筋膜室综合征　在肱骨髁上骨折患者中的发生率为 0.1%~0.3%，如果处理不当可能发生 Volkmann 挛缩，是肱骨髁上骨折的严重并发症[14]。经典的 5“P”征为疼痛（pain）、苍白（pallor）、无脉（pulselessness）、感觉异常（paresthesias）和麻痹（paralysis），对于早期骨筋膜室综合征的诊断没有帮助。手指末节的被动牵拉痛及感觉异常可能是早期骨筋膜室综合征的唯一症状。所以，要根据疼痛、前臂肿胀、皮肤张力感和测压结果作出诊断，不能等到出现典型症状，那太迟了。但如果伴有正中神经损伤，可能没有掌侧筋膜室的疼痛感。对于前臂肿胀加重、骨筋膜间室压力高者，应切开骨筋膜室减压。

3. 肘内翻　主要由于骨折畸形愈合引起。如果在治疗期间保证 Baumann 角正常、克氏针固定有效，就不会发生肘内翻畸形[15, 16]。文献报道，石膏固定后肘内翻的发生率是 7.9%，而在经皮穿针固定后的发生率是 1.9%[15, 16]。在采用经皮克氏针固定后，肘内翻的发生率逐渐下降，甚至没有肘内翻发生。肘内翻畸形会增加肘关节骨折特别是肱骨外髁骨折的风险，另外也可能发生迟发性尺神经炎。在经过定期随访后，如果需要，应该进行肱骨髁上截骨矫正肘内翻畸形。

4. 神经损伤　正中神经损伤较多见[17-19]。主要因局部压迫、牵扯或挫伤引起，断裂者少见。骨折整复后大多数患者于伤后数周内自行恢复，对于不能恢复者应该尽早手术探查。也有医生主张若伤后 8 周仍未恢复，考虑手术探查和处理。

5. 骨化性肌炎　在功能恢复期强力被动伸屈肘关节，可导致关节周围出现大量骨化块，致使关节肿胀，主动屈伸活动逐渐减少。遇此种情况，应制动数周，以后再重新开始主动练习关节屈伸活动。在儿童很少有手术切除增生骨性组织的必要。

6. 复位丢失　主要是由于克氏针固定不牢固所致。Sankar 等[20] 报道了 322 例肱骨髁上骨折，8 例松动的病例均由于技术错误引起。主要的错误是两根或 3 根克氏针没有同时贯穿骨折近、远端，两根或 3 根针没有达到双皮质固定，或者针在骨折处分开的距离不够大（图 10-14）。

7. 其他　髁上骨折还可见针道感染、骨坏死等情况。

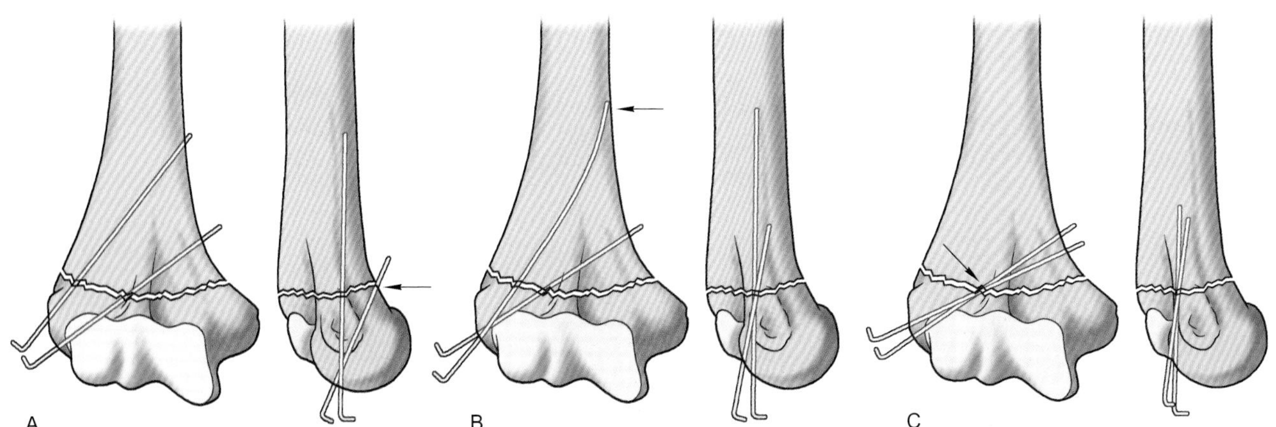

图 10-14　常见的穿针技术错误。A. 两根或 3 根克氏针没有同时贯穿骨折近、远端；B. 两根或 3 根针没有达到双皮质固定；C. 克氏针在骨折处分开的距离不够大。

第三节 肱骨外髁骨折

肱骨外髁由外上髁、外侧干骺端和肱骨小头三部分组成，肱骨外髁骨折好发于 6~10 岁儿童，占儿童肘关节骨折约 20%，仅次于肱骨髁上骨折，处于第二位。儿童时期损伤骨折线可通过肱骨小头骨骺或为带有小骨片的骨骺撕脱骨折，称为肱骨外髁骨骺骨折。由于肱骨外髁有前臂伸肌起点，因此骨折极不稳定，容易移位及骨折不愈合，在治疗中要高度重视。

【受伤机制和骨折分型】 儿童肱骨外髁骨折的分型较多，通常依据骨折线位置及移位程度分型。

1. Milch 分型 根据骨折线位置的分型Ⅰ型：骨折线起于干骺端，穿过外侧髁骨化中心，止于肱骨小头滑车沟；此类型骨折由于滑车完整，属肘关节相对稳定型。Ⅱ型：骨折线起自干骺端，穿过骨骺到达滑车深部，不穿过外侧髁骨化中心；此型骨折破坏了滑车外侧嵴，可使近侧桡尺关节向后外侧半脱位，使肘关节不稳定（图 10-15）[21]。

2. Jakob 分度 根据骨折移位情况的分度。Ⅰ度：不完全骨折，形成关节软骨铰链，关节面软骨完整；Ⅱ度：完全骨折，关节面软骨破坏；Ⅲ度：完全骨折，骨折块翻转（图 10-16）[22]。

3. Badelon 分类 根据 X 线的分型[23]。Ⅰ型：

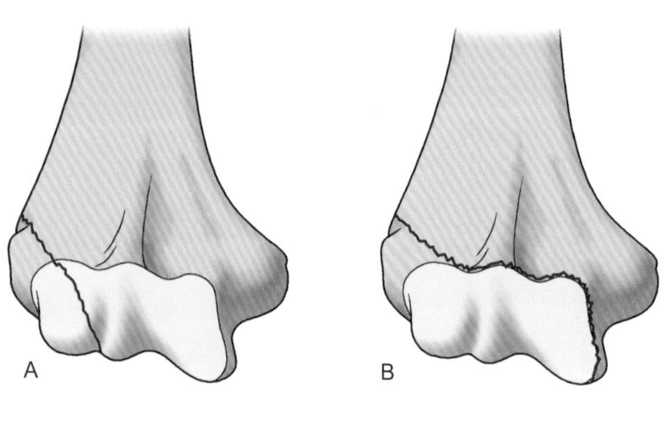

图 10-15 肱骨外髁骨折 Milch 分型。A. Ⅰ型：骨折线起于干骺端，穿过外侧髁骨化中心，止于肱骨小头滑车沟；B. Ⅱ型：骨折线起自干骺端，穿过骨骺到达滑车深部，不穿过外侧髁骨化中心。

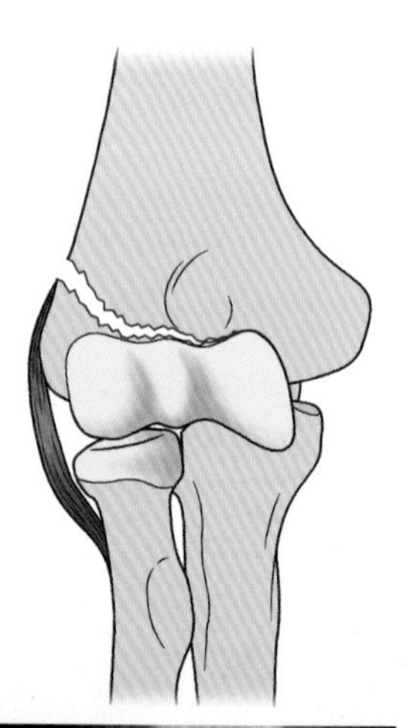
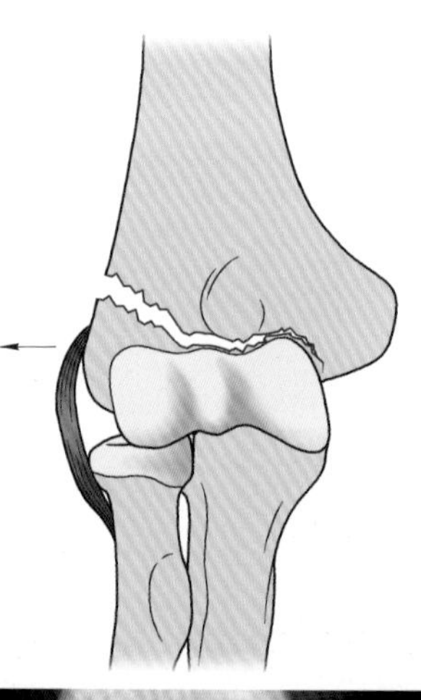
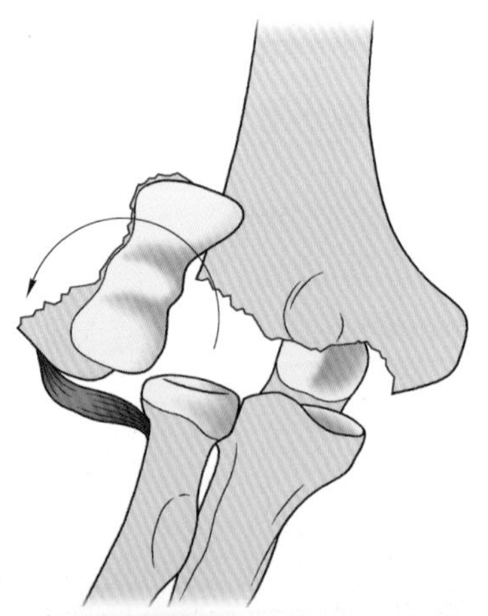
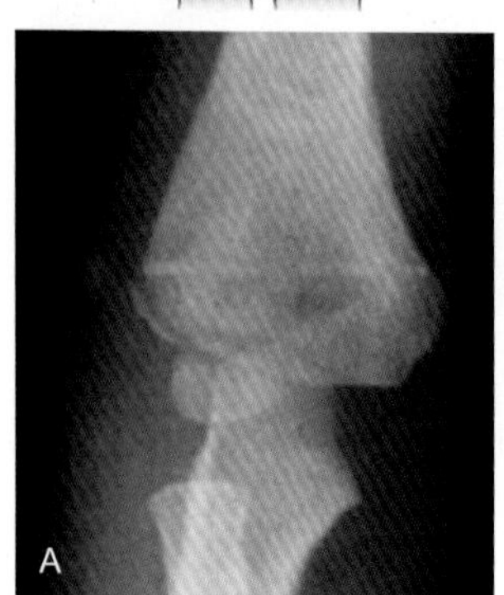

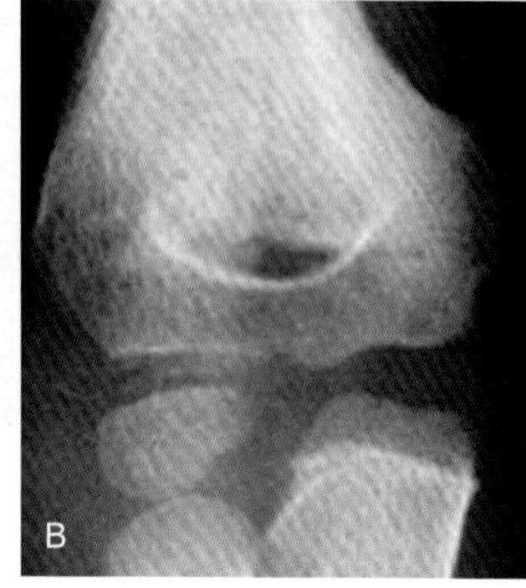

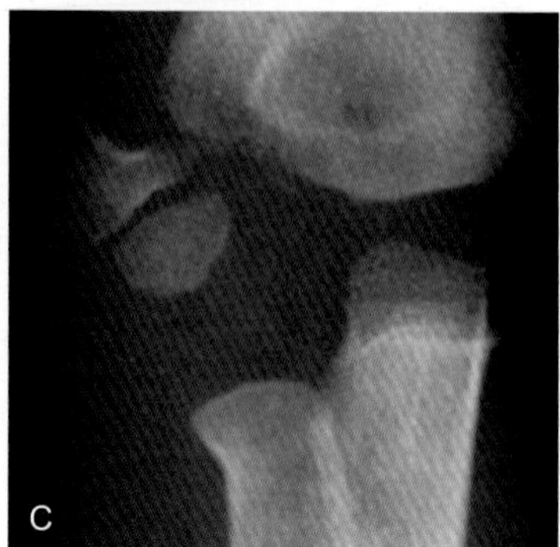

图 10-16 肱骨外髁骨折 Jakob 分度。A. Ⅰ度：不完全骨折，形成关节软骨铰链，关节面软骨完整；B. Ⅱ度：完全骨折，关节面软骨破坏；C. Ⅲ度：完全骨折，骨折块翻转。

无移位骨折；Ⅱ型：可见骨折线，有轻度移位；Ⅲ型：移位 >2 mm；Ⅳ型：移位严重，骨折缘完全分离。

4. Weiss 分型　是根据骨折移位程度和关节面连续性的分型[24]。Ⅰ型：骨折移位 <2 mm；Ⅱ型：骨折移位≥ 2 mm，但关节面连续性完整；Ⅲ型：骨折移位 >2 mm，累及关节面。通过关节造影 X 线检查，Weiss 等[24]对 65 例Ⅱ型骨折以及 93 例Ⅲ型骨折进行了手术治疗（Ⅱ型经皮克氏针内固定，Ⅲ型行切开复位内固定）及并发症的分析，得出Ⅲ型骨折发生并发症的概率为Ⅱ型的 3 倍。他们认为这一分型对治疗及预测并发症更具指导意义。

肱骨外髁骨折多由间接暴力所致，跌倒时患者肘关节伸直，前臂旋后内收，伸肌总腱牵拉外髁导致撕脱骨折；或者肘关节伸直，前臂外翻，桡骨小头冲击外髁发生骨折，多为 Milch Ⅱ型骨折。另外，少部分患者受伤时手掌着地，肘关节屈曲，桡骨头撞击肱骨小头导致外髁骨折，多为 Milch Ⅰ型骨折。

【临床表现】 不同于肱骨髁上骨折后产生的明显肘关节肿胀，因外髁骨折移位及血肿产生的肘关节变形较小，肿胀主要集中于肘关节近端的外侧。肘关节呈半伸直位，伸屈活动受限，如果为Ⅰ型骨折，可能仅有外髁处的局部压痛。骨折块移位较大时可扪到巨大移位的骨块或听到骨擦音。

【诊断依据】 X 线检查可以显示骨折线，骨块形状、大小和移位情况，骨块有无翻转。对于成人，外伤后出现的肘关节组织疼痛畸形，结合 X 线检查诊断较容易。但对于儿童，肘关节骨骺多，出现时间和闭合时间不同，X 线检查要结合年龄和骨骺出现时间来判断。X 线检查可显示移位明显的肱骨外髁骨折。但对于正、侧位 X 线片上移位不明显，但患者有明确外伤史及临床体征者千万不可掉以轻心，应采取 MRI 检查以明确诊断，以免漏诊。

【治疗方法】 肱骨外髁骨折为关节内骨折，治疗应使解剖复位并坚强固定[25, 26]。

1. 石膏外固定　对于原始 X 线片上骨折移位很小（正、侧、斜位片上骨折移位 <2 mm），且查体软组织肿胀不明显的患者，可以给予屈肘 90°，前臂中立位长上肢石膏托固定。但也有可能发生再移位，所以需要在石膏托固定 3 天、1 周、2 周时分别复查 X 线检查了解骨折移位程度。如果骨折出现继发性移位需进行切开复位内固定，以保证骨折复位良好及维持复位后的稳定性。

2. 闭合复位克氏针内固定　对于移位 2~4 mm 的外髁骨折，在麻醉完成后，行关节造影并在内翻应力下检查骨折稳定性，并确定关节面的情况。如果骨折稳定且关节面平整，可在 X 线透视引导下行经皮克氏针固定。

3. 切开复位内固定　对于移位 2~4 mm 但不稳定及翻转移位的肱骨外髁骨折，均需要采取切开复位内固定手术治疗。采用全身麻醉或臂丛阻滞麻醉，患者平卧，在上臂应用止血带下进行手术操作。采用肘关节外侧 Kocher 入路，在肱骨外髁骨嵴外侧肌间隔进入，剥离前侧肱桡肌后侧肱三头肌，保留外上髁伸肌总腱止点。注意避免在骨块后侧的剥离，因为供应外髁骨骺的唯一血管从此进入。暴露骨折，清理骨折端血肿及夹入的软组织，将骨折准确复位，直视下确认滑车软骨骨折端的解剖对位。用 2 或 3 枚克氏针交叉固定（图 10-17）。给予屈肘 90°、前

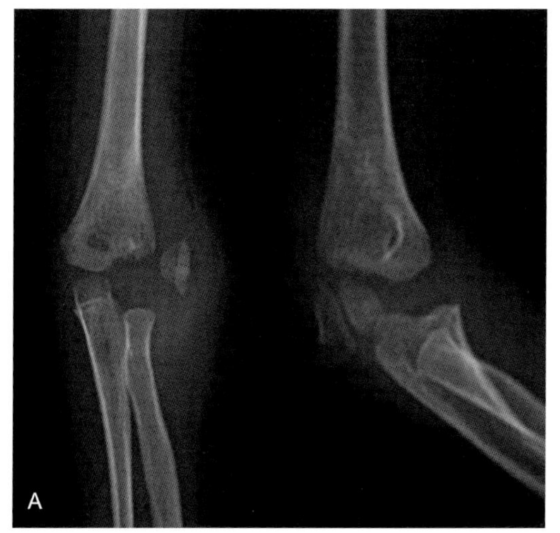

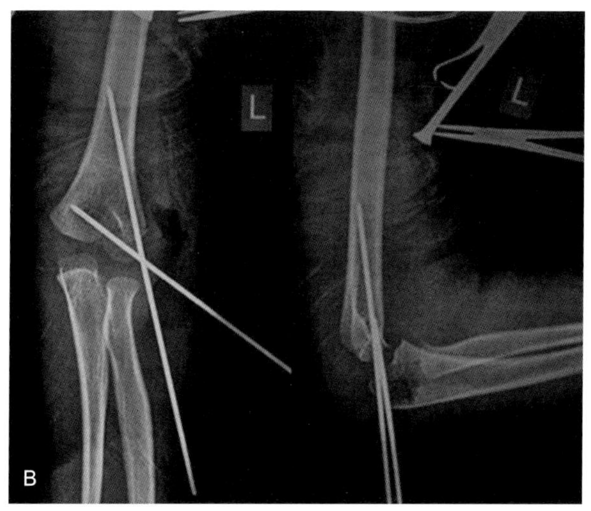

图 10-17　4 岁儿童肱骨外髁骨折，行切开复位经皮克氏针固定。A. 术前肘关节正、侧位 X 线片；B. 术中骨折复位固定后的肘关节正、侧位 X 线片。

臂中立位或轻度旋前位石膏托固定 4 周，拆除石膏托后可主动进行肘关节活动。对于年龄偏大或切开复位延迟的病例，可适当延长外固定时间 1~2 周。也可采用单根空心螺钉固定，但需在 X 线透视下用导针精确定位，螺钉进钉点在骺板上方的干骺端部分，由外下指向内上。

【并发症】

1. 侧方骨刺形成　是儿童肱骨外髁骨折最常见的并发症，通常认为其与骨折复位不良、骨骺刺激有关。亦有观点认为其与克氏针固定后局部不稳、骨折移位程度等有关。但是侧方骨刺，无论其大小，均不影响肘关节活动度。

2. 内翻畸形与外翻畸形　儿童肱骨外髁骨折后内翻畸形较常见，多数为程度较轻的提携角丢失，一般不影响肘关节活动，不需要手术治疗。肘外翻后期有继发性肘关节活动受限、尺神经炎的风险。

3. 骨折延迟愈合、不愈合、畸形愈合　近年来，随着对儿童肱骨外髁骨折认识的提高，延迟愈合及不愈合临床发生的概率大大降低。畸形愈合主要由于骨折复位不良所致，明显影响肘关节功能。

4. 缺血性坏死、鱼尾畸形　缺血性坏死与软组织过多剥离有关。鱼尾畸形是由于外侧髁中心与滑车骨化中心有裂隙所致，为影像学畸形，不影响肘关节功能。

第四节　肱骨内髁骨折

肱骨内髁骨折较少见，好发生于儿童，远低于全部儿童肘部骨折的 1%，骨折波及范围包括关节内的滑车、关节外的内侧干骺端及内上髁 [27-30]。受伤后肘内侧和内上髁周围软组织肿胀或有较大血肿形成。临床检查显示肘关节的等腰三角形关系存在。患者表现为疼痛，特别是肘内侧局部肿胀、压痛、正常内上髁的轮廓消失。

【受伤机制与骨折分型】 肱骨内髁无移位骨折的骨折线自内髁沿冠状窝上缘延伸，一般不累及滑车骨骺。肱骨内髁轻度移位的骨折块向尺侧或下方移位，并与滑车骨骺分离，无翻转。近端沿冠突窝边缘折断、移位或翻转，见于儿童。滑车关节劈断，内髁骨块严重向尺侧移位，桡骨向尺侧移位，见于成人。大多由于间接暴力所致，一般有两种损伤机制。一种是屈肘位直接摔倒，鹰嘴半月切迹锐利的边缘直接将滑车劈裂；另一种是伸肘位损伤，在伸肘位受到外翻应力而产生撕脱骨折。损伤类型与肱骨外髁相似。将骨折分为 3 度（图 10-18）[31]：Ⅰ度骨折，骨折无移位，骨折线由内上髁上方斜向外下，未达滑车关节；Ⅱ度骨折，骨折无明显移位，骨折线由内上髁上方斜向外下至滑车关节；Ⅲ度骨折，骨块有明显移位，最常见的是在冠状面上的旋转，有时可达 180°，致使骨折面完全对向内侧。也可在矢状面上旋转，导致骨折面向后，而滑车关节向前。有时尺骨可随骨折块向内移位而导致肘关节半脱位。

【临床表现】 肱骨内髁骨折的儿童比成年人多见。受伤后肘内侧和内上髁周围软组织肿胀，或者有较大血肿形成。临床检查显示肘关节的等腰三角形关系存在。患者表现为疼痛，特别是肘内侧局部

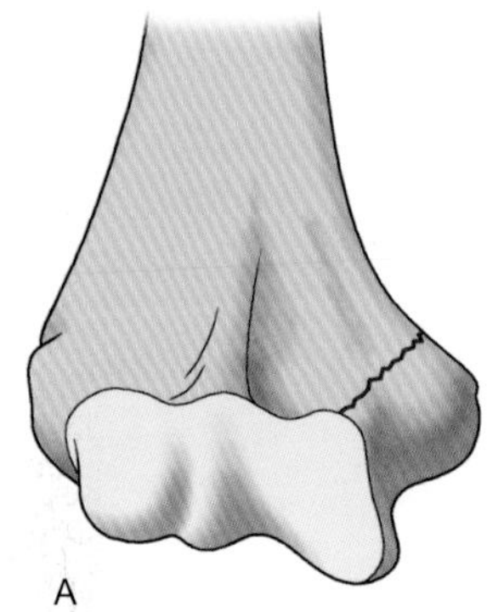

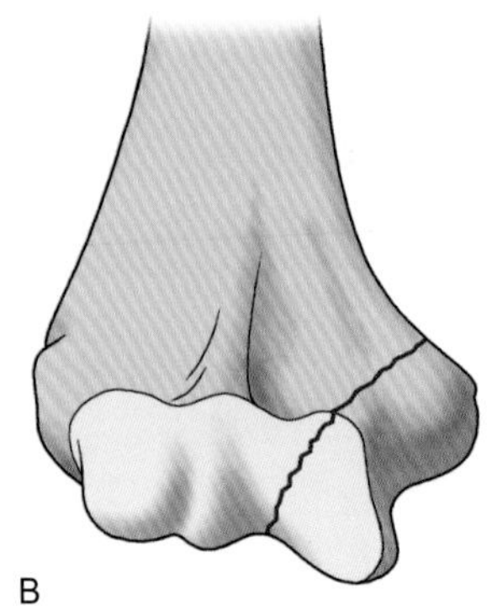

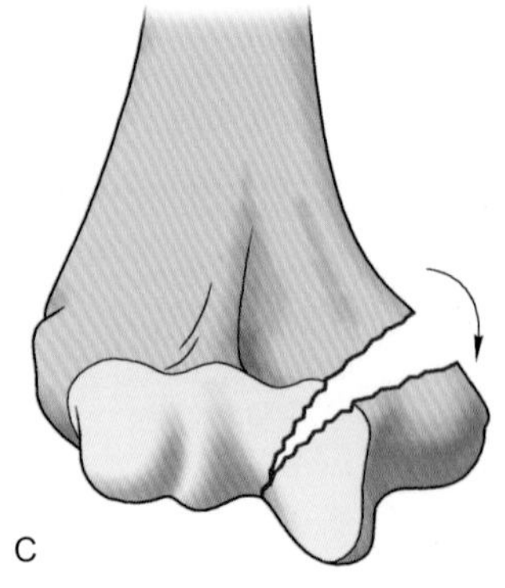

图 10-18　肱骨内髁骨折分型。A. Ⅰ度骨折：骨折无移位，骨折线由内上髁上方斜向外下，未达滑车关节；B. Ⅱ度骨折：骨折无明显移位，骨折线由内上髁上方斜向外下至滑车关节；C. Ⅲ度骨折：骨块有明显移位。

肿胀、压痛，正常内上髁的轮廓消失，肘关节活动受限，前臂旋前、屈腕、屈指无力。合并肘关节脱位者，肘关节外形明显改变，功能障碍也更明显，常合并尺神经损伤症状。

【影像学检查】 诊断除了详细询问外伤病史、临床表现及进行一些体格检查外，对临床疑诊患者应加拍对侧肘关节 X 线片，有时患侧可见肘部“脂肪垫征”。对于骨化中心出现以前、伤后肘关节内侧明显肿胀者应高度警惕，应仔细检查压痛范围及内髁部有无异常活动。但需注意，在肱骨内上髁骨骺骨化中心出现之前发生的肱骨内髁骨折的诊断较困难。因为骨骺尚未骨化，其软骨在 X 线片上不显影，通过软骨部分的骨折线也不能直接显示，故此类损伤在 X 线片上不显示任何阳性体征（既无骨折又无脱位影像）。因此，临床上必须详细检查以防漏、误诊。

正位 X 线片可显示骨折线方向、骨折块大小和移位的程度；侧位 X 线片能提示骨折块向前、后方向移位状况。在 X 线诊断时必须注意，小儿肱骨内髁骨化中心未出现之前，该部骨折应根据其他解剖标记加以判断，如通过肱骨小头肱骨内上髁及桡骨小头骨化中心的位置变化加以鉴别。必要时以相同条件拍摄对侧肘关节正、侧位 X 线片以便对比观察，或行 MRI 检查，观察滑车软骨情况，以明确诊断。

【诊断与鉴别诊断】 肘关节外伤后出现肘关节肿胀、疼痛、伸屈受限、关节内侧压痛明显，有时局部可触及骨摩擦感。肘关节正、侧位 X 线片，尤以正位片可见内髁骨折。需与肱骨外髁骨折和肱骨内上髁骨折鉴别。一般根据 X 线检查可以鉴别，对一些较难诊断的病例，可使用 CT 或 MRI 检查，有助于鉴别诊断。

【治疗方法】

1. 非手术治疗　无移位的骨折通常保留了足够的内部稳定性，可使用屈肘位石膏托固定 4 周。尽量使用过屈位石膏固定，以抵消前臂肌肉的旋转作用，紧张的肱三头肌肌腱也可从后侧及内侧给骨块提供支撑。

2. 手术治疗　对于移位的骨折应首选切开复位内固定术，不要用手法整复以达到骨折的复位，因为这是比较困难的。由于在儿童不能通过 X 线片确定关节面的复位情况；即使骨折块得到复位，由于前臂屈肌的牵拉，也很容易再次移位[32-37]。

经后内侧切口的切开复位，可以显露骨折块，并对骨折部位和尺神经直视观察。儿童可采用交叉克氏针固定，成人可采用螺钉、钢板等内固定，术毕给予屈肘 90° 位石膏托固定。骨折不愈合大多是因为固定不确切、骨折部有异常活动存在。能否恢复关节面的平整和保持骨折的稳定是选择治疗方法的主要依据。

【并发症】 主要的并发症是未能及时作出正确的诊断，骨折移位又未得到适当的治疗，通常会发生骨折不愈合，出现进行性肘内翻畸形。可并发肘关节半脱位。本病还可以合并其他损伤，如桡骨头、桡骨颈、尺骨鹰嘴骨折等。此外，由于肱骨内髁骨折既是关节内骨折，又是骨骺损伤，因此复位不满意时不仅妨碍关节功能恢复，而且可能引起生长发育障碍，继而发生肢体畸形（如肘外翻）及创伤性关节炎。在一些严重的情况下，还可以发生骨折块完全游离，进而导致骨折块缺血性坏死。

第五节　肱骨内上髁骨折

肱骨内上髁骨折是肘部损伤中最常见的一种，占肘关节骨折的 11.5%，仅次于肱骨髁上骨折与肱骨外髁骨折，列肘部损伤的第三位[38-40]。骨折高峰年龄为 9~12 岁，男孩的发生率是女孩的 4 倍，大约有 50% 的患者伴有肘关节脱位[38-40]。这个年龄组，肱骨内上髁属骨骺部位，尚未与肱骨下端融合，故易于撕脱，还称为肱骨内上髁骨骺撕脱骨折。

【受伤机制与骨折分型】 受伤机制主要有直接暴力、肘关节伸直位受内翻应力下屈肌总腱牵拉或单纯肌肉撕脱伤，以及肘关节脱位时内侧副韧带受牵拉 3 种。按肱骨内上髁骨折的起因分为急性损伤和慢性牵拉伤[40]。

1. 急性损伤　可分为 4 度。Ⅰ度：仅有骨折或骨骺分离，移位甚微；Ⅱ度：骨折块向下有移位，并向前旋转移位，可达关节水平；Ⅲ度：骨折块嵌夹在关节内，并有肘关节半脱位；Ⅳ度：肘关节后脱位或后外侧脱位，骨折块夹在关节内。

2. 慢性损伤　又称为 Little League 肘综合征。

【临床表现】 儿童比成年人多见。受伤后肘内侧和内上髁周围软组织肿胀，或有较大血肿形成。检查发现肘关节的等腰三角形关系存在；疼痛明显，特别是肘内侧局部肿胀、压痛，正常内上髁的轮廓消失；肘关节活动受限，前臂旋前、屈腕、屈指无力。合并肘关节脱位者，肘关节外形明显改变，功能障碍也更明显，常合并尺神经损伤症状。

发生肱骨内上髁撕脱骨折时肘关节内侧组织如侧副韧带、关节囊、内上髁和尺神经等均可能受损。出现肘关节内侧肿胀、疼痛，局部皮下可见淤血；压痛局限于肘内侧，有时可触及骨摩擦感；肘关节伸屈和旋转功能受限。

【诊断与鉴别诊断】 有外伤史，肘关节内侧肿胀、疼痛、皮下淤血及存在局限性压痛，有时可触及骨折片，X 线检查可确定诊断。同时应注意有无合并其他损伤，如桡骨头、桡骨颈、尺骨鹰嘴骨折等。根据其外伤病史、临床表现和 X 线检查，一般能够作出诊断，但对于一些特殊情况，则仍然需要仔细鉴别，尤其是要与肱骨内上髁骨骺相鉴别。肱骨内上髁骨骺在 6~10 岁出现，18 岁左右闭合，但亦有不闭合者，应注意与骨折鉴别。

【治疗方法】 对于无移位或移位很小的肱骨内上髁骨折，仅用长臂石膏托固定 3~4 周即可，拆除石膏后进行功能锻炼。Hines 等[41] 对移位 >2 mm 的骨折采用手术治疗，获得了满意的疗效；但 Josefsson 等[42] 在治疗同样情况的患者时，采用了非手术治疗的方法，获得了同样的治疗结果，尽管 60% 的患者在 X 线片上有不愈合，但是随访 11 年后优良率和手术治疗效果一样。对于有肘关节脱位的患者，手术治疗和非手术治疗的结果都不好。Fowles 等[43] 报道手术治疗只会增加损伤，加重肘关节活动度的丢失。故针对大多数简单骨折，即使伴有肘关节脱位，大多数学者也建议非手术治疗。

对于肘关节稳定性要求高的运动量大的运动员，以及骨折块卡入关节内不能复位的患者，需手术固定骨折块。

骨折复位后固定时，患者应该早期进行功能锻炼。对于骨骼发育未成熟的患者，经皮克氏针固定可提供足够的骨折稳定性，但一般不允许早期功能锻炼。对于骨骼发育基本成熟的患者，可采用螺钉固定。

远端骨折块一般向前侧及远端移位，手术切口一般位于内上髁前方。剥离骨折处骨膜，冲洗血凝块，确定并保护尺神经。屈肘并将前臂旋前，复位骨折块并使用经皮交叉克氏针或螺钉固定（图 10-19 和图 10-20）。克氏针固定后需用长上肢石膏托固定 4~6 周，拆除石膏托进行功能康复锻炼。螺钉固定后用石膏托固定 10~14 天，并早期进行功能康复。

【并发症】 主要并发症是漏诊骨折块嵌于关节内，造成关节活动受限以及尺神经和正中神经功能障碍。其他并发症有骨折不愈合、关节活动范围减小、骨化性肌炎、侧副韧带钙化等。

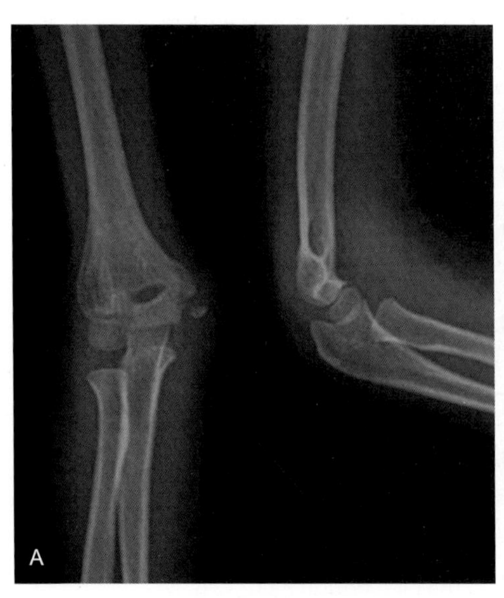

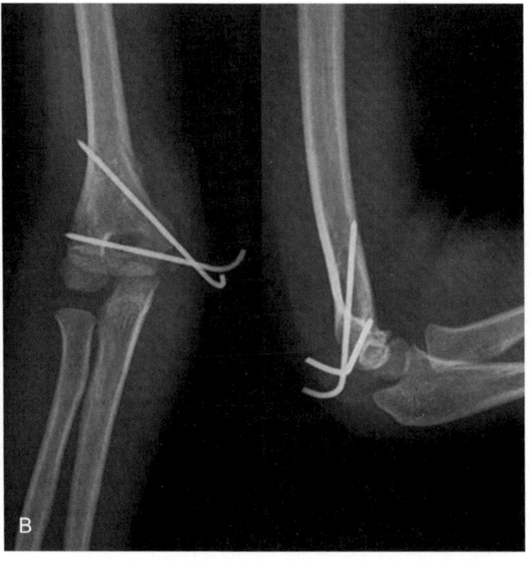

图 10-19　6 岁男孩，Ⅱ度损伤的肱骨内上髁骨折，行切开复位克氏针固定。A. 术前肘关节正、侧位 X 线片；B. 术后肘关节正、侧位 X 线片。

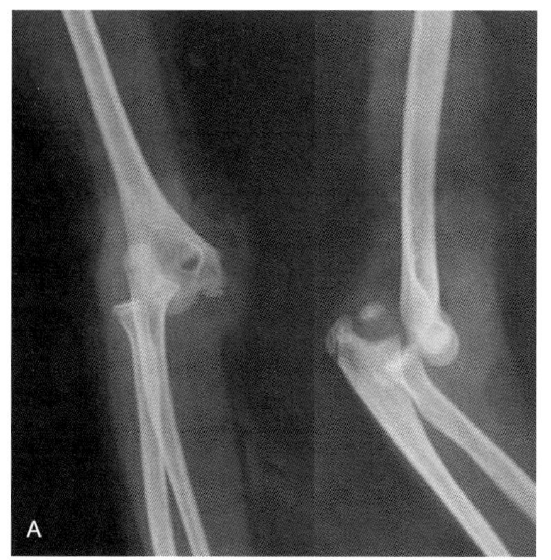

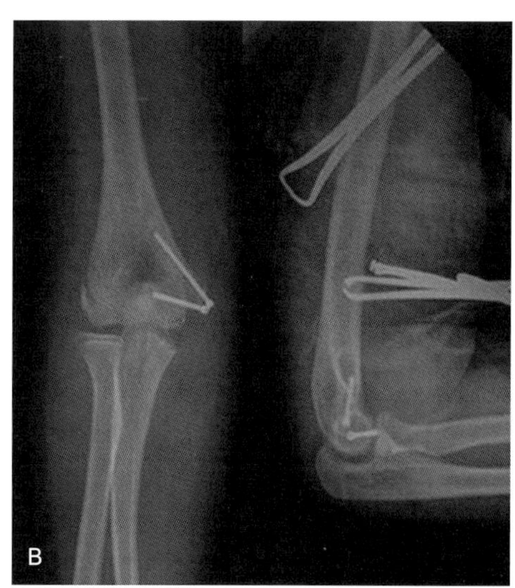

图 10-20　12 岁男孩，Ⅳ度损伤的肱骨内上髁骨折，行切开复位螺钉加压固定。A. 术前肘关节正、侧位 X 线片；B. 术中骨折脱位复位固定后的肘关节正、侧位 X 线片。

第六节　肱骨髁间骨折

肱骨髁间骨折是一种少见而严重的损伤。青年人群由于骨质坚强，多为高能损伤，常常伴有开放伤口；而老年人群由于骨质疏松，多为低能损伤，但为严重粉碎性骨折。随着交通业的发展及社会人口的老龄化，这种骨折有不断增多的趋势。由于该部位骨折常粉碎、骨折块小或骨质疏松、解剖形态不规则，复位及固定均很困难，很难达到坚强固定并进行关节功能锻炼，容易发生骨折再移位和关节僵硬，治疗后都有不同程度的肘关节功能受限，严重地影响日常生活。但近年随着对肱骨远端生物力学研究的不断深入及内植物材料、手术技术的发展，可以使小骨块、关节面骨块得到固定，故对肱骨远端髁间骨折广泛采用手术治疗[44]。

【受伤机制】 肱骨远端髁间骨折的受伤机制比较复杂，一般认为是暴力通过尺骨作用于肱骨滑车致使肱骨远端分离，肘关节可以在伸直位或屈曲位。对于屈曲型骨折，外力作用于肘后的鹰嘴部，加之前臂肌肉收缩，仅很小的暴力即会出现骨折。不过多数是由于屈肘时很大的暴力作用于肘后侧。屈曲型骨折的髁部常常在肱骨干的前侧。对于伸直型骨折，则是由于尺骨向前直接作用于滑车后部，使髁部分离，同时髁上部骨折。也有学者认为，髁部的分离是由于肱骨干向远侧移位作用于髁部所致。伸直型骨折的髁部通常在肱骨干的后侧。

肱骨远端髁间骨折常伴有不同程度的软组织损伤或形成开放骨折，并且骨折粉碎。由于骨骼失去完整性，不能对抗肌肉的收缩，常常移位。内、外上髁部为前臂伸屈肌群的附着点，肌肉的收缩使内、外上髁向远侧移位，而关节面向近端旋转，肱骨滑车形成一个更窄的倒“V”形，不能与尺骨的滑车切迹相匹配。由于前侧肱二头肌与后侧肱三头肌的收缩作用，使尺骨向近侧移位，肱骨向远侧移位于旋转的两髁之间。

【骨折分型】 骨折的分类方法很多，但没有一个统一的能被广泛采用的分型。

1. Riseborough 分型　根据骨折的移位、旋转、粉碎程度分为 4 型（图 10-21）[45]。Ⅰ型：骨折无分离及移位；Ⅱ型：骨折轻度分离；Ⅲ型：内、外髁均有旋转移位；Ⅳ型：关节面有严重的破坏。

2. 肱骨髁间骨折 AO 分型　将肱骨远端髁间骨折分为 A、B、C 3 型：A 型为关节外骨折；B 型为部分关节内骨折；C 型为关节内骨折。将肱骨髁间骨折归于 C 型（图 10-22）[46]。C1 型：关节内简单骨折，干骺端简单骨折；C2 型：关节内简单骨折，但干骺端为粉碎性骨折；C3 型：关节内粉碎性骨折。

【诊断依据】 有肘关节外伤病史，检查可见肘关节局部肿胀、压痛、畸形，肘关节活动受限。常规肘关节正侧位 X 线片显示骨折。三维 CT 影像检查可以更清楚地显示骨折移位情况。

【治疗方法】

1. 非手术治疗　对于骨折无移位或全身情况不宜手术者采用非手术治疗。若内外髁骨折块比较完整可以进行牵引，挤压内、外髁部，在 X 线透视下

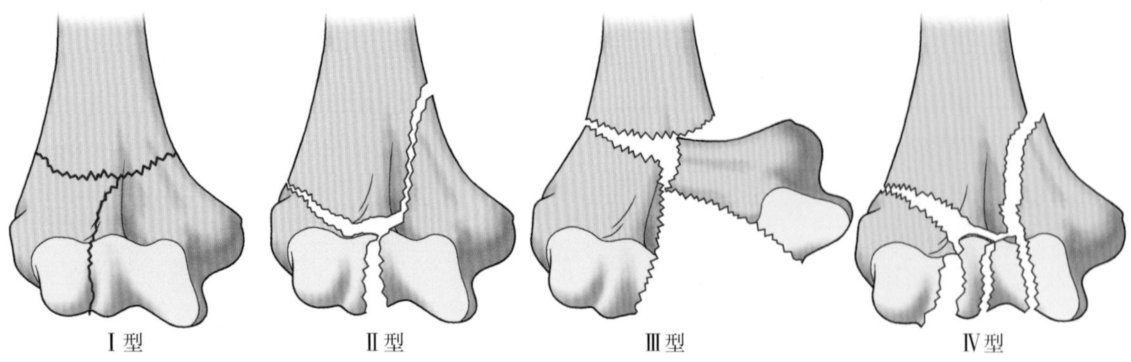

图 10-21 肱骨髁间骨折 Riseborough 分型。

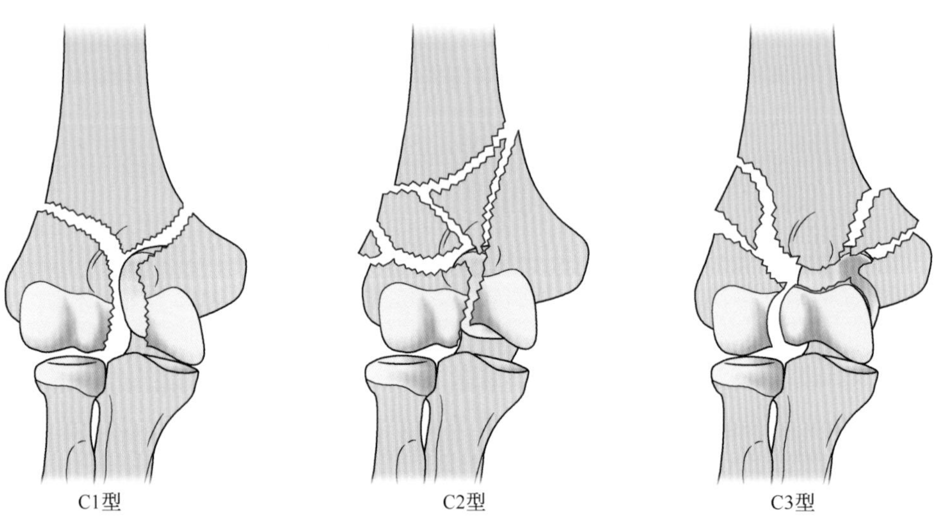

图 10-22 肱骨髁间骨折 AO 分型。

观察骨折复位情况，屈肘位用石膏托外固定 6~8 周后进行肘关节活动 [47]。对于各种原因骨折不能采取闭合复位或切开复位者，也可以采用功能疗法，即用三角巾将上肢吊于胸前，利用肢体重力下垂作用，通过早期肘关节活动，来改善骨折对位，最终肘关节仍可以达到一定的活动范围。

2. 手术治疗

（1）切开复位内固定：肱骨髁间骨折的治疗目标是恢复一个灵活、稳定、有力、无痛肘关节。肘关节的功能需要骨折后恢复正常的解剖形态，切开复位是最可靠的方法；同时进行坚强的内固定，可以在保证骨折稳定的前提下允许肘关节活动。目前由于手术技术的提高及内固定器材的发展，对于移位骨折多进行切开复位内固定手术治疗。

1）暴露方法：采用肘关节后侧入路，包括经尺骨鹰嘴截骨、肱三头肌劈开、肱三头肌两侧分离、肱三头肌舌形肌瓣等 [48-50]。这些入路各有优缺点。Wilkinson 等 [48] 在尸体上进行研究发现，鹰嘴截骨术可显露关节面达 57%，肱三头肌舌型肌瓣入路显露 46%，而肱三头肌劈开术只有 35%。对于关节内粉碎性骨折采用尺骨鹰嘴截骨术可以达到最好的暴露。尺骨鹰嘴“V”形截骨可以抗旋转，增加骨折断端接触面，有利于骨折愈合。关节内截骨会损伤关节面，增加创伤性关节炎发生的概率，因此有尺骨鹰嘴关节外的截骨方法。经肱三头肌两侧肌间隙分离暴露，首先由 Alonso-Llames 在治疗小儿肱骨髁上骨折时使用，通过将肱三头肌远侧分离而进入肱骨远端后方，在远端外侧切开肱三头肌与肘肌之间间隙，保留肱三头肌止点 [49]。不需要尺骨鹰嘴截骨，进而避免了截骨内固定及骨折不愈合的并发症。同时，不损伤肱三头肌，可早期进行肘关节活动。肱三头肌劈开入路将肱三头肌从正中纵向劈开，保留肱三头肌止点。沿肱骨远段后侧骨膜下分离暴露肱骨远段。为了扩大暴露可去除尺骨鹰嘴尖，若需更广泛地暴露关节，可锐性剥离肱三肌止点，植入尺骨鹰嘴 Sharpey 纤维，形成内外全层筋膜组织瓣，保持肘肌与尺伸腕肌连接，修复时对尺骨近端横向钻孔进行编织缝合。带骨膜剥离两侧软组织，在理论上能够促进软组织与骨的愈合，但是在暴露上不够广泛。

2）内固定选择：肱骨远端骨折的内固定方法很多，包括从简单的克氏针或螺丝钉固定到加压钢板、“Y”形钢板、重建钢板及肱骨远端解剖型钢板、锁定钢板螺丝钉固定等。生物力学研究表明：双钢板固定肱骨远端，双柱最坚强（图 10-23）。有医生认为两钢板垂直放置可以获得坚强的固定；而有的医生认为双钢板只要不在一个平面固定内、外侧柱即可；也有医生将两块钢板在肱骨远端内、外侧平行放置。

O’Driscoll 等 [51] 认为在固定肱骨远端髁间骨折时，内侧柱和外侧柱的钢板呈平行或接近平行放置更稳定。在固定时要遵循以下原则：①固定远端骨折块的螺钉必须通过钢板。②固定远端骨折块的螺钉要固定到对侧骨折块。③固定远端骨折块的螺钉应尽可能多。④螺钉尽可能长。⑤每个螺钉尽可能固定到带关节面的骨折块。⑥通过远端骨折块的螺钉呈交错状，形成角固定。⑦接骨板在髁上骨折部要加压固定。⑧钢板要足够坚强，以便实现关节早期活动。将双钢板平行或接近平行放置可达到上述要求，能够为肱骨远端粉碎性骨折提供最好的生物力学稳定性。在临床广泛应用的是双钢板双柱内固定。

3）手术操作：可采用仰卧、侧卧或俯卧位。患者取仰卧位时，将患肢置于胸前，取侧卧或俯卧位时可将患肢置于手术台侧方操作。为了清楚暴露骨折部位，手术中使用气动止血带。取肘关节后侧切口，为了防止术后伤口瘢痕刺激，可绕经尺骨鹰嘴尖的内侧或外侧，全层切开皮肤，于深筋膜进行分

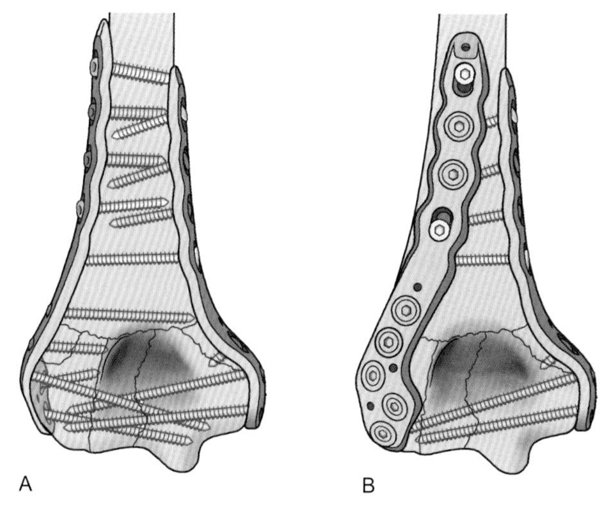

图 10-23 肱骨远端骨折双柱固定模式。A. 钢板平行放置；B. 钢板垂直放置。

离，将尺神经游离保护，采用各种入路暴露肱骨远端骨折块。骨折复位按照从远到近的原则。先将远端带关节面的大骨折复位，使肱骨内、外髁成为一个整体，即将 C 型骨折转变为 A 型骨折，然后再按 A 型骨折治疗。但对严重粉碎的 C3 型骨折也可先处理髁上骨折，再固定远端骨折。通常在复位完成后先临时用克氏针或巾钳固定，然后再选用适当的永久性内固定物固定。术中要尽量做到关节面骨折的解剖复位和稳定，特别是滑车、肱骨小头和鹰嘴窝的解剖复位，关节面不匹配会导致关节活动受限，影响术后早期康复锻炼，而得不到理想的治疗效果（图 10-24）。

尺神经可能在手术暴露、骨折复位及内固定操作过程中受损。Doornberg 等 [52] 报道一组肱骨远端髁间骨折手术治疗病例，没进行尺神经前移，12~30 年的随访结果显示仅 1 例出现尺神经损伤症状，经过前移后解决。Gofton 等 [53] 报道对其治疗的 23 例病例全部行尺神经前移术，有 1 例发生神经病变，6 周后缓解。DeLuise 等 [54] 建议对肱骨远端双柱骨折常规行尺神经移位术，可减少尺神经麻痹的发生率。我们建议，应根据骨折复位固定后尺神经周围情况决定是否前移。

4）术后功能康复：对大多数骨折，合适内固定后应该早期进行功能锻炼，而无须外固定。如果内固定坚强，术后 24~48 小时肿胀开始减轻后，即可开始适当的功能锻炼。但如果骨折复杂而达不到坚强的内固定，需要适当延长制动时间。鼓励患者抬高患肢，利于消肿和预防筋膜间隙综合征，还可减轻关节内粘连，降低肘关节僵硬的发生率。

5）术后并发症：肱骨远端髁间骨折的术后并发症较多，有些并发症是损伤本身固有的，而有些是手术治疗的结果。主要为肘关节僵硬、创伤性关节炎、尺神经麻痹、异位骨化、骨折不愈合（包括鹰嘴截骨后的不愈合）和畸形愈合等。

（2）肘关节置换术：对于年龄大于 65 岁合并骨性关节炎、严重骨质疏松或严重粉碎性骨折的患者，当骨折难以达到复位及坚强的固定时，可以考虑关节置换（图 10-25）。置换后要限制患者活动，上肢承重不能大于 5 磅（1 磅 =453.6 g）。关节置换存在假体松动、假体周围骨折及感染等并发症。虽然对于肱骨远端髁间骨折早期即行肘关节置换术的长期大宗病例的随访研究还少，肘关节置换术的远期疗效还不确切，有待于对患者的长期随访，但对于合并类风湿关节炎患者的治疗效果是令人满意的。尹

庆伟等应用半限制型全肘关节置换术治疗老年肱骨远端粉碎性骨折 9 例、肘部类风湿关节炎 4 例，平均随访 39.5（15~82）个月，发现 1 例切口感染，经敏感抗生素治疗后痊愈，所有患者均未发生假体松动和脱位等并发症，Mayo 肘关节功能评分的优良率为 84.6%[55]。对于能够达到复位内固定后早期进行肘关节活动的骨折病例，还是应该进行骨折的切开复位内固定治疗，这样可避免肘关节置换的并发症。

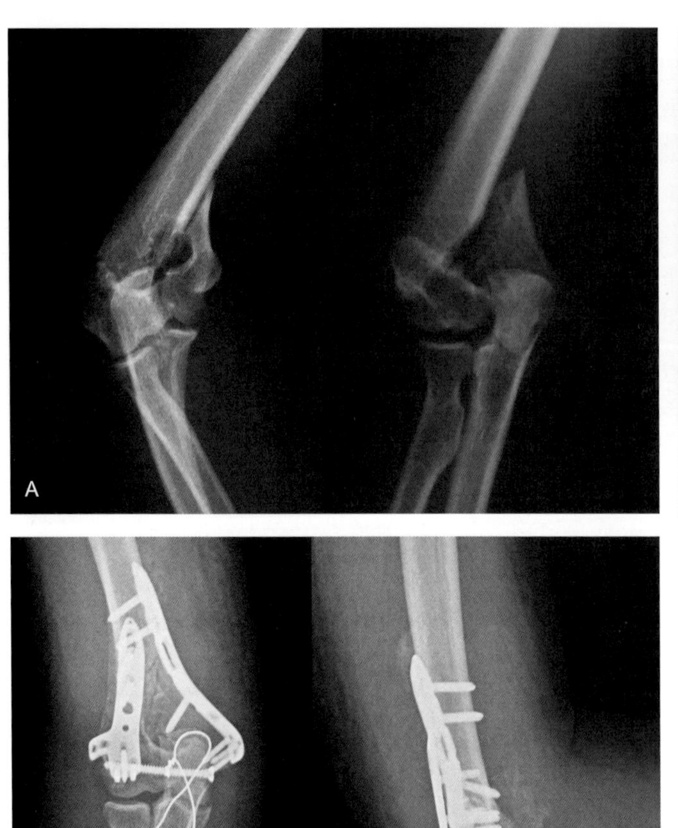

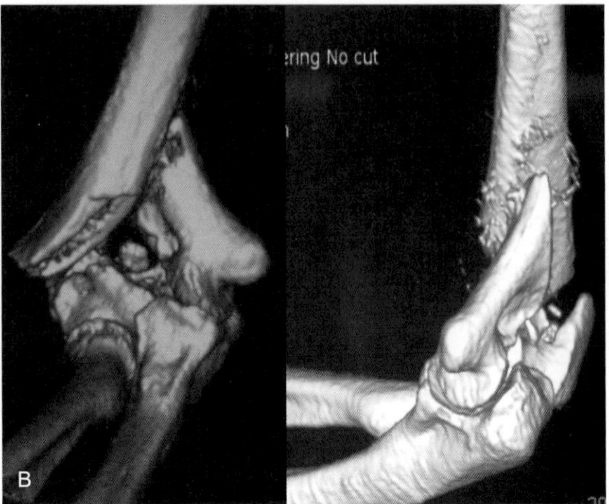

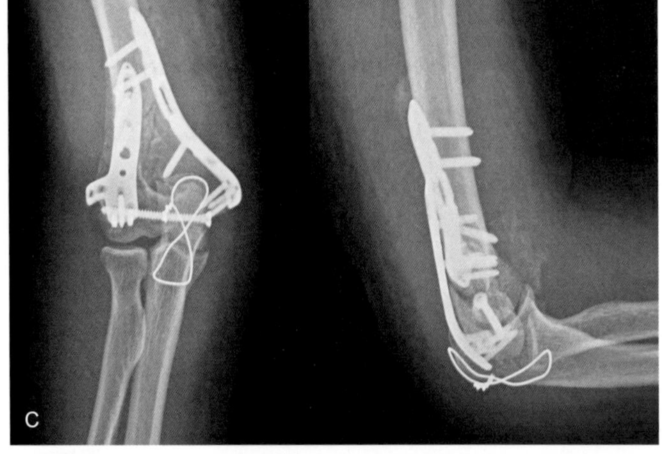

图 10-24　肱骨远端 C3 型骨折切开复位双柱固定。A、B. 术前 X 线片及 CT 图像；C. C 型骨折经鹰嘴关节外截骨入路，骨折复位后用两块钢板垂直固定肱骨远端双柱。

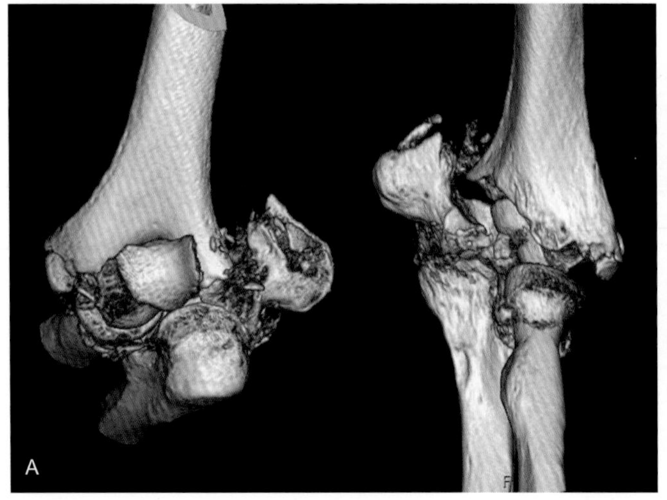

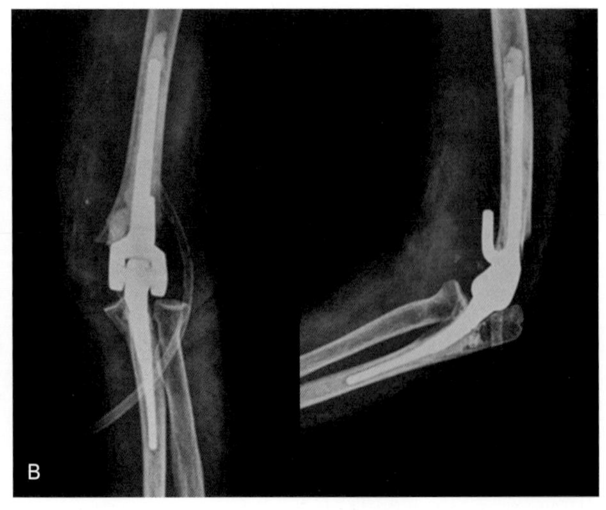

图 10-25　患者 85 岁，女性，肱骨远端 C3 型骨折伴骨质疏松（魏万富医生完成的手术）。A. 伤后 CT 显示粉碎性骨折，复位及固定困难；B. 使用 Coonrad-Morrey 假体（Zimmer Biomet 公司）进行肘关节置换术后的 X 线正、侧位片。

第七节　肱骨小头骨折

肱骨小头骨折是少见的肘部损伤，占肘部骨折的 0.5%~1%[56]。成人多发生单纯肱骨小头骨折，儿童则可发生合并部分外髁骨折的肱骨小头骨折。

【受伤机制与骨折分型】 多为低能量受伤，跌倒时肘关节伸直，外翻位手掌撑地，外力沿桡骨传导到肘部，桡骨头与肱骨小头撞击，致肱骨小头骨折。同时可以合并桡骨头骨折或外侧副韧带损伤。

根据损伤程度、骨折波及的范围，分为以下 4 型（图 10-26）：1 型（Hahn-Steinthal 骨折）为带有关节软骨下松质骨的单纯肱骨小头骨折；2 型（Kocher-Lorenz 骨折）为肱骨小头关节软骨粉碎性骨折；3 型（Broberg-Morrey 骨折）为肱骨小头粉碎性骨折；4 型（McKee 骨折）为波及肱骨滑车的肱骨小头骨折。

【临床表现】 外伤后，肘部肿胀、疼痛，肿胀多发生在肘关节外侧和肘窝部，肘关节伸屈活动受限，尤其在屈曲 90°~100° 时，常发生肘部疼痛加重并有阻力感。

【诊断依据】 有外伤史，肘部肿胀、疼痛明显，一般多发生于肘外侧和肘窝部。肘关节 X 线检查侧位片可以发现骨折，正位片显示肱桡关节间隙增宽。为了清楚地显示骨折形态，建议进行 CT 检查。

【治疗方法】

1. 非手术治疗　无移位的肱骨小头骨折，可仅用石膏托固定肘关节于 90° 位 3~4 周，对移位的 1 型骨折，可以先试行手法复位。方法：神经阻滞麻醉使肌肉松弛，将肘关节伸直、前臂旋后，用拇指扣住骨折块向下推挤复位，再屈肘 90°，在 X 线透视下观察骨折复位满意后用石膏托固定 3~4 周[57]。

2. 手术治疗

（1）经皮撬拨复位：对闭合复位失败者，可麻醉后用克氏针在肘前上方肱二头肌外缘穿过皮肤及肱肌达骨折块。在 X 线透视下，调整针尖位置使其抵住骨折片的前上方，向下推挤骨折片复位。成功后用石膏托于屈肘 90° 位固定 3 周。

（2）切开复位内固定：适用于骨折移位明显、骨折块较大者。手术采用肘关节外侧 Kocher 入路，显露骨折端，清除血肿块，辨清骨折块各个方向后，将骨折片推向原位，用克氏针临时固定，当骨折复位满意后，用空心钉从后方向前方或用 Hebert 螺钉由前向后经关节面固定（图 10-27）。注意内固定物要埋入关节软骨表面，不能凸出于关节面。进行屈肘活动观察关节面骨折块的稳定性，螺钉固定应该坚强可靠，可不用外固定，故术后 3~5 天即可开始

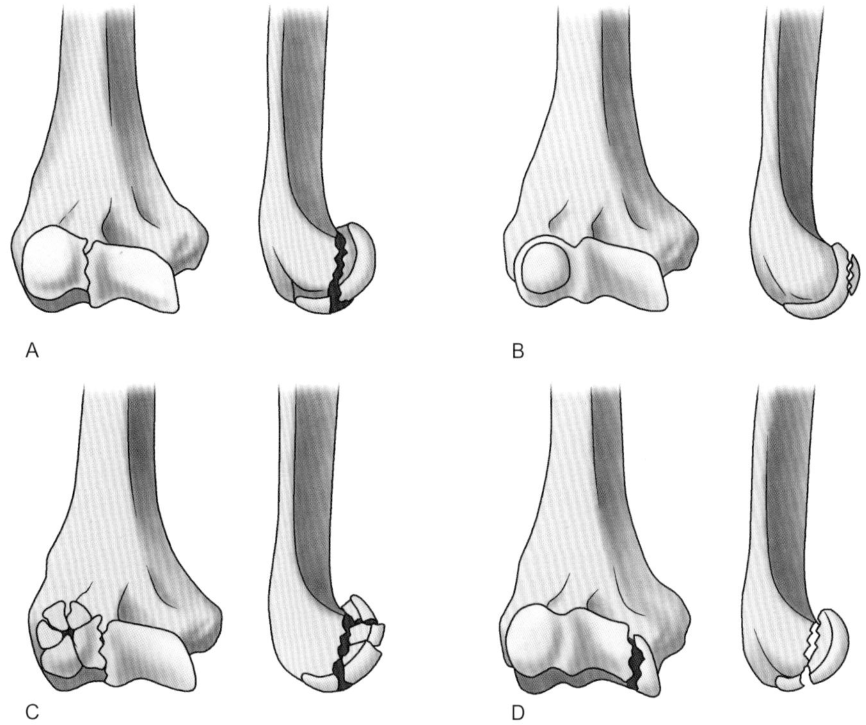

图 10-26　肱骨小头骨折分型。A. 1 型骨折，带有关节软骨下松质骨的单纯肱骨小头骨折；B. 2 型骨折，肱骨小头关节软骨粉碎性骨折；C. 3 型骨折，肱骨小头粉碎性骨折；D. 4 型骨折，波及肱骨滑车的肱骨小头骨折。

功能锻炼[58, 59]。

(3) 骨折片切除术：对于骨折片较小无法固定者，可早期摘除骨折片，以利关节活动。对于陈旧性移位骨折阻碍肘关节活动者，可以考虑切除骨折片，以防发生创伤性关节炎，引起疼痛及功能障碍。

(4) 关节镜辅助复位内固定：近年随着关节镜技术的发展，可微创手术治疗骨折。对关节内骨折可采用关节镜下骨折复位固定[60]。

【并发症】包括肘关节僵硬、创伤性关节炎、骨折不愈合、异位骨化、骨坏死、内固定疼痛、内固定失效、内固定物凸出关节面。

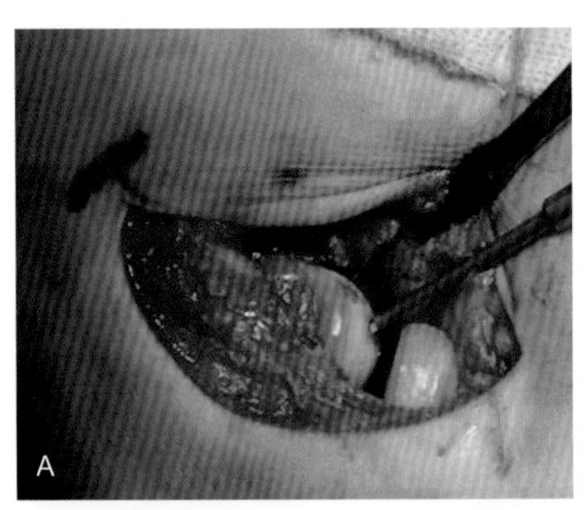

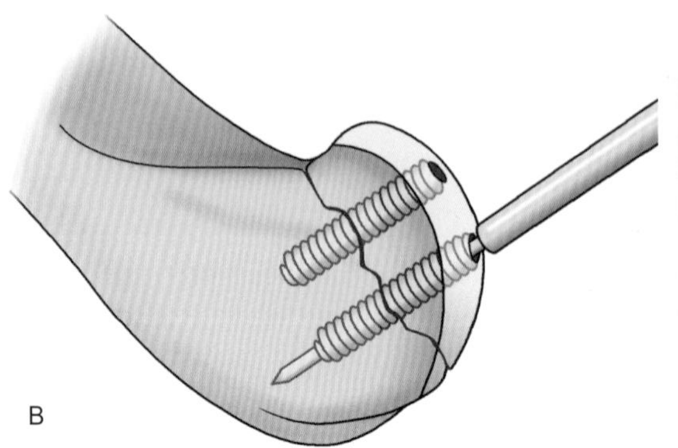

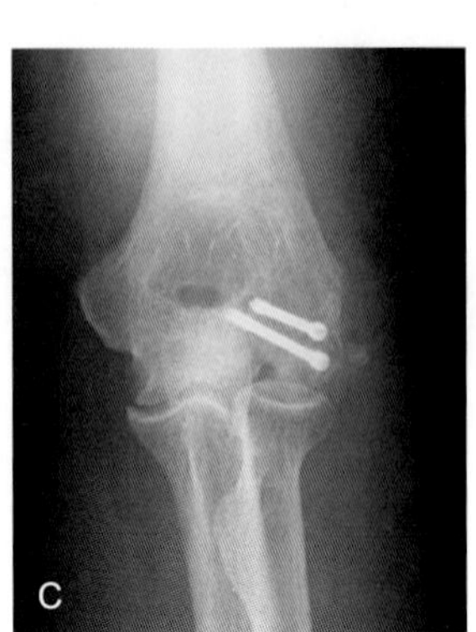

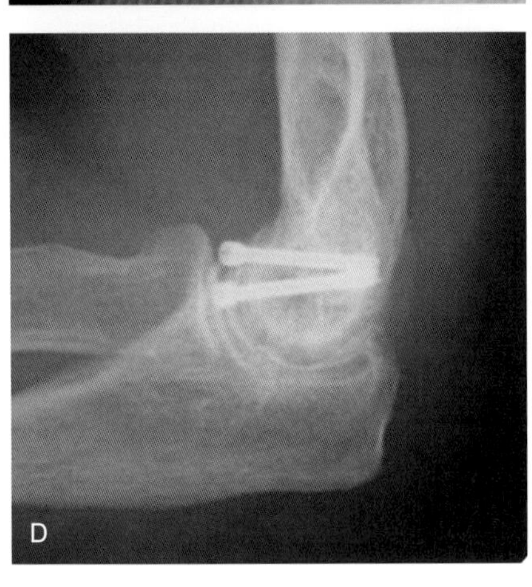

图 10-27 患者 52 岁，女性，肱骨小头骨折切开复位 Hebert 螺钉内固定（魏万富医生完成的手术）。A. 肘关节外侧 Kocher 入路暴露骨折；B. Hebert 螺钉固定示意图；C、D. 术后 X 线正、侧位片。

第八节 尺骨鹰嘴骨折

尺骨鹰嘴骨折是肘部常见的损伤，约占上肢骨折的 10%[61]。除少数尺骨鹰嘴尖端撕脱骨折外，大多数骨折波及半月切迹，为关节内骨折。由于肱三头肌的收缩作用，骨折近端很容易分离移位。因此，治疗时应该在恢复关节面解剖对位的同时，还要达到坚强固定，进行早期关节活动。如果关节面不整齐，可能引起创伤性关节炎，导致关节疼痛。内固定不够坚强，造成肘关节不能早期活动，将导致关节僵硬、功能受限。

【受伤机制】由直接暴力或间接暴力引起。直接暴力多为跌倒时患者肘后部着地，或者外力直接打击肘后部造成骨折。直接暴力引起的骨折多为粉碎性；间接暴力是由于肱三头肌猛烈收缩或手掌着地，向上传导的外力作用于尺骨半月切迹致鹰嘴部骨折。间接暴力引起的骨折线可以为横行、斜行。尺骨鹰嘴骨折端移位、分离的程度与肱三头肌收缩力大小、鹰嘴周围深筋膜组织撕裂的程度，以及暴力的方向、大小有密切关系。直接暴力所致的粉碎性骨折，暴力方向朝肘前部，因此骨折块分离移位不明显。

【骨折分型】尺骨鹰嘴骨折的分型很多，常用的有 Colton，Schatzker，Mayo 等分型[62, 63]。

1. Schatzker 分型 根据骨折形态分型。A 型：简单横行骨折；B 型：横行骨折伴中央关节面塌陷；C 型：简单斜行骨折；D 型：鹰嘴粉碎性骨折；E 型：骨折线位于滑车切迹以远的斜行骨折；F 型：鹰嘴骨折伴桡骨头骨折，通常合并内侧副韧带撕裂（图 10-28）[62]。

2. Mayo 分型　根据骨折移位及肘关节稳定性分型。1 型：骨折无移位；2 型：骨折移位；3 型：肘关节不稳。每型又根据骨折是否粉碎分为 A、B 两型：简单骨折为 A 型，粉碎性骨折为 B 型（图 10-29）。

【临床表现】 骨折后局部明显肿胀，可伴有皮下淤血、压痛。由于尺骨鹰嘴位于皮下，有时可能触及骨折异常活动或骨擦感。肘关节呈半屈状，伸屈活动受限。

【诊断依据】 外伤后出现肘关节疼痛、肿胀、活动受限，常规的肘关节正、侧位 X 线检查较容易确定骨折情况。对于复杂骨折，三维 CT 可以更好地发现骨折移位及关节内骨折压缩情况。

【治疗方法】 根据骨折移位程度选择不同的治疗方法。治疗原则：恢复关节面平整，恢复关节稳定性，恢复伸肘装置完整性。

1. 非手术治疗　适用于无移位骨折，关节面平整，骨折移位 <2 mm，可以主动伸直肘关节，功能要求低，有移位不宜手术治疗的老年患者[64]。肘关节用石膏固定于 60°~90° 位 3~4 周，然后开始轻微活动，同时定期复查 X 线片。6~8 周后可以负重活动。

2. 手术治疗　有移位的骨折，在条件允许的情况下，尽量采用切开复位内固定治疗，可使关节面对合良好，有利于功能恢复。坚强内固定后可以不

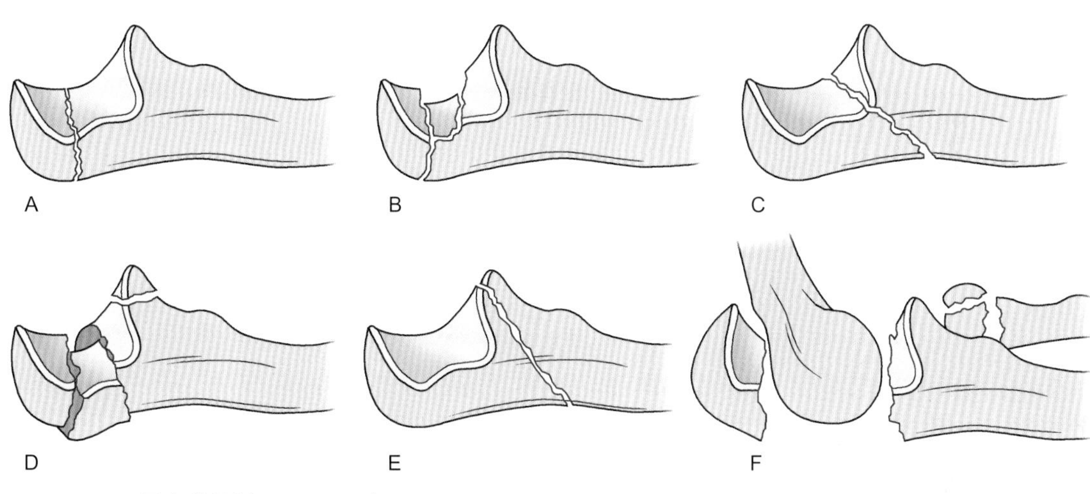

图 10-28　尺骨鹰嘴骨折 Schatzker 分型。

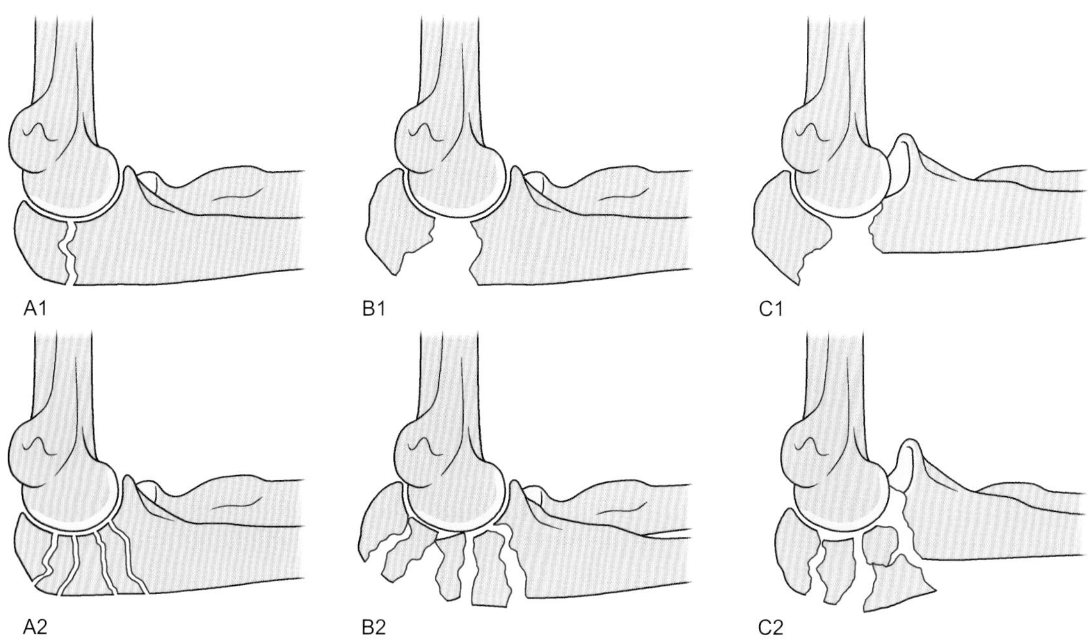

图 10-29　尺骨鹰嘴骨折 Mayo 分型。

用外固定，以利早期功能锻炼，有利于肘关节功能恢复。内固定方法的选择包括：克氏针张力带固定、钢板螺钉固定、髓内固定、骨折块切除等，要根据骨折的类型而定。

（1）克氏针张力带固定：适应证为位于冠突近侧移位的尺骨鹰嘴骨折，张力带加压固定不会致鹰嘴变形。禁忌证为关节面粉碎、关节不稳定。

患者取平卧位，采用臂丛阻滞麻醉，将患肢置于胸前，采用肘后正中入路。于尺侧伸屈腕肌之间分离暴露骨折断端，清除断端血肿，将骨折块解剖复位，用巾钳维持。将两枚克氏针在尺骨近端平行打入尺骨前侧皮质或尺骨髓腔，在骨折远端双皮质横向钻孔，钢丝呈“8”字通过尺骨钻孔及三头肌腱下方，拧紧钢丝环，使骨折块加压，将克氏针剪短折弯 180°，纵向劈开三头肌后打入（图 10-30）。活动肘关节，检查固定是否牢靠。

（2）钢板螺钉固定：适应证为粉碎性骨折、斜行骨折、骨折线波及冠突以远的尺骨鹰嘴骨折（图 10-31）。由于克氏针张力带固定常常出现克氏针松动、退出，针尾部刺激皮肤等问题。近年有专门为尺骨鹰嘴骨折设计的解剖锁定钢板，减少了手术操作难度，提高了骨折固定效果。目前，应用钢板内固定有越来越广泛的趋势。

钢板螺钉固定技术同克氏针张力带固定手术操作。暴露尺骨鹰嘴骨折，骨折复位应该遵循由远到近、由前到后的原则。首先，将位于前侧关节内的骨折块复位或将位于远端的骨折块复位，以克氏针临时固定；然后，将近侧骨折块与远侧骨折块复

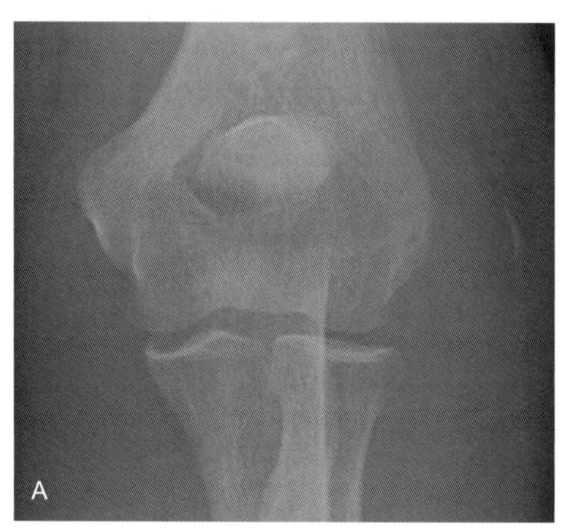

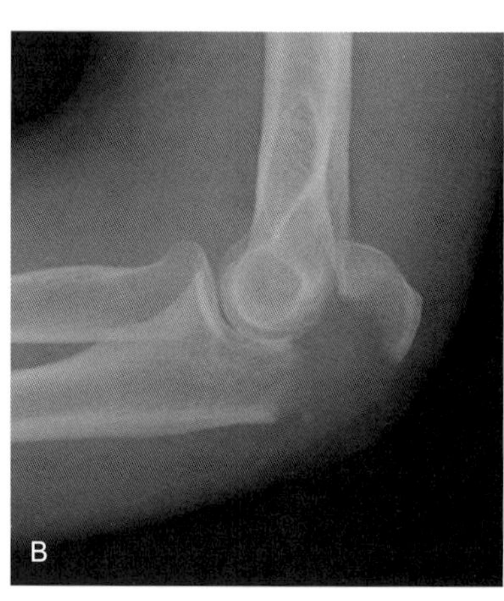

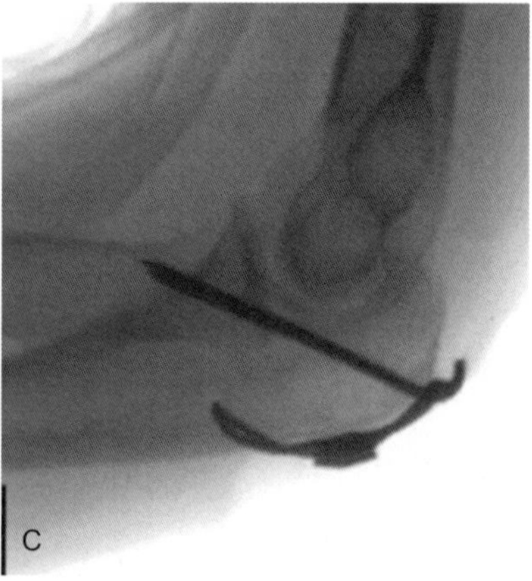

图 10-30 克氏针张力带固定。A、B. 正、侧位 X 线片显示尺骨鹰嘴简单横行 A 型骨折；C. 克氏针张力带固定术后 X 线片。

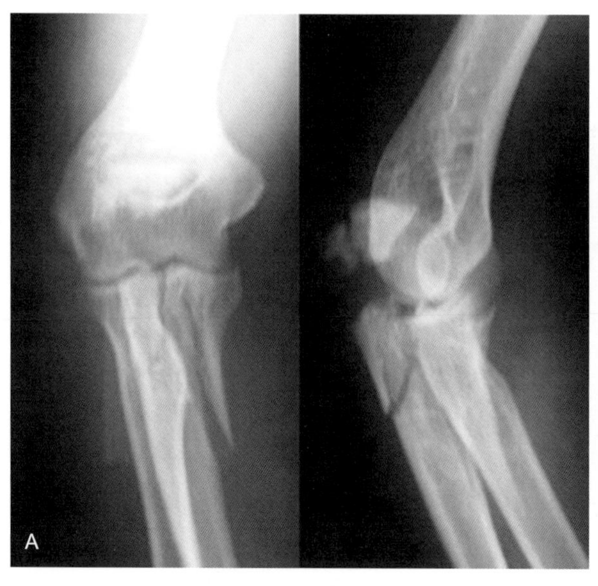

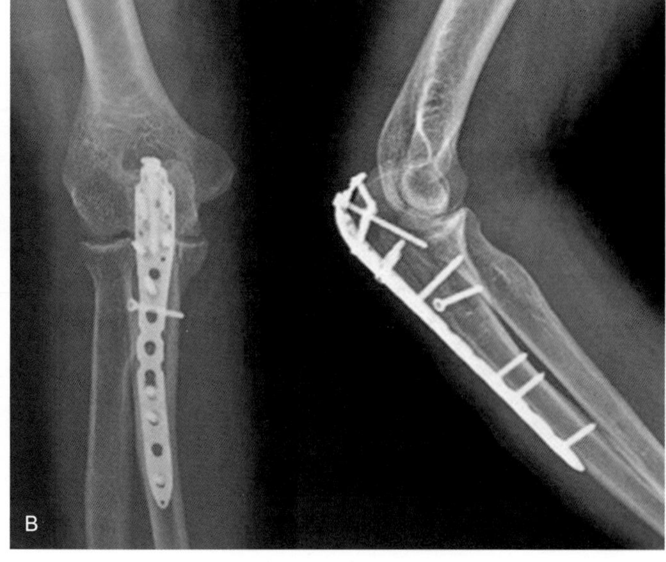

图 10-31 尺骨鹰嘴骨折钢板内固定。A. 术前 X 线片显示尺骨鹰嘴粉碎性骨折，骨折线波及冠突以远；B. 骨折复位钢板内固定术后 X 线片显示骨折对位良好、稳定。

位，并用克氏针临时固定，如果有骨缺损可考虑植骨；最后，将固定钢板置于后侧，进行双皮质固定。如果冠突有骨折，可以通过钢板用螺钉进行固定。如果近端骨折块较小、粉碎，钢板螺钉不能达到坚强固定，可以用钢丝通过肱三头肌腱减张固定（图 10-32）[65]。

（3）髓内固定：尺骨鹰嘴位置表浅，仅由皮肤覆盖，内固定常常会刺激皮肤而出现软组织激惹。在横断简单型尺骨鹰嘴骨折，也可以考虑髓内固定。通常采用 6.5 mm 空心钉加压固定，如果稳定性差可以再联合钢丝张力带加强固定。

（4）骨折块切除术：只要冠突和半月切迹远端完整，切除骨折块不会影响肘关节的稳定性。对老年人粉碎性骨折伴有严重创伤性关节炎或骨折不愈合者，可考虑切除术，但随着内固定器材的改进，此方法极少采用。

【康复锻炼】 骨折固定完成后，需要术中活动肘关节，检查骨折固定的稳定性。若骨折稳定无需外固定，术后第三天开始进行肘关节伸屈活动。若骨折不稳定可适当延长开始活动时间。

【并发症】

1. 肘关节活动范围减少　大部分患者肘关节伸直角度减少 10° 以内。早期活动可以预防肘关节僵硬。后期的单纯关节囊挛缩导致的活动受限可通过肘关节主、被动活动练习，动态或静态渐进式夹板治疗而改善[66]。非手术治疗失败者可行关节囊切除术。

2. 尺神经炎　发生率为 2%~12%，主要表现为肘关节屈曲时不适、感觉过敏或疼痛，部分患者通过尺神经松解可得到症状的缓解。

3. 内固定物刺激　发生率为 22%~80%，因此大部分患者需要取出内固定物。

4. 克氏针移位　发生率为 15%。张力带钢丝固定失效常发生于复杂骨折或骨折脱位的情况，以及患者过早用力活动。内固定失效后需重新复位，采用背侧塑形接骨板固定，必要时可行自体松质骨移植。

5. 异位骨化　发生率为 2%~13%。一般认为延迟手术 8 天以上及术后制动 2 周以上会增加异位骨化的可能。如果异位骨化限制了肘关节活动，在周围组织情况稳定、X 线片显示成熟时，可行骨化灶切除术并辅以术后放疗，以预防复发。

6. 骨折不愈合、畸形愈合　简单鹰嘴骨折不愈合少见。不愈合常发生于尺骨近端骨折脱位，可通过自体骨移植背侧塑形接骨板内固定治疗。

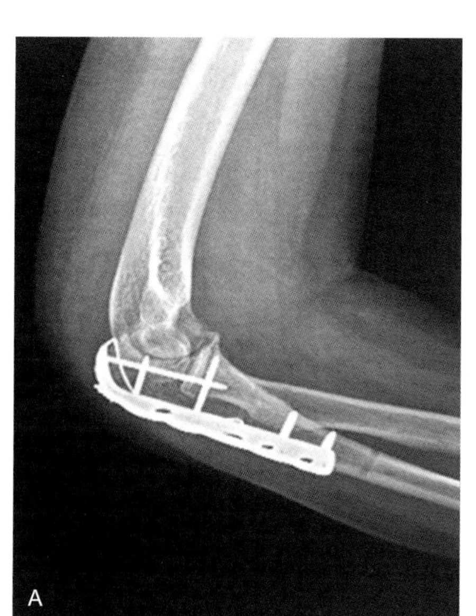

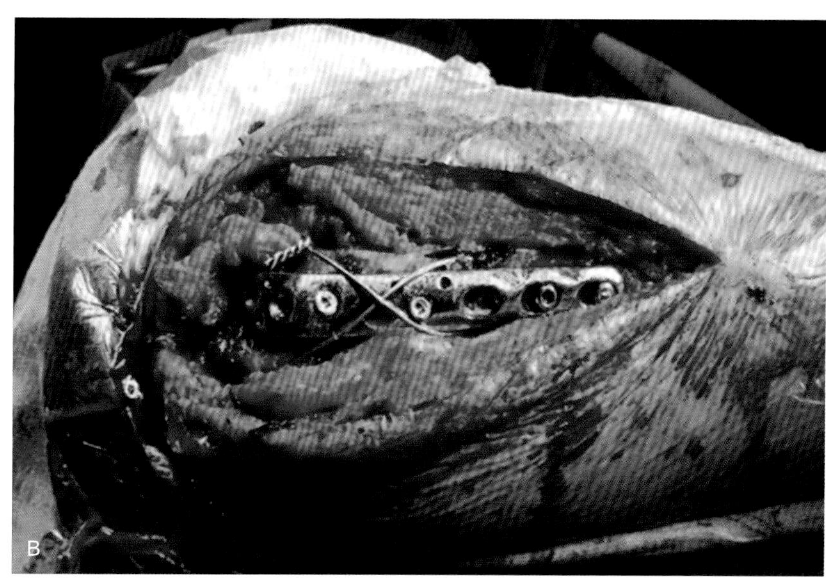

图 10-32　尺骨鹰嘴骨折，采用钢板螺钉固定，辅助钢丝通过肱三头肌腱减张固定。A. 术后 X 线片；B. 术中外观。

第九节 尺骨冠突骨折

单纯尺骨冠突骨折比较少见，占肘关节脱位病例的 2%~15%[67]，通常是复杂肘关节损伤的一部分，伴有骨性或软组织损伤。如果出现冠突骨折常常预示肘关节不稳定，在治疗中一定要高度重视。

【受伤机制】 尺骨冠突位于深部，常由于肘关节屈曲时肱骨滑车轴向应力作用于冠突的间接暴力所致。骨折形态与损伤机制密切相关，如果是尺骨冠突尖部小的骨折，常常是合并肘关节脱位、桡骨头骨折的恐怖三联征损伤；前内侧关节面骨折则合并肘关节半脱位而不是完全脱位，同时可伴有外侧副韧带损伤；而大块的冠突基底部骨折常常为尺骨鹰嘴骨折 - 脱位损伤的一部分。

【骨折分型】 1989 年 Regan-Morrey 根据骨折块的大小将尺骨冠突骨折分为 3 型[68]。Ⅰ型为尺骨冠突尖部的撕脱骨折；Ⅱ型为骨折块小于整个冠突高度 50%；Ⅲ型为骨折块大小超过冠突高度 50%。该分型方法简单易记，在临床上应用广泛（图 10-33）。

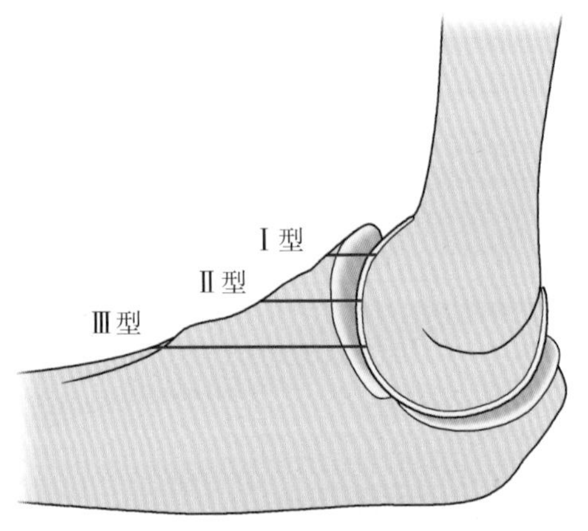

图 10-33 Regan-Morrey 尺骨冠突骨折分型。

由于尺骨冠突的骨折线并不一定都在横断面，O'Driscoll 等[69]依赖 CT 扫描的形态提出了另一种基于骨折线解剖位置的分型方法，强调冠突前内侧关节面的重要性，也提出骨折与损伤机制存在关联，并指导治疗（图 10-34）。O'Driscoll 分型如下：Ⅰ型为涉及冠突尖部的骨折，通常出现于肘关节恐怖三联征损伤，可合并桡骨头骨折、肘关节脱位；Ⅱ型为骨折线波及前内侧冠突的骨折，是肘关节内翻后内侧不稳定损伤，常常合并外侧副韧带损伤或肱骨外上髁撕脱骨折，肘关节往往为半脱位；Ⅲ型则为通过冠突基底部的骨折，通常合并尺骨鹰嘴骨折及肘关节脱位。

【临床表现及诊断】 外伤后出现肘关节肿胀、疼痛，多局限在肘关节前方。若伴有肘关节脱位，可出现肘关节畸形、肘关节伸屈活动受限。肘关节 X 线侧位片可以发现明显骨折，有时骨折块位于桡骨头前方，容易被误诊为桡骨头骨折或肱骨小头骨折。由于冠突与尺骨近端重叠，正位片可能显示不出骨折。当怀疑有冠突骨折时，应进行 CT 检查，防止漏诊。

【治疗方法】 尺骨冠突的主要功能是维持肘关节稳定，治疗方法应该根据骨折对肘关节稳定性的影响来决定。要保证恢复和维持关节的正常位置，

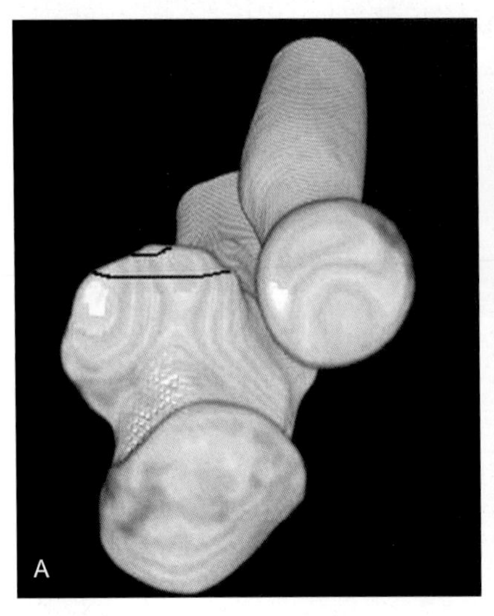

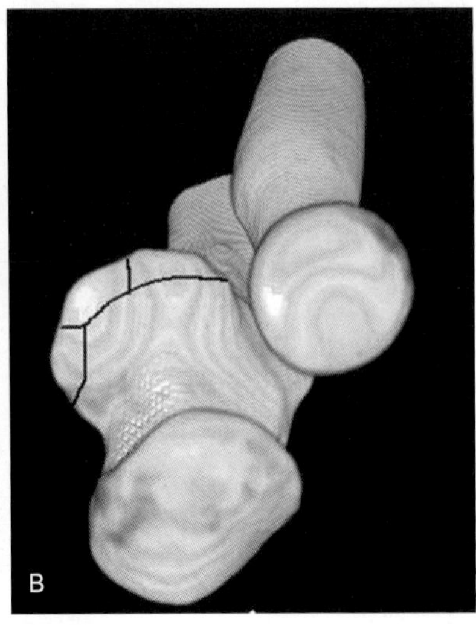

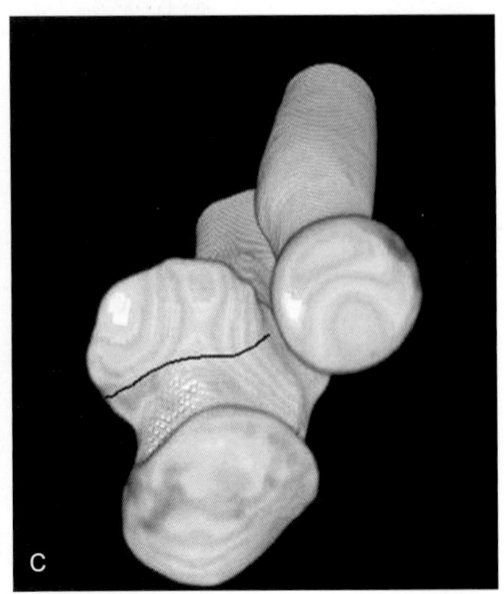

图 10-34 O'Driscoll 尺骨冠突骨折分型。A. Ⅰ型；B. Ⅱ型；C. Ⅲ型。

同时使韧带得到修复。当肘关节可主动运动或短时间制动后肘关节稳定，可考虑进行非手术治疗，否则应选择手术治疗以恢复肘关节的稳定性。

1. 非手术治疗　对于 O'Driscoll Ⅰ型骨折，肘关节脱位复位后稳定，即肘关节伸直到 30° 时关节无脱位或半脱位，X 线检查显示肱骨滑车与尺骨鹰嘴半月切迹同心匹配，说明肘关节稳定。可采用保守治疗，使肘关节屈曲 90° 固定 4~6 周。

2. 手术治疗　对于移位明显、影响肘关节稳定的骨折均应积极采取手术治疗，同时注意修复合并的损伤[70]。

（1）O'Driscoll Ⅰ型冠突尖骨折：通常合并肘关节脱位、桡骨头骨折称为恐怖三联征，治疗非常困难。如果骨折块小且粉碎不能达到坚强固定，可在关节囊前方穿过尺骨冠突或绕过尺骨冠突用钢丝进行套索缝合固定（图 10-35）；如果骨折块较大，也可以采用螺钉固定。此型损伤更应该重视肘关节外侧副韧带、桡骨头损伤的修复。

（2）O'Driscoll Ⅱ型前内侧关节面骨折：由于内翻后受内侧旋转暴力而引起，通常合并外侧副韧带损伤或肱骨外上髁撕脱骨折。前内侧关节面骨折块较大，可通过支撑钢板固定；而对于中等大小的骨折块，最好先将其缝合固定到关节囊，然后再用支撑钢板固定（图 10-36）。

（3）O'Driscoll Ⅲ型尺骨冠状突基底部骨折：大多数都合并尺骨鹰嘴骨折 – 脱位。处理尺骨冠突骨

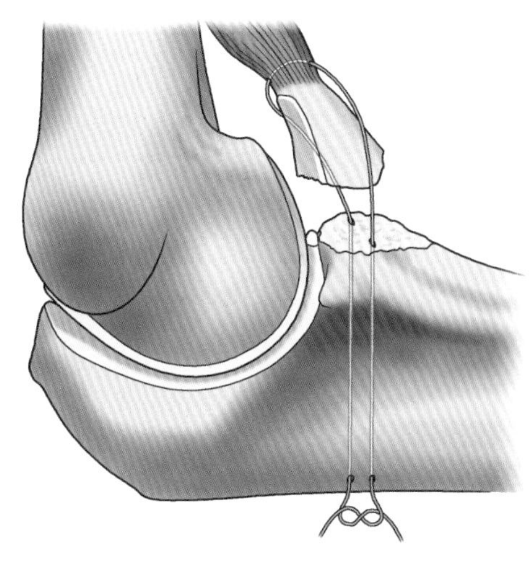

图 10-35　套锁固定示意图。

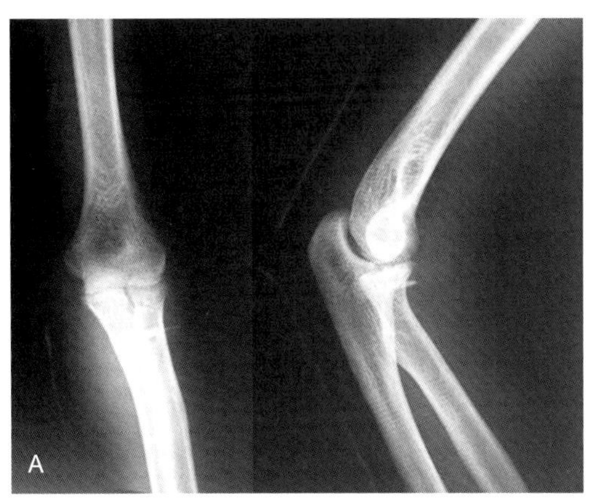

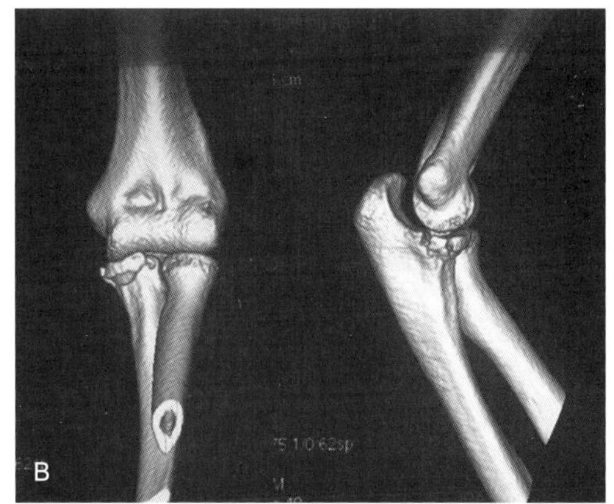

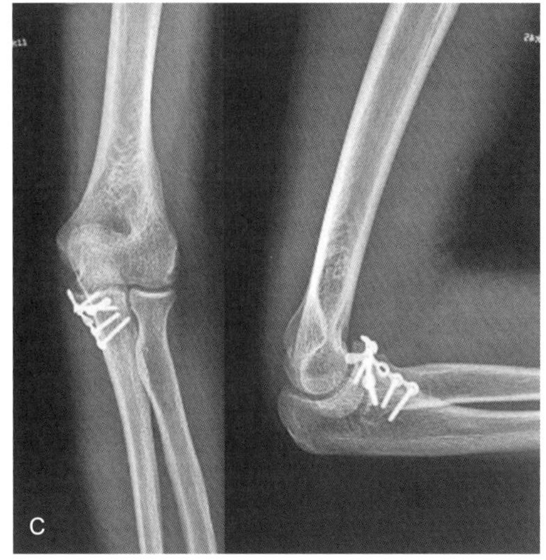

图 10-36　尺骨冠突前内侧关节面骨折，采用支撑钢板固定。A、B. 术前肘关节的正、侧位 X 线片和 CT 影像；C. 术后肘关节的正、侧位 X 线片。

折时可以将尺骨鹰嘴的骨折块翻转，通过骨折端看见尺骨冠突骨折后进行复位固定。可以通过在尺骨鹰嘴后方放置钢板，然后使用螺钉来固定尺骨冠突基底部大块的骨折块。对于一定程度的粉碎性骨折，冠突尖的骨折可以使用缝合的方法固定或用联合钢板固定（图 10-37）。

尺骨冠突骨折的暴露可以采用肘关节后侧、内侧、外侧、前侧手术入路，应根据具体的合并损伤及骨折形态来决定哪种入路[71]。对于单纯尺骨冠突骨折多选用肘关节内侧入路。内侧入路操作相对简单，创伤相对较小，对肘关节功能干扰也小。固定方法有克氏针、钢丝、可吸收线、钢板、螺钉等。对于骨折块较大且较完整者，可选用支撑钢板螺钉固定[72]。对于骨折块较小者，可选用克氏针张力带钢丝固定。而对于粉碎性骨折，可先将小的骨折块钻孔以缝线贯穿固定，之后以克氏针张力带钢丝固定。

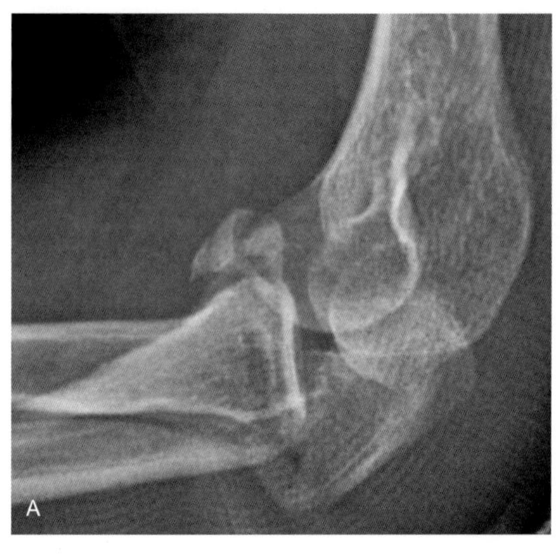

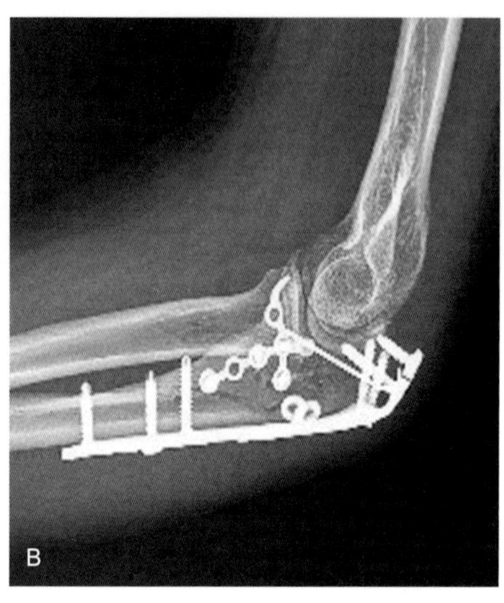

图 10-37　尺骨冠突基底部骨折合并尺骨鹰嘴骨折，采用双钢板固定。A. 术前肘关节侧位 X 线片；B. 术后肘关节侧位 X 线片。

第十节　桡骨头骨折

桡骨头骨折是常见的肘部损伤，占全身骨折的 3%，约有 1/3 患者合并肘关节其他部位损伤[73]。桡骨头是肘关节的一个重要骨性稳定结构，可对抗外翻、轴向及后外侧旋转应力。骨折后肘关节外侧骨性结构被破坏，可影响肱桡关节的稳定性和运动。只有通过切开复位内固定或桡骨头置换，才能恢复其稳定性，恢复解剖形态，得以早期活动，以恢复肘关节伸屈和前臂旋转功能。

【受伤机制】 常见的是在肘关节伸直位摔倒时，前臂旋前手掌撑地，在外翻位轴向外力的作用下使桡骨头与肱骨头撞击发生骨折，因此常合并肱骨头骨折及内侧副韧带损伤。若不能得到早期治疗，有些患者会出现肘关节不稳定或前臂旋转功能受限[74-77]。

【骨折分型】 桡骨头骨折分型的方法很多，一般应根据骨折波及范围和骨折移位程度进行分型。但没有一种被广泛接受的分型。

1954 年 Mason 依据 X 线特征，将桡骨头骨折分为 3 型。Ⅰ型：无移位骨折；Ⅱ型：部分桡骨头骨折并移位；Ⅲ型：完全桡骨头骨折移位[74, 75]。后来 Johnston 将伴有肘关节后脱位的桡骨头骨折增加为第Ⅳ型[76]。1987 年，Broberg 和 Morre 对 Mason 分型进行改良[74]，将桡骨颈骨折及 Johnston 提出的骨折脱位均包括在内，并提出了骨折块移位的定量指标（骨折块累及的桡骨头关节面 ≥ 30%，移位 >2 mm）。Hotchkiss 也对 Mason 分型进行改良[78]。该分型主要针对临床治疗方法的选择，但在可修复和不可修复方面并未作出明确的区分。

目前使用较多的是改良 Mason 分型（图 10-38）。Ⅰ型：骨折无移位。Ⅱ型：骨折有分离移位，骨折块嵌入关节间隙或游离于肱桡关节外侧缘。Ⅲ型：累及整个桡骨头的粉碎性骨折。桡骨头呈粉碎状，移位或成角。Ⅳ型：桡骨头骨折，肘关节脱位。

【临床表现】 外伤后出现肘关节外侧肿胀、压痛，同时合并肘关节伸屈和前臂旋转活动受限。同时要检查肘关节内侧，应注意腕关节和远侧桡尺关节，排除伴随的其他部位损伤。

【诊断依据】 根据患者的外伤史，出现肘关节外侧肿胀、压痛，同时合并肘关节伸屈和前臂旋转活动的受限，一般可以作出初步诊断。桡骨头骨折常常伴有软组织损伤，在检查时要注意肘关节内侧及前臂腕关节是否存在压痛，以发现合并损伤。移位很小或无移位的骨折一般不会伴发其他损伤。移位、粉碎的桡骨头骨折伴发其他骨折或韧带损伤的概率很高。相对复杂的桡骨头骨折通常见于后脱位、外侧副韧带或内侧副韧带撕裂、肱骨小头骨折、恐怖三联征、经鹰嘴骨折后脱位（后方 Monteggia 骨折）及骨间膜撕裂（Essex-Lopresti 损伤）等。高能量损伤常导致粉碎性桡骨头骨折，并伴有桡骨远端、舟状骨及肱骨近端骨折。常规 X 线检查，包括肘关节正、侧位 X 线片，如果骨折复杂可以进行三维 CT 检查，能够更清楚地了解骨折全貌。如果合并肘关节脱位则需要进行 MRI 检查，判断软组织损伤情况。

【治疗方法】

1. 非手术治疗 适用于 Manson Ⅰ型无移位骨折或单纯移位但对活动无阻挡的骨折（图 10-39）。多数医生推荐骨折范围 <25%、移位、塌陷 <2 mm 可行非手术治疗[79]。

对于移位骨折可以试行闭合复位，于肘关节伸直位牵引，于内收位旋转前臂，使骨折的桡骨头恢复其圆形或接近圆形，以免阻碍前臂旋转活动。复位后用石膏托固定，2~3 周后除去石膏托，活动肘关节。

2. 手术治疗 桡骨头骨折为关节内骨折，骨折移位后会影响肘关节伸屈及前臂旋转活动。对于移位的骨折应该按照关节内骨折处理原则进行治疗，确保骨折解剖对位，早期进行关节活动[80]。

（1）切开复位内固定术：对于明显的移位骨折，如果骨折块足够大则首选骨折切开复位内固定。手术常用 Kocher 入路，即尺侧伸腕肌和肘肌间的入路，该入路不会损伤外侧副韧带尺骨部分，对肘关节的稳定性不会造成影响。骨折复位时应注意保护附着于骨折块上的软组织，防止破坏骨折块的血供。当向远端暴露修复桡骨颈损伤时，需切开环状韧带，复位固定后应再将其缝合修复（图 10-40）。

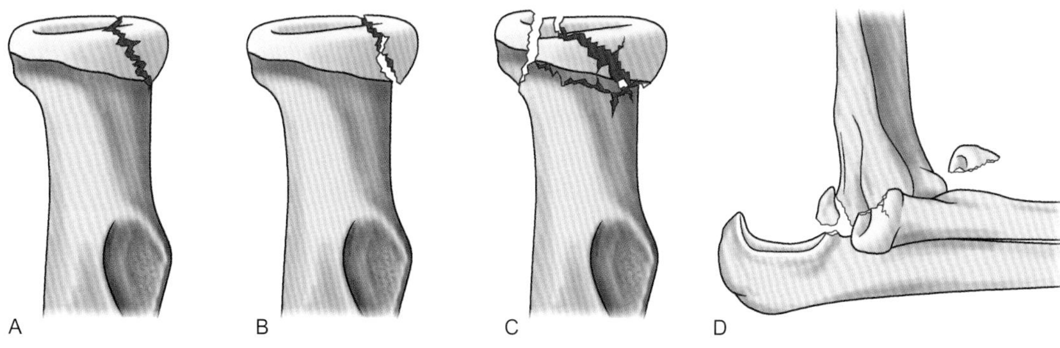

图 10-38 改良 Mason 分型。A. Ⅰ型：骨折无移位；B. Ⅱ型：骨折有分离移位；C. Ⅲ型：累及整个桡骨头的粉碎性骨折；D. Ⅳ型：桡骨头骨折，肘关节脱位。

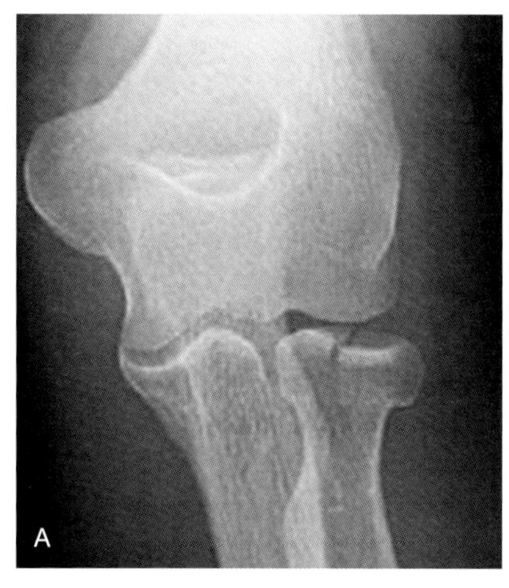

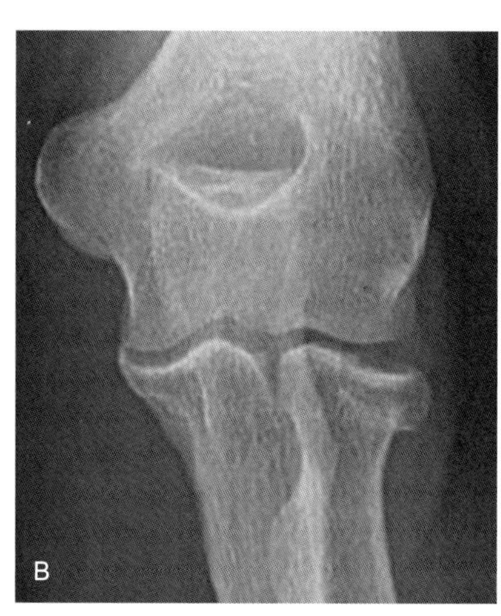

图 10-39 Mason Ⅰ型桡骨头骨折，对关节活动无阻挡。A. 受伤时 X 线正位片；B. 非手术治疗 3 个月后 X 线片，患者肘关节活动范围完全恢复，功能很好。

骨折内固定物有钢板、螺丝钉、可吸收钉等。尽可能选择简单的内固定物，若能够选择螺钉，则尽可能使用螺钉固定。注意应将螺钉尾部埋到软骨下，不能超出软骨表面，以免影响近侧桡尺关节的活动。尽可能不使用钢板，即使低切迹钢板，也会与环状韧带摩擦，影响肘关节功能。当骨折累及桡骨颈部，螺钉不能达到固定效果时，则需采用钢板固定，以恢复桡骨颈部的支撑作用。但在使用钢板时必须注意将其置于桡骨头的安全区内。桡骨头与尺骨近端的小乙状切迹相关节，其中仅一部分参与关节，另一部分不参与关节。不参与关节的区域约占 110° 的弧度，在前臂呈中立位时，位于前外侧 65° 至后外侧 45° 的区域为安全区，否则会影响前臂旋转活动。内固定完成后检查肘关节是否稳定。

（2）桡骨头切除术：对于严重粉碎性桡骨头骨折，采用切开复位内固定术治疗，由于不能获得满意复位及坚强固定，关节不能早期进行活动反而导致疗效不佳，故可以考虑进行桡骨头切除术 [81]。

桡骨头切除术只能用于稳定的肘关节，且未合并韧带损伤的患者。禁忌证是存在内侧副韧带或骨间膜损伤。因此在行桡骨头切除术前一定要仔细、全面评估肘关节损伤情况，判断是否可以切除。通常选择外侧 Kocher 入路，即尺侧伸腕肌和肘肌之间的手术入路。暴露桡骨头后，在头颈交界处切除桡骨头，切除后应仔细检查前臂旋转活动和肘关节的稳定性，评价有无影响近侧桡尺关节，以及是否有植入桡骨头假体的必要性。一般切除的范围应控制在 2 cm 以内，通常效果较好，如果过度切除，则可能引起桡尺近侧关节撞击综合征。由于手术技术的提高和内固定物设计的改进，可以使小的骨折块得

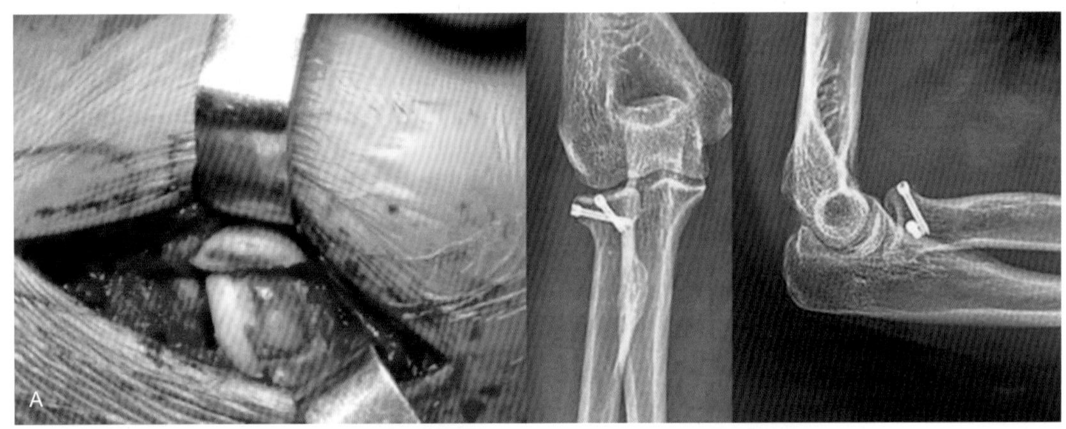

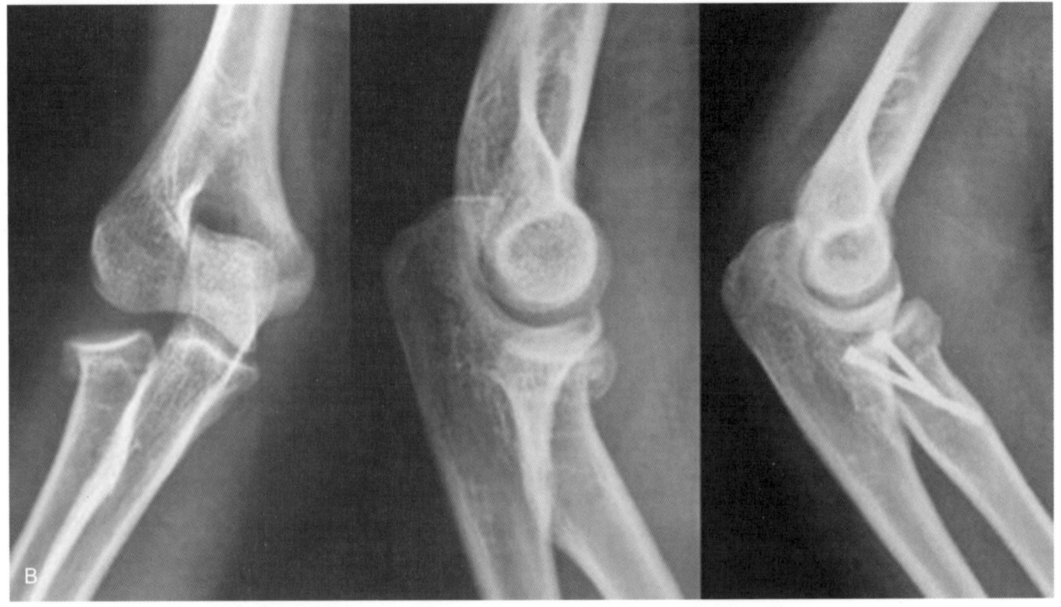

图 10-40　Mason Ⅱ型桡骨头骨折采用切开复位埋头空心加压螺钉固定方法。A. 一例 42 岁男性桡骨头骨折患者的手术入路，术中显示骨折线和术后肘关节的正、侧位 X 线片；B. 另一例 48 岁男性桡骨头骨折患者，术前肘关节正、侧位 X 线片和复位固定后的肘关节侧位 X 线片。

到有效固定，因此，桡骨头切除术较少被应用。

（3）桡骨头置换术：桡骨头置换术主要适用于移位、粉碎性桡骨头骨折，伴有侧副韧带或骨间膜损伤，并且手术不能获得稳定可靠内固定的患者，或者应用于桡骨头切除术后肘关节不稳定、骨折不愈合或畸形愈合等情形[82]。早期的桡骨头为硅胶假体，强度不足及耐磨性差，所以现已被金属假体取代，临床应用在增多。手术切口入路为肘关节外侧 Kocher 入路，术中将取出的粉碎骨折块拼出桡骨头外形，测出假体直径。在桡骨颈部截骨，扩髓。安装假体试模，检查肘关节和前臂的活动度及稳定性，进行 X 线透视辅助检查。此外，还需检查桡尺远侧关节的稳定性。根据假体试模型号选择合适假体。桡骨头假体的直径和高度适当是取得满意效果的关键，我们的经验是在选择假体时宁短勿长、宁小勿大（图 10-41）。伴有韧带损伤的肘关节不稳定，在手术过程中需要修复韧带；如果韧带未修复，即使恢复了肘关节外侧桡骨头的支撑作用，肘关节仍然会不稳定。桡骨头置换术的中、短期疗效令人满意，但长期效果尚需进一步观察总结。

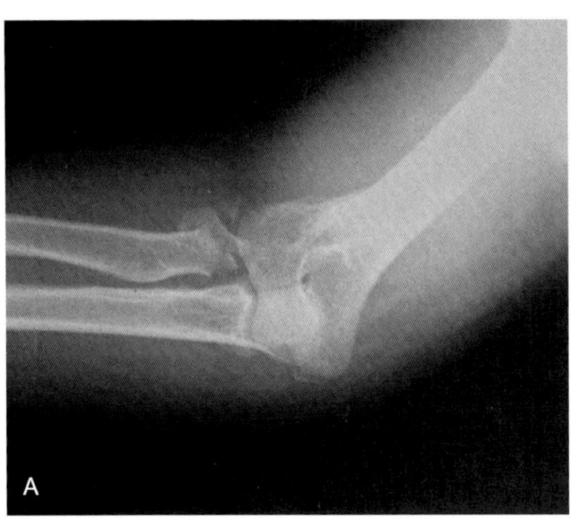

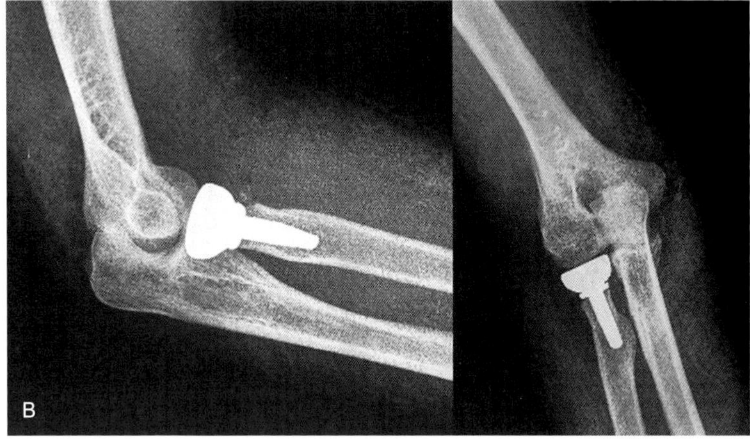

图 10-41 患者男性，42 岁，Mason Ⅲ型桡骨头骨折（魏万富医师完成的手术）。A. X 线片显示骨折块粉碎，无法进行复位固定；B. 采用桡骨头假体（Acumed 公司）置换后的肘关节 X 线正、侧位片。

参考文献

[1] Jupiter JB. The surgical management of intraarticular fractures of the distal humerus. In: Morrey BF. The elbow. 2nd ed. Philadelphia: Lippincott Williams & Wilkins, 2002: 65-81.

[2] Rouleau DM, Faber KJ, Athwal GS. The proximal ulna dorsal angulation: a radiographic study. J Shoulder Elbow Surg, 2010, 19: 26-30.

[3] Puchwein P, Schildhauer TA, Schöffmann S, et al. Three dimensional morphometry of proximal ulna: a comparison to currently used anatomically preshaped ulna plates. J Shoulder Elbow Surg, 2012, 21: 1018-1023.

[4] Mahan ST, May CD, Kocher MS. Operative management of displaced flexion supracondylar humerus fractures in children. J Pediatr Orthop, 2007, 27: 551-556.

[5] Gartland JJ. Management of supracondylar fractures of the humerus in children. Surg Gynecol Obstet, 1959, 109: 145-154.

[6] Charnley J. Closed treatment of common fractures. Edinburgh, Churchill Livingstone, 1961: 105-115.

[7] Williamson DM, Cole WG. Treatment of selected extension supracondylar fractures of the humerus by manipulation and strapping in flexion. Injury, 1993, 24: 249-252.

[8] Hart GM, Wilson DW, Arden GP. The operative management of the difficult supracondylar fracture of the humerus in the child. Injury, 1977, 9: 30-34.

[9] Flynn JC, Matthews JG, Benoit RL. Blind pinning of displaced supracondylar fractures of the humerus in children: sixteen years' experience with long-term follow-up. J Bone Joint Surg Am, 1974, 56: 263-272.

[10] Leitch KK, Kay RM, Femino JD, et al. Treatment of multidirectionally unstable supracondylar humeral fractures in children: a modified Gartland type-Ⅳ fracture. J Bone Joint Surg Am, 2006, 88: 980-985.

[11] De Boeck H, De Smet P, Penders W, et al. Supracondylar elbow fractures with impaction of the medial condyle in children. J Pediatr Orthop, 1995, 15: 444-448.

[12] Gillingham BL, Rang M. Advances in children's elbow fractures. J Pediatr Orthop, 1995, 15: 419-421.

[13] Marck KW, Kooiman AM, Binnendijk B. Brachial artery rupture following supracondylar fracture of the humerus. Neth J Surg, 1986, 38: 81-84.

[14] Mubarak SJ, Carroll NC. Volkmann's contracture in children: aetiology and prevention. J Bone Joint Surg Br, 1979, 61: 285-293.

[15] Ariño VL, Lluch EE, Ramirez AM, et al. Percutaneous fixation of supracondylar fractures of the humerus in children. J Bone Joint Surg Am, 1977, 59: 914-916.

[16] D'Ambrosia RD. Supracondylar fractures of humerus-prevention of cubitus varus. J Bone Joint Surg Am, 1972, 54: 60-66.

[17] Weiland AJ, Meyer S, Tolo VT, et al. Surgical treatment of displaced supracondylar fractures of the humerus in children:

analysis of fifty-two cases followed for five to fifteen years. J Bone Joint Surg Am, 1978, 60: 657-661.
[18] Pirone AM, Graham HK, Krajbich JI. Management of displaced extension-type supracondylar fractures of the humerus in children. J Bone Joint Surg Am, 1988, 70: 641-650.
[19] Spinner M, Schreiber SN. Anterior interosseous-nerve paralysis as a complication of supracondylar fractures of the humerus in children. J Bone Joint Surg Am, 1969, 51: 1584-1590.
[20] Sankar WN, Hebela NM, Skaggs DL, et al. Loss of pin fixation in displaced supracondylar humeral fractures in children: causes and prevention. J Bone Joint Surg Am, 2007, 89: 713-717.
[21] Milch H. Fractures and fracture dislocations of humeral condyles. J Trauma, 1964, 4: 592-607.
[22] Jakob R, Fowles JV, Rang M, et al. Observations concerning fractures of the lateral humeral condyles in children. J Bone Joint Surg Br, 1975, 57: 430-436.
[23] Badelon O, Bensahel H, Mazda K, et al. Lateral humeral condylar fractures in children: a report of 47 cases. J Pediatr Orthop, 1988, 8: 31-34.
[24] Weiss JM, Graves S, Yang S, et al. A new classification system predictive of complications in surgically treated pediatric humeral lateral condyle fractures. J Pediatr Orthop, 2009, 29: 602-605.
[25] Ganeshalingam R, Donnan A, Evans O, et al. Lateral condylar fractures of the humerus in children. Bone Joint J, 2018, 100: 387-395.
[26] Shaerf DA, Vanhegan IS, Dattani R. Diagnosis, management and complications of distal humerus lateral condyle fractures in children. Shoulder Elbow, 2018, 10: 114-120.
[27] Barrett WP, Almquist EA, Staheli LT. Fracture separation of the distal humeral physis in the newborn. J Pediatr Orthop, 1984, 4: 617-619.
[28] Bohler L. The Treatment of fractures. New York, Grune & Strattion, 1956.
[29] Cotton FJ. Elbow fractures in children: fractures of the lower end of the humerus, lesions and end results, and their bearing upon treatment. Ann Surg, 1902, 35: 75-104.
[30] DeLee JC, Wilkins KE, Rogers LF, et al. Fracture separation of the distal humeral epiphysis. J Bone Joint Surg Am, 1980, 67: 46-51.
[31] Ashurst APC. An anatomical and surgical study of fractures of the lower end of the humerus. Philadelphia, Lea & Febiger, 1910.
[32] Case SL, Hennrikus WL. Surgical treatment of displaced medial epicondyle fractures in adolescent athletes. Am J Sports Med, 1997, 25: 682-686.
[33] Ghawabi MH. Fracture of the medial condyle of the humerus. J Bone Joint Surg Am, 1975, 57: 677-680.
[34] Fowles JV, Kassab MT. Displaced fracture of medial humeral condyle in children. J Bone Joint Surg Am, 1980, 62: 1159-1163.
[35] Bensahel H, Csukonyi Z, Badelon O, et al. Fractures of the medial condyle of the humerus in children. J Pediatr Orthop, 1986, 6: 430-433.
[36] Kilfoyle RM. Fractures of the medial condyle and epicondyle of the elbow in children. Clin Orthop Relat Res, 1965, 41: 43-50.
[37] Stimson LA. A practical treatise on fractures and dislocations. Philadelphia: Lea Brothers & Co, 1900.
[38] Smith FM. Medial epicondyle injuries. J Am Med Assoc, 1950, 142: 396-402.
[39] Low BY, Lim J. Fracture of humerus during arm wrestling: report of five cases. Singapore Med J, 1991, 32: 47-49.
[40] Bede WB, Lefebure AR, Rosmon MA. Fractures of the medial humeral epicondyle in children. Can J Surg, 1975, 18: 137-142.
[41] Hines RF, Herndon WA, Evans JP. Operative treatment of medial epicondyle fractures in children. Clin Orthop Relat Res, 1987, 221: 170-174.
[42] Josefsson PO, Danielsson LG. Epicondylar elbow fracture in children: 35-year follow up of 56 unreduced cases. Acta Orthop Scand, 1986, 57: 313-315.
[43] Fowles JV, Slimane N, Kassab MT. Elbow dislocation with avulsion of the medial humeral epicondyle. J Bone Joint Surg Br, 1990, 72: 102-104.
[44] McCarty LP, Ring D, Jupiter JB. Management of distal humerus fractures. Am J Orthop, 2005, 34: 430-438.
[45] Riseborough EJ, Radin EL. Intercondylar T fractures of the humerus in the adult. A comparison of operative and non-operative treatment in twenty-nine cases. J Bone Joint Surg Am, 1969, 51: 130-141.
[46] Muller ME, Nazarian S, Koch P, et al. The comprehensive classification of fractures of long bones. Berlin, Springer-Verlag, 1990.
[47] Amir S, Jannis S, Daniel R. Distal humerus fractures: a review of current therapy concepts. Curr Rev Musculoskelet Med, 2016, 9: 199-206.
[48] Wilkinson JM, Stanley D. Posterior surgical approaches to the elbow: a comparative anatomic study. J Shoulder Elbow Surg, 2001, 10: 380-382.
[49] Pollock JW, Athwal GS, Steinmann SP. Surgical exposures for distal humerus fractures: a review. Clin Anat, 2008, 21: 757-768.
[50] 吴英华 , 张铁良 . 经鹰嘴截骨入路治疗肱骨髁间骨折 . 中华骨科杂志 , 1997, 17: 504-506.
[51] O'Driscoll SW. Optimizing stability in distal humeral fracture fixation. J Shoulder Elbow Surg, 2005, 14: 186-194.
[52] Doornberg JN, van Duijn PJ, Linzel D, et al. Surgical treatment of intra-articular fractures of the distal part of the humerus. Functional outcome after twelve to thirty years. J Bone Joint Surg Am, 2007, 89: 1524-1532.
[53] Gofton WT, Macdermid JO, Patterson SD, et al. Functional outcome of AO type C distal humeral fractures. J Hand Surg Am, 2003, 28: 294-308.
[54] DeLuise A, Volosbin J. Current management of distal humerus fractures. Curr Opin Orthop, 2006, 17: 340-347.
[55] 尹庆伟 , 张海彬 , 高玉贵 , 等 . 全肘关节置换术的临床应用及疗效分析 . 中华骨科杂志 , 2015, 3: 253-260.
[56] Ruchelsman DE, Tejwani NC, Kwon YW, et al. Open reduction and internal fixation of capitellar fractures with headless screws: surgical technique. J Bone Joint Surg Am, 2009, 91: 38-49.
[57] Puloski S, Kemp K, Sheps D, et al. Closed reduction and early mobilization in fractures of the humeral capitellum. J Orthop Trauma, 2012, 26: 62-65.
[58] Mighell M, Virani NA, Shannon R, et al. Large coronal shear fractures of the capitellum and trochlea treated with headless compression screws. J Shoulder Elbow Surg, 2010, 19: 38-45.
[59] Vaishya R, Vijay V, Jha GK, et al. Open reduction and internal fixation of capitellar fracture through anterolateral approach with headless double-threaded compression screws: a series of 16 patients. J Shoulder Elbow Surg, 2016, 25: 1182-1188.
[60] Mitani M, Nabeshima Y, Ozaki A, et al. Arthroscopic reduction and percutaneous cannulated screw fixation of a capitellar fracture of the humerus: a case report. J Shoulder Elbow Surg, 2009, 18: e6-e9.
[61] Karlsson MK, Hasserius R, Karlsson C, et al. Fractures of the olecranon: a 15- to 25-year follow up of 73 patients. Clin Orthop Relat Res, 2002, 403: 205-212.
[62] Schatzker J. Fractures of the olecranon. In: Schatzker J, Tile M. The rationale of operative fracture care. Berlin: Springer-Verlag, 1991.
[63] Colton CL. Fractures of the olecranon in adults: classification and management. Injury, 1973, 5: 121-129.
[64] Rouleau DM, Sandman E, van Riet R, et al. Management of fractures of the proximal ulna. J Am Acad Orthop Surg, 2013, 21: 149-160.
[65] Izzi J, Athwal GS. An off-loading triceps suture for augmentation

of plate fixation in comminuted osteoporotic fractures of the olecranon. J Orthop Trauma, 2012, 26: 59-61.

[66] Brolin TJ, Throckmorton T. Olecranon fractures. Hand Clin, 2015, 31: 581-590.

[67] Ring D, Horst TA. Coronoid fractures. J Orthop Trauma, 2015, 29: 437-440.

[68] Regan W, Morrey B. Fractures of the coronoid process of the ulna. J Bone Joint Surg Am, 1989, 71: 1348-1354.

[69] O'Driscoll SW, Jupiter JB, Cohen MS, et al. Difficult elbow fractures: pearls and pitfalls. Instr Course Lect, 2003, 52: 113-134.

[70] Garrigues GE, Wray WH 3rd, Lindenhovius AL, et al. Fixation of the coronoid process in elbow fracture-dislocations. J Bone Joint Surg Am, 2011, 93: 1873-1881.

[71] Shukla DR, Koehler SM, Guerra SM, et al. A novel approach for coronoid fractures. Tech Hand Up Extrem Surg, 2014, 18: 189-193.

[72] Ochtman AE, Ring D. Combined posterior and medial plate fixation of complex proximal ulna fractures. Injury, 2012, 43: 254-256.

[73] Kaas L, van Riet RP, Vroemen JP, et al. The epidemiology of radial head fractures. J Shoulder Elbow Surg, 2010, 19: 520-533.

[74] Broberg MA, Morrey BF. Results of treatment of fracture-dislocations of the elbow. Clin Orthop Relat Res, 1987, 216: 109-119.

[75] Beingessner DM, Dunning CE, Gordon KD, et al. The effect of radial head fracture size on elbow kinematics and stability. J Orthop Res, 2005, 23: 210-217.

[76] Johnson JA, Beingessner DM, Gordon KD, et al. Kinematics and stability of the fractured and implant-reconstructed radial head. J Shoulder Elbow Surg, 2005, 14: 195S-201S.

[77] Shukla DR, Fitzsimmons JS, An KN, et al. Effect of radial head malunion on radiocapitellar stability. J Shoulder Elbow Surg, 2012, 21: 789-794.

[78] Hotchkiss RN. Displaced fractures of the radial head: internal fixation or excision. J Am Acad Orthop Surg, 1997, 5: 1-10.

[79] Lapner M, King GJ. Radial head fractures. J Bone Joint Surg Am, 2013, 95: 1136-1143.

[80] Caputo AE, Mazzocca AD, Santoro VM. The nonarticulating portion of the radial head: anatomic and clinical correlations for internal fixation. J Hand Surg Am, 1998, 23: 1082-1090.

[81] Karlsson MK, Herbertsson P, Nordqvist A, et al. Longterm outcome of displaced radial neck fractures in adulthood: 16-21yeafollow-up of 5 patients treated with radial head excision. Acta Orthop, 2009, 80: 368-370.

[82] Fowler JR, Goitz RJ. Radial head fractures indications and outcomes for radial head arthroplasty. Orthop Clin North Am, 2013, 44: 425-431.

延伸阅读

[1] 冯明星，杨颇，周家顺，等．肱骨外上髁骨移植重建难复性桡骨头粉碎性骨折．中华手外科杂志，2018, 1: 65-66.

[2] 罗冬冬，张智勇，张晓明，等．经肱三头肌肌腱克氏针撬拨复位治疗儿童难复性 Gartland Ⅱ型及Ⅲ型肱骨髁上骨折．中华创伤骨科杂志，2018, 1: 22-26

[3] 李凡，吴明正，刘郁东，等．三种方法治疗儿童 Delee B 型肱骨远端经骺板骨折的疗效比较．中华小儿外科杂志，2017, 4: 301-306.

[4] 尹庆伟，张海彬，高玉贵，等．全肘关节置换术的临床应用及疗效分析．中华骨科杂志，2015, 3: 253-260.

[5] 邵钦，王戌佳，沈阳，等．解剖型锁定钢板治疗尺骨鹰嘴粉碎性骨折的疗效分析．中华手外科杂志，2017, 4: 283-285.

[6] 向明，杨国勇，胡晓川，等．肘关节前方血管神经间入路治疗尺骨冠突骨折的中期研究．中华骨科杂志，2018, 1: 8-15.

以上 6 篇文章是近期我国发表的部分肘部骨折的综述和病例随访报道。

[7] Holt JB, Glass NA, Bedard NA, et al. Emerging U.S. National trends in the treatment of pediatric supracondylar humeral fractures. J Bone Joint Surg Am, 2017, 99: 681-687.

[8] Abdel Karim M, Hosny A, Nasef Abdelatif NM, et al. Crossed wires versus 2 lateral wires in management of supracondylar fracture of the humerus in children in the hands of junior trainees. J Orthop Trauma, 2016, 30: e123-e128.

[9] Otsuka NY. In children with supracondylar humeral fractures, crossed pins increased fracture stability compared with lateral pins. J Bone Joint Surg Am, 2016, 98: 1935.

以上 3 篇文章分别报道了肱骨髁上骨折的治疗方法和经皮克氏针固定的效果。

[10] Tan SHS, Dartnell J, Lim AKS, et al. Paediatric lateral condyle fractures: a systematic review. Arch Orthop Trauma Surg, 2018, 138: 809-817.

[11] Hubbard EW, Riccio AI. Pediatric orthopedic trauma: an evidence-based approach. Orthop Clin North Am, 2018, 49: 195-210.

[12] Stroh DA, Sullivan BT, Shannon BA, et al. Treatment of a pediatric T-type intercondylar humerus fracture with hybrid percutaneous pinning and external fixation. Orthopedics, 2017, 40: e1096-e1098.

以上 3 篇文章是关于肱骨髁骨折手术治疗的随访报道。

[13] Carroll MJ, Athwal GS, King GJ, et al. Capitellar and trochlear fractures. Hand Clin, 2015, 31: 615-630.

以上 1 篇文章是关于肱骨头骨折的综述。

[14] Duckworth AD, Clement ND, White TO, et al. Plate versus tension-band wire fixation for olecranon fractures: a prospective randomized trial. J Bone Joint Surg Am, 2017, 99: 1261-1273.

[15] Lipman MD, Gause TM, Teran VA, et al. Radial head fracture fixation using tripod technique with headless compression screws. J Hand Surg Am, 2018, 43: 575. e1-575. e6.

[16] Ouyang K, Wang D, Lu W, et al. Arthroscopic reduction and fixation of coronoid fractures with an exchange rod-a new technique. J Orthop Surg Res, 2017, 12: 9.

[17] Iannuzzi NP, Paez AG, Parks BG, et al. Fixation of Regan-Morrey type Ⅱ coronoid fractures: a comparison of screws and suture lasso technique for resistance to displacement. J Hand Surg Am, 2017, 42: e11-e14.

以上 4 篇文章是关于尺骨冠突、鹰嘴骨折和桡骨小头骨折不同术式效果的比较和新方法的随访报道。

第 3 部分

肌腱和神经损伤

第 11~15 章　289~450 页

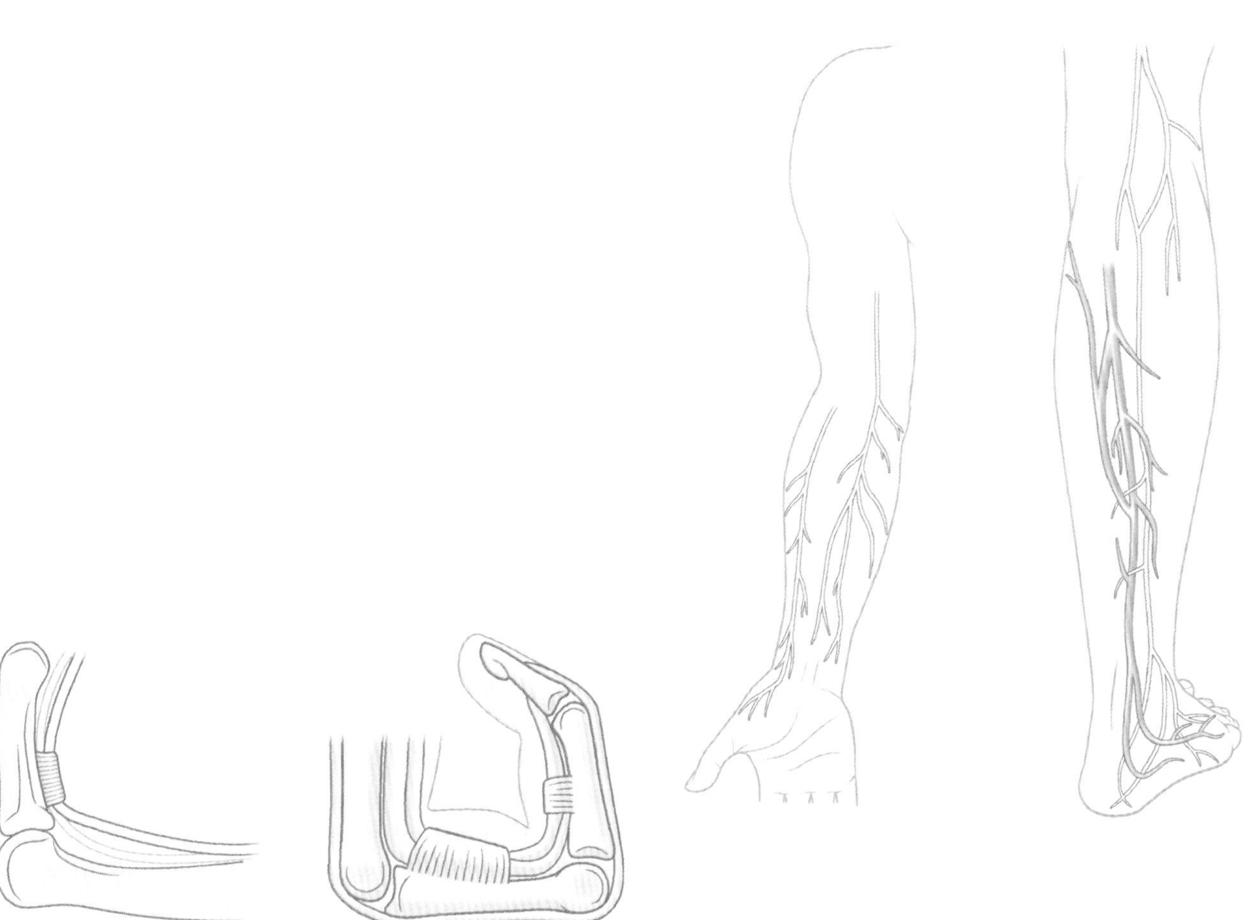

第 11 章
屈肌腱损伤

汤锦波

手指屈肌腱从前臂中远部到掌指尖，跨越手和前臂，距离很长，在前臂还有远端止于掌骨、腕骨的腕屈肌腱。由于手部和前臂的损伤常见，发生手指和手掌部肌腱损伤的机会更多。在这一比较长的区域内，任何损伤都可能使这些肌腱损伤。这些损伤在损伤后立即修复最佳，但是有时损伤后有肌腱缺损、肌腱滑车系统损伤，有时也有广泛组织损伤需要修复，因此需要先处理其他问题，在后期才能以移植或重建方式修复肌腱。

第一节　手屈肌腱的解剖和功能

一、解剖要点和分区

手指屈指肌腱的最大特点是由系列滑车组成的密闭的腱鞘系统。这一腱鞘系统使屈肌腱能在几乎没有阻力的状态下滑动。由于滑车位于关节附近，所以在关节屈曲时，肌腱仍然和关节运动中心保持几乎相等的距离，使肌腱滑动时拉动手关节屈曲的效率最高。另外，由于滑车为系列分布，这些滑车又是肌腱的保护装置，肌腱在屈指时不前移，不会影响手指外形和功能。

在前臂和手部共有 12 根肌腱，包括 4 根指深屈肌腱、4 根指浅屈肌腱、1 根拇长屈肌腱。示指深屈肌腱起于比较独立的肌腹，其尺侧 3 根手指深屈肌腱起于位于前臂中份的共同的肌腹。拇长屈肌腱起于单独的肌腹。4 根手指浅屈肌腱起于不同的肌腹，这样各手指可较好地独立运动，尤其以拇指和示指独立运动得最灵活、精细。这 9 根肌腱都穿过腕管，向远侧到手指部，指深浅肌腱在节段分布的滑车覆盖的密闭腱鞘系统中滑动。腱鞘从指尖到掌指关节稍近侧，为密闭的空间，其中有滑液，以润滑肌腱促进滑动。到达 4 根手指尖的是指深屈肌腱，止于远节指骨掌侧，能屈曲近侧和远侧指间关节。指浅屈肌腱止于中节指骨两侧方，从远侧向近侧先在指深屈肌腱两侧方，再到深肌腱的浅面汇合，汇合处在 A2 滑车水平，再行走到深肌腱的浅面，在手掌浅肌腱均在深肌腱的浅面。拇长屈肌腱为屈拇指指间关节的唯一肌腱，止于拇指末节掌面。

指屈腱鞘为一连续性管道。其掌侧纤维增厚部分称为滑车，从近而远，有 PA、A1、A2、C1、A3、C2、A4、C3、A5 滑车，A 为环形滑车，C 为交叉形滑车[1]。其中只有 A1、A2、A3、A4 滑车经常被提到，有明确的功能（图 11-1）。在这 4 个滑车中又以 A2 和 A4 滑车的功能最重要。A2 滑车位于指骨近侧 2/3 长度的位置，是手指最大和最坚韧的滑车，在成人中指长 1.5~1.7 cm，很容易辨认。A4 滑车位于中节指骨中份，长 0.5~0.7 cm，也比较容易辨认。A3 滑车在近侧指间关节掌侧，较 A2、A4 滑车要小很多，仅长 0.2~0.3 cm，较薄，有时难辨认。在这 3 个滑车中，A2 滑车的中份和远侧份相对于其内的两根肌腱最为狭窄。其实 A4 滑车直径更小，但是仅有深肌腱穿越，故 A2 滑车远侧份和中份相对于滑动内容物来讲更紧、更狭窄。A1 滑车在掌指关节掌侧，功能不重要。在拇指有 3 个滑车，从近到远为 A1 滑车、斜滑车和 A2 滑车。A1 滑车在掌指关节掌侧，斜滑车在近侧指骨掌面，斜行走向，跨越该指骨中份和远侧 2/3 长度，A2 滑车在指间关节掌侧（图 11-2）。

Verdan 将手指肌腱分成 5 个区（图 11-3），Moiemen 和 Elliot 将Ⅰ区又分成 3 个亚区 [2]，汤锦波将Ⅱ区分为 4 个亚区 [3, 4]。这些分区概括如下：Ⅰ区，指浅屈肌腱止点处到深腱的止点。Ⅱ区，滑膜腱鞘的近端反折处到指浅屈肌腱止点。Ⅲ区，腕管的远侧缘到指屈腱鞘近端。Ⅳ：腕横韧带覆盖的区域。Ⅴ：腕横韧带以近部分。Moiemen 和 Elliot 的Ⅰ区 3 个亚分区为：Ⅰa，最远端的深腱（指最远端 1 cm 长度），止点附近。Ⅰb，从Ⅰa 区到 A4 滑车远端。Ⅰc，在 A4 滑车内的深腱。汤锦波的Ⅱ区亚分区为：Ⅱa，浅腱止点处的区域。Ⅱb，浅腱起点近侧缘到 A2 滑车的远侧缘。Ⅱc，A2 滑车覆盖的区域。Ⅱd，A2 滑车近侧缘到腱鞘的近端反折处。滑膜腱鞘分泌滑液以润滑肌腱促进滑动，而滑车的功能是保证肌腱滑动时肌腱和关节靠近。在手指屈曲时，滑车会受挤压变窄，有利于手指屈曲，但由于滑车坚韧，弹性十分有限，所以，手指屈曲时肌腱能保持和掌骨及关节比较贴近的位置，发挥良好的力学效能。

二、肌腱修复强度的要求

正常情况下，成人手指主动活动时在指深屈肌腱上传递 1~35 N 力量，在手指尖做拧的动作时深肌腱上的力量会更大 [5, 6]。因此，手术修复指深屈肌腱后，为了早期主动活动锻炼，肌腱应该能承受至少 40 N 的力量。力学测量表明 4 束中心缝合后的肌腱大约可承受 40 N 的力量，6 束中心缝合后的肌腱可

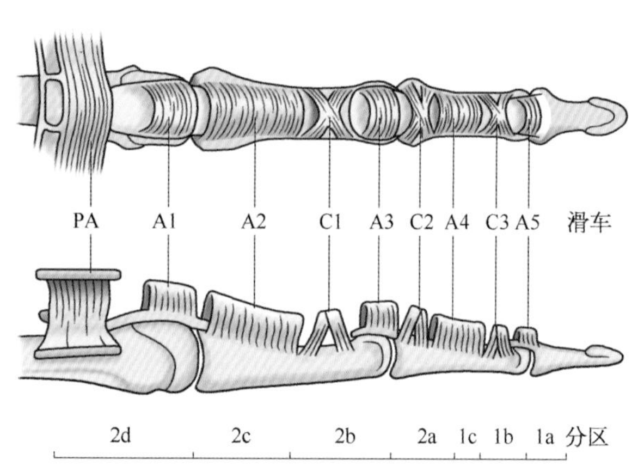

图 11-1　4 个手指的环形和交叉形滑车的分布和大小，以及和亚分区（标在下方）的对应关系。

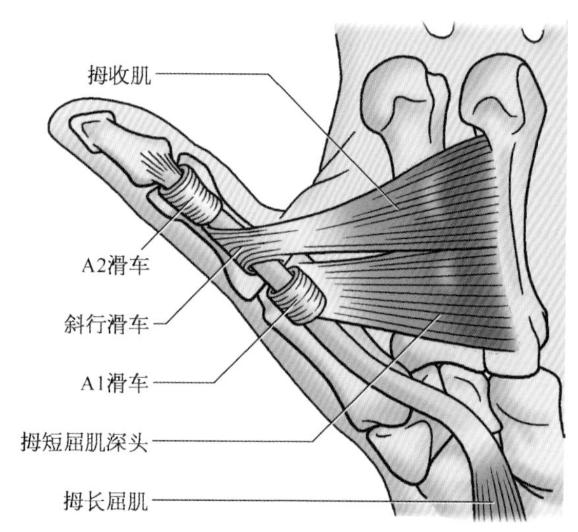

图 11-2　拇指 3 个滑车的分布和大小。

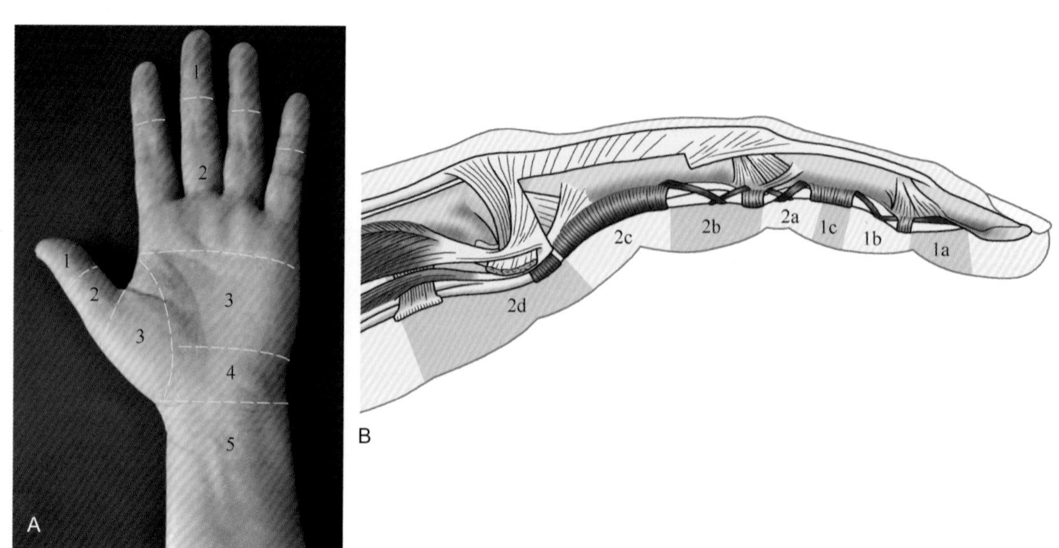

图 11-3　手和前臂屈肌腱分区。A. 手指屈肌腱分成 5 个区；B. Ⅰ、Ⅱ区肌腱的亚区。

承受 50~60 N 的力量。因此，修复肌腱时至少应该使用 4 束肌腱中心缝合，若要使缝合安全可靠，应该使用 6 束肌腱中心缝合。8 束或 10 束肌腱中心缝合的力量更大，但一般认为并不需要。

现在已经明了如下因素影响肌腱修复的强度：①中心缝合的数目，肌腱拉张力和中心缝合束数基本成正比[7-10]。②缝合时张力和缝合后肌腱抗对合间隙形成的能力密切相关，要有一定的缝合张力，才能对抗间隙形成[11]（图 11-4）。③中心缝合的缝线在肌腱中的抓持长度，即中心缝合的边距（重要），边距太小，容易断裂[12, 13]。④如果为锁式缝合，则缝线在肌腱组织中锁圈的大小越小越不牢靠[14]。⑤缝线直径的大小[15]。⑥缝线的材料特性。⑦有无周边缝合或强弱情况。⑧肌腱滑动弧度，肌腱弯曲弧度越大其抗张力越小[16, 17]（图 11-5）。⑨更重要的是肌腱组织对缝线的把持能力，肌腱损伤严重，断端会软化，在软化的组织上缝合肌腱，再好的方法也无法缝合可靠，故对不整齐或损伤后不正常的肌腱端进行修剪很重要。

三、手指屈曲时肌腱滑动的阻力

手指屈曲时，屈肌腱不但承受拉力，也承受折弯力量，这使得肌腱在弯曲时比直线时更容易断裂，肌腱的弯曲度越大，修复的肌腱就越容易断裂。在手指作主动屈曲运动时，在屈曲度大至接近完全屈曲的这段手指主动运动过程中，屈肌腱最容易断裂[16, 17]（图 11-6）。因此，这一极度主动屈曲活动应该在早期活动锻炼时避免。

在手指无损伤时，肌腱滑动几乎没有阻力，但肌腱损伤后完全不同，肌腱修复处有炎症反应，出现水肿，愈合反应也使肌腱较粗，无损伤时不光滑，这些都增加肌腱滑动的阻力。皮下组织产生水肿也会压迫肌腱而增加阻力[18, 19]（图 11-7）。上述因素都是在决定用什么样的术后锻炼方法及如何调整这些方法时应考虑的。图 11-8 概括了构成肌腱滑动阻力的来源[20]。如果要达到安全的主动活动，需要用牢固、坚强的肌腱缝合方法和有效地减少周围组织对肌腱滑动的阻力。

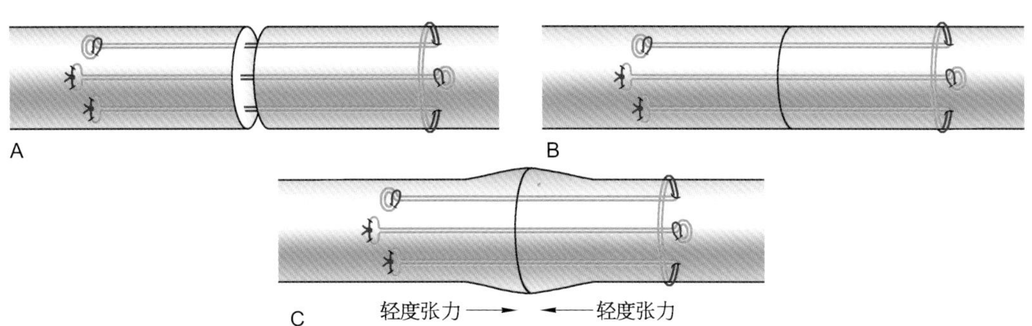

图 11-4　缝合时张力和肌腱抗对合间隙形成的能力密切相关，有一定的缝合张力才能对抗间隙形成。A. 缝合的肌腱，但太松弛，应该避免；B. 肌腱两端对合接触，但缝合后没有张力，容易形成间隙；C. 有一定缝合张力，断端对合处直径增加 20%~30% 最适宜，是理想的缝合。

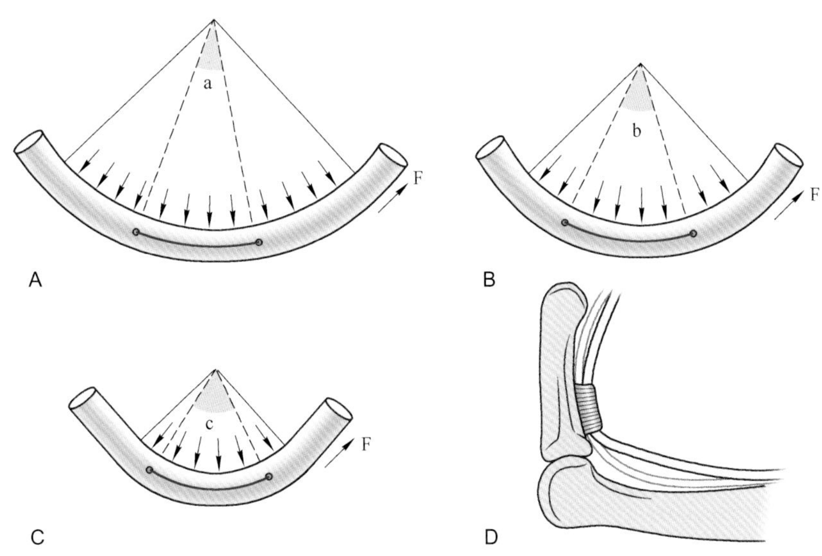

图 11-5　肌腱滑动弧度越大，其抗张力越小。A~C. 肌腱弯曲弧度从比较小到相当大时，缝线越来越弯曲，折弯力量越来越大；D. 如果肌腱在滑车边缘上折弯，易受到很大的折弯力量，容易断裂。

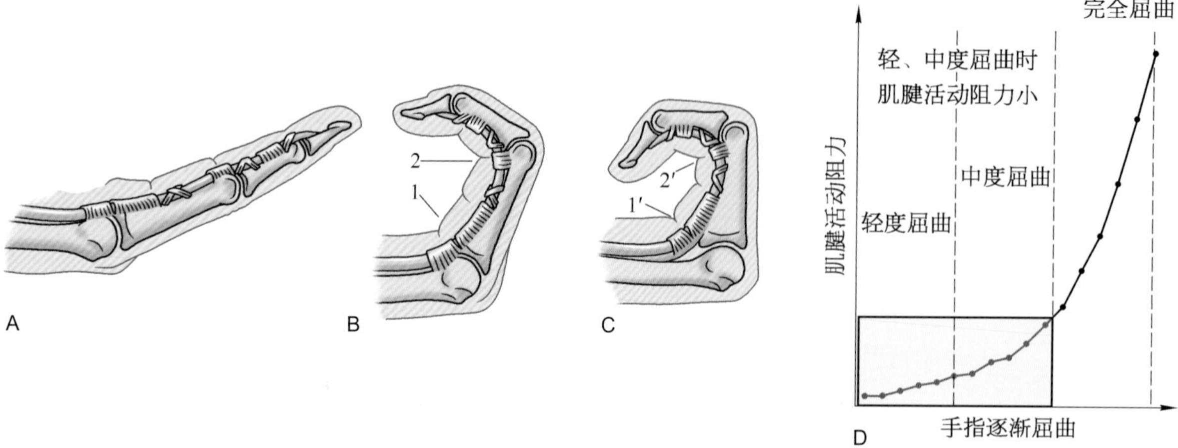

图 11-6 肌腱滑动的阻力与肌腱屈曲程度的关系。A~C. 手指屈曲过程中，肌腱弯曲度越来越大；D. 手指屈曲过程中，轻、中度弯曲时肌腱滑动阻力小。在接近完全屈曲的这段手指主动运动过程中，阻力最大，修复的屈肌腱最容易断裂。

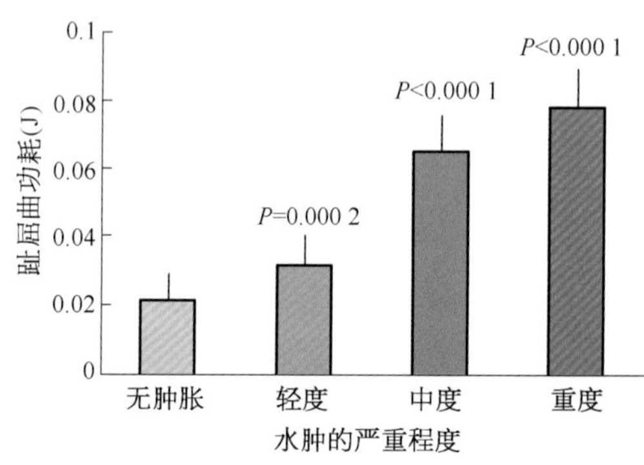

图 11-7 皮下组织严重水肿会压迫肌腱，增加滑动阻力。图示鸡趾的水肿严重程度和趾活动阻力成正比。

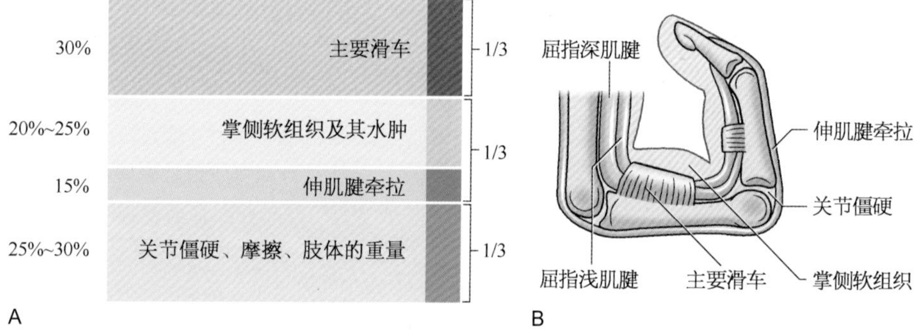

图 11-8 构成肌腱滑动阻力的来源。A. 阻力来源所占百分比；B. 从中度屈曲到完全屈曲时肌腱滑动阻力来源的组织分布。

第二节 肌腱损伤后的临床检查

手和上肢开放性损伤是肌腱损伤的主要原因，偶尔也会有闭合性肌腱断裂。损伤后手指休息位姿势会发生变化，手指处于完全伸直位，并且不能主动屈曲远侧和近侧指间关节，其他手指处于微屈曲的休息位（图 11-9）。检查时，确定手指的两个指间关节不能主动屈曲，但是由于蚓状肌收缩能屈曲掌指关节，故掌指关节仍然能主动屈曲。在近侧指间关节活动被阻止时，如果远侧指间关节也不能活动，则指深屈肌腱完全断裂（图 11-10）。如果要检查指浅屈肌腱的功能，则将邻指保持在完全伸直位，这时如果被检查指不能主动屈曲近侧指间关节，则该指的指浅屈肌腱断裂（图 11-11）。拇指指间关节不能主动屈曲表示拇长屈肌腱断裂。

30%~35% 小指指浅屈肌腱和环指或中指的指浅

屈肌腱有连接，10%~20% 的小指指浅屈肌腱缺如，这些患者在邻指屈曲时，小指近侧指间关节的主动屈曲功能十分有限甚至没有。手指主动屈曲力量变弱常提示部分肌腱断裂。

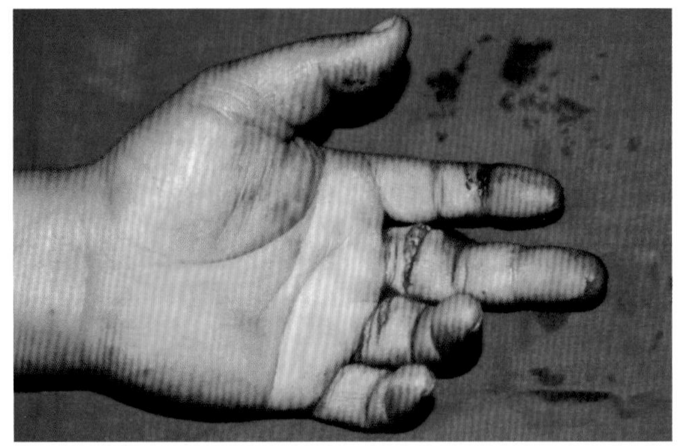

图 11-9　屈肌腱断裂后手指处于完全伸直位，其他手指处于微屈曲的休息位。

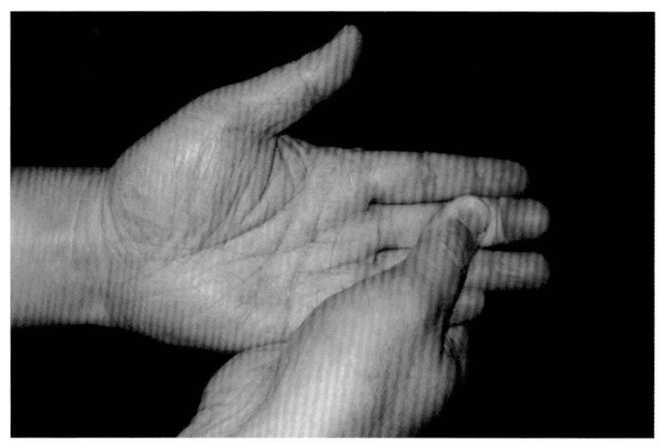

图 11-10　指深屈肌腱是否完全断裂的检查方法。

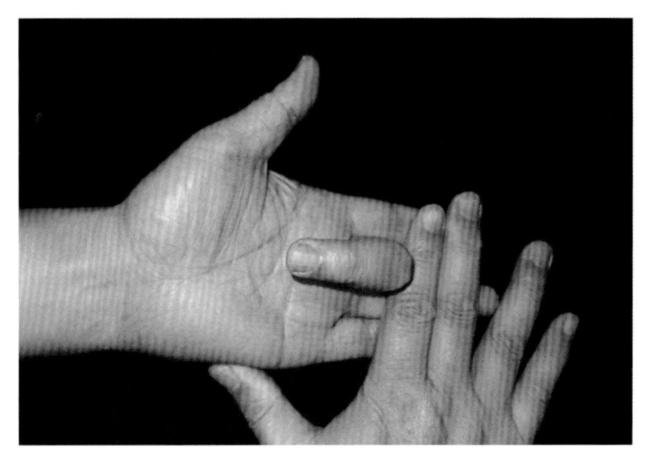

图 11-11　指浅屈肌腱断裂的检查方法。

第三节　早期和延迟早期修复方法

一、修复时间和适应证

只要肌腱没有长度缺损（缺失短于 1~1.5 cm）、伤口清洁或比较清洁、没有感染，都可以早期或延迟早期直接缝合修复。在伤后 24 小时内修复称为早期修复，在伤后 24 小时到伤后 3 周或 4 周内修复称为延迟早期修复。但延迟早期修复最好在伤后 4~10 天内完成，因为这段时间内手指肿胀开始消退，炎症反应得到较好控制，延迟时间也不长，修复比较容易。

因此，早期或延迟早期修复的适应证是：任何肌腱损伤无长缺损、无感染，损伤后 4 周内均可进行。对一些软组织缺损进行局部转移皮瓣修复后，仍可以直接缝合修复。有指、掌骨骨折时，也可先作骨折固定，再修复肌腱。绝对禁忌证是严重感染、大面积软组织缺损和严重骨折等。

修复可以在臂丛麻醉、前臂静脉麻醉（Bier 阻滞）或局部麻醉下进行。局部麻醉加肾上腺素（如将 0.1 ml 的 1:1 000 的肾上腺素加到 10 ml 的 1% 利多卡因中就配成了 1:100 000 的带肾上腺素的局部麻醉液）止血（图 11-12），使患者可以在术中主动活动手指，便于了解肌腱修复质量，这是局部麻醉下手术的一大优点[21, 22]。伤口需要清洗干净，再消毒铺巾，采用 zig-zag（Bruner）切口来暴露肌腱，切口长 1.5~2 cm（图 11-13）。手掌和前臂的肌腱损伤常为多根肌腱损伤，在前臂还常有神经损伤，故前臂切口的长度应该稍长一点。

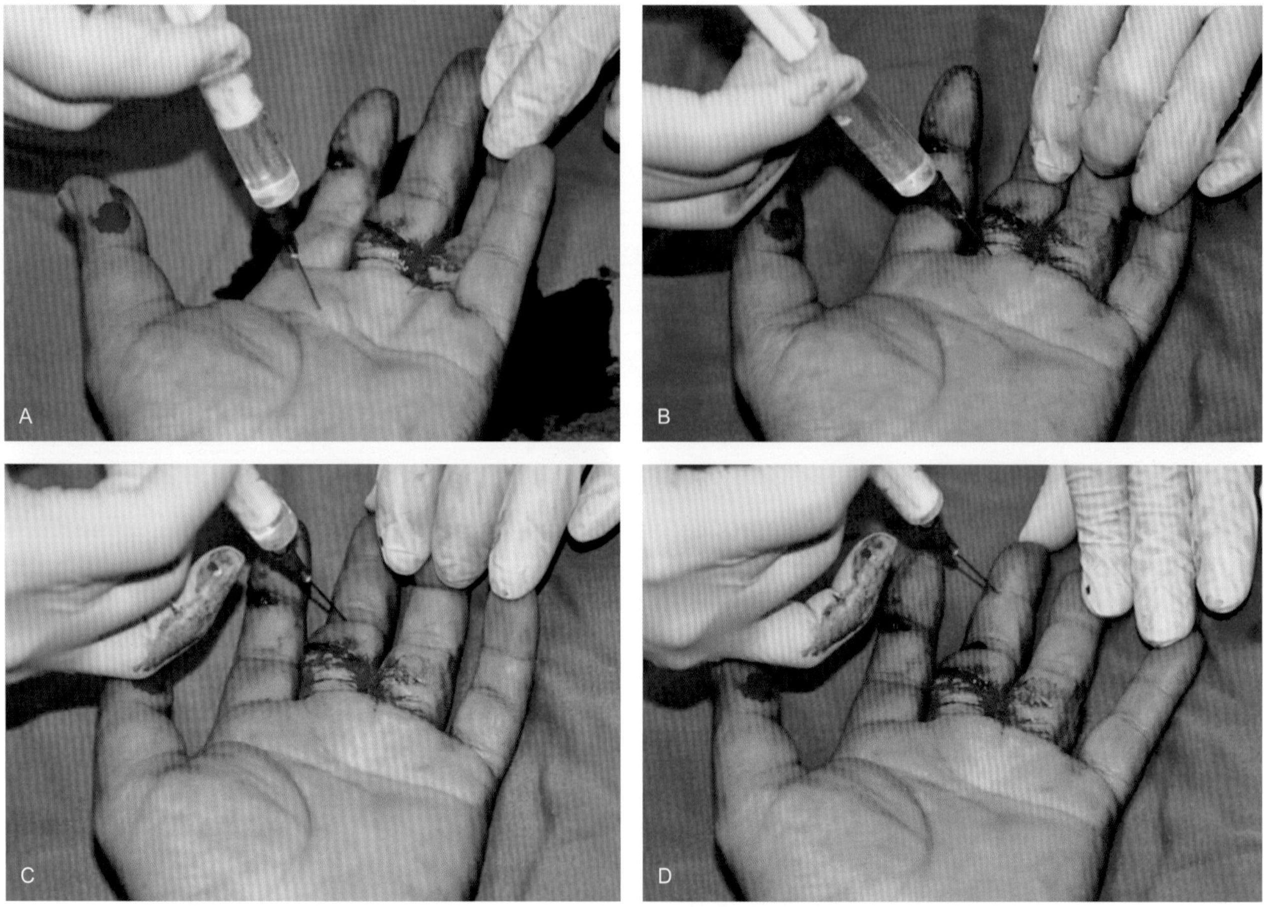

图 11-12　加肾上腺素的局部麻醉用于手指屈肌腱修复的注射点。A. 第一针注射位置，注射局部麻醉药 5 ml；B. 第二针在 3~5 分钟后进行，位置如图，注入 2 ml；C、D. 在第二针后，可以连着打第 3、4 针，各 2 ml。最远端一针仅在那里可能作切口才需要。

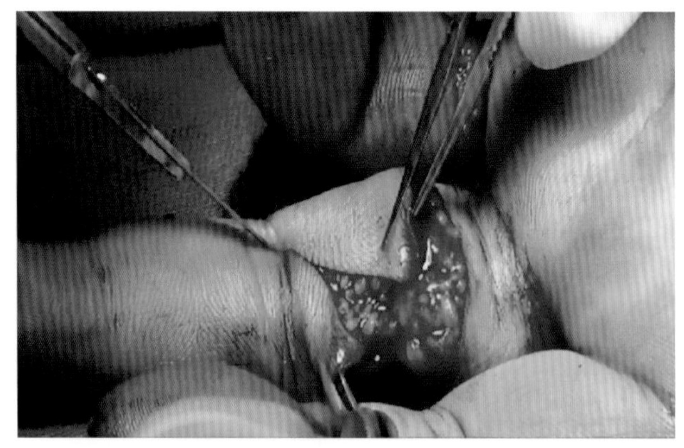

图 11-13　手指暴露屈肌腱的切口方法。

二、Ⅰ区肌腱修复

在该区仅有指深屈肌腱。对Ⅰa区损伤，经典方法是采用钢丝或牢而粗的缝线缝合肌腱，再斜穿末节指骨从指甲背侧穿出，加纽扣在指甲背侧，最后拉紧后在纽扣上打结（图 11-14）。但是，笔者在近 7 年已不采用这种方法。笔者使用直接修复方法，只要远侧止点处有一些肌腱组织，就可以进行远侧半和近侧端直接修复。缝合束数可以为 10~12 束或更多，远端用于缝合的组织并不限于肌腱组织，可以和骨膜、腱旁组织、掌板最远侧端缝合，缝合可以十分臃肿（图 11-15 和图 11-16）。

由于该处修复的肌腱不需要滑动，肌腱臃肿不导致不良后果，有粘连形成有利于愈合，不会影响整个肌腱的滑动。术后用石膏托或支具置于手和前臂远端背侧作保护性固定，2 周内不作任何活动，第 3~4 周进行手指被动活动，第 5~6 周进行手指主动活动，第 6 周末去除石膏托或支具（图 11-15 和图 11-16）。

Ⅰb 和Ⅰc 区肌腱修复方法为直接断端缝合，方法同Ⅱ区的屈肌腱修复，在下文中叙述。

三、Ⅱ区肌腱修复

作 1.5~2 cm 的 Bruner 皮肤切口，暴露指深屈肌腱远侧断端。拇长屈肌腱的暴露方法和指深屈肌腱相似。将皮肤切口作得尽量短一点（2 cm 以内），这样术后皮下组织肿胀会轻些（图 11-17 和图 11-18）。

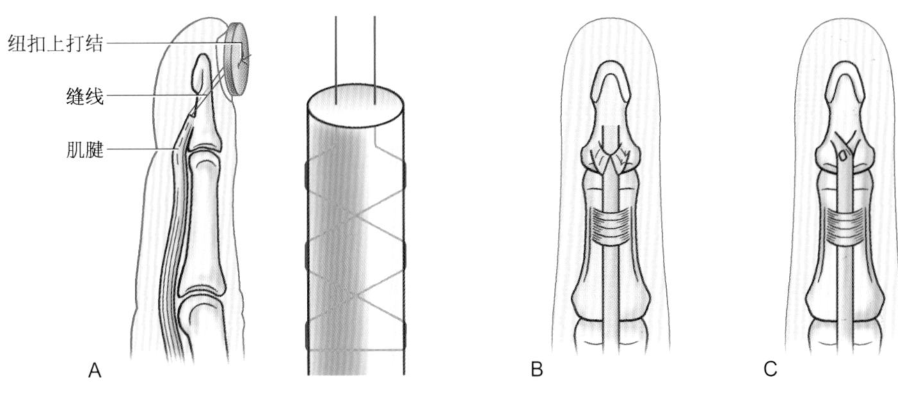

图 11-14　末节指骨和指深屈肌腱修复的经典方法。A. 采用缝线斜穿末节指骨，从指甲背侧穿出，在纽扣上打结；B、C. 少数医师在指骨上穿洞来固定肌腱段。

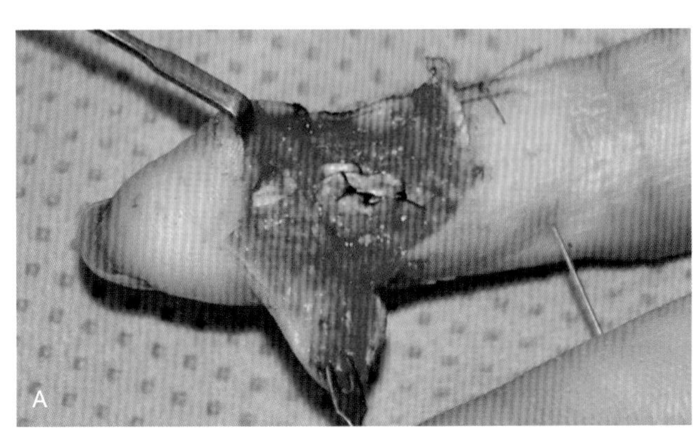

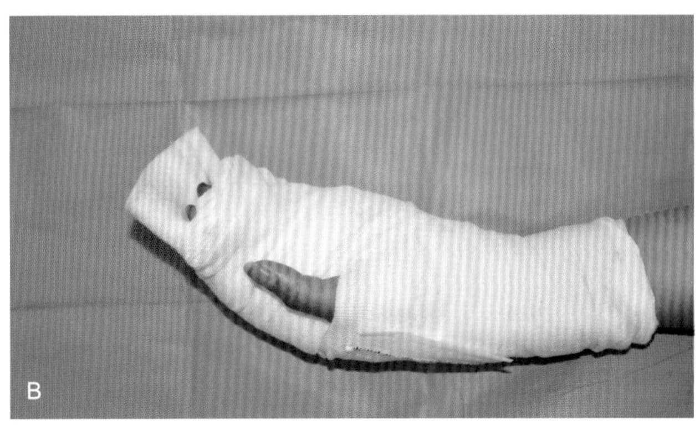

图 11-15　笔者现在使用的 Ⅰ 区最远端（即 Ⅰa 区：骨和肌腱交界处附近）肌腱修复方法。A. 用 10~12 束缝线中心缝合。缝线在远侧缝合不限于肌腱组织，包括骨膜、腱旁组织、掌板最远侧端任何组织；B. 直接修复后石膏托的保护固定方法。

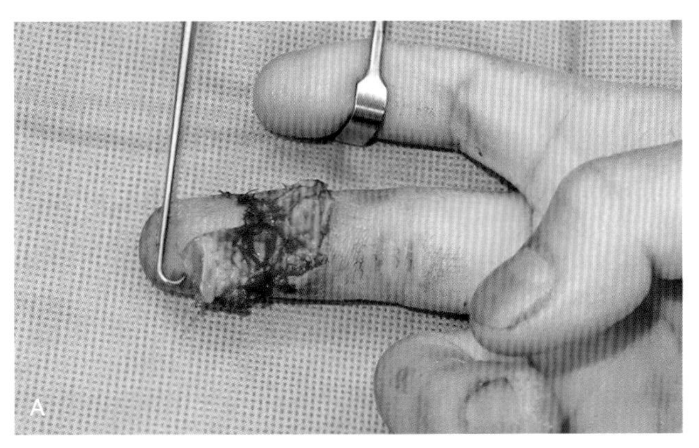

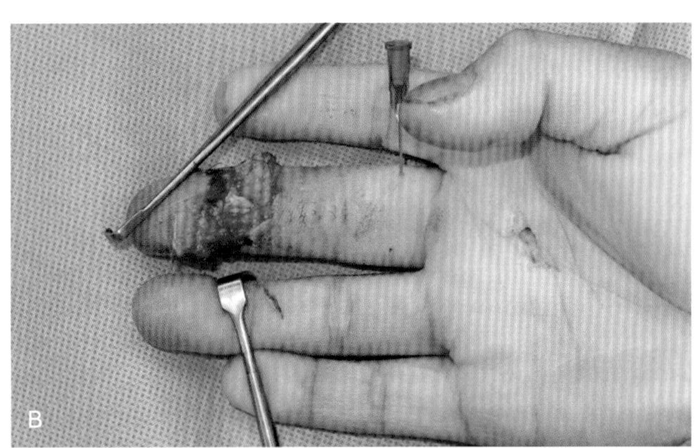

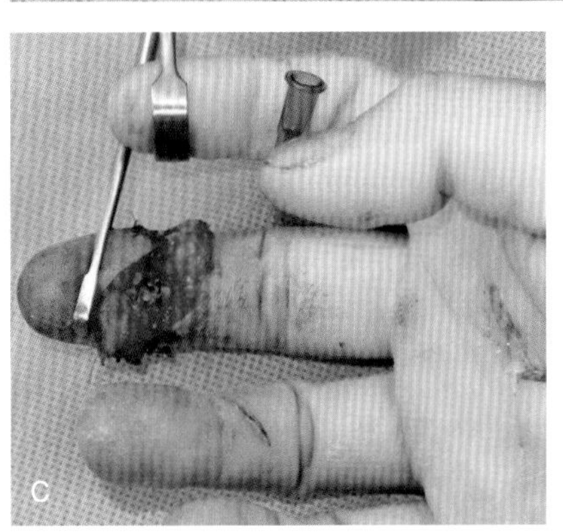

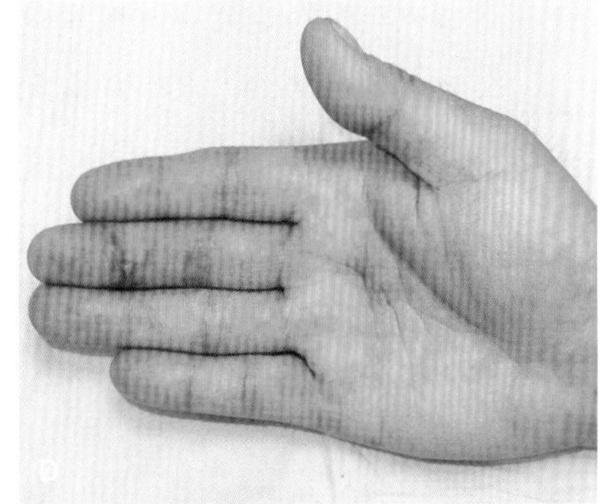

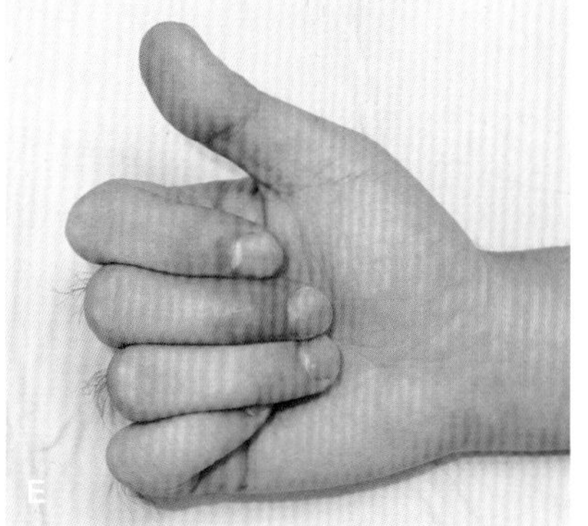

图 11-16　另一例 Ⅰ 区最远端（即 Ⅰa 区：骨和肌腱交界处附近）肌腱修复手术。A. 在接近止点处切断，远端仅留很短的肌腱段；B. 在手掌远侧作切口，将回缩的近段找到，推送到远端切断处，用注射针固定；C. 用 4-0 尼龙线作多束（10 束）缝合，将近段肌腱缝合到远端肌腱及骨膜等周围组织；D、E. 手术后 8 周时手指屈伸功能的恢复。

如果切开后看见指深屈肌腱的近侧断端，表示其有回缩，将掌指关节和近侧指间关节被动屈曲，常能使近侧断端挤到切口的手术视野中。有时近侧断端回缩到掌部，则需在手掌远侧掌横纹上作约 1 cm 长切口，可以容易地找到回缩的指深屈肌腱（图 11-17），再将两个镊子交替向远侧推送这回缩的肌腱，就可将该肌腱推送到伤口处。然后在手指稍屈曲时，将近端肌腱向远侧拉，在手指根部横穿入一个粗注射针以固定近侧肌腱段，以便修复手术（图 11-18）。肌腱断端如果不整齐，应该修剪整齐。

肌腱缝合采用 3-0 或 4-0 缝线进行，笔者基本上都用 4-0 缝线，很少用 3-0 缝线。很少修复指浅屈肌腱，仅在指浅屈肌腱有部分损伤或十分整齐的切割伤时才修复，因为是否修复浅肌腱其实并不影响手指的功能。将手术视野内的浅肌腱部分切除，以减少肌腱粘连机会，但并不特别将已回缩的浅肌腱找出切除。在延迟早期修复或在Ⅱ c 区（即 A2 滑车所在区域）手术时也不修复浅腱。采用 4-0 圈套线作 M-Tang 法中心缝合[23, 24]（图 11-19 和图 11-20）。如果没有圈套线，就采用 4-0 尼龙线作共 6 束的 3 组 Kessler 法缝合，3 组缝合的位置稍微错开，以避免使肌腱缩窄，也增加了缝合的抗间隙形成能力，结打在肌腱表面（图 11-19），并不把结打在两肌腱断端间，结打在两断端之间易使肌腱产生间隙。

作中心缝合时笔者都使中心缝合在两肌腱断端各有 7 mm 至 1 cm 的把持距离，并且缝合时带有张力，使肌腱两断端对合处稍臃肿，直径为未损伤时的 120%~130%，缝线穿越的肌腱段间缩短 10%~20%，这样对防止早期活动时间隙产生十分必要。锁式缝合的锁圈直径为 2 mm（图 11-20）。中心缝合后，通常加数针简单的连续周边缝合，或者单独的 2~3 针周边缝合（图 11-21 和图 11-22）以加在掌侧或两侧为主，背侧如果方便就加几针，不方便就不加。加数针周边缝合后，断端对合处会平整很多，并且也会使两断端对合处直径小一些。但有部分医师在使用 M-Tang 法后不加任何周边缝

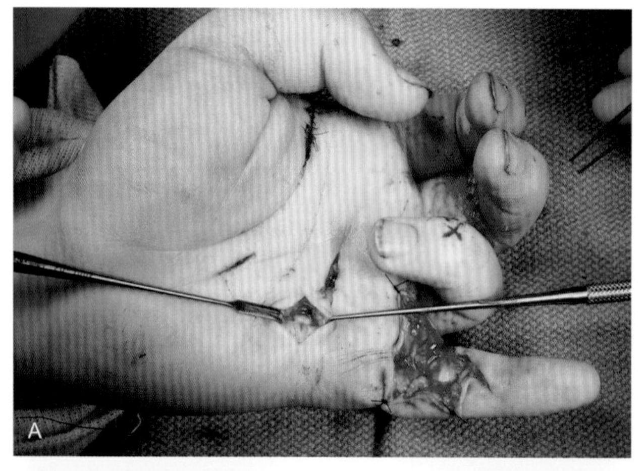

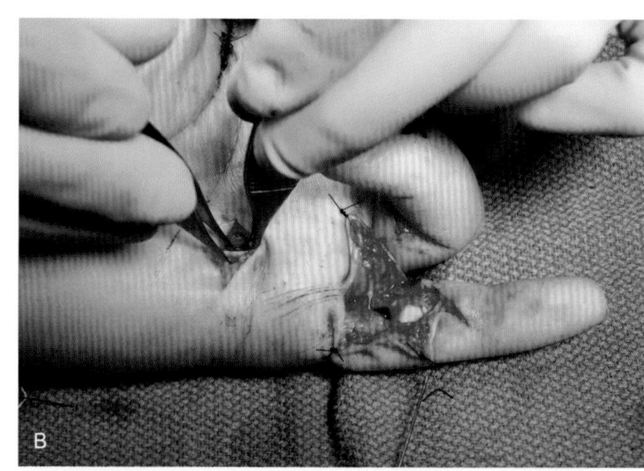

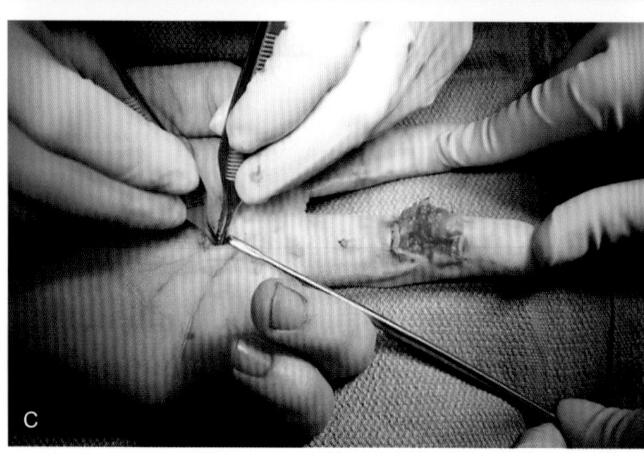

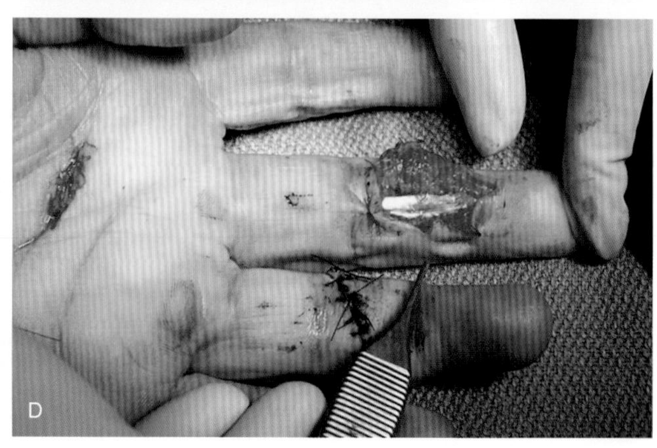

图 11-17 在手掌远端作小切口，寻找回缩的指深屈肌腱。即使肌腱修复处在手指近侧，笔者也是这样做，而不延长手指的切口。A. 小指肌腱断裂；B. 在手掌远端作小切口，用两个镊子交替夹持后向远侧推送，肌腱在完整的腱鞘内容易被推到手指的切口处；C. 另一例病例，在掌远端作小切口寻找回缩的肌腱；D. 以同样的方法推送到手指切口并缝合后所见（2020 年 4 月 30 日手术病例）。

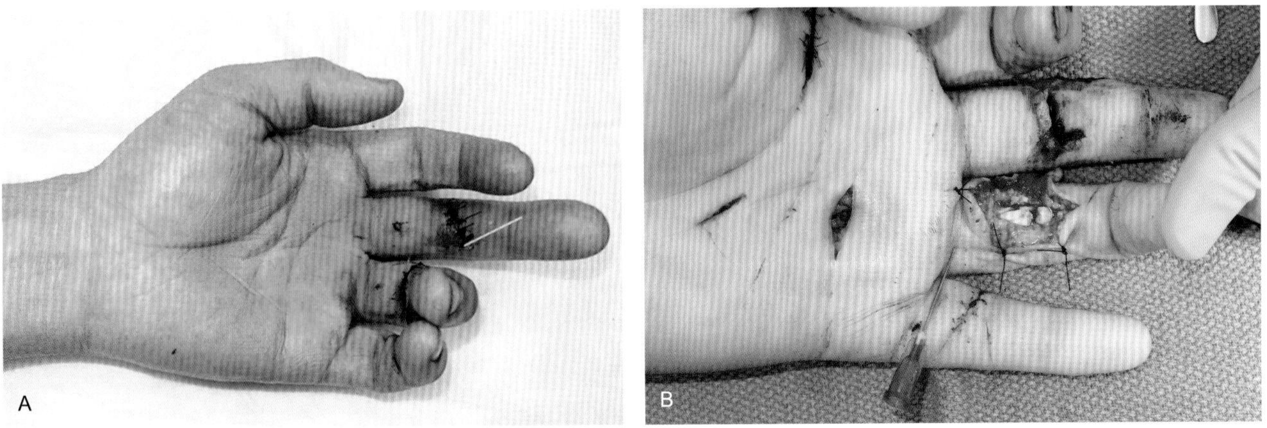

图 11-18　A. 笔者经常仅向皮肤创口以远延长手术切口，切口长度 1.5~2 cm，尽量不超过 2 cm，切口小以及向远侧延长切口都可以减少手指近侧水肿；B. 用注射针固定，防止指深屈肌腱回缩的方法。

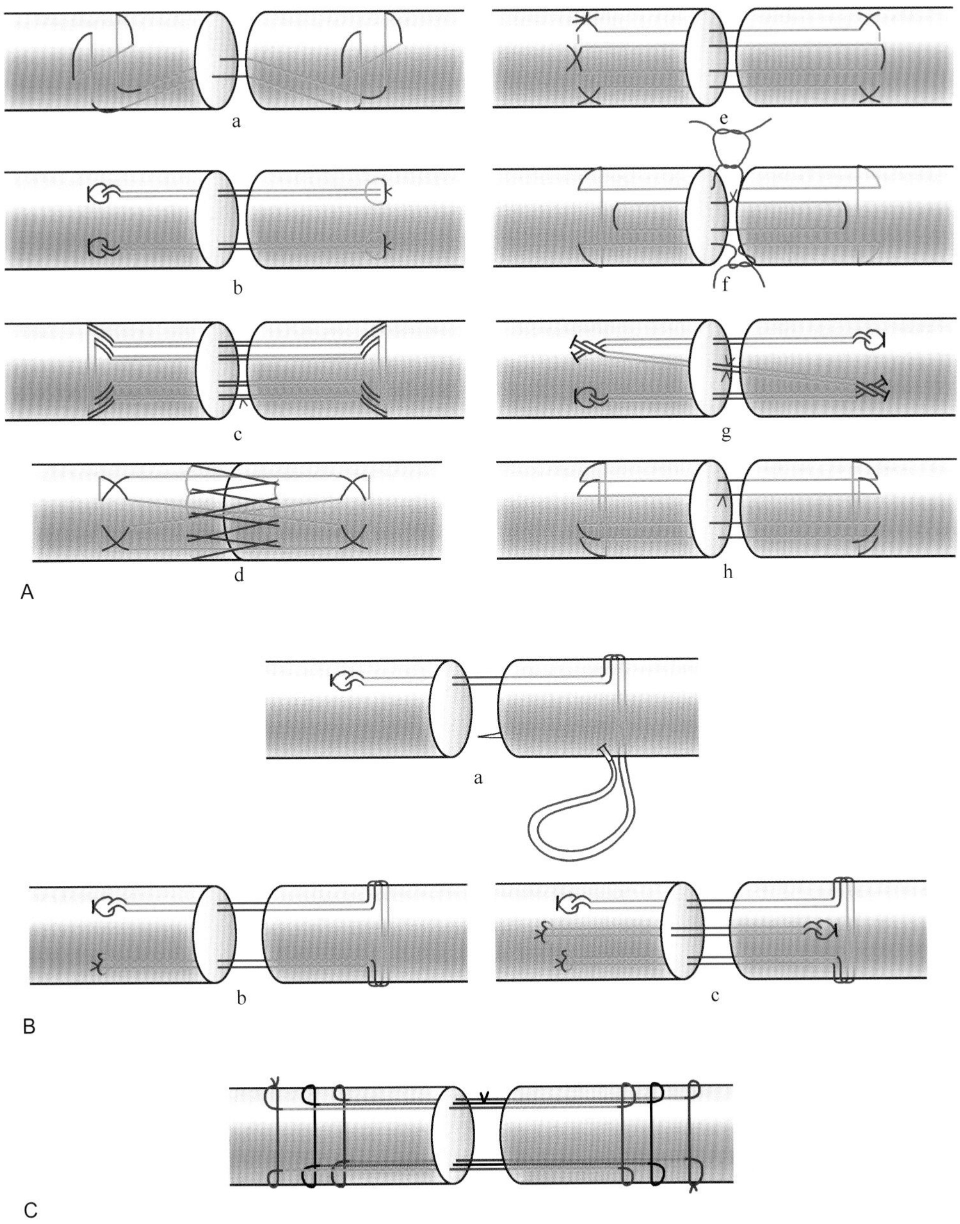

图 11-19　肌腱缝合方法。A. 其他医师使用的多种肌腱中心缝合方法，其中以方法 h 最多用，这是双 kessler 方法；B. M-Tang 中心缝合法；C. 也可以使用 4-0 缝线作 3 组 Kessler 缝合，也形成 6 束中心缝合，3 组的缝合位置稍微错开，以避免使肌腱缩窄，线结打在肌腱表面。

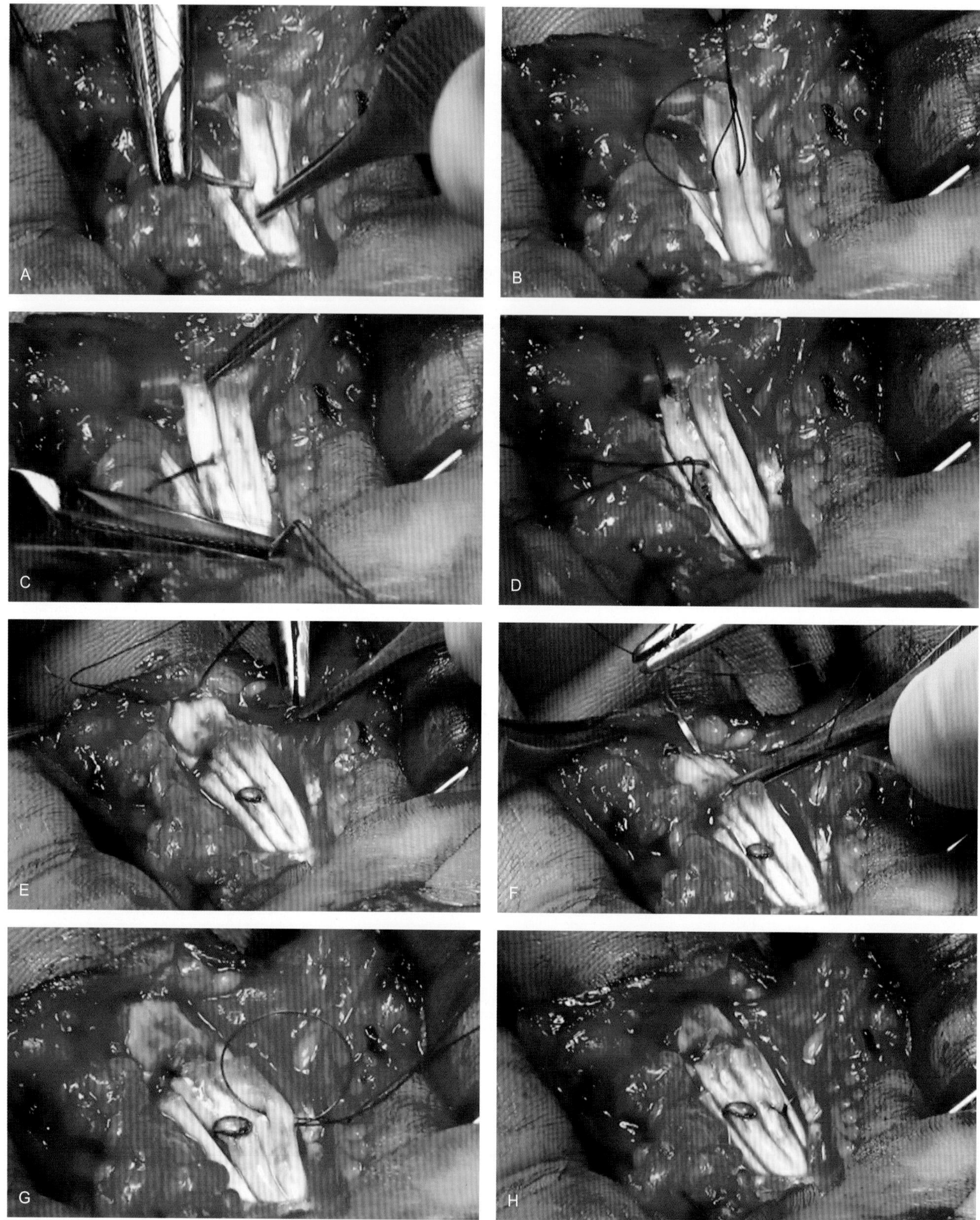

图 11-20 M-Tang 法中心缝合的临床病例。A. 任何中心缝合一定要有足够的边距，一般 0.7~1 cm，图示用的是 4-0 尼龙线的单针带两线的圈线，是第一针的进针位置，距离断面 1 cm 左右；B. 第一针在肌腱上的圈套方法，圈的直径 2 mm，直径太小会没有足够的组织在锁圈内；C. 在锁圈的近侧（或远侧）进针作第一个纵向缝合；D. 针穿过肌腱到断面；E. 在对面缝合的横向部分；F. 再在两肌腱段内作纵向缝合；G. 回到近端肌腱，作锁圈，同样直径 2 mm；H. 完成 4 束的“U”形缝合。

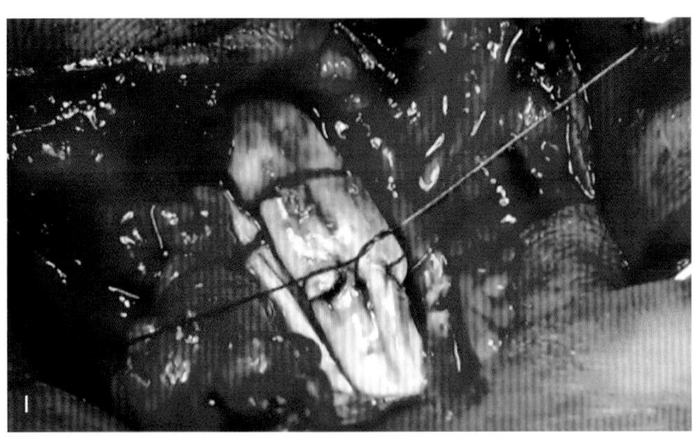

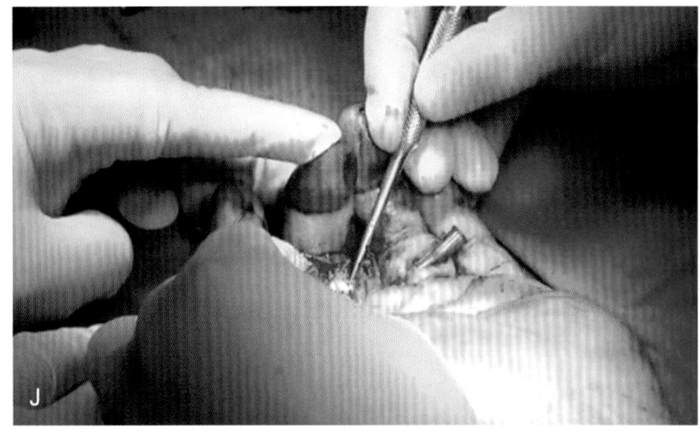

图 11-20（续）　I. 中间加一个 2 束的 Tsuge 缝合，形成 6 束 M-Tang 缝合；J. 用 6-0 线作简单周边缝合。

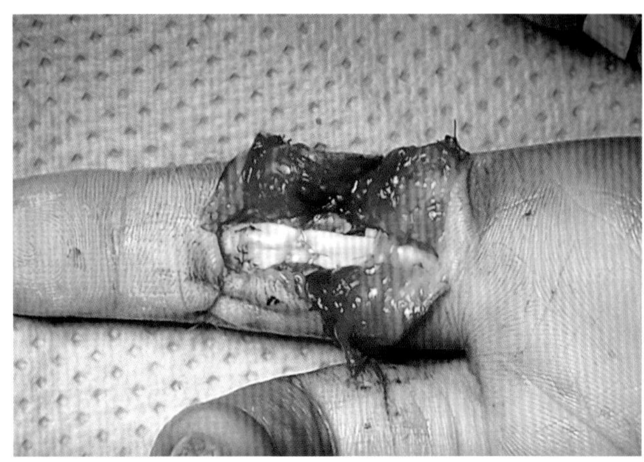

图 11-21　另一个病例显示 M-Tang 缝合后仅加简单的两个单独的缝合（黑色线）作为周边缝合。

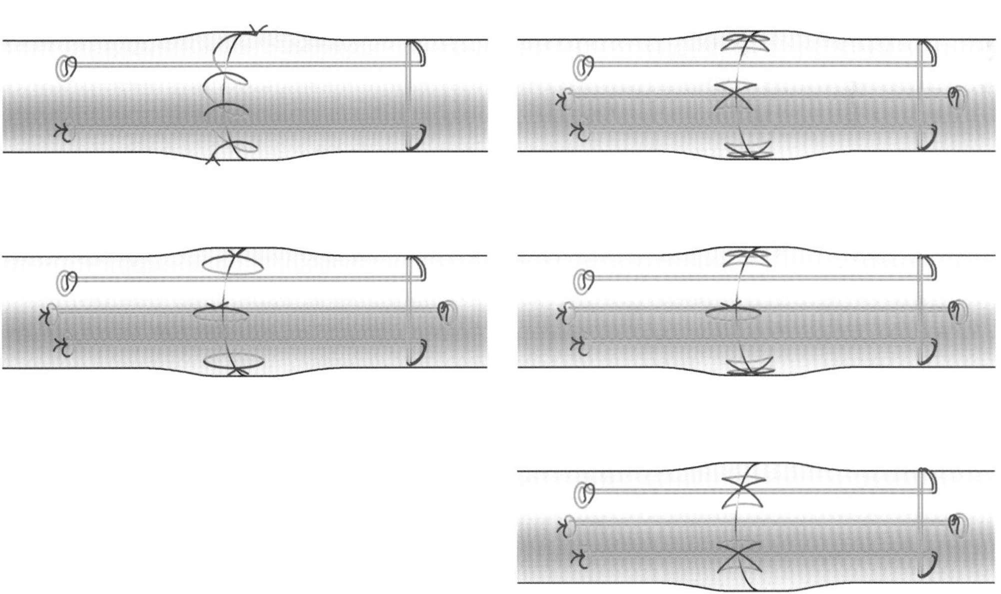

图 11-22　6 束中心缝合时要保持一定的张力，对合处稍鼓起，这时周边缝合可以很少，仅仅在对合不太好处。图示几个现在常用的简单周边缝合方法。第一个是常用的连续周边缝合，通常用 6-0 缝线进行。后面几个是简化了的周边缝合方法，用 5-0 或 6-0 尼龙缝线进行。

合，报道的效果也很好。他们认为在 M-Tang 法修复后可以不加周边缝合，但修复时都保持断端张力对合，在肌腱修复后经常作滑车切开手术，稍臃肿的肌腱也可以滑动。滑车切开是修复Ⅱ区肌腱修复手术的重要部分，滑车切开是将影响肌腱缝合处滑动的十分狭窄的环形滑车，有选择性地纵向切开，以利于肌腱缝合处的滑动，并降低肌腱整体的滑动阻力。

在Ⅱa 区肌腱损伤修复时，常需要完全切开 A4 滑车，不然指深屈肌腱很难穿过该滑车。如果损伤在Ⅱb 区和Ⅱc 区，常需要切开一部分 A2 滑车，笔者都保留 A2 滑车的一半或一小部分（1/3 部分）(图 11-23)，这样可以防止或减少肌腱弓弦畸形。将滑车及滑膜腱鞘加在一起切开的长度控制在 1.5~2 cm 以下，根据手指的长短不一，切开长度不等。由于肌腱缝合处在术后主动滑动时不需滑行得那么长，故过长切开没有必要，而且切口长了也会影响滑车的功能，使肌腱弓弦畸形明显。如需要，A3 滑车也可在 A4 滑车切开时一并切开。

滑车切开方法是沿正中线直线切开。在延迟早期修复时，如果发现部分滑车有粘连、瘢痕化或塌陷，可作 A4 滑车切除或 A2 滑车部分切除，这样更能避免粘连（图 11-24）。但在清洁创口、早期修复时，仅切开滑车足矣，不需切除滑车。将 A2 滑车沿中线切开一部分，即将该滑车形成一个漏斗开口，有利于肌腱滑动，防止肌腱弓弦畸形，并利于肌腱缝合处不卡在滑车的环形边缘（图 11-25）。

对于拇长屈肌腱的修复，斜滑车一般都要部分切开，才能使拇指屈肌腱暴露，这部分切开的斜滑车可以再延伸到 A1 滑车。或者切开 A2 滑车及很短的一部分斜滑车，应避免完全切开 A1、斜、A2 滑车中的任何两个（图 11-26）。拇长屈肌腱常常回缩，这时需在鱼际肌或腕管中找到，再将回缩肌腱的近端前移到拇指的手术切口中。有的医师切开腕管在

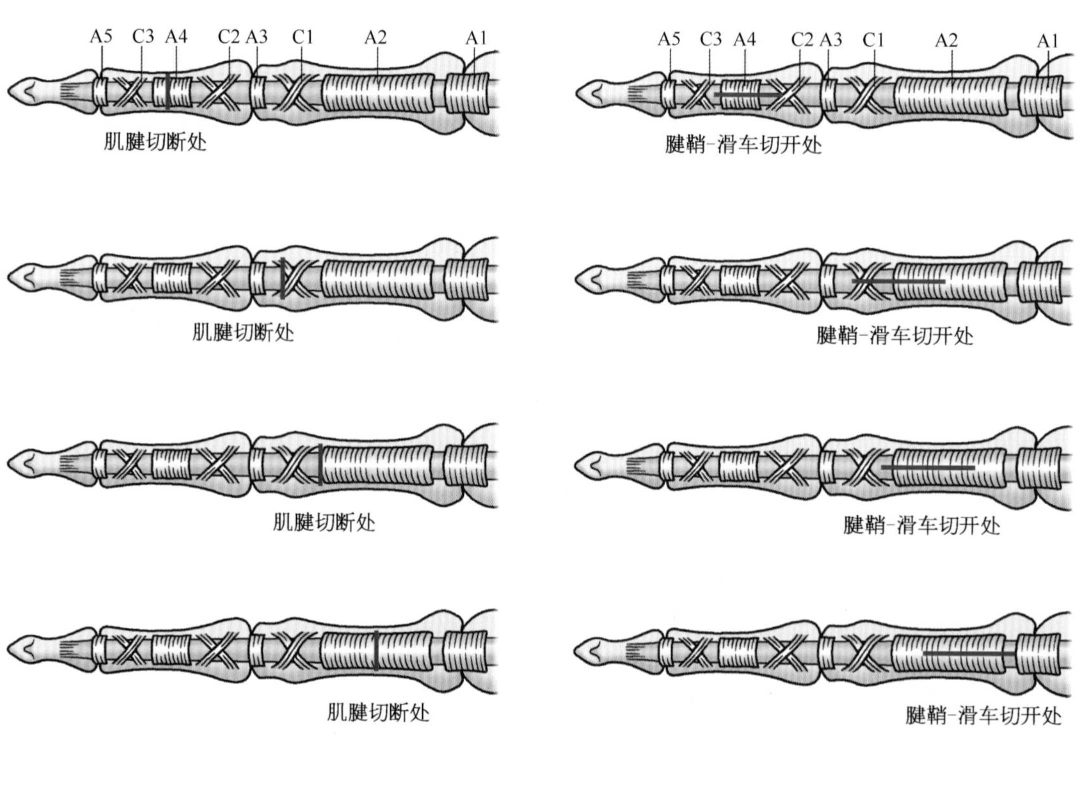

图 11-23 A2、A4 滑车及附近腱鞘允许切开范围。

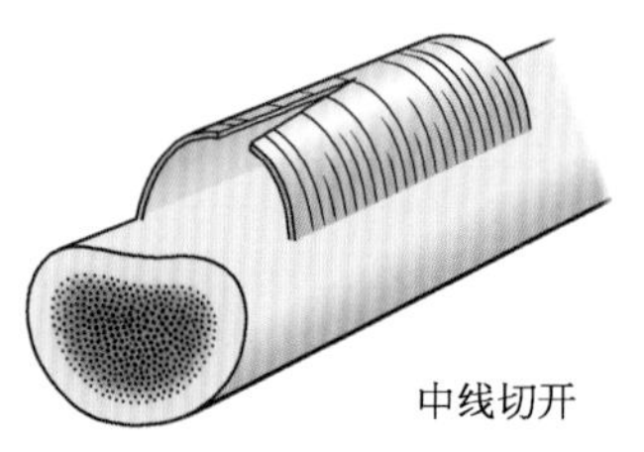

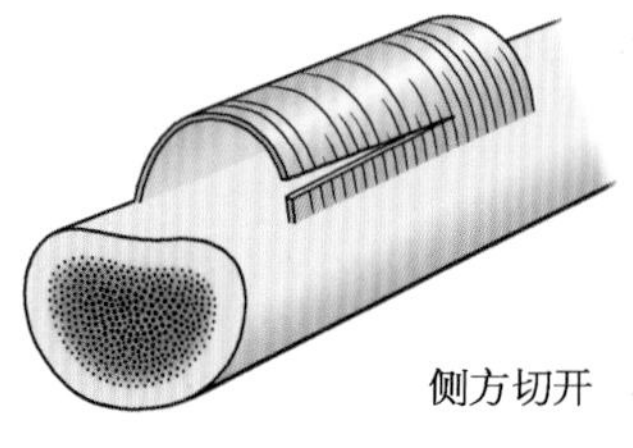

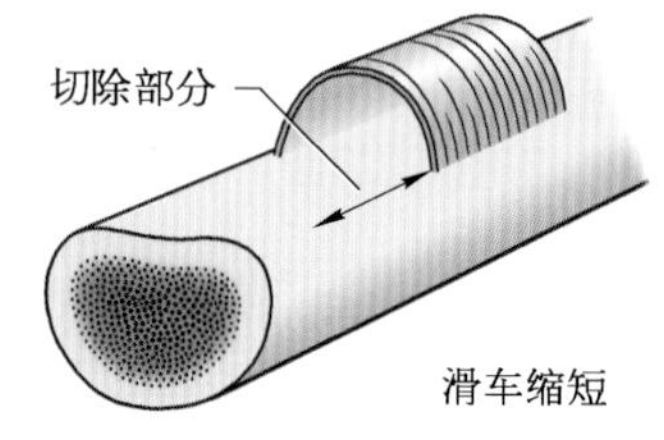

图 11-24 A2 滑车中线、侧方切开方法和部分切除方法。

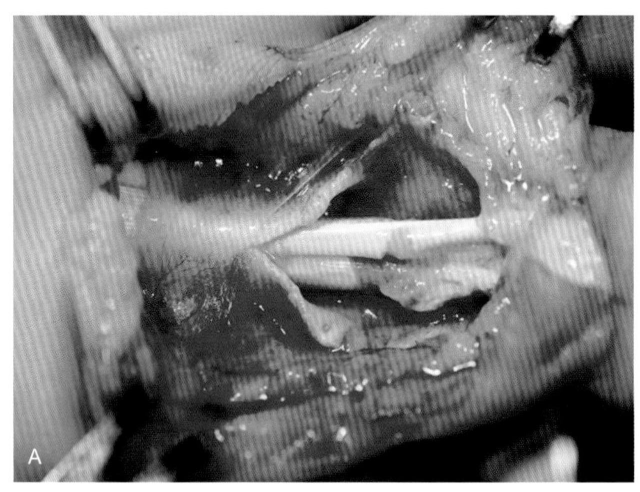

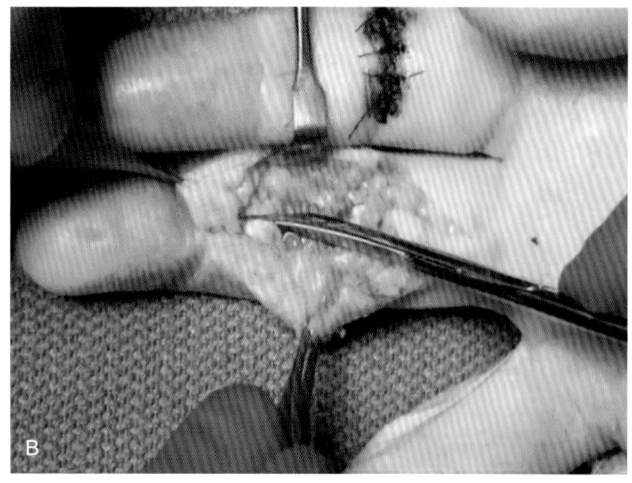

图 11-25　A. A2 滑车沿中线部分切开后形成漏斗状，有利于肌腱滑动；B. A4 滑车处的肌腱修复时，完全切开 A4 滑车。

腕管中寻找拇长屈肌腱，也有的医师在鱼际肌近侧寻找，注意不要伤及正中神经返支。对拇指屈肌腱，笔者也是用 M-Tang 法（图 11-26），方法和指深屈肌腱的处理相同。

四、Ⅲ、Ⅳ、Ⅴ区肌腱修复

Ⅲ区屈肌腱修复方法和Ⅱ区相似，基本方法为多束缝合方法，但该区不存在滑车，没有如何处理滑车的问题。深、浅肌腱可以同时缝合修复。由于横韧带和周围骨的保护，Ⅳ区腕管内发生肌腱断裂的机会很少，如果发生，修复方法和Ⅲ区相似，但一般都会有正中神经损伤，需同时修复。完全切开腕横韧带，以利肌腱滑动。

在腕以近的前臂的肌腱损伤时多数为多根肌腱损伤，并伴有神经损伤。如果有肌腱、血管、神经损伤，总数目有 10 个结构（除外掌长肌腱），称为通心面状腕，是由于腕近侧切割伤，多个结构被切断后犹如通心面[25, 26]。在前臂损伤，建议修复指浅、深屈肌腱。修复方法为 4 束或 6 束中心缝合，作 2 束中心缝合的牢固程度还是太弱了。术后仍然可以作早期主动活动锻炼。但这时的早期主动活动可比Ⅱ区受损时的活动要求低，被动活动可以更多一些。

五、部分肌腱损伤的修复

对于 60% 以下直径的部分肌腱切割损伤，可以不作修复或仅作切割处的周边缝合，这会减少肌腱在滑动时引起的卡压[27, 28]，也可将部分切断处修剪，使肌腱变细一点。对于超过 80% 直径的损伤，一定需要作中心缝合修复。而对 60%~80% 直径的损伤，可以仅用周边缝合或中心缝合修复。笔者常常在 60%~80% 直径的损伤时仍加一个中心缝合，这样比较可靠。

六、术中肌腱修复质量的检测

在上述各区域，尤其是Ⅰ、Ⅱ区的肌腱缝合完成后，在缝合关闭皮肤前，一个重要的步骤是作手指伸屈试验，来证实肌腱修复的质量良好、手术后适于作早期主动活动锻炼。试验方法是：首先将手指完全伸直，这时观察肌腱修复处有无间隙，应该是没有间隙（图 11-27）；然后将手指部分屈曲，观察肌腱是否容易滑动；再将手指更屈曲到接近完全屈曲，观察滑车是否阻挡肌腱修复处的滑动（图 11-27）。如果有阻挡，应该进一步切开这一阻挡的滑车，这最后的步骤是了解滑车切开是否充分。这一试验通过了，即表示肌腱缝合质量良好，可以在术后作早期主动活动锻炼[29, 30]。

上述试验可在臂丛麻醉用止血带时进行，手指活动是由检查者活动患者手指被动完成的。在局部麻醉无止血带下完成手术时，患者可以主动活动手指，这样的检测更有价值。这是局部麻醉无止血带手术的一大优点。现在，在局部麻醉无止血带下进行手指肌腱修复已越来越普遍。当然前臂多根肌腱损伤后，局部麻醉下进行修复并不方便，在臂丛麻醉下或用镇静剂加局麻，并在止血带下进行更合适。

七、术后早期主动锻炼方法

屈指肌腱修复后作早期活动锻炼。除Ⅳ、Ⅴ区的修复，并不一定作早期活动（尤其是主动活动）外，Ⅰ～Ⅲ区修复后都应早期主动活动手指，而并非仅仅作被动活动。

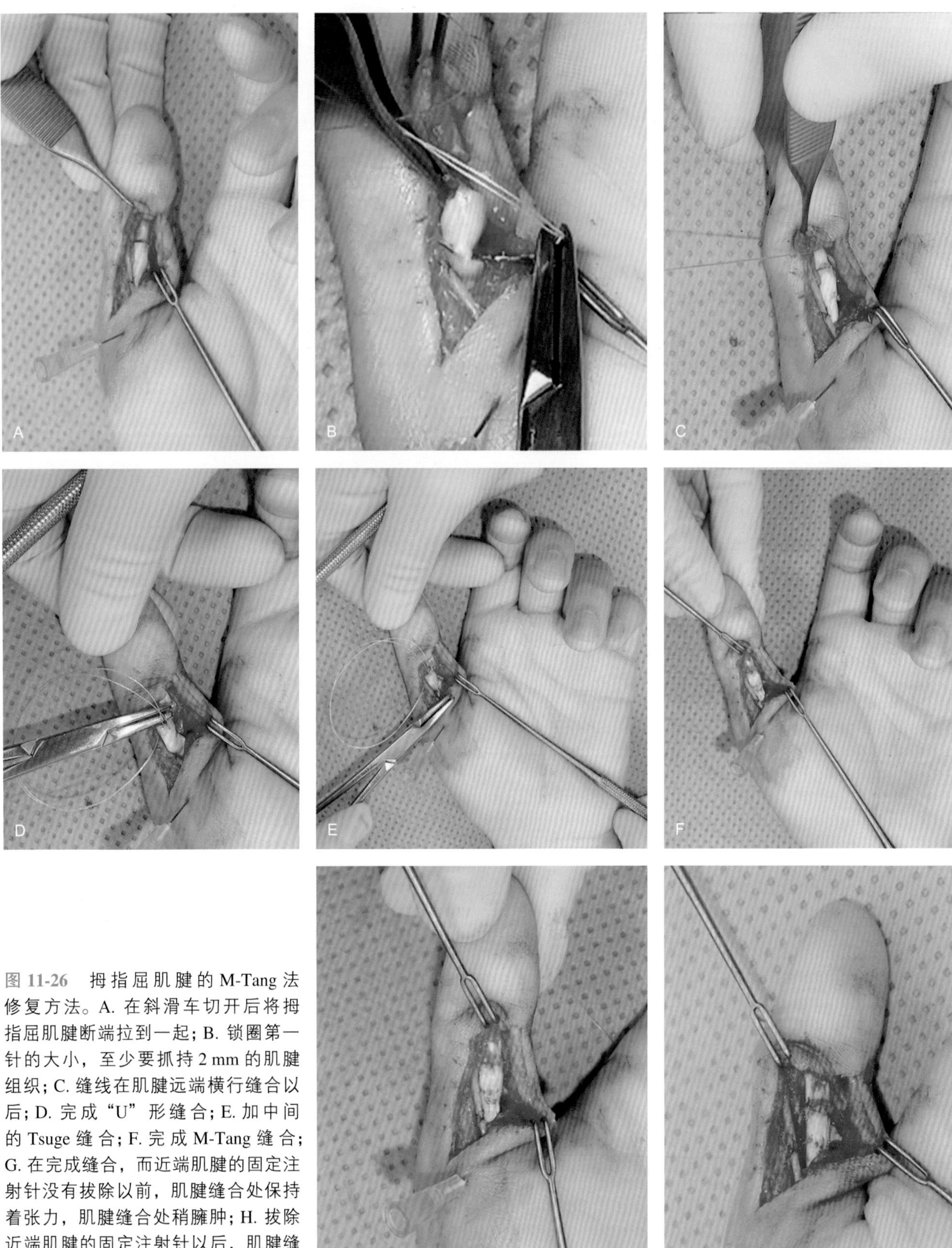

图 11-26　拇指屈肌腱的 M-Tang 法修复方法。A. 在斜滑车切开后将拇指屈肌腱断端拉到一起；B. 锁圈第一针的大小，至少要抓持 2 mm 的肌腱组织；C. 缝线在肌腱远端横行缝合以后；D. 完成“U”形缝合；E. 加中间的 Tsuge 缝合；F. 完成 M-Tang 缝合；G. 在完成缝合，而近端肌腱的固定注射针没有拔除以前，肌腱缝合处保持着张力，肌腱缝合处稍臃肿；H. 拔除近端肌腱的固定注射针以后，肌腱缝合处变平整，但没有间隙，表示肌腱缝合张力适当。

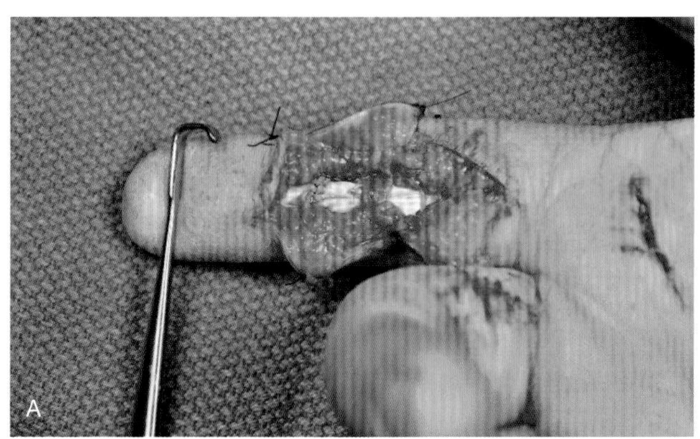

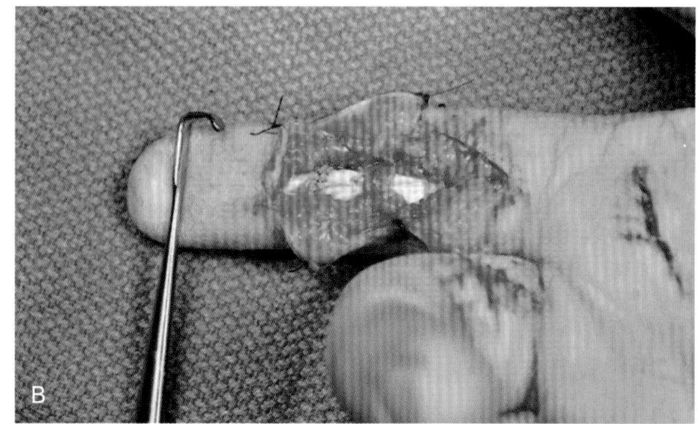

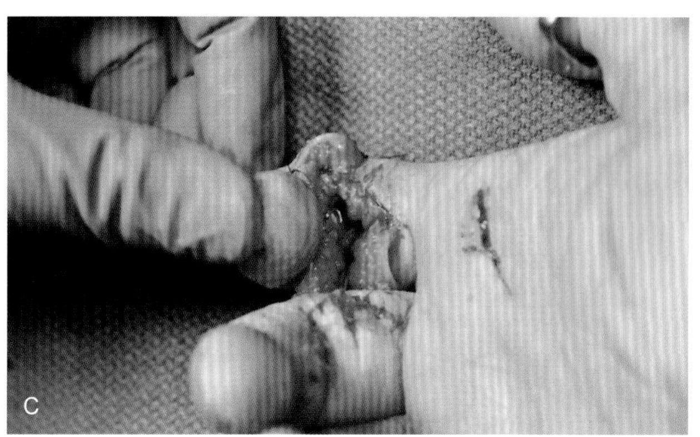

图 11-27　手指伸屈试验方法。A. 第一步，将手指完全伸直，观察肌腱修复处有无间隙；B. 第二步，将手指部分屈曲，观察肌腱是否容易滑动；C. 第三步，将手指更屈曲到接近完全屈曲，观察滑车是否阻挡肌腱修复处滑动。

Ⅰ～Ⅲ区修复后患者主动活动方法如下：手指用石膏托固定（也可用热塑支具），远端到手指尖，近端在前臂中份。腕关节在中立位或稍屈曲位置，掌指关节屈 20°~30°，指间关节伸直（图 11-28 和图 11-29）。手术后第 1~3 天不需作任何活动，如果活动会使疼痛加剧，也会引起出血，更主要的是没必要活动 [31-34]。第 4 或第 5 天去除敷料后，每天活动 4~6 次，上午、下午、晚饭前和晚间各 1 次，也可以在上午再加 1 次，还可以上午、下午和晚间各 2 次。每次都先去除石膏托或支具，将手平放在桌面上，手指先全幅被动伸和屈 10~30 回，再主动伸直到主动屈曲，至 1/2~2/3 的屈曲弧度为止，30~40 回（或再多一些）。每次活动的时间和手指屈伸的回数很重要。一般每次 15 分钟左右，共 60~80 回（或再多一些）；也可以不计算回数，计算时间更容易，每次锻炼 15~20 分钟就能保证有足够的手指伸屈回数，回数太少达不到锻炼目的，这要特别注意。在指导患者时，可以告诉他每次的回数可以稍多，比如，先被动活动 30~40 次，再主动活动至少 30~40 次。患者每次活动不要超过 20 分钟，以免疲劳，没有必要每小时都锻炼 1 次，每天锻炼 5~6 次足够，重要的是每次的活动回数不能太少。注意主动屈曲不需也不应达到完全屈曲。这种部分幅度主动屈曲活动能有效地防止粘连，但又不使肌腱缝合处过于受力，避免在极度屈曲时肌腱断裂（图 11-29 和图 11-30）。

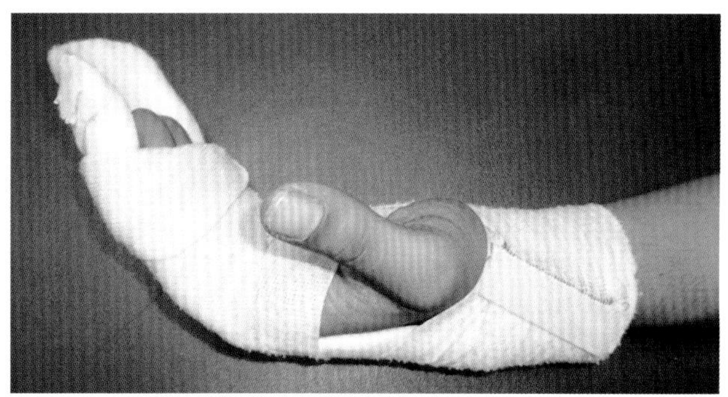

图 11-28　Ⅰ和Ⅱ区肌腱修复术后的固定方法和范围。从前臂远端到指尖，腕关节在中立位，轻度屈曲或稍背伸都可以。

这样的先全幅被动活动，再部分幅度主动活动的锻炼，每天 5~6 次，每次先 10~30 回被动活动，再 30~40 回主动活动。活动可以在支具（或石膏托）保护下进行（图 11-30），也可在无支具保护将手放在桌面上进行，只要腕关节放在中立位即可（图 11-29）。患者十分容易在家进行，这样的活动在术后 4~7 天开始，术后第 2~3 周或 2~4 周都是这样活动。

到第 4 或第 5 周时上述的手指部分屈曲改成全幅手指主动屈曲，当然手指有肿胀或关节有僵硬，不适合达到完全屈曲，但这是从 4~6 周逐渐达到的目标。在做这一主动屈曲锻炼时仍然注意不要过分用力。在 4~6 周被动伸指、屈指锻炼仍然重要，这将减少或纠正指间关节僵硬的发生。在第 5 或 6 周末即可去除石膏托或支具性外固定，也可以在夜间使用支具 2 周，目的是防止夜间在不能控制的情况下患者过度运动患手。康复治疗有时延续到术后 10 周或更长，主要是纠正经常发生的指间关节僵硬。

修复拇长屈肌腱后，作起自前臂桡侧的石膏托固定，远端稍微超过拇指尖，将拇指固定在稍外展的休息位。手术后的锻炼方法和其他手指的活动方

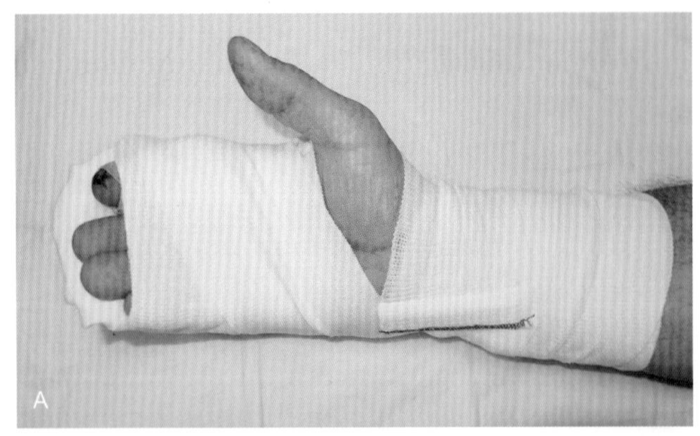

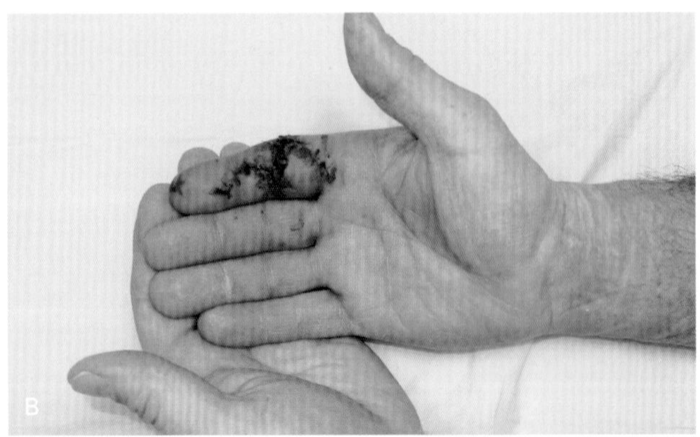

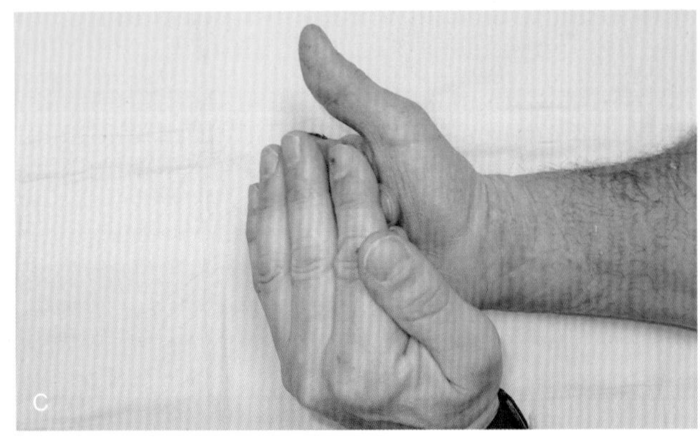

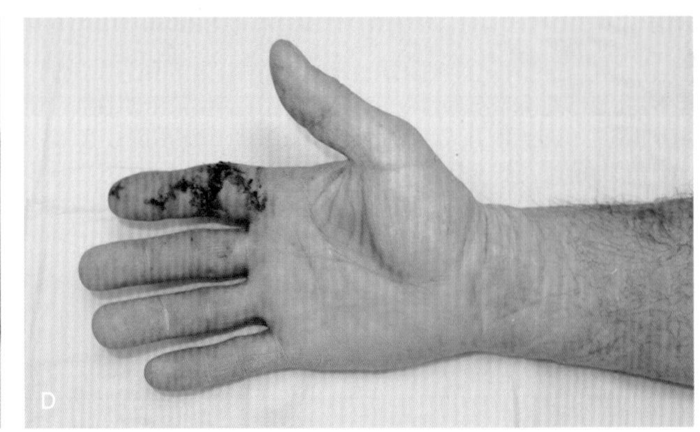

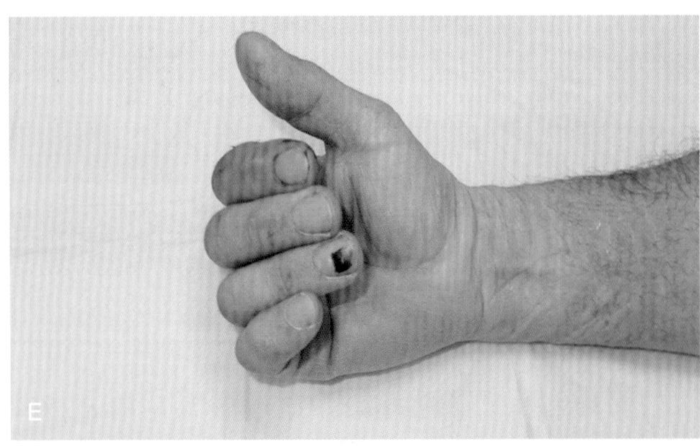

图 11-29 一例示指Ⅱ区肌腱修复后石膏托固定的范围和方法。A. 从前臂中远端到指尖，腕关节基本呈中立位，手指稍微屈曲；B. 手术 5 天开始，在石膏托外进行主动－被动活动锻炼，每天 5 次，每次 15 分钟（首先被动活动再主动活动，共 80 次左右屈伸锻炼），首先被动完全伸屈手指；C. 主动活动时手指尽量完全伸直，可以患者健康的手帮助被动活动；D、E. 被动活动 20~30 次后的主动活动至少 30~40 次，在术后前 3 周内活动时，如图 E 所示，主动屈曲从手指完全伸直开始到仅一半的手指屈曲幅度，这 3 周内避免手指完全主动屈曲。3 周后逐渐加大手指主动屈曲幅度，目标为在几周后达到全幅主动屈曲手指。

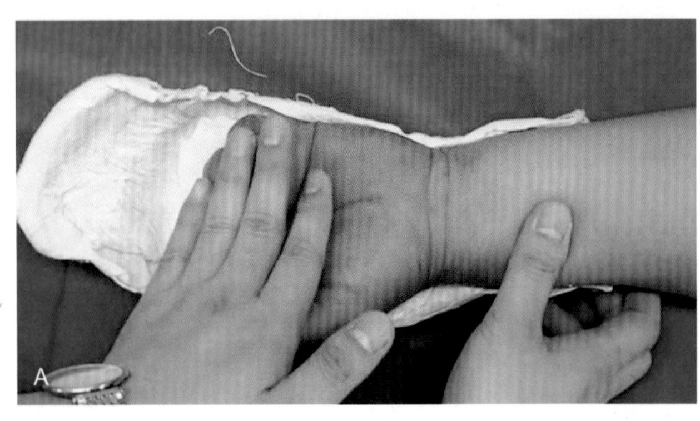

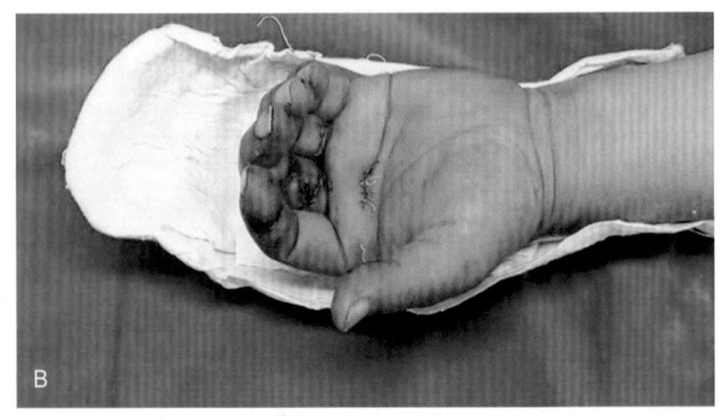

图 11-30 手术后 3 周内主动、被动活动相结合的锻炼方法。A. 首先被动全幅度手指伸屈；B. 然后主动部分幅度手指屈曲。

法相似。在术后 4~7 天开始，也可以进行没有支具保护的主动活动，重点是指间关节，开始 3~4 周每天 4~5 次，每次 15~20 分钟，每次首先被动活动 30~40 回，再半幅主动活动锻炼至少 30~40 回，3~4 周后向完全主动活动努力。注意被动活动的同时要活动掌指关节，主动活动时要用另一手固定近节指间指骨，以保证指间关节有效主动活动（图 11-31）。

手指Ⅱ区的直接修复效果和其他区没有太大差

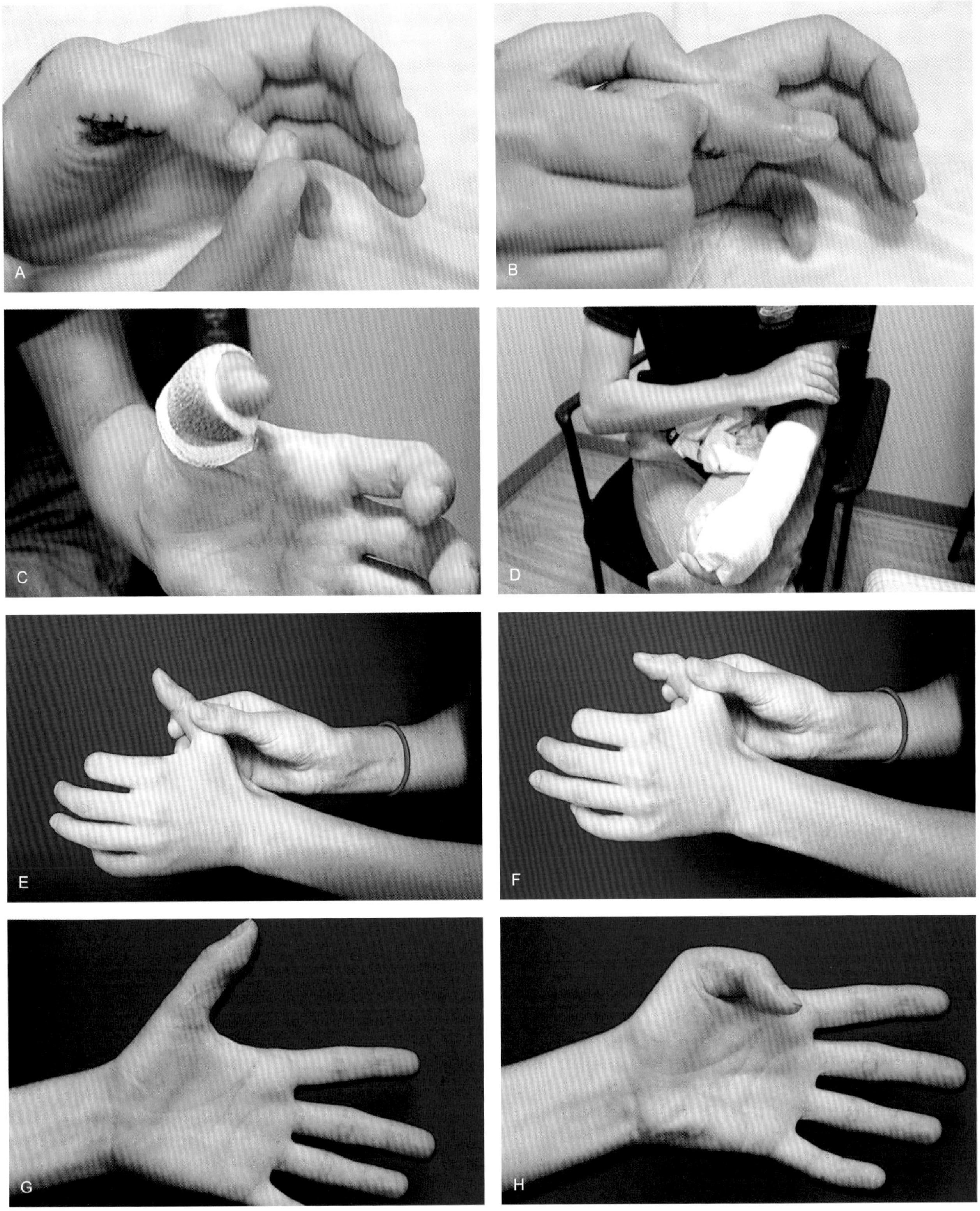

图 11-31　拇长屈肌腱修复后的锻炼方法。A. 被动活动；B. 在近节指骨固定时主动活动掌指关节；C. 患者也可以自己活动；D. 活动结束后，需用保护拇指的石膏托保护；E、F. 3~4 周后主动活动锻炼；G、H. 第 8 周时恢复情况。

别，若遵从了手术和康复锻炼方法，修复后功能恢复到正常手指活动很常见（图 11-32 和图 11-33）。英国、瑞士、德国、加拿大和美国的医生在使用这些方法和遵从相关要点后，他们患者的临床疗效也是这样。对于肿胀特别明显的患者，可以在术后 7~10 天时开始活动锻炼，活动中可以增加被动活动

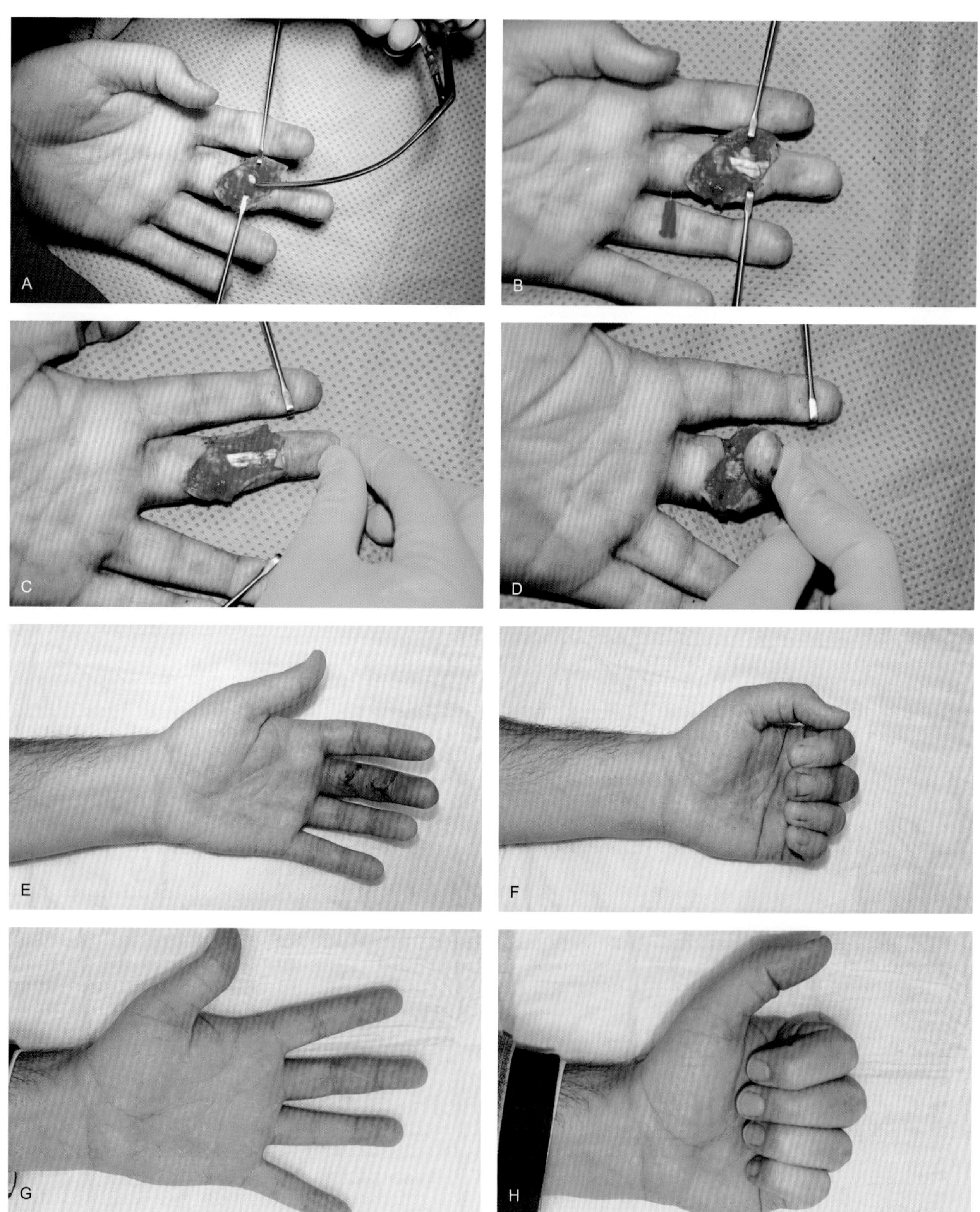

图 11-32　中指屈肌腱修复（2018 年 8 月 8 日手术）。A. A4 滑车水平的切割损伤，该病例的肌腱回缩不多，可以直接从近端腱鞘中拉出；B. 缝合前的断端；C. 用 M-Tang 缝合法修复，加了几针简单的周边缝合，术中进行手指伸屈试验，可以完全伸指，对合处没有间隙；D. 手指屈曲，确认肌腱滑动，滑车没有阻挡；E. 术后 3 周伸指活动锻炼；F. 手指屈曲达 2/3 幅度；G、H. 术后两个月的手指活动。

的次数，根据不同情况调整。对于Ⅰ区止点处修复，手术后第 3 周开始被动活动，第 5 周起加主动屈指活动锻炼，第 6 周去除外固定。

第Ⅲ～Ⅳ区屈肌腱修复后，可以用和上述方法相似的活动锻炼，但活动次数和程度可以比较宽松一点，但仍然应该作手术后主动屈曲活动锻炼，并

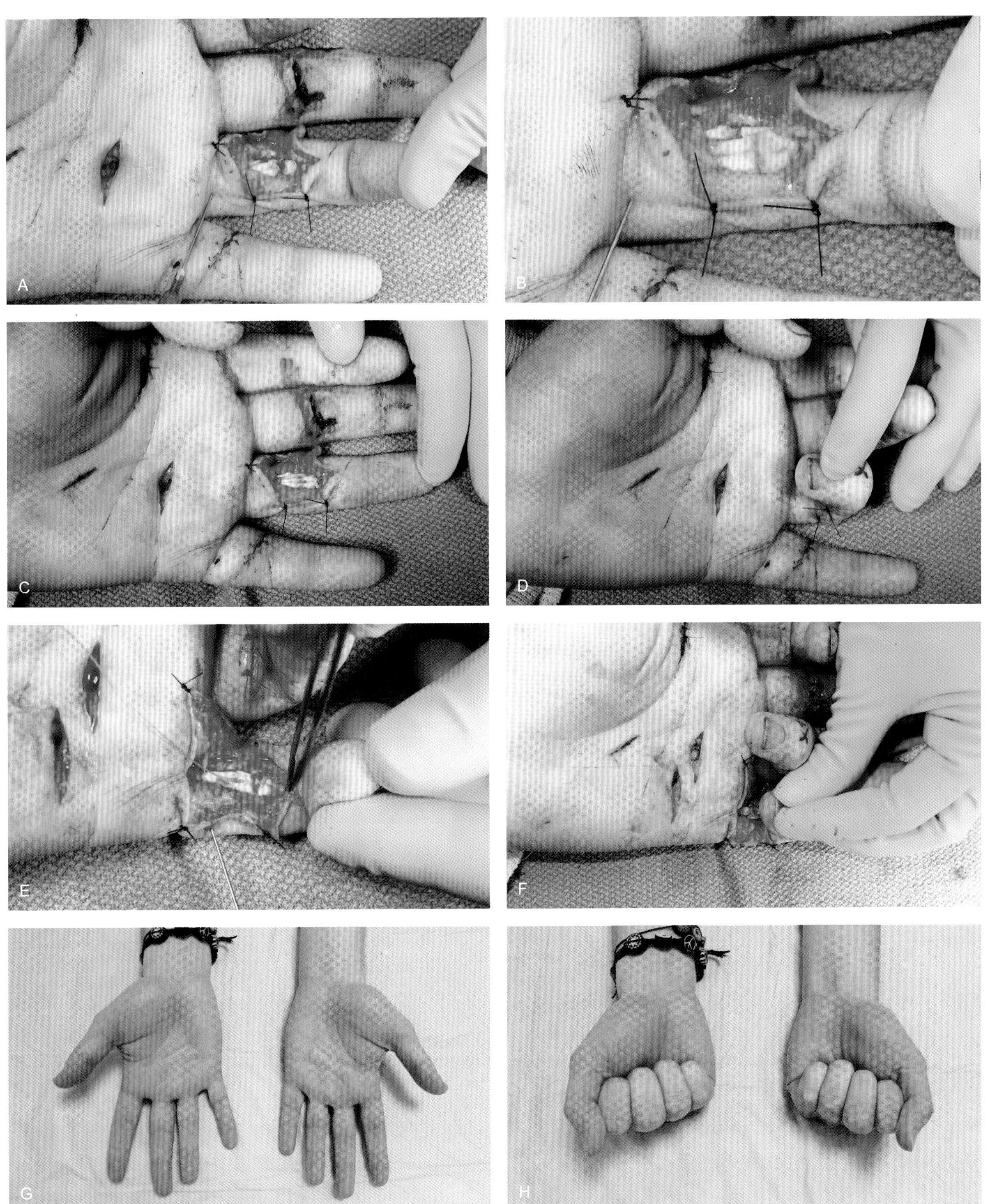

图 11-33　环指和小指的屈肌腱修复（2019 年 5 月 21 日手术）。A. 缝合前环指 FDP 腱；B. M-Tang 方法缝合后；C. 加了几针简单的周边缝合后，进行手指伸屈试验，可以完全伸指，对合处没有间隙；D. 屈指确认肌腱滑动，滑车没有阻挡；E. 同样用 M-Tang 方法缝合小指；F. 进行手指伸屈试验，手指可以屈曲；G、H. 手术 8 个月后随访时手指活动。

且在术后 1 周左右开始，持续到术后 5~6 周，之后去除外固定。

目前，以上手术修复和早期主动、被动活动后的断裂率，根据近年的报道为 1%~2% 或不断裂，如果发生，基本上是由于患者不遵从术后指导。功能恢复优良率用 Strickland 或 Tang 评价达 80%~90%。需要粘连松解的病例在 2%~5%，当然在严重肌腱周围组织损伤病例，粘连松解的患者比例会比这高一些。对于清洁的切割损伤基本上不需要二期肌腱移植修复。对于有一些粘连的手指，应该使用损伤指较其他手指屈曲的支具（相对屈曲支具），在该支具固定下锻炼 1~2 个月，不少患者可以避免手术，一般在早期修复后 1.5~3 个月内使用。也可以使用更长时间，不要急于进行二期手术。

第四节 肌腱松解术和滑车重建术

一、早期修复的肌腱断裂后的再修复

经过上述方法的修复，肌腱发生再断裂的机会很少，近几年都报道仅偶尔发生断裂，发生率在 1%~4%，或没有发生断裂。如果偶尔发生断裂，可再次断端直接修复。修复方法和起初的早期或延迟早期修复相同，只是断裂处一般会见到肌腱的断端碎裂，这一部分不整齐的肌腱断端要被修剪去除，这样肌腱会缩短 5 mm 左右，但这并不影响再进行端端直接缝合修复。再断裂的肌腱直接修复的效果基本上也是好的，这方面仅有的报道认为效果虽稍差于早期修复，但还是比较好的。

如果肌腱断裂发生在早期修复后 5~6 周或以上，则不能再端端直接缝合修复，应等到二期作移植修复。

二、肌腱松解术

早期或延迟早期修复的手指发生粘连的机会仍然存在，5%~10% 手指需要作粘连松解术，主要是由于这些手指损伤比较严重，软组织损伤或缺损的同时修复肌腱会发生粘连。对于这些患者仍然应该进行早期肌腱修复，作粘连松解术仍然好于作二期肌腱移植手术。对于早期修复后康复锻炼时活动度差，3~6 个月功能没有任何进展的患者，需进行粘连松解术。如前所述，对于有粘连的手指，应该使用损伤指较其他手指屈曲的支具，在该支具固定下锻炼 1~2 个月，不少原来需要粘连松解的患者可以不手术。对于早期修复后有粘连的患者，可在早期修复后 1.5~3 个月使用。粘连松解手术不应该过早进行，一般应该在初次修复后的 6 个月左右进行，由于在修复后的 6 个月中仍会恢复，多数患者起初有粘连表现，但在患手使用的过程中，自己能逐渐恢复。仅在持续康复无效 3 个月时才手术。进行粘连松解术时，要求患者手指的被动活动良好，皮肤状态良好，没有感染，没有创口，瘢痕也比较柔软[35, 36]。

手术最好在局部麻醉无止血带下进行[37]。作 Bruner 切口，将肌腱从粘连中分离，分离被粘连包绕的肌腱全长，使肌腱可以主动或被动地自由滑动。这时要注意判断两个方面：①肌腱是否太细。经常见到肌腱变细，由于粘连去除，肌腱已经变得很细弱，如果用力主动活动，肌腱可能被拉断。如果肌腱仅是正常肌腱的 50% 直径或以下，质量又不好，这时应该考虑进行肌腱移植，因为这样细弱的肌腱并不可靠，将有断裂的可能。②滑车是否有很多缺损。粘连松解时，都会发现一些滑车有不同程度的缺损，这是由于去除粘连时尽管会尽量保留和保护滑车，但是仍然需在去除粘连时切除一些瘢痕化或深埋在粘连中的滑车。如果不造成长节段的缺损，肌腱没有明显的弓弦畸形，不需要重建。如果有节段缺损，如 A2 至 A4 全长、包括这两处的滑车、A1 到 A3 全长，这时需要重建滑车。

三、滑车重建手术

最简单而有效的方法是，以一段切除的指浅屈肌腱来重建 A2 滑车，也可以从前臂取掌长肌腱来移植重建 A2 滑车（图 11-34）。在肌腱松解同时可以重建 A2 滑车，但如果肌腱表面十分不平整或细弱、质量差，这时应切除该指深屈肌腱，植入 Hunter 棒，在 Hunter 棒上重建 A2 滑车。如果有需要，同时进行 A4 滑车重建。然后在 3 个月以后再将 Hunter 棒取出，以掌长肌腱替代。

前臂多根肌腱修复后发生粘连的机会较大，常需要进行粘连松解，主要是松解多根肌腱之间的粘连，包括正中神经和尺神经周围的粘连。肌腱的愈合一般来说都较好，在前臂没有进行移植替代的必要。在进行上述肌腱粘连松解时要做到彻底，手术切口应较早期修复时要大才行。

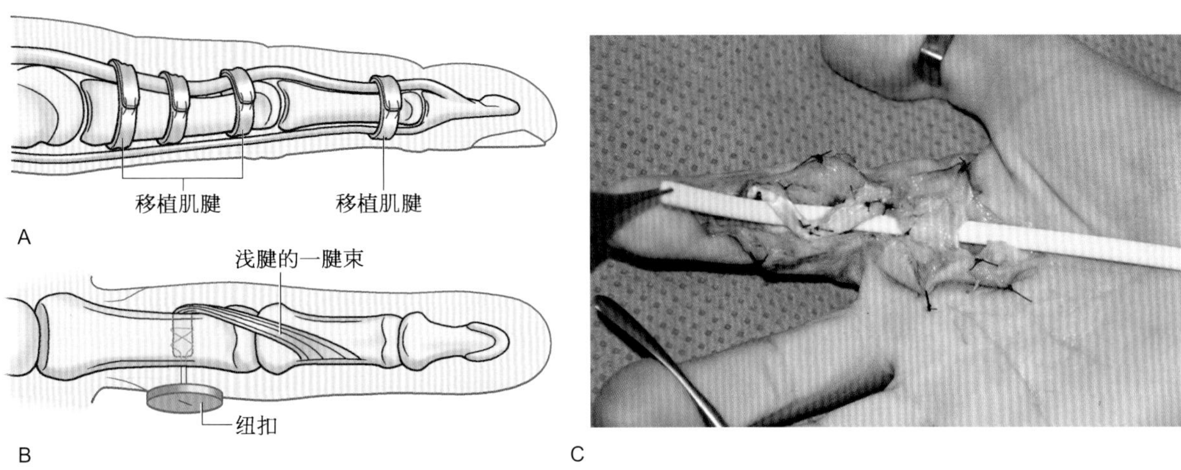

图 11-34　滑车重建方法。A. 将游离肌腱移植环绕在中节和近节指骨上重建滑车，在近节指骨水平，将手指背面环绕的肌腱放在伸肌腱的深面，这样不影响伸肌腱的功能，但在中节指骨水平，移植肌腱放在伸肌腱浅面；B. 将指浅屈肌腱的一束游离，将近侧端跨越近侧指间关节后，在近节指骨上钻孔后缝合固定的示意图；C. 在 Hunter 棒上重建滑车的临床病例。

第五节　肌腱的二期直接移植重建

由于各种原因Ⅱ区肌腱损伤在 1 个月内没能直接端端缝合修复，则需等待至损伤 3 个月后创口愈合、无炎症反应时作肌腱移植手术。因为在损伤 2 个月后除少数情况，肌肉由于萎缩会引起近侧断端回缩，很少能在 2~3 个月后再直接缝合。笔者有数例肌腱在伤后 2~5 个月才来就诊，术中近端有回缩，在相当的张力下拉拢后直接缝合的病例，患者在这种情况下不需作肌腱移植。决定是否能够在晚期直接缝合，应依据术中判断。

对肌腱移植的手指需要作从指尖到掌部的 Bruner 切口，将原来的肌腱去除，将近侧断端修整到手掌即可，将远侧断端修整到仅有约 1 cm 长的肌腱段为止。如果仅需 1 根肌腱移植，可取掌长肌腱作为供体。术前要检查前臂有无掌长肌腱，有 10%~15% 人群的前臂缺如，术前检查是必要的。如果需两根肌腱供体，则从双侧前臂取两根掌长肌腱，如需更多则取趾长屈肌腱等。取掌长肌腱的方法是，在腕部作 1 cm 的小切口，用肌腱剥离器取该肌腱，或在前臂作 4、5 个小切口，逐段拉出该肌腱。

取出供体肌腱后，将其插入到保留的系列滑车之下。首先从原残留肌腱中间劈开，将移植肌腱远端放在中间，作坚强的缝合，再将近端和原位的指深屈肌腱修整后的残端在手掌作 Pulvertuft 编织缝合（图 11-35A）[38, 39]。该缝合放在手掌中份最好，一般不需放到前臂，放到前臂的话需移植的肌腱相当长，可掌长肌腱并没有这么长。缝合近端时首先要决定移植肌腱的张力，以将手指屈曲程度稍大于休息位时手指位置为佳（图 11-35B）。不能手指伸直时缝合，那会太松，使手指不能屈曲。编织缝合的缝线采用 Ethbond 或尼龙线（如 Ethilon）。

肌腱移植手术后，用支具或石膏托将手保护在轻度屈曲位，从术后 4~5 天起作手指被动和主动活动，方法可以和早期修复后相似。现在主张应该早期活动锻炼，不应完全固定 3~4 周。活动有利于避

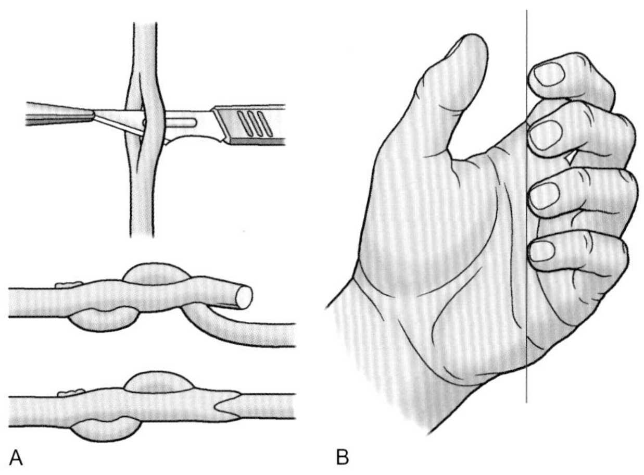

图 11-35　A. 肌腱移植的经典方法：编织方法；B. 肌腱移植时张力调整后的合适手指位置。

免手的关节僵硬。术后 5~6 周可去除支具或石膏托固定，主动活动手指，到 8~10 周可正常使用患手。

对于单纯深肌腱损伤的手指，是否作肌腱移植值得深思，由于远侧指间关节仅有 15% 的屈曲弧度，移植肌腱修复有时会影响近侧指间关节的活动度。所以要和患者仔细讨论是否进行这一手术。

第六节 分期肌腱重建手术

一、适应证

和一期肌腱移植相区别的是，分期肌腱重建通过两次手术来完成肌腱移植。适用于：肌腱床粘连瘢痕十分严重；或者肌腱滑车长段缺失，需要在移植肌腱前先重点重建滑车。临床上这两种情况常常同时存在，这时如果一次手术既重建滑车，又移植肌腱，则肌腱和滑车易发生粘连。

二、第一期手术

一期手术为切除粘连，切除瘢痕化的指屈肌腱，在原来指深屈肌腱的位置置入 Hunter 棒。如果长段滑车丧失，在植入 Hunter 棒后，将 A2 和 A4 滑车重建。方法有将指浅屈肌腱缝合到 A2 或 A4 滑车的残留部分，或移植掌长肌腱或用一段指屈肌腱环绕在近节指骨上，形成新的 A2 滑车[40-44]。将 Hunter 棒远侧和指深屈肌腱残端作简单缝合固定，将 Hunter 棒近端放在手掌部，不作任何缝合固定（图 11-36）。缝合皮肤。术后可不用特别支具保护，或用支具 2~3 周，以利于重建的滑车愈合。此后，保持手部被动活动，在重建的滑车处可用一环形圈带在手指上保护滑车。

三、第二期手术

3 个月后进行第二次手术。这一手术仅在手指末节指腹和手掌作两个小切口，在手掌的切口中找到 Hunter 棒的近端，这时取前臂的掌长肌腱（或足底取移植肌腱），在手掌和 Hunter 棒用简单的缝合连接，再在远侧切口，将 Hunter 棒和原位的指深屈肌腱止点的肌腱剪切后分离开。这时将 Hunter 棒从手指尖的切口拉出（图 11-37）。在拉的过程中移植肌腱就进入了 Hunter 棒原来的管道中，这一管道由于 Hunter 棒的刺激形成了较光滑的新鞘。将移植入的肌腱的远端和原来指深屈肌腱的远侧末端行加强缝合，近端和原来指深屈肌腱的近侧端作 Pulvertaft 编织缝合。注意调整缝合张力，使修复的手指休息位时稍屈曲一点。术后保护和康复锻炼方法和一次性的肌腱移植手术后相同。

四、注意事项

分期肌腱重建手术的患者都是比较复杂和常有多次手术史的患者，在计划该手术前要和患者交代清楚以下内容：该手术跨时长、需多次手术、效果并不能完全保证、失效情况常有发生、功能不满意也常见。患者要有耐心，并且术后康复要配合良好。该手术对患者的认识能力和依从性的要求比较高，这些在计划是否作该手术时应考虑到。

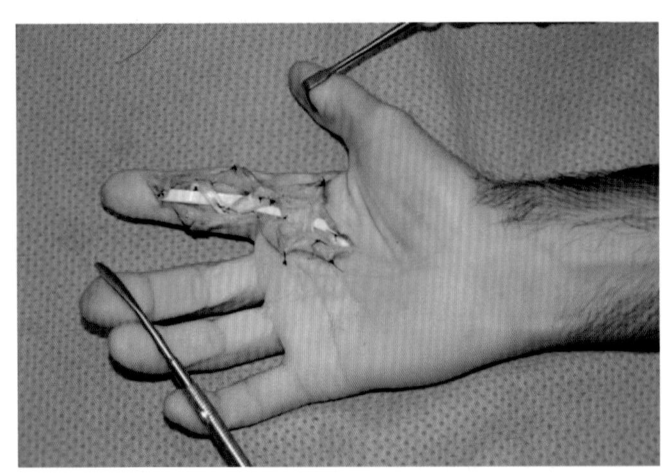

图 11-36 分期肌腱重建手术的一期手术方法：将 Hunter 棒放入手指，远侧和指深屈肌腱残端作简单缝合，近端放在手掌部，不作任何缝合固定。

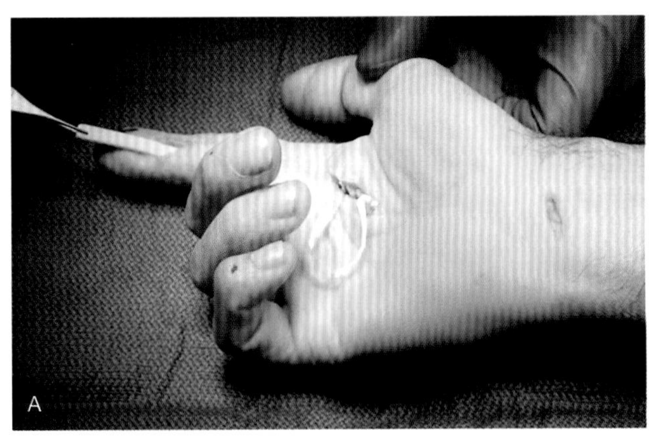

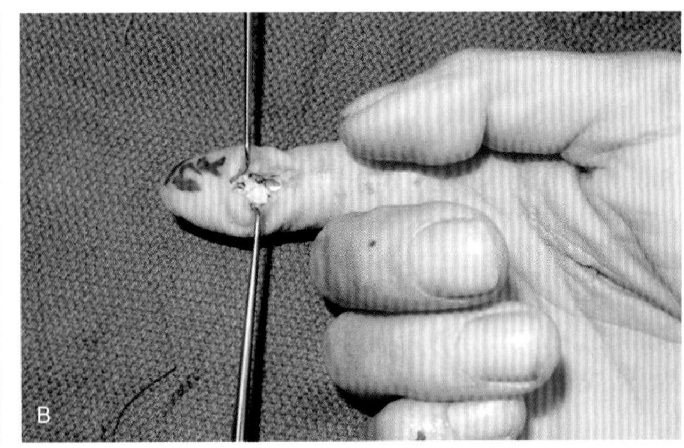

图 11-37 分期肌腱重建手术的二期手术方法。A. 将 Hunter 棒在手指远侧和指深屈肌腱残端作简单缝合，近端在手掌切口处暴露，缝合到移植肌腱上。将 Hunter 棒从手指远侧拉出；B. 移植的远端和原位止点处肌腱直接牢固缝合。

第七节 肌腱早期修复、延迟早期修复、移植的临床效果

一、评价方法

对手指和前臂屈肌腱修复后普遍采用的评价方法由 Strickland 在 1980 年提出 [45]，它是根据手术远侧和近侧指间关节主动活动度之和与 175° 比较达到的百分比来分成优、良、可、差 4 个等级，175° 是正常的两关节主动活动度之和（表 11-1）。

对这一方法笔者将优从 Strickland 方法的 85% 提高到 90%，在差之中将低于 30% 称为失败，这样共分为 5 个等级 [21]（表 11-2）。笔者提出这一方法是由于现在修复效果达到相当好的功能恢复已很多，对属于优的病例要更严格，而差当中恢复 30% 以下的病例基本没有功能，应为失败。这一方法可以用于Ⅰ～Ⅴ区修复包括拇长屈肌腱修复的评价，这一更新的评价方法现在也有医师在使用。

另外，Buck-Gramcko 方法、White 方法都是 20 世纪 60~70 年代的方法，也有医师在用，但十分少。对肌腱修复效果的临床报道，有时还会使用手握力，这会提供一些信息，但并非重要和基本的信息。

表 11-1 Strickland 标准

分级	主动活动度（°）*	功能恢复（%）
优	>150	85~100
良	125~149	70~84
中	90~124	50~69
差	<90	0~49

注：* 近侧指间关节和远侧指间关节主动活动度之和。

二、目前的治疗效果

早期和延迟早期修复的效果根据近年的报道，使用了该章前面所述的处理方法和康复方法，优良率达到 80% 以上，基本不会发生修复的肌腱断裂，即断裂率为零或接近零 [46-52]。但是发生粘连的病例仍然不少，但近期并没有报道粘连需要松解的病例占比，估计在 5%~10%。这些病例在康复后不能较好恢复，一般按 Strickland 分类仍在可或差的范围，作肌腱粘连松解术后功能可改善到优或良。

多发性损伤、软组织广泛缺损，属于复合损伤，最终手的功能尤其是运动功能的恢复决定于多种组织，有时仍可能恢复不良。

早期修复和延迟早期修复的效果没有差别。故一般不主张在十分疲劳的情况下或由经验不丰富的医师

表 11-2 笔者标准用于Ⅰ～Ⅴ区包括拇指屈肌腱

分级	主动活动度恢复（%）*
优	90~100
良	70~89
中	50~69
差	30~49
失败	0~29

注：* 主动活动度恢复（%）可以与健侧测量数据比较而得到，或和固定值比较得到。拇指以外的 4 个手指肌腱损伤，测量远侧和近侧指间关节，主动活动度之和，正常值一般为 175°。用于拇指时，测量修复拇指的掌指关节和指间关节，计算和对侧健康拇指活动度的百分比。

作早期修复。伤后清创、关闭皮肤创口，之后 4~10 天内择期由经验丰富的医师手术，是合适的选择。

对于肌腱移植手术，一般来讲效果仍然不差，但不如直接缝合修复的效果好。作分期肌腱重建或作滑车重建的患者通常损伤或粘连都比较重，进行再次手术等都会使最终的恢复变得很难预料，有的效果比较差。肌腱手术后早期活动锻炼是最有效的防止粘连的方法，国外数个临床对比研究表明，用现有的粘连预防膜或液体无效，目前没有有效的膜或液体可得到有效的效果。

参考文献

[1] Doyle JR. Anatomy of the finger flexor tendon sheath and pulley system. J Hand Surg Am, 1988, 13: 473-484.

[2] Moiemen NS, Elliot D. Early active mobilization of primary flexor tendon repairs in zone 1. J Hand Surg Br, 2000, 25: 78-84.

[3] Tang JB. Flexor tendon repairs in zone Ⅱ C. J Hand Surg Br, 1994, 19: 72-75.

[4] 汤锦波 , 侍德 . 手部无人区的亚分区及其损伤的不同处理方法 . 中华外科杂志 , 1991, 29: 608-611.

[5] Schuind F, Garcia-Elias M, Cooney WP 3rd, et al. Flexor tendon forces: in vivo measurements. J Hand Surg Am, 1992, 17: 291-298.

[6] Edsfeldt S, Rempel D, Kursa K, et al. In vivo flexor tendon forces generated during different rehabilitation exercises. J Hand Surg Eur, 2015, 40: 705-710.

[7] Barrie KA, Tomak SL, Cholewicki J, et al. Effect of suture locking and suture caliber on fatigue strength of flexor tendon repairs. J Hand Surg Am, 2001, 26: 340-346.

[8] Barrie KA, Tomak SL, Cholewicki J, et al. The role of multiple strands and locking sutures on gap formation of flexor tendon repairs during cyclical loading. J Hand Surg Am, 2000, 25: 714-720.

[9] Winters SC, Gelberman RH, Woo SL, et al. The effects of multiple-strand suture methods on the strength and excursion of repaired intrasynovial flexor tendons: a biomechanical study in dogs. J Hand Surg Am, 1998, 23: 97-104

[10] Tang JB, Wang B, Chen F, et al. Biomechanical evaluation of flexor tendon repair techniques. Clin Orthop Relat Res, 2001, 386: 252-259.

[11] Wu YF, Tang JB. Effects of tension across the tendon repair site on tendon gap and ultimate strength. J Hand Surg Am, 2012, 37: 906-912.

[12] Tang JB, Zhang Y, Cao Y, et al. Core suture purchase affects strength of tendon repairs. J Hand Surg Am, 2005, 30: 1262-1266.

[13] Cao Y, Zhu B, Xie RG, et al. Influence of core suture purchase length on strength of four-strand tendon repairs. J Hand Surg Am, 2006, 31: 107-112.

[14] Xie RG, Xue HG, Gu JH, et al. Effects of locking area on strength of 2- and 4-strand locking tendon repairs. J Hand Surg Am, 2005, 30: 455-460.

[15] Taras JS, Raphael JS, Marczyk SC, et al. Evaluation of suture caliber in flexor tendon repair. J Hand Surg Am, 2001, 26: 1100-1104.

[16] Tang JB, Xu Y, Wang B. Repair strength of tendons of varying gliding curvature: a study in a curvilinear model. J Hand Surg Am, 2003, 28: 243-249.

[17] Tang JB, Cao Y, Xie RG. Effects of tension direction on strength of tendon repair. J Hand Surg Am, 2001, 26: 1105-1110.

[18] Tang JB, Cao Y, Wu YF, et al. Effect of A2 pulley release on repaired tendon gliding resistance and rupture in a chicken model. J Hand Surg Am, 2009, 34: 1080-1087.

[19] Cao Y, Tang JB. Strength of tendon repair decreases in the presence of an intact A2 pulley: biomechanical study in a chicken model. J Hand Surg Am, 2009, 34: 1763-1770.

[20] Wu YF, Tang JB. Tendon healing, edema, and resistance to flexor tendon gliding: clinical implications. Hand Clin, 2013, 29: 167-178.

[21] Lalonde DH. Wide-awake flexor tendon repair and early tendon mobilization in zones 1 and 2. Hand Clin, 2013, 29: 207-213.

[22] Tang JB. Wide-awake primary flexor tendon repair, tenolysis, and tendon transfer. Clin Orthop Surg, 2015, 7: 275-278.

[23] Tang JB, Amadio PC, Boyer MI, et al. Current practice of primary flexor tendon repair: a global view. Hand Clin, 2013, 29: 179-189.

[24] Tang JB. Indications, methods, postoperative motion and outcome evaluation of primary flexor tendon repairs in Zone 2. J Hand Surg Eur, 2007, 32: 118-129.

[25] Hudson DA, de Jager LT. The spaghetti wrist: simultaneous laceration of the median and ulnar nerves with flexor tendons at the wrist. J Hand Surg Br, 1993, 18: 171-173.

[26] Yii NW, Urban M, Elliot D. A prospective study of flexor tendon repair in zone 5. J Hand Surg Br, 1998, 23: 642-648.

[27] Schlenker JD, Lister GD, Kleinert HE. Three complications of untreated partial laceration of flexor tendon: entrapment, rupture, and triggering. J Hand Surg Am, 1981, 6: 392-398.

[28] Bishop AT, Cooney WP, Wood MB. Treatment of partial tendon lacerations: the effect of tenorrhaphy and early protected mobilization. J Trauma, 1986, 26: 301-312.

[29] Tang JB. New developments are improving flexor tendon repair. Plast Reconstr Surg, 2018, 141: 1427-1437.

[30] Tang JB. Outcomes and evaluation of flexor tendon repair. Hand Clin, 2013, 29: 251-9.

[31] Zhao C, Amadio PC, Paillard P, et al. Digital resistance and tendon strength during the first week after flexor digitorum profundus tendon repair in a canine model in vivo. J Bone Joint Surg Am, 2004, 86: 320-327.

[32] Xie RG, Cao Y, Xu XF, et al. The gliding force and work of flexion in the early days after primary repair of lacerated flexor tendons: an experimental study. J Hand Surg Eur, 2008, 33: 192-196.

[33] Cao Y, Tang JB. Resistance to motion of flexor tendons and digital edema: an in vivo study in a chicken model. J Hand Surg Am, 2006, 31: 1645-1651.

[34] Cao Y, Chen CH, Wu YF, et al. Digital oedema, adhesion formation and resistance to digital motion after primary flexor tendon repair. J Hand Surg Eur, 2008, 33: 745-752.

[35] Strickland JW. Flexor tendon surgery. Part 2: free tendon grafts and tenolysis. J Hand Surg Br, 1989, 14: 368-382.

[36] Strickland JW. Flexor tenolysis. Hand Clin, 1985, 1: 121-132.

[37] 汤锦波 . 无血无止血带局部麻醉手术的应用和推广价值 . 中华创伤杂志，2014, 30: 488-490.

[38] Pulvertaft RG. Suture materials and tendon junctures. Am J Surg, 1965, 109: 346-352.

[39] Boyes JH, Stark HH. Flexor-tendon grafts in the fingers and thumb: a study of factors influencing results in 1000 cases. J Bone Joint Surg Am, 1971, 53: 1332-1342.

[40] Hunter JM, Singer DI, Mackin EJ. Staged flexor tendon reconstruction using passive and active tendon implants. In: Hunter

JM, Schneider LH, Mackin EJ, et al. ed. Rehabilitation of the hand: surgery and therapy. 3rd ed. St. Louis: CV Mosby, 1990: 427-457.
[41] Hunter JM. Staged flexor tendon reconstruction. J Hand Surg Am, 1983, 8: 789-793.
[42] Amadio PC, Wood MB, Cooney WP, et al. Staged flexor tendon reconstruction in the fingers and hand. J Hand Surg Am, 1988, 13: 559-562.
[43] Schneider LH. Staged tendon reconstruction. Hand Clin, 1985, 1: 109-120.
[44] LaSalle WB, Strickland JW. An evaluation of the two-stage tendon reconstruction technique. J Hand Surg Am, 1983, 8: 263-267.
[45] Strickland JW, Glogovac SV. Digital function following flexor tendon repair in Zone II: a comparison of immobilization and controlled passive motion techniques. J Hand Surg Am, 1980, 5: 537-543.
[46] Giesen T, Reissner L, Besmens I, et al. Flexor tendon repair in the hand with the M-Tang technique (without peripheral sutures), pulley division, and early active motion. J Hand Surg Eur, 2018, 43: 474-479
[47] Tang JB, Zhou X, Pan ZJ, et al. Strong digital flexor tendon repair, extension-flexion test, and early active flexion: experience in 300 tendons. Hand Clin, 2017, 33: 455-463.
[48] Zhou X, Li XR, Qing J, et al. Outcomes of the six-strand M-Tang repair for zone 2 primary flexor tendon repair in 54 fingers. J Hand Surg Eur, 2017, 42: 462-8.
[49] Giesen T, Sirotakova M, Copsey AJ, et al. Flexor pollicis longus primary repair: further experience with the tang technique and controlled active mobilisation. J Hand Surg Eur, 2009, 34: 758-761.
[50] Moriya K, Yoshizu T, Tsubokawa N, et al. Outcomes of flexor tendon repairs in zone 2 subzones with early active mobilization. J Hand Surg Eur, 2017, 42: 896-902
[51] Pan ZJ, Qin J, Zhou X, et al. Robust thumb flexor tendon repairs with a six-strand M-Tang method, pulley venting, and early active motion. J Hand Surg Eur, 2017, 42: 909-914.
[52] Pan ZJ, Pan L, Xu YF, et al. Outcomes of 200 digital flexor tendon repairs using updated protocols and 30 repairs using an old protocol: experience over 7 years. J Hand Surg Eur, 2020,45: 56-63.

延伸阅读

[1] Tang JB. Recent evolutions in flexor tendon repairs and rehabilitation. J Hand Surg Eur, 2018, 43: 469-447.
[2] 汤锦波 . 肌腱外科学 . 上海 : 上海科学技术出版社 , 2016.
[3] Tang JB. New developments are improving flexor tendon repair. Plast Reconstr Surg, 2018, 141: 1427-1437.
[4] Tang JB. Flexor tendon injuries. Clin Plast Surg, 2019, 46: 295-306.
[5] Tang JB. Rehabilitation after flexor tendon repair and others: a safe and efficient protocol. J Hand Surg Eur 2021, online first pub.

第 12 章
伸肌腱损伤

汤锦波

在手指部位的伸指肌腱十分薄，结构变化多，并且复杂，其不同结构之间的功能有很大的协同性。手指部伸指肌腱的功能依赖其结构完整性。手掌和前臂的伸肌腱相当浅表，损伤机会多，但功能比较常规和单一，为伸指和伸腕。伸肌腱功能、解剖和治疗的难点在手指部。

伸肌腱和屈肌腱比较，其功能和解剖的基本特点如下：①伸肌腱没有腱鞘结构，当然在腕部有伸肌腱支持带，这是和屈肌腱滑车或腕管相当的结构，以保持伸肌腱在伸腕关节时不发生弓弦畸形。②伸肌腱在手指部不能承受大于 3~5 mm 的缩短。由于手指背侧伸肌腱不是直行的，而是在行走过程中不断分叉，并有位置变化，因此肌腱很小的缩短会引起很大的力学和功能改变。而在屈指肌腱，缩短 5 mm 或 1 cm 基本不引起任何功能改变。③伸指肌腱修复后可能发生粘连，但比较轻，同时由于伸肌腱滑动距离不大，形成粘连后产生的影响小，经常不需要行粘连松解术。④由于伸肌腱滑动距离不大，术后主动活动锻炼的需求低，不需任何复杂的康复方案。术后即使不作早期活动（或仅被动手指活动），恢复也和早期活动者没有差别，故不强调一定要进行早期肌腱活动锻炼。

第一节　伸肌腱的解剖学结构

手和前臂的伸肌腱共有 12 根。从桡侧到尺侧，这些伸肌腱分别是指长展肌腱、拇短伸肌腱、桡侧腕长伸肌腱、桡侧腕短伸肌腱、拇长伸肌腱、4 根指总伸肌腱、示指固有伸肌腱、小指固有伸肌腱和尺侧腕伸肌腱（图 12-1）。在腕部背侧，这 12 根肌腱穿过腕伸肌腱支持带形成的 6 个间隔（图 12-2）。到各手指的伸肌腱，在手指背侧并非单纯地以一根肌腱伸向远端，而是在手指背侧形成走行于不同方向的多组复合结构，称为伸指肌腱装置。

在掌指关节背侧，指总伸肌腱两侧有坚韧的扇形结构，称为伸肌腱帽，又称伸肌腱扩张部，可稳定指总伸肌腱（图 12-3）。在屈曲掌指关节时，位于指总伸肌腱两侧的伸肌腱帽被一起牵拉，使指总伸肌腱处于正中位置，不会滑向一方。在第 2~5 指掌指关节和近侧指间关节之间，近节指骨桡侧有斜行的蚓状肌肌腱，在掌指关节以远处，与近侧指间关节桡背侧的侧束相连，第 2~4 指的伸肌腱侧束还和骨间肌在掌指关节两侧相连，这两侧束从背外侧向手指远侧走行，逐渐走到背侧止于末节指骨的背侧基底，而指总伸肌腱（在掌指关节以远时就称为中央束）仅仅止于中节指骨的基底（图 12-3）。在中央束和侧束之间也有腱性纤维结构起稳定作用，但较薄，没有特殊的名称。由于蚓状肌和伸肌腱侧束都是斜向走行，在掌指和近侧指间关节旋转中心的掌侧，故这两个结构起屈曲掌指和近侧指间关节的作用，而伸近侧指间关节和远侧指间关节的功能分别由中央束和侧束完成（图 12-4）。

屈指肌腱发力使手指屈曲时，由于蚓状肌拉侧束，侧束前移到近侧指间关节旋转中心的掌侧，辅助近侧指间关节的屈曲，也对远侧指间关节的屈曲起放松和准许的作用，有利于屈指力量的发挥。同时由于侧束和蚓状肌在手指侧方，有利于保持手指

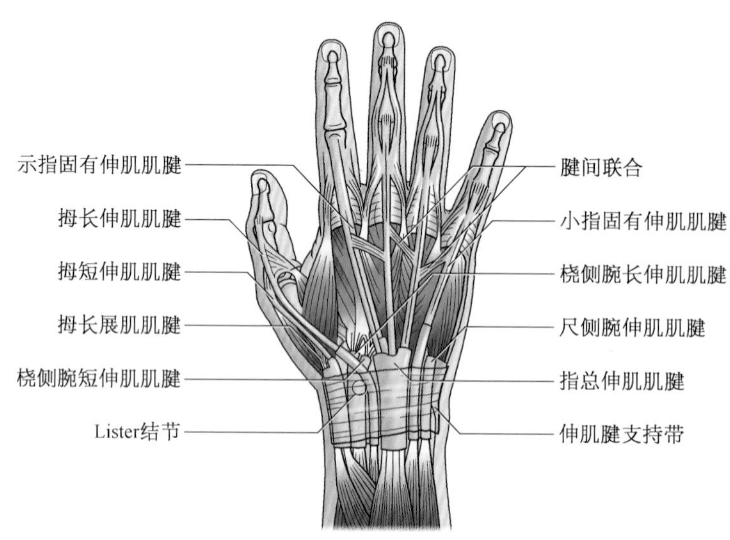

图 12-1　手背和前臂伸肌腱的结构和分布。

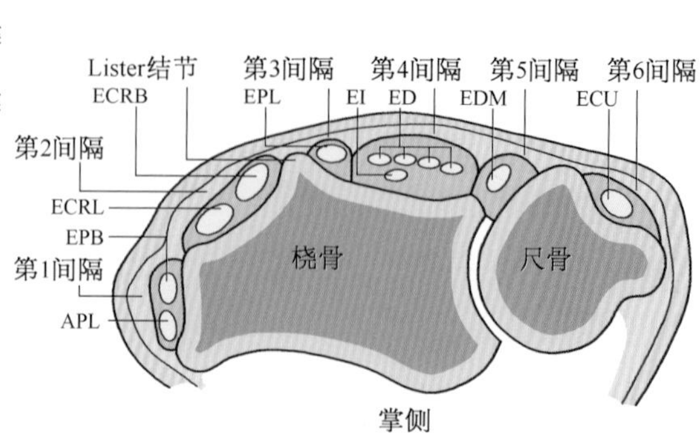

图 12-2　伸肌腱在腕背侧的 6 个间隔和其中 12 根肌腱的分布。

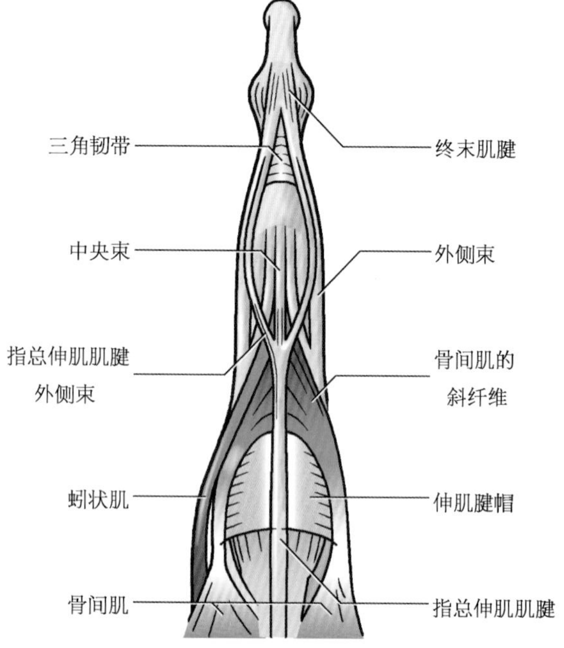

图 12-3　手指背的伸肌腱结构。

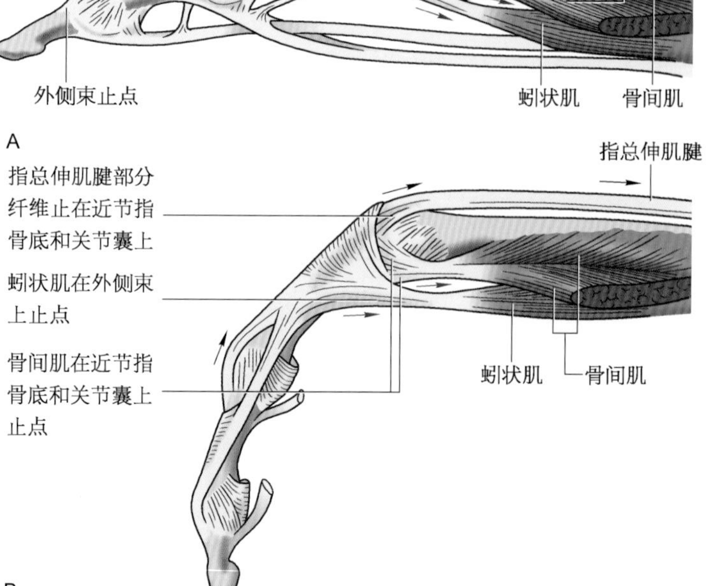

图 12-4　伸肌腱结构和各结构在两个位置伸手指的作用。A. 手指维持伸直位；B. 手指从屈曲位向伸直位运动。黑剪头代表伸肌腱中央束上力量的方向，红箭头代表蚓状肌、骨间肌和侧束上力量的方向。A、B 图都是手指桡侧观，因为 3 个蚓状肌都止于手指桡侧的伸肌腱侧束。

屈曲时不偏向，起稳定手指方向的作用。另外，有一个结构称为斜支持带韧带，这一结构在多本书中被描述到，但笔者在解剖和临床上都没能确切地观察到这一个韧带，这可能仅是组织稍增厚而已，在功能上有伸远侧指间关节和屈近侧指间关节的作用。笔者对这一部分组织具有这一功能表示赞同，但是否这是有别于侧束结构的能被称为韧带的结构，不能证实。不少其他手外科医师也表示未见过这一个韧带结构。

手指的这些伸肌腱都很薄，为平而薄的肌腱结构，在指背侧不占很大体积，但功能上仍发挥作用，手的伸指力量不如屈指，故伸肌腱薄一点，仍然能完成其传力的需要。

在示指和小指还有固有指伸肌腱。为什么只有这两个手指有固有伸肌腱还不清楚，可能由于这两个手指在 4 个指列的边上，更需要稳定性。示指固有伸肌腱常常可被用来重建拇长伸肌腱的功能。示指固有伸肌腱位于示指的指总伸肌腱的尺侧，但更主要的判断方法是该肌肉在手腕伸肌腱支持带处有肌腹，在取该肌腱作为转移供体时，这是确认该肌腱的方法。小指固有伸肌腱太细小，不作为肌腱转位的供体。

手背的指总肌腱之间存在斜行腱性结构，连接相邻的伸肌腱，称为腱间结合，起协同伸指的作用。但也使 4 个手指单独伸肌腱时，产生其他手的连带伸指现象，故伸肌腱损伤时并不需修复腱间结合。

伸肌腱支持带紧贴于皮下，发生损伤的机会大，但其有 2 cm 宽，起保护和阻止伸肌腱在伸腕时产生弓弦畸形的作用，但要发挥这两个功能并不需要这么宽，因此伸肌腱支持带部分损伤可不修复。但是这 12 根肌腱位于的 6 个间隔中任何一个都不能没有伸肌腱支持带覆盖，不然就会产生伸肌腱弓弦畸形。

伸指肌腱分成 8 个区，分别如下（图 12-5）[1, 2]：Ⅰ区为远侧指间关节处伸肌腱；Ⅱ区为远侧和近侧指间关节之间；Ⅲ区为近侧指间关节区域；Ⅳ区为掌指关节和近侧指间关节之间；Ⅴ区为掌指关节；Ⅵ区为掌指关节到腕关节的手背；Ⅶ区为腕关节背侧；Ⅷ区为前臂远侧半。Ⅸ区为前臂近侧半。Ⅷ区和Ⅸ区常被合称为Ⅷ区。

伸肌腱由于相当扁平，故缝合时常采用“8”字缝合或双“8”字缝合或 Kessler 缝合。对周边缝合要求不高，有时不用周边缝合，不完全损伤时仅用几个交叉缝合也完全可行[2-6]（图 12-6）。

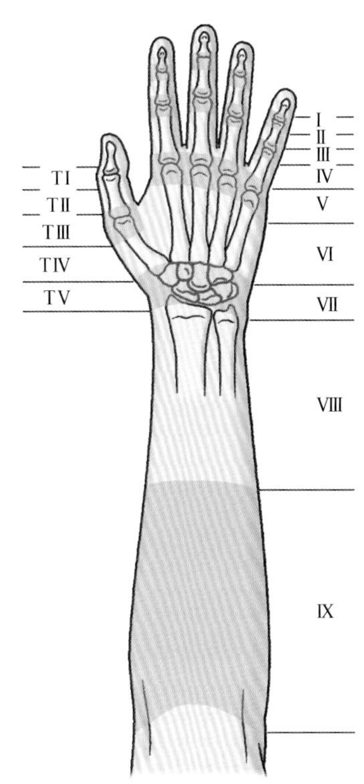

图 12-5　伸指肌腱 8 个区分布。Ⅷ区和Ⅸ区常被合称为Ⅷ区。

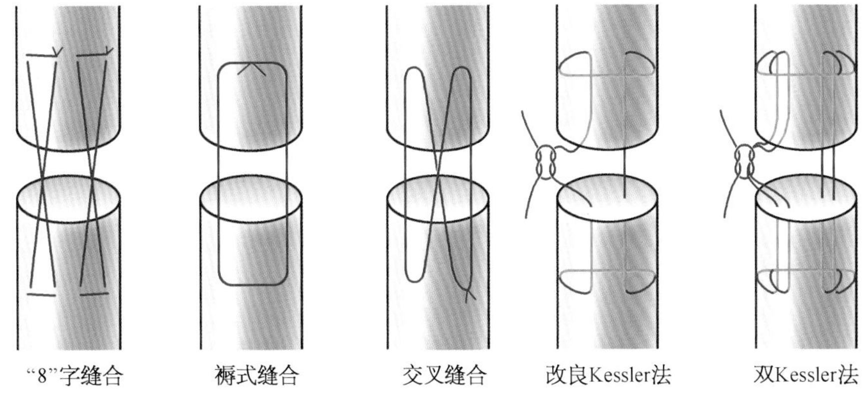

图 12-6　常用的几种伸肌腱的缝合方法。

第二节　Ⅰ区伸肌腱损伤

Ⅰ区伸肌腱是最接近止点的伸肌腱，相当扁平而薄，仅有伸远侧指间关节的作用。在手指伸直指尖顶到物件时该处伸肌腱易折断，常见于球员在运动场上撞到别人或空中飞来的球时，损伤后末节手指不能完成伸直，形成锤状指畸形。轻度外伤有时也会造成锤状指。

【临床表现】 典型表现为不能伸远侧指间关节，远侧指间关节呈屈曲 30°~40° 姿势，损伤后患指疼痛肿胀（图 12-7）。有的锤状指在伤后当时并不明显，在伤后数周逐渐形成锤状指畸形，这是由于伸肌腱断裂后被周围组织拉伸，逐渐形成锤状指。数年不治的锤状指可导致远侧指间关节退变，部分患者还可出现近侧指间关节过伸畸形，这时整个手指呈现鹅颈畸形。

Ⅰ区伸肌腱损伤后 X 线检查时多数情况下没有异常发现，少数患者可被发现撕脱性末节指骨骨折，很少数患者的撕脱性末节指骨骨折范围超过关节面 1/3，这时很可能出现远侧指间关节半脱位（图 12-7）。

【治疗方法】 对锤状指的治疗，一般都采用非手术治疗，仅仅作外固定。方法是将远侧指间关节用铝条或石膏条置于手指掌侧，或用塑料手指套将关节固定在完全伸直位[7]。固定的范围是从近侧指间关节以远到指尖，近侧指间关节仍然应该能够主动活动（图 12-8）。固定时间十分重要，应该为 6~8 周，至少要 6 周。一般认为 6 周为下限。6 周固定完成后，可以再全天固定 2 周，或者在夜间固定 2 周，白天取下并活动指间关节。在完成 6~8 周外固定后，远侧指间关节都会有一定程度的僵硬，这时需进行一段时间的康复锻炼才能恢复，有些患者需

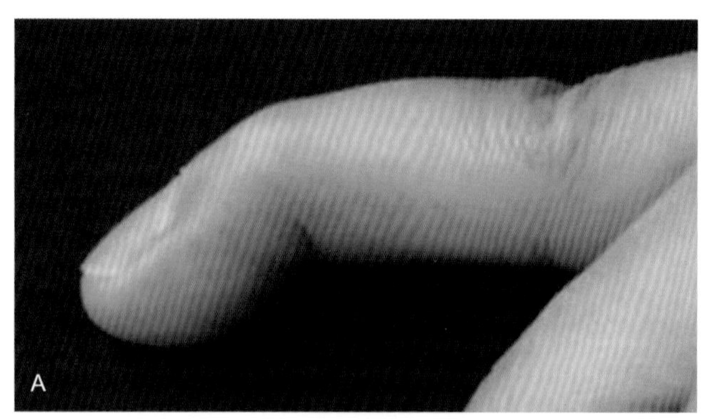

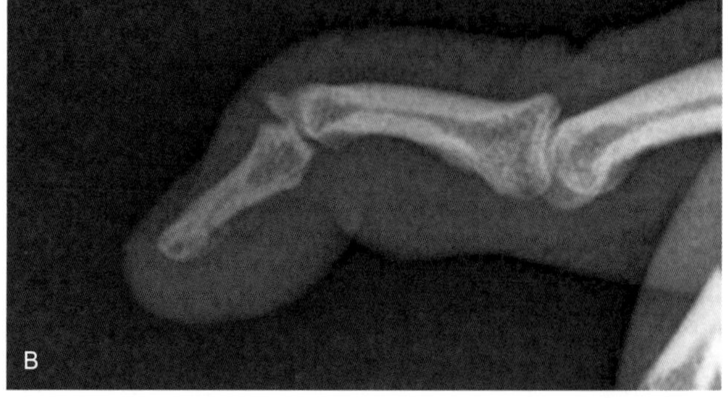

图 12-7　锤状指畸形。A. 临床侧位观；B. X 线片显示撕裂骨折。

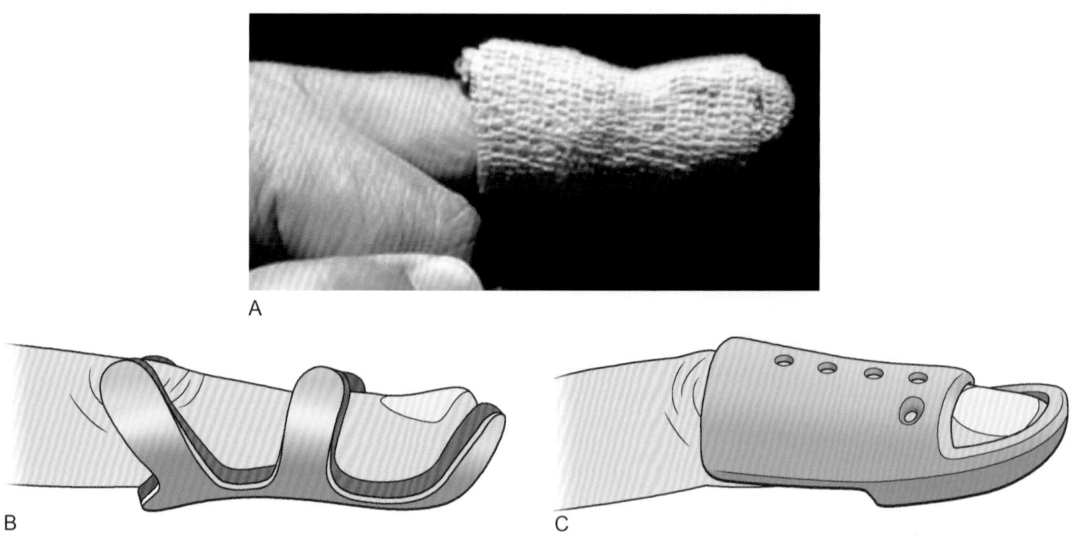

图 12-8　外固定支具。A. 铝条支具：将铝条剪成合适长度，稍弯铝条，以使指间关节稍背伸，置于手指背侧，加上 Coban 固定；B、C. 现成的可以买到的固定支具。注意这些支具都只固定到近侧指间关节。

要很长时间才能恢复，甚至有的不能完全恢复。

对于急性期有撕脱骨片的患者，如果骨折累及少于 1/3 的关节面，远侧指间关节没有任何半脱位，仍然是用外固定治疗，不需手术。当骨折片大于 1/3 关节面，又有骨折片移位或关节半脱位，应该作手术内固定，复位骨片，稳定关节。手术方法为伸展阻滞钢针固定法[8-10]。操作方法是：首先将远侧指间关节置于屈曲位，X 线透视下在紧贴撕脱骨折片的背侧斜行打入一根克氏针到中节指骨，这一克氏针大约和中节指骨干表面成 40°~50°，这时将远侧指间关节完全伸直；再从手指尖打入第二根克氏针到中节指骨中份，不穿入到近侧指间关节；可以剪断斜打的克氏针，也可将其向掌侧压，拨成弯形后环绕第二根克氏针，这样第一根克氏针对骨片复位更有加压作用（图 12-9）。术后 6 周末拔除克氏针，然后再外固定远侧指间关节在完全伸直位 2~3 周，之后开始功能锻炼。也有学者将手指伸直复位骨化，都保守治疗。

对于开放性损伤，需清创后直接缝合修复断裂的伸肌腱，可以仅缝合伸肌腱，也可与皮肤、皮下组织和伸肌腱一起缝合，称为腱皮固定术[11, 12]（图 12-10）。由于这里的伸肌腱不需要滑动，缝合在一起不影响功能。伸肌腱的缝合方法，多用连续或间断褥式缝合。术后在远侧指间关节伸直位作外固定 6 周，不需作早期活动锻炼。

对于伸肌腱缺损的患者，需作腱片移植来修复伸肌腱，方法包括取两侧束汇合后肌腱的中间一半，翻转倒向远侧，重建缺失的伸肌腱[13]（图 12-11）。对于远侧指间关节半脱位的患者都需用一枚克氏针在远侧指间关节完全伸直位固定 6 周，拔除克氏针后，加间歇性外固定保护，并开始手指功能锻炼。

上述方法治疗后不少患指还是会有一些伸直丧失，即表现为 5°~10° 欠伸，这不影响功能，也不影响美观。在临床上也见到经过上述治疗无效的病例。

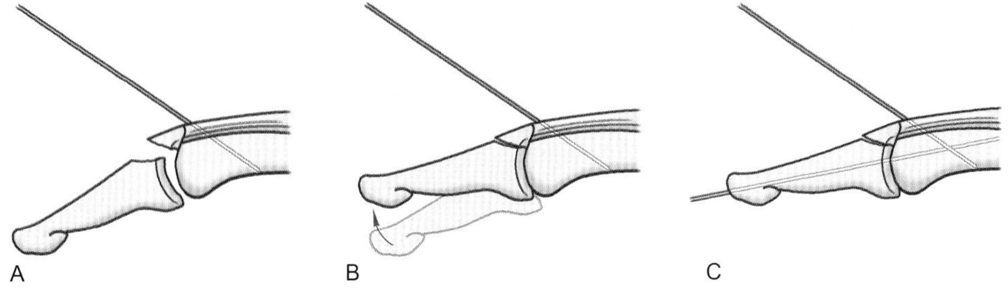

图 12-9　伸展阻滞钢针法固定撕脱骨片大的锤状指。A. 末节手指被动屈曲，这样撕脱骨折片会被拉向远侧，这时在撕脱骨片近端斜 40°~45° 打入第一根克氏针到中节指骨；B. 将末节手指被动伸直，这样撕脱骨折片就复位了，第一根克氏针也就压紧了撕脱骨折片；C. 在伸直位，沿手指中轴从指尖打入第二根克氏针到中节指骨，维持撕脱骨折片的复位。

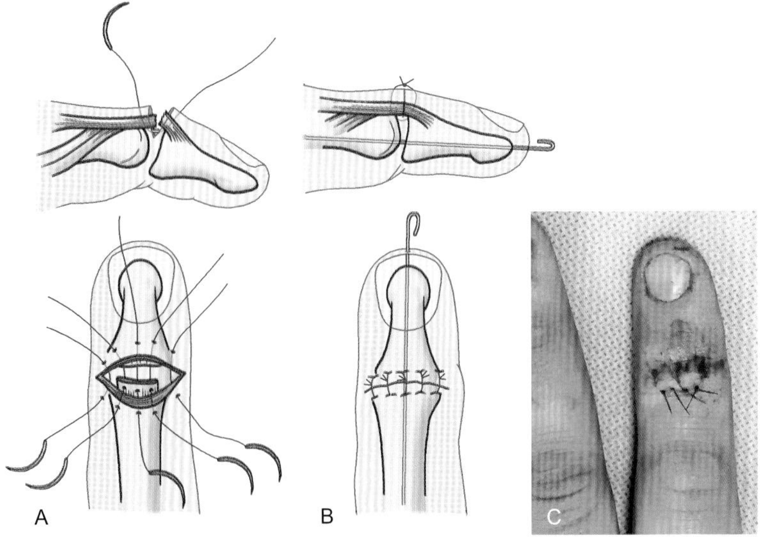

图 12-10　腱皮固定术的操作方法。A. 皮肤连同肌腱一起拉紧缝合；B. 完成缝合后用克氏针固定关节于伸直位，也可以不用克氏针固定，而用掌侧手指夹板固定；C. 手术病例。

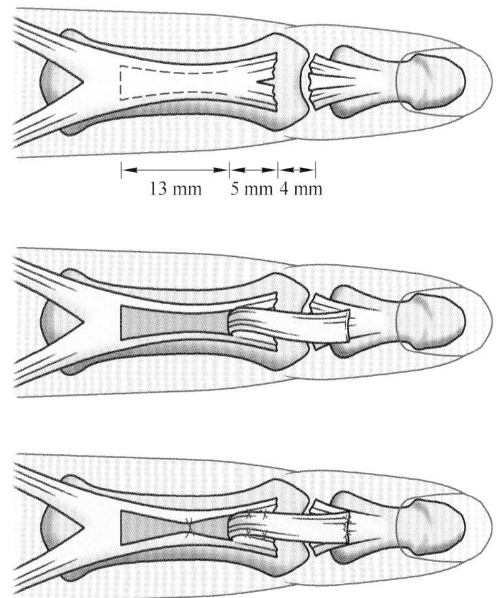

图 12-11　取两侧束汇合后肌腱的中间一半，翻转倒向远侧，重建缺失的伸肌腱。

只有在远侧指间关节疼痛明显，又有慢性锤状指畸形时，才考虑作远侧指间关节融合。大的锚钉固定术用于皮肤很薄的伸肌腱止点损伤，疗效并不好，不建议使用。但十分小的锚钉，在被埋到骨面以下时，是可以使用的。

文献和专著记载了对鹅颈畸形（图 12-12）的治疗，用斜螺旋支持带作远侧和近侧指间关节的动力重建手术（图 12-13），以纠正鹅颈畸形，但很少有关于这一疗效的记载。一些发生鹅颈畸形的患者，近侧指间关节掌板都被拉伸松弛，这时常需作中央束切断术（Fowler 手术），以减少近侧指间关节过伸畸形。

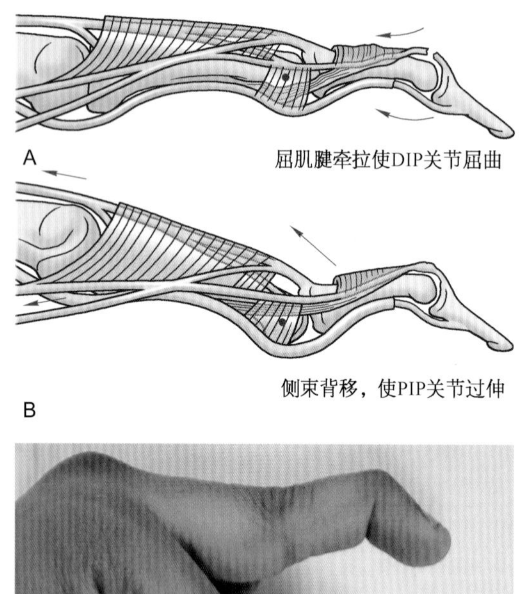

图 12-12　鹅颈畸形形成机制。A. 伸肌腱断裂时，由于屈肌腱的牵拉使 DIP 关节屈曲；B. PIP 关节代偿性过伸；C. 临床病例表现。DIP：远侧指间关节；PIP：近侧指间关节。

表 12-1　Doyle 锤状指分型

分型	表现
1 型	闭合型或钝性损伤，肌腱连续性丧失，伴或不伴有撕脱骨折，是最常见的类型
2 型	开放性损伤，伸肌腱断裂处位于远侧指间关节水平以近，肌腱连续性丧失
3 型	开放性损伤，挫压伤造成皮肤、皮下组织和肌腱实质的缺损
4 型	伸肌腱断裂伴有撕脱骨折 · 末节指骨干骺损伤（儿童） · 骨折片占关节面 20%~50% 以内（成人） · 骨折片占关节面 50% 以上（成人）

对锤状指损伤情形的判断有一些指导作用的是 Doyle 分型[14]（表 12-1，图 12-14），但该分型在临床治疗上不一定需要，由于除累及关节面的ⅣB 和ⅣC 需要直接内固定骨折片外，其他对治疗方法的选择没有影响。

【儿童锤状指的治疗】 对于儿童锤状指，即使有关节半脱位表现，也主张用保守治疗，也可以在伸直位同时将皮肤和肌腱缝合在一起，即腱皮固定术[15, 16]。术后外固定 4~6 周，让松弛的肌腱拉紧而愈合。对儿童不主张作克氏针固定。

【治疗效果判断】 对锤状指的疗效评定方法见表 12-2。

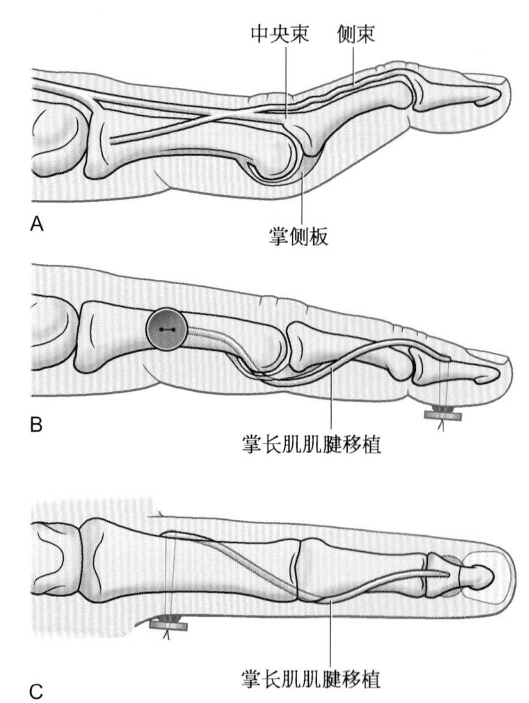

图 12-13　掌长肌腱重建斜螺旋支持带的方法。A. 固定的畸形（包括了鹅颈畸形）；B. 移植的掌长肌肌腱侧面观；C. 移植的掌长肌肌腱背面观。

表 12-2　Crawford 疗效评价方法

分级	表现
优	远侧指间关节能完全伸直，完全屈曲，没有疼痛
良	远侧指间关节有 0°~10° 的伸直缺失，能完全屈曲，没有疼痛
中	远侧指间关节有 10°~25° 的伸直缺失，有些屈曲缺失，没有疼痛
差	远侧指间关节有大于 25° 的伸直缺失，有持续的疼痛

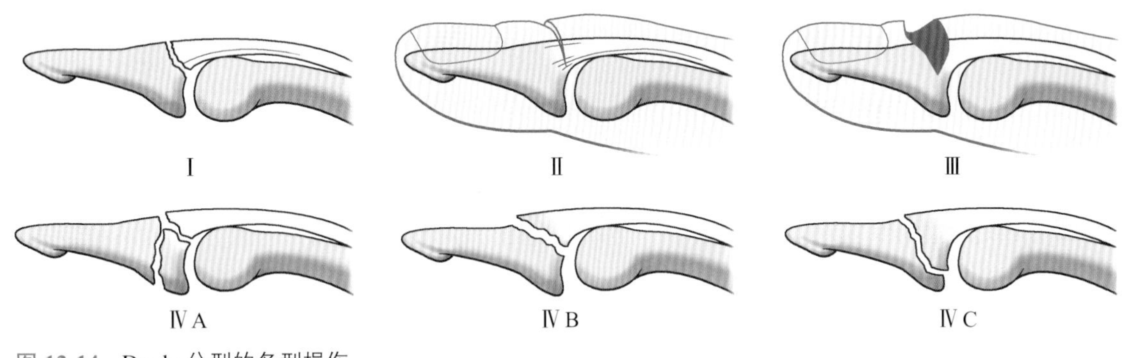

图 12-14　Doyle 分型的各型损伤。

第三节　Ⅲ区伸肌腱（包括Ⅱ区伸肌腱）损伤

由于Ⅱ区伸肌腱损伤多为切割或压榨伤引起，可以进行直接缝合修复，术后手指远侧指间关节于微屈或伸直位，近侧指间关节于半屈曲位固定 3~4 周，之后开始功能锻炼。临床治疗没有特别之处。本节叙述Ⅲ区伸肌腱损伤。

Ⅲ区伸肌腱损伤的发生率次于锤状指，但比Ⅱ、Ⅳ区多见。本区重要的是中央束损伤，而两侧束完整，侧束由于牵拉，行走在关节旋转中心掌侧，中央束由于断裂失去关节背侧牵拉，近侧指间关节呈现屈曲状态，称为纽扣畸形（图 12-15）。有时在中央束的止点处还有撕裂的骨片。

【临床表现】 损伤后造成中央束断裂，常常受伤后数日内不发生纽扣畸形，或仅仅是很轻微的纽扣畸形。这是由于连接中央束和侧束之间的组织（薄的伸肌腱组织）起牵拉作用，在数日内仍然使近侧指间关节不明显屈曲，但数日或数周后，这薄的伸肌腱组织被牵拉扩张，两侧束也越来越向掌侧移动，拉近侧指间关节到屈曲位，典型的纽扣畸形在损伤后 3~4 周才出现（图 12-16）。因此，在损伤早期如果有局部疼痛、肿胀和比较轻的纽扣畸形，又有手指主动伸近侧指间关节的力量减弱，就应将其作为中央束断裂来治疗。有些患者由于早期没有畸形，等几周后畸形明显了才来就诊[17, 18]。

Elson 伸肌腱试验可以在没有形成纽扣畸形前明确诊断[18]。方法是对着桌子边缘将近侧指间关节主动屈曲 90°，再对抗阻力伸中节指骨。如果中央束损伤，主动伸近侧指间关节的力量会很弱，这时由于侧束紧张，远侧指间关节会伸直并紧张（图 12-17）。

【治疗方法】

1. 损伤急性期的治疗　在损伤急性期，只要不是开放性损伤，都采用保守治疗。方法是用放在近

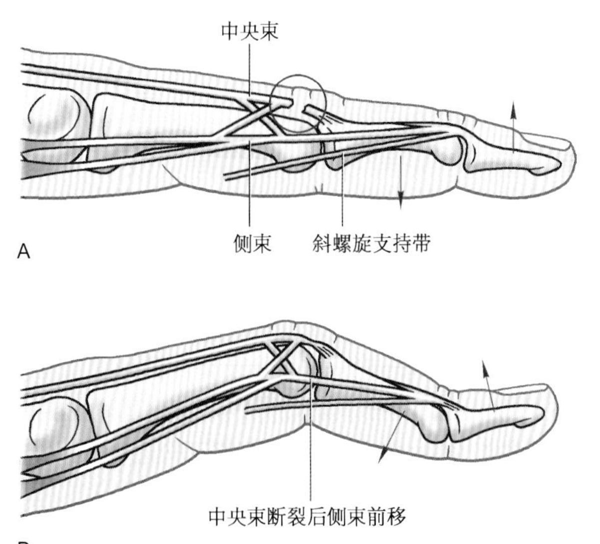

图 12-15　纽扣畸形的形成机制。A. 近侧指骨间关节背侧中央束断裂；B. 侧束前移，近侧指骨间关节屈曲，拉动远侧指骨间关节过伸。

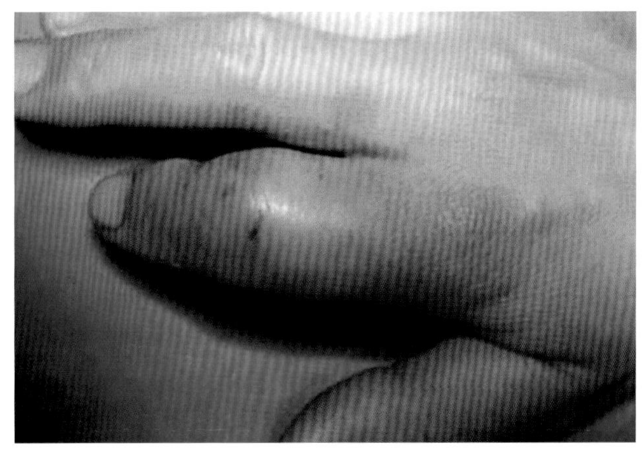

图 12-16　纽扣畸形临床表现。

使近侧指间关节达到接近完全伸直位[19, 20]。达到完全伸直位后还要用支具或管形石膏维持固定 6~12 周。在整个固定和康复过程中，都不固定远侧指间关节，以便活动（图 12-19）。对于Ⅲ期患者，首先要松解近侧指间关节的掌侧板和侧副韧带，再用系列支具或管形石膏纠正关节屈曲畸形。对于Ⅱ、Ⅲ期患者都可以使用两侧束切开一半并到中央束的方法，重建中央束功能，使伸手指力量重新分布[21-23]（图 12-21）。第Ⅳ期患者常有明显的关节疼痛，可进行关节转换或关节融合手术。

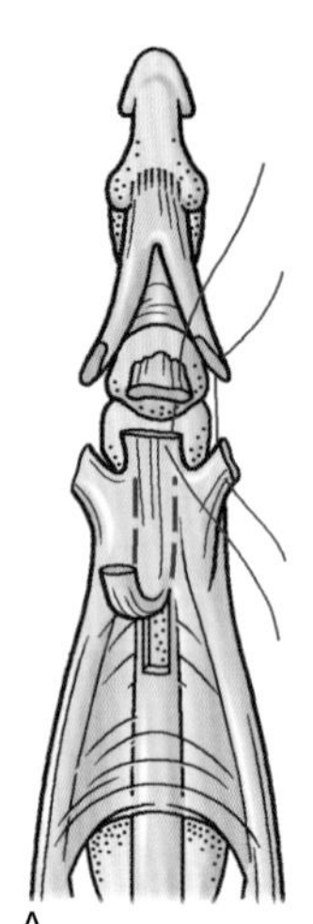

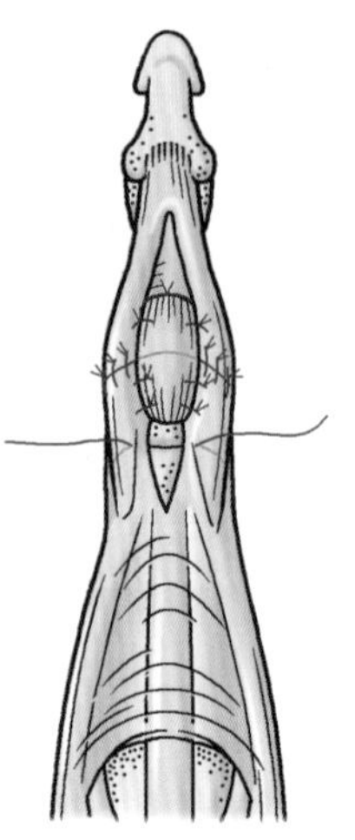

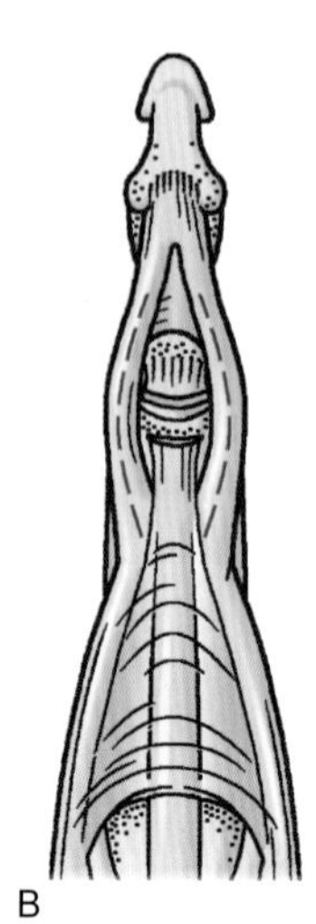

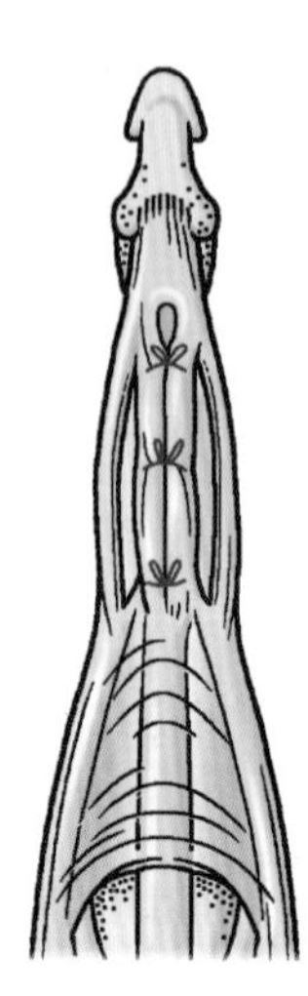

图 12-21　中央束肌腱缺损的修复。A. 近侧中央束翻转修复缺损的方法（Snow 方法）；B. 侧束的内侧部分合并于中央束位置重建中央束方法（Aiche 方法）。

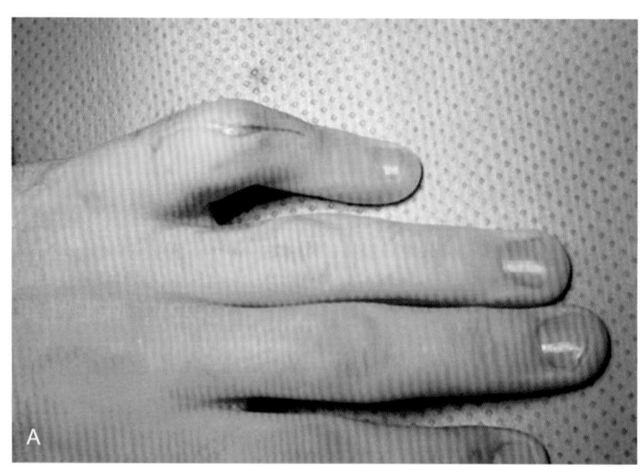

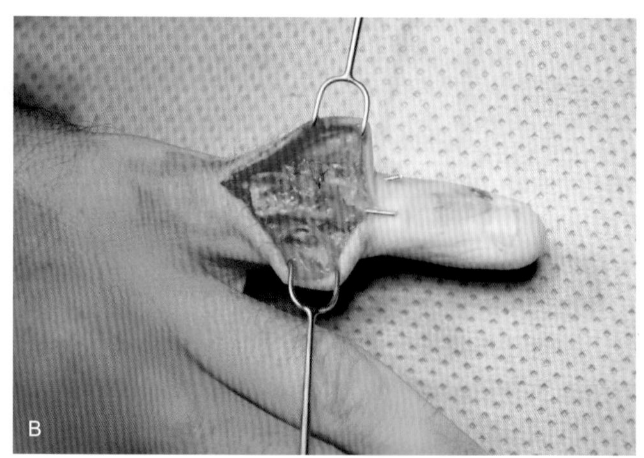

图 12-22　一例采用 Aiche 方法修复陈旧性损伤的病例。A. 手术切口；B. 两腱并在一起缝合后用克氏针固定近侧指间关节 5~6 周。

第四节　Ⅳ区指伸肌腱损伤

此区域的肌腱平坦，解剖学上没有特别的结构，中央束和周围腱组织形成较宽广的薄肌腱覆于近节指骨背侧，常见于开放性损伤，有时伴有指骨骨折。处理方法是用克氏针（交叉或平行）固定近节指骨，再用 4-0 或 3-0 缝线作双“8”字或 Kessler 法或 Cross-stitch 法或加距离很宽的连续缝合修复断裂的伸肌腱。使用尼龙或 Prolene 线缝合伸肌腱，术后用支具或铝条或石膏托固定手指于伸直位 5~6 周，远侧指间关节不作固定。固定时间很少需超过 6 周，这是由于这一区域的伸肌腱比较容易愈合。在固定过程中，可进行手指被动活动锻炼，以减少关节僵硬。手术修复方法见图 12-23 手术病例。

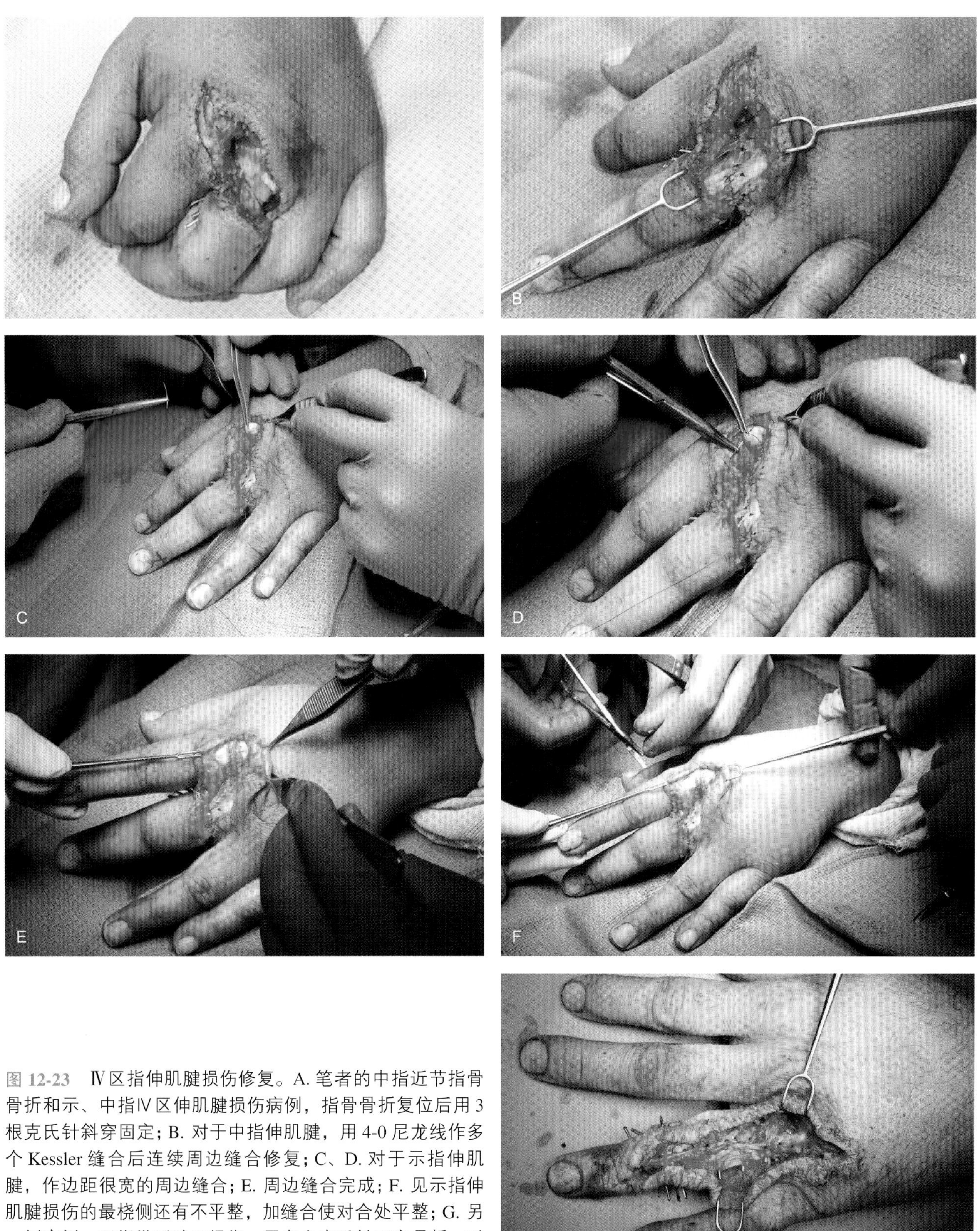

图 12-23　Ⅳ区指伸肌腱损伤修复。A. 笔者的中指近节指骨骨折和示、中指Ⅳ区伸肌腱损伤病例，指骨骨折复位后用 3 根克氏针斜穿固定；B. 对于中指伸肌腱，用 4-0 尼龙线作多个 Kessler 缝合后连续周边缝合修复；C、D. 对于示指伸肌腱，作边距很宽的周边缝合；E. 周边缝合完成；F. 见示指伸肌腱损伤的最桡侧还有不平整，加缝合使对合处平整；G. 另一例病例，环指纵形劈开损伤，用多个克氏针固定骨折，对Ⅱ～Ⅴ区伸肌腱作直接缝合修复。

第五节 Ⅴ区指伸肌腱损伤

【解剖特点】 伸肌腱帽（或称矢状束，sagittal band）是覆盖在掌指关节背侧、中央束以近，指伸肌腱两侧比较薄的纤维组织，包绕掌指关节背外侧并向关节侧方延伸，和蚓状肌、骨间肌肌腱相连，似帽状盖在掌指关节背侧[24]，其作用为稳定指伸肌腱，保护掌指关节[24]。一般认为伸肌腱帽有深、浅两层。

【病因和临床表现】 只有当两层伸肌腱帽都损伤时才会引起伸肌腱脱位（图 12-24）[25]。此区域为掌指关节背侧，容易形成开放性损伤。可为切割伤，或握拳打人时伸肌腱受打击或被别人咬伤。开放性损伤可能深及掌指关节，要十分注意清洗创面，包括冲洗掌指关节。撞击伤也可仅引起闭合性损伤，这时一侧的伸肌腱帽撕裂，造成伸肌腱向对侧脱位。多数损伤造成伸指肌腱向尺侧脱位。4 个手指中以中指发生伸肌腱帽损伤的机会最多[25-29]。

【损伤分型】 根据严重程度，Rayan 和 Murray 将伸肌腱帽损伤分成 3 级（表 12-3）。伸肌腱帽损伤的 3 种类型病理变化和临床表现为：Ⅰ型，被拉伸，但无撕裂，无伸肌腱不稳定；Ⅱ型，有撕裂，伸肌腱有弹响滑移，但没有完全脱位；Ⅲ型，伸肌腱完全脱位到两手指之间（图 12-25）。

【治疗方法】 对于闭合性伸肌腱帽损伤，伤情仅为Ⅰ型的，用邻指固定法固定 4 周可以治愈。如果有部分脱位即Ⅱ型损伤，采用阻止掌指关节屈曲的支具固定 8 周。这一支具利用邻指在过伸位固定损伤指，这样掌指关节不会发生屈曲，有利于损伤的腱帽复位和愈合。这称为相对伸展活动支具（relative extension motion splint，REMS）（图 12-26），和本章前面介绍的 RFMS 固定的相对位置正好相反。发生在小指的伸肌腱帽损伤，不能采用这一支具，常需要手术治疗。对于开放性损伤，一般伸肌腱回缩不多，用 4-0 缝线拉拢断缘作加强缝合（图 12-27），使伸肌腱在正中位置，再将掌指关节固定于半屈位，并间歇进行保护性掌指关节伸屈功能锻炼。也可以先在掌指关节伸直位固定 2 周，再换成半屈位固定 2 周。

对于陈旧性损伤，一般认为直接拉拢缝合有困难，主张采用伸肌腱瓣翻转固定指伸肌腱。方法有多种[30, 31]（图 12-28），缝合时要张力合适，复位伸肌腱，但不要妨碍掌指关节屈曲。术后用石膏托将掌指关节固定于中度屈曲位 3~4 周，再进行功能锻炼。笔者在对几例患者治疗时仅进行伸肌腱帽处瘢痕清除，然后牢固地加强缝合，将撕裂处在一定张力下牢固缝合（图 12-29 和图 12-30）。术后患者恢复良好，故认为牢固修复侧肌腱瓣处缺损，不作肌腱瓣转移也能治疗陈旧性损伤，至少对不严重的陈旧性脱位有效。

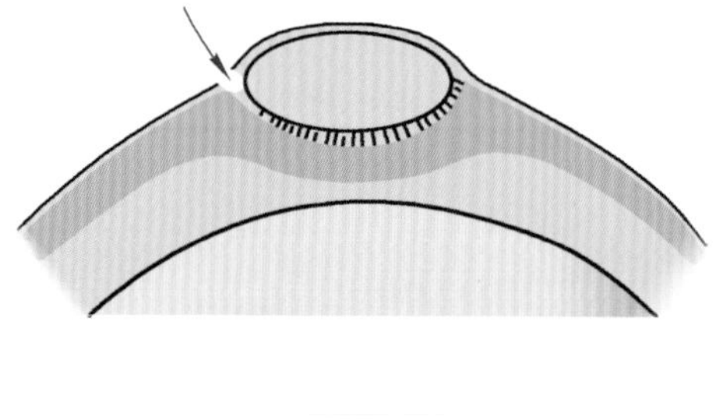

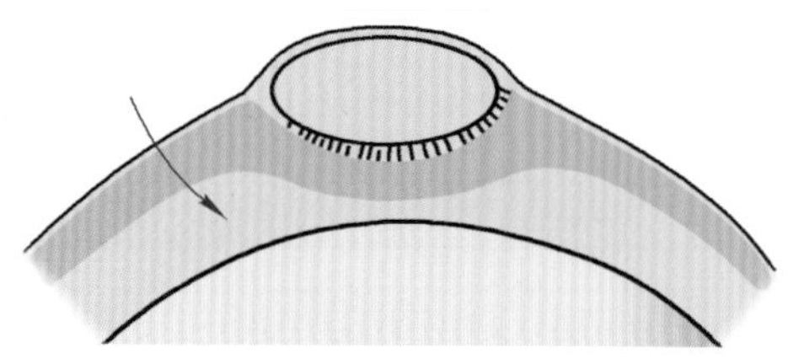

图 12-24 掌指关节背侧伸肌腱帽的深、浅两层结构。如果仅仅是浅层损伤，伸肌腱可发生自发性脱位。如果外伤引起脱位，则深、浅两层都受损伤。

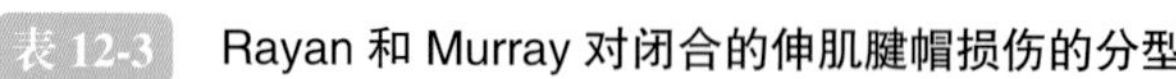

表 12-3 Rayan 和 Murray 对闭合的伸肌腱帽损伤的分型

分型	临床表现
Ⅰ	伸肌腱帽损伤，没有伸肌腱不稳定
Ⅱ	伸肌腱帽损伤，有伸肌腱半脱位
Ⅲ	伸肌腱帽损伤，有伸肌腱脱位

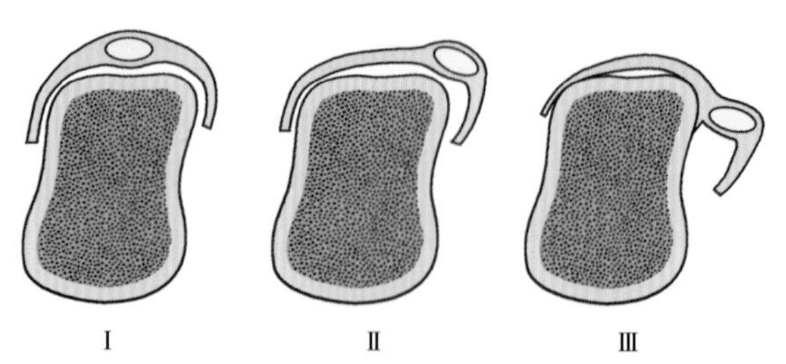

图 12-25 伸肌腱帽损伤的 3 种类型和肌腱脱位。Ⅰ. 不发生脱位；Ⅱ. 半脱位；Ⅲ. 脱位到关节侧方。

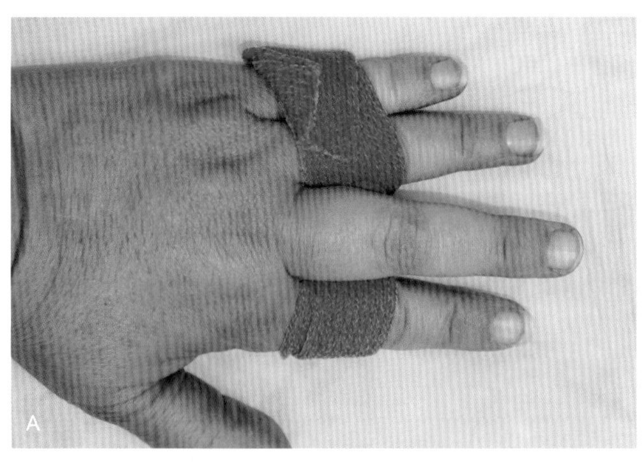

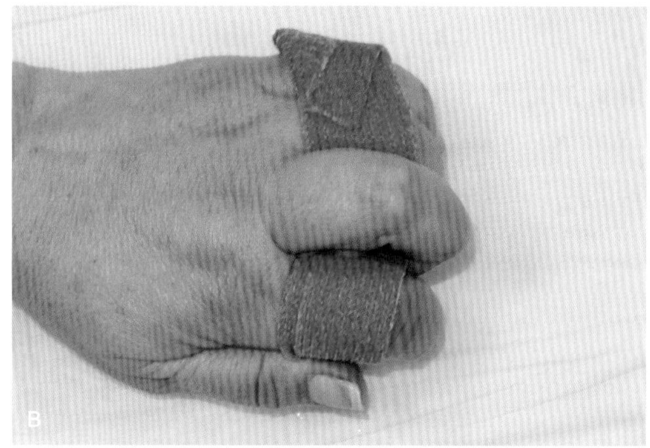

图 12-26　中指相对伸展支具。A. 手指近指间关节呈伸直位；B. 手指近指间关节呈屈曲位。在中指指间关节屈曲位活动时，掌指关节处的伸肌腱总是在张力小的位置，可得到保护。

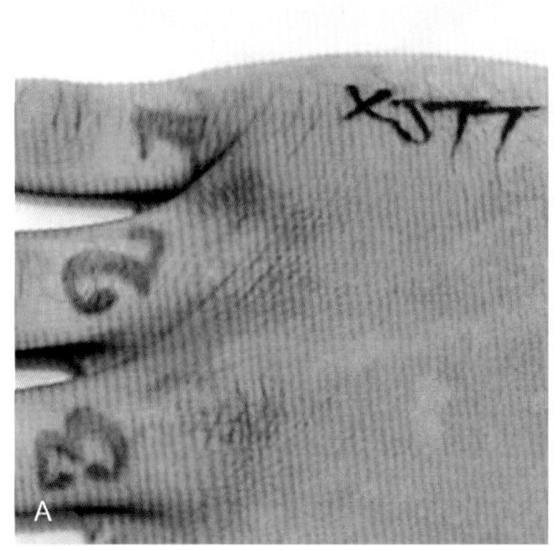

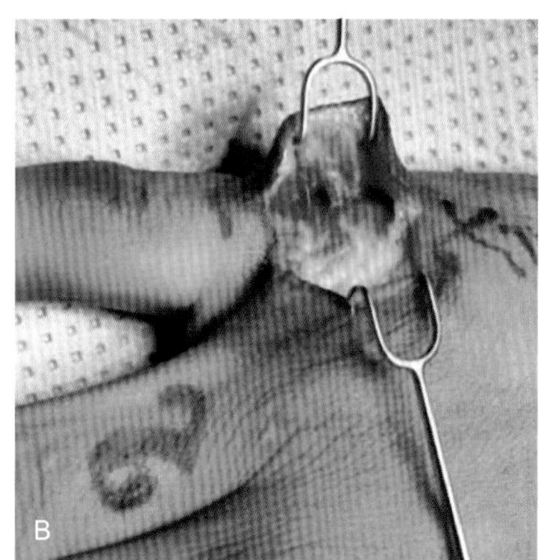

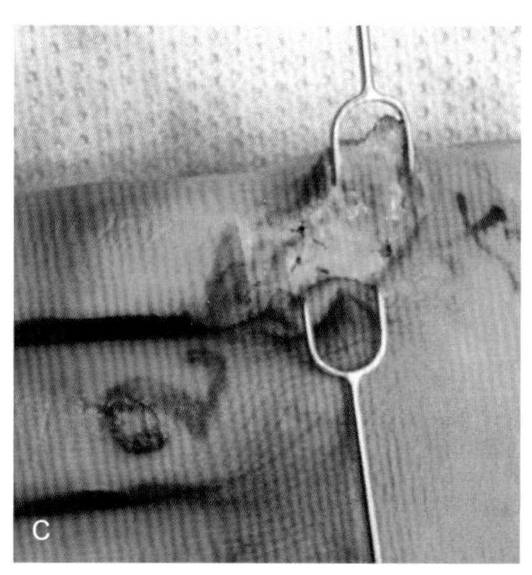

图 12-27　小指在握拳位时发生肌腱帽部分撕裂，损伤后一周。A. 损伤的小指；B. 伸肌腱帽部分撕裂损伤；C. 直接缝合修复。

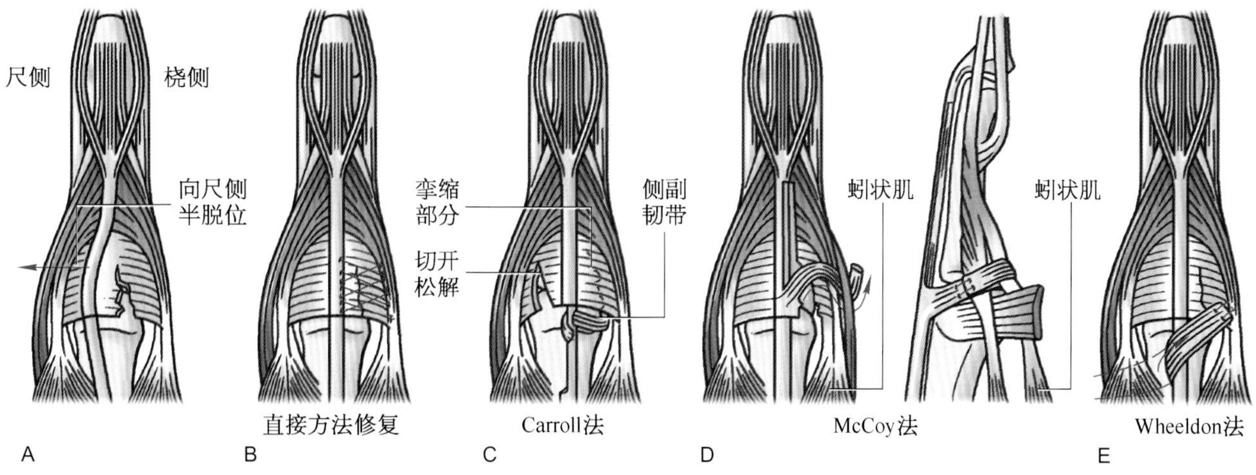

图 12-28　伸肌腱陈旧性损伤的修复方法。A. 伸肌腱帽损伤后伸肌腱向尺侧脱位；B. 对新发病例多直接缝合修复；C. Carroll 法固定；D. McCoy 法固定；E. Wheeldon 法固定。

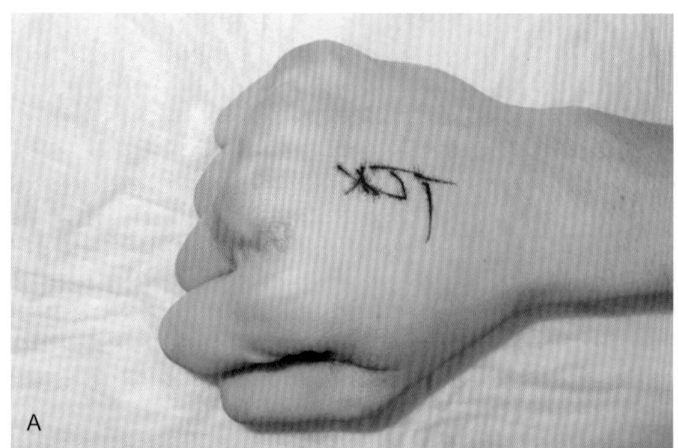

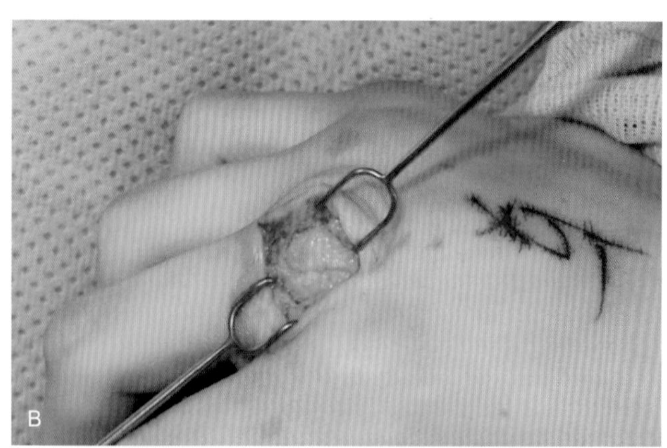

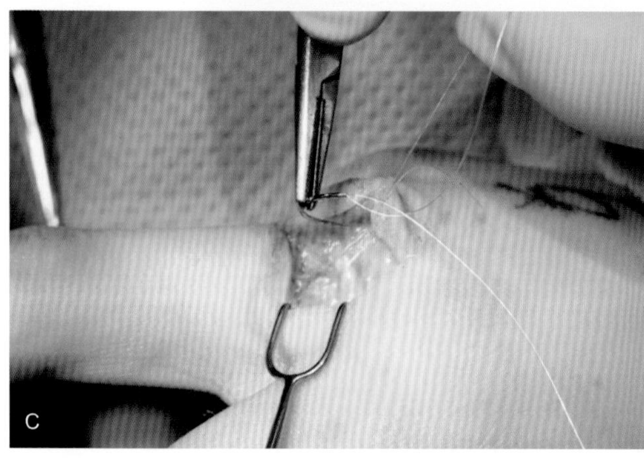

图 12-29　陈旧性伸肌腱帽损伤笔者的修复方法。A. 外伤后中指皮肤创口愈合后发现伸肌腱向尺侧脱位；B. 沿原创口切开，发现伸肌腱帽破裂后形成瘢痕，伸肌腱向对侧滑脱；C. 将伸肌腱帽破裂处的瘢痕清理后，在较大张力下重叠加强缝合，使伸肌腱恢复到中央位置。

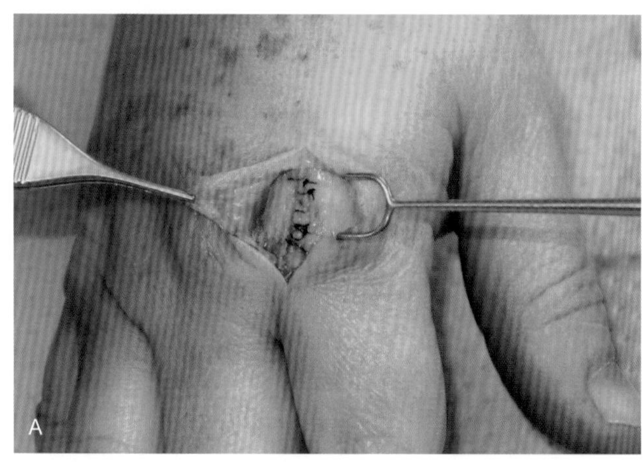

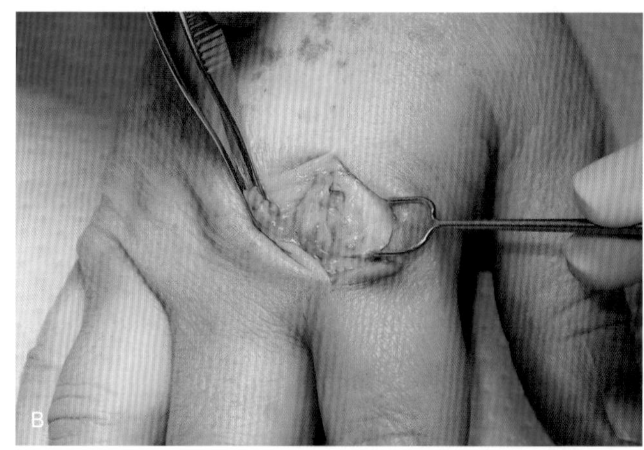

图 12-30　陈旧性示指伸肌腱在掌指关节背侧向桡侧半脱位（即Ⅱ型损伤）。A. 手术切开后发现尺侧肌腱帽有瘢痕，切除后有小破裂，约 1.5 cm；B. 清除瘢痕后直接缝合修复，4 周后恢复正常手指活动，没有半脱位。

第六节　Ⅵ、Ⅶ和Ⅷ区伸肌腱损伤

一、Ⅵ区伸肌腱损伤

这是在手背的伸肌腱，不跨越关节，因为 4 根伸肌腱之间有腱间结合，一根肌腱断裂后回缩很少，故对这一区域的损伤采用端端缝合修复。即使有 1~2 cm 的缺损，不会打破力学平衡或影响功能，也可以进行拉拢缝合（图 12-31）。术后形成的粘连虽有需作粘连松解术的可能性，但粘连多数不严重。术后用石膏托将腕关节固定保护于 40°~50° 伸位，掌指关节固定于伸位或轻度屈曲 30°~40° 位，共 3~4 周。

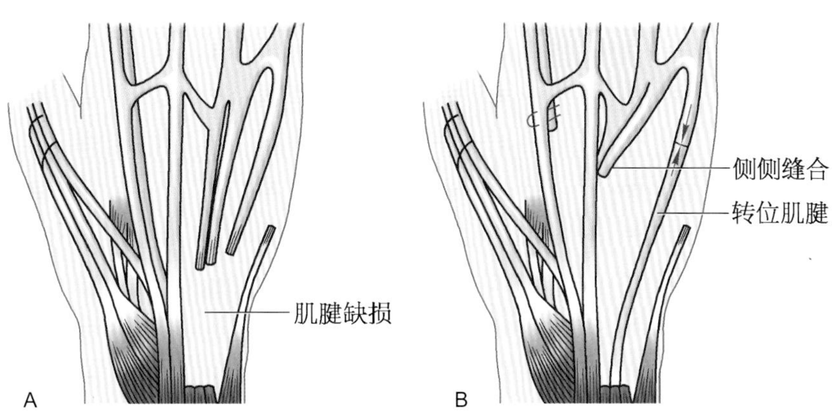

图 12-31　示指伸肌腱转位修复方法。A. 在腕背偏桡侧做一横切口，将示指伸肌腱近侧断端用血管钳夹起，轻轻牵拉，确认为示指固有伸肌腱后，将其从腕部切口中抽出（腕部切口处示指固有伸肌腱有一些肌腹，这点可以和指总伸肌腱区别）；B. 将示指固有伸肌腱近端与拇长伸肌腱断端做编织缝合。

二、Ⅶ区指伸肌腱损伤

这是伸肌腱支持带区域，切割伤可导致多根伸肌腱损伤。单根伸肌腱损伤见于桡骨远端骨折后，可发生拇长伸肌腱或指总伸肌腱断裂。

对于切割伤，需部分切开伸肌腱支持带，然后将切断的伸肌腱逐个缝合，可以是 Kessler 法缝合，也可以是多束缝合，笔者使用 4-0 尼龙线进行 6 束或 4 束缝合，即 M-Tang 法（6 束）或 2 组 Kessler 法（4 束）。切开伸肌腱支持带时，只要各个间隔未被完全切开，就不需要修复。但如果有某个间隔的支持带由于修复暴露的需要被完全切开了，就需要直接缝合修复，或从邻近一个间隔取支持带翻转来重建。对于损伤比较严重，估计肌腱和支持带会产生粘连的患者，可以将支持带部分切除。由于支持带有 2 cm 宽，切除 1 cm 不会影响其阻止伸肌腱弓弦畸形的功能。是切除近侧一半还是远侧一半，根据术中切口和肌腱滑动需要来决定。

三、尺侧腕伸肌腱脱位

尺侧腕伸肌腱在Ⅶ区可能发生脱位。这是闭合性损伤，常发生在腕部用力时，多见于用手重力劳动的人群，也见于运动员。由于用力，尺侧腕伸肌腱支持带（第 6 伸肌腱间隔上的支持带）深面的尺侧腕伸肌腱鞘发生撕裂，产生尺侧腕伸肌腱不稳定（图 12-32），这时尺侧腕伸肌腱向尺侧半脱位，引起腕背尺侧疼痛，在腕侧偏或旋后时诱发疼痛。如果损伤严重，尺侧腕伸肌腱的支持带也可被撕裂，使尺侧腕伸肌腱向尺侧脱位。

尺侧腕伸肌腱的腱鞘容易发生撕裂是可以理解的。尺侧腕伸肌腱所在的是最尺侧的伸肌腱间隔，

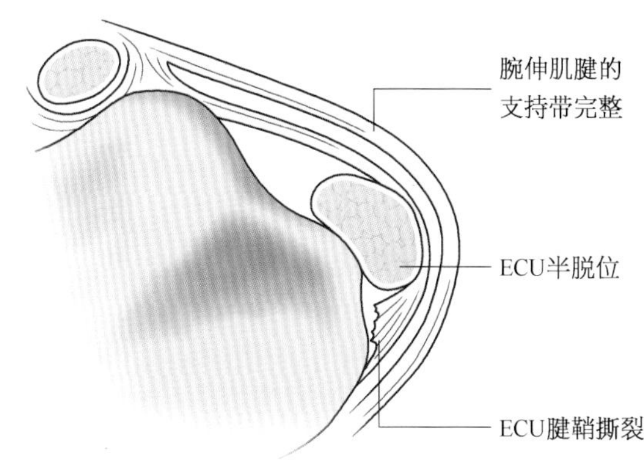

图 12-32　伸肌腱支持带深面的尺侧腕伸肌腱鞘发生撕裂，产生尺侧腕伸肌腱不稳定和半脱位。

尺侧腕伸肌腱的主要功能是尺偏腕关节，伸腕为辅（伸腕主要是桡侧腕长短伸肌的作用），所以尺偏时容易在尺侧腕伸肌腱鞘上施以向尺侧的压力，导致腱鞘部分或完全破裂。腱鞘部分或完全破裂后和尺侧伸腕肌腱的 4 种关系见图 12-33。在腕部另一个容易受力的是第 1 伸肌腱间隔，由于第 1 伸肌腱间隔十分牢固，而且其内两个肌腱也没有如尺侧腕伸肌腱鞘一样的另一个腱鞘，故不发生第 1 伸肌腱间隔支持带或腱鞘断裂，而由于反复用力易发生狭窄性腱鞘炎，腕第 2~5 伸肌腱间隔内肌腱和支持带都没有类似情况发生。

检查时可以发现，尺侧腕伸肌腱在前臂旋后时发生向尺侧的半脱位，在腕旋前时复位。如果没有损伤，前臂旋后时在皮下可以清晰地看到尺侧腕伸肌腱（图 12-34），在前臂旋前腕尺偏或对抗阻力尺偏时可更看清楚尺侧腕伸肌腱，如果有脱位也更明显。在第 6 伸肌腱间隔上的支持带有明确的局部压痛（图 12-35）。腕运动时有时发生弹响。临床触诊

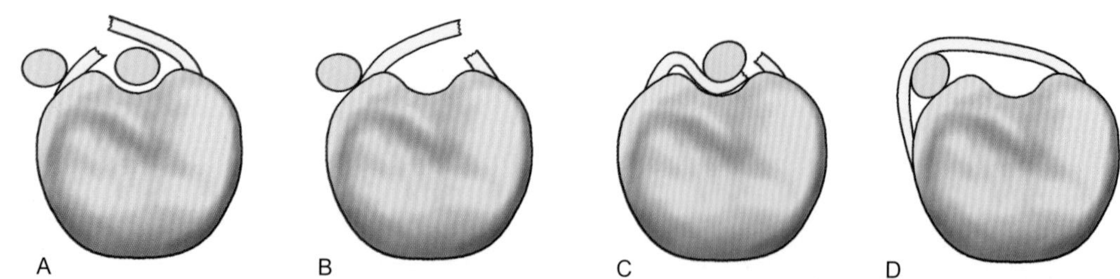

图 12-33　腱鞘部损伤后和尺侧腕伸肌腱的 4 种关系。A. 腱鞘破裂，尺侧腕伸肌腱仍然在原位；B. 腱鞘破裂，肌腱脱位到腱鞘的尺侧；C. 腱鞘破裂，尺侧腕伸肌腱在原位，但在腱鞘浅面；D. 腱鞘没有破裂，但尺侧止点处腱鞘被拉伸，这样尺侧腕伸肌腱脱位滑向尺侧。

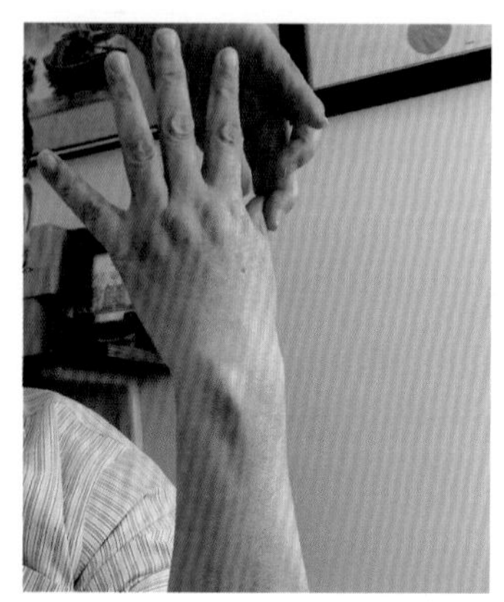

图 12-34　在肘关节屈曲 90°，前臂完全旋后，腕中立位手指完全伸直（尤其同时拇指桡偏或对抗阻力桡偏）时，尺侧腕伸肌腱在皮下显示得很清楚，这成为尺侧腕伸肌腱的协同试验（ECU synergy test）。如果该肌腱脱位后将更明显。

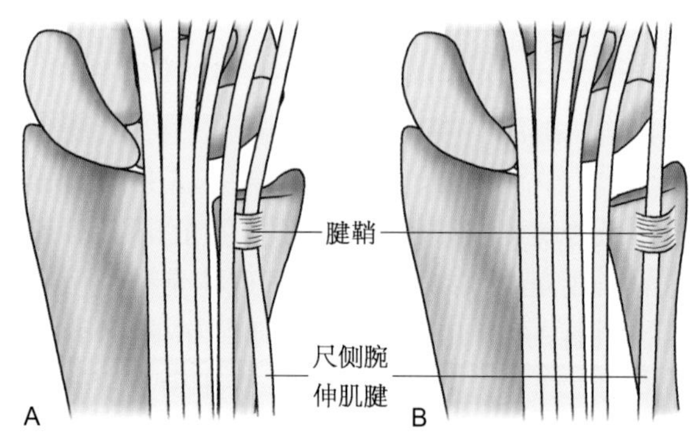

图 12-35　尺侧腕伸肌腱脱位。A. 腕旋后时发生向尺侧半脱位；B. 在腕旋前时复位。

可以发现尺侧腕伸肌腱脱位或半脱位。临床检查可以确立诊断，做 MRI 或超声检查会发现异常[32]。注意和尺侧腕伸肌腱炎、TFCC 损伤、尺骨茎突骨折不愈合、桡尺远侧关节炎相鉴别诊断。

治疗应在没有半脱位或半脱位急性期，用制动支具或石膏固定 4~5 周于腕旋前位，如果不能好转，或就诊时已经有几个月病程，应该修复损伤或重建肌腱鞘。方法是将尺骨头上伸肌腱沟中的滑膜炎组

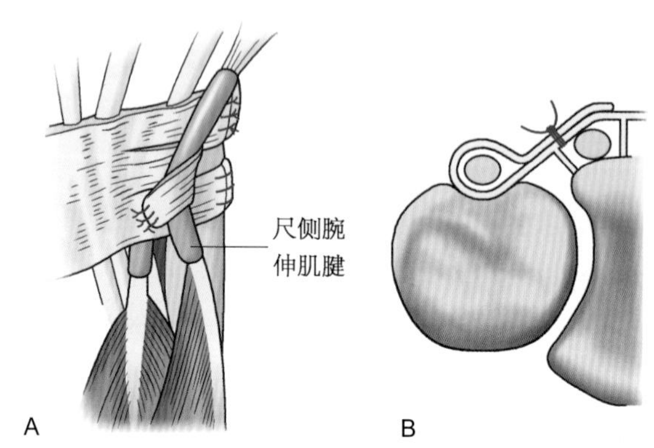

图 12-36　取腕伸肌腱支持带重建尺侧腕伸肌腱稳定性的方法。A. 背侧观；B. 重建后伸肌腱支持带和尺侧腕伸肌腱的关系。

织清除，取腕伸肌腱支持带 1 cm 宽的一个带，先绕到尺侧腕伸肌腱深部，再包绕在尺侧腕伸肌腱上，拉紧该肌腱，以固定该肌腱使其不脱位，但该肌腱仍然能够自由滑动，再和腕伸肌腱支持带本身相互缝合（图 12-36 和图 12-37）。该手术效果可靠。也可以取腕伸肌腱支持带，用小锚钉固定移植的支持带，方法见图 12-38。手术后用石膏托固定于腕旋前位 3~4 周，再改为支具固定 2 周，并开始功能锻炼活动。

四、Ⅷ区伸肌腱损伤

这是前臂远侧半的肌腱，常由切割伤引起，污染机会大，由于手背侧没有重要的血管，合并血管损伤机会少，但合并桡神经损伤的可能性大。前臂背侧远端的肌腱排列十分整齐，但由于数目多，注意不要错接（图 12-39）。

前臂背侧肌腱有时有缺损，这时需要作转位修复。如用掌长肌腱移植修复或将几个伸肌腱并在一起缝合。拇长伸肌腱在前臂的缺损，可以用肱桡肌腱转位，示指伸肌腱也可被转到指总伸肌腱或拇长伸肌腱，也可进行指总伸肌腱侧侧缝合，使每个手

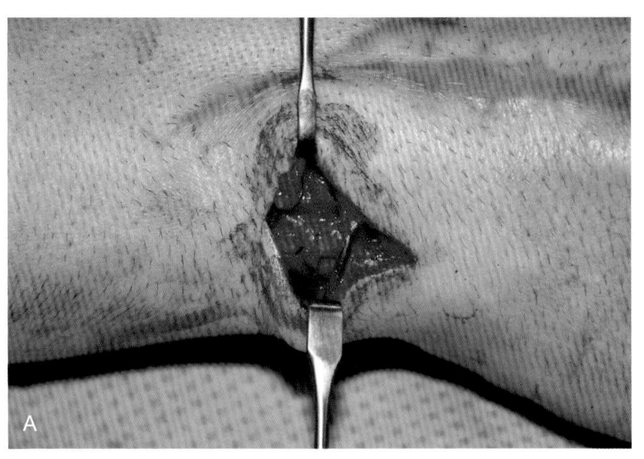

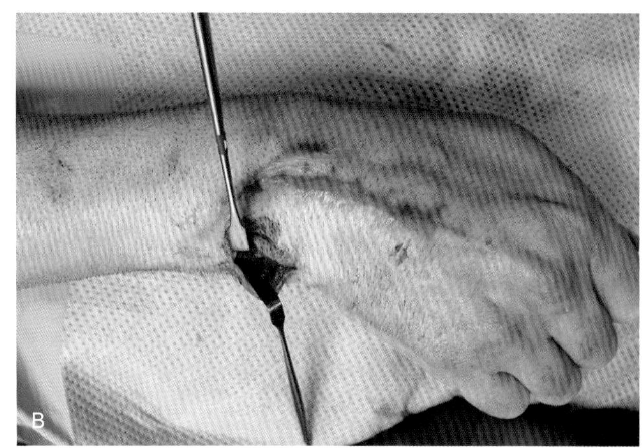

图 12-37　尺侧腕伸肌腱脱位病例，在局部麻醉无止血带下手术。A. 用如图 12-36 所示的伸肌腱支持带翻转方法修复；B. 让患者主动活动腕关节，从桡偏到尺偏，确认没有发生尺侧腕伸肌腱脱位。

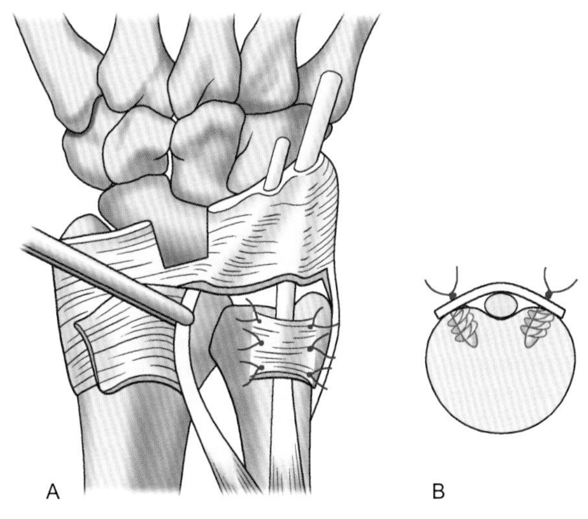

图 12-38　取腕伸肌腱支持带，用小锚钉固定移植的支持带，重建尺侧腕伸肌腱稳定性的另一种方法。A. 背侧观；B. 小锚钉的位置和支持带、尺侧腕伸肌腱的关系。

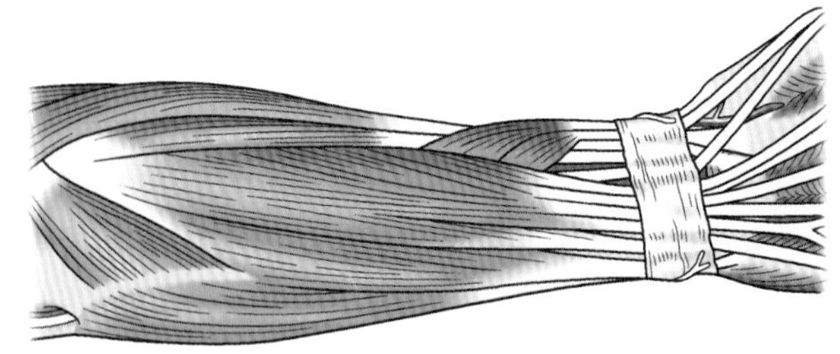

图 12-39　前臂背侧远侧 1/3 有多根伸肌腱平行排列，注意不要错接。

指都有伸的功能，但仅仅是一起伸指，而非分开伸指。前臂和手背有多根肌腱缺损，并有软组织缺损，需要皮瓣覆盖，可在皮瓣中带肌腱，或者作肌腱转位或移植后，加皮瓣覆盖。多个前臂背侧肌腱修复后发生粘连的可能性大，有时需要在术后 3~6 个月做肌腱粘连松解术（图 12-40）。

五、Ⅵ～Ⅷ伸肌腱修复后康复锻炼方法

Ⅰ～Ⅴ区伸肌腱损伤修复后，固定和康复方法在前几节中已叙述。对于Ⅵ～Ⅷ区的损伤修复，术后都可采用较相似的方法，用石膏托将腕关节固定在 40°~50° 伸直位 3~4 周，微屈曲或半屈曲掌指关节。可间歇进行手指主动和被动活动锻炼，即术后 1 周内可以不作任何康复锻炼，从第 2 周起作主动和被动腕关节活动，进行腕关节微屈曲位或中立位到半伸位的活动锻炼，第 3~4 周起主动活动的力量逐渐增加，到 5~6 周进行主动全幅手指和腕关节活动。5 周末起可仅夜间用支具或间隙使用支具，日间戴 5~6 小时任何支具作全幅主动活动锻炼。由于这一区的修复发生粘连的机会比较多，早期主动和被动活动对防止粘连有益，应该进行早期活动。

是否需作较复杂的动力性支具固定和活动锻炼呢？这并不一定需要，笔者的看法是动力性支具复杂，并没有确切价值。动力性牵引支具为一二十年前比较流行的方法，相当复杂，不易使用，多为康复师开发，但临床表明效果和比较简单的康复方法无差异。有多个临床研究结果提示，并不一定需要复杂动力性支具[33-40]。

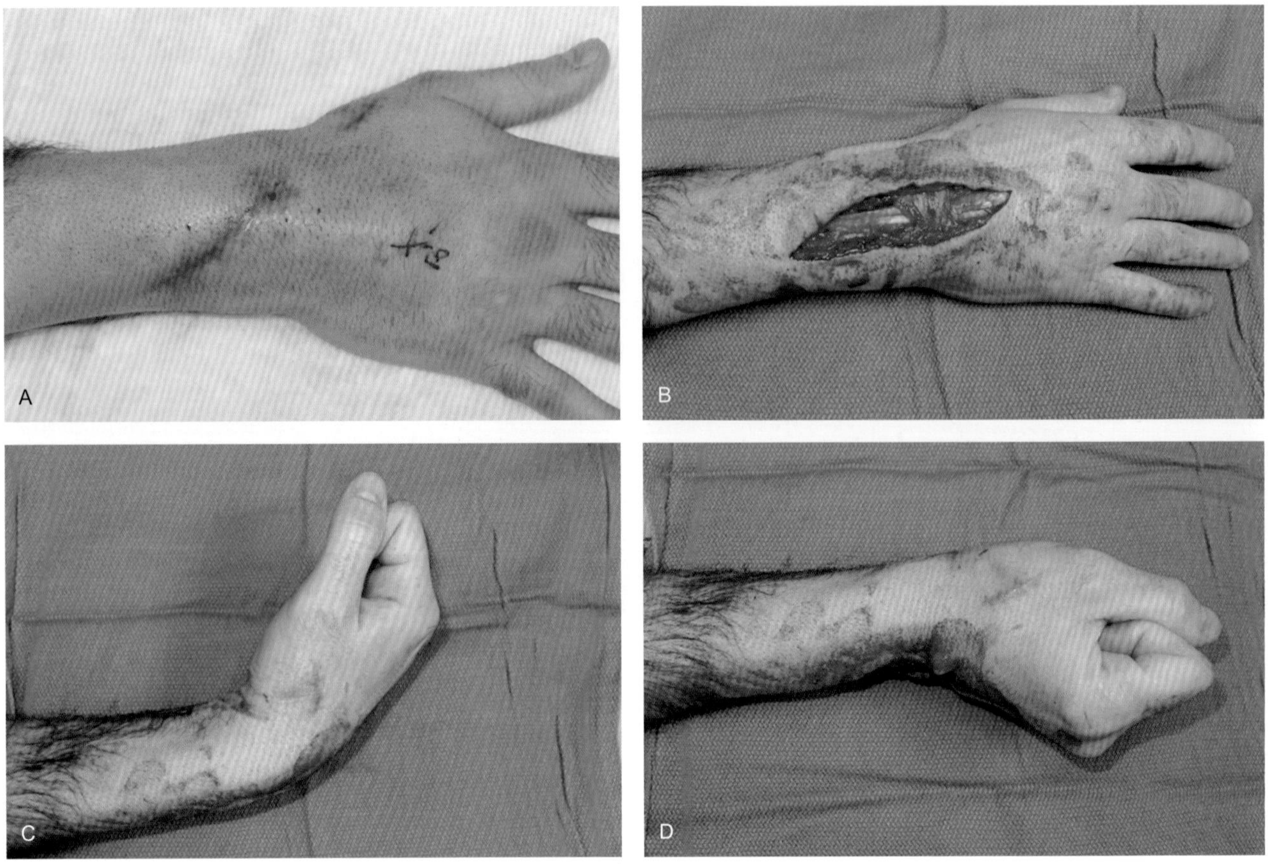

图 12-40　33 岁男性患者，伸肌腱切割伤后 6 个月做肌腱粘连松解术。A. 在预备作切口的腕背侧中线上 3 点注射，1% 利多卡因（内含 1:100 000 肾上腺素）与 0.5% 麻卡因的 1:1 混合液，总量为 20 ml。5 分钟后可见中线附近皮肤颜色变白；B. 手术中松解伸肌腱间粘连和松解肌腱与伸肌腱支持带之间的粘连；C. 手术完成前患者主动活动腕关节，可以拉断一些残余粘连，这是在术中主动屈腕；D. 这是在术中主动伸腕。

第七节　拇指伸肌腱损伤

拇指伸的功能十分重要，在拇指仅拇长伸肌腱起伸指间关节的作用，掌指关节的伸由拇长伸肌腱和拇短伸肌腱共同完成。拇长伸肌腱完整性的检查方法见图 12-41。对于拇长伸肌腱断裂在急性期都应该作早期端端修复，该肌腱紧贴皮下走行，近端回缩 1~2 cm，十分容易暴露（图 12-42），缝合时应用多束缝合方法，笔者经常采用 M-Tang 缝合，有时再加上几针 8 字缝合，但基本上不加正规的周边缝合，缝合的目的是牢固，平整程度没有屈肌腱要求高（图 12-36B）。手术后作早期被动（或主动被动）功能锻炼。

术后使用前臂到拇指的掌侧石膏托或支具，将拇指固定在伸掌指和指间关节的位置，腕关节也于伸 40°~50° 位，以减少拇长伸肌腱的张力[41-45]。在拇长伸肌腱修复后，作短弧屈指活动（short arc motion），即仅仅主动屈曲拇指指间关节和掌指关节，从完全伸直位到屈曲 45° 位，这样伸指肌腱上传递的力量不大，但这样的活动幅度不仅足以使肌

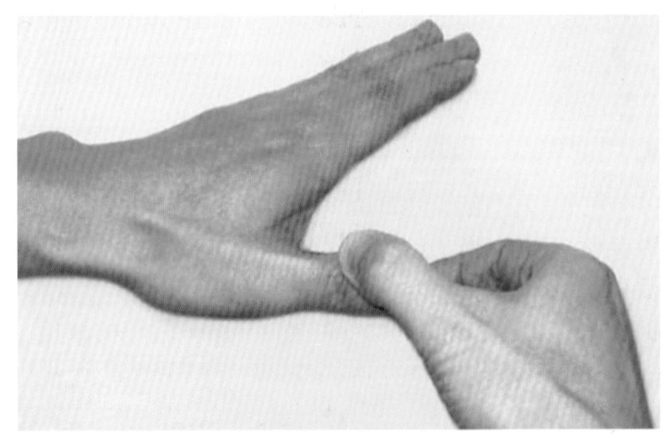

图 12-41　拇长伸肌腱完整性的检查方法。

腱滑动，防止粘连，又能使拇指关节不僵直。这种短弧活动一般进行 3~4 周，然后再进行全幅伸屈指活动 2~3 周，可以去除保护性固定的石膏托或支具后锻炼。

陈旧性拇长伸肌腱断裂，由于肌腹的收缩，不能被拉拢进行直接缝合，常用方法是将示指固有伸肌腱移位。示指固有伸肌腱位于向示指走行的指总伸肌腱的尺侧，取该肌腱时在示指掌指关节处作一切口切断该肌腱，在腕部再作一切口拉出该肌腱，再拉向拇长伸肌腱行走的方向和拇长伸肌腱远侧作编织缝合（图 12-43）。手术后用石膏托或支具固定，固定和锻炼方法同上述直接缝合修复术后。

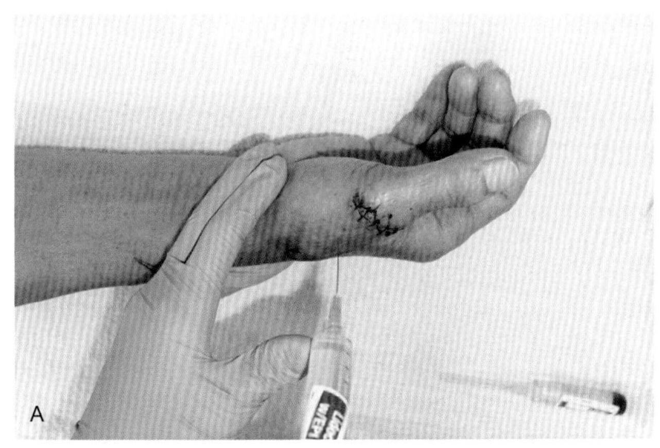

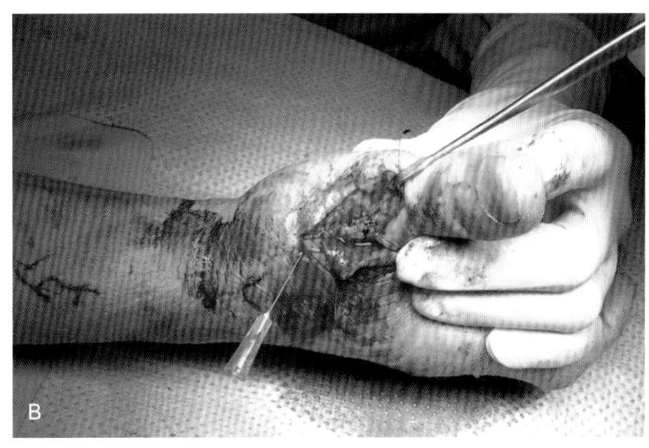

图 12-42　拇长伸肌腱断裂修复病例。A. 注射局部麻醉；B. 局部麻醉无止血带下直接修复，常用 4-0 尼龙圈套线作 6 束 M-Tang 缝合方法。

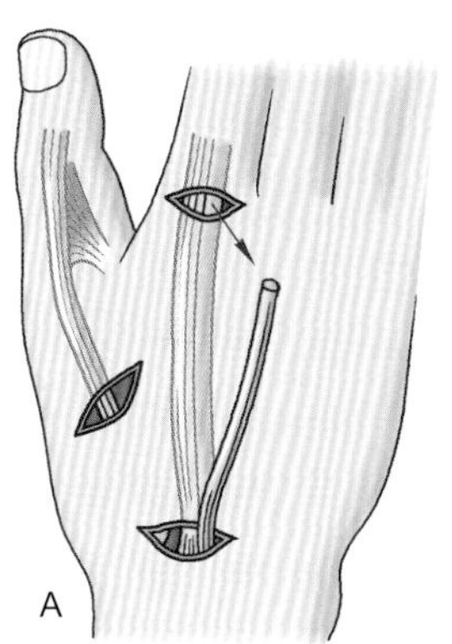

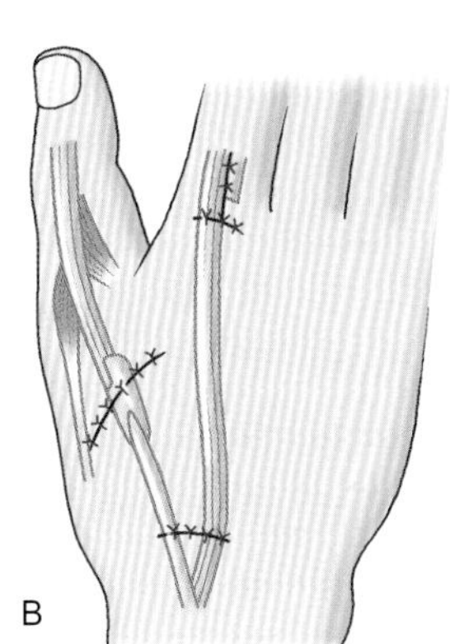

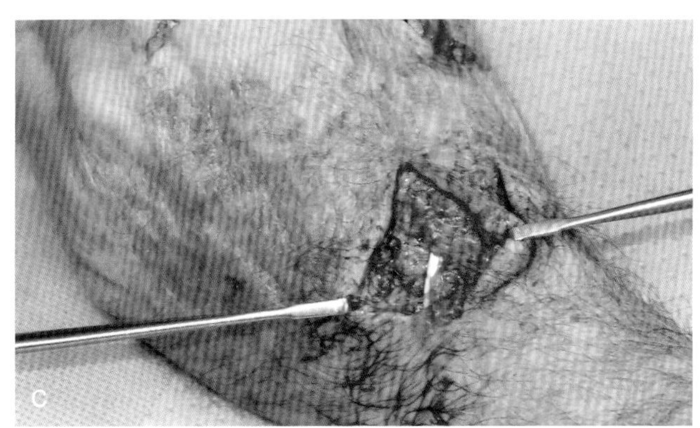

图 12-43　示指伸肌肌腱转位修复方法。A. 在腕背偏桡侧作一横切口，将示指伸肌腱近侧断端用血管钳夹起，轻轻牵拉，确认为示指固有伸肌腱后，将其从腕部切口中抽出（腕部切口处示指固有伸肌腱有一些肌腹，这点可以和指总伸肌腱区别）；B. 将示指固有伸肌腱近端与拇长伸肌腱断端作编织缝合；C. 手术病例，转位和缝合后。

第八节　手骨间肌和蚓状肌挛缩

手的蚓状肌和骨间肌与肌腱侧束相连，起屈曲掌指关节的作用。如果发生蚓状肌或骨间肌挛缩，当掌指关节伸直时，近侧指间关节也伸直，这称为伸肌腱紧张征阳性。和这个相鉴别的是手背伸肌腱粘连，其骨间肌和蚓状肌正常，在伸掌指关节时近侧指间关节屈曲（图 12-44）。

发生骨间肌和蚓状肌挛缩后，功能锻炼可恢复手内肌的弹性，多数情况下不需手术治疗。如果数月后效果不好可进行手术治疗。方法是作 Littler 伸肌腱粘连松解术[46-48]。沿手指近节指骨背侧近 2/3 作 2~3 cm 长的弧形切口，暴露伸肌腱及其余纤维，将近节指骨于近 2/3 部分的伸肌腱切除，伸肌腱两侧的斜行纤维也一并切除（图 12-45）。要保护好掌指关节背侧和外侧的伸肌腱，不然伸肌腱帽会受损，形成脱位；切除的伸肌腱及斜行纤维不可过多，不要累及蚓状肌和骨间肌腱；在局部麻醉下手术更好，可以检查手术效果。对于蚓状肌和骨间肌严重挛缩紧张的患者，可将两肌切断，这样手指伸屈功能就会自如，当然手指桡尺偏运动会受损。术后不需特殊固定，可早期开始功能锻炼，以利于恢复一定程度的手内肌弹性和手指活动度。

虽然临床上应用图 12-45 所示的切断后再缝合方法，但更多医生是将三角纤维切除（图 12-46），仍然保持完整的侧束最掌侧腱束，使得近指间关节屈伸时侧束在前后方向上的滑动幅度会很大，这样远指间关节伸的功能仍然保留着。

患者蚓状肌挛缩的程度各不相同。蚓状肌挛缩后，手指不能很好地活动，蚓状肌挛缩和手指关节囊挛缩可以同时存在，当手指的关节囊挛缩后，临床表现为该关节被动活动受限。特别是近指间关节的关节囊挛缩常见，这时需要进行康复或手术松解，康复 3~4 个月若无效果则手术。术中可以先松解伸肌腱中央束和两侧侧束，切开或部分切除两侧束的斜三角形纤维部分（图 12-47 和图 12-48），这时术中可见到掌指关节的被动活动大幅度提高。在近指间关节被动屈曲时，侧束可以向掌侧移位很多，这样关节就能屈曲了（图 12-47 和图 12-48）。如果屈曲关节时还有较大阻力，可以切除一部分关节囊或背侧小部分侧副韧带。但是，一般情况下仅松解伸肌腱就可以了，不需要切开关节囊等，由于伸肌腱松解和三角纤维切除后关节屈曲已经很容易了。

作了以上手术步骤后，如果术中检查的确还发现伸肌腱紧张征（又称内收肌挛缩、Bunnell 征），提示内收肌挛缩，就要作较大范围的侧束和中央束之间的三角形纤维切除，近侧可以切到近掌指关节关节囊水平，这样才能使侧束在近指间关节屈曲时的前移能力增强。虽然临床上应用图 12-45、图 12-46 所示的切断后再缝合方法，或者切除三角纤维，仍然保持完整的侧束最掌侧的腱束的方法，但是如果有掌指关节挛缩，则掌指关节囊也应被部分切除或切开松解。

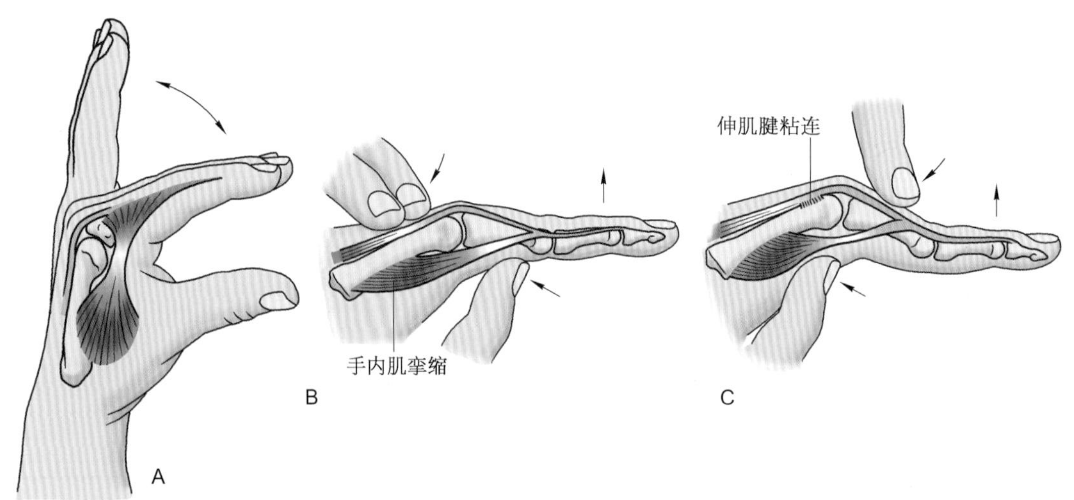

图 12-44　手外在伸肌腱紧张征。A. 手的蚓状肌和骨间肌与伸肌腱侧束相连，起屈曲掌指关节的作用；B. 手的蚓状肌和骨间肌挛缩，掌指关节伸直时，近侧指间关节也伸直。为手外在伸肌腱紧张征阳性；C. 如果伸肌腱粘连，掌指关节伸直时，近侧指间关节屈曲。

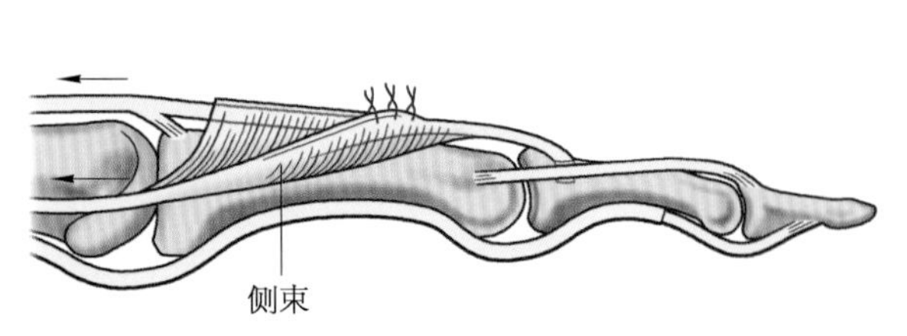

图 12-45　Littler 伸肌腱粘连松解手术方法：松解并游离侧束，切除部分挛缩组织后向近侧移位，和中央束缝合。

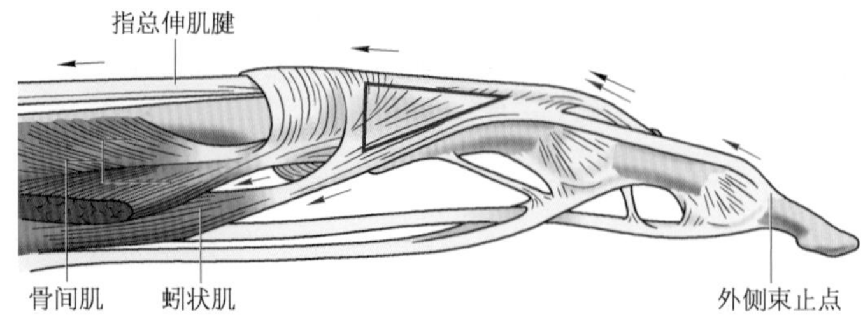

图 12-46　三角纤维切除的范围，用红三角表示。

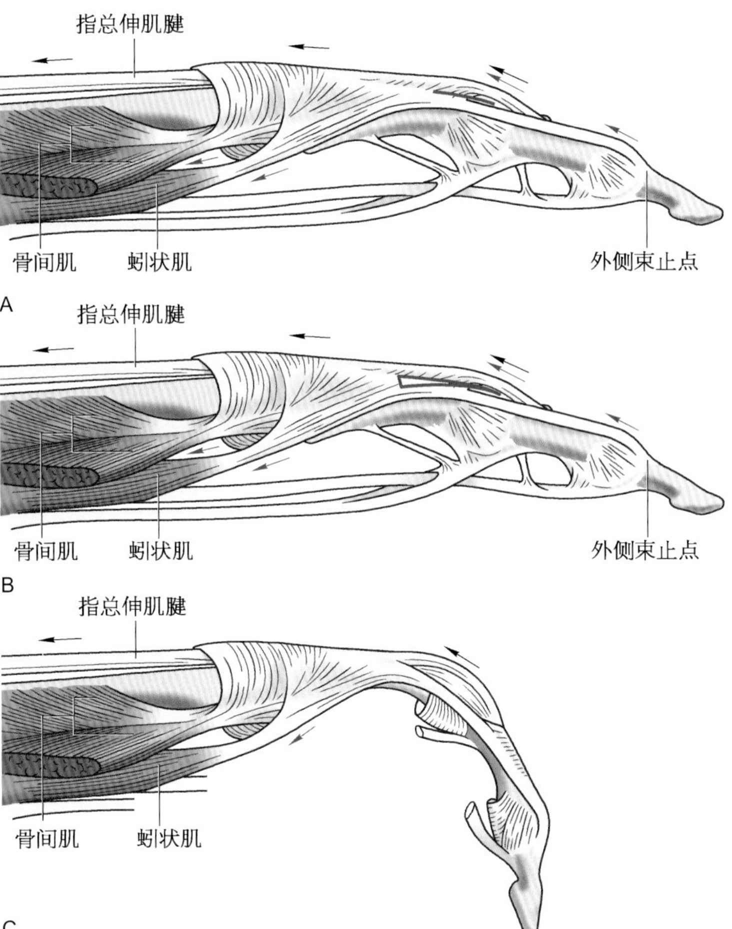

图 12-47　A. 近指间关节水平及其近侧，关节两侧切开了 2 cm 长的一段三角纤维（红色）; B. 近指间关节水平的近侧，可以切除三角纤维一段小块的三角形部分（红色）; C. 在近指间关节被动屈曲时，侧束可以向掌侧大幅度移位，这样关节就能屈曲了。

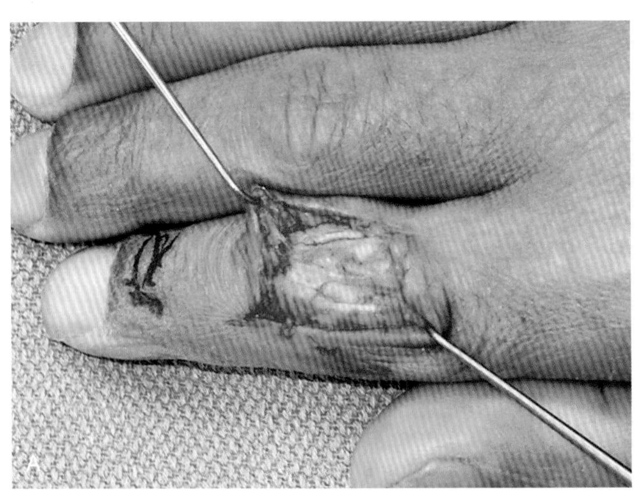

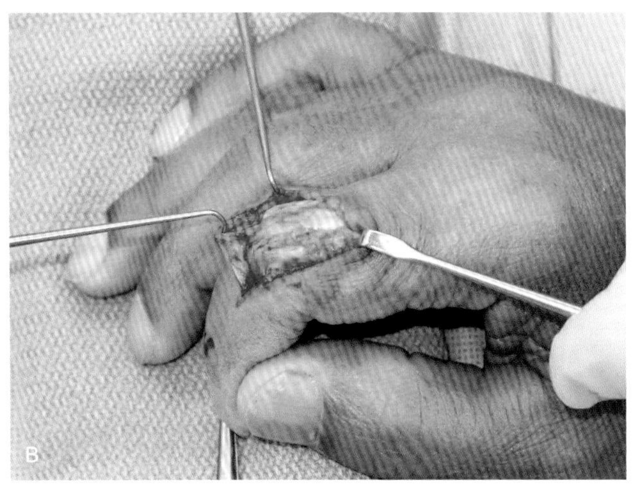

图 12-48　一例前臂正中神经针尖刺伤病例，患者感觉正常，在伤后 4 个月时表现为轻度第 1 蚓状肌挛缩，示指不能被动伸屈。A. 作两侧的侧束和中央束之间的纤维切断，切断处在近指间关节水平及其近侧，关节两侧切开了 2 cm 长的一段三角纤维，同时在切开处切除了三角纤维上底边长 2 mm 的小三角形部分; B. 术中可见近指间关节侧束很容易被动屈曲，在屈曲时能够向掌侧大幅度移位。

参考文献

[1] Kleinert HE, Verdan C. Report of the committee on tendon injuries (International Federation of Societies for Surgery of the Hand). J Hand Surg Am, 1983,8(5): 794-798.

[2] Matzon JL, Bozent ka DJ. Extensor tendon injuries. J Hand Surg Am, 2010, 35: 854-861.

[3] Newport ML, Pollack GR, Williams CD. Biomechanical characteristics of suture techniques in extensor zone IV. J Hand Surg Am, 1995, 20: 650-656.

[4] Howard RF, Ondrovic L, Greenwald DP. Biomechanical analysis of four-strand extensor tendon repair techniques. J Hand Surg Am, 1997, 22: 838-842.

[5] Lee SK, Dubey A, Kim BH, et al. A biomechanical study of extensor tendon repair methods: introduction to the running-interlocking horizontal mattress extensor tendon repair technique. J Hand Surg Am, 2010, 35: 19-23.

[6] Freshwater MF. Current concepts in the evaluation and treatment of mallet finger injury. Plast Reconstr Surg, 2014, 133: 891e-892e.

[7] Crawford GP. The molded polythene splint for mallet finger deformities. J Hand Surg Am, 1984, 9: 231-237.

[8] Ishiguro T, Itoh Y, Yabe Y, et al. Extension block with Kirschner wire for fracture dislocation of the distal interphalangeal joint. Tech Hand Up Extrem Surg, 1997, 1: 95-102.

[9] Pegoli L, Toh S, Arai K, et al. The Ishiguro extension block technique for the treatment of mallet finger fracture: indications and clinical results. J Hand Surg Br, 2003, 28: 15-17.

[10] Hofmeister EP, Mazurek MT, Shin AY, et al. Extension block pinning for large mallet fractures. J Hand Surg Am, 2003, 28: 453-459.

[11] Sorene ED, Goodwin DR. Tenodermodesis for established mallet finger deformity. Scand J Plast Reconstr Surg Hand Surg, 2004, 38: 43-45.

[12] Shin EK, Bae DS. Tenodermodesis for chronic mallet finger deformities in children. Tech Hand Upper Extre Surg, 2007, 11: 262-265.

[13] Lee CH, Kim CU. A lateral band flap for an open mallet finger with skin and tendon loss: a case report. J Hand Surg Eur, 2018, 1: 1753193418776210.

[14] Doyle JR. Extensor tendons-acute injuries. In: Green DP, Hotchkiss RN, Pederson WC. Green operative hand surgery. 4th ed. Philadelphia: Churchill Livingstone, 1999: 1962-1971.

[15] Kardestuncer T, Bae DS, Waters PM. The results of tenodermodesis for severe chronic mallet finger deformity in children. J Pediatr Orthop, 2008, 28: 81-85.

[16] Lin JS, Samora JB. Outcomes of splinting in pediatric mallet finger. J Hand Surg Am, 2018, 43: 1041. e1-1041. e9.

[17] Coons MS, Green SM. Boutonniere deformity. Hand Clin, 1995, 11: 387-402.

[18] Elson RA. Rupture of the central slip of the extensor hood of the finger: a test for early diagnosis. J Bone Joint Surg Br, 1986, 68: 229-231.

[19] McKeon KE, Lee DH. Posttraumatic boutonniere and swan neck deformities. J Am Acad Orthop Surg, 2015, 23: 623-632.

[20] Fox PM, Chang J. Treating the proximal interphalangeal joint in swan neck and boutonniere deformities. Hand Clin, 2018,34: 167-176.

[21] El-Sallakh S, Aly T, Amin O, et al. Surgical management of chronic boutonniere deformity. Hand Surg, 2012, 17: 359-364.

[22] Matev I. Transposition of the lateral slips of the aponeurosis in treatment of long standing ‘boutonniere deformity’ of the fingers. Br J Plast Surg, 1964, 17: 281-286.

[23] Littler JW, Eaton RG. Redistribution of forces in the correction of boutonnière deformity. J Bone Joint Surg Am, 1967, 49: 1267-1274.

[24] Young CM, Rayan GM. The sagittal band: anatomic and biomechanical study. J Hand Surg Am, 2000, 25: 1107-1113.

[25] Ishizuki M. Traumatic and spontaneous dislocations of extensor tendons of the long finger. J Hand Surg Am, 1990, 15: 967-972.

[26] Koniuch MP, Peimer CA, Van Gorder T, et al. Closed crush injury of the metacarpophalangeal joint. J Hand Surg Am, 1987, 12: 750-757.

[27] Inoue G, Tamura Y. Dislocation of the extensor tendons over the metacarpophalangeal joints. J Hand Surg Am, 1996, 21: 464-469.

[28] Vaccaro AR, Kupcha P, Schneider LH. The operative repair of chronic nontraumatic extensor tendon subluxations in the hand. Hand Clin, 1995, 11: 431-440.

[29] Kilgore ES, Graham WP, Newmeyer WL, et al. Correction of ulnar subluxation of the extensor communis. Hand, 1975, 7: 272-274.

[30] Carroll C, Moore JR, Weiland AJ. Posttraumatic ulnar subluxations of the extensor tendons: a reconstructive technique. J Hand Surg Am, 1987, 12: 227-231.

[31] Watson HK, Weinsweig J, Guidera PM. Sagittal band reconstruction. J Hand Surg Am, 1997, 22: 452-456.

[32] Ruchelsman DE, Vitale MA. Extensor carpi ulnaris subsheath reconstruction. J Hand Surg Am, 2016, 41: e433-e439.

[33] Lovett WL, McCalla MA. Management and rehabilitation of extensor injuries. Orthop Clin North Am, 1983, 14: 811-826.

[34] Browne EZ Jr, Ribik CA. Early dynamic splinting for extensor tendon injuries. J Hand Surg Am, 1989, 14: 72-76.

[35] Chow JA, Dovelle S, Thomes LJ, et al. A comparison of results of extensor tendon repair followed by early controlled mobilisation versus static immobilisation. J Hand Surg Br, 1989, 14: 18-20.

[36] Crosby CA, Wehbé MA. Early protected motion after extensor tendon repair. J Hand Surg Am, 1999, 24: 1061-1070.

[37] Howell JW, Merritt WH, Robinson SJ. Immediate controlled active motion following zone 4-7 extensor tendon repair. J Hand Ther, 2005, 18: 182-190.

[38] Newport ML, Blair WF, Steyers CM Jr. Long-term results of extensor tendon repair. J Hand Surg Am, 1990, 15: 961-966.

[39] Newport ML, Tucker RL. New perspectives on extensor tendon repair and implications for rehabilitation. J Hand Ther, 2005, 18: 175-181.

[40] Mowlavi A, Burns M, Brown RE. Dynamic versus static splinting of simple zone V and zone VI extensor tendon repairs: a prospective, randomized, controlled study. Plast Reconstr Surg, 2005, 115: 482-487.

[41] Lobo-Escolar L, López Moreno I, Montoya MP, et al. Functional recovery following an l-lengthening local tendon flap for extensor pollicis longus chronic ruptures. J Hand Surg Am, 2017, 42: e41-e47.

[42] Roth KM, Blazar PE, Earp BE, et al. Incidence of extensor pollicis longus tendon rupture after nondisplaced distal radius fractures. J Hand Surg Am, 2012, 37: 942-947.

[43] Giessler GA, Przybilski M, Germann G, et al. Early free active versus dynamic extension splinting after extensor indicis proprius tendon transfer to restore thumb extension: a prospective randomized study. J Hand Surg Am, 2008, 33: 864-868.

[44] Merritt WH. Relative motion splint: active motion after extensor

tendon injury and repair. J Hand Surg Am, 2014, 39: 1187-1194.
[45] Elliot D, Southgate CM. New concepts in managing the long tendons of the thumb after primary repair. J Hand Ther, 2005, 18: 141-156.
[46] Fowler SB. The management of tendon injuries. J Bone Joint Surg Am, 1959, 41: 579-580.
[47] Dolphin JA. Extensor tenotomy for chronic boutonnière deformity of the finger. J Bone Joint Surg Am, 1965, 47: 161-164.
[48] Meadows SE, Schneider LH, Sherwyn JH. Treatment of the chronic boutonnière deformity by extensor tenotomy. Hand Clin, 1995, 11: 441-447.

延伸阅读

[1] 汤锦波 . 肌腱外科学 . 上海：上海科学技术出版社，2016.
[2] Schubert CD, Giunta RE. Extensor tendon repair and reconstruction. Clin Plast Surg, 2014, 41: 525-531.
[3] Posner MA, Green SM. Diagnosis and treatment of finger deformities following injuries to the extensor tendon mechanism. Hand Clin, 2013, 29: 269-281.
[4] Dy CJ, Rosenblatt L, Lee SK. Current methods and biomechanics of extensor tendon repairs. Hand Clin, 2013, 29: 261-268.
[5] Canham CD, Hammert WC. Rehabilitation following extensor tendon repair. J Hand Surg Am, 2013, 38: 1615-1617.
[6] Merritt WH, Wong AL, Lalonde DH. Recent developments are changing extensor tendon management. Plast Reconstr Surg, 2020, 145: 617e–628e.
[7] Howell JW, Merritt WH, Robinson SJ. Immediate controlled active motion following zone 4-7 extensor tendon repair. J Hand Ther, 2005, 18: 182-190.
[8] Hirth MJ, Howell JW, O'Brien L. Relative motion orthoses in the management of various hand conditions: a scoping review. J Hand Ther, 2016, 29: 405-432.
[9] Lalonde D. Preferred methods which are against traditional teachings. J Hand Surg Eur, 2021, 46: 327-330.

提要解读

由于治疗屈指肌腱困难，治疗伸肌腱的复杂性就被轻视了，因此在此特别介绍一些进展和讨论一些难点。

1. 伸肌腱和皮肤之间的皮下组织无论在哪一区域均很薄，修复伸肌腱后手的活动能力最需要也最容易在术中检查，所以笔者最主张作局部麻醉无止血带下伸肌腱修复术，只要患者愿意。虽然屈肌腱修复时笔者也提倡用这个方法，但该处皮下组织厚，没有在伸肌腱上那么容易使用。如果要问最适合用局部麻醉无止血带下手术的是哪些手术，笔者的回答是：腕管松解术、肌腱松解术和伸肌腱修复术。

2. 伸指肌腱术后用复杂的动力牵引方法作动力性活动是 20 年前的话题，现在不主张，也很少有人用。故大家如果在参考书上看到介绍此方法时，可以忽略。

3. 现在，进行术后活动越来越多地使用 2005—2006 年发展起来的相对伸展支具或相对屈曲支具，两者均以修复指相对于相邻两指的位置而定名。这个方法在国外已普遍使用，国内使用者少，大多数医生并不知道这一方法。这是一个十分简单但精妙的支具，原理简单，利用了伸肌腱的特点：至 4 个手指的指总伸肌腱在手背有腱间联合，协同又牵制相邻手指的伸指活动，故相邻的伸肌总伸肌腱间的相对滑动都不大。

比如，中指背侧伸肌腱受损（包括中央束止点或以近、伸肌腱帽损伤或肌腱缝合）后，使用相对伸展支具，在中指掌指关节屈曲小于示指和环指掌指关节屈曲时，由于腱间联合的牵拉，中指指总伸肌腱及其远端中央束的张力总是小于两邻指中央束的张力，这样中指肌腱修复处的张力，无论在 3 个手指掌指关节屈曲到什么程度，只要中指比相邻两指屈曲得少，张力就小，则得到保护。该支具可以使中指近指间关节总是在相对于其他手指伸的状态，故减少了中央束的张力，起到锻炼手指又保护修复处的作用。这是由于 3 个手指一起掌指关节屈伸活动锻炼时，中指中央束的张力由于腱间联合的关系，是相对恒定的。在修复中央束损伤后用这个简单的支具，可不用复杂的石膏托固定，更不用复杂的动力性支具。

对于中指纽扣畸形，可使用相对屈曲支具，在中指掌指关节屈曲程度大于示指和环指掌指关节屈曲时进行活动锻炼。在掌指关节屈曲程度较大时，两个外侧束受力向手指背侧中线靠拢，有利于纽扣畸形的闭合治疗或术后锻炼。对于中央束断裂早期或纽扣畸形早期，原来仅用外固定的患者，进行经皮腱缝合，之后在这一个支具固定保护下活动，可以减少中央束肌腱部分断裂时的裂隙，又可使手指早期活动，也是目前治疗的一个方法。

这两种支具同样可以用于陈旧性损伤相关的术后康复，也用于陈旧性纽扣畸形的治疗。

4. 在拇长伸肌腱和手腕部的桡侧腕长、腕短伸腱及拇长屈肌腱修复时，笔者都使用 M-Tang 法或其他相当强有力的缝合方法，只要抗张力强即可用，笔者不用 2 束缝合。对于指总伸肌腱，笔者更多地使用 2 组或 3 组 Kessler 缝合方法，都不加正规的周围缝合。伸肌腱到了手指背呈薄片状，这时只要哪里有切口或断裂，就缝哪里，基本上以 Kessler 法、8 字或褥式缝合。有时如果一侧有伤，另一侧完好，就作损伤处连续缝合。在手指背侧尤其要注意的是肌腱不能短缩，没有太大解剖学位置的变化，也不能有很多重叠，选什么缝合方法并不重要；相反，在手背、腕部缝合伸肌腱时缝合方法的抗张力很重要，轻度重叠、缩短 1 cm 左右不妨碍功能。因此，修复手指背和手背、腕部伸肌腱的方法、要点和要求有很大的不同。

5. 对于陈旧性掌指关节背侧伸肌腱帽损伤的患者，有一定程度的指总伸肌腱脱位，笔者在清理瘢痕后直接缝合伸肌腱帽，而没有使用取一束另一侧的肌腱帽包绕指总伸肌腱固定的方法。用简单直接的修复方法可以使深肌腱帽愈合，指总伸肌腱脱位也不发生。

对于陈旧性伸肌腱损伤患者的治疗均为经典方法，在多本书中有叙述。笔者的体会是这些都会有效果，但对于陈旧性损伤患者，尤其是有骨关节畸形的患者，治疗时间时不会完全恢复功能或纠正畸形，这点要有所认识。

（汤锦波）

第13章 周围神经损伤的修复

官可同 邢树国 陈 靖

周围神经主干或其分支创伤会导致支配区域的运动、感觉及自主神经功能障碍。虽然修复技术在进步，但是周围神经断裂伤后即使立即被修复，通常也不能完全再生，神经功能往往不能完全恢复，甚至会引起肌肉萎缩、关节挛缩和变形等[1]。在过去的几十年中，对周围神经修复、再生过程的理解逐渐加深，现在已知道神经损伤后的反应不仅仅局限于损伤部位的神经纤维和间质，还涉及位于脊髓和神经节的细胞体。并且已经了解了一些雪旺（Schwann）细胞、巨噬细胞、炎症细胞的作用以及神经营养因子的促进作用。

既往很多学者对神经损伤、再生和功能重建等进行了大量研究，提出了很多治疗方法。认为对周围神经损伤的修复应多学科合作，单纯依靠药物、手术或康复措施治疗周围神经损伤难以有突破性进展。本章主要对周围神经损伤后的病理变化、外科修复和重建方法及疗效进行详细阐述。

第一节 神经损伤的分级、病理变化和诊断

一、周围神经损伤分级

周围神经损伤的程度决定了修复的时机和疗效，目前临床上最常用的判断神经损伤程度的方法仍是Seddon和Sunderland提出的分级方法。Seddon将神经损伤分为三大类[2]（图13-1）：①神经失用：是最轻微的损伤，仅髓磷脂结构发生轻微的改变，神经传导功能出现暂时阻滞。神经纤维不出现明显的解剖和形态的改变，远端神经纤维不出现退行性变，神经传导功能一般于数日至数周内自行恢复。②轴突断裂：轴突及其周围的髓磷脂结构完全断裂，但神经鞘膜和外膜完整，远端神经纤维会出现退行性变，但完整的间质结构即束膜和外膜是新生轴突到达支配靶器官的通道，经过一段时间后神经功能可一定程度恢复。③神经断裂：神经干或神经束完全断裂，非手术治疗无效，需通过手术修复神经，术后可恢复部分功能。

Sunderland对上述分类做了完善和补充[3]，将神经损伤程度分为5级：①1级：相当于神经失用，是可逆性损伤，完全恢复可能需要数周至数月。②2级：神经外膜、神经内膜、神经束膜未受损伤，但是轴突生理结构被破坏，相当于Seddon分级中的轴突断裂。③3级：神经内膜也遭到破坏，但是神经外膜、神经束膜完整，这级损伤严重，神经虽可再生恢复，但功能几乎不能完全恢复。④4级：只有神经外膜连续性存在，其余组织结构均遭到破坏，损伤处远端会发生变性。由于损伤严重，再生轴突的数量大大减少，只有很少的轴突能到达神经末梢区域，形成有用的连接。这级损伤常需要直接缝合修复或进行功能重建。⑤5级：神经组织完全离断，断端分离，必须通过手术修复。Sunderland分级是对神经损伤严重程度的详细分类[4]，临床上常用。

二、周围神经损伤后的病理变化

神经损伤再生前会出现一系列组织细胞变性过程，部分变性过程是神经再生的必要条件。轻度的周围神经损伤仅表现为轻微的组织学变化，如脱髓

鞘改变；而严重的神经损伤出现神经纤维变性坏死及相应靶器官病变（图 13-2）。

（一）损伤部位和远端的病理变化

Sunderland 1 级损伤不出现或出现很轻微的组织病理学改变（脱髓鞘变化），表现为传导功能的减弱、阻滞。

Sunderland 2 级损伤时神经损伤处及近端的组织结构改变很小，但是由于轴突的生理结构被破坏，远端会出现沃勒（Wallerian）变性。沃勒变性包括一系列组织学改变，即神经损伤后数小时就发生轴浆运输阻断，远段轴突失去营养作用而发生胞质凝聚、液化及脱髓鞘，伤后 48~96 小时后轴突连续性中段，传导冲动的能力丧失[5]。雪旺细胞在沃勒变性中也发挥着重要的作用，伤后 24 小时内细胞增生活跃，表现为细胞质和细胞核增大以及有丝分裂速度加快[6, 7]。神经损伤后巨噬细胞通过毛细血管屏障迁移至受伤区域。雪旺细胞最初的作用是与巨噬细胞共同清除和吞噬变性的轴突和髓鞘碎片，清除和吞噬作用需要 1 周至数周。一般在神经损伤 6 周后远端轴突和髓鞘完全消失，只剩下神经内膜空管，形成 Büngner 带。伤后早期神经内膜管肿胀，但随着变性时间的推移，2 周后会变细，萎缩程度加重。如果 Büngner 带长期未能获得再生轴突提供的酶、蛋白质，之后逐渐退化成神经间充质细胞，管道封闭[8]。神经内膜的肥大细胞在沃勒变性中也发挥着重要的作用，在伤后 2 周内细胞快速增殖，它们释放组胺和 5- 羟色胺，增加毛细血管通透性，有利于巨噬细胞的迁移。

Sunderland 3 级损伤时神经局部反应较 2 级更严重，神经纤维断端回缩、出血、肿胀，出现更严重的炎症反应和一系列后续病理反应，成纤维细胞增殖，受伤区域由于瘢痕形成梭形肿胀，与周围组织粘连。神经断端远端会出现沃勒变性，其过程与 2 级损伤时相似。一个重要的区别是神经内膜的损伤会阻碍轴突再生，神经内膜管相当长时间内都是失神经支配的，由于失神经支配，内膜管逐渐萎缩，在伤后 3~4 个月萎缩达到最大程度。若神经内膜管

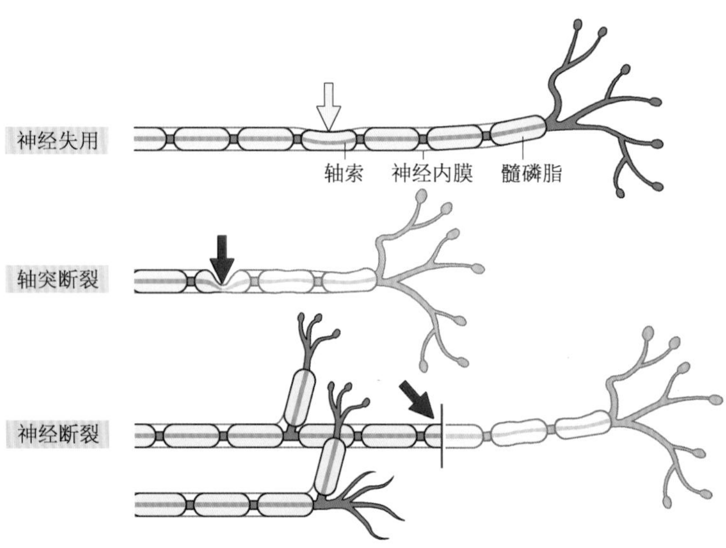

图 13-1　Seddon 神经损伤分类。

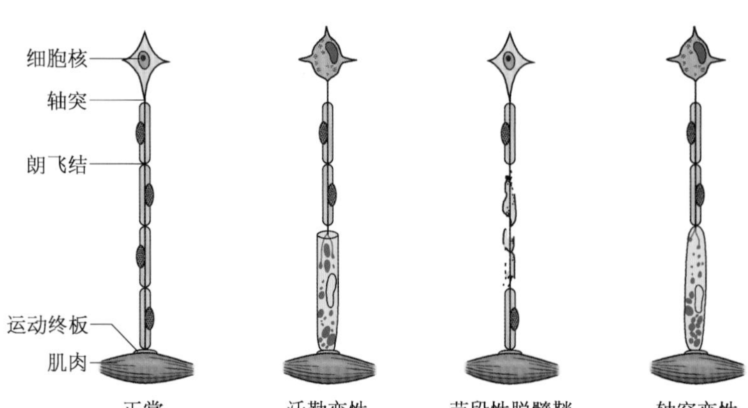

图 13-2　周围神经损伤后发生的病理变化。

内没有轴突长入，则会逐渐纤维化。在严重损伤中的沃勒变性后期，显微镜下可见雪旺细胞堆积，这些聚集的雪旺细胞形成 Büngner 带，在神经再生过程中引导轴突芽的长入。这些 Büngner 带的形成是雪旺细胞在神经损伤后发挥的第二个重要作用，即再生轴突的支持作用。

Sunderland 4 级和 5 级损伤中，神经远端同样发生沃勒变性，而受伤部位的神经纤维束和神经内膜管结构紊乱，雪旺细胞和轴突不再受限，神经末梢变成一个由紊乱的雪旺细胞、毛细血管、成纤维细胞、巨噬细胞和胶原纤维组成的肿物，阻碍轴突芽的进一步再生。由于阻碍作用，再生的轴突在瘢痕组织中缠绕或改变方向，向近端生长或向神经外周围组织中生长。多种因素决定再生轴突是否能长入远端，包括神经受伤严重程度、瘢痕程度及再生轴突长到损伤处的时间等。正如 3 级损伤，神经内膜管长期闲置会逐渐萎缩和纤维化，最终被胶原纤维填充、闭塞。

（二）损伤部位近端的病理变化

损伤近端神经元细胞体和神经纤维的变化，主要取决于受伤严重性和损伤部位与神经元间的距离。损伤部位近端雪旺细胞明显退化，轴突和髓鞘直径变小。近端的退变一般很轻（从损伤处至邻近的郎飞结），仅在损伤极严重的情况下会影响近端的神经元细胞体，这时整个近端部分会出现沃勒变性，并被吞噬。

轴突损伤后神经元细胞会发生一些变化。伤后 6 小时内，细胞核迁移到细胞外周，使内质网变得粗糙、破碎、分散，这个过程称为染色质溶解。同时以某种方式发出信号，使神经胶质细胞周围出现快速增殖反应。神经胶质细胞延伸到受影响的神经元，并中断突触连接，隔离神经元，其作用可能是为了神经元更好地恢复。

在严重创伤，近端轴突直径变小，如果还没有与靶器官重建功能连接，那么神经传导速度会相应地减慢。随着再生的进行，轴突直径逐渐增加，但是可能永远不会达到正常水平。从神经恢复角度来看，近端神经元细胞体与轴突之间存在明确的依赖关系。如果没有与外周靶器官重建功能连接，细胞体则不能完全恢复，而轴突直径的恢复很大程度上又取决于细胞体的恢复。严重神经损伤也有可能导致神经元细胞死亡。轴突断裂后在背根节神经元细胞中会出现细胞凋亡，死亡率为 20%~50% [9]。研究进一步证实了雪旺细胞和其他神经营养因子可能会影响伤后神经元细胞的存活 [10, 11]。

（三）靶组织的病理变化

周围神经损伤后，其支配的靶器官失去神经的营养作用，肌肉失去收缩功能，肌张力消失，最终发生肌肉萎缩，肌纤维变细，肌肉超微结构改变，结缔组织增生，从而影响再生神经与肌肉纤维重建终板连接 [12]。

三、神经损伤后的再生机制

神经损伤后远端轴突和髓鞘因沃勒变性、崩解，而使雪旺细胞增生聚集，形成 Büngner 带，可以引导再生轴突的长入。损伤近端神经元胞体合成蛋白质和轴突生长所需物质通过轴浆运输到达近侧断端，并在其末端长出许多再生的轴突支芽，称为生长锥。轴突生长锥有许多分支，其末端膨大处称为丝足，当丝足与 Büngner 带相遇后伸入带的中央，从而被雪旺细胞包裹，后者引导轴突到达原神经末梢支配部位 [13, 14]（图 13-3）。在神经轴突的再生过程中，雪旺细胞分泌多种神经营养因子和细胞外基质，参与构成周围神经再生微环境，影响神经的再生 [15-18]。因此，周围神经再生十分复杂，包括神经元胞体存活、轴突再生和生长微环境这三个方面 [19, 20]；有神经趋化性、神经营养性、接触引导等现象，受到局部甚至整体的多种因素的影响。因此周围神经的再生必须解决以下难点：①确保受损神经元胞体的存活及其活性。②成功连接两侧断端，并且尽可能地减少对断端神经轴突的损害及减轻局部瘢痕的形成。③通过促进神经元及神经胶质细胞分泌神经营养因子及相关酶类等，或者通过运用外源性神经营养因子、药物及干细胞移植等技术促进轴突生长、恢复神经传导及轴突运输，使其末梢成功与靶器官重建连接。④突破神经再生屏障，保证损伤局部血供，使再生神经能通过损伤局部软组织的瘢痕。⑤对神经支配靶器官的保护，抑制靶器官的失神经变性，以及促进其复原。

四、神经功能临床检查方法

周围神经含运动神经、感觉和自主神经三部分。运动神经纤维止于骨骼肌的运动终板，感觉神经末梢发自皮肤、肌肉、肌腱和关节等组织器官，自主神经纤维则分布于血管壁、汗腺和立毛肌。神经损伤的早期症状是受累分布区皮肤感觉异常或消失、肌无力或瘫痪、血管舒缩功能和汗腺分泌功能障碍，

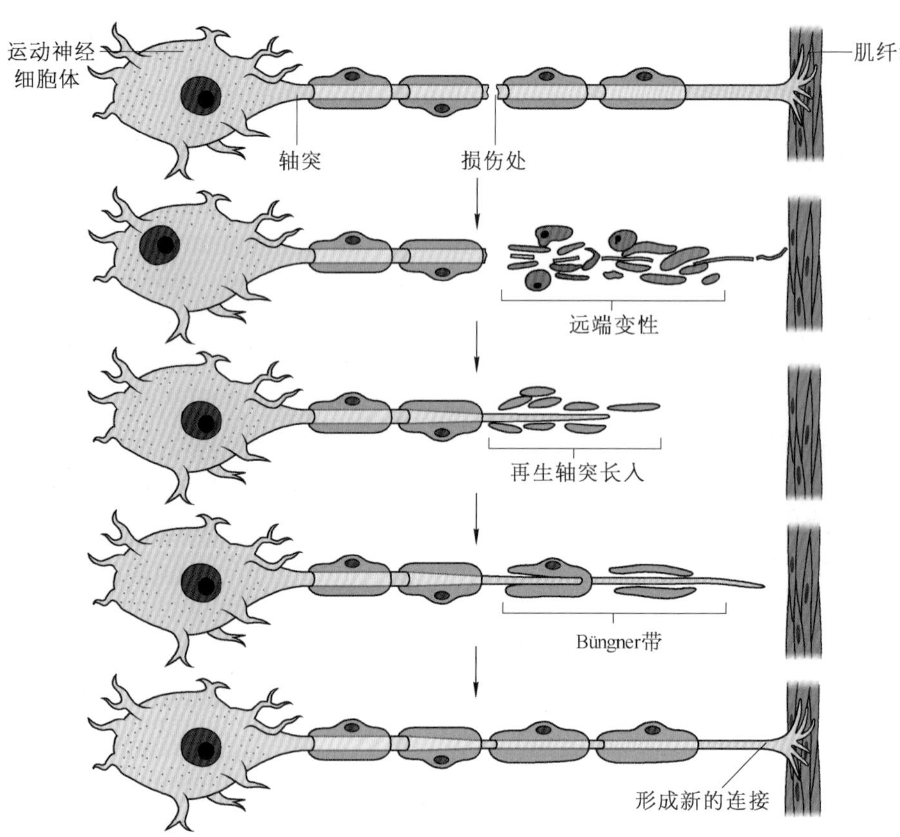

图 13-3　周围神经损伤后再生过程示意图。

在神经损伤处出现感觉过敏。因此神经功能在临床上主要通过运动功能、感觉功能和特殊检查对其进行评估。

（一）运动功能检查

1. 肌肉收缩功能检查　神经运动功能麻痹最主要的特征是肌肉萎缩和失去自主收缩功能。肌力的判断是检查肌肉收缩功能的重要部分，通常肌力分为 6 级[21]（表 13-1）。临床上肌肉的自主收缩功能是否正常难以判断，因为邻近的正常神经支配的肌肉收缩会传导至麻痹的肌纤维而产生收缩运动。检查肌肉的反射作用必须与对侧进行对比。上肢关节各个方向的活动是由多组肌肉联合完成的。在检查肌肉收缩运动时要排除以下情况：①其他组织的伴随损伤，如肌腱粘连、肌腱断裂和关节僵硬等。②代偿作用，每一个活动都不是一组肌肉单独完成的，常需要多组肌肉协同作用，例如，当肱二头肌和肱肌麻痹时，肱桡肌也能单独屈曲肘关节。③非肌肉因素的影响，如地心引力作用、神经的异常支配和变异等。

2. 手部力量检查　手部力量常通过测量握力和捏力来评估。因个体差异，握力测得的数值常需与健侧手进行比较。Swanson 在 1960 年的研究表明优势手的力量比非优势手大 5%~10%[22]。捏力的评估有 4 种形式（参见第二章临床检查）（图 13-4）：①拇指与手指指腹间捏力，临床上并不常用。②拇指指端与手指指端的捏力，常在做精细动作时才会使用，力量较小，但精确度高。③拇指指腹与示、中指指腹间的捏力，力量最大。④拇指指腹和示指中节指骨间的捏力，因为其实用性强，临床最常采用，其捏力只比以上三指间的力稍小。

表 13-1　英国医学研究委员会（Medical Research Council）的肌力分级

分级	临床表现
M0	肌肉完全麻痹，无收缩运动
M1	肌肉有收缩运动，但不能带动关节活动
M2	肌肉可带动关节活动，但不能对抗地心引力
M3	能对抗地心引力主动活动关节，但不能抗阻力
M4	能抗阻力活动，但较正常弱
M5	正常肌力

（二）感觉功能检查

感觉功能检查是神经损伤检查中的重要组成部

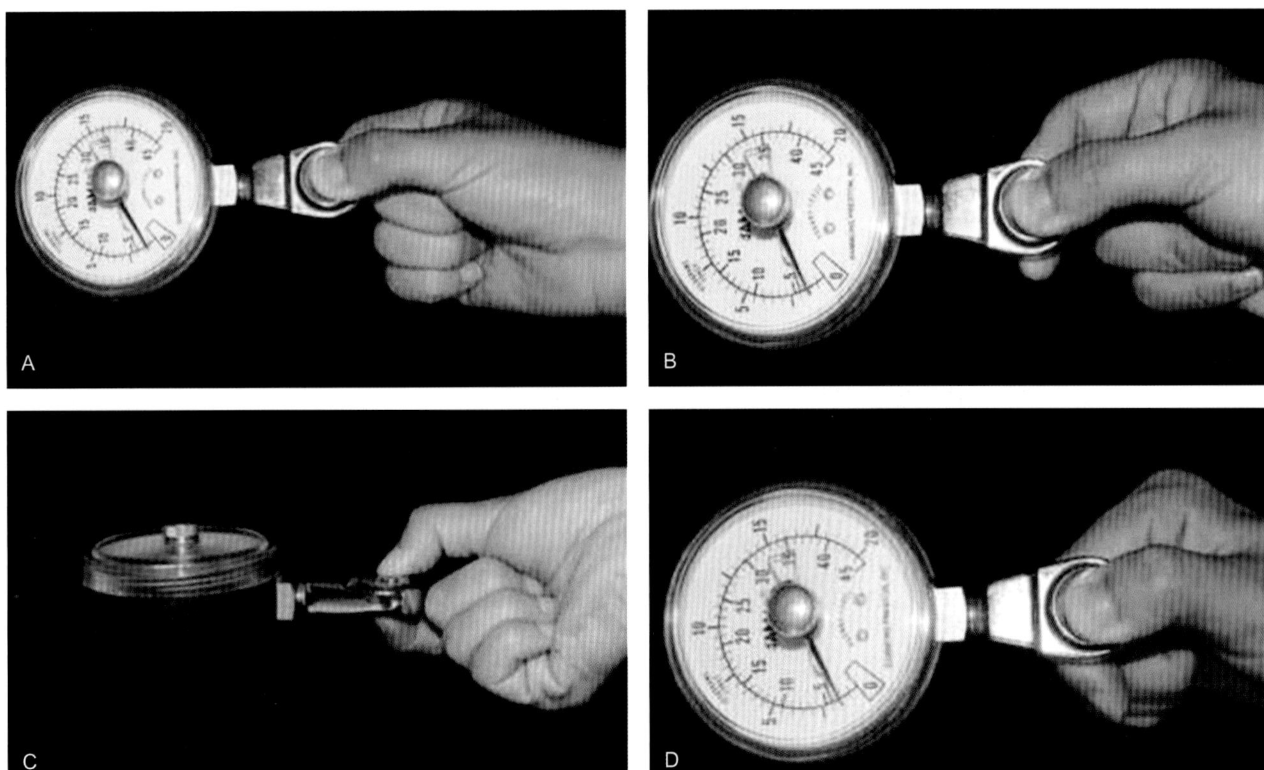

图 13-4　捏力的 4 种形式。A. 拇指与手指指腹间的捏力；B. 拇指指腹与示、中指指腹间的捏力；C. 拇指指端与手指指端间的捏力；D. 拇指指腹和示指中节指骨间的捏力。

分，上肢的主要神经在手部各有其单独的支配区域，当某一神经损伤后，该神经的皮肤单一分布区感觉减退或消失，但相邻神经在支配区域常有重叠，如桡神经损伤后手背的皮肤可能无麻木感觉。神经感觉功能分级，按国际通用评价方法，分为 6 级（表 13-2）。

对手部皮肤敏感度的检查和评价虽然有很多方法，但是对周围神经支配的皮下触觉系统仍没有完全弄清楚，很多文献和临床广泛使用的检验技术仍然需要被进一步的科学论证。常用的神经感觉功能的检查方法包括：① von Frey 试验或 Semmes-Weinstein 尼龙单丝试验：是对触觉或压力觉的评估，根据不同粗细的尼龙单丝对皮肤的压力不同，测定皮肤触觉敏感程度（图 13-5A）。②两点辨别觉试验：由 Dellon 于 1976 年提出，分为静止两点辨别觉和运动两点辨别觉（由近端沿手指纵轴向远端来回移动）[23]，后者更敏感（图 13-5B）。做该试验时应在神经的单一皮肤分布区进行，如正中神经应在示、中指末节，尺神经应在小指末节。检查结果的正常值见第二章。③针刺感检查：使用一枚大头针刺激患者手指，看患者能否分辨出是尖锐的还是钝性的刺激。由于现在有前两项检查，这一项检查在临床上不经常用。④振动觉检查：临床上常使用音叉或振动仪置于患侧掌骨头部位、桡骨茎突、尺骨茎突处进行检查，同时需与对侧进行比较。⑤关节位置觉检查：嘱患者闭眼，检查者握住某一手指，屈曲或伸直至某一角度，然后让患者正常侧手指模拟该屈曲或伸直位置。⑥温度感检查：因为检查的结果是比较模糊的，临床上很少采用该检查来判断患者的保护性感觉功能，而常采用针刺感检查。⑦ Moberg 拾物试验：是一项综合感觉试验，观察精

表 13-2　感觉功能分级方法

分级	临床表现
S0	在神经支配区域无感觉
S1	神经单一支配区有深部痛觉
S2	神经单一支配区有一定程度的浅痛觉和触觉
S3	神经单一支配区浅痛觉和触觉完全恢复，且无过分敏感现象
S3+	在 S3 的基础上，恢复了部分两点辨别觉
S4	完全恢复感觉功能

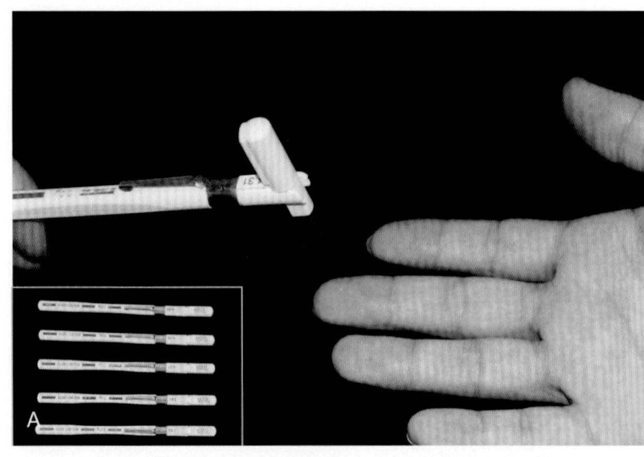

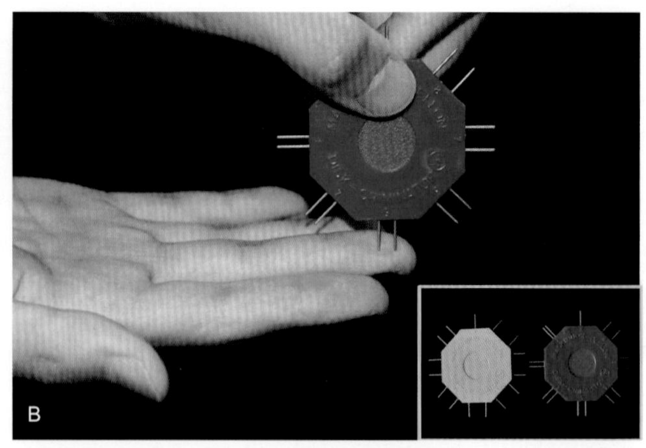

图 13-5　神经感觉功能的检查。A. 单丝感觉检查的单丝（插入图）和检查方法；B. 两点辨别觉检查盘（插入图）和检查方法。

细分辨能力，主要测试正中神经支配区拇、示、中指的感觉功能。对于手内在肌运动功能的检查，此项检查也起到了重要的作用。

（三）神经叩击试验（Tinel 征）

Tinel 征是用手指或叩诊锤沿着缝合的神经干叩打，若在神经分布区远端有麻电感或蚁走感，即称此试验阳性。Tinel 征阳性位置可作为损伤位置的定位，也可表示神经有再生现象。Tinel 征常在损伤后立即出现，并随着神经再生以 1 mm/ 天的速度移向远端。叩打可以从远端向近端进行，或从近端向远端进行，出现阳性的部位即神经再生已到达处。神经再生后的早期没有髓鞘，叩打后即产生上述征象。待髓鞘形成后，上述征象即消失。在早期，如果沿神经干无上述征象，表示无神经再生，可能是神经缝接失败或再断裂；若出现阳性部位不向远端移动，表示神经再生遇到障碍。神经离断后，近端可产生神经瘤，瘤内含有再生的神经纤维，叩打该处时可产生放射性麻痛。此试验有相当的参考价值，但部分有神经病变的患者不出现，即有假阴性，应参考其他检查结果，判断神经是否有卡压、离断或再生水平。

（四）电生理检查

该检查对确定周围神经损伤部位有重要价值，但是会受外界温度、受伤时间和检查者技术的影响。神经传导速度（nerve conduction velocities，NCV）检查是刺激神经的近端，在远端的靶肌肉通过电极设备进行记录。NCV 的改变取决于损伤的时间和损伤严重程度。损伤后立即刺激损伤近端可能在远端记录电极无反应，但刺激损伤的远端将产生远端记录电极的反应。损伤 10 天后，反应将消失。神经传导速度检查还可以作为判断神经纤维再生的方法。肌电图通过插入电位、静息电位、自动募集电位和运动电位评估损伤的神经和肌肉情况，可发现肌肉的失神经支配和再支配，但随着时间推移将发生改变。在休息状态下存在正向锐波、自发性收缩和纤颤电位表明肌肉失神经支配。神经再支配后可观察到多向运动电位数目和幅度的增加，纤颤电位的减少。

（五）其他客观检查

这些检查虽然不能评估神经修复后的感觉功能恢复，但可判断幼儿和装病患者的神经功能。检查只需要患者的被动配合，不需要其主观回答问题。①茚三酮试验：是利用神经损伤后手指末梢汗腺分泌功能受到影响的原理。无汗可能是神经撕裂和交感神经功能丢失的信号，说明神经功能受损，但是临床上有其他方法，这一检查基本上用不到。②皮肤皱纹试验：是将手指置于 40 ℃的温水中 30 分钟，如手指仍和正常手指皱纹一样，说明神经功能损伤。同样这一检查基本用不到。③交感神经功能检查：是利用周围神经干内包含的交感神经控制肢体营养变化的原理，如汗腺的分泌、血管的舒缩。当神经损伤后其交感神经功能也会出现一定程度的改变，如皮肤变得干燥、失去弹性、变薄，指甲变脆、不平整、生长缓慢，在有灼性神经痛的患者中，手指皮肤因血流减少而发绀，皮温较低，即使在恢复神经支配后仍然对冷刺激敏感。皮下组织的改变包括指腹和手掌脂肪垫萎缩，尤以正中神经麻痹后示指的表现最明显。

第二节　神经损伤的手术方法

如果感觉神经损伤影响到关键区域，如拇指的尖端、示指的桡侧面（捏的接触面）、小指的尺侧面、手掌和前臂尺侧，需要神经重建来恢复感觉。如果是伴有运动功能丢失的神经损伤，则应尽早进行神经重建来阻止退变。神经损伤重建的方法较多，包括神经直接修复、自体神经移植、导管移植和神经转位等，而处理方式的选择取决于损伤机制、损伤部位、损伤范围、损伤时间和神经功能障碍的程度等。对于神经损伤应首选一期直接缝合，但对于损伤平面较高、距离靶器官很远的情况可采用神经转位的方法。当神经缺损无法直接修复时，需根据损伤情况选择一期移植修复或二期延迟移植修复，而当神经长段缺损无法直接修复时，可采用自体神经移植或异体神经移植，神经转位也可以得到一定的效果[24]。因此如果当解剖重建可能预后较差时，远端神经转位可能是一个好的选择。在对损伤神经进行修复前，必须仔细检查伤口情况，以确定周围组织损伤程度、污染程度、相关合并损伤的情况和范围。如果为闭合性损伤，可利用超声或肌电图对损伤进行定位和评估[25]。详细的神经感觉和运动功能检查也是必要的，以确定损伤情况、合适的神经移植或转位的供区等。

一、神经直接修复

（一）修复的条件准备

神经断裂后如果没有缺损，可将两个断端缝合，这是神经修复手术。神经修复术中神经软组织床的准备十分重要，修复好的神经不能置于裸露的肌腱上，应将断裂的肌腱缝合。在手和前臂，应将修复后神经放在疏松组织床上[26]。正常的肌肉可以提供良好的组织床，但撕裂的肌腹不能算是一个好的软组织床。在粘连可能严重的情况下，可通过旋转邻近的滑膜或脂肪组织来解决。神经缝合时要尽量切除断端直至正常神经。近端大的神经干修复前应检查神经断端出血情况，如果轻柔的加压不能止血可用低幅电凝仔细止血，但对于手和前臂的神经干，并不需要这样做。神经修复时应尽可能使用手术放大镜或显微镜精确对位，而不要干扰神经束膜或血供，也不要产生不适当的张力，可调整相邻关节的屈伸角度以保护修复的神经。对于急性神经断裂，部分切除后有小的缺损或间隙，但神经末端容易被移动，在没有限制相邻关节活动范围的情况下，仅有小的修复张力，也完全应该直接缝合。

（二）神经缝合的方法

神经的直接缝合包括外膜缝合和束膜缝合，对于是使用神经外膜缝合还是使用神经束膜缝合，过去有争议（图 13-6 和图 13-7），现在认为应选择神经外膜缝合，只要解剖对合良好，就不需要束膜缝合。神经束膜缝合使得感觉神经纤维和运动神经纤维精确对合，但增加了创伤和解剖缝合的时间，技术要求较高，同时增加了对神经内部的副损伤。神经外膜缝合可增加修复处的强度，并将神经干封闭，与相邻组织分离，也可恢复神经与相邻组织间的滑移面。很多研究显示外膜缝合和束膜缝合的效果并没有显著的差异[27]。束膜缝合不常使用，如果使用，注意将断端的神经外膜向远离断面的方向推，显露神经束膜，将不同大小的神经束对合，并辅以神经外膜上的血管来定位，使得两个断端内的神经束组对合得尽量准确（图 13-6）。常用 8-0、9-0

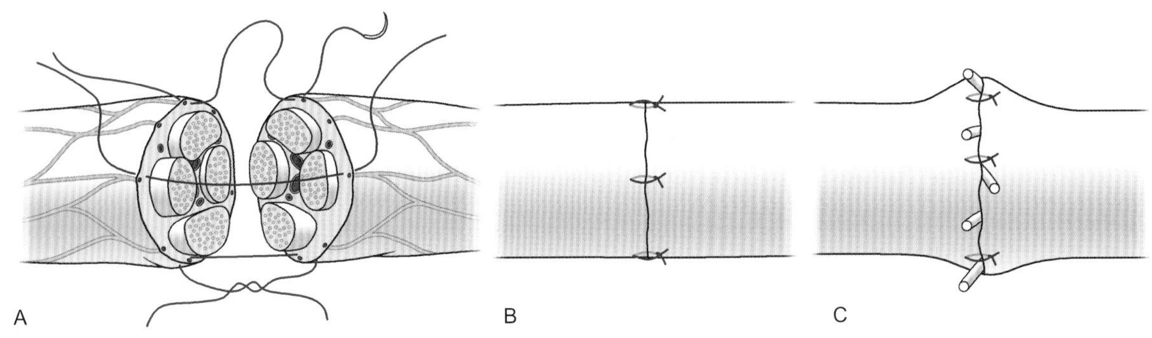

图 13-6　神经外膜缝合术。A. 通过血管定位缝合神经外膜；B. 神经外膜修复良好的外观；C. 神经对位不良或错乱的神经修复外观。

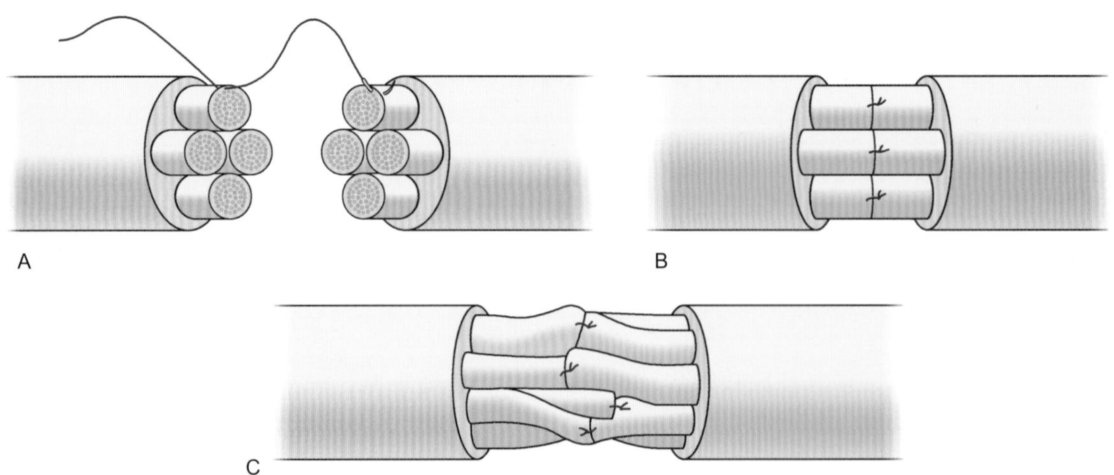

图 13-7　神经束膜缝合术。A. 精确对位神经束并进行缝合；B. 完成神经束膜的缝合；C. 对位不良的错误的神经束膜缝合。

或 10-0 的尼龙缝线缝合神经束膜或神经外膜。先缝合一侧再缝合另一侧。神经外膜的修复一般先缝合两侧，再缝合一侧神经外膜 3~4 针。指神经需缝合 2~3 针，前臂正中神经干比较粗需缝合 6~8 针，尺神经、桡神经需缝合 4~8 针。

（三）不同时间的修复

一般损伤 5 天内的神经进行缝合称为一期缝合，对伤后 5 天至 3 周的神经进行缝合称为延迟一期缝合。急诊（损伤 3 天内）端端修复断裂的神经是理想的方法，其优势包括术中神经的刺激、优化运动神经的恢复、充分暴露和移动神经断端而没有瘢痕组织的阻碍。受伤几天后进行手术修复常需要切除部分神经断端。较多研究显示一期神经修复优于延迟断端修复或延迟神经移植 [28]。二期缝合用于 3 周以上需要切除断端的神经瘤，直到看见正常的神经束。对于在前臂的神经干，一般需在切除神经瘤膨大部分后，还要切除约 5 mm 才能达正常神经束。

（四）预后

术中将局麻药滴入神经近侧断端的神经干将大大缓解术后疼痛。术后关节用石膏托固定可减少修复后神经张力。术后 3 周可去除夹板逐步进行功能锻炼，术后 6 周可完全去除夹板。神经修复是否成功取决于技术操作，如神经束对接质量和精确度、修复术中对神经残端的损伤程度等，但也决定于影响神经再生的因素，如患者的年龄和相关疾病、损伤的程度和位置、损伤机制、周围软组织的损伤程度、损伤后至修复的时间间隔、神经残端的质量和生物因素（神经营养）等。

二、神经移植修复

神经损伤部分切除后，如果断端间距较小可直接修复；如果断端间距过大，修复后神经张力过高，而使其相邻关节过度屈伸，或无法直接缝合，此时应使用神经移植术。对于不能得到有效游离而使损伤的神经可被拉拢时，不能在大张力下勉强端端缝合，这时需要进行神经移植。神经损伤时间越久，需要神经移植修复的可能性越大，因为神经断端会被瘢痕组织包裹，且神经内瘢痕也会增加，神经断裂处需要切除 1 cm 左右，才能到达没有明显瘢痕的水平。对于神经断裂后弹性回缩的情况，术中不要过度依赖神经的拉伸潜力，应避免过度牵拉受损神经。

目前神经移植常用的供体包括自体神经、异体神经。有时也采取导管、静脉等，但均不能达到理想效果，而自体神经、异体神经的移植效果较好，是现在常用的方法 [29-31]。多年来，外科医生致力于提高神经移植效果，包括用其他材料来替代神经进行移植，有些方法已经有大量的实验室基础，开始谨慎地被用于临床研究。

（一）自体神经移植

1. 供体神经的选择　自体神经移植是目前神经移植的基本方法，特别是对于运动神经和复合神经，因为它保留了神经的结构和生物学特征（如雪旺细胞和脉管结构）。移植术前应评估神经缺损的长度、需要重建的神经数量、哪一神经适于移植、受体神经的直径和缝合神经的位置等。供区神经的选择取决于神经缺损的长度、与损伤神经直径匹配情况和是否易于切取。无论什么情况下我们都应尽可能取损伤肢体上的皮神经作为移植神经，如前臂内侧皮神经。此外，还可选择骨间背侧神经和腓肠神经（图 13-8A、B）。桡神经浅支和前臂外侧皮神经对手部皮肤有潜在的支配功能，因此除非神经根受到不可逆损害，通常不会被选用[32]。对于指总神经分叉远端的缺损，选用前臂内侧皮神经是最合适的。对于从腕到指总神经分叉处的缺损，腓肠神经是最匹配的（根据纤维数目和横截面积）。由于移植神经的弹性回缩，移植物的长度至少要比肘伸直位或腕中立位时的断端间距长 15%~20%，以获得无张力缝合。

这些神经的解剖位置如下：①前臂内侧皮神经起源于臂丛的内侧束，可最多移植 20 cm 长度，适用于多个指神经重建、长神经缺损和指总神经重建。此神经的前侧分支穿过肘关节，在内上髁和肱二头肌腱之间，常在肘前静脉的前方，走行于尺侧腕屈肌表面，在腕近端 10 cm 处终止。常取前臂前内侧切口，根据所需神经的长度向近端延长切口。②骨间背侧神经包含 1 或 2 条神经纤维束，可移植 5~7 cm，适用于指神经重建。此神经走行于第 4 伸肌间室基底的桡侧面，在指伸肌腱和示指固有伸肌腱的深面。常于 Lister 结节尺侧取纵行切口，向近端解剖并切断所需长度的神经。③腓肠神经包括 6~8 条神经束，可移植长达 40 cm，用于主要神经的重建。腓肠神经由内侧和外侧腓肠皮神经组成。内侧皮神经源于胫神经，在小腿上 1/3 处，腓肠肌头之间穿过深筋膜，与腓神经的腓肠外侧皮神经汇合形成腓肠神经。然后沿着小隐静脉，到外踝和跟骨之间。神经支配小腿后外侧和足背外侧面感觉。常在外踝和跟骨间做 2 cm 纵行切口切取神经，神经邻于跟腱的外侧边界，毗邻小隐静脉。若需要更长的一段可向近端解剖。腓肠神经还可作成多段，按照相同的方向作成电缆的形式，匹配受区神经的横断面（图 13-8C）。取神经时多个 1 cm 的横行切口可代替常用的纵行切口，以达到美观的效果。

2. 移植准备和缝合　准备移植神经之前，最重要的是为移植神经准备一个良好的软组织床。无瘢痕的滑膜或脂肪是最好的软组织床，裸露的肌肉次之，而骨骼和金属内固定物作为组织床则是最没有希望成功的。神经缝合应在显微镜下进行，抓持神经要轻柔，避免损伤神经外膜导致瘢痕形成。使用合适的尼龙缝线（常用 9-0 缝线），将移植神经的外膜与残端的神经束膜缝合在一起。神经外膜缝合后将神经束连接，并与相邻组织隔离，避免神经瘤形成。

3. 预后　自体神经移植的效果不仅与神经直接修复的影响因素有关，还与神经损伤部位切除后残端间距、移植神经为轴突再生提供的通道数目、成纤维细胞侵入残端及移植神经间的程度相关[33]。移植神经的存活有赖于血运重建，对于直径较大的神经采用单纯神经移植是不能成活的，如桡神经在临界值内，而腓总神经则超过这一限制。理论上带血管的神经移植可达到神经的修复或重建，尽管损伤神经的断端间距很长或者移植部位瘢痕严重，过去认为是血管蒂神经移植的适应证，但目前已有的证

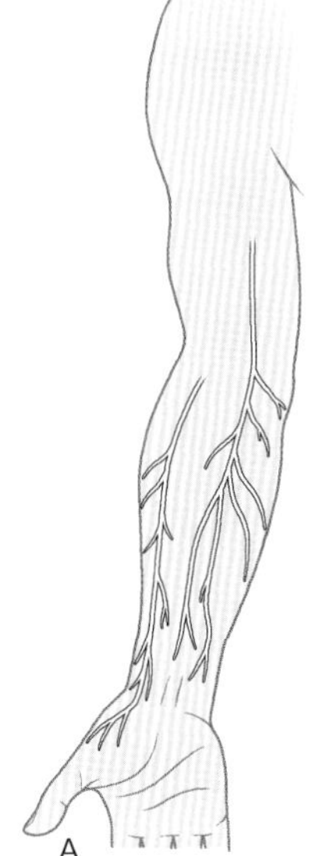

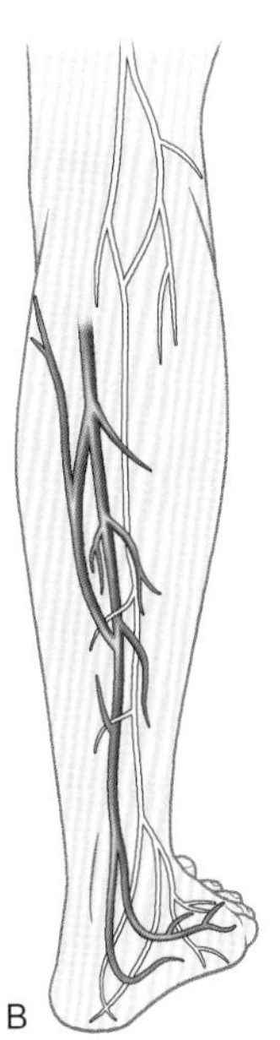

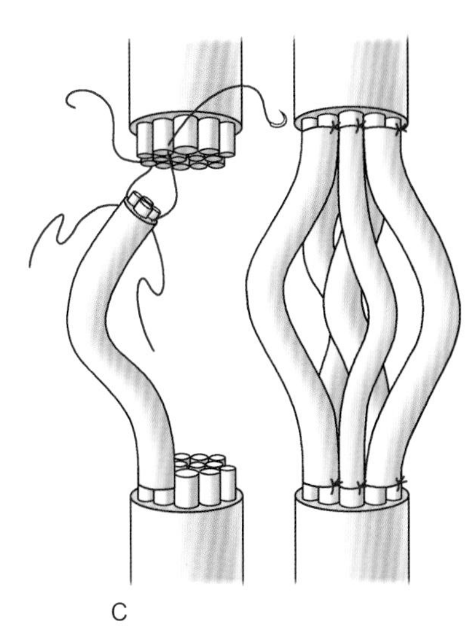

图 13-8　自体神经移植。A. 前臂内侧皮神经是位于前臂尺侧的皮神经；B. 腓肠神经在小腿后外侧，其走行和小隐静脉（蓝色）交汇；C. 腓肠神经可做成多段进行电缆式缝合。

据尚不能明确支持带血管蒂神经移植的优势。带血管的神经移植虽然已被应用较多年，但目前很少应用，因为它的优势相对于手术的复杂性并不明显。

（二）同种异体神经移植

自体神经移植的缺点为牺牲供区正常的感觉，可能导致神经瘤或皮肤瘢痕、伴随神经损伤和有限的获得性等，而同种异体神经移植避免了这些缺点（图 13-9 和图 13-10A）。同种异体神经移植的历史比自体神经移植更为悠久，但因为需要免疫调节治疗，且存在传播疾病的风险，而在当时没有得到广泛应用。随着现代免疫调节技术的进步，目前可使异体神经脱细胞，保留基底膜和大体结构。同种异体神经的优点为生物相容性好、使用方便、无需免疫抑制，以及避免了供体部位的损伤。虽然有较多报道称同种异体神经移植得到了好的效果，但由于评估缺乏统一标准，缺乏前瞻性对比试验研究，其效果尚需进一步论证。不过在很多国家，这一方法在临床相当常用，被比较普遍地认为这一方法和自体神经移植效果相似。

（三）导管移植

神经导管与同种异体神经一样，避免了自体神经移植的缺点，是神经移植的另一种选择（图 13-10B），但是临床上目前的适应证很有限。神经导管移植技术的关键是在导引下神经组织的内在愈合能力，特别是复合神经。目前的神经导管包括不可吸收导管（硅胶管、塑料管、金属导管和合成导管等）、生物可吸收导管（聚乙二醇酸导管、壳聚糖导管等）和静脉等[34, 35]。也有冻融肌移植可恢复指神经部分感觉的报道。不可吸收导管会偶尔引起局部纤维化和神经压迫等并发症。生物可吸收导管也在临床应用了 30 多年。还有学者报道了自体非神经组织和填有骨骼肌的血管移植[35]。

由于临床报道的神经导管移植效果变异较大，效果不可靠，30 年前开始提倡使用的学者 Mackinnon 已

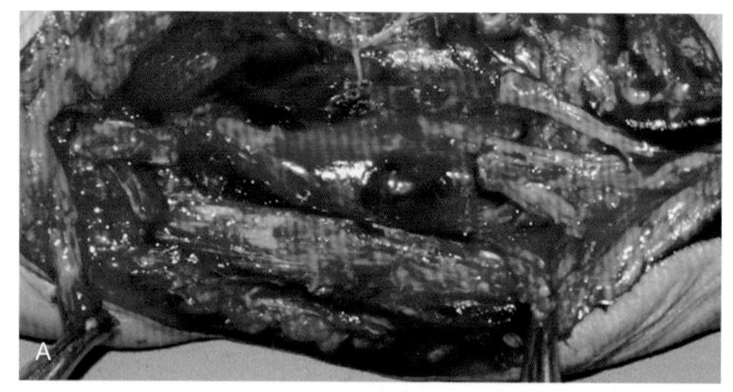

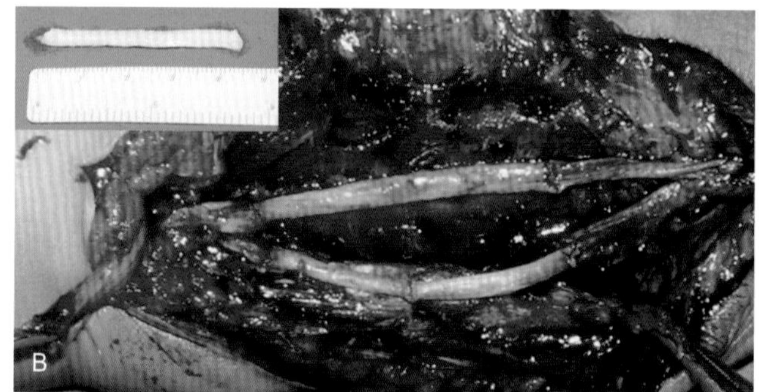

图 13-9　尺神经缺损，行异体神经移植修复。A. 前臂尺神经缺损约 4 cm；B. 使用长度约 4.5 cm 的异体神经移植修复尺神经（左上角所示为异体神经）。

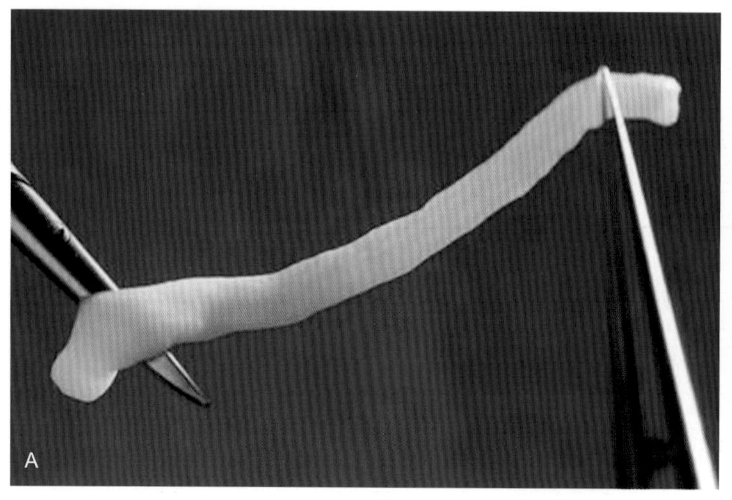

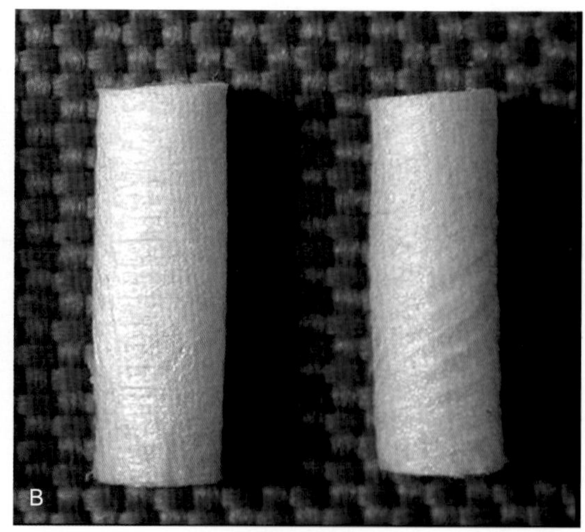

图 13-10　移植物。A. 同种异体神经（图片源于 www.qxw18.com）；B. 壳聚糖神经导管（图片源于 www.bjyek.com）。

经基本放弃了使用，仅用于 <0.5 cm 的缺损，以减少神经修复处的瘢痕，而修复任何大于 1 cm 的缺损都改为了异体神经移植。在国外对于神经导管移植，和 10~20 年前的认识相比，基本否定了其价值，认为效果不可靠、不适应神经缺损 1 cm 以上的病例。

（四）移植方式的选择

对于神经缺损，选择自体神经移植还是异体神经移植或导管移植，取决于缺损的长度、水平和损伤类型。如果损伤神经有好的周围软组织，缺损 2~5 cm，可进行自体神经移植或异体神经移植，很少或几乎不使用导管。长节段神经缺损，除了进行自体或异体神经移植外，尚无其他更好的方法。自体或异体神经移植的效果相似。即使对于可能产生瘢痕组织、没有好的组织覆盖的病例，仍然应该选择神经移植。如果没有充足的软组织覆盖或存在感染可能，需要进一步清创、修复软组织和控制感染，一般损伤 1~2 个月后在局部稳定时才做神经移植手术。对于神经干缺损 4~7 cm 的病例，没有良好和可靠方法，应该首先考虑神经移植，尤其是异体神经移植，但是功能恢复的可能性仍然很小，后期肌腱移植重建功能的机会很大。

延迟修复常面临瘢痕问题，神经松解后，需要切除神经瘤重建神经缺损。对于连续的神经，主要问题是评估神经功能，可通过电刺激或诱发电位确定瘢痕组织中神经的完整性。如果没有功能，切除神经瘤直到正常的纤维束，重建缺损。通过神经外血管和内在纤维束的走行来定位。虽然利用病理切片检查可确定运动或感觉神经，但并没有改善手术效果，反而延长了手术时间。

三、神经损伤的其他术式

1. 神经转位术　神经转位术适用于神经损伤后没有功能恢复可能的神经直接缝合或移植的病例。神经移位术是指将正常神经与损伤神经的近端端端吻合。避免将有重要功能的神经移位给没有重要功能的神经。神经移位的目的是为了肌肉重获神经支配，涉及传入神经通道的神经再支配。例如：腕部将骨间前神经转位于腕近侧的尺神经运动支端端缝合，用于损伤位于肘、肘以上或前臂近端的尺神经损伤患者，因为此部位的尺神经在有意义的时间内不会到达手部远端靶位。神经移位术绝不能替代神经探查来进行神经损伤部位的探测，以及了解损伤的程度和水平，这两种技术是互补的。

2. 神经种植术　神经从肌肉内撕脱后可以重新植回该肌肉，随着新的终板的形成，可以获得神经再支配。此方法在临床实践中是有用的，如应用于尺神经深支难以修复的损伤、腋神经自三角肌内撕脱、肌皮神经从肱二头肌内撕脱等。

3. 肌腱转位术　肌腱转位术适用于运动神经功能无法恢复的情况，在神经修复的 6 个月到 1 年就应该考虑进行。肌腱转位术（第 15 章中详细叙述）对于陈旧性运动神经损伤可改善其部分功能，但常常不能完全恢复关节活动功能。肌腱转位术是陈旧性损伤和修复后没有恢复的患者的有效治疗方法。在神经直接缝合和移植修复 6 个月到 1 年后，对于没有功能恢复或恢复得很少的患者，都要考虑肌腱转位术。很多肌腱转位术的效果可靠，这是神经修复失败后应该常规进行的治疗。

四、神经修复预后的影响因素

神经损伤修复术后的效果与多种因素相关，包括年龄、神经损伤的性质和平面、神经缺损及缺损的长度、合并损伤及修复距损伤的时间等。

1. 年龄　年龄是一个很重要的影响因素。McEwan 报道了 141 例正中神经和尺神经在上肢不同平面的损伤，其中 62 例一期修复，32 例二期修复[36]。在 47 例 14 岁及以下的年龄组中，39 例运动功能恢复良好，优良率 83%；而在 37 例 15 岁及以上的年龄组中，仅有 15 例恢复良好，优良率 41%。在 50 例儿童神经损伤中，48 例感觉功能恢复良好，优良率 96%，而在 43 例成人组中，仅 33 例恢复良好，优良率 77%。Seddon 报道了 584 例正中神经和尺神经损伤[37]，按年龄分为 4 组：0~10 岁组 35 例恢复良好，优良率 71%；11~15 岁组 47 例恢复良好，优良率 58%；16~20 岁组 106 例恢复良好，优良率 33%；21~60 岁组 231 例恢复良好，优良率 25%。Chemnitz 的一项研究报道了 55 例低位正中神经和尺神经损伤，其中 45 例正中神经损伤患者得到 31 年随访[38]，发现 11 岁以下患者感觉功能的恢复明显好于其他患者，各年龄组运动功能的恢复几乎接近正常。大量的临床研究表明，儿童的感觉功能恢复比成人的感觉功能恢复好，神经性疼痛的并发症罕见。因此，对于儿童神经损伤应尽可能一期修复。

2. 神经损伤的性质和平面　这两个因素造成的结果很难区分。低位损伤的伤口往往比较整齐、规则，而高位损伤通常是毁损性撕脱伤，常伴有腋动脉或锁骨下动脉撕脱，会出现前臂肌肉缺血，需要对这种神经损伤修复的结果进行综合评估。锐性损伤大多较局限，神经断裂后实际神经缺损几乎为零，仅存在极小的裂隙，神经断端基本保持原有的解剖结构。无张力缝合是神经修复的一个原则。在仅很小张力的情况下，仍然应该直接缝合，不进行移植修复，因为直接修复比较容易，对合也较精确。锐性损伤对神经基床的破坏较轻，术后神经基床可提供神经所需的营养，瘢痕组织形成较少，因此预后也较好。钝性损伤对神经基床的破坏较严重，常伴有严重的软组织挫伤，神经内、外供血系统均遭到不同程度的破坏，导致损伤神经的供血不良，神经髓鞘发生肿胀、崩溃、溶解甚至消失，严重地影响轴索的再生。在手术前后均应进行运动和感觉功能的定量评估，以便准确评价治疗效果。再生的轴索必须在失神经支配的神经终器尚未完全萎缩前到达终末，方能达到理想的神经修复效果。神经损伤越靠近近端，轴索再生的时间越长，功能就越难恢复。据统计，天津医院手外科 1975—2000 年成人和儿童高位正中神经损伤修复 22 例中，只有 8 例达到满意，优良率 36%；而在 1979—1986 年的低位正中神经损伤修复 55 例中，33 例达到满意，优良率 60%。

3. 神经缺损程度　当神经缺损无法直接缝合时，我们应该采用神经移植的方法来修复。神经缺损的长度、神经移植的长度会降低神经修复的效果。Sakellarides 等报道了 172 例上肢神经损伤，神经缺损 <2.5 cm 的患者优良率达到 76%，而神经缺损≥ 3 cm 患者的优良率仅为 23%[39]。目前，对于神经缺损≥ 3 cm 的患者，多数外科医生采用神经移植来治疗。Secer 等发现尺神经的修复效果与神经移植的长度有直接关系：神经移植长度≤ 3 cm 者，优良率 47%；长度 3.1~5 cm 者，优良率 17.5%；长度 5.1~7 cm 者，优良率 11%[40]；长度 >7 cm 者，优良率为零。我们的经验显示移植长度 <10 cm 的神经移植效果还是满意的，也有其他作者报道神经移植超过 10 cm 的成功者。对于肘关节近端的神经缺损，通过广泛的游离神经、沿神经主干反向分离其分支、屈腕及屈肘，可以获得 8~10 cm 的神经长度，在肘关节以远可以获得 12~15 cm 的长度。如果损伤平面位于旋前圆肌以远，将神经移位至旋前圆肌浅层可以获得更多的长度。

4. 合并动脉损伤　Leclerq 等采用直接缝合或神经移植治疗前臂和腕部尺神经切割伤[41]，45 例修复了尺动脉，增加了神经的再生能力。无动脉损伤和修复动脉病例的治疗结果为：M3 以上患者运动功能恢复率为 82%，S3 以上患者感觉功能恢复率为 74%。而结扎动脉或动脉继发栓塞病例的治疗结果为：M3 以上患者运动功能恢复率为 53%，S3 以上患者感觉功能恢复率为 53.8%。在神经移植组，这个差别更明显，无动脉损伤 M3、S3 患者的恢复率达到 73%，而动脉损伤 M3、S3 患者的恢复率只达到 22%，且对寒冷的耐受力也差。Merle 等报道了 150 例正中神经损伤和 131 例尺神经损伤病例，发现类似的结果[42]。超过 40 年的经验告诉我们，常规修复尺动脉可以提高神经断裂治疗的临床效果。

5. 一期修复和延迟修复　在损伤早期，神经、肌肉、血管等组织解剖结构清楚，神经外膜缝合对位较准确。损伤时间较长后，断端形成神经瘤，修整后常导致神经缺损，需行神经移植修复，此种修复的神经再生能力大大减少。损伤时间越长，局部肌肉的萎缩程度越严重，即使通过功能锻炼也很难较好地恢复上肢功能。Birch 和 Raji 分析了 108 例正中神经和尺神经损伤的修复结果，患者年龄在 15~55 岁，都是整齐伤口[43]。尽管这些患者可能同时存在动脉、肌腱或肌肉损伤，但神经一期修复的治疗效果明显较好。延迟修复和延迟移植的治疗结果没有显著差异。后者切除后留下的间隙大于前者，因此这一类神经损伤可能更严重。如果正中神经高位损伤 9 个月或低位损伤 12 个月后再进行吻合修复，几乎不能恢复运动功能和有效的感觉功能，但也有 2 年后进行修复而感觉功能得到恢复的。Zachary 发现超过 9 个月的旋前圆肌以近的损伤或超过 32 个月的拇长屈肌以远的神经损伤修复后，运动功能很难恢复[44]。

第三节　正中神经损伤

【相关解剖】 正中神经是臂丛的最大分支，由内侧束和外侧束结合而成（图 13-11）。正中神经在上臂没有分支，与肱动脉伴行，绕经肘关节前方，穿过肱二头肌腱膜后进入前臂。主要分支支配的肌肉有旋前圆肌，桡侧腕屈肌，掌长肌，指浅屈肌，拇长屈肌，指深屈肌桡侧半，旋前方肌，部分大鱼际肌及第 1、2 蚓状肌。皮肤单一感觉分布区为示、中指远端一节半手指。正中神经在前臂穿过旋前圆肌的两头之间后分出骨间掌侧神经，其发出点以上平面的损伤为高位损伤，以下平面的损伤为低位损伤。

【临床表现】 正中神经的功能是手部功能的基础，通过它传导感觉信息和运动指令以保证手完成精细复杂的工作。低位正中神经损伤的症状是由于拇短展肌、拇对掌肌、拇短屈肌的浅头麻痹，导致大鱼际肌萎缩和拇指的对掌功能障碍，以及由拇指至环指桡侧半的掌面皮肤的感觉障碍。高位正中神经损伤的症状除了低位正中神经损伤的症状外，还有拇、示指屈曲功能障碍和中指屈曲力量减弱等症状。由于桡侧腕屈肌和掌长肌麻痹，导致腕屈曲的力量减弱。旋前圆肌和旋前方肌麻痹使前臂旋前力量减弱。

肘关节骨折与脱位常合并正中神经损伤，使其支配肌肉出现功能障碍。临床检查时如果只简单地观察患者能否握拳，则不能判断有无正中神经损伤，因尺神经尚支配指深屈肌的尺侧半，而且指深屈肌在腕关节以上有腱性联结，因此临床仅表现为拇、示指屈曲功能受限（图 13-12A）。陈旧性正中神经损伤的临床表现除大鱼际肌萎缩外，由于尺神经支配的拇内收肌功能尚存，因此还表现为拇指呈旋后、内收畸形。正中神经及尺神经合并损伤，临床中较为多见。损伤晚期患手由于大、小鱼际肌都麻痹、萎缩变平，出现铲状手或猿手畸形，全手皮肤感觉几乎全部丧失（图 13-12 B、C）。

【治疗方法】 早期正确处理对患者功能的恢复具有重要的临床意义。在临床处理中，需进行认真

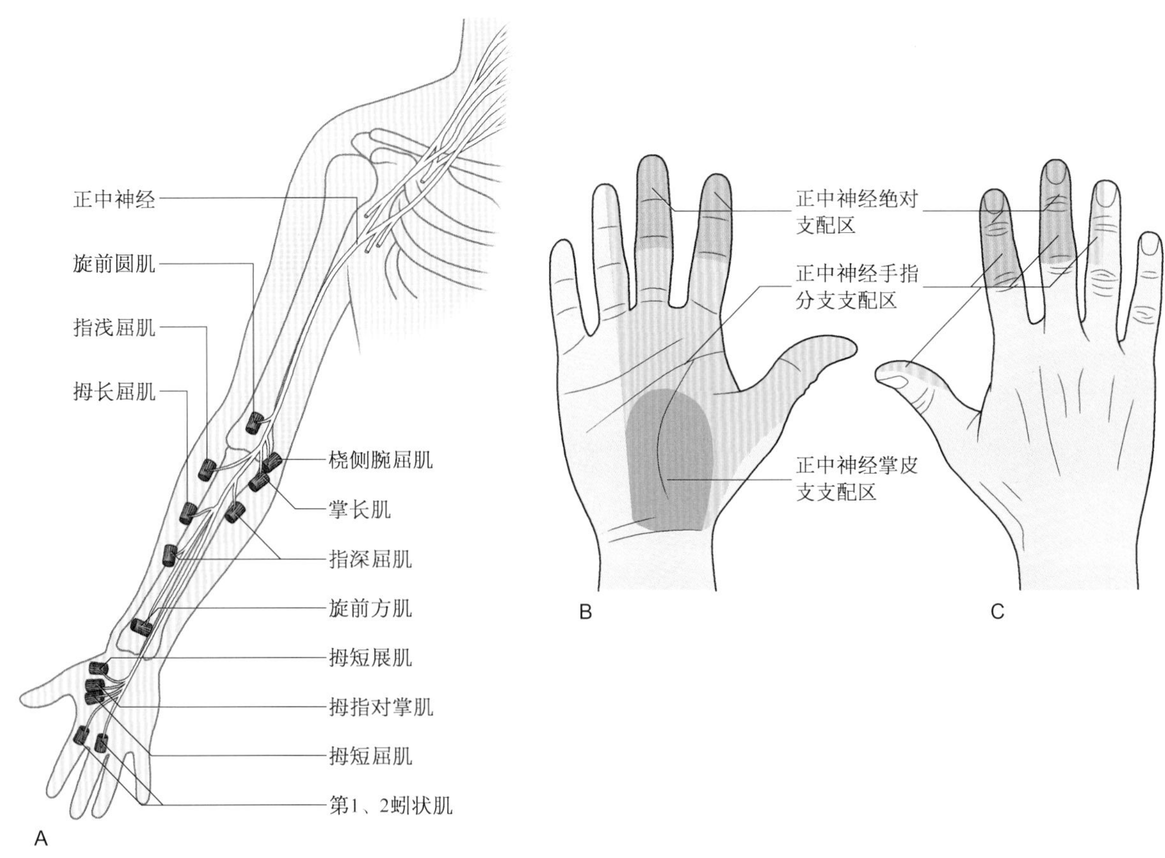

图 13-11　正中神经的解剖。A. 正中神经在上肢的走行分布图；B、C. 正中神经在手掌侧和背侧的感觉支配区。

仔细的检查，确定损伤部位、严重程度、有无合并伤等，争取尽早进行手术修复。借助手术放大镜、手术显微镜、显微器械可以提高精准度，减少术中损伤。神经缝接时注意将运动束和感觉束准确对接。手术显微镜下可清晰地显露损伤部位，确保操作精细、准确。在显微镜下缝合神经，神经束需对位准确，避免神经束扭曲、神经外膜内翻。如果神经缺损超过 2 cm，可进行神经移植（图 13-13）。由于神经再生需要良好的血供，因此应将神经吻合口或移植的神经放置于血运丰富的组织床，防止因缺血、瘢痕组织粘连而造成神经修复效果不良。在临床如果无明显的手术禁忌证，均应立即行一期显微神经修复。损伤时间较长时，断端形成神经瘤，修整后常导致神经缺损，需行神经移植修复[45]。

1. 臂部正中神经损伤　在上臂显露正中神经，切口起于胸大肌腱部，转向腋皱襞，然后沿上臂内侧向远端延长。在肘关节上方 6~8 cm 处，略向后至内上髁后方（图 13-14A）。在肘部显露正中神经时，须切断肱二头肌腱膜在旋前 – 屈曲肌群筋膜上的附着。向桡侧解剖该肌群筋膜，再沿旋前圆肌的近侧缘向远端和桡侧切开筋膜，然后向远端切开该肌表面及桡侧腕屈肌内侧缘的筋膜。这样可以广泛地游离旋前圆肌，将其与桡侧腕屈肌分离，从而利于随后的神经显露和切口闭合。显露自指浅屈肌纤维下穿出的正中神经，需向外侧牵开桡侧腕屈肌，向近侧牵开旋前圆肌，分开指浅屈肌纤维，向近端追踪神经的走行，这样就可显露正中神经的整个行程。另一种方法是与神经平行切断指浅屈肌的桡侧起始点，并于旋前圆肌止点附近“Z”形切开该肌（图 13-14B 和图 13-15）。当需要显露旋前圆肌深部的骨间前神经或需要进行正中神经前移时，将正中神经移位后行旋前圆肌附着部松解、“Z”字成形或舌瓣

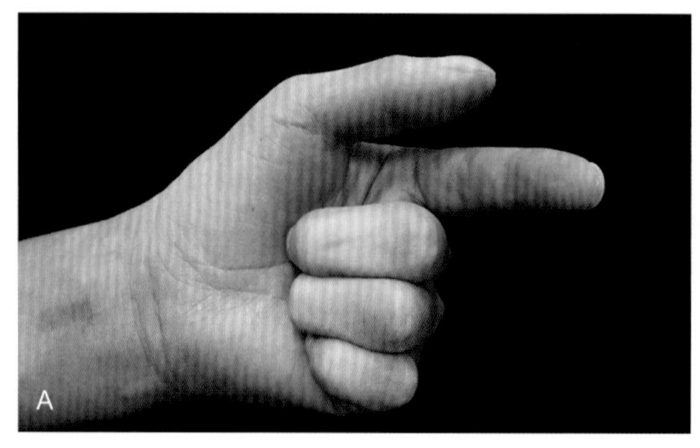

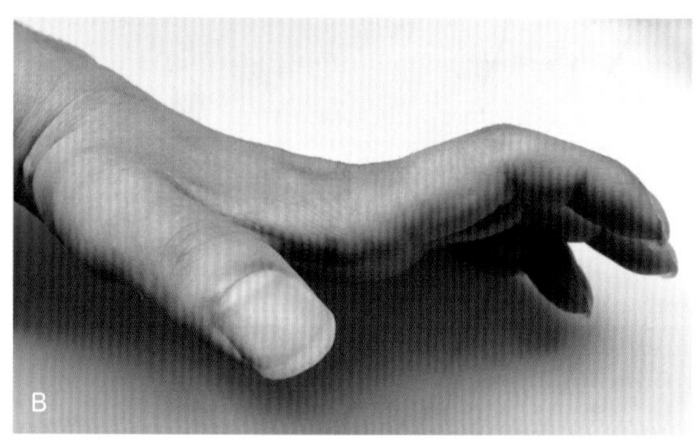

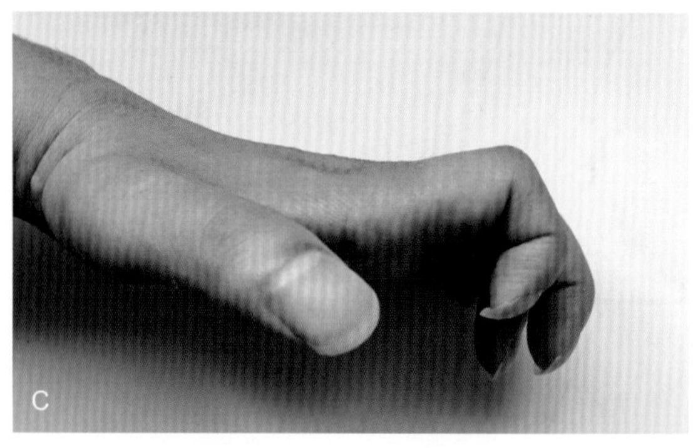

图 13-12　正中神经损伤的症状。A. 肘部正中神经损伤仅表现为拇、示指屈曲功能障碍；B、C. 正中神经合并尺神经高位损伤表现为猿手畸形（B 图为手指伸直状态；C 图为手指屈曲状态）。

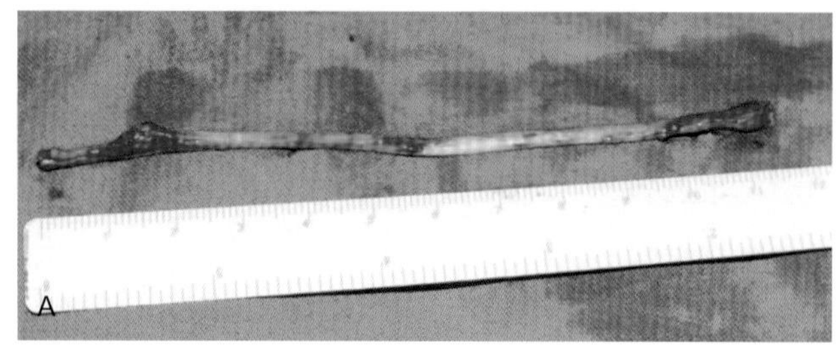

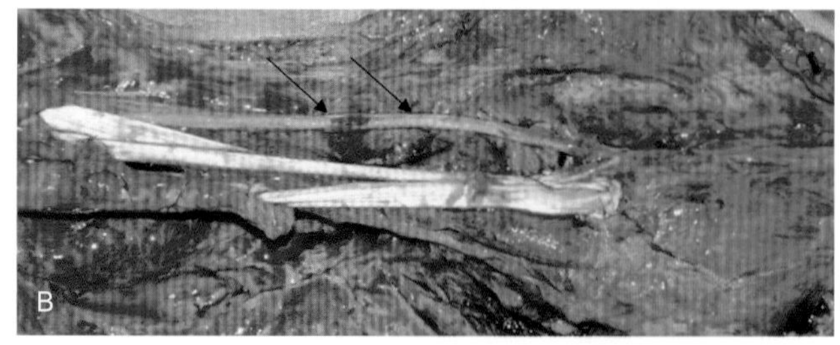

图 13-13　右前臂外伤后正中神经缺损，取腓肠神经移植修复。A. 移植的腓肠神经长度约为 11 cm；B. 腓肠神经（箭头所示）移植修复正中神经。

缝合。越接近腕部，神经越表浅，位于桡侧腕屈肌腱的深面，经该肌腱和掌长肌腱之间显露神经简便易行。

2. 腕部正中神经损伤　腕部正中神经断裂很常见，手部重要的感觉功能恢复有赖于神经的成功修复。显露腕部正中神经的掌部切口与鱼际纹平行，向近端延长，向内侧斜行跨过掌侧腕横纹，再向前臂掌侧正中线向神经损伤部位近端延长切口。必要时应用手术放大镜及手术显微镜帮助解剖和修复。根据需要应用 8-0、9-0 或 10-0 尼龙线和无创弯针缝合神经外膜和束膜。以下几点对于修复腕部正中神经损伤很有帮助：①正中动脉通常位于正中神经正前面，沿其长轴走行，此血管可能有助于正确的旋转对位，但若修复时间较晚可能已被瘢痕闭塞。②通过游离、松解前臂近端的神经，以及屈腕、屈肘，可以减少张力。③如果对屈指肌腱与正中神经同时进行二期修复，可能需行腕横韧带松解以防瘢痕粘连。对于陈旧性正中神经修复需要注意以下几点（图 13-16）：①必须仔细切除神经近端的神经瘤和远端的胶质瘤。②必须切除周围的瘢痕，以提供血管床。③因为正中神经内既含感觉纤维又含运动纤维，修复必须精确，断端对合要准确，修复部位要避免张力。

3. 掌部正中神经损伤　手掌部的切割伤、电锯伤等比较常见，需要手术修复，尤其是正中神经返支，应尽一切可能修复。正中神经返支通常发自主

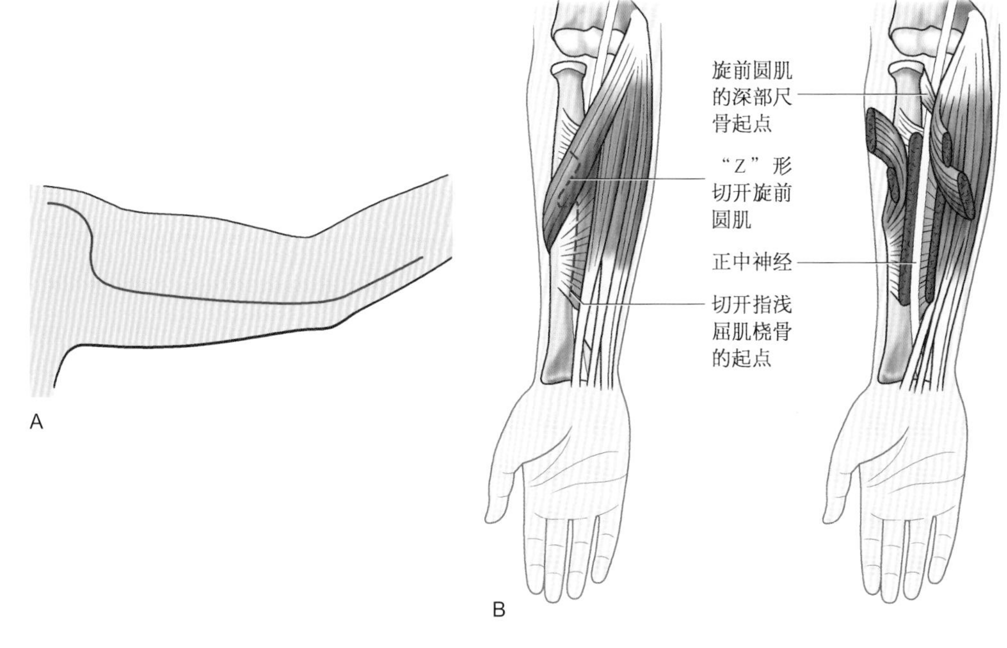

图 13-14　显露正中神经的切口。A. 正中神经和尺神经在腋部及上臂部位的显露切口；B. 正中神经在前臂全长的显露方法（左图为正中神经显露前的切口设计，右图为神经显露后）。

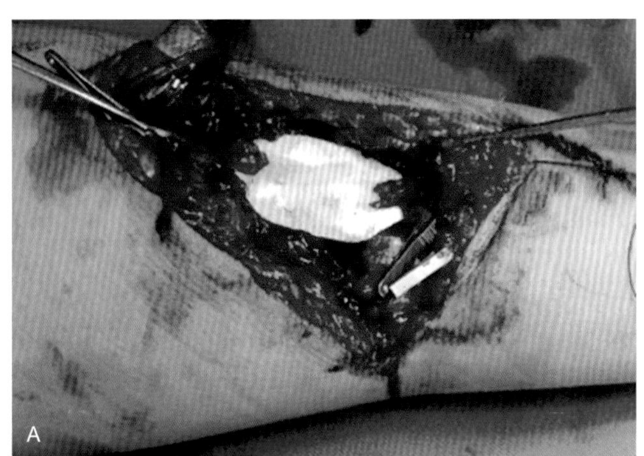

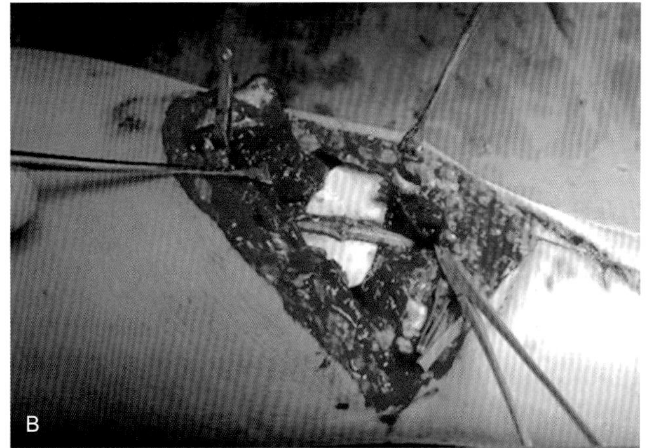

图 13-15　前臂正中神经损伤的一期修复。A. 清创、修整神经断端；B. 吻合正中神经。

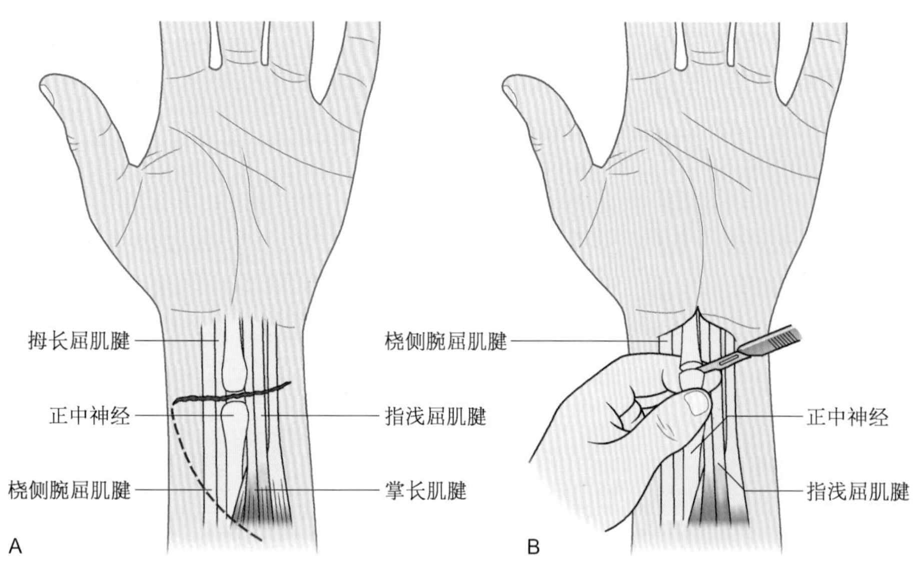

图 13-16 腕部正中神经损伤修复。A. 将损伤口向远、近端延长，保证良好的手术视野；B. 松解肌腱、神经，切除瘢痕和神经瘤，进行神经直接缝合或移植修复。

干的桡侧，跨过腕横韧带的远侧缘，稍后向外走行，支配鱼际肌。该返支也有变异，如可能是两支，也可能从主干尺侧发出，也可能从腕横韧带穿出。手术时要避免医源性损伤。按照解剖结构正确修复，预后良好。

【预后】 神经损伤部位越高，愈合效果越差。神经修复失败的原因很多，包括神经与肌腱的错接、神经导管的应用、粗糙的缝合、神经与肌腱的粘连、正中神经在腕管内卡压、动脉未修复等。一期修复神经及其相关组织是非常重要的，需要重视每一步操作步骤。Mohseni 等报道了 105 例患者一期修复的效果，也得出了类似的结论[46]。正中神经修复后感觉的恢复与运动的恢复同样重要，即使感觉功能恢复到最好，实体辨别觉仍可能有障碍。约有 50% 的患者能恢复痛觉、触觉和一定程度的实体辨别觉，而在同等条件下，90% 患者的前臂外在肌能恢复有效的功能。如果是高位损伤，手内在肌的功能恢复很困难，而低位损伤中约 2/3 患者的手内肌运动功能可以有效恢复。有报道称神经束间移植术后患者 82%~90% 的运动功能恢复良好，97% 的感觉功能恢复。

第四节 桡神经损伤

桡神经损伤很常见，原因包括肱骨干骨折、医源性损伤、切割伤、子弹伤、注射伤或牵拉伤等。急、慢性卡压也可导致伸腕力量减弱，甚至桡神经麻痹。临床上一般根据桡神经损伤原因和损伤程度来选择治疗方法。所有开放性损伤需要手术探查，而闭合性损伤通常首先选择观察，如肱骨干骨折所致的桡神经损伤通常是闭合性损伤，常需要观察 3 个月，若没有恢复迹象则手术治疗。开放性桡神经断裂需要一期修复、神经移植或肌腱转位等。对于桡神经功能完全丧失或极晚期的病例，目前可采用肌腱转位术来进行治疗[47]。

【相关解剖】 桡神经是臂丛后束的终末支，行走于腋动、静脉的后方，贴近肱骨干的桡神经沟。Whitson 等报道桡神经与骨干实际被肱三头肌内侧头的一层薄膜分隔[48]。然后转向后外侧，在肱动脉近端肱三头肌外侧头的深面，沿着外侧肌间隔的前面前行，在进入肘窝之前发出肱桡肌和桡侧腕长伸肌肌支，在肱桡关节平面（准确的位置有 5 cm 范围）分为感觉支和运动支[49, 50]，即桡神经浅支和骨间背侧神经。桡神经浅支位于肱桡肌的深层，支配腕和手桡背侧的感觉。骨间背侧神经经桡骨小头的桡背侧进入旋后肌后[51]，绕过桡骨小头颈部行走于骨间膜背侧。骨间背侧神经支配前臂和手的伸肌，包括桡侧伸腕短肌、旋后肌、指总伸肌、小指固有伸肌、尺侧腕伸肌、拇长展肌、拇短伸肌、示指固有伸肌（图 13-17）。

【病因】 桡神经麻痹的病因较多，除少见的开放伤引起的桡神经损伤外，还可能为肿物压迫[52-55]、慢性损伤、炎症[56]、外力压迫（头枕前臂睡觉）[57]和医源性损伤[58, 59]等。到 20 世纪中叶，骨间背侧神经麻痹的症状已经得到完整描述，但其病理机制仍不清楚[60]。骨折脱位导致桡神经损伤很常见[61, 62]。大约有 12% 的肱骨干骨折继发桡神经损伤[46, 63, 64]，超过 70% 的患者在伤后 8~16 周能自行恢复。Bateman 等报道了肱骨骨折切开复位术后继发桡神经麻痹的病例[65]。孟氏骨折也是骨间背侧神经损伤的原因之一[66-68]。此外，手术中过度牵拉桡神经也会造成术后桡神经麻痹。

【临床表现】 桡神经损伤在临床上常根据其损伤平面分为低位损伤和高位损伤。桡神经低位损伤的症状是指桡神经已分出深支和浅支后的损伤。合并浅支损伤时，同时出现感觉障碍。单纯深支损伤时不伴有感觉障碍，且此时没有桡侧腕长伸肌麻痹的症状。由于尺侧腕伸肌麻痹，所以伸腕时出现桡偏。手部掌指关节不能主动背伸，但当掌指关节屈曲时，由于内在肌的作用，能伸指。拇指不能外展，拇指末节不能伸直，但是拇指在对掌位时可以伸直末节，这是由于正中神经支配的拇短展肌的作用（图 13-18A）。手指屈曲正常，但由于伸肌力量减弱，握力会有所减弱，可以出现垂指畸形。由于旋后肌的麻痹，前臂外旋的运动出现障碍，但由于肱二头肌的作用，可以部分代偿。因为前臂不能完全旋后，吃饭时不能端碗，因而很不方便。合并浅支损伤时，感觉障碍表现在拇指的掌指关节背侧以及拇、示指之间背侧皮肤的一部分。其他大部分区域由于神经重叠支配，临床上影响不大。

桡神经高位损伤时所有的腕伸肌麻痹，不能伸腕，手常呈屈曲位，即同时有垂指畸形和垂腕畸形，以上两种畸形同时存在就是垂手畸形（图 13-18B）。损伤部位更高时，可以出现肱三头肌麻痹。往往在

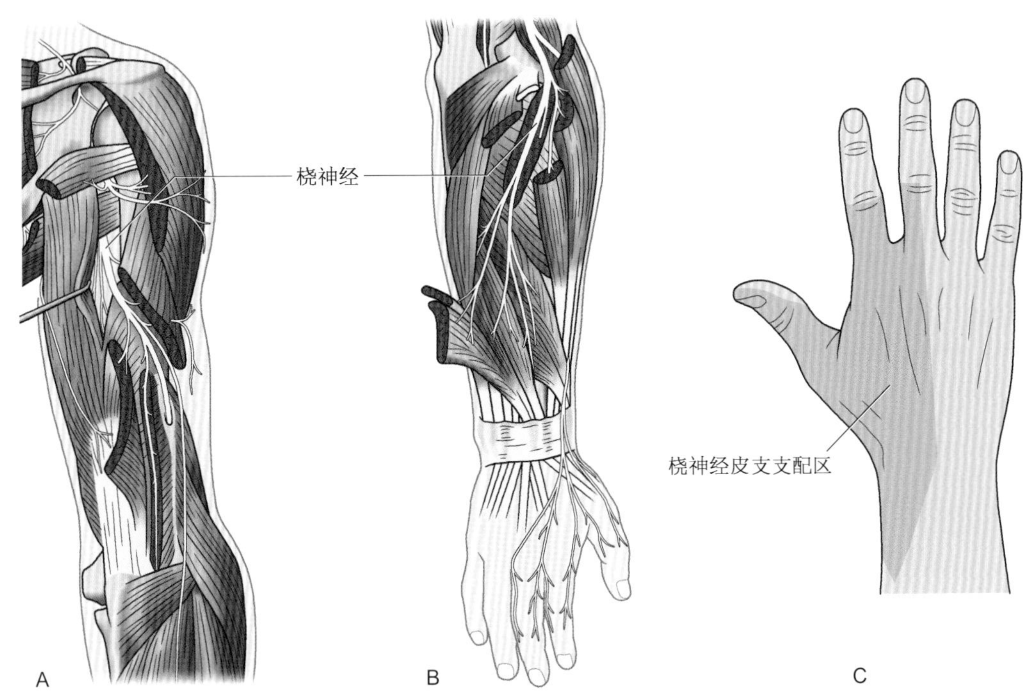

图 13-17　桡神经的解剖。A. 桡神经在上臂的走行；B. 桡神经在前臂的走行；C. 桡神经在手部的感觉支配区。

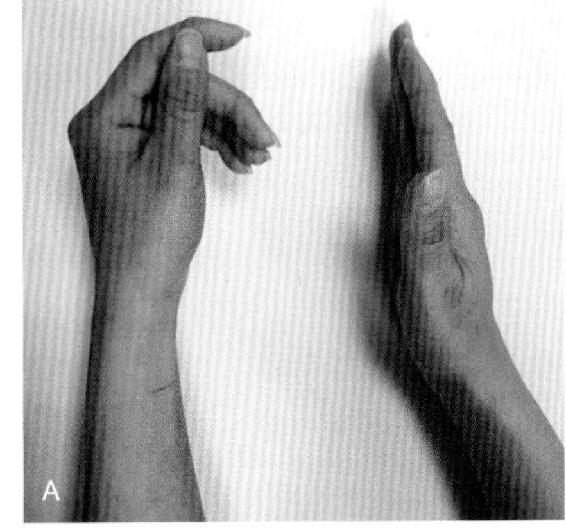

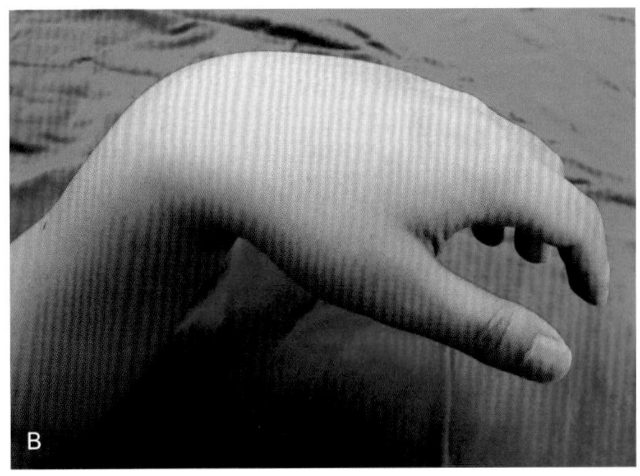

图 13-18　桡神经损伤的症状。A. 桡神经深支损伤，拇指外展背伸受限，手指掌指关节伸直受限；B. 桡神经高位损伤出现的垂手畸形。

肩关节脱位时发生，这种情况很少见。

【治疗方法】治疗方法包括神经缝合或神经移植，以恢复肘关节和腕关节的背伸功能。对非手术适应证的病例可以采用保守治疗，其方法包括制动，主、被动练习和药物治疗等。Roganovic 和 Petkovic 报道闭合性肱骨骨折伴发桡神经麻痹的患者约占 8%[69]。如果闭合性复位能使骨折对位良好，则神经功能恢复是可以预期的。桡神经闭合性损伤如何选择治疗方案，是摆在临床医生面前的一道难题。如果术前判断骨折导致桡神经断裂，需要手术探查，这种情况通常见于粉碎性骨干骨折，否则需要观察 3 个月[70, 71]。采用手术治疗闭合性骨折时，无论手术切口大小如何，一旦选择手术治疗，都要探查桡神经。外科手术所造成的桡神经麻痹意味着神经已经断裂，除非有其他的方法证明神经没有断裂，如彩色超声检查、MRI 等。临床结果取决于神经损伤的程度，物理检查和电生理检查可对其进行评估。大多数闭合性桡神经麻痹为功能性麻痹、二度或三度损伤，通常可以自行恢复。Tinel 征检查可以初步判断神经恢复的进展情况。如果选择手术治疗骨折，在闭合切口或伤口之前必须充分暴露桡神经，探查神经的连续性、是否有损伤。神经一期修复时需去除损伤神经的断端，做到神经的无张力缝合。

上臂的手术切口为经臂丛远端的常规切口，显露腋部及上臂近 1/3 的桡神经，继续沿上臂向远端延伸。切开神经血管束表面的筋膜，在后方的肱三头肌与前方的肱二头肌、肱肌和喙肱肌之间显露神经血管束。显露并向外侧牵开神经血管束的浅层结构（尺神经、肱动静脉及正中神经），即可显露桡神经及其 1、2 个分支：首先是支配肱三头肌长头的分支，其次是支配内侧头的分支。为显露肱骨干后侧和外侧的桡神经，沿三角肌远侧 1/3 的后缘，在三角肌与肱三头肌长头之间的间隙作切口，然后在上臂外侧向远端延伸。首先沿着肱桡肌的内侧面转向前，如果需要，在肘部偏向外侧横过该肌肌腹和桡侧腕长伸肌。若要显露桡神经深支，在前臂背面沿指总伸肌腱桡侧切向远端。肘关节近端切口，最好在桡神经的最浅部位予以显露，即切开肱肌和肱桡肌间的筋膜，将肱桡肌牵向外侧并找到桡神经。切开筋膜，将肱三头肌外侧头牵向外侧后，很容易向近端显露桡神经至其绕肱骨处。该入路变异小，如图 13-19 所示。然后仔细向远端追踪该神经到达肘部。桡神经在肘关节近侧 5~6 cm 处发出肱桡肌支，稍远一些发出桡侧腕长、短伸肌支。在肘部该神经分为浅支和深支（骨间背侧神经）。在上述切口的远端显露深支，从肘上 8~10 cm 开始至前臂背侧中部（图 13-20）。在肱桡肌深面显露进入旋后肌的深支。如果损伤在该处或更远，则切开桡侧腕长、短伸肌与指总伸肌间的筋膜，分离该间隙，显露旋后肌以远的神经。显露神经后，向近侧分离到达旋后肌远侧缘，在该处深支发出数条分支。鉴别清楚这些分支后，垂直旋后肌纤维方向切开旋后肌浅层，完全显露桡神经深支。

【预后】桡神经修复的效果比正中神经和尺神经修复的效果好。桡神经含有大量的运动神经纤维，损伤平面往往距离靶肌肉近，所以桡神经损伤最适合采用神经缝合来修复[72]。影响预后的因素包括年龄、损伤平面、损伤性质和病程等。儿童神经修复的效果好于成人，从报道的文献来看，桡神经一期修复后的优良率达 78%~90%[73-75]。对于高位桡神经牵拉抽出伤、神经大段缺损等预后较差的病例，应早期行前臂肌腱转移术。在周围神经损伤中，骨间背侧神经损伤的修复效果通常是最好的。在旋后肌以远，由于神经分支过于细小，手术探查很困难。另外，桡神经浅支受损后容易形成疼痛性神经瘤。

神经缺损比较大或直接缝合有明显张力是神经移植手术的适应证[75-78]。当神经缺损超过 5 cm 时，采用直接缝合的效果很差。Millesi 等报道采用神经移植治疗桡神经损伤，77% 的患者肌力达到 4 级[79]。Dolenc 报道了 14 例采用神经移植治疗桡神经损伤的病例，他认为从受伤到手术的间隔时间比神经移植的长度更重要[80]。其他学者报道采用神经移植治疗桡神经损伤的优良率达到 80%[81, 82]。Shergill 等其他学者的报道同样令人鼓舞，但是，如果靶肌肉缺血、子弹伤造成肌肉毁损时，治疗结果会差一些[83-85]。一般神经移植长度超过 8 cm 时，治疗效果也不理想，但也有学者报道神经移植长度超过 15 cm 的病例仍获得了较好的治疗效果[86]。

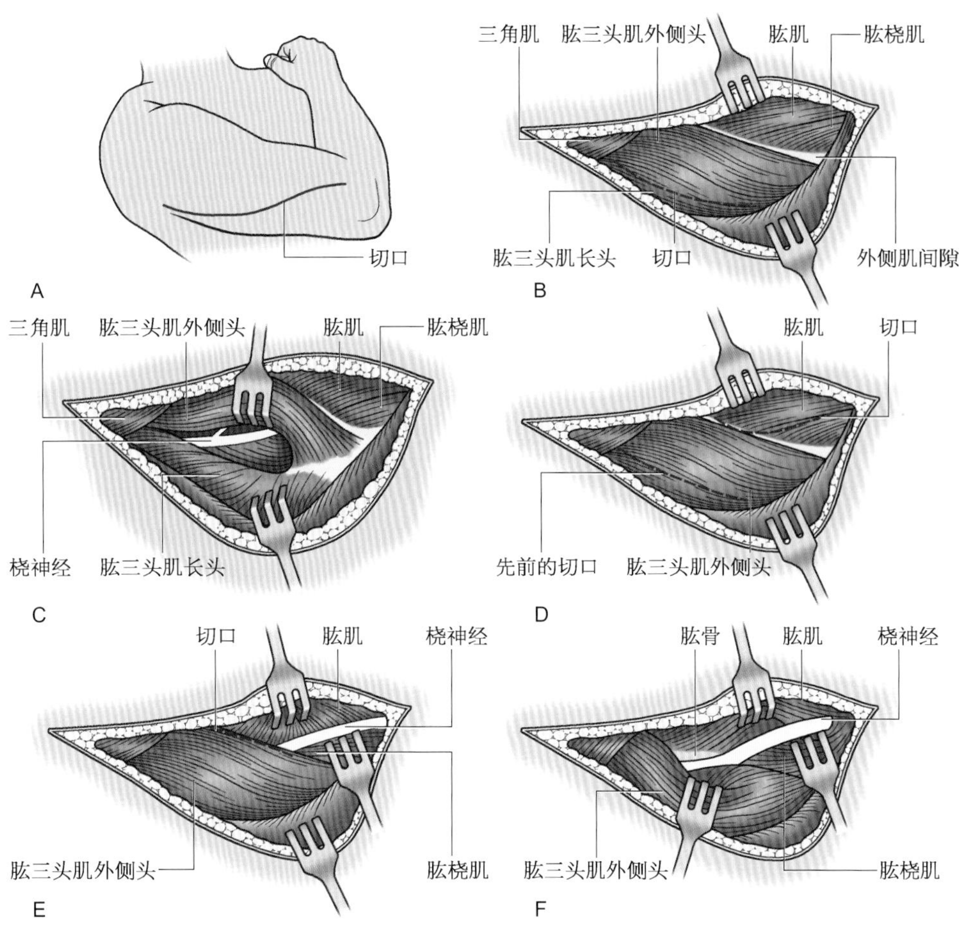

图 13-19　上臂中远 2/3 桡神经的显露。A. 皮肤切口起自三角肌后缘，沿中线延向远端，然后转向前外侧，止于肱桡肌和肱肌之间的间隙；B. 已切开后侧皮肤并沿皮肤切口方向切开深筋膜，虚线表示肱三头肌长头和外侧头的间隙；C. 牵开肱三头肌两个头，显露桡神经及其伴行血管束，将桡神经分离至肱三头肌外侧头下方；D. 上臂外旋数度，将肱桡肌近端肌间隙分开，沿肱骨的前外侧显露桡神经；E. 虚线表示从肱骨上游离肱三头肌外侧头的切开处，以便显露外侧头深部的桡神经；F. 完成显露。

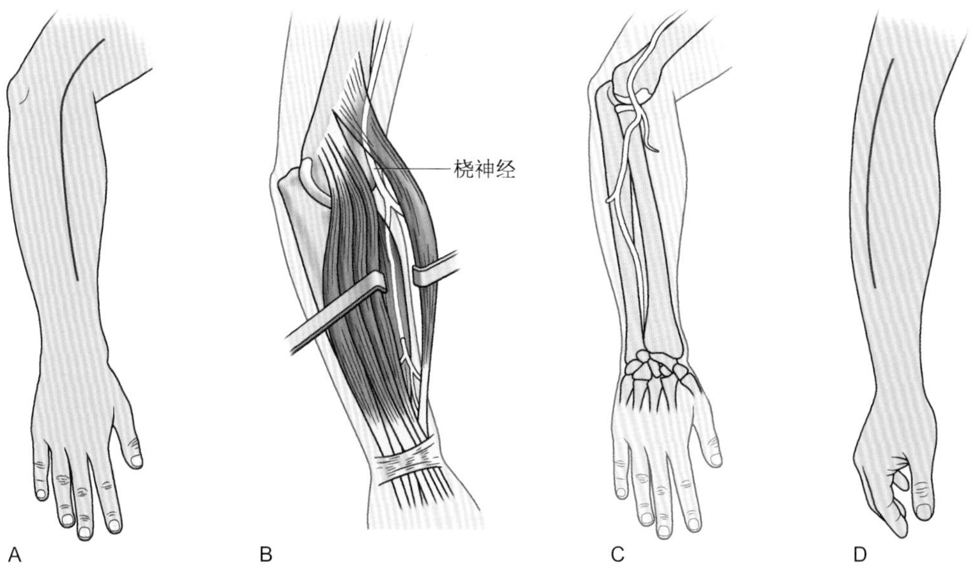

图 13-20　桡神经骨间背侧支的显露。A. 切口设计；B. 显露神经；C. 前臂在图 A 位置时的神经走行示意图；D. 肘关节伸直位的切口设计。

第五节　尺神经损伤

【相关解剖】 尺神经来自臂丛的内侧束，即 C8 和 T_1 神经根。尺神经在上臂没有分支，在前臂支配尺侧腕屈肌，环、小指指深屈肌，在腕关节以下支配小鱼际肌，骨间肌，第 3、4 蚓状肌，拇收肌及拇短屈肌的深头。尺神经的单一感觉分布区只限于小指远端两节手指。在上臂尺神经走行于肱动脉和正中神经内侧，然后逐渐与之分离，在上臂下 1/3 处穿过内侧肌间隔走向上臂后侧，到达肘关节尺侧的尺神经沟。通过此处后，先分出尺侧腕屈肌支，然后再分出环小指指深屈肌支，并直达腕关节。在腕关节稍近背侧分出感觉支，即尺神经手背侧支，支配手背尺侧皮肤的感觉。在腕关节尺神经绕过豌豆骨至小鱼际根部，分出浅支和深支，即感觉支和运动支。感觉支继续前行支配环指掌侧尺侧面及小指掌侧的感觉（图 13-21）。运动支先分出小鱼际肌的各分支，包括小指展肌支、小指短屈肌支、小指对掌肌支，在深部转向桡侧，分出第 3、4 蚓状肌肌支和各骨间背侧肌肌支。最后到达拇内手肌、拇短屈肌深头及第 1 背侧骨间肌。

【病因】 在尺神经的走行中，任何部位的切割伤、子弹伤或撕裂伤均可使其发生断裂。在上臂中上段尺神经受到身体保护，受伤相对少；但在上臂的远端和肘部，常因肘部损伤如肘关节脱位、内上髁骨折或髁部骨折而造成尺神经损伤。此处骨折脱位可以直接损伤尺神经，反复多次复位也可损伤尺神经。损伤后尺神经周围形成瘢痕压迫神经，也会产生临床症状。当身体受到威胁时往往会用手和前臂去保护，而尺神经在前臂、腕部位置表浅，因此很容易受损。

儿童肱骨外髁骨折畸形愈合、肱骨内上髁骨折移位、肘关节脱位及神经挫伤常造成迟发性尺神经炎。肱骨外髁骨折畸形愈合引起肘外翻畸形，使尺神经逐渐受到牵拉，引起不完全麻痹。迟发性尺神经麻痹亦可发生于肱骨内上髁后方尺神经沟较浅、肱骨滑车发育不全及维持尺神经在尺神经沟正常位置的纤维弓薄弱的患者，引发尺神经反复脱位或半脱位。半脱位比脱位常见，更易造成尺神经重复损伤。大多数病例屈肘时可加剧疼痛和麻木症状。由神经被牵拉、神经半脱位或脱位以及神经卡压综合征引起的尺神经损伤需要手术治疗。

【临床表现】 尺神经损伤后，对于低位损伤除 Tinel 征外，应进行以下检查：① Froment 征：正常情况下，当拇、示指作捏动作时，由于手部内、外在肌的协同作用，拇指指间关节及掌指关节均呈微屈曲位才能运用拇、示指完成“O”形捏动作。当尺神经损伤后，拇收肌、部分拇短屈肌麻痹，使得拇指掌指关节掌侧力量薄弱，因此，做上述动作时，拇指便出现掌指关节过伸，指间关节屈曲畸形，即呈阳性。②夹纸试验：将一张纸置于患者环、小指指间，嘱患者用力夹紧，然后检查者抽出该纸，并感受抽出纸所需的力量，同时进行双侧对比。尺神经损伤后由于手内在肌萎缩，手指内收力量减弱，检查者能很容易地抽出纸。③ Pitres-Testut 征：灵敏度较高，可用于检查轻度和严重尺神经功能丧失。将患者的手平放于桌面，手指外展，然后让患者向双侧外展中指。该方法可检查中指桡偏和尺偏

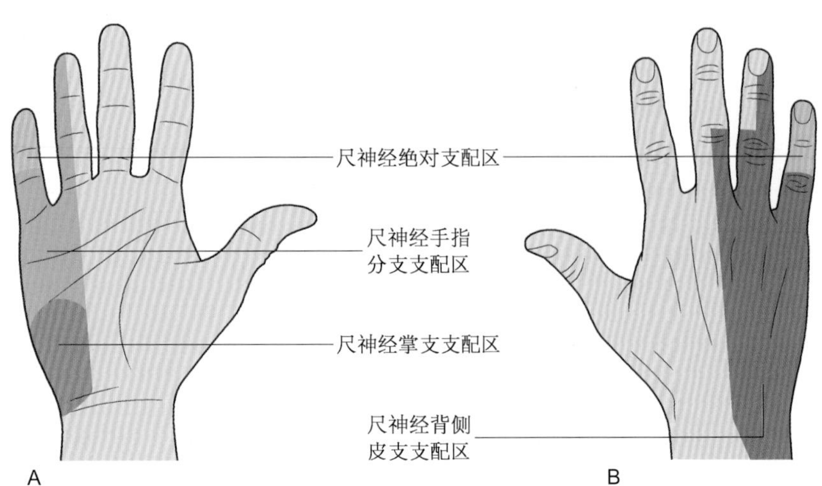

图 13-21　尺神经在手掌侧（A）和背侧（B）的感觉支配区。

的力量（第 2 和第 3 骨间背侧肌肌力）。④ Jeanne 征：拇收肌和第 1 背侧骨间肌麻痹后，在捏时，拇指指间关节屈曲时掌指关节过伸。这是指患者可以不过度屈曲指间关节，而通过掌指关节过伸来完成捏。⑤ Wartenberg 征：第 3 掌侧骨间肌麻痹后，由于小指展肌的作用，小指呈外展状态，提示尺神经受损。此外，嘱患者尽可能快地从一侧向另一侧运动中指，与正常手对照，检查其协调性和顺畅性，可发现轻度运动功能障碍。另一个尺神经丧失的体征是不能将中指跨于示指背侧，或示指不能跨于中指背侧（检查第 1 骨间背侧肌和第 2 骨间背侧肌）。

对于高位尺神经损伤的患者，检查肌力比较可靠的肌肉有尺侧腕屈肌，环、小指指深屈肌，小指外展肌及第 1 背侧骨间肌。损伤 3~4 周后临床上并不表现出“爪形手”畸形。当尺神经在肘关节水平损伤时，上述诸肌均受影响，但因环、小指指深屈肌亦麻痹，即使伤后 3~4 周，“爪形手”畸形也不明显。低位尺神经损伤时，除尺侧腕屈肌及环、小指屈指深肌以外，其他肌肉均麻痹，此时由于受环、小指指深屈肌张力的影响，伤后 3~4 周后出现“爪形手”畸形（图 13-22）。

除此之外，临床常用的检查还有：①掌短肌反射：掌短肌是皮肌，起止点均在手掌部皮肤，收缩时可使小鱼际部位的皮肤产生横行皱褶。掌短肌由尺神经浅支支配，在豌豆骨桡侧按压尺神经可引起掌短肌收缩，称为掌短肌反射。当尺神经在腕关节水平以近受损时，此反射引不出来。②小指展肌及第 1 骨间背侧肌的检查：由于这两块肌肉的位置较表浅，容易被触摸及观察到肌肉的收缩。前者，当小指各关节伸直时，用力将小指掌指关节外展，检查者在小指尺侧稍加阻力，此时在第 5 掌骨尺侧可以见到或触及小指展肌的收缩。后者，令患者用力作拇、示指相捏动作，在第 2 掌骨桡侧可以看到或触及第 1 骨间背侧肌收缩。

【治疗方法】

1. 尺神经损伤的直接修复

（1）上臂尺神经损伤：手术入路参照正中神经的手术入路。在腋部和上臂，尺神经位于肱动脉内侧。约在上臂中部，尺神经离开神经血管束，逐渐向后穿过肌间隔，在肱三头肌内侧头表面进入肱骨内上髁后方的尺神经沟。此处尺神经容易与前臂内侧皮神经混淆。对于此部位的神经损伤，除直接缝合外，还需要进行远端神经转位治疗，避免远端靶肌肉产生不可逆的退变[87-89]。

（2）前臂尺神经损伤：在前臂显露尺神经，沿前臂掌侧的尺侧缘向远端延伸，到达近侧腕横纹。在尺神经沟内，尺神经无重要分支，可发出数支至肘关节和 1~2 个分支到尺侧腕屈肌。在尺神经沟以远，发出支配指深屈肌尺侧半的肌支和支配尺侧腕屈肌的其他分支。通过游离尺侧腕屈肌的肱骨内上髁起始部，追寻尺神经到前臂。尺神经在尺侧腕屈肌的桡侧、指深屈肌表面向前臂远端走行。在前臂中上 1/3 交界处，尺动脉从外侧接近尺神经并与之相伴进入手掌。在豌豆骨近侧 5~8 cm 发出尺神经手背支，绕过尺侧腕屈肌腱深面到达腕和手的背侧。尺神经主干走行在尺侧腕屈肌腱远端外侧。在前臂远端，运动支位于尺神经尺背侧部分，约占尺神经的 30%。

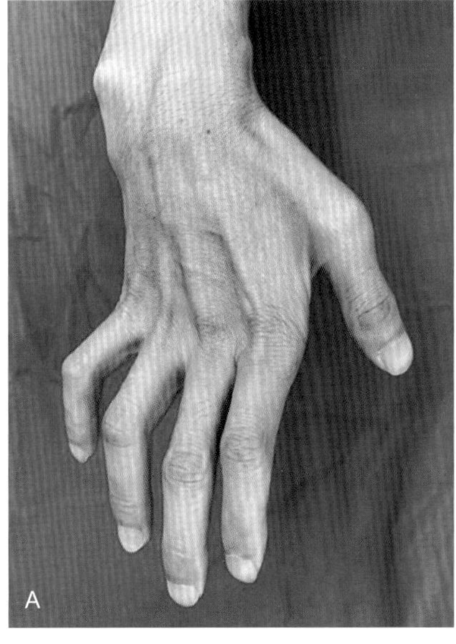

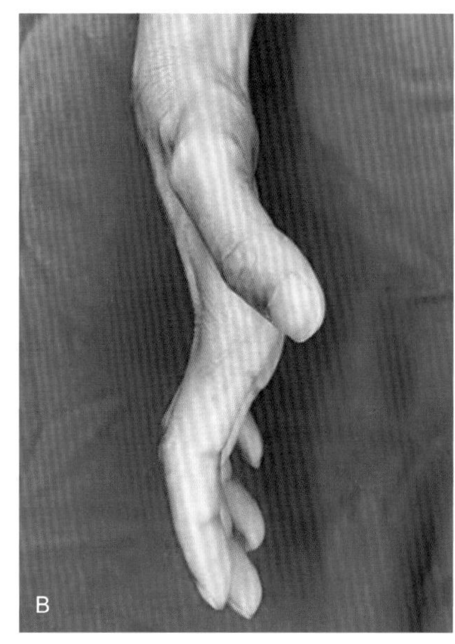

图 13-22　爪形指畸形，即环、小指掌指关节过伸，指间关节屈曲，这是由于骨间肌和蚓状肌（伸指间关节和屈掌指关节的作用）麻痹，导致手指屈曲和背伸力量的平衡失调。A. 爪形手的背面观；B. 爪形手的侧面观。

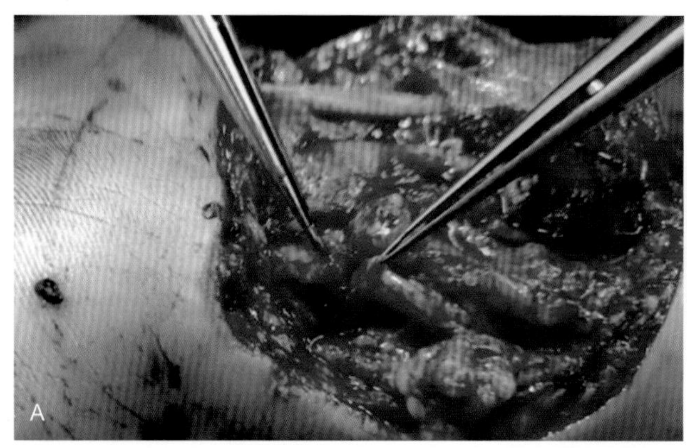

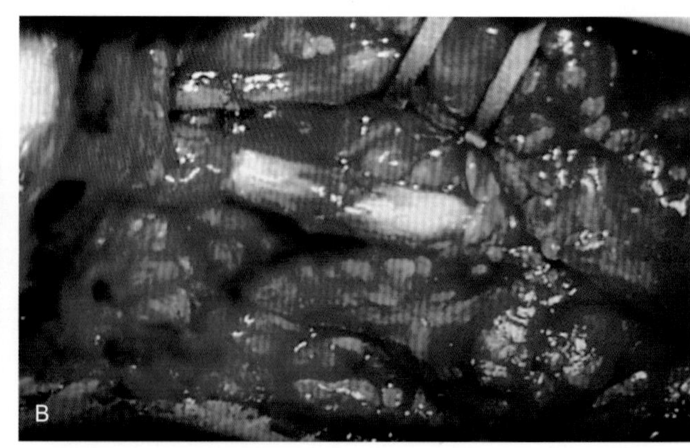

图 13-23　腕部尺神经损伤的一期修复。A. 尺神经在腕部断裂；B. 使用 8-0 尼龙缝线进行尺神经外膜缝合。

(3) 腕部尺神经损伤：手术在上臂气性止血带下或局部麻醉无止血带技术下进行，在伤口的远、近端延长切口，显露远、近端的神经。然后，在手术放大镜或显微镜下手术，切除两端的神经瘤，观察两端神经束的分布，使之相匹配，外膜用两针缝合法缝合，采用 8-0 或 9-0 缝线缝合（图 13-23）。当尺神经恰好在其分为浅支和深支的远端断裂时，需要辨认，分别予以修复。

(4) 尺神经深支损伤：通过在鱼际纹远侧并与鱼际纹平行的切口（改良 Boyes 法），自腕部尺神经主干分支处至掌中部显露尺神经深支，向近侧延长切口，跨过钩骨的钩至腕横纹，再向内侧、近侧斜行，通过腕横纹至前臂远端的尺侧。牵开皮肤，自止点切断掌短肌并将其拉向尺侧，以保留其神经支配。向拇指方向牵拉尺动、静脉，切断小指展肌、小指屈肌及小指对掌肌的起点，拉开屈指肌腱。显露腕部至掌中部的神经走行。如有必要，可向第 2 掌骨延长切口并牵开屈指肌腱及蚓状肌，进一步向远端显露神经。继续追踪其穿过拇收肌的横行纤维的部位。

如果神经由锐器离断，应自损伤处的远、近两侧向损伤部位轻轻游离，分离后通常有足够长度来满足无张力缝合。如果由枪伤或其他严重损伤引起神经缺损，应考虑行神经移植或神经转位术。在前臂远侧将运动支进行干支分离，切断腕横韧带，将神经近侧断端移至腕管中，屈曲腕关节将近端神经的前端移至掌中部（图 13-24）。如果为陈旧性损伤，用显微外科剪或尖刀对断端进行修整，然后用 8-0 或 9-0 尼龙缝线行神经外膜缝合或外膜束膜联合缝合，必要时在神经内用 10-0 缝线行束膜缝合，修复神经损伤。最后修复腕掌侧韧带，复位掌短肌的止点，缝合切口。部分学者认为该治疗效果与神经对合的精确程度成正比，与瘢痕及纤维组织增生成反比。可通过观察第 1 骨间背侧肌的自主活动来测定神经恢复的进展。

(5) 尺神经腕背侧支损伤：尺神经腕背支约在腕上 5 cm 自主干分出，跨过尺骨茎突的浅面。腕部损伤治疗时容易遗漏，应予以重视。尺神经腕背支在腕部及腕部远端比较粗，可以按照常规方法进行修复。术后腕关节于背伸位固定 3~4 周，然后在保护下开始活动，进行循序渐进的功能锻炼。

2. 尺神经缺损的治疗　尺神经缺损的处理比其他神经相对容易一些，原因是尺神经可以移位至肘前而获得长度。如果损伤发生在前臂肌支以远，通过游离神经、神经移位、屈腕关节、屈肘关节和神经干支分离等可以修复 12~15 cm 的神经缺损。据文献报道，经过屈肘、屈腕及神经移位可以修复 13 cm 的神经缺损，神经移位可以修复前臂 2 cm 和肘部 4 cm 的神经缺损[90]。尸体解剖研究发现尺神经肌间前移能获得平均 23 mm 的神经长度。而当肘关节伸直时，皮下前移会加大神经缺损的长度[91]。上述这种方法较繁琐，需要付出极大的努力来游离神经、前移神经以及处理相关的软组织，如切断肘关节近侧的内侧肌间隔等。除此之外就应该考虑神经移植了（图 13-25）。

由于神经移位时肘关节和腕关节屈曲，术后需要使用长臂支具进行外固定。期间，应鼓励患者活动手指，保持掌指关节的活动性。术后 4 周去除支具。若肘关节不能伸直，可以使用可调节的铰链支具 2~3 周，逐渐伸直。之后开始理疗，可以在康复师的指导下恢复关节的全部活动。

3. 转位重建尺神经功能　Mackinnon 和 Novak 于 1999 年报道了采用骨间掌侧神经的远端作为动力神经与尺神经的运动支吻合，试图恢复尺神经的运

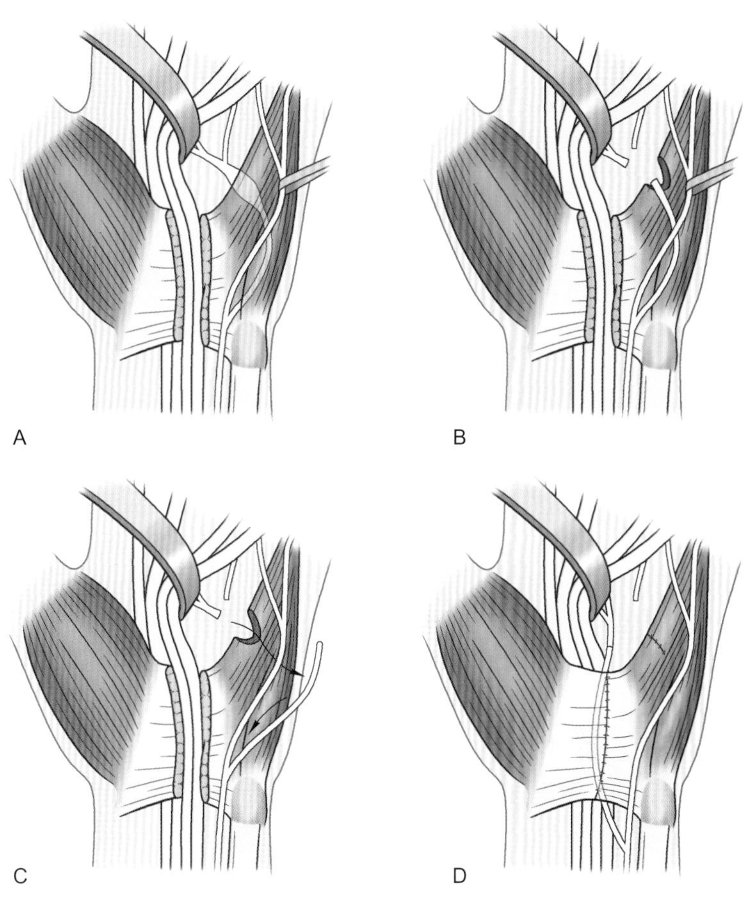

图 13-24　尺神经深支陈旧性损伤导致神经缺损，行尺神经深支神经转位修复术。A. 暴露尺神经深支，切开腕横韧带；B. 修整尺神经深支损伤处；C. 游离尺神经深支；D. 将尺神经深支转位改道，缝合断端。

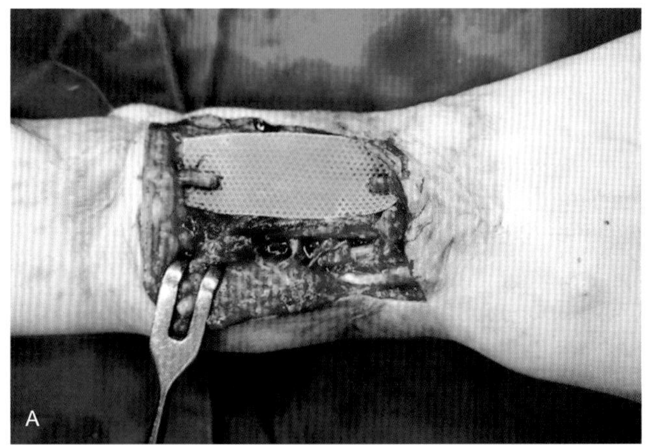

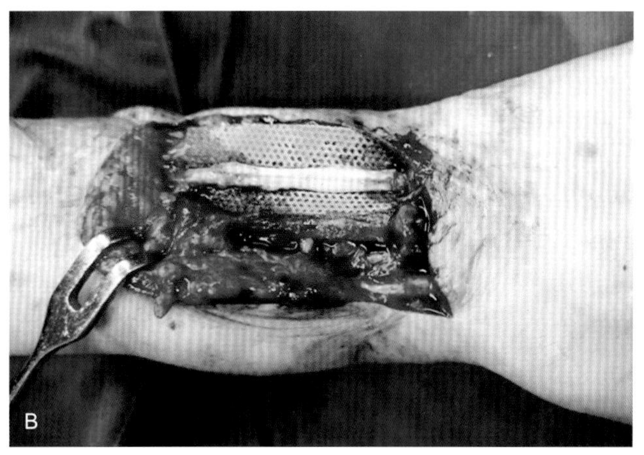

图 13-25　腕部尺神经缺损，行腓肠神经移植修复。A. 尺神经缺损约 4.5 cm；B. 采用自体腓肠神经移植修复缺损。

动功能[92]（图 13-26）。手术方法是，在前臂远 1/3 作纵行切口，沿尺神经血管束切开腕尺管。在豌豆骨平面找到尺神经深支，并向近端分离至旋前方肌水平。解剖骨间掌侧神经的旋前方肌肌支并切断，在无张力下将尺神经深支远端与旋前方肌肌支近端，用 10-0 缝线在显微镜下缝合。

这种方法主要应用于高位尺神经损伤患者。使用这种方法的前提是正中神经的功能是正常的。Battiston 和 Lanzetta 报道采用旋前方肌肌支转位至尺神经深支、正中神经掌皮支转位至尺神经浅支[93]。7 例患者的感觉均恢复至 $S3^+$ 或 S4，其中 6 例患者的捏指、对指肌力达到术前的 2 倍，畸形得到纠正。Novak 和 Mackinnon 直接吻合断裂的尺神经，同时将旋前方肌肌支转位至尺神经深支，共 8 例，术后患者的夹指的力量从 1 kg 增加到 6.3 kg，握力从 4 kg 恢复到 27.6 kg[94]。

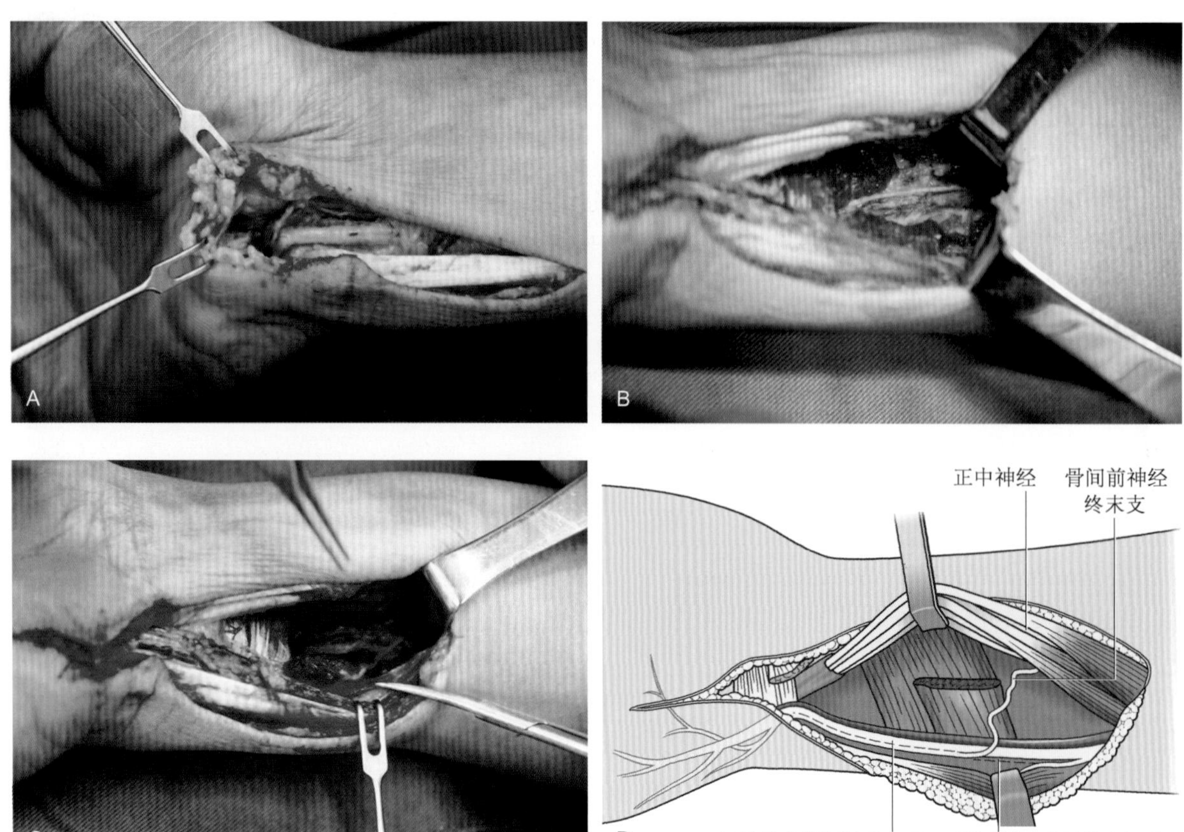

图 13-26　骨间前神经转位尺神经运动支重建尺神经功能。A. 探查尺神经运动支；B. 探查并切断旋前方肌肌支；C. 将尺神经深支切断，其远端与旋前方肌肌支的近端缝合；D. 手术示意图。

【预后】尺神经运动功能的恢复比感觉功能的恢复更重要。缝合尺神经后，50% 的患者有望恢复屈指、屈腕功能以及部分内在肌的功能；16% 的患者可以恢复手指独立运动功能，仅有约 5% 的患者恢复骨间肌的自主运动功能。50% 的患者可以获得有效的感觉功能，表现为触觉和痛觉的恢复，但常常伴有持续的感觉过敏。腕部尺神经损伤治疗后，50%~90% 患者的运动功能可以恢复至 M3。Kokkalis 等报道了腕尺管平面尺神经损伤 26 例患者的结果：神经吻合术后，25 例（96%）病例的运动功能恢复优良[95]；18 例感觉支损伤病例中，15 例（83%）病例恢复优良；伤后早期（4 周）修复比晚期修复效果更好。在此平面，神经直接吻合与神经移植相比无显著性差异。早期诊断及神经准确对位缝合至关重要。尺神经高位损伤 9 个月或低位损伤 15 个月以上进行修复者，一般运动功能很难恢复。高位尺神经损伤 9 个月后感觉功能很少恢复，但仍有低位尺神经损伤 31 个月修复后恢复的报道。

第六节　指神经损伤

在上肢神经损伤中，指神经断裂最常见。指神经损伤的原因常为锐器伤、贯通伤，往往合并血管、肌腱损伤，这也是复杂手外伤的一部分[96]。手指的感觉功能十分重要，应及时修复指神经断裂，尤其是拇指的尺侧、中环指桡侧及小指两侧的指神经损伤，若有条件应尽量全部修复。

【治疗方法】单纯指神经修复，我们常在局部麻醉无止血带技术下进行[97-99]。可以采用尺正中切口、桡正中切口及手指一侧的窄 Bruner 切口。在放大镜或手术显微镜下分别向远、近端分离指神经。若为陈旧性损伤则需要切除神经瘤。若合并肌腱损伤，应先修复肌腱。在无张力下将神经两个断端拉近，必要时可以轻度屈曲手指关节，用 8-0 或 9-0 单丝尼龙线修复指神经。对于末节平面损伤，需要用更细的缝线，如采用 10-0 或 11-0 缝线修复（图 13-27）。神经缝合边距为 1 mm，一般缝合 3~4 针。缝合后缓慢伸直关节，观察缝合部位张力。缝合皮肤后可用手指夹板外固定 3~4 周，也可以不用任何外固定。

对于指神经缺损治疗方法的选择尚存在争议。Paprottka 等对 72 项采用导管或同种异体移植物修复指神经的研究进行综述，共修复 2 997 根指神经，其中，行端端缝合 1 383 例，行端侧吻合 31 例，行神经移植 384 例，采用人工导管移植 115 例，采用静脉桥接 102 例，采用肌肉静脉桥接 56 例。没有发现哪一种方法的效果明显优于其他方法[100]。Rolfe Birch 和 Tom Quick 认为，对于指神经缺损小于 2 cm 者可以采用导管桥接方法，对于大于 2 cm 者建议采用自体神经移植修复，骨间掌侧神经的腕部终末支或前臂内侧皮神经可以作为供体[101]（图 13-28）。对于手指近侧神经损伤，当无法直接修复时，也可以通过神经转位进行修复。尺神经手背支的桡侧分支可被转位修复指总神经或指掌侧固有神经。当存在指总神经分叉处与近侧指间关节之间的指掌侧固有神经缺损时，可以用该指或邻指的指掌侧固有神经背侧支转位修复（图 13-29）。Chen 等报道了 17 例采用该方法修复指神经缺损，其效果优于腓肠神经移植[102]。不少英国医生认为一侧指神经损伤或缺损根本不需要手术修复，因为对侧正常指神经可以代偿支配，指端感觉可以恢复。但是，临床上多数医生仍对单侧指神经损伤进行手术修复。感觉的恢复是通过代偿支配还是依靠修复获得，目前结果不能确定。

【预后】 青少年患者指神经损伤修复后感觉的恢复较成年患者效果好，神经缺损短者比缺损长者恢复得好。神经修复后需要 2~3 年才能取得良好的

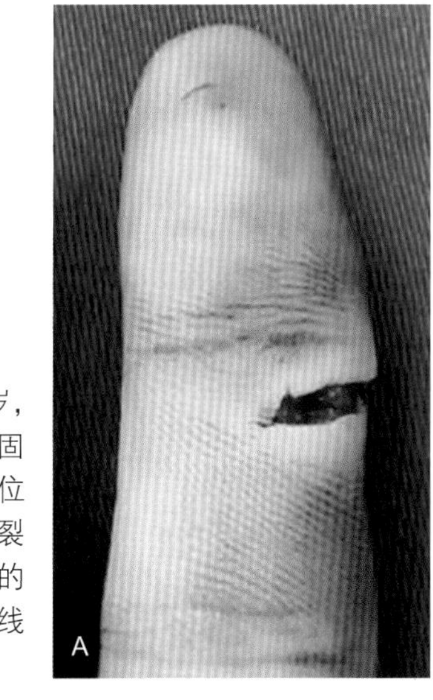

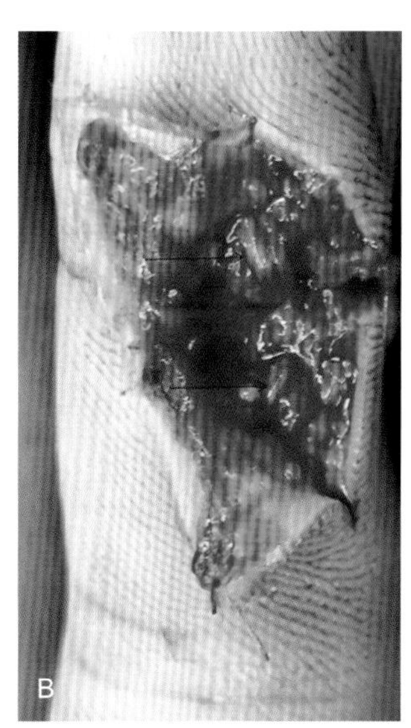

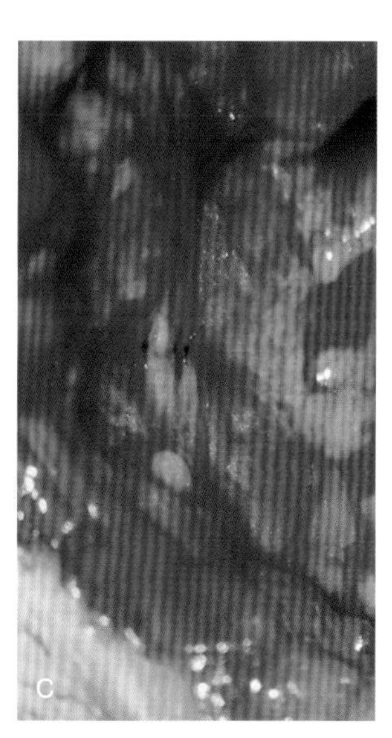

图 13-27　患者，男性，29 岁，右手示指锐器割伤，桡侧指固有神经完全断裂。A. 伤口位置；B. 术中探查神经完全断裂（箭头所示为神经远、近端的断端）；C. 使用 10-0 尼龙缝线行一期神经外膜缝合术。

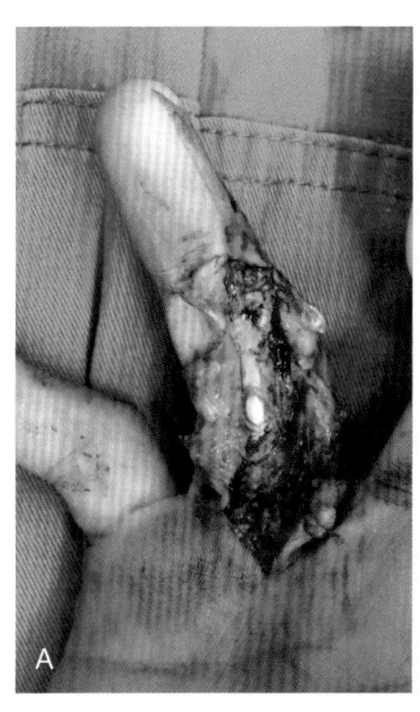

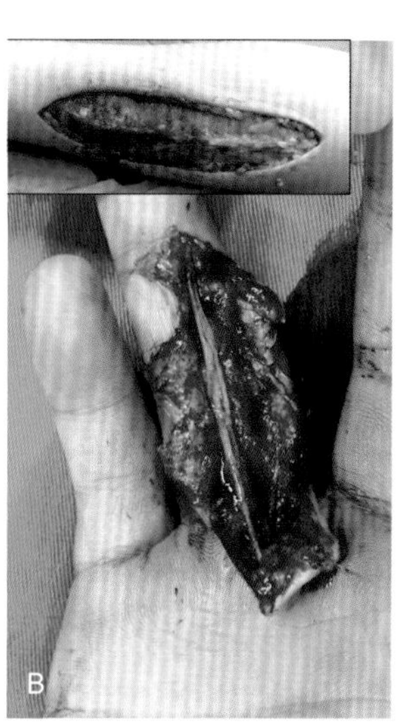

图 13-28　前臂内侧皮神经移植修复指神经缺损。A. 右手环指桡侧指神经缺损约 3.5 cm；B. 使用前臂内侧皮神经（插入的图所示）移植修复指神经缺损。

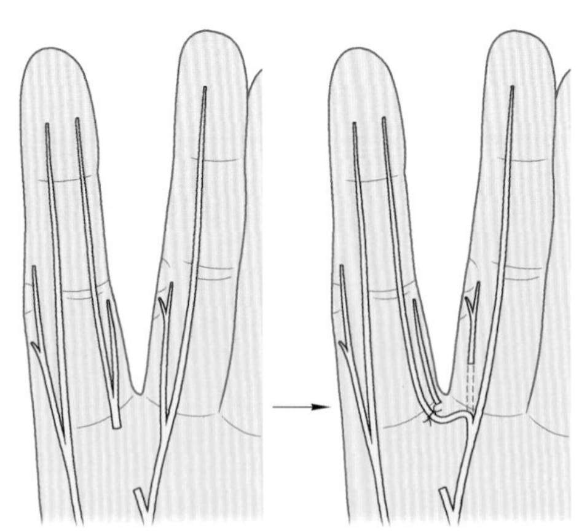

图 13-29 采用邻指的指掌侧固有神经背侧支转位修复指固有神经。

疗效，但是在儿童，这种情况会好很多。Onne 的报道显示 14 岁以下患者全部恢复到 S4，而 14 岁以上患者仅有 43% 恢复到 $S3^{+}$[103]。Goldie 等报道了 30 例指神经损伤，其中 27 例合并指动脉损伤，他将指神经和指动脉同时修复，术后 37% 的患者重新获得正常的两点辨别觉，而仅有 27% 的患者达到优，40% 的患者存在感觉过敏[104]。Brushart 报道了 207 例指神经损伤，其中对 22 例进行指神经直接缝合，40% 患者的感觉恢复到 S4（52%$S3^{+}$，8%S3 或更低）；对 127 例神经缺损 <15 mm 的患者行神经移植，40% 患者的感觉恢复到 S4（40%$S3^{+}$，20%S3 或更低）；对神经缺损 >15 mm 者行神经移植的效果更差，20% 的患者恢复到 S4（50%$S3^{+}$，30%S3 或更低）[105]。在 Birch 报道的病例中，40% 的患者存在长达 2 年的感觉过敏，因此，他认为指神经修复术后将不再可能恢复正常的感觉功能，感觉过敏将存在数月至数年，但是最终会消失[106]。

第七节 臂丛损伤和修复

臂丛损伤是上肢最严重的创伤之一，会导致患者上肢功能部分或完全丧失，部分患者还会出现顽固性臂丛神经痛，对日常生活和工作造成极大的影响。近几十年来，随着对周围神经基础研究的不断深入和显微外科手术的不断进步，涌现出很多治疗措施和手术方法，经过临床实践和时间的检验，一些术式的疗效得到了普遍认可，成为经典，还有一些术式被摒弃或对其仍存在争议。目前虽然仍无法重建出完全正常的上肢功能，但已在一定程度上提高了臂丛损伤的疗效。

【相关解剖】 臂丛由 5 个神经根组成，即 C_5、C_6、C_7、C_8 和 T_1 神经根，极少数情况下接受来自 C_4 和 T_2 的部分神经束。臂丛可以分为 5 个节段：根、干、股、束、终末支[107, 108]。脊髓的腹侧根丝和背侧根丝在椎间孔处汇合形成神经根，每个神经根都发出一个很小的背侧支，支配椎旁肌，其余的均为粗大的腹侧支，在穿出椎间孔后形成臂丛干部。

C_5~C_6 组成上干，C_7 为中干，C_8~T_1 组成下干。以锁骨为界，根和干部均位于锁骨以上，称为锁骨上臂丛，每个神经干在锁骨后方分别发出前、后两股（锁骨后臂丛）。上干与中干的前股组成外侧束，下干的前股组成内侧束，三干的后股组成后束。各束在喙突平面分出神经支，外侧束分出肌皮神经和正中神经外侧头，后束分为腋神经和桡神经，内侧束分出尺神经和正中神经内侧头。神经束和发出的神经支称为锁骨下臂丛。

臂丛节段处发出的分支包括（图 13-30）：①臂丛 C_5 神经根部发出肩胛背神经和部分分支参与组成膈神经，C_5、C_6、C_7 发出的分支组成胸长神经。②干部的分支均由上干发出，包括肩胛上神经和锁骨下肌肌支，肩胛上神经的发出点正好在 C_5 和 C_6 汇合处。③臂丛股部无分支发出。④在锁骨下，外侧束发出胸外侧神经，后侧束由近及远发出上肩胛下神经、胸背神经、下肩胛下神经，内侧束发出胸内侧神经、臂内侧皮神经、前臂内侧皮神经。

【受伤机制】 了解臂丛损伤的受伤机制有助于判断神经损伤的类型和程度。闭合性臂丛损伤大多由牵拉性创伤引起，不同程度的牵拉应力会产生不同范围和程度的损伤。低能量的损伤常引起 Sunderland 1 级和 2 级损伤，有自行恢复的可能；高能量的创伤可引起神经断裂，甚至神经根从脊髓撕脱，这种损伤多数由摩托车车祸引起，几乎没有自行恢复的可能。但有时臂丛可能同时存在不同程度的损伤，如下干撕脱伤、中干断裂伤（Sunderland 5 级），上干轻微挫伤（Sunderland 1 级），因此会出现一定程度的自行恢复。多平面的损伤也很常见，臂丛根、干损伤的同时也可合并股、束、支的损伤。暴力的程度、方向和持续时间的不同会引起不同类型和程度的臂丛损伤，约 75% 的臂丛损伤伴有头、颈、胸部创伤，20% 的患者合并血管损伤，形成血

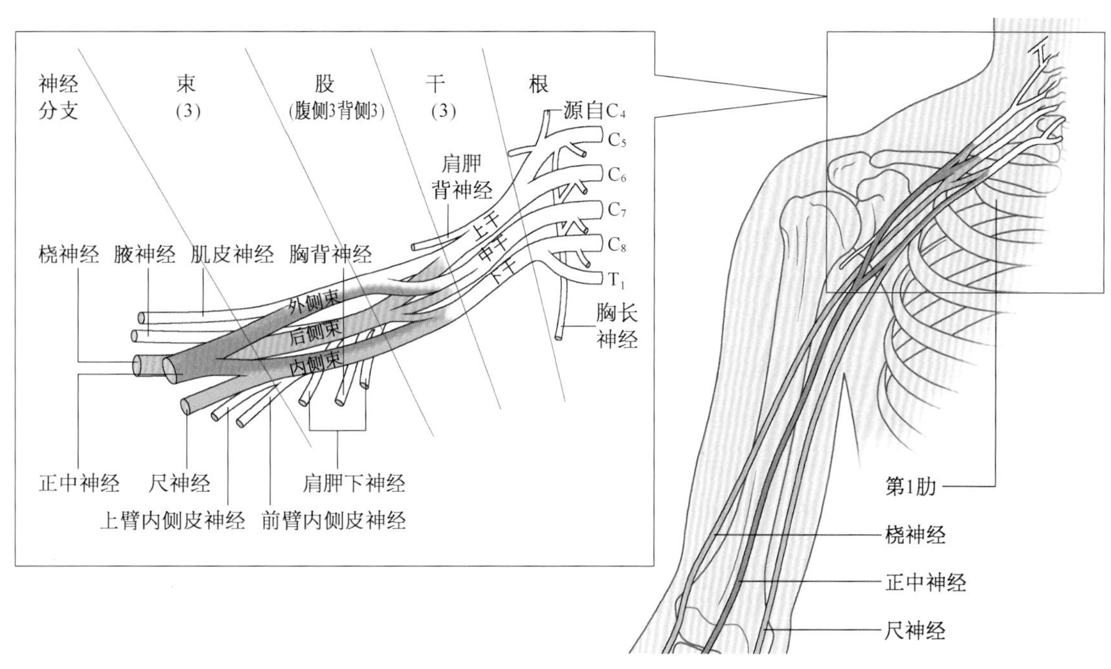

图 13-30　臂丛的解剖组成。

肿或假性动脉瘤，进一步加重神经损伤。开放性臂丛损伤一般多由刀刺伤、火器伤或肩部开放性骨折引起，应早期进行探查术。分娩时引起的臂丛损伤为产瘫，目前主张不要早期手术。

【损伤类型和临床表现】 虽然已有很多方法对臂丛损伤部位和平面进行分类[109]，但临床有时仍然难以确定损伤的具体位置。我们一般分为锁骨上区和锁骨下区臂丛损伤。锁骨上区损伤主要包括干部和根部损伤，尤其要注意区别是节前还是节后损伤（表 13-3)，这对治疗方案的制订及其预后的判断有重要意义。锁骨下区损伤主要在束和支的平面。约 10% 的患者同时伴有锁骨上和锁骨下的神经损伤。不同损伤平面和类型及临床表现见表 13-4。

表 13-3　不同平面节前损伤的特征表现

体征或表现	损伤部位
Horner 征	交感神经节损伤（T_1 平面）
翼状肩	胸长神经损伤（C_5~C_7）
肩胛骨周围肌肉萎缩	肩胛背神经损伤（C_4~C_5）
颈部椎旁肌无力、颈后感觉丧失	颈部脊神经根背后支损伤
一侧膈麻痹	膈神经损伤（C_3~C_5）
颈部 Tinel 征（-）或无叩击痛	脊神经近端断端回缩

表 13-4　常见的臂丛损伤类型和运动功能缺失表现

损伤平面	损伤类型	运动功能缺失
锁骨上	上干损伤（C_5~C_6）	肩外展、肘屈曲
	扩大的上干损伤（C_5~C_7）	肩外展、肘屈伸、腕背伸
	下干损伤	手内在功能、部分手指屈伸
	全臂丛损伤	肩外展、肘屈伸、腕背伸、全手功能
锁骨下	外侧束（肌皮神经）	肘屈曲
	后束（腋神经和桡神经）	肩外展、肘背伸、腕背伸
	内侧束（尺神经和正中神经）	手指屈曲、手内在功能

1. 上臂丛神经损伤　上臂丛（C_5~C_7）神经根受伤时，腋神经，肌皮神经，肩胛上、下神经及肩胛背神经麻痹，桡神经和正中神经部分麻痹，导致肩外展、肘屈曲完全受限，腕关节屈伸力量减弱。上臂丛损伤的症状与上干损伤相似，是否合并 C_7 损伤，主要检查背阔肌和指总伸肌是否有麻痹现象。

2. 下臂丛神经损伤　即下干损伤，主要是内侧束神经完全麻痹，桡神经部分麻痹。临床表现主要为手的功能丧失，肩关节和肘关节的功能尚可。如果出现 Horner 征，证明 T_1 交感神经已受损，常提示节前损伤。

3. 全臂丛神经损伤　早期整个上肢呈缓慢性麻痹，各关节不能主动活动，但被动活动正常。由于斜方肌功能存在，患者仍可耸肩。整个上肢除臂内侧有部分感觉外，其余感觉均丧失。

【损伤评估】 充分的术前评估应包括详细询问受伤病史、查体、影像学检查和电生理检查，有助于制订合适的治疗计划。详细询问病史有助于初步判断神经受伤的程度，同时可评估是否有其他合并伤需要进一步检查。对臂丛的查体要详细、规范，通过查体可了解臂丛损伤的部位（根部、干部、束部等），记录臂丛支配的每块肌肉的肌力。若冈上、冈下肌受累，提示肩胛上神经或上干损伤；如果前锯肌和菱形肌受累，提示根部损伤或节前损伤。除臂丛外，还要检查斜方肌（副神经支配）的功能，因为副神经常用于神经转位。

应常规 X 线检查颈椎、肩部，以明确是否伴有骨折或脱位，必要时可行 CT 检查。颈椎处骨折时应高度怀疑伴有根性撕脱伤。全胸片或胸部 CT 检查有助于判断膈肌功能和肋骨骨折，膈肌麻痹常提示臂丛根性撕脱伤。如果考虑肋间神经移位，需要关注肋骨是否骨折。

脊髓造影和 CT 检查是诊断臂丛根性撕脱伤的最可靠方法[110, 111]。一般需在伤后 3 周后进行，因为撕脱处血肿只有在吸收形成假性硬膜囊肿后才可以显影[112]，其缺点是该检查为有创操作。近来 MRI 技术的发展使其成为检查臂丛损伤的重要手段，Doi 等报道 MRI 检查对臂丛根性撕脱伤的敏感性和特异性分别为 93%、81%，而且除根部外，MRI 还可以检查整个臂丛[113]。

创伤性臂丛损伤常伴有肢体大血管损伤[108]，如锁骨下动脉、腋动脉等，如果怀疑有动脉损伤，应行血管造影检查；若需进行游离肌肉移植重建上肢功能，术前也需行血管造影检查以判断血管蒂条件。

电生理检查是创伤性臂丛损伤治疗的重要评估手段，包括术前、术中和术后。由于神经断端发生沃勒变性，一般在伤后 3~4 周进行第一次电生理检查，此时才能真实反映损伤的状况[114]。电生理检查的内容包括肌电图和神经传导两部分，肌电图记录肌肉静息和活动状态下的电活动；神经传导速度特别是感觉神经运动电位（SNAP）对判断神经损伤部位特别有帮助。节前损伤时，感觉神经胞体完好，轴突仍与胞体相连，不发生沃勒变性，因此 SNAP 存在，但感觉神经元与中枢的联系中断，患肢感觉丧失。因此，感觉丧失而 SNAP 存在是节前损伤的特征性表现。术中电生理检查特别适合臂丛的不完全损伤，通过术中神经动作电位检查可判断臂丛内哪些束支是完好的，哪些是受损的，而且可用作判断神经移位的供体神经的功能性和完整性[115]。术后可 2~3 月复查 1 次电生理检查，用以评估神经恢复的进度。

【治疗方法】 臂丛损伤后上肢功能几乎不可能恢复到正常，对患者来说，可能最需要恢复的是手部感觉和活动功能，但考虑到手术的成功率和可靠性，临床上仍会优先选择重建肩、肘关节功能[116-120]。

1. 时机和方案的选择　臂丛损伤后选择合适的手术时机是非常重要的，颈部开放性外伤若可能损伤臂丛，需要及时进行探查和修复。探查时若发现神经锐性断裂，可直接吻合；若发现神经钝性裂伤，可先做标记并无张力缝合，3~4 周后再手术探查，可以更准确地判断神经损伤的范围[116]。若为根性撕脱伤，则需要行神经转位术，可根据患者全身情况和医生水平选择急诊或二期手术。

对于闭合性牵拉伤和钝性伤，一般先进行观察和保守治疗。具体的保守治疗时限难以明确，取决于很多因素，对手术时机的选择也有争议，文献中的观点也不一致[121-126]。若观察时间过长，靶肌肉可能会出现不可逆的肌肉萎缩。研究表明周围神经伤后 1 个月靶肌肉的力量会下降 30%~50%[127]，但过早的手术干预又可能影响神经的自发性恢复，尤其是手部功能，需要更长的恢复时间。伤后应仔细检查并记录恢复情况，复查时应充分评估患者神经自行恢复的可能性，对自行恢复可能性小的患者可以早期手术，如根性撕脱伤。Martin 等的分析表明对于臂丛牵拉伤或钝性损伤，保守治疗 3 个月后再进行手术最合适[128]。Birch 倾向于尽早手术，建议在术后 3 个月内进行神经探查，他认为早期探查手术有助于辨别神经损伤程度和范围，以免损伤组织纤维化后影响神经周围解剖结构，影响对神经损伤程度的判断[121]。Kline 等发

现 C_5~C_6 损伤后 30%~40% 的患者在 3~4 个月内自行恢复，C_5~C_7 损伤后 15% 的患者在 3~4 个月内自行恢复，C_5~T_1 损伤后仅 5% 的患者在 3~4 个月内自行恢复[129]。随着影像学检查的不断进步，若术前可以明确神经损伤的类型和程度，那么可以早期进行手术干预，尤其是神经节前的损伤。

臂丛损伤的早期手术一般有两种方式。一种是切除受伤变性的神经段，采用直接吻合或移植神经进行修复，通过神经再生使靶肌肉获得再支配，这种术式大多数情况下需要进行神经移植，且需要很长的时间恢复。第二种方式是切取功能正常的神经束支转位后与肌支或束支吻合来使肌肉功能得到再支配，这种方式有时也需要移植神经。目前尚无证据表明这两种方法孰优孰劣，需根据每个患者的实际情况制订合适的方案，如神经损伤程度、缺损长度、伤后时间和可利用的神经动力等[130-135]。如果只是部分神经损伤或神经缺损很少，可以恢复受损神经的连续性。如果是全臂丛损伤，或神经缺损很大，尤其是根性撕脱伤，应优先考虑第二种方式。

臂丛损伤晚期手术（12 个月后）以肌腱转位、肌肉移植重建及一些骨关节手术为主，此时肌肉已发生不可逆萎缩，神经修复或转位的效果很差。

2. C_5~C_6 损伤　这种类型损伤手术的目标是恢复肩关节外展和肘关节屈曲功能。

（1）重建肘关节屈曲功能：与丛外神经相比（如肋间神经或副神经），选择解剖位置更邻近的丛内神经束支转位（如尺神经或正中神经）会获得更可靠的功能，该术式由 Oberlin 使用并报道[136]。术中依靠电刺激来辨别切取尺神经运动支，避免损伤而影响正常功能。一般切取 1~2 支尺神经运动支不会对供体功能造成影响。将尺神经束支近端与肱二头肌肌支远端吻合，重建肘关节屈曲功能。与其他神经供体相比，该术式不仅损伤小，而且可以与受区更接近靶肌肉的肌支远端吻合，使功能恢复得更快。2003 年，Humphreys 和 Mackinnon 提出了采用双束支转位重建肘关节屈曲功能的方法。该术式切取正中神经和尺神经的运动束支分别与肱二头肌和肱肌肌支吻合，以期增加手术成功率和肘关节的屈曲力量，受到了部分学者的推崇[137, 138]（图 13-31）。但近来两种术式的比较性研究表明双束支转位能增加手术成功率，但不能明显提高肘关节的屈曲力量[139]。因此，我们仍推荐采用尺神经单束支转位，以减少手术创伤，降低供体神经支配区功能障碍的可能性。

（2）重建肩关节外展功能：可以用于转位重建肩关节功能的神经供体包括副神经、胸背神经、肋间神经、胸内侧神经和膈神经等，其中最常用的术式是副神经转位肩胛上神经[130]（图 13-32）。副神经是单一的运动神经，支配胸锁乳突肌和斜方肌，利用神经最远端的分支作为供体，不会影响斜方肌的上、中段部分，保证了肩关节的稳定性。将副神经转位至肩胛上神经，进行直接吻合，当然也可以转位至离靶肌肉更近的腋神经，但是需要进行神经移植[130]。Songcharoen 等评价了单独副神经转位肩胛上神经后的疗效，结果表明神经的运动功能恢复了 80%，肩关节外展达 70°，屈曲达 60°，外旋达 30°[130]。如有可能，除将副神经转位至肩胛上神经外，再将支配肱三头肌长头的肌支转位至腋神经前支，可提高手术疗效[130]。有些其他的神经供体因长度受限而需要神经移植，有些可能会造成供区障碍，除非有其他特殊情况，一般很少被采用。

3. C_5~C_7 损伤　C_5~C_7 损伤的临床表现与 C_5~C_6 损伤相似，因 C_7 受累，肘关节和腕关节的背伸功能丧失，该损伤类型功能重建的目标和原则与 C_5~C_6 损伤基本相同。但肱三头肌肌支因麻痹不能转位至腋神经，可选择其他替代的神经供体，如肋间神经，或者直接在上干干部进行神经移植，然后再转位至目标神经，可同时转位至腋神经和桡神经（肱三头

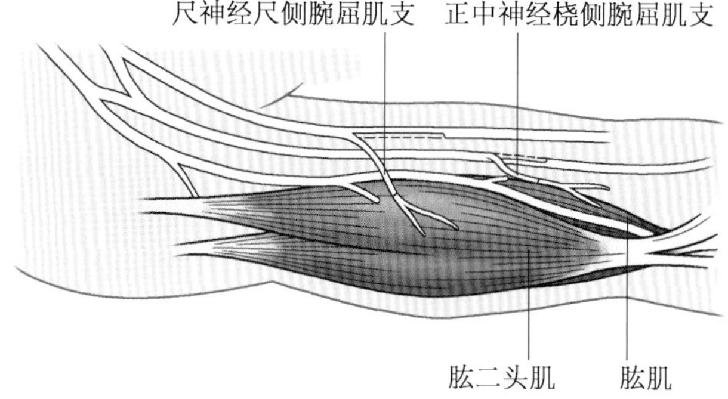

图 13-31　双束支转位重建肘关节屈曲功能示意图。

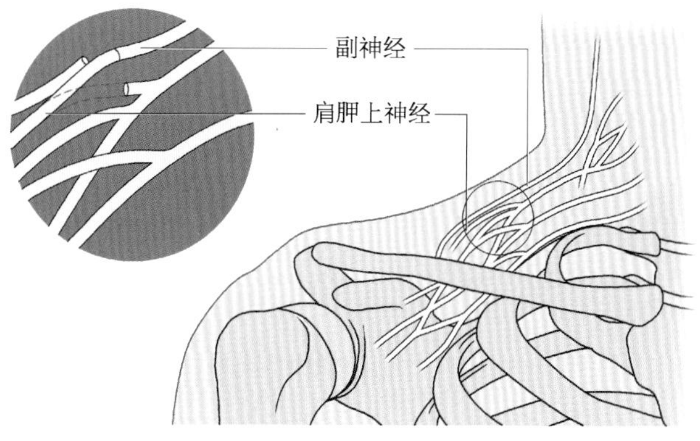

图 13-32　副神经转位肩胛上神经重建肩关节功能。

肌肌支）[140, 141]。Bertelli 和 Ghizoni 利用神经移植分别与 C_6 干部近端和桡神经远端吻合，重建肘关节伸直功能，但仅有 40% 的患者获得了 3 级肌力 [140]。Malungpaishrope 等同时采用第 3~4 肋间神经转位至腋神经，第 5~6 肋间神经转位至肱三头肌肌支，仅有 30% 的患者获得了 3 级肌力 [141]。在选择肘关节伸直功能重建的手术前，我们应考虑到肘关节屈曲和伸直之间力的平衡。若伸直力量大于屈曲力量，则会影响肘关节屈曲功能重建术的疗效，而臂丛损伤后肘关节屈曲功能是需优先考虑恢复的。

4. C_8~T_1 损伤　此型损伤的患者主要表现为手内在肌和外在肌无力，人们对其手术的指征、时机和方案还存在很多争议。由于神经再生的距离过长，该型损伤不适合采用神经移植来恢复受损神经的连续性。对于单独的 C_8~T_1 损伤，可以采用肌腱移位术来治疗，重建拇指和手指的屈曲及拇指的对掌功能。

5. 全臂丛损伤　上干损伤后重建手术的疗效已得到了肯定，与之相比，全臂丛损伤后的疗效并不令人满意。由于近端肌肉再支配的时间较远端肌肉短，该型损伤优先重建的仍是肩、肘关节功能。术中应仔细探查和检查臂丛，希望尽可能多地找到一些可供利用的神经残端进行手术，包括应用多年的多根肋间神经移植、副神经移植、健侧 C_7 神经移植等转位手术（表 13-5）。

全臂丛损伤后最优先重建的是肘关节屈曲功能，目前已报道了多种转位方案及其疗效，包括副神经转位肱二头肌肌支（77% 的患者获得了 3 级以上的肌力）[142]，肋间神经转位肱二头肌肌支（81% 的患者获得了 3 级以上的肌力）[143]，C_5 神经根神经移植后转位肱二头肌肌支（90% 的患者获得了 3 级以上的肌力）[140]（图 13-33）。关于肩关节功能重建，前文已提到采用副神经转位肩胛上神经后疗效满意，当然也可以采用其他供体进行神经移植和转位。如果神经供体的选择实在困难，也可以将肩关节融合以改善功能。

由于靶肌肉距离臂丛较远，手部功能的重建疗效不确切。目前主要的重建方法包括游离肌肉移植转位和神经转位，需要考虑多种影响因素才能决定采用何种方案 [144-146]。这些因素包括：①损伤后时间和肌肉萎缩程度：臂丛损伤后随着时间的推移，肌肉会逐渐萎缩直至发生不可逆改变，间隔时间太长将会明显影响神经转位的疗效，若伤后 6 个月才进行手部功能重建，应选择游离肌肉转位。②有无血管损伤：约 10% 患者的臂丛根性撕脱时伴有血管损伤，如果术前判断有血管损伤，只能选择神经转位。③ C_5 神经根功能是否存在：术中刺激胸长神经或肩胛背神经可以判断 C_5 神经根的功能状态 [147]。

全臂丛损伤后手部功能的重建非常困难，若臂丛内还残留有功能的神经根，如 C_5 神经根，可通过神经移植将 C_5 神经根转位至正中神经重建手部屈曲功能和感觉功能。若没有可利用的神经残根，经典方法是多支肋间神经移位手术。这个手术仍然被经常使用，可以考虑全部或部分健侧 C_7 神经移位至正中神经重建手部功能（图 13-34）。理论上，C_7 神经支配的肌肉都由其他神经根混合支配，单独切断 C_7 神经不会造成明显的功能缺失，且 C_7 神经含有大量的神经纤维，可以提供肌肉足够的力量 [148]。但事实上，该术式的有效性仍存在争议，既往报道其疗效不一 [149-152]。2016 年 Yang 等对健侧 C_7 神经转位手术的疗效进行了 meta 分析，结果发现不到一半的患者腕关节和手部关节获得了 3 级以上肌力（腕关节 4 级：11%，3 级：38%；手关节 4 级：7%，3 级：36%），一半以上的患者（56%）获得了 S3 级以上的感觉功能 [153]。健侧 C_7 神经切取后 74% 的患者出现了供区感觉障碍，98% 的患者 3 个月后功能恢复正常，20% 的患者出现了运动功能障碍，91% 的患者在术后 6 个月

表 13-5　全臂丛损伤的治疗策略

手术方案	前提条件	具体术式
神经转位	6 个月内 C_5 神经根功能存在	C_5 神经移植转位至正中神经 副神经或肋间神经转位至肌皮神经 膈神经转位至肩胛上神经
	6 个月内 C_5 神经根功能丧失	肋间神经或健侧 C_7 神经移植转位至正中神经 副神经转位至肌皮神经 膈神经转位至肩胛上神经
功能性肌肉移植	没有血管损伤	FFMT 重建屈肘功能

逐渐恢复，极少数会出现永久的严重的功能丧失[154]。

6. 功能性游离肌肉移植　全臂丛损伤后，除神经修复和神经转位外，功能性游离肌肉移植（FFMT）也是重建关节功能的重要措施。功能性游离肌肉移植即肌肉和肌支一起游离移位，首先由 Ikuta 报道，用于治疗儿童晚期屈肘功能障碍[155]，此后该术式被应用于重建臂丛损伤晚期病例的上肢关节功能。Doi 等甚至在早期病例中即采用该方案[144]。

常用的供体肌肉有背阔肌、股薄肌和股直肌，这些肌肉有足够长度的血管蒂、足够的肌力，切取后也不会造成供区明显的障碍。股薄肌是最常用的供体，肌纤维长度十分理想，便于将其引至前臂，可以重建肘、腕和手的功能，最重要的是其神经血管蒂位于近端，可以较早地再神经化[156]（图 13-35）。Maldonado 等对晚期臂丛损伤病例，选择神经转位还是肌肉移植，进行了回顾性比较研究，发现晚期病例中采用 FFMT 能获得更好的功能恢复[157]。Hoang 等对此进行了 meta 分析，结果也证实了上述观点[158]。

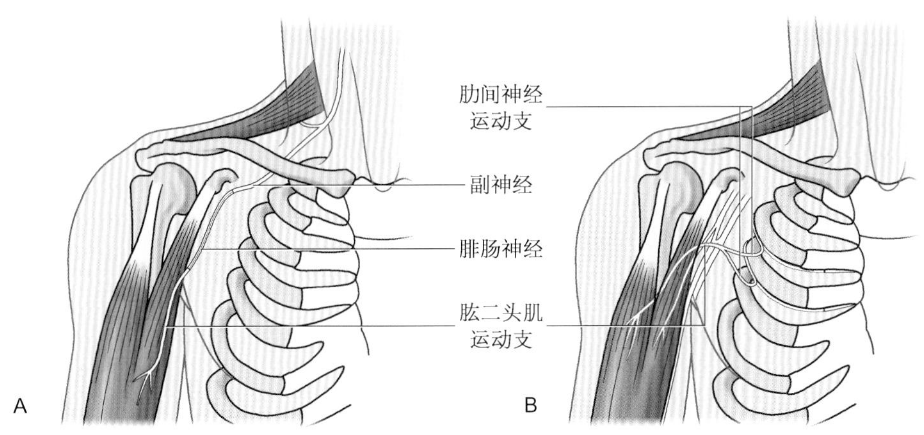

图 13-33　全臂丛损伤，神经转位重建肘关节屈曲功能。A. 副神经转位联合腓肠神经移植吻合至肱二头肌运动支；B. 肋间神经转位至肱二头肌运动支。

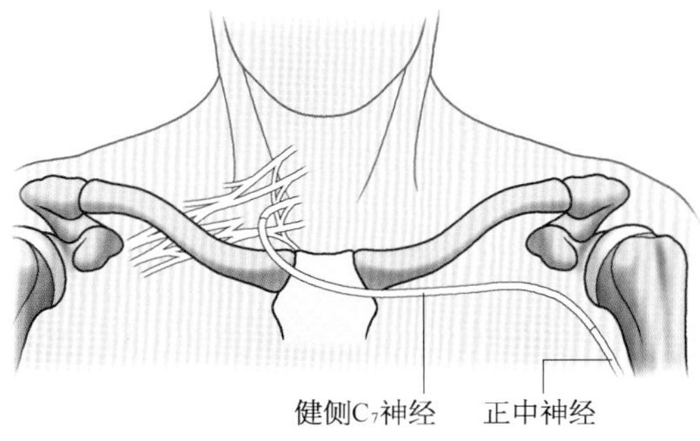

图 13-34　健侧 C_7 神经转位重建正中神经功能。

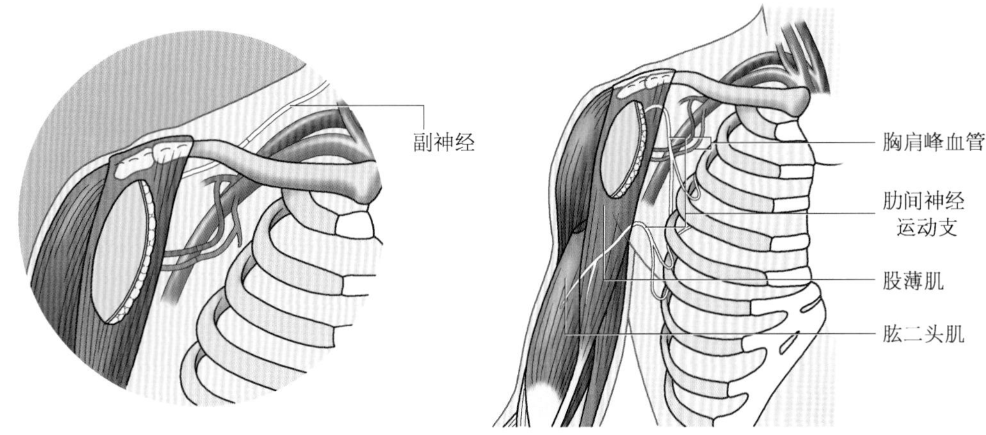

图 13-35　股薄肌移植功能重建术。一期功能重建，吻合胸肩峰血管，使用肋间神经运动支分别转位至股薄肌和肱二头肌；晚期患者的功能重建则可使用副神经移位至股薄肌（左图所示）。

第八节 其他神经损伤和修复

一、腋神经损伤

肩关节前脱位或肱骨近端骨折常导致闭合性腋神经损伤，其发生率为 13.5%~48%，其中 85%~95% 是神经暂时性传导障碍，一般经过 6~12 个月的保守治疗症状可自行恢复，少数情况下会导致腋神经永久性麻痹[159, 160]。其他导致腋神经损伤的原因包括医源性损伤、拳击伤、肿块压迫、刀刺伤、臂丛神经炎、四边孔综合征等。

【临床表现】 腋神经是臂丛后束中较小的一个终末支，在喙突水平从后束前缘发出，该神经在腋动脉后方、肩胛下肌前方走行，与旋肱后动脉一起穿过四边孔，在三角肌后缘中点紧贴外科颈后面，支配三角肌、小圆肌及三角肌区周边皮肤。因此，腋神经损伤后，临床表现为支配区感觉障碍和三角肌萎缩，导致肩关节外展受限。因为皮神经支配区域有交叉，有时感觉障碍并不明显。肌电图检查显示三角肌呈失神经电位，腋神经的运动单位电位不能被引出。腋神经损伤合并肩袖撕裂并不少见，即使腋神经修复或功能重建后三角肌恢复饱满，肌电图显示神经再支配良好，有时肩关节外展仍然受限，因此术前应进行详细的检查，如肩关节 MRI 等。

【治疗方法】 单纯的闭合性腋神经损伤大多能自行恢复，初期以对症治疗、被动活动肩关节、加强肩袖力量等康复理疗，定期进行肌电图检查，比较神经传导速率，评估神经恢复程度。对保守治疗无效或开放性损伤患者可行手术治疗，但既往不少文献报道，对于闭合性腋神经损伤，尤其是年轻人，即使保守治疗无效，通过康复理疗也能使肩关节活动恢复良好，日常生活甚至体育活动都不受影响[161]。Howell 等对肩关节的力学研究表明，冈上肌和三角肌在肩关节运动平面可产生相同的力矩，三角肌萎缩后通过锻炼冈上肌，能使肩关节有一定程度的外展功能，这项研究结果可解释这些病例[162]。

若伤后 4~6 个月，当患者保守治疗无效，出现三角肌持续萎缩、肩关节活动无任何改善时，可以行手术治疗。据文献报道，对于单纯腋神经损伤，神经修复、神经移植及神经转位均能获得良好的效果，临床上尤以后两者为主。在神经损伤 1 年内进行神经移植或神经转位能获得最佳疗效[163-166]。神经移位最常用的术式是桡神经肱三头肌肌支转位腋神经（图 13-36），神经移植最常用的是腓肠神经。Wolfe 等对两种

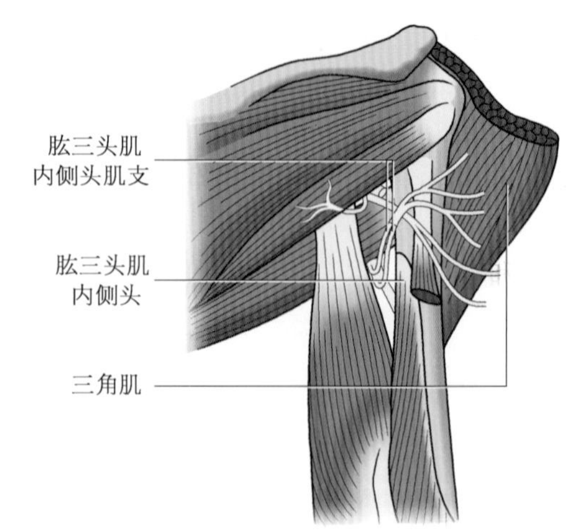

图 13-36 肱三头肌肌支转位至腋神经示意图。

术式治疗单独腋神经损伤进行了比较，发现此两种术式的疗效相当[166]。Baltzer 等在其回顾性比较研究中发现，神经移植比神经转位能获得更好的三角肌收缩功能，但患者在主观感受上无任何差异[167]。事实上，这两种术式各有优势，临床上都可以采用。神经移植术可以提供更好的神经纤维匹配率，腓肠神经和腋神经的神经纤维匹配率约 1:1，而肱三头肌肌支与腋神经的神经纤维匹配率约 0.46:1，但神经移植术后神经纤维轴突再生，需要通过两个吻合口和一段距离才到达远端，影响再生的效果[168]。

二、臂丛神经炎（Parsonage–Turner 综合征）

臂丛神经炎或神经痛性肌萎缩，又称 Parsonage-Turner 综合征（PTS），是主要累及肩部神经、肌肉的一种疾病。年发病率为 1.64/10 万人，男性多于女性，发病年龄多处于 20~70 岁，至今病因尚未明了，可能与病毒感染或自身免疫有关[169-171]。

【临床表现】 主要表现为突发的肩部疼痛，继之出现肌无力、肌萎缩，可伴有感觉缺失。90%~95% 的患者常以一侧肩部疼痛为首发症状，少数病例为双侧发病，疼痛可放射至颈部或前臂，疼痛性质多样，如刺痛、钝痛或搏动性跳痛等，夜间尤甚，因疼痛难以入睡。肩部活动时可加重疼痛。在少数病例，患者的疼痛可定位于下肢。疼痛可持续数小时至数月，多数情况下 1~2 周后逐渐减退，部分患者会残留受累神经支配区皮肤、肌肉或骨骼的疼痛。疼痛开始数周后会出现受累肌肉的肌力下

降，并随着疼痛的减退逐渐加重，肌肉萎缩进展得很快。PTS 最典型的特征是由于受累神经的不同，患者表现的运动和感觉的症状也不一致[171]。原则上任何周围神经均可受累，但以臂丛上干最常见，可仅累及一束，也可累及整个臂丛。42%~78% 病例会出现受累神经支配区域的感觉异常或减退，常见部位为肩、上臂和前臂的外侧。本疾病需与颈椎病、周围神经卡压、肩关节疾患等进行鉴别诊断，肌电图、颈部和肩部的 MRI 检查可帮助鉴别。

【治疗方法】 目前尚无特效药或特异性疗法治疗 PTS，应多学科综合治疗，包括药物、理疗等。部分文献报道采用糖皮质激素、免疫球蛋白能缓解症状，但这些报道中的病例数很少，尚未见大样本、高证据等级的文献来支持这些疗法[172, 173]。疾病急性期若疼痛剧烈，难以忍受，可以口服非甾体抗炎药缓解。抗癫痫药物如卡马西平、加巴喷丁等可以缓解急性期后残留的神经支配区的皮肤、肌肉疼痛[174]。理疗包括物理治疗、电刺激神经疗法、针灸等。物理治疗主要进行肩关节活动度锻炼，防止因肩部疼痛而产生的关节僵硬、粘连，同时对缓解疼痛也有一定的帮助。除非肩部肌肉力量明显减弱，否则不建议早期进行肩部力量训练，因为会增加肌肉负担。电刺激神经疗法和针灸可能对缓解疼痛也有一定的作用。手术治疗一般不考虑，仅在出现继发性并发症时才考虑手术，如肌腱或肌肉转位改善肩部肌肉无力症状[175]。

参考文献

[1] Siemionow M, Sari A. A contemporary overview of peripheral nerve research from The Cleveland Clinic Microsurgery Laboratory. Neurol Res, 2004, 26: 218-225.

[2] Seddon HJ. Surgical disorders of the peripheral nerves. Baltimore: Williams & Wilkins, 1972: 68-88.

[3] Sunderland S. Nerve injuries and their repair: a critical appraisal. New York: Churchill Livingstone. 1991.

[4] Thomas PK, Holdorff B. Neuropathy due to physical agents. In: Dyck PJ, Thomas PK, Griffin JW. Peripheral neuropathy. 3rd ed. W.B. Saunders; Piladelphia: 1993.

[5] Tetzlaff W, Bisby MA. Neurofilament elongation into regenerating facial nerve axons. Neuroscience, 1989, 29: 659-666.

[6] Reichert F, Saada A, Rotshenker S. Peripheral nerve injury induces Schwann cells to express two macrophage phenotypes: phagocytosis and the galactose-specific lectin MAC-2. Journal of NeuroScience, 1994, 14: 3231-3245.

[7] Toews AD, Barrett C, Morel P. Monocyte chemoattractant protein 1 is responsible for macrophage recruitment following injury to sciatic nerve. Journal of Neuroscience Research, 1998, 53: 260-267.

[8] Burnett MG, Zager EL. Pathophysiology of peripheral nerve injury: a brief review. Neurosurg Focus, 2004, 16: 1-7.

[9] Lundborg G. A 25-year perspective of peripheral nerve surgery: evolving neuroscientific concepts and clinical significance. J Hand Surg Am, 2000, 25: 391-414.

[10] David S, Aguayo AJ. Axonal elongation into peripheral nervous system "bridges" after central nervous system injury in adult rats. Science, 1981, 214: 931-933.

[11] Richardson PM, McGuinness UM, Aguayo AJ. Axons from CNS neurons regenerate into PNS grafts. Nature, 1980, 284: 264-265.

[12] Lee, SK, Scott Wolfe. Peripheral nerve injury and repair. J Am Acad Orthop Surg, 2008, 8: 243-252.

[13] Nguyen QT, Sanes JR, Lichtman JW. Pre-existing pathways promote precise projection patterns. Nat Neurosci, 2002, 5: 861-867.

[14] Maeda M, Ohba N, Nakagomi S, et al. Vesicular acetylcholine transporter can be a morphological marker for the reinnervation to muscle of regenerating motor axons. Neurosci Res, 2004, 48: 305-314.

[15] Dahlin LB. Nerve injury and repair: from molecule to man. In: Slutsky DJ, Hentz VR, editors. Peripheral nerve surgery: practical applications in the upper extremity. Churchill Livingston, Elsevier; Philadelphia: 2006: 1-22.

[16] Geraldo S, Gordon-Weeks PR. Cytoskeletal dynamics in growth-cone steering. J Cell Scie, 2009, 122: 3595-3604.

[17] Goodman CS. Mechanisms and molecules that control growth cone guidance. Annu Rev Neurosci, 1996, 19: 341-377.

[18] Tuttle R, O'Leary DD. Neurotrophins rapidly modulate growth cone response to the axon guidance molecule, collapsin-1. Mol Cell Neurosci, 1998, 11: 1-8.

[19] Fawcett JW, Keynes RJ. Peripheral nerve regeneration. Annu Rev Neurosci, 1990, 13: 43-60.

[20] Rich KM. Nerve growth factor enhances nerve regeneration through silicon chamber. Exp Neurol, 1989, 105: 162-168.

[21] Merle d'Aubigné R, Benassy J, Ramadier JO. Chirurgie Orthopedique des Paralysies (Masson: Paris), 1956.

[22] Swanson AB. Surgery of the hand cerebral palsy and the swan-neck deformity. J Bone Joint Surg, 1960, 42: 951-964.

[23] Dellon AL. The paper clip: light hardware to evaluate sensibility in the hand. Contemp Orthop, 1979, 1: 39.

[24] Baltzer HL, Kircher MF, Spinner RJ, et al. A comparison of outcomes of triceps motor branch-to-axillary nerve transfer or sural nerve interpositional grafting for isolated axillary nerve injury. Plast Reconstr Surg, 2016, 138: 256e-264e.

[25] 刘双明，刘晓明，杨峰，等. 超声结合肌电图诊断周围神经损伤 32 例分析. 中华临床医师杂志（电子版）, 2016, 10: 1198-1200.

[26] Moore AM, Wagner IJ, Fox IK. Principles of nerve repair in complex wounds of the upper extremity. Semin Plast Surg, 2015, 29: 40-47.

[27] Young L, Wray RC, Weeks PM. A randomized prospective comparison of fascicular and epineural digital nerve repairs. Plast Reconstr Surg, 1981, 68: 89-93.

[28] Birch R, Raji AR. Repair of median and ulnar nerves. Primary suture is best. J Bone Joint Surg Br, 1991, 73: 154-157.

[29] 刘承伟，罗春山，刘福尧，等. 去细胞同种异体神经修复材料（神桥）移植在断指再植神经缺损中的应用. 中华显微外科杂志, 2018, 41: 177-178.

[30] Safa B, Buncke G. Autograft substitutes: conduits and processed nerve allografts. Hand Clin, 2016, 32: 127-140.

[31] 梁超，赵睿，臧成五，等. 胶原阵列微管神经支架修复指神经缺损的初步临床研究. 中华手外科杂志, 2019, 35: 103-106.

[32] Pilanci O, Ozel A, Basaran K, et al. Is there a profit to use the lateral antebrachial cutaneous nerve as a graft source in digital

nerve reconstruction? Microsurgery, 2014, 34: 367-371.
[33] 刘小林，林焘，詹翼. 周围神经长段缺损桥接修复的相关因素. 中华显微外科杂志, 2017, 40: 8-12.
[34] 张振辉，王庆德，梅伟，等. 新型组织工程化神经导管修复大鼠周围神经缺损. 中华显微外科杂志, 2018, 41: 563-567.
[35] Tos P, Battiston B, Ciclamini D, et al. Primary repair of crush nerve injuries by means of biological tubulization with muscle-vein-combined grafts. Microsurgery, 2012, 32: 358-363.
[36] McEwan LE. Median and ulnar nerve injuries. Austral NZ J Surg, 1962, 32: 89-104.
[37] Seddon HJ. Results of repair of the nerves. In: Surgical disorders of peripheral nerves. ed 2. Edinburgh: Churchill Livingstone, 1975: 303-314.
[38] Chemnitz A, Bjorkman A, Dahlin LB, et al. Functional outcome thirty years after median and ulnar nerve repair in childhood and adolescence. J Bone Joint Surg Am, 2013, 95: 329-337.
[39] Sakellarides H. A follow-up study of 172 peripheral nerve injuries in the upper extremity in civilians. J Bone Joint Surg Am, 1962, 44: 140-148.
[40] Secer HI, Daneyemez M, Gonul E, et al. Surgical repair of ulnar nerve lesions caused by gunshot and shrapnel: results in 407 lesions. J Neurosurg, 2007, 107: 776-783.
[41] Leclercq DC, Carlier AJ, Khuc T, et al. Improvement in the results in sixty-four ulnar nerve sections associated with arterial repair. J Hand Surg Am, 1985, 10: 997-999.
[42] Merle M, Amend P, Cour C, et al. Microsurgical repair of peripheral nerve lesions: a study of 150 injuries of the median and ulnar nerves. Peripheral Nerve Repair Regen, 1986, 2: 17-26.
[43] Birch R, Raji ARM. Repair of median and ulnar nerves. J Bone Joint Surg Br, 1991, 73: 154-157.
[44] Zachary RB. Results of nerve suture. In: Seddon HJ. Peripheral nerve injuries. London: MRC Special Report, Series No. 282, 1954.
[45] 李文庆，王利，宫云霞，等. 外伤性前臂正中神经损伤的治疗. 中华手外科杂志, 2005, 21: 40-41.
[46] Mohseni M-A, Pour JS, Pour JG. Primary and delayed repair and nerve grafting for treatment of cut median and ulnar nerves. Pak J Biol Sci, 2010, 13: 287-292.
[47] Lowe J, Tung T, Mackinnon SE. New surgical option for radial nerve paralysis. Plast Reconstr Surg, 2002, 110: 836-843.
[48] Whitson R. Relation of the radial nerve to the shaft of the humerus. J Bone Joint Surg, 1954, 36: 85-88.
[49] Spinner M. Injuries to the major branches of peripheral nerves of the forearm. Philadelphia: Saunders, 1972.
[50] Sunderland S. Nerve and nerve injuries. Edinburgh: Churchill Livingstone, 1968.
[51] Spinner M. The arcade of Frohse and its relationship posterior interosseous nerve paralysis. J Bone Joint Surg, 1968, 50: 809-812.
[52] Agnew D. Bursal tumour producing loss of power of forearm. Am J Med Sci, 1863, 46: 404-406.
[53] Weinberger L. Non-traumatic paralysis of the dorsal interosseous nerve. Surg Gynecol Obstet, 1939, 69: 358-360.
[54] Nancrede C. Bursae of elbow and vicinity. New York: W. Wood&Co. 1882: 711.
[55] Mulholland RC. Non-traumatic progressive paralysis of the posterior interosseous nerve. J Bone Joint Surg Br, 1966, 48: 781-785.
[56] Guillain G, Courtellemont. L'action du muscle court supinateur dans la paralysie du nerf radial. Pesse Med, 1905: 50.
[57] Grigoresco D, Iordanesco C. Un cas rare de paralysie partielle du nerf radial. Rev Neurol, 1931, 38: 102-104.
[58] Woltman H, Learmonth J. Progressive paralysis of the nervous interosseous dorsalis. Brain, 1934, 57: 25-31.
[59] Hobhouse N, Heald C. A case of posterior interosseous paralysis. Br Med J, 1936, 1: 841.
[60] Otenasek F. Progressive paralyis of the nervus interosseous dorsalis: Pathological findings in one case. Bull Johns Hopkins Hosp, 1947, 81: 163-167.
[61] Omer GE Jr. Results of untreated peripheral nerve Injuries. Clin Orthop Relat Res, 1982, 163: 15-19.
[62] Samardzic M, Grujicic D, Milinkovic ZB. Radial nerve lesions associated with fractures of the humeral shaft. Injury, 1990, 21: 220-222.
[63] Kettelkamp DB, Alexander H. Clinical review of radial nerve injury. J Trauma, 1967, 7: 424-432.
[64] Mast JW, Spiegel PG, Harvey JP Jr, et al. Fractures of the humeral shaft: A retrospective study of 240 adult fractures. Clin Orthop Relat Res, 1975, 112: 254-262.
[65] Bateman J. Trauma to nerves in limbs. Philadelphia: Saunders, 1962: 291.
[66] Spinner M, Freundlich BD, Teicher J. Posterior interosseous nerve palsy as a complication of Monteggia fractures in children. Clin Orthop Relat Res, 1968, 58: 141-145.
[67] Stein F, Grabias SL, Deffer PA. Nerve injuries complicating Monteggia lesions. J Bone Joint Surg Am, 1971, 53: 1432-1436.
[68] Smith F. Monteggia fractures: an analysis of twenty-five consecutive fresh injuries. Surg Gynecol Obstet, 1947, 85: 630-637.
[69] Roganovic Z, Petkovic S. Missile severances of the radial nerve: results of 131repairs. Acta Neurochir (Wien), 2004, 146: 1185-1192.
[70] Mackinnon S, Dellon AL. Surgery of the peripheral nerve. New York: Thieme, 1988.
[71] Burkhalter WE. Early tendon transfer in upper extremity peripheral nerve injury. Clin Orthop Relat Res, 1974, 104: 68-79.
[72] Mailander P, Berger A, Schaller E, et al. Results of primary nerve repair in the upper extremity. Microsurgery, 1989, 10: 147-150.
[73] Millesi H. Progress in peripheral nerve reconstruction. World J Surg, 1990, 14: 733-747.
[74] Seddon H. Surgeral disorders of the peripheral nerves. Edinburgh: Churchill Livingstone, 1972: 244-302.
[75] Lilla J, Phelps D, Boswick J. Microsurgical repair of peripheral nerve injuries in the upper extremity. Ann Plast Surg, 1979, 2: 24-31.
[76] 李锦永，胡洪良，王换新，等. 腓肠神经移植修复桡神经深支缺损的疗效分析. 中华显微外科杂志, 2013, 36: 183-185.
[77] 陈居文，陆芸，李媛，等. 前臂外侧皮神经移植加移位修复桡神经损伤. 中华显微外科杂志, 2013, 36: 392-393.
[78] 梅锦荣，管国华，朱剑华，等. 桡神经损伤的治疗效果. 中华手外科杂志, 2002, 18: 36-37.
[79] Millesi H. Meissl G, Berger A. Further experience with interfascicular grafting of the median, ulnar, and radial nerves. J Bone Joint Surg Am, 1976, 58: 209-218.
[80] Dolenc V. Radial nerve lesions and their treatment. Acta Neurochir, 1976, 34: 235-240.
[81] Kaloiri D, Soucacos P, Beris A. Nerve grafting in peripheral nerve microsurgery of the upper extremity. Microsurgery, 1994, 15: 506-511.
[82] Frykman G, Gramyk K. Results of nerve grafting. In: Gelberman R, editor. Operative Nerve Repair and Rconstruction. Philadelphia: Lippincott, 1991.
[83] Shergill G, Birch R, Bonney G, et al. The radial and posterior interosseous nerves: results of 260 repairs. J Bone Joint Surg Br, 2001, 83: 646-649.
[84] Murovic JA. Upper-extremity peripheral nerve injuries: a Louisiana State University Health Sciences Center literature review with comparison of the operative outcomes of 1837 LSUMC median, radial, and ulnar nerve lesions. Neurosurgery, 2009, 65: A11-A17.
[85] Pan CH, Chuang DCC, Rodrguez-Lorenzo A. Outcomes of nerve reconstruction for radial nerve injuries based on the level of injury in 244 operative cases. J Hand Surg Eur, 2010, 35: 385-391.
[86] 何炜，刘宗宝，崔志浩，等. 不带血供的长段自体神经移植修复上臂桡神经缺损的初步临床研究. 中华手外科杂志, 2018, 34:

466-467.
[87] 于亚东，马涛，田方涛，等．正中神经指浅屈肌肌支修复尺神经手内在肌肌支的临床应用研究．中华显微外科杂志，2016, 39: 540-543.
[88] 丁健，李志杰，陶先耀，等．正中神经拇短屈肌肌支移位治疗高位尺神经损伤的应用解剖．中华显微外科杂志，2015, 38: 149-151.
[89] 王斌，李康华，邵新中，等．骨间前神经旋前方肌支移位在高位尺神经损伤中的应用．中华手外科杂志，2007, 23: 153-154.
[90] Trumble TE, McCallister WV. Repair of peripheral nerve defects in the upper extremity. Hand Clin, 2000, 16: 37-52.
[91] Choudhry IK, Bracey DN, Hutchinson ID, et al. Comparison of transposition techniques to reduce gap associated with high ulnar nerve lesions. J Hand Surg Am, 2014, 39: 2460-2463.
[92] Mackinnon SE, Novak CB. Nerve transfers: new options for reconstruction following nerve injury. Hand Clin, 1999, 15: 643-666.
[93] Battiston B, Lanzetta M. Reconstruction of high ulnar nerve lesions by distal double median to ulnar nerve transfer. J Hand Surg Am, 1999, 24: 1185-1191.
[94] Novak CB, Mackinnon SE. Distal anterior interosseous nerve transfer to the deep motor branch of the ulnar nerve for reconstruction of high ulnar nerve injuries. J Reconstr Microsurg, 2002, 18: 459-464.
[95] Kokkalis ZT, Efstathopoulos DG, Papanastassiou ID, et al. Ulnar nerve injuries in Guyon canal: a report of 32 cases. Microsurgery, 2012, 32: 296-302.
[96] 吴柯，张全荣，强力，等．示指指背神经转位术在拇指撕脱性离断再植中的应用．中华显微外科杂志，2016, 39: 494-495.
[97] Mann T, Hammert WC. Epinephrine and hand surgery. J Hand Surg Am, 2012, 37: 1254-1256.
[98] Lalonde DH, Wong A. Dosage of local anesthesia in wide awake hand surgery. J Hand Surg Am, 2013, 38: 2025-2028.
[99] Frank SG, Lalonde DH. How acidic is the lidocaine we are injecting, and how much bicarbonate should we add? Can J Plast Surg, 2012, 20: 71-73.
[100] Paprottka FJ, Wolf P, Harder Y, et al. Sensory recovery outcome after digital nerve repair in relation to different reconstructive techniques: meta-analysis and systematic review. Plast Surg Int, 2013, 4: 1-17.
[101] Birch R, Quick T. Nerve injury and repair. In: Wolfe SW, Hotchkiss RN, Pederson WC, et al, editors. Green's Operative Hand Surgery, 7th ed. Philadelphia: Elsevier, 2017: 1009.
[102] Chen C, Tang P, Zhang X. Treatment of soft-tissue loss with nerve defect in the finger using the boomerang nerve flap. Plast Reconstr Surg, 2013, 131: 44e-54e.
[103] Onne L. Recovery of sensibility and sudomotor activity in the hand after nerve suture. Acta Chir Scand, 1962, 300: 1-69.
[104] Goldie BS, Coates CJ, Birch R. The long term result of digital nerve repair in no-man's land. J Hand Surg Br, 1992, 17: 75-77.
[105] Brushart TM. Nerve repair and grafting: degenerative changes in muscle. In: Green DP, Hotchkiss RN, Pederson WC, editors. Green's Operative Hand Surgery. 4th ed. New York: Churchill Livingstone, 1999: 1384-1385.
[106] Birch R, Quick T. Nerve injury and repair. In: Wolfe SW, Hotchkiss RN, Pederson WC, et al, editors. Green's Operative Hand Surgery. 7th ed. Philadelphia: Elsevier, 2017: 984.
[107] Songcharoen P, Shin AY. Brachial plexus injury: acute diagnosis and treatment. In: Berger RA, Weiss AP. Hand Surgery. Philadelphia: Lippincott Williams & Wilkins. 2003: 1005-1025.
[108] Narakas AO. The treatment of brachial plexus injuries. Int Orthop, 1985, 9: 29-36.
[109] Chuang DC. Adult brachial plexus reconstruction with the level of injury: review and personal experience. Plast Reconstr Surg, 2009, 124 (Suppl 6): e359-e369.
[110] Yeoman P. Cervical myelography in traction injuries of the brachial plexus. J Bone Joint Surg Br, 1968, 50: 32-33.
[111] Amrami KK, Port JD. Imaging the brachial plexus. Hand Clin, 2005, 21: 25-37.
[112] Nagano A, Ochiai N, Sugioka H, et al. Usefulness of myelography in brachial plexus injuries. J Hand Surg Br, 1989, 14: 59-64.
[113] Doi K, Otsuka K, Okamoto Y, et al. Cervical nerve root avulsion in brachial plexus injuries: magnetic resonance imaging classification and comparison with myelography and computerized tomography myelography. J Neurosurg, 2002, 96 (Suppl 3): 277-284.
[114] Harper CM. Preoperative and intraoperative electrophysiologic assessment of brachial plexus injuries. Hand Clin, 2005, 21: 39-46.
[115] Robert EG, Happel LT, Kline DG. Intraoperative nerve action potential recordings. Neurosurgery, 2009, 65 (Suppl 4): 97-104.
[116] Spinner RJ, Shin AY, Hébert-Blouin M, et al. Traumatic brachial plexus injury. In: Wolfe SW, Hotchkiss RN, Pederson WC, et al. editors. Green's Operative Hand Surgery. 6th ed. Philadelphia: Churchill Livingstone Elsevier, 2010, 1235-1292.
[117] Midha R, Grochmal J. Surgery for nerve injury: current and future perspectives. J Neurosurg, 2019, 130: 675-685.
[118] Carlsen BT, Bishop AT, Shin AY. Late reconstruction for brachial plexus injury. Neurosurg Clin N Am, 2009, 20: 51-64.
[119] Giuffre JL, Kakar S, Bishop AT, et al. Current concepts of the treatment of adult brachial plexus injuries. J Hand Surg Am, 2010, 35: 678-688.
[120] Terzis JK, Kostas I, Soucacos PN. Restoration of shoulder function with nerve transfers in traumatic brachial plexus palsy patients. Microsurgery, 2006, 26: 316-324.
[121] Birch R. Timing of surgical reconstruction for closed traumatic injury to the supraclavicular brachial plexus. J Hand Surg Eur, 2015, 40: 562-567.
[122] Hems TEJ. Timing of surgical reconstruction for closed traumatic injury to the supraclavicular brachial plexus. J Hand Surg Eur, 2015, 40: 568-572.
[123] Jivan S, Kumar N, Wiberg M, et al. The influence of presurgical delay on functional outcome after reconstruction of brachial plexus injuries. J Plast Reconstr Aesthet Surg, 2009, 62: 472-479.
[124] Terzis JK, Vekris MD, Soucacos PN. Brachial plexus root avulsions. World J Surg, 2001, 25: 1049-1061.
[125] 顾玉东．臂丛神经损伤修复六条原则．中华手外科杂志，2015, 31: 321.
[126] Sedain G, Sharma MS, Sharma BS, et al. Outcome after delayed Oberlin transfer in brachial plexus injury. Neurosurgery, 2011, 69: 822-828.
[127] Kobayashi J, Mackinnon SE, Watanabe O, et al. The effect of duration of muscle denervation on functional recovery in the rat model. Muscle Nerve, 1997, 20: 858-566.
[128] Martin E, Senders JT, DiRisio AC, et al. Timing of surgery in traumatic brachial plexus injury: a systematic review. J Neurosurg, 2018, 1: 1-13.
[129] Kline DG. Timing for brachial plexus injury: a personal experience. Neurosurg Clin N Am, 2009, 20: 24-26.
[130] Songcharoen P, Wongtrakul S, Spinner RJ. Brachial plexus injuries in the adult nerve transfers: the Siriraj Hospital experience. Hand Clin, 2005, 21: 83-89.
[131] 李光耀，薛明强，王静威，等．新生儿臂丛损伤早期神经移植移位术的疗效分析．中华手外科杂志，2019, 42: 291-293.
[132] Oberlin C, Durand S, Belheyar Z, et al. Nerve transfers in brachial plexus palsies. Chir Main, 2009, 28: 1-9.
[133] Fogarty BJ, Brennen MD. Upper root brachial plexus trauma: patient selection and reconstruction. Injury, 2002, 33: 57-62.
[134] Jivan S, Kumar N, Wiberg M, et al. The influence of pre-surgical delay on functional outcome after reconstruction of brachial plexus injuries. J Plast Reconstr Aesthet Surg, 2009, 62: 472-479.
[135] Yamada S, Lonser RR, Colohan AR, et al. Bypass coaptation

for cervical root avulsion: indications for optimal outcome. Neurosurgery, 2009, 65: A203-A211.

[136] Oberlin C, Beal D, Leechavengvongs S, et al. Nerve transfer to biceps muscle using a part of ulnar nerve for C5-C6 avulsion of the brachial plexus: anatomical study and report of four cases. J Hand Surg Am, 1994, 19: 232-237.

[137] Humphreys DB, Mackinnon SE. Nerve transfers. Oper Tech Plast Reconstr Surg, 2002, 9: 89-99.

[138] Mackinnon SE, Novak CB, Myckatyn TM, et al. Results of reinnervation of the biceps and brachialis muscles with a double fascicular transfer for elbow flexion. J Hand Surg Am, 2005, 30: 978-985.

[139] Carlsen BT, Bishop AT, Spinner RJ, et al. Comparison of single and double nerve transfer for elbow flexion after brachial plexus injury. J Hand Surg Am, 2005, 7: 26-27.

[140] Bertelli JA, Ghizoni MF. Reconstruction of complete palsies of the adult brachial plexus by root grafting using long grafts and nerve transfers to target nerves. J Hand Surg Am, 2010, 35: 1640-1646.

[141] Malungpaishrope K, Leechavengvongs S, Witoonchart K, et al. Simultaneous intercostal nerve transfers to deltoid and triceps muscle through the posterior approach. J Hand Surg Am, 2012, 37: 677-682.

[142] Songcharoen P, Mahaisavariya B, Chotigavanich C. Spinal accessory neurotization for restoration of elbow flexion in avulsion injuries of the brachial plexus. J Hand Surg Am, 1996, 21: 387-390.

[143] Nagano A, Tsuyama N, Ochiai N, et al. Direct nerve crossing with the intercostal nerve to treat avulsion injuries of the brachial plexus. J Hand Surg Am, 1989, 14: 980-985.

[144] Doi K. Management of total paralysis of the brachial plexus by the double free-muscle transfer technique. J Hand Surg Eur, 2008, 33: 240-251.

[145] Chuang DC. Nerve transfer with functioning free muscle transplantation. Hand Clin, 2008, 24: 377-388.

[146] 杨勇，王树锋，栗鹏程，等. 健侧颈 7 神经根经改良椎体前通路移位修复臂丛神经根性损伤. 中华手外科杂志，2017, 33: 32-35.

[147] Flores LP. Functional assessment of C5 ventral rootlets by intraoperative electrical stimulation of the supraclavicular segment of the long thoracic nerve during brachial plexus surgery. J Neurosurg, 2008, 108: 533-540.

[148] Chuang DC, Wei FC, Noordhoff MS. Cross-chest C7 nerve grafting followed by free muscle transplantations for the treatment of total avulsed brachial plexus injuries: a preliminary report. Plast Reconstr Surg. 1993, 92: 717-725.

[149] Gu Y, Xu J, Chen L, et al. Long term outcome of contralateral C7 transfer: a report of 32 cases. Chin Med J (Engl), 2002, 115: 866-868.

[150] Gu YD. Contralateral C7 root transfer over the last 20 years in China. Chin Med J (Engl), 2007, 120: 1123-1126.

[151] Oberlin C, Durand S, Belheyar Z, et al. Nerve transfers in brachial plexus palsies. Chir Main, 2009, 28: 1-9.

[152] Sammer DM, Kircher MF, Bishop AT, et al. Hemi-contralateral C7 transfer in traumatic brachial plexus injuries: outcomes and complications. J Bone Joint Surg Am, 2012, 94: 131-137.

[153] Yang G, Chang KW, Chung KC. A systematic review of contralateral C7 transfer for the treatment of traumatic Brachial Plexus injury: Part 1. Overall Outcomes. Plast Reconstr Surg, 2015, 136: 794-809.

[154] Yang G, Chang KW, Chung KC. A systematic review of outcomes of contralateral C7 transfer for the treatment of traumatic Brachial Plexus injury: Part 2. Donor-Site Morbidity. Plast Reconstr Surg, 2015, 136: 480e-489e.

[155] Ikuta Y, Yoshioka K, Tsuge K. Free muscle graft as applied to brachial plexus injury-case report and experimental study. Ann Acad Med Singapore, 1979, 8: 454-458.

[156] 顾立强，向剑平，秦本刚，等. 健侧颈 -7 椎体前路移位直接修复下干联合股薄肌移植治疗臂丛根部撕脱伤. 中华显微外科杂志，2009, 32: 444-447.

[157] Maldonado AA, Kircher MF, Spinner RJ, et al. Free functioning Gracilis muscle transfer versus intercostal nerve transfer to musculocutaneous nerve for restoration of elbow flexion after traumatic adult Brachial Pan-Plexus injury. Plast Reconstr Surg, 2016, 138: 483e-488e.

[158] Hoang D, Chen VW, Seruya M. Recovery of elbow flexion after nerve reconstruction versus free functional muscle transfer for late, traumatic Brachial Plexus palsy: a systematic review. Plast Reconstr Surg, 2018, 141: 949-959.

[159] Robinson CM, Shur N, Sharpe T, et al. Injuries associated with traumatic anterior glenohumeral dislocations. J Bone Joint Surg Am, 2012, 94: 18-26.

[160] Visser CP, Coene LN, Brand R, et al. The incidence of nerve injury in anterior dislocation of the shoulder and its influence on functional recovery: a prospective clinical and EMG study. J Bone Joint Surg Br, 1999, 81: 679-685.

[161] Galvin JW, Eichinger JK. Outcomes following closed axillary nerve injury: a case report and review of the literature. Mil Med, 2016, 181: e291-e297.

[162] Howell SM, Imobersteg AM, Seger DH, et al. Clarification of the role of the supraspinatus muscle in shoulder function. J Bone Joint Surg Am, 1986, 68: 398-404.

[163] Dahlin LB, Cöster M, Björkman A, et al. Axillary nerve injury in young adults-an overlooked diagnosis? Early results of nerve reconstruction and nerve transfers. J Plast Surg Hand Surg, 2012, 46: 257-261.

[164] Merrell GA, Barrie KA, Katz DL, et al. Results of nerve transfer techniques for restoration of shoulder and elbow function in the context of a meta-analysis of the English literature. J Hand Surg Am, 2001, 26: 303-314.

[165] Rochwerger A, Benaim LJ, Toledano E, et al. Surgical repair of the axillary nerve: results of a five-year follow-up. Chir Main, 2000, 19: 31-35.

[166] Wolfe SW, Johnsen PH, Lee SK, et al. Long-nerve grafts and nerve transfers demonstrate comparable outcomes for axillary nerve injuries. J Hand Surg Am, 2014, 39: 1351-1357.

[167] Baltzer HL, Kircher MF, Spinner RJ, et al. A comparison of outcomes of triceps motor branch-to-axillary nerve transfer or Sural nerve interpositional grafting for isolated axillary nerve injury. Plast Reconstr Surg, 2016, 138: 256e-264e.

[168] Keskin M, Akbaş H, Uysal OA, et al. Enhancement of nerve regeneration and orientation across a gap with a nerve graft within a vein conduit graft: a functional, stereological, and electrophysiological study. Plast Reconstr Surg, 2004, 13: 1372-1379.

[169] Van Alfen N. Reviews: clinical and pathophysiologic concepts of neuralgic amyotrophy. Nat Rev Neurol, 2011, 7: 315-321.

[170] Malmut RI, Marques W, England JD, et al. Postsurgical idiopathic brachial neuritis. Muscle Nerve, 1994, 17: 320-324.

[171] Tsairis P, Dyck PJ, Milder DW. Natural history of brachial plexus neuropathy: report on 99 patients. Arch Neurol, 1972, 27: 109-117.

[172] Johnson NE, Petraglia AL, Huang JH, et al. Rapid resolution of severe neuralgic amyotrophy after treatment with corticosteroids and intravenous immunoglobulin. Muscle Nerve, 2011, 44: 304-305.

[173] Nakajima M, Fujioka S, Ohno H, et al. Partial but rapid recovery from paralysis after immunomodulation during early stage of neuralgic amyotrophy. Eur Neurol, 2006, 55: 227-229.

[174] Stutz CM. Neuralgic amyotrophy: Parsonage Turner syndrome. J Hand Surg Am, 2010, 35: 2104-2106.

[175] Penkert G, Carvalho GA, Nikkhah G, et al. Diagnosis and surgery of brachial plexus injuries. J Reconstr Microsurg, 1999, 15: 3.

第 14 章
上肢周围神经卡压症

邢树国

周围神经的局部卡压影响感觉传导，且增加神经自身压力。长时间或严重卡压可能引起神经退变或损害，导致神经支配区疼痛、感觉障碍和功能减退等。上肢最常见的卡压是正中神经在腕管处卡压和尺神经在肘管处卡压。其他部位的卡压较少出现，但有时可存在多个平面的压迫。对周围神经卡压症的诊断主要是临床诊断，包括症状、诱发试验（表 14-1）和感觉功能评估等。电生理等辅助检查可作为临床检查的补充。对于多数周围神经卡压症常首先保守治疗，无效则采用手术治疗（表 14-2）。少数患者初次手术后，因症状持续存在或复发、新症状出现而需要再手术。有一些神经卡压本身就不容易被确诊，有时对是否存在压迫不同的学者意见不统一，基本上不主张手术治疗，或保守治疗无效后才手术。

表 14-1　上肢的周围神经卡压症的诱发试验

卡压神经	卡压部位	提示疾病	诱发试验
正中神经	腕管	腕管综合征	压迫腕管近端，Tinel 征 Phalen 试验和反 Phalen 试验
	肘部及前臂近端	旋前圆肌综合征（包括肱二头肌腱膜综合征）	前臂旋后压迫旋前圆肌近端区域、 前臂抗阻力旋前、 前臂旋后位抗阻力屈肘、 抗阻力屈手指近指间关节诱发疼痛
尺神经	尺管	尺管综合征	压迫尺管近端，Tinel 征 Phalen 试验和反 Phalen 试验
骨间后神经	肘管	肘管综合征	肘关节屈曲位压迫肘管及其近端（Tinel 征） 压迫旋后肌、 抗阻力旋后、 中指和腕关节抗阻力伸直时诱发疼痛
	肘管	骨间背侧神经综合征	肘关节屈曲位压迫肘管及其近端（Tinel 征） 压迫旋后肌、 抗阻力旋后、 中指和腕关节抗阻力伸直时诱发疼痛
桡神经浅支	前臂	Wertenberg 综合征	压迫肱桡肌和桡侧腕伸肌腱交汇处 前臂旋前，腕关节尺偏

注：诱发试验中的叩击试验适用于所有神经卡压疾病；搔刮崩塌试验也适用于几乎所有神经卡压疾病，但深部神经卡压则采用压迫的方式而不是搔刮方式。

表 14-2 几种不常见的上肢周围神经卡压症的概述

疾病名称	临床表现	诊断	鉴别诊断	治疗
旋前圆肌综合征（包括肱二头肌腱膜综合征）	前臂掌侧疼痛，手持物体困难，正中神经支配的手指和鱼际感觉异常	诱发试验加重前臂的疼痛，Tinel 征、搔刮崩塌试验等	腕管综合征：有夜间症状、腕管刺激征象，正中神经掌皮支感觉支配区无异常	症状较轻或病程较短者，采取保守治疗；症状持续 6 个月且加重者，建议神经减压术
骨间前神经综合征	前臂疼痛，手精细动作功能障碍	“O”形征阳性，感觉功能正常，电生理检查	臂丛神经炎：有肩、手臂疼痛，肩肱二头肌肌力下降	除创伤和占位，应保守治疗 6~12 个月，无效再行神经减压术
桡管综合征	前臂近端外侧和手酸痛，但肌力正常	Tinel 征，抗阻力前臂旋后或抗阻力背伸中指前臂疼痛，搔刮崩塌试验	肱骨外上髁炎、神经根型颈椎病	保守治疗 3 个月无效，建议手术松解桡管
骨间后神经综合征	手指背伸无力，腕背伸时桡偏，但感觉正常	骨间后神经支配区肌力下降，电生理和超声检查	颈椎病、臂丛损伤、桡神经损伤、肌腱断裂	保守治疗 4~6 个月，无效应行神经减压术
Wartenberg 综合征	前臂背桡侧放射到拇、示指的疼痛和感觉障碍	Tinel 征	桡骨茎突狭窄性腱鞘炎、外侧皮神经病变	首选保守治疗，但对占位性、创伤性和医源性情况应手术
尺管综合征	尺神经手部支配区的运动和（或）感觉障碍	Tinel 征、Phalen 试验、电生理和影像检查	肘管综合征、胸廓出口综合征、颈神经根病	选择保守或手术探查，保守治疗无效则手术探查和松解尺管

第一节 正中神经卡压

正中神经卡压是上肢神经中最常见的卡压，有多个潜在的卡压点。常见的卡压疾患包括腕管综合征、旋前圆肌综合征和骨间前神经综合征。

一、正中神经腕部卡压——腕管综合征

腕管综合征是最常见的周围神经卡压症，年发生率为 0.5‰~5.1‰[1]。1854 年 Paget 首次描述了创伤后腕管综合征。1924 年 Herbert Galloway 实施了第 1 例腕管切开松解术[2]。Phalen 于 1966 年系统地描述了腕管综合征的临床表现和相应检查[3]。

【相关解剖】 腕管是腕部的一个骨 – 纤维管道，其顶部为屈肌支持带，包括大、小鱼际间腱膜，腕横韧带，尺、桡侧腕屈肌腱的深层三部分；内侧壁为钩骨钩、三角骨和豌豆骨；外侧壁为大多角骨、舟骨和桡侧腕屈肌腱鞘的桡侧缘；底部为腕骨[4]（图 14-1）。腕管内有正中神经和指屈肌腱通过。桡侧腕屈肌腱穿过屈肌支持带的中、近段交界进入骨 – 纤维管道。正中神经位于腕管掌桡侧，屈肌支持带下方，常于其远端桡侧发出返支，支配拇短展肌、拇对掌肌和拇短屈肌浅头（图 14-2）。其终末支是指神经，支配环指桡侧和拇、示、中指皮肤感觉（图 14-3）。正中神经由于变异常分为 4 型[5]：Ⅰ型为返支韧带外（46%~90%）、韧带下（31%）或经韧带型（23%）；Ⅱ型为少数的返支起源于正中神经尺侧或位于韧带顶端（起于腕管远端）；Ⅲ型为正中神经在前臂远端被正中动脉或异常位肌肉分为两支，Amadio 还报道了分裂的神经分别从两个腕管的间室通过的情况[6]；Ⅳ型为正中神经鱼际支副支自正中神经的腕管近端发出，它可与正中神经主干伴行或穿出屈肌支持带，位于其掌侧。

正中神经掌皮支在腕横纹近端 5 cm 处于正中神经掌桡侧发出，走行于桡侧腕屈肌腱和掌长肌腱之间。于腕横纹近端 2 cm 处穿出前臂筋膜，常单支通过腕近端并分成多支走行于皮下掌筋膜表面[7, 8]。Watchmaker 等通过尸体研究证实正中神经掌皮支可能位于鱼际纹尺侧约 6 mm 处[9]。正中神经掌皮支也有较多变异的报道，如穿过桡侧腕屈肌腱或掌长肌腱[10]，存在副支[8]等。

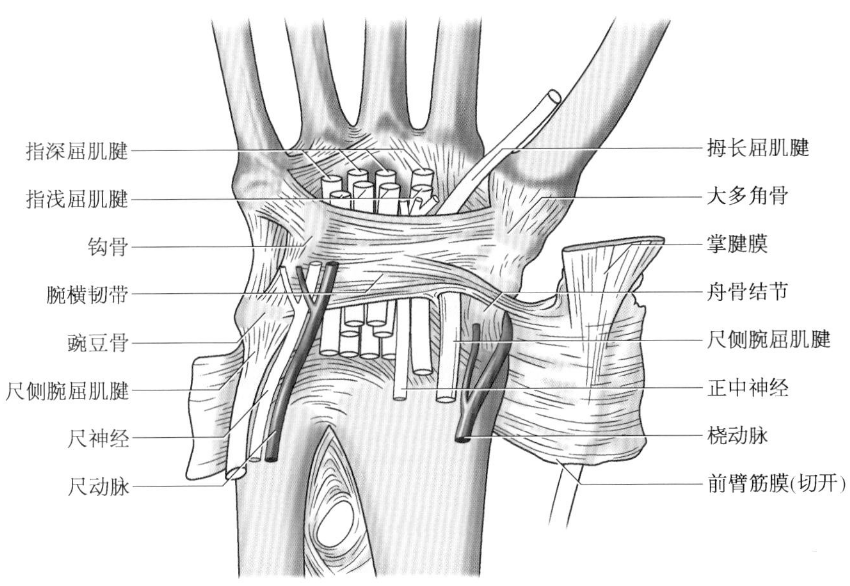

图 14-1　腕管及周围组织的解剖结构（修改自 www. netterimages.com）。

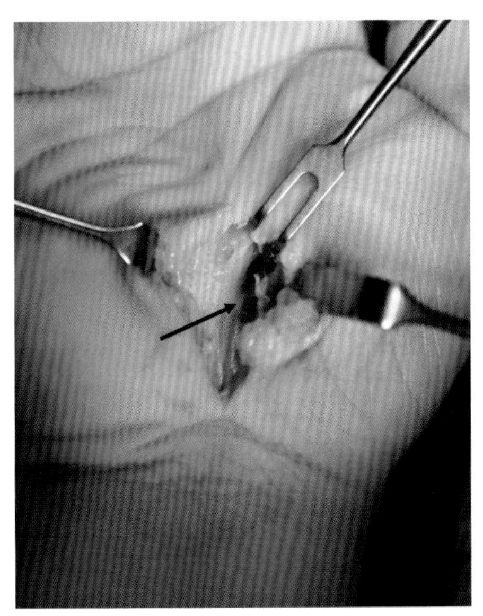

图 14-2　正中神经返支即大鱼际运动支（箭头所示）发于正中神经的远端桡侧，支配拇短展肌、拇对掌肌和拇短屈肌浅头。

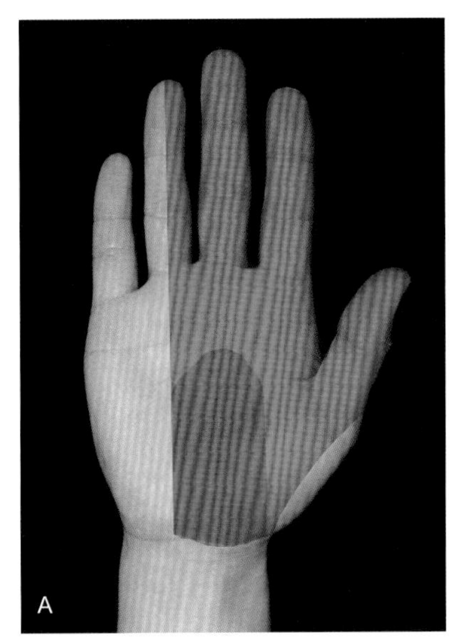

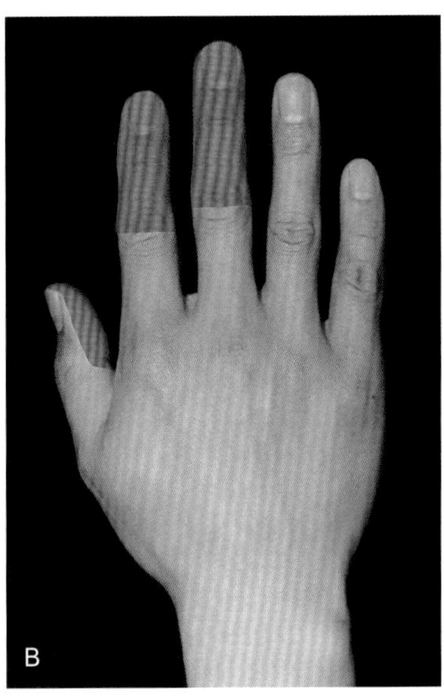

图 14-3　正中神经的手部感觉支配区分布。A. 手掌侧正中神经感觉支配区（红色区域），正中神经掌皮支感觉支配区（深红色区域）；B. 手背正中神经感觉支配区（红色区域）。

Riche-Cannieu 交通支是手掌部尺神经深支到正中神经鱼际支之间的连接，它可在严重腕管综合征或正中神经损伤时使患者保留大鱼际功能[11]。Riche-Cannieu 交通支可能于 80% 的手，支配 28% 拇短展肌的运动[12]。而 Berrettini 交通支是常见的连接第 3 和第 4 指总神经之间的分支[13]。

【病因】 腕管综合征是由于正中神经在腕管内受压所致。任何引起腕管容积减小或内容物增加的因素均可引起腕管综合征。由解剖因素引起的占少数，包括肿瘤、骨刺、变异的蚓状肌或指屈肌肌腹进入腕管、腱鞘滑膜炎、痛风结石等[14-16]（图 14-4）。桡骨远端骨折后也可以引起腕骨压迫。没有特殊原因的（即原发性或特发性）腕管综合征的病因尚不清楚，但最终都是神经受压致神经的血循环障碍，使得神经束膜瘢痕化和纤维化，局部神经脱髓鞘改变并延伸，最后轴突退变（图 14-5）。滑膜结缔组织损伤导致的纤维化也可使神经卡压和局部缺血[17]。特发性腕管综合征常发生于 40~50 岁的女性劳动者[18]。糖尿病、甲状腺疾病、类风湿疾病、吸烟、肥胖、性别和年龄是发生腕管综合征的危险因素[19, 20]。年龄较大的人群有较高的腕管综合征发生率，且有更加严重的神经电生理改变[21]。Nathan 等研究表明，女性和体重指数是产生腕管综合征最显著的个人因素[22]。Sassi等通过MRI检查发现女性腕管横断面积明显小于男性，这也许是腕管综合征在女性多发的原因[23]。Lee等还报道小于50岁的女性发生腕管综合征可能与缺乏维生素D有关[24]。腕管综合征是否与职业有关仍存在争议，但已有研究表明手的重复使用、震动、用力活动与腕管综合征相关[25]。腕管综合征与特殊职业的重复用力和重复腕关节屈曲姿势有关[26]，有研究显示每周使用鼠标多余20小时可能与腕管综合征存在相关性[27]，但与打字是否相关尚不确定[26]。但我们的研究表明，腕管综合征的发生与年龄、劳动时间、劳动强度、职业，以及是否为优势手之间关系的比较无显著差异；重度腕管综合征的病程长，其发病率与性别有关，女性好发[28]。

【诊断】 临床上主要通过症状结合相关的专科检查来诊断，通常根据临床表现可以诊断，不需要辅助诊断方法。电生理和超声检查可作为辅助诊断工具[29]。腕部MRI也是敏感的诊断工具[30]，但因为其他临床检查已经能够明确诊断，所以不需要。

1. 症状　腕管综合征常表现为正中神经支配区（拇、示、中指和环指桡侧半掌侧）感觉异常（针刺感、疼痛）和（或）麻木（图14-3），且常伴有夜间症状（也可仅有夜间症状），腕部活动后症状常可缓解。长时间屈腕可能加重感觉症状，如开车或抱小孩。患者可有鱼际区疼痛。随着病情进展，握力和捏力也可能下降，继而可能出现大鱼际肌萎缩（图14-6）和正中神经支配的蚓状肌（第1、2蚓状肌）萎缩。其中，拇对掌肌萎缩可导致拇指对掌功能减退。因为正中神经近端疾病也可有上述临床表现，所以腕管综合征要与神经根病、臂丛神经炎、颈椎间盘突出症、胸廓综合征等其他部位的正中神经卡压疾病相鉴别。

2. 体征　感觉评估中压力阈值（Semmes-Weinstein

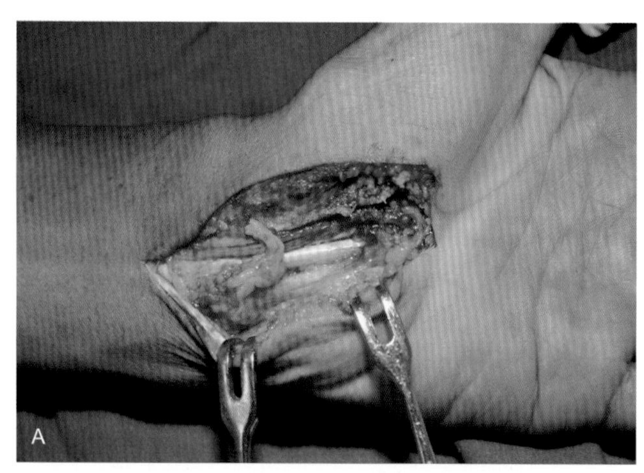

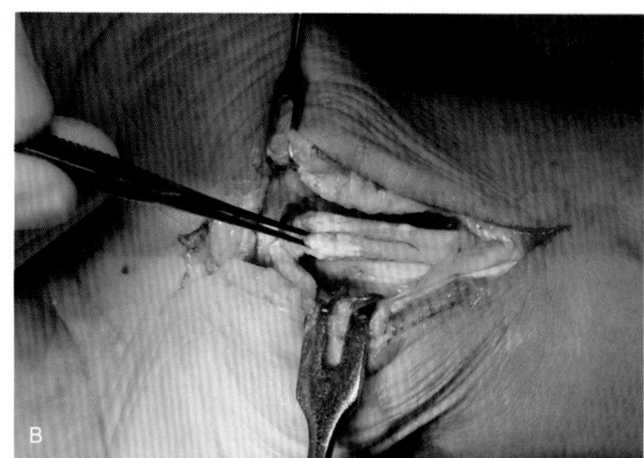

图14-4　腕管综合征的病因。A. 腕管内的腱鞘滑膜炎改变；B. 痛风结石沉积于腕管并侵蚀正中神经。

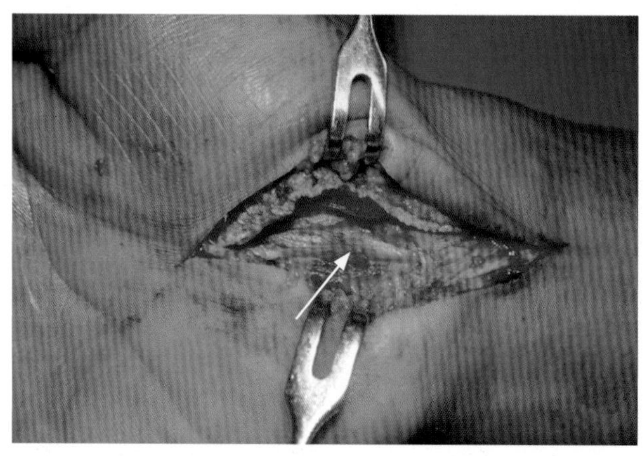

图14-5　正中神经在腕管部位受压导致神经的血循环障碍，神经色泽改变，神经束膜瘢痕化和纤维化（箭头所示）。

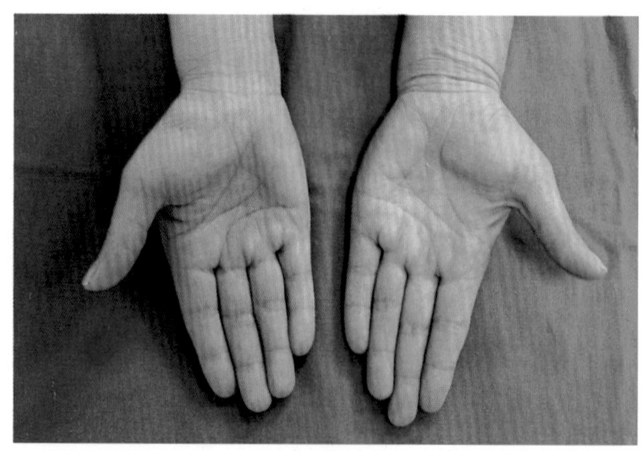

图14-6　右侧腕管综合征患者的右手（图中为左侧的手）大鱼际区疼痛伴大鱼际肌平坦，表示肌肉萎缩。

单丝检查)(图 14-7)的测量可敏感地评估神经感觉的改变[31]。10 分检查法(图 14-8)也可记录感觉的细微变化[32]，而两点辨别觉检查可发现和量化长时间和严重压迫导致的感觉改变。诱发试验包括：轻叩腕部正中神经的叩击试验(Tinel 征)、屈腕 90° 超过 60 秒的屈腕试验(Phalen 征)(图 14-9A)、腕背伸试验(反 Phalen 征)(图 14-9B)、检查者用拇指压迫患腕正中神经(约 30 秒)的加压试验(图 14-9C)、屈指至手掌而无需握紧拳头的握拳蚓状肌试验(图 14-9D)等。正中神经支配区的感觉异常加重为这些试验阳性。Kuschner 等报道 Phalen 征较 Tinel 征有较好的敏感性和特异性[33]。Gellman 等则报道 Phalen 征的敏感性较好，而 Tinel 征的特异性较好[34]。Popinchalk 和 Schaffer 报道 Phalen 征

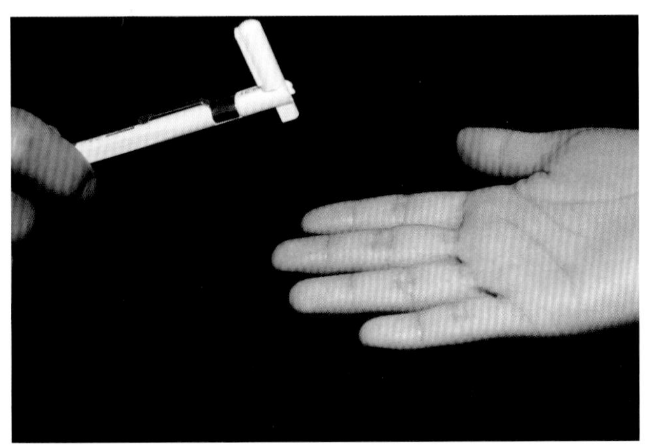

图 14-7　压力阈值测量中使用单丝检查来评估神经感觉的改变。

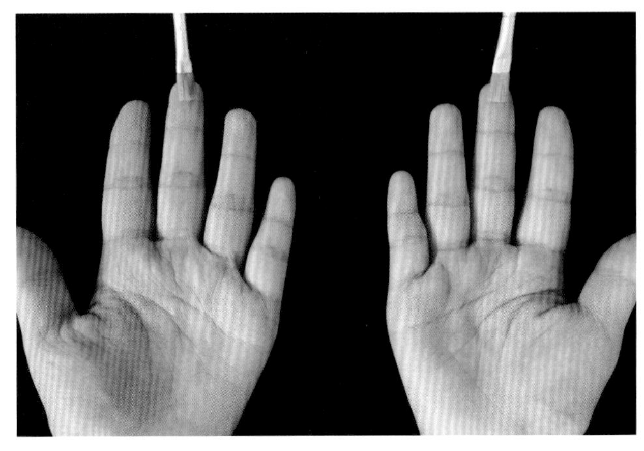

图 14-8　同时测量伤手和健手相同部位的触觉，用健侧的 10 分之几记录感觉的方法为 10 分检查法。

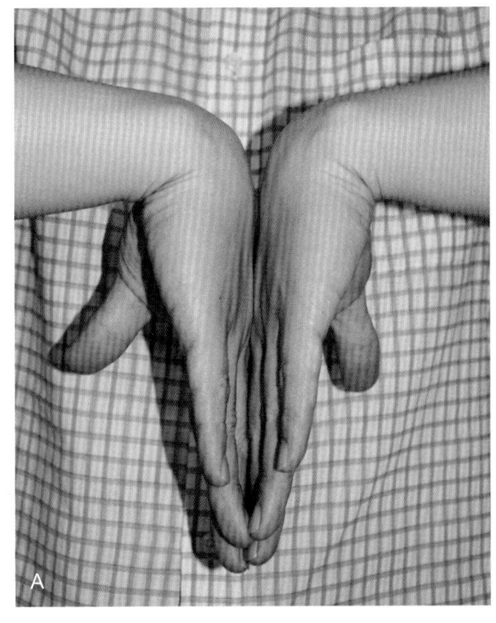

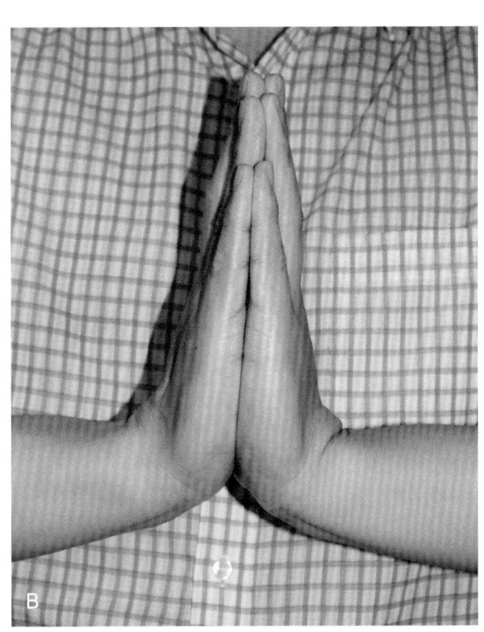

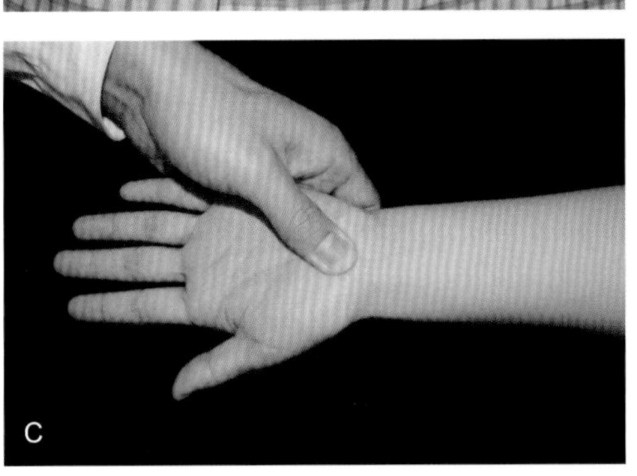

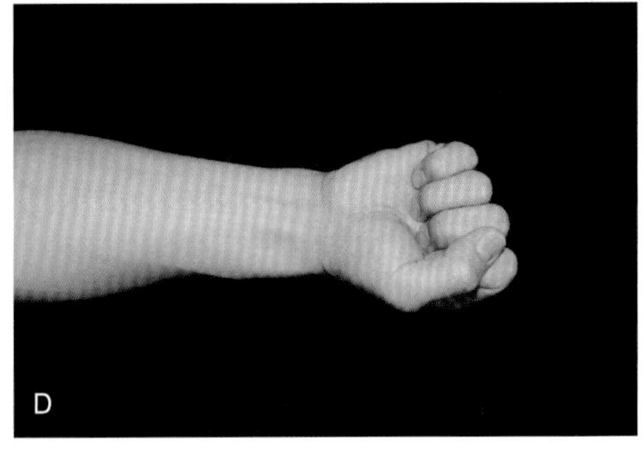

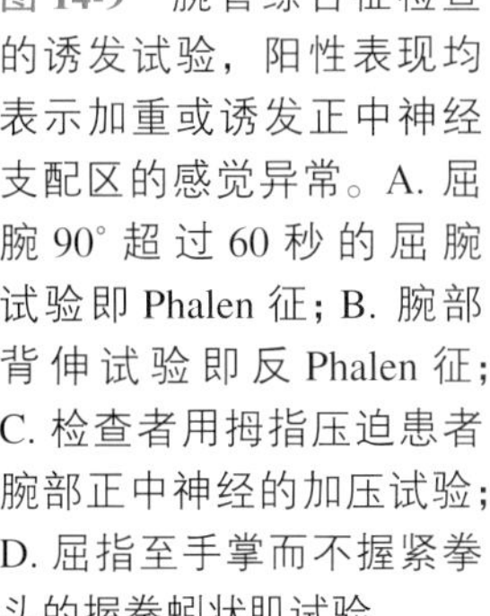

图 14-9　腕管综合征检查的诱发试验，阳性表现均表示加重或诱发正中神经支配区的感觉异常。A. 屈腕 90° 超过 60 秒的屈腕试验即 Phalen 征；B. 腕部背伸试验即反 Phalen 征；C. 检查者用拇指压迫患者腕部正中神经的加压试验；D. 屈指至手掌而不握紧拳头的握拳蚓状肌试验。

的敏感性和特异性分别为 46%~80% 和 51%~91%，而 Tinel 征则是 28%~73% 和 44%~95%[35]。对于腕部加压试验，Durkan 等报道较前两者其更具特异性（90%）和敏感性（87%）[36]，但差异较大，敏感性和特异性分别为 23%~100% 和 29%~100%[37, 38]。Cheng 等报道搔刮崩塌（scratch-collapse）试验的敏感性为 64%，高于 Tinel 征、Phalen 征和加压试验，而其特异性为 99%，和三者相似[39]。我们的临床数据发现 Tinel 征、Phalen 征和加压试验都有较好的敏感性，但搔刮崩塌试验的敏感性仅为 34%（表 14-3）。

表 14-3 腕管综合征的临床表现和各检查的阳性率（2005—2017 年作者单位数据，共 142 例）

症状或检查	病例数	阳性率（%）
Tinel 征	121	85
Phalen 征	113	79
压迫试验	103	72
搔刮崩塌试验	19	34
两点辨别觉（静态）	108	76
Semmes-Weinstein 单丝检查	98	69
大鱼际肌萎缩	43	30
手指麻木	112	78
夜间症状	68	48

注：Semmes-Weinstein 单丝检查示指或中指；搔刮崩塌试验数据来源于 2015—2017 年共 56 例腕管综合征的数据。

3. 电生理检查　腕管综合征主要依靠临床诊断，电生理检查只是辅助，可用于排除其他可疑诊断，评估神经卡压的程度和预后[40-42]。有研究者认为电生理检查的诊断价值很小，与其他诊断试验相似，也会出现假阳性和假阴性[43]。早期腕管综合征的神经传导检查常为阴性，因为它仅能评估大的有髓神经纤维，而神经压迫首先受影响的则是小的无髓神经纤维。据报道神经传导检查的假阴性率为 16%~34%[44]。当腕管综合征进展为神经脱髓鞘阶段，区域传导阻断发生，可导致潜伏期延长，传导速度降低。远端神经的感觉潜伏期 >3.5 毫秒，运动潜伏期 >4.5 毫秒可诊断为腕管综合征。腕管综合征的后期还可出现振幅降低，表示轴突消失。肌电图也可在病程长和严重的病例中出现阳性表现，结合典型临床症状有一定的预测价值。神经传导研究对于预测腕管松解术后功能和主观结果没有价值或价值很小。Makanji 等报道神经传导的检测结果与症状和功能之间没有明显的相关性[45]。但 Fowler 等通过神经传导检查发现轻度或中度的腕管综合征术后，白天麻木和刺痛症状的恢复较严重腕管综合征快，而夜间症状均恢复得较快[46]。

4. 诊断依据的选择　Graham 等制订了采用 6 个相关的临床标准［夜间麻木、正中神经支配区感觉异常或麻木、大鱼际肌萎缩和（或）无力、Phalen 征阳性、Tinel 征阳性和两点辨别觉减退］来诊断腕管综合征，称为 CTS-6[43]。Fowler 等对 85 例腕管综合征患者进行超声、CTS-6 和神经传导检查的敏感性（91%、95%、91%）和特异性（94%、91%、83%）评估，结果显示超声和 CTS-6 较神经传导检查有较高的敏感性和特异性，诊断准确性较高，而神经传导检查在多数病例中是没有必要的[47]。Fowler 等还以 CTS-6 作为参考标准，评估超声和电生理检查的敏感性（89% 和 89%）、特异性（90% 和 80%）、阳性预测价值（94% 和 89%）和阴性预测价值（82% 和 80%），结果显示其诊断准确率分别为 89% 和 86%[48]。我们认为 CTS-6 可用于诊断腕管综合征，超声检查可用于进一步确定诊断，而电生理检查可用于复杂的和诊断不明确的病例。在临床上对大多患者的诊断是根据典型临床表现的直接诊断，并不需要 CST-6 或电生理检查等方法。

【治疗】

1. 非手术治疗　非手术治疗主要为腕管激素注射和腕部支具制动，还包括口服非甾体抗炎药、维生素 B_6、利尿剂、激光疗法、磁疗、神经滑动练习、改善手部活动等[49]。对于由桡骨远端骨折引起的腕管综合征，常在骨折复位、改变关节固定位置、松开石膏绷带后症状得到缓解。对于特发性腕管综合征，如果症状较轻、没有鱼际萎缩，非手术治疗常可缓解或暂时缓解症状[50, 51]。小儿腕管综合征在排除代谢性、解剖性和遗传性因素后也首先采用固定、封闭等方法保守治疗，对保守治疗无效的患者才进行手术治疗[52]。

因为腕关节处于背伸或屈曲位会增加腕管内压力[53]，所以支具制动腕关节于中立位对于改善和消除轻度或夜间症状常常有效[54]。但有研究显示全天和仅晚上佩戴对于症状的改善并无明显差别[54, 55]。我们也建议仅佩戴柔软的护腕，或者夜间带支具以便白天手可以自由活动，并固定腕关节于中立位，掌指关节于背伸位，指间关节可自由活动（图 14-

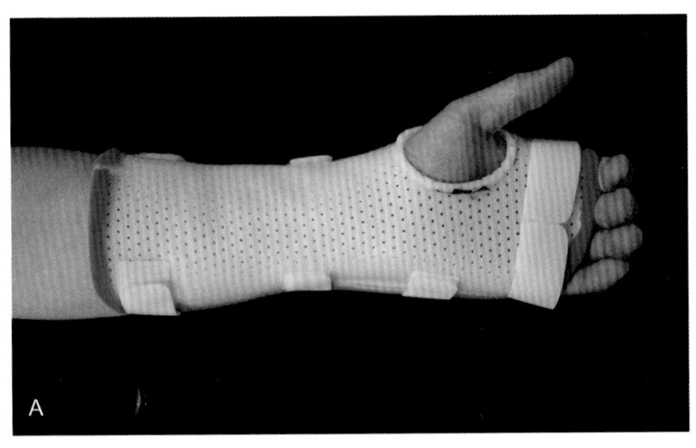

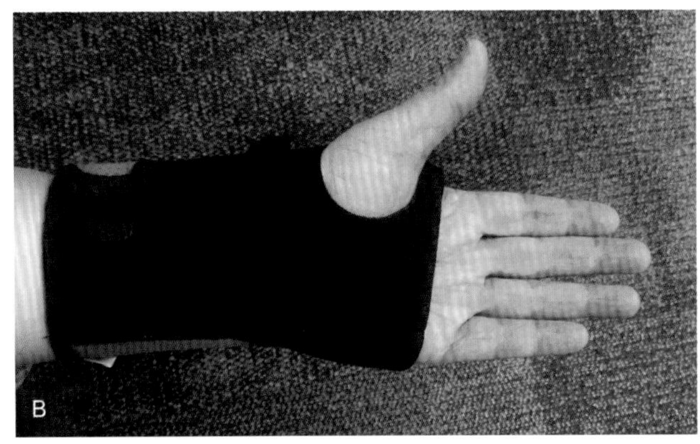

图 14-10　腕管综合征保守治疗时可以用的支具。固定腕关节于中立位。A. 支具的一种形式；B. 护腕。

10）。我们常建议患者佩戴夹板 4~6 周。

激素（皮质类固醇，如可的松）注射治疗及局部封闭治疗时，常使用 25 号注射器针尖在腕横纹近端 1 cm、掌长肌腱的尺侧刺入皮下，然后倾斜 45° 进入腕管，在无阻力下注射药物（图 14-11）。当进针或注射时患者出现手指麻木和疼痛，应拔除注射器，避免对神经直接注射[56]。有报道显示在激素注射治疗后约 1/3 患者可得到长期稳定的疗效，尤其是初始注射疗效很好的患者[57]。这是临床上常用的保守治疗方法[58-61]。Blazar 等也报道单次皮质类固醇注射后 6 周，79% 的患者症状得到缓解，而 12 个月时仅 31% 的患者疗效仍维持[58]。尽管局部激素注射可有效地减轻症状，但术后一年，相比减压手术并没有明显的电生理参数的改变[59]。我们有时应用激素注射治疗，仅用于需要短期缓解症状的患者，如妊娠期腕管综合征。有研究报道糖尿病是激素注射治疗症状复发的高风险因素，一年随访时复发率是正常的 2.6 倍[58]。

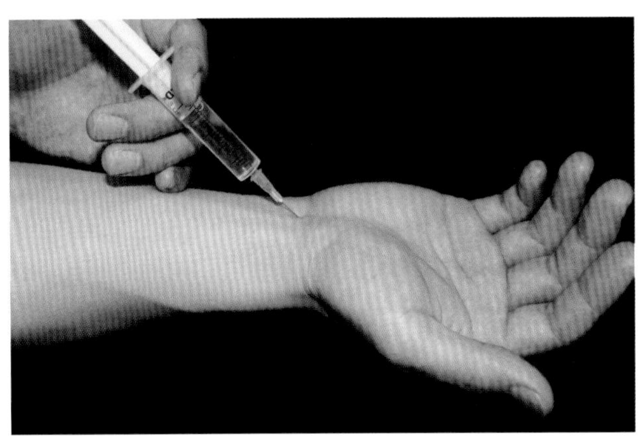

图 14-11　腕管综合征的激素（皮质类固醇）注射治疗。使用 25 号注射器针尖在腕横纹近端 1 cm、掌长肌腱的尺侧垂直刺入皮下，然后倾斜 45° 进入腕管，在无阻力下注射药物。

2. 手术治疗　如果保守治疗后症状和体征持续存在或进行性加重，尤其是伴有鱼际肌萎缩或加重，应进行手术治疗。对于创伤后的腕管综合征如腕骨脱位、挤压伤、前臂骨筋膜室综合征等则需要急诊手术。

通常采用小切口腕管松解术。可选择在臂丛麻醉、局部麻醉下进行。局麻下无止血带（wide-awake）腕管切开松解术是最简单的方法，方法是首先配制浓度为 1% 的盐酸利多卡因和 1:100 000 的盐酸肾上腺素混合液 20 ml，再加入 8.4% 的碳酸氢钠溶液 2 ml（中和酸性，减轻注射痛）[62]。使用 25 或 27 号注射器针头，如果手术需要大切口或小切口，麻醉方法稍不同（图 14-12 和图 14-13）。对没有其他原因引起的腕管综合征患者都使有 2~3 cm 的纵切口。在切口近、远处注射两针，各 4~5 ml 即可满意麻醉。大切口用于腕管中有肿块、滑膜增生等明确病变的患者，麻醉方法：在近侧腕横纹以近约 5 mm、正中神经和尺神经之间（正中神经尺侧约 5 mm）、皮下和前臂筋膜下垂直缓慢注射 10 ml（图 14-12A）。2~5 分钟（远端注射达到无痛后），在切口下皮下组织内，由近及远匀速缓慢进针，注射 7~10 ml（图 14-12B）。如计划行正中神经返支松解可在大鱼际处注射 2~3 ml（图 14-12C）。注射后 20~30 分钟（达到最佳止血效果）进行手术[63-68]。再次手术的患者也用同样方法（图 14-12D~ 图 14-12N），对于初次手术又没有特殊病因的患者应该用 2~3 cm 小切口（图 14-13），在切口两顶点注射 2 针，每针注射 4~5 ml 即可得到满意麻醉效果（图 14-13）。采用小切口的病例，在麻醉后 5 分钟就可开始手术，这时出血已经很少，不需要等 20~30 分钟。

近五年，我们医院常规在局部麻醉下无止血带下作腕管松解手术。术中麻醉效果均较满意，未出现术中因为疼痛而加用麻醉药和改用其他麻醉方式

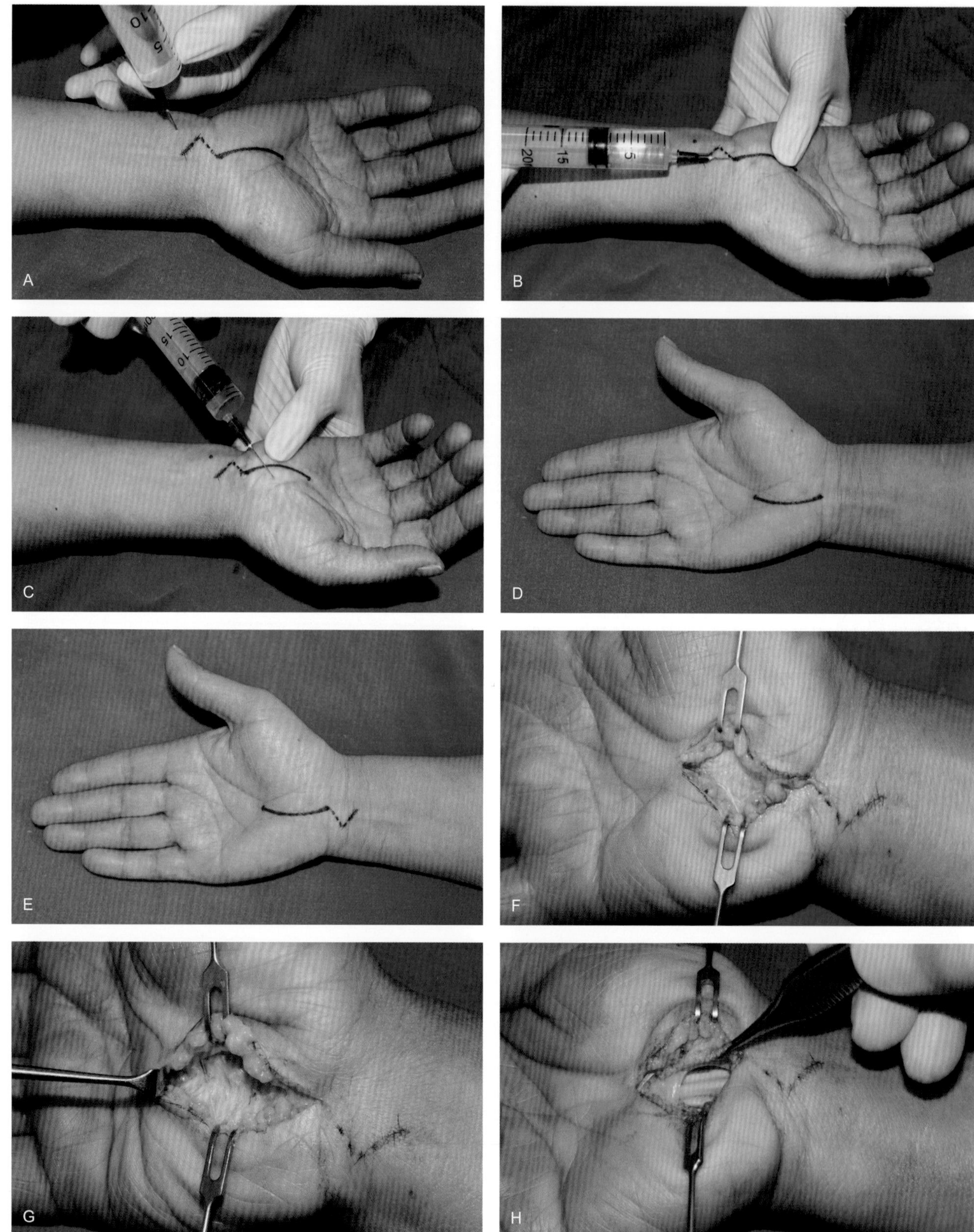

图 14-12　局部麻醉下无止血带大切口腕管松解和腕管内压迫结构清除手术。A. 近侧腕横纹以近，正中神经和尺神经之间的第 1 针垂直注射；B. 手术切口下解剖区域的注射；C. 大鱼际处的注射；D. 大切口腕管松解术的弧形切口；E. 松解前臂筋膜时向近端“Z”形延长的切口；F. 切口暴露掌筋膜，可见解剖区域皮肤变白，切口无明显流血；G. 纵行切开掌筋膜后显露屈肌支持带表面，切口远端可见掌浅弓周围的脂肪组织和大、小鱼际筋膜间的“V”形结构（箭头所示）；H. 于屈肌支持带的尺侧，自“V”形结构向近端将屈肌支持带锐性切开，显露其下的屈肌腱。

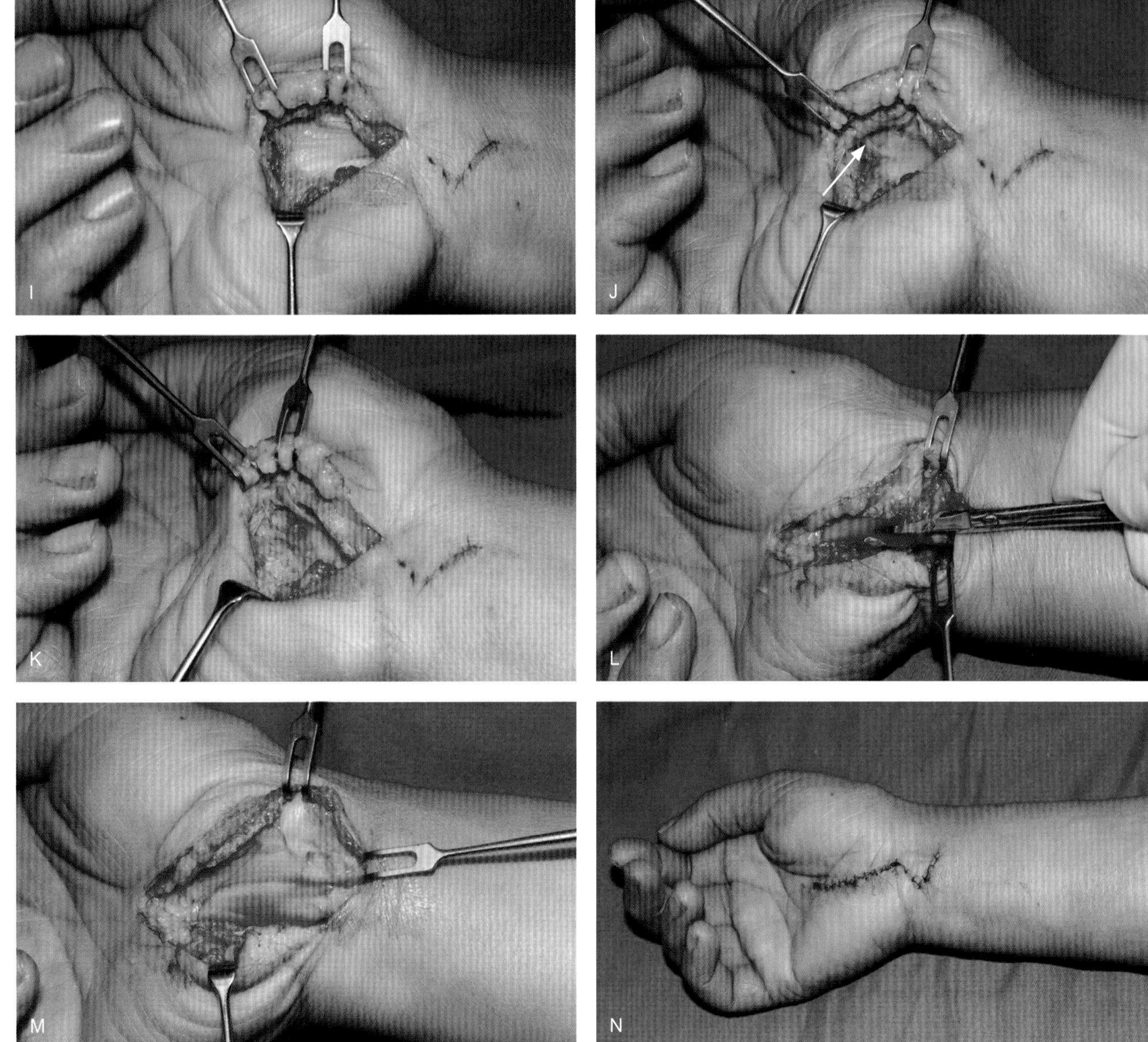

图 14-12（续） I. 牵开切开的腕横韧带，探查有无肿块或其他压迫等；J. 暴露桡侧，识别正中神经返支（箭头所示）；K. 松解返支入肌点的管道；L. 向近端“Z”形延长切口，松解前臂筋膜；M. 直视下确定腕管完全松解；N. 缝合切口。

的情况。患者满意度较高，多数自诉完全没有手术的恐惧感和疼痛，也节省了很多医疗费用。患者非常愿意将此种手术方式推荐给其他患者。我们并未发现与此技术相关的严重并发症，也并未发现手术时间和术后恢复情况与止血带下手术有差别。

（1）小切口技术：为了减少手术并发症和促进患者尽快恢复，近 20 年小切口腕管松解术是最常用的并成为标准的术式[69-79]。Louie 等随访 113 例小切口腕管松解术后的患者，平均随访 13 年，结果显示大部分患者满意且症状消失[80]。作者加肾上腺素的局部麻醉下无止血带手术，于鱼际纹尺侧约 6 mm、腕横韧带掌侧皮肤的表面作 2~3 cm 的纵行切口，切口远端不超过 Kaplan 线（虎口顶点和钩骨钩的连线），近端不超过近侧腕横纹（图 14-13A、B）。这一切口已足够暴露并松解腕横韧带。其手术步骤是依次切开皮肤、皮下组织和掌筋膜，暴露腕横韧带，注意是否有穿过或跨过腕横韧带的正中神经分支（如正中神经掌皮支和返支），如果需要保护，直视下纵向切开腕横韧带（图 14-13C~E）。要注意提起切口远、近端皮肤，探查腕管的近、远端是否松解完全，必要时可使用组织剪将残留纤维束松解（图 14-13F~H）。腕管切开松解后，让患者主动屈伸手指和腕关节，证实腕管内正中神经和肌腱在滑动时不被残余的韧带束卡压。

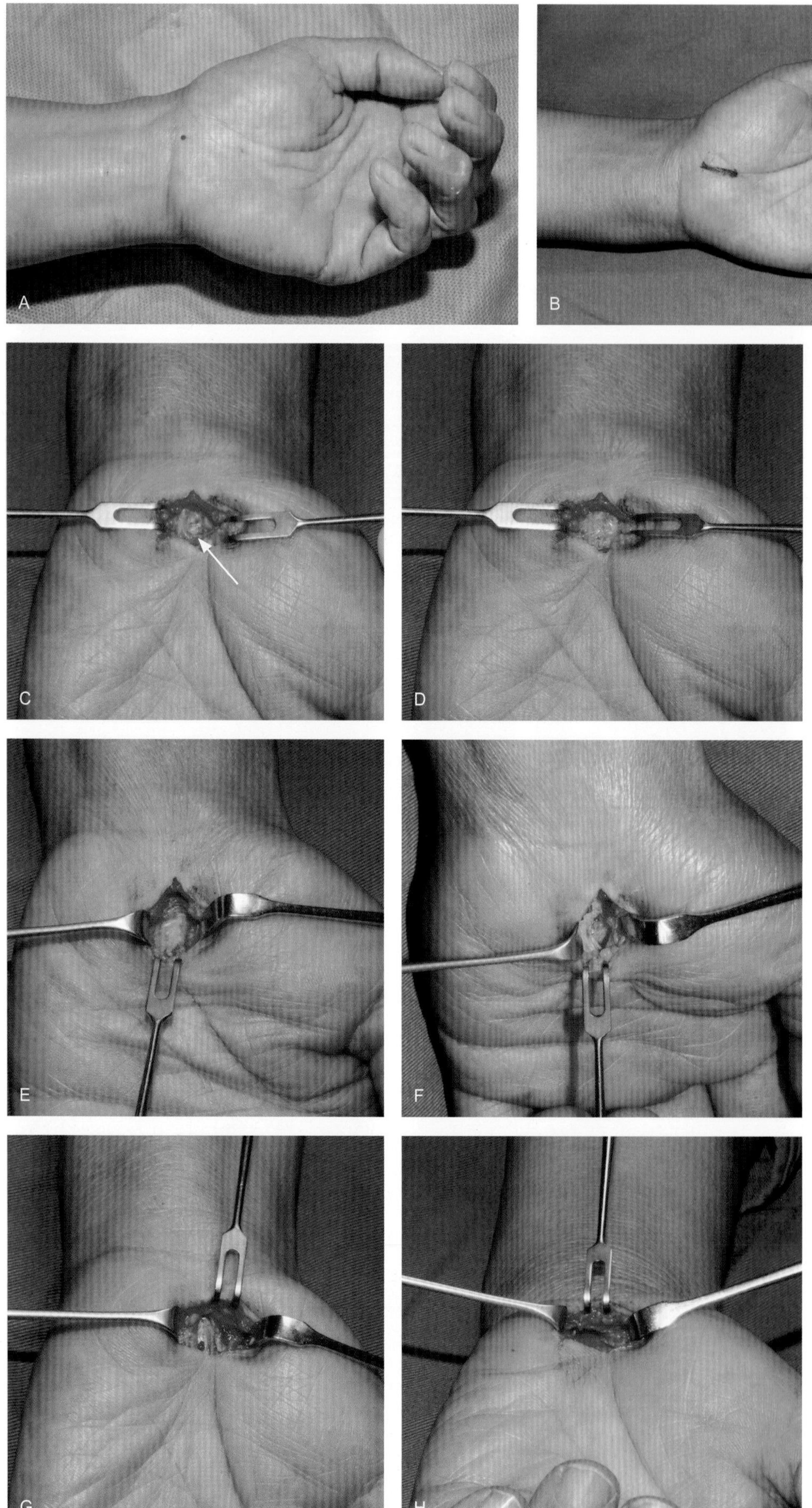

图 14-13 局部麻醉下无止血带小切口腕管松解术。A. 局部麻醉下无止血带技术的麻醉注射完成后，可见手术区域皮肤隆起变白；B. 腕管松解术的小切口标示；C. 切开皮肤，分离皮下组织并注意保护跨过腕横韧带的皮神经分支（本患者的神经分支位于切口远端，箭头所示）；D. 暴露掌筋膜；E. 纵行切开掌筋膜后暴露腕横韧带；F~H. 直视下纵向切开腕横韧带，并提起切口远、近端皮肤，探查腕管的近、远端是否松解完全。

(2) 内镜技术：1989 年 Okustu 等提出了内镜腕管松解术[81]。他们在腕横纹以近作 3 cm 的切口作为内镜入路，并在内镜下用一钩刀将腕横韧带纵向切开。之后，Chow 等提出了双入路内镜技术，入路分别在腕横纹近端掌长肌腱尺侧和腕横韧带以远 4~5 mm 处[82, 83]（图 14-14A）。然后，Agee 提出了单入路内镜技术[84, 85]（图 14-14B）。Ecker 等报道了腕横韧带上内镜腕管松解术，避免了短暂的术后神经麻痹，并便于确定和解剖正中神经运动支[86]。注意内镜下腕管松解切开的是腕横韧带，而前臂筋膜需使用组织剪另外松解。内镜下腕横韧带切开后可见掌筋膜纤维，不要误认为是未切开的腕横韧带。当内镜术野不清晰时应放弃此术式而改为开放手术。内镜腕管松解术还禁用于翻修手术。对于内镜技术我们并没有在临床中应用，因为我们认为小切口技术的切口损伤已经很小，直视下易于操作，手术时间短，而且并没有研究证实内镜技术优于小切口技术。现在我们已经不使用大切口技术，因为长的切口没有必要，且可能损伤皮神经而残留神经痛，仅在腕管肿块等特殊情况下才使用。

(3) 术后治疗：我们在手术后不作任何固定，仅在手术切口处覆盖纱布。术后 2~3 天有一些医师使用制动支具固定腕关节于中立位，保护腕关节活动，但手指可自由活动，之后逐步恢复功能锻炼。术后 4~6 周恢复完全活动。但我们认为手术以后没有必要使用制动支具。

(4) 术后并发症：小切口腕管松解术的并发症很少。过去采用大切口手术的并发症包括：神经、血管、肌腱损伤；感染、瘢痕增生或敏感等切口问题[87]；神经麻痹或区域疼痛（称为柱状痛）(图 14-15A）等神经功能障碍[88-90]；可能导致腕管综合征复发的表皮包涵囊肿[91]；可能因前臂筋膜松解或糖尿病而发病率增加的扳机指[92, 93]。Benson 等回顾了 1966—2001 年的 80 篇文献，发现无论是小切口腕管松解术还是内镜腕管松解术，并发症的发生率都非常低。神经、血管和肌腱损伤的发生率在小切口减压术中是 0.49%，在内镜微创减压术中是 0.19%[94]。Smetana 等报道切开腕管松解术和内镜腕

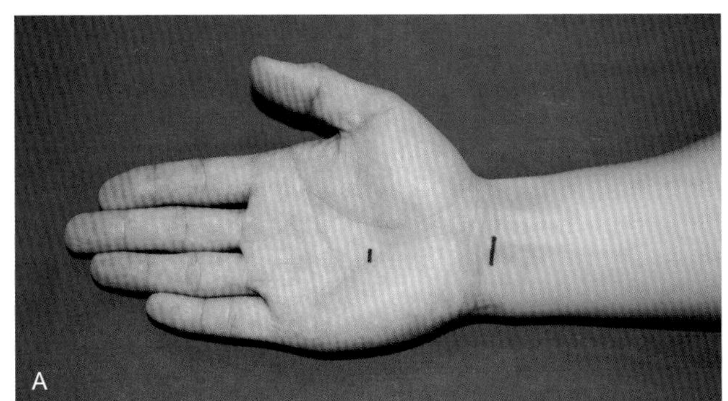

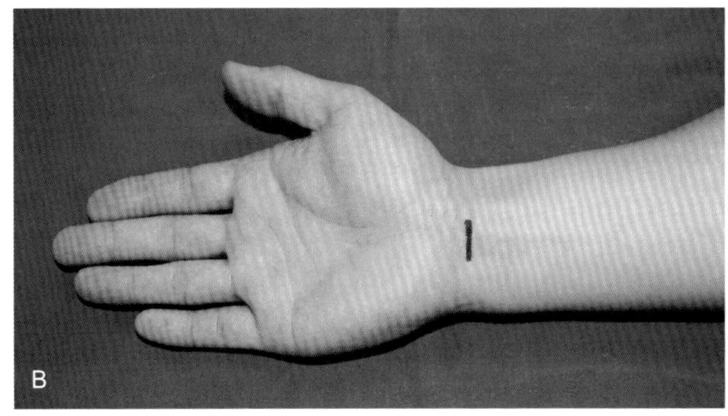

图 14-14　内镜腕管松解术的入路。A. Chow 双入路内镜技术的切口；B. Agee 单入路内镜技术的切口。

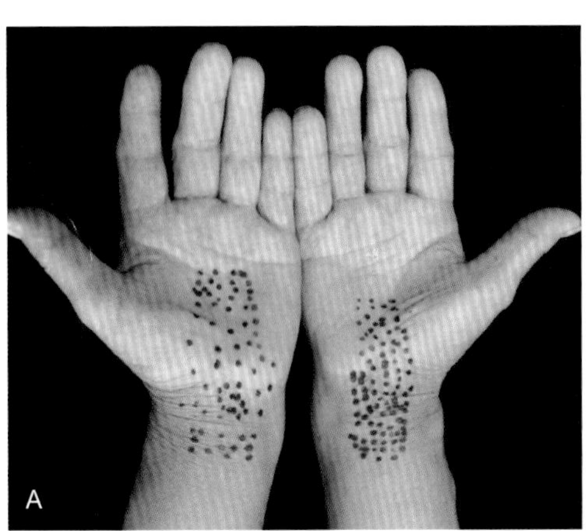

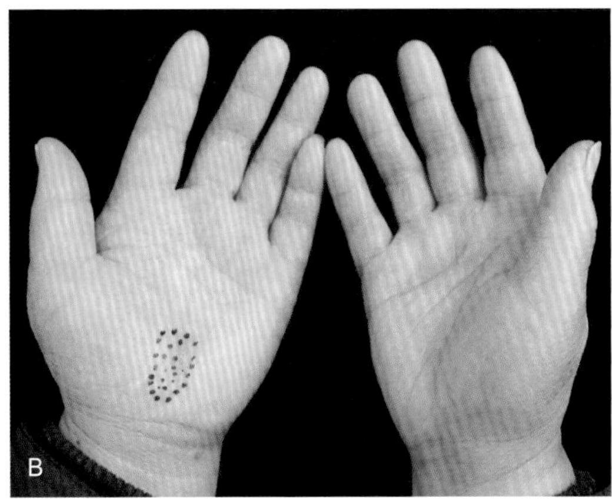

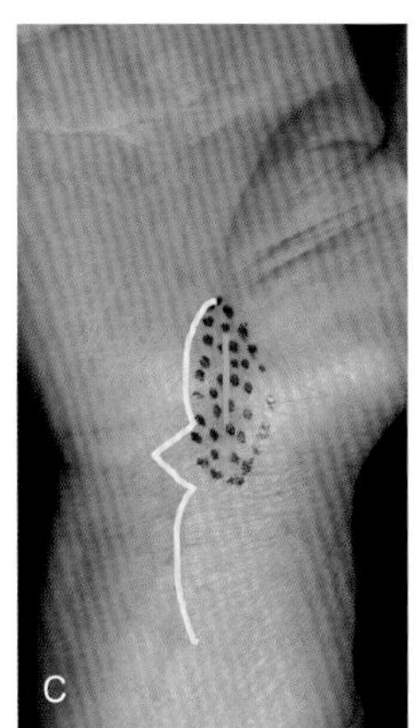

图 14-15　术后并发症。A. 双侧大切口腕管松解术后出现区域疼痛（蓝色点状区）；B. 左侧小切口松解术后出现柱状痛，即切口周围区域和大、小鱼际区疼痛（蓝色点状区）；C. 小切口松解术后正中神经掌皮支损伤并发症和其翻修手术的切口。蓝色点状区表示正中神经掌皮支损伤后的疼痛区；蓝线表示原手术切口；黄线表示翻修手术的鱼际纹尺侧延长切口。

管松解术的并发症发生率相似（约 3.6%），但切开腕管松解术有较高的伤口并发症发生率（1.2% 和 0.25%），而内镜腕管松解术有较高的神经麻痹并发症发生率（0.66% 和 0.27%）[95]。美国骨科医师协会在伤口相关并发症的 8 项研究中发现，7 项趋向于选择内镜微创减压术，但在一般并发症或感染方面并无统计学差异 [96]。总之，现在小切口腕管松解手术并发症的发生率很低，可能发生的情况包括神经、血管、肌腱损伤和伤口愈合不良，在内镜下手术的危险是引起神经麻痹。

过去柱状痛是大切口腕管松解术特有的并发症（图 14-15B），也是常见并发症，在小切口手术病例很少见，或比较轻。无论是切开腕管松解术还是内镜腕管松解术，据报道术后均可能产生柱状痛 [97]，但其病因尚不明确，可能与腕横韧带切开后腕弓的改变或大、小鱼际肌起点位置和稳定性改变有关 [98]。另一个可能的原因是水肿或神经源性炎症 [99]。无论病因如何都需要较长时间的改善 [100]。我们认为它可能与小皮支的微小神经瘤相关，因为我们使用偏尺侧的切口时并没有发现此并发症。Cellocco 等指出小切口腕管松解术（小于 2 cm 切口）相对于传统术式（3~4 cm 切口）在降低柱状痛发生率方面具有优势 [101]。我们分析了使用不同长度切口手术的 27 例腕管综合征患者，也发现柱状痛的面积与切口的长度呈正相关 [102]。柱状痛的治疗包括休息、理疗等，但其效果都不确定，疼痛有时可持续较长时间。

（5）手术方式的比较和选择：内镜腕管松解术的小切口入路意味着更小的创伤和瘢痕，保护了手掌部的肌肉和皮肤，但有费用高、学习曲线长等缺点 [103]。内镜腕管松解术至今虽然已有 20 多年的历史，但其使用的优点仍存在争议。大量的随机对照研究发现内镜腕管松解术和切开腕管松解术在长期的症状、功能和并发症方面并没有显著的不同 [85, 88, 104-106]。内镜腕管松解术在功能恢复和疼痛缓解方面的优势见手术后起初 12 周，平均手术后 6~20 天回到原工作岗位 [88, 104, 107]。Michelotti 等的前瞻性研究则显示任何时间点两者的疗效（功能、症状和并发症）均无明显差异，但内镜腕管松解术的患者满意度较高 [108]。总之，内镜腕管松解术和切开腕管松解术同样安全有效，如果施行内镜腕管松解术的医师经过适当的培训和训练（有经验的医师），可使患者早期返回工作。有较多研究也显示小切口松解术和内镜腕管松解术在并发症发生率、症状和功能恢复方面无明显差异 [90, 109, 110]。但与传统的大切口手术相比，小切口腕管减压术和内镜腕管松解术同样有较好的早期缓解和患者满意度 [111]。大部分患者更喜欢内镜腕管松解术，是因为它具有更小的瘢痕和更轻的柱状痛 [110, 112]。

最近，超声引导检查用于辅助腕管综合征的微创治疗 [113-116] 和术中确定腕管松解的彻底程度 [117]。Chern 等报道超声引导经皮用带钩的刀作腕管松解术是安全有效的方法，但技术要求高，需要一定的训练 [118]。Nakamichi 等报道超声引导下经皮带钩刀的松解方法相比于小切口技术同样有效，但可更快地恢复功能，缓解疼痛，获得较高满意度 [115]。一系列新设备也在近年被研制出来 [119, 120]。McCormack 等研制了 MANOS 装置（Thayer Intellectual Property. Inc.，旧金山，美国加州）进行腕部和手掌皮肤穿刺，切开腕横韧带，初步结果表明这个设备是安全有效的 [73]。

Chao 等报道腕横向短切口与纵向小切口松解手术相比无明显差异 [121]。另外，对于严重腕管综合征患者经常需要 Camitz 外展重建术，使用屈肌支持带作为转位肌腱的滑车，有益于进展的腕管综合征患者早期改善日常活动，对于鱼际功能无法恢复的患者它能最终恢复大鱼际功能，是恢复拇指掌侧外展的关键 [122]。Gutiérrez-Monclus 等报道对严重的腕管综合征患者行腕管切开松解后重建腕横韧带，可显著改善患手的握力 [123]。

我们认为内镜腕管松解术和切开腕管松解术都可得到良好的效果，选择哪种技术，由患者和手术医师共同决定。如果术者擅长在镜下切开腕横韧带结构，内镜腕管松解术是安全的，否则应用小切口腕管松解术，以避免医源性损伤和韧带松解不彻底 [124]。对于严重肌肉萎缩和非特发性腕管综合征的病例，选择较大切口腕管松解术来去除解剖因素和松解正中神经返支。绝大多数特发性腕管综合征病例，都应该使用小切口松解腕管，创伤小，恢复快。

【预后】 腕管松解术可改善症状，并得到较好的患者满意度 [125]。很多因素可能影响手术结果包括症状持续时间、电生理结果的严重程度、患者的年龄、患者的期望值、糖尿病等。DeStefano 等发现 3 年内的腕管综合征术后效果较好 [126]。但并不是所有的研究都支持症状持续时间和结果之间的相关性 [127]。我们研究发现术后捏力的恢复与握力正相关，而与恢复时间和触觉恢复无关 [128]。有些研究显示电生理结果对于术后结果无预测价值 [127, 129, 130]。老年患者的术后效果较差，可能与合并了其他更加严重的疾病和神经再生能力降低有关。Zyluk 和 Puchalski 报道年龄大于 60 岁的患者手握力的改善较少[131]。Leit 报道年龄超过 70 岁、有进行性神经卡压的患者术后不可能所有的症状都得到缓解[132]。然而，老年患者术后有症状缓解和高满意度[132-134]。糖尿病患者腕管松解术后的恢复时间较无糖尿病患者长[135]。但 Zyluk 和 Puchalski 报道糖尿病并没有影响 6 个月内短期手术效果[136]。Cowan 等发现工作类型决定患者术后是否完全恢复工作状态，但一些心理因素如患者期望值、悲观的想法和对疼痛的焦虑也起到了一定的作用[137]。Becker 等也报道患者满意度与症状的缓解相关，而症状的缓解与患者的期望值相关[138]。Follmar 等报道长期使用麻醉药控制疼痛的患者恢复期长，但最后的结果和不经历慢性疼痛的患者是一样的[139]。

术后恢复的程度和速度取决于神经损伤的类型和严重性。长久受压的神经有脱髓鞘改变，症状会持续，电生理研究显示感觉潜伏期延长。此种情况术后 3~4 个月有望症状缓解，使得髓鞘重新形成。正中神经经长期或严重压迫将导致轴突消失、症状持续存在、两点辨别觉改变或鱼际萎缩无力，电生理研究显示波幅减小，肌电图显示潜在的纤颤电位，其术后恢复慢（神经每天再生 1 mm），可能需要 1 年[140]。鱼际肌萎缩最终会恢复，但完全恢复是一个缓慢的过程。

【翻修手术】

1. 病因和适应证　Higgs 报道即使有优良结果的患者，一半的患者存在一定程度的残留症状[141]。但由于复发和持续症状而再次手术的概率仍较低，常小于 5%[142]。

部分腕管综合征患者腕管松解术后因症状不改善或部分改善、复发和新症状出现可能需要翻修手术，但必须明确诊断排除引起症状的其他疾病（表 14-4）。对症状未缓解或复发的患者，首先采用保守治疗（如夹板固定等），如果无效再考虑翻修手术。术后症状不改善，可能与最初的误诊或腕横韧带没有完全切开有关，特别是肥胖患者，进行内镜腕管松解术时腕横韧带近、远端的松解更加困难[143]。复发为症状改善或缓解后又重新产生相同的症状，可能由于屈肌支持带再形成、正中神经周围或神经内瘢痕形成、其他部位的压迫（前臂、肘或颈椎间盘神经压迫）所致。当正中神经粘连于腕横韧带或周围有瘢痕形成时，可通过背伸腕关节牵拉覆盖瘢痕的神经产生疼痛或感觉异常来鉴别。产生新的症状时要考虑医源性神经损伤。主要表现为正中神经相应支配区的神经性疼痛，主要由神经瘤所致。正中神经全部离断少见，尺神经损伤更少见。支配中指的正中神经束最容易受损，一旦损伤，拇、示指症状缓解，但中指尺侧和环指桡侧将产生疼痛，在损伤区也会产生 Tinel 征阳性。皮支损伤将产生切口区域疼痛，以及大鱼际区域近侧部分火辣感和疼痛（图 14-15C）。

表 14-4　腕管综合征翻修手术的适应证和方法

适应证	潜在原因	治疗方法
症状持续存在	腕横韧带松解不完全 诊断错误	手术松解 完善检查，明确诊断
症状复发	腕横韧带纤维重构 瘢痕组织增生压迫	手术松解 神经松解 + 组织瓣覆盖或静脉 / 合成导管包裹
新症状出现	医源性神经损伤	神经修复或转位 + 组织瓣覆盖或静脉 / 合成导管包裹

2. 手术方法　翻修手术入路可选择延长旧的手术切口至正常组织（如果原切口为鱼际纹尺侧切口），或改为鱼际纹尺侧延长切口，以防切口太偏桡侧而导致症状复发（图 14-15C）。解剖从近端的正常组织开始到原手术区域，避免正中神经的医源性损伤。过原手术区域后再向远端解剖至正常组织。切口内探查腕横韧带，切开残留的横向纤维束或重建的屈肌支持带（如果存在），暴露正中神经的近端和远端，确保正中神经与其掌侧的屈肌支持带分离，无粘连。对于因瘢痕增生而压迫正中神经的情况需行神经松解术。常采用纵行和环形神经外松解术。正中神经的分支损伤时切除损伤的神经病变部位，根据缺损的大小和部位，可选择骨间前神经的末端或前臂内侧皮神经主干作为供体。如果到中指的正中神经分支损伤，可将该指神经端侧转位于尺神经或其余正常的正中神经。很少在这里用自体或异体神经移植和生物合成导管。神经松解和重建后，正中神经将脱离瘢痕组织，被放入健康组织。如果不能达到，则需要软组织瓣的覆盖来保护神经，避免因瘢痕增生而压迫神经。常采用的方法包括使用血供充分的软组织（掌短肌或小指展肌肌瓣、小鱼际脂肪垫组织瓣和滑膜瓣等）覆盖神经[144-148]，自体静脉移植或人工合成材料包裹神经等[149, 150]。小鱼际脂肪垫组织瓣较常用，它可形成保护层，为正中神

经提供一个滑动表面[151]。Strickland 报道的 62 例使用小鱼际脂肪垫组织瓣行腕管松解翻修术的病例中，58 例疗效显著，且部分患者回到了术前的工作岗位[152]。Chrysopoulo 等改良了这项技术，通过转位小鱼际脂肪垫组织瓣来提供可靠的组织瓣来源[144]。滑膜组织瓣也经常被应用；使用静脉或人工合成导管包裹神经也是阻止神经周围瘢痕形成的方法。

3. 预后 翻修手术的效果不同于首次手术，它的成功率仅有 50%~75%，只有约 1/4 的患者对手术效果满意，约 1/4 的患者术后症状无改善，症状持续比首次手术更常见[142, 153, 154]。Jones 等研究发现首次手术为内镜腕管松解术和切开腕管松解术的患者，其翻修术后症状改善的发生率分别为 76% 和 90%[155]。Zieske 等回顾分析了 85 个翻修手术患者（95 腕），发现所有患者术后的平均疼痛评分均降低，但因复发而手术的患者疼痛改善得最多；因症状持续和新症状出现而行翻修手术的患者，术后患者的握力和捏力均显著改善[156]。

二、正中神经前臂和肘部卡压

（一）旋前圆肌综合征

旋前圆肌综合征包括旋前圆肌 - 指浅屈肌综合征和肱二头肌腱膜综合征。前者是正中神经走行于旋前圆肌两个头之间或穿过指浅屈肌附着处受到压迫而引起的疾患，后者是在肱二头肌腱膜处被压引起的疾患。尽管它的名字是旋前圆肌综合征，但正中神经可以在多处卡压，造成多种综合征。旋前圆肌综合征较腕管综合征少见，常发生于 50 岁左右的女性和前臂重复活动的人群[157]。

【相关解剖】 正中神经起源于臂丛的内侧束和外侧束，然后在肱动脉前方穿过，沿它的内侧面走行在肱肌和内侧肌间隔之间。之后进入 Struthers 韧带（如果存在）深部，下行至肘前区[158, 159]。Struthers 韧带（约 1% 人存在）是一解剖变异，为肱骨前内侧退化的髁上突（内上髁近端 3~6 cm）延伸至肱骨内上髁的纤维韧带[160-162]。在肘部正中神经走行于肱二头肌腱膜下[157]，于旋前圆肌的浅、深头即肱、尺头之间通过。有时在两头的深部通过，很少通过浅头。正中神经从旋前圆肌的远端边缘发出后，通过指浅屈肌纤维性边缘的下方即它的背侧，走行于指浅屈肌和指深屈肌之间，并在前臂远端变成更浅的分支。

正中神经在腕部以近潜在的卡压点包括旋前圆肌、肱二头肌腱膜、指浅屈肌近端的纤维边缘[163]（图 14-16）。所以可以不称为旋前圆肌综合征，而分开称旋前圆肌 - 指浅屈肌综合征和肱二头肌腱膜综合征，这是近年来的认识。少见的卡压原因包括 Struthers 韧带、旋前圆肌的异常头和拇长屈肌副头（如 Gantzer 肌肉）[164, 165]。

在肘部和前臂近端正中神经一般有 4 个分支，由近及远分别支配旋前圆肌（掌侧发出）、桡侧腕屈肌、掌长肌和指浅屈肌（尺侧深部发出）[166]。更远端的分支支配指浅屈肌（94% 为双支）。正中神经于肘关节以远 5~8 cm 处[167]，从桡侧发出骨间掌侧神经支配示、中指的指深屈肌（尺侧）、拇长屈肌（桡侧）和旋前方肌。在前臂有时存在正中神经到尺神经的连接，即 Martin-Gruber 交通支。如果尺神经在 Martin-Gruber 交通支的近端受损，一些尺神经支配的手部功能可保留。

【诊断依据】 旋前圆肌综合征的典型表现为前臂掌侧隐匿性（模糊不清的）疼痛、拇长屈肌和示指指深屈肌肌力减退、手拿物件不稳或精细动作操作困难（正中神经支配的肌肉无力引起）、正中神经支配的手指和鱼际有时有一些感觉异常，但是有时没有任何感觉异常。这些症状会随着反复的旋前、旋后运动而加重。患者通常无夜间症状。它与腕管综合征的症状很不同，鉴别诊断主要是是否有拇示指的屈曲指间关节无力为主的表现。旋前圆肌综合征无明显腕管刺激征象（Tinel 征或 Phalen 征），却常有鱼际近端或正中神经掌皮支支配区的感觉下降。这也常是临床上区分的主要依据。

局部压痛是一个重要检查，提示压迫的位置。肱二头肌腱膜综合征患者的压痛点在肱二头肌腱膜的近侧缘的深处最容易查到，而在肱二头肌腱膜表面按压并不敏感，这是 Hagert 的经验。肱二头肌腱膜综合征患者（腱膜近侧深面）的压痛出现在几乎所有该处受压的患者。有时旋前圆肌综合征患者的肘关节皱褶远端约 6 cm、内上髁外侧约 4 cm 水平、旋前圆肌表面感觉异常敏感。通过诱发试验可加重前臂的激惹症状，使疼痛加重，包括前臂抗阻力旋前（旋前圆肌）（图 14-17A）、前臂旋后位肘抗阻力屈曲（肱二头肌腱膜）和中指近侧指间关节抗阻力屈曲（指浅屈肌）等（图 14-17B）。前臂在最大旋后位并保持腕关节于中立位时，在旋前圆肌前缘施加压力（压迫正中神经）也会导致正中神经支配区感觉异常或疼痛加重（图 14-17C）。旋前圆肌综合征患者的 Tinel 征和搔刮崩塌试验也经常呈阳性。

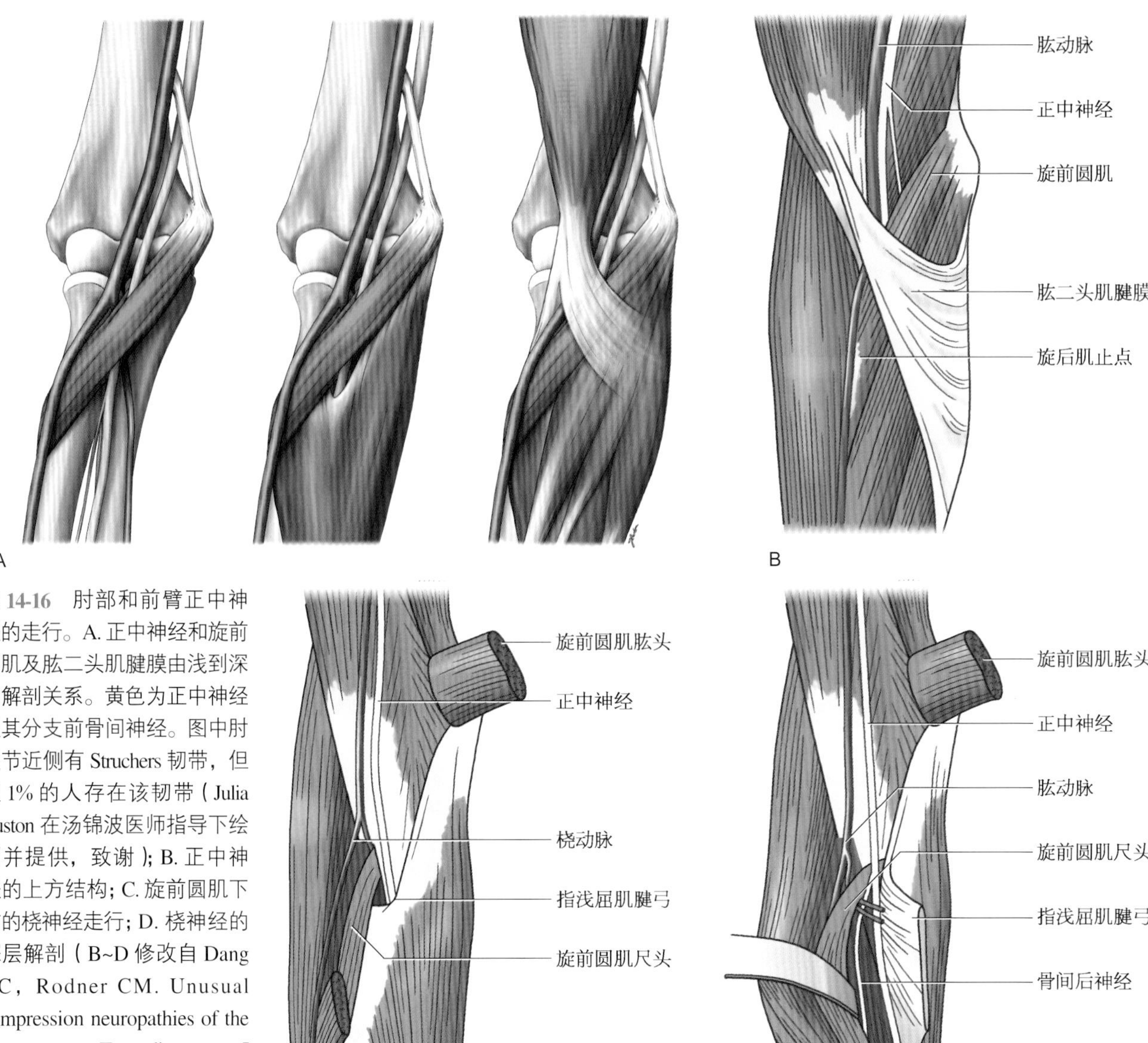

图 14-16　肘部和前臂正中神经的走行。A. 正中神经和旋前圆肌及肱二头肌腱膜由浅到深的解剖关系。黄色为正中神经及其分支前骨间神经。图中肘关节近侧有 Struchers 韧带，但仅 1% 的人存在该韧带（Julia Ruston 在汤锦波医师指导下绘制并提供，致谢）；B. 正中神经的上方结构；C. 旋前圆肌下方的桡神经走行；D. 桡神经的深层解剖（B~D 修改自 Dang AC，Rodner CM. Unusual compression neuropathies of the forearm，part II: median nerve. J Hand Surg Am，2009，34: 1915-1920）。

因为正中神经较深，搔刮崩塌试验为压迫神经而不是搔刮 [168]。

大多数旋前圆肌综合征患者的电生理检查结果都是正常的 [169, 170]，但电生理检查阳性有助于确定临床诊断和排除其他部位的卡压 [162]。肘关节摄片可以发现罕见的髁上茎突，进而推测 Struthers 韧带下可能有正中神经卡压。但是在前臂有明显压痛点时不需要摄片了解髁上茎突，不会同时有肘上 Struthers 韧带压迫。超声或磁共振检查可用来排除外在的神经卡压因素，如肿瘤或血肿 [171, 172]。

Hagert 等认为肱二头肌腱膜水平是近端正中神经卡压的主要和常见部位，并将其命名为肱二头肌腱膜综合征（lacertus tunnel syndrome），用于区分其他部位的卡压。她和 Lalonde 医师分别都手术了 250 例肱二头肌腱膜病例。他们认为这比大家认识到的要多。其诊断主要依靠临床表现：肱二头肌腱膜远端正中神经支配的肌肉（桡侧腕屈肌、拇长屈肌和示指指深屈肌）无力、卡压点（肱二头肌腱膜水平）按压疼痛和搔刮崩塌试验阳性 [173]。她把这三个表现称为诊断腱膜综合征三要素。

和肱二头肌腱膜综合征相并列的是旋前圆肌－指浅屈肌综合征，在旋前圆肌上有压痛点，但是卡压可以是旋前圆肌，也可以是指浅屈肌止点，这两个结构在一个水平，都可能压迫正中神经。压痛点在肱二头肌腱膜综合征压痛处稍远（大概 3~4 cm 以远），由于压迫的结构深，有时不能检查到压痛点，临床症状和肱二头肌腱膜综合征相同，这时应该诊断为旋前圆肌－指浅屈肌综合征。

骨间前神经综合征要和 Parsonage-Turner 综合征（臂丛神经炎）相鉴别。臂丛神经炎患者通常有肩和手臂严重疼痛史，并伴随肩部和肱二头肌的肌力下降（病毒感染几周后）。如果诊断得早（72 小时内），抗病毒药物和激素治疗可能有效。臂丛神经炎患者产生骨间前神经麻痹，通过超声检查可发现正中神经束增厚 [181]。骨间前神经炎通常有自愈性，但病程有时可长达 1 年以上。电生理检查有助于确诊和评估神经损害的程度。影像学检查如 MRI 则较少用于骨间前神经综合征的诊断。

【治疗方法】 除少数创伤或占位性病变引起的神经功能障碍需对症处理或手术治疗，骨间前神经麻痹常由神经炎引起，具有较高的自愈性，首先应进行保守治疗 [182]。保守治疗 6~12 个月后，临床和电生理检查均未出现恢复迹象时可考虑神经探查和（或）神经转位术 [174, 183, 184]。即使没有证据提示神经炎，也应试验性给予至少 3 个月的保守治疗。Alexandre 等报道在诊断为骨间前神经综合征的 9 例患者中，4 例为假阳性，他们认为只有当电生理提示严重神经损害或存在特定卡压点时才考虑手术探查 [185]。臂丛神经炎伴神经卡压的病例，通过局部松解也可能会加快其恢复。

骨间前神经综合征的手术入路及减压操作与旋前圆肌综合征相似。但神经位置深，切口要比较大，经常要松解旋前圆肌深头腱弓、拇长屈肌 Gantzer 副头和覆盖正中神经的侧支血管。必要时可行前臂近端正中神经外膜松解术，探查收缩的神经束。松解术后 3 个月无明显神经恢复时可行肌腱或神经转位。注意，一些病例经保守或手术松解治疗后其症状可能恢复不一，如指深屈肌功能恢复但拇长屈肌功能没有恢复，在这种情况下也可行神经转位术恢复功能。最近，Damert 等还报道了小切口内镜骨间前神经减压松解术，并得到了较好的效果 [186]。

Ulrich 等 [187] 分析了 14 例骨间前神经综合征，对于保守治疗 3 个月有自然恢复迹象的 8 例患者进行保守治疗，而对没有恢复迹象的 6 例患者均进行了手术松解。13 例患者显示了好的上肢功能，1 例患者因效果较差而行肌腱转位术。手术与非手术治疗病例的 DASH 评分并无明显差异。

第二节 尺神经卡压

尺神经自臂丛至腕部有多个潜在的卡压点，以肘部和腕部最常见，分别产生肘管综合征和尺管综合征，但尺神经也可在多个水平被卡压 [188]。当肘管综合征和尺管综合征症状交叉时，有学者建议同时松解肘管和尺管，其指征为存在内在肌萎缩、示指不能交叉、Froment 征阳性。

一、尺神经肘部卡压——肘管综合征等

肘管综合征即尺神经在肘管处的卡压，其发病率在上肢神经卡压疾患中仅次于腕管综合征 [188]，但也有肘管综合征和腕管综合征同时发生的报道 [189]。肘管只有 4~5 cm 长，是压迫的常见位置。在肘关节近侧偶尔也有肌肉、筋膜、韧带压迫尺神经，这已经不是在肘管压迫了，应视为单独的压迫，手术切口也不一样，这些不是肘管综合征，但可以属于尺神经肘部卡压。

【相关解剖】 尺神经源于 C8 和 T1 神经根，是臂丛内侧束的终支。在腋窝处位于腋动脉的内侧，沿肱三头肌内侧向远端走行。在上臂走行于肱动脉的后内侧、肱三头肌内侧头的前方。在肘部上方 5~10 cm 处（上臂中 1/3 处）穿入内侧肌间隔，并在这个隔膜和肱三头肌内侧头之间走行，进入后方间隙。Struthers 韧带是少数人存在的髁上突和内髁之间的韧带，有 1% 的人存在，至今仅有一例该处尺神经卡压的报道。Struthers 弓是 1973 年由 Kane 等定义的另一个结构，该弓是肱三头肌内侧头和内侧肌间隔之间的纤维束（肱深筋膜的纤维带），存在于 7%~70% 解剖的上肢中，在内上髁以近 3~6 cm 内，长 3~5 cm，尺神经在其深面穿过 [190]，该结构没有临床意义，至今仅有 2 例报道该弓压迫尺神经，是肘管以近的尺神经压迫。解剖上肌间隔是尺神经的一个潜在卡压点，是在尺神经转位后 [191]。但在不进行前置的病例，临床上该结构不会压迫尺神经。John Struthers 和达尔文处于同时代，就髁上突和附着的 Struthers 韧带的意义讨论过，由于在其他哺乳动物中也存在，达尔文将 Struthers 韧带用在 1871 年出版的 *Descent of Man* 一书中支持人类与他们有共同的祖先。

在肘部尺神经进入肱骨内上髁和尺骨鹰嘴间的骨 – 纤维管道，即肘管（图 14-20A）。肘管顶为筋

膜组织，为其近侧半和中部，长 2~3 cm，它的远端于尺侧腕屈肌的两个肌肉头之间，以及这两个肌肉的肌腱在内上髁和尺骨鹰嘴附着处增厚的纤维束，称为 Osborne 韧带[192]，这韧带也长 2~3 cm，比其近侧的筋膜要明显增厚一些，其出现率约为 77%[193]。向更远侧，在肌肉两头之间还有比较薄的膜样组织。肘管底为肱骨内上髁近端的尺神经沟和远端的关节囊及内侧副韧带[194]。穿过肘管，尺神经于尺侧腕屈肌的尺骨头和肱骨头之间进入前臂深层，走行于尺动脉内侧，尺侧腕屈肌和指深屈肌之间。多数人尺神经的第一分支是肘关节感觉支，第二分支是发于内上髁远端 1.6 cm 处的尺侧腕屈肌运动支[195]。之后尺神经于前臂的近端和中段发支支配尺侧腕屈肌和两个尺侧指深屈肌。在腕横纹近端约 9 cm 处发出手背支，其余进入腕部尺管。

前臂内侧皮神经近端沿内侧肌间隔走行，在内上髁处或其近端，约 90% 情况为其分支跨过尺神经走行于其后方（图 14-20B、C）。Mirza 等报道在距内上髁平均 2.9 cm（1~4.5 cm）处，前臂内侧皮神经的分支跨过尺神经[196]。Lowe 等也报道前臂内侧皮神经后支于肱骨内上髁远端 3.1 cm 处（100%）和近端 1.8 cm 处（61%）跨过尺神经行于后方[197]。在手术时可能会损伤这些皮支而导致术后疼痛。

【病因】 肘管综合征的病因可能与尺神经的机械压迫和缺血有关。尺神经在肘管处位置表浅，且位于肘关节活动轴的后方，在肘关节屈曲时易受牵拉和压迫而引起肘管综合征。有较多研究显示肘关节屈曲时，肘管横断面积和容积减少，内压增大；肘管内尺神经被拉长和偏移，内压也增加，使得肘管内尺神经受的内、外压力均增加[198-206]。Novak 等的研究则表明肘关节屈曲时肘管内尺神经并没有被拉伸、偏移，而肘管近端的尺神经则发生偏移，且有一个松弛区[207]。也有研究显示肘管部位减压后尺神经内的压力并没有显著降低[200, 208]。

肘管综合征的病因较多，以肘关节屈曲时尺神经动态受压迫和牵拉为主要原因[207]，其潜在病因还包括：创伤（骨折、脱位、软组织损伤），畸形（肘外翻、移位的肘后肌、畸形的内侧肱三头肌、增厚的 Osborne 韧带），软组织肿块，异位骨化，糖尿病或酗酒等代谢疾病诱发的神经病变，外部压迫，尺

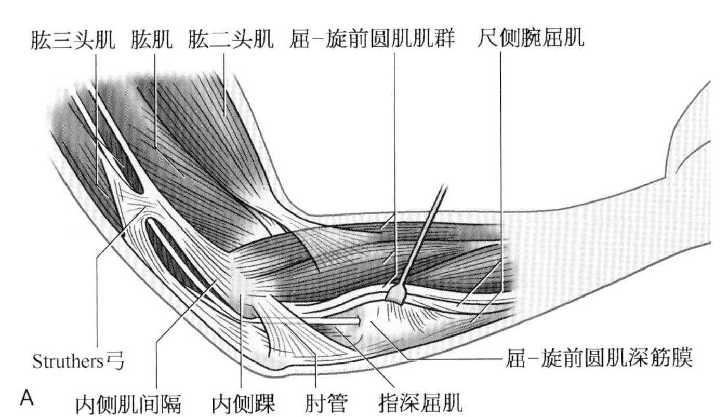

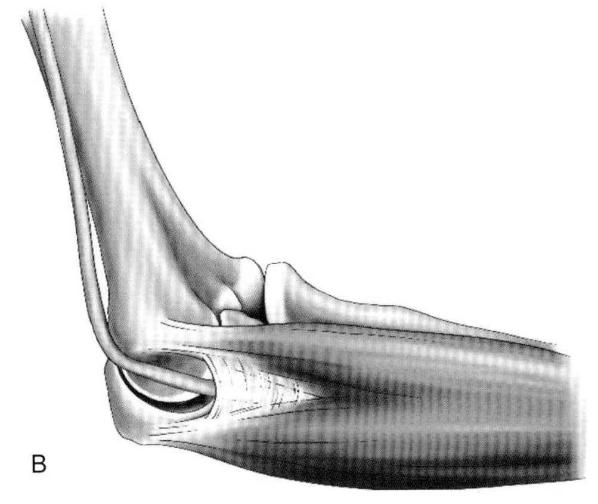

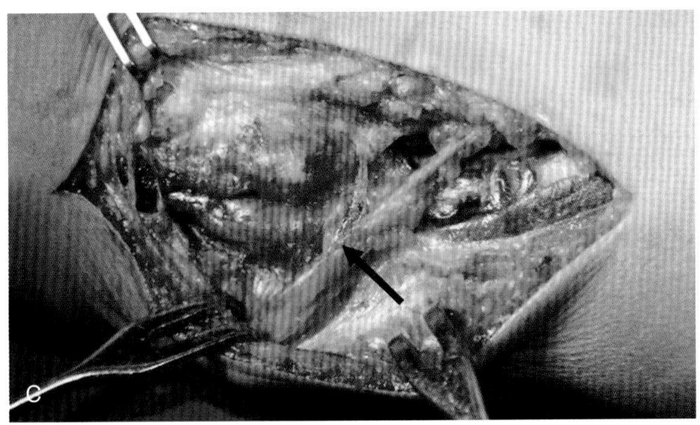

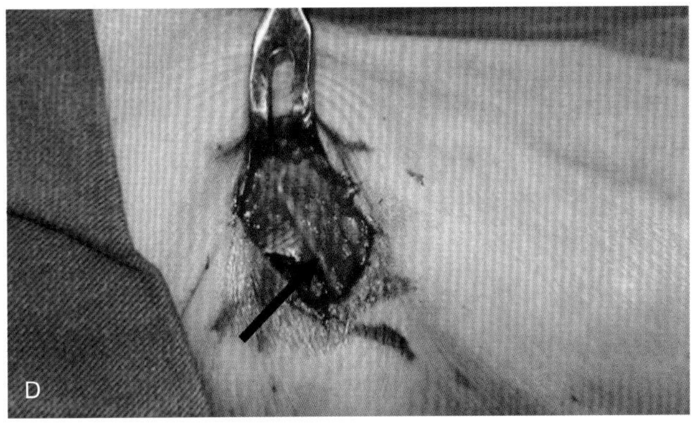

图 14-20　肘部尺神经卡压。A. 肘部尺神经卡压的常见结构是肘管部位，以及稍远侧的尺侧腕屈肌两头之间的腱膜，偶尔在屈肌附着处，其他部位不会卡压，不需要松解；B. 尺侧腕屈肌两头之间的腱膜和尺神经的关系（该图由 Julia Ruston 绘制，经允许使用）；C、D. 肘管综合征患者的切口内可见前臂内侧皮神经分支（箭头所示）于肱骨内上髁近或远端跨过尺神经，走行于其后方。

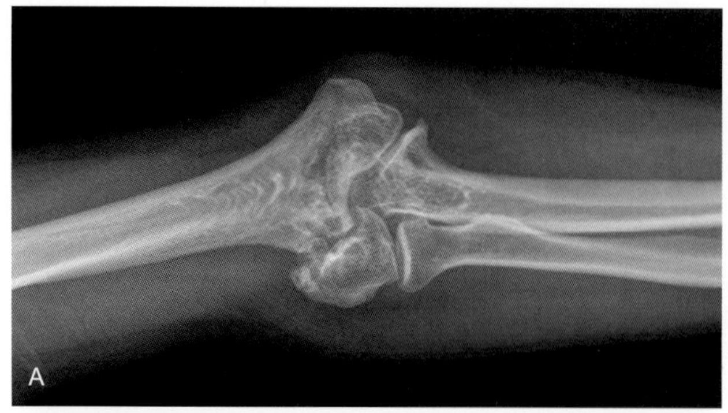

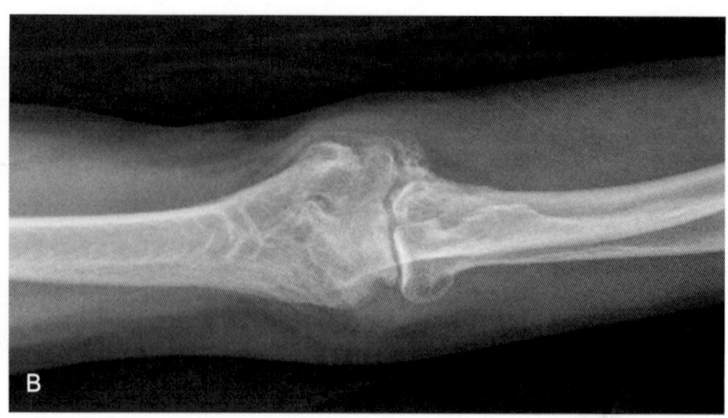

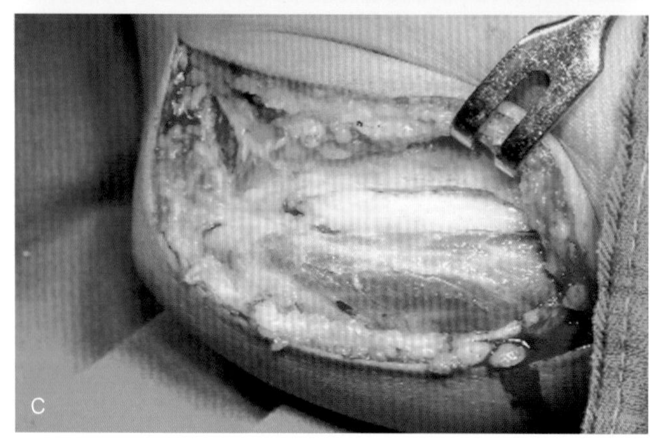

图 14-21　肘管综合征的病因举例。A. 创伤后骨折畸形愈合，导致肘外翻畸形，产生肘管综合征；B. 患者肘关节关节炎的异位骨化导致肘管综合征；C. 畸形的肱三头肌内侧头导致肘部尺神经卡压，包括肘管近侧的卡压。

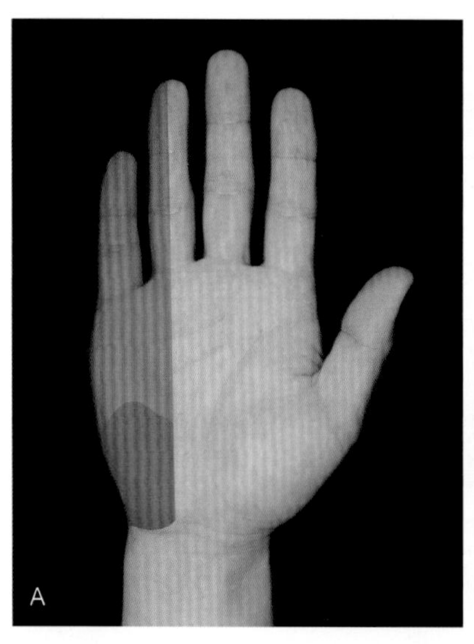

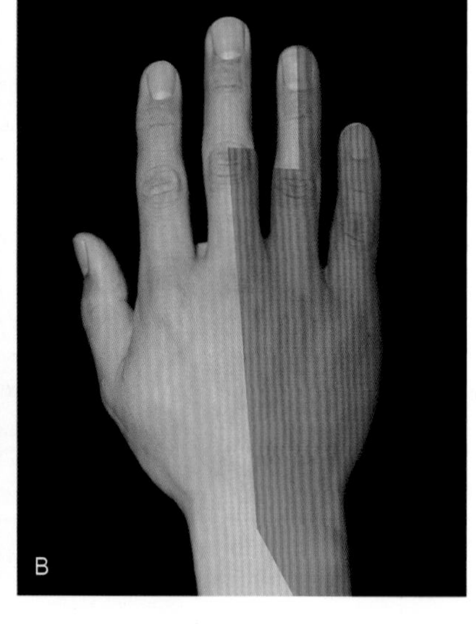

图 14-22　尺神经的手部感觉支配区。A. 尺神经手掌侧的感觉支配区（红色区域），尺神经掌皮支的感觉支配区（深红色区域）；B. 手背侧尺神经感觉支配区（红色区域）。

神经半脱位，肘关节的反复屈伸动作等（图 14-21）。

【诊断依据】

1. 症状　肘管综合征早期最常见的症状为尺神经支配区（环指尺侧半和小指）感觉异常和（或）麻木、肘关节和前臂内侧麻木、疼痛（图 14-22）。但 Speach 等报道肘关节内侧的疼痛仅仅见于 44% 的患者，这不是主要表现[209]。长时间肘关节屈曲可加重症状，如长时间打电话或开车、睡眠中自然屈曲肘关节等。

肘管综合征晚期可出现尺神经支配的运动功能障碍，主要为手内在肌的无力和萎缩（图 14-23A），表现为握、捏力下降，手灵活度下降，精细动作障碍等，如手笨拙，抽搐，掉东西和手系纽扣、拧钥匙、开易拉罐、操纵门把手困难等。严重者可出现 Duchenne 征和 Wartenberg 征阳性，即环、小指爪形手和小指外展位不能内收（图 14-23B、C）。Duchenne 征阳性是因为掌指关节对抗伸肌的力量和指间关节对抗屈肌的力量不足引起的。Wartenberg 征阳性是因为对抗小指伸的力量不足引起的[210]。

根据尺神经运动功能障碍的程度，McGowan 将

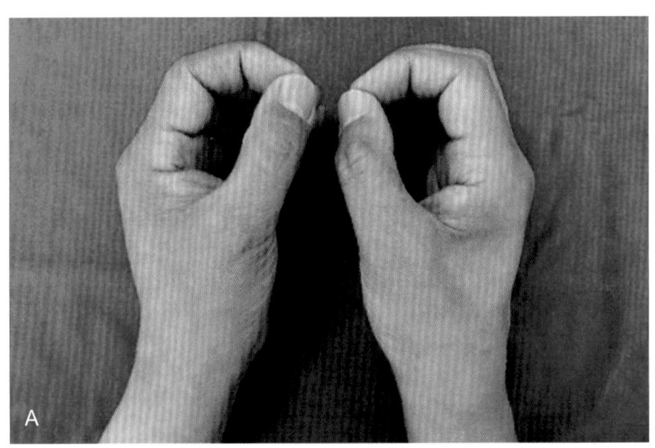

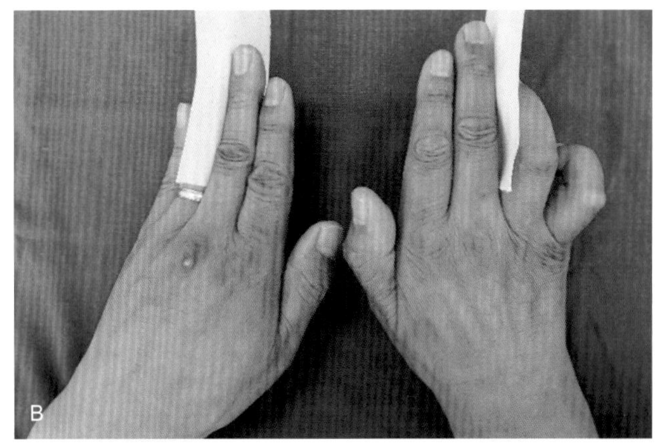

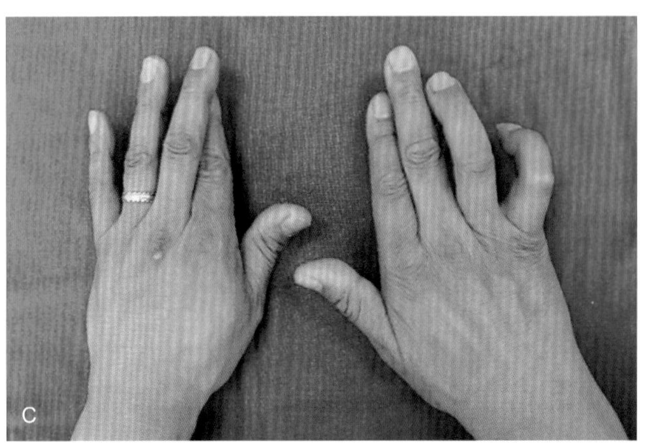

图 14-23　肘管综合征患者的体征。A. 患侧（右侧）手内在肌萎缩，特别是第 1 骨间背侧肌尤其明显，以及 Froment 征阳性即捏的动作时患侧屈曲拇指指间关节，利用拇长屈肌维持捏力；B. 患侧（右侧）Duchenne 征阳性即患侧环、小指爪形手，以及 Wartenberg 征阳性即小指处于外展位不能内收；C. 患侧（右侧）示、中指交叉试验阳性。

肘管综合征分为 3 级[211]：Ⅰ级，肌力正常；Ⅱ级，肌力减弱，但没有肌萎缩；Ⅲ级，出现肌萎缩（表 14-5）。因此分级没有把感觉功能障碍作为一个影响因素，其临床应用有限。之后 Dellon 做了改良[212]，分度如下：轻度，间歇性感觉异常和主观肌力减弱；中度，间歇性感觉异常和客观肌力减弱；重度，持续感觉异常和客观肌力减弱。Goldberg 也改良了肘管综合征的 McGowan 分级（表 14-6）。

2. 体征　临床检查是诊断肘管综合征的金标准。许多患者早期并没有明显的运动神经功能障碍，诱发试验可能是唯一的阳性体征，包括叩击试验（Tinel 征）、肘关节屈曲 – 压迫试验（图 14-24）、搔刮崩塌试验（图 14-25）等[213, 39]。在肘管综合征患者的肘管处和近端尺神经表面叩击，如果尺神经支配区出现感觉异常为 Tinel 征阳性。屈曲肘管综合征患者的肘关节并指压肘管内及其近端尺神经，诱发症状出现或症状加重为阳性（图 14-24）。搔刮崩塌试验为：患者取面对检查者坐位，肩关节放松，上臂内收，肘关节屈曲 90°，腕关节呈中立位。让患者在检查者轻轻的前臂阻力下外旋肩关节。然后检查者搔刮刺激尺神经潜在的卡压点，让患者重复外旋动作。如果患者在此部位有卡压，在同侧就会

表 14-5　肘管综合征尺神经功能障碍的 McGowan 分级

分级	临床表现
Ⅰ	感觉障碍，肌力正常
Ⅱ	感觉障碍，肌力减弱，没有肌肉萎缩
Ⅲ	感觉障碍，肌力减弱，出现肌肉萎缩

注：来源于 McGowan A. The results of transposition of the ulnar nerve for traumatic ulnar neuritis. J Bone Joint Surg Br, 1950, 32:293-301。

表 14-6　Goldberg 改良的肘管综合征 McGowan 分级

分级	感觉症状	运动检查
Ⅰ	轻度麻木或感觉减退	没有肌力减弱
ⅡA	中度感觉减退	没有内在肌萎缩，轻度肌力减弱
ⅡB	中度感觉减退	3/5 内在肌力量，中度肌力减弱
Ⅲ	严重麻木或感觉减退	严重的内在肌萎缩和肌力减弱

注：来源于 Goldberg BJ, Light TR, Blair SJ. Ulnar neuropathy at the elbow: results of medial epicondylectomy. J Hand Surg Am, 1989, 14: 182-188。

出现短暂的力量丢失，患者不能维持外旋动作而前臂直接向内崩塌。所有用于诊断肘管综合征的诱发试验中，Tinel 征具有较高的阴性预测价值，而神经压迫试验的敏感性和特异性较好。搔刮崩塌试验与 Tinel 征（54%）和肘关节屈曲试验（48%）相比，具有较高的敏感性（69%）[39]。为获得较好的诊断依据，这些试验可组合应用。但在我们的临床应用中搔刮崩塌试验的敏感性并不高，其相对于 Tinel 征和肘关节屈曲试验并没有明显的优势。

精细的感觉检查方法可以量化评估感觉功能变化，包括尺神经支配区感觉的 10 分检查法[214]、静

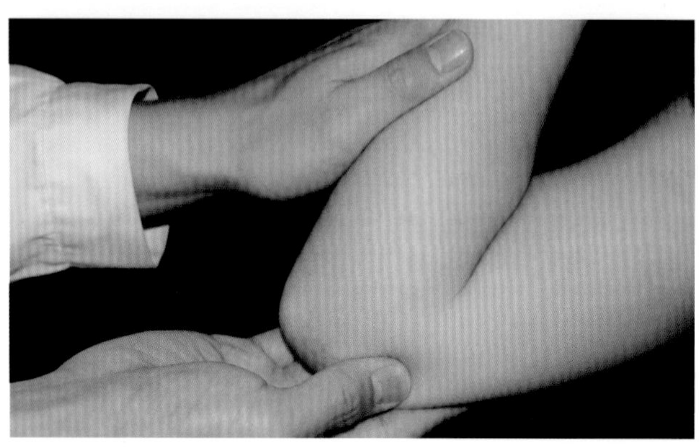

图 14-24　肘关节屈曲 - 压迫试验。屈曲肘管综合征患者的肘关节并指压肘管内及其近端尺神经，诱发症状出现或症状加重为阳性。

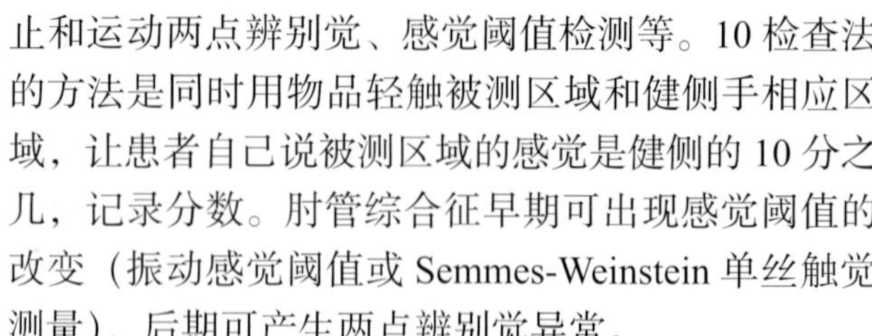

止和运动两点辨别觉、感觉阈值检测等。10 检查法的方法是同时用物品轻触被测区域和健侧手相应区域，让患者自己说被测区域的感觉是健侧的 10 分之几，记录分数。肘管综合征早期可出现感觉阈值的改变（振动感觉阈值或 Semmes-Weinstein 单丝触觉测量），后期可产生两点辨别觉异常。

检查尺神经支配的肌群包括内在肌和外在肌的肌力，尤其是手内在肌和环、小指指深屈肌。手内在肌的力量可通过环、小指抗阻力外展，示、中指的交叉能力（图 14-23C）来检查[215]。Froment 征（图 14-26A）是检查第 1 骨间背侧肌和拇收肌力量的方法[210]。让患者双侧拇、示指夹一张纸，当检查者轻轻拉出这张纸时，内在肌无力的患者将屈曲患侧拇指指间关节，利用拇长屈肌来维持捏力（图 14-26A、B）。任何双侧拇指指间关节的屈曲不同都是有临床意义的，并把它称为伪 Froment 征（图 14-26C）。

拇指在捏时，掌指关节有时发生过伸，称为 Jeanne 征。小指经常处于外展状态称为 Watenberg 征。拇指和示指在捏时不能形成“O”形称为 Bunnell 征。中指不能活动到示指背侧称为 Earle-Vlasou 征。近端尺神经压迫可能导致尺侧腕屈肌和尺神经支配的指深屈肌无力，分别表现为屈腕桡偏，抗阻力尺屈腕关节无力和抗阻力屈曲环、小指远侧指间关节无力（图 14-27）。

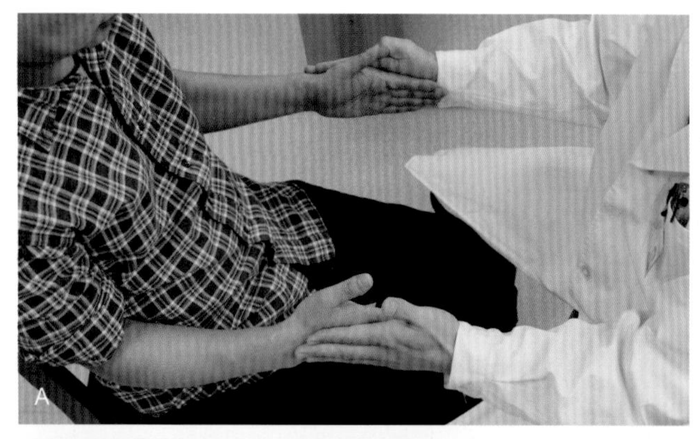

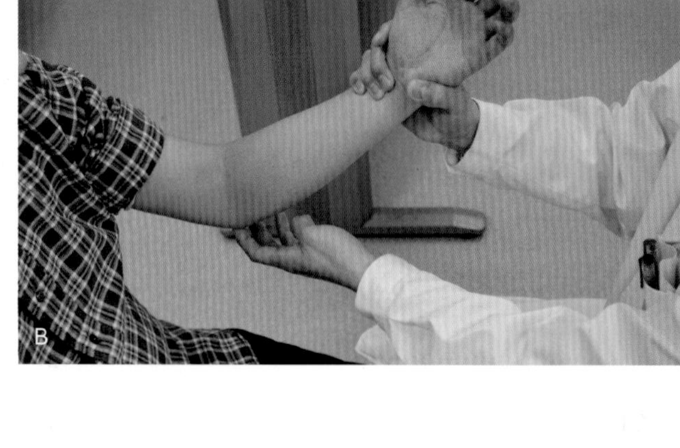

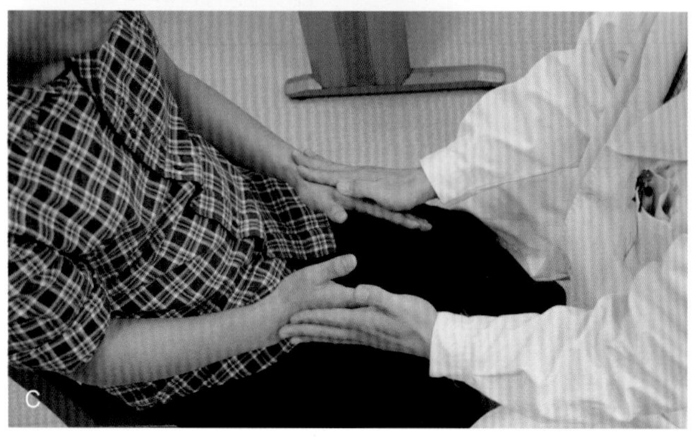

图 14-25　搔刮崩塌试验。A. 患者取面对检查者坐位，肩关节放松，上臂内收，肘关节屈曲 90°，腕关节呈中立位。让患者在检查者轻轻的前臂阻力下外旋肩关节；B. 然后检查者搔刮刺激尺神经潜在的卡压点；C. 让患者重复外旋动作，在搔刮刺激的一侧就会出现短暂的力量丢失，患者不能维持外旋动作而前臂直接向内崩塌，为搔刮崩塌试验阳性。

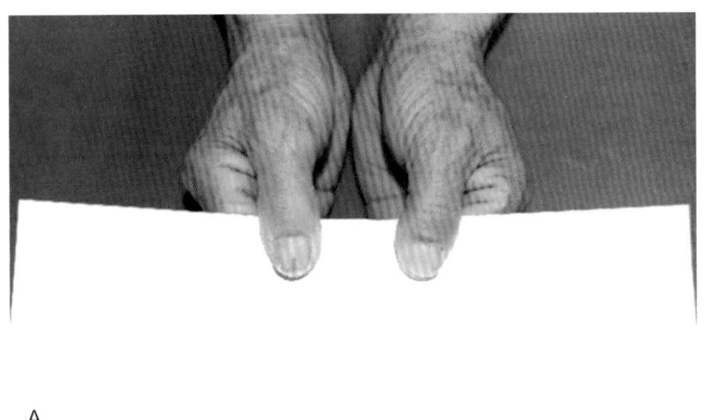
A

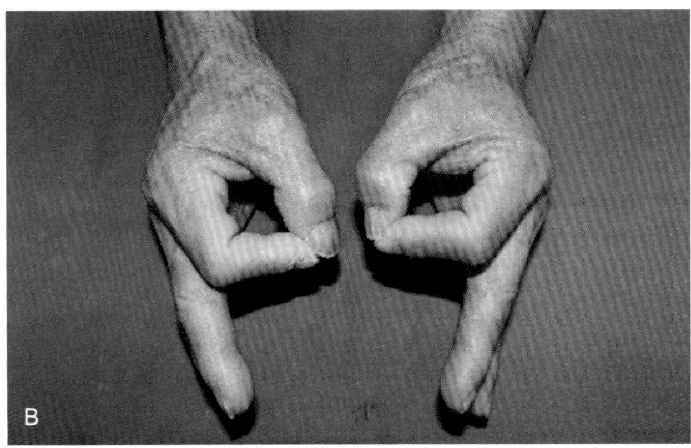
B

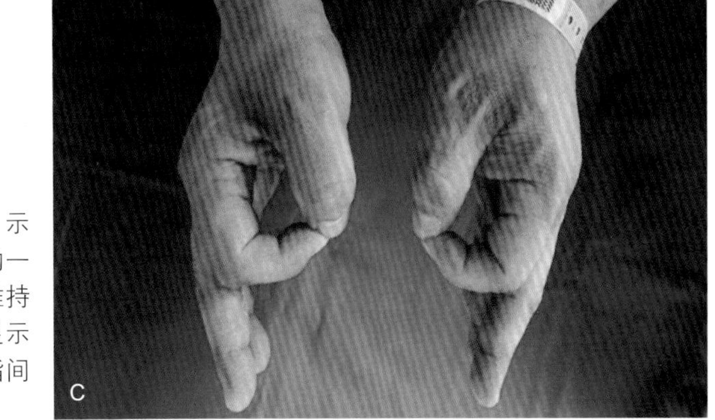
C

图 14-26　Froment 征和伪 Froment 征。A. 让患者双侧拇、示指夹一张纸，当检查者轻轻拉出这张纸时，拇收肌无力的一侧（左侧）将屈曲患侧拇指指间关节，利用拇长屈肌来维持捏力，即左侧手 Froment 征阳性；B. 对捏拇、示指也可显示左侧手 Froment 征阳性；C. 拇、示指对捏时，双侧拇指指间关节的屈曲稍有不同，即右侧手伪 Froment 征阳性。

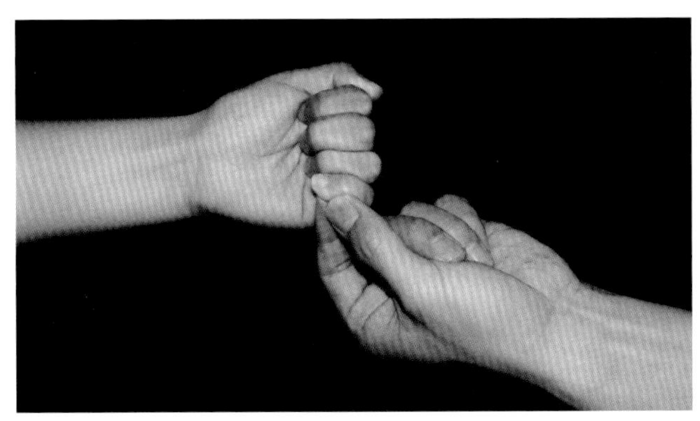

图 14-27　肘管综合征患者抗阻力屈曲小指远侧指间关节无力。

3. 辅助检查

（1）电生理检查：肘管综合征的诊断依赖临床检查，一般不需要电生理检查，但电生理检查有助于诊断 [216]，其敏感性为 80%~96%[217]。在诊断困难时使用。尺神经在肘部的运动传导速度 <50 m/s 时（降低 50% 以上）考虑肘管综合征，但应注意有假阴性，即其值正常的患者并不能排除肘管综合征 [216, 218]。神经传导检查发现多数患者复合肌纤维动作电位振幅降低 [219]。肌电图出现纤颤、正尖波，说明轴突损伤。神经传导检查和肌电图不仅可以明确卡压部位，排除其他部位卡压和其他神经系统疾患（如上运动神经元疾患、其他周围神经系统疾患等）[220]，还可评价尺神经松解手术的有效程度 [221, 222]。

（2）影像检查：肘部尺神经卡压的严重程度与其横断面积高度相关 [223, 224]。超声检查可用于尺神经横断面积的测量，对了解尺神经的卡压位置有帮助 [216, 225]，有时还可诊断压迫的原因，如肿块、移位的静脉等 [226]。有研究显示肘管综合征松解术后超声检查尺神经横断面积较术前减小，但临床和超声检查结果之间并无明显相关 [227]。MRI 也有一定的作用，尺神经高信号有较高的敏感性（90%）和特异性（80%）[223]。

4. 鉴别诊断　肘管综合征要与吉兰 · 巴雷（Guillain-Barre）综合征、颈椎病、脊髓侧索硬化（罕见，运动障碍更为显著）相鉴别。自远端向近端，双侧对比检查尺神经。肘管综合征患者运动和感觉的缺失通常是相似的；如果感觉缺失比运动缺失严重，要考虑神经系统的感觉神经疾病；如果运动缺失比感觉缺失严重，要考虑 C8~T1 神经根的颈椎压迫或神经系统的运动神经疾病。大鱼际萎缩和尺侧手内在肌萎缩同时出现时要考虑颈椎神经根病。比较尺神经背侧皮支支配区的感觉有助于确定尺神经是在肘部（感觉异常），还是在腕部卡压（感觉正常）。

【治疗方法】肘管综合征的治疗方法，首先应考虑保守治疗，如果失败或存在手运动无力时需手术治疗[228-230]。肘管综合征的手术效果较腕管综合征差，可能与尺神经损伤部位到与功能恢复相关的运动终板的距离较远有关。人们对肘管综合征手术治疗的术式仍存在争议，且术后部分患者因症状仍持续存在、复发或新症状出现而需翻修手术。

1. 非手术治疗　对轻度肘管综合征可采用非手术治疗。由于尺神经在肘部位置表浅，易受机械压迫，且肘关节屈曲时尺神经受牵拉而内压力增加，所以减小肘关节屈曲角度和尺神经承受的直接压力可缓解轻、中度尺神经受压所引起的症状。非手术方法可采用护肘软支具或夜间佩戴支具固定肘关节于伸直位（也可用有限屈曲支具），在白天的日常活动中也尽可能地维持，我们建议全天佩戴。要注意避免肘关节内侧依附于较硬的表面，可使用松软的肘关节垫保护，避免直接压迫尺神经。有研究表明经过休息、夹板制动及理疗的保守治疗后，89.5%的患者在 3 个月随访时症状有明显改善[231]。Padua 等也报道通过改善姿势和活动的方法，有 50% 的患者一年随访时症状和电生理检查结果均得到改善[232]。抗炎药物对此病也可能有一定的治疗作用，但不建议激素注射，因为有神经内注射和皮下注射的风险。我们认为对所有轻、中度肘管综合征和肘管处尺神经运动神经传导速度 >40 m/s 的患者均可尝试保守治疗 2~4 个月，多数轻度患者的症状可有效缓解。如果保守治疗 3~6 个月没有效果或病情进展加重，则进行手术治疗。

2. 手术治疗　手术治疗适用于症状不严重但持续存在 6 个月不好转，或尺神经支配的内在肌萎缩、肌力减弱，或中等严重的病例保守治疗 3 个月症状未充分缓解的患者。对于严重压迫的患者，已经有肌肉萎缩，应该尽早手术，不需要保守治疗，手术可有效缓解症状并阻止疾病恶化。常用术式包括尺神经原位松解术，尺神经皮下前置术，内上髁切除术。所有术式均应松解肘管及其远端区域潜在的卡压尺神经的结构，主要指 Osborne 韧带、尺侧腕屈肌尺骨头和肱骨头之间的腱膜和尺神经浅面的增厚或瘢痕组织等。注意要切开和切除尺神经浅面上神经外膜明显增厚的膜性包裹，这经常是直接压迫尺神经的结构。韧带等结构虽然也是要被切开减压的，但是可能不是最直接的压迫组织（这是汤锦波医师的观察）。不需要做神经束间松解。

一般不需要向肘关节近侧扩大切口，不需要松解 Struthers 韧带，也不需要松解内侧肌间隔和肘后肌。2021 年汤锦波医师询问了多位国际相关手外科专著的作者和其他医生：你们有没有见过 Struthers 韧带压迫尺神经？这些作者或医生虽然都回答不需要考虑 Struthers 韧带，他们都没有见到 Struthers 韧带压迫尺神经的病例。汤锦波医师也从不松解该韧带，他认为需要松解该韧带从来没有事实支持，仅仅根据解剖的推导，该结构不需要成为必须松解的结构，手术切口不需要向上臂延伸，今后也应该对其他中外文书中这部分内容重新考虑和修改。当然，切口向远侧探查，了解尺侧腕屈肌腱止点是否压迫尺神经是需要的，尺神经在这里受压迫时常见到。肘后肌起于鹰嘴内侧，止于肱骨外上髁，滑车上肘后肌的出现率约为 11%[193]。有报道异常的肘后肌可引起肘管综合征，如有应切除[233, 234]。但也有研究报道滑车上的肘后肌可为肘管提供柔软的入口，降低了肘管综合征的发生率，尤其是优势手[235]。

近年来，内镜尺神经原位减压、小切口尺神经松解和局部麻醉无止血带下松解已开始应用[236-238]。采用正常周围神经末端转位于损伤神经来加快神经功能恢复的方法也被少数医生应用。Mackinnon 于 2009 年提出转位骨间掌侧神经的末端分支到尺神经深运动支，采用端侧吻合的方式，改善了手内在肌麻痹无力的治疗和预后。因为它提供了运动轴突的来源，加快了手内在肌运动终板恢复[239-241]。不过很多医生认为这手术没有必要。

(1) 原位减压术：尺神经原位减压术是最简单也是最常用的术式。如果肘管条件良好，原位减压术与所有的前置术结果相似[242]。原位减压术作为一种单独术式正被越来越多地应用，其效果可靠，失败率低[236, 237, 243]。

传统的尺神经原位减压术是在肱骨内上髁和尺骨鹰嘴之间沿尺神经走行作 6~10 cm 的切口（图 14-28A）。术中要精细解剖，避免前臂内侧皮神经后支损伤（图 14-28B）。自内上髁近端显露内侧肌间隔，向远端暴露走行在尺神经表面的结构，直至尺侧腕屈肌两个头之间的腱性结构。松解尺神经远、近端所有的压迫部位，包括内侧肌间隔、Osborne 韧带、前臂深筋膜、尺侧腕屈肌尺骨头和肱骨头之间的腱膜（图 14-28C、D）。对尺神经只行浅面松解，保留其于原位，不必松解尺神经深面和解剖尺神经深面的结缔组织。仅在尺神经和肘管底部粘连、组织变性或瘢痕形成时，才在尺神经的深面予以松解。尺神经减压完成后，全幅活动肘关节，观察尺神经是否有半脱位倾向（图 14-28E、F）。如果肘关

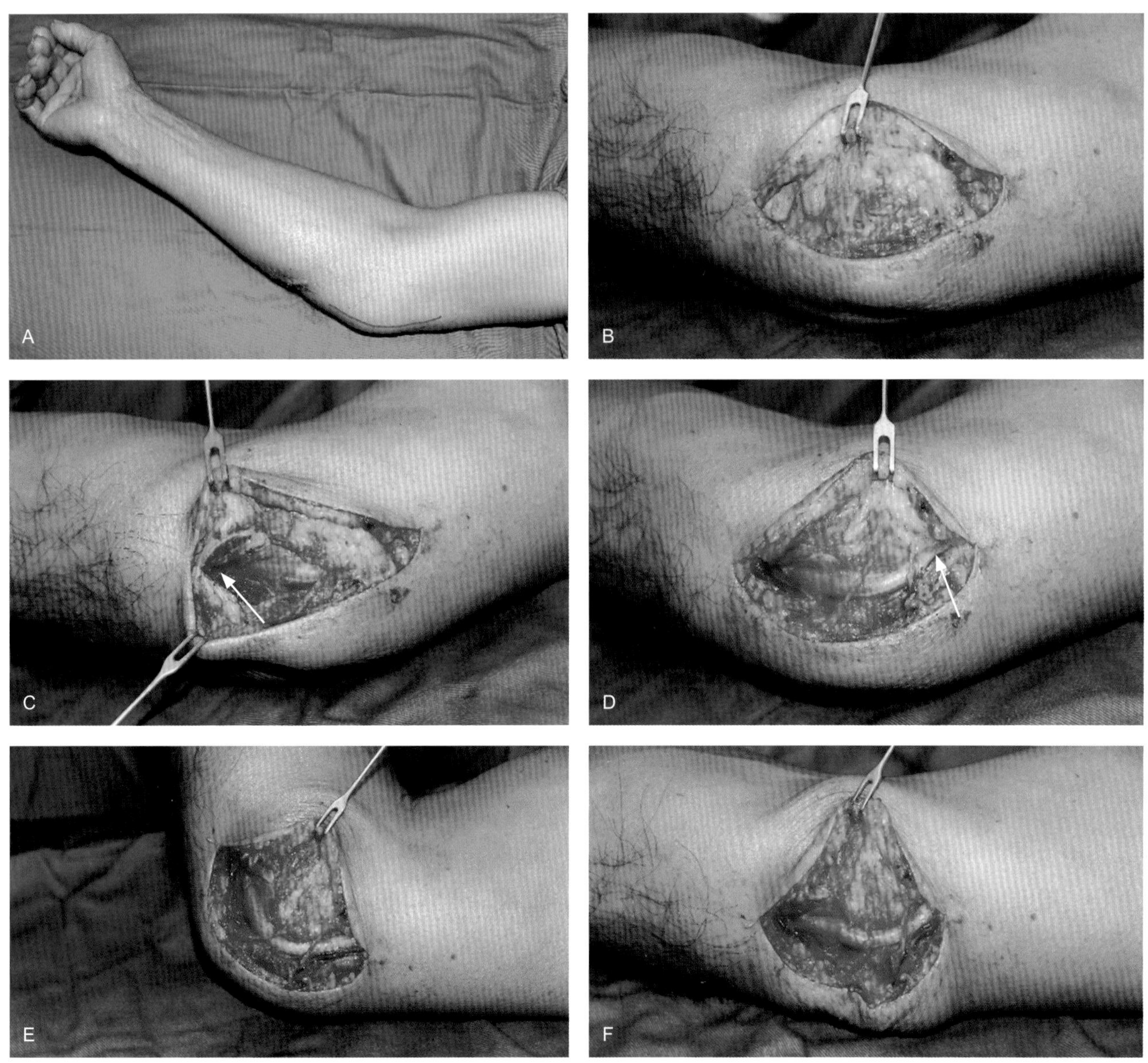

图 14-28　肘管综合征大切口尺神经原位减压术。A. 体表切口标识（红线）；B. 切口内注意保护前臂内侧皮神经后支；C. 松解 Osborne 韧带和尺侧腕屈肌两个头之间的腱性结构（箭头所示）；D. 松解切口近端内侧肌间隔（箭头所示）；E、F. 全幅屈伸肘关节，未见尺神经半脱位倾向。

节屈曲时尺神经脱位至内上髁前方，则考虑行尺神经前置术或内上髁切除术（图 14-29）。术前检查不能预测术中脱位程度[242]，术前稳定的尺神经，在原位减压术后不一定稳定，且年轻和男性患者不稳定的可能性更大[244]。据报道健康志愿者尺神经半脱位的发生率为 7%~16%[245, 246]，肘管的筋膜顶发育不全也会增加尺神经半脱位和神经功能障碍的风险[247]。止血后缝合皮肤，松软包扎，不用支具固定。术后 2~3 天开始主动功能锻练，并在软组织允许和耐受的情况下，逐步加大活动范围。

这里需要特别提出，有学者认为几乎所有肘管卡压患者只需要进行原位松解，根本没有必要将尺神经前置，认为前置手术是多余的手术。虽然这一观点不是所有医师都这样认为，但这是绝大多数医生的做法，的确没有报道表明前置手术是必须的，现在对越来越多的患者仅进行原位松解。原位松解术的切口一般 5~6 cm，经常 3~4 cm 也完全可以完成。切开皮肤后仅仅松解尺神经浅面的组织，不需要松解其深面，也不需要探查松解肘上，手术十分简单（图 14-30）。

我们对于不肥胖的患者，采用局部麻醉下无止血带小切口（大约 3 cm）原位减压术[64-68]。将 0.1 ml 1:1 000 的肾上腺素加到 20 ml 0.5% 或 1% 利多卡因中，即配成盐酸肾上腺素和利多卡因（1:200 000）

混合液 20 ml，再按体积比 10:1 加入 8.4% 的碳酸氢钠溶液 2 ml。有时这个手术需要 40~60 ml 该混合液，故配 60 ml 备用。在手术区域，由近及远匀速缓慢进针进行皮下注射，使得皮肤隆起约 5 mm（图 14-30A~C）[248]。整个手术区域注射，浸润完成后 20~30 分钟（达到最佳止血效果）开始手术。手术无须止血带。在肱骨内上髁和尺骨鹰嘴连线的中点作长 2~3 cm 的纵行切口[249]（图 14-30D）。切开皮肤，分离皮下组织，仔细解剖避免前臂内侧皮神经分支的损伤。暴露尺神经沟和肘管表面的 Osborne

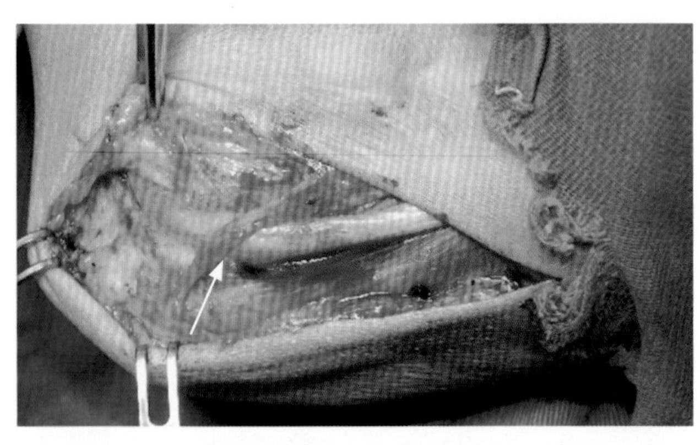

图 14-29　肘关节屈曲时，尺神经部分扭转并脱位至内上髁（箭头所示）前方，即尺神经半脱位。

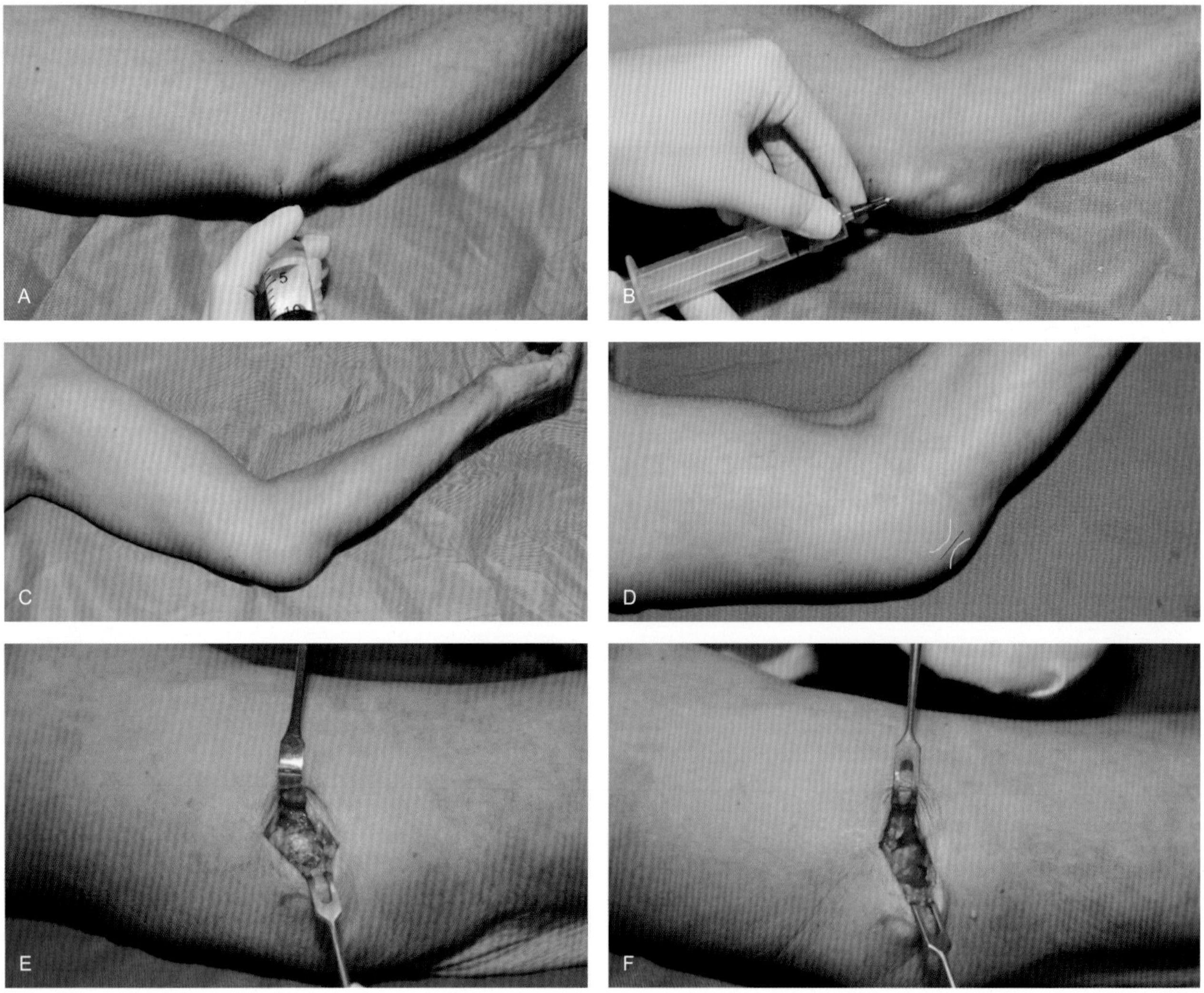

图 14-30　局部麻醉下无止血带小切口尺神经原位减压松解术。A. 在手术解剖区域近端垂直进针，进行皮下注射；B. 由近及远匀速缓慢进针，进行皮下注射；C. 手术区域注射，浸润完成后 5~10 分钟皮肤变白；D. 小切口设计（红线），黄线分别表示尺骨鹰嘴和肱骨内上髁；E. 切开皮肤，分离皮下组织，暴露 Osborne 弓状韧带等筋膜结构；F. 切开 Osborne 弓状韧带，给予尺神经前侧松解。

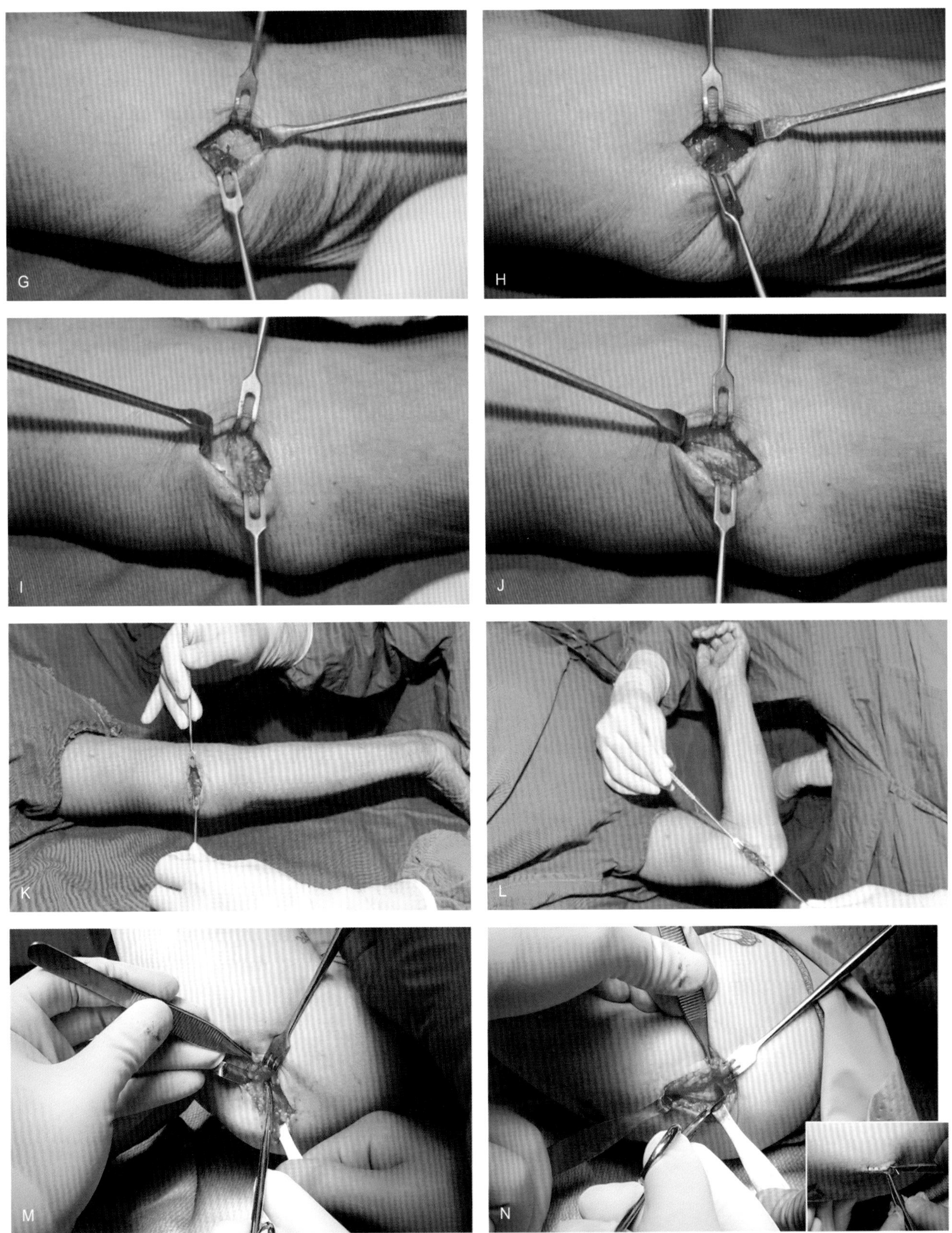

图 14-30（续） G. 向远端（箭头方向）牵拉切口，暴露尺侧腕屈肌两个头之间的腱性结构；H. 松解尺侧腕屈肌两个头之间的膜性结构；I. 向近端（箭头方向）牵拉切口，暴露内侧肌间隔；J. 切开内侧肌间隔；K、L. 让患者主动屈伸肘关节，未见尺神经明显滑脱半脱位；M、N. 另一例病例，以 3 cm 切口暴露并切断 Osborne 韧带和尺神经表面的瘢痕样包裹后，如图 M 向远侧牵拉切口，切开尺侧腕屈肌两个头之间的膜性结构，可以看到尺神经很松，没有卡压，然后如图 N 向近侧拉切口，剪开膜样结构，看到近侧尺神经很松，完成松解，缝合皮肤（图 M、N 为汤锦波医师 2021 年 7 月 23 日的手术病例）。

弓状韧带等筋膜结构（图 14-30E），并切开，给予尺神经浅面松解，使其保留于原位（图 14-30F）。由于肘部皮肤的弹性较好，切口可向远端牵拉，暴露和松解尺侧腕屈肌两个头之间的腱性结构（图 14-30G、H）；向近端牵拉，暴露并切开一部分内侧肌间隔（图 14-30I、J）。远、近端卡压部位被完全松解后，让患者主动屈伸肘关节来证实尺神经是否存在滑脱（图 14-30K、L）。局部麻醉下无止血带技术可达到满意的麻醉和止血效果，小切口肘管松解术可将肘部尺神经的卡压部位完全暴露[250]。最近，Karthik 等[243]报道了对 30 例严重尺神经卡压患者采用小切口（小于 4 cm）原位切开减压术的前瞻性研究，80% 的患者在术后 1 年无发症，并得到了优良的结果。

（2）内镜下减压术：1995 年由 Tsai 等描述的内镜技术，在肘部尺神经原位减压术中应用[251-256]。手术主要是利用各种推进装置在神经鞘和皮下组织之间制造一个操作空间。首先在内上髁凹槽处的尺神经表面作 15~35 mm 的切口插入内镜，在内镜下打开神经近端和远端的鞘层，类似于原位切开松解术[257, 258]。因为在尺侧腕屈肌筋膜弓远端（尺神经沟远端 4 cm）没有发现压迫结构，所以内镜下过分地向远端松解没有必要[259]。其并发症包括术后血肿形成（约 30%）和暂时性前臂内侧皮神经支配区感觉减退（约 12%）等[230, 251, 252]。尺神经半脱位被认为是内镜尺神经减压术的禁忌证。近期还有内镜辅助尺神经前置术的报道[260]。

（3）内上髁切除术：肱骨内上髁切除术适用于内上髁对尺神经有压迫、有骨性病变、有内上髁炎的患者。有时尺神经减压松解术后脱位于内上髁表面的情况，尺神经原位减压与内上髁切除是同时进行的。内上髁切除术可使尺神经在肘关节屈曲时有一定程度的向前滑移，降低了尺神经的张力和压迫的力量[261]，但手术剥离范围较前置术小，尺神经半脱位也得以处理。

切口与原位减压术相同，不分离尺神经，以免影响血供，不进行神经内和外膜松解。原位解压后，暴露骨膜下的内上髁，但要保留屈肌－旋前肌起点与骨膜的相连。用骨凿（或宽 2.5 cm 宽骨刀）刻痕标记内上髁切除的主要边界（图 14-31A）。为了避免掀起分离尺侧副韧带前束，应在肱骨矢状面和冠状面之间选择截骨平面，而非传统的滑车内侧缘（图 14-31B）。也一并截除内侧肌间隔附着处的内上髁部分，但要注意不要进入肘关节和掀起尺侧

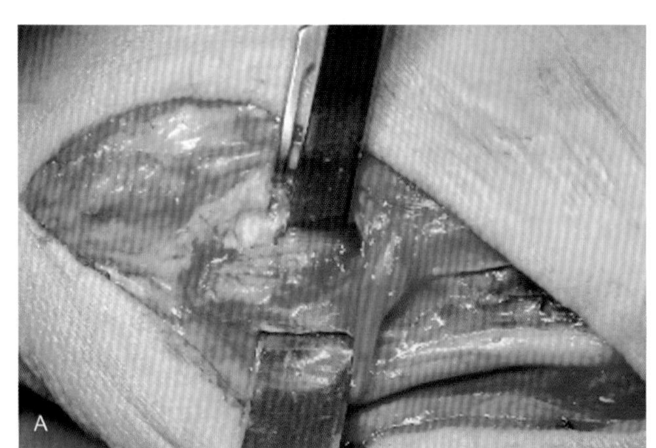

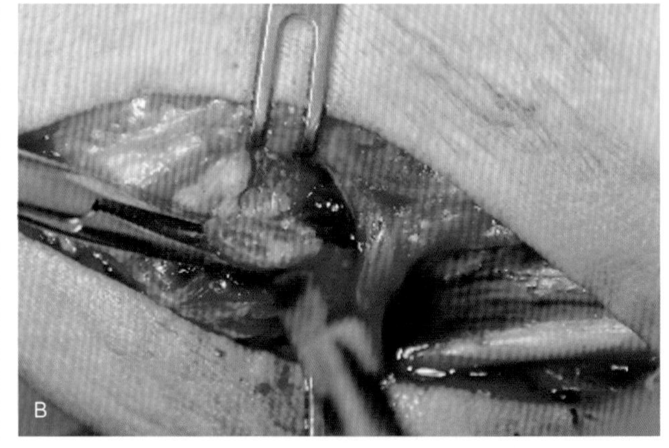

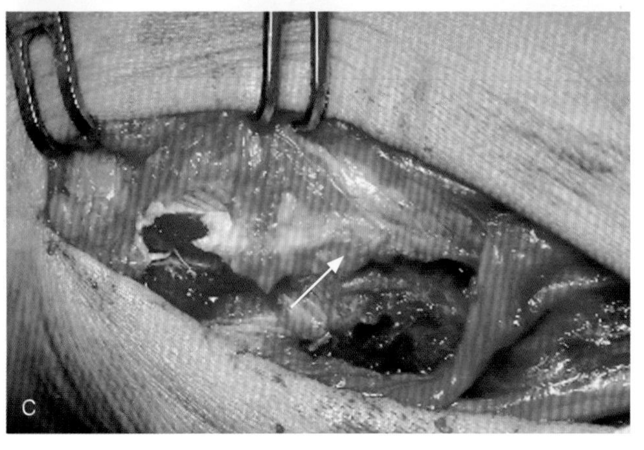

图 14-31　肱骨内上髁切除术。A. 原位解压后，暴露骨膜下的内上髁，使用骨凿刻痕标记内上髁切除的主要边界；B. 在肱骨矢状面和冠状面之间选择截骨平面，切除部分内上髁；C. 磨平截骨面后，复位掀起的附有屈肌－旋前圆肌起点的骨膜瓣（箭头所示）并缝合。

副韧带。完全的内上髁切除可以导致内侧不稳定，因此应切除部分内上髁，保留至少一部分内侧副韧带纤维。内上髁切除包括部分（40%~80%）和少量（小于 20%）切除，应避免切除过多而引起肘关节内侧不稳定。部分内上髁切除与少量内上髁切除对于外翻不稳定有相似的效果，但 O'Driscoll 等 [194] 指出切除范围超过 20% 就可能损伤内侧副韧带的起点。Osei 等介绍了改良斜行内上髁切除术，它能有效改善症状，而保留内侧副韧带可减少与原先技术相关的并发症 [262]。磨平截骨面后使用 3-0 不可吸收缝线缝合掀起的附着有屈肌 – 旋前圆肌起点的骨膜瓣（图 14-31C）。活动肘关节，确保尺神经滑动良好，充分松解远、近端。缝合皮肤，松软包扎，术后 2~3 天换药后开始功能锻炼。术后 1 个月内避免提重物。如果术后 2~3 周功能活动完全恢复，8 周后可以恢复正常活动。

此术式的并发症和报道的不良后果包括前臂内侧皮神经损伤导致的肘关节内侧感觉障碍、神经疼痛、肘外翻不稳定和骨质增生等 [261]。据报道截骨点疼痛（肘关节内侧）6 个月至 3 年的发生率为 13%~45% [263]。Seradge 和 Owen 报道 3 个月后症状改善又复发的发生率为 13%[264]。Kim 等报道小部分内上髁切除联合原位切开减压术改善了中、重度肘管综合征患者的感觉和运动功能 [265]。滕晓峰等报道小切口肱骨内上髁部分切除术达到了 83.3% 的优良率（按中华医学会手外科学会上肢部分功能评定试用标准）[266]。

（4）尺神经前置术：这一手术比较少用，根据尺神经相对于屈肌 – 旋前肌前置平面的不同，前置术分为皮下、肌内和肌下前置术。前置术较原位减压和内上髁切除术可进一步降低肘关节屈曲时尺神经所承受的压力和张力，半脱位也可获处理，且为尺神经提供了一个好的血供床，常用于神经半脱位、翻修手术、神经病变的严重阶段和肘管存在瘢痕的情况。有研究报道前置术有影响尺神经血供而加重症状的危险 [267]。但 Ogata 等 [268] 在动物实验中发现皮下前置术较原位减压术和内上髁切除术局部尺神经的血供明显减少，但术后 4~7 天神经内循环得以恢复。Maki 等研究显示当近端和远端的神经内血管保持完整时神经段血流增加；当神经近端内部血流完整时神经内血流维持的直径长度比是 1:63；当外部血管完整时为 1:45，这为尺神经前置的安全可行性提供了理论基础 [269]。Nakamura 等也报道尺神经前置保留血管蒂部虽然可保留神经的血供，但在临床改善神经功能（感觉和运动功能）方面与不保留血管蒂无明显差异 [270]。

1）尺神经皮下前置术：尺神经皮下前置术是将尺神经重新移位到健康的皮下组织，确保尺神经有一个脂肪包绕的好的滑行环境。皮下前置术无须解剖屈肌 – 旋前肌，较肌下和肌间前置术，局部瘢痕少，无屈肌 – 旋前肌群肌力下降等问题。皮下前置术的缺点为远、近端肌肉等组织都需要广泛松解，避免了尺神经前移后在肘管远、近端形成锐角或发生缠绕等问题。

传统术式是在内上髁后方作长 10~15 cm 的纵行切口（图 14-32A），掀开皮瓣，暴露内上髁和覆盖在屈肌上的筋膜。前臂内侧皮神经后支可在内上髁远端和远端（3.5 cm 和 1.5 cm）水平，跨过切口走行，术中注意保护（图 14-32B、C）。由近及远松解所有潜在的卡压点，包括内侧肌间隔、Osborne 韧带、尺侧腕屈肌尺骨头和肱骨头之间的纤维带；并近端触摸肱二头肌和肱三头肌的间隙，确保没有残留的筋膜束带（图 14-32D~J）。术中应该仔细探查近端和远端，注意任何肿块的压迫。为避免血肿，在肌间隔被打开之前，肌间隔附近的大静脉丛应被电灼处理。将神经与周围相连组织解剖分离后，小心将神经血管束自基床上掀起，用引流条保护。围绕神经的血管可提供轻微的牵引力，需要分离结扎阶段营养血管，以防止尺神经受牵拉、扭转，必要时可行神经松解术。神经从它的基床被分离时，注意保护尺侧腕屈肌和指深屈肌的运动支。将位于后侧的运动支游离，以便可以充分前移，而局部没有张力。

尺神经被完全松解后，前置于内侧髁的皮下组织和屈肌 – 旋前肌群之间。沿着尺神经的走行探查，确认没有其他压迫、尺神经两端没有严重成角，特别是远端。维持尺神经的位置，将掀起的肘前皮瓣的皮下组织与前置尺神经内侧的内上髁处屈肌 – 旋前肌筋膜缝合，注意避开前臂内侧皮神经。另外，也可在内上髁处掀起 1~1.5 cm 屈肌 – 旋前圆肌筋膜瓣，然后转位于尺神经内侧面和肘前掀起皮瓣的皮下组织缝合 [271]，以固定尺神经，防止滑回原位（图 14-32K、L）。建议不要将筋膜直接缝在神经上，避免任何医源性的神经压迫 [243]。要确保神经宽松地被填充在脂肪组织内，且在缝合处、近端或远端没有造成新的卡压点，特别是由皮下进入肌内时，没有锐角或打褶等问题。缝合皮肤，松软包扎。术后可早期活动肘关节。尺神经皮下前置术使用脂肪垫保

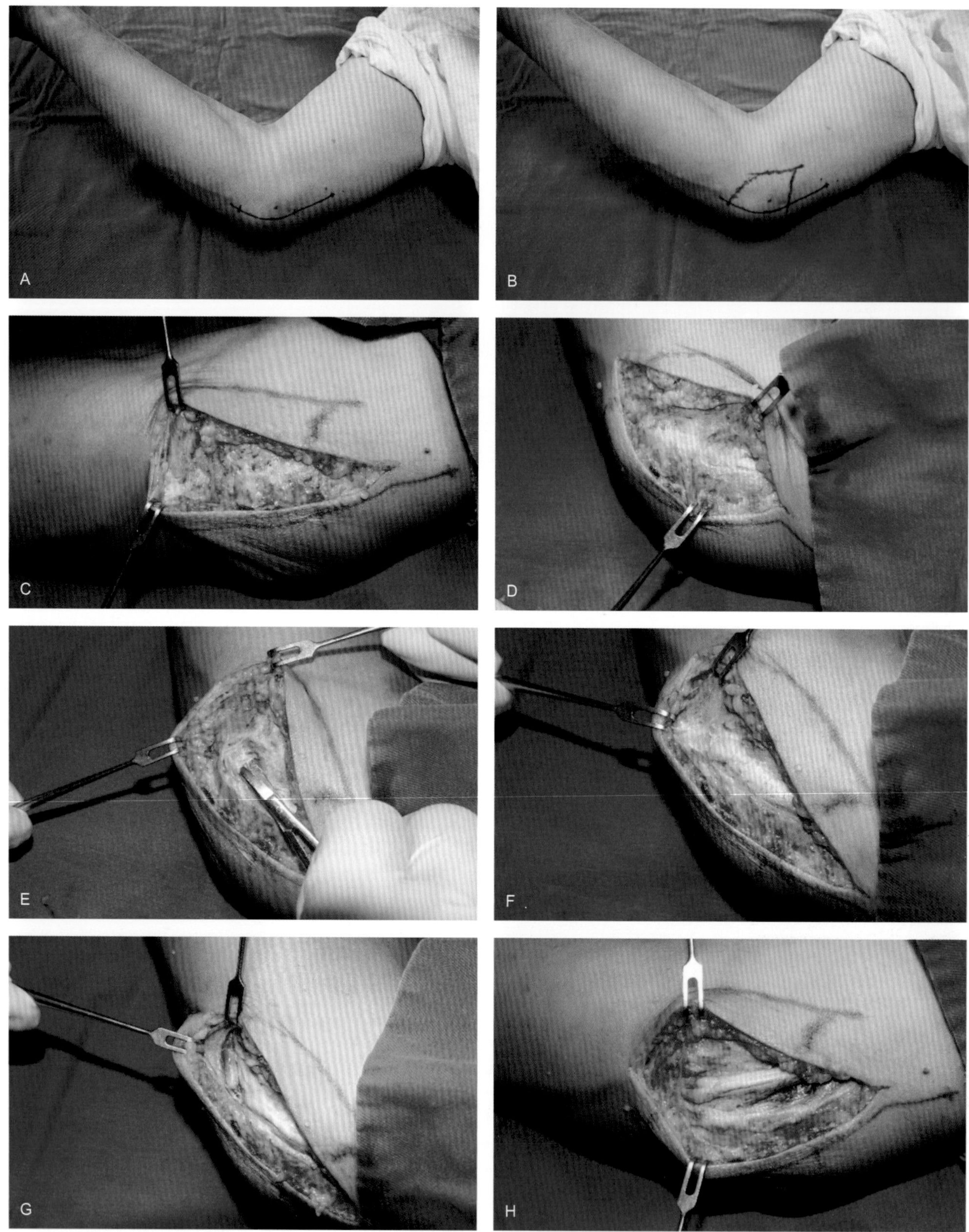

图 14-32　尺神经皮下前置术。A. 切口设计；B. 标记可能存在的前臂内侧皮神经后支；C. 掀开皮瓣，保护跨过切口走行的前臂内侧皮神经后支；D. 由近及远暴露内侧肌间隔、内上髁、Osborne 韧带和覆盖在屈肌上的筋膜；E. 松解 Osborne 韧带；F. Osborne 韧带松解后暴露远端尺侧腕屈肌尺骨头和肱骨头之间的纤维带；G. 松解尺侧腕屈肌尺骨头和肱骨头之间的纤维带；H. 松解内侧肌间隔。

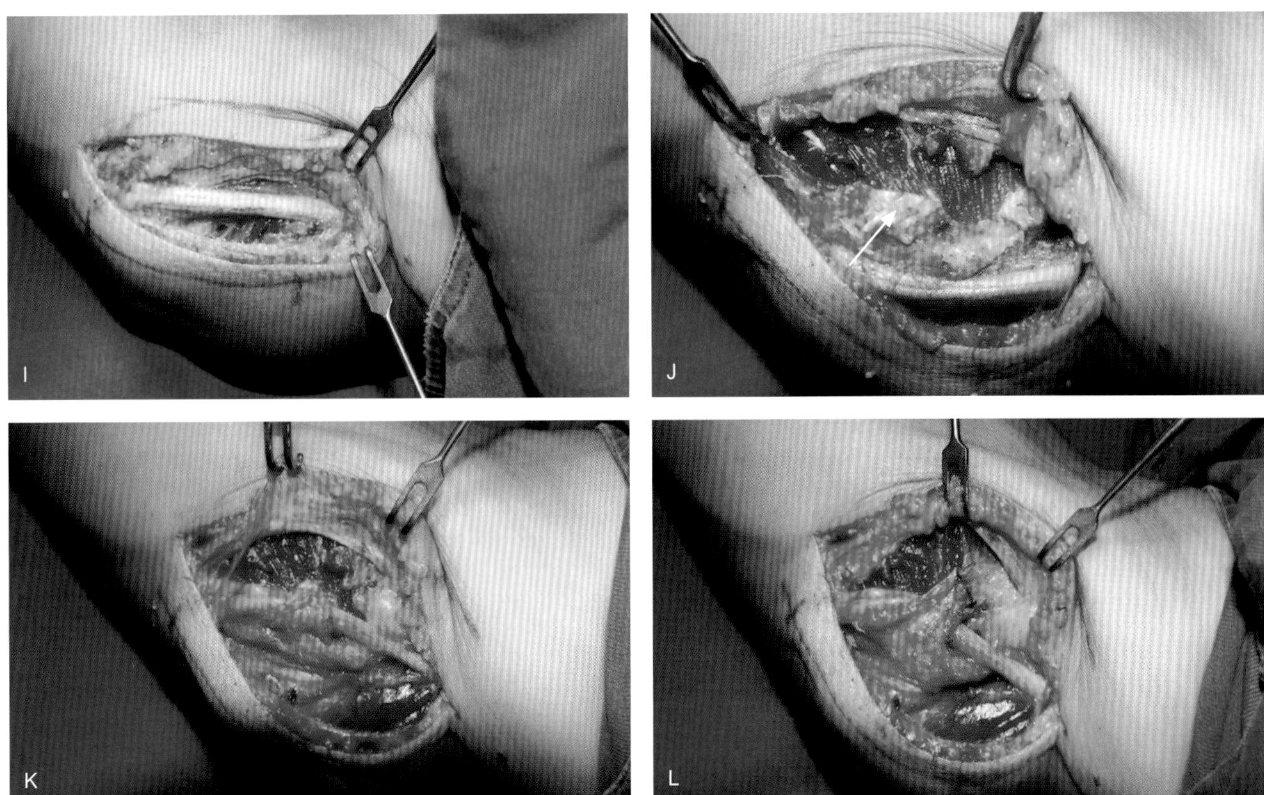

图 14-32（续） I. 向近端牵拉，确保肱二头肌和肱三头肌的间隙没有残留的筋膜束带；J. 在内上髁处掀起 1~1.5 cm 屈肌－旋前圆肌筋膜瓣（箭头所示）；K. 尺神经从它的基床被分离后，转位于筋膜瓣下；L. 将筋膜瓣缝合于转位尺神经处皮下组织，以固定尺神经。

护神经，为神经提供了一个自然的环境，减少了神经周围瘢痕形成，并起到固定神经的作用，得到了较好的功能结果[272, 273]。

2）肌间前置术：Adson 于 1918 年介绍了尺神经肌间前置术，后被 Kleinman 和 Bishop 广泛采用[274-276]。它较肌下前置术需更少的肌肉解剖。因为它使尺神经走行在一条更直的线路上，屈肘时较皮下前置术承受的张力更小，最大限度地减少了神经的移动距离（图 14-33）。但有学者认为该术式导致的局部瘢痕更多，影响术后结果。尽管通过此术式患者的功能恢复是比较可靠的，但由于肌间前置术的手术时间较长，过程也更复杂，被认为是不值得的。也有研究显示皮下、肌内或肌下前置术的临床结果并没有实质性差异[277-279]。目前，除翻修病例外，外科医师不采用肌内前置术。神经放置在肌肉内是不必要的附加步骤，原位减压术或皮下前置术已经达到治疗目的。

3）肌下前置术：1942 年 Learmonth 介绍了肌下前置术。支持者认为对于投掷运动员和翻修手术而言，肌下前置术是一种明确可行的方法。但有些学者认为这种术式剥离广泛，同时还有形成新压迫点等问题，以及有在切开的屈肌－旋前圆肌下方形成异位骨化的可能性。有报道，肌下前置术对于首次手术的患者来说是安全的，其优良率为 89%，术后没有感染、肌肉断裂、肘关节僵硬或再次手术的情况[280]。但与其他传统手术相比损伤大，没有必要，并未体现明显的优势[280, 281]。现在基本上没有人使用。

这里为了内容完整，仍然介绍手术方法，以便大家了解。肌下前置术中的尺神经松解、显露和转位步骤与皮下前置术相同，但需要更长切口（15~20 cm），充分显露屈肌－旋前肌起点。掀起屈肌群起点，保护尺侧副韧带。自内上髁以远屈肌群起点下方分离出一个平面。在掀起的屈肌－旋前圆肌外侧、肱肌表面、肱二头肌腱膜下方游离正中神经。将尺神经前移，与正中神经相邻，并平行走行。切除任何残留的可能压迫神经的纤维带，特别是在移位的远端。用不可吸收线修复掀起的屈肌－旋前圆肌腱膜，缝合时可以延长 1~2 cm，减少对移位后尺神经的压迫。缝合切口，松软包扎，石膏固定肘关节于屈曲 90° 位。术后 1 个月内避免提重物。8 周可以恢复正常活动。

3. 手术并发症　肘管综合征手术治疗的并发症

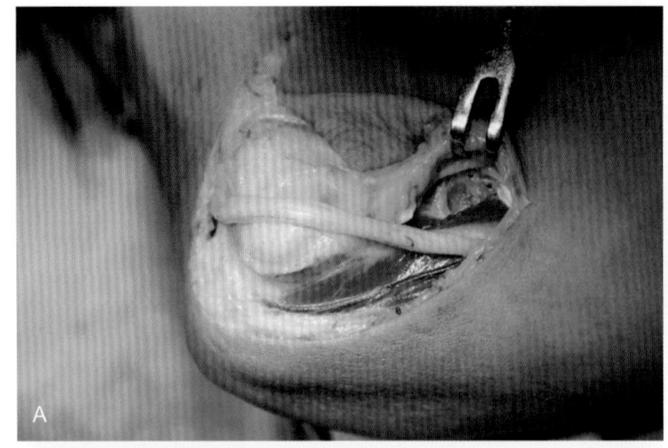

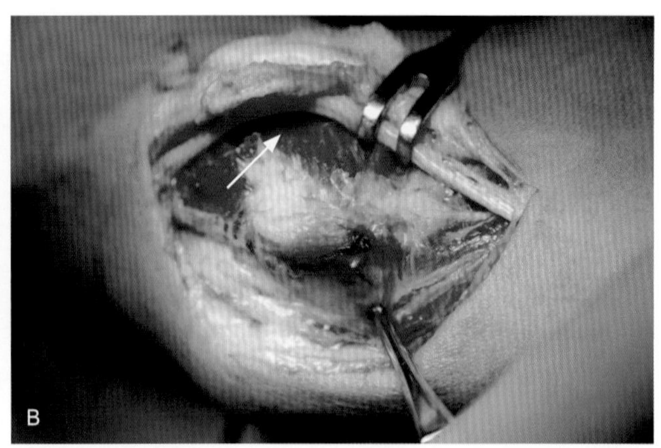

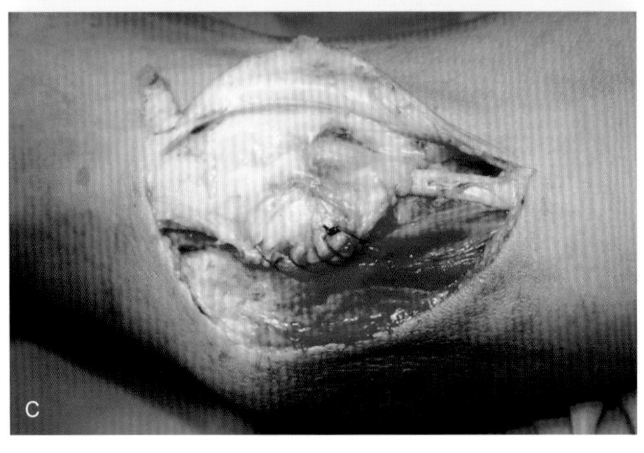

图 14-33　尺神经肌内前置术。A. 松解并游离尺神经于其基床；B. 将神经转位放置于肌肉槽（箭头所示）中；C. 使用不可吸收缝线松松地关闭神经表面的筋膜瓣。仅仅用于复发后再次手术。

发病率较低，有报道显示肘管原位切开减压术和尺神经转位术的并发症发生率仅为 3.2%[282]。前臂内侧皮神经后支在所有尺神经手术入路中都可遇到，解剖时损伤前臂内侧皮神经的分支可导致痛性神经瘤、感觉过敏、前臂痛觉过敏和疼痛瘢痕。如果不小心撕脱或损伤了神经，要烧灼其分支的远侧末端，近端转位远离切口。尺神经滑脱常发生于原位减压术，因此术中对神经的稳定性评估是必要的，它可避免这种并发症的发生。如果术后发现，可行转位手术来消除滑脱神经的疼痛症状[283]。

4. 治疗方式的选择　Mowlavi 回顾过去 50 年 30 篇相关研究认为，对于轻度患者所有治疗方法的满意度相似，但内上髁切除术的总缓解率较高，皮下前置术最小，而保守治疗的复发病率最高；对于中度患者，肌下前置术的效果最好，而非手术治疗的效果最差；对于重度患者，所有方法的效果均不佳，但内上髁切除术的效果最差[284]。Bartels 等则建议对轻、中度患者选择原位减压术，对重度患者和存在尺神经半脱位的患者则选择皮下前置术[285]。但 Karthik 等报道小切口（小于 4 cm）原位切开减压术治疗严重肘管综合征也可得到优良的结果[243]。笔者认为对轻度肘管综合征保守治疗 3 个月往往有效，效果不佳则选择原位减压术。对症状严重的患者（存在尺神经感觉障碍或肌萎缩）应积极手术治疗，而非保守治疗。对于手术效果不佳的患者可行翻修手术，但因有局部瘢痕形成，手术难度可能增加[286]。

到目前为止，几乎所有的比较各种术式（原位减压术，内上髁切除术，皮下、肌内、肌下前置术）的研究均表明它们的疗法无明显差异[261, 263, 277-279, 287-289]。通常情况下，采用尺神经原位减压术常可得到有效治疗，所以为首选治疗方案。对于选择内镜技术还是开放性尺神经原位减压术仍存在争议。Yoshida 等比较了内镜技术和开放性原位减压术，表明内镜原位减压术有较好的患者满意度，开放性手术有较多的并发症（40% 比 11%），包括瘢痕刺激和肘内侧轻度麻木等，但客观结果并没有统计学差异[254]。Bolster 等的 6 个月短期随访结果显示两种术式的疼痛和功能评分无明显差异，均可得到术后早期的症状缓解和较高的患者满意度[250]。Schmidt 等的前瞻性随机双盲试验显示，两种术式的早期和晚期临床和神经生理检查结果无明显差异，优良率为 82.1%，但内镜手术术后血肿更常见，内镜手术相对于切开手术没有优势[259]。原位减压后，应全幅运动肘关节，如果发现神经滑脱半脱位，则需行前置手术。虽然半脱位不是进行前置术的绝对指征，但文献表明翻修手术的结果较初次手术差，神经前置术可尽量避免翻修手术[290-292]。在几乎所有需要前置的患者中，皮下前置就已经足够，只有少数患者需行内上髁切除术。

近年的相关报道是小切口原位减压术和少量肱骨内上髁切除术治疗肘管综合征具有较好的手术效果，即使是治疗严重的尺神经卡压。这可能代表了未来的趋势（表 14-7）。肌内或肌下前置术是翻修手术的选择，也是皮下组织较少和神经在皮下有刺激风险的患者的选择，但这种现象在临床上少见。

【翻修手术】 肘管综合征的手术失败情况较腕管综合征常见，有报道发生率高达 25%[197]。Gaspar 等报道自发性肘管综合征原位减压术后的翻修率较低，为 3.2%，并且发现年龄小于 50 岁是翻修手术的危险因素[296]。首次手术后如果症状持续存在、复发和新症状出现，需要重新进行感觉检查、诱发试验、电生理和影像等检查排除尺神经减压不充分[297]、肘部尺神经的近端和远端疾病（如椎间盘退变，尺管综合征等）、姿势异常等因素。常可采用理疗，尽可能避免翻修手术。肘管综合征术后症状持

表 14-7　肘管综合征不同术式效果的近期报道摘要

作者及年代	术式	病例数	主观恢复情况	运动或感觉恢复	作者的评论或建议
Leclère 等[293]，2011	内镜原位减压	55	术后平均 21 个月改良 Bishop 评分的优良率为 93%	85% 患者感觉恢复，握力为正常侧 94%，捏力为正常侧 95%	此术式可得到较好的临床效果且患者满意度高
Karthik 等[243]，2012	小切口原位减压	30	术后 1 年 Bishop 评分的优良率为 80%	握力、捏力和 2PD 显著改善	此术式简单、安全，对尺神经严重卡压的患者效果良好
Osei 等[262]，2013	改良斜行内上髁切除	27	术后平均 29 个月 Willson-Krout 评分的优良率为 93%	小指 2PD 为 7.5~6.3 mm 环指 2PD 为 5.5~5.9 mm 握力为正常侧 89%	此术式可有效改善症状，减少之前术式并发症
Dützmann 等[294]，2013	内镜原位减压	55	术后 24 个月改良 Bishop 评分的优良率为 89.1%	76% 的患者术后 2~7 天恢复完全主动活动，67% 患者术后 3 天疼痛消失	两术式长期结果无差异，但内镜技术的短期效果好
	大切口原位减压	59	术后 24 个月改良 Bishop 评分的优良率为 78%	19% 的患者术后 2~7 天恢复完全主动活动，46% 的患者术后 3 天疼痛消失	
Bolster 等[250]，2014	内镜原位减压	20	术后 7.1 个月 Bishop 评分的优良率为 91% 满意度为 80%		两种术式均有效，短期效果相当。
	小切口原位减压	22	术后 7 个月 Bishop 评分的优良率为 86% 满意度为 86%		
Schmidt 等[259]，2015	内镜原位减压	29	术后平均 17 个月改良 Bishop 评分的优良率为 83%	2PD 明显改善	两种术式效果相当，都可供选择
	小切口原位减压	25	术后平均 16.8 个月改良 Bishop 评分的优良率为 82%	2PD 明显改善	
Wever 等[295]，2017	肌下前置加肌筋膜延长	34	术后平均 49 个月改良 Novak 评分患者改善率为 61% 患者满意度为 76%	49% 患者感觉改善 46% 患者肌力改善	此术式是治疗难治肘管综合征较好的选择

注：2PD 表示两点辨别觉。

续存在可能的原因为所有压迫点没有完全松解[298]、错误的诊断如神经其他部位的压迫（尺管综合征或颈椎间盘病）等。术后症状复发最常见的原因是由神经周围瘢痕引起的[197, 297]。首次手术术后延长固定时间可能导致瘢痕加重，因此术后 2~3 天应早期活动，并进行神经滑动练习。术后新症状的出现多为医源性损伤，最常见的是前臂内侧皮神经损伤，尺神经损伤较少见。Mackinnon 和 Novak 回顾 100 例需翻修手术的肘管综合征病例，发现 55 例有前臂内侧皮神经支配区疼痛，77 例在术中发现神经瘤[299]。

翻修手术的指征包括疼痛、感觉异常或麻木、术后运动障碍或无力[297, 299]。其中持续的疼痛仍然是翻修手术的主要原因[300]。翻修手术对于难治的疼痛和感觉异常是高度有效的[297-299]。内在的运动功能和感觉恢复较为多变，与压迫程度、距初次手术的时间、初次减压的方法无明显相关[297]。翻修手术时应及时进行尺神经松解和前置术。翻修手术时神经的位置和正常解剖结构均发生了改变。体表标志不明时，有必要延长近、远端切口。瘢痕形成使得解剖困难，特别是白色的厚瘢痕和筋膜可能被误认为是神经。暴露尺神经，彻底检查每个潜在的卡压点包括内侧肌间隔、内上髁、肘管、Osborne 韧带、屈肌－旋前肌群腱膜。对于首次为转位术的患者，还要注意远端是否有不充分的松解、在转位后存在打结的情况。尺神经解剖松解后常采用肌内前置术或肌下前置术，前置后要注意转位神经的近、远端没有形成新的卡压点。术后鼓励患者早期活动使得神经滑行，减少瘢痕形成。也有报道在翻修手术中（内侧髁切除术或皮下前置术等）使用生物膜（如猪细胞外基质膜或胶原蛋白基质膜）包裹尺神经，保护神经避免神经周围瘢痕形成，得到了较好的效果[281, 301]。尽管 79% 的翻修手术患者的症状有所改善，但翻修手术的主观和客观结果较初次手术的效果差，症状完全消除的可能性较小[292]。

二、尺神经腕部卡压——尺管综合征

尺管综合征是另一种常见的尺神经卡压，因病因变化而使症状不同，常由外部压迫引起，且常需手术治疗。

【相关解剖】尺管是在腕管水平的一个倾斜的骨－纤维管道，又称 Guyon 管（图 14-34A）。实际上，Guyon 描述的 Guyon 管是在小鱼际隆起的基底部尺神经分叉处的一个区域，在这个区域尺神经很容易受损和卡压[302]。尺管的入口在横断面上呈三角形，位于腕掌韧带近端（豌豆骨近端约 2.5 mm）。尺管长 4~4.5 cm，止于钩骨钩处的小鱼际肌纤维弓（小鱼际筋膜）。尺管的顶部由前臂筋膜、腕掌侧韧带、掌短肌和小鱼际结缔组织构成；底部包括腕横韧带、豆钩韧带、豆掌骨间韧带和小指对掌肌；内侧壁为尺侧腕屈肌腱、豌豆骨和小指展肌；外侧壁是屈肌腱、腕横韧带和钩骨钩。尺管内包括尺神经，尺动、静脉和脂肪组织。尺神经位置较深，位于尺侧腕屈肌深面，尺动脉的尺侧。

尺管分为 3 个区（图 14-34B）：Ⅰ区，尺神经位于尺侧腕屈肌腱和豌豆骨的桡侧，腕横韧带的浅层，前臂筋膜和腕掌韧带的深层，可能有掌短肌加

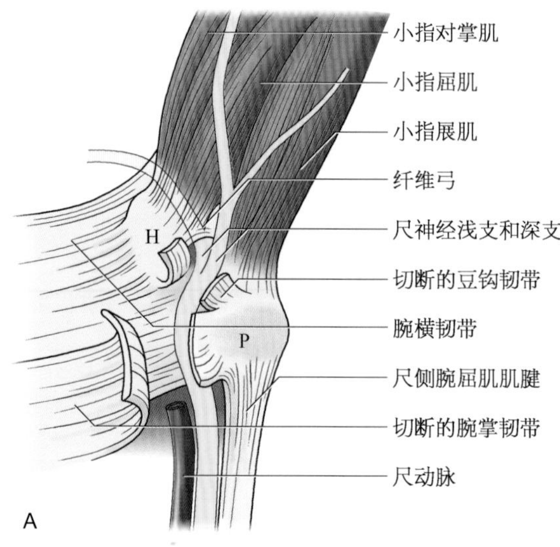

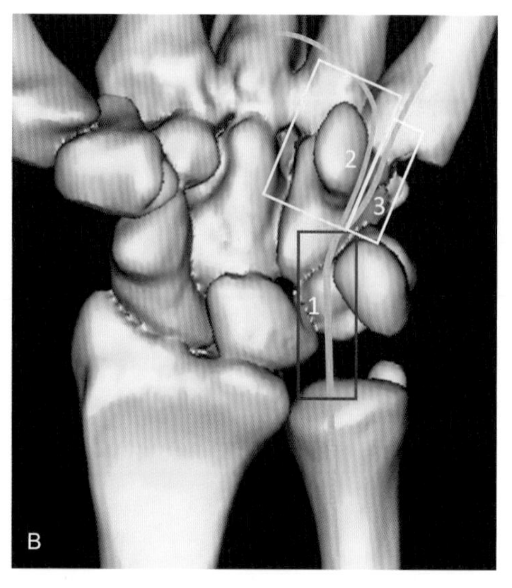

图 14-34　尺管及其周围组织。A. 尺管的解剖结构，H：钩骨；P：豌豆骨；B. 尺管的分区。蓝线表示尺神经，红色方框区域为Ⅰ区，灰色方框区域为Ⅱ区，白色方框区域为Ⅲ区。

强形成尺管的顶部。尺神经在豌豆骨远极的远端约 6 mm 处分为浅层感觉支和深层运动支。尺神经深运动支发出分支支配小鱼际肌（小指展肌、短屈肌、对掌肌），掌、背侧骨间肌，第 3、4 蚓状肌，拇收肌和拇短屈肌深头。Ⅱ区，是运动支部分。在该区的近端，尺神经在分叉处的浅面有豆钩韧带，这里经常是压迫处。向远端，尺神经深支在小指对展肌和小指短屈肌形成的弓（即小鱼际肌纤维弓）的深层走行，钩骨钩尺侧，向远侧和桡侧走行后支配手内肌。小鱼际筋膜的前缘松解是尺管松解的关键，松解后才可看到尺神经深支。Ⅲ区，基本上是感觉支，尺神经感觉支走行于小鱼际肌的浅层，向远端前行进入腕和手掌。浅支中仅仅有十分不重要的运动纤维，支配掌短肌，其他都是感觉纤维，支配尺侧小鱼际肌表面、小指和环指尺侧半的感觉。尺管的独特解剖结构影响了尺管综合征的症状。尺神经在深、浅支分叉处近端卡压（Ⅰ区），可产生混合的运动和感觉障碍。深运动支的卡压（Ⅱ区）以单纯的运动障碍为特征，浅支的卡压（Ⅲ区）仅导致感觉变化[303]。

【病因】 尺管综合征是由 Dupont 等在 1965 年命名的[304]。尺管卡压可能有以下几个原因：急性（桡骨远端骨折或腕骨脱位）或重复性创伤、钩骨钩骨折不愈合、尺动脉病理状态或异位、异常的肌肉或占位性病变等。其中腱鞘囊肿是腕部尺神经卡压最常见的原因（图 14-35），其次是骨折。长时间骑车，手掌倚在车把手上会给腕部造成直接压力，也被确定为尺管综合征的一个原因，称为骑自行车手麻痹（cyclist’s palsy）[305]。也有报道特定的操作方式如长期使用电脑鼠标或长期玩电脑游戏，每天持续 2~6 小时，也是尺管综合征的原因[306]。

【诊断依据】 尺管综合征可表现为运动和（或）感觉障碍，如腕部尺侧痛、捏或握无力、手指协调性缺乏、环指和小指无力或刺痛等。患者可能有小鱼际区的重复创伤史、手部近期创伤史、持续骑自行车史、重复使用手腕的情况等。钩骨钩部有敏感点表明可能存在导致尺神经压迫的骨折。尺神经卡压若累及运动支，可出现小鱼际或骨间肌萎缩、爪形手、无法交叉手指、捏和抓的力量降低等。

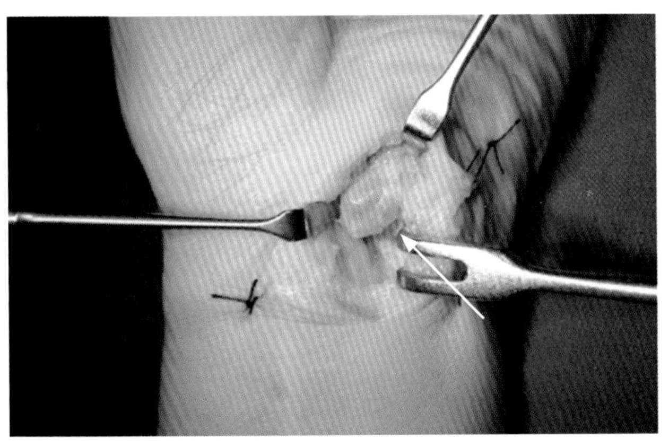

图 14-35　由腱鞘囊肿引起的腕部尺神经（箭头所示）卡压。

Semmes-Weinstein 单丝检查和两点辨别觉检查可定量检查尺神经支配区的感觉改变。Tinel 征和 Phalen 试验为诱发试验。腕部尺神经 Tinel 征的敏感度很低，其阳性与否，取决于感觉纤维被影响的数量。在一个有 31 名Ⅰ型尺神经卡压患者的研究中，Grundberg 发现有 92% 的患者 Phalen 征阳性，但只有 44% 的患者 Tinel 征阳性[307]。Allen 测试对于检查尺动脉功能非常有效，也常用于尺管综合征的诊断，因为尺管综合征伴尺动脉病理情况非常常见。尺管综合征的检查必须扩展到更近侧区域，以排除肘部的尺神经压迫（更常见）或其他原因，如胸廓出口综合征或颈神经根病等。搔刮崩塌试验有足够的特异性来区分尺神经在尺管的近端边缘，还是远端的深运动支在小鱼际筋膜前缘受压。

电生理检查可定位损害部位，预测神经再生和恢复的可能性[308-310]。MRI 可用于排除尺管内的软组织肿块、异常肌肉或血管。超声检查也可用于诊断和排除尺管综合征，对产生压迫的腱鞘囊肿的引流也有指导作用[311, 312]。动脉造影也可以排除尺动脉的病理情况。

【治疗方法】 当尺管综合征的原因为重复性创伤或压迫时，改变腕活动姿势是一种有效的措施[307]。对腱鞘囊肿引起的尺管综合征，可采用腱鞘囊肿引流法[312]。对轻度或结构畸形没有被确认的患者，可采用保守治疗。最初的保守治疗包括腕部保护性夹板固定、休息、理疗和抗炎药物应用等。理疗可能是最有效的方法，抗炎药物仅能减轻症状。可的松注射局部封闭治疗也可以使用，也少有证据证明它对尺管综合征具有积极的治疗作用。如果保守治疗失败，应进行尺神经和动脉探查，排除任何占位性病变，并对尺管进行减压。

手术主要是松解 Guyon 管处的尺神经及其必要时的深支。方法是：在钩状骨和豌豆骨之间，鱼际纹尺侧 1 cm，作一个平行于鱼际纹的 3~4 cm 的切口，近端“Z”字延伸到远端腕横纹。从近端切开掌短肌，沿着切口进一步向远端解剖（图 14-36 和图 14-37）。部分患者可能存在较粗的尺侧掌皮支，

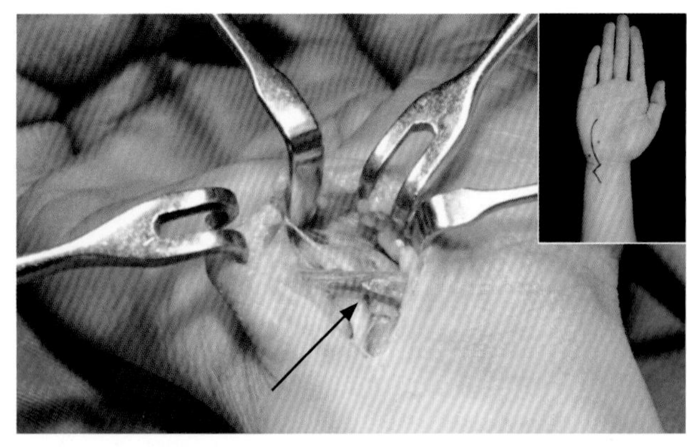

图 14-36　尺管综合征手术松解 Guyon 管的标准术式。术中从近端暴露掌短肌，松解Ⅰ区前臂筋膜后，在远端牵开暴露并松解尺神经（箭头所示）的深支（Ⅱ区）和浅支（Ⅲ区）。右上角插入图为尺管综合征的标准手术切口示意图。

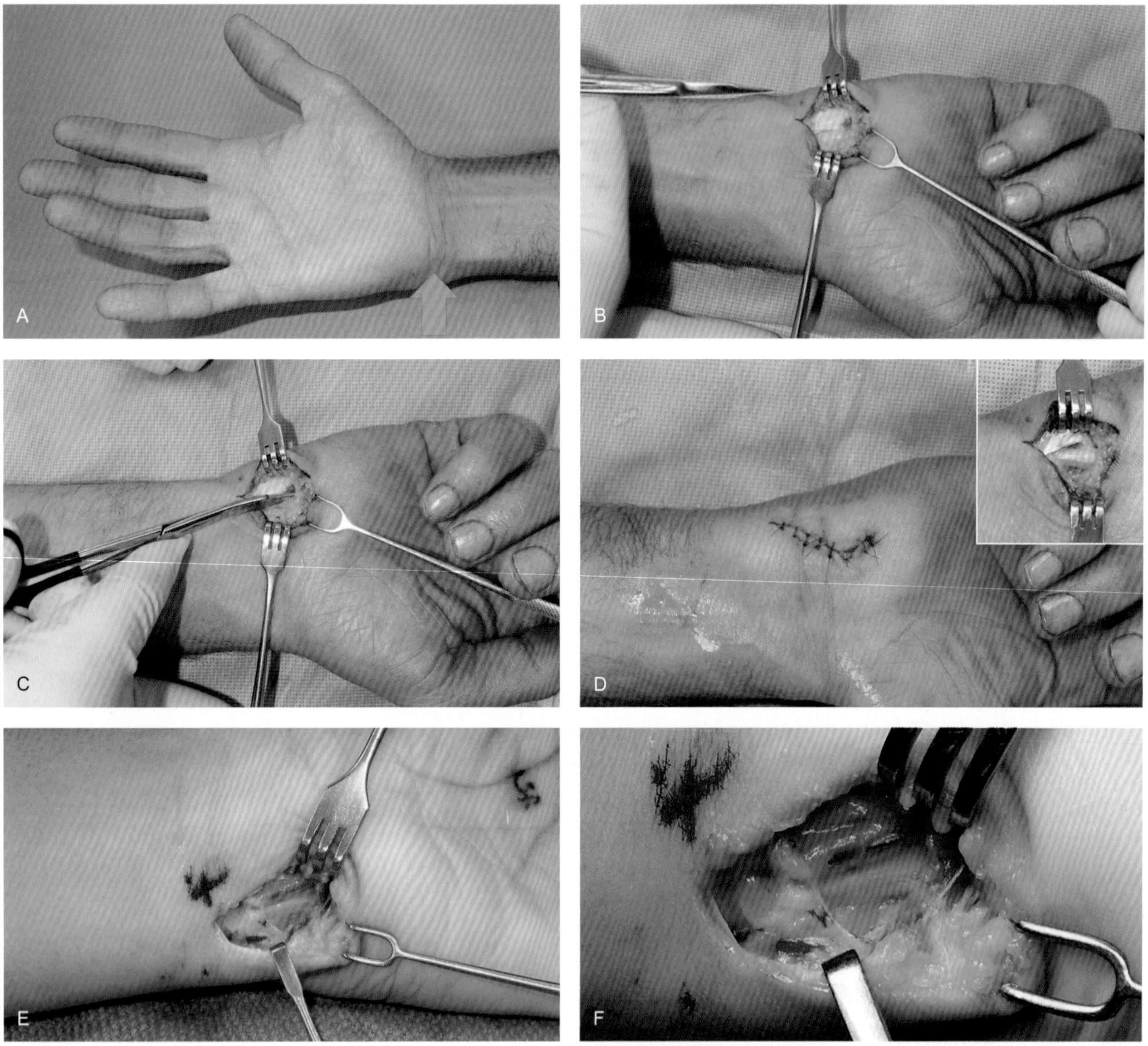

图 14-37　两患者尺管松解术（手术由汤锦波医师完成）。A. 47 岁男性患者 1 个月前劳动时腕尺侧受猛烈撞击（箭头所示），一个月来环指、小指麻木，感觉减退，有轻微的爪形手畸形，手指内收力量弱；B. 已将豌豆骨和尺侧腕屈肌腱内侧的尺管浅面打开，可见尺神经；C. 将豌豆骨内侧和远侧 2~3 mm 尺管远段浅面打开，这样尺神经被完全减压，尺管浅面切开的总长为 2 cm；D. 手术切口的位置和长度。插入图所示，尺管浅面切开 2 cm 后，确认尺神经没有压迫、周围宽松，表示完全松解，松解范围不需要再向远侧，因那里的尺神经开始分叉，容易损伤；E. 另一例患者，仅有尺侧两手指感觉减退、桡侧腕屈肌止点处疼痛 2 个月，没有运动症状，图为切开和清除Ⅰ区的一些纤维性压迫后所见，确认尺神经分叉处没有压迫。手术后感觉恢复；F. 手术放大图，见尺动脉、尺神经远端分叉处。

常位于切口的近 2/3 和远 1/3 连接处，保护这一分支以防术后出现感觉异常。深部松解腕近端较厚的前臂筋膜，以使Ⅰ区处的尺神经减压。远端松解并向内侧牵开神经血管束，明确钩骨钩的位置来确定小鱼际肌的腱性边界和方向。在腱性边缘的深部，深运动支围绕钩骨桡侧弯曲。小鱼际肌群的腱性边缘从接近钩骨钩部开始被松解，直到尺管的最远端（钩骨钩周围到小指屈肌腱的边缘）。注意在此松解前是看不到尺神经深支的，分开 2~3 mm 后可容易地暴露尺神经深支。观察尺神经深支 5 mm 左右，松解之，不宜过分深，以免损伤分支。在这个过程中，应当仔细检查尺动、静脉以排除任何血管异常。

【预后】 据报道，手术效果较好，但几乎没有长期的随访结果和比较研究。当确认病因并且及时处理后，或者切除占位性病变的结果是好的 [308, 313]。Nakamichi 和 Tachibana 报道了单独的腱鞘囊肿引流法对腱鞘囊肿引起的尺管综合征患者的症状缓解效果显著 [312]。Knutsen 和 Calfee 也报道当释放尺管内运动支的外在压力后，尺管松解的效果较好，并且在切除尺管Ⅱ区的腱鞘囊肿后，6 个月内缺失的运动功能也会恢复 [314]。

【并发症和翻修手术】 感染和伤口愈合问题少见，瘢痕形成问题类似于腕管松解。通过精细解剖后神经损伤也少见。患者在减压术后，如果内在肌功能障碍持续存在和感觉异常，需要评估排除近端压迫、占位性损伤或血管畸形（影像检查）、松解不彻底等。如果没有其他病因，需要考虑重新探查。据笔者的经验，最常见的不完全松解点是位于尺神经深运动支穿入小鱼际肌肉的筋膜边缘处。

【尺管综合征和腕管综合征的关联】 尺管综合征与腕管综合征密切相关，甚至可能由腕管综合征引起 [315-317]。因为腕横韧带构成了腕管顶和尺管底，腕管内的压力变化可导致尺管内的压力变化，反之亦然。腕管松解可降低腕管和尺管内的压力，使尺神经病变患者的症状可得到缓解，因此对于腕部有正中神经和尺神经卡压的患者，可仅进行腕管松解术 [316]。Silver 等 [317] 报道的 59 例腕管综合征患者中，34% 的患者伴有手尺侧感觉缺失。在仅进行腕管松解术后，94% 的患者尺神经感觉有了较大改善。笔者认为如果在腕部同时存在正中神经和尺神经症状，松解腕管对两种综合征均有疗效；只有当尺神经病变更加明显时，才应松解尺管。

第三节　桡神经卡压

桡神经由 C_5~T_1 臂丛的后束组成，走行于腋动、静脉的背侧，向后方紧贴肱骨干，于肱三头肌外侧头的下方走行，在上臂发出臂外侧下皮支和前臂后皮支。桡神经于肱骨外上髁近端约 10 cm 处穿入外侧肌间隔 [318]，并在外上髁近端 2~3 cm 处，走行于肱肌和肱桡肌之间，发出分支支配肱桡肌和桡侧腕长伸肌，之后分叉为桡神经深支（运动神经）和桡神经浅支（感觉神经）[319]（图 14-38）。桡神经深支即骨间后神经通过肱桡关节前方，围绕桡骨小头于旋后肌下方向背侧沿着背侧骨间膜向远端走行 [320]，并发出较多骨间后神经的分支。骨间后神经支配了前臂大部分伸肌包括桡侧腕短伸肌、旋后肌、指总伸肌、示指伸肌、小指伸肌、尺侧腕伸肌、拇长伸肌、拇短伸肌和拇长展肌。骨间后神经终末支沿第 4 伸肌间室桡侧，支配腕背关节囊和腕骨间韧带。

桡神经可卡压于从臂丛到骨间后神经和桡神经浅支的任一位置。压迫的原因包括肿块 [321, 322]、炎症 [323, 324] 和特殊解剖结构等。压迫桡神经的最常见肿块是脂肪瘤 [322, 325]。类风湿关节炎导致的炎症也可致桡神经麻痹 [326, 327]。上臂、肘部和前臂特定解剖位置压迫也是桡神经卡压的常见原因 [328]。

一、桡神经肘部卡压

（一）桡管综合征

桡管（radial tunnel）综合征是由于骨间后神经卡压造成的，由于该神经在前臂背侧走行在旋后肌深、浅两头之间（图 14-38B），浅头的近段常常为腱膜状，称为 Frohse 弓，这是该神经卡压的一个常见原因，因此旋后肌浅头是最常见的卡压结构。桡神经经过肱骨外上髁前方进入前臂，并在旋后肌前缘近端 3~4 cm 处分支为桡神经浅支和深支。深支为运动支即骨间后神经，发出分支支配桡侧腕短伸肌后穿过桡管向远端走行。桡管是位于桡骨近端前方始于骨间后神经周围止于旋后肌远侧缘的潜在空间，开始于桡神经分成骨间后侧神经处肱桡关节面水平即支配肱桡肌和桡侧腕长伸肌的桡神经分支的远端，

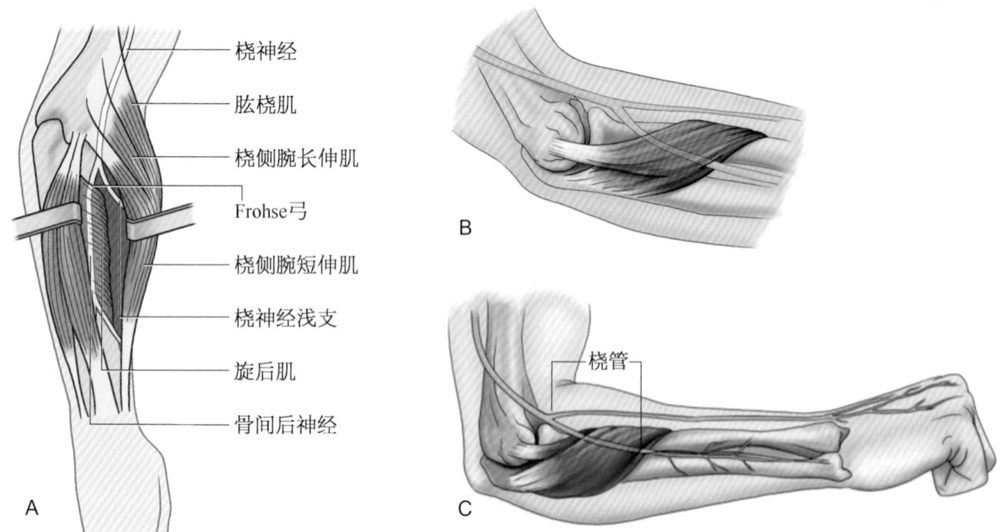

图 14-38 桡神经的解剖结构。A. 桡神经在前臂近端分支为深支和浅支处；B. 桡神经深支（即骨间后神经）和旋后肌的关系；C. 桡管的位置（图 B 和图 C 由 Julia Ruston 绘制提供，经允许使用）。

向远端延伸约 5 cm 至旋后肌的近端边缘，最后进入旋后肌内到其远侧缘为止。这是最近提出的关于桡管结构的统一定义（图 14-38C）[324]。桡管浅面为肱桡肌，桡侧腕长、短伸肌；底部为肱桡关节囊，并延伸为旋后肌深头。桡管为桡神经常见的卡压区域，其潜在的卡压结构包括：旋后肌浅头近侧腱性边缘即 Frohse 弓[320]、桡侧腕短伸肌内侧腱性边缘、跨过神经的桡返血管（称为 leash of Henry）、肱肌和肱桡肌之间的联合纤维。

该综合征发生率少，工作 30 年的医生可能仅能见到 20~30 例，即一个医生 1 年或几年才见到 1 例。

【诊断依据】 对于桡管综合征的诊断还存在大量的不确定性和争论，但主要依靠临床表现作出诊断[329]，无论是先进的影像学还是电生理检查均不能为其诊断提供证据。患者常主诉前臂近端外侧和手部酸痛，手部和肘部的重复运动可使症状加重，但并没有桡神经支配区的感觉丢失和运动麻痹。有时有抓握不稳现象。沿前臂桡侧近端旋后肌表面轻轻叩击，在肱骨外上髁以远 4~6 cm 处产生疼痛感压痛是桡管综合征诊断的首要依据。当肩部内收且屈肘 90° 或伴随中指伸直时，抗阻力前臂旋后的诱发试验也会使前臂产生疼痛（图 14-39A）。抗阻力背伸中指也可诱发前臂疼痛[327, 330]（图 14-39B）。

注意区分桡管综合征和其他引起此区域疼痛的疾病（如肱骨外上髁炎、较低的神经根型颈椎病）[329]。该病的特点是有前臂（有时手背侧）疼痛但没有肌力改变。肱骨外上髁炎（及网球肘）的疼痛和压痛位置更近侧，更接近肘关节，在肘关节以远 2 mm 处。颈椎病有肌力减弱。局部神经阻滞在区分该病症和此区域内其他非神经性疼痛疾病方面较有效。

【治疗方法】 非手术治疗包括休息、抗炎、避免肘关节伸直、改变前臂旋前和腕背伸活动[331]。应该保守治疗至少 3 个月以上，多数患者不需要手术症状就消失。当症状持续 3 个月以上时，建议手术治疗[332]。最常用切口是：于前臂近端背桡侧、桡侧腕短伸肌和指总伸肌间隙表面作一个侧斜切口（Thompson 方法），该方法最直接，切口后在两肌肉间隙分开牵拉肌肉，就暴露神经，因此最常用。其他入路还有 Henry 入路，是经肱二头肌和肱桡肌之间的入路。另外还有肱桡肌和桡侧腕长伸肌之间的入路（图 14-40A），方法是从肱骨外上髁远端约 2 cm 开始向远侧前臂背外侧延伸，切口一般 4~6 cm。切开皮肤和筋膜，注意保护前臂后皮支神经。确定桡侧腕长伸肌和肱桡肌间隙后，使用手指将其分离，深部牵开后可见桡侧腕短伸肌的纤维边缘和桡返血管，识别从掌侧到背侧桡神经的 3 个分支：桡神经感觉支、桡侧腕短伸肌运动支和骨间后神经近端（远端于旋后肌浅头下方斜行）（图 14-40B）。结扎跨神经的桡返血管，松解桡侧腕短伸肌的腱性内侧边后，可见旋后肌浅头。松解旋后肌浅头的筋膜缘即 Frohse 弓（图 14-40C）。将旋后肌浅头腱膜的近、远端边缘完全松解后可见骨间后神经和旋后肌运动支（图 14-40D）。术中注意保护神经两边的静脉。图 14-41 显示另一例松解桡管的病例。

当桡管综合征和肱骨外上髁炎的症状和特征相

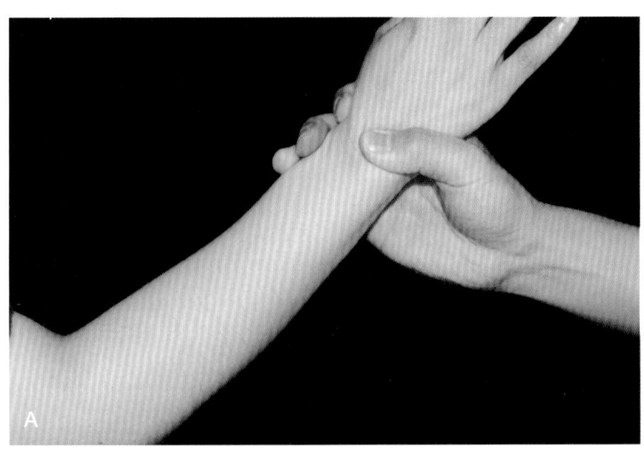

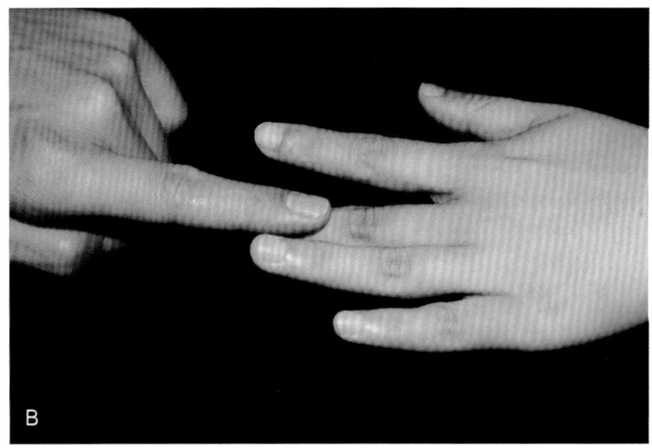

图 14-39　桡管综合征的检查。A. 抗阻力前臂旋后试验；B. 抗阻力背伸中指试验。

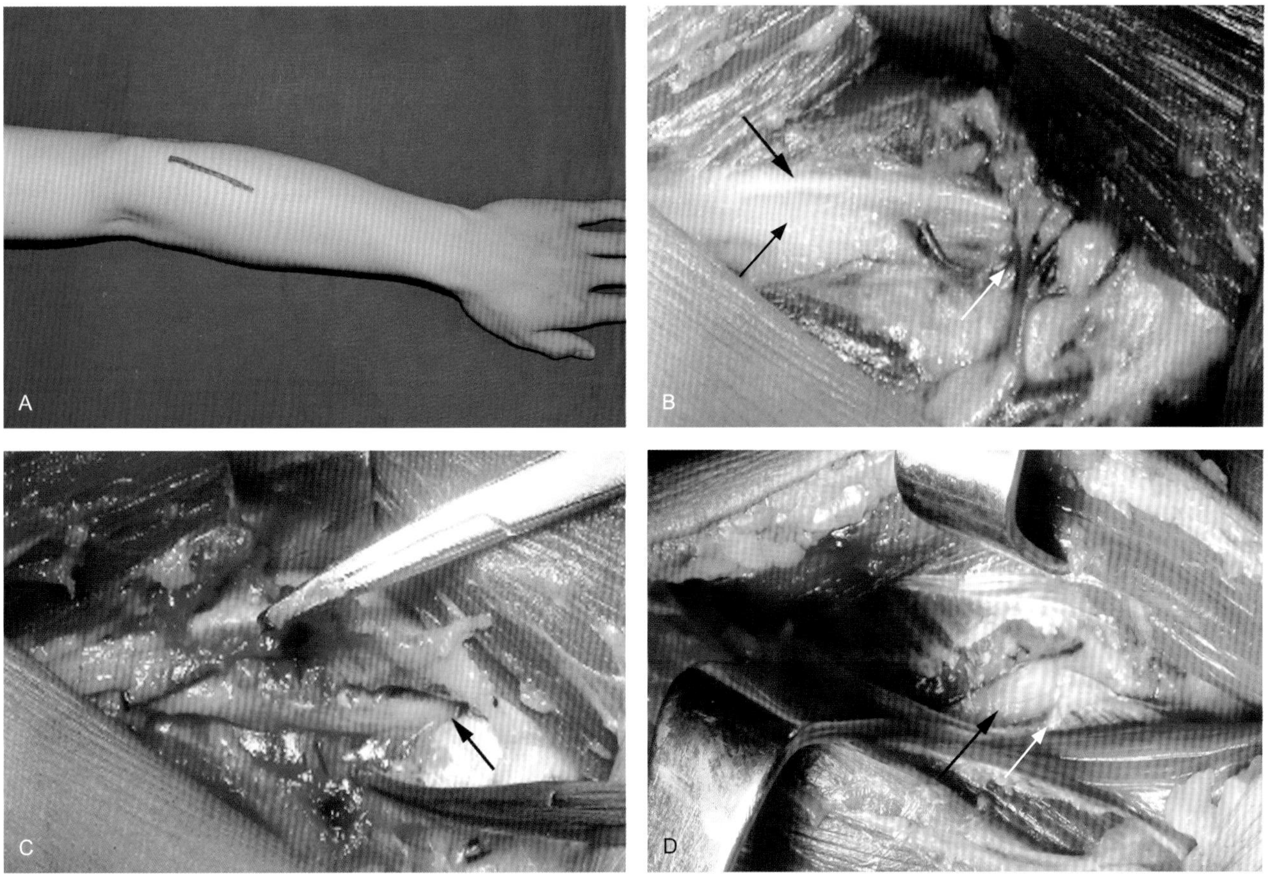

图 14-40　桡管综合征的桡管松解术。A. 切口设计；B. 切口深部可见桡返血管（白色箭头所示）、桡神经浅支分叉处（上方的黑色箭头所示）和深支（下方的黑色箭头所示）的近端；C. 结扎跨骨间后神经的桡返血管，松解桡侧腕短伸肌的腱性内侧边和旋后肌浅头近端（黑色箭头所示）；D. 松解旋后肌浅头远端的筋膜缘（白色箭头所示）后完全暴露骨间后神经（黑色箭头所示）。

重叠时，可行外上髁松解术。如果术前病史（肘上桡神经表面酸痛）和体格检查提示桡管近端桡神经卡压，需行桡神经更近端松解。使用手指直接向近端桡骨头方向松解。在桡管最近端区域，松解肱桡肌和肱肌的联合纤维。必要时在上臂远端肱桡肌和肱肌间作切口进行松解。如果存在副肱骨外上髁，则需要在骨间后神经切口内桡侧腕短伸肌的下方切断其近端肌腱，保持肌肉的完整。对于任一骨间后神经支配的肌肉出现显著运动无力或麻痹，术中发现（假性）神经瘤或异常神经时，可考虑行神经松解术。

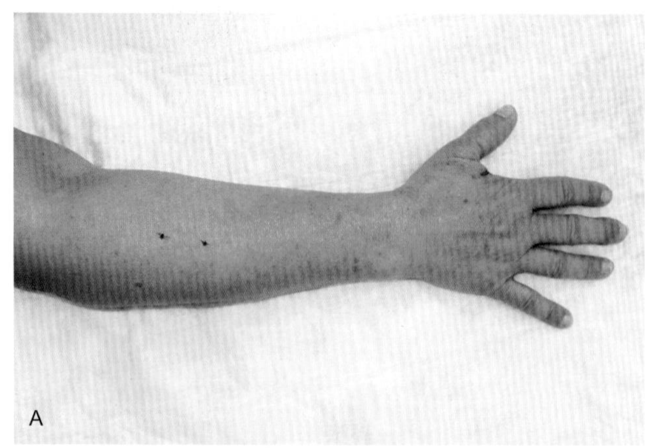

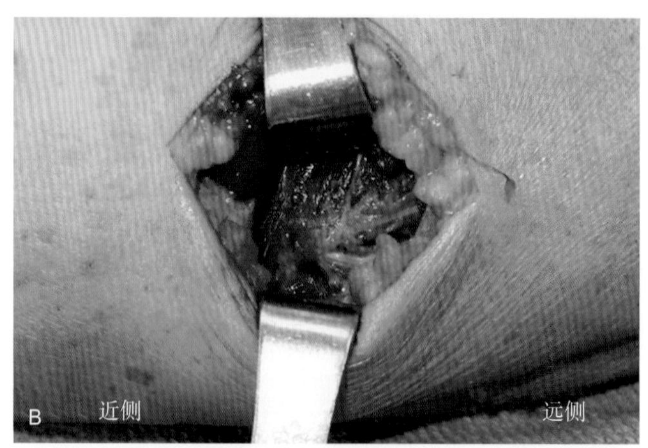

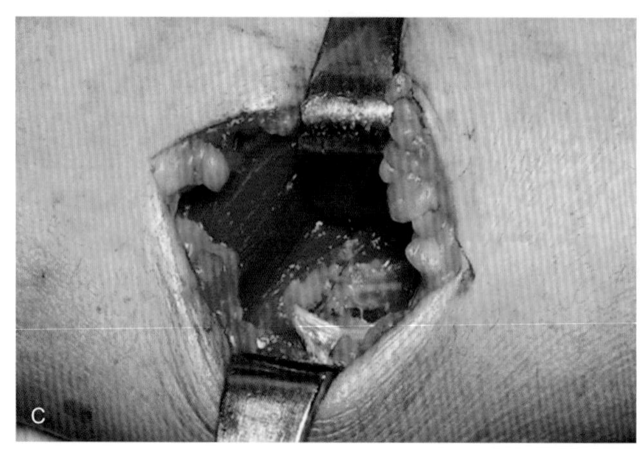

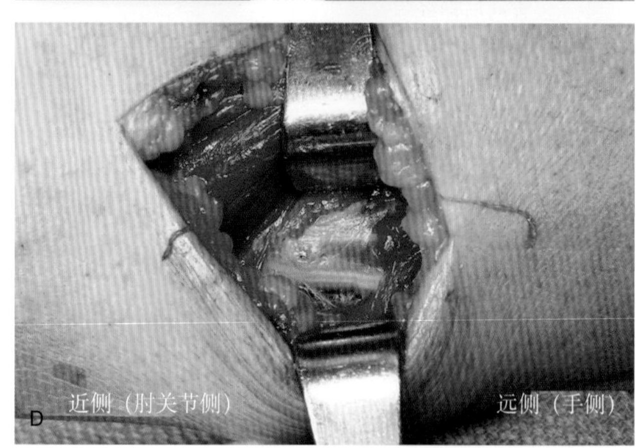

图 14-41　桡管松解术一例。A. 患者有前臂外侧疼痛，拇指、示指握物不稳，容易掉物，保守治疗超过 3 个月症状未改善，进行手术治疗，手术切口在两点之间，在压痛区浅面；B. 这是 Thompson 入路，切口后拉开肌肉，仅见到骨间后神经穿越肌肉处有紧张，稍卡压，进行了松解；C. 可以见到 Henry 血管束，血管没有结扎，Froshe 弓处也松解了；D. 向远侧探查，未发现其他卡压。手术后患者症状消失（汤锦波医师手术病例）。

术后松软包扎，鼓励早期活动，防止神经与周围组织粘连。术后 2 周，开始肘关节屈伸和腕关节活动，开始进行温柔的手指、腕和前臂抗阻力锻炼。

【预后】 由于发生率低，基本上没有大宗病例治疗效果的报道[333]。手术效果较难评价，经常仅部分缓解，但大多数患者认为手术起作用，可改善症状或症状完全消失。De Smet 等的研究显示同时进行外上髁和桡管松解，患者的满意率更高[334]。Lee 等报道，当伴随肱骨外上髁炎时，手术成功率较低[335]。Lotem 等报道的 73 例桡管综合征患者中，除 6 例外均结果好，优良率为 92%[336]。

【并发症】 有关桡管综合征术后并发症的报道较少。Lawrence 等报道在 30 例桡管综合征患者中，发现短暂性骨间后神经麻痹 1 例，轻度慢性区域性疼痛综合征 3 例，桡神经浅支分布区域的感觉过敏 2 例[337]。

（二）骨间后神经综合征

骨间后神经综合征又称为旋后肌综合征，也是桡管内的骨间后神经卡压，但与桡管综合征不同，其仅有运动功能的缺失而没有疼痛症状。骨间后神经卡压可能是由桡管内的纤维带、良性肿瘤（常见的有脂肪瘤和腱鞘囊肿）、类风湿性关节炎的滑膜炎造成的，沙漏或滴漏（hourglass）样的神经压迫带也可引起这一神经受压，然而很多病例并没有明确的原因。

该综合征和桡管综合征的可能卡压结构、非手术治疗方法、手术治疗入路、手术松解的结构一样，仅仅临床表现不一样，有肌力下降，2020 年汤锦波提出这应该被称为桡管综合征重型，而现描述的桡管综合征则为桡管综合征轻型。汤锦波认为这两个病名应该合而为一[324]。

【诊断依据】 骨间后神经综合征常伴随手指背伸无力，但并无感觉障碍。由于桡侧腕伸肌是由受卡压部位以近的神经发出分支支配，桡侧腕伸肌肌力正常，患者在背伸腕关节时桡偏，不能在尺偏和中立位背伸腕关节。骨间后神经损伤患者不能背伸

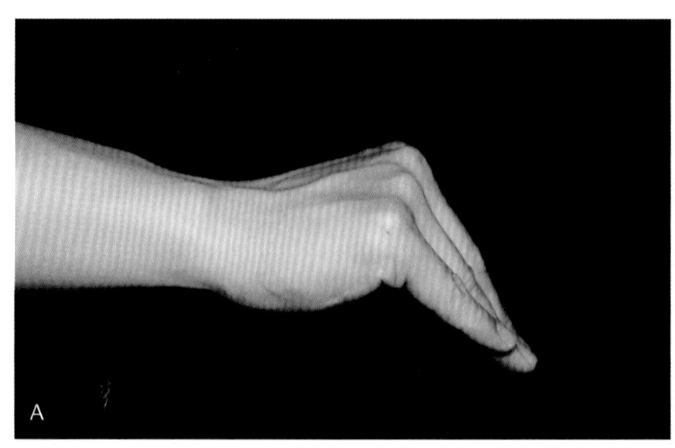

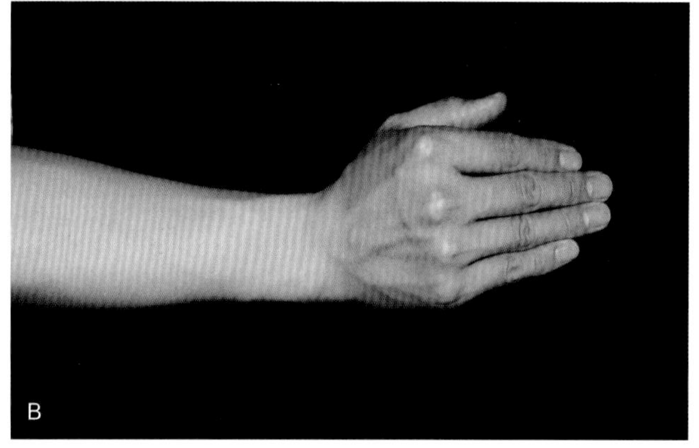

图 14-42　骨间后神经综合征患者的腕和手部运动特征。A. 不能背伸掌指关节，可伸指间关节；B. 腕关节桡偏时伸腕，拇指指间关节可伸至中立位，但不能过伸拇指。

掌指关节，但由于尺神经支配的手内在肌的功能，患者可伸指间关节；拇指指间关节可伸到至少中立位，但不能过伸拇指（图 14-42）。桡神经的麻痹无力可能与反复的旋前和旋后有关[338]。睡眠压迫前臂导致的骨间后神经麻痹[339]，以及其他暂时的压迫性麻痹，无需处理，可自行缓解。临床检查是诊断骨间后神经综合征的关键。

超声检查或 MRI 可以发现软组织肿块是压迫原因，更能发现滴漏样的神经压迫，超声检查作用尤其显著，可发现指间狭窄，并近段肿胀。电生理检查可以反映神经卡压的严重程度，超声辅助电生理检查可准确定位神经损伤或卡压的部位[340]。其他近端的可能病因也应该被排除，包括颈椎病、臂丛损伤，以及肱骨平面的桡神经损伤、肌腱断裂等。

【治疗方法】 保守疗法与桡管综合征的治疗相似，但如果确认有占位性病变压迫或滴漏样的神经压迫，应当进行手术治疗，不需要等待[341]。由于骨间后神经综合征和桡管综合征是同一条神经卡压，所以手术入路相似[342]。当暴露部位仅限于骨间后神经近段时，笔者使用前侧入路（Henry 入路）。当需要更多远端暴露时，笔者从后侧入路（Thompson）探查桡管，解除压迫原因，并进行减压。对于滴漏样的神经压迫，有时需要切断神经再缝合，对于严重病例甚至作神经移植。

【预后】 Hashizume 等在病程 2~18 个月时（平均 5.6 个月）对 25 名患者进行手术，发现 24 名患者的骨间后神经麻痹被治愈[343]。Vrieling 等[344]对 8 名患者进行神经减压，有 5 名患者的结果为优良。骨间后神经损伤的患者术后疗效较好，尤其是与肿块相关的病例。

二、桡神经浅支前臂卡压——Wartenberg 综合征

Wartenberg 综合征是桡神经浅支卡压疾患。1932 年，Wartenberg[345] 报道了 5 例成年患者桡神经浅支有单独病变的病例。桡神经浅支远端通过肱桡肌的下方，在前臂远端 1/3 进入皮下支配手背桡侧的感觉。桡神经浅支在前臂路径上的任何一点都可能被卡压，尤其当它从深层到皮下组织走行的过程中可能性最大。重复的前臂旋前或旋后，使得在前臂远端 1/3（大约桡骨茎突近端 8 cm）肱桡肌和桡侧腕长伸肌腱之间穿出的神经可能易受压迫（图 14-43）。创伤性或医源性损伤可能会引起这种综合征。创伤是导致桡神经浅支压迫的一个重要原因。它可能由于神经的直接受压（如手铐，故又称为手铐神经综合征）或神经的牵拉损伤（如前臂骨折的闭合复位）而产生。

【诊断依据】 Wartenberg 综合征的患者有从前臂背桡侧放射到拇、示指的疼痛和感觉障碍（桡神经感觉支配区的麻木）（图 14-44）。症状可由于解剖结构的不同而产生变化。患者桡神经浅支的表面 Tinel 征常为阳性，但进行 Finkelstein 测试时可能呈假阳性。桡骨茎突狭窄性腱鞘炎可能与神经敏感同时发生。在一些病例感觉传导也可能变慢。当诊断不明确时笔者喜欢行诊断性神经阻滞来区分桡神经感觉支和外侧皮神经病变。方法是在前臂近端头静脉旁局部麻醉，阻滞前臂外侧皮神经，而桡神经浅支较深，不受影响。

【治疗方法】 Wartenberg 综合征常能自愈，因此治疗应当首选非手术疗法（与治疗骨间后神经综合征相似）[346]，但对于某些病例，手术解压可能是必要的。应明确并去除卡压的任何原因[347]。笔者

仅发现一例由于腱鞘囊肿和纤维带压迫而引起症状长期持续存在的患者，通过手术切除腱鞘囊肿并松解神经周围纤维带，患者得以治愈。对创伤性或医源性原因引起的病例可以采用神经松解术。方法是：于前臂肱桡肌腱和桡侧腕长伸肌腱的间隙表面作切口，暴露自间隙穿出的桡神经浅支，将肱桡肌腱的腱－肌移行处牵开，暴露其下方肌肉表面的腱性结构，阶梯状切开，松解延长或切除。需完全松解整段神经的走行处。

【预后】 Lanzetta 和 Foucher 对 52 例患者进行保守治疗，得到了 71% 的优良率，对失败的病例进行手术减压，得到 74% 的成功率 [348]。Zöch 和 Aigner 对 9 位患者进行手术松解后，患者症状完全消失 [349]。Balakrishnan 等报道，切除引起症状的神经内脂肪瘤后，患者病症完全消失 [350]。

三、桡神经上臂卡压

桡神经受上臂解剖结构压迫十分少见，常为上臂远端肱三头肌外侧头形成的纤维弓（外侧肌间隔），但常可自动恢复 [321, 336, 351]。临床表现为上臂远端外侧的疼痛，在劳动尤其是反复伸屈肘关节时发生，在体力劳动者多见。有时有桡神经支配区的感觉丢失，拇指示指伸的力量减弱，肱桡肌、桡侧腕长伸肌、肱三头肌和骨间后神经支配的肌肉麻痹。

手术切口在肱骨上髁以近 5~10 cm，在肱桡肌和肱肌之间进入，到达肱三头肌，在肌间平面探查桡神经，近端解剖外侧肌间隔，肌间隔长约 3 cm，切开外侧肌间隔或附在其上压迫桡神经的组织，注意保护附近的皮神经分支。如果有过桡骨骨折，就需要解剖到骨面或骨膜附近。注意保护神经周围的大血管，以免损伤。还要注意保护外侧肌间隔的近端，因桡神经的后皮支在此区域。

另外，腋神经在四边孔受压（引起上臂外侧和背侧麻木疼痛、三角肌后部分肌力减弱），桡神经在三边孔受压（表现为桡神经支配的远端肌肉肌力下降和肱三头肌肌力下降）的处理方法相似，当局部封闭和理疗等保守治疗 3 个月无效时，可考虑手术探查松解。关于肩胛上神经受压（引起上臂外旋力量减弱、上举困难），这里不叙述，可以参见肩关节方面的专著。

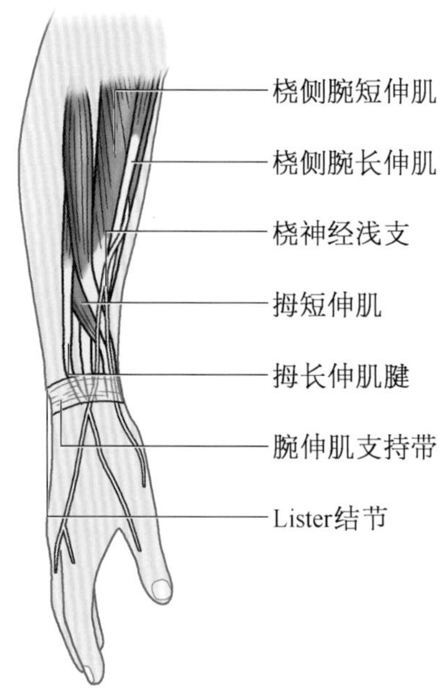

图 14-43　桡神经浅支的常见走行。

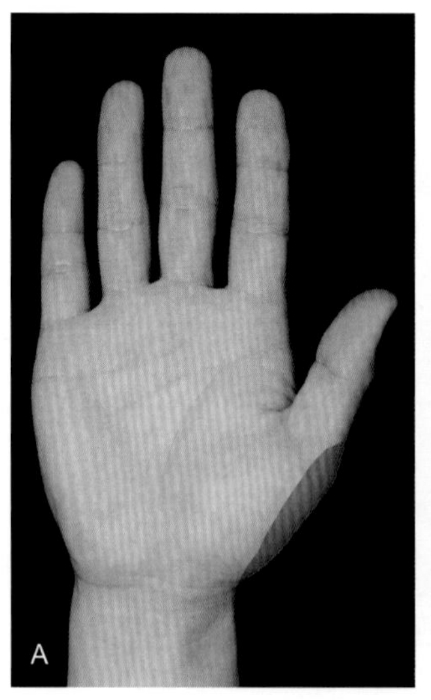

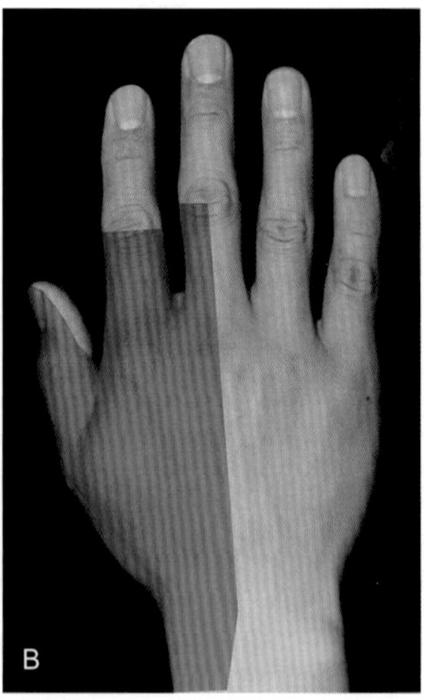

图 14-44　桡神经浅支的手部感觉区分布。A. 红色区域为手掌侧桡神经浅支感觉分布区；B. 红色区域为手背侧桡神经浅支感觉分布区。

参考文献

[1] Bland JD, Rudolfer SM. Clinical surveillance of carpal tunnel syndrome in two areas of the United Kingdom, 1991-2001. J Neurol Neurosurg Psychiatry, 2003, 74: 1674-1679.

[2] Amadio PC. The first carpal tunnel release? J Hand Surg Br, 1995, 20: 40-41.

[3] Phalen GS. The carpal-tunnel syndrome. Seventeen years' experience in diagnosis and treatment of six hundred fifty-four hands. J Bone Joint Surg Am, 1966, 48: 211-228.

[4] Cobb TK, Dalley BK, Posteraro RH, et al. Anatomy of the flexor retinaculum. J Hand Surg Am, 1993, 18: 91-99.

[5] Lanz U. Anatomical variations of the median nerve in the carpal tunnel. J Hand Surg Am, 1977, 2: 44-53.

[6] Amadio PC. Bifid median nerve with a double compartment within the transverse carpal canal. J Hand Surg Am, 1987, 12: 366-368.

[7] Taleisnik J. The palmar cutaneous branch of the median nerve and the approach to the carpal tunnel: an anatomical study. J Bone Joint Surg Am, 1973, 55: 1212-1217.

[8] DaSilva MF, Moore DC, Weiss AP, et al. Anatomy of the palmar cutaneous branch of the median nerve: clinical significance. J Hand Surg Am, 1996, 21: 639-643.

[9] Watchmaker GP, Weber D, Mackinnon SE. Avoidance of transection of the palmar cutaneous branch of the median nerve in carpal tunnel release. J Hand Surg Am, 1996, 21: 644-650.

[10] Dowdy PA, Richards RS, McFarlane RM. The palmar cutaneous branch of the median nerve and the palmaris longus tendon: a cadaveric study. J Hand Surg Am, 1994, 19: 199-202.

[11] Refaeian M, King JC, Dumitru D, et al. Carpal tunnel syndrome and the Riche-Cannieu anastomosis: electrophysiologic findings. Electromyogr Clin Neurophysiol, 2001, 41: 377-382.

[12] Kimura I, Ayyar DR, Lippmann SM. Electrophysiological verification of the ulnar to median nerve communications in the hand and forearm. Tohoku J Exp Med, 1983, 141: 269-274.

[13] Stancić MF, Mićović V, Potocnjak M. The anatomy of the Berrettini branch: implications for carpal tunnel release. J Neurosurg, 1999, 91: 1027-1030.

[14] Siegel DB, Kuzma G, Eakins D. Anatomic investigation of the role of the lumbrical muscles in carpal tunnel syndrome. J Hand Surg Am, 1995, 20: 860-863.

[15] Cobb TK, An KN, Cooney WP, et al. Lumbrical muscle incursion into the carpal tunnel during finger flexion. J Hand Surg Br, 1994, 19: 434-438.

[16] Cartwright MS, Walker FO, Newman JC, et al. Muscle intrusion as a potential cause of carpal tunnel syndrome. Muscle Nerve, 2014, 50: 517-522.

[17] Ettema AM, Amadio PC, Zhao C, et al. Changes in the functional structure of the tenosynovium in idiopathic carpal tunnel syndrome: a scanning electron microscope study. Plast Reconstr Surg, 2006, 118: 1413-1422.

[18] Roquelaure Y, Ha C, Pelier-Cady MC, et al. Work increases the incidence of carpal tunnel syndrome in the general population. Muscle Nerve, 2008, 37: 477-482.

[19] Geoghegan JM, Clark DI, Bainbridge LC, et al. Risk factors in carpal tunnel syndrome. J Hand Surg Br, 2004, 29: 315-320.

[20] Becker J, Nora DB, Gomes I, et al. An evaluation of gender, obesity, age and diabetes mellitus as risk factors for carpal tunnel syndrome. Clin Neurophysiol, 2002, 113: 1429-1434.

[21] English JH, Gwynne-Jones DP. Incidence of Carpal Tunnel Syndrome Requiring Surgical Decompression: A 10.5-Year Review of 2, 309 Patients. J Hand Surg Am, 2015, 40: 2427-2434.

[22] Nathan PA, Istvan JA, Meadows KD. A longitudinal study of predictors of research-defined carpal tunnel syndrome in industrial workers: findings at 17 years. J Hand Surg Br, 2005, 30: 593-598.

[23] Sassi SA, Giddins G. Gender differences in carpal tunnel relative cross-sectional area: a possible causative factor in idiopathic carpal tunnel syndrome. J Hand Surg Eur, 2016, 41: 638-642.

[24] Lee SH, Gong HS, Kim DH, et al. Evaluation of vitamin D levels in women with carpal tunnel syndrome. J Hand Surg Eur, 2016, 41: 643-647.

[25] Latko WA, Armstrong TJ, Franzblau A, et al. Cross-sectional study of the relationship between repetitive work and the prevalence of upper limb musculoskeletal disorders. Am J Ind Med, 1999, 36: 248-259.

[26] Rempel DM, Keir PJ, Bach JM. Effect of wrist posture on carpal tunnel pressure while typing. J Orthop Res, 2008, 26: 1269-1273.

[27] Andersen JH, Thomsen JF, Overgaard E, et al. Computer use and carpal tunnel syndrome: a 1-year follow-up study. JAMA, 2003, 289: 2963-2969.

[28] 茅天，谢仁国，王古衡，等．腕管综合征相关因素的分析．中华手外科杂志，2016, 32: 37-39.

[29] Lange J. Carpal tunnel syndrome diagnosed using ultrasound as a first-line exam by the surgeon. J Hand Surg Eur, 2013, 38: 627-632.

[30] Jarvik JG, Kliot M, Maravilla KR. MR nerve imaging of the wrist and hand. Hand Clin, 2000, 16: 13-24.

[31] Szabo RM, Gelberman RH, Dimick MP. Sensibility testing in patients with carpal tunnel syndrome. J Bone Joint Surg Am, 1984, 66: 60-64.

[32] Strauch B, Keyes-Ford M. Repair of the cleft earlobe with an advancement flap and two unilateral Z-plasties. Plast Reconstr Surg, 1997, 99: 924-926.

[33] Kuschner SH, Ebramzadeh E, Johnson D, et al. Tinel's sign and Phalen's test in carpal tunnel syndrome. Orthopedics, 1992, 15: 1297-1302.

[34] Gellman H, Gelberman RH, Tan AM, et al. Carpal tunnel syndrome. An evaluation of the provocative diagnostic tests. J Bone Joint Surg Am, 1986, 68: 735-737.

[35] Popinchalk SP, Schaffer AA. Physical examination of upper extremity compressive neuropathies. Orthop Clin North Am, 2012, 43: 417-430.

[36] Durkan JA. A new diagnostic test for carpal tunnel syndrome. J Bone Joint Surg Am, 1991, 73: 535-538.

[37] Ghavanini MR, Haghighat M. Carpal tunnel syndrome: reappraisal of five clinical tests. Electromyogr Clin Neurophysiol, 1998, 38: 437-441.

[38] Williams TM, Mackinnon SE, Novak CB, et al. Verification of the pressure provocative test in carpal tunnel syndrome. Ann Plast Surg, 1992, 29: 8-11.

[39] Cheng CJ, Mackinnon-Patterson B, Beck JL, et al. Scratch collapse test for evaluation of carpal and cubital tunnel syndrome. J Hand Surg Am, 2008, 33: 1518-1524.

[40] Bickel KD. Carpal tunnel syndrome. J Hand Surg Am, 2010, 35: 147-152.

[41] Kanatani T, Nagura I, Kurosaka M, et al. Electrophysiological assessment of carpal tunnel syndrome in elderly patients: one-year follow-up study. J Hand Surg Am, 2014, 39: 2188-2191.

[42] Jablecki CK, Andary MT, So YT, et al. Literature review of the usefulness of nerve conduction studies and electromyography for the evaluation of patients with carpal tunnel syndrome. AAEM Quality Assurance Committee. Muscle Nerve, 1993, 16: 1392-1414.

[43] Graham B, Regehr G, Naglie G, et al. Development and validation of diagnostic criteria for carpal tunnel syndrome. J Hand Surg Am, 2006, 31: 919-924.
[44] Witt JC, Hentz JG, Stevens JC. Carpal tunnel syndrome with normal nerve conduction studies. Muscle Nerve, 2004, 29: 515-522.
[45] Makanji HS, Zhao M, Mudgal CS, et al. Correspondence between clinical presentation and electrophysiological testing for potential carpal tunnel syndrome. J Hand Surg Eur, 2013, 38: 489-495.
[46] Fowler JR, Munsch M, Huang Y, et al. Pre-operative electrodiagnostic testing predicts time to resolution of symptoms after carpal tunnel release. J Hand Surg Eur, 2016, 41: 137-142.
[47] Fowler JR, Cipolli W, Hanson T. A comparison of three diagnostic tests for carpal tunnel syndrome using latent class analysis. J Bone Joint Surg Am, 2015, 97: 1958-1961.
[48] Fowler JR, Munsch M, Tosti R. Comparison of ultrasound and electrodiagnostic testing for diagnosis of carpal tunnel syndrome: study using a validated clinical tool as the reference standard. J Bone Joint Surg Am, 2014, 96: e148.
[49] Rozmaryn LM, Dovelle S, Rothman ER, et al. Nerve and tendon gliding exercises and the conservative management of carpal tunnel syndrome. J Hand Ther, 1998, 11: 171-179.
[50] Buchan S, Amirfeyz R. Cochrane corner: ergonomic positioning or equipment for treating carpal tunnel syndrome. J Hand Surg Eur, 2013, 38: 580-581.
[51] Stark H, Amirfeyz R. Cochrane corner: local corticosteroid injection for carpal tunnel syndrome. J Hand Surg Eur, 2013, 38: 911-914.
[52] Batdorf NJ, Cantwell SR, Moran SL. Idiopathic carpal tunnel syndrome in children and adolescents. J Hand Surg Am, 2015, 40: 773-777.
[53] Weiss ND, Gordon L, Bloom T, et al. Position of the wrist associated with the lowest carpal-tunnel pressure: implications for splint design. J Bone Joint Surg Am, 1995, 77: 1695-1699.
[54] Manente G, Torrieri F, Di Blasio F, et al. An innovative hand brace for carpal tunnel syndrome: a randomized controlled trial. Muscle Nerve, 2001, 24: 1020-1025.
[55] Walker WC, Metzler M, Cifu DX, et al. Neutral wrist splinting in carpal tunnel syndrome: a comparison of night-only versus full-time wear instructions. Arch Phys Med Rehabil, 2000, 81: 424-429.
[56] Mackinnon SE, Hudson AR, Gentili F, et al. Peripheral nerve injection injury with steroid agents. Plast Reconstr Surg, 1982, 69: 482-490.
[57] Berger M, Vermeulen M, Koelman JH, et al. The long-term follow-up of treatment with corticosteroid injections in patients with carpal tunnel syndrome: when are multiple injections indicated? J Hand Surg Eur, 2013, 38: 634-639.
[58] Blazar PE, Floyd WE 4th, Han CH, et al. Prognostic indicators for recurrent rymptoms after a single corticosteroid injection for carpal tunnel syndrome. J Bone Joint Surg Am, 2015, 97: 1563-1570.
[59] Andreu JL, Ly-Pen D, Millán I, et al. Local injection versus surgery in carpal tunnel syndrome: neurophysiologic outcomes of a randomized clinical trial. Clin Neurophysiol, 2014, 125: 1479-1484.
[60] Bland JD, Ashworth NL. Does prior local corticosteroid injection prejudice the outcome of subsequent carpal tunnel decompression? J Hand Surg Eur, 2016, 41: 130-136.
[61] Akarsu S, Karadaş Ö, Tok F, et al. Single versus repetitive injection of lignocaine in the management of carpal tunnel syndrome: a randomized controlled trial. J Hand Surg Eur, 2015, 40: 179-183.
[62] Lalonde DH, Wong A. Dosage of local anesthesia in wide awake hand surgery. J Hand Surg Am, 2013, 38: 2025-2028.
[63] Lalonde DH. "Hole-in-one" local anesthesia for wide-awake carpal tunnel surgery. Plast Reconstr Surg, 2010, 126: 1642-1644.
[64] Tang JB, Gong KT, Zhu L, et al. Performing Hand Surgery Under Local Anesthesia Without a Tourniquet in China. Hand Clin, 2017, 33: 415-424.
[65] Gong KT, Xing SG. How to establish and standardize wide-awake hand surgery: experience from China. J Hand Surg Eur, 2017, 42: 868-870.
[66] 汤锦波 . 手外科技术 . 山东 : 山东科学技术出版社 , 2017: 207-240.
[67] 汤锦波 . 局麻下无止血带手外科手术技术 . 上海 : 上海科学技术出版社 , 2017: 171-184.
[68] 邢树国 , 谢仁国 , 汤锦波 , 等 . 完全清醒手外科手术的应用 . 中华手外科杂志 , 2014, 30: 175-178.
[69] Leinberry CF, Rivlin M, Maltenfort M, et al. Treatment of carpal tunnel syndrome by members of the American Society for Surgery of the Hand: a 25-year perspective. J Hand Surg Am, 2012, 37: 1997-2003.
[70] Larsen MB, Sørensen AI, Crone KL, et al. Carpal tunnel release: a randomized comparison of three surgical methods. J Hand Surg Eur, 2013, 38: 646-650.
[71] Hansen TB, Majeed HG. Endoscopic carpal tunnel release. Hand Clin, 2014, 30: 47-53.
[72] Mintalucci DJ, Leinberry CF Jr. Open versus endoscopic carpal tunnel release. Orthop Clin North Am, 2012, 43: 431-437.
[73] McCormack B, Bowen W, Gunther S, et al. Carpal tunnel release using the MANOS CTR system: preliminary results in 52 patients. J Hand Surg Am, 2012, 37: 689-694.
[74] Wong KC, Hung LK, Ho PC, et al. Carpal tunnel release: a prospective, randomised study of endoscopic versus limited-open methods. J Bone Joint Surg Br, 2003, 85: 863-868.
[75] Klein RD, Kotsis SV, Chung KC. Open carpal tunnel release using a 1-centimeter incision: technique and outcomes for 104 patients. Plast Reconstr Surg, 2003, 111: 1616-1622.
[76] Lee H, Jackson TA. Carpal tunnel release through a limited skin incision under direct visualization using a new instrument, the carposcope. Plast Reconstr Surg, 1996, 98: 313-319.
[77] Bromley GS. Minimal-incision open carpal tunnel decompression. J Hand Surg Am, 1994, 19: 119-120.
[78] Kim PT, Lee HJ, Kim TG, et al. Current approaches for carpal tunnel syndrome. Clin Orthop Surg, 2014, 6: 253-257.
[79] Munns JJ, Awan HM. Trends in carpal tunnel surgery: an online survey of members of the American Society for Surgery of the Hand. J Hand Surg Am, 2015, 40: 767-771.
[80] Louie DL, Earp BE, Collins JE, et al. Outcomes of open carpal tunnel release at a minimum of ten years. J Bone Joint Surg Am, 2013, 95: 1067-1073.
[81] Okutsu I, Ninomiya S, Takatori Y, et al. Endoscopic management of carpal tunnel syndrome. Arthroscopy, 1989, 5: 11-18.
[82] Chow JC. Endoscopic release of the carpal ligament: a new technique for carpal tunnel syndrome. Arthroscopy, 1989, 5: 19-24.
[83] Chow JC. Endoscopic carpal tunnel release. Two-portal technique. Hand Clin, 1994, 10: 637-646.
[84] Agee JM, McCarroll HR, North ER. Endoscopic carpal tunnel release using the single proximal incision technique. Hand Clin, 1994, 10: 647-659.
[85] Agee JM, McCarroll HR Jr, Tortosa RD, et al. Endoscopic release of the carpal tunnel: a randomized prospective multicenter study. J Hand Surg Am, 1992, 17: 987-995.
[86] Ecker J, Perera N, Ebert J. Supraretinacular endoscopic carpal tunnel release: surgical technique with prospective case series. J Hand Surg Eur, 2015, 40: 193-198.
[87] Gerritsen AA, Uitdehaag BM, van Geldere D, et al. Systematic review of randomized clinical trials of surgical treatment for carpal tunnel syndrome. Br J Surg, 2001, 88: 1285-1295.
[88] Trumble TE, Diao E, Abrams RA, et al. Single-portal endoscopic carpal tunnel release compared with open release: a prospective, randomized trial. J Bone Joint Surg Am, 2002, 84: 1107-1115.

[89] Helm RH, Vaziri S. Evaluation of carpal tunnel release using the Knifelight instrument. J Hand Surg Br, 2003, 28: 251-254.
[90] Thoma A, Veltri K, Haines T, et al. A systematic review of reviews comparing the effectiveness of endoscopic and open carpal tunnel decompression. Plast Reconstr Surg, 2004, 113: 1184-1191.
[91] Park HY, Sur YJ, Kim YV. Epidermal inclusion cyst after carpal tunnel release: a case report. J Wrist Surg, 2016, 5: 67-70.
[92] Acar MA, Kütahya H, Güleç A, et al. Triggering of the digits after carpal tunnel surgery. Ann Plast Surg, 2015, 75: 393-397.
[93] Grandizio LC, Beck JD, Rutter MR, et al. The incidence of trigger digit after carpal tunnel release in diabetic and nondiabetic patients. J Hand Surg Am, 2014, 39: 280-285.
[94] Benson LS, Bare AA, Nagle DJ. Complications of endoscopic and open carpal tunnel release. Arthroscopy, 2006, 22: 919-924.
[95] Smetana BS, Zhou X, Hurwitz S, et al. Effects of hand fellowship training on rates of endoscopic and open carpal tunnel release. J Hand Surg Am, 2016, 41: e53-e58.
[96] Keith MW, Masear V, Amadio PC, et al. Treatment of carpal tunnel syndrome. J Am Acad Orthop Surg, 2009, 17: 397-405.
[97] Mackenzie DJ, Hainer R, Wheatley MJ. Early recovery after endoscopic vs short-incision open carpal tunnel release. Ann Plast Surg, 2000, 44: 601-604.
[98] Brooks JJ, Schiller JR, Allen SD, et al. Biomechanical and anatomical consequences of carpal tunnel release. Clin Biomech (Bristol, Avon), 2003, 18: 685-693.
[99] Monacelli G, Rizzo MI, Spagnoli AM, et al. The pillar pain in the carpal tunnel's surgery: neurogenic inflammation? A new therapeutic approach with local anaesthetic. J Neurosurg Sci, 2008, 52: 11-15.
[100] Yung PS, Hung LK, Tong CW, et al. Carpal tunnel release with a limited palmar incision: clinical results and pillar pain at 18 months follow-up. Hand Surg, 2005, 10: 29-35.
[101] Cellocco P, Rossi C, El Boustany S, et al. Minimally invasive carpal tunnel release. Orthop Clin North Am, 2009, 40: 441-448.
[102] 茅天，谢仁国，汤锦波 . 腕管综合征术后柱状痛的临床研究 . 中华手外科杂志 , 2010, 26: 369-371.
[103] Beck JD, Deegan JH, Rhoades D, et al. Results of endoscopic carpal tunnel release relative to surgeon experience with the Agee technique. J Hand Surg Am, 2011, 36: 61-64.
[104] Macdermid JC, Richards RS, Roth JH, et al. Endoscopic versus open carpal tunnel release: a randomized trial. J Hand Surg Am, 2003, 28: 475-480.
[105] Saw NL, Jones S, Shepstone L, et al. Early outcome and cost-effectiveness of endoscopic versus open carpal tunnel release: a randomized prospective trial. J Hand Surg Br, 2003, 28: 444-449.
[106] Ferdinand RD, MacLean JG. Endoscopic versus open carpal tunnel release in bilateral carpal tunnel syndrome. A prospective, randomised, blinded assessment. J Bone Joint Surg Br, 2002, 84: 375-379.
[107] Vasiliadis HS, Xenakis TA, Mitsionis G, et al. Endoscopic versus open carpal tunnel release. Arthroscopy, 2010, 26: 26-33.
[108] Michelotti B, Romanowsky D, Hauck RM. Prospective, randomized evaluation of endoscopic versus open carpal tunnel release in bilateral carpal tunnel syndrome: an interim analysis. Ann Plast Surg, 2014, 73: 157-160.
[109] Atroshi I, Hofer M, Larsson GU, et al. Open compared with 2-portal endoscopic carpal tunnel release: a 5-year follow-up of a randomized controlled trial. J Hand Surg Am, 2009, 34: 266-272.
[110] Abrams R. Endoscopic versus open carpal tunnel release. J Hand Surg Am, 2009, 34: 535-539.
[111] Aslani HR, Alizadeh K, Eajazi A, et al. Comparison of carpal tunnel release with three different techniques. Clin Neurol Neurosurg, 2012, 114: 965-968.
[112] Kang HJ, Koh IH, Jeong YC, et al. Efficacy of combined osteotomy and ulnar nerve transposition for cubitus valgus with ulnar nerve palsy in adults. Clin Orthop Relat Res, 2013, 471: 3244-3250.
[113] McShane JM, Slaff S, Gold JE, et al. Sonographically guided percutaneous needle release of the carpal tunnel for treatment of carpal tunnel syndrome: preliminary report. J Ultrasound Med, 2012, 31: 1341-1349.
[114] Rojo-Manaute JM, Capa-Grasa A, Rodríguez-Maruri GE, et al. Ultra-minimally invasive sonographically guided carpal tunnel release: anatomic study of a new technique. J Ultrasound Med, 2013, 32: 131-142.
[115] Nakamichi K, Tachibana S, Yamamoto S, et al. Percutaneous carpal tunnel release compared with mini-open release using ultrasonographic guidance for both techniques. J Hand Surg Am, 2010, 35: 437-445.
[116] 王易彬，汤宇，徐子涵，等 . 环线切割手术治疗腕管综合征的初步临床观察 . 中华骨科杂志 , 2016, 3: 127-129.
[117] 张莉，艾尔肯 · 热合木吐拉，贾潇天，等 . 术中高频超声在不同程度腕管综合征松解手术中的应用 . 中华手外科杂志 , 2015, 31: 135-138.
[118] Chern TC, Kuo LC, Shao CJ, et al. Ultrasonographically guided percutaneous carpal tunnel release: early clinical experiences and outcomes. Arthroscopy, 2015, 31: 2400-2410.
[119] Pereira EE, Miranda DA, Seré I, et al. Endoscopic release of the carpal tunnel: a 2-portal-modified technique. Tech Hand Up Extrem Surg, 2010, 14: 263-265.
[120] Fechner MR, Hameeteman M, van der Hulst RR, et al. Endoscopic carpal tunnel release: a new single-portal device. Tech Hand Up Extrem Surg, 2013, 17: 25-27.
[121] Cho YJ, Lee JH, Shin DJ, et al. Comparison of short wrist transverse open and limited open techniques for carpal tunnel release: a randomized controlled trial of two incisions. J Hand Surg Eur, 2016, 41: 143-147.
[122] Hattori Y, Doi K, Sakamoto S, et al. Camitz tendon transfer using flexor retinaculum as a pulley in advanced carpal tunnel syndrome. J Hand Surg Am, 2014, 39: 2454-2459.
[123] Gutiérrez-Monclus RG, Gutiérrez-Espinoza HJ, Flores-Astudillo AR, et al. Release with or without reconstruction of the transverse carpal ligament for severe carpal tunnel syndrome: a randomized clinical trial. J Hand Surg Eur, 2018, 43: 303-309.
[124] Hankins CL, Brown MG, Lopez RA, et al. A 12-year experience using the Brown two-portal endoscopic procedure of transverse carpal ligament release in 14, 722 patients: defining a new paradigm in the treatment of carpal tunnel syndrome. Plast Reconstr Surg, 2007, 120: 1911-1921.
[125] Tang CQY, Lai SWH, Tay SC. Long-term outcome of carpal tunnel release surgery in patients with severe carpal tunnel syndrome. Bone Joint J, 2017, 99: 1348-1353.
[126] DeStefano F, Nordstrom DL, Vierkant RA. Long-term symptom outcomes of carpal tunnel syndrome and its treatment. J Hand Surg Am, 1997, 22: 200-210.
[127] Longstaff L, Milner RH, O'Sullivan S, et al. Carpal tunnel syndrome: the correlation between outcome, symptoms and nerve conduction study findings. J Hand Surg Br, 2001, 26: 475-480.
[128] 茅天，谢仁国，汤锦波，等 . 影响重度腕管综合征术后捏力恢复因素的临床分析 . 中华手外科杂志 , 2014, 30: 362-364.
[129] Braun RM, Jackson WJ. Electrical studies as a prognostic factor in the surgical treatment of carpal tunnel syndrome. J Hand Surg Am, 1994, 19: 893-900.
[130] Glowacki KA, Breen CJ, Sachar K, et al. Electrodiagnostic testing and carpal tunnel release outcome. J Hand Surg Am, 1996, 21: 117-121.
[131] Zyluk A, Puchalski P. A comparison of the results of carpal tunnel release in patients in different age groups. Neurol Neurochir Pol,

2013, 47: 241-246.

[132] Leit ME, Weiser RW, Tomaino MM. Patient-reported outcome after carpal tunnel release for advanced disease: a prospective and longitudinal assessment in patients older than age 70. J Hand Surg Am, 2004, 29: 379-383.

[133] Townshend DN, Taylor PK, Gwynne-Jones DP. The outcome of carpal tunnel decompression in elderly patients. J Hand Surg Am, 2005, 30: 500-505.

[134] Weber RA, Rude MJ. Clinical outcomes of carpal tunnel release in patients 65 and older. J Hand Surg Am, 2005, 30: 75-80.

[135] Thomsen NO, Cederlund RI, Andersson GS, et al. Carpal tunnel release in patients with diabetes: a 5-year follow-up with matched controls. J Hand Surg Am, 2014, 39: 713-720.

[136] Zyluk A, Puchalski P. A comparison of outcomes of carpal tunnel release in diabetic and non-diabetic patients. J Hand Surg Eur, 2013, 38: 485-488.

[137] Cowan J, Makanji H, Mudgal C, et al. Determinants of return to work after carpal tunnel release. J Hand Surg Am, 2012, 37: 18-27.

[138] Becker SJ, Makanji HS, Ring D. Expected and actual improvement of symptoms with carpal tunnel release. J Hand Surg Am, 2012, 37: 1324-1329.

[139] Follmar KE, Chetelat MD, Lifchez SD. Outcome of endoscopic carpal tunnel release in patients with chronic nonhand pain compared with those without chronic pain. J Hand Surg Am, 2012, 37: 1585-1590.

[140] Nancollas MP, Peimer CA, Wheeler DR, et al. Long-term results of carpal tunnel release. J Hand Surg Br, 1995, 20: 470-474.

[141] Higgs PE, Edwards D, Martin DS, et al. Carpal tunnel surgery outcomes in workers: effect of workers' compensation status. J Hand Surg Am, 1995, 20: 354-360.

[142] Cobb TK, Amadio PC. Reoperation for carpal tunnel syndrome. Hand Clin, 1996, 12: 313-323.

[143] Forman DL, Watson HK, Caulfield KA, et al. Persistent or recurrent carpal tunnel syndrome following prior endoscopic carpal tunnel release. J Hand Surg Am, 1998, 23: 1010-1014.

[144] Chrysopoulo MT, Greenberg JA, Kleinman WB. The hypothenar fat pad transposition flap: a modified surgical technique. Tech Hand Up Extrem Surg, 2006, 10: 150-156.

[145] Milward TM, Stott WG, Kleinert HE. The abductor digiti minimi muscle flap. Hand, 1977, 9: 82-85.

[146] Mathoulin C, Bahm J, Roukoz S. Pedicled hypothenar fat flap for median nerve coverage in recalcitrant carpal tunnel syndrome. Hand Surg, 2000, 5: 33-40.

[147] Rose EH. The use of the palmaris brevis flap in recurrent carpal tunnel syndrome. Hand Clin, 1996, 12: 389-395.

[148] Rose EH, Norris MS, Kowalski TA, et al. Palmaris brevis turnover flap as an adjunct to internal neurolysis of the chronically scarred median nerve in recurrent carpal tunnel syndrome. J Hand Surg Am, 1991, 16: 191-201.

[149] Sotereanos DG, Giannakopoulos PN, Mitsionis GI, et al. Vein-graft wrapping for the treatment of recurrent compression of the median nerve. Microsurgery, 1995, 16: 752-756.

[150] Xu J, Varitimidis SE, Fisher KJ, et al. The effect of wrapping scarred nerves with autogenous vein graft to treat recurrent chronic nerve compression. J Hand Surg Am, 2000, 25: 93-103.

[151] Tollestrup T, Berg C, Netscher D. Management of distal traumatic median nerve painful neuromas and of recurrent carpal tunnel syndrome: hypothenar fat pad flap. J Hand Surg Am, 2010, 35: 1010-1014.

[152] Strickland JW, Idler RS, Lourie GM, et al. The hypothenar fat pad flap for management of recalcitrant carpal tunnel syndrome. J Hand Surg Am, 1996, 21: 840-848.

[153] Hulsizer DL, Staebler MP, Weiss AP, et al. The results of revision carpal tunnel release following previous open versus endoscopic surgery. J Hand Surg Am, 1998, 23: 865-869.

[154] Strasberg SR, Novak CB, Mackinnon SE, et al. Subjective and employment outcome following secondary carpal tunnel surgery. Ann Plast Surg, 1994, 32: 485-489.

[155] Jones NF, Ahn HC, Eo S. Revision surgery for persistent and recurrent carpal tunnel syndrome and for failed carpal tunnel release. Plast Reconstr Surg, 2012, 129: 683-692.

[156] Zieske L, Ebersole GC, Davidge K, et al. Revision carpal tunnel surgery: a 10-year review of intraoperative findings and outcomes. J Hand Surg Am, 2013, 38: 1530-1539.

[157] Hartz CR, Linscheid RL, Gramse RR, et al. The pronator teres syndrome: compressive neuropathy of the median nerve. J Bone Joint Surg Am, 1981, 63: 885-890.

[158] Crotti FM, Mangiagalli EP, Rampini P. Supracondyloid process and anomalous insertion of pronator teres as sources of median nerve neuralgia. J Neurosurg Sci, 1981, 25: 41-44.

[159] Suranyi L. Median nerve compression by Struthers ligament. J Neurol Neurosurg Psychiatry, 1983, 46: 1047-1049.

[160] Horak BT, Kuz JE. An unusual case of pronator syndrome with ipsilateral supracondylar process and abnormal muscle mass. J Hand Surg Am, 2008, 33: 79-82.

[161] Laha RK, Dujovny M, DeCastro SC. Entrapment of median nerve by supracondylar process of the humerus. Case report. J Neurosurg, 1977, 46: 252-255.

[162] Gessini L, Jandolo B, Pietrangeli A. Entrapment neuropathies of the median nerve at and above the elbow. Surg Neurol, 1983, 19: 112-116.

[163] 刘鹏程，王克利，宫旭，等. 肘部正中神经卡压解剖与临床研究. 中华手外科杂志，2013, 29: 431-433.

[164] Dellon AL, Mackinnon SE. Musculoaponeurotic variations along the course of the median nerve in the proximal forearm. J Hand Surg Br, 1987, 12: 359-363.

[165] Fuss FK, Wurzl GH. Median nerve entrapment. Pronator teres syndrome. Surgical anatomy and correlation with symptom patterns. Surg Radiol Anat, 1990, 12: 267-271.

[166] Tung TH, Mackinnon SE. Flexor digitorum superficialis nerve transfer to restore pronation: two case reports and anatomic study. J Hand Surg Am, 2001, 26: 1065-1072.

[167] Gunther SF, DiPasquale D, Martin R. The internal anatomy of the median nerve in the region of the elbow. J Hand Surg Am, 1992, 17: 648-656.

[168] Spinner M, Spencer PS. Nerve compression lesions of the upper extremity: a clinical and experimental review. Clin Orthop Relat Res, 1974, 104: 46-67.

[169] Johnson RK, Spinner M, Shrewsbury MM. Median nerve entrapment syndrome in the proximal forearm. J Hand Surg Am, 1979, 4: 48-51.

[170] Olehnik WK, Manske PR, Szerzinski J. Median nerve compression in the proximal forearm. J Hand Surg Am, 1994, 19: 121-126.

[171] Presciutti S, Rodner CM. Pronator syndrome. J Hand Surg Am, 2011, 36: 907-909.

[172] Afshar A. Pronator syndrome due to Schwannoma. J Hand Microsurg, 2015, 7: 119-122.

[173] Hagert E. Clinical diagnosis and wide-awake surgical treatment of proximal median nerve entrapment at the elbow: a prospective study. Hand (N Y), 2013, 8: 41-46.

[174] Rodner CM, Tinsley BA, O'Malley MP. Pronator syndrome and anterior interosseous nerve syndrome. J Am Acad Orthop Surg, 2013, 21: 268-275.

[175] Zancolli ER 3rd, Zancolli EP 4th, Perrotto CJ. New mini-invasive decompression for pronator teres syndrome. J Hand Surg Am, 2012, 37: 1706-1710.

[176] Lee AK, Khorsandi M, Nurbhai N, et al. Endoscopically assisted decompression for pronator syndrome. J Hand Surg Am, 2012, 37:

1173-1179.

[177] Sisco M, Dumanian GA. Anterior interosseous nerve syndrome following shoulder arthroscopy: a report of three cases. J Bone Joint Surg Am, 2007, 89: 392-395.

[178] Brennan TD, Cupler EJ. Anterior interosseous nerve syndrome following peripheral catheterization: magnetic resonance imaging and electromyography correlation. Muscle Nerve, 2011, 43: 758-760.

[179] Spinner M. The anterior interosseous-nerve syndrome, with special attention to its variations. J Bone Joint Surg Am, 1970, 52: 84-94.

[180] Chi Y, Harness NG. Anterior interosseous nerve syndrome. J Hand Surg Am, 2010, 35: 2078-2080.

[181] Kele H, Kaps M. Fascicular thickening of the median nerve detected by sonography in an anterior interosseous syndrome as a brachial plexus neuritis. Clin Neurophysiol, 2014, 125: 861-863.

[182] Maldonado AA, Amrami KK, Mauermann ML, et al. Reinterpretation of electrodiagnostic studies and magnetic resonance imaging scans in patients with nontraumatic 'isolated' anterior interosseous nerve palsy. Plast Reconstr Surg, 2016, 138: 1033-1039.

[183] Mackinnon SE, Novak CB. Nerve transfers. New options for reconstruction following nerve injury. Hand Clin, 1999, 15: 643-666.

[184] 游戌己，刘复安．骨间前神经卡压症的手术治疗．中华手外科杂志，2005, 21: 43-46.

[185] Alexandre A, Alexandre AM, Zalaffi A. Considerations on the treatment of anterior interosseous nerve syndrome. Acta Neurochir Suppl, 2011, 108: 247-250.

[186] Damert HG, Hoffmann R, Kraus A, et al. Minimally invasive endoscopic decompression for anterior interosseous nerve syndrome: technical notes. J Hand Surg Am, 2013, 38: 2016-2024.

[187] Ulrich D, Piatkowski A, Pallua N. Anterior interosseous nerve syndrome: retrospective analysis of 14 patients. Arch Orthop Trauma Surg, 2011, 131: 1561-1565.

[188] Eberlin KR, Marjoua Y, Jupiter JB. Compressive Neuropathy of the Ulnar Nerve: a perspective on history and current controversies. J Hand Surg Am, 2017, 42: 464-469.

[189] Koh J, Azari KK, Benhaim P. Clinical diagnosis of coincident carpal and cubital tunnel syndromes. Plast Reconstr Surg, 2015, 136: 22-23.

[190] Siemionow M, Agaoglu G, Hoffmann R. Anatomic characteristics of a fascia and its bands overlying the ulnar nerve in the proximal forearm: a cadaver study. J Hand Surg Eur, 2007, 32: 302-307.

[191] Wehrli L, Oberlin C. The internal brachial ligament versus the arcade of Struthers: an anatomical study. Plast Reconstr Surg, 2005, 115: 471-477.

[192] Osborne GV. The surgical treatment of tardy ulnar neuritis. J Bone Joint Surg Br, 1957, 39: 782.

[193] Dellon AL, MacKinnon SE, Hudson AR, et al. Effect of submuscular versus intramuscular placement of ulnar nerve: experimental model in the primate. J Hand Surg Br, 1986, 11: 117-119.

[194] O'Driscoll SW, Horii E, Carmichael SW, et al. The cubital tunnel and ulnar neuropathy. J Bone Joint Surg Br, 1991, 73: 613-617.

[195] Watchmaker GP, Lee G, Mackinnon SE. Intraneural topography of the ulnar nerve in the cubital tunnel facilitates anterior transposition. J Hand Surg Am, 1994, 19: 915-922.

[196] Mirza A, Mirza JB, Lee BK, et al. An anatomical basis for endoscopic cubital tunnel release and associated clinical outcomes. J Hand Surg Am, 2014, 39: 1363-1369.

[197] Lowe JB 3rd, Maggi SP, Mackinnon SE. The position of crossing branches of the medial antebrachial cutaneous nerve during cubital tunnel surgery in humans. Plast Reconstr Surg, 2004, 114: 692-696.

[198] Apfelberg DB, Larson SJ. Dynamic anatomy of the ulnar nerve at the elbow. Plast Reconstr Surg, 1973, 51: 79-81.

[199] Vanderpool DW, Chalmers J, Lamb DW, et al. Peripheral compression lesions of the ulnar nerve. J Bone Joint Surg Br, 1968, 50: 792-803.

[200] Gelberman RH, Yamaguchi K, Hollstien SB, et al. Changes in interstitial pressure and cross-sectional area of the cubital tunnel and of the ulnar nerve with flexion of the elbow: an experimental study in human cadavera. J Bone Joint Surg Am, 1998, 80: 492-501.

[201] James J, Sutton LG, Werner FW, et al. Morphology of the cubital tunnel: an anatomical and biomechanical study with implications for treatment of ulnar nerve compression. J Hand Surg Am, 2011, 36: 1988-1995.

[202] Wright TW, Glowczewskie F Jr, Cowin D, et al. Ulnar nerve excursion and strain at the elbow and wrist associated with upper extremity motion. J Hand Surg Am, 2001, 26: 655-662.

[203] Aoki M, Takasaki H, Muraki T, et al. Strain on the ulnar nerve at the elbow and wrist during throwing motion. J Bone Joint Surg Am, 2005, 87: 2508-2514.

[204] Grewal R, Varitimidis SE, Vardakas DG, et al. Ulnar nerve elongation and excursion in the cubital tunnel after decompression and anterior transposition. J Hand Surg Br, 2000, 25: 457-460.

[205] Ochi K, Horiuchi Y, Nakamichi N, et al. Association between the elbow flexion test and extraneural pressure inside the cubital tunnel. J Hand Surg Am, 2011, 36: 216-221.

[206] Iba K, Wada T, Aoki M, et al. Intraoperative measurement of pressure adjacent to the ulnar nerve in patients with cubital tunnel syndrome. J Hand Surg Am, 2006, 31: 553-558.

[207] Novak CB, Mehdian H, von Schroeder HP. Laxity of the ulnar nerve during elbow flexion and extension. J Hand Surg Am, 2012, 37: 1163-1167.

[208] Dellon AL, Chang E, Coert JH, et al. Intraneural ulnar nerve pressure changes related to operative techniques for cubital tunnel decompression. J Hand Surg Am, 1994, 19: 923-930.

[209] Speach DP, Lee DJ, Reed JD, et al. Is medial elbow pain correlated with cubital tunnel syndrome? An electrodiagnostic study. Muscle Nerve, 2016, 53: 252-254.

[210] Dell PC, Sforzo CR. Ulnar intrinsic anatomy and dysfunction. J Hand Ther, 2005, 18: 198-207.

[211] McGowan AJ. The results of transposition of the ulnar nerve for traumatic ulnar neuritis. J Bone Joint Surg Br, 1950, 32: 293-301.

[212] Dellon AL. Review of treatment results for ulnar nerve entrapment at the elbow. J Hand Surg Am, 1989, 14: 688-700.

[213] Novak CB, Lee GW, Mackinnon SE, et al. Provocative testing for cubital tunnel syndrome. J Hand Surg Am, 1994, 19: 817-820.

[214] Strauch B, Lang A, Ferder M, et al. The ten test. Plast Reconstr Surg, 1997, 99: 1074-1078.

[215] Earle AS, Vlastou C. Crossed fingers and other tests of ulnar nerve motor function. J Hand Surg Am, 1980, 5: 560-565.

[216] Yoon JS, Walker FO, Cartwright MS. Ulnar neuropathy with normal electrodiagnosis and abnormal nerve ultrasound. Arch Phys Med Rehabil, 2010, 91: 318-320.

[217] Todnem K, Michler RP, Wader TE, et al. The impact of extended electrodiagnostic studies in ulnar neuropathy at the elbow. BMC Neurol, 2009, 9: 52.

[218] Greenwald D, Blum LC 3rd, Adams D, et al. Effective surgical treatment of cubital tunnel syndrome based on provocative clinical testing without electrodiagnostics. Plast Reconstr Surg, 2006, 117: 87-91.

[219] Yuksel G, Karlikaya G, Tutkavul K, et al. Electrodiagnosis of ulnar nerve entrapment at the elbow. Neurosciences (Riyadh), 2009, 14: 249-253.

[220] Robertson C, Saratsiotis J. A review of compressive ulnar neuropathy at the elbow. J Manipulative Physiol Ther, 2005, 28: 345.

[221] Dimberg EL. Electrodiagnostic evaluation of ulnar neuropathy and other upper extremity mononeuropathies. Neurol Clin, 2012, 30: 479-503.

[222] Friedrich JM, Robinson LR. Prognostic indicators from electrodiagnostic studies for ulnar neuropathy at the elbow. Muscle Nerve, 2011, 43: 596-600.

[223] Ayromlou H, Tarzamni MK, Daghighi MH, et al. Diagnostic value of ultrasonography and magnetic resonance imaging in ulnar neuropathy at the elbow. ISRN Neurol, 2012, 2012: 491892.

[224] Volpe A, Rossato G, Bottanelli M, et al. Ultrasound evaluation of ulnar neuropathy at the elbow: correlation with electrophysiological studies. Rheumatology (Oxford), 2009, 48: 1098-1101.

[225] Lee FC, Singh H, Nazarian LN, et al. High-resolution ultrasonography in the diagnosis and intraoperative management of peripheral nerve lesions. J Neurosurg, 2011, 114: 206-211.

[226] Draghi F, Bortolotto C. Importance of the ultrasound in cubital tunnel syndrome. Surg Radiol Anat, 2016, 38: 265-268.

[227] Duetzmann S, Krishnan KG, Staub F, et al. Cross-sectional area of the ulnar nerve after decompression at the cubital tunnel. J Hand Surg Eur, 2016, 41: 838-842.

[228] Mackinnon SE. Comparative clinical outcomes of submuscular and subcutaneous transposition of the ulnar nerve for cubital tunnel syndrome. J Hand Surg Am, 2009, 34: 1574-1575.

[229] Boone S, Gelberman RH, Calfee RP. The Management of Cubital Tunnel Syndrome. J Hand Surg Am, 2015, 40: 1897-1904.

[230] Tang DT, Barbour JR, Davidge KM, et al. Nerve entrapment: update. Plast Reconstr Surg, 2015, 135: 199e-215e.

[231] Svernlöv B, Larsson M, Rehn K, et al. Conservative treatment of the cubital tunnel syndrome. J Hand Surg Eur, 2009, 34: 201-207.

[232] Padua L, Aprile I, Caliandro P, et al. Natural history of ulnar entrapment at elbow. Clin Neurophysiol, 2002, 113: 1980-1984.

[233] Nellans K, Galdi B, Kim HM, et al. Ulnar neuropathy as a result of anconeus epitrochlearis. Orthopedics, 2014, 37: e743-e745.

[234] Morgenstein A, Lourie G, Miller B. Anconeus epitrochlearis muscle causing dynamic cubital tunnel syndrome: a case series. J Hand Surg Eur, 2016, 41: 227-229.

[235] Wilson TJ, Tubbs RS, Yang LJ. The anconeus epitrochlearis muscle may protect against the development of cubital tunnel syndrome: a preliminary study. J Neurosurg, 2016, 12: 1-6.

[236] Gabel CP, Osborne JW, Melloh M, et al. Parts 1 and 2. J Hand Surg Am. 2013;38(2): 401-406 and 407-412. J Hand Surg Am, 2013, 38: 1661-1662.

[237] Teo I, Lam W, Muthayya P, et al. Patients' perspective of wide-awake hand surgery-100 consecutive cases. J Hand Surg Eur, 2013, 38: 992-999.

[238] Huq NS, Ahmed N, Razeghi M. Cubital tunnel release using local anesthesia. Clin Plast Surg, 2013, 40: 557-565.

[239] Brown JM, Yee A, Mackinnon SE. Distal median to ulnar nerve transfers to restore ulnar motor and sensory function within the hand: technical nuances. Neurosurgery, 2009, 65: 966-978.

[240] Kale SS, Glaus SW, Yee A, et al. Reverse end-to-side nerve transfer: from animal model to clinical use. J Hand Surg Am, 2011, 36: 1631-1639.

[241] Davidge KM, Yee A, Moore AM, et al. The supercharge end-to-side anterior interosseous-to-ulnar motor nerve transfer for restoring intrinsic function: clinical experience. Plast Reconstr Surg, 2015, 136: 344e-352e.

[242] Nabhan A, Ahlhelm F, Kelm J, et al. Simple decompression or subcutaneous anterior transposition of the ulnar nerve for cubital tunnel syndrome. J Hand Surg Br, 2005, 30: 521-524.

[243] Karthik K, Nanda R, Storey S, et al. Severe ulnar nerve entrapment at the elbow: functional outcome after minimally invasive in situ decompression. J Hand Surg Eur, 2012, 37: 115-122.

[244] Matzon JL, Lutsky KF, Hoffler CE, et al. Risk factors for ulnar nerve instability resulting in transposition in patients with cubital tunnel syndrome. J Hand Surg Am, 2016, 41: 180-183.

[245] Childress HM. Recurrent ulnar-nerve dislocation at the elbow. Clin Orthop Relat Res, 1975, 108: 168-173.

[246] Rayan GM, Jensen C, Duke J. Elbow flexion test in the normal population. J Hand Surg Am, 1992, 17: 86-89.

[247] Rayan GM. Recurrent anterior dislocation of the ulnar nerve at the cubital tunnel. Plast Reconstr Surg, 1990, 86: 773-775.

[248] Lalonde DH. Reconstruction of the hand with wide awake surgery. Clin Plast Surg, 2011, 38: 761-769.

[249] Adkinson JM, Chung KC. Minimal-incision in situ ulnar nerve decompression at the elbow. Hand Clin, 2014, 30: 63-70.

[250] Bolster MA, Zöphel OT, van den Heuvel ER, et al. Cubital tunnel syndrome: a comparison of an endoscopic technique with a minimal invasive open technique. J Hand Surg Eur, 2014, 39: 621-625.

[251] Tsai TM, Bonczar M, Tsuruta T, et al. A new operative technique: cubital tunnel decompression with endoscopic assistance. Hand Clin, 1995, 11: 71-80.

[252] Hoffmann R, Siemionow M. The endoscopic management of cubital tunnel syndrome. J Hand Surg Br, 2006, 31: 23-29.

[253] Ahcan U, Zorman P. Endoscopic decompression of the ulnar nerve at the elbow. J Hand Surg Am, 2007, 32: 1171-1176.

[254] Yoshida A, Okutsu I, Hamanaka I. Endoscopic anatomical nerve observation and minimally invasive management of cubital tunnel syndrome. J Hand Surg Eur, 2009, 34: 115-120.

[255] Watts AC, Bain GI. Patient-rated outcome of ulnar nerve decompression: a comparison of endoscopic and open in situ decompression. J Hand Surg Am, 2009, 34: 1492-1498.

[256] 丁健，高伟阳，郑鑫．内窥镜辅助下肘管减压尺神经前置术的应用解剖．中华手外科杂志，2013, 29: 342-345.

[257] Zajonc H, Momeni A. Endoscopic release of the cubital tunnel. Hand Clin, 2014, 30: 55-62.

[258] Fowler JR. Endoscopic cubital tunnel release. J Hand Surg Am, 2014, 39: 2064-2066.

[259] Schmidt S, Kleist Welch-Guerra W, Matthes M, et al. Endoscopic vs open decompression of the ulnar nerve in cubital tunnel syndrome: a prospective randomized double-blind study. Neurosurgery, 2015, 77: 960-971.

[260] Konishiike T, Nishida K, Ozawa M, et al. Anterior transposition of the ulnar nerve with endoscopic assistance. J Hand Surg Eur, 2011, 36: 126-129.

[261] Muermans S, De Smet L. Partial medial epicondylectomy for cubital tunnel syndrome: outcome and complications. J Shoulder Elbow Surg, 2002, 11: 248-252.

[262] Osei DA, Padegimas EM, Calfee RP, et al. Outcomes following modified oblique medial epicondylectomy for treatment of cubital tunnel syndrome. J Hand Surg Am, 2013, 38: 336-343.

[263] Amako M, Nemoto K, Kawaguchi M, et al. Comparison between partial and minimal medial epicondylectomy combined with decompression for the treatment of cubital tunnel syndrome. J Hand Surg Am, 2000, 25: 1043-1050.

[264] Seradge H, Owen W. Cubital tunnel release with medial epicondylectomy factors influencing the outcome. J Hand Surg Am, 1998, 23: 483-491.

[265] Kim KW, Lee HJ, Rhee SH, et al. Minimal epicondylectomy improves neurologic deficits in moderate to severe cubital tunnel syndrome. Clin Orthop Relat Res, 2012, 470: 1405-1413.

[266] 滕晓峰，陈宏，魏鹏．小切口治疗肘管综合征的临床疗效分析．

中华手外科杂志, 2013, 29: 43-47.
[267] Keith J, Wollstein R. A tailored approach to the surgical treatment of cubital tunnel syndrome. Ann Plast Surg, 2011, 66: 637-639.
[268] Ogata K, Manske PR, Lesker PA. The effect of surgical dissection on regional blood flow to the ulnar nerve in the cubital tunnel. Clin Orthop Relat Res, 1985, 193: 195-198.
[269] Maki Y, Firrell JC, Breidenbach WC. Blood flow in mobilized nerves: results in a rabbit sciatic nerve model. Plast Reconstr Surg, 1997, 100: 627-635.
[270] Nakamura K, Uchiyama S, Ido Y, et al. The effect of vascular pedicle preservation on blood flow and clinical outcome following ulnar nerve transposition. J Hand Surg Am, 2014, 39: 291-302.
[271] Eaton RG, Crowe JF, Parkes JC 3rd. Anterior transposition of the ulnar nerve using a non-compressing fasciodermal sling. J Bone Joint Surg Am, 1980, 62: 820-825.
[272] Danoff JR, Lombardi JM, Rosenwasser MP. Use of a pedicled adipose flap as a sling for anterior subcutaneous transposition of the ulnar nerve. J Hand Surg Am, 2014, 39: 552-555.
[273] 李文军, 田光磊, 陈山林, 等. 肘管综合征 135 例尺神经皮下前移术疗效分析. 中华手外科杂志, 2008, 24: 279-281.
[274] Adson AW. The surgical treatment of progressive ulnar paralysis. Minn Med, 1918, 1: 455-460.
[275] Kleinman WB, Bishop AT. Anterior intramuscular transposition of the ulnar nerve. J Hand Surg Am, 1989, 14: 972-979.
[276] Plancher KD, McGillicuddy JO, Kleinman WB. Anterior intramuscular transposition of the ulnar nerve. Hand Clin, 1996, 12: 435-444.
[277] Heithoff SJ. Cubital tunnel syndrome does not require transposition of the ulnar nerve. J Hand Surg Am, 1999, 24: 898-905.
[278] Charles YP, Coulet B, Rouzaud JC, et al. Comparative clinical outcomes of submuscular and subcutaneous transposition of the ulnar nerve for cubital tunnel syndrome. J Hand Surg Am, 2009, 34: 866-874.
[279] Köse KC, Bilgin S, Cebesoy O, et al. Clinical results versus subjective improvement with anterior transposition in cubital tunnel syndrome. Adv Ther, 2007, 24: 996-1005.
[280] Zimmerman RM, Jupiter JB, González del Pino J. Minimum 6-year follow-up after ulnar nerve decompression and submuscular transposition for primary entrapment. J Hand Surg Am, 2013, 38: 2398-2404.
[281] Soltani AM, Allan BJ, Best MJ, et al. Revision decompression and collagen nerve wrap for recurrent and persistent compression neuropathies of the upper extremity. Ann Plast Surg, 2014, 72: 572-578.
[282] Zhang D, Earp BE, Blazar P. Rates of complications and secondary surgeries after in situ cubital tunnel release compared with ulnar nerve transposition: a retrospective review. J Hand Surg Am, 2017, 42: 294.e1-294.e5.
[283] Santosa KB, Chung KC, Waljee JF. Complications of compressive neuropathy: prevention and management strategies. Hand Clin, 2015, 31: 139-149.
[284] Mowlavi A, Andrews K, Lille S, et al. The management of cubital tunnel syndrome: a meta-analysis of clinical studies. Plast Reconstr Surg, 2000, 106: 327-334.
[285] Bartels RH. History of the surgical treatment of ulnar nerve compression at the elbow. Neurosurgery, 2001, 49: 391-400.
[286] Xing SG, Tang JB. Entrapment neuropathy of the wrist, forearm, and elbow. Clin Plast Surg, 2014, 41: 561-588.
[287] Hahn SB, Choi YR, Kang HJ, et al. Decompression of the ulnar nerve and minimal medial epicondylectomy with a small incision for cubital tunnel syndrome: comparison with anterior subcutaneous transposition of the nerve. J Plast Reconstr Aesthet Surg, 2010, 63: 1150-1155.
[288] Baek GH, Kwon BC, Chung MS. Comparative study between minimal medial epicondylectomy and anterior subcutaneous transposition of the ulnar nerve for cubital tunnel syndrome. J Shoulder Elbow Surg, 2006, 15: 609-613.
[289] 茅天, 谢仁国, 王古衡, 等. 三种手术方法治疗肘管综合征的临床对比研究. 中华手外科杂志, 2013, 29: 334-336.
[290] Goldfarb CA, Sutter MM, Martens EJ, et al. Incidence of re-operation and subjective outcome following in situ decompression of the ulnar nerve at the cubital tunnel. J Hand Surg Eur, 2009, 34: 379-383.
[291] Matsuzaki H, Yoshizu T, Maki Y, et al. Long-term clinical and neurologic recovery in the hand after surgery for severe cubital tunnel syndrome. J Hand Surg Am, 2004, 29: 373-378.
[292] Aleem AW, Krogue JD, Calfee RP. Outcomes of revision surgery for cubital tunnel syndrome. J Hand Surg Am, 2014, 39: 2141-2149.
[293] Leclère FM, Manz S, Unglaub F, et al. Endoscopic decompression of the ulnar nerve in the cubital tunnel syndrome: about 55 patients. Neurochirurgie, 2011, 57: 73-77.
[294] Dützmann S, Martin KD, Sobottka S, et al. Open vs retractorendoscopic in situ decompression of the ulnar nerve in cubital tunnel syndrome: a retrospective cohort study. Neurosurgery, 2013, 72: 605-616.
[295] Wever N, de Ruiter GCW, Coert JH. Submuscular transposition with musculofascial lengthening for persistent or recurrent cubital tunnel syndrome in 34 patients. J Hand Surg Eur. 2018, 43: 310-315.
[296] Gaspar MP, Kane PM, Putthiwara D, et al. Predicting revision following in situ ulnar nerve decompression for patients with idiopathic cubital tunnel syndrome. J Hand Surg Am, 2016, 41: 427-435.
[297] Rogers MR, Bergfield TG, Aulicino PL. The failed ulnar nerve transposition. Etiology and treatment. Clin Orthop Relat Res, 1991, 269: 193-200.
[298] Gabel GT, Amadio PC. Reoperation for failed decompression of the ulnar nerve in the region of the elbow. J Bone Joint Surg Am, 1990, 72: 213-219.
[299] Mackinnon SE, Novak CB. Operative findings in reoperation of patients with cubital tunnel syndrome. Hand (N Y), 2007, 2: 137-143.
[300] Dorsi MJ, Chen L, Murinson BB, et al. The tibial neuroma transposition (TNT) model of neuroma pain and hyperalgesia. Pain, 2008, 134: 320-334.
[301] Papatheodorou LK, Williams BG, Sotereanos DG. Preliminary results of recurrent cubital tunnel syndrome treated with neurolysis and porcine extracellular matrix nerve wrap. J Hand Surg Am, 2015, 40: 987-992.
[302] Guyon F. Note sur une disposition anatomique propre a la face anterieure de la region du poignet et non encore decrite par le docteur. Bull Soc Anat Paris, 1861, 6: 184-186.
[303] Gross MS, Gelberman RH. The anatomy of the distal ulnar tunnel. Clin Orthop Relat Res, 1985, 196: 238-247.
[304] Dupont C, Cloutier GE, Prevost Y, et al. Ulnar-tunnel syndrome at the wrist: a report of four cases ulnar-nerve compression at the wrist. J Bone Joint Surg Am, 1965, 47: 757-761.
[305] Chen SH, Tsai TM. Ulnar tunnel syndrome. J Hand Surg Am, 2014, 39: 571-579.
[306] 曾纳新, 杨美玉. 特殊群体的腕尺管神经卡压征. 中华手外科杂志, 2002, 18: 221-224.
[307] Grundberg AB. Ulnar tunnel syndrome. J Hand Surg Br, 1984, 9: 72-74.
[308] Papathanasiou ES, Loizides A, Panayiotou P, et al. Ulnar neuropathy at Guyon's canal: electrophysiological and surgical findings. Electromyogr Clin Neurophysiol, 2005, 45: 87-92.

[309] Wee AS. Ulnar nerve stimulation at the palm in diagnosing distal ulnar nerve entrapment. Electromyogr Clin Neurophysiol, 2005, 45: 47-51.

[310] Visser LH, Beekman R, Franssen H. Short-segment nerve conduction studies in ulnar neuropathy at the elbow. Muscle Nerve, 2005, 31: 331-338.

[311] Ginanneschi F, Filippou G, Milani P, et al. Ulnar nerve compression neuropathy at Guyon's canal caused by crutch walking: case report with ultrasonographic nerve imaging. Arch Phys Med Rehabil, 2009, 90: 522-524.

[312] Nakamichi K, Tachibana S. Ganglion-associated ulnar tunnel syndrome treated by ultrasonographically assisted aspiration and splinting. J Hand Surg Br, 2003, 28: 177-178.

[313] Inaparthy PK, Anwar F, Botchu R, et al. Compression of the deep branch of the ulnar nerve in Guyon's canal by a ganglion: two cases. Arch Orthop Trauma Surg, 2008, 128: 641-643.

[314] Knutsen EJ, Calfee RP. Uncommon upper extremity compression neuropathies. Hand Clin, 2013, 29: 443-453.

[315] Murata K, Shih JT, Tsai TM. Causes of ulnar tunnel syndrome: a retrospective study of 31 subjects. J Hand Surg Am, 2003, 28: 647-651.

[316] Ablove RH, Moy OJ, Peimer CA, et al. Pressure changes in Guyon's canal after carpal tunnel release. J Hand Surg Br, 1996, 21: 664-665.

[317] Silver MA, Gelberman RH, Gellman H, et al. Carpal tunnel syndrome: associated abnormalities in ulnar nerve function and the effect of carpal tunnel release on these abnormalities. J Hand Surg Am, 1985, 10: 710-713.

[318] Carlan D, Pratt J, Patterson JM, et al. The radial nerve in the brachium: an anatomic study in human cadavers. J Hand Surg Am, 2007, 32: 1177-1182.

[319] Uhl RL, Larosa JM, Sibeni T, et al. Posterior approaches to the humerus: when should you worry about the radial nerve? J Orthop Trauma, 1996, 10: 338-340.

[320] Spinner M. The arcade of Frohse and its relationship to posterior interosseous nerve paralysis. J Bone Joint Surg Br, 1968, 50: 809-812.

[321] Martínez AA, Cuenca J, Herrera A. Treatment of humeral shaft nonunions: nailing versus plating. Arch Orthop Trauma Surg, 2004, 124: 92-95.

[322] Fitzgerald A, Anderson W, Hooper G. Posterior interosseous nerve palsy due to parosteal lipoma. J Hand Surg Br, 2002, 27: 535-537.

[323] Marmor L, Lawrence JF, Dubois EL. Posterior interosseous nerve palsy due to rheumatoid arthritis. J Bone Joint Surg Am, 1967, 49: 381-383.

[324] Tang JB. Radial tunnel syndrome: definition, distinction and treatments. J Hand Surg Eur. 2020; 45: 882-889.

[325] Ganapathy K, Winston T, Seshadri V. Posterior interosseous nerve palsy due to intermuscular lipoma. Surg Neurol, 2006, 65: 495-496.

[326] Ritts GD, Wood MB, Linscheid RL. Radial tunnel syndrome: a ten-year surgical experience. Clin Orthop Relat Res, 1987, 219: 201-205.

[327] Roles NC, Maudsley RH. Radial tunnel syndrome: resistant tennis elbow as a nerve entrapment. J Bone Joint Surg Br, 1972, 54: 499-508.

[328] Dang AC, Rodner CM. Unusual compression neuropathies of the forearm, part I: radial nerve. J Hand Surg Am, 2009, 34: 1906-1914.

[329] van den Ende KI, Steinmann SP. Radial tunnel syndrome. J Hand Surg Am, 2010, 35: 1004-1006.

[330] Lister GD, Belsole RB, Kleinert HE. The radial tunnel syndrome. J Hand Surg Am, 1979, 4: 52-59.

[331] Huisstede B, Miedema HS, van Opstal T, et al. Interventions for treating the radial tunnel syndrome: a systematic review of observational studies. J Hand Surg Am, 2008, 33: 72-78.

[332] 王西迅，李钧，陈旭辉，等．肱桡肌入路小切口治疗桡神经深支卡压综合征．中华显微外科杂志，2014, 37: 37-40.

[333] Hulkkonen S, Lampainen K, Auvinen J, et al. Incidence and operations of median, ulnar and radial entrapment neuropathies in Finland: a nationwide register study. J Hand Surg Eur. 2020, 45: 226-230.

[334] De Smet L, Van Raebroeckx T, Van Ransbeeck H. Radial tunnel release and tennis elbow: disappointing results? Acta Orthop Belg, 1999, 65: 510-513.

[335] Lee JT, Azari K, Jones NF. Long term results of radial tunnel release--the effect of co-existing tennis elbow, multiple compression syndromes and workers' compensation. J Plast Reconstr Aesthet Surg, 2008, 61: 1095-1099.

[336] Lotem M, Fried A, Levy M, et al. Radial palsy following muscular effort. A nerve compression syndrome possibly related to a fibrous arch of the lateral head of the triceps. J Bone Joint Surg Br, 1971, 53: 500-506.

[337] Lawrence T, Mobbs P, Fortems Y, et al. Radial tunnel syndrome. A retrospective review of 30 decompressions of the radial nerve. J Hand Surg Br, 1995, 20: 454-459.

[338] Guillain G. Coutellemont R. L'action du musclecourt supinateur dans la paralysie du nerf radial. Presse Med, 1905, 10: 50-52.

[339] Grigoresco M, Lordanesco C. Un cas rare de paralysie partielle du nerf radial. Rev Neurol(Paris), 1931, 102-104.

[340] Wininger YD, Buckalew NA, Kaufmann RA, et al. Ultrasound combined with electrodiagnosis improves lesion localization and outcome in posterior interosseous neuropathy. Muscle Nerve, 2015, 52: 1117-1121.

[341] Sigamoney KV, Rashid A, Ng CY. Management of atraumatic posterior interosseous nerve palsy. J Hand Surg Am, 2017, 42: 826-830.

[342] 王玉发，魏辉，王雪睿，等．骨间后神经卡压综合征的显微手术治疗．中华显微外科杂志，2006, 29: 362-365.

[343] Hashizume H, Nishida K, Nanba Y, et al. Non-traumatic paralysis of the posterior interosseous nerve. J Bone Joint Surg Br, 1996, 78: 771-776.

[344] Vrieling C, Robinson PH, Geertzen J. Posterior interosseous nerve syndrome: literature review and report of 14 cases. Eur J Plast Surg, 1998, 21: 196-202.

[345] Wartenberg R. Cheiralgia parestetica. Isolated neuritis of the superficial radial nerve. Z Ger Neurol Psychiatr, 1932, 141: 145-155

[346] 王建广，范存义，曾炳芳．桡神经浅支卡压征1例报告．中华创伤骨科杂志，2006, 8: 732-735.

[347] Patel A, Pierce P, Chiu DT. A fascial band implicated in Wartenberg syndrome. Plast Reconstr Surg, 2014, 133: 440e-442e.

[348] Lanzetta M, Foucher G. Entrapment of the superficial branch of the radial nerve (Wartenberg's syndrome): a report of 52 cases. Int Orthop, 1993, 17: 342-345.

[349] Zöch G, Aigner N. Wartenberg syndrome: a rare or rarely diagnosed compression syndrome of the radial nerve? Handchir Mikrochir Plast Chir, 1997, 29: 139-143.

[350] Balakrishnan C, Bachusz RC, Balakrishnan A, et al. Intraneural lipoma of the radial nerve presenting as Wartenberg syndrome: a case report and review of literature. Can J Plast Surg, 2009, 17: e39-e41.

[351] Manske PR. Compression of the radial nerve by the triceps muscle: a case report. J Bone Joint Surg Am, 1977, 59: 835-836.

延伸阅读

[1] 滕晓峰 , 陈宏 , 魏鹏 . 小切口治疗肘管综合征的临床疗效分析 . 中华手外科杂志 , 2013, 29: 43-47.

[2] 丁健 , 高伟阳 , 郑鑫 . 内窥镜辅助下肘管减压尺神经前置术的应用解剖 . 中华手外科杂志 , 2013, 29: 342-345.

[3] 李文军 , 田光磊 , 陈山林 , 等 . 肘管综合征 135 例尺神经皮下前移术疗效分析 . 中华手外科杂志 , 2008, 24: 279-281.

[4] 王玉发 , 魏辉 , 王雪睿 , 等 . 骨间后神经卡压综合征的显微手术治疗 . 中华显微外科杂志 , 2006, 29: 362-365.

[5] 游戊己 , 刘复安 . 骨间前神经卡压征的手术治疗 . 中华手外科杂志 , 2005, 21: 43-46.

[6] 刘鹏程 , 王克利 , 宫旭 , 等 . 肘部正中神经卡压解剖与临床研究 . 中华手外科杂志 , 2013, 29: 431-433.

[7] 曾纳新 , 杨美玉 . 特殊群体的腕尺管神经卡压征 . 中华手外科杂志 , 2002, 18: 221-224.

[8] 王西迅 , 李钧 , 陈旭辉 , 等 . 肱桡肌入路小切口治疗桡神经深支卡压综合征 . 中华显微外科杂志 , 2014, 37: 37-40.

[9] 王建广 , 范存义 , 曾炳芳 . 桡神经浅支卡压征一例报告 . 中华创伤骨科杂志 , 2006, 8: 732-735.

以上 9 篇文章是我国发表的部分关于上肢神经卡压的解剖学或临床报道，包括特殊病例。

[10] Zhang D, Earp BE, Blazar P. Rates of complications and secondary surgeries after in situ cubital tunnel release compared with ulnar nerve transposition: a retrospective review. J Hand Surg Am, 2017, 42: 294.e1-294.e5.

本文是对于肘管综合征原位松解后再手术效果的随访报道。

[11] Tang CQY, Lai SWH, Tay SC. Long-term outcome of carpal tunnel release surgery in patients with severe carpal tunnel syndrome. Bone Joint J, 2017, 99: 1348-1350.

本文是关于严重腕管综合征这一类比较困难情形的治疗方法和效果长期随访报道。

[12] Simon J, Lutsky K, Maltenfort M, et al. The accuracy of the scratch collapse test performed by blinded examiners on patients with suspected carpal tunnel syndrome assessed by electrodiagnostic studies. J Hand Surg Am, 2017; 42: 386.e1-386.e5.

本文对于崩塌试验的阳性率提出了不同临床结果，他们发现这个试验的阳性率低。

[13] 汤锦波 . 手外科技术 . 山东 : 山东科学技术出版社 , 2017: 207-240.

本书中关于应该做何种手术方法治疗神经卡压有更详细的介绍。

[14] Gong KT, Xing SG. How to establish and standardize wide-awake hand surgery: experience from China. J Hand Surg Eur, 2017, 42: 868-870.

[15] Tang JB, Gong KT, Zhu L, et al. Performing hand surgery under local anesthesia without a tourniquet in China. Hand Clin, 2017, 33: 415-424.

[16] 汤锦波 . 局麻下无止血带手外科手术技术 . 上海 : 上海科学技术出版社 , 2017.

以上 3 篇文献和书对局麻无止血带下卡压松解有更大篇幅详细和系统的介绍。

[17] Tang JB.Ligament of Struthers: exceedingly rarely causes ulnar neuropathy and exploration is not suggested in cubital tunnel syndrome. J Hand Surg Eur, 2021, 46: 800-805.

[18] Tang JB. Median nerve compression: lacertus syndrome versus superficialis-pronator syndrome. J Hand Surg Eur, 2021 Jul 2:17531934211024092.

[19] Tang JB. Radial tunnel syndrome: definition, distinction and treatments. J Hand Surg Eur, 2020,45:882-889.

以上 3 篇文章关于 Struthers 不需要探查、正中神经在前臂卡压分为肱二头肌腱膜综合征和旋前圆肌 – 指浅屈肌综合征及桡管综合征，是本章一些最新观点的来源。

提要解读

这章内容详细，其中包含很多新内容，望大家仔细阅读。本章开始的两个表格、尺神经损伤后外国人命名的多个临床表现或试验方法（我国医生了解不多，但国外教科书或文献中经常写到），以及后面对桡管综合征和肱二头肌腱膜综合征的描述都有十分新的内容。本章的手术方法也更新到目前国际水平。本章提要解读如下：

1. 腕管综合征：在国外，该病的发生率和手术病例数远比在国内的多得多，这可能和人种有关系。在作腕管松解时，现在都是作腕管浅面上小切口（2 cm 左右），直接到腕横韧带，再用手术刀或剪刀切开腕管，方法和扳扣指松解术是一样的。现在主张完全放弃作大切口腕管松解术，大切口手术只用于复发病例。内镜下松解术虽然是可用的方法，但在国外使用情况远少于直接切开术，这是由于直接切开术的切口仅 2 cm 左右，而内镜下手术的切口也要 1 cm，而且神经副损伤的机会大，多数医师认为没有必要使用内镜下松解术。

2. 肘管综合征：现在也是以不太长的切口手术，仅用如 3 cm 或 5 cm 长的切口作原位松解手术，仅松解尺神经浅面的压迫纤维。对于单纯卡压，没有肘关节骨性变化，也没有尺神经段瘢痕的病例，现在都主张仅仅作原始松解术而不作前置术。如果存在严重肘关节骨性变化，应该考虑纠正骨畸形，这是由于尺神经段的压迫是由于肘关节骨性变化引起的继发性肘管综合征，这时将尺神经松解后前置到皮下较好。对于复发性肘管综合征，近年来有学者主张只要去除了尺神经段内局部瘢痕，仍然可以原位松解，不需前置。说明目前的趋势是对于没伴发骨性异常的病例，基本上都主张行原位松解术。切忌对绝大多数患者作很长的切口或作皮下前置术，因前置术损伤大，也没有益处。

向肘关节以远一点松解尺侧腕屈肌止点和其上的筋膜可能是需要的，但笔者处理病例后经验提示向上臂近侧进行探查松解没有必要。Struthers 弓是引起压迫的原因之一，是根据解剖学结构的推定，临床上没有病例仅因这个韧带而压迫了尺神经，因此 Struthers 弓不应该包括在需要松解的范围内。可能上臂内侧肌间隔造成卡压也是理论上的可能，实际上不形成压迫。

3. 尺神经在腕部卡压：笔者处理过数例病例，松解到尺神经感觉支和近侧部分运动支即起作用。越向远端运动支越深，受损机会越大，除非近侧没有发现卡压，不然仅松解到运动支近侧（Ⅱ区）即可。

4. 桡管综合征：关于这个综合征在国外的几本书著中描述不一致，故本书中加了笔者提出的新看法。注意，对于轻型仅需非手术治疗，等待 3~6 个月，治疗无效后才作松解术；对于重型不是有肿物压迫，就是有很明显的束带压迫，经常需尽早手术去除肿物或压迫组织。该综合征在以前的很多书中都没有讲清楚。

5. 正中神经在前臂的压迫：笔者没有亲眼见到，但有不少医师见到过，而且病例数还不少。该处压迫引起前臂到手的麻木和轻度疼痛。对于在前臂掌侧有弥散性疼痛患者，注意检查肱二头肌止点水平向以远，延伸的筋膜处的正中神经浅面有无压痛，如有，即行更详细的针对性的体征检查，称该病为肱二头肌腱膜综合征。手术方法为切断该筋膜，这是一个较容易在局部麻醉小切口下进行的手术。当患者存在前臂掌侧广泛疼痛时要想到该病可能。

6. 其他严重神经卡压：临床上现在已经很少有拖到很严重程度的神经卡压才来就诊的患者，故很少见到鱼际肌萎缩的腕管综合征、尺神经长时间受压导致的严重爪形手畸形。如果遇到上述严重患者，则要考虑行相应肌腱转位或纠正畸形手术。当然，均应首先行神经松解术，然后观察随访数月或半至一年，如果仍然没有改善才考虑作肌腱转位术，而不是立即行肌腱转位术。对于爪形手畸形患者，在进行肘管综合征松解手术的同时，有数个医师行前臂骨间前神经终末支到尺神经端侧缝合术，很多医师不赞成这个术式。原因是如果运动终板已发生变化，这一术式并不起作用，如果运动终板未发生变化，这手术不需要。神经卡压和在肘部或以上尺神经被完全切断不同，对于后者作前臂骨间前神经终末支到尺神经运动支的端－端缝合是有道理、有效果的手术，而对于前者并无手术指征且效果也不明确。

（汤锦波）

第 15 章
周围神经不可逆损伤后肌腱转位功能重建

詹海华　宫可同

上肢神经损伤经过修复，仍然有部分患者不能恢复满意的功能，需进行肌腱转位术重建部分功能。肌腱转位的功能重建自出现至今已经有 100 余年历史了，虽然可供选择的手术方法多种多样，但患者的伤情千变万化，究竟采取哪一种方法，需要根据患者的实际情况，特别是功能缺失情况和可供选择的肌肉或肌腱的情况，以及肢体整体功能状态等多方面进行综合考虑。不管采用哪一种方法，都要遵循肌腱移位手术的基本原则，解决好移位肌的动力、方向和止点这 3 个主要问题，采用最小的代价换取最大的功能。肌腱转位术对手术医师的要求很高，包括严格细致的临床检查、手术设计与选择和术后康复等，即使医师医术精湛，术后仍有可能达不到预期效果。

第一节　肌腱转位术的原则和基本要求

一、肌腱转位术的原则

虽然总是在反复强调肌腱转位术的原则，但还是经常被大家忽略[1, 2]。不遵循这些手术原则，是导致手术失败的主要原因。这些原则包括：①在伤口未愈合时不能施行重建手术。②肌腱转位前要保证关节有充分的被动活动。③转位肌腱不能通过瘢痕组织和植皮区，手术切口尽量不从转位肌腱浅面通过。④肌腱转位前尽可能恢复皮肤的感觉功能。⑤术前必须评价转位肌的功能特别是肌力，确保其功能正常。⑥转位肌必须是自主肌且能产生单独活动。⑦为完成新的功能，转位肌必须有足够的滑动幅度和肌力，神经损伤恢复后所支配的肌肉用于转位仅适用于一些特殊情况。⑧如果肌腱转位后由于角度的原因不能完成新的功能，转位肌腱只能通过一个滑车来改变力的方向，但必须避免转位肌腱在滑车处形成锐角。⑨转位肌和它所要重建的肌肉最好是协同肌，这样易于康复。

二、对患者的基本要求

肌腱转位术对患者有较高的要求，术前应详细检查，确认功能障碍是源于功能丧失，还是源于感觉丧失、关节僵硬等情况，以避免不必要的手术。如果需要重建手术，术前应预防或矫正存在的软组织或关节挛缩情况，必要时需手术松解，因为术后可能没有足够的动力来改善术前已经丧失的关节活动功能，被动活动也不能改善关节运动。重建手术的疗效很大程度上还取决于手的感觉、对侧手功能、对于感觉恢复的渴望、对感觉缺失的适应能力等情况。有些肌腱转位术需要先恢复患者的感觉功能，如正中神经损伤后恢复拇、示指的感觉；有些肌腱转位术则对感觉的恢复没有太高要求，如桡神经损伤后的部分感觉障碍，不会造成功能障碍。此外，需要了解患者功能改善的程度、康复过程和术后结果可能不满意的情况。

总之，肌腱转位术前要确定患者的神经无法恢复、关节无僵硬、肌腱转位的路径无瘢痕或有较小瘢痕、有良好的手部感觉，在患者能够完成康复锻炼方案的情况下实施。

三、手术时机的选择

肌腱转位术的手术时机选择很重要，目前对神经损伤后肌腱转位术的最佳时机尚有争议。移位手术时机的选择取决于神经损伤的预后、医师的评估及患者对功能障碍的考虑。但神经损伤无论早期还是晚期，首先应考虑修复神经，包括神经移植修复。对于神经修复手术结果良好的患者，要等待足够的时间来判断神经支配的肌肉是否恢复，再考虑是否进行肌腱转位。对于晚期神经损伤患者，还要考虑神经修复的预期效果是否可能达到，因为可能浪费4~6个月的等待时间。神经的恢复时间常按照每天1 mm计算，如低位正中神经损伤常需等待12~24个月，尺神经损伤常为1年左右。有些医师主张神经损伤后尽快行有限的肌腱转位术，而有些医师则仅对神经恢复机会可能渺茫的患者较早行肌腱转位术。一般来说，神经修复后如果没有任何恢复的临床迹象，则修复手术后半年到1年可以作肌腱转位。如果恢复没有进展半年，恢复的功能十分差，也适合肌腱转位。

神经损伤后何时行肌腱转位术，并没有确切的最长时间限制，有报道称桡神经损伤10~20年后仍可对其成功地行肌腱转位术。对于神经损伤早期所施行的端－侧或端－端肌腱转位缝合，可在神经功能恢复期维持肌肉运动并起到内在支具的作用，防止挛缩发生，避免使用笨拙的外带支具而对手限制，并且可对可能恢复的受累肌起到增加肌力的作用，对不可恢复的受累肌起到永久替代的作用。

四、临床检查方法和评估

首先要通过临床检查确定神经损害的平面是高位损伤还是低位损伤，然后判断动力肌和无功能肌，从而确定需要重建的功能和可利用的转位肌。由于手术最终的效果还取决于患者是否能进行有效功能锻炼，有无全幅活动度的灵活、柔软关节，有无完整的保护性感觉和有无软组织瘢痕等情况。因此，术前应进行各关节的被动活动度检查，评估是否关节僵硬、软组织是否挛缩，必要时给予矫正或手术治疗。通过单丝触觉和两点辨别觉检查了解手部的感觉功能，特别是在拇对掌功能重建时，需评估拇指尺侧和示指桡侧的感觉功能。术前还要评估受累肌和非受累肌的情况，如某些手术需要术前评估掌长肌腱是否存在而确定手术方案，使用MRC 5级肌力评估供腱的力量等。其他的特殊检查应针对不同的神经损伤而选择实施，如检查正中神经低位损伤后的对掌功能等。

术前影像学检查可排除关节炎等骨、关节病变。手部功能的评估没有特定方法，部分学者采用6个标准手姿拍照进行双侧对比的方法进行评估。但目前大多数的评估方法都基于力量、运动和手姿，而不是手的恢复功能，因此不令人满意。总之，由于受累肢体存在差异等情况，目前很难比较不同术式的效果。

第二节 肌肉移位重建肩外展功能

肩关节是人体活动范围最大的关节，其活动机制极其复杂，功能重建相当困难，目前临床常用的术式主要是重建肩关节外展功能。肩外展是肩关节的重要功能，其功能丧失多是由于三角肌麻痹引起的。如果通过重建恢复肩外展45°，则能满足肩关节的一些基本功能。现在常用斜方肌、背阔肌和胸大肌等移位重建肩外展功能。Hoffa于1902年提出用斜方肌移位重建肩外展功能，Kilianni和Lewis也采用了同样的方法[3]。1912年Lange将其应用于“产瘫”的治疗[4]。1927年Mayer改良了此术式，使用阔筋膜延长斜方肌重建肩外展功能[5]。之后Karev和Aziz用这种方法来治疗创伤性臂丛损伤[6, 7]。Bateman和Saha先后对改良Mayer手术又做了进一步完善[8, 9]。Ansalt和Halmon等还提出利用背阔肌移位重建肩外展功能，Hildeisiand和Ansalt等提出了利用胸大肌移位重建肩外展功能，但疗效均不如斜方肌移位重建[4]。

一、斜方肌移位术

斜方肌移位重建肩外展功能主要涉及上、中部纤维，目前常用术式主要有改良Mayer术、Bateman术和Saha术[8, 9]。三种术式中，有学者认为Bateman术与改良Mayer术的疗效相当，Saha术的应用最广泛，效果也相对较好。

（一）改良Mayer术

患者取侧卧位。自锁骨中点向外经肩峰至肩胛冈中点作“U”形切口，再由肩峰到三角肌粗隆作纵行切口，两切口相连成“Y”形。分离皮下组织，显露斜方肌和三角肌。切断斜方肌上、中部纤维在锁骨、肩峰和肩胛冈上的附着，向上掀起游离，直至见到神经、血管束（图15-1A）。在近三角肌粗隆处纵行切开三角肌，于肱骨干外侧掀起一蒂在远侧 1.5 cm × 1.0 cm 大小的骨瓣，在其上钻两个孔备用。在同侧大腿切取宽 10 cm、长度适中的髂胫束，截成长、短两个三角形。长的糙面向上，宽端置于斜方肌深面，尽量贴近根部，间断缝合将其固定于斜方肌，注意勿损伤神经、血管束。摆放好斜方肌和髂胫束，将两者边缘部缝合，然后在窄端穿扎丝线引至三角肌止点处的骨窗内，丝线由内向外穿过骨瓣上的孔洞。修整短的髂胫束，使其大小形状与斜方肌游离部分相近，糙面向下覆于肌肉，进行边缘缝合。这样，斜方肌游离部的上、下面均被髂胫束包裹。将肩外展 135°、前屈 20°，向远侧牵拉髂胫束及斜方肌，将髂胫束前后缘与三角肌前后缘缝合。继续拉紧髂胫束，系牢穿过髂胫束和骨瓣的丝线，使窄端与骨瓣固定在一起（图 15-1B）。术后予以肩“人”字石膏固定，4 周后改用支具制动并开始主动外展活动。保护性的外展固定 4 个月，在此期间逐渐加强外展锻炼，并减小外展角度，直至上肢与躯干接触。

原始手术的两个切口并不相连，肩峰后部还要开凿骨槽容纳髂胫束以防前后滑动，仅将髂胫束置于斜方肌深面，远端卷缝成条索状，经骨槽和皮下隧道至三角肌止点的骨窗内[5]。骨槽可引发严重粘连，索条状的髂胫束可前后滑动，加大肌肉能耗，因此 Mayer 于 1939 年进行了改良[4]，用髂胫束桥接斜方肌和三角肌粗隆。在 Mayer 之前早有人应用，如 Paur、Gallie 等，止点分别落在肱二头肌长头和肱骨上，还有人使用丝制肌腱来延长，如 Lange、Bradford，但都没被引起重视[4]。移植髂胫束可与肌肉愈合成一体，形如肌腱。移植髂胫束可加大斜方肌力臂，减小所需的外展动力，但也使后者无力稳定盂肱关节和矫正脱位。髂胫束粘连、滑脱、吸收、伸长时有发生[10]，使外展角度及外展力量可逐渐减小。滑脱多系盂肱关节松弛和半脱位、肱骨来回摆动、肌肉作用力线不断变更所致。Yadav 认为髂胫束后滑脱源于盂肱关节前脱位和上臂的后伸，术中固定及术后制动时肩关节取 40° 前屈位，使髂胫束行于关节前上方，可防止后滑脱，同时也可稳定肱骨头、矫正前脱位[10]。髂胫束可再血管化，因此术后 6 周内不要承受过大的负荷。肩周肌肉存留部分肌力、肩无半脱位或脱位者的 Mayer 手术效果较好[10]。

（二）Bateman 术

鉴于 Mayer 术有髂胫束伸长、肌力减退的情况，Bateman 于 1955 年对其进行了改良[8]。

患者取半卧位。肩部取“T”形切口，纵行切开三角肌，显露肱骨上端。切除肩峰及肩胛冈下的软组织，在肩胛冈根部斜向外下切断肩胛冈，于喙锁韧带外侧切断锁骨。肩外展 90°，将肩峰、锁骨外侧段及附于其上的斜方肌尽最大可能拉向外侧，

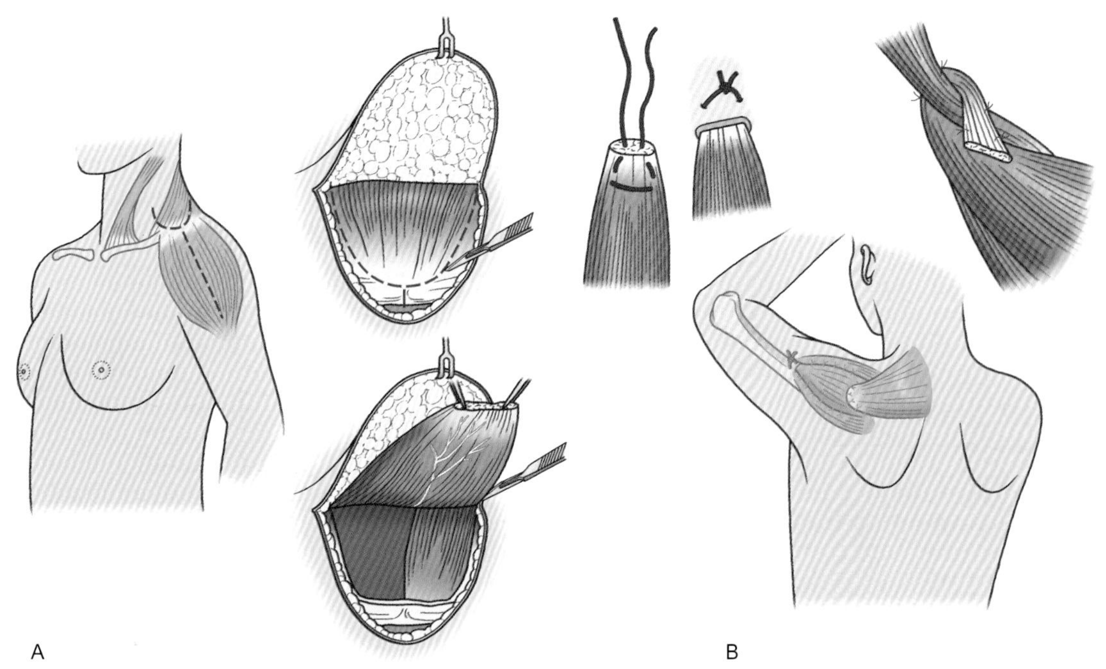

图 15-1　改良 Mayer 术。A. 手术切口，以及将斜方肌从锁骨、肩峰、肩胛冈止点处分离，并掀起斜方肌肌瓣；B. 将肩关节外展 135°、前屈 20°，再将阔筋膜边缘与三角肌的前后缘缝合，拉紧移植筋膜后缝合于止点。

贴近肱骨上端外侧皮质，确定新止点。将肩峰下皮质及肱骨新止点处的皮质粗糙化，用 2~3 枚螺钉将肩峰固定于肱骨上端外侧的新止点。术后用肩“人”字石膏将肩关节固定在 90° 外展位，8~10 周骨愈合后改用外展架固定，并开始主动锻炼。以后逐渐减少外展角度，直至上臂贴近躯干侧方。有学者认为，由于失神经支配，肱骨失用性骨质疏松，容易导致螺钉松动，可加用钢丝捆绑斜方肌止点，以保证愈合。

（三）Saha 术

1967 年 Saha 指出 Bateman 术未能充分游离斜方肌附着，肩峰只能移位到肱骨结节附近，力臂小，效能低 [9]。将肩峰、锁骨外侧段以外的斜方肌附着全部切断，肩峰外移幅度可达到 5 cm，固定于肱骨干，会获得更大的力臂。

患者取侧卧位，自腋窝前皱襞上方向上切开，经肩峰至肩胛冈下方，终点位于肩胛骨脊柱缘外侧 2.5 cm 处。此切口与肩胛骨脊柱缘平行，形似军刀，故称军刀状切口（saber-shaped incision）。分离皮下组织，充分显露三角肌、斜方肌及其起、止点。在骨膜下切断三角肌在锁骨、肩峰和肩胛冈的肌肉上起点，于中央纵行劈开三角肌，翻向两侧，显露肱骨上部（包括肱骨干）。在喙锁韧带外侧、肩胛冈根部切断锁骨和肩峰，切断游离骨块以外的斜方肌附着，向上游离直至显露神经、血管蒂，使斜方肌远端仅与肩峰、肩锁关节囊、部分肩胛冈及锁骨外侧端相连。用咬骨钳将肩峰及锁骨咬成几块，但不破坏骨膜，使骨块通过骨膜相连。外展肩关节，在肱骨结节以远选取固定点，将此处皮质及肩峰下皮质粗糙化。用 2 枚直径 4.5 mm 的螺钉将肩峰固定在新止点，然后用三角肌进行包埋。术后处理同 Bateman 术。固定部位是偏前还是靠后，视旋转肌而定，外旋不好的就偏前，否则靠后。术后固定肩关节于 135° 外展和前屈位，上臂位于肩胛骨平面内，无旋转。

Saha 术将斜方肌上、中部纤维止点全部游离，移位幅度较 Bateman 术大，因此力臂也变大，效能更高。但军刀状切口的术野不如“Y”形切口开阔，因此目前作 Saha 术多取“Y”形切口。咬碎肩峰锁骨的目的是使它们能与肱骨受区更贴合，有利于愈合。此术式的并发症有螺钉松动、骨不愈合、压疮、肱二头肌力弱、盂肱关节下方半脱位等 [11]。Mir-Bullo 认为止点落在肱骨上端前外侧，肩关节外展 90°、外旋 20° 位的固定疗效好 [12]，但 Karev 采用止点靠后，肩关节外展 90°、内旋 45° 位的固定也获得了良好疗效 [6]。

二、背阔肌移位术

Itoh 认为肱骨头的稳定源于肩袖和三角肌，斜方肌力臂小，难于提供足够的稳定作用，移位后的背阔肌宽大，形同三角肌，外展时可有较大的稳定作用 [17]。

患者取侧卧位，患肢前伸，于肩上方沿三角肌在锁骨中外 1/3 交界处、肩峰和肩胛冈肩峰端的起点处作“U”形切口，并于肩外侧自肩峰至三角肌止点作一垂直切口（图 15-2）。将肩部“U”形皮瓣及肩外侧垂直切口两侧的皮瓣分离掀开，显露整块三角肌，将萎缩的三角肌从其起点稍下方至其肌腱与肌腹交界处整块切除。沿背阔肌前缘作斜弧行切口，向上延伸经腋窝至三角胸肌沟以下 1/2，掀起前缘，显露和保护好支配该肌的胸背动、静脉和神经。于血管、神经的蒂部用橡皮片保护并牵开，至胸外侧将旋肩胛血管的交通支切断并结扎，可获得长达 10~12 cm 的神经、血管蒂 [13-16]。显露背阔肌，在背阔肌前缘做两个缝线标记，间距 10 cm，代表背阔肌静息张力。游离背阔肌，结扎肋间血管分支。根据术前测量要求，从背阔肌远端肌腹至该肌于肱骨小结节的止点，切取长 14~15 cm、宽 13~14 cm（与原三角肌面积形状相仿）带血管、神经蒂的肌瓣。从肩部切口至胸侧壁切口之间，经大圆肌深面，用大血管钳钝性分离，作一宽松的隧道，然后将带血管、神经蒂的背阔肌从胸背部经大圆肌深面拉至肩部切口内。注意保护背阔肌的神经、血管蒂，避免牵拉及扭转。

将背阔肌平放于三角肌的位置，先将背阔肌远端的肌腱与三角肌止点处的肌腱缝合，然后将肩关节置于 90° 外展位，将背阔肌肌腹及其肌膜与原三角肌起点残端的肌肉及肌膜缝合。注意神经、血管蒂无扭转和过大张力，背阔肌前缘标记线仍保持 10 cm 间距，以免肌张力变小。缝合切口，放置引流条。

术后用管型石膏或肩外展架将肩关节固定于外展 90°、前屈 20° 位，术后 2 个月除去外固定，进行肩关节外展功能锻炼。其方法与上述斜方肌移位代三角肌术相同。

三、胸大肌移位术

Hou 认为移位胸大肌的力臂、力线均好于斜方肌，不但有外展还有前屈作用，效果好。如果同时移位斜方肌到肱骨结节后下方，加强盂肱关节的稳定，胸大肌的作用会更显著，效果较单一的胸大肌移位术更佳[18-20]。有学者在胸大肌锁骨头移位的同时移位胸背神经至腋神经，希望三角肌也能获得部分功能恢复[21]。

使用胸大肌上部纤维重建肩外展手术方法为：患者取侧卧位，先由肩峰向内沿锁骨作横行切口，至胸锁关节转向第 4 胸肋关节，再由锁骨外侧部沿三角肌前缘向下作斜行切口，至三角肌止点[18, 19]。两切口在锁骨处汇合，分离皮下组织，显露胸大肌、锁骨及胸骨头、三角肌起止点。由肌腱处开始将胸大肌分为上、下两部分，向内侧游离，在胸小肌上缘注意保护其深面胸肩动脉的胸大肌分支及神经，于锁骨、胸骨骨膜下切断胸大肌上部肌起点，在肱骨处切断肌止点并带上一小块骨片。将胸大肌翻转 180°，深面转到浅面，移位至肩关节前外侧。在锁骨外侧部、肩峰钻 4~6 个骨孔，用粗丝线将胸大肌起点固定于此。将肩关节外展 90°、前屈 30°，用克氏针将胸大肌止点及骨片固定在邻近三角肌止点的结节间沟（图 15-3）。术后用外展架固定制动 6~8 周。

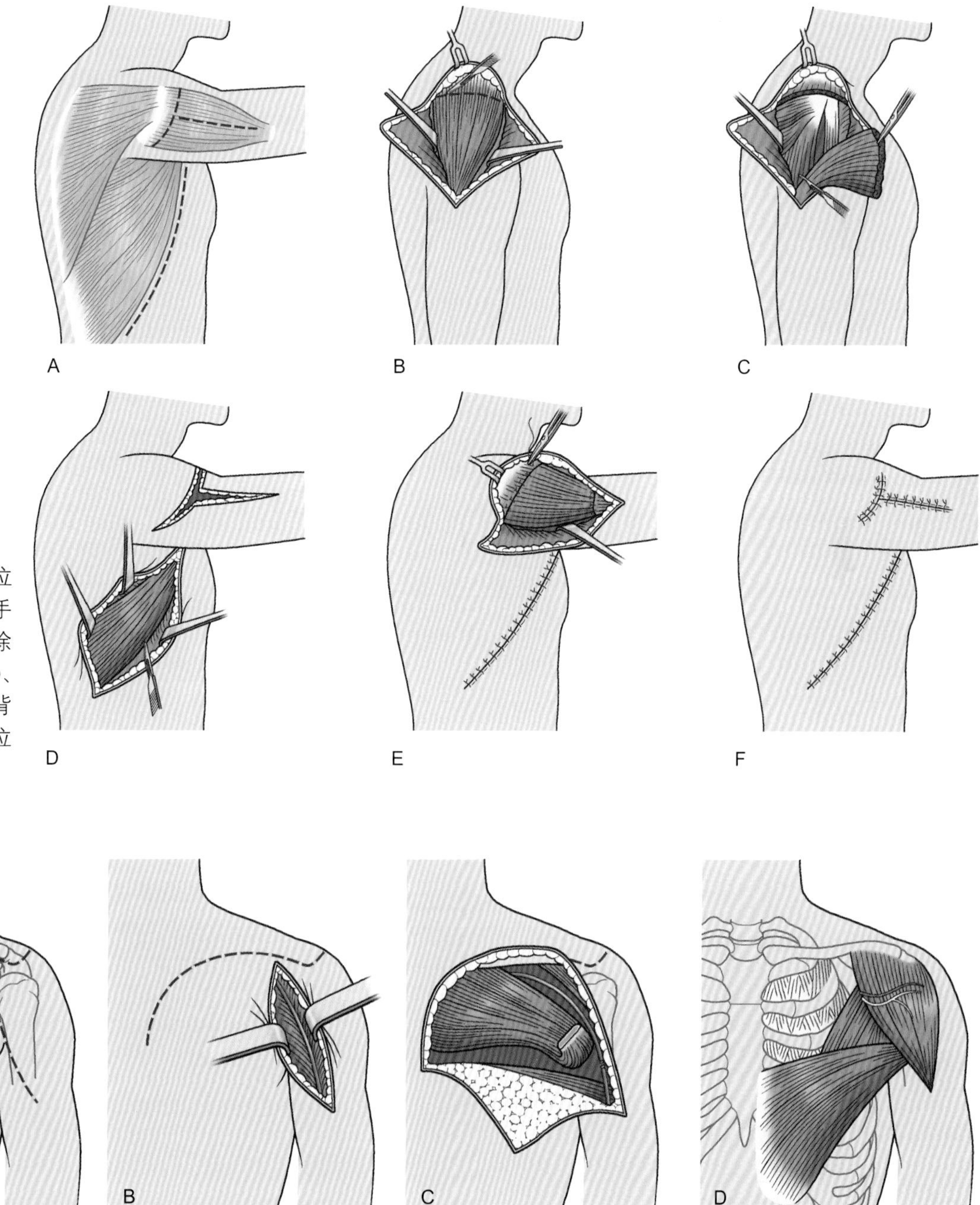

图 15-2　背阔肌移位重建肩外展术。A. 手术切口；B、C. 切除萎缩的三角肌；D、E. 切取背阔肌并将背阔肌缝合至三角肌位置；F. 缝合切口。

图 15-3　胸大肌移位代三角肌术。A. 手术切口；B. 显露头静脉；C. 切取胸大肌皮瓣；D. 将皮瓣翻转移位。

四、肩外展重建术的选择

肩外展重建术中，使用最多的是斜方肌移位术，原因是它受颈丛和副神经双重支配，臂丛损伤者通常也有良好的肌力，力线与三角肌前部纤维一致，操作相对简单。但 Gilbert 认为斜方肌移位所能提供的外展、外旋作用有限，肩周肌肉部分瘫痪者效果满意，而完全瘫痪者效果不满意。因为肩外展运动是由多组肌肉控制的，斜方肌不可能替代所有的肌肉；多组肌肉移位效果好，其中背阔肌提供外展、外旋功能，斜方肌提供外展功能，胸大肌提供内旋功能[16]。Copelang 也发现肩周肌肉瘫痪者即使三角肌功能完好，部分患者肩外展也受限，用外力稳定肩胛骨后外展随即恢复。这说明三角肌外展作用的发挥离不开肩周其他肌肉的辅助[16]。Goldner 指出肌肉移位的目的不仅要恢复外展，还要有稳定肩关节、矫正半脱位或脱位、消除疼痛等作用，这些都是单一肌肉移位所无法胜任的[22]。因此，许多学者主张重建肩外展时应选多组肌肉移位术。

第三节 肌腱移位重建屈肘功能

屈肘功能在上肢活动中占重要地位，肱二头肌麻痹、缺损等所致的屈肘功能丧失需要进行屈肘功能重建。如果存在肱二头肌创伤性病变、肘关节挛缩等，应及早手术。对神经病变导致的肱二头肌功能丧失，普遍认为应在 1~2 年后行功能重建。术后一般用石膏固定肘关节于术中所确定的屈曲角度 4~6 周，然后逐渐功能锻炼，辅以理疗等康复治疗。

一、前臂屈肌群起点上移术

Steindler 于 1918 年首先报道将前臂屈肌群起点上移，固定于内侧肌间隔，以重建屈肘功能[23]。Steindler 术的主要问题是术后出现旋前屈曲挛缩，主要是由于术前缺失主动旋后功能；其次是旋前圆肌向近侧移位后增加了旋前的效应。如果屈肘的同时前臂过分旋前，会限制手功能的发挥。因此，如果将内上髁固定于肱骨前外侧可以减少这种趋势。之后，Mayer 和 Green 对其进行了改良，将屈肌群连同起点处肱骨内上髁的一块骨块一起上移，固定于肱骨前下端稍偏外侧[23]。这种改良的优点在于骨愈合的强度超过筋膜，移位到肱骨前方减少了肌肉的旋前作用。此术式的屈肘效果肯定，操作简单，创伤小，对体表外观影响小，但移位肌肉的肌力、术后制动时间、肱三头肌拮抗的肌力都会影响手术的效果。

手术方法为：以肱骨内上髁后侧为中心作切口(图 15-4A)。近前侧向上臂远端延伸 8~10 cm，远侧向前臂前侧沿旋前圆肌延伸 8~10 cm。将切口前侧形成的皮瓣向前外侧掀起，在切口后缘找到尺神经。切断关节支，保留尺侧腕屈肌肌支，向远侧游离神经，至肘关节远侧 5 cm。在旋前圆肌深层辨认正中神经，它的旋前圆肌肌支在肘关节近侧 2.5~5 cm 从神经内侧发出，要注意保护。将旋前屈曲肌群的起点连同 1.5 cm 内上髁骨块用骨刀切下（图 15-4B），注意保护正中神经和尺神经及其肌支。对内上髁远侧深层的肘关节内侧副韧带的前束必须加以保留。截骨完成后，将肌肉从尺骨上游离，直到屈肘 130° 时肌肉起点和骨块能向近侧移动 5~8 cm。在固定内上髁骨块前，先在骨块上预钻孔。游离正中神经和肱动脉，牵向内侧加以保护。纵向劈开肱肌，显露肱骨。用骨刀或磨钻处理骨面，然后将内上髁和旋前屈肌群用螺钉固定于肱骨前方（图 15-4C）。笔者还在螺钉周围采用两个骨锚钉加强固定效果。在屈肘 130°、前臂旋后位拉紧骨的缝线。缝合伤口，术毕包扎。

术后将肘关节限制在屈曲 ≥ 100° 位，直到内上髁骨块愈合，通常 6~8 周。术后可以立即被动屈曲肘关节、腕关节和手指。第 3 周开始，在肘关节完全屈曲位练习主动屈曲腕关节和手指。第 7 周开始练习伸肘、伸腕和伸指。术后理疗训练需要数月，目的是获得肘关节完全主动屈曲、伸肘 30° 功能。轻度的屈曲挛缩有助于屈曲的启动。

二、背阔肌移位术

由于背阔肌（皮）瓣解剖学的优点突出，使之成为屈肘重建的常用动力肌[23-25]。背阔肌皮瓣供区隐蔽，切取后创面多可直接缝合，其神经血管蒂长、粗大、恒定，易显露，故切取面积大，肌力强。肌皮瓣携带表面皮肤，不仅易于观察血运，尚可显著缓解肌肉移位后反应性水肿所致的皮下压力增加、肌肉缺血，使肌肉功能得以良好恢复。

手术常采用双极法移位，并且以肌皮瓣形式转移为佳，这样就不受肌肉体积大小的限制。术前设计切口，先测量从喙突下肱二头肌短头起点至肘部

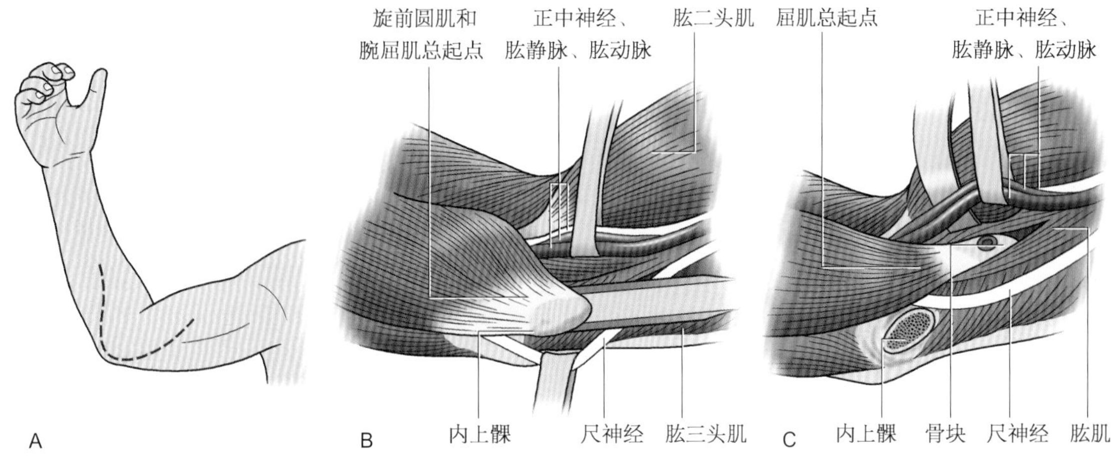

图 15-4　前臂屈肌群起点上移术。A. 皮肤切口；B. 切开旋前圆肌和屈腕肌的起点，连同肱骨内上髁切下的骨块一起掀起，注意不要损伤正中神经、尺神经和肱动脉；C. 将旋前圆肌与屈腕肌起点处的骨块固定在肱骨前面，可以用螺钉或缝合锚钉固定。

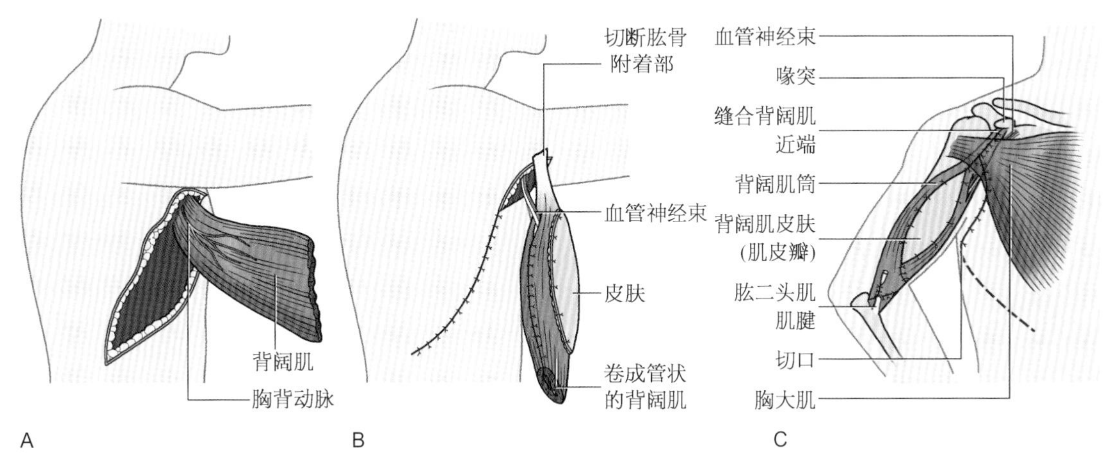

图 15-5　背阔肌移位术重建屈肘功能。A. 患者取侧卧位，作背阔肌前缘切口，在后腋部辨认支配的神经和血管后分离背阔肌；B. 缝合肌肉的前后缘成筒状，将血管、神经束包埋其中，切断背阔肌在肱骨的附着部；C. 将背阔肌的远端与肱二头肌肌腱缝合，闭合伤口，将肘关节屈曲 90°，将背阔肌止点上移至肱二头肌短头处，并将其穿入肱二头肌短头，抽紧、缝合。

肱二头肌腱止点的距离。根据此长度再测量背阔肌止点至背阔肌肌力较强部位的距离，一般切取长度比实际测量距离长 6~8 cm。此外，需根据肱二头肌肌腹中部的位置和长度在背阔肌上标出梭形皮瓣的位置，一般宽 5~6 cm，长 12~14 cm。于背阔肌外缘切口进入，在背阔肌和前锯肌之间由远至近钝性分离，在肌肉下可看到支配肌肉的胸背血管和神经外侧支。继续逆行法分离，于腋下 5~6 cm 处显露进入肌肉的胸背动、静脉和胸背神经。分离显露胸背动、静脉内侧支，以及胸背动、静脉与胸外侧动、静脉的交通支，分别予以切断、结扎。然后保护血管、神经蒂，切开皮瓣内侧缘，切断带有腰背筋膜和肌膜的肌肉远端。于腋部作横切口，在肱二头肌中央作纵切口，至肘部时作向桡侧的横切口，显露肱二头肌及肱二头肌肌腱。于结节间沟处切断背阔肌止点，此时整块移植肌肉只有血管、神经蒂与机体相连，注意保护。缝合背部伤口。将背阔肌覆盖于肱二头肌表面，在肘部将其起点穿入肱二头肌肌腱，并反折后牢固缝合，然后将肌皮瓣缝合（图 15-5 和图 15-6）。屈肘 60°~90° 位将背阔肌止点上移至肱二头肌短头处，并将其穿入肱二头肌短头，抽紧、缝合。缝合肌皮瓣及腋部切口。

术后采用颈腕吊带和胸带将患肢固定于屈肘 60°~70° 位。术后 6 周用颈腕吊带控制肘关节在屈曲 90° 位，锻炼屈肘功能。术后 8 周去除吊带，锻炼肘关节屈、伸功能，并辅助物理治疗。

背阔肌移位术的手术要点为：①术前仔细检查背阔肌肌力，只有在肌力 4 级以上方可行移位术。②没必要切除或切断肱二头肌，以减少出血和水肿。③移位的背阔肌通过腋下隧道进入肱二头肌前间隙后，应首先闭合胸部背阔肌供区创面，以减少其修复时的张力和供皮。④背阔肌的起点（包括部分筋膜）应与肱二头肌肌腱缝合或固定于桡骨结节，背阔肌止点应在胸大肌肌腱深面与肱二头肌短头起点或喙突缝合。⑤肌肉移位后先固定远端，再固定近端，固定张力以尽量大些为好。⑥术后用颈腕吊带和胸带将患肢固定在屈肘、肩关节内收位。如果术前就存在背阔肌功能部分受损，或移位后肌肉张力松弛，会出现屈肘力量弱的现象，以后可以手术调整。

三、胸大肌双极移位术

胸大肌双极移位术是由 Carroll 和 Kleinman 提出的，是目前常用的代肱二头肌的手术方法（图 15-7）[4]。患者取平卧位，将肩胛骨下方垫高，消毒整个上肢。从第 7 胸肋关节到锁骨下两横指作长弧形切口。向外侧延长切口至喙突，另作上臂内侧至腋窝的切口。也可选用乳下切口，延长到腋前线。将皮肤和乳房掀起，显露胸大肌和肩峰。在肘窝另作弧形或“S”形切口，切口的横臂穿过肘窝，纵臂向内侧远端延长 6 cm。沿锁骨内侧半和胸骨将整块胸大肌从起点上掀起，携带一条 1.2 cm × 6 cm 的腹直肌前鞘，用来做肌腱远端止点。小心分离，不要损伤胸前外侧和胸前内侧神经、血管束。胸前外侧神经近端靠近肋缘，外侧靠近胸三角肌间隙和胸肩峰动脉。胸前内侧神经在胸小肌深层穿过，支配小部分胸大肌。以两个神经、血管束为蒂，将整块肌肉旋转 90°。将远端的腹直肌筋膜卷成管状，用不可吸收线加强缝合。经皮下隧道引至肘窝切口。屈肘 135°，将腹直肌前鞘筋膜用不可吸收线缝合在肱二头肌肌腱上，肌肉的近侧在肩峰前端钻孔缝合。术后用石膏托固定肘关节于屈肘贴胸位，4~6 周后拆除，开始主动练习。

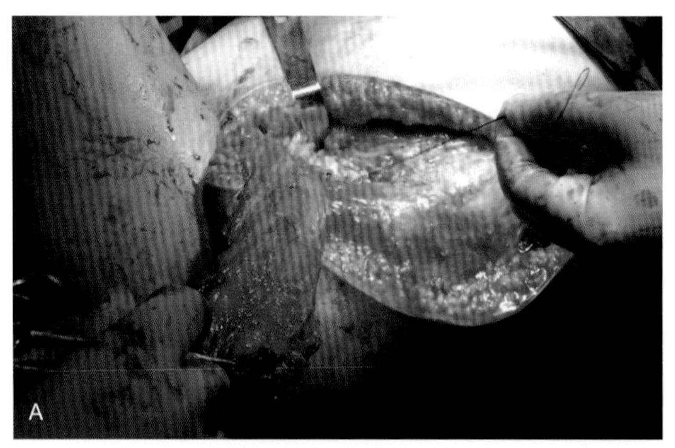

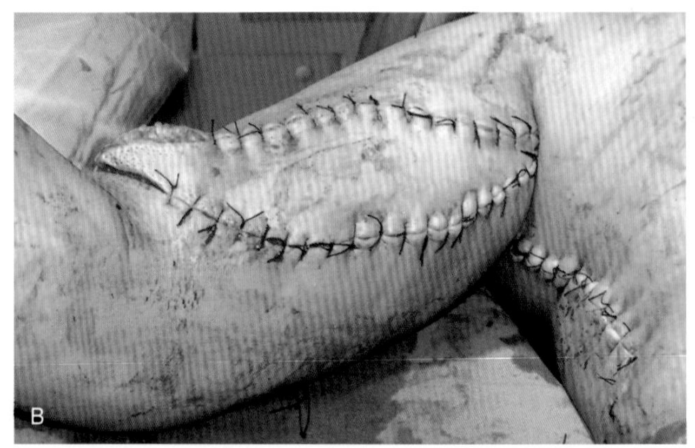

图 15-6　背阔肌皮瓣移位重建屈肘功能。A. 分离切取背阔肌皮瓣；B. 将背阔肌皮瓣转移重建肱二头肌功能。

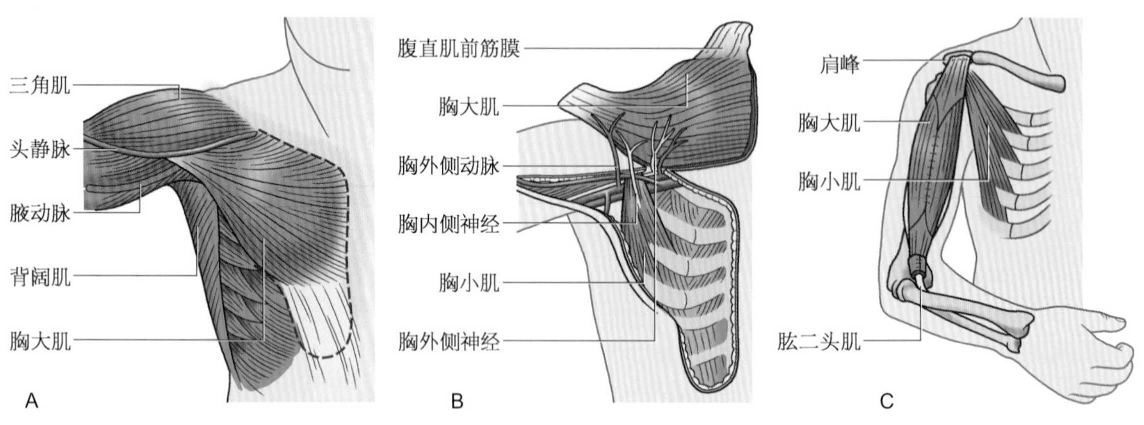

图 15-7　胸大肌双极移位重建屈肘功能。A. 将整块胸大肌从锁骨、胸骨和肋骨上掀起，并携带一部分腹直肌前鞘筋膜，虚线显示了切取的边界；B. 以胸肩峰静脉和胸内、外侧神经为蒂，将整块胸大肌和腹直肌前鞘筋膜掀起；C. 将胸大肌原来在肱骨上的止点缝合于肩峰，将胸大肌起点及腹直肌前鞘筋膜缝合于肱二头肌肌腱。

第四节　桡神经麻痹功能重建

桡神经麻痹可导致严重的上肢功能障碍，根据损伤平面的不同，出现包括伸腕、伸指、伸拇和腕桡偏等的功能障碍，不能伸腕和张开手指，手握持功能受到显著影响，手活动笨拙。Sunderland 认为桡神经损伤后如果 1 年内没有恢复迹象，即可行肌腱移位手术[26]。大多数学者认为桡神经损伤的患者在神经缝合修复或移植重建失败后，接受肌腱移位手术可以获得良好效果。我们临床病例的恢复情况也是如此，通常在损伤后一年内进行肌腱移位手术。

低位桡神经损伤是肘关节以远的损伤，即骨间后神经损伤，仅影响伸指功能，原因多为受压，解除压迫后能够恢复，很少需要肌腱转位。对于高位（即肘关节以上）的桡神经损伤，如果功能不恢复，需要肌腱转位。本节讨论的转位方法都是针对高位损伤。

一、肌腱移位的组合方式

对于桡神经损伤采用哪一种肌腱移位组合方式，需要根据桡神经的损伤程度、损伤位置和功能情况来做选择。对于高位损伤即肘关节以上的桡神经损伤，常用的组合根据转位到 EDC 肌腱的不同有 3 种，即 FCR 组合、FCU 组合和 FDS 组合（表 15-1）[27-30]。

FCU 组合即 PT 转位重建 ERCB，FCU 转位重建 EDC，PL 转位重建改道的 EPL，若 PL 缺如则采用 PDS 转移修复 EPL 或将 EPL 并入缝合至 FCU。FDS 组合即 PT 转位重建 ERCB 和 ERCL，中指的 FDS Ⅲ转位重建 EDC，环指的 FDS Ⅳ转位重建 EIP 和 EPL，FCR 转位重建 APL 和 EPB。Starr 和 Brand 等推荐 FCR 组合，而 Boyes 则推荐 FDS 组合[28]。

表 15-1　不可逆桡神经损伤后的常用肌腱移位组合

受区肌腱	动力肌腱（FCU 或 FCR 组合）	动力肌腱（FDS 组合）
ERCB	PT	PT（同时转位到 ERCL）
EPL	PL	FDS Ⅳ（同时转位到 EIP）
EDC	FCU（或 FCR）	FDS Ⅲ
APL 和 EPB		FCR

注：FCR：桡侧腕屈肌腱；FCU：尺侧腕屈肌腱；FDS：指浅屈肌腱；ERCB：桡侧腕短伸肌腱；ERCL：桡侧腕长伸肌腱；PT：旋前圆肌；EPL：拇长伸肌腱；PL：掌长肌腱；FDS Ⅳ：环指指浅屈肌腱；EIP：示指固有伸肌腱；EDC：指总伸肌腱；FDS Ⅲ：中指指浅屈肌腱；APL：拇长展肌；EPB：拇短伸肌。

在笔者单位首选 FCR 组合，即 PT 转位 ECRB 重建腕关节背伸功能，FCR 转位 EDC 重建手指背伸功能，PL 转位 EPL 重建拇指背伸功能（图 15-8）。如果 PL 缺如，则选择 FDS Ⅲ重建拇指和示指的背伸功能来平衡捏动作的背伸。也有部分医师对于 PL 缺如的患者选择使用 FDS 组合。目前在我科没有医师使用 FCU 组合。

对于 PT 和 ECRB 的缝合，选择端－侧缝合还是切断 ECRB 后缝合，取决于桡神经是否有功能恢复的可能。如果桡神经有功能恢复可能则选择端－侧缝合，如果无恢复可能则切断受区肌腱，行编织缝合，现在基本上都是等到桡神经没有恢复才行肌腱转位术，而 FCR 或 FCU 到 EDC 的缝合都是 FCR 或 FCU 斜跨穿越数根 EDC 后缝合，并不切断 EDC。

二、桡神经损伤的肌腱转位手术要点

如上所述，桡神经损伤后进行肌腱移位替代受累肌腱功能，经常同时进行 3 个功能的重建，以 FCU 缝合为例叙述其各自的手术要点为：① PT 代 ECEB 法：将 PT 止点连同桡骨上相应的骨膜瓣一同切取足够的长度，可以确保肌腱缝合的牢固性。尽量向近端游离肌肉，切断与周围组织的连接，以改善其滑动性。将肌腱绕经前臂桡侧，在 BR 和 ECRL 浅面引向远端。肌腱仅缝合于 ECRB，不包括 ECRL，缝合位置在腱腹交界远端，将腕背伸 45°，以 PT 最大张力缝合，如果缝合不可靠，可以取游离肌腱加强缝合（图 15-9A）。② PL 代 EPL 法：在腱腹交界部切断 EPL，将 EPL 改道后穿经第 1 掌骨桡侧。将肌腱缝合在鼻烟窝处，位于背侧支持带浅面，肌腱方向与第 1 掌骨平行。在腕关节呈中立位、EPL 远侧断端为最大张力、PL 为最大张力时缝合（图 15-9B）。③ FCU 代 EDC 法（Riordan 方法）：使用长的纵向切口，然后广泛游离 FCU，将附着于肌腱远侧 1/2 的肌腹切除，以便于移位以及防止肌腱移位后造成前臂的臃肿。充分游离肌肉以能够重新调整方向，斜行跨越前臂，在内上髁至 EDC 间尽可能形成直线牵拉。避免损伤肌腹近端的神经分支。在伸肌支持带近端，FCU 以 45° 角的方向与 EDC 编织缝合。只有在小指背伸不充分时才将 EDM 包括

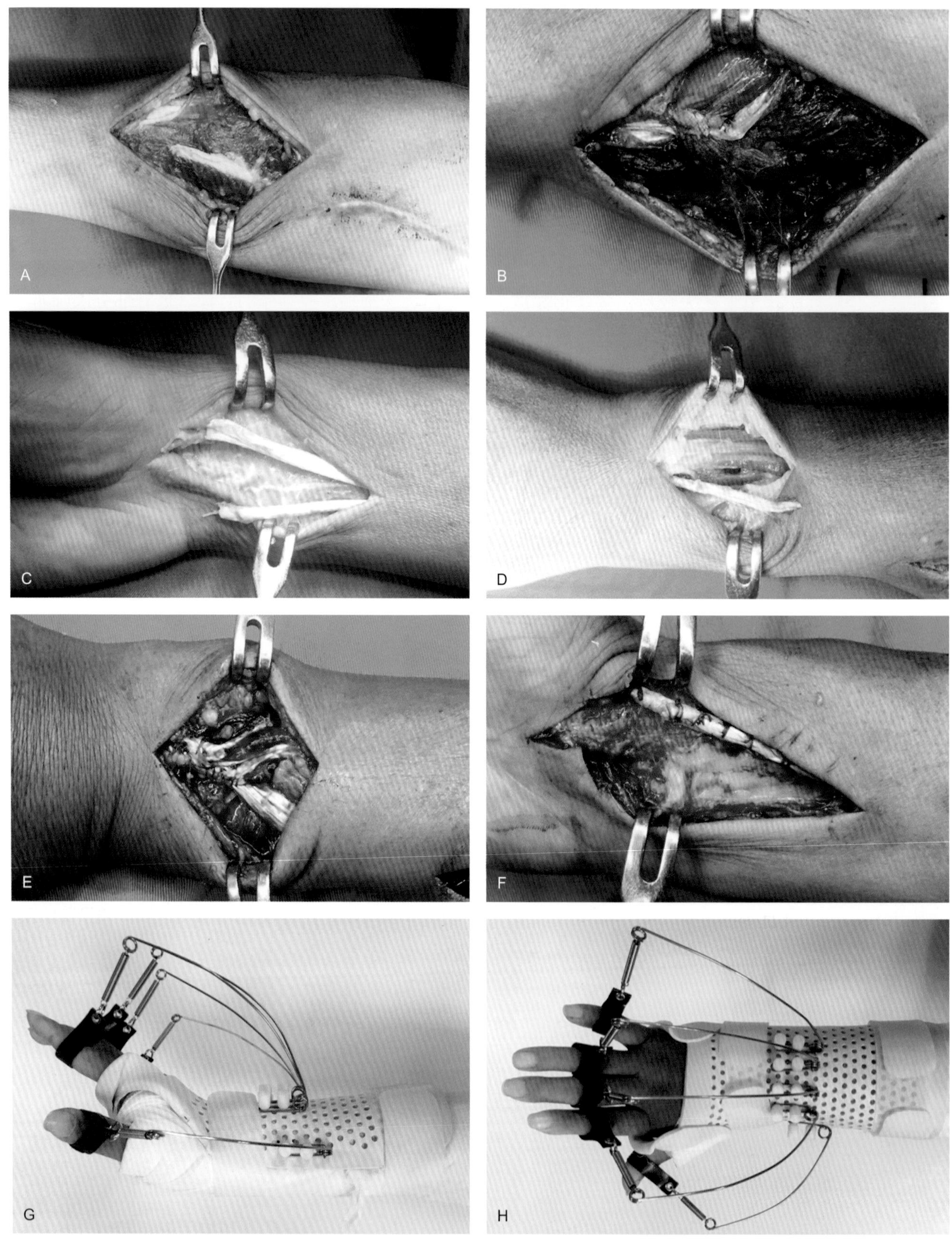

图 15-8　患者男性，51 岁，桡神经损伤后行 FCR 组合功能重建。A. 前臂中段桡侧切口暴露 PT，带部分骨膜给予切断，并向近端分离；B. 将 PT 远端与 ECRB 行端 - 侧缝合（桡神经功能有恢复可能）；C. 腕掌侧切口暴露 PL 和 FCR，于近止点处切断，并向近端分离肌肉；D. 腕背侧切口暴露 EDC 和 EPL，并将 EPL 于腱腹移行处切断；E. 将 FCR 远端引至腕背侧切口，与 EDC 行端 - 侧缝合；F. EPL 改道伸肌支持带表面并引至腕掌侧切口，与 PL 行编织缝合；G、H. 术后使用动力型支具进行功能锻炼，也可以不用动力支架，直接进行手指和腕关节的小幅度主动活动锻炼。

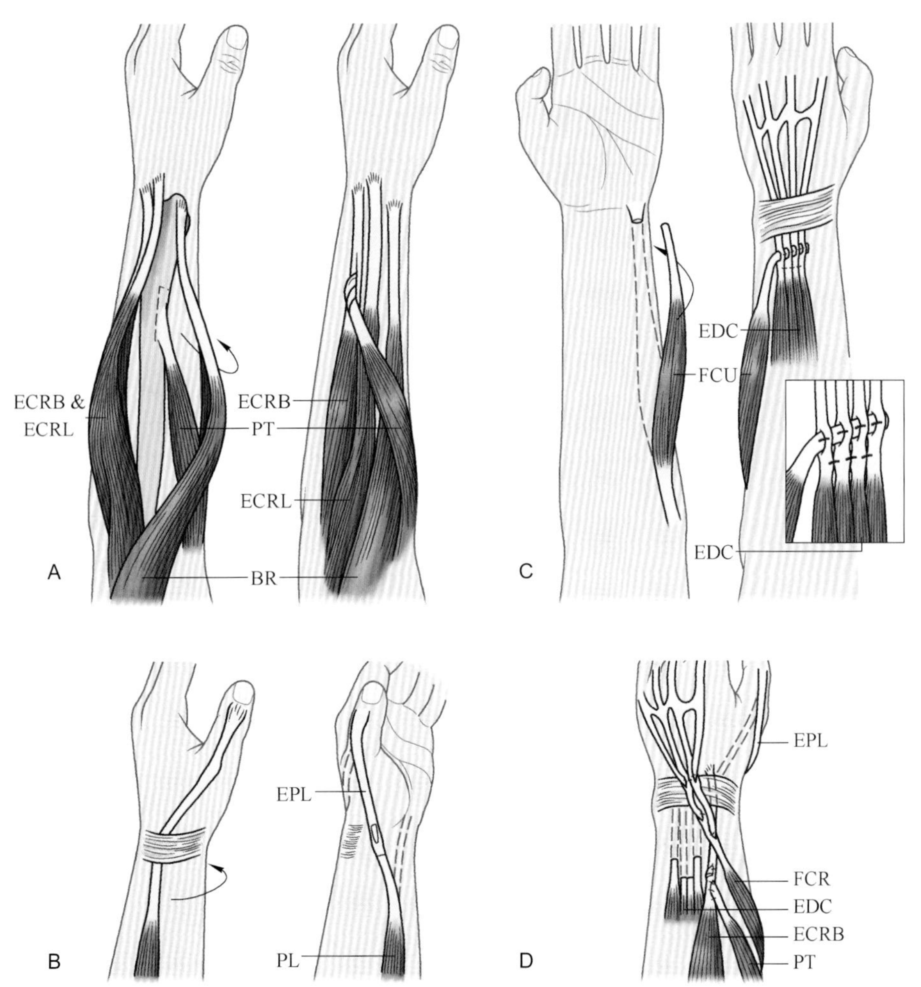

图 15-9　桡神经损伤后的肌腱移位方法。图 A、B、C 显示 FCU 组合的 3 个功能重建方法，如果使用 FCR，而不使用 FCU，即为 FCR 组合，由图 A、B 和 D 显示。A. PT 代 ECEB 法，即将 PT 及与其相连的骨膜条一并剥离，转移至 ECRB；B. PL 代改道的 EPL 法，即将 EPL 于肌腹肌腱交界处切断，改道经鼻烟窝引至腕掌侧，在腕部切断 PL 并向近端游离，与 EPL 缝合，缝合后肌腱呈直线；C. FCU 代 EDC 法，即将 FCU 在远端切断，绕至背侧与 EDC 编织缝合，图 A、B 和 C 为 FCU 组合；D. FCR 代 EDC 法，即切断 EDC 并移位至背侧支持带浅层和近侧与 FCR 端端缝合，以形成直线牵拉（图 A、B 和 D 为肌腱移位的 FCR 组合）。

在编织缝合中。在腕关节呈中立位，掌指关节呈中立位，FCU 为最大张力时缝合（图 15-9C）。有的医师不采用 FCU，而采用 FCR 为动力肌腱，方法是将 FCR 肌腱在近端止点处切断，经皮下绕经前臂桡侧。将 EDC 肌腱在支持带近端切断，然后将其远端置于支持带浅面。在腕关节呈中立位，掌指关节呈中立位，FCR 在最大张力时缝合（图 15-9D）。

三、桡神经的几个经典肌腱转位方法

（一）Riordan 法

这是 Riordan 的一个经典手术方法 [31-33]，即 FCU 组合方法的一部分。方法为：切断 FCU 附着处，向近侧分离后于尺侧皮下引至背侧，并缝合固定于 EDC；在 Riordan 手术的同时，PT 转位到 ECRB；切断 EPL 的腱腹移行部，引至拇掌指关节背侧，再转移至腕关节掌桡侧，在拇伸直、外展位时缝合固定于 PL。术后 3 周开始主动运动。

该方法存在一些问题：由于切断 FCU 并转移至背侧，术后易发生腕关节桡偏；向背侧转移的 PT 及 FCU 的走向有问题，使得腕关节屈曲受限；由于转移的 EPL 的走向问题，也有拇外展不充分的情况；移位的 EPL 和 PL 呈现弓弦状。基于上述情况，津下对 Riordan 法作了下述改进 [34]。

（二）津下法

这是 FCR 组合的一部分，津下使用的是将 FCR 穿过骨膜到前臂背侧的方法。陈旧性病例、高龄患者常有手指屈曲挛缩和拇掌指关节挛缩的情况，行津下法手术首先要解除这些挛缩。术前应准备铝制夹板并消毒后备用（使拇指及其他手指呈伸直位）。首先在前臂桡侧中央作长 7~8 cm 的切口，显露 PT 的桡骨附着处，切断其附着处，于骨膜下剥离，并向近侧游离肌腹，使它充分活动（图 15-10）。由腕关节掌侧向尺侧作“L”形切口，显露 FCR 和 PL，切断其附着处，向近侧游离肌腹。于拇长屈肌（FPL）和其他屈肌群之间分离，深达骨间膜，在旋前方肌近侧切开骨间膜 3~4 cm，此时应避免损伤掌侧骨间动脉、静脉及神经。然后在前臂背侧作“L”形切口，切开筋膜后分离 EDC 和 EIP，穿一条牵引带提起该肌腱，经骨间膜切口由掌侧向背侧引出 FCR。为了使该肌走向为直线，需要分离 FDS。显露 APL，切断其腱腹移行部并将其翻转，在拇外展位固定于第 1 伸肌间隔，然后利用该肌腱和 FCR 残端制造滑车，以防弓弦状畸形的发生。助手维持患手于腕关节和手指伸直位、拇指伸直和外展位。先缝合 PT 和 ERCB，后缝合转位的 EPL 和 PL。然后闭合切口，放置术前已备好的指伸位铝制夹板，予以包扎固定。最后，将引至前臂背侧的 FCR 和 EDC 作端侧缝合，在张力下缝合为宜。闭合切口后用绷带固定。固定 3 周后开始后期治疗。如果 EDC 瘢痕化严重，则不作端侧缝合，而作端端缝合。若 PL 缺如，则利用 FDS Ⅳ。

（三）Boyes 法

这就是 FDS 组合的来源。Boyes 认为 FCU 对屈腕功能很重要，最好不作为供体利用，而且伸指需要相当润滑的肌腱滑动，应利用有充分滑动性的肌肉为力源[35, 36]。他提出利用 FDS 为供体的方法，切断 FDS Ⅲ和 FDS Ⅳ后于前臂处拉出，经骨间膜引至背侧，将其中一根缝合至 EDC，另一根缝合至 EPL 和 EIP。此外将 PT 移位至桡侧腕伸肌肌腱，将 FCR 移位至 APL。本法将拮抗肌 FDS 移位到伸肌腱，在后期治疗上可能出现混乱和屈指功能减弱等问题。这就是 FDS 组合方式，目前应用的医生很少，但也值得介绍。

手术方法为：经前臂中段桡侧偏掌侧作切口，显露 PT、ECRL 和 ECRB。将 PT 止点连同长 2~3 cm 的骨膜一起切取，将这些腱性部分与 ECRB 在腱腹交界处编织缝合。在手掌远端作横行切口，或者在每个手指基底作单独切口显露 FDS Ⅲ和 FDS Ⅳ。将肌腱在交叉前切断，游离并牵引至前臂切口内。在旋前方肌稍近端骨间膜上开窗约 1 cm × 2 cm，分别位于骨间前动脉两边。开窗时要注意保护骨间前动脉和骨间后动脉。Boyes 等主张将移位肌肉的肌腹穿过骨间膜以减小粘连，这可能需要在骨间膜上开更大的窗[35]。也有学者主张将 FDS 绕经前臂桡侧或尺侧以减少肌腱粘连，但绕经前臂尺侧时，移位肌腱可能对尺神经产生压迫。手术时注意将移位的肌腱在尺神经深层和尺骨浅层之间通过，以避免这种并发症的发生。在前臂远端背侧行“J”形切口，横行切口从桡骨茎突至尺骨茎突，纵向切口沿尺骨向近端延长。将 FDS 经骨间膜开窗引至背侧，FDS Ⅲ经指深屈肌（FDP）桡侧，在 FDP 和 FPL 间通过，而 FDS Ⅳ经 FDP 尺侧通过。在穿过骨间膜时注意避免对正中神经的缠绕。

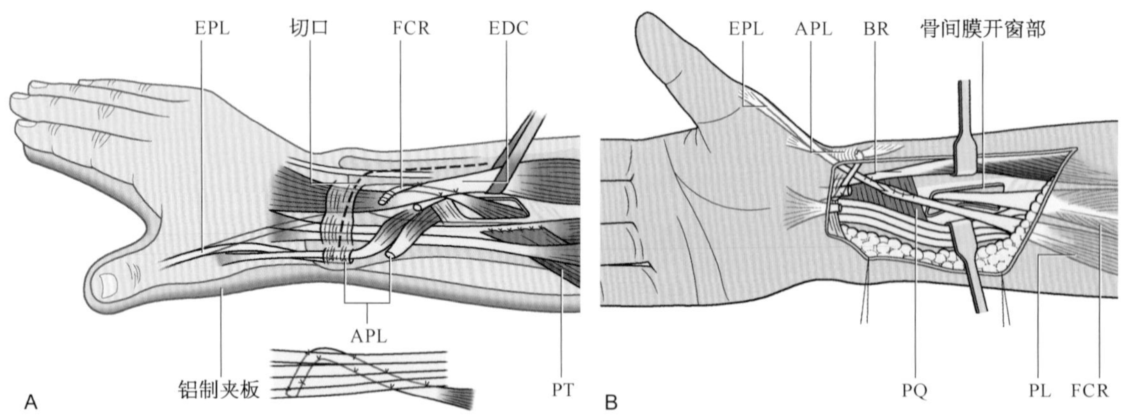

图 15-10 津下法。A. 用铝制夹板固定，背侧“L”形切口暴露 EDC，FCR 与 EDC 通过骨间膜窗口作端侧缝合，PT 与 ERCB 缝合，APL 在拇外展位作腱固定；B. 在拇外展位将 EPL 缝合于 PL，APL 与 FCR 残端共建其滑车。BR：肱桡肌。EPL：拇长伸肌腱；FCR：桡侧腕屈肌腱；EDC：指总伸肌腱；APL：拇长展肌；PT：旋前圆肌；PQ：旋前方肌；PL：掌长肌腱。

将 FDS Ⅲ与 EIP 和 EPL 编织缝合，FDS Ⅳ与 EDC 编织缝合。小指伸肌腱（EDM）不包括在缝合肌腱内，也不切断缝合的伸肌腱近端。肌腱缝合处在支持带的近端。在拇指基底作横行切口，切断 FCR，然后将其充分游离，将肌腱引向背侧，穿过 APL 并在该位置与 APL 和 EPB 缝合。

四、肌腱移位组合的选择

对于手外科医师来说，至少了解上述两种移位组合非常重要，因为最好能够根据患者的具体情况选择术式，而非将一种方法用于所有的患者。对于多数桡神经损伤或骨间后神经损伤的患者，我们强烈推荐选择 FCR 组合。这种方法较 FCU 组合简单，更重要的是，它保留了更重要的 FCU，后者是腕尺侧主要的稳定动力。

我们感到 Boyes 的 FDS 组合也是一种非常好的术式，也可能是唯一获得腕关节和手指同时主动背伸的方法。FDS 组合是 PL 缺失患者的最好选择。FCU 组合绝对禁用于骨间后神经麻痹患者，即使对于完全的桡神经麻痹患者，FCU 移位也可导致一定程度的腕关节桡偏。低位桡神经麻痹时，不需要 PT 移位，而仅作其他肌腱移位术。

第五节　正中神经麻痹功能重建

对于不可逆的正中神经损伤，需要作肌腱移位术来重建其支配肌肉、肌腱的功能，尤其是拇指的对掌功能，包括 FPL 与示指 FDP 功能。采用神经、血管岛状皮瓣重建拇指指腹感觉功能的手术目前已基本被弃用，但采用肌腱移位重建运动功能还是可行的[37]。正中神经损伤分为高位和低位损伤，以骨间掌侧神经的起点作为分界线。低位损伤后拇短展肌（APB）、拇对掌肌、拇短屈肌（FPB）的浅头麻痹。高位损伤后出现 PT、FCR、所有的 FDS、示中指 FDP、FPL 和旋前方肌麻痹。

一、肌腱移位重建拇指对掌功能

拇指在手功能中占极其重要的地位，拇指功能的重要性主要在于对掌功能。对掌功能是手的三大功能之一，是完成捏持和抓握必不可少的运动，当这一运动丧失后，应通过肌腱移位的方法重建。Steindler 于 1917 年进行了对掌成形术，他将 FPL 的桡侧肌腱束缝至拇指近节指骨基底背侧，进行拇指对掌功能重建[38]。随后，几乎所有的前臂及手部肌肉均被尝试，是否可以用于拇指对掌功能重建。

很多医师曾有探索。Cook 于 1921 年使用 EDM 重建拇对掌功能；Ney 于 1921 年先把 EPB 穿过腕管，然后将它和 PL 或 FCR 缝合，来重建拇对掌功能[38]；Huber 于 1921 年、Nicolaysen 于 1922 年描述了用小指展肌（ADM）重建拇对掌功能[39, 40]；Bunnell 于 1924 年、Camitz 于 1929 年都报道了使用 PL 带上的一束掌腱膜以延长肌腱长度来重建拇对掌功能，避免了肌腱移植[41, 42]。为了提高手术效果，Bunnell 建议先把移位的肌腱穿过腕尺侧的一个滑车，然后再通过掌侧的皮下隧道缝合于拇指[41]。Thompson 利用掌腱膜尺侧缘制作滑车[43]。Aguirre 和 Caplan 于 1965 年描述了使用 EIP 重建拇对掌功能，它同时适用于高位和低位正中神经麻痹，并且术中不需要制作滑车和肌腱移植[33]。Calandruccio 和 MJobe 建议首选 FDS Ⅳ，其次依次为 FDS Ⅲ、EIP、ECU、PL 和 ECRL[33]。Davis 偏向首选 PL 和 EIP[33]，他感到掌长肌肌腱移位手术简单、效果肯定、并发症很少，尤其适用于严重腕管综合征患者在松解腕管时，使用 PL 行拇对掌功能重建。

天津医院手外科常选用 PL、FDS Ⅳ、ECU、FCR、ADM 等作为移位肌[34]。下面主要介绍几种常用的拇对掌功能重建术式。

（一）掌长肌腱移位重建

PL 移位法首先由 Bunnell 提出，建议 PL 移位时在豌豆骨附近通过一个滑车斜行走向来恢复拇指的对掌位[41]。随后，MacDougal 提出开窗的方法[44]。PL 移位重建拇指对掌功能，通常用来治疗重度腕管综合征患者，现在并不多见。可以在局部麻醉下进行，同时行腕管松解术（图 15-11）。外伤所致的正中神经损伤往往会累及 PL，因此不推荐使用这种方法。

PL 移位法的手术方法简单，术前通过屈腕、拇指与小指对捏的方法证实 PL 的存在。自腕横纹远端至近侧与环指在一条直线上作一纵行切口，不要损伤位于 PL 桡侧的正中神经掌皮支。切取 PL 时带上 1 cm 宽的掌腱膜，以延长肌腱，同时行腕管减压术。在屈肌支持带处开一小窗，让 PL 自此穿

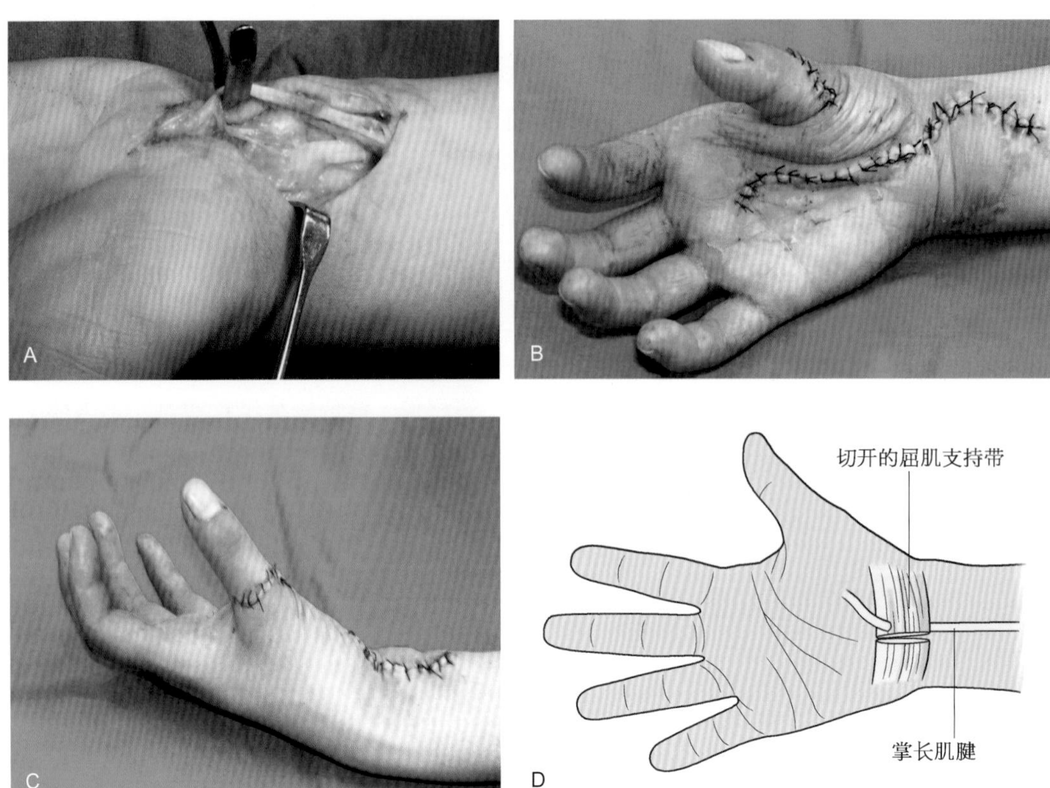

图 15-11 PL 移位重建拇指对掌功能。A. 切取 PL 及部分掌腱膜；B、C. PL 穿过屈肌支持带处的一小窗，经皮下隧道引至拇指掌指关节处，远端与 APB 止点缝合；D. 严重腕管综合征患者腕管松解术后拇对掌功能重建，PL 穿过屈肌支持带缝合于 APB 止点的示意图。

过，使移位后的 PL 走行方向与 APB 的走行方向一致。在拇指掌指关节桡背侧作一切口，通过拇指掌指关节至腕掌侧屈肌支持带窗口作一宽敞的皮下隧道，肌腱由此引至拇指掌指关节处。缝合掌侧切口，将移位腱远端与 APB 止点缝合。Foucher 等为了加强拇指的对掌和外展功能，以 EPB 或掌指关节囊背侧为止点 [45]。不管使用何种方法缝合止点，都必须在腕关节呈中立位，拇指充分对掌，伸拇位时缝合。术后腕关节呈中立位、拇指呈对掌位用石膏固定 4 周，然后改为夜间佩戴支具 1 周。Foucher 等采用这种方法治疗重度腕管综合征 73 例，50% 的患者在 1 年内获得良好的对掌功能，随访 16~102 个月时 91% 的患者有良好的对掌功能 [45]。

（二）环指指浅屈肌腱移位重建

FDS Ⅳ移位被广泛应用于重建拇指对掌功能，但一些医师认为其力量偏小，建议使用 FDS Ⅲ [43, 46]。对于 FDS Ⅳ的切取方法，Thompson 采用在环指的指根横纹处作一横行切口来切取 [43, 46]。随后有多种切取方法被提出，其中包括 FDS 止点处切断的方法，但这种方法通常会造成术后供指的鹅颈畸形。North 和 Littler 建议在 A1 和 A2 滑车之间作皮肤切口，将 FDS 在完全屈曲时切断，保留远端约 3 cm，避免损伤屈肌腱鞘 [47]。远端保留一定长度的肌腱可以预防鹅颈畸形。在其 16 例病例中，8 例未出现上述并发症，其余病例仅出现平均 8° 的近指间关节伸直受限 [47]。

采用 FCU 作动力性滑车是一种常用方法 [48-50]。但随着时间的推移，移位的 FDS 会沿着滑车向近端逐渐滑移，而失去原有的作用，因此这种方法逐渐被弃用。Bunnell 推荐了几种滑车的设计方法 [43]，包括用游离肌腱移植将移位肌腱捆绑于 FCU、切断部分 FCU 绕过移位肌腱后翻转缝合于 FCU 止点。尽管这些方法得到广泛应用，但若干年后这种滑车还会出现向桡侧移动的现象。有学者建议将翻转的肌腱条缝合于 ECU，沿掌腱膜的尺侧缘和屈肌支持带远端走行，Thompson 使用了这种方法 [43, 51]。滑车位于豌豆骨以远会造成拇指掌指关节屈曲和外展不充分。

手术方法是：在环指近节基底部切取肌腱，适当保留一定长度的 FDS，以防止术后环指近侧指间关节过伸畸形，然后在腕横纹近端尺神经、血管束上方作一切口，找到 FDS Ⅳ。暴露 FCU 的远端，在距豌豆骨肌腱止点近端约 4 cm 处切取一半 FCU，劈开这一束肌腱至豌豆骨止点处，游离端折向远端与肌腱在豌豆骨处的止点缝合，制做成一个坚强的滑车。FDS 就从这一滑车通过，注意不要把肌腱环做得太紧，以免影响肌腱滑动（图 15-12）。也可以采用在屈肌支持带处开窗来作为滑车。作一拇指背侧切口，通过这一切口至腕掌侧切口作一宽敞的皮下隧道，同时通过拇指近节指骨基底尺背侧向桡侧钻一宽敞的骨道。FDS 从腕掌侧通过手掌处皮下隧道引至拇指背侧切口。松止血带，止血，缝合腕及环指处切口。FDS 通过拇指掌指关节背侧和 EPL 浅层，以尺背侧至桡掌侧的方向通过拇指近节骨道。在拇指充分对掌，腕关节呈中立位时把肌腱折回，与自身缝合或与桡侧骨膜缝合，也可以使用骨内固定的方法。术后用石膏托固定腕关节于中立位，拇指充分对掌，指间关节于伸直位。3 周后拆除石膏，进行功能练习，可嘱患者进行拇指和环指对捏练习。

（三）示指固有伸肌腱移位重建

EIP 对掌功能重建法由 Burkhalter 推荐，在高位正中神经损伤和 FDS Ⅳ、FDS Ⅲ不可取的情况下应用[52]。手术方法是：在示指掌指关节背侧作一小切口，紧靠伸肌腱帽处切取 EIP。有些学者建议切取一束伸肌腱帽以延长肌腱（图 15-13），其实采用这种手术方式是没有必要的。如果采用这种方式又没有正确地修补腱帽，桡、尺侧半腱帽就会向掌侧部分滑移，这样可引起示指伸直障碍[53]。在前臂远端尺背侧作一长切口，由此切口抽出 EIP，并在前臂远侧 1/3 向近端游离肌腱及其肌肉，使之不与周围组织相连。在豌豆骨区和拇指掌指关节桡背侧分别作一小切口，在前臂切口和拇指切口之间，通过腕尺侧缘和手掌做一宽敞的皮下隧道，EIP 通过皮下隧道绕前臂远端尺侧缘豌豆骨区至拇指掌指关节切口。注意肌腱在 FCU 的浅层通过，如果误从深层通过，可能引起尺神经压迫症状。松止血带，止血，

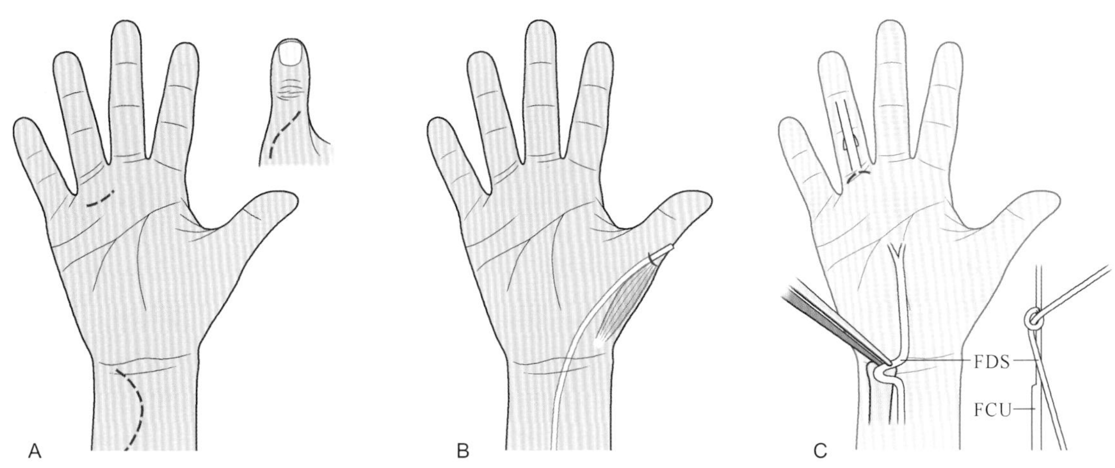

图 15-12　FDS Ⅳ移位重建拇指对掌功能。A. 手术切口；B. 将 FDS 在掌指关节水平切断，引至前臂掌侧切口，穿过屈肌支持带窗口，经皮下隧道引至拇指背侧切口与 APB 止点缝合；C. 使用 FCU 尺侧束制作滑车的手术示意图。FDS：指浅屈肌腱；FCU：尺侧腕屈肌。

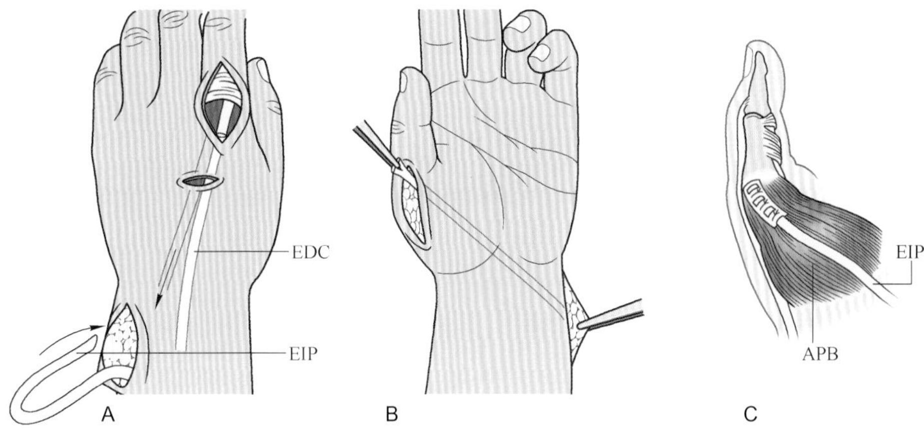

图 15-13　EIP 移位重建拇指对掌功能。A. 将 EIP 切断并引至前臂尺背侧切口内；B. 游离 EIP 肌腹并绕经腕尺侧，将 EIP 经皮下隧道引至拇指掌指关节处切口；C. 将肌腱缝合至 APB。EDC：指总伸肌腱；EIP：示指固有伸肌；APB：拇短展肌。

闭合腕部及示指的切口。根据临床的情况决定移位腱远端的缝合方法：如果是单纯正中神经麻痹，将移位腱末端与 APB 止点缝合；如果是正中神经和尺神经同时损伤，应依次将移位腱末端缝合于 APB、掌指关节囊和 EPL，Riordan 认为这样可以限制指间关节屈曲，使拇长屈曲的力量更有效地作用于掌指关节，以替代瘫痪的 APB[53, 54]。术后于腕关节屈曲、拇指充分对掌位固定 3~4 周。

（四）尺侧腕伸肌腱移位重建

ECU 移位对掌功能重建由 Phalen 和 Miller 报道，采用 ECU 作动力肌腱，用 EPB 为牵引腱来重建拇指对掌功能，不需要肌腱移植[55]。手术方法是：在桡骨远端背侧作切口，将 EPB 在腱腹移行部切断，分离周围组织，然后将 EPB 引至拇指掌指关节桡背侧的另一个切口备用。在腕尺侧作纵行切口，将 ECU 在止点处切断。分离周围组织，在拇指掌指关节桡背侧与腕尺侧之间作一皮下隧道，将 EPB 自拇指桡背侧切口经皮下隧道引至腕尺侧切口，在腕关节屈曲位、拇外展和对掌位与 ECU 缝合。术后使用石膏托将手固定于腕关节屈曲位和拇指对掌位 3~4 周。去除外固定后，在医师或康复师的指导下逐步加强主、被动功能锻炼，包括拇外展、对掌、对指功能练习等。

（五）小指展肌移位重建（Huber 术）

ADM 移位对掌功能重建由 Huber 和 Nicolaysen 报道[56-58]，其后经 Littler 和 Cooley 推广[59]，他们认为 ADM 是 APB 功能相近的替代动力。由于增大了大鱼际肌体积，从而改善了手的外观。手术方法是：在小指近节指骨尺侧作正中切口，向近端和桡侧延长至远侧掌横纹，切口再经小鱼际桡侧，在远侧掌横纹处弧形达尺侧。将 ADM 的两个止点切断（近节指骨基底和伸肌装置处），将肌肉逆向游离到其在豌豆骨的起点。在游离 ADM 近端部分时，注意不可损伤其细小的神经、血管束，这些结构位于肌肉的桡背侧。另一个辨认蒂部的方法是在近端显露尺神经和尺动脉，然后向远端追踪。在游离神经、血管束后，可将外展肌从豌豆骨上掀起，但保留与 FCU 的连接。在拇指掌指关节桡背侧作切口，并在该切口和豌豆骨稍近端形成宽大的皮下隧道，将 ADM 翻转 180° 以减轻神经、血管束的张力，然后将其穿过皮下隧道，缝合至 APB 止点。由于 ADM 的长度只能到达 APB 的止点，所以缝合后张力足够。也可以切取带部分皮肤的 ADM，通过开放隧道转移至拇指，避免皮下隧道过紧而影响 ADM 的血供（图 15-14）。术后拇指外展位固定 4 周后开始功能锻炼。

另外，将掌长肌腱包括掌腱膜束一起远端游离并切断，转位到拇指近节指骨外侧底部，缝合于侧方韧带和骨膜，称为 Camitz 手术，是一个经典手术，现在使用的医生不多。

二、屈指功能重建

高位正中神经损伤除了需重建拇对掌功能以外，还需要重建屈指功能，即拇、示、中指屈曲功能。White 于 1960 年提出将示、中指的 FDP 与环、小指的 FDP 缝合，以重建示、中指屈指功能，缝合时两个肌腱的张力必须相同；另外，用 BR 转位到 FPL，以重建屈拇功能。这是现在最常用的重建方法[60]。对于正中神经和尺神经联合损伤所致的屈指障碍，常用的方法是用 BR 移位到 FPL，重建屈拇功能，用 ERCL 移位重建示、中、环、小指的屈指功能。

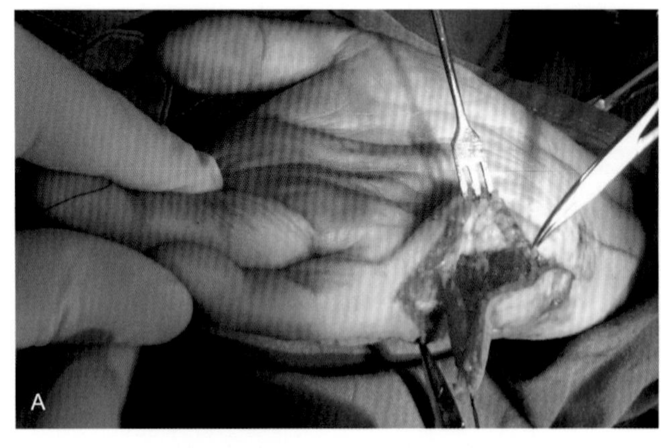

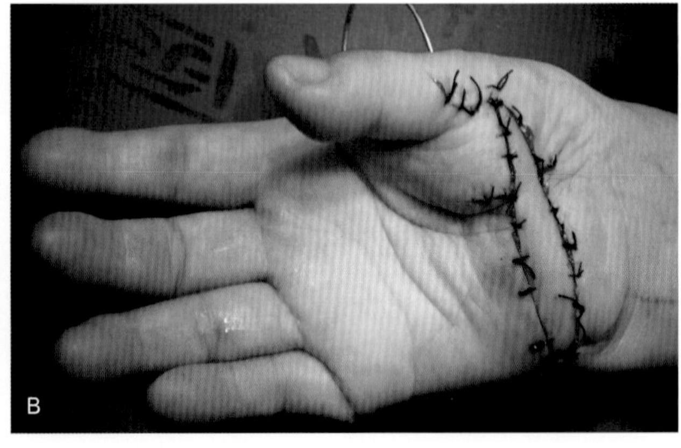

图 15-14　小指展肌移位拇对掌功能重建术（Huber 术）。A. 切取小指展肌皮瓣；B. 旋转小指展肌皮瓣与 APB 止点缝合，用克氏针制成“Ω”弓固定拇指于外展对掌位。

（一）肱桡肌重建屈拇功能

在前臂远侧 2/3 作 3 cm 的切口，充分游离 BR 及其附着点，包括腱腹移行部[60]。与 FPL 缝合后，做到腕关节屈曲 30° 位时拇指的 3 个关节能完全被动伸直，理由同 ECRL 移位至示指 FDP，必须避免张力过大。由于 BR 的起点位于肘关节之上，所以在调节张力时将肘关节置于屈曲 45° 位。虽然这个张力不能保证拇指指间关节充分屈曲，但对于拇指的稳定性和改善拇指的力量起重要作用，可以预防继发性挛缩。因为大多数对指动作是在拇指指间关节伸直位完成的。由于 BR 的主要功能是屈肘，所以 BR 移位后的功能取决于肘关节的位置。当肘关节伸直时，拇指屈曲的力量加大；而肘关节屈曲时，BR 松弛，屈拇指力量减弱。因此，Brand 等考虑将 BR 起点前移至肘关节以远[61, 62]，但并未被广泛采用。

（二）桡侧腕长伸肌腱移位代示指指深屈肌

当患者神经修复后功能没有恢复，而患手桡侧手指的屈曲力量需要加强时，方可用 ECRL 代示指 FDP。一般情况下，将示指的 FDP 和中、环、小指的 FDP 缝合，可恢复活动范围，但力量不足。术中将 ECRL 移位后，以腕关节屈曲 30° 位时示指能完全伸直，而腕关节背伸 30°~45° 位时手指完全屈曲为宜。如果移位肌腱张力过大，可导致屈曲畸形、手功能障碍。

第六节　尺神经损伤肌腱移位功能重建

尺神经损伤分高位和低位损伤。低位损伤是指尺侧腕屈肌和环、小指指深屈肌运动支起点以远的损伤，手外在肌功能不受影响，但手尺侧和环指、小指感觉丧失，尺神经支配的内在肌麻痹，这导致拇指捏力减弱、爪形手畸形、手指正常屈曲方式改变以及手的灵活性与力量丧失。低位尺神经麻痹重建的主要目的是矫正爪形手畸形，并恢复手指正常的屈曲方式和拇指的捏持。对于高位尺神经损伤，还需要手术恢复环指、小指远指间关节的屈曲功能(指深屈肌功能)。

一、手内肌功能重建

手的灵活功能是手外在肌和手内在肌协调运动的结果，最常见的手术是纠正爪形手畸形，重建骨间肌和蚓状肌功能。虽然示、中指没有爪形手畸形，但患者仍有示、中指活动不灵活和力量减弱等主诉，故临床上常常同时重建示、中、环、小指的内在肌功能，而不是仅重建环、小指功能。手术分为静力重建和动力重建两种，如果手部有可供动力肌腱移位的条件，应争取行动力性重建，这样不仅可恢复主动屈掌指关节和伸指间关节的功能，而且可以纠正爪形手畸形。如果没有条件也可以行静力重建，常见方法是掌指关节掌板固定术。

（一）指浅屈肌腱移位重建骨间肌功能

Stiles 和 Forrester-Brown 于 1922 年报道使用 FDS 肌腱移位矫正手指爪形手畸形，这是动力性重建。他们将每个手指的 FDS 的一束移位到指背侧，在近节指骨平面缝合至相应指伸肌腱侧束上[63]。Bunnell 在 1942 年对其进行了改良，将每个手指的 FDS 分成两束分别经蚓状肌管，固定至伸肌装置的桡侧束和尺侧束（称为 Stiles-Bunnell 术）[64]。Bunnell 的目的是在矫正爪形手畸形的同时，恢复掌指关节的内收和外展功能，但 Stiles-Bunnell 术将指屈肌腱转变为伸肌腱，手术过于复杂，术后出现粘连，产生诸多问题。术后 1 或 2 年，常发生矫枉过正，产生内在肌阳性畸形[65]。于是 Littler 又对 Stiles-Bunnell 术进行了改良，仅应用一条 FDS（常常是中指）[65]。该方法称为改良 Stiles-Bunnell 方法，现在使用得十分广泛，主要用于爪形手还不十分严重时，这时不需切断环、小指的 FDS。方法是经中指近侧指间关节侧方切口将 FDS 切断，将其引至手掌切口，纵向全长切为 2 束，每束经过相应手指的蚓状肌管，经掌深横韧带掌侧，然后将其缝合于环、小指的伸肌装置的桡侧束，如果 4 个手指都是爪形手，就分为 4 束，缝合于 4 个手指的伸肌腱侧束（图 15-15）。缝合时保持腕关节屈曲 30°、掌指关节屈曲 80°~90° 和两个指间关节呈完全伸直位。

对于高位尺神经损伤，或者当环指指深屈肌肌力减弱时，禁忌采用 FDS Ⅳ代替 FDS Ⅲ用于移位；对于低位正中神经和尺神经联合损伤，可使用 FDS Ⅳ劈成 4 束作为移位肌腱，也可将 FDS Ⅲ和 FDS Ⅳ各劈成 2 束作为移位肌腱（图 15-15）。

此后，许多医师对 Littler 的方法进行改良，进一步改善功能和减少并发症[66, 67]。这些改良主要体现在肌腱的起止点变化上而不是在上述指浅屈肌腱的选择和使用方法上。Burkhalter 将 FDS 腱束缝合至近节指骨，以避免缝合至伸肌腱侧束后出现指间关节过伸的情况[66]。对于指间关节松弛和过伸的患者，Riordan 将腱束缝合至 A1 滑车[68]。Zancolli 将腱束绕经 A1 滑车全长（Lasso 手术方法，套圈法），他采用远侧掌横纹水平的横行切口，以保证充分显露所有手指[67]。这是一个十分有名的方法，Zancolli 于 1974 年报道，称为 Zancolli 的 Lasso 方法（图 15-16）。它采用爪形手畸形患者自己手指的 FDS，在分叉以远 2 cm 处，即相当于近指间关节稍近水平，切断已经分为两束的 FDS，在掌指关节半屈曲位时拉紧 FDS，再反折到 A1 滑车浅面，与 A1 滑车以近的 FDS 相互缝合（图 15-16）。然而，他有时又偏好将第 1 和第 2 骨间背侧肌腱用作示指和中指止点，而非 A1 滑车，期望可恢复手指的外展和近节指骨的屈曲功能。Omer 将止点前移至 A2 滑车，以增加掌指关节屈曲力量[69]。调整张力时，他将前臂旋前，腕关节平放于桌面，掌指关节屈曲 45°，并使移位至小指的肌腱张力大于环指。因为小指矫正失败的情况更为常见。Anderson 也是用 Lasso 方法，将 FDS 腱束绕经 A1 和 A2 滑车的近端部分，效果并不理想[70]。Oberlin 采用 A1 和 A2 滑车作为 Lasso 方法的止点，将一条 FDS 分为 4 束移位给 4 个手指[71]。他治疗的 19 例病例都获得了满意的疗

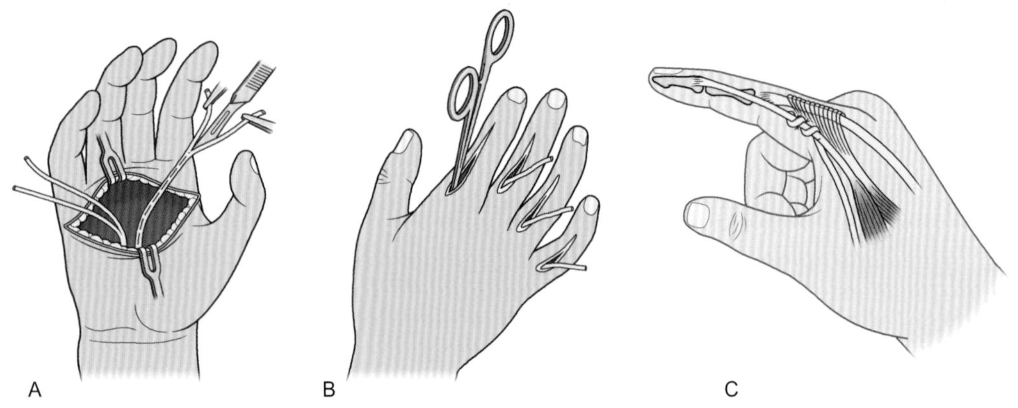

图 15-15　改良 Stiles-Bunnell 方法：FDS 移位重建骨间肌功能。A. 于鞘管内切取 FDS Ⅲ（有时可以同时用 FDS Ⅳ，但多数情况下仅仅需要将 FDS Ⅲ转位到环、小指），图示为 FDS Ⅲ和 FDS Ⅳ同时使用的手术方法，在手掌部切口抽出，各分为 2 束；B. 将 4 束肌腱分别经各手指蚓状肌管引至桡侧切口；C. 在掌指关节屈曲 80°~90°、指间关节伸直位，将移植腱束缝合至侧束。如果仅存在环、小指爪形手畸形，则可仅将 FDS Ⅲ肌腱缝合至这两个手指的伸肌腱侧束上。

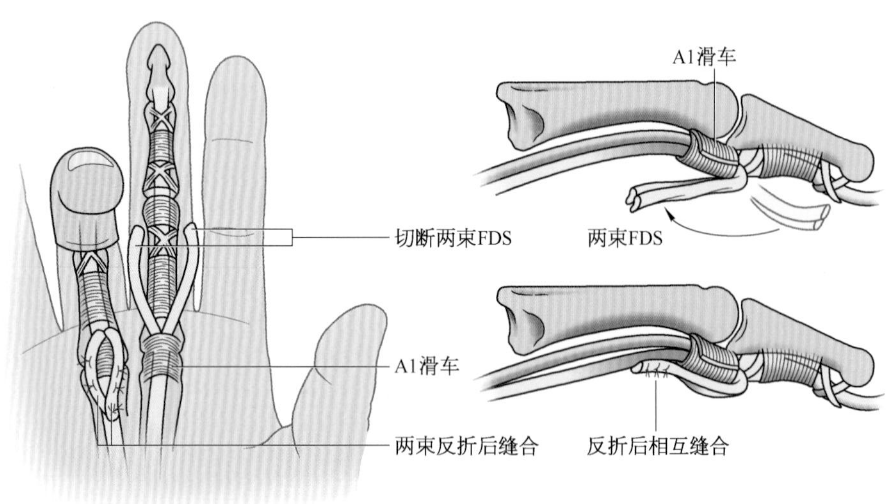

图 15-16　Zancolli 手术方法。A. 正面观；B. 远端 FDS 切断后固定方法。

效，这些患者术前没经过理疗，其中很多患者术前没有矫正指间关节屈曲挛缩，其中有 2 个过度松弛的手指出现了矫正过度的情况（鹅颈畸形），因此，现在仍然以 Zancolli 的环绕 A1 滑车的方法为标准方法。

术后用石膏托固定腕关节于中立位，掌指关节屈曲、指间关节于伸直位，4 周后拆除石膏，进行手指的主、被动屈伸练习。

（二）示指固有伸肌腱和小指固有伸肌腱移位重建骨间肌功能（Fowler 术）

Fowler 术是在示指和小指掌指关节背侧作纵形或弧形切口，显露并切断 EIP 和 EDM[72]。在腕背侧稍远端行横行切口，将两肌腱引至该切口内，并将其分别一分为二。4 条腱束分别经掌骨间隙、掌深横韧带掌侧，再分别缝合至各手指伸肌桡侧束。这个方法远没有前述方法常用，仅作为介绍。该术式可在伸肌腱形成过大张力，导致内在肌阳性畸形，还可能造成正常掌弓反转，偶尔还有小指伸指力量减弱。Riordan 认为，该术式技术难度高，怀疑手术设计的初衷是否为了腱固定[73]。由于移位肌腱的长度不够，因此肌腱在过大的张力下缝合，可导致内在肌阳性畸形。因此，他将 Fowler 技术予以改良，将 EIP 分为两束，分别经第 3 和第 4 掌骨间隙，再经掌深横韧带掌侧缝合于环、小指桡侧束，这样缝合后肌张力会合适一些。如果为正中神经和尺神经合并损伤，他切取移植肌腱（常为 PL），将其纵向分为两束，经第 1 和第 2 骨间隙缝合于示指和中指伸肌腱桡侧束，然后将移植肌腱近端缝合至 EIP。对于 EIP 和 EDM 长度不够的问题，Anderson 切取与肌腱相连的 1 cm 长的腱帽，而不是将其在掌指关节水平切断。为防止术后伸肌腱半脱位，需要仔细修复伸肌腱帽[70]。

（三）示指固有伸肌腱移位重建示指外展功能

在示指近节桡侧中线作弧行切口，延至掌指关节桡侧面和第 2 掌骨中部，在掌指关节背侧切取 EIP，将肌腱转向桡侧与第 1 背侧骨间肌肌腱在适当张力下缝合。用石膏固定腕关节于中立位，示指掌指关节屈曲、指间关节伸直位。4 周后，拆除石膏进行功能练习。

（四）肱桡肌或桡侧腕伸肌腱移位重建拇内收功能

手术方法一般选 BR 移位重建（Boyes 术）。切断肌腱止点并向近端游离，增加肌肉活动度。切取 PL 移植，用直接缝合方法加强缝合或用钢丝拉出法固定在拇指内收肌结节或拇收肌肌腱止点，移植腱沿内收肌肌腹走行，穿第 3 掌骨间隙至手背，再经皮下隧道至桡近侧与 BR 缝合。也经常使用 ERCB 移位，移植腱要位于 EDC 深面与 ERCB 肌腱缝合（图 15-17）。这两个手术会增加手的捏力，以 ECRB 加掌长肌腱移植方法更常用，是一个有效和常用方法，术后用石膏固定于拇指内收、腕关节背伸位，术后 3 周拆石膏，进行主、被动功能练习。

（五）小指外展畸形的纠正

尺神经损伤后，小指经常在外展位，称为 Wartenberg 征。处理方法是将环小指捆绑固定，如果不行，可以将小指固有伸肌腱远端止点处切下，缝合到小指桡侧的外侧侧副韧带上或 A2 滑车上。

（六）掌指关节掌板固定手术（又称关节囊固定手术）

这一手术可以单独进行，也可以和 Lasso 手术一起进行。方法是掌侧入路，切开 A1 滑车，暴露掌板，将近侧止点切下，并从中间纵向剪开，向近侧移动，用锚钉固定缝合，起拉紧掌板的作用。这个手术不是主流手术方法，一般认为如果做 Zancolli 的 Lasso 手术，不需要作这个手术。

二、手外在肌功能重建

为了高位尺神经损伤后重建环小指屈指功能，常将环、小指 FDP 在前臂侧侧缝合至中指 FDP，而示指 FDP 应该保持有单独的屈曲功能，不参与到侧侧缝合中（图 15-18）。

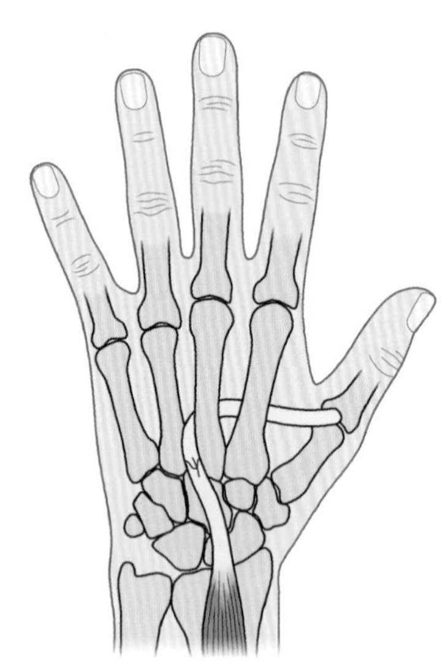

图 15-17　ECRB 联合 PL 移植重建拇内收功能。

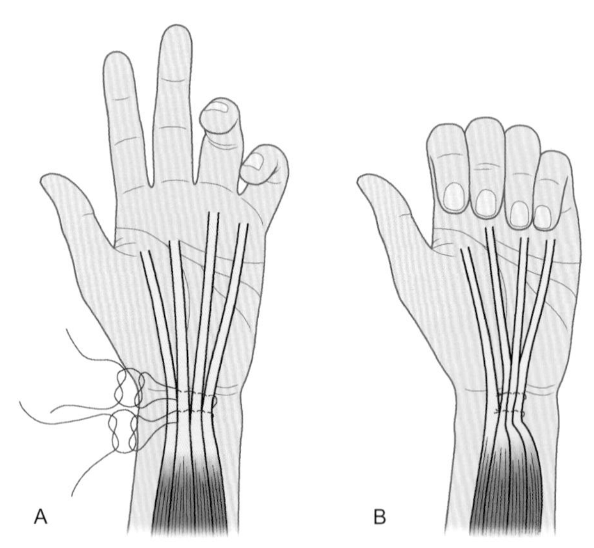

图 15-18　环、小指 FDP 与中指 FDP 侧侧缝合，重建环、小指的外在肌功能。A. 缝合打结前；B. 缝合后。

第七节　清醒状态下肌腱移位方法

肌腱移位都可以在清醒状态、无止血带下进行，这对肌腱张力调整最有利。这里以 EPL 的功能重建为例说明。EPL 的功能主要是伸指间关节、掌指关节和第 1 掌腕关节的功能。由于其走行的特点，EPL 还有内收第 1 腕掌关节的作用。EPL 的功能丧失将导致“垂拇”畸形，当 EPB 肌力减弱时，这种畸形尤其明显[74]。通常切割伤引起的肌腱断裂能一期修复，但对于丧失一期修复条件、继发于桡骨下端骨折或腕骨骨折脱位以及风湿性关节炎的患者，常采用肌腱移位术[75]。一般选择 ECRL 或 EIP，因 EIP 与 EPL 的解剖学及生物力学相似而得到广泛采用[76-81]。

一、麻醉方法

常规用聚维酮碘（碘伏）消毒手术区域，麻醉选用 10 ml 注射器抽取 10 ml 含 1% 利多卡因和 1:100 000 盐酸肾上腺素的混合注射液。在桡腕关节背侧 Lister 结节以远约 1 cm 水平横向皮下注射麻醉药 5~8 ml，皮丘长度约 3 cm；再于示指掌指关节以近 1 cm 水平横向皮下注射麻醉药 2 ml，皮丘长度约 1 cm；再抽取 10 ml 混合注射液，沿第 1 掌骨背尺侧缘，由第 1 掌指关节水平进针，由远到近皮下注射麻醉药 5~8 ml，皮丘长度约 5 cm。注射时先垂直进入皮下脂肪层，注意避免注入小的皮下静脉，可采用边回抽边注射的方法，还要注意避免刺入神经。而后依切口方向逐步沿皮下脂肪层向前推进并缓慢注射，使麻醉药沿拟施行的手术切口向两侧扩散，注意不要晃动针尖以免不必要的疼痛。注射完毕可见皮丘处出现质硬、苍白的皮肤改变。各注射点之间无先后顺序，不需要间隔时间，注射麻醉药量以满足切口长度即可，即保证切口两边及远近端至少 1 cm 内有麻醉药。麻醉药注射完毕后等待 10 分钟，术者开始洗手、消毒。手术正式开始约为麻醉药注射后 15 分钟，目的是保证盐酸肾上腺素出现充分的止血效果。

二、手术方法

先于第 1 掌骨背尺侧沿掌骨纵轴弧形切开，探查 EPL 远侧断端，修剪断端直至正常肌腱。再于示指掌指关节以近 1 cm 水平作横行切口，探查示指伸肌腱及 EIP。最后于腕背 Lister 结节以远 1 cm 水平作横行切口，于腕背支持带以远探查第 4 鞘管内的 EDC 及 EIP。EIP 位于 EDC 深层，而且 EIP 腱腹移行部较 EDC 更偏远端，这为其临床解剖特点。挑起 EIP 并维持肌腱张力，目的是辨别示指关节背侧切口内的 EIP，将其在第 2 掌指关节切口水平以近 0.5 cm 处切断，远侧断端与示指伸肌腱编织在一起，近侧断端由腕背切口内抽出。

EPL 自发性断裂多由于桡骨远端骨折畸形愈合、骨性关节炎、类风湿关节炎、滑膜炎等引起。EIP 转移路径中应注意检查腱床情况，我们曾遇到一例腕关节背侧滑膜炎病例，术中进行滑膜清理时出现疼痛，需要追加麻醉药。在腕背切口与第 1 掌骨背尺侧切口之间作宽松的皮下隧道，而后将移位的 EIP 引入至第 1 掌骨背尺侧切口内，沿第 1 掌骨方向牵拉移位肌腱并保持张力状态。此时嘱咐患者尽可能维持前臂伸肌松弛状态，避免主动收缩产生拮抗。在腕背伸、拇指掌指关节及指间关节伸直状态与 EPL 进行编织缝合。在完成肌腱第一次穿插缝合后，嘱患者做拇指屈伸试验，目的是检验移位肌腱的张力。如果在腕关节中立位时拇指可以完全伸直，在腕关节背伸位时拇指可以完全屈曲，认为张力合适，可以继续完成编织缝合，否则拆除缝线调整张力。全部缝合完毕后再次嘱患者行 EPL 屈伸试验，再次确认张力合适与否，以及检查编织缝合的强度（图 15-19）。术后应用腕背伸、拇指掌指关节及指间关节伸直位石膏托外固定 4 周。

三、局部麻醉在肌腱移位术中应用的基本特点

清醒状态下行肌腱移位术常用 wide-awake 技术（局部麻醉下无止血带技术），这一技术的基本特点是在局部麻醉药中加入肾上腺素[82-86]，将两者一起注射入手指、手掌背或前臂的相关手术切口处。在获得局部麻醉作用的同时，肾上腺素的收缩血管作用起到了切口处止血的作用。由于肾上腺素发挥最佳收缩血管作用一般在 20~30 分钟之后，所以局部麻醉药加肾上腺素需在手术前 20~30 分钟注射，这样既有局部麻醉作用，又有收缩血管作用。运用 wide-awake 技术手术既可以节省患者的花费，又可以减少手术耗材的使用[87-89]。wide-awake 技术不需要通过静脉镇静，因此避免了全麻应用镇静药物引起的头晕、恶心和呕吐等并发症。wide-awake 技术仅应用利多卡因和肾上腺素两种药物，其安全性高于静脉麻醉和全身麻醉[90]。应用止血带可能出现止血带综合征，罕见的并发症还包括筋膜室综合征、肺栓塞等。止血带的应用会引起较严重的疼痛，很多患者难以忍受较长时间[91]。wide-awake 技术不应用止血带也能达到较好的止血效果，避免了由止血带引起的疼痛和副损伤，并且能够延长麻醉药发挥作用的时间。有研究表明局部麻醉中

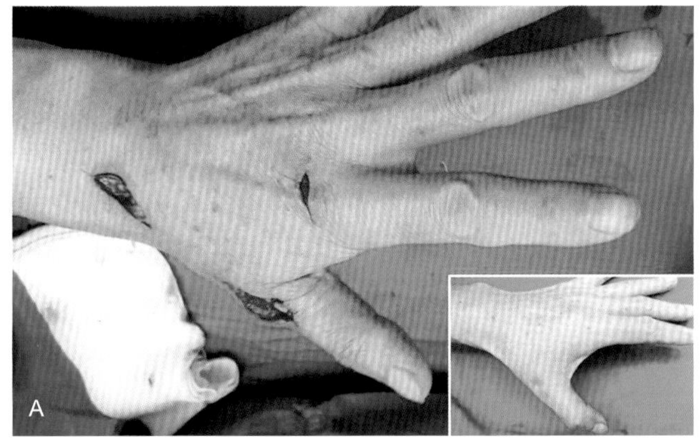

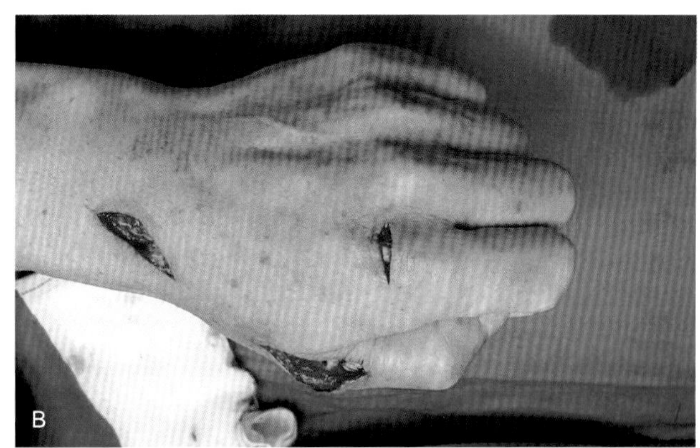

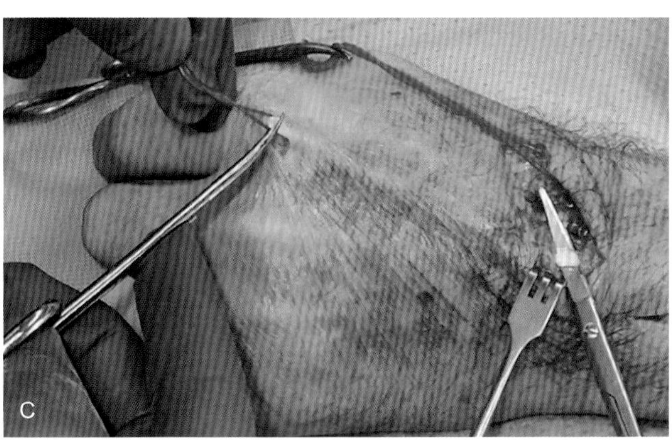

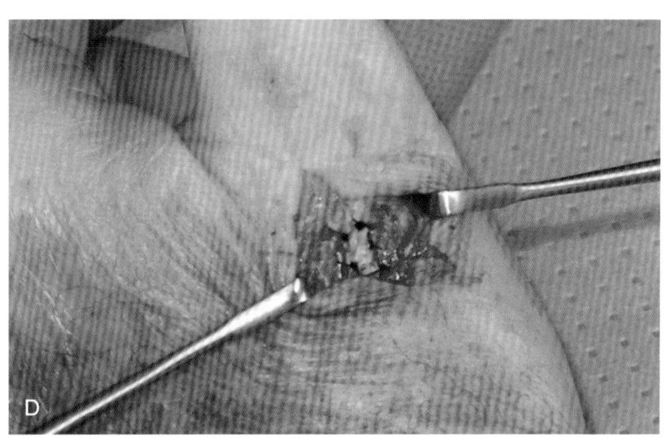

图 15-19　两例 EIP 移位重建伸拇功能。A. 术前拇指背伸受限（见插入图）；在局部麻醉无止血带下调整张力后切取 EIP，将 EIP 远端和 EPL 近端调整张力到拇指伸直位、腕稍背伸位后编织缝合。缝合后让患者自己活动拇指，了解肌腱缝合张力是否正确，如果太紧或太松，应及时调整。图中患者能够主动伸拇指指间关节；B. 手术中患者主动屈曲拇指，确认转位肌腱缝合的紧张度正好；C. 另一例显示 EIP，一般位于尺侧的一根肌腱，在腕伸肌腱支持带处可以看到肌腹更表明是 EIP；D. 转位到拇长伸肌腱上，可以在掌指关节以近任何位置作编织缝合。

利多卡因与肾上腺素合用的麻醉持续时间约是单纯应用利多卡因的两倍[92-94]。

在传统肌腱移位术中，医师通过手指休息位和腕关节被动屈伸时手指屈伸角度的改变来判定移位肌腱张力是否合适。在 wide-awake 技术下，患者完全清醒，在进行编织缝合前，手术医师要求患者主动屈伸手指活动，如果达到医师希望的手指活动范围则证明张力适当，这正是肌腱移位术选用 wide-awake 技术的最适理由[95]。肌腱移位的功能重建在 wide-awake 技术下手术是一个很好的选择。

第八节　肌腱移位后的基本康复方法

因为神经损伤后每个患者的情况是不一样的，所以没有特定的肌腱转位术后的康复锻炼方案，需要根据每个患者的具体情况进行个性化康复。

术后常用不同体位的支具（或石膏）加以固定，固定位置可能包括手指、腕和前臂 / 肘关节，这取决于术式、重建功能和转位肌的不同（详见各术式的术后处理）。固定的目的是避免转位肌腱过度伸长，保护重建的肌腱使其愈合。术后支具（或石膏）的固定时间常为 3~4 周，之后去除，行主动全幅功能锻炼，也可在支具的保护下进行功能锻炼至术后 6 周。但术后 12 周内应避免转位肌腱高强度的拉伸。

术后的康复锻炼十分重要，需手术医师和康复医师提前制订针对每个患者的个性化锻炼方案，并且在有经验的康复师的指导下锻炼，以期获得最佳疗效。肌腱移位术后的康复治疗与肌腱修复术后的康复治疗基本相同（详见肌腱修复章节），开始锻炼的时间可以在手术后第 2~3 周，也可以是第 4 周，而不是第 1 周内。但移位肌腱术后要求发挥的功能与术前不同，术后常需要锻炼患者的协同运动。运动中枢原有的运动模式导致术后运动协调性遭破坏，需要通过协调训练来建立新的运动模式。例如，腕屈肌背移后可能引起腕屈、背伸运动协调性被破坏，需要经训练使移植肌腱的功能从腕屈肌转变成腕伸肌。其方法是在视觉监督下，使移植肌腱在伸腕时收缩，屈腕时放松，经过反复练习达到熟练，以后就不再需要视觉矫正。这种训练有时在日常生活中也可自然完成，必要时可有意识地专门训练。此外，电刺激、生物反馈技术及镜像治疗都可能有助于再锻炼转位的肌肉，增强训练效果，正确完成需要的动作。控制力好的患者术后 3 个月可获得良好的运动恢复，而部分患者需要 6 个月。

转位肌腱被切断移位缝合，肌腱走向改变可能影响其收缩的力学效果，从而使移植肌肌力下降 1~2 级，有时难以达到预期效果。为此，术前检查待转位的肌肉的肌力很重要，要求必须正常或基本。术后肌腱愈合后需要进行恢复转位肌肌力的训练。术中缝合要牢固，以允许早期主动活动锻炼，减少粘连。

参考文献

[1] Beasley RW. Principles of tendon transfer. Orthop Clin North Am, 1970, 1: 433-438.

[2] Beasley RW. Tendon transfers for radial nerve palsy. Orthop Clin North Am, 1970, 1: 439-445.

[3] Haas SL. Treatment of permanent paralysis of deltoid muscle. JAMA, 1935, 104: 99-103.

[4] Leffert RD, Pess GM. Tendon transfers for brachial plexus injury. Hand Clin, 1988, 4: 273-288.

[5] Mayer L. Transplantation of the trapezius for paralysis of the abductors of the arm. J Bone Joint Surg Am, 1927, 9: 412-420.

[6] Karev A. Trapezius transfer for paralysis of the deltoid. J Hand Surg Br, 1986, 11: 81-83.

[7] Aziz W, Singer RM, Wolff TW. Transfer of the trapezius for flail shoulder after brachial plexus injury. J Bone Joint Surg Br, 1990, 72: 701-704.

[8] Bateman JE. The shoulder and environs. St. Louis, The C. V. Mosby company, 1955, 384-387.

[9] Saha AK. Surgery of the paralysed and flail shoulder. Acta Orthop Scand, 1967, 97: 5-90.

[10] Yadav SS. Muscle transfer for abduction paralysis of the shoulder in poliomyelitis. Clin Orthop Relat Res, 1978, 135: 121-124.

[11] Rühmann O, Wirth CJ, Gossé F, et al. Trapezius transfer after brachial plexus palsy. Indications, difficulties and complications. J Bone Joint Surg Br, 1998, 80: 109-113.

[12] Mir-Bullo X, Hinarejos P, Mir-Batlle P, et al. Trapezius transfer for shoulder paralysis.6 patients with brachial plexus injuries followed for 1 year. Acta Orthop Scand, 1998, 69: 69-72.

[13] Lai MF, Milroy BC, Pennington DG. Shoulder defect cover with functional restoration using the latissimus dorsi myocutaneous flap: a case report. Br J Plast Surg, 1982, 35: 140-143.

[14] 邵宣，谢文龙 . 带神经血管蒂背阔肌瓣转位治疗三角肌麻痹 . 中华外科杂志，1986, 24: 265-266.

[15] Berger A, Becker MH. Brachial plexus surgery: our concept of the last twelve years. Microsurgery, 1994, 15: 760-767.

[16] Chuang DC. Functioning free muscle transplantation for brachial plexus injury. Clin Orthop Relat Res, 1995, 314: 104-111.

[17] Itoh Y, Sasaki T, Ishiguro T, et al. Transfer of latissimus dorsi to replace a paralysed anterior deltoid. A new technique using an inverted pedicled graft. J Bone Joint Surg Br, 1987, 69: 647-651.
[18] 陈聚伍，贺长清，陈言汤，等．胸大肌移位重建肩外展及屈肘功能．中国修复重建外科杂志，1999, 13: 353-354.
[19] Hou CL, Tai YH. Transfer of upper pectoralis major flap for functional reconstruction of deltoid muscle. Chin Med J (Engl), 1991, 104: 753-757.
[20] 高超，李继英，孙辉峰，等．斜方肌胸大肌移位重建三角肌功能观察报告．中国矫形外科杂志，1996, 3: 73.
[21] 钱金用，莱浙军．胸大肌带蒂肌瓣加胸背神经组合移植代三角肌（附 3 例报告）．中国矫形外科杂志，1994, 1: 138.
[22] Goldner JL. Strengthening of the partially paralyzed shoulder girdle by multiple muscle-tendon transfer. Hand Clin, 1988, 4: 323-326.
[23] Schottstaedlt ER, Larsen LJ, Bost FC. Complete muscle transposition. J Bone Joint Surg Am, 1955, 37: 897-918.
[24] Zancolli E, Mitre H. Latissimus dorsi transfer to restore elbow flexion: an appraisal of eight cases. J Bone Joint Surg Am, 1973, 55: 1265-1275.
[25] Brones MF, Wheeler ES, Lesavoy MA. Restoration of elbow flexion and arm contour with the latissimus dorsi myocutaneous flap. Plast Reconstr Surg, 1982, 69: 329-332.
[26] Sunderland S. The intraneural topography of the radial, median and ulnar nerves. Brain, 1945, 68: 243-299.
[27] Jones R. On suture of nerves and alternative methods of treatment by transplantation of tendon. Br Med J, 1916, 1: 641-643.
[28] Green DP. Radial Nerve palsy. In: Green DP, Hotchkiss RN, Pederson WC, editors. Green's Operative Hand Surgery. 4th ed. New York: Churchill Livingston, 1999: 1481-1494.
[29] Chuinard R, Boyes J, Stark H, et al. Tendon transfers for radial nerve palsy: use of superficialis tendons for digital extension. J Hand Surg Am, 1978, 3: 560-570.
[30] Tsuge K, Adachi N. Tendon transfer for extensor palsy of forearm. Hiroshima J Med Sci, 1969, 18: 219-232.
[31] Lowe JB 3rd, Sen SK, Mackinnon SE. Current approach to radial nerve paralysis. Plast Reconstr Surg, 2002, 110: 1099-1113.
[32] Riordan DC. Surgery of the paralytic hand. AAOS Instructional Course Lectures. Vol. 16. Mosby, St. Louis, 1959: 79-90.
[33] Fitoussi F, Bachy M. Tendon lengthening and transfer. Orthop Traumatol Surg Res, 2015, 101: 149-157.
[34] 津下健哉．实用手外科学．长春：吉林人民出版社，1990: 400.
[35] Boyes JH. Selection of a donor muscle for tendon transfer. Bull Hosp Joint Dis, 1962, 23: 1-4.
[36] Krauss EM, Tung TH, Moore AM. Free functional muscle transfers to restore upper extremity function. Hand Clin, 2016, 32: 243-256.
[37] Posner MA, Kapila D. Restoration of opposition. Hand Clin, 2012, 28: 27-44.
[38] Taylor RT. Reconstruction of the hand. Surg Gynecol Obstet, 1921, 32: 237-248.
[39] Huber E. Hilfsoperation bei median Uhlahmung. Dtsch Arch Klin Med, 1921, 136: 271-275.
[40] Brand PW. Biomechanics of tendon transfer. Orthop Clin North Am, 1974, 5: 205-230.
[41] Bunnell S. Reconstructive surgery of the hand. Surg Gynecol Obstet, 1924, 34: 259-274.
[42] Camitz H. Uber die behandlung der oppositionslahmung. Acta Orthop Scand, 1929, 65: 77-81.
[43] Thompson TC. A modified operation for opponens paralysis. J Bone Joint Surg, 1942, 26: 632-640.
[44] MacDougal BA. Palmaris longus opponensplasty. Plast Reconstr Surg, 1995, 96: 982-984.
[45] Foucher G, Malizos C, Sammut D, et al. Primary palmaris longus transfer as an opponensplasty in carpal tunnel release. A series of 73 cases. J Hand Surg Br, 1991, 16: 56-60.
[46] Fritschi EP. Nerve involvement in leprosy; the examination of the hand; the restoration of finger function. In: Fritschi EP, editor. Reconstructive surgery in leprosy, Bristol: John Wright & Sons, 1971: 11-65.
[47] North ER, Littler JW. Transferring the flexor superficialis tendon: technical considerations in the prevention of proximal interphalangeal joint disability. J Hand Surg Am, 1980, 5: 498-501.
[48] Boswick JA Jr, Stromberg WB Jr. Isolated injury to the median nerve above the elbow: a review of thirteen cases. J Bone Joint Surg Am, 1967, 49: 653-658.
[49] Littler JW. Tendon transfers and arthrodeses in combined median and ulnar nerve paralysis. J Bone Joint Surg Am, 1949, 31: 225-234.
[50] Baek GH, Jung JM, Yoo WJ, et al. Transfer of extensor carpi radialis longus or brevis for opponensplasty. J Hand Surg Br, 1999, 24: 50-53.
[51] Sakellarides HT. Modified pulley for opponens tendon transfer. J Bone Joint Surg Am, 1970, 52: 178-179.
[52] Burkhalter W, Christensen RC, Brown P. Extensor indicis proprius opponensplasty. J Bone Joint Surg Am, 1973, 55: 725-732.
[53] Browne EZ Jr, Teague MA, Snyder CC. Prevention of extensor lag after indicis proprius tendon transfer. J Hand Surg Am, 1979, 4: 168-172.
[54] Riordan DC. Tendon transfers for nerve paralysis of the hand and wrist. Curr Pract Orthop Surg, 1964, 23: 17-40.
[55] Phalen GS, Miller RC. The transfer of wrist extensor muscles to restore or reinforce flexion power of the fingers and opposition of the thumb. J Bone Joint Surg Am, 1947, 29: 993-997.
[56] Huber E. Relief operation in the case of paralysis of the median nerve.1921. J Hand Surg Br, 2004, 29: 35-37.
[57] Nicolaysen J. Transplantation des m abductor dig V. Die Fenlander Oppositions Fehigkeit des Daumens. Dtsch Z Chir, 1922, 168: 133.
[58] Nicolaysen J. Transplantation of the M. abductor dig. V. where there is no ability to oppose the thumb. J Hand Surg Br, 2004, 29: 38-39.
[59] Littler JW, Cooley SG. Opposition of the thumb and its restoration by abductor digiti quinti transfer. J Bone Joint Surg Am, 1963, 45: 1389-1396.
[60] Ko JW, Mirarchi AJ. Late reconstruction of median nerve palsy. Orthop Clin North Am, 2012, 43: 449-457.
[61] Schatz RL, Brand PW, Hollister A. Clinical mechanics of the hand. 2nd ed. St Louis: CV Mosby, 1985.
[62] Omer GE. Tendon transfers for combined traumatic nerve palsies of the forearm and hand. J Hand Surg Br, 1992, 17: 603-610.
[63] Stiles H, Forrester-Brown M. Treatment of injuries of peripheral spinal nerves. London: Frowde & Hodder & Stoughton, 1922.
[64] Bunnell S. Surgery of the intrinsic muscles of the hand other than those producing opposition of the thumb. J Bone Joint Surg Am, 1942, 24: 1-3.
[65] Brand PW. Paralytic claw hand; with special reference to paralysis in leprosy and treatment by the sublimis transfer of Stiles and Bunnell. J Bone Joint Surg Br, 1958, 40: 618-632.
[66] Diaz-Garcia RJ, Chung KC. A comprehensive guide on restoring grasp using tendon transfer procedures for ulnar nerve palsy. Hand Clin, 2016, 32: 361-368.
[67] Zancolli EA. Structural and dynamic bases of hand surgery. 2nd ed. Philadelphia: Lippincott, 1979.
[68] Riordan D. Tendon transfers for median, ulnar or radial palsy. Hand, 1969, 1: 42-46.
[69] Omer GE. Ulnar nerve palsy. In: Green D, Hotchkiss R, Pederson W. Green's operative hand surgery. 4th ed. New York: Churchill Livingstone, 1999: 1526-1541.
[70] Anderson GA. Ulnar nerve palsy. In: Green D Hotchkiss R, Pederson W, editors. Green's operative hand surgery. 5th ed.

Philadelphia: Elsevier, 2005: 1161-1196.
[71] Oberlin C. Zancolli's "lasso" operation in intrinsic palsy of leprous origin: a study of twenty-six cases. Ann Chir Main, 1985, 4: 22-30.
[72] Hastings H 2nd, McCollam SM. Flexor digitorum superficialis lasso tendon transfer in isolated ulnar nerve palsy: a functional evaluation. J Hand Surg Am, 1994, 19: 275-280.
[73] Riordan DC. Tendon transplantations in median-nerve and ulnar-nerve paralysis. J Bone Joint Surg Am, 1953, 35: 312-320.
[74] Gelb RI. Tendon transfer for rupture of the extensor pollicis longus. Hand Clin, 1995, 11: 411-422.
[75] Noordanus RP, Pot JH, Jacobs PB, et al. Delayed rupture of the extensor pollicis longus tendon: a retrospective study. Arch Orthop Trauma Surg, 1994, 113: 164-166.
[76] Lieber RL, Jacobson MD, Fazeli BM, et al. Architecture of selected muscles of the arm and forearm: anatomy and implications for tendon transfer. J Hand Surg Am, 1992, 17: 787-798.
[77] Nigst H, Linder P. Spontaneous rupture of the extensor pollicis longus. Handchir Mikrochir Plast Chir, 1989, 21: 172-177.
[78] Lemmen MH, Schreuders TA, Stam HJ, et al. Evaluation of restoration of extensor pollicis function by transfer of the extensor indicis. J Hand Surg Br, 1999, 24: 46-49.
[79] Moore JR. Weiland AJ, Valdata L. Independent index extension after extensor indicis proprius transfer. J Hand Surg Am, 1987, 12: 232-236.
[80] Steichen JB, Petersen DP. Junctura tendinum between extensor digitorum communis and extensor pollicis longus. J Hand Surg Am, 1984, 9: 674-676.
[81] Geldmacher J, Plank M, Treuheit KD. Significance of the preoperative status in the evaluation of results of the reconstruction of extensor tendons. Handchir Mikrochir Plast Chir, 1986, 18: 23-29.
[82] Lalonde D, Martin A. Epinephrine in local anesthesia in finger and hand surgery: the case for wide-awake anesthesia. J Am Acad Orthop Surg, 2013, 21: 443-447.
[83] Mann T, Hammert WC. Epinephrine and hand surgery. J Hand Surg Am, 2012, 37: 1254-1256.
[84] Lalonde DH, Wong A. Dosage of local anesthesia in wide awake hand surgery. J Hand Surg Am, 2013, 38: 2025-2028.
[85] Frank SG, Lalonde DH. How acidic is the lidocaine we are injecting, and how much bicarbonate should we add? Can J Plast Surg, 2012, 20: 71-73.
[86] Lalonde D. Minimally invasive anesthesia in wide awake hand surgery. Hand Clin, 2014, 30: 1-6.
[87] Lalonde DH. Wide-awake flexor tendon repair. Plast Reconstr Surg, 2009, 123: 623-625.
[88] Lalonde DH, Martin AL. Wide-awake flexor tendon repair and early tendon mobilization in zones 1 and 2. Hand Clin, 2013, 29: 207-213.
[89] Tang JB, Avanessian B. New tendon, nerve, and bone surgical methods impacting the practice of hand surgery. Clin Plast Surg, 2014, 41: xix-xx.
[90] McCartney CJ, Brull R, Chan VW, et al. Early but no long-term benefit of regional compared with general anesthesia for ambulatory hand surgery. Anesthesiology, 2004, 101: 461-467.
[91] Smith OJ, Heasley R, Eastwood G, et al. Comparison of pain perceived when using pneumatic or silicone ring tourniquets for local anesthetic procedures in the upper limb. J Hand Surg Eur, 2012, 37: 842-847.
[92] Chan ZH, Balakrishnan V, McDonald A. Short versus long-acting local anaesthetic in open carpal tunnel release: which provides better preemptive analgesia in the first 24 hours? Hand Surg, 2013, 18: 45-47.
[93] Calder K, Chung B, O'Brien C, et al. Bupivacaine digital blocks: how long is the pain relief and temperature elevation? Plast Reconstr Surg, 2013, 131: 1098-1104.
[94] Thomson CJ, Lalonde DH. Randomized double-blind comparison of duration of anesthesia among three commonly used agents in digital nerve block. Plast Reconstr Surg, 2006, 118: 429-432.
[95] Tang JB. Wide-awake primary flexor tendon repair, tenolysis, and tendon transfer. Clin Orthop Surg, 2015, 7: 275-28.

延伸阅读

[1] 薛云皓，王树锋，陈山林，等．游离股薄肌移植重建上肢部分功能 24 例报告．中国骨与关节杂志，2017, 6: 262-265.
[2] 郭立民，舒钧，劳汉昌，等．改良 Steindler 术在屈肘重建中的临床疗效．中华手外科杂志，2018, 34: 234-235.
[3] 宿晓雷，朱伟，张友乐，等．正中神经尺神经合并损伤后拇对掌功能重建术式改良的临床研究．中华手外科杂志，2017, 33: 65-66.
[4] 贾赛雄，吴迪，利春叶，等．改良尺侧腕伸肌腱联合拇短伸肌腱转位重建拇对掌功能的临床应用．中华手外科杂志，2017, 33: 47-49.
[5] 郭恩琪，谢庆平，王亮．利用尺侧腕伸肌腱重建蚓状肌功能的应用研究．中华显微外科杂志，2015, 38: 443-446.

以上 5 篇文章是近期我国发表的关于部分神经损伤后上肢功能重建的手术方法和病例随访报道。

[6] Bertelli JA. Free reverse gracilis muscle combined with steindler flexorplasty for elbow flexion reconstruction after failed primary repair of extended upper-type paralysis of the brachial plexus. J Hand Surg Am, 2019, 44: 112-120.
[7] Alrabai HM, Gesheff MG, Hammouda AI, et al. Trapezius muscle transfer for restoration of elbow extension in a traumatic brachial plexus injury. J Hand Surg Am, 2018, 43: 872.
[8] Maldonado AA, Romero-Brufau S, Kircher MF, et al. Free functioning gracilis muscle transfer for elbow flexion reconstruction after traumatic adult brachial pan-plexus injury: where is the optimal distal tendon attachment for elbow flexion? Plast Reconstr Surg, 2017, 139: 128-136.

以上 3 篇文章报道了近几年神经损伤后肘部功能重建的方法和临床效果。

[9] Welsch MD, Mih AD, Reiter BD, et al. Distal biceps brachii tendon transfer for re-establishing extrinsic finger function: feasibility study in cadavers. J Hand Surg Am, 2018, 43: 290.
[10] DeGeorge BR Jr, Becker HA, Faryna JH, et al. Outcomes of muscle brachialis transfer to restore finger flexion in brachial plexus palsy. Plast Reconstr Surg, 2017, 140: 307e-317e.

以上 2 篇文章报道了近几年神经损伤后手指功能重建的手术方法和临床效果。

第 4 部分

皮肤和肌肉损伤

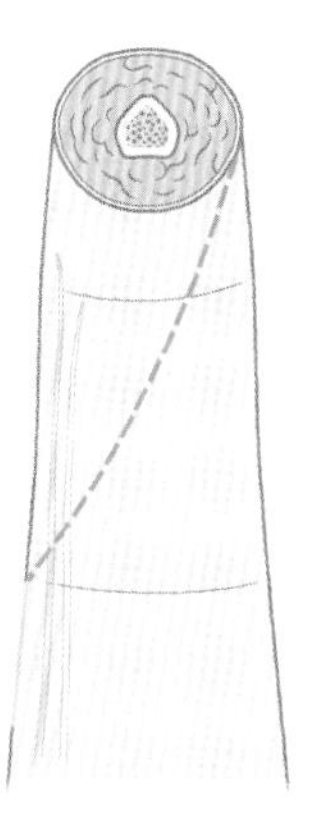
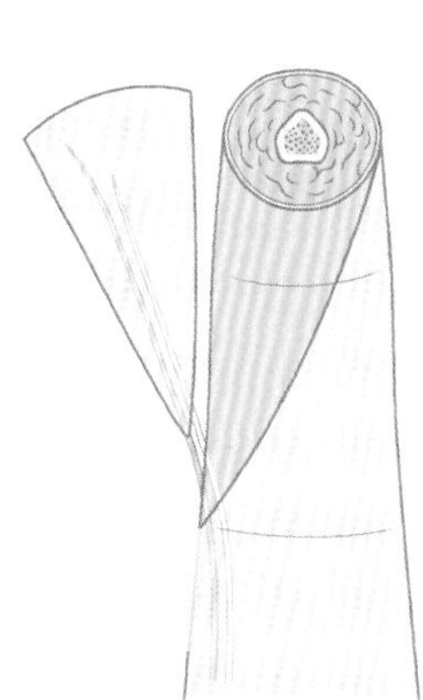
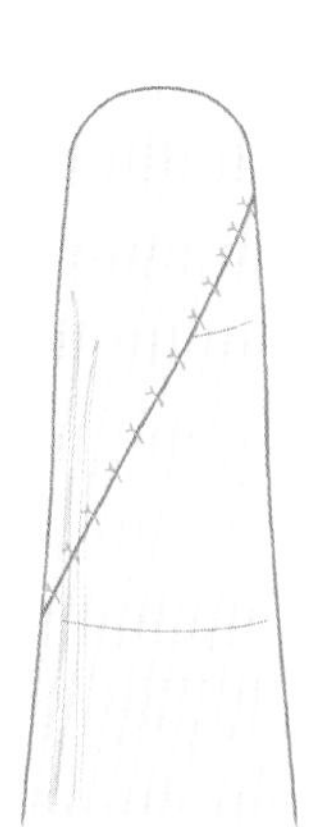
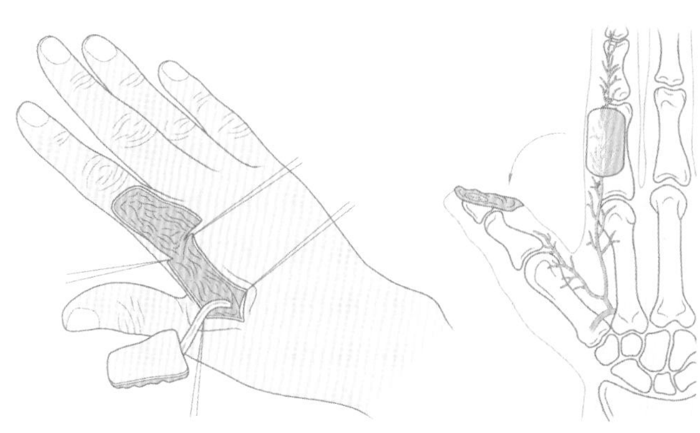

第 16 章
手指创面修复、局部皮瓣和断指再植

陈　靖　陈　超

由于手外伤受伤机制的多样性，临床上常会遇到手指不同形状、不同部位、不同深度的缺损创面，修复方法共有 3 种：①依靠皮肤的自我再生能力愈合，这种方法常用于小面积软组织缺损修复或行皮肤移植术的前期准备；②皮片移植术，是手外科创面修复最基本的方法，方法较简单，应用范围较广，近年来在负压封闭引流系统的配合下，皮片移植的应用范围变得更广；③皮瓣修复术，手部创面可以运用的皮瓣类型多种多样，包括推进皮瓣、局部转移皮瓣、岛状皮瓣、筋膜蒂皮瓣、游离皮瓣等，其中部分皮瓣又有一种或数种改进术式。临床上我们主要根据三个方面来选择修复方法：指端损伤类型（图 16-1）和手指组织缺损情况（位置、大小、深度、污染和血供）、患者因素（职业、性别、年龄、期望和既往病史）和医师因素（技术、经验）。

显微外科技术和器械的改进使断指再植的成活率不断提高，尤其是末节离断、指尖离断、旋转撕脱离断、十指离断等特殊类型的再植手指成活，更标志着显微外科技术的日益成熟。但我们应注意，并不是所有指（肢）体再植成活的患者都能获益，断指再植的目标不仅仅是指（肢）体的成活，而是要恢复较好的运动和感觉功能。因此，我们应严格把握合适的适应证，以使患者获得有功能的手。

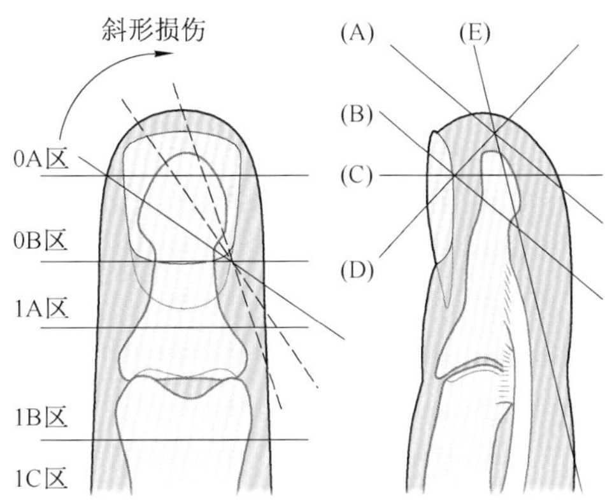

图 16-1　Tang 等提出的更全面的指端损伤分类方法[1]。左图根据屈肌腱止点分区，指深屈肌腱以近为 1 区，1 区又分为 1A、1B、1C 区，指深屈肌腱止点以远为 0 区，进一步分为 0A 区（甲根完整）和 0B 区（甲根缺损）。右图根据伤口的方向和累及指端不同结构分为：(A) 斜行：未累及甲床和指骨；(B) 斜行：累及甲床或指骨或肌腱；(C) 横行：累及甲床或指骨或肌腱；(D) 斜行（背侧）：累及甲床；(E) 斜行（掌侧）：累及骨和肌腱。

第一节　手指创面修复概述

一、常见创面类型

手是劳动的器官，在工作或日常生活中常会受到不同类型、不同程度的损伤而形成多种多样的创面（图 16-2）。

1. 外伤性手部软组织缺损　外伤是导致手部软组织缺损的最常见原因，各种类型的损伤机制都能引起，所形成的创面类型也多种多样，如手指的指端缺损、甲床损伤、深部组织外露、伴有血管、神经和肌腱缺损等。

2. 切除手部皮肤或皮下组织肿瘤后缺损　手部切除大多数肿瘤或肿块后均能直接闭合创口，但某些特殊类型的肿瘤被切除后难以缝合或无法缝合，形成创面，如弥漫性皮肤血管瘤或皮肤恶性肿瘤等。

3. 切除手部烧伤或热压伤焦痂后软组织缺损　局限

性手部烧伤或热压伤后，组织坏死，焦痂形成，必须完全切除坏死组织直至正常健康组织，但不可损伤重要的神经、血管。

4. 手部难愈性慢性创面或感染创面　这类创面常由于早期处理不当，出现急性或慢性感染，使创口经久不愈，流液或流脓。对这类创面必须做细菌培养，根据药敏结果控制感染，并彻底扩创、切除病变组织，然后进行创面修复。

5. 切除手部瘢痕后的创面　手部的瘢痕挛缩会引起手指畸形和功能障碍，必须切除瘢痕组织，松解后再进行创面修复。对伴有肌腱、神经、骨外露或需同时行神经、肌腱移植术等其他深部组织修复的创面必须选用皮瓣修复。

二、创面修复的时机

20 世纪 70 年代前，大多数学者均建议一期修复创面，但目前的观点是并不要求对所有创面均一期修复，如果患者全身情况差或局部条件不理想可以延期修复。手指创面的类型不同，修复的时机也不一致。对手部皮肤肿瘤或瘢痕等病变，一般行择期手术，切除病变组织，同时修复创面。对手部外伤所致的不复杂的软组织缺损可以急诊清创后修复创面，但在创面较复杂的病例中，医师的水平与精力也决定着修复的时机，若接诊医师处理创面经验丰富，能熟练运用各种修复方法且精力充沛，可以一期行游离皮瓣或再造手术修复手部缺损。但对于大多数经验不足者，无论在正确判断皮肤和深部组织损伤的程度、范围方面，还是在修复创面的技巧方面都存在困难，容易因清创不彻底遗留坏死组织，造成术后感染及修复技术欠佳等使手术失败。因此，对于较复杂的创面可以观察 3~5 天（热压伤患者观察的时间可能更长），然后进行扩创和延期修复创面，有利于和患者沟通后选择最合适的修复方法，其修复效果、成功率可与一期修复的一致甚至更好。

临床上对一期修复并没有明确的强制要求，在医师和患者的条件均许可的情况下即可行一期修复，但是在下列情况应尽量一期修复：①伴有血管损伤，且远端肢（指）体血运差，应当一期修复创面并重建远端肢（指）体血运。②有重要神经、血管等结构较大面积外露时。必须进行延迟修复的情况包括：①全身情况欠佳，合并其他脏器损伤、休克等危及生命。②局部损伤严重，尚无法清楚判断组织活力。③创面污染严重，特别是不能排除厌氧菌感染。延迟修复的创面在一期仍需彻底清创，术后预防性使用抗生素，给予适当加压包扎或负压封闭引流敷料覆盖。观察 3~5 天后根据创面条件延期修复。

对于因全身情况不允许或局部创面条件不佳，不能行一期修复和延期修复的患者，可以进行晚期修复。不可盲目自信自身技术，过早修复，尤其是感染创面，必须在创面细菌培养阴性后方可实施修复。

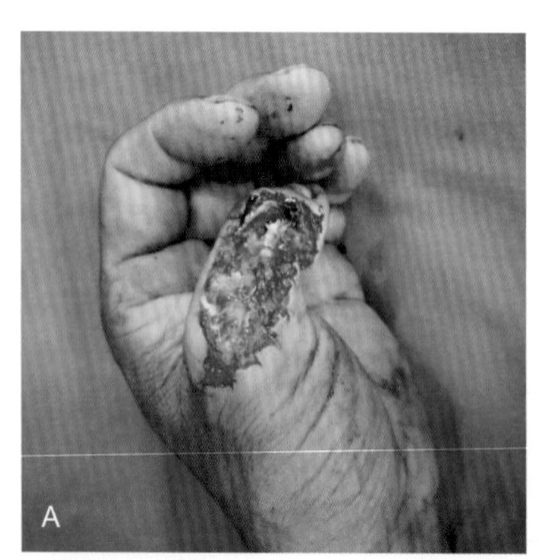

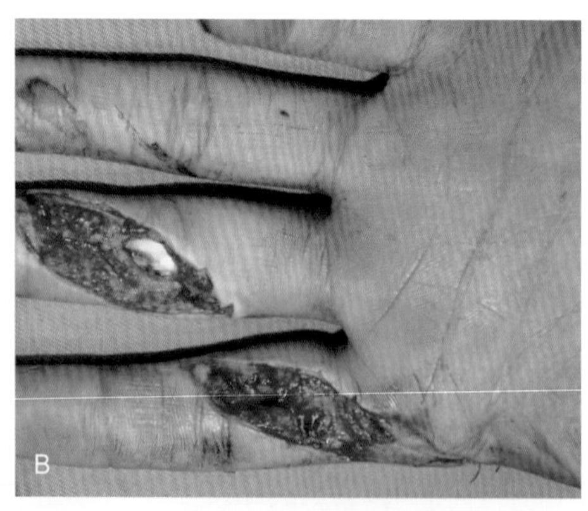

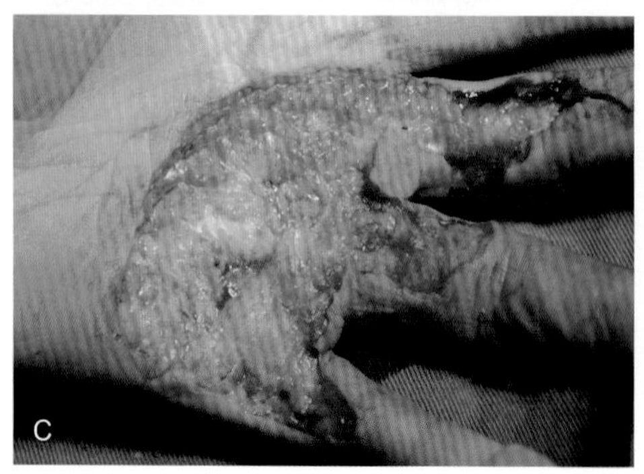

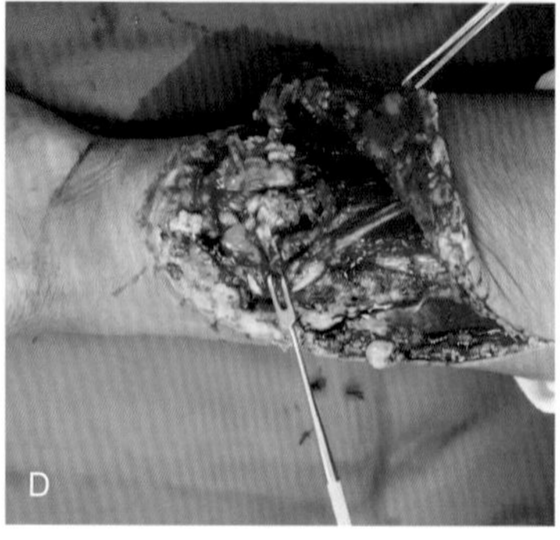

图 16-2　不同类型的手部创面。A. 切割机致左拇背侧皮肤、伸肌腱缺损；B. 机器热压伤致左示、中指皮肤坏死；C. 左手瘢痕挛缩，切除瘢痕后的创面；D. 左前臂切割伤术后感染，肌肉坏死，皮肤缺损。

第二节　创面的自愈能力

依靠皮肤自身生长能力愈合创面并非新的治疗方法，公元一世纪 Galen 已经记录了这类自然愈合的方法，一万年前的古埃及，在 Smith 古卷植物皮纸中也记录了这样的医疗活动，这些都证明这种治疗软组织缺损的方法并不新奇。这是一个实用的治疗方法，在欧洲和美国经常被采用，但在一些国家有时被忽略。

对于指端和手指其他部位小面积的皮下软组织缺损，甚至伴有肌腱、骨裸露的小创面，可以通过皮肤的自我修复而愈合，或者在皮瓣修复之前，先采用这种治疗方法促进创面软组织再生。部分患者接受了这种治疗方法并获得了满意的外观。欧洲学者[1]报道采用半封闭换药治疗指端缺损在很多方面优于单纯的皮肤移植，但是由于适应证的不同，无法与皮瓣修复的疗效进行比较。对于小于 1 cm 的任何手指创面，仅换药治疗而不手术修复都能治愈。对于大于 1~2 cm 的创面和缺损，虽然大多数患者和医师倾向于选择外科手术，以获得更快和可能更可靠的恢复，但根据目前的证据还无法得出非手术和手术治疗哪种选择更佳。仅从指端修复后的皮肤敏感度来看，一组随访病例研究的结果发现非神经化皮瓣修复后的两点辨别觉为 5.7 mm，带神经的皮瓣修复后的两点辨别觉为 3.6 mm，非手术治疗换药后的两点辨别觉是 4 mm，表明非手术治疗明显优于非神经化皮瓣修复，与带神经的皮瓣修复后的两点辨别觉相似[2, 3]。

换药治疗的具体操作是在创面冲洗和清创后，应用潮湿敷料覆盖创面数周。对于小于 1 cm 的缺损，3~4 周可以生长好；对于 1~2 cm 的缺损，1~2 个月可以长好；对于有骨端暴露的指端缺损，使软组织再生覆盖外露指骨，然后通过表皮再生，最终使创面愈合（图 16-3），可能需要 1~2 个月，但是换药是有效方法，是在欧洲对这类损伤普遍采用的方法，我们也经常使用。任何非干燥型敷料均可获得很好的疗效，因为促使创面愈合的是指端组织潜在的再生能力，而非任何特殊的敷料，敷料仅仅保持创面湿润，细胞可以复制生长。根据创面情况决定更改换药次数，从一天 1 次逐渐到每 3~4 天一次。自行愈合的早期指端会出现对冷刺激敏感、关节僵硬、感觉过敏等，但这些症状会逐渐减轻甚至消失。据几乎所有的文献报道，最终随访时患者均获得了满意的疗效，指腹饱满、两点辨别觉接近正常[4-9]。

2014 年 Hoigné 等[5]将半封闭换药非手术治疗的适应证扩大到 Ishikawa 2 区和 3 区指端缺失病例，对 19 例病例进行半封闭换药，在平均 12 个月后随访发现远节指骨周围掌侧和远侧软组织厚度分别为 6 mm，两点辨别觉是 4 mm，没有明显瘢痕组织形成。

非手术治疗适用于那些不愿意手术治疗而且能够耐受 1 个月或更长时间严格换药的患者，或者是只愿意进行二期游离植皮手术的患者。其优点为无须进行患指制动，并且在换药后患指可以进行全幅

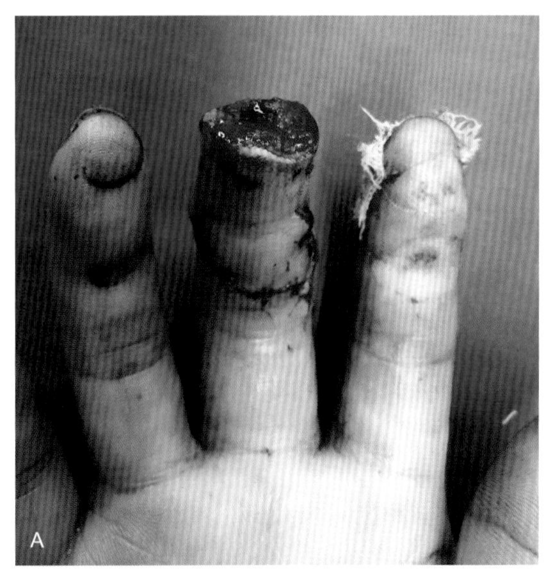

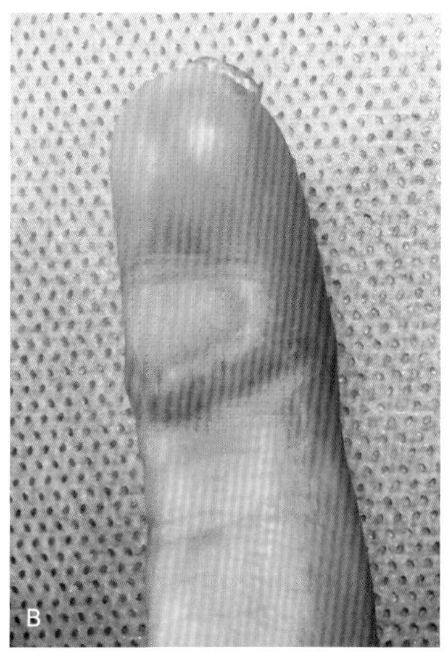

图 16-3　右中指 Ishikawa 2 区离断后的横行创面，通过潮湿敷料换药 40 天后愈合。A. 术前手指掌侧观；B. 术后 60 天，创面愈合良好。

度活动。然而，对于大于 3 cm 的缺损，此种愈合方式很难获得良好疗效，而且时间太长，较大面积的手指软组织缺损需要血供良好的皮下组织来覆盖保护下方的肌腱、神经和骨，以免发生感染或坏死。

对于小创面的自愈仅需 3~4 周，而常规皮片移植或皮瓣修复术后创面也需要 10~12 天愈合时间。因此在欧洲首先选择自己愈合，不作推进皮瓣，对于 1~3 cm 的创面，才作推进皮瓣，而对于大于 3 cm 的手指中部的创面，国外现在使用人造的和生物来源的创面敷料覆盖 2~3 周，例如，Integra 敷料（Integra Life Science，Plainsboro，NJ，USA）为双层结构，内层包含猪胶原和硫酸软骨素，能促进真皮和表皮再生，外层覆以硅胶表皮替代物[6]（图 16-4）。根据创面的形状和面积修剪 Integra 敷料，然后与周边皮肤缝合覆盖创面。该敷料能促进创面（包括骨或肌腱外露创面）肉芽组织生长，几周后在新鲜肉芽组织上植皮，有时皮肤也能生长覆盖，不需要另外手术[7-11]。这些生物皮肤替代物的出现为临床覆盖创面提供了一种选择。目前尚无针对生物皮肤替代物与传统方法修复创面疗效比较的研究。这里十分强调的是，在手指尖和远侧指间关节已远不应该植皮，要么不手术让缺损处自愈，要么作推进皮瓣，但不可以植皮，这是由于植皮会阻止感觉恢复并且不耐磨。

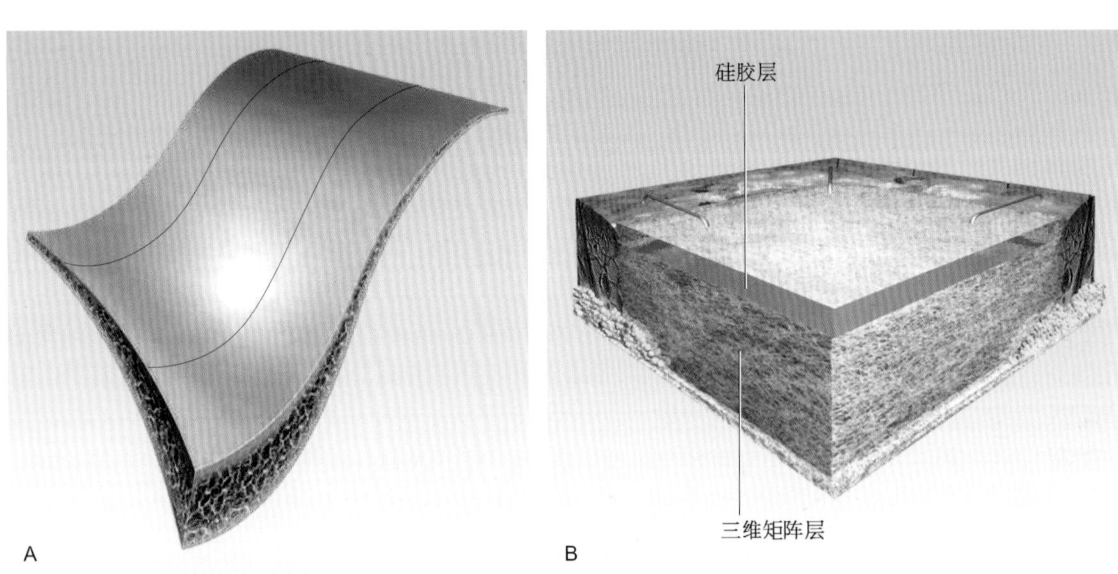

图 16-4　Integra 敷料结构示意图。A. 双层结构；B. 内层包含胶原和硫酸软骨素，外层覆以硅胶表皮替代物。

第三节　皮片移植修复创面

皮片移植术又称植皮，是创面修复技术中基本的方法，适用于皮下组织缺损 1~1.5 cm 以上，没有肌腱、神经暴露的创面，不适用于手指尖、末节指腹和手掌。

一、皮肤的结构与皮片移植

（一）皮肤的生理结构

皮肤由表皮、真皮、皮下组织 3 层组成。表皮是皮肤最外面一层。真皮由纤维、基质和细胞构成。接近表皮之真皮乳头称为乳头层，又称真皮浅层；其下称为网状层，又称真皮深层，两者无严格界限。皮下组织在真皮的下部，由疏松结缔组织和脂肪小叶组成，其下紧邻肌膜（图 16-5）。

（二）手掌部和背侧皮肤结构的差异性

手部创面行皮片移植术时，需将手部的皮肤特点和功能联系。为了满足手功能的需要，手部掌侧和背侧皮肤的形态结构有所不同，手背皮肤较薄，富有弹性、疏松，手掌皮肤厚而结实。一般来说，大鱼际部较薄，掌心及小鱼际处较厚，但在使用工具进行重体力活动的人群中，大鱼际和示指桡侧皮肤均较其他部位厚。更重要的是手掌皮肤的乳头层内有丰富的感觉神经末梢，包括游离感觉神经末梢

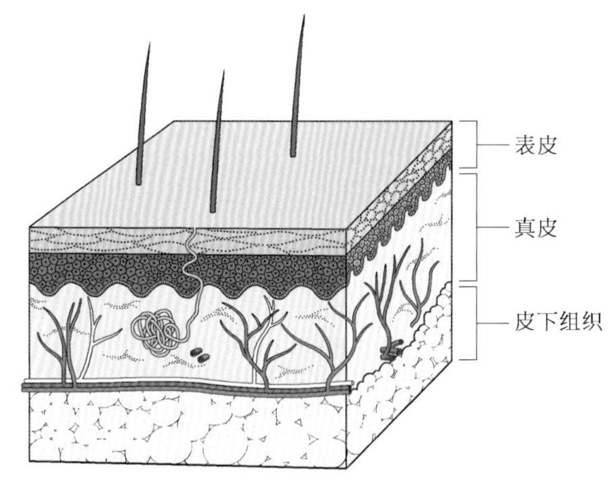

图 16-5　皮肤的生理结构。

和有被囊的神经末梢。

手背皮肤结构与人体其他大部位皮肤的结构相似，因此可以行游离植皮术。由于移植的皮肤中不含特异的真皮神经机械性刺激感受器，移植至手掌部的皮肤不能替代原有皮肤的功能，因此临床上对于手掌部创面应尽量避免植皮，在手指尖端也不宜植皮。掌侧皮肤移植通常用于对感觉功能要求不高的部位，如瘢痕挛缩松解术后的皮肤缺损。

皮片切取后通过毛囊的上皮化过程，供区皮肤可以直接愈合，此过程很少有真皮再生的参与，一般来说，移植的皮肤越厚，皮肤的质量越好，越耐磨，挛缩越轻，但供区皮肤的愈合就越难。此外，较厚的皮肤移植增加了 Merkel 复合体再生和受区部位感觉恢复的可能性 [12]。如果切取的皮肤中含有毛囊，则皮肤移植至手掌会出现毛发生长，这样的外观是患者不能接受的 [13]。

（三）伤口愈合和皮片成活机制

手部皮肤软组织缺损时，伤口周围的成纤维细胞移行入底部，并分化为肌纤维母细胞 [14]，这些细胞具有收缩能力，其网状系统及伤口中形成的胶原纤维共同作用促使伤口逐渐缩小。一旦伤口收缩的进程启动，即使皮片移植也不会改变此进程 [15]。实验表明外伤后立即进行游离植皮术不会显著影响伤口收缩 [16]，如果配以支具固定和加压包扎 7 天，可以很明显地阻止伤口收缩。一般来讲，如果伤口的挛缩机制已启动，即使全层皮肤移植也会导致挛缩。

创面皮肤移植后，移植皮肤的成活主要靠伤口的渗液来维持，此营养供给方式被称为“血浆循环” [17]。皮肤的成活需要以血循环的方式供给营养，因此这种营养方式是不稳定的，任何能影响这个过程的因素都可导致皮肤移植的失败，其中最主要的因素是创面出血，移植皮肤下如果形成血肿常会导致手术失败。移植皮肤在移植后几天才开始存活 [18]。只有创面内富含大量的毛细血管网，毛细血管分支才会从伤口周缘和创面基底逐渐长入移植皮肤，这是皮肤成活最重要的过程。只有这样，才会有新生的血管支长入皮肤，而在裸露的肌腱和骨骼表面移植皮肤就不能成活，常需要行皮瓣修复术。但如果周围的软组织床很好，只是很小面积的肌腱或骨裸露创面，用全厚皮肤移植可以成功覆盖，这主要是由于全厚皮片内的毛细血管可以使小范围缺血区的皮肤区域再血管化。

只要创面足够清洁，并有很好的毛细血管网形成，就可以行游离植皮术。但是在某些情况下，如创面感染、血运较差，为避免下次移植皮肤时切取的麻烦和需要准备工作，我们可以将切取的皮肤放在组织培养液中保存。将切取的皮肤用生理盐水浸泡的纱布包裹后保存在冰箱中，可以存放数天，但不能超过一周。组织培养液中可以放入不同的添加剂，能明显增加移植皮肤的存活时间 [19]。

二、皮片移植术

（一）皮肤的厚度与供区选择

在进行游离植皮术时，需要对供区皮肤的厚度有一定了解。上皮和真皮的厚度与年龄、性别及部位有着密切的关系，上皮的厚度为 20~140 μm，而真皮的厚度为 400~2 500 μm。在考虑供区皮肤的情况下，上皮的实际厚度为 25~80 μm，真皮为 500~1 800 μm[20]，这些值可以在设置取皮刀厚度时参考。皮肤表皮的厚度在婴儿期非常薄，青春期达到最厚，然后随着年龄的增长又逐渐变薄，几乎能达到婴儿的皮肤厚度。表皮的厚度与性别关系不大，但对于真皮来说，青年时期相对较薄，40 岁左右达到最大厚度，之后随着年龄增长也逐渐变薄。在男性比女性厚得多。

不同类型的皮片包含不同层次的皮肤结构（图 16-6），虽然皮片切取后的供区皮肤均能直接愈合，但切取的皮肤越厚，供区皮肤愈合的质量越差。因此，皮肤厚的部位如大腿或躯干后外侧，是较厚皮片移植的理想部位。如是刃厚或断层皮片切取，大腿前侧或外侧是常选用的供区；如切取全厚皮片或带真皮下血管网皮片，常选用腹部、臂内侧或前臂内侧皮肤。对于切取小面积皮片后的供区皮肤可以

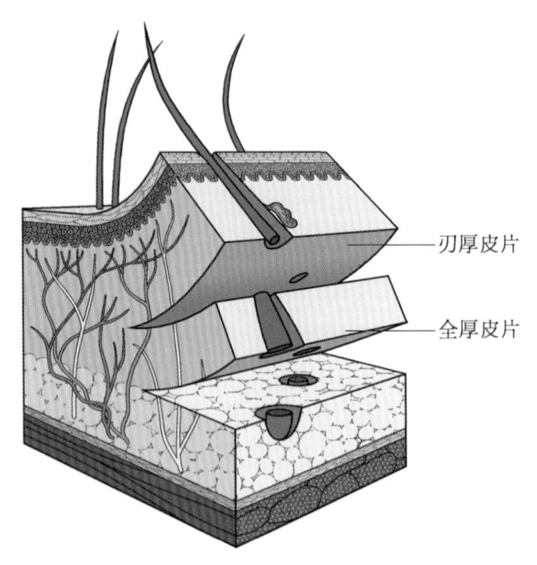

图 16-6　刃厚皮片和全厚皮片切取所包含的不同皮肤结构示意图。

直接缝合。我们一般不选用腕部作为供区，其遗留的瘢痕容易让人联想到是割腕产生的。对于手指掌侧皮肤的覆盖，无毛皮肤可以取自小鱼际部位，此处可以切取较大的移植皮肤，但瘢痕和并发症发生率低。我们必须认识到某些部位的感觉恢复很重要，要知道切取后的并发症。

（二）移植皮片的分类

1. 刃厚皮片　所切取的皮片仅含有皮肤的表皮和真皮的乳头层，为最薄的一种皮片，在成人厚度为 0.2~0.25 mm。该皮片生长能力强，在瘢痕、腱鞘和骨膜上都能成活，甚至能在受感染的肉芽上生长，并且可以广泛多次地取皮，不影响供区。由于其缺乏真皮弹性纤维和神经末梢，成活后缺乏润泽，色泽深，弹性小，挛缩明显，不耐磨和压迫，感觉恢复差，故不适用于颜面、关节周围的修复，仅作感染肉芽创面植皮或临时覆盖创面之用。

2. 断层皮片　断层皮片包括表皮和部分真皮，切取的标准厚度为 0.38 mm，但临床切取的厚度常不同，如切取较薄者具有刃厚皮片的优、缺点，而较厚者具有全厚皮片的优、缺点，因此它是修复创面最常用的皮片。该皮片含较多真皮层纤维组织和神经末梢小体，皮片成活后质地较柔软，挛缩较小，有一定弹性，较耐磨，而且感觉恢复也较理想。手外科中绝大多数游离植皮所切取的皮片都属此类。

3. 全厚皮片　全厚皮片包含表皮和真皮全层，不带皮下组织。这是游离皮片移植中效果最好的一种皮片。与断层皮片、刃厚皮片相比，其成活后质地更柔软，颜色改变和挛缩也很少发生，几乎具有正常皮肤的弹性，耐磨、耐压，感觉恢复也较满意。通常手掌部的皮肤缺损需要全厚皮片移植。但是其成活要求较高，在血运欠佳的创面上一般不能成活，更容易受到感染因素的影响，而且供皮区受到面积的限制，如切取面积过大则供区皮肤不能被缝合。

4. 带真皮下血管网皮片　带真皮下血管网皮片包含表皮、真皮全层及带有真皮下薄薄一层脂肪组织和真皮下血管网。其优、缺点与全厚皮片相似，皮片成活后更接近正常皮肤组织，感觉恢复也较满意，但是也只能用于新鲜且面积不大的创面。

（三）皮片的切取方法

1. 徒手取皮法　该方法大多用于刃厚皮片和断层皮片的切取，要求术者有熟练的技巧，否则不易切取理想的厚度。不同单位、不同医师有自己熟悉的取皮方法和工具，以下介绍的是我们常用的方法。

常用滚动轴式刀取皮。使用前先将刀架上的刀片压板揭开，装上刀片使之紧贴，再将压板压上并关紧，调节两端旋钮，根据所需皮片厚度调节旋钮至一定刻度。常规消毒供区，静脉推注麻醉药后，助手取一块纱布或木板置于供皮区一端，压紧皮肤表面，术者以左手取另一木板压紧另一端，使中间的皮肤紧张平坦，皮肤表面涂少许石蜡油。将取皮刀压于皮肤上，宽度根据需要而定，其角度开始为 30°，切入皮肤后改为 10°~15°，依滚轴作拉锯式滚动，并逐步向前推进，直至所需长度。取皮后用网眼油纱布覆盖供区创面后用多层纱布加压包扎。术后第 2 天拆除包扎，将汞溴红溶液（红药水）涂抹于油纱布，立灯照射，一般 2~3 天即可逐渐结痂（图 16-7）。所取的皮肤越薄，创面结痂越快。

2. 切皮机取皮法　切皮机取皮法也是目前主要的取皮方法，取皮方便，可允许切取不同宽度、厚度、较大面积的皮片。取皮机的类型多样，如国产 64 式鼓式取皮机、Brown 电动取皮机、Zimmer 空气动力取皮机、Padgett 电动取皮刀等。我们常用的仍是国产鼓式取皮机（图 16-8）。

切取前检查机器是否完整，轴部是否光滑，必要时可滴入少量石蜡油。将刀片放入刀架，放平夹紧。检查刀片是否锐利，按刻度调节所需的取皮厚度，如果用取皮胶水，准备 2 块 2 cm × 2 cm 纱布，先将一块蘸上乙醚在鼓面涂擦去脂，再将另一块蘸

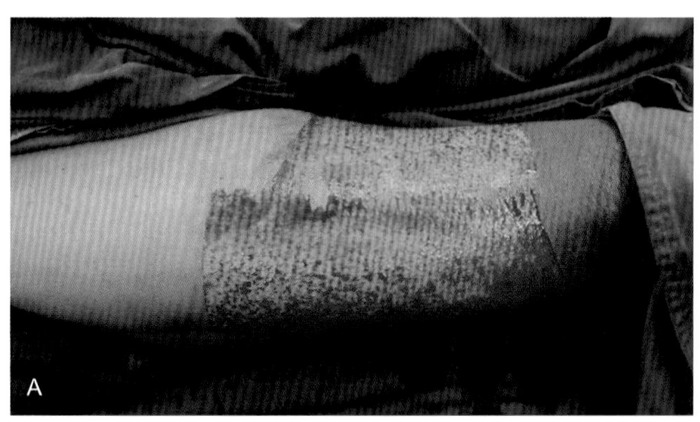
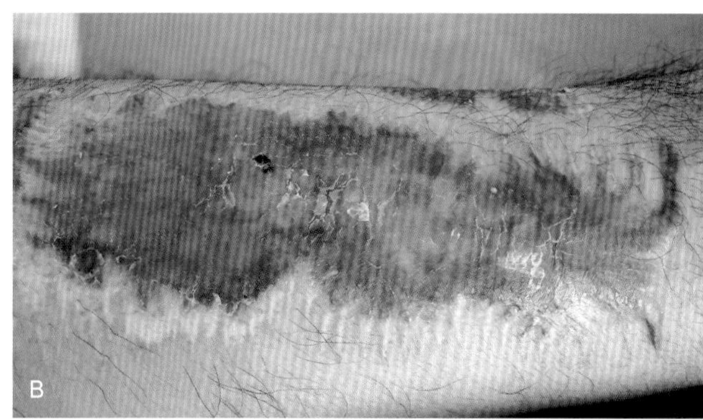

图 16-7　徒手取皮供区创面。A. 大腿切取中厚皮片后的外观；B. 大腿外侧取皮半年后愈合创面的外观。

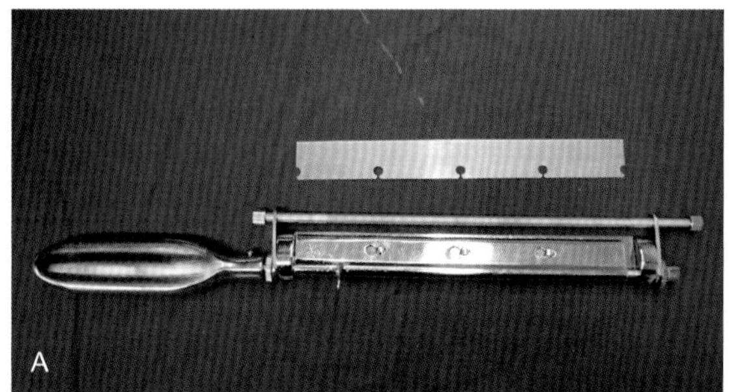
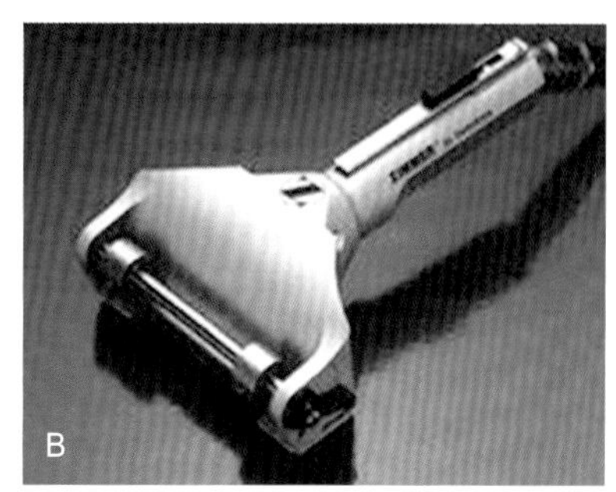
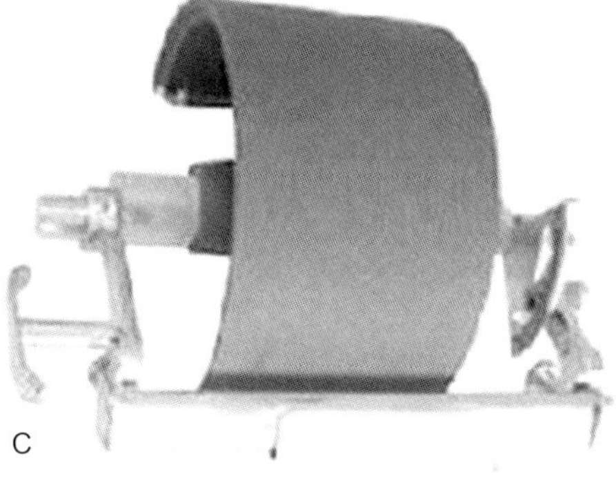
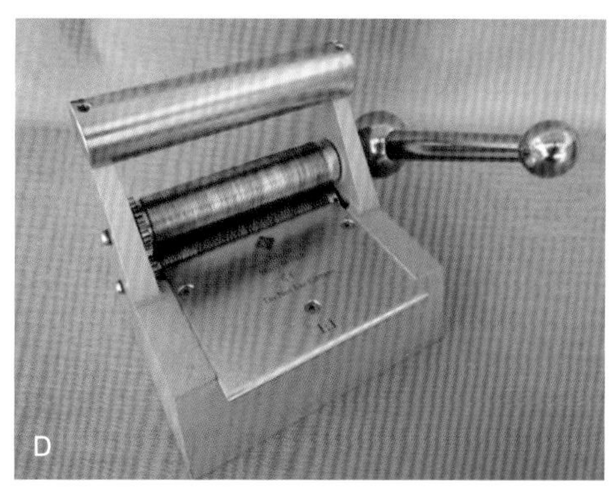

图 16-8　不同类型的取皮工具。A. 手动取皮刀；B. 电动取皮刀；C. 鼓式自锁取皮机；D. 碾皮机。

胶水涂擦鼓面，做到依次均匀地涂擦鼓面，然后于供区用乙醚去脂，后涂胶水。

取皮时左手握持切皮机手柄，右手拇、示及中指持拉手柄。等鼓面和供区胶水干燥后，使鼓面前端先与供区皮肤接触，稍加压力使其鼓面与皮面粘紧并略向前方推顶，使鼓面前缘略向上翘。随即将刀刃靠拢上翘的皮面，右手作拉锯动作缓慢向后推拉，做到切皮动作与鼓的转动速度协调一致，直到整个鼓面所需大小的皮片被完全切下为止。取皮后的创面处理同徒手取皮法。

3. 全厚皮片切取法　全厚皮片携带了所有的皮肤附件和神经末梢，成活后覆盖质量较好，能恢复感觉功能。一般选择无毛发生长的部位作为供区，如臂内侧、腹部，此处皮肤松弛，即使切取较大面积，也能直接缝合，不遗留创面。无毛全厚皮肤的优点是含有 Meissner 小体，有更好的潜在的感觉恢复能力。切取时以手术刀直接切取为主。方法是在臂或腹部消毒后，沿张力轴心最小的方向用亚甲蓝画出所需的轮廓。经局部浸润麻醉后，用手术刀先沿轮廓切线切开皮肤全层，深达脂肪，后将创缘缝一针或二针作牵引，也可使用血管钳夹住边缘牵引，再用手术刀沿皮片与脂肪间切取，尽可能不带脂肪组织，也可连同脂肪组织一并切取，再用组织剪修去皮下脂肪，即成为全厚皮片。适当分离供区创面后直接缝合。尽量完全去除移植皮肤的脂肪颗粒和皮下组织，否则会影响移植皮肤的血管化。我们常用的方法是用蚊氏血管钳夹住移植皮肤两端，缠绕在术者非优势手的示指上，然后用其他手指牵拉皮肤，这样就形成了一定的张力，有助于剔除脂肪组织（图 16-9）。

（四）皮片移植方法

在将皮片移植至受区前，首先确保受区创面无感染且有健康的血管床存在，在松止血带的状态下，通过电凝充分止血后才可行皮片移植缝合。可以植皮的创面包括新鲜创面和肉芽创面，其植皮方法大致相同，肉芽创面植皮前需切除创缘、清洁创面并刮除部分肉芽和彻底止血。

将切取的皮片平铺于彻底止血的创面，修整边缘多余的皮片，使其与创面轮廓几乎完全一致，然后作间断缝合，缝线一端应留一定长度，以便打包加压包扎。在固定皮片前，皮片上可以加一层防止粘连的纱布，如油纱布，然后用松软棉垫或棉球覆盖，中心加高，状如半球形，最后将周围的缝线分组加压结扎（俗称“打包”）。这种加压包扎法可均匀施压于皮片，使之密切接触创面，并防止渗血，尤其在凹面缺损的创面，如果没有紧密接触，皮片下很易聚集渗液，从而影响皮片的生长成活。

对于较大创面，可以应用负压封闭引流装置，减少创面面积后植皮（图 16-10）。目前负压吸引治疗已经逐渐流行[21]，实验结果表明，这种方法有增加伤口血供（具有聚氨基甲酰乙酯海绵的效果）和促进细胞增殖的作用[22]。由于其可以促进肉芽组织形成，因此可以作为皮肤移植的创面准备，如果治疗时间足够长，可以促进骨和肌腱表面形成肉芽组织。关于负压吸引治疗的报道已有很多，如将其成功地应用于手指指腹缺损[23]或在伤口使用真皮替代物时作为包扎敷料使用[24]等。目前我们将负压封闭引流装置应用于创面的临时覆盖和植皮后的加压，我们不建议为了行皮肤移植术而长时间采用负压吸引治疗，一是因为费用昂贵，二是容易造成手部关节僵硬。

负压吸引可以作为加压敷料用于皮片移植，而不作打包包扎，做法是：修剪皮片后将其贴附于创面，为节约时间可以采用皮肤钉缝合，如果用缝线缝合无需留一定长度的缝线，缝合后于皮片表面戳数目不等的网孔以利于引流，最后覆盖负压封闭引流材料，持续吸引。

（五）网状皮片移植术的应用

该技术常应用于条件不理想的创面，如易出血或感染创面，以提高自体移植皮肤的成活率。网状皮片可以使创面的出血和渗液通过网孔引流。我们常用碾皮机来制作这种网状皮片，不仅可以扩大皮

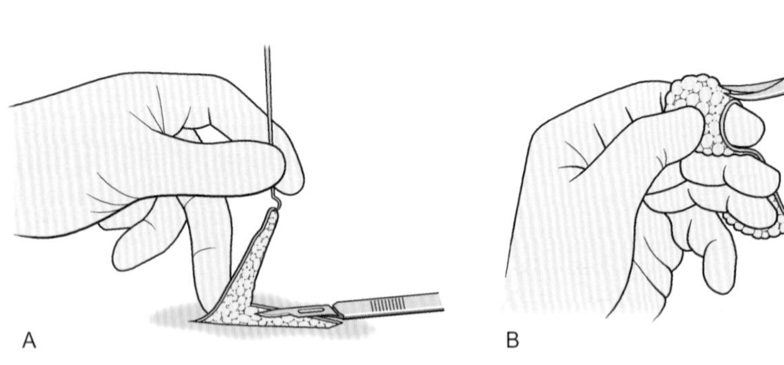

图 16-9 全厚皮片切取技术示意图。A. 从供区切取全厚皮肤；B. 用剪刀去除皮下脂肪。

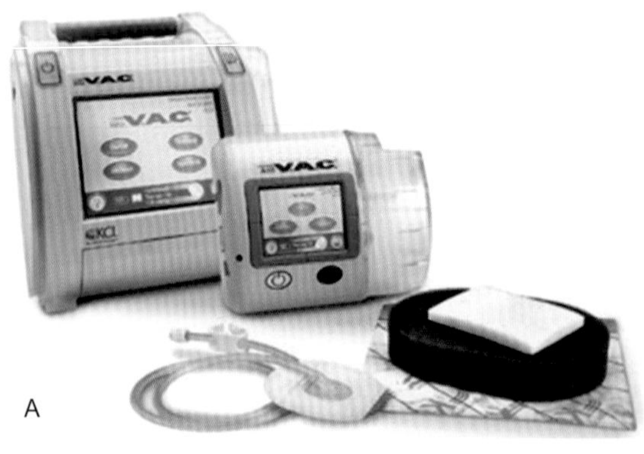

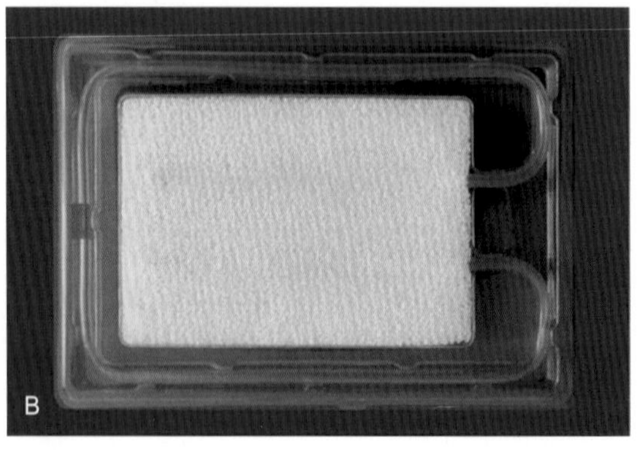

图 16-10 临床常用的两种负压封闭引流装置。A. VAC 装置（KCI，San Antonio，TX，USA）；B. VSD 材料（威高，山东，中国）。

片的覆盖面积，而且可以充分引流，但是网状皮肤移植的质量不如整张皮肤移植，其挛缩倾向更大，而且瘢痕明显[13]。对于这类患者，可以通过局部压迫的方式缓解皮肤挛缩，手部可以佩戴特制的压力手套。

网状皮片的制作：将切取的移植皮肤平铺在塑料板上，然后将塑料板放置到机器的下方入口，通过手摇柄使塑料板从出口移出，此时其上面的皮片即形成网状皮片。如果皮肤厚度超过 0.04 cm，则不易被卷入机器。碾皮机的沟槽刃决定皮肤扩张的大小，可以扩张 1.5:1 到 9:1。如果扩张大于 1.5:1，网眼会很大，不适合在手部使用。

（六）人工皮肤覆盖的应用

目前成为常用方法，可以用于指端覆盖，可以恢复相对良好的感觉，没有供区损伤，在覆盖后 3~4 周皮肤缺损修复，是目前提倡的方法（图 16-11）。

（七）术后处理

有些学者建议在术后 24 小时内查看移植皮肤，确认皮片下是否有积液，如有应及时予以清除，以保证皮片紧贴创面。但另一些学者认为这样会扰乱已贴附得很好的皮片，并且容易促使形成新的血肿。我们的做法是不检查皮片下是否有血肿，但术中我们常规在皮片上戳网孔以利于引流。

无论植皮处是打包加压包扎还是负压封闭吸引，我们均在 5~7 天后打开敷料检查皮片是否成活，如果植皮区有剧痛或腐臭味等可能感染的征象，应立即更换敷料或拆线，去除感染因素后继续加压包扎。拆除敷料或负压封闭引流装置后若发现有直径几毫米的小范围不成活区域，无需特殊处理，这些区域均能很好地愈合，不会形成广泛的瘢痕。

即使创面已被移植皮肤覆盖，但伤口的收缩没有停止，因此术后必须采取措施预防瘢痕挛缩。皮肤移植术后常规的弹性加压固定可以将挛缩效应降到最低。此方法的原理在于加压后可以提供足够的超过毛细血管压的压力，从而抑制成纤维细胞生长。有研究表明单独运用硅树脂可以抑制瘢痕形成，这就表明机械压力可能并不是抑制瘢痕形成的因素[25]。其中一种较适用的硅胶是 Sil-K（Degania 硅胶，以色列），在确认游离皮片成活后可以尽早开始使用硅胶，以减少瘢痕形成。

皮片移植失败常见的原因为皮片下血肿、感染、包扎压力不当等。早期如能发现血肿，应及时排除，若术中发现植皮创面渗血难止，可压迫止血 5~15 分钟，如仍有渗血，必要时可考虑在低位放置引流条，24 小时后轻轻拔除。打包包扎要松紧适度，有利于创面和皮片间毛细血管的联接，植皮区过度包扎不利于毛细血管生长。创面化脓性感染是造成植皮失败常见的原因之一，新鲜创面植皮感染的机会较少；肉芽创面植皮，要注意创面的清洗、引流、止血。术后适当应用抗生素等。

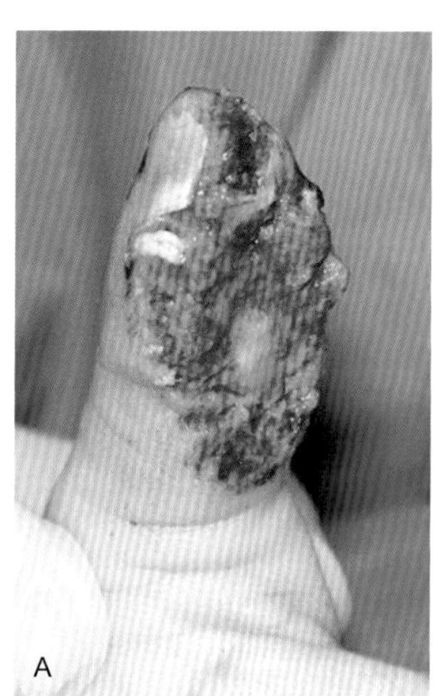

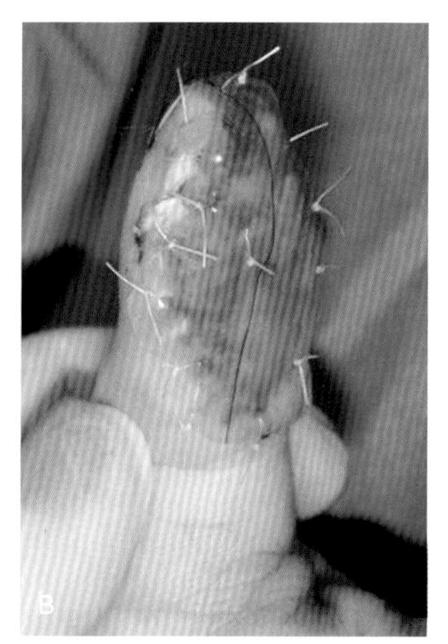

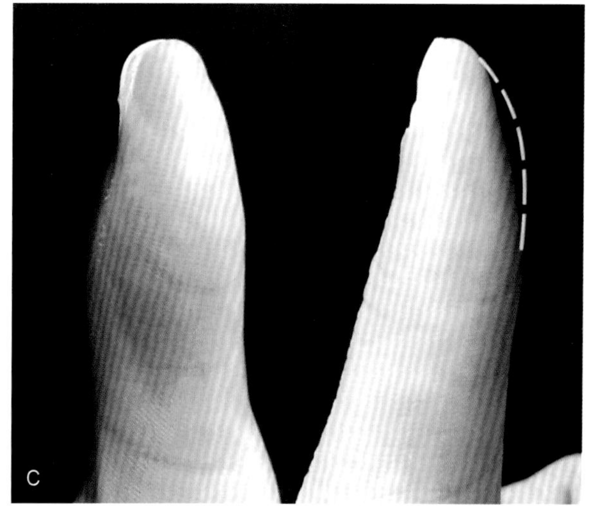

图 16-11 人工皮肤覆盖修复。A. 拇指腹缺损；B. 将 Integra 缝合到周围皮肤，覆盖 3 周；C. 6 个月后外观，指腹稍平坦，但再生皮肤质量优良（Roberto Adani 医师提供的手术病例）。

第四节 局部皮瓣修复手指创面

对于手指皮肤软组织缺损，在很多情况下不适宜行皮片覆盖，常需要采用皮瓣修复创面，组织缺损较大是一个原因，还有深部如肌腱、神经、血管、骨骼外露等，适合皮瓣移植修复。可供选择修复手部软组织缺损的皮瓣包括局部皮瓣、带蒂皮瓣、游离皮瓣等。

皮瓣选择时要考虑由简单到复杂，能够简单的不用复杂的，在手指远端特别要考虑感觉的恢复。切忌为创新而常规选用复杂的不可靠的皮瓣。同时应考虑患者的年龄、职业、预期要求等，综合评估后选择最合适的皮瓣。

拇指和手指指端修复的基本宗旨是：①维持长度。②恢复感觉。③外观。手指长度和外观是基本要求，占修复或重建目标的 50%。为了获得满意的外观，保留指甲复合体非常重要。感觉功能是影响拇指或手指指端修复或重建疗效最重要的一个因素，占 40%。相比之下，手指远侧指间关节和拇指指间关节的主动活动度就显得没那么重要，仅占修复或重建目标的 10%。在近侧指间关节和掌指关节活动度正常的情况下，手指远侧指间关节主动活动度仅占手指总活动度的 15%（表 16-1）[1]。

手部大部分缺损均可以采用局部皮瓣修复，因手指皮肤的独特性，覆盖创面的皮瓣常选择其他手指或手其他部位作为供区（表 16-2）。

表 16-1 拇指或手指指端修复和重建治疗目标占比 [1]

内容	治疗目标百所占分比	原因
长度和外观	50	长度是手功能恢复的基础 指端的外观影响整个手
灵敏度 / 感觉	40	手指指端区域的感觉非常重要且必要
DIP 关节活动度（手指）或 IP 关节活动度（拇指）	10	与感觉、长度和外观相比较显得不重要 负责手指 / 拇指 15% 活动度

注：DIP：远侧指间关节；IP：指间关节。

表 16-2 修复手部创面的主要局部皮瓣

随意皮瓣		动脉蒂皮瓣
邻接皮瓣	手其他处皮瓣	
换位皮瓣	不带指动脉的邻指皮瓣	掌骨背动脉皮瓣
旋转皮瓣	鱼际皮瓣	指动脉岛状皮瓣
推进皮瓣	小鱼际皮瓣	带血管神经束的推进皮瓣 示指背侧皮瓣（旗帜皮瓣）

一、几个常用的局部随意皮瓣

（一）换位皮瓣

换位皮瓣是指以轴线为共同边，在其两侧设计一对方向相反的三角形皮肤组织瓣，将两个皮瓣换位后缝合，称为换位皮瓣。皮瓣经换位插入后，可改变瘢痕挛缩方向，使之与皮纹相一致，延长纵轴线长度。交错皮瓣的设计除了两个三角形皮瓣的大小、形状完全对称外，根据修复需要还可演变成多种形式，如连续多个三角形皮瓣、交错三角形皮瓣与矩形皮瓣联合应用等。

1. “Z”字成形术 是最常见的换位皮瓣，对于手部线性瘢痕或掌腱膜挛缩松解术后遗留的创面常用“Z”字成形术转换修复创面，该方法一直被认为是手外科中最有价值的手术之一[26]（图 16-12）。其应用基于的数学原理是一个三角形任何两边的总和总是大于三角形的第三边。以条索状瘢痕的挛缩线为中轴，在此轴线上根据需要延长的长度确定两个三角形皮瓣共同边的长度，然后在中轴线两端各向相对方向伸出一臂，形成两个对偶三角形皮瓣，其角度根据实际情况和局部皮肤的形状来决定。随着角度的增加，皮瓣互换后，皮肤会沿着设计的中心轴线而得到延长。两个三角瓣的角度越大，其中轴处的长度越长，但是过大的角度会导致皮瓣转位时出现困难，如当 120° 的“Z”字形皮瓣移位时，理论上可以延长中心线 264%，但是实际上如果皮瓣的角度 >60° 就很难调换了。因此我们一般选用 60° 夹角，所形成的皮瓣理论上中轴线将延长 75%。“Z”字成形术的关键点是其轴线两侧的皮肤是可被利用的。

该方法适用的部位一般是身体的凹面，如肘窝、腘窝等，不能用在关节背侧如膝前方等，因此在手部常用的部位是手掌和手指，但手掌侧皮肤滑动性小，因此“Z”字成形术的标准切取方法其实并不非常适用于手部，在临床应用时可以采用一些改良技巧。比如，可以将一个大的“Z”字分割成多个小的“Z”字，或者使切口稍成弧形，通过增加蒂部宽度保证三角皮瓣的血运。其他的改进有临床常用于指蹼成形的五瓣成形术，由一对“Z”字成形术联合一个 V-Y 推进术组成（图 16-13）。

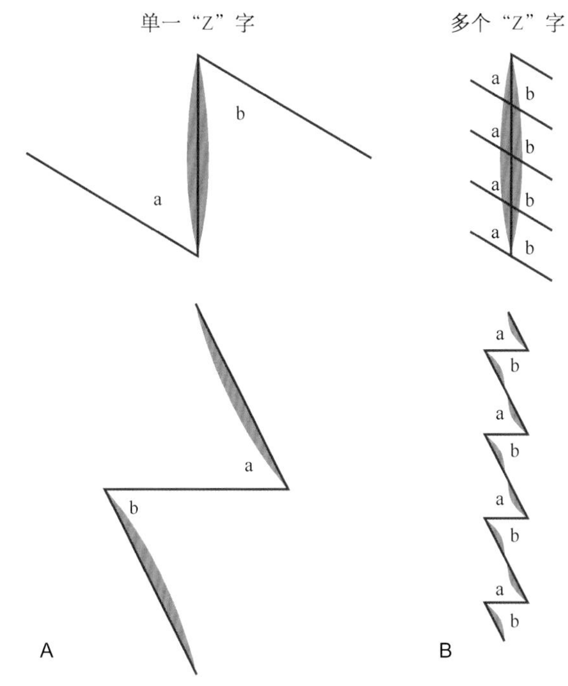

图 16-12　单一“Z”字成形（A）和多个“Z”字成形（B）切取。

看似“Z”字成形术的操作十分简单，但临床并不很容易运用，常出现三角皮瓣旋转困难或“猫耳”畸形残留。因此我们在术中应注意：①应用量角器测量皮瓣的角度后决定切口，因为夹角相差 15°~20° 中心线延长的距离就会相差很多；②术中首先切开中心线和其中的一条边，测试皮瓣是否能顺利无张力地转位。如果牵拉皮瓣，其边长至少有一半可以跨过中心线，这就意味着这样的皮瓣设计是可以的；如果此皮瓣还可以移动得更多，那么较大的“Z”字成形术就可以实施；如果此皮瓣边长的一半不足以跨越中心线，则需要通过同时缩短中心线和皮瓣未切开的另外一条边的长度来重新调整。

2. 菱形皮瓣法　菱形皮瓣法其实是一种特殊类型的“Z”字成形术，自菱形创面短的对角线向一侧作等长的延长切口，再作与邻边等长的平形切口，将皮下剥离后形成等大的菱形皮瓣，将皮瓣旋转后覆盖创面，一般可直接缝合切口。其改良的方法是自菱形创面短对角线的延长线与任一邻边延长线间夹角的平分线上作一与菱形边长等长的切口，再自该切口远端作一与菱形长对角线平行、与边长等长的切口，将皮瓣游离后旋转覆盖创面[27]（图 16-14）。

（二）旋转皮瓣

皮瓣在缺损创面外缘邻接部位形成，经切开、分离掀起后，将其轴线按顺时针或逆时针旋转一定角度后转移至缺损区，称为旋转皮瓣。不同形状的创面可设计成不同方法的旋转皮瓣，如梭形创面可在其两侧各设计一个方向相反的弧形切口，剥离皮下后形成两个旋转皮瓣覆盖创面；而三角形皮瓣是在其底边作较长的弧形切口，长度是其底边的 4~5 倍，剥离皮下后旋转皮瓣覆盖创口。皮瓣旋转轴点至皮瓣最远点的长度应大于旋转点至创面最远点的长度，避免旋转后其远端不能覆盖创面的

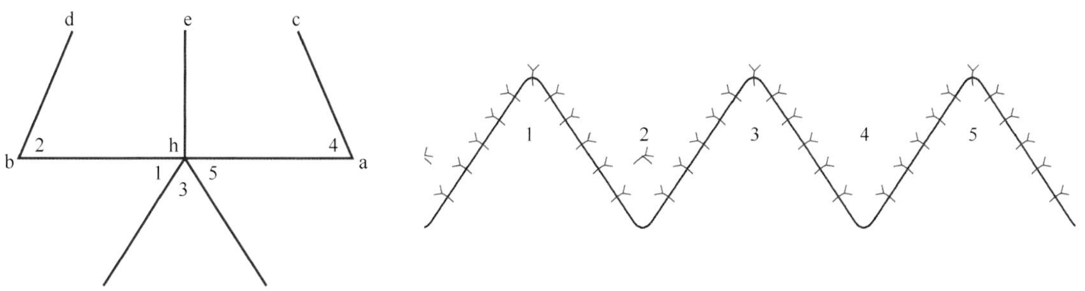

图 16-13　五瓣成形切取。

最远端。不管是何种方法，皮瓣的设计均应尽量大，这样能获得更多的组织来覆盖缺损。如果获得的皮肤不足以覆盖缺损区，可在皮瓣最远侧作逆切口，从而增加皮瓣的旋转距离。但需注意逆切后将减少旋转皮瓣的血供，该切口不宜过长，仅将皮肤组织切开至真皮下层，避免损伤深部的血管[27]（图 16-15）。

二、用于拇指修复的局部皮瓣

对于拇指腹缺损或尖缺损，基本方法是推进皮瓣。推进皮瓣是将皮瓣的前缘向缺损方向移动，以此来覆盖缺损。有时不需要解剖出主要供血动脉，有时需要。下面作详细介绍。

（一）Moberg 皮瓣

用于拇指指端缺损[31]。在紧贴拇指血管神经束的背侧作两个平行切口，并很好地保护此血管神经束，然后将皮瓣从屈肌腱表面分离（图 16-16A）。经典方法是将掌指关节处的屈曲皮纹皮肤作为皮瓣的基底，通过屈曲指间关节来增加皮肤的覆盖。这是一个经典的皮瓣，修复范围为轴向缺损长度 1~1.5 cm 或略小，其优点是感觉可恢复到几乎正常、保持了拇指的长度，但其缺点是可能导致指间关节永久的屈曲挛缩和拇指背伸受限。因此，一些手外科医师不推荐应用这种原始设计的皮瓣。

为使皮瓣的推进幅度增大，而且不需要过分地屈曲指间关节，O'Brien[32] 提出了该皮瓣的改良方法。他将皮瓣切口向近侧延长至拇指指根部，但保留血管神经束，设计成双蒂的岛状瓣以允许皮瓣向前推进，皮瓣近段的残余创面通过游离移植全厚皮片或局部转移皮瓣修复（图 16-16B）。还可将皮瓣近侧端设计成“V”形[33]（图 16-16C~F），尾部向近端延伸至大鱼际与中指正中延长线的交点处（图 16-17）。该皮瓣用于修复拇指指端缺损是安全有效的，在 Macht 和 Watson 报道[34]的 69 例中，没有出现掌侧或背侧皮肤坏死，两点辨别觉为 2 mm，最大屈曲角度是 5°。同时他们建议保留指固有动脉到背侧的分支。Baumeister 等[35]采用 Moberg 推进皮瓣修复 36 例拇指指端缺损，结果 74% 的患者指端感觉正常，指间关节未出现永久性屈曲挛缩，仅活动度轻度减小。Foucher 等[36]采用 O'Brien 和 Moberg 推进皮瓣修复 13 例拇指指端缺损，术后平均随访 81 个月，发现所有指端感觉几乎正常，指间关节活动度正常，因此将该皮瓣是修复拇指指端缺损的优先选择。

（二）V-Y 推进皮瓣

该皮瓣在除拇指以外的其他手指中应用较多，在拇指不常用，仅在拇指缺损十分小时使用。因为与其他手指掌侧软组织相比，拇指皮下组织中含有更多纤维结构，不易被推动。另外，拇指的前后径更大，皮瓣推进的距离难以到达指端。

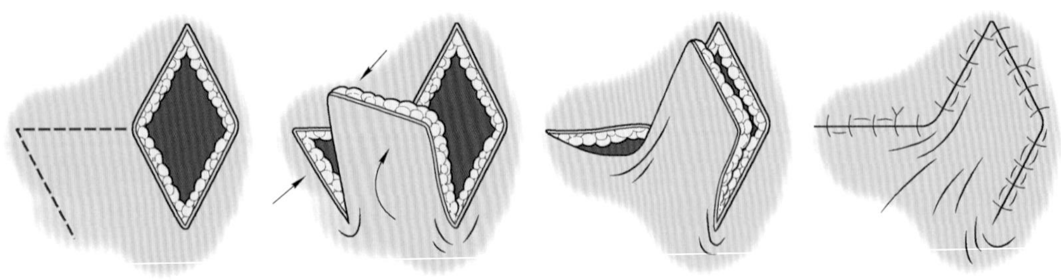

图 16-14　菱形皮瓣的转移。

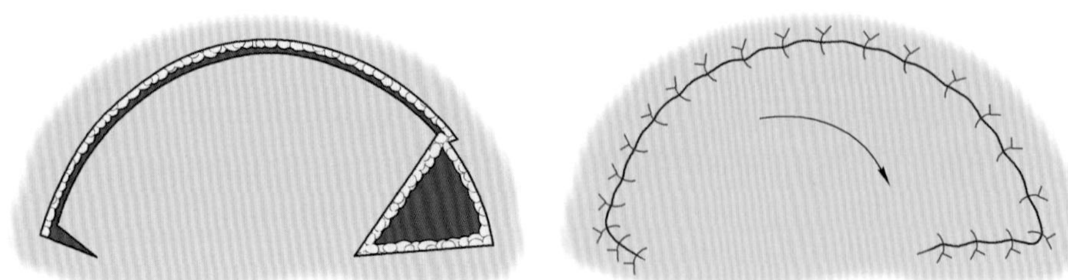

图 16-15　旋转皮瓣的切取。

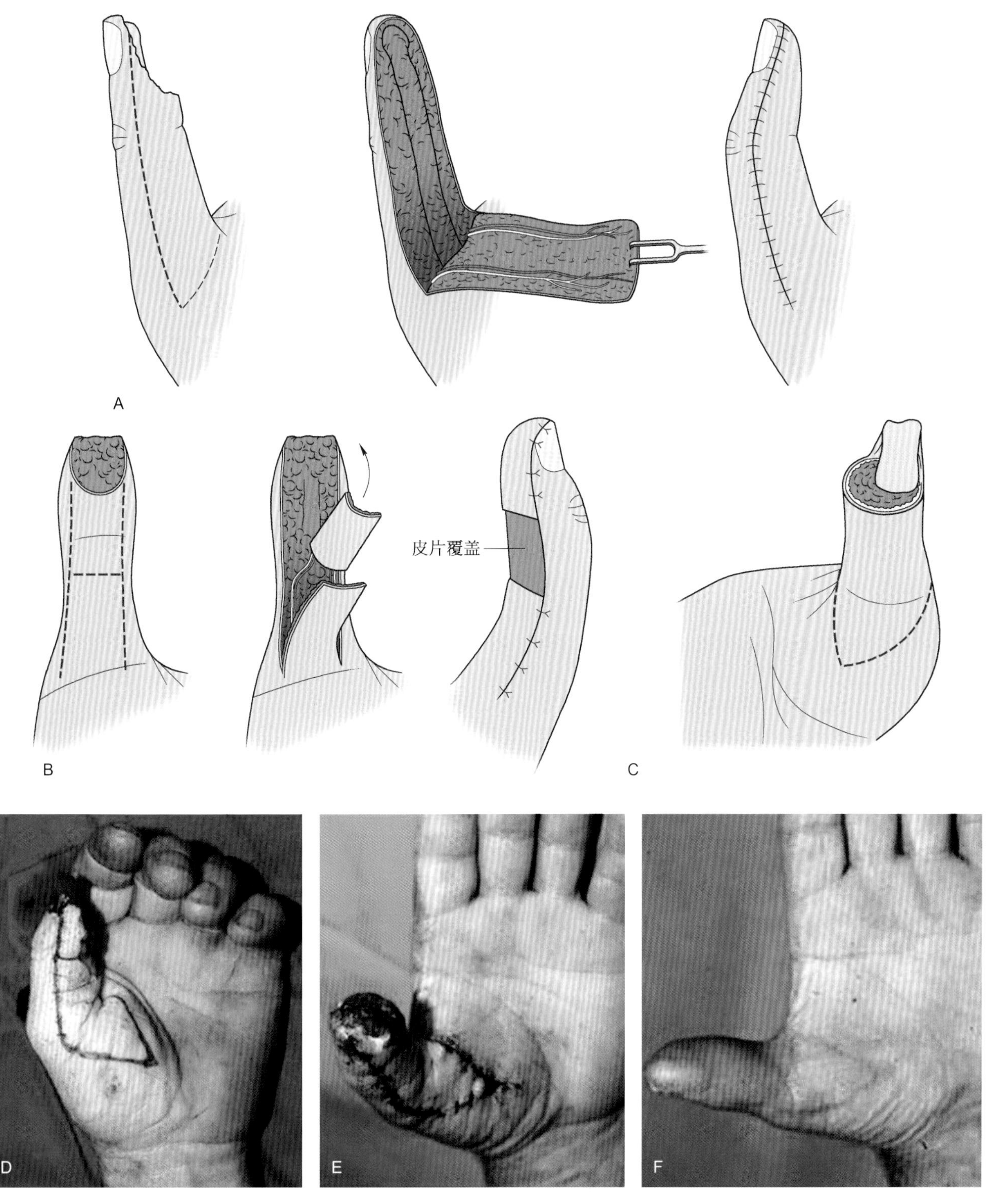

图 16-16　Moberg 推进皮瓣和改良设计。A. 经典 Moberg 推进皮瓣切取方法；B. O'Brien 皮瓣切取示意图，将皮瓣设计成双蒂的岛状瓣推进，皮瓣近段创面通过游离全厚皮片覆盖；C. 进一步改良的 Moberg 皮瓣的切口设计（蓝线），皮瓣近端成"V"形；D~F. C 图方法的手术病例，注意远端没有缝合到顶，让组织自己再生修复尖端（David Elliot 医师的提供的手术病例）。

（三）第 1 骨间背侧动脉皮瓣（风筝皮瓣）

这仍然是一个十分常用皮瓣，又称风筝皮瓣 (kite flap)，在国外通常被称为第 1 骨间背侧动脉皮瓣（the first dorsal metacarpal artery flap），用于拇指背或指尖 1.5~2.5 cm 的缺损，尤其常用于拇指背缺损。示指背侧岛状皮瓣是以桡动脉腕背支发出的第 1 掌骨背动脉为轴心血管，同时保留指背静脉和桡神经浅支发出的指背神经。1979 年 Foucher[58] 应用该皮瓣修复拇指指间关节背侧软组织缺损创面，桡神经浅支的分支可被包含在该皮瓣中，使其成为感觉皮瓣。但该皮瓣不特别适用于拇指远端的横行截断伤，即拇指指端的修复。因为拇指对感觉功能要求特别高，而指背侧皮瓣感觉较差，并且只有当供区位于近节指背远端时，皮瓣才能覆盖至拇指指端。

切取方法：在切取前，可以用多普勒超声检查证实皮瓣的血管行径，该血管通常在鼻烟窝远端从桡动脉发出后横过第 1 骨间背侧肌表面。皮瓣设计时远端不超过示指近指间关节，近端在掌骨头近侧，侧方可达手指侧方中线。根据缺损面积设计皮瓣，然后在第 1 指蹼背侧做“S”形或纵行切口，从真皮下向两侧分离，保护自手指至第 2 掌骨基底的浅静脉，同时小心剥离至手指背侧的桡神经浅支的分支。沿示指近节指背皮瓣的设计线切开皮肤、皮下组织，在伸肌腱浅层分离皮瓣，至近端时因血管位于深筋膜深面，剥离时应包括第 1 背侧骨间肌的肌膜，以避免损伤营养血管。按照由远及近、由尺侧到桡侧的顺序在伸肌腱浅面切取皮瓣。术中我们没有必要对营养血管及其周围软组织进行解剖分离，血管蒂中应保留足够宽的血管周围脂肪组织。从蒂部至受区皮下作钝性分离，作一个较宽大的皮下隧道，将皮瓣转移至受区。直接缝合皮瓣供区或通过游离植皮修复（图 16-17）。

一般情况下皮瓣的血供在止血带松开后慢慢恢复，此动脉细小，易发生血管痉挛，可用热盐水、罂粟碱或 2% 利多卡因湿敷。

（四）拇指桡侧筋膜蒂皮瓣

用于拇指间修复。拇指桡侧筋膜蒂皮瓣其实是以第 1 掌背桡侧动脉为轴心血管的皮瓣，由于皮瓣内轴心血管细小，在切取皮瓣时不必暴露清楚，类似筋膜蒂皮瓣。该皮瓣常用以修复拇指指端的软组织缺损，在早期应用该皮瓣时常将桡神经浅支分支包含在皮瓣内，与受区进行神经吻合，但并未获得理想的感觉功能恢复[59]。后来有很多文献均报道带神经的皮瓣术后在一定程度上感觉功能得到了改善[60, 61]。最近术后短期随访的文献仍然认为带神经的拇指桡侧筋膜蒂皮瓣并不能改善感觉功能[62]。我们对 19 例未吻合神经的桡侧筋膜蒂皮瓣进行了随访研究，发现小面积的皮瓣移植术后感觉功能恢复良好，因此推荐该皮瓣可适用于小面积的拇指指端软组织缺损[63]。

切取方法：术前可使用多普勒超声自鼻烟窝至拇指近节中段探测第 1 掌背桡侧动脉的走行，旋转

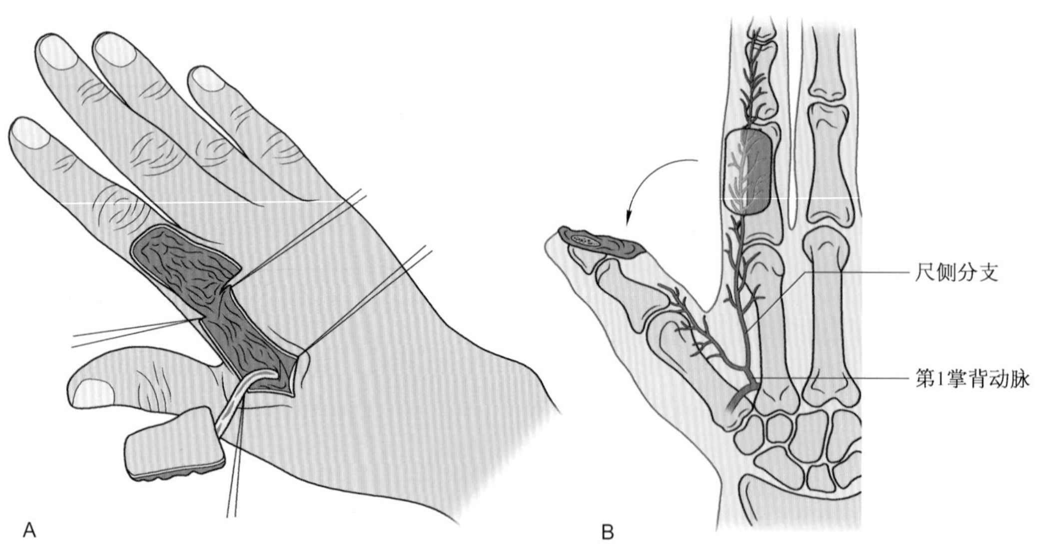

图 16-17 示指背皮瓣的切取。A. 第 1 掌背动脉皮瓣的皮肤切取范围；B. 第 1 掌背动脉的血管解剖及定位，其尺侧分支为第 1 掌背动脉皮瓣的营养血管。

点一般位于指间关节近端，根据缺损区域在第 1 掌骨桡背侧设计皮瓣。在皮瓣远端创缘作锯齿状或“S”形切口，沿设计线切开皮瓣，自肌膜表面掀起。在血管蒂部仅切开皮肤，并向两边游离，筋膜蒂应尽可能宽，以保证动脉血运供应和静脉的回流，我们一般保留约 8 mm 的血管蒂。将皮瓣及血管蒂解剖游离至旋转点后翻转覆盖创面，松止血带观察血运后疏松缝合伤口。大多能直接缝合供区皮肤。

该皮瓣切取简单，血运可靠，且大多能直接缝合供区皮肤，因此拇指远端背侧的软组织缺损可以选择该皮瓣（图 16-18）。在欧洲常用拇指尺侧筋膜蒂皮瓣，而不用拇指桡侧筋膜蒂皮瓣，手术方法相似。

三、用于第 2~5 指修复的局部皮瓣

（一）掌侧 V-Y 推进皮瓣

该皮瓣也称为 Traquilli-Leali 皮瓣或 Atasoy 皮瓣，由 Traquilli-Leali[37, 41]、Atasoy[38] 分别在 1935 年、1970 年提出。在指腹设计三角形皮瓣，底部位于创面边缘，尖端位于 DIP 关节掌侧横纹处（图 16-19）。位于皮瓣游离缘的三角形底边应该与甲床的宽度一致，但不大于此宽度，这样重建的指端会比较平坦。皮瓣的血供来源于指神经分叉以远的指动脉细小分支，术中注意保护神经血管束，避免将其切断，轻柔地切断连接固定皮肤与深部结构的纤维束。要将整个皮瓣深层游离至肌腱表面，然后，将皮瓣向远端推进覆盖外露的指骨，将三角形皮瓣的底部缝合于甲床，“Y”形缝合供区创面。皮瓣被游离后应很容易覆盖皮肤缺损，否则需要继续分离、切断纤维间隔，直到皮瓣能够很容易被移动。如果松止血带后皮瓣血运不佳，可拆除最远端部分缝线或“Y”形的垂线边缝合线，通常能得到缓解。

传统的掌侧皮瓣（Atasoy 皮瓣）可被推进 1 cm 左右，一般用以修复指端横行或向背侧倾斜的创面。由于推进距离短，且推进缝合后会产生一定的张力，增加了皮瓣坏死的风险和钩甲畸形的发生率，故限制了其应用范围。因此，多种改良方法被设计并使用：将掌侧推进皮瓣的近端不缝合或疏松缝合，依靠皮肤的再生能力愈合，以达到增加推进距离的目的（图 16-20）；将皮瓣近端的尖延伸到中节指体的中段（图 16-21），在两侧血管神经蒂浅面滑动推进，这样的 Traquilli-Leali 皮瓣可以覆盖平面达甲襞的指端缺损，也可用于修复向掌侧倾斜 30° 的创面和修复手指任何平面甚至近节指体的截断创面。

（二）侧方 V-Y 皮瓣

此类皮瓣又包括单侧 V-Y 皮瓣、双侧 V-Y 皮瓣、侧方带蒂 V-Y 皮瓣 3 种。单侧 V-Y 皮瓣由 Geissendorf[39] 于 1943 年提出，此皮瓣与 Tranquilli-Leali 皮瓣一样以小血管为血供来源，但是可覆盖的创面较小。1947 年 Kutler[40] 描述了双侧 V-Y 皮瓣。侧方 V-Y 皮瓣的操作与掌侧 V-Y 皮瓣相似，不同的是每一侧的皮瓣需保护一侧的指神经血管束

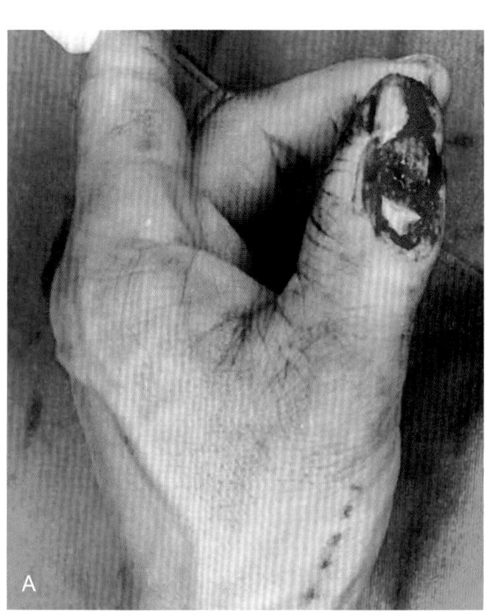

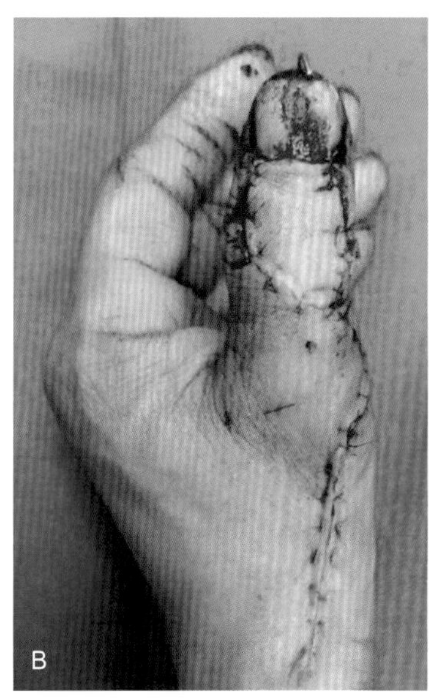

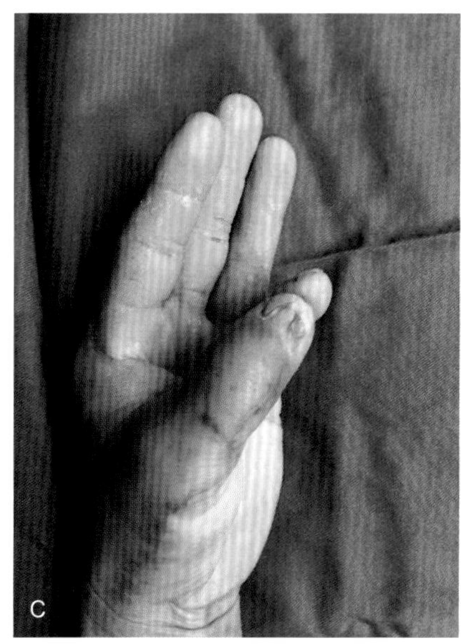

图 16-18　左拇指指背缺损，行拇指桡侧筋膜蒂皮瓣修复。A. 术前外观；B. 皮瓣转移后覆盖创面，血运可；C. 术后 5 个月拇指指背外观良好。

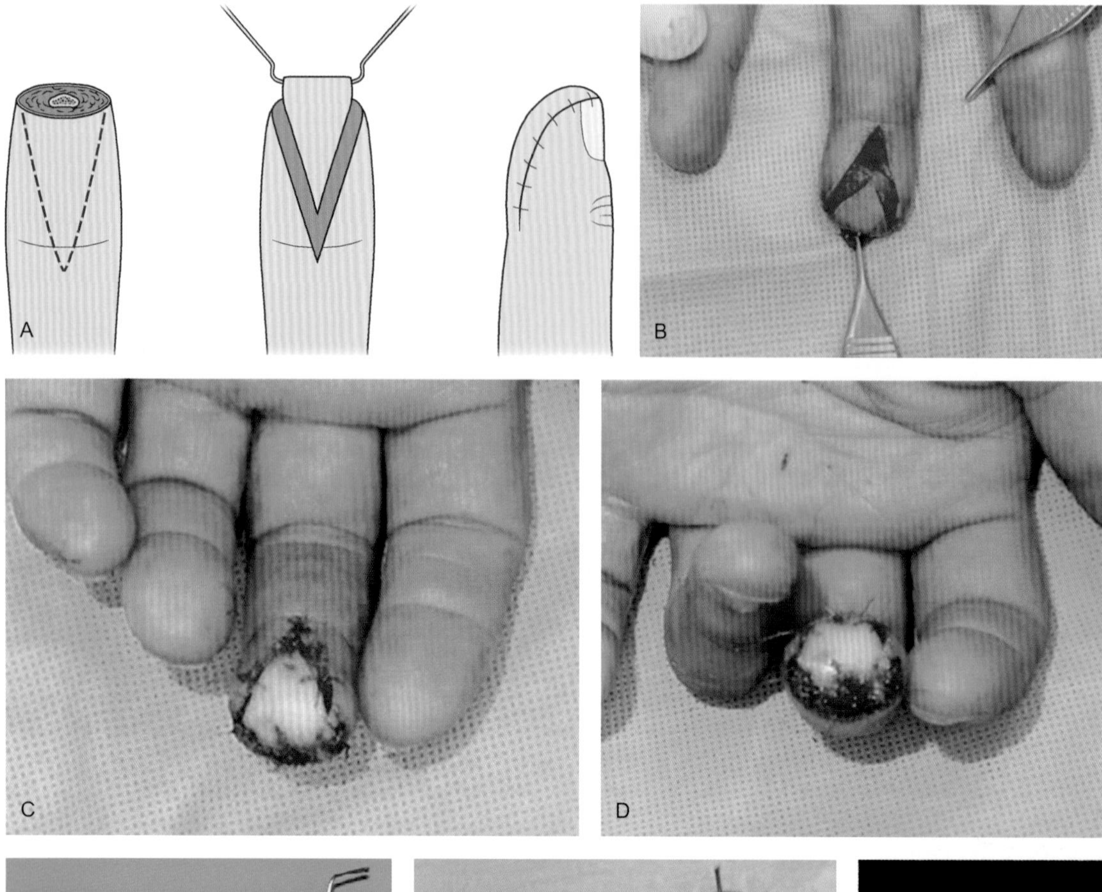

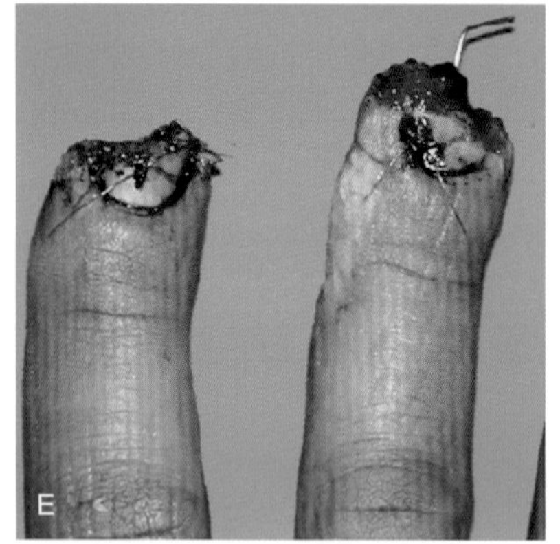

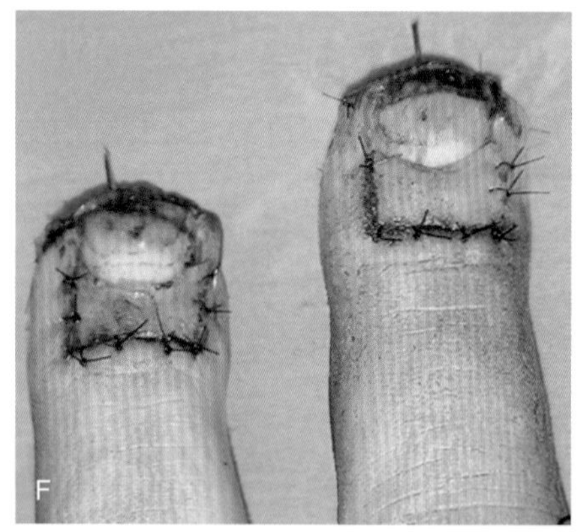

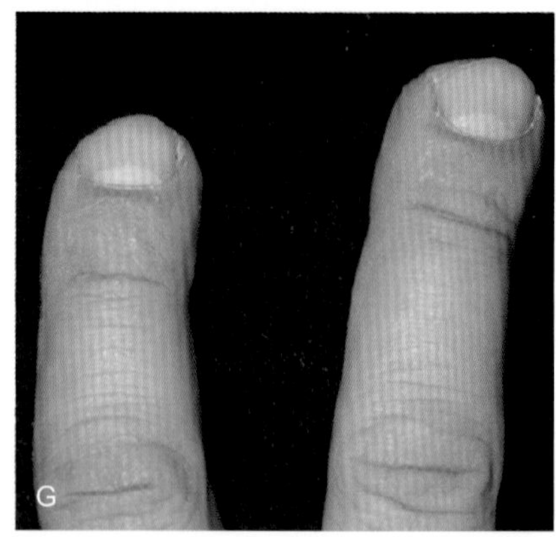

图 16-19　A. 传统 V-Y 皮瓣的切取。在指腹设计三角形皮瓣，底部位于创面边缘，尖端位于 DIP 关节掌侧横纹处；B~D. 手术病例，边缘要缝合得松，留 2~3 mm 间隔（如图 C），这样皮肤可以再生，同样面积的皮瓣覆盖的创面大（汤锦波医师的手术病例）；E~G. 对于指端缺损有短缩的病例，在掌侧作 V-Y 皮瓣的同时，背侧可以去除甲床以远 5 mm 皮肤条，再缝合，这样指甲可显得长；图 G 为最终外观（Roberto Adani 医师提供的手术病例）。

(图 16-22)。

对于向指端掌侧倾斜 1~2 cm 长的创面，需要选择带血管神经蒂的 V-Y 推进皮瓣，包括侧方带蒂 V-Y 皮瓣（Segmüller 皮瓣[42]）和斜行 V-Y 皮瓣（Venkataswami 皮瓣[43]）(图 16-23)。侧方带蒂 V-Y 皮瓣（Segmüller 皮瓣）于 1976 年由 Sugmüller 报道，是手指修复用得最多的皮瓣，是带蒂皮瓣，可以延伸到 PIP 关节以近。该皮瓣的感觉功能好，手术创伤小，治疗效果可靠，是国际通用了半个世纪的常用方法。

侧方带蒂 V-Y 皮瓣取自指体侧方远侧指横纹以近，术中解剖分离血管神经蒂，以利于皮瓣推进覆盖指端创面。Lanzetta 等[44]将带蒂皮瓣的近端向近侧延伸至近侧指间关节横纹处，这大大增加了皮瓣的面积和推进距离（图 16-24)。

（三）斜行 V-Y 皮瓣

斜行 V-Y 皮瓣（Venkataswami 皮瓣）同样包含

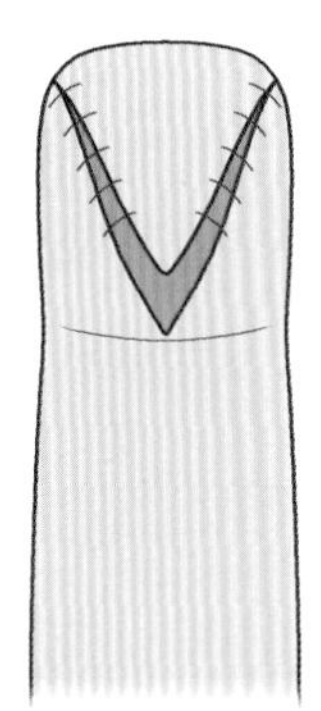

图 16-20　掌侧推进皮瓣改良方法。皮瓣近端不缝合或疏松缝合，依靠皮肤的再生能力愈合，使推进距离增加。

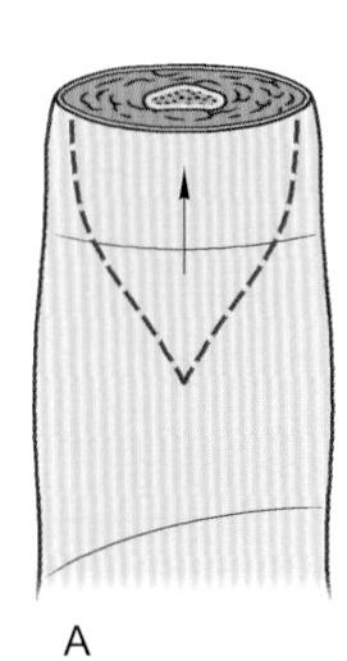

图 16-21　掌侧 V-Y 皮瓣改良方法。A. 近端的尖延伸到中节指体的中段，在两侧血管神经蒂浅面滑动推进；B. 推进后覆盖创面。

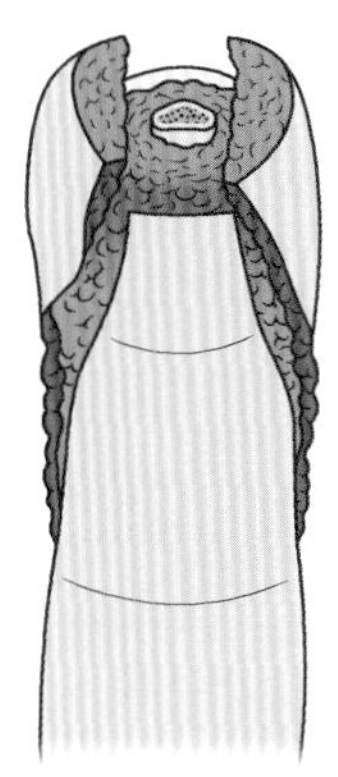

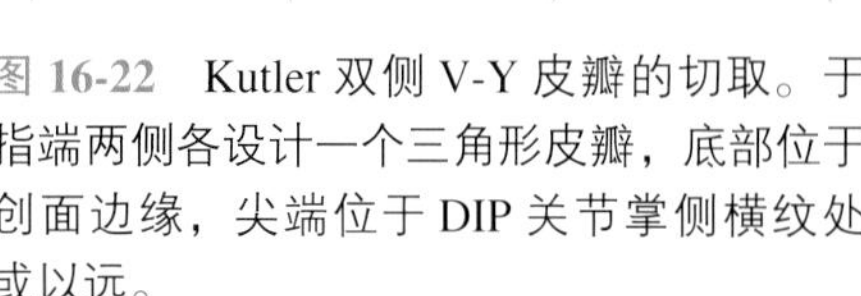

图 16-22　Kutler 双侧 V-Y 皮瓣的切取。于指端两侧各设计一个三角形皮瓣，底部位于创面边缘，尖端位于 DIP 关节掌侧横纹处或以远。

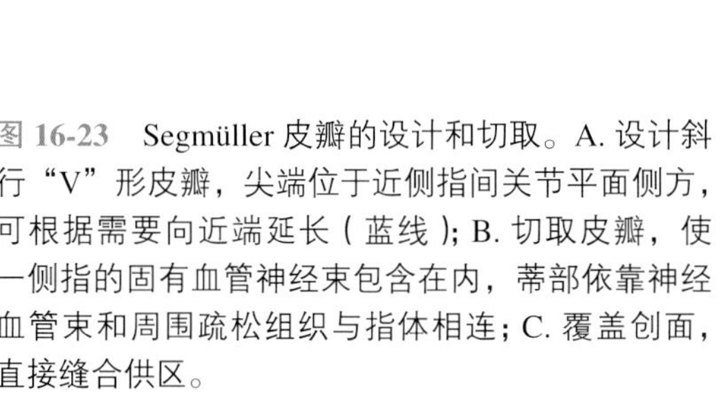

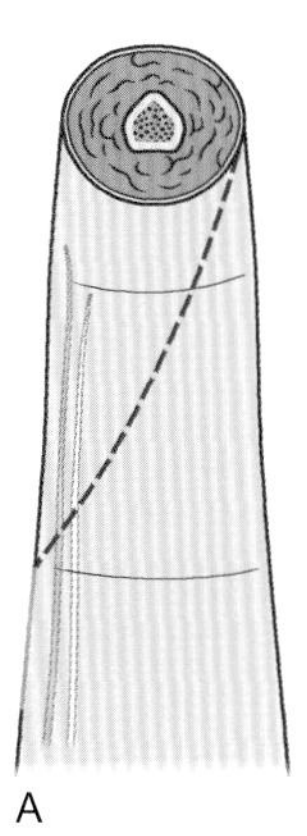

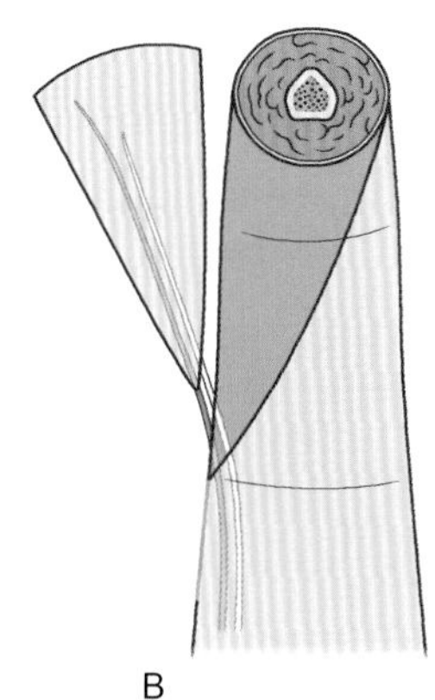

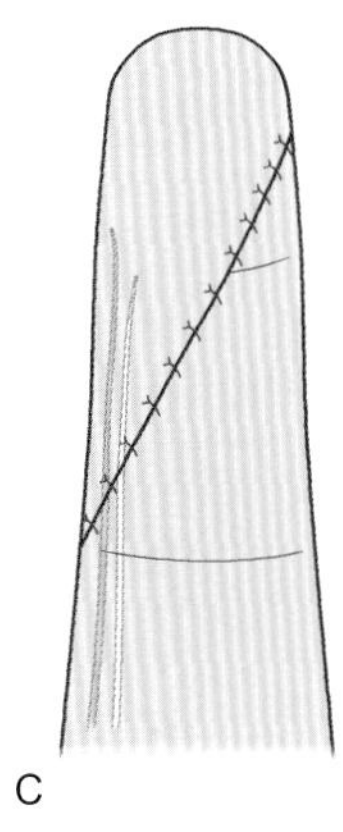

图 16-23　Segmüller 皮瓣的设计和切取。A. 设计斜行“V”形皮瓣，尖端位于近侧指间关节平面侧方，可根据需要向近端延长（蓝线）；B. 切取皮瓣，使一侧指的固有血管神经束包含在内，蒂部依靠神经血管束和周围疏松组织与指体相连；C. 覆盖创面，直接缝合供区。

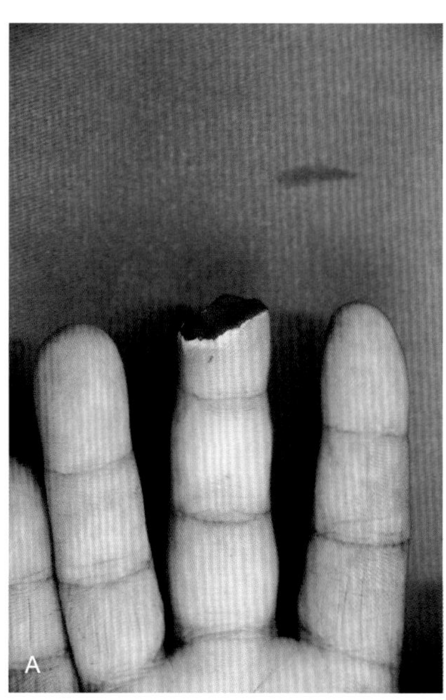

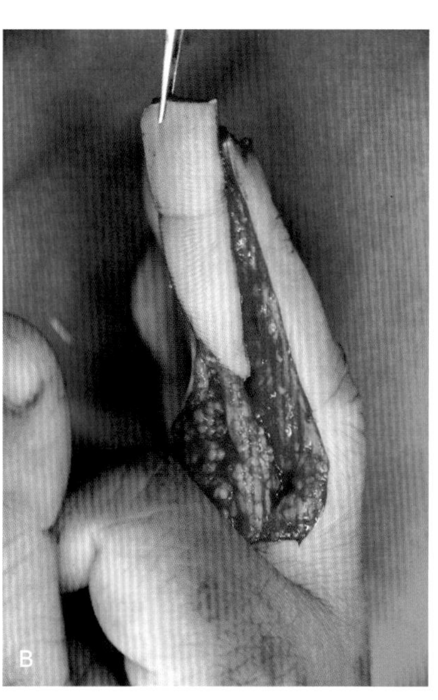

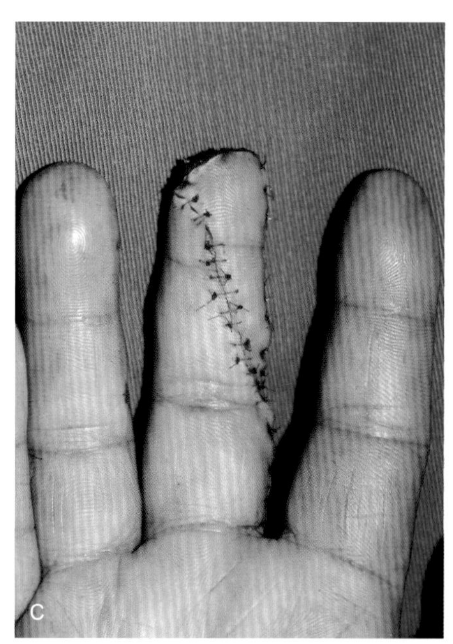

图 16-24　右中指指端缺损行改良 Segmüller 皮瓣修复。A. 术前指端缺损外观；B. 术中于侧方解剖分离血管神经束，皮瓣的近端向近侧延伸至近侧指间关节近端；C. 皮瓣被推进后覆盖创面，皮瓣颜色红润。

手指一侧的血管神经蒂，于一侧指固有血管神经束浅面切取，皮瓣的尖端设计在近侧指间关节平面。如需更大的推进范围，可将切口向近端继续延伸至掌指关节，分离血管神经束，切断周围韧带，但皮瓣的设计范围不变。一般可直接缝合供区，不需要植皮。术后在患者不感到疼痛的前提下，尽早进行手指的全幅运动，如有必要可在术后一周佩戴动力支具，以防止关节挛缩。

Segmüller 皮瓣和 Venkataswami 皮瓣不仅扩大了推进皮瓣的修复指征，指端 2 cm 内的创面是采用此推进皮瓣的最佳适应证。

（四）手指 Switch 皮瓣

手指 Switch 皮瓣是一种特殊的旋转皮瓣，是将手指尖一侧健康组织移植到另一侧，能简单有效地重建手指桡侧或拇指尺侧 1/2 指腹缺损。有利于手指捏的功能，方法是利用同指相对应的另一半指腹作为岛状或带蒂皮瓣[28]，从手指一侧转移或“转换”到另一侧，供区通过全厚皮片移植覆盖。这个皮瓣将指腹缺损从手指一侧转换到另一侧，故称为“转换（Switch）皮瓣”（图 16-25）。

（五）遮阳板皮瓣

手指掌侧或背侧的旋转皮瓣取自靠近指端横断面一侧，用以修复指端缺损。遮阳板皮瓣和改进的 Souquet 皮瓣的切取方法见图 16-25。

Yam 等[29]描述了一种手指掌侧特殊的旋转皮瓣，即遮阳板（Visor）皮瓣：取自手指两侧中线接近指腹创面的掌侧面，此皮瓣以一侧指固有动脉及其分支为血管蒂，蒂部至少保留 2 mm 完整的软组织以利于静脉回流，以神经血管束为旋转点旋转 90°；将皮瓣一侧与创面近侧缘缝合，另一侧与指甲远侧缘缝合，对侧的神经血管束不包含在皮瓣内；皮瓣旋转后对侧残余的小创面通过全厚皮片移植覆盖。Ni 等[30]运用此改良方法进行指端缺损修复，紧靠创面近端设计皮瓣，皮瓣两侧设计在指侧方正中线，确保两侧正中线距离大于皮瓣近端至创面远端的距离；同样以一侧指固有动脉为血管蒂旋转 90° 覆盖创面，对残余的创面行游离植皮术（图 16-26）。

国外对皮瓣的称呼常以人名命名，容易混淆。表 16-3 总结了一些经典的以外国人名命名的修复指端缺损的皮瓣切取方法和临床应用。

（六）邻指皮瓣

邻指皮瓣也是既往常用的修复手指软组织缺损的经典方法，尤其对于手指掌侧斜行缺损更有应用价值，现在并不常用。在不断的应用过程中，不少医师都对该皮瓣进行了改进，扩大了适应证和应用范围，使修复手指软组织缺损多了种选择。随着同指手部局部皮瓣的发展，目前邻指皮瓣的运用已越来越少。

随意型邻指皮瓣一般用于指腹的缺损，多选择

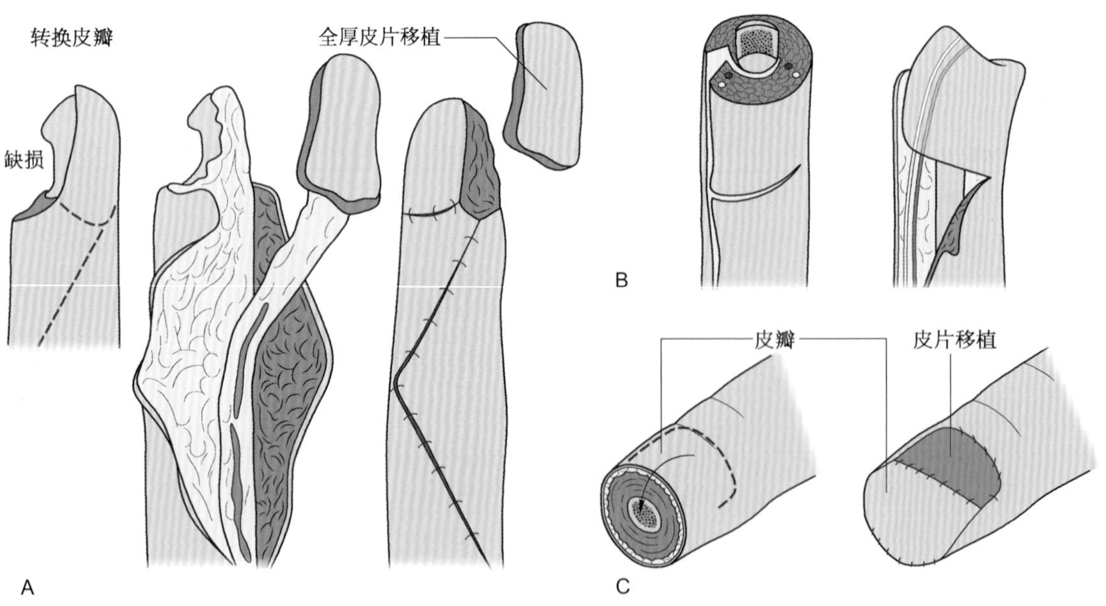

图 16-25　转换皮瓣和旋转皮瓣的切取。A. 转换皮瓣手术经过。以健侧神经血管束为蒂切取指腹，转移到对侧受区。对供区行皮肤移植；B. 改进的 Souquet 皮瓣，以健侧神经血管束为蒂切取皮瓣，旋转覆盖指端创面；C. 遮阳板皮瓣，以完整的宽皮肤为蒂切取背侧或掌侧皮瓣，旋转覆盖指端创面。

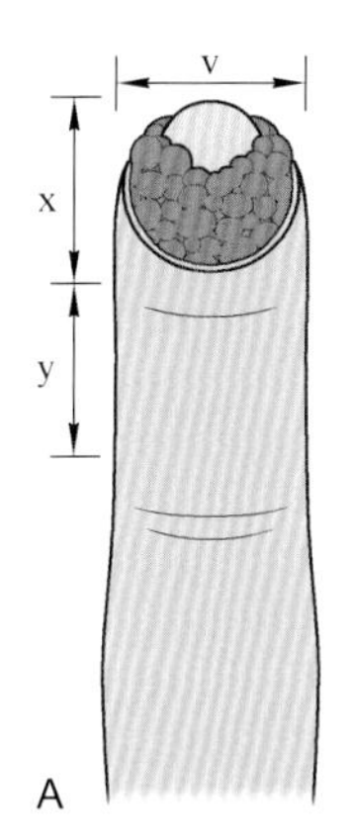

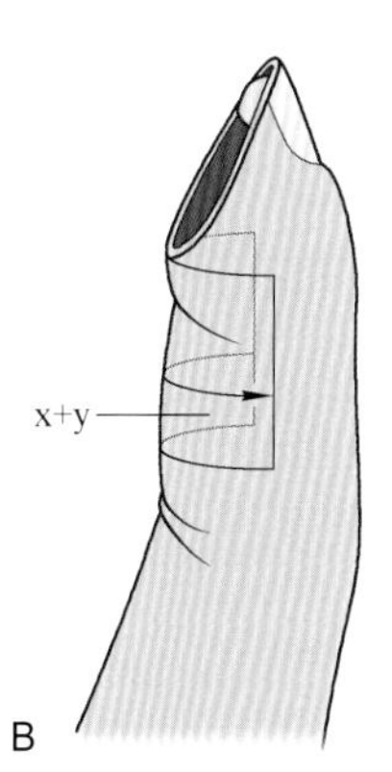

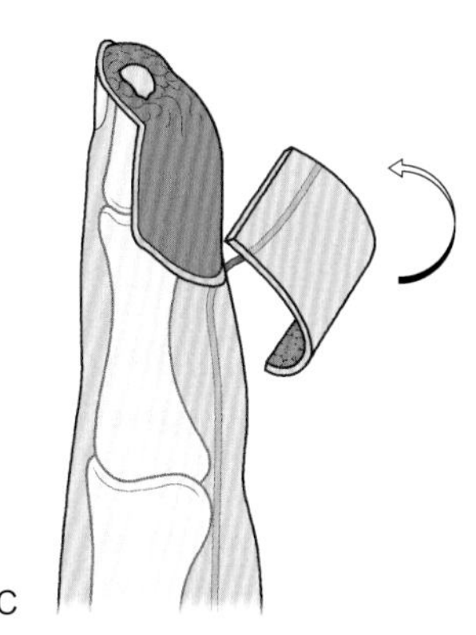

图 16-26　掌侧旋转皮瓣的设计、切取和旋转。A. 于指体掌侧邻近缺损处设计皮瓣（正面观）；B. 皮瓣设计的侧面观；C. 切取皮瓣后仅依靠血管神经蒂与指体相连，旋转 90° 后覆盖创面。

表 16-3　经典的以外国人名命名的修复手指指端缺损的皮瓣和临床应用

皮瓣名称	皮瓣切取范围	临床应用
Moberg 皮瓣	于拇指两侧正中线作切口至近节基底部，在屈肌腱浅层分离皮瓣后推进	纵向缺损长度小于 1~1.5 cm 的拇指指端缺损
O'Brien 皮瓣	于拇指两侧正中线作切口，近侧延长至拇指指根部，形成带血管神经束的岛状推进皮瓣	拇指中等大小的指端缺损，可推进距离 1.5~2 cm
Traquilli-Leali 皮瓣或 Atasoy 皮瓣	在指腹设计三角形皮瓣，底部位于创面边缘，尖端位于 DIP 关节掌侧横纹处	手指末节横行或向背侧斜行的伴骨外露的手指离断创面
Segmüller 皮瓣	取自指体侧方 DIP 横纹以近，术中解剖分离血管神经蒂，以利于皮瓣推进	皮瓣推进距离 1.5~2 cm，可修复超过甲床长度 50% 的更为倾斜的手指截断伤的指端缺损
Venkataswami 皮瓣	于一侧指固有血管神经束浅面切取，长条状的斜行 V-Y 皮瓣的尖端靠近 PIP 关节	与 Segmüller 皮瓣相似，皮瓣推进距离 1.5~2 cm，可修复手指中等大小的指端缺损
Kutler 皮瓣	在指两侧设计两个三角形皮瓣，底部位于创面边缘，尖端位于 DIP 关节侧方横纹处以近	手指末节指体甲床中部以远的横行指腹缺损

注：DIP：远侧指间关节；PIP：近侧指间关节。

患指桡侧指的指背皮肤修复，如示指选用中指指背皮肤，皮瓣的基底可在桡侧或尺侧。

根据缺损面积设计样布，围绕蒂部翻转后在供指上设计皮瓣，皮瓣最大宽度可至指侧正中线，长度自近侧指间关节远侧皮纹至远侧指间关节的近侧皮纹，否则容易因术后瘢痕挛缩而影响关节活动。远、近端横切口的长度可以不一致，如近端横切口更偏向掌侧，将导致皮瓣翻转后更向近端，反之，皮瓣更偏向远端。前者的应用更多。

切开皮肤、皮下组织，皮瓣分离平面位于伸肌腱腱膜表面，注意不要损伤伸肌腱表面的腱膜，否则植皮后容易出现小面积坏死，最后形成明显的瘢痕。皮瓣分离至侧方时切断骨皮韧带，可使蒂部获得较大的移动度。皮瓣的血供是从韧带的浅层进入的，如果切断时过深，容易影响皮瓣的血运。皮瓣翻转后覆盖创面，选择合适大小的全厚皮片移植修复供区。临床常发现在皮瓣翻转缝合后，覆盖供区的全厚皮片很难与蒂部紧密相连，因此我们可以在翻转缝合皮瓣前，先将皮片与受区缺损处一侧创缘缝合固定，然后互相翻转皮瓣和皮片，使皮瓣覆盖受区，皮片覆盖供区（图 16-27）。

一般经过术前合理的设计，皮瓣多不会被扭曲。如果皮瓣切取缝合后色苍白，多数原因是皮瓣蒂部扭曲或受区手指过伸，一般屈曲手指后皮瓣的血运即能得到改善。如有必要，可用克氏针将两手指固定，但这个方法很少被使用。术后根据伤口情况决定断蒂时间，一般在 3 周时在局部麻醉下行断蒂术。术后尽早进行手指关节的功能锻炼。

Pakiam[45] 首先提出了逆行性交指皮瓣，这种皮瓣适用于甲床或远节指体背侧的撕脱伤，甚至可以为断指再植提供静脉回流。首先将皮下组织瓣转移修复受区缺损创面，然后在皮下组织瓣上游离植皮。原位缝合供区皮肤（图 16-28）。

（七）鱼际皮瓣

鱼际皮瓣移植是在大、小鱼际处切取随意型皮瓣修复指端缺损的方法。该皮瓣移植是过去常用的修复指端缺损的方法，适用于示、中、环、小指的指端缺损或指端侧方缺损，但因关节挛缩和供区触痛，目前临床很少使用，虽然国外某些学者认为只要鱼际皮瓣设计正确，近指间关节挛缩的概率与邻指皮瓣相同。

切取方法：鱼际皮瓣的设计、切取较简单，将指端缺损处按压在鱼际上，然后按鱼际上的血迹扩大范围后切取各以远端和近端为蒂的两个皮瓣。自鱼际肌表面掀起皮瓣，尽可能包含多些皮下组织，然后将两个皮瓣与原始缺损缝合，断蒂时将其中一个皮瓣覆盖手指缺损，另一个皮瓣覆盖供区（图 16-29）。屈曲的手指与手掌间填充干纱布分隔，再用胶布沿手指的纵轴作屈曲位固定，如有必要将患

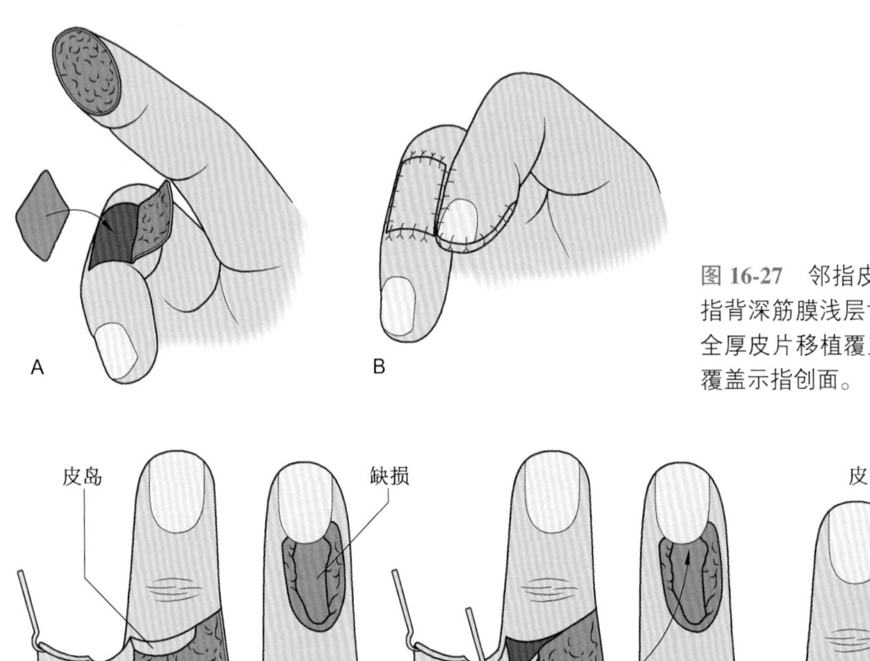

图 16-27　邻指皮瓣的切取。A. 于中指中节指背深筋膜浅层切取皮瓣并向桡侧翻转，取全厚皮片移植覆盖中指供区；B. 皮瓣翻转后覆盖示指创面。

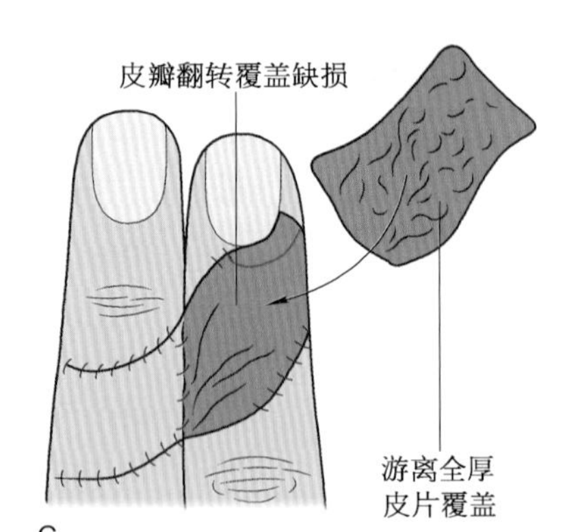

图 16-28　逆行性交指皮瓣修复手指背侧软组织缺损。A. 掀起皮瓣；B. 筋膜皮瓣转移；C. 筋膜皮瓣完成转移，供区游离植皮。

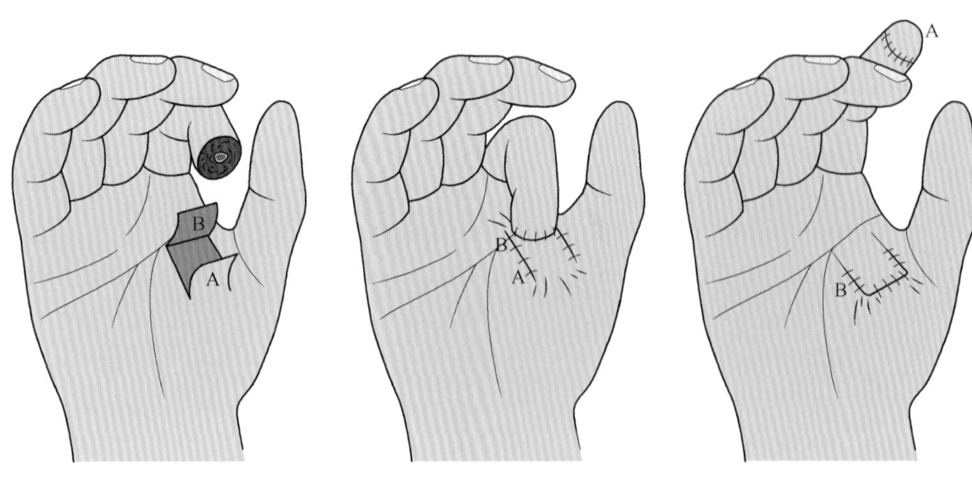

图 16-29　随意型大鱼际皮瓣的切取。在大鱼际处设计切口，形成 A、B 两个皮瓣，然后将两个皮瓣与原始缺损缝合，断蒂时将皮瓣 A 覆盖手指缺损，将皮瓣 B 覆盖供区。

指相邻手指也一起固定，防止相邻指伸指而牵拉皮瓣，影响血运。

（八）其他神经血管带蒂皮瓣

1. 指动脉皮瓣　早在 1956 年 Littler 就用环指神经血管岛状皮瓣重建拇指、示指指端的感觉功能，但由于指神经被切断后损伤供指的感觉功能，因此该皮瓣逐渐改进为不带指神经的指动脉皮瓣，保留了供指的感觉。由于切取部位位于指侧方，位置隐蔽，皮瓣颜色、质地与受区相似，因此是修复手部中、小范围创面的理想皮瓣，可顺行或逆行转移修复同指和其余手指的创面。但由于需要牺牲一侧指动脉，目前临床应用已减少。

（1）指动脉顺行皮瓣：最初的指动脉顺行岛状皮瓣以手指一侧血管神经束为蒂进行转移修复（经典切取）。我们以中指尺侧指动脉皮瓣修复拇指创面为例，在中指尺侧侧方设计比创面稍大的皮瓣，远端不超过末节中段，皮瓣近侧缘至手掌作锯齿状切口。

切取方法：先在蒂部作切口，分离并找到指根部的血管神经束，向近端游离至指总动脉分叉处，远端至皮瓣近侧，尽可能保留血管神经束周围的软组织；分离过程中切断、结扎血管分支，在指总动脉分叉处切断、结扎发向邻指的指固有动脉，在指远端侧方切取皮瓣后即可形成血管神经皮岛。若皮瓣移动幅度不够大，可在掌部劈开指总神经，增加转移距离。然后在掌部与拇指间用血管钳潜行分离，造成皮下隧道。皮瓣通过隧道时，应避免蒂部扭转或受压。在缝合皮瓣时，使拇指外展和外伸，同时注意观察血管蒂是否存在张力或扭曲。松止血带后，皮瓣的血运很快恢复。如果血运欠佳，应检查蒂部或拆除部分缝线。中指受区创面可以通过全厚皮片移植修复（图 16-30A）。

不带指神经的顺行岛状皮瓣可保留供指的感觉功能，但皮瓣因缺乏感觉只适用于对感觉功能要求不高的中、小范围创面。切取过程与上述方法相似，只是多了将指神经剔除出蒂部的过程。纵行切开包裹神经的一层薄膜，为避免损伤伴行血管，应紧靠神经进行锐性分离。为使皮瓣具有感觉功能，而又不损伤供指的感觉，可以设计将指掌侧固有神经背侧支包含在皮瓣内。张文龙等[46]将指动脉顺行皮瓣的切取部位选在同指指背，推进修复指端缺损，使手指既不牺牲一侧指动脉又能保留皮瓣的感觉。

（2）指动脉逆行皮瓣：指动脉逆行岛状皮瓣最初由 Weeks 和 Wray 于 1973 年报道[47]，切取要点与顺行岛状皮瓣相似，以手指近节中段侧面中心线为轴，按创面需要设计皮瓣，面积最大可达 2 cm × 1.5 cm，皮瓣远端至创面作锯齿状切口。先切开设计线近端，分离并找到指动脉，切断指动脉近端并结扎，按设计线切下皮瓣，以指血管为纵轴，向远端分离至不超过远指间关节，同时将指神经剔除，将皮瓣逆行旋转后覆盖指端创面。供区不能直接缝合时即行全厚皮片植皮。需注意蒂部不能扭转或折叠，否则会影响皮瓣的血运（图 16-30B）。

由于指动脉岛状皮瓣牺牲了一条手指固有动脉，且没有重建指端的感觉，因此可以将指固有神经背侧分支保留在皮瓣中，将神经断端与指端对侧的指固有神经缝合，用以重建皮瓣感觉[48]。如需切取的皮瓣面积较大，切取区域可以在手掌或近节指背[49]，或者在邻指侧方按照缺损设计较大面积的皮瓣，逆转后覆盖邻指创面，形成邻指指动脉皮瓣。

此皮瓣最常用于中、环指的修复，因为两手指的两侧指动脉无明显优势差异，损伤其中的一侧并不会出现手指血供障碍。但示指和小指却不同，其血供有优势侧，理论上切取皮瓣后会影响手指的寒冷耐受力。这与我们的研究结果相似，我们曾分析了 12 例岛状皮瓣切取后手指的寒冷耐受力，结果发现环指并无该现象出现，但中指有 40% 的病例出现了冷刺激敏感[50]。这个皮瓣现在已不常用。

（3）指动脉背侧支皮瓣：由于手指背有瘢痕加上该皮瓣的感觉差，我们已经不使用该皮瓣，而使

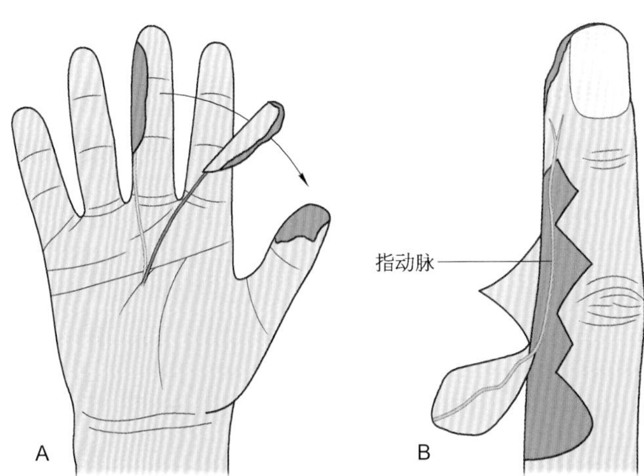

图 16-30　指动脉顺行岛状皮瓣和逆行岛状皮瓣的设计。A. 顺行岛状皮瓣，在手指侧方远端设计皮瓣大小，以指动脉为蒂，顺行转移修复拇指指腹缺损；B. 指动脉逆行岛状皮瓣，在手指一侧近节侧方基底部设计皮瓣，以指动脉为蒂，转移修复同指指腹缺损，有时可修复邻指软组织缺损。此两种皮瓣目前不常用。

用 Segmüller 皮瓣。指动脉背侧支皮瓣是 Oberlin 等于 1988 年提出的 [51]，因该皮瓣切取方便和不损伤一侧指动脉而得到应用。第 2~5 指的指固有动脉在各指节均发出数条掌侧支和背侧支，背侧支与指固有神经背侧支的伴行动脉、指背动脉终末支形成丰富的血管网。这是该皮瓣切取的原理。我们以指动脉终末背侧支为例描述。

切取方法：于伤指中节背侧设计皮瓣，以伤指中节指背矩形平面对角线作为皮瓣的轴线，以距离创缘较近侧的远指间关节侧方作为旋转点（远指间关节指横纹与指侧中线的交点），蒂宽 5~8 mm，皮瓣两侧不超过侧中线。按照皮瓣设计切开皮肤，自伸肌腱浅层分离皮瓣至蒂部。因指动脉终末支于远指间关节附近进入背侧，因此在分离至蒂部时应小心解剖。切取皮瓣后将其翻转覆盖创面，若翻转困难，可适当缩减蒂部宽度，翻转后形成的“猫耳”可暂不处理，然后无张力缝合。供区采用全厚皮片移植修复（图 16-31）。

该皮瓣操作简单，而且能在局部神经阻滞麻醉下进行，但是由于蒂部组织牵拉，翻转后皮瓣的张力往往较大，影响血运。如果切断蒂部组织过多则手术风险增加。有学者采用将旋转点向远端推移的掌指背皮瓣来修复相对较大的指端缺损 [52]。此外，还可以在指背切取皮瓣的同时在近指间关节背侧两旁解剖带入皮瓣的神经分支，使其与受区神经吻合，重建皮瓣感觉功能。但是关于其感觉功能的评定结果，据报道差异较大，两点辨别觉为 6~9 mm[53-55]。我们的病例中并未吻合神经，两点辨别觉为 10 mm[50]。

虽然很多报道认为该皮瓣易成活，但在我们的病例中常出现皮瓣血运不稳定、皮瓣肿胀、水疱等，

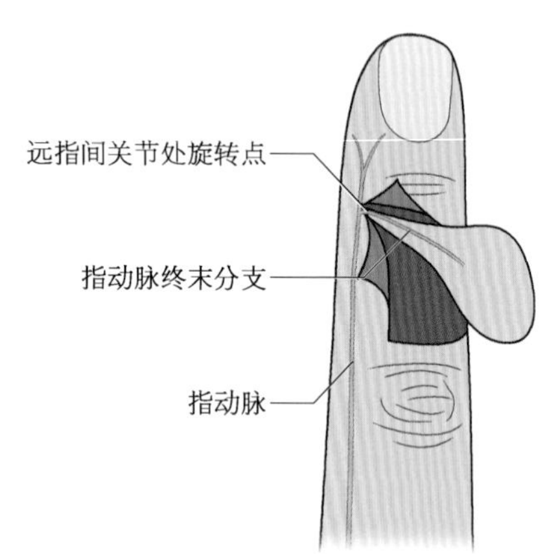

图 16-31　指动脉终末支岛状皮瓣的切取。在手指中节背侧设计皮瓣，以指动脉终末支为蒂，转移修复同指指腹缺损。目前笔者科室已不使用该皮瓣，掌侧的皮瓣更优。

目前并不常用，而使用 Segmüller 皮瓣。

2. 掌骨背皮瓣　这仍然是一个常用皮瓣。以掌背动脉为轴线血管设计的皮瓣称为掌骨背皮瓣，手背有第 1~5 掌背动脉，均可以此设计皮瓣。第 1 掌背动脉皮瓣常被设计为示指背皮瓣，其余掌骨背皮瓣的设计和切取基本相似，我们以第 2 掌骨背皮瓣为例叙述。

（1）第 2 掌骨背皮瓣：常规方法是以距指蹼皮肤游离缘 1.5 cm 处为旋转点，即掌背动脉与指蹼动脉吻合处，掌背动脉走行为轴线，即第 2、3 掌骨间。臂丛麻醉下，不驱血上止血带，根据设计线切开皮瓣一侧直至深筋膜，在近端骨间肌膜间寻找第 2 掌骨背动静脉，将该血管包含在皮瓣内，并切开皮瓣另一侧，向远端游离直至翻转点。边分离边间断缝合皮下组织和深筋膜，探查有吻合支存在后，切断并结扎近端掌背血管。将掌背皮神经向近端分离一段后切断，以备与受区神经吻合。皮瓣翻转可以通过皮下隧道或开放式转移至受区，覆盖创面。掌背供区如不能直接缝合则行全厚皮片移植修复（图 16-32）。

近年来，通过对掌背动脉走行、吻合支、皮支等的解剖研究 [56]，发现掌背动脉并不需要全包在皮瓣内，掌背动脉在靠近旋转点处几乎恒定地会有皮支存在，因此只需要在皮支发出点以近切断掌背动脉。如果创面缺损位于近节，甚至可以不切断掌背动脉，形成以其皮支为蒂的远端蒂皮瓣。因掌背动脉通过指蹼动脉与手掌指总动脉吻合，且掌背动脉延续的指背动脉与手指掌侧动脉间存在交通支，如果创面缺损位置位于手指远节或指端，可以切断、结扎掌背动脉发向一侧手指的指背动脉和指蹼动脉，形成以指背动脉为蒂的皮瓣 [57]，使转移距离更远。但术中解剖较困难，常需要在显微镜下辨别这些吻合支，且该皮瓣成活还依靠指背动脉与指掌侧动脉间有丰富的侧支循环，故增加了该皮瓣的手术风险，临床上尚未广泛普及。

（2）第 3、4 掌骨背皮瓣：基本解剖和手术方法同第 2 掌骨背皮瓣，用于修复环指、小指组织缺损，是较好的方法，但动脉解剖没有第 2 掌骨背动脉恒定。

手指软组织缺损可供选择的方案多种多样，不同手术者对于皮瓣术式的选择存在明显差异。除以上介绍的这些常见皮瓣外，有些皮瓣还可以设计成许多改良术式或变异术式。对于手指背侧组织缺损可以作背侧 V-Y 推进皮瓣修复，对于拇指背侧缺损还可以作大的旋转皮瓣移植来覆盖拇指背侧创面。图 16-33 列举了一些术式。

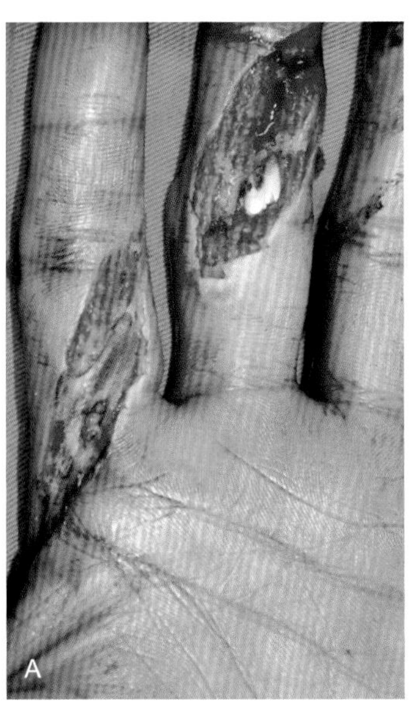
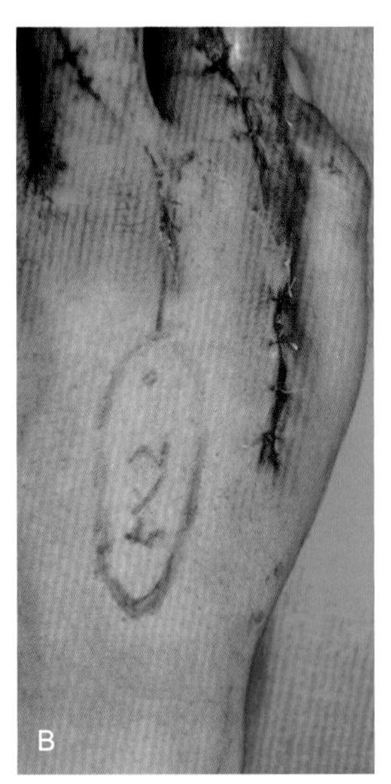
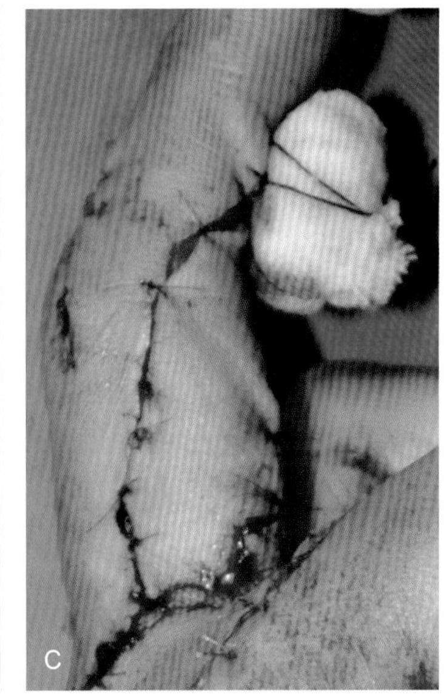
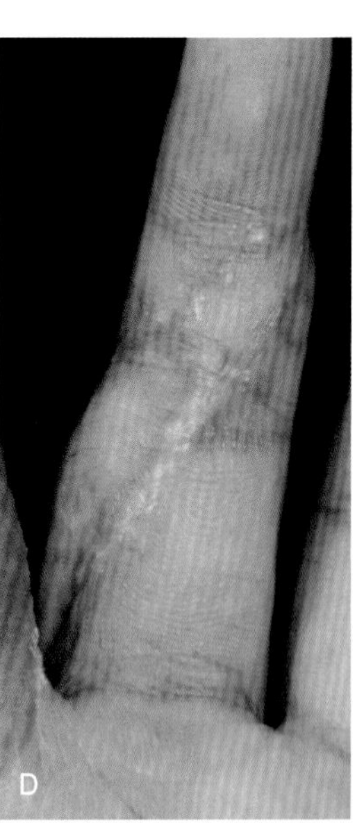

图 16-32　一例左中指中节指掌侧软组织缺损，行第 2 掌骨背动脉岛状皮瓣修复。A. 左中指中节指腹缺损，屈肌腱外露；B. 于第 2、3 掌骨间设计皮瓣；C. 皮瓣翻转后血运良好；D. 术后 3 个月受区外观良好。

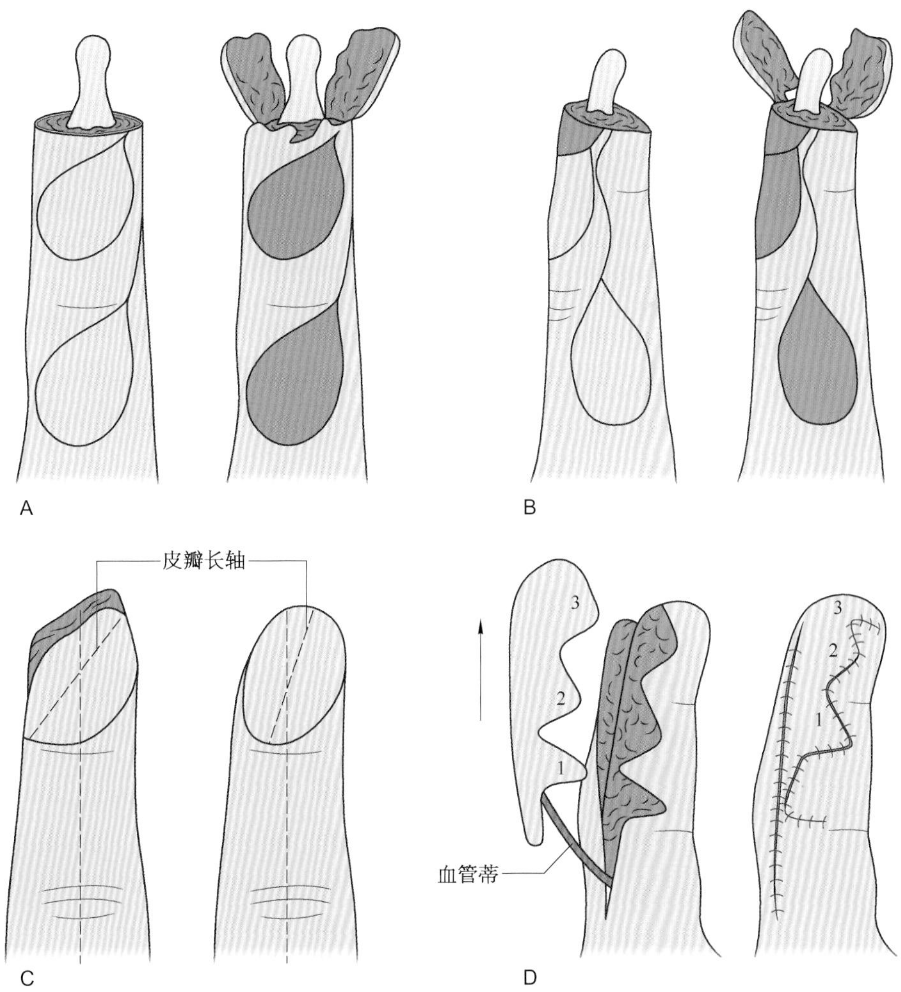

图 16-33　部分皮瓣的变异或改良术式。A. 两个皮瓣取自手指背侧，血供来自指动脉的背侧分支，共同修复指尖缺损；B. 两个皮瓣，一个取自手指末节指背，另一个取自手指侧方，共同修复指尖缺损；C. 旋转皮瓣可修复指尖侧方缺损；D. 推进指动脉皮瓣修复指尖缺损。

第五节 游离皮瓣修复手指创面

手部较大面积的创面修复既要求美观，又需要尽可能保留手指的功能。在局部皮瓣无法修复或考虑减少供区损伤时，可以选择一些切取方便、外观满意、对供区影响小的游离皮瓣。如果手术者的血管吻合技术娴熟，游离皮瓣可以获得较带蒂皮瓣更高的成功率。但是，普遍认为带血管的游离皮瓣移植通常用于大于 3 cm 的缺损，对于小于 3 cm 的缺损其他简单的方法更好。

一、游离动脉化静脉皮瓣

静脉皮瓣无疑是修复手部较大面积缺损的一种理想选择，其优点包括设计和切取方便、皮瓣较薄、无毛、不牺牲主要动脉、对供区损伤小。一些情况下，也可以设计成带掌长肌腱和（或）皮神经的复合组织瓣；对于伴有血管缺损的创面，还可以设计成 flow-through 皮瓣，可以同时修复创面和重建手指血运（图 16-34）。Yan 等 [64] 采用带皮神经和不带皮神经的静脉皮瓣修复指端缺损，发现几乎全部带神经的皮瓣在术后平均 15 个月恢复正常感觉。

导致静脉皮瓣部分或完全坏死的主要问题是血流过分灌注，引起静脉充血、回流障碍。静脉皮瓣修复早期成活率参差不齐（65%~100%）[65-68]，所采用的手术方式也不尽相同，成活率不稳定限制了广泛运用。但近年来手术的改良提高了皮瓣的成活率和稳定性。Woo 等 [69] 建议吻合两根以上的回流静脉，以提高皮瓣的成活率。其运用不同形式和类型的静脉皮瓣修复手部创面 154 例，获得了 98% 的成活率。但是由于包含的静脉类型和数量多样，如“V”形、“H”形等，并不能确保每例皮瓣均吻合至少两根回流静脉。Weng 等 [70] 通过动物实验研究了回流静脉吻合数量和皮瓣静脉回流的关系，发现吻合回流静脉数量不同组的皮瓣坏死率无明显差异，增加回流静脉吻合数，仅能稍改善皮瓣静脉充血状态。

对用于动脉化静脉皮瓣的供血静脉是否应该倒置争论较多。由于静脉中广泛存在静脉瓣，阻止血液倒流，所以经典方法是将皮瓣倒置后将静脉与动脉相吻合，使动脉血顺静脉瓣供血，以便动脉血流能够畅通。既往的观点均认为动脉血逆静脉瓣供血，血流会被瓣膜阻碍，不会流至皮瓣边缘，影响皮瓣供血 [71-74]，但 Woo 等 [69] 首先采用动脉血逆静脉瓣供血并获得成功。李瑞华等 [75] 对动脉化静脉皮瓣倒置与不倒置两种灌注方式进行了比较，结果表明静脉不倒置明显优于静脉倒置（图 16-35）。近年来逆静脉瓣供血方式渐受追捧，报道屡见不鲜。

Lin 等 [76] 运用限制皮瓣内动静脉短路方式获得了良好疗效，因此推断该种改良能增加血流向皮瓣周围的灌注，减轻回流静脉压力，提高了皮瓣的可靠性。Lam 等 [77] 通过动物实验证实了这个推论。随后，Lin 等 [78] 进一步分析了限制动静脉短路的位置对皮瓣术后静脉回流的影响，发现结扎点位于近端更能增加动脉血对周围的灌注，减轻静脉充血。需注意，上述文献中均采用逆静脉瓣供血方式，因此，是逆静脉瓣的供血方式还是动静脉间短路的限制提高了成活率尚无法得知。刘学贵等 [79] 对平行的双干

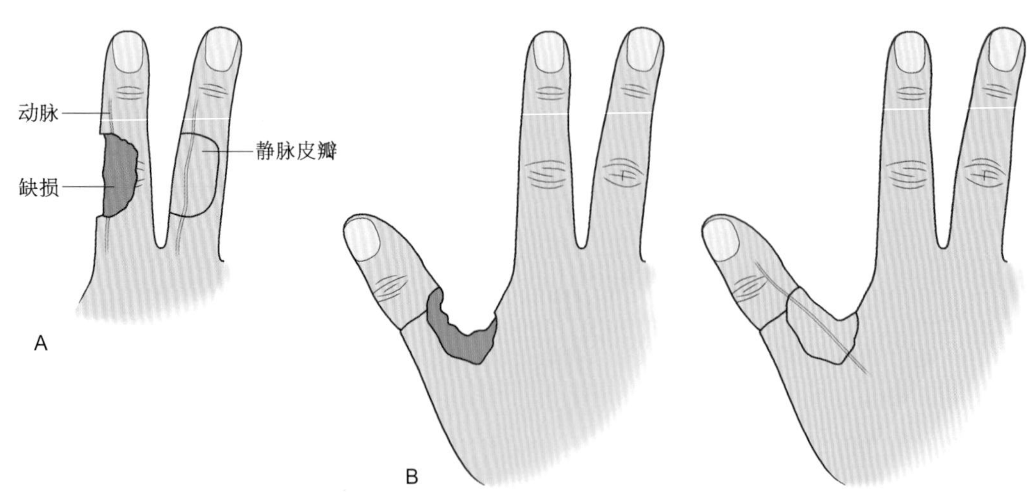

图 16-34 静脉皮瓣修复伴血管缺损的软组织缺损创面。A. 采用静脉皮瓣修复伴指动脉缺损的创面，一般以前臂远端为供区；B. 静脉皮瓣修复拇指基底部或虎口区伴血管缺损的创面。

静脉的两静脉干之间进行“开沟”处理，切开脂肪组织深至真皮下血管网，切断、结扎两静脉干之间所有交通支，以保证真皮下血管网完整，最大限度地避免短路。但这种“开沟”方法的具体程度较难把握，若切开过深会直接导致皮瓣坏死。

早期 Inoue 和 Maeda[71] 报道了用静脉皮瓣修复小面积（1 cm × 1 cm~3 cm × 12 cm）手部软组织缺损，获得了 95%~100% 的成活率。Yilmaz 等 [80] 修复了 5 例较大面积（6 cm × 8 cm~10 cm × 12 cm）手部缺损，其中 4 个皮瓣完全成活，1 个皮瓣 30% 坏死。Woo 等 [81] 修复了 12 例面积范围 3 cm × 6 cm~14 cm × 9 cm 的创面，除 3 例有 10% 坏死外，其余皮瓣完全成活。Gessin 等 [68] 的 14 例皮瓣平均面积是 45 cm^2，其中 2 例超过 100 cm^2，术后有一例皮瓣坏死（面积为 25 cm^2）。因此选择动脉化静脉皮瓣修复最大的创面面积范围尚不能确定。

动脉化静脉皮瓣过去临床应用受限的主要原因是成活率不稳定，但近 10 年文献报道的成活率几乎为 100%，似乎已经没有了不选择该皮瓣的理由。因此我们认为该皮瓣是修复手指指体中等面积缺损的一个较好的皮瓣。对于指体部、手掌、手背尤其合适，因为其对感觉恢复要求比较低。

二、游离腕皮瓣

既往文献报道以大鱼际和小鱼际处的穿支为血管蒂的游离皮瓣修复指端软组织缺损 [82, 83]，虽然这两种皮瓣较薄、质地良好、不牺牲主要动脉，但解剖较困难、费时，血管口径细小，对显微操作要求非常高，而且如果皮瓣宽度超过 15 mm，则难以直接缝合供区皮肤。因此，Sakai[84] 设计和报道了以桡动脉掌浅支为蒂的游离腕掌侧横行皮瓣。该皮瓣除了具有游离大鱼际和小鱼际皮瓣相似的优点，还可以带掌长肌腱制作成复合组织瓣，且切取面积更大，据报道的皮瓣最大切取面积为 2 cm × 6 cm，可以修复手指环形缺损（图 16-36）。赵民等 [85] 对游离腕横纹皮瓣进行了解剖学研究，发现桡动脉掌浅支走行

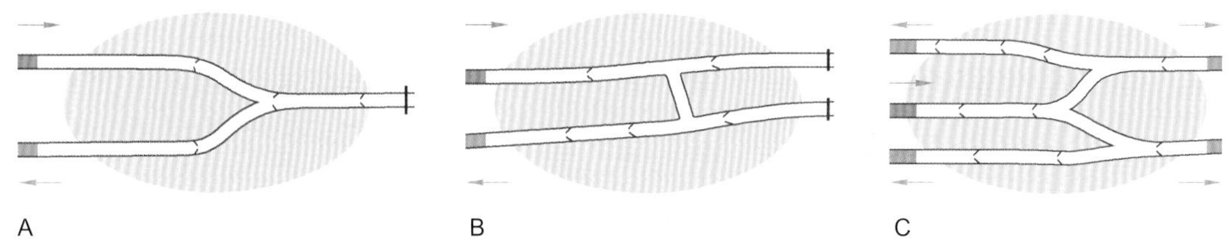

图 16-35 游离动脉化静脉皮瓣的 3 种供血方式。红色表示动脉血流，蓝色表示静脉回流。A. 顺静脉瓣；B. 逆静脉瓣；C. 混合型。

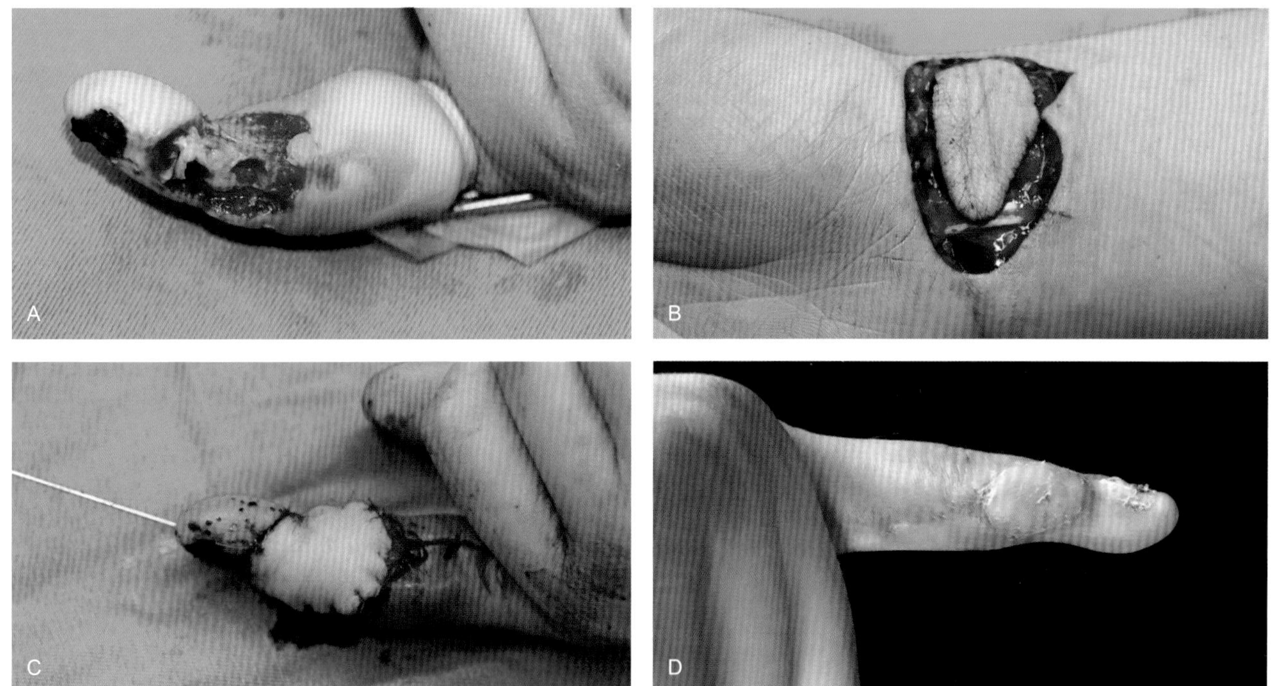

图 16-36 一例右示指中节侧方软组织缺损。A. 术前外观；B. 于腕掌侧设计皮瓣，以桡动脉掌浅支为血管蒂；C. 皮瓣移植后覆盖创面，血运良好；D. 术后 3 个月受区外观满意。

和起始恒定，血管直径与指动脉相似，静脉回流有掌浅支伴行静脉和真皮下静脉 2 套系统，皮瓣切取和血管吻合较方便。

Chi 等 [86] 在对桡动脉掌浅支的走行和皮支解剖学研究的基础上，将大鱼际皮瓣和腕横纹皮瓣相结合，设计成以腕掌侧和大鱼际处两个穿支为蒂的分叶皮瓣，用以修复手指脱套伤，供区皮肤均能被直接缝合，扩大了该皮瓣的适应证。

三、踇趾腓侧皮瓣

踇趾腓侧皮瓣的肤色、质地、饱满度与指腹皮肤接近，血管、神经恒定且管径与指固有动脉、神经匹配，因此是修复指腹组织缺损的理想皮瓣。

皮瓣蒂：踇趾腓侧趾固有动脉；踇趾背侧浅静脉；踇趾腓侧固有神经。

切取方法：踇趾腓侧皮瓣的静脉切取是关键，特别是当皮瓣面积较小、位置靠近趾腹时。通常皮瓣回流静脉细小且紧贴真皮，在切开皮肤时特别容易受损。一般有 2~5 条较明显的静脉从皮瓣位置向近端、背侧回流并汇入趾背浅静脉。不上止血带驱血，首先切开皮瓣背侧皮肤，找到真皮下浅静脉，一般保留 1~2 条较粗静脉即可。然后向近端游离静脉至足够长度，结扎，切断。切开皮瓣近端皮肤并向深部解剖，显露趾固有动脉、神经，然后将皮瓣完全切开游离。注意趾固有动脉在踇趾远节趾骨基底位置紧贴趾骨，分离此处时容易受损。可以将踇趾腓侧固有神经一并带入皮瓣，与受区神经缝合修复；也可不带神经主干，只将支配皮瓣的神经分支从固有神经剥离足够长度后切断。踇趾腓侧趾固有动脉在近节趾骨中段发出踇横动脉，尽量在踇横动脉发出点远侧结扎、切断动脉蒂（图 16-37）。

四、游离足底内侧皮瓣

游离足底内侧皮瓣是修复手掌较大面积皮肤缺损的理想皮瓣。其皮肤颜色、质地、皮肤稳定性都与手掌皮肤接近，且供区隐蔽，处于非负重部位，供区并发症不明显。

皮瓣蒂：足底内侧动脉及其伴行静脉、浅静脉；发自足底内侧神经分支的细小感觉支。皮瓣设计时以跖腱膜内侧缘为轴线。

切取方法：可从胫侧或腓侧开始切取，各有优缺点，胫侧切取先显露足底内侧动脉主干近端，腓侧切取先显露动脉远端及皮支。切开皮瓣胫侧皮肤时注意保护皮下浅静脉，视受区需要游离足够长度。将皮瓣向腓侧掀起，并将踇展肌及踇短屈肌内侧肌腹向胫侧拉开，可见足底内侧动脉从肌肉深面穿出，

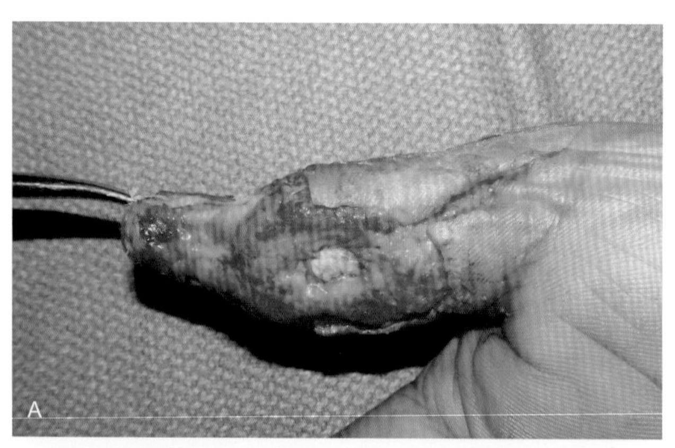

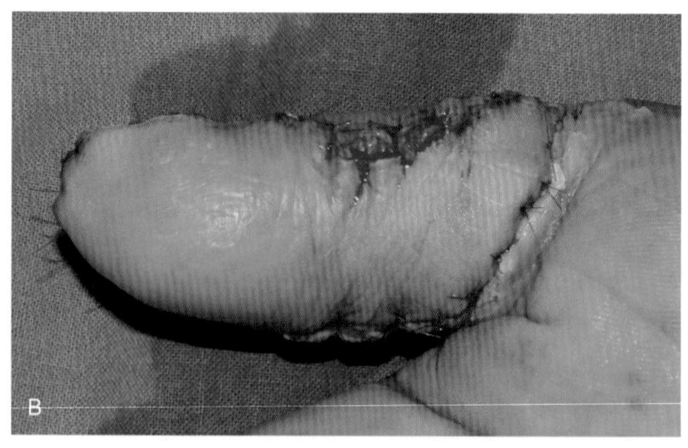

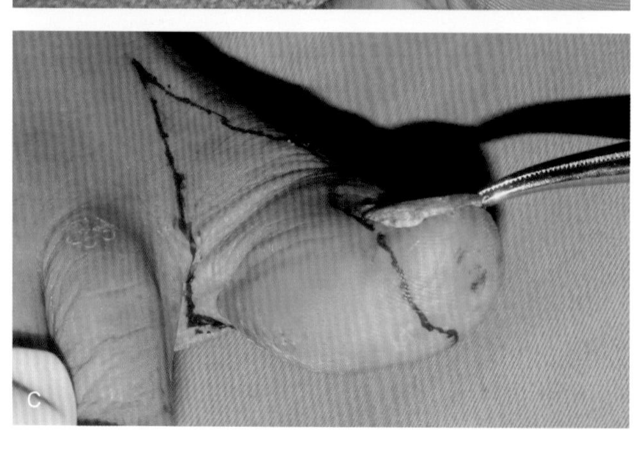

图 16-37　一例右拇指指腹软组织缺损。A. 术前外观；B. 皮瓣移植术后外观，血运良好；C. 自左踇腓侧设计切取皮瓣。

切开其余部位皮肤，游离皮瓣。皮瓣感觉神经主要发自足底内侧神经最内侧两个分支，仔细保护感觉神经分支，从主干神经分离至足够长度后切断。如果需要更长的动脉蒂，则需要将蹈展肌切开，显露足底内侧动脉起始处。应当保留足底外侧动脉（图16-38）。

五、游离跗外侧皮瓣

足背皮肤因颜色、质地、厚度与指背、掌背皮肤接近，因此是修复手背、指背皮肤缺损的理想皮瓣供区。足背区的皮瓣营养血管都来自足背动脉（或胫前动脉）及其分支（内踝前动脉、外踝前动脉、跗内侧动脉、跗外侧动脉、跖背动脉等）。可以足背动脉为蒂切取大面积的足背皮瓣或分叶皮瓣，但供区损伤较大。对于大面积的手背皮肤软组织缺损，我们一般不选择足背皮瓣，而指背皮肤缺损如果局部皮瓣不可行或患者对手外观要求高，尽量减少手部瘢痕，则可以足背动脉分支为蒂切取游离皮瓣。我们仅介绍游离跗外侧皮瓣的应用。

皮瓣蒂：跗外侧动脉及其伴行静脉、浅静脉；足背外侧皮神经。

皮瓣设计：跗外侧动脉一般在足背近侧发自足背动脉，并穿过趾短伸肌下方后发出数条皮支，在足外侧与外踝前动脉、足底外侧动脉的分支形成血管网。多普勒超声检查跗外侧动脉穿出趾短伸肌下方的部位，并设计皮瓣。

切取方法：首先沿皮瓣设计线切开内侧皮肤，将皮瓣向外侧掀起，并将趾短伸肌向内侧掀起，显露跗外侧动脉。然后将皮瓣完全切开并结扎跗外侧动脉远端分支，游离皮瓣。如需带感觉神经可将足背外侧皮神经或其分支带入皮瓣。如需较长的血管蒂，可以将跗外侧动脉在趾短伸肌下方游离，并在动脉起始部位结扎、切断（图 16-39）。

六、游离腹股沟皮瓣及游离旋髂浅动脉穿支皮瓣

游离腹股沟皮瓣是我们最常用的修复手背软组织缺损的游离皮瓣，它具有其他皮瓣所不具有的独特优势：供区隐蔽；直接缝合供区皮肤；皮瓣动脉为直接皮动脉，不需解剖肌肉或肌间隙，供区损伤小。

皮瓣蒂：旋髂浅动脉（浅支、深支），腹壁浅动脉；旋髂浅静脉、腹壁浅静脉、伴行静脉；肋下神经外侧皮支、髂腹下神经前皮支。

皮瓣设计：旋髂浅动脉走行相对恒定，且以旋髂浅动脉为蒂设计皮瓣通常较腹壁浅动脉皮瓣更薄，因此我们多以旋髂浅动脉作为皮瓣营养血管。旋髂浅动脉自股动脉发出后沿腹股沟韧带下方向髂前上棘方向走行，后分为浅、深两支。浅支走行于浅筋膜层，一般是皮瓣的主要营养血管。如果浅支血管明显可见，可不切取深支；如果浅支血管细小，可将深支血

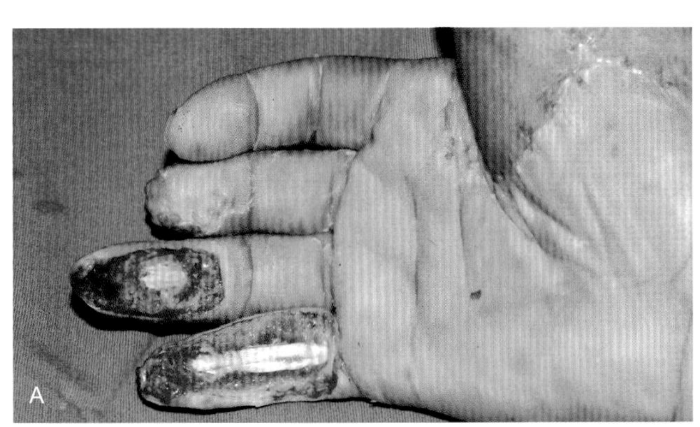

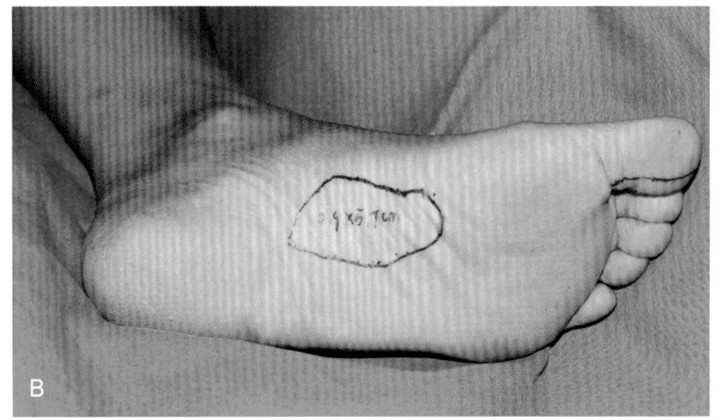

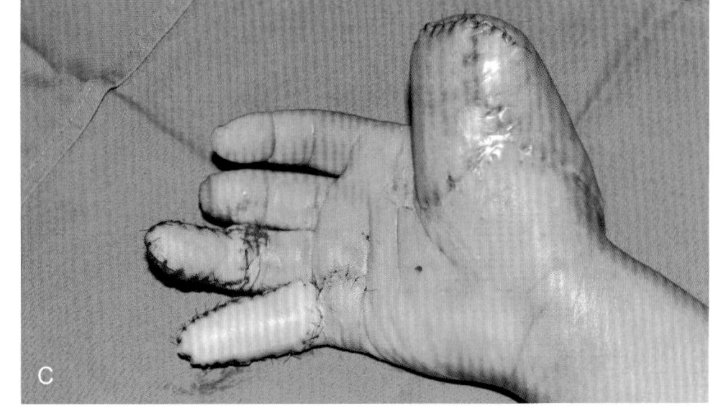

图 16-38　一例右环、小指中远节指腹软组织缺损。A. 术前外观；B. 自左足底内侧设计切取皮瓣修复小指缺损；C. 小指皮瓣外观饱满，血运良好。

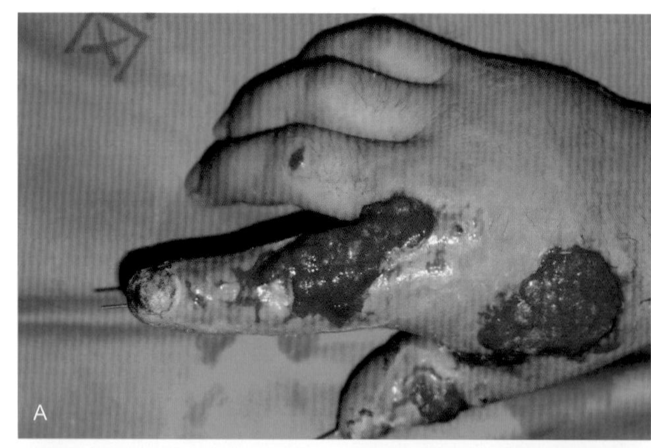
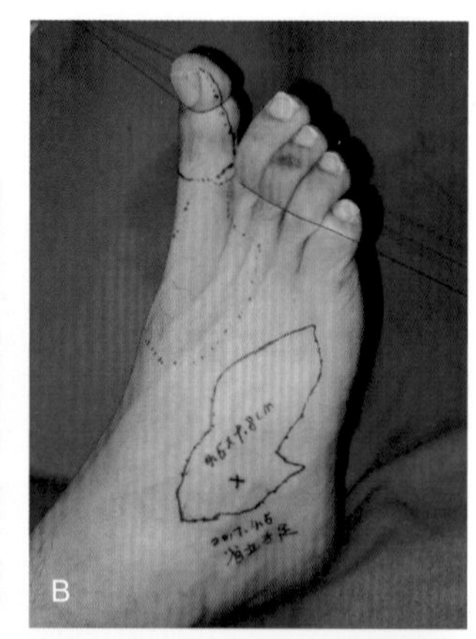
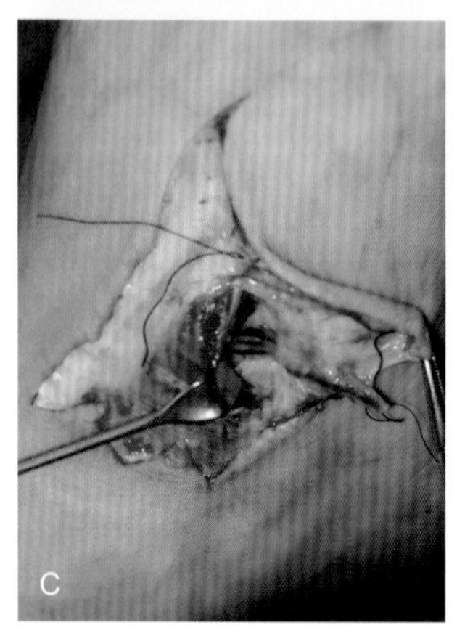
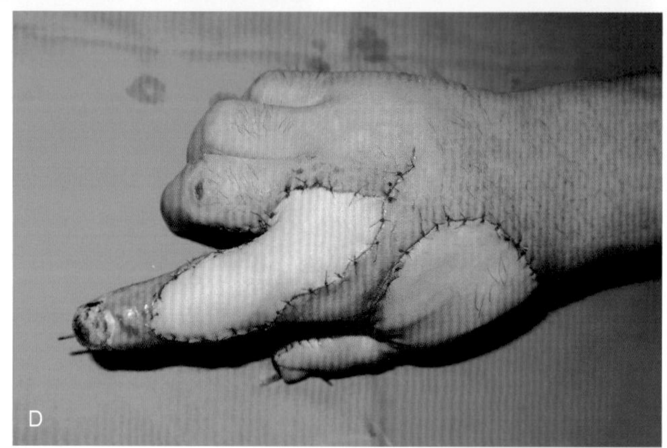

图 16-39　一例右示指背侧和手背软组织缺损。A. 术前外观；B. 自右足跗外侧设计切取皮瓣修复示指缺损；C. 跗外侧动脉；D. 示指皮瓣饱满，血运良好。

管带入皮瓣。有时旋髂浅动脉浅支缺如、腹壁浅动脉走行靠近旋髂浅动脉浅支位置，首选以腹壁浅动脉为蒂（图 16-40）。也可以发自旋髂浅动脉深支的穿支为蒂切取游离旋髂浅动脉穿支皮瓣，特别是当旋髂浅动脉浅支较细小而深支存在一个较粗穿支时。以旋髂浅动脉浅支、深支及腹壁浅动脉为蒂可设计为腹股沟分叶皮瓣，但腹壁浅动脉与旋髂浅动脉往往不共干，而静脉共干的比例更高。

切取方法：术前采用多普勒超声检查动脉情况，标记其走行位置。彩色多普勒超声可以更精确地评估血管的深度、管径及共干情况，因此术前超声检查可以进一步提高皮瓣切取的成功率。可从皮瓣近端或远端开始切取，一般先切开皮瓣近侧皮肤并解剖、显露浅静脉，并向近端游离足够长度后结扎、切断静脉。向深部继续分离、显露旋髂浅动脉浅支，如果浅支血管良好即可切开皮瓣周缘皮肤，在血管深层将皮瓣掀起（视受区需要及血管走行深度，可只切取浅层浅筋膜）。如果浅支动脉细小，则将深支带入皮瓣。深支穿过缝匠肌表面，并发出皮支至皮肤，切开缝匠肌膜即可显露深支主干。

游离腹股沟皮瓣是一种非常可靠、便捷的皮瓣，皮瓣切取通常在 0.5~1 小时完成，相比较于局部皮瓣，虽然需要吻合 2~3 条血管，但可以避免在手部或前臂切取皮瓣导致的供区外观及功能的明显受损。缺点是多数情况下皮瓣需要二期修复。

七、游离鱼际穿支皮瓣

随着超级显微外科技术的发展，管径小于 0.6 mm 的血管吻合成功率已经很高，因此皮瓣设计可以更加自由。

皮瓣设计：传统的游离鱼际皮瓣以桡动脉掌浅支为蒂，其缺点是蒂部较长，因此供、受区的瘢痕都较长。而游离鱼际穿支皮瓣以鱼际部位的细小穿支为供血动脉，不需要向近端游离桡动脉掌浅支，而且皮瓣可以完全设计在鱼际中部（一般以拇短展肌与拇短屈肌肌间隙为设计轴线），其皮肤质地、颜色更接近指腹部位的皮肤。皮瓣静脉为浅静脉，神经一般为正中神经的分支。目前，游离鱼际穿支皮瓣是我们用来修复指腹较大面积缺损的常用皮瓣之一。

切取方法：皮瓣的切取十分简单，一般从背侧靠近端切开皮肤，显露浅静脉并游离一定长度后结扎、切断，然后掀起皮瓣，显露动脉穿支。通常有多条动脉穿支支配皮瓣，选取最粗的一条穿支即可，结扎其余穿支。皮瓣动脉与指固有动脉远侧断端或分支吻合，静脉与掌侧或指背浅静脉吻合，神经与指固有神经远侧断端吻合（图 16-41）。

手部软组织缺损游离皮瓣的选择原则：根据缺损部位、面积、是否伴有血管神经缺损及患者要求等方面综合考虑皮瓣的选择。对于指腹缺损，我们首选踇趾腓侧皮瓣，如果患者拒绝从足部切取皮瓣，选择游离鱼际或小鱼际皮瓣。对于手掌大面积软组织缺损，首选足底内侧皮瓣。对于指背软组织缺损，首选游离跗外侧皮瓣。对于手背大面积皮肤缺损，则选择游离足背皮瓣或游离腹股沟皮瓣。

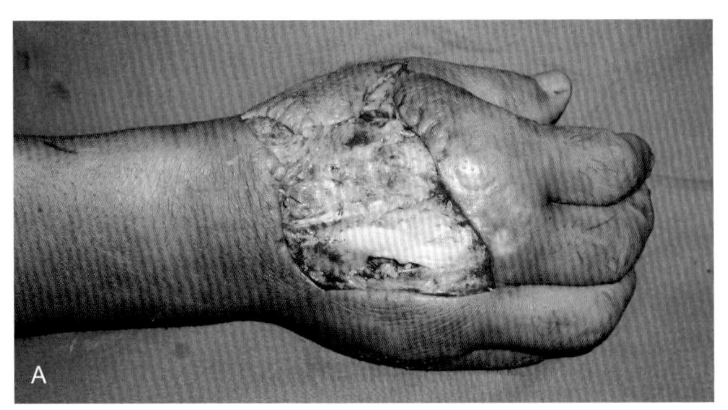

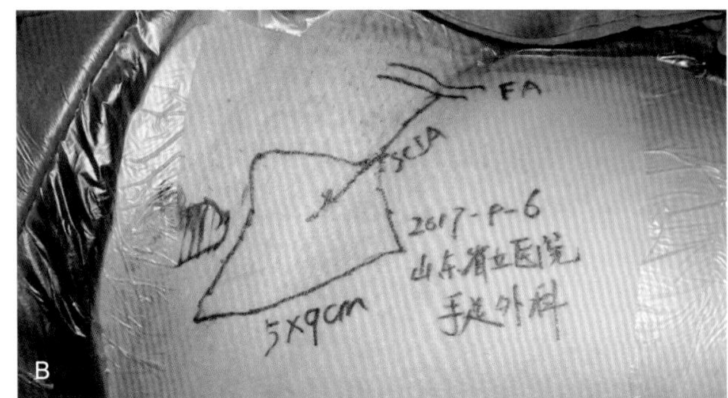

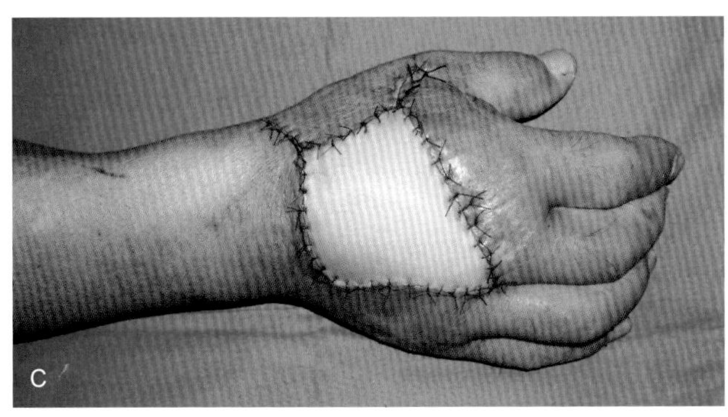

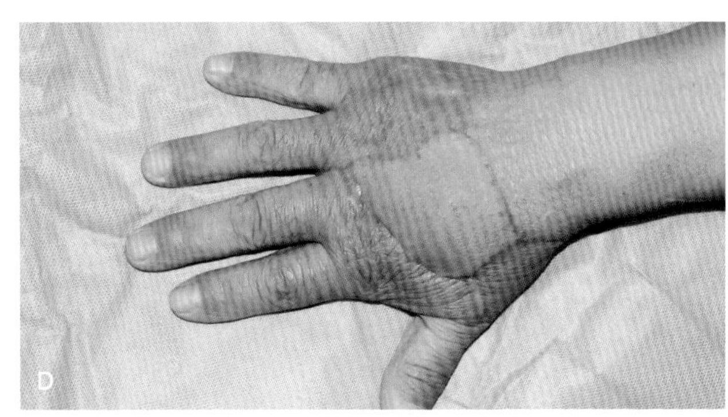

图 16-40　一例右手背软组织缺损。A. 术前外观；B. 自右髂腹股沟设计切取以旋髂浅血管为营养血管的皮瓣；C. 术后皮瓣饱满，血运良好；D. 术后半年随访，外观满意。

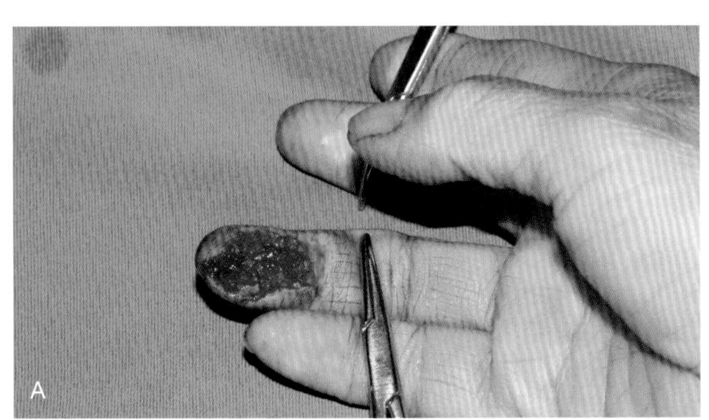

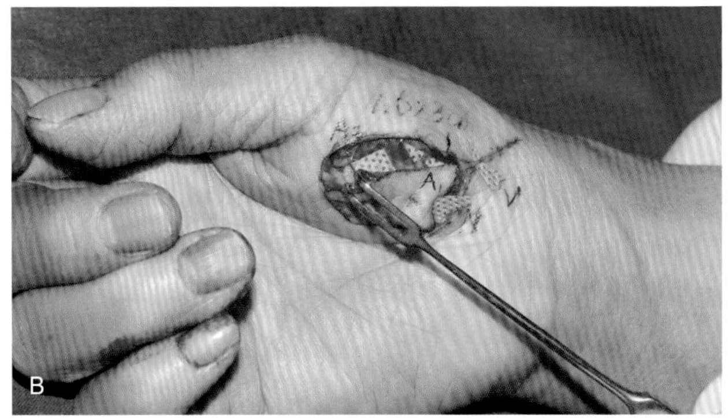

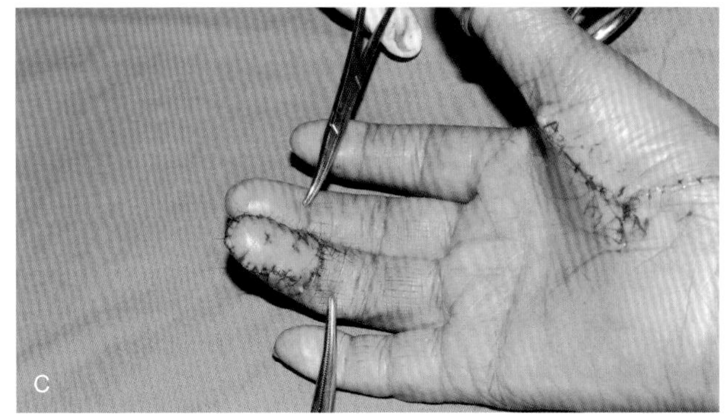

图 16-41　一例右环指指腹软组织缺损。A. 术前外观；B. 自右大鱼际设计切取穿支皮瓣；C. 术后皮瓣饱满，血运良好。但修复后皮瓣的感觉恢复很有限。

第六节 伴有双侧指固有动脉缺损创面的修复

手指掌侧复合组织的组织缺损若伴有双侧指固有动脉损伤，在修复创面的同时需要重建远端手指的血运，而这也是一期创面修复的适应证。指固有动脉如果可被直接吻合，则用皮瓣修复创面即可。但很多病例的双侧指固有动脉都存在缺损，这时修复方法主要有 4 种：①血管移植修复一侧指固有动脉，然后用皮瓣覆盖创面。②采用顺行邻指指动脉岛状皮瓣转移修复创面，同时将皮瓣内指固有动脉远侧断端与受区手指创面远端的指固有动脉吻合。③静脉皮瓣。④将血流桥接型（flow-through）皮瓣覆盖创面的同时重建一条指固有动脉。前三种方法在此节不再赘述，主要介绍血流桥接型皮瓣在修复手指创面伴有指固有动脉缺损中的应用。

血流桥接型皮瓣的供区来源广泛，但在修复手指创面时需要动脉蒂的管径与指固有动脉的管径匹配。在临床应用的皮瓣主要有：踇趾腓侧皮瓣，足底内侧皮瓣，足内侧皮瓣，小鱼际皮瓣，鱼际皮瓣，第 1 跖背皮瓣。

一、踇趾腓侧皮瓣

皮瓣蒂：踇趾腓侧趾底动脉；踇趾腓侧趾底神经；趾背静脉属支。

皮瓣设计：按照创面位置及形状大小，于足踇趾腓侧设计皮瓣。血流桥接型踇趾腓侧皮瓣与传统踇趾腓侧皮瓣（主要用于指腹的重建）的主要区别为皮瓣设计靠近侧，以利于血管、神经远侧断端的缝合。若创面偏向手指桡侧，则选择对侧足踇趾腓侧皮瓣；若创面偏向手指尺侧，则选择同侧足踇趾腓侧皮瓣。

切取方法：皮瓣切取时注意保护踇趾腓侧趾底动脉、神经远端，并标记后切断，以与手指远端动脉、神经吻合。将皮瓣移至受区，分别将皮瓣的趾底动脉、指神经桥接修复手指一侧指动脉、指神经缺损。将皮瓣趾背静脉与手指指背静脉吻合。缝合受区皮肤，直接缝合供区皮肤或用游离皮片移植。

二、足底内侧皮瓣

皮瓣蒂：足底内侧动脉浅支；踇趾胫侧固有神经；大隐静脉属支或伴行静脉。

切取方法：足底内侧皮瓣作为 flow-through 皮瓣时，其切取方法与单纯修复创面时相同，但因为要保留足底内侧动脉远侧断端，以与指固有动脉吻合，因此远端的血管管径大小也十分重要。一般足底内侧动脉在踇展肌深面分为深、浅两支，浅支为主要分支，并且易于游离，因此多保留浅支与远端指固有动脉吻合。如果浅支细小，则可保留深支。足底内侧神经在从踇展肌深面穿出后发出踇趾胫侧趾固有神经，并在踇展肌与踇短屈肌之间走行并逐渐浅出。将足底内侧动脉浅支与足底内侧神经分离，可游离适当长度踇趾胫侧固有神经并带入皮瓣，修复指固有神经的缺损。

三、小鱼际皮瓣

皮瓣蒂：小指尺侧指固有动脉；手掌侧皮下浅静脉。

皮瓣设计：尺动脉在腕尺管分为深、浅两支，浅支发出的第一条主要分支即小指尺侧指固有动脉，经小鱼际肌与掌腱膜之间的深面走行，并发出皮支营养小鱼际区的皮肤。以小鱼际与掌腱膜间隙为轴线设计小鱼际血流桥接型皮瓣。

切取方法：先切开皮瓣近端皮肤，保留一条皮下静脉并游离足够长度，结扎、切断，作为皮瓣回流静脉。注意皮下浅静脉非常表浅，管壁薄、管径小，需仔细分离，避免损伤。将尺侧皮肤至肌膜向桡侧掀起，显露皮支及小指尺侧固有神经、小指尺侧固有动脉。切开皮瓣其余皮肤，将小指尺侧固有动脉与固有神经分离，完全游离皮瓣，根据指动脉缺损长度切取合适长度的动脉，并将远、近动脉断端结扎。将皮瓣转移至受区，将皮瓣动脉桥接，修复指固有动脉。当供区缺损不超过 3 cm 时一般可直接缝合（图 16-42）。

四、足内侧皮瓣

皮瓣蒂：足内侧动脉；大隐静脉属支或伴行静脉。

皮瓣设计：足底内侧动脉起始处向足内侧发出 1 条足内侧动脉，穿过踇展肌起点深面，于踇展肌与跗骨间隙走行并浅出，发出肌间隙穿支至该处皮肤。于内踝前下方以踇展肌与跗骨间隙为纵轴设计皮瓣。皮瓣远端至胫前肌腱止点平面，皮瓣近端位于内踝尖正下方平面。

切取方法：切开皮瓣背侧皮肤，游离皮下浅静脉至适当长度，切断、结扎。将皮瓣向足底掀

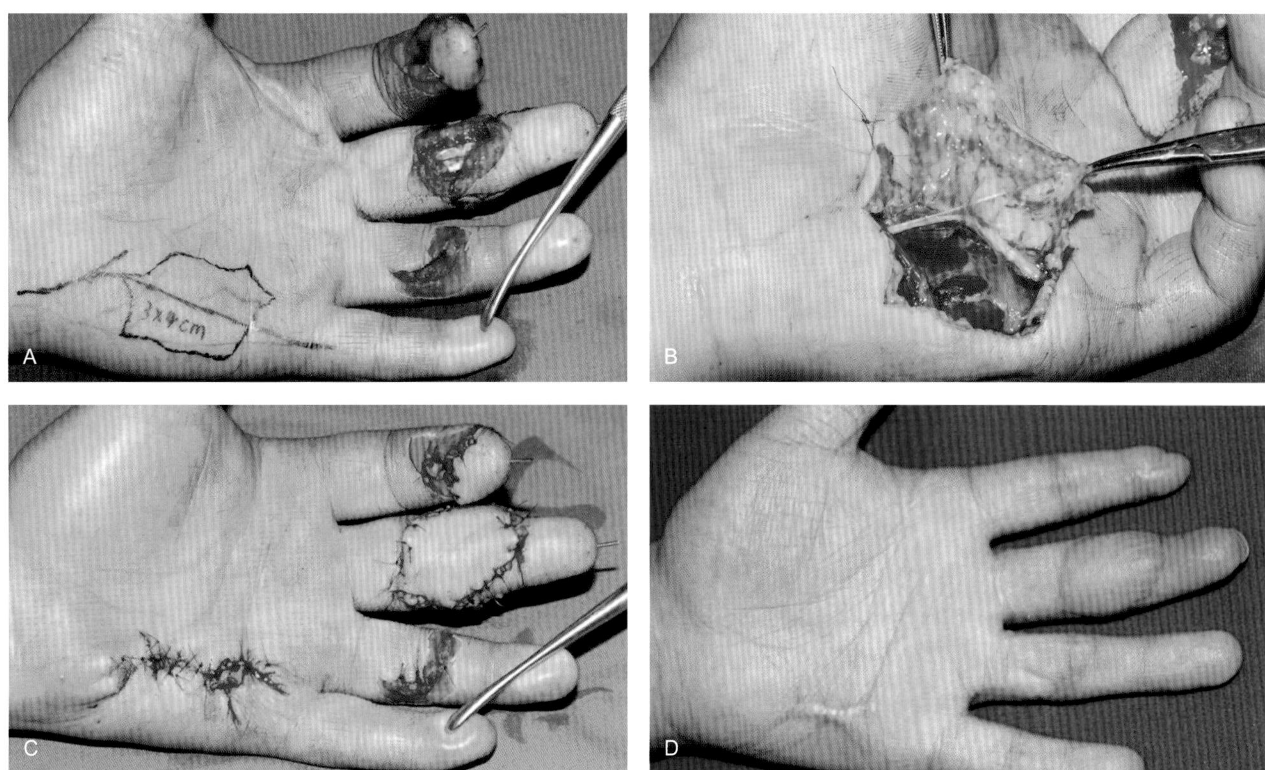

图 16-42　一例左中指指腹软组织缺损伴动脉缺损。A. 术前外观；B. 自小鱼际设计切取皮瓣；C. 术后皮瓣饱满，血运良好；D. 术后 3 个月皮瓣外观满意，供区瘢痕挛缩；E. 切除小鱼际处瘢痕，行“Z”字成形术。

起，显露穿支动脉及深部的足内侧动脉，根据指固有动脉缺损长度，游离足内侧动脉至适当长度，切断、结扎。切开皮瓣足底侧皮肤及浅筋膜，将皮瓣完全游离，移至受区。将皮瓣的动脉桥接，修复手指一侧指动脉。将皮瓣的浅静脉与手指指背静脉吻合。缝合受区皮肤，用游离皮片移植修复供区缺损。

五、桡动脉掌浅支皮瓣

皮瓣蒂：桡动脉掌浅支；浅静脉或伴行静脉。

皮瓣设计与切取：桡动脉掌浅支管径与指固有动脉接近，可以其为蒂设计皮瓣修复指骨固有动脉及手指皮肤的缺损。皮瓣位置可设计在腕横纹区域，但该部位皮肤质地与手指掌侧皮肤有差异，因此从鱼际部位设计皮瓣外观更好。桡动脉掌浅支在穿过拇短展肌前发出皮支营养鱼际近侧的皮肤，因此在切取皮瓣时应当注意保护该部位的皮支。可选择浅静脉或伴行静脉作为皮瓣回流静脉（图 16-43）。

经验和方法

绝大多数的创面都是经清创后延期修复。除指端或手掌对感觉功能要求较高，其余部位若肉芽组织生长良好，首选皮片移植术。预计取皮部位能直接缝合的，则取全厚皮片移植，否则切取中厚皮片移植修复。全厚皮片移植的部位常选择在上臂或前臂内侧及腹股沟区，中厚皮片切取部位一般选择大腿外侧。

充分认识皮肤的再生能力，对于 Ishikawa 1 区指端皮肤软组织缺损伴或不伴少量骨外露的创面可采用潮湿半封闭换药方法，一般 2~3 天换药一次，一个月左右即能愈合。对于有肌腱、骨、血管等深

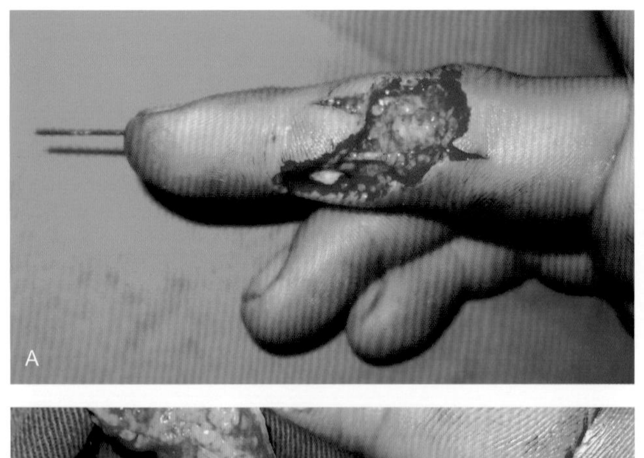

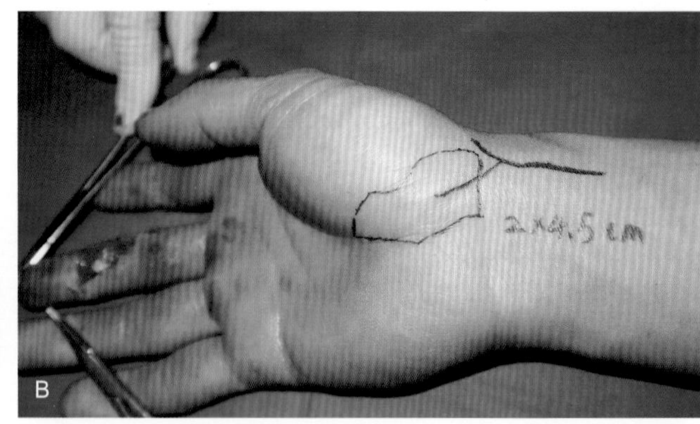

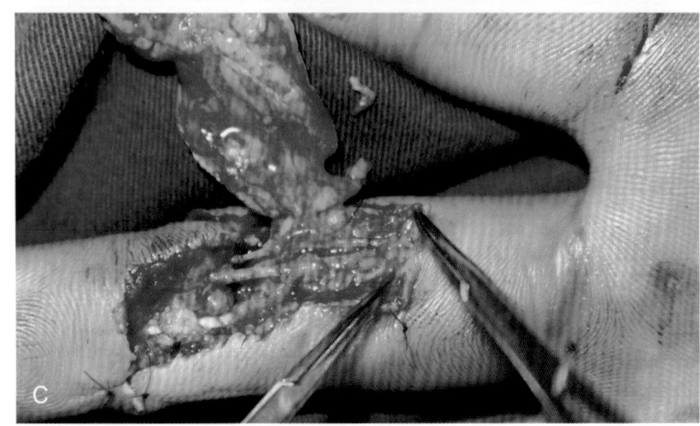

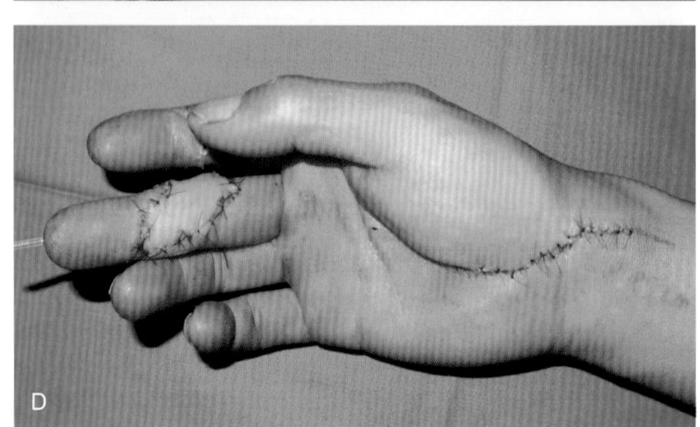

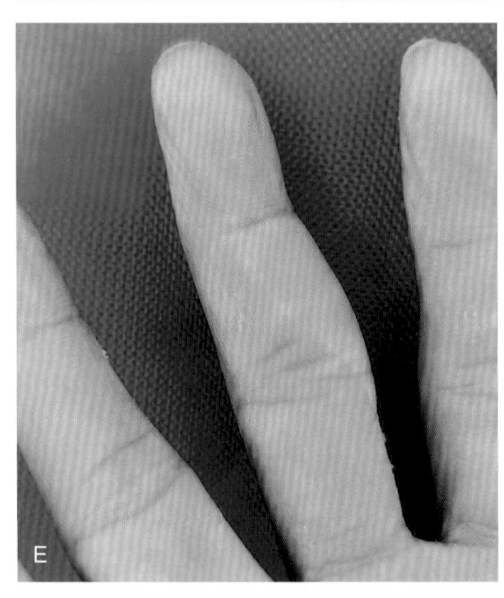

图 16-43 一例右中指指腹软组织缺损伴桡侧指动脉缺损。A. 术前外观；B. 自大鱼际近端设计切取皮瓣；C. 皮瓣移植于中指，桥接动脉和覆盖创面；D. 术后皮瓣饱满，血运良好，直接缝合供区皮肤；E. 术后 5 个月皮瓣外观满意。

部组织外露的创面或指端等对感觉要求较高的创面，选择皮瓣修复。对于拇指指端的缺损，常用改良 Morbeg 推进皮瓣，尽量不屈曲或轻微屈曲指间关节。除此之外，拇指桡侧筋膜蒂皮瓣和游离趾腹皮瓣也是常采用的修复方案。

传统 V-Y 皮瓣常用于修复手指指端横行或向背侧倾斜的小面积创面（<1 cm）。为了减轻缝合张力和减少钩甲畸形的发生，更倾向于采用斜行 V-Y 皮瓣（Venkataswami 皮瓣）来修复指端 1~2 cm 的缺损，切口常延长至近节指横纹处，充分松解血管蒂。有时缺损面积较大，可能需要患者稍屈曲手指以减轻缝合张力，术后一周即嘱患者开始进行手指的伸直康复锻炼。对于手指中节和近节的缺损，一般选用掌背皮瓣或游离动脉化静脉皮瓣修复。

对于手掌、腕部和前臂面积较大的缺损通常采用游离皮瓣移植修复[87]。考虑到患者的舒适性和住院时间，目前我们已基本不使用或很少使用远位随意型或轴型皮瓣以及邻指皮瓣、鱼际皮瓣等。

第七节　断指（肢）再植

一、断肢（指）的分类

1. 完全离断　指伤肢（指）的远侧部分完全离体，无任何组织相连者；或只有极少量损伤的组织与整体相连，但在清创时必须将这部分组织切断者。

2. 不完全离断　指伤肢（指）的断面有骨折或脱位，相连的软组织少于该断面总量的 1/4，主要血管断裂或栓塞者；或伤肢的断面有损伤的肌腱相连，残留的皮肤不超过周径的 1/8，其余血管、神经等组织均断裂，伤肢（指）的远侧部分无血液循环或严重缺血，若不吻接血管断肢（指）将坏死者。

Biemer[88] 根据相连组织的不同又将不完全离断分为 5 种类型：Ⅰ型：仅有骨相连；Ⅱ型：仅有伸肌腱相连；Ⅲ型：仅有屈肌腱相连；Ⅳ型：仅有指神经相连；Ⅴ型：仅有部分皮肤相连。

二、断肢（指）的损伤机制

指（肢）体损伤的类型对再植的成功率和功能恢复有很大影响（图 16-44）。

1. 切割伤　一般是由刃器、玻璃等切割造成的手指离断。断面干净整齐，非常适合再植，血管吻合后通畅率高，再植后功能较好。

2. 电锯伤　一般由电锯锯片切割造成。由于锯片有一定厚度和参差不齐的锯齿以及锯片的左右振摆，所以常造成一定范围的组织缺损。但这类损伤对于手指两端血管神经束的挫伤不明显，清创时两断端分别去除 0.5 cm 左右组织后再施行再植，成功率仍很高。

3. 压砸伤　经机器或其他重物冲压手指导致离断，手指的骨骼及软组织的损伤严重，严重时可出现毁损，再植条件较差。

4. 撕脱伤　撕脱性断指（肢）是一种特殊类型的断指，对肢体组织的损伤范围很广，临床上常发现神经、肌腱及血管自伤处抽出，该损伤类型的血管中常出现“缎带征”，其中环形撕脱伤是最特殊的一种。Urbaniak 分类法最常用[89]，将环形撕脱伤分为 3 种类型：Ⅰ型，表现为撕脱组织血运尚可；Ⅱ型，特征表现为手指皮肤血运和活力仍欠佳，需要进行血管吻合；Ⅲ型，是完全脱套样损伤或完全离断。Beris 等[90] 根据是否累及近指间关节和屈肌

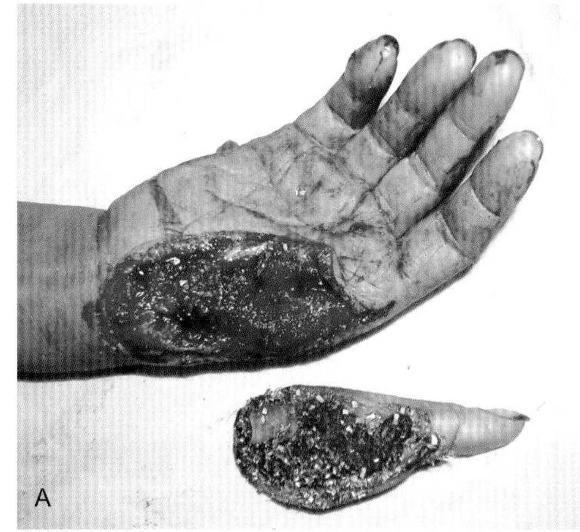

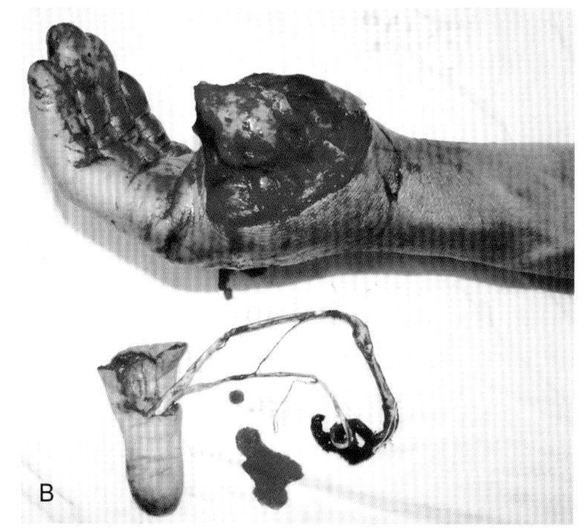

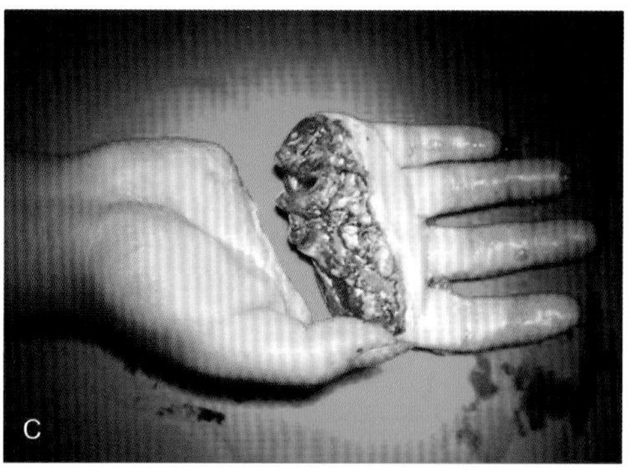

图 16-44　不同损伤机制的离断伤。A. 电锯伤；B. 压砸伤；C. 旋转撕脱伤。

腱是否断裂，将完全环形撕脱伤再分为 2 个亚类：Ⅲ a，皮肤撕脱平面位于近指间关节，而离断平面位于远指间关节，且屈肌腱完整；Ⅲ b，皮肤撕脱平面和指体离断均位于近指间关节，且指浅和指深屈肌腱均断裂，若指深屈肌腱完整，则术后患者手指能保留部分功能。Kay 等 [91] 认为分类时应将骨折类型作为考虑因素，因此他们推荐对环形撕脱伤采用另一种分类方式：Ⅰ型，撕脱皮肤血运尚可；Ⅱ型，手指皮肤血运欠佳，但骨质无损伤；Ⅲ型，手指皮肤血运欠佳伴骨或关节损伤；Ⅳ型，完全脱套样损伤。Adani 等 [92] 又将 Kay 分型中的第Ⅳ型分为 3 个亚型：Ⅳ i，完全脱套，肌腱连续性存在；Ⅳ p，手指离断平面位于指浅屈肌腱止点近端；Ⅳ d，手指离断平面位于指浅屈肌腱止点远端。

三、再植的适应证和禁忌证

随着显微外科技术的不断发展和临床经验的不断积累，绝大多数指（肢）体离断的再植技术都可以实现，所以从技术角度来说，并没有绝对的适应证和禁忌证。比如，在一个多发伤伴有重要脏器损伤的患者中，生命体征的维持是一系列治疗的重点和中心，但可以将断指低温保存，待患者条件许可后再根据患者的意愿决定是否再植。邢进峰等 [93] 将两例多发伤患者的离断手指置于 4 ℃冰箱中保存 63 小时和 103 小时后进行再植，获得成功。2002 年王增涛等 [94] 将一例手指置于 −196 ℃液氮中保存 81 天后再植成功，打破了离断手指必须 0 ℃以上保存的观念。2008 年何波 [95] 进行了细胞深低温冷冻损伤机制的研究，结果表明再植后组织内丙二醛等氧化应激指标明显升高，抗氧化酶类超氧化物歧化酶含量明显降低，使深低温断指再植有了更多的理论支持。但是，我们必须认识到，并不是所有的患者都愿意或适合进行再植手术，作出再植决定时需考虑多方面的因素，包括经济、社会和心理因素以及患者的一般生理状况和离断手指的条件。何旭等 [96] 用一系列相关因素来量化再植的适应证，包括动脉损伤程度、指背皮肤损伤程度、损伤类型、离断平面、患者血红蛋白含量，将这些因素导入判别方程来计算，判断该指体是否适合再植。

此外，术前需向患者详细交代再植指（肢）体成活后预期的运动和感觉功能的恢复效果，如果患者对再植后效果存在顾虑，如外形不佳、功能差等，宜慎重考虑是否实施手术。很多情况下，只有在显微镜下探查了神经、血管损伤情况后才能作出是否再植的决定。比如，在旋转撕脱性断指再植后很可能出现动脉吻合后静脉没有血液灌注的情况，因此可以在再植前向远端动脉注射肝素溶液，观察背侧静脉是否有回流，如果没有肝素溶液流出，说明无法再植。有的医生（如陈超）从来不用这种方法判断。

1. 再植需考虑的因素

（1）患者的全身情况：当有严重休克或其他重要脏器合并伤时，应首先处理危及生命的原发病。

（2）离断肢体毁损，正常血管、神经、骨骼、肌肉等重要组织难以辨认，则无需再植。

（3）充分估计再植术后指（肢）体功能恢复情况。断指（肢）再植的目的不仅要成活，更重要的是恢复肢体应有功能。选择再植手术，预期功能应该优于佩戴假肢或截肢，外观也是要考虑的因素，如上臂高位离断，臂丛从椎间孔抽出，则不宜再植。当肌肉损伤严重，且肢体再植后不能重建恢复部分功能者，不应再植。

（4）若离断肢体骨骼缺损过多，单侧下肢不宜再植，但是双下肢同时离断者可在术中将两肢体互相调整到相等的长度。对上肢而言，腕部以近的肢体离断原则上需进行再植，除非有威胁生命安全的其他脏器损伤。为了保留肘关节功能，上臂再植也应尽可能尝试。

（5）缺血时间。通常情况下，力争在缺血 6~8 小时内重建断肢血液循环，尤其是肌肉较丰富的高位肢体离断，为减少术后严重的并发症，时限可缩短至 4~6 小时。断指对缺血的耐受时间比肢体长，有学者通过测定反映缺血后细胞 DNA 含量的 Feulgen 积分光密度值后认为断指再植时限以常温下 12 小时内为宜，而冷藏保存的肢（指）体 24 小时内都可再植 [97]。Vander Wilde 等 [98] 曾报道在冷缺血 54 小时后手再植成功的病例；智丰等 [99] 报道缺血时间为 12~20 小时的 36 指断指再植，存活了 35 指；徐吉海等 [100] 对 4℃环境中保存了 14 天的中、环指再植，最终环指完全成活，中指部分成活。

2. 再植适应证 对于再植的适应证无法形成统一的意见，常见的再植指征包括：拇指离断、多指离断、离断平面位于指浅屈肌腱止点以远的单个手指离断、所有的小儿指（肢）体离断、断掌，以及手掌以近的肢体离断伤包括断腕、断肘、前臂和上臂离断等。多指离断的病例中，若部分指体再植条件较差，可以优先再植损伤轻、容易成活的手指或将条件好的指体移位再植于功能最重要的手指。手掌、腕部及前臂的再植，若能成活，功能恢复程度一般都要优于佩戴假肢者，即使感觉功能下降和手内在肌萎缩，但凭借外在肌的恢复也可以很好地完成手部的握持等动作。在条件许可下，对小儿的再植均应努力尝试[101]。

3. 再植禁忌证　包括严重的挤压离断伤、多平面的离断伤、刺激性液体浸泡过的断指、缺血时间较长的离断指体、严重的经关节面的粉碎性骨折的断指。环形撕脱伤一般被认为是禁忌证，但部分医师仍认为对不累及近指间关节的损伤也可以通过静脉桥接来进行再植[102-105]。

在临床实际中，并没有绝对的适应证和禁忌证。比如，拇指的旋转撕脱伤，即使需要截骨短缩、关节融合或血管移植等手术，再植成功后的拇指外观和功能都优于其他重建手术。而对于离断平面位于指浅屈肌腱止点以近的单个手指离断，可以因为患者强烈的再植意愿而再植。我们不能一味顾及再植技术的进步而忽视适应证和禁忌证，尤其是部分医师对断肢再植的适应证掌握不严，为迎合患者及家属的需要而盲目实施再植，最后导致再植失败或再截肢，甚至发生危及生命的并发症。有的断肢虽再植成活，却成了累赘，主要由于术前对神经损伤缺乏认识，术中神经修复的技术不过关，术后对功能康复不重视，最终产生了一个只有外形而无功能的肢体。

四、再植成活的影响因素和分析

一系列因素影响手指再植的成活率，常见的包括性别、年龄、吸烟史、饮酒史、受伤机制、离断平面、离断指体、缺血时间等。近年来，国内外对影响再植成活的因素均进行了很多研究，部分研究结果差异较大，这可能是由于不同地区的手指离断流行病学差异较大所致。

年龄对再植的影响主要体现在儿童和成人之间成活率的差异，有的文章将 13 岁作为儿童与成人的分界[106]，也有的将 18 岁作为分隔[107]，但几乎所有文献均报道未成年人的再植成活率低于成年人[101-108]。其原因很可能是儿童离断手指的血管细小，且受伤机制大多为绞压或撕脱伤，在治疗上比较激进，常选择较积极的再植手术。Breahna 等[109]、Ma 等[107]、Mulders 等[110]的研究结果均表明性别与再植成活率无关，但 Dec 等[106]的研究结果表明女性患者的再植成功率是男性的 2.3 倍，他认为原因可能是男性患者从事重体力劳动比例高，离断指体可能损伤得更严重。

吸烟一直以来被认为是影响手指再植的重要因素。Song 等[111]在研究中表明吸烟会增加血管危象的发生率，是动脉痉挛、血栓形成的重要影响因素。大多数有关手指再植的报道中均未分析吸烟对再植成活率的影响。Breahna 等[109]的随访研究结果表明吸烟与再植的失败有相关性，Dec 等[106]的 meta 分析结果也支持这一观点，但 Ma 等[107]进行的 meta 分析结果发现吸烟并不影响再植的成活率，他认为原因可能是纳入的文章中仅有两篇提供了患者的吸烟史。大部分研究中均未发现饮酒史对再植的影响[39-40]。

Dec 等[106]、Beris 等[112]和 Ma 等[107]的 meta 分析结果均表明受伤机制、离断平面、离断指体是影响手指再植成功的高危因素。绞压伤或撕脱伤断指的成活率明显低于切割伤，Waikakul 等[113]在一项 1 018 例手指再植的随访研究中发现锐器伤、挤压伤和撕脱伤的再植成活率分别为 99.5%，33.3%，和 78.6%。但 Sharma 等[114]在 103 例拇指再植中发现受伤机制（切割伤、电锯伤和撕脱伤）与成活率无明显关系。远节指体再植的成活率低于远指间关节以近平面离断的手指再植，而在 5 个手指中，拇指的成活率最低[106, 107]。但在 Breahna 等[109]和 Mulders 等[110]的研究中未发现不同手指的再植成活率有明显差异。

除此之外，Dec 等[106]和 Ma 等[107]的研究还发现完全离断与不完全离断的再植成活率并无差异。Mulders 等[110]的研究结果发现不同医师实施手术的再植成活率不一样，提示医师水平也是再植成活的影响因素。Breahna 等[109]的研究发现在正常上班时间进行的手指再植成活率较高，建议如果可行的话，再植手术应在白天医务人员精力充沛的条件下进行。同样，Woo 等[115]对部分手指离断的急诊患者进行了延期（第二天白天）再植，与急诊再植进行了比较，发现其成活率和功能恢复并无明显差异，因此建议再植手术不一定要急诊进行。

五、断指的保存和再植的术前准备

保存断指（肢）的方法有两种：一是将断指（肢）包在生理盐水湿纱布中，放入干净的塑料容器，再将容器放入冰水（图 16-45）；二是将断指（肢）放入有生理盐水或平衡液的塑料容器内，再将容器放入冰水。断指（肢）不能直接接触冰块，不能冷冻保存。由于第二种浸泡法会使断指（肢）皮肤出现皱褶，虽然有些医师认为这并不影响再植，但我们仍倾向于选择第一种保存方法。

对就诊的断指（肢）患者，应首先检查其生命体征是否平稳，有无其他合并伤。常规对残留指（肢）体和离断指（肢）体进行摄片，以了解骨折情况；然后将离断指（肢）体用生理盐水湿润的干洁纱布包裹，置于 4℃冰箱中暂时保存，留待术中使用。也可以在患者进行术前准备时，手术医师在显微镜下对离断指（肢）体进行探查，判断是否具有再植条件；如能再植，可以找出神经血管束，并标记，以缩短手术时间（图 16-46）。

六、手指再植技术和顺序

手指、手掌及腕关节平面离断的再植步骤基本一致，目前多数医师采用顺行法再植：清创—缩短和固定骨骼—修复伸、屈肌腱—吻合动脉—修复神经和闭合指掌侧皮肤—吻合静脉—缝合指背皮肤。有的医师是在静脉吻合后再吻合动脉。也有少部分医师喜欢采用逆行再植方法[116]：清创—缝合掌侧皮肤—吻合掌侧静脉—修复指屈肌腱—修复指神经—吻合指固有动脉—骨关节内固定—修复指伸肌腱—吻合指背静脉—缝合背侧皮肤。两种方法各有优点，只要操作得当，都可以使用。

（一）清创

不要因为急于重建血循环而忽略清创的重要性，任何潜在的组织坏死或污染，都可能导致手术失败，彻底清创对预防感染、减少术后组织粘连、促进侧支循环建立都具有重要作用。

首先用双氧水、氯己定（洗必泰）溶液和肥皂水刷洗断指和伤手 3 遍，用生理盐水冲洗干净后常规进行消毒、铺单，然后在显微镜下距创缘 1~2 mm 环切一圈皮肤，去除污染挫伤的软组织，对指屈、伸肌腱及骨断端进行清创（图 16-47）。在清创过程中，可以用 8-0 线标记找到的神经血管束，清创结束后再用生理盐水、氯己定溶液反复清洗，然后更换器械和手术单。

（二）骨、关节固定

骨骼的缩短是再植手术的重要步骤[117]，缩短骨骼后可以保证断端两侧的组织（血管、神经、肌腱）无张力地直接缝合（图 16-48）。骨骼缩短的具

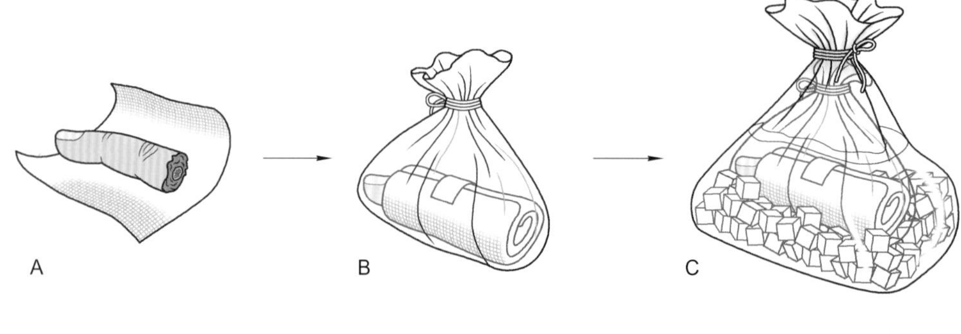

图 16-45　断指的保存方法。A. 将断指（肢）包在生理盐水湿纱布中；B. 放在干净的塑料容器内；C. 再将容器放入冰水。

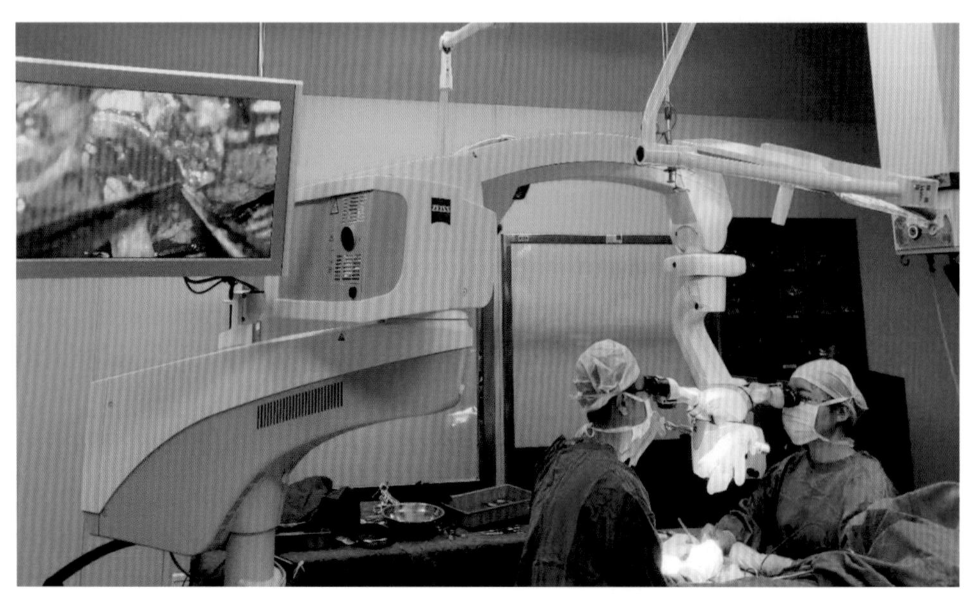

图 16-46　断指再植时手术室场景。

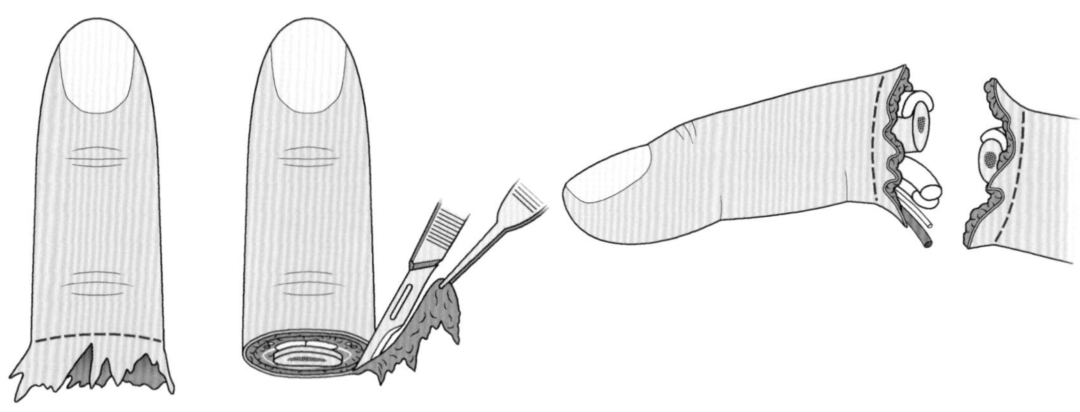

图 16-47　彻底清创断指的远、近端。

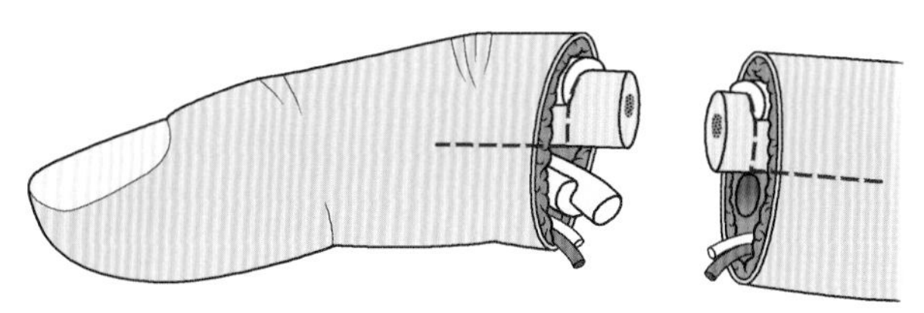

图 16-48　断指远、近端指骨短缩，可在侧方作纵行切口，以利暴露组织。

体范围应因损伤类型和离断平面而定，一般远、近断端各截除约 0.5 cm，手掌及以近的离断骨骼可缩短 2 cm[118, 119]。切除儿童远、近断端骨骼时应尽可能保护骨骺，不应影响指骨的生长发育。对于指关节处的离断可以行功能位的关节融合术，但对于儿童的关节和成人的掌指关节处离断可以一期不做融合而留待二期行关节置换术。

有些医师不愿进行骨骼缩短术，认为血管缝合时张力过大可以采用静脉移植的方法。笔者最初进行再植手术时也认为如此，但在临床中经常发现清创修剪神经、皮肤和伸肌腱后直接缝合的张力很大，并且进行静脉移植费时，增加发生血管危象的概率。当然，与反复痉挛、血流不畅的血管吻合相比，静脉移植更省时和有效。

一般来说，指骨平面离断再植中对骨骼的固定最常用的方法仍是克氏针固定，操作时对位、对线的要求与骨折固定原则基本一致，尽量达到解剖复位，避免旋转畸形，尤其是在多指离断的再植中。如有可能，最好进行骨膜缝合修复，可以减少肌腱粘连的发生。

远节指骨再植可使用一枚或平行的两枚克氏针纵行固定，中节和近节指骨再植可以采用交叉克氏针固定或一根斜行、一根纵行的克氏针固定[120]。克氏针固定时需显露的骨骼范围小，方便快捷，但需注意不要让克氏针绞压神经血管束和关节周围韧带。

指间关节的融合，常采用交叉克氏针固定，将远指间关节固定于伸直位或稍屈曲位。如果采用无头螺钉固定时远指间关节需固定于伸直位。近指间关节融合时不同的手指固定角度不同，一般示指固定于屈曲 40°，中指于屈曲 45°，环指于屈曲 50°，小指于屈曲 55°。应尽量避免掌指关节融合，可以二期行关节置换术，若融合不可避免时，示指至小指的屈曲固定角度为 20°、30°、35°、40°。关于关节融合固定的角度一直存在争议，没有证据表明哪种固定角度最合适[121]。

除采用克氏针固定外，微型钢板、张力带钢丝、克氏针联合张力带钢丝固定等也是常用的方法[122-126]（图 16-49）。钢丝固定，因为需用两根钢丝垂直穿过两个骨端的骨洞，组织暴露较多，可能加重软组织损伤，但是固定稳定，可以进行早期活动锻炼，畸形愈合和骨不连的发生率较低。无头螺钉髓内固定或钉栓在远指间关节融合时常用，但组织污染较重时不建议采用，因为一旦发生感染，内固定难以取出。钢板螺钉固定在断掌、前臂离断等较大肢体离断伤时常被采用，而在手指再植中运用不多，因为需要暴露的骨骼范围更大，而且很可能损伤指背静脉。厉运收等[127]用微型钢板、交叉克氏针、十字钢丝 3 种不同的方法对再植手术中的指骨进行内固定，并比较 3 种方法的临床疗效，结果发现成活率无明显差别，但用钢板固定的指骨愈合时间短。

虽然克氏针固定是临床使用最多的方法，但仍应根据离断的不同平面和骨折的不同类型来决定使用何种方法。

（三）修复肌腱

暴露屈伸肌腱时建议在手指掌侧和背侧各作两

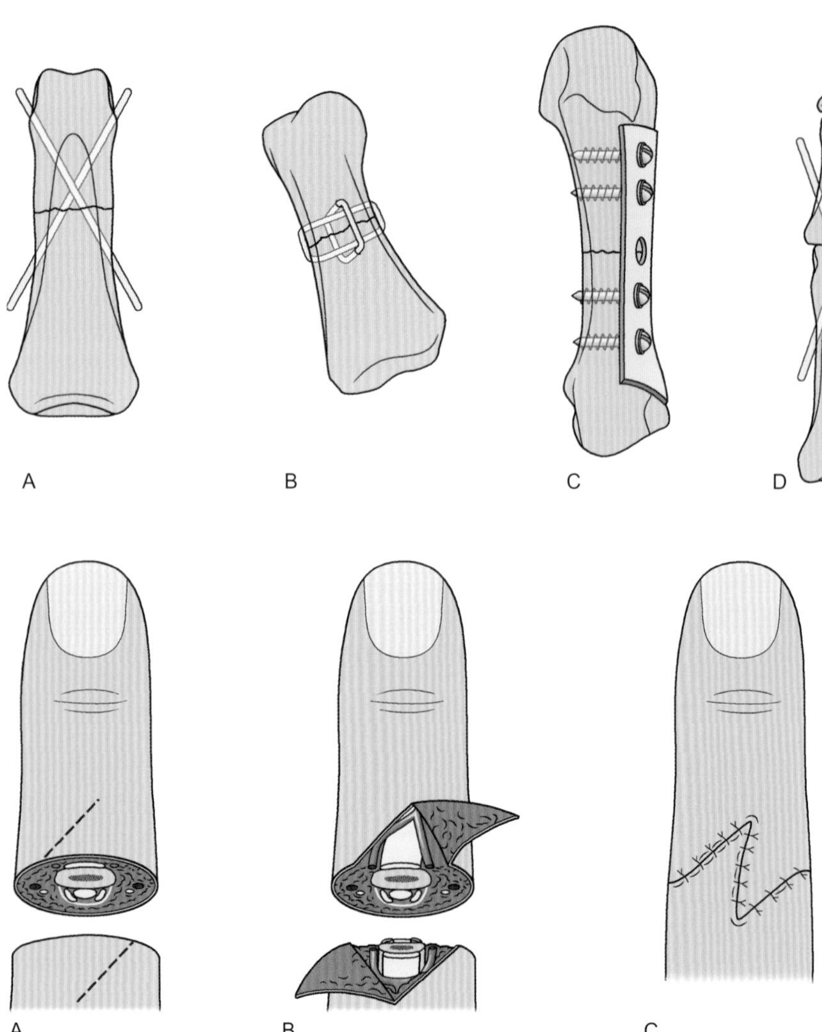

图 16-49　断指再植时骨骼的固定。A. 克氏针固定；B. 钢丝固定；C. 钢板螺钉固定；D. 近指间关节融合克氏针固定。

图 16-50　断指再植时背侧组织的显露。A. 作两个反向斜切口；B. 掀起皮瓣，暴露静脉和伸肌腱；C. 错位缝合，形成“Z”字切口，可减少环形伤口的压迫。

个反方向的斜切口，这样既能有效暴露掌背侧组织，又可以形成两个三角形皮瓣，缝合时错位缝合，可减少环形缝合口的压迫（图 16-50）。再植指体的屈、伸肌腱修复原则和修复方法与单纯肌腱损伤基本一致。应尽可能一期修复屈、伸肌腱，但在一些撕脱伤等严重的病例，如果屈、伸肌腱缺损无法直接修复，可以行肌腱转位或留待二期进行肌腱移植修复。除拇指外的其他手指，如果再植时屈肌腱需要二期修复，在一期手术时需放置硅胶棒。一般来说，屈肌腱修复应在神经、血管吻合之前，但若离断平面在手指近侧，屈肌腱修复后导致手指屈曲会增加血管、神经吻合的难度，因此，可以在屈肌腱两端缝入缝线，待血管、神经吻合后再打结缝合肌腱。手掌、腕部离断时肌腱断裂的数目较多，应反复牵拉手指，根据解剖仔细辨认，确保肌腱匹配。

（四）吻合动脉

这是再植过程中最重要的环节，在显微镜下修剪动脉直至健康血管壁。“红线征”和“缎带征”均表示动脉内膜有潜在损伤，松止血夹后观察近端动脉是否有喷射性出血。如果出血不活跃，可以松解血管解除压迫，用温生理盐水湿敷或血管内滴注盐酸罂粟碱，大多能缓解。如果还不出现喷射性出血，只能继续向近端修剪直至出血呈喷射状，然后根据血管吻合的张力决定能否直接吻合。为提高断指再植的成活率，达到能在无张力下直接吻合血管，则应尽可能修复双侧指动脉。Besancom 等[128]的研究发现再植过程中双侧指动脉均吻合的患者感觉神经功能的恢复较仅吻合一侧动脉的患者佳。但如果双侧指动脉均有缺损而难以直接吻合时，不需要行双侧血管移植桥接吻合，一侧就已足够。

当动脉难以直接吻合时可以采用以下几种方法：①若张力合适，可将一侧近端动脉与对侧远端动脉吻合，避免移植血管桥接。②移植静脉：对于血管的缺损首选自体浅静脉，根据供区动脉的口径大小选择，最常切取的部位是前臂掌侧远端（图 16-51）。

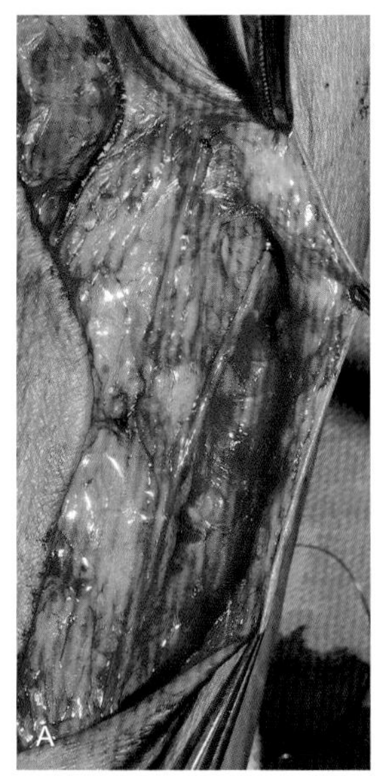

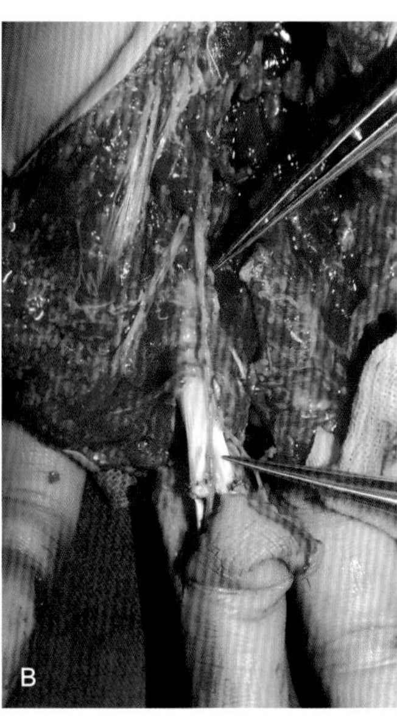

图 16-51　断指再植中动脉缺损或缝合张力较大时，取自体前臂或腕部静脉桥接移植。A. 前臂静脉；B.“V”形静脉桥接修复中指两侧的指固有动脉。

曹松华等[129]对前臂腕掌侧浅静脉进行了解剖学研究，发现存在较恒定的“H”形浅静脉弓，该弓的远心端和近心端的静脉直径与指固有动脉、指背静脉相近，该解剖特点可以使一条静脉同时桥接双侧指动脉的缺损。有时动脉缺损较大，切取的浅静脉口径难以与指动脉匹配，或者静脉分支较多，因此可以选用前臂中下段的桡动脉伴行静脉[130]。不仅口径恒定而且走行不迂曲，可以切取长度超过 10 cm 的静脉。对于手指末节动脉缺损，因口径细小，常选择腕掌侧或小鱼际掌侧的浅静脉移植。③邻近动脉移位：对于一些撕脱或挤压性离断伤，可以将邻指的正常指动脉移位于再植指，虽减少了一个吻合口，但可能会对邻指造成一定程度的损伤，如冷刺激敏感。这种移位原则常用于远端一条血管不能修复时。以往这种方法常用于拇指旋转撕脱离断伤，将示指桡侧指动脉移位修复损伤严重的拇主要动脉，目前除非在无可选择的情况下才会选择该方法。对无法找到远端动脉或无法吻合的指体，张平等[131]报道采用静脉动脉化的方法再植（近端动脉与远端静脉吻合），虽最初几天指体肿胀、出现水疱，但最终全部成活。

在临床如果术中发现有静脉移植的可能时，不要犹豫，进行两处无张力容易操作的血管吻合比进行一处有张力、条件不好的血管吻合更快，而且更容易成功，避免产生动脉直接吻合失败后的挫败感。

血管吻合前，用血管夹夹住远、近端血管，可以保证视野的无血、清晰及防止血管回缩，但为了减少血管夹对血管内膜的损伤，一般建议使用血管夹的时间不超过 30 分钟。准备吻合时向血管腔注射肝素溶液，吻合过程中也要不断用肝素溶液冲洗吻合口。

（五）缝合神经

虽然 Gelberman[132]在其随访病例中发现一期和二期神经修复后神经功能的恢复没有差别，但是我们仍建议尽可能一期缝合神经，宜用神经外膜缝合法。骨骼缩短后，神经可以在无张力下缝合，一般不困难。在有神经缺损或因骨骼未短缩、缝合神经有张力的情况下，可以考虑一期进行神经移植缝合。一般最常选用前臂内侧皮神经作为供体，但 2002 年 Higgins 等[133]的报道认为与前臂内侧皮神经相比，前臂外侧皮神经切取范围可达 7~8 cm，且切取后供区不会出现神经瘤。在一些少见的病例中，指神经还可以从废弃的手指切取。

（六）吻合静脉

虽然没有强制的标准，但是修复的动、静脉比例最好达到 1:2[134]。松止血带后通过静脉回流可以很方便、快捷地找到静脉，并可优先选择出血量多的静脉进行吻合。有医师因为要保证术野的清晰，而喜欢在再植过程中先吻合静脉再吻合动脉[135]，我们认为没有这个必要，如果正确使用止血带，同样可以保持创面的清晰。

与动脉吻合原则一样，无张力下可进行直接吻合静脉，若有一定张力，应立即移植静脉进行桥接吻合。甲根平面以远的指体再植时，在指背常难以找到可供吻合的静脉，可以通过以下几种办法处理。

1. 尽可能在手指掌侧寻找浅静脉吻合　虽然该部位的静脉细小，吻合难度大，但有时只需吻合一根静脉（动脉也只吻合一根，1:1），即可解决手指的血液回流问题（图 16-52）。Mersa 等[136]在 366 例不同分型的末节离断指体再植中吻合了掌侧静脉，成活率达 83%。

2. 动静脉瘘　在手指掌侧远端找到一条有回流的动脉与近端掌侧或背侧静脉吻合，形成动静脉瘘（图 16-53）。Hattori 等[137]的研究发现该方法技术难度较大，因血管口径相差太大而难以吻合。

3. 术后放血疗法　包括拔甲配合肝素行甲床放血[138]、侧切口配合肝素放血[139]、医用水蛭放血[140]。这些方法的使用均较广泛，并且都获得了

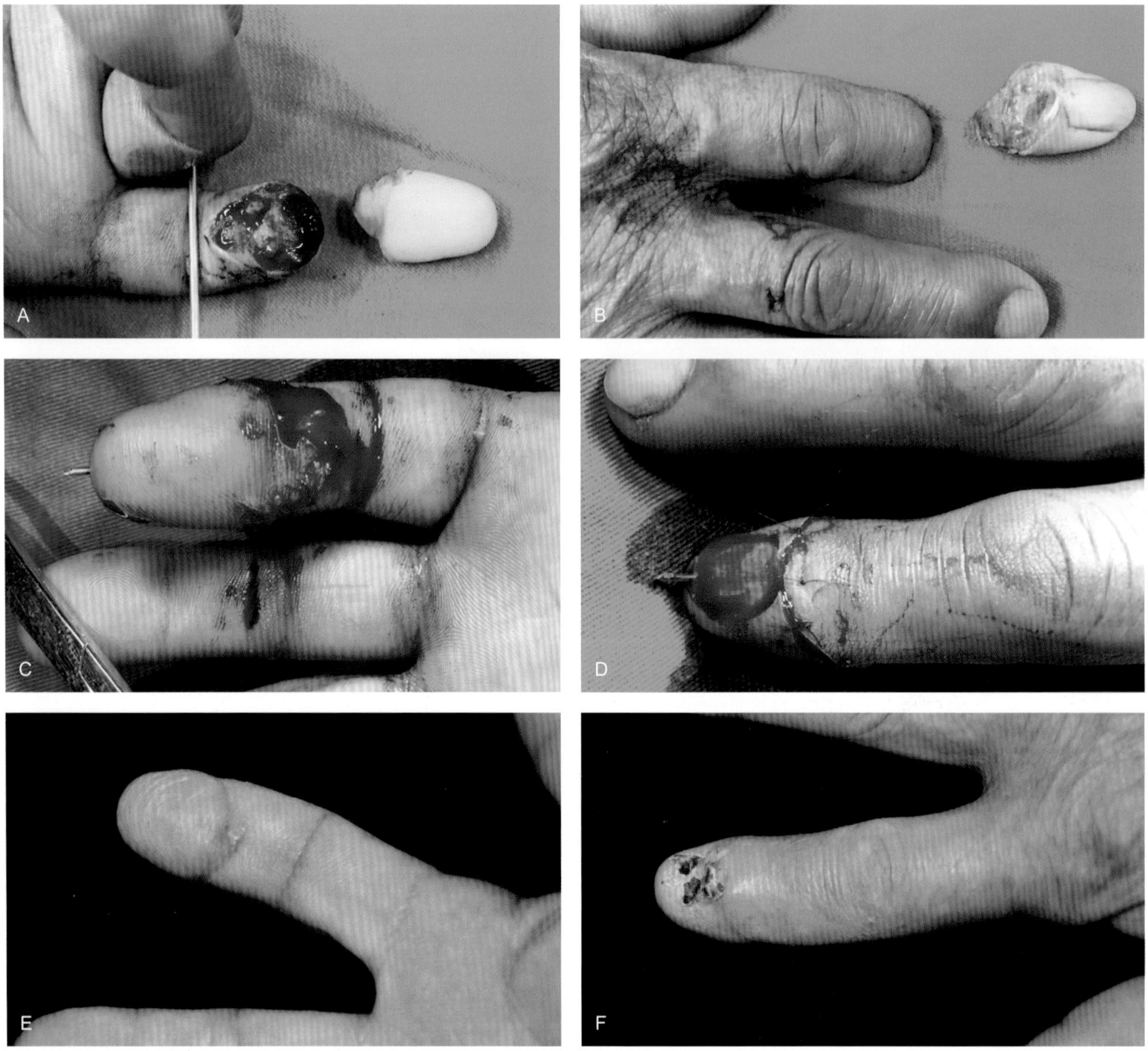

图 16-52 一例右示指 Tamai 2 区斜行离断，术中仅吻合一根动脉和静脉，术后指体成活。A. 右示指斜行离断（掌侧观）；B. 背侧自甲根处离断；C. 术后指体红润，指腹饱满；D. 缝合修复甲根及甲上皮；E. 术后半年指体掌侧外观满意；F. 背侧指甲稍萎缩。

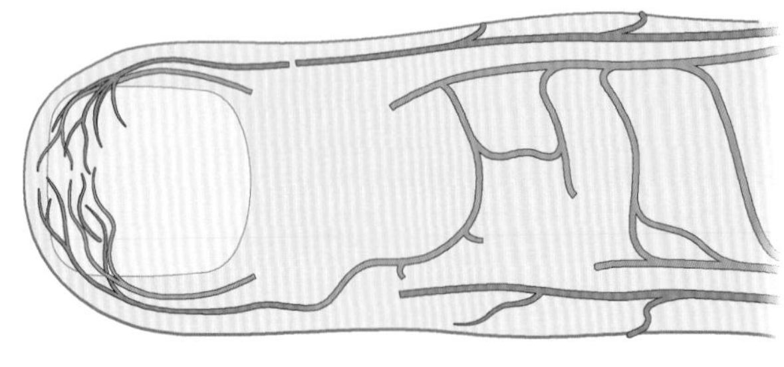

图 16-53 通过一侧远端动脉与近端静脉相吻合形成动静脉瘘，处理再植中无静脉可供吻合的情况。

较高的成活率。Yokoyama 等 [141] 对 7 例静脉回流不畅的再植指体作鱼嘴状切口，每天在切口附近注射稀释的肝素（1 000 U），最终 7 指全部成活。Chen 等 [142] 利用同样的方法再植了 30 例指体，成活率为 90%。Erken 等 [138] 对 24 例未吻合静脉的末节再植指体进行了拔甲并配合肝素静脉推注（70 U/kg）的治疗，成活率达 88%。利用医用水蛭解决静脉回流问题被广为运用，其缺点是放血量难以控制、感染风险高及患者难以接受。

4. 延迟静脉吻合 Mihara 等 [143] 对 21 例未吻合

静脉的末节进行再植，待指体肿胀静脉充血时再进行静脉吻合，成活率达 85.7%。

5. 其他方法　包括指骨扩髓[144]、人工或机器挤压指体促进回流[145]。

（七）伤口的闭合与包扎

在除皮肤外所有结构均修复完成后，确认手指末梢血运良好，然后间断缝合皮肤伤口。为了防止术后瘢痕挛缩的影响，也可以采用锯齿状皮肤缝合法缝合[146]。皮肤缝合时不能有张力，否则会对血管造成压迫。在部分严重损伤的断指中，即使经过骨骼缩短，在清创后仍会出现皮肤缺损。如果缺损较浅表，则可以取全厚皮片缝合覆盖，但不能打包包扎。如果缺损较多，肌腱、骨外露，则常伴随近端动脉或静脉缺损。静脉皮瓣[147, 148]因其既能桥接血管又能修复缺损且切取方便而较受欢迎，适用于指背侧、侧方及掌侧的缺损修复，但因其是非生理性皮瓣，成活机制尚不明确，术后会出现静脉回流障碍、皮瓣部分坏死等并发症。临床上很多医师都对其进行了改进，有效地减少了并发症的发生。其他的方法还有用示指背侧皮瓣修复拇指指背缺损[149]、指侧方皮瓣修复指掌侧缺损[150]、游离足趾趾腹皮瓣或游离足部复合组织瓣修复断指复合缺损等[151]。Koren 等[152]报道使用复合皮瓣可以修复最大面积为 7.0 cm × 6.0 cm 的再植指体的皮肤软组织缺损。皮瓣内可以带血管直接移植桥接，也可以在血管移植吻合后使用皮瓣覆盖创面（图 16-54）。

包扎时，用小块凡士林纱布覆盖伤口，注意放置的纱布不要形成连续的环形，以免对手指造成压迫。用大量柔软纱布包扎手指，手部使用过腕石膏制动。

七、再植术后处理

断指再植术后的处理同样重要，一旦发生血管危象，需立即处理或探查（表 16-4）。

1. 一般处理　房间应温暖舒适，需要卧床 3~4 天，抬高患肢约 35°，略高于心脏水平，以利于静脉和淋巴回流及减轻局部水肿。在患手上方放置立灯，局部照射，距离 30~40 cm，维持局部温度。病区内严禁吸烟，以防止再植肢体血管痉挛。研究表明吸烟通过诱发指动脉顽固性痉挛和增加血液黏稠度影响断指再植的成活及质量[153]。术后必须密切关注指体血运，一旦发现血管危象，及时的处理可能会再次恢复手指的血液循环。

2. 术后药物治疗

（1）镇静镇痛：使用异丙嗪、氯丙嗪和盐酸哌

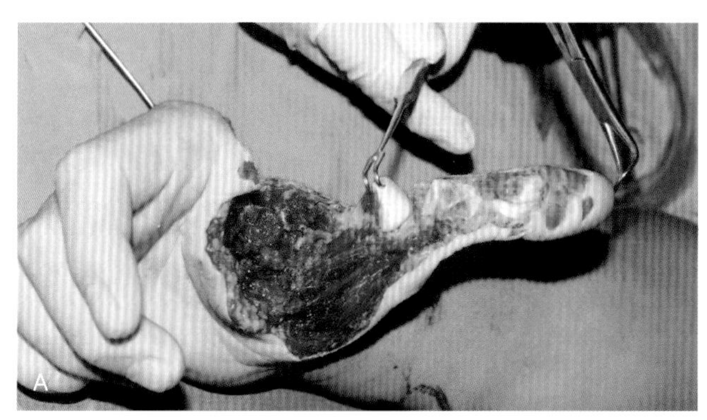

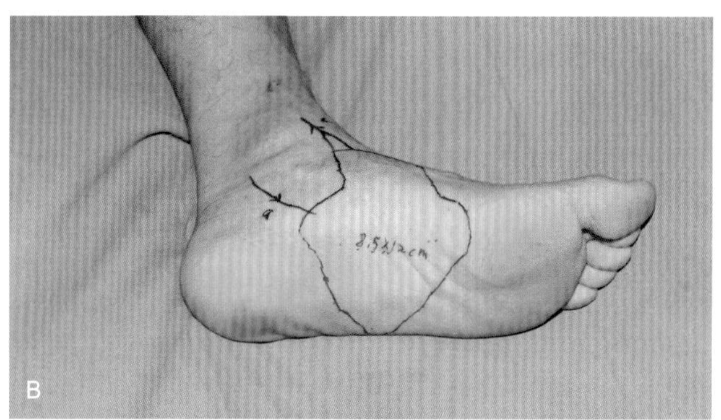

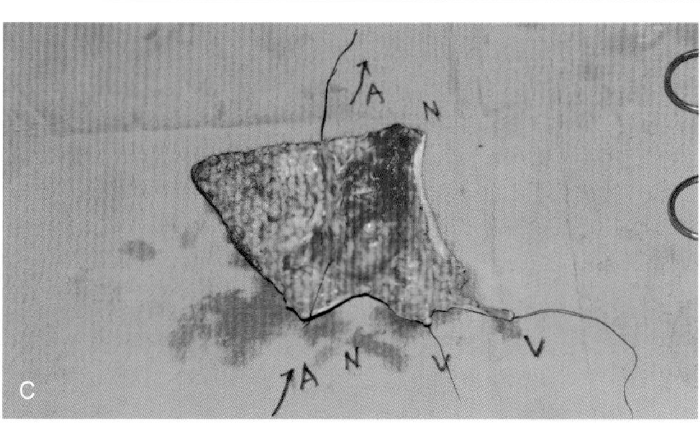

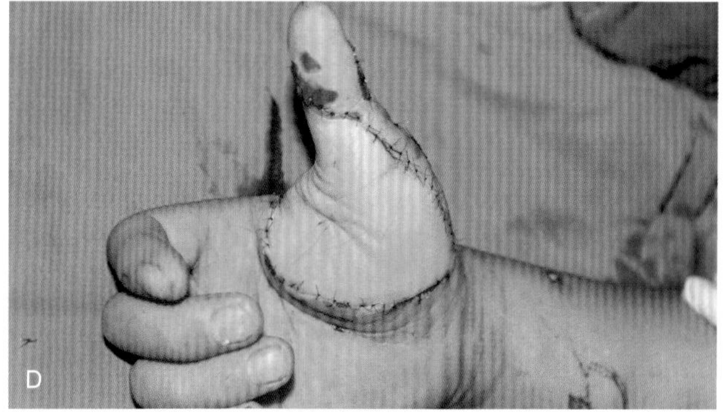

图 16-54　一例右拇指不全离断伴指掌侧和虎口软组织缺损，行游离足部皮瓣修复断指复合缺损。A. 术前外观；B. 于足部内侧设计和切取皮瓣；C. 用皮瓣内包含的血管和神经桥接拇指缺损的动脉和神经；D. 术后皮瓣和指体均红润，血运良好。

替啶混合配制的冬眠制剂，起镇静和镇痛作用。部分医院采用镇痛泵、PCA 泵等持续给药镇痛。

（2）抗凝解痉：术后为避免和预防血管痉挛及栓塞发生，常规应用抗凝和解痉药物 1 周左右。常用药物包括右旋糖酐、羟乙基淀粉、阿司匹林、尿激酶、盐酸罂粟碱、肝素等。罂粟碱的解痉作用得到了广泛认可，国内大部分医院均常规应用此药，部分医院加用 α 受体阻滞剂（妥拉苏林）或抗胆碱药（山莨菪碱）。国内各医院抗凝药的使用较多样，均有自己的抗凝方案和习惯用法，尚缺乏一个合理的、疗效确切的、并发症少的抗凝方案[154]。低分子右旋糖酐可能仍是临床上应用较多的抗凝药，部分医院应用羟乙基淀粉，同时联合应用肝素、阿司匹林、尿激酶及中药制剂等的一种或几种。何凌锋等[155]的研究发现低分子右旋糖酐和羟乙基淀粉对 1 或 2 指离断指体再植的存活并没有明显影响。任志勇等对断指再植血液流变学进行研究，结果表明抗凝剂对断指再植的血液流变并无明显影响且并发症较多，不应列为常规药物应用。因此，是否适用和使用什么样的抗凝药仍然是一个充满争议的话题。

（3）预防性抗生素：术后常规应用抗生素来防治感染，其用药种类及给药途径应根据组织挫伤的轻重和污染程度来选择。一般使用广谱抗生素。

八、术后指体血运的观察

1. 指体颜色、张力　若指体苍白且指腹张力降低，说明断指缺血或动脉供血不良，经保守治疗无好转后可考虑手术探查。若指体呈暗紫色且指腹张力较大，说明静脉回流障碍，可在指端作小切口放血来缓解症状。若症状持续出现，则可能需手术探查。

2. 指体温度　除了用手触摸感觉指体温度以外，还可以使用皮温测定器测定皮温（图 16-55）[156, 157]。如果再植指体皮温低于 30°，说明肢体供血不足。

3. 毛细血管充盈试验　若充盈现象迅速且出现指体色泽暗紫，为静脉回流障碍；若充盈现象消失，则为动脉血供障碍。

4. 指端小切口放血试验　若切开后创口不出血或经用力挤压才有少许血液渗出，表示动脉供血障碍；若切开后先有暗紫色血液流出，很快由暗紫色转为鲜红色，则提示静脉回流障碍。

5. 其他检查方法　包括经皮肤的氧饱和度测定、多普勒血流仪监测[158]、核素显像监测[159]等。但这些操作复杂，难以推广使用。

九、断掌再植

断掌再植的处理原则与多指离断再植的基本相同，但由于手掌部的解剖结构特点，断掌再植与断指再植在手术方法及术后功能康复方面又有所差异。

掌骨骨折可通过背侧微型钢板或交叉克氏针固定，尽量避免固定掌指关节。与手指相比，手掌部有手内肌，手掌部软组织的解剖结构更加复杂，血管神经的走行也更加复杂。不同平面的断掌，其间动脉解剖结构的差别较大，比如，不同平面断掌的动脉离断位置可能在掌浅弓以近、经掌浅弓、经掌浅弓以远等。再植时至少要保证每个手指都有直接的动脉血供，如果动脉存在缺损，近侧动脉断端数量少于远侧手指数量，可采用携带多个分支的静脉移植，即静脉一侧与近侧动脉断端吻合，另一侧的多个分支分别与多条指掌侧总动脉或固有动脉吻合。静脉移植可在前臂切取，也可在足背切取。足背静

表 16-4　断指的术后处理和探查指征

再植术后处理	一般处理	• 室温约 25°，局部用立灯照射 • 环境安静、禁烟 • 卧床 3~4 天，抬高患肢 • 密切观察指体血运
	特殊处理	• 镇静、镇痛 • 抗凝、解痉 • 预防感染 • 每日补液量 1 000~1 500 ml
探查指征	• 动脉危象：指体苍白、皮温低、指端小切口无出血 • 静脉危象：指体呈暗紫色、指端小切口切开后有暗紫色血液流出	

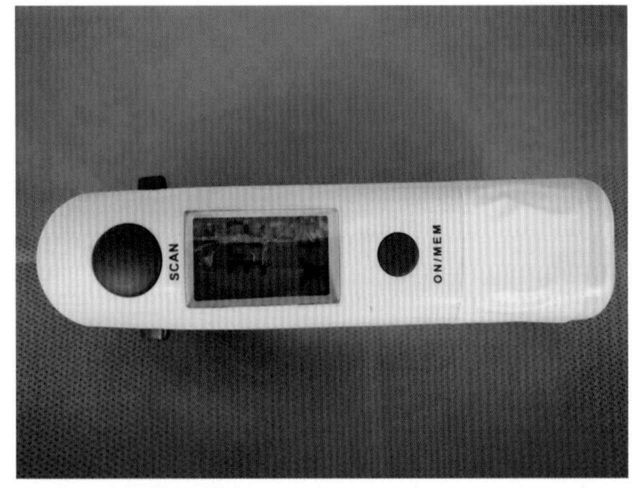

图 16-55　皮温测定器。

脉弓有丰富的血管分支，可以重建多条指固有动脉，且足部皮下脂肪少，易于定位静脉走行位置，因此是多个手指均存在动脉缺损时的常用静脉移植供体。一般仅吻合掌背的主要浅静脉即可。应当尽量全部修复神经、肌腱，如果存在缺损，可二期手术移植。但是对于近侧肌腱断端，应当将其缝合固定于屈肌支持带或掌骨骨膜，以防止肌肉挛缩。手掌部屈肌腱位于Ⅲ区，无纤维鞘包裹，因此肌腱粘连及腱鞘卡压的可能性小于断指再植，但如果肌腱断裂部位靠近掌腱膜滑车，将肌腱缝合后应当背伸手指，检查是否存在掌腱膜滑车处的卡压，必要时切开部分滑车。对于屈肌腱，应当采用多束核心缝合的方法，比如 M-Tang 法等。对于伸肌腱，可采用 8 字缝合等，坚强的肌腱缝合是早期功能锻炼的基础。

断掌再植术后一般需要卧床及抗凝治疗 5~7 天。功能康复锻炼应当根据骨折固定情况及肌腱修复情况而定。如果坚强缝合了手指屈伸肌腱，也牢固固定掌骨骨折，则可以于术后第 8 天开始主动屈伸锻炼；而如果存在粉碎性骨折、肌腱马尾状撕脱等情况导致的骨折，固定及肌腱缝合不够坚强，则应当用支具或石膏固定 1 个月后开始功能锻炼。如果未能进行早期功能锻炼，则往往需要进行二期肌腱松解术。

十、肢体离断再植

离断肢体比离断手指的保存要求更高，需置于 4 ℃冰箱中直至手术[160, 161]。在吻合血管前，应用肝素溶液灌注血管腔，可以探查远端是否有其他血管损伤、清除可能产生的血栓和尽可能消除因缺血所产生的代谢产物的影响[162]。

根据离断平面决定是否使用止血带，应对离断肢体两端进行彻底的清创，去除失活组织，防止术后感染和局部坏死。与手指再植方法相似，对骨干部两端可以进行部分短缩，以使组织修复时无明显张力；对于骨的固定，可以采用克氏针、髓内钉、钢板、螺钉、外固定支架等，应根据不同情况决定使用何种固定方式。为了缩短缺血时间，尤其是在上臂离断再植时，可以先吻合动脉然后再缝合掌侧的肌肉组织，静脉吻合需在背侧肌肉、肌腱组织缝合修复后[163]，动、静脉比例一般为 1:2，但为了减轻术后肢体肿胀和有利于静脉回流，我们的经验是吻合静脉的数目应尽可能多（图 16-56）。同样，如有神经、血管缺损，应行静脉移植或神经移植修复。再植成功后，应根据缺血时间和组织损伤程度，决定是否行切开减压术。在大多数近端肢体离断再植后都应行筋膜切开减压术[161, 163]。

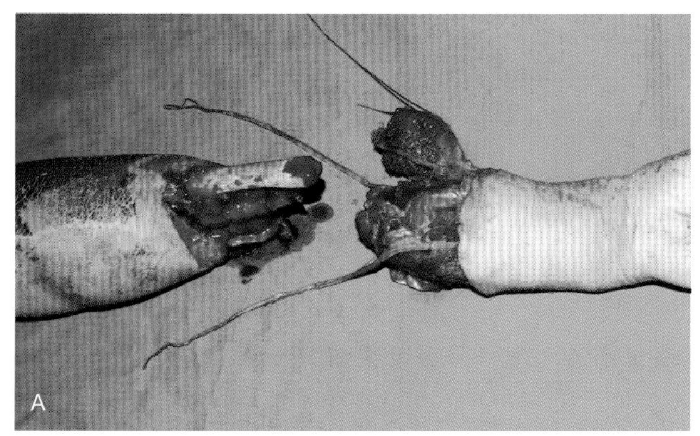
A

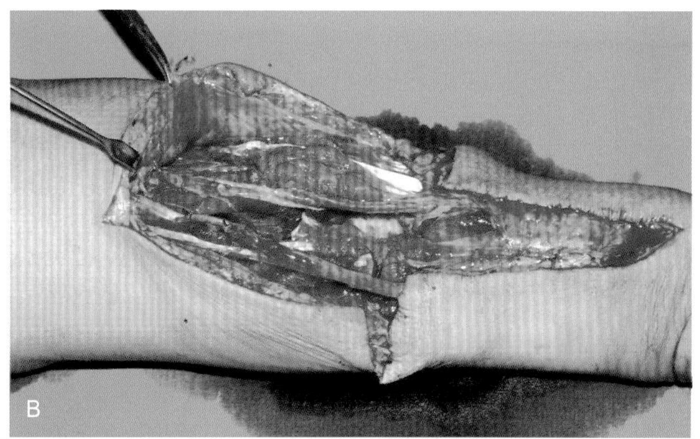
B

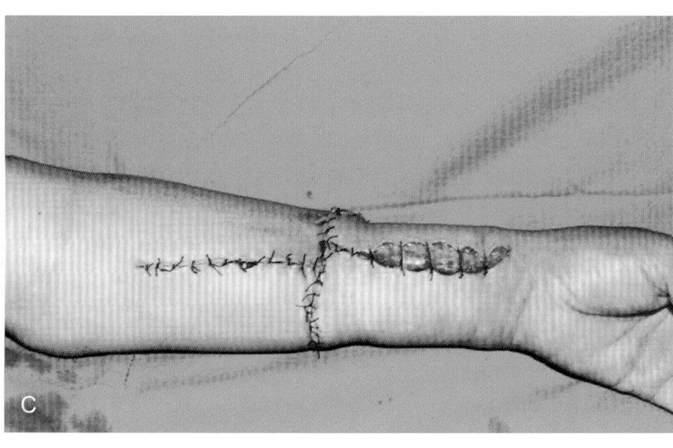
C

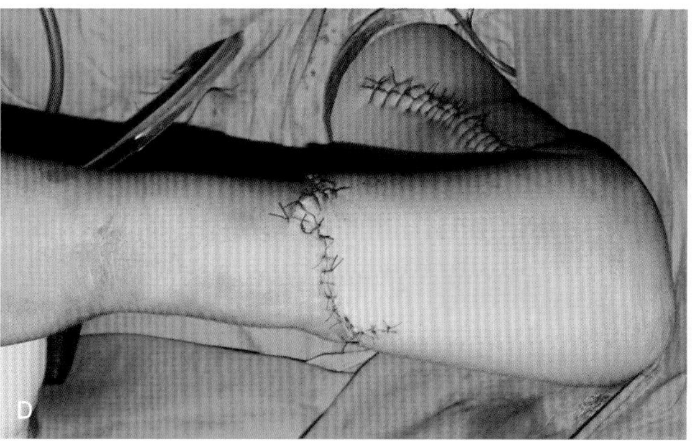
D

图 16-56　左前臂中段离断再植及远端离断再植病例。A. 左前臂中段离断，神经从近端抽出；B. 修复肌腱、桡动脉及伴行静脉；C、D. 再植术后血运良好。

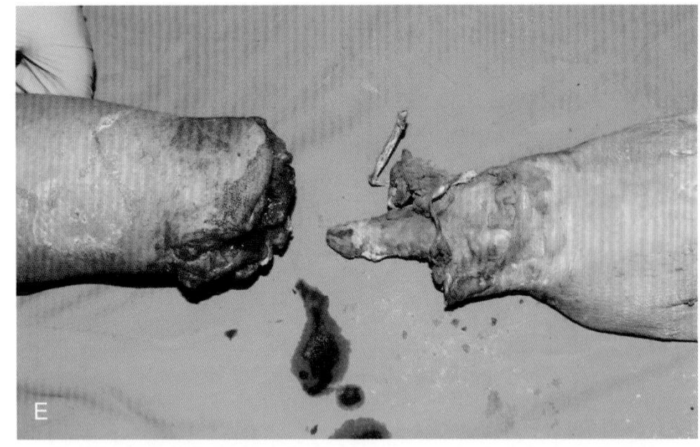

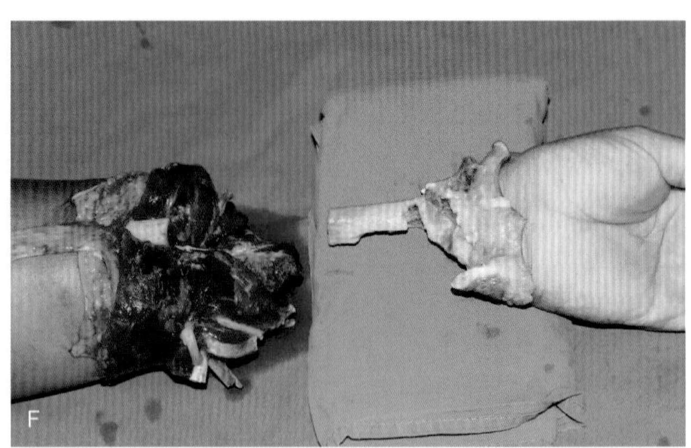

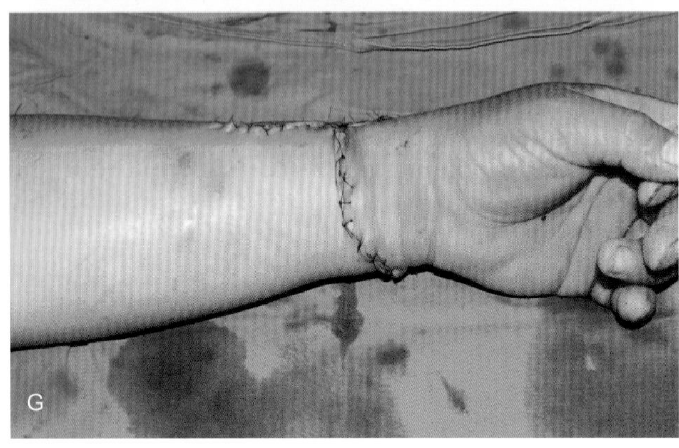

图 16-56（续） E. 另一个病例，水泥搅拌机绞压伤致左前臂远端离断，伤口污染严重；F. 伤口清创后；G. 再植术后血运良好。

第八节　特殊类型的断指再植

一、小儿指体再植

小儿断指再植一直都是临床比较棘手的问题。2013 年雷彦文等 [164] 对新生儿左小指末节离断进行了再植并取得成功，它是目前世界上年龄最小的断指再植成功病例。其余有关各年龄段小儿指体再植的报道在国内外已很多，但所报道的成活率差异很大，为 63%~97%[165-167]。Nicholas 等 [168] 对美国多个显微外科中心 1999—2011 年所有的小儿指体再植进行了统计和分析，结果表明小儿指体再植的成功率较低，但短期随访功能恢复较好，因此对于即使条件较差的离断指体仍应尽可能尝试再植（图 16-57）。小儿指体再植成功率比成人低的原因可能是受伤机制不同、适应证更宽松、血管口径更细小及术后哭闹治疗不配合等。

与成人指体再植相比，小儿指体再植技术和方法的特殊之处在于：①骨骼尽量不缩短，并注意保护骨骺板，禁作关节融合术。②对术者显微缝合技术的要求更高。目前对直径 0.3~0.4 mm 的血管进行吻合均能获得成功 [169, 170]，因此 Saies 等建议对小儿任何平面的指体离断都应尝试再植 [171]。

术后用药与成人指体再植相似，应根据小儿体重减量使用。Shi 等 [101] 对 12 例小儿末节指体进行再植，术后使用低分子右旋糖酐抗凝治疗 5 天，适当使用抗生素预防感染，静脉注射肝素溶液（1 500 U 与 500 ml 生理盐水混合）10~15 滴，使用 3~5 天；对于哭闹不配合或小于 5 岁的小儿使用氯丙嗪镇静；对于静脉回流障碍的指体作鱼嘴状切口配合肝素溶液（12 500 U 与 500 ml 生理盐水混合）棉球每 30~60 分钟擦拭放血，成活率达 91%。

对术后小儿患肢的石膏固定需要更牢固。由于婴幼儿四肢短、胖且难以配合，术后伤指疼痛及实施治疗、护理等，均可引起小儿哭闹和躁动，易诱发患指血管痉挛或血栓形成，常规的方法不易固定。针对小儿的特点，为保证小儿断指再植术后制动的可靠性，可采用“飞机型”胸臂前后石膏夹制动 [172]，该效果肯定，现已为国内临床采用。

因小儿断指再植术后极易发生血循环危象，因而再植术后特别是 72 小时内应严密观察再植指的血循环。其血循环危象的表现与成人相同，但发展迅速，应尽快查明原因，及时处理。

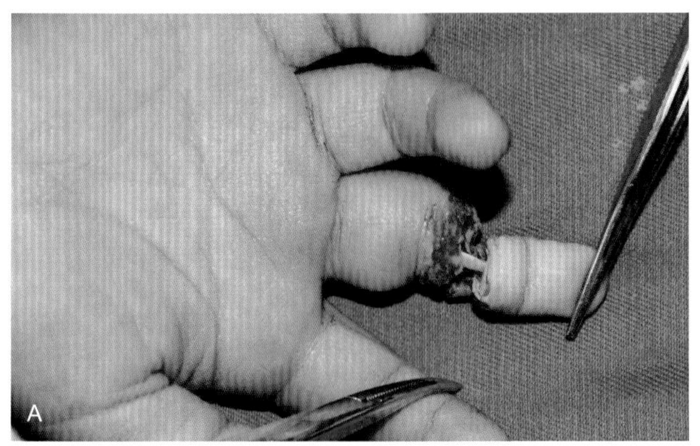

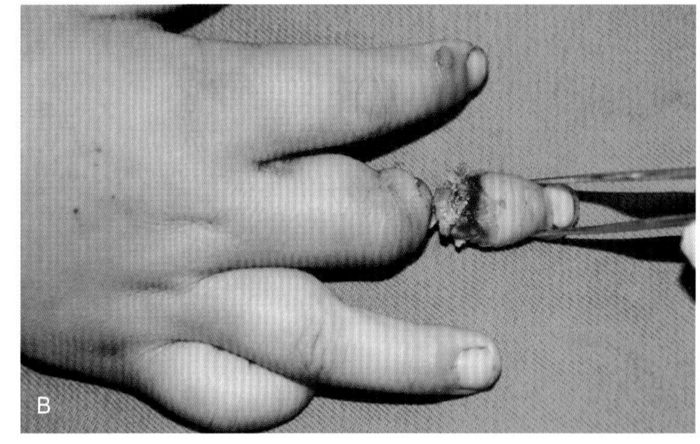

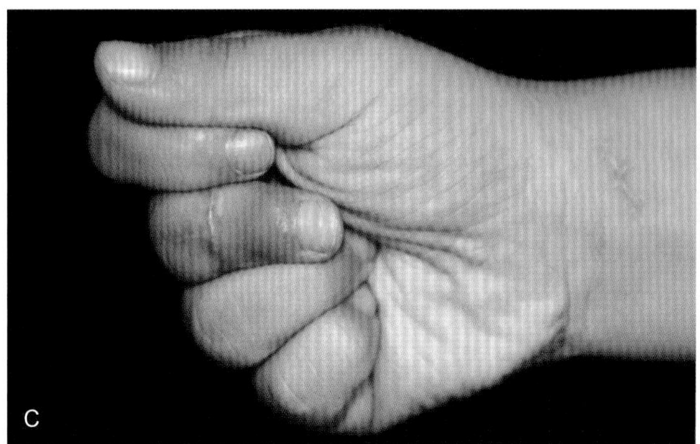

图 16-57　一例 4 岁幼儿右中指中节不完全离断Ⅲ型移植成活。A. 右示指于中节基底部离断；B. 背侧皮肤挫伤严重；C. 术后 5 个月指体成活，功能良好。

二、指端再植

手指指端离断的主要治疗目标包括维持手指长度、无痛耐磨和感觉良好的指端及指甲的保留。从这些方面来看，再植是最合适和最理想的治疗方案，虽然再植难度大、手术时间长及失败的风险高，但是术后指体功能恢复要优于近端指体再植。目前，国内外已有很多关于指端再植成活率和方法改进的报道[173-175]。为了评判指端离断后选择再植是否合适，Hattori 等[176]对再植和截指患者进行了长期随访研究，结果表明截指组患者有更高的指端疼痛发生率，两组的 DASH 评分分别为 2 和 7。

手指末节离断有多种分类方法，Tamai[161]将手指末节分为 2 个区，从甲根基底部至指端为 1 区，从远指间关节至甲根基底部为 2 区。Ishikawa 等[177]将手指末节分为 4 个区，从指甲中部至指端为 1 区，从甲根基底部至指甲中部为 2 区，从远指间关节到甲根平面平均分为 3 区和 4 区。该分类法更细致，可用于临床指导，如判断吻合动脉和静脉的可能性（图 16-58）。

手指末节两侧指固有动脉在指屈肌腱鞘两侧向远端走行，在末节指骨基底部以远分出分支向中央走行吻合成弓，弓的位置约在甲根平面，口径为 0.85 ± 0.1 mm。从指动脉弓向远端有数条分支，口

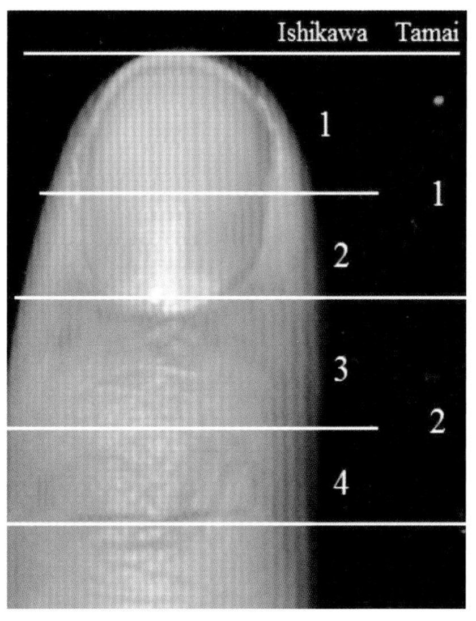

图 16-58　不同平面的指端离断的 Tamai 和 Ishikawa 分型方法。

径为 0.58 ± 0.1 mm，分支最终发向指端掌侧，走行为指腹终末支[178, 179]。指背静脉起于指甲两旁，向中央靠拢，在指甲近端汇合跨过远指间关节。指腹侧常有 1~2 条静脉紧贴皮下走行，管壁菲薄（图 16-59）。Cheng 等[173]对 100 例手指甲根平面的掌侧静脉进行解剖研究，发现在时钟 3~5 点和 7~9 点区域最可能发现静脉。一般甲根平面处指腹静脉的口径为 0.3~0.5 mm，远指间关节处掌侧静脉的口径为

0.7~0.8 mm。

指端再植的程序和方法与手指其他部位再植相似（图 16-60），在部分病例尤其是拇指指端再植病例，为了更好地暴露血管，可以先吻合血管再骨骼固定[174]。如需吻合指掌侧静脉，可在远、近端掌侧皮肤分别作斜行切口，这个方法由 Tsai 提出[175]，能很方便地暴露掌侧远、近端静脉。对于无静脉吻合的指端再植，术后可以通过各种措施来缓解和解决静脉回流障碍问题（见上文）。

指端再植术后的成功率与离断平面有关。据文献报道 2 区成活率为 70%~80%，3 区成活率为 80%~90%[180-186]。再植指体长期功能随访的结果较满意，Hattori 等[187]在术后一年后对 32 例指端再植患者进行随访，94% 的患者获得了保护性感觉（单丝测定）。Kim 等[184]在术后 6 个月后对 52 例患者进行了随访，两点辨别觉平均为 8 mm（3~12 mm）。

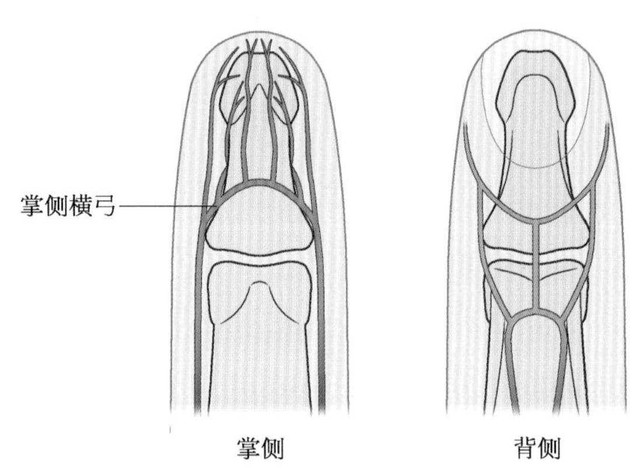

图 16-59　手指末节和指背静脉的解剖示意图。

大部分患者对手指功能恢复和外观都感到满意，少部分患者因指甲畸形和指腹萎缩而对外观不满。Nishi 等[188]对 48 例再植指体的指甲进行了研究，结果表明离断平面在甲弧影近端的指体出现指甲生长障碍和畸形的概率很大，而在甲弧影远端的指体再植后指甲外观几乎与正常一样。

三、环形撕脱性断指

在显微外科技术发展之前，对于撕脱性断指常常采取截指术[189]，即使在现阶段，截指术对部分患者来说仍是最好的选择。再植一般只适合离断平面位于指浅屈肌腱止点以远的指体。对于该损伤类型治疗方案的选择一直存在争议。近年来，国内外报道的该类型断指治疗的成功率较高，甚至达到 100%[190-194]。短期随访中，Brooks 等[195]报道了用前臂静脉皮瓣修复和静脉移植再植了 3 例 Urbaniak Ⅱ型和 5 例 Urbaniak Ⅲ 型离断指体，所有指体均成活，手指总活动范围为 160°~210°。长期随访中，Adani 等[193]对 29 例环形撕脱后成功再植指体平均

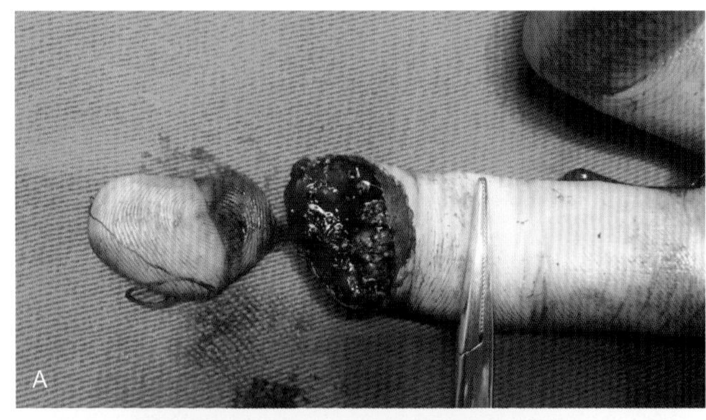

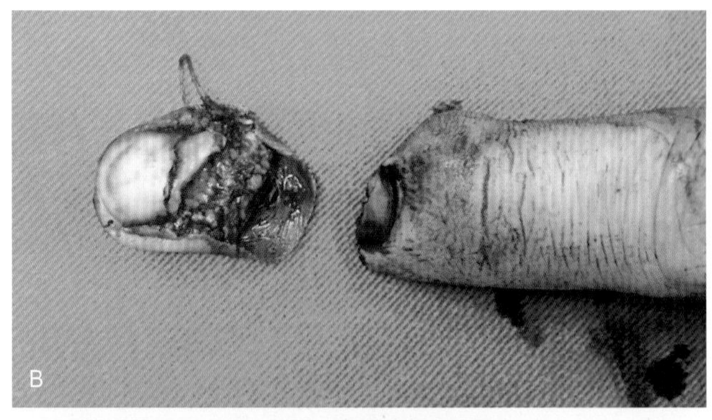

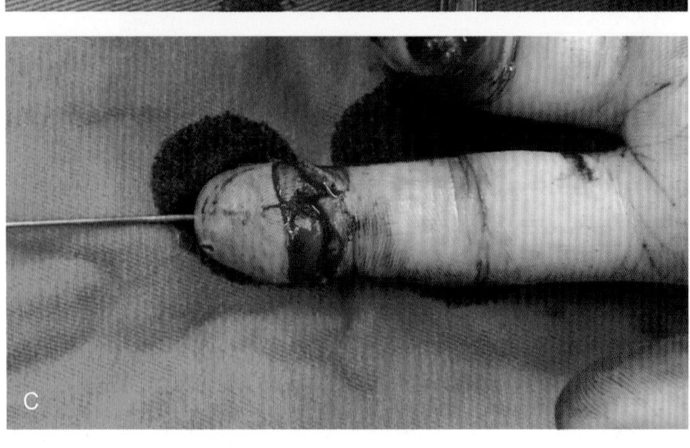

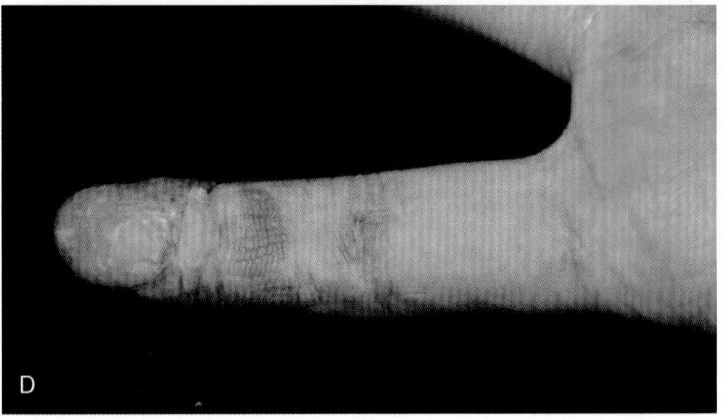

图 16-60　左示指 Tamai 1 区离断再植成活。A. 离断创面污染严重；B. 指背皮肤挫伤严重；C. 通血后指体红润；D. 术后 3 个月指体成活，外观满意。

在术后 89 个月时进行了随访，手指平均总活动度为 185°，静态两点辨别觉为从 15 mm 至 9 mm，因此他推荐该类断指可以尝试再植。Sears 等[196] 对环形撕脱性断指再植手术进行了 meta 分析，结果表明平均成活率为 66%，手指平均总活动度为 174°，两点辨别觉为 10 mm。同样，他建议对完全环形撕脱性断指不应再将截指作为常规手术，而应考虑再植手术（图 16-61）。

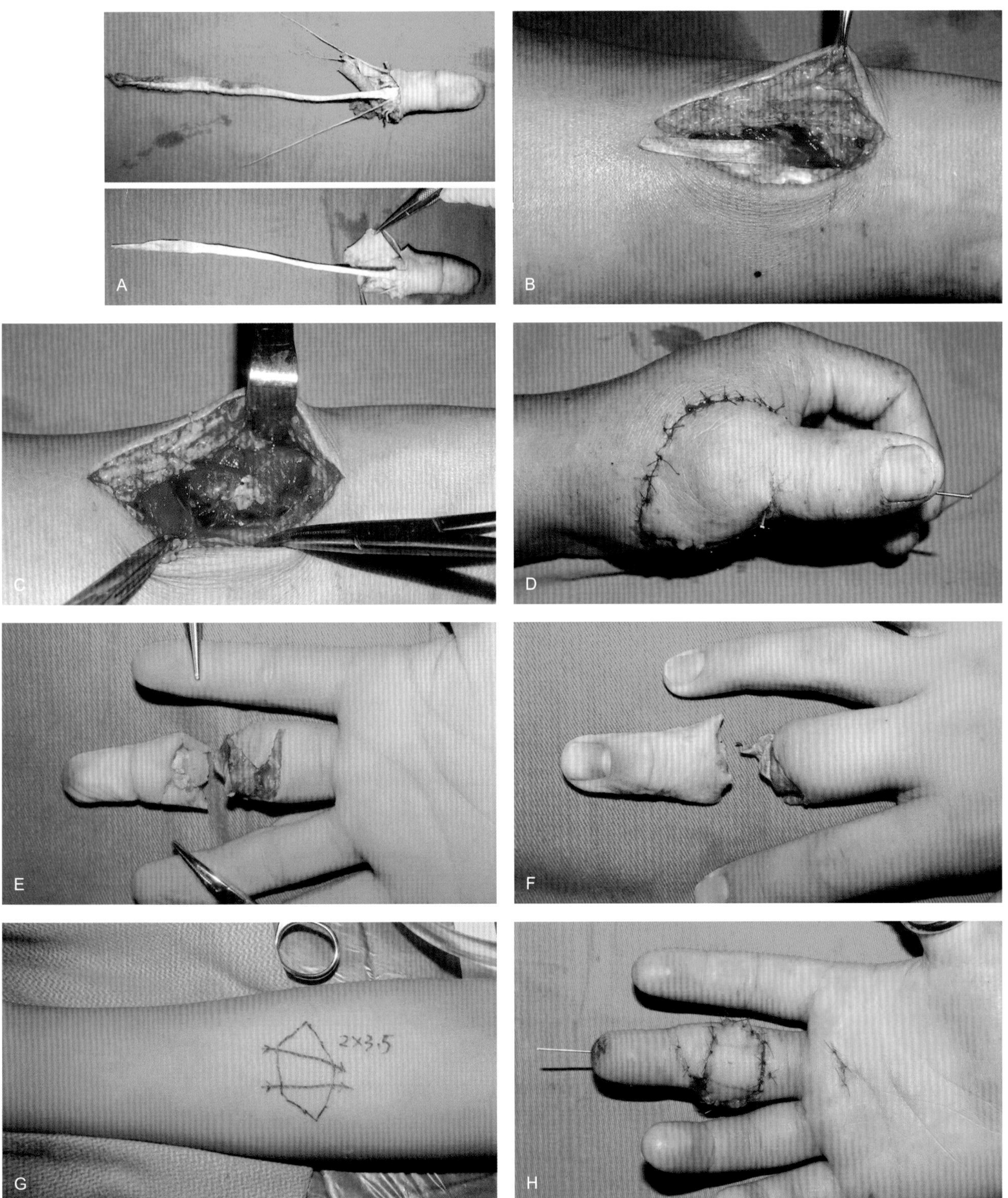

图 16-61　两例撕脱离断再植。A. 图 A~D 为病例一，上图示左拇指撕脱离断，拇长屈肌腱自腱腹结合处撕脱，下图示对离断拇指彻底清创；B. 找到拇长屈肌腱在前臂的断裂处；C. 将拇长屈肌腱与肌肉原位缝合；D. 再植术后血运良好；E. 图 E~H 为病例二，右示指近节撕脱离断；F、G. 在前臂取静脉桥接尺侧指固有动脉；H. 再植术后血运良好。

与普通手指再植方法相比，环形撕脱断指中血管、神经束常有缺损，大部分需要静脉移植桥接动、静脉，如有皮肤缺损，可采用皮瓣进行血管和皮肤的双重修复。因为神经有缺损，常难以直接缝合，可采用神经移植修复或二期修复。刘宇舟等[197]在手指脱套离断再植中将指神经与邻指指神经行端侧缝合，术后 7~12 个月随访两点辨别觉达 9~12 mm。

与其他手指相比，拇指旋转环形撕脱性离断再植的临床意义最大。自 Pho 等于 1979 年报道应用示指血管、神经转位行拇指旋转撕脱性离断再植获得成功后，应用此方法再植成功的报道较多。我国部分医师对该术式进行了改良。张文龙等[198]对 21 例 21 个拇指旋转撕脱性离断伤应用腕掌侧静脉游离移植桥接于桡动脉鼻烟窝深支与拇指尺侧固有动脉之间、桡神经浅支及掌背静脉转位吻合重建拇指的血运及感觉。周晓等[199]对 9 例拇指旋转撕脱性离断伤应用肌腱原位包埋缝合法结合同一切口移植浅静脉进行再植，同时缝合撕脱的指神经与背侧的指背神经修复重建拇指感觉。

目前，虽然很多医疗单位均报道了环形撕脱断指再植术后成功率较高、指体功能良好及患者满意度较高，但均为回顾性研究，无法确定哪种方法的优越性。受限于病例数，比较性研究可能很难进行。

四、十指离断和多平面离断

由于十指离断的发生率较低，因此国内外报道不多。自 1986 年葛竞等[200]报道了世界首例成功的十指离断再植以来，国内外约有 20 多例成功的十指离断再植成功的病例，我们将技术要点和部分功能结果总结如下。

1. 心理疏导　十指离断后，患者受到巨大的心理和生理创伤，医师需在术前安慰患者，以使其能配合整个诊疗过程。患者的情绪会直接影响再植的成功率。王成琪等[201]于 1988 年报道了由于患者出现创伤后心理应激障碍，再植术后反复出现血管危象，最终在药物控制其精神症状后血管危象才得以缓解。

2. 手术团队　完成该手术需要具有较高显微外科技术的医师团队，术中需由一名经验丰富的医师统一安排，合理分配技术力量。虽然没有证据表明手术组的数目与再植手术时间有直接关系，但考虑到手术非常疲劳，一般建议至少需要 3 组人员同时对离断指体、左手及右手进行清创探查和标记双侧指动脉、指神经及指背静脉。

3. 麻醉方式　根据患者的情绪选择麻醉方式。如果患者情绪稳定可以采用双侧臂丛麻醉，否则应选择全身麻醉。在韩国和中国台湾报道的病例中均选择的是全身麻醉。Back 等[202]认为十指离断再植术中应用全身麻醉优于臂丛麻醉，可保障术中精心监测、手术患者的安全及避免意外。但是，在我国报道的大多数病例中选择的是臂丛麻醉。

4. 离断手指再植顺序　May[203]推荐在多指再植时主张先再植拇指，后依次再植中指、环指、示指和小指。这一再植顺序主要是基于先保证主要功能指的再植成活与功能恢复。Wei[204]则主张从手的桡侧依次向尺侧顺序再植，具有操作方便的优点。但谢昌平等[205]推荐 5 个手指同类组织同步修复的顺序，他于 1993 年、1996 年、1997 年选择该方法再植了 3 例十指离断，手术时间分别为 9.25，6.75，和 7.25 小时。在选择该方法的报道中，除了 1998 年谢振荣等[206]和 2014 年谢伟勇等[207]的病例，其余手术时间均在 10 小时内。该方法除了能缩短手术时间，还具有避免不断更换位置和观察手指血运的优点（图 16-62）。

5. 静脉难以吻合的处理　如果离断平面靠近指端或背侧皮肤损伤严重，难以找到静脉吻合，可采用术后放血疗法（甲床放血或侧切口、鱼嘴状切口放血）、远端动脉静脉化（近端动脉与远端静脉吻合）。在报道的病例中，大约 1/3 患者均有远端静脉无法吻合的情况。

6. 血管危象的处理　十指再植术后血管危象的发生率较高，一旦发现，需立即处理，必要时进行手术探查。报道中发生血管危象和进一步手术探查的概率为 25%，在 3 个病例中血管危象发生超过 2 次[208-210]。探查手术常需要重新吻合血管或进行静脉移植桥接吻合。

7. 术后处理　术后常规抗炎、抗痉挛、抗凝治疗，密切关注指体血运，4~6 周后拔除克氏针，开始主、被动活动。报道中均缺乏具体的康复锻炼方案，只有 2 例有长期的随访结果。Cong 等[211]在术后 7 年对一例十指离断再植患者进行了随访，两点辨别觉为 4~11 mm，握力 69~81 Ib，捏力 13~19 Ib。欧耀芬等[212]报道，术后一年患者双手拇指总活动度为 165°（左）和 180°（右），其他手指活动度范围为 115°~260°；术后 7 年再次随访未发现明显改变。

尽管我国有较多的十指离断再植成功的病例报

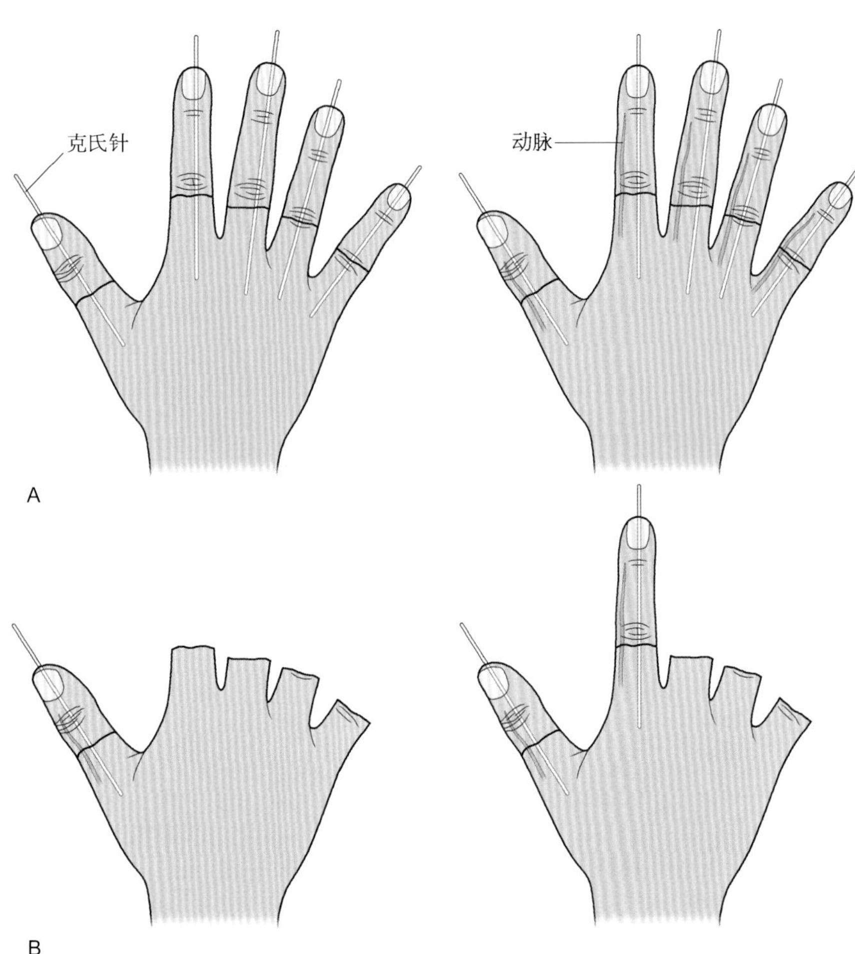

图 16-62　多指离断时两种再植方法。A. 同组织同步修复法：先将所有离断手指的骨折固定、肌腱修复，再吻合血管、神经；B. 依次法：按拇、示、中、环、小指顺序逐个再植。

道，但是大部分病例均缺乏系统的康复锻炼计划和长期的功能随访结果。手指再植成功的标准最主要的还是手指功能恢复程度，这需要医师、患者、理疗师的相互配合。

随着显微外科技术的发展，多平面离断再植的适应证也逐步拓宽，然而若出现全身情况不允许、肢（指）体结构已毁损、离断平面过多、估计再植后外形不佳和功能很差等情况时，均宜慎重实施再植手术。对于多手指多平面离断、主要手指指体节段损伤较重、难以原位再植时可将完整的次要手指离断节段移位至主要手指再植。

与十指再植相似，多平面离断再植部位多、技术要求高、手术时间长，故手术人员要合理地分组进行。应分多组同时对离断的肢（指）体各节段进行清创、探查和标记血管、神经等组织（图 16-63）。

再植顺序与十指离断不同，如果是单纯手指多平面离断，按照由远到近的顺序再植，不但术野清洁，而且各节段肢（指）体一齐通血，有利于防止吻合口血栓形成。但是如果是前臂、腕部、掌部多平面再植离断，应从近侧平面向远侧平面再植，以减少组织缺血时间。需重视对离断中间段组织的处理，防止牵拉而抽出中间段血管、神经、肌腱等组织。若中间段离断组织挫伤严重，如果摒弃中间段对指体功能影响不大时，可以直接将远、近端直接再植。术后同样需要密切监护，及时处理、探查血管危象。

五、伴有手背大面积皮肤、静脉缺损的多手指离断再植

在掌指关节或手掌部的重物压砸伤往往导致多指（第 2~5 指多见）完全离断。由于手背皮下组织较少、缓冲较少，因此多导致手背皮肤、静脉大面积缺损，而掌侧皮下脂肪较厚，缓冲较好，因此手掌皮肤及血管缺损较少。此类断指再植时首先短缩掌骨或指骨以保证手掌皮肤可以无张力缝合，修复掌侧屈肌腱、指动脉和神经，尽量修复掌侧浅静脉。背侧皮肤缺损一般需要一期皮瓣修复。皮瓣可选择带蒂腹股沟皮瓣或游离皮瓣。带蒂腹股沟皮瓣需要移植静脉桥接手背静脉缺损，且一旦术后再植手指

出现血管危象，则不方便手术探查。游离皮瓣可选择游离足背皮瓣，其优点是足背浅静脉丰富，可以桥接手背静脉，但该皮瓣供区的并发症较多。游离腹股沟皮瓣供区的损伤小，且旋髂浅静脉与腹壁浅静脉可以桥接 2~3 条手背浅静脉，因此是良好的皮瓣选择。皮瓣动脉多可端侧吻合于桡动脉，尽量避免做端端吻合，以防止因尺动脉损伤而造成手指供血不足（图 16-64）。

表 16-5 总结了一些特殊类型断指再植的处理方法。

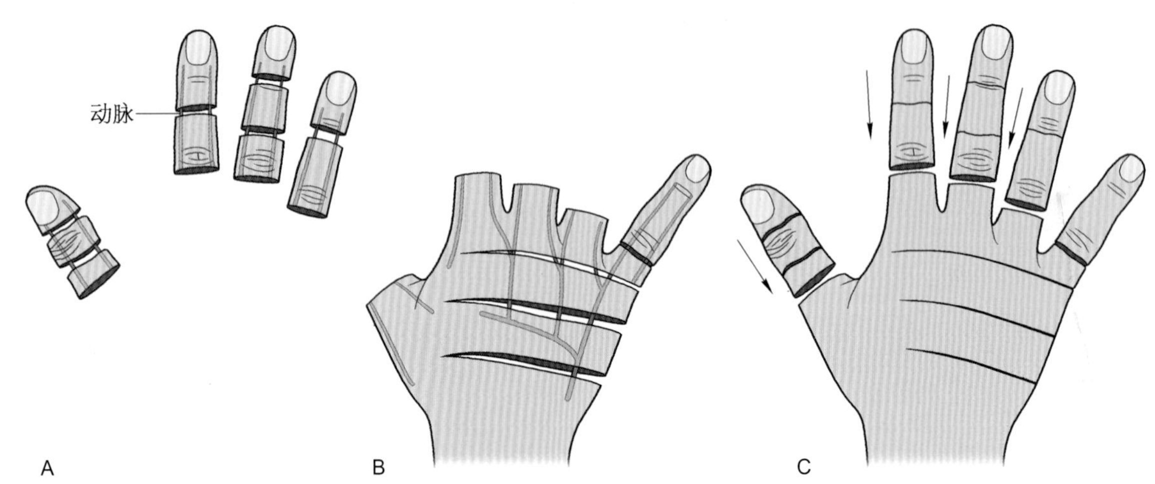

图 16-63　手部多平面离断再植时的分工合作示意图。A. 第 1 组和第 2 组进行拇、示、中、环指近节远端离断部分的骨折固定、伸肌腱修复和血管吻合；B. 第 3 组进行拇、示、中、环指近端部分和小指的血管吻合和皮肤缝合；C. 第 4 组将近节远、近端指体进行骨折固定、肌腱修复和血管吻合。

表 16-5　特殊断指类型和再植处理方式

特殊断指类型	特殊的处理方式
小儿断指再植	• 骨骼尽量不缩短，并注意保护骨骺板，禁作关节融合术 • 术后用药应根据小儿体重减量使用 • 术后需更为牢固的固定 • 更易发生血管危象，需密切观察
指端再植	• 部分病例可先吻合血管再进行骨骼固定 • 尽可能找到指掌侧静脉并吻合 • 如无静脉吻合，术后需行放血疗法
环形撕脱离断再植	• 常需静脉移植桥接动、静脉 • 如果直接缝合神经有张力，可采用神经移植修复或二期修复
十指离断和多平面离断再植	• 需要具有较高显微外科技术的医师团队，并合理分配技术力量 • 建议采用同类组织同步修复的顺序进行 • 术后血管危象发生率较高，需密切观察，及时探查

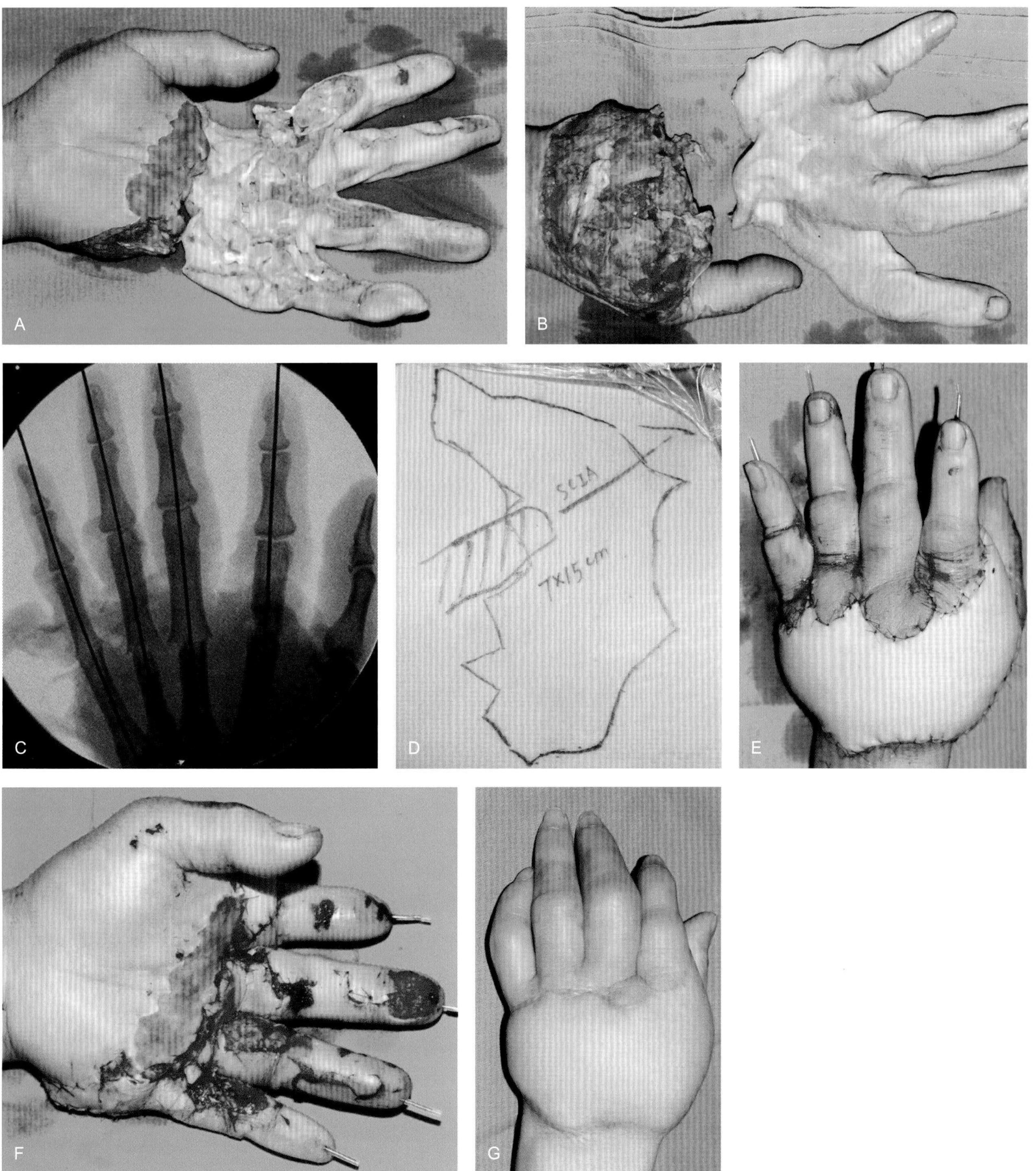

图 16-64　一例伴有手背大面积皮肤、静脉缺损的多手指离断再植。A. 术前可见手掌掌侧皮缘挫伤；B. 手背皮肤挫伤伴皮肤、静脉大面积缺损；C. 术中缩短指骨后行克氏针贯穿固定，以使手掌皮肤无张力缝合；D. 移植静脉桥接吻合手背静脉后，取髂腹股沟皮瓣一期覆盖创面；E. 术后可见皮瓣饱满，血运良好；F. 手掌掌侧皮肤一期缝合后，指体血运良好；G. 术后 7 个月手背皮瓣和指体成活。

第九节 再植术后康复和功能结果

断指再植应以恢复手指功能为主要目的。20 世纪国内外学者多只注重断指的成活而忽略功能的恢复，几乎所有文章中均未提及如何系统地进行康复锻炼，大部分断指再植术后患者都不能完成握拳动作。再植后的手指只是成活就不能算成功。因此，目前越来越多的手外科工作者已经意识到再植术后康复锻炼的重要性。

一、康复锻炼

再植术后的康复锻炼有其特殊性和复杂性。康复锻炼的重点应在术后早期的被动活动，但由于吻合了动、静脉，过早活动是不可能实现的，并且因骨骼内固定方法的不同，功能锻炼开始的时间和方式也不一样。从康复角度来看，微型钢板是理想的再植后固定选择[213]，优点是稳定性高，固定不经过关节，有利于早期康复锻炼，但再植手术时仍应根据指体情况决定选用何种内固定，毕竟只有指体成活后才能进一步进行康复锻炼。断指再植术中进行了骨骼的固定或关节融合、血管的吻合以及肌腱和神经的修复，不同的组织愈合时间不相同，采取的康复措施也不一样，造成了早期康复锻炼的困难性。

目前常采用分时期、分阶段和分内容的序贯康复方法。宋海涛等[214]将术后康复分为早期的理疗和关节被动活动、中期的主动活动、晚期的强化训练 3 个阶段，并辅以蜡疗、微波等治疗。

1. 早期被动活动　术后 2 周克氏针未固定关节的患者可开始主、被动屈伸手指，活动范围逐步加大，时间从 5 分钟逐渐延长至 10 分钟，每日 2~4 次；钢板固定的患者可进行全屈全伸活动，每日 1 次，期间辅以每日两次的音频理疗。

2. 中期主动活动　术后 3 周，开始关节主动活动锻炼，时间延长至 30 分钟，每日 5~6 次，可辅以微波或红外线理疗。

3. 后期强化训练　术后 5~6 周，拔除克氏针，开始进行手指屈伸活动的强化训练，并辅以红外线等理疗。

康庆林等[215]在再植术后 4 周行康复锻炼的同时进行为期 16 周的感觉再教育训练，包括触觉训练、温度觉训练及综合训练，在术后平均 9.3 个月随访时患者的两点辨别觉平均达 5.4 ± 2.1 mm。在辅助理疗方面，周黎明等建议在康复锻炼过程中可以配合中药熏洗，舒松关节筋络[216]。

为了恢复更好的功能，很多患者可能需进行二次手术，包括肌腱松解术、分期肌腱移植术、肌腱转位术、关节松解术等。将来手指再植的重点应放在如何进一步恢复感觉功能、减少冷刺激敏感的发生率及改善手指活动功能方面，以使患者恢复到术前的功能状态。

二、再植术后长期功能恢复

影响断指再植术后手指功能的因素很多，如损伤机制、离断类型、离断平面和累及手指数目等，而且不可能有对照组进行前瞻性研究来评价某种因素对手指功能恢复的影响程度。既往有关手指再植术后功能恢复结果的文献很多，但大多是短期内的疗效（一年内），很少有长期随访结果的报道。

1. 手指活动度　早期 Urbaniak 等[217]随访发现，指浅屈肌腱止点以远离断指体再植后手指活动度是对侧的 13%，而指浅屈肌腱止点以近离断指体再植后手指活动度是对侧的 30%。近来，Walaszek 等[218]对手指再植术后患者随访 3.5 年的研究发现，再植指体活动度可恢复至对侧的 50%。我们的随访结果同样发现患指活动度平均恢复至对侧的 50% 以上[219]。目前，文献报道的断指术后患指活动度恢复最好的可达到对侧的 84%，但该文章中的断指离断类型绝大部分是不完全离断[220]。

2. 握力和捏力　断指（肢）再植术后手部力量的恢复程度直接影响患者的主观满意度，其恢复程度与离断指体数目、指别、离断平面有明显关系。Holmberg 等[220, 221]随访发现近端大肢体离断再植术后手部握力和捏力可恢复至对侧的 72% 和 69%。Walaszek 等[218]随访发现断指再植术后手部握力恢复至对侧的 2/3。我们的随访结果是单个手指离断再植术后手部握力和捏力恢复得最好，可达到对侧的 91% 和 82%[219]。

3. 感觉功能　再植术后手指感觉功能的恢复与神经损伤严重程度密切有关，而神经损伤的严重性又与受伤机制相关，撕脱伤、压砸伤导致的断指再植术后感觉功能恢复明显较差。一般来说，两点辨别觉能恢复至 10 mm 即被认为感觉功能恢复满意。Walaszek 等 [218] 报道的以及我们的病例均有超过 60% 的患指两点辨别觉 ≤ 10 mm，而 Blomgren 等 [222] 由于其病例中大多数患指是绞压伤导致的离断，因此两点辨别觉 ≤ 10 mm 的仅有 2 例。再植术后患指出现冷刺激敏感的现象非常普遍，发生率在 50% 以上 [218, 219, 222]。

参考文献

[1] Tang JB, Elliot D, Adani R, et al. Repair and reconstruction of thumb and finger tip injuries: a global view. Clin Plast Surg, 2014, 41: 325-359.
[2] Lassner F, Becker M, Berger A, et al. Sensory reconstruction of the fingertip using the bilaterally innervated sensory cross-finger flap. Plast Reconstr Surg, 2002, 109: 988-993.
[3] Yazar M, Aydın A, Kurt Yazar S, et al. Sensory recovery of the reverse homodigital island flap in fingertip reconstruction: a review of 66 cases. Acta Orthop Traumatol Turc, 2010, 44: 345-351.
[4] Quell M, Neubauer TH, Wagner M. Die Behandlung von Fingerkuppendefektverletzungen mit einem semiokklusiven Verband. Handchir Mikrochir Plast Chir, 1998, 30: 24-29.
[5] Hoigné D, Hug U, Schürch M, et al. Semi-occlusive dressing for the treatment of fingertip amputations with exposed bone: quantity and quality of soft-tissue regeneration. J Hand Surg Eur, 2014, 39: 505-509.
[6] Taras JS, Sapienza A, Roach JB, et al. Acellular dermal regeneration template for soft tissue reconstruction of the digits. J Hand Surg Am, 2010, 35: 415-421.
[7] Adani R, Rossati L, Tarallo L, et al. Use of Integra artificial dermis to reduce donor site morbidity after pedicle flaps in hand surgery. J Hand Surg Am, 2014, 39: 228-234.
[8] Elliot D, Adani R, Hyun Woo S, et al. Repair of soft tissue defects in finger, thumb and forearm: less invasive methods with similar outcomes. J Hand Surg Eur, 2018, 43: 1019-1029.
[9] Lin YS, Chen J, Li Q, et al. Moisture vapour, transmission rates of various transparent dressings at different temperatures and humidities. Chin Med J (Engl), 2009, 122: 927-930.
[10] Tang JB. Fingertip repair methods: choices for different fingers and sides emphasizing sensation. J Hand Surg Eur, 2019, 44: 1109-1111.
[11] Choughri H, Weigert R, Heron A, et al. Indications and functional outcome of the use of integra dermal regeneration template for the management of traumatic soft tissue defects on dorsal hand, fingers and thumb. Arch Orthop Trauma Surg, 2020, 140: 2115-2127.
[12] Terzis JK. Functional aspects of reinnervation of free skin grafts. Plast Reconstr Surg, 1976, 58: 142-156.
[13] Vecchione TR. Hair growth as a late sequela in skin grafts from the groin.Br J Plast Surg, 1977, 30: 52-53.
[14] Bauer PS, Larson DL, Stacey TR. The observation of myofibroblasts in hypertrophic scars. Surg Gynecol Obstet, 1975, 141: 22-26.
[15] el Hadidy M, Tesauro P, Cavallini M, et al. Contraction and growth of deep burn wounds covered by non-meshed and meshed split thickness skin grafts in humans. Burns, 1994, 20: 226-228.
[16] Stone PA, Madden JW. Effect of primary and delayed skin grafting on wound contraction. Surg Forum, 1974, 25: 41-44.
[17] Converse JM, Uhlschmid GK, Ballantyne DL. 'Plasmatic circulation' in skin grafts. Plast Reconstr Surg, 1969, 43: 495-499.
[18] Birch J, Branemark PI. The vascularization of a free full thickness skin graft: I. a vital microscopic study. Scand J Plast Reconstr Surg, 1969, 3: 1-10.
[19] Hurst LN. Prolonged life and improved quality for stored skin grafts. Plast Reconstr Surg, 1984, 73: 105-109.
[20] Barker DE. Skin thickness in the human. Plast Reconstr Surg, 1951, 7: 115-116.
[21] Gabriel A, Heinrich C, Shores J, et al. Outcomes of vacuum-assisted closure for the treatment of wounds in a paediatric population: case series of 58 patients. J Plast Reconstr Aesthet Surg, 2009, 62: 1428-1436.
[22] Scherer SS, Pietramaggiori G, Mathews JC, et al. The mechanism of action of the vacuum-assisted closure device. Plast Reconstr Surg, 2008, 122: 786-797.
[23] Attar KH, Imran D, Iyer S. Vacuum-assisted closure (VAC) therapy in the management of digital pulp defects. Acta Chir Plast, 2007, 49: 75-76.
[24] Leffler M, Horch RE, Dragu A, et al. The use of the artificial dermis (Integra) in combination with vacuum assisted closure for reconstruction of an extensive burn scar: a case report. J Plast Reconstr Aesthet Surg, 2010, 63: e32-e35.
[25] Van den Kerchhove E, Boeckx W, Kochuyt A. Silicone patches as a supplement for pressure therapy to control hypertrophic scarring. J Burn Care Rehabi, 1991, 12: 361-369.
[26] McGregor IA.The Z-plasty in hand surgery. J Bone Joint Surg Br, 1967, 49: 448-457.
[27] 侯春林，顾玉东 . 皮瓣外科学 . 上海：上海科学技术出版社，2013, 40-45.
[28] Silva JB, Pires FK, Teixeira LF. The pulp switch flap: an option for the treatment of loss of the dominant half of the digital pulp. J Hand Surg Eur, 2013, 38: 948-951.
[29] Yam A, Peng YP, Pho RW. 'Palmar pivot flap' for resurfacing palmar lateral defects of the fingers. J Hand Surg Am, 2008, 33: 1889-1893.
[30] Ni F, Appleton SE, Chen B, et al. Aesthetic and functional reconstruction of fingertip and pulp defects with pivot flaps. J Hand Surg Am, 2012, 37: 1806-1811.
[31] Moberg E. Aspects of sensation in reconstructivesurgery of the upper extremity. J Bone Joint Surg Am, 1964, 46: 817-825.
[32] O'Brien B. Neurovascular island pedicle flaps forterminal amputations and digital scars. Br J Plast Surg, 1968, 21: 258-261.
[33] Elliot D, Wilson Y. V-Y advancement of the entirevolar soft tissue of the thumb in distal reconstruction. J Hand Surg Br, 1993, 18: 399-402.
[34] Macht SD, Watson HK. The Moberg volar advancement flap for digital reconstruction. J Hand Surg Am, 1980, 5: 372-376.
[35] Baumeister S, Menke H, Wittemann M, et al. Functional outcome after the Moberg advancement flap in the thumb. J Hand Surg Am, 2002, 27: 105-114.
[36] Foucher G, Delaere O, Citron N, et al. Long-term outcome of neurovascular palmar advancement flaps for distal thumb injuries. Br J Plast Surg, 1999, 52: 64-68.
[37] Tranquilli-Leali E. Ricostruzione dell'apice dellefalangi ungueali mediante autoplastica volare peduncolataper scorrimento. Infort Traumatol Lav, 1935, 1: 186-193.
[38] Atasoy E, Ioakimidis E, Kasdan ML, et al. Reconstructionof the amputated finger tip with a triangularvolar flap. J Bone Joint Surg Am, 1970, 52: 921-926.
[39] Geissendorf H. Beitrag zur Fingerkuppenplastik.Zentralblatt fur Chirurgie, 1943, 70: 1107-1108.
[40] Kutler W. A new method for finger tip amputation. JAMA, 1947, 133: 29-30.

[41] Tranquilli-Leali E. Ricostruzione dell'apice delle falangi ungueali mediante autoplastica volare peduncolata per scorrimento. Infort Traumatol Lav. 1935, 1: 186-193.
[42] Segmü ller G. Modifikation des Kutler-Lappens: neuro-vaskulre stielung. Handchirurgie, 1976, 8: 75-76.
[43] Venkataswami R, Subramanian M. Oblique triangularflap: a new method of repair for obliqueamputations of the fingertip and thumb. Plast ReconstrSurg, 1980, 66: 296-300.
[44] Lanzetta M, Mastropasqua B, Chollet A, et al. Versatility of the homodigital triangular neurovascular island flap in fingertip reconstruction. J Hand Surg Br. 1995, 20: 824-829.
[45] Pakiam AI. The reversed dermis flap. Br J Plast Surg, 1978, 31: 131-135.
[46] 张文龙，高顺红，陈超，等．指动脉顺行岛状皮瓣修复指端缺损．中华整形外科杂志，2009, 25: 258-259.
[47] Weeks PM, Wray RC. Management of acute hand injury. St.Louis, Mosby, 1973: 140.
[48] Varitimidis SE, Dailiana ZH, Zibis AH, et al. Restoration offunction and sensitivity utilizing a homodigital neurovascularisland flap after amputation injuries of the fingertip. J Hand Surg Br, 2005, 30: 338-342.
[49] Onder T. Reverse dorsolateral proximal phalangeal islandflap: a new versatile technique for coverage of fingerdefects. Br J Plast Surg, 2010, 63: 146-152.
[50] Chen QZ, Sun YC, Chen J, et al. Comparative study of functional and aesthetically outcomes of reverse digital artery and reverse dorsal homodigital island flaps for fingertip repair. J Hand Surg Eur, 2015, 40: 935-943.
[51] Oberlin C, Sarcy JJ, Alnot JY. Cutaneous arterial supply ofthe hand: application in the creation of island flaps (in French). Ann Chir Main, 1988, 7: 122-125.
[52] 谢松林，唐举玉，陶克奇，等．指固有动脉背侧支为蒂的逆行掌指背筋膜皮瓣的临床应用．中华显微外科杂志，2010, 33: 447-449.
[53] Chen C, Tang PF, Zhang X. The dorsal homodigital islandflap based on the dorsal branch of the digital artery: areview of 166 cases. Plast Reconstr Surg, 2014, 133: 519-529.
[54] 潘希贵，田万成，管同勋．延长的指动脉逆行岛状皮瓣的临床研究．中华整形外科杂志，2004, 20: 33-34.
[55] Keramidas E, Rodopoulou S, Metaxotos N, et al. Reversedorsal digital and inter commissural flaps used for digital reconstruction. Br J Plast Surg, 2004, 57: 61-65.
[56] 王英华，王增涛，李常辉．掌背动脉皮支皮瓣的临床应用解剖．山东医药，2006, 46: 42-43.
[57] 娄宏亮，杨连根，安小刚，等．超长指背动脉蒂逆行掌背皮瓣的临床应用．中华显微外科杂志，2002, 25: 277.
[58] Foucher G, Braun JB. A new island flap transferfrom the dorsum of the index to the thumb. PlastReconstr Surg, 1979, 63: 344-349.
[59] Moschella F, Cordova A. Reverse homodigital dorsal radial flap ofthe thumb. Plast Reconstr Surg, 2006, 117: 920-926.
[60] Zhang X, Shao X, Ren C, et al. Reconstruction ofthumb pulp defects using a modified kite flap. J Hand Surg Am, 2011, 36: 1597-1603.
[61] Chen C, Zhang X, Shao X, et al. Treatment of thumbtip degloving injury using the modified first dorsal metacarpalartery flap. J Hand Surg Am, 2010, 35: 1663-1670.
[62] Bao QY, Xiao CW, Peng F, et al. Restoration ofthumb sensibility with innervated reverse homodigital dorsoradialflap. J Reconstr Microsurg, 2014, 30: 15-20.
[63] Sun YC, Chen QZ, Chen J, et al. Reverse dorsoradial flaps for thumb coverage show increased sensory recovery with smaller flap sizes.J Reconstr Microsurg, 2015, 31: 426-433.
[64] Yan H, Gao W, Zhang F, et al. A comparative study of finger pulp reconstruction using arterialised venous sensate flap and insensate flap from forearm. J Plast Reconstr Aesthet Surg, 2012, 65: 1220-1226.
[65] Reynoso R, Haddad JL, Sastré N. A few considerations regarding enhancement of arterialized skin fap survival. Microsurgery, 2000, 20: 176-180.
[66] Koch H, Scharnagl E, Schwarzl FX, et al. Clinical application of the retrograde arterialized venous Xap. Microsurgery, 2004, 24: 118-124.
[67] Inoue G, Suzuki K. Arterialized venous flap for treating multiple skin defects of the hand. Plast Reconstr Surg, 1993, 91: 299- 302.
[68] Giesen T, Forster N, Künzi W, et al. Retrograde arterialized free venous flaps for the reconstruction of the hand: review of 14 cases. J Hand Surg Am, 2014, 39: 511-523.
[69] Woo SH, Kim KC, Lee GJ, et al. A retrospective analysis of 154 arterialized venous flaps for hand reconstruction: an 11-year experience. Plast Reconstr Surg, 2007, 119: 1823-1838.
[70] Weng W, Zhang F, Zhao B, et al. The complicated role of venous drainage on the survival of arterialized venous flaps. Oncotarget, 2017, 8: 16414-16420.
[71] Inoue G, Maeda N. Arterialized venous flap coverage for skin defects of the hand or foot. J Reconstr Microsurg, 1988, 4: 259-266.
[72] Inoue G, Maeda N, Suzuki K. Resurfacing of skin defects of the hand using the arterialised venous flap. Br J Plast Surg, 1990, 43: 135-139.
[73] Galumbeck MA, Freeman BG. Arterialized venous flaps for reconstructing soft-tissue defects of the extremities. Plast Reconstr Surg, 1994, 94: 997-1002.
[74] Karacalar A, Ozcan M. Free arterialized venous flap for the reconstruction of defects of the hand: new modifications. J Reconstr Microsurg, 1994, 10: 243-248.
[75] 李瑞华，阚世廉，许效坤，等．动脉化静脉皮瓣两种灌流方式比较的实验研究及临床应用．中华手外科杂志，2006, 22: 242-244.
[76] Lin YT, Henry SL, Lin CH, et al. The shunt-restricted arterialized venous flap for hand/digit reconstruction: enhanced perfusion, decreased congestion, and improved reliability. J Trauma, 2010, 69: 399-404.
[77] Lam WL, Lin WN, Bell D, et al. The physiology, microcirculation and clinical application of the shunt-restricted arterialized venous flaps for the reconstruction of digital defects. J Hand Surg Eur, 2013, 38: 352-365.
[78] Lin YT, Hsu CC, Lin CH, et al. The position of 'shunt restriction' along anarterialized vein affects venous congestionand flap perfusion of an arterialized venous flap. J Plast Reconstr Aesthet Surg, 2016, 69: 1389-1396.
[79] 刘学贵，张铭盛，杨俊贵，等．改良动脉化游离静脉皮瓣的临床应用．中华手外科杂志，2007, 23: 224-226.
[80] Yilmaz M, Menderes A, Karatas O, et al. Free arterialised venous forearm flaps for limb reconstruction. Br J Plast Surg, 1996, 49: 396-400.
[81] Woo SH, Jeong JH, Seul JH. Resurfacing relatively large skin defects of the hand using arterialized venous flaps. J Hand Surg Br, 1996, 21: 222-229.
[82] Kamei K, Ide Y, Kimura T. A new free thenar flap. Plast Reconstr Surg, 1993, 92: 1380-1384.
[83] Kim KS, Kim ES, Hwang JH, et al. Fingertip reconstruction using the hypothenar perforator free flap. J Plast Reconstr Aesthet Surg, 2013, 66: 1263-1270.
[84] Sakai S. Free flap from the flexor aspect of the wrist for resurfacing defects of the hand and fingers. Plast Reconstr Surg, 2003, 111: 1412-1420.
[85] 赵民，田德虎，邵新中，等．腕部掌侧桡动脉掌浅支横行微型皮瓣的解剖学研究．中国修复重建外科杂志，2013, 27: 864-868.
[86] Chi Z, Yang P, Song D, et al. Reconstruction of totally degloved fingers: a novel application of the bilobed spiraled innervated radial

artery superficial palmar branch perforator flap design provides for primary donor-site closure. Surg Radiol Anat, 2017, 39: 547-557.
[87] Chen J, Bhatt R, Tang JB.Technical points of 5 free vascularized flaps for the hand repairs.Hand Clin, 2017, 33: 443-454.
[88] Biemer E. Definitions and classifications in replantation surgery. Br J Plast Surg, 1980, 33: 164 -168.
[89] Urbaniak JR, Evans JP, Bright DS. Microvascular management ofring avulsion injuries. J Hand Surg Am, 1981, 6: 25-30.
[90] Beris AE, Soucacos PN, Malizos KN, et al. Microsurgical treatment of ring avulsion injuries. Microsurgery, 1994, 15: 459-463.
[91] Kay S, Werntz J, Wolff TW. Ring avulsion injuries: classificationand prognosis. J Hand Surg Am, 1989, 14: 204-213.
[92] Adani R, Castagnetti C, Busa R, et al. Ring avulsion injuries: microsurgical management. J Reconstr Microsurg, 1996, 12: 189-194.
[93] 邢进峰，丁伟航，陈欢欢，等．损害控制下的断指再植术．中华手外科杂志，2015, 31: 110-112.
[94] 王增涛，王春霞，朱磊，等．深低温保存 81 天断指再植 1 例．山东医药，2004, 44: 29.
[95] 何波，段永壮，王增涛．生物体的深低温保存技术．山东医药，2007, 47: 78-79.
[96] 何旭，程国良，刘亚平，等．用量化指标探讨断指再植的适应证．中华显微外科杂志，2004, 27: 177-179.
[97] 王庆，章伟文，张键，等．人小静脉平滑肌细胞核 DNA 含量图像分析初步研究．中国临床医学，2003, 10: 281.
[98] VanderWilde RS, Wood MB, Zu ZG. Hand replantation after 54 hours of coldischemia: a case report. J Hand Surg Am, 1992, 17: 217-220.
[99] 智丰，腾云升，郭永明，等．长时限断指再植 15 例．中华手外科杂志，2009, 25: 63.
[100] 徐吉海，王欣，胡浩良，等．损害控制下的断指再植术．中华手外科杂志，2011, 27: 63-64.
[101] Shi D, Qi J, Li D, et al. Fingertip replantation at or beyond the nail base in children. Microsurgery, 2010, 30: 380-385.
[102] May Jr JW, Toth BA, Gardner M. Digital replantation distal to theproximal interphalangeal joint. J Hand Surg Am, 1982, 7: 161-166.
[103] Meyer VE. Hand amputations proximal but close to the wristjoint: primecandidates for reattachment (long-term functionalresults). J Hand Surg Am, 1985, 10: 989-991.
[104] O'Brien BM. Replantation surgery. Clin Plast Surg, 1974, 1: 405-426.
[105] Tsai TM, Manstein C, DuBou R, et al. Primary microsurgicalrepair of ring avulsion amputation injuries. J Hand Surg Am, 1984, 9: 68-72.
[106] Dec W. A meta-analysis of success rates for digit replantation. Techniques Hand Upper Extremity Surg, 2006, 10: 124-129.
[107] Ma Z, Guo F, Qi J, et al. Effects of non-surgical factors on digital replantation survival rate: a meta-analysis. J Hand Surg Eur, 2016, 41: 157-163.
[108] Barbary S, Dautel G. Digital replantation in children.Chirurgie de la Main, 2012, 31: 221-226.
[109] Breahna A, Siddiqui A, Fitzgerald O'Connor E, et al. Replantation of digits: a review of predictive factors for survival.J Hand Surg Eur, 2016, 41: 753-757.
[110] Mulders MA, Neuhaus V, Becker SJ, et al. Replantation and revascularization vs. amputation in injured digits. Hand (N Y), 2013, 8: 267-273.
[111] Song H, Tian WC, Wang Y. Clinical observation of the influence of cigarette smoking on digit replantation. Chin J Orthop, 2001, 9: 008.
[112] Beris AE, Lykissas MG, Korompilias AV, et al. Digit and handreplantation. Arch Orthop Trauma Surg, 2009, 130: 1141-1147.
[113] Waikakul S, Sakkarnkosol S, Vanadurongwan V, et al. Results of 1018 digital replantations in 552 patients. Injury, 2000, 31: 33-40.
[114] Sharma S, Lin S, Panozzo A, et al. Thumb replantation: a retrospective review of 103 cases. AnnPlast Surg, 2005, 55: 352-356.
[115] Woo SH, Cheon HJ, Kim YW, et al. Delayed and suspended replantation for complete amputation of digits and hands.J Hand Surg Am, 2015, 40: 883-889.
[116] 田万成，潘风雨，卢全忠，等．逆行法断指再植临床应用体会．中华显微外科杂志，2008, 31: 456-458.
[117] Axelrod TS, Buchler U. Severe complex injuries to the upper extremity: revascularization and replantation. J Hand Surg Am, 1991, 16: 574-584.
[118] Urbaniak JR, Hayes MG, Bright DS. Management of bone in digital replantation: free vascularized and composite bone grafts. Clin Orthop Relat Res, 1978, 133: 184-194.
[119] van Adrichem LN, Hovius SER, van Strik R, et al. The acute effect of cigarette smoking on the microcirculation of a replanted digit. J Hand Surg Am, 1992, 17: 230-234.
[120] Touliatos AS, Soucacos PN, Beris AE, et al. Alternative techniques for restoration of bony segments in digital replantation. Acta Orthop Scand Suppl, 1995, 264: 19-22.
[121] Kay S, Watson JS. Primary flexible implant arthroplasty of the metacarpophalangeal joints during digital replantation. J Hand Surg Br, 1986, 11: 414-416.
[122] Brown ML, Wood MB. Techniques of bone fixation in replantation surgery. Microsurgery, 1990, 11: 255-260.
[123] Sud V, Freeland AE. Skeletal fixation in digital replantation. Microsurgery, 2002, 22: 165-171.
[124] Gordon L, Monsanto EH. Skeletal stabilization for digital replantation surgery: use of interosseous wiring. Clin Orthop Relat Res, 1987, 214: 72-77.
[125] Lister G. Intraosseous wiring of the digital skeleton.J Hand Surg Am, 1978, 3: 427-435.
[126] Nunley JA, Goldner RD, Urbaniak JR. Skeletal fixation in digital replantation: use of the 'H' plate. Clin Orthop Relat Res, 1987, 214: 66-71.
[127] 厉运收，邹方亮，徐涛．断指再植中三种不同内固定方式的临床比较．中华手外科杂志，2005, 21: 205-206.
[128] Piquet M, Obert L, Laveaux C, et al. Influence of palmar digital artery patency on nervous recovery in palmardigital nerve lesions. Chir Main, 2010, 29: 94-99.
[129] 曹松华，朱磊，许庆家，等．前臂腕掌侧 H 形浅静脉弓的解剖学观察及在复杂断指再植中的应用．中华手外科杂志，2015, 31: 41-43.
[130] Grimaud O, Delpit X, Hardy P. Easy way to venous graft for microsurgery. Chir Main, 2011, 30: 205-210.
[131] 张平，朱春平，丁永斌，等．静脉动脉化断指再植成功八例．中华显微外科杂志，2008, 31: 47.
[132] Gelberman RH, Urbaniak JR, Bright DS, et al. Digital sensibility following replantation. J Hand Surg Am, 1978, 3: 313-319.
[133] Higgins JP, Fisher S, Serletti JM, et al. Assessment of nerve graftdonor sites used for reconstruction of traumatic digital nerve defects. J Hand Surg Am, 2002, 27: 286-292.
[134] Lee BI, Chung HY, Kim WK, et al. The effects of the number and ratio of repaired arteries and veins on the survival rate in digital replantation. Ann Plast Surg, 2000, 44: 288-294.
[135] Morrison WA, O'Brien BM, MacLeod AM. Digital replantation and revascularization: a long term review of one hundred cases. Hand, 1978, 10: 125-134.
[136] Mersa B, Kabakas F, Pürisa H, et al. Advantages of using volar vein repair in finger replantations. J Plast Reconstr Aesthet Surg, 2014, 67: 63-67.
[137] Hattori Y, Doi K, Ikeda K, et al. Significanceof venous anastomosis in fingertip replantation. Plast ReconstrSurg, 2003, 111: 1151-1158.

[138] Erken HY, Takka S, Akmaz I. Artery-only fingertip replantations using a controlled nailbed bleeding protocol. J Hand Surg Am, 2013, 38: 2173-2179.
[139] Akyurek M, Safak T, Keçik A. Fingertip replantation at or distal tothe nail base: use of the technique of artery-only anastomosis. AnnPlast Surg, 2001, 46: 605-612.
[140] Baudet J. The use of leeches in distal digital replantation. Blood Coagul Fibrinolysis, 1991, 2: 193-196.
[141] Yokoyama T1, Hosaka Y, Takagi S. The place of chemical leeching with heparin in digital replantation: subcutaneous calcium heparin for patients not treatable with systemic heparin. Plast Reconstr Surg, 2007, 119: 1284-1293.
[142] Chen YC, Chan FC, Hsu CC, et al. Fingertipreplantation without venous anastomosis. Ann Plast Surg, 2013, 70: 284-288.
[143] Mihara M, Nakanishi M, Nakashima M, et al. Distal phalanx replantation using delayed venous method: a high success rate in 21 cases without specialized technique. J Plast Reconstr Aesthet Surg, 2008, 61: 88-93.
[144] 吴伟炽，黄东，黄国英，等．指骨扩髓在无静脉可吻合的断指再植中的应用．中华显微外科杂志，2015, 38: 199-200.
[145] Kotani H, Kawai S, Doi K, et al. Automatic milking apparatusfor the insufficient venous drainage of the replanted digit. Microsurgery, 1984, 5: 90-94.
[146] 赵风林，李宗宝，王文德，等．锯齿状皮肤缝合法在断指再植中的应用．中华手外科杂志，2005, 21: 192.
[147] 郑大伟，黎章灿，许立，等．Flow-through 静脉皮瓣在复杂性断指再植中的应用．中华显微外科杂志，2015, 38: 25-28.
[148] 林大木，宋永焕，杨景全，等．微小双干静脉皮瓣在 Ishikawa Ⅲ / Ⅳ区末节断指合并皮肤缺损的应用．中华显微外科杂志，2014, 37: 509-510.
[149] Foucher G, Braun JB, Merle M, et al. The 'skin kite flap'. Ann Chir, 1978, 32: 593-596.
[150] 聂水生，汤华，林坤波，等．应用指侧方皮瓣和静脉皮瓣修复伴有皮肤缺损的断指再植．中华显微外科杂志，2012, 35: 160-161.
[151] 孙中建，徐鹏，袁常欣，等．足部复合组织瓣桥接再植节段毁损型断指．中华显微外科杂志，2015, 38: 48-51.
[152] Koren L, Stahl S, Rovitsky A, et al. Amputation of fingerby horse bite with complete avulsion of both flexor tendons. Orthopedics, 2011, 34: 421-423.
[153] 宋海涛，田万成，王燕，等．吸烟对断指再植手术结果影响的临床观察．中华骨科杂志，2001, 21: 541-543.
[154] 韩明通，方光荣．断指再植术后抗凝药物的应用．中华显微外科杂志，2012, 35: 347-349.
[155] 何凌锋，李学渊，王欣，等．断指再植术后不同用药方案的临床病例对照研究．中华手外科杂志，2014, 30: 230-231.
[156] Reagan DS, Grundberg AB, George MJ. Clinical evaluation and temperature monitoring in predicting viability in replantations. J Reconstr Microsurg, 1994, 10: 1-6.
[157] Stirrat CR, Seaber AV, Urbaniak JR, et al. Temperature monitoring in digital replantation. J Hand Surg Am, 1978, 3: 342-347.
[158] Hovius SER, van Adrichem LNA, Mulder HD, et al. Comparison of laser Doppler flowmetry and thermometry in the postoperative monitoring of replantations. J Hand Surg Am, 1995, 20: 88-93.
[159] 邓少杰，梁宏，谢昌，等．核素显像在断指（肢）再植及手外伤血流监测中的应用．中华显微外科杂志，2003, 26: 214-216.
[160] Gayle LB, Lineaweaver WC, Buncke GM, et al. Lower extremity replantation. Clin Plast Surg, 1991, 18: 437-447.
[161] Tamai S. Twenty years' experience of limb replantation-review of 293 upper extremity replants. J Hand Surg Am, 1982, 7: 549-556.
[162] Weiland AJ, Villarreal-Rios A, Kleinert HE. Replantation of digitsand hands: analysis of surgical techniques and functional results in 71 patients with 86 replantations. J Hand Surg Am, 1977, 2: 1-12.
[163] Chung WC, Yun QQ, Zhong JY. Extremity replantation. World J Surg, 1978, 2: 513-524.
[164] 雷彦文，李亮，张敬良，等．新生儿小指末节完全离断再植成功一例．中华显微外科杂志，2014, 37: 101-102.
[165] Baker GL, Kleinert JM. Digit replantation in infants and youngchildren: determinants of survival. Plast Reconstr Surg, 1994, 94: 139-145.
[166] Kim JYS, Brown RJ, Jones NF. Pediatric upper extremity replantation. Clin Plast Surg, 2005, 32: 1-10.
[167] Saies AD, Urbaniak JR, Nunley JA, et al. Results after replantation and revascularization in the upper extremity in children. J Bone Joint Surg Am. 1994, 76: 1766-1776.
[168] Berlin NL, Tuggle CT, Thomson JG, et al. Digit replantation in children: a nationwide analysis of outcomes and trends of 455 pediatric patients. Hand (NY), 2014, 9: 244-252.
[169] Gaul JR, Nunley JA. Microvascular replantation in a seven-month old girl: a case report. Microsurgery, 1988, 9: 204-207.
[170] Sekiguchi J, Ohmori K. Youngest replantation with microsurgical anastomoses. Hand, 1979, 11: 64-68.
[171] Saies AD, Urbaniak JR, Nunley JA, et al. Results after replantation and revascularization in the upper extremityin children. J Bone Joint Surg Am, 1994, 76: 1766-1776.
[172] 陈福生，李军，王增涛，等．五个月婴儿示指中指末节离断再植成功一例．中华显微外科杂志，2011, 24: 115.
[173] Cheng L, Chen K, Chai YM, et al. Fingertip replantation at the eponychiallevel with venous anastomosis: ananatomic study and clinical application. J Hand Surg Eur, 2013, 38: 959-963.
[174] Scheker LR, Becker GW. Distal finger replantation. J Hand Surg Am, 2011, 36: 521-528.
[175] Tsai TM, McCabe SJ, Maki Y. A technique for replantationof the finger tip. Microsurgery, 1989, 10: 1-4.
[176] Hattori Y, Doi K, Ikeda K, et al. A retrospective study of functional outcomes after successful replantation versusamputation closure for single fingertip amputations. J Hand Surg Am, 2006, 31: 811-818.
[177] Ishikawa K, Ogawa Y, Soeda H, et al. A new classificationof theamputation level for the distal part of thefinger. J Jpn Soc Microsurg, 1990, 3: 54-62.
[178] Strauch B, Moura W. Arterial system of the fingers. J Hand Surg Am, 1990, 15: 148-154.
[179] Smith DO, Oura C, Kimura C, et al. The distal venous anatomy of the finger. J Hand Surg Am, 1991, 16: 303-307.
[180] Foucher G, Henderson HR, Maneau M, et al. Distal replantation: one of the best indications for microsurgery. Int J Microsurg, 1981, 3: 263-270.
[181] Yamano Y. Replantation of the amputated distal part of the fingers. J Hand Surg, 1985, 10: 211-218.
[182] Goldner RD, Stevanovic MV, Nunley JA, et al. Digital replantation at the level of the distal interphalangeal joint and the distal phalanx. J Hand Surg Am, 1989, 14: 214-220.
[183] Chen CT, Wei FC, Chen HC, et al. Distal phalanx replantation. Microsurgery, 1994, 15: 77-82.
[184] Kim WK, Lim JH, Han SK. Fingertip replantations: clinicalevaluation of 135 digits. Plast Reconstr Surg, 1996, 98: 470-476.
[185] Patradul A, Ngarmukos C, Parkpian V. Distal digital replantationsand revascularizations 237 digits in 192 patients. J Hand Surg Br, 1998, 23: 578 -582.
[186] Han SK, Lee BI, Kim WK. Topical and systemic anticoagulationin the treatment of absent or compromised venous outflow in replanted fingertips. J Hand Surg Am, 2000, 25: 659-667.
[187] Hattori Y, Doi K, Ikeda K, et al. Significanceof venous anastomosis in fingertip replantation. Plast Reconstr Surg, 2003, 111: 1151-1158.
[188] Nishi G, Shibata Y, Tago K, et al. Nail regeneration in digits

replanted after amputation through thedistal phalanx. J Hand Surg Am, 1996, 21: 229-233.
[189] Urbaniak JR, Evans JP, Bright DS. Microvascular management of ring avulsion injuries. J Hand Surg Am, 1981, 6: 25-30.
[190] Ozkan O, Ozgentas HE, Safak T, et al. Unique superiority of microsurgical repair technique with its functional and aesthetic outcomein ring avulsion injuries. J Plast Reconstr Aesthet Surg, 2006, 59: 451-459.
[191] Akyurek M, Safak T, Kecik A. Ring avulsion replantation by extended debridement of the avulsed digital artery and interposition with long venous grafts. Ann Plast Surg, 2002, 48: 574-581.
[192] Adani R, Castagnetti C, Busa R, et al. Transfer of vessels in themanagement of thumb and ring avulsion injuries. Ann Acad Med Singapore, 1995, 24: 51-57.
[193] Adani R, Marcoccio I, Castagnetti C, et al. Long-term results of replantation for complete ring avulsion amputations. Ann Plast Surg, 2003, 51: 564-568.
[194] Sanmartin M, Fernandes F, Lajoie AS, et al. Analysis of prognostic factors in ring avulsion injuries. J Hand Surg Am, 2004, 29: 1028-1037.
[195] Brooks D, Buntic RF, Taylor C. Use of the venous flap for salvageof difficult ring avulsion injuries. Microsurgery, 2008, 28: 397-402.
[196] Davis Sears E, Chung KC. Replantation of finger avulsion injuries: a systematic review of survival and functional outcomes. J Hand Surg Am, 2011, 36: 686-694.
[197] 刘宇舟，芮永军，糜菁熠，等．神经端侧缝合术在手指脱套离断再植中的应用．中华显微外科杂志，2013, 36: 167-168.
[198] 张文龙，高顺红，刘会仁，等．拇指旋转撕脱性离断的改良再植．中华显微外科杂志，2010, 33: 433.
[199] 周晓，芮永军，薛明宇，等．拇指旋转撕脱离断伤再植术式改进的探讨．中华手外科杂志，2014, 30: 201-202.
[200] Lu YU, Ge J, Huang YT, et al. Successful replantation in ten-digit complete amputations. J Reconstr Microsurg, 1988, 4: 123-129.
[201] 王成琪，蔡锦方，范启申，等．双手 10 指完全离断再植成功 1 例．解放军医学杂志，19 8 8, 13: 141.
[202] Back SM, Kim SS. Ten- digit and nine-digit replantation (4 cases). Bri J Plast Surg, 1992, 45: 407.
[203] May JW, Hergrueter CA, Hansen RH. Seven digit replantation: digit survival after 39 hours of cold ischemia. J Plast Reconstr Surg, 1986, 78: 522.
[204] Wei FC, Chuang CC, Chen CH, et al. Ten-digit replantation. J Plast Reconstr Surg, 1984, 74: 826.
[205] 谢昌平，赵东升，张文，等．双手十指完全离断再植成功三例．中华显微外科杂志，1999, 22: 61.
[206] 谢振荣，梁敏，尹烈．双手十指断指再植成功一例．中华显微外科杂志，1998, 21: 247.
[207] 谢伟勇，张兴世，陈西政，等．双手十指离断再植成功一例及文献分析．中华显微外科杂志，2014, 37: 504-506.
[208] 蔡林方，辛畅泰，田立杰，等．十指再植全部成活一例报告．中华显微外科杂志，1990, 13: 234.
[209] 崔树森，李锐，李春雨，等．伴有粉碎性骨折及淤斑的十指离断再植成活一例．中华显微外科杂志，2009, 32: 173-174.
[210] 王学勇，苏维军，陈雷，等．十指完全离断再植成功一例．中华显微外科杂志，2012, 35: 9.
[211] Cong HB, Sui HM, Wang ZM, et al. Ten-digit replantation with seven years follow-up: a case report. Microsurg, 2010, 30: 405-409.
[212] 欧耀芬，彭扬国，翁阳华，等．十指离断再植术后远期效果分析．中华显微外科杂志，2003, 26: 301-302.
[213] 张明军，范晓宇，马玉林．微型钢板在掌指骨骨折治疗中的运用．中华手外科杂志，1999, 15: 165.
[214] 宋海涛，田万成，康庆林，等．断指再植的功能康复训练．中华创伤骨科杂志，2005, 7: 499-500.
[215] 康庆林，田万成，范钦平，等．感觉训练对再植感觉功能恢复的影响．中华手外科杂志，2000, 16: 162-163.
[216] 周黎明，黄英艳，李学渊，等．中药熏洗结合 CPM 机在断指再植术后康复中的应用．中华手外科杂志，2007, 23: 110.
[217] Urbaniak J, Roth J, Nunley A. The results of replantation after amputation of a single finger. J Bone Joint Surg, 1985, 67: 611-619.
[218] Walaszek I, Zyluk A. Long term follow-up after finger replantation. J Hand Surg Eur, 2008, 33: 59-64.
[219] Chen J, Zhang AX, Chen QZ, et al. Long-term functional, subjective, and psychological resultsafter single-digit replantation. Acta Orthopaedica Et Traumatologica Turcica, 2018, 52: 120-126.
[220] Holmberg J, Lingren B, Jutemark R. Replantation-revascularization and primary amputation in major hand injuries. J Hand Surg Br, 1996, 21: 576-580.
[221] Blomgren I, Blomquist G, Ejeskar A. Hand function after replantation or revascularization of upper extremity injuries. Scand J Plast Reconstr Surg Hand Surg, 1988, 22: 93-101.
[222] Lutz B, Klauke T, Dietrich E. Late results after microvascular reconstruction of severe crushed and avulsion injuries of the upper extremity. J Reconstr Microsurg, 1997, 13: 421-429.

提要解读

这一章的内容看似大家都很熟悉，但是有很多处我国目前的认识和国外有很大不同。也可以说我们对国外一些常见做法不了解或缺乏认识。这里简要罗列在下面，帮助大家清晰认识。

1. 国外常用倡导人或主要贡献人命名这些皮瓣，尤其是 40~50 年前开始用的皮瓣，但是我国同道不知道这些名称所对应的皮瓣。因此本章对这些皮瓣进行了详细说明，以补这方面的不足。

2. 这些 40~50 年前就使用的皮瓣在国外是经典方法、常用方法。如果出现任何新的皮瓣，大家就与这些经典方法比较，如果优于这些经典方法，才会比较广泛地使用。由于过去我国书中未介绍这些国外 40~50 年前就提出且已成熟的方法，我国很多同道在不了解的情况下有很多“创新”，这些创新没有与原有成熟方法比较，解决的是一个经典方法可以解决的问题。其实多数新方法不如成熟方法，这些“创新”仅很少在国际上被接受和被认为有价值。

3. 在国外尤其是欧洲和北美，对于中等大小的第 2~5 指掌侧缺损，采用 Segmüller 皮瓣和 Venkataswami 皮瓣是主流方法，已经没有争议，被广泛应用了半个世纪。对于拇指掌侧中等大小缺损，Moberg 皮瓣、O'Brien 皮瓣是主流皮瓣。

4. 在国外尤其是欧洲和北美，在手指背侧用手背 V-Y 皮瓣可以推进修复 2 cm 的缺损，这个 V-Y 皮瓣和指掌侧 V-Y 皮瓣不同，是在手指背侧远离缺损以近 2~3 cm 处作“V”形切口缝合成“Y”形，远侧的皮肤由于指背移动性很大，可以向远端推进 2 cm 或以上。这样，对于手指背近指间关节以远的缺损或远指间关节附近的缺损，如果在 2~3 cm 以内，很容易作这样的 V-Y 皮瓣修复。

5. 对于手指任何小于 2 cm 的皮肤、皮下组织缺损，包括有指骨暴露的远指间关节以远的截指，仅用换药方法而不作任何手术是国外通用的方法，成为主流方法，沿用多年。在亚洲国家，医生常常不知道这种方法，而作很复杂的手术。

在欧美约半数指尖截指的患者希望愈合得快一点，希望作一个简单的 V-Y 皮瓣修复，这样 2 周左右就可以愈合。但是，相当多的医师还是不作这一手术，他们让伤口自己愈合，一般 2 个月内软组织能再生，再生后指尖感觉良好，外观比正常手指尖要小、扁。V-Y 皮瓣修复后的指间也和正常指尖不一样，故两种方法的效果相差不大，仅仅愈合时间不同。在英国、德国、法国很多医师对于指尖截指，即使骨暴露，也不作皮瓣修复。他们认为不需要皮瓣修复。

6. 指动脉逆行岛状皮瓣和指动脉背侧终末支皮瓣，都是 20 年前被提出的。在 2000—2010 年国外还有不少医师使用指动脉逆行岛状皮瓣，到 2010 年后已经没有很多人使用。在北欧和英国该皮瓣未被广泛使用。指动脉背侧终末支皮瓣在国外从未被广泛使用，用这个皮瓣修复后的指端感觉差又有植皮瘢痕。上述两个皮瓣和已经使用了半个世纪的 Segmüller 或 Venkataswami 皮瓣相比没有优点，故在国外很少被采用，在我国的使用也越来越少。

7. 手指皮瓣有很多新名称，如各种名称的指动脉顺行岛状皮瓣，国外杂志上有时会看到一些不同的名称，但是在欧洲的书本上却很少看到，他们认为没有必要更换名称，容易混淆。

8. 关于带血管游离皮瓣在手部的应用，国际通用的认识是：对于大于 3~4 cm 的缺损的确可以使用带血管游离皮瓣修复，对于小于 3~4 cm 的缺损不是不可以使用，而是没有必要使用。方法越简单越好。对于小于 2~3 cm 的缺损用同指的任何皮瓣都可以修复。我这里还要说明一点，国外常用的皮瓣如 V-Y 皮瓣或 Segmüller 皮瓣，修复时皮瓣的最远端可以不完全覆盖缺损的最远端，可以留 0.5 cm 左右缺损让组织再生覆盖，这样皮瓣修复缺损的长度比皮瓣推移的长度要长。

9. 使用临时性人工皮肤是现在的一个重要手段。清创后使用 Integra 覆盖 4 cm 或更长的缺损，与创面周边缝合，2~3 周后去除。去除后可以看到很多肉芽组织从创面周围爬行生长向创面中央，有时基本长满，还可以看到皮肤再生，这时可以在面积已缩小的肉芽组织上植皮，而不使用皮瓣。这是近几年国外常用的方法，其基本想法是在同一手指上解决问题，而不另外造成供区损伤。静脉皮瓣也经常被使用，由于其供区来源广泛，不造成供区损伤。静脉皮瓣的存活率已很高，用于指体组织缺损是很好的方法。但静脉皮瓣不适用于手指远指间关节以远的缺损，由于其修复后感觉差。

10. 对于断指再植的方法，已有很多书细述，我国医师技术成熟并精湛，国内涌现了很多难度很大的断指再植病例，存活率高，工作量十分大，的确是十分值得称赞和庆幸的，是患者的福音和幸事，这方面我国手外科医师的贡献巨大。

（汤锦波）

第 17 章
上肢严重血管损伤的修复

陈　超

血供是肢体存活的基础，四肢血管严重损伤，特别是主要动脉的严重损伤若未得到恰当治疗，通常导致肢体缺血、坏死，甚至发生严重的全身性并发症。影响远端肢体血运的主干动脉严重损伤，如腋动脉、肱动脉、尺桡动脉同时损伤等，通常必须修复，否则可能面临截肢的后果。而因为侧支循环的存在，可能造成重要动脉损伤的漏诊。导致肢体远端血液回流障碍的静脉损伤也需要重建静脉回流。血管损伤根据损伤类型及严重程度可采用保守治疗、介入治疗、手术结扎、手术修复等，本章将主要讨论需要手术修复的严重上肢血管损伤。

第一节　上肢血管损伤的概述

【损伤类型】 上肢血管损伤占肢体血管损伤的30%~40%[1, 2]。锐性损伤与钝性损伤都可能导致血管损伤，但是通常高能量钝性损伤会导致更广泛的血管及周围软组织损伤，因此修复难度往往更大。

根据损伤程度，血管损伤分为 5 种类型：内膜损伤、血管壁全层破损、血管完全断裂、动静脉瘘及血管痉挛[3]。穿刺伤往往导致血管壁破损，钝性伤可导致内膜损伤。此外，医源性损伤以及血管瘤、血管畸形切除后的血管缺损也是上肢动脉损伤的来源之一[1, 4]。

【相关解剖】 上肢动脉系统发自锁骨下动脉，并在腋部走行为腋动脉，在上臂延续为肱动脉，在前臂分为尺动脉与桡动脉。上臂主要的分支有旋肱前动脉、旋肱后动脉、肱深动脉、尺侧上副动脉、尺侧下副动脉等；在前臂主要的分支有骨间前动脉、骨间后动脉等。在主干动脉损伤时，侧支血管可在一定程度上代偿远端肢体的血供，但也可能导致漏诊。

上肢静脉分为深、浅两个静脉系统。深静脉主要为主干动脉的伴行静脉，一般上肢主要的动脉都有两条伴行静脉。浅静脉呈网型或干型分布，网型者浅、深静脉吻合分支较多，干型者较少。主要的浅静脉有头静脉、贵要静脉等。由于静脉分布广泛，一般上肢外伤不需修复静脉损伤，而上肢离断伤或严重挤压伤可能导致所有静脉回流中断，需要修复主要的静脉以重建肢体的静脉回流。

【诊断及评估】 对于上肢严重损伤的患者，应当首先评估其全身状况。如果上肢主干血管破裂，患者可能会出现出血性休克，因此应当首先稳定患者的全身状况。如果存在活动性出血应当采用止血带、加压包扎等措施止血。患者生命体征不稳定时应及时补液、输血，以纠正休克状态[5, 6]。

在患者全身情况稳定后应当对血管损伤情况进行详细评估。如果受伤肢体出现血循环障碍表现，如远端肢体颜色苍白、脉搏消失、肢体温度低、毛细血管反应消失等，或者局部有进展迅速的血肿或喷射性出血，都提示主要动脉损伤。Doody 等[7]对四肢血管损伤的临床表现总结为“硬体征”与“软体征”。“硬体征”包括无脉搏、肢体苍白、感觉异常、活动障碍、疼痛、迅速扩大的血肿、大量失血、触诊存在动脉震颤或听诊存在血管杂音。如果患者存在这些体征，则动脉损伤的可能性极高，根据文献报道发生率超过 90%[8]。“软体征”包括患者转运过程中出现过明显出血、与知名动脉伴行的神经损伤、知名动脉部位血肿。存在“软体征”的患者，其主要血管损伤的可能性在 3%~25%[2]。

对于可疑的动脉损伤，可进行多种辅助检查以明确诊断。常用的检查包括动脉压指数（API）、多普勒超声、动脉造影及 CTA 等（图 17-1）[2]。

动脉压指数是将患侧受伤部位以远的动脉收缩压与健侧相同部位的对比，是一种简单可靠的初步检查主要动脉损伤的方法，其阴性预测值达到 99%[6]。如果 API 超过 0.9，一般认为是正常的，如果其低于 0.9，则需要进行进一步检查[4]。

便携式多普勒血流探测仪监测是一种无创的检查方法，其对动脉损伤部位可作初步判断。优点是方便快捷，但准确度不高。如果患者需紧急手术，来不及做其他检查，可用便携式多普勒血流探测仪对动脉损伤部位进行判断，有利于指导手术探查。

多普勒超声检查也是一种无创、方便的检查方法。多普勒超声检查对四肢血管损伤检查的准确率可达 98%。多普勒超声检查可以准确地判断血管损伤部位、损伤程度、周围血肿情况、周围组织损伤情况等，因此是上肢血管损伤，特别是闭合性损伤的一种重要检查手段。多普勒超声检查对检查者的技术及经验有较高要求，因此如果不能准确判断血管损伤情况，则需要进一步进行其他检查[2]。

动脉造影检查是检查上肢动脉损伤的金标准[6]，但动脉造影检查是一种有创检查，并且存在穿刺点损伤、感染、造影剂过敏、肾损害、穿刺点动脉损伤等风险。数字减影血管造影检查（DSA）是将造影剂注入前后拍摄的两帧 X 线图像经数字化处理输入图像计算机，通过减影、增强和再成像过程去除骨骼、肌肉等影像来获得清晰的纯血管影像。DSA 具有对比度分辨率高、检查时间短、造影剂用量少、浓度低、患者 X 线吸收量明显降低等优点。

CTA 可以迅速准确地判断血管损伤部位、范围，并且可以三维重建血管的整体状况，其准确性与 DSA 已经接近，并且在临床获得了越来越广泛的应用[9]。然而，如果 CTA 存在信号干扰或仍不能明确诊断时仍需要进行 DSA 检查。

【严重损伤的治疗】 任何外伤的治疗都要遵循先保生命后保肢的原则。上肢主要血管损伤如果合并失血性休克或其他重要脏器损伤，应当首先稳定

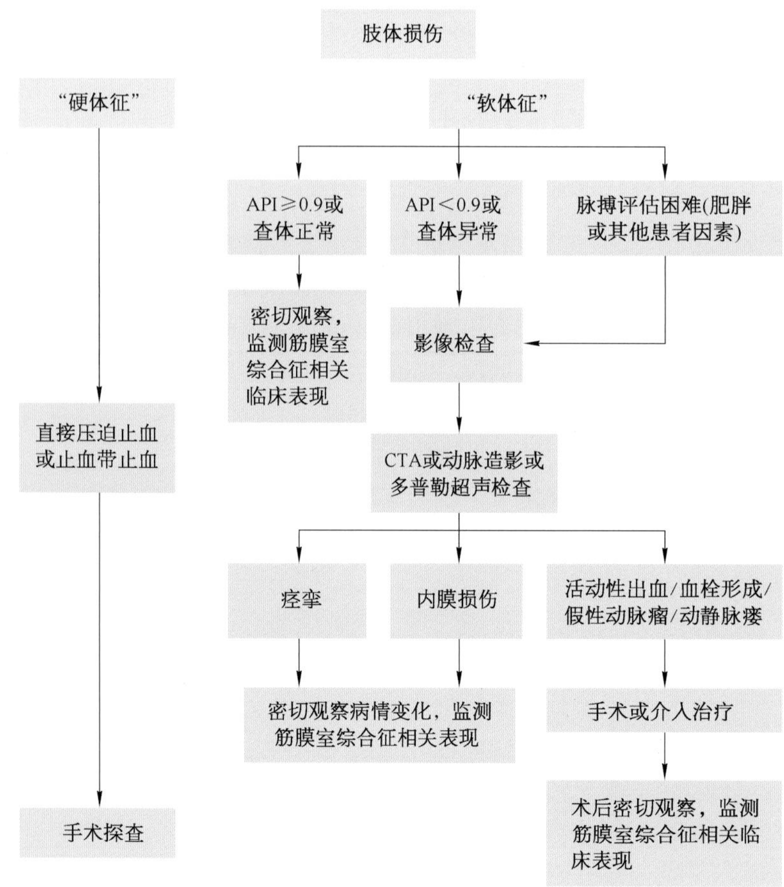

图 17-1　上肢开放伤、可疑动脉损伤的诊断流程[6]。

生命体征，然后才能进行肢体损伤的治疗。

1. 保肢与截肢的选择　对严重的上肢复合损伤是否进行保肢治疗应当进行术前详细评估。肢体严重创伤评分（mangled extremity severity score，MESS）[10]、肢体损伤综合征指数（mangled extremity syndrome index，MESI）[11]、截肢指数（limb salvage index，LSI）等是临床应用得较多的评估四肢严重外伤后给予保肢还是截肢治疗的量化指标。Slauterbeck 等[12]对 43 例病例回顾性分析后发现，所有 MESS 评分 <7 分的 43 例患者都获得了成功的保肢治疗，并支持 MESS 评分 ≥ 7 分是截肢的适应证。然而 Prichayudh 等[10]发现 MESS 评分对于判断预后的作用大于指导截肢或保肢的作用。苏以林等[13]比较了 3 种评分，认为 MESI 的预测能力最好。是否保肢，除了了解患者客观状况外，患者的主观意愿及医师的经验及技术也是重要的考虑因素，特别是中国人因为文化原因普遍不愿接受肢体的残缺，很多时候宁愿保留一个功能不佳的肢体也不愿截肢。因此，我们在做选择时要综合考虑，并与患者充分沟通。

2. 血管修复的时机选择　人们对单纯上肢动脉断裂的手术步骤不存在争议，只要彻底清创后修复动脉即可。然而，多个因素会增加手术的复杂性并影响动脉修复次序的选择。比如：上肢主要动脉损伤后，如果远端肢体供血不足，尽快修复血管，减少肢体缺血时间十分重要；然而，在合并骨折、关节脱位的情况下，如果先修复血管，而没有恢复骨性结构的稳定性，那么在骨折复位固定的时候可能再次损伤血管，因此如何选择修复次序存在矛盾[2]。

在远端肢体尚存在血运（通过侧支动脉）的情况下，可以首先进行骨折复位内固定手术，如手指颜色红润、毛细血管反应时间接近正常、肢体温度接近对侧等[14]。如果远端肢体完全缺血，颜色苍白、张力低、温度低、毛细血管反应消失、无脉搏、针刺不出血，则应当尽快恢复远端血运。如果动脉无缺损，可以先修复动脉，也可以选择先克氏针快速简单固定骨折断端，修复血管及其他软组织后再用外固定架加强固定。如果动脉缺损需要行血管移植或皮瓣移植桥接动脉缺损，则应当采取远端肢体暂时灌注或其他暂时保存的方法，以减轻肢体远端组织缺血性坏死及缺血再灌注损伤。总之，伴有骨折、动脉部分缺损需行血管移植或血流桥接型（Flow-through）皮瓣修复手术，以及远端肢体严重缺血需要尽快重建血运是影响手术次序及方法选择的 3 个重要影响因素，任何两个因素同时出现都会影响手术方案的制订（图 17-2）。

3. 远端肢体暂时保存方法　如果损伤部位以远肢体严重血循环不足、如果缺血时间过长会导致肢体组织缺血坏死、缺血再灌注损伤等，并进而造成术后肢体功能障碍甚至截肢。因此在患者因全身情况或其他原因不能立即手术或因肢体损伤严重、创面污染严重，术中不能迅速修复动脉的情况下，应当采取措施尽量延长肢体的耐缺血时间并减轻肢体缺血再灌注损伤。缺血肢体临时保存的方法主要包括低温保存、暂时血管桥接（temporary vascular shunt，TVS）、动脉预灌洗、体外模拟体内生理环境寄养等。

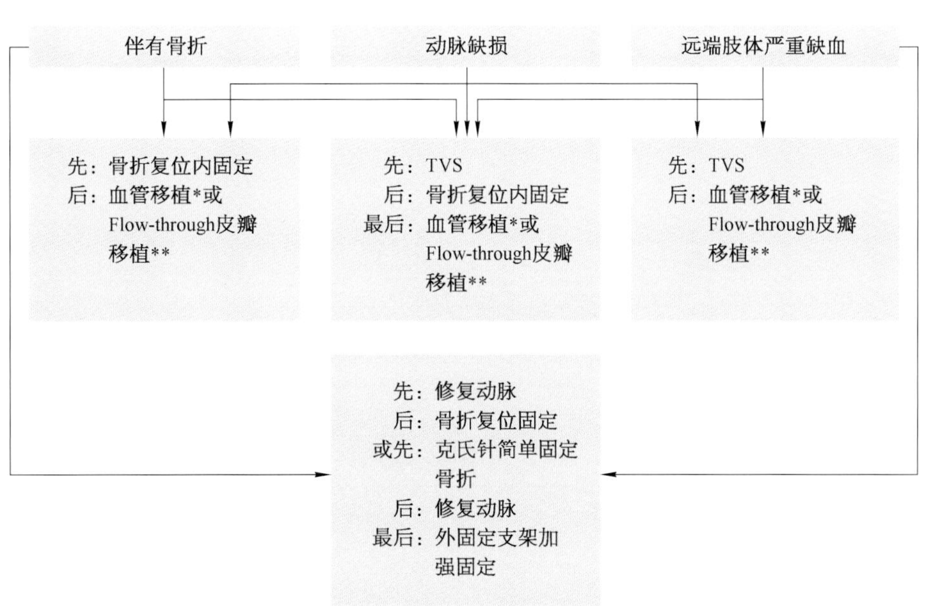

图 17-2　出现伴有骨折、动脉缺损、远端肢体严重缺血中任意两个因素或三个因素叠加时手术方案的选择。* 不伴有皮肤缺损时；** 伴有皮肤缺损时；TVS：暂时血管桥接。

（1）单纯低温保存：已有大量基础研究证实低温状态能够减缓组织的基础代谢率，从而能够延长肢体的耐缺血时间，因此低温保存离断、缺血肢体已在临床得到普遍应用[15]。临床最常采用的保存温度为 1~4 ℃，对于严重肢体缺血的动脉损伤，可在术前采用冰敷来降低肢体温度。

（2）暂时血管桥接：在动脉缺损需要血管移植或皮瓣移植桥接动脉缺损或因伴有复杂骨折及其他组织损伤不能尽快修复动脉的情况下可采用一条与动脉管径相匹配的无菌软管（如输液管等）临时桥接动脉缺损，待完成骨折固定手术或血管、皮瓣切取术后再行最终的动脉修复（图 17-3）。临时管道桥接动脉可以使远端肢体暂时恢复正常的血供，因此可以显著缩短肢体缺血时间，得到了广泛的临床应用[16, 17]。暂时血管桥接时，双侧动脉不需要修剪至完全正常，只要管壁未破损、管腔内无血栓即可。一般每侧管腔内置入软管 15~20 mm，并采用双线结扎固定[16]。

（3）动脉预灌洗：肢体缺血在恢复血供时，组织内将产生大量的氧自由基，氧自由基通过清除内源性 NO 并诱导内皮功能失调等一系列反应而加重组织损伤程度及缺血再灌注损伤（ischemia Reperfusion injury，I/R）。为减轻离断肢体再植后缺血再灌注损伤，已有大量动物实验对动脉灌注法减轻再植肢体缺血再灌注损伤的效果进行了研究，主要包括器官灌注液如 UW 液等灌注[18]、自由基清除剂灌注液灌注、能量合剂灌注液灌注[19]、血液代用品灌注及血液灌注等，均能不同程度地减轻骨骼肌缺血再灌注损伤。但是，对于动脉预灌洗的研究大多是动物实验，临床应用研究得较少，且动脉预灌洗研究多针对离断肢体，如果用于未离断的缺血肢体，需要考虑灌注液可能进入全身血液循环的问题。

（4）体外模拟体内生理环境寄养：王江宁等[20, 21]将血液滤过装置与心胸外科体外循环系统结合，建立了体外模拟体内生理环境寄养断肢系统，可以延长离断肢体的体外保存时间，同时可减轻骨骼肌缺血再灌注损伤。在对该技术进一步研究的基础上，在严重血管损伤患者因全身情况不允许急诊手术的情况下，通过体外循环系统对严重缺血肢体进行临时寄养维持，可能可以避免肢体截肢。

【术后治疗】　上肢血管损伤修复后的抗凝治疗是预防吻合口血栓形成的重要措施。对于术后抗凝治疗的药物选择及用法并没有公认的方案，常用的药物包括肝素、低分子肝素、低分子右旋糖酐、阿司匹林等[2]。大部分抗凝治疗都要维持 5~7 天。此外，抗痉挛药物如罂粟碱及烤灯治疗也是常用的术后治疗措施。

【并发症及处理措施】　上肢血管损伤修复后与血管有关的主要并发症是栓塞与破裂[1, 5]。血管栓塞主要与血管本身损伤、周围组织条件、血管吻合质量、局部组织感染、术后高凝等因素有关。吻合口破裂出血则主要与血管张力太大、感染、吻合口外露等因素有关，一旦出现影响远端肢体血运的血管栓塞或血管破裂出血，应当及时探查，彻底去除损伤血管，并行血管移植。如果周围软组织失活，则应当彻底清创后进行皮瓣修复（图 17-4）；如果存在严重感染，可能需要截肢[5]。

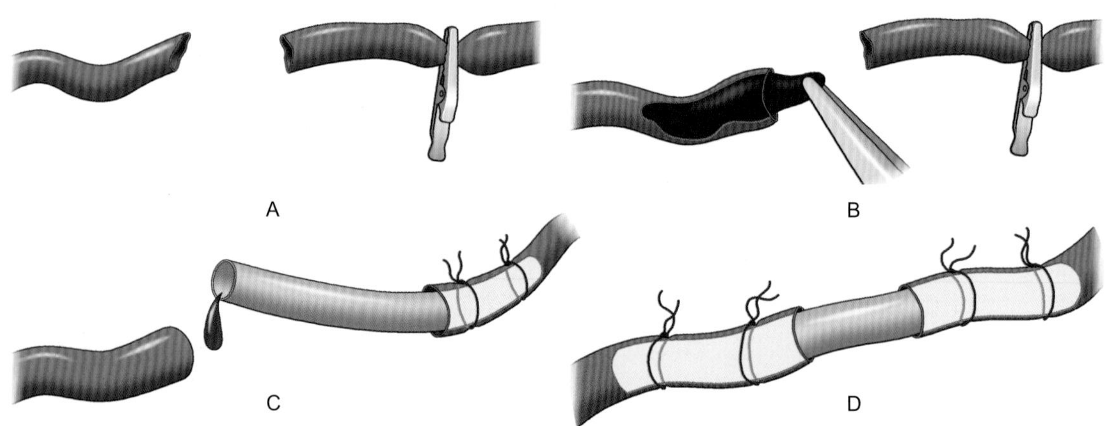

图 17-3　动脉缺损暂时血管桥接（TVS）示意图。A. 选择管径与动脉接近的软管，修剪双侧动脉断端，清除管腔内血栓；B. 大多数远端动脉内血栓可在显微镜下用显微镊轻柔牵出，如果血栓不能被取干净，往往远端动脉也有损伤，应当延长切开探查；也可使用取栓器取出远端动脉血栓；用 12 500 U/250 ml 肝素生理盐水冲洗两侧断端及软管管腔；C. 先置入动脉近端，结扎固定，松开血管夹有血液流出后置入远端；D. 每侧置入动脉的软管长度为 15~20 mm，并用线结扎固定牢固，防止松脱。

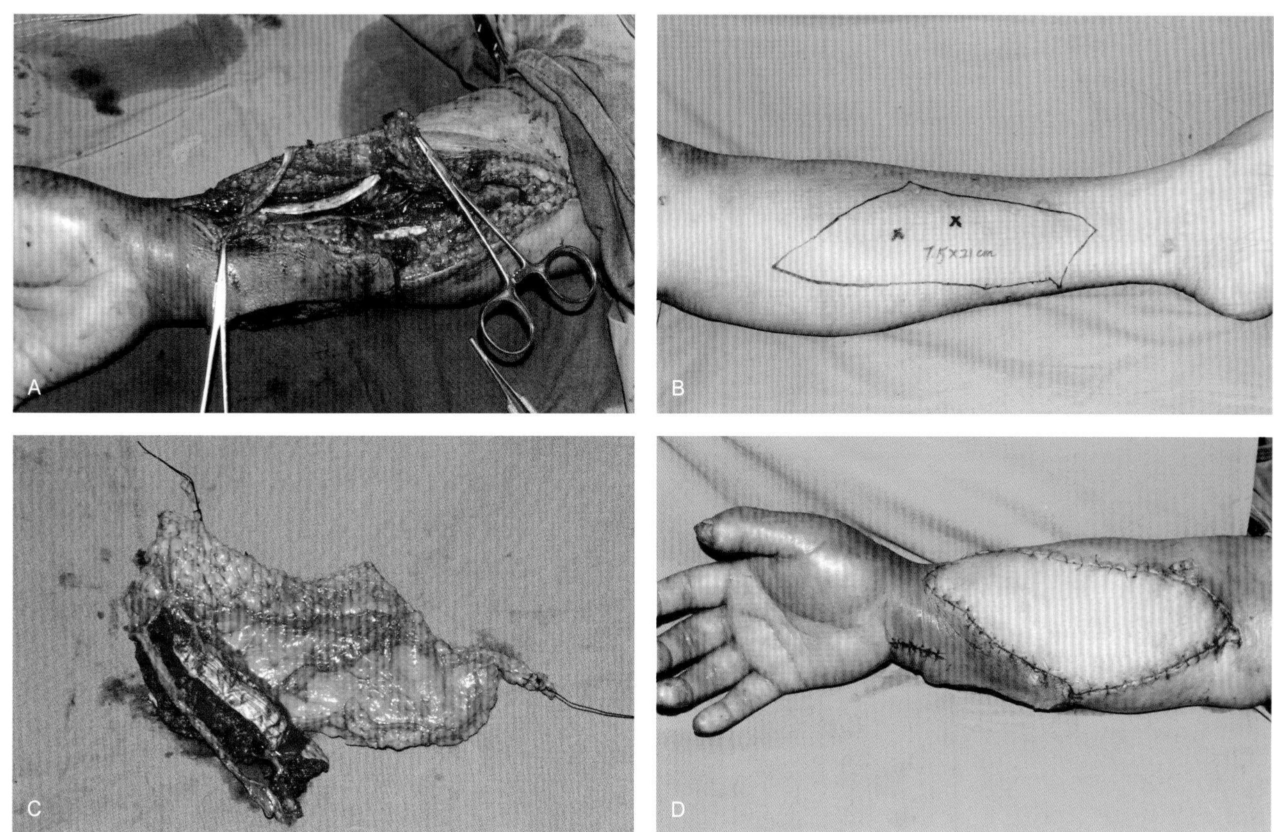

图 17-4　右上肢再植术后动脉危象探查，行游离小腿内侧皮瓣修复。A. 探查见桡动脉长段血栓（尺动脉因毁损严重，一期未修复），皮肤肿胀，不能直接缝合；B. 设计小腿内侧皮瓣；C. 切取皮瓣后，用胫后动脉桥接修复桡动脉；D. 缝合皮肤，皮瓣及手的血运良好。

第二节　血管直接吻合及血管移植修复

明确了上肢血管损伤后，修复方法的选择取决于损伤部位、血管损伤严重程度、血管周围软组织条件等因素。如果血管损伤部位没有皮肤缺损，血管修复后不存在血管外露的风险，则可以直接修复或血管移植桥接修复。

手术探查时应当尽量使用止血带，以利于彻底清创及显露血管断端，并避免手术中过量失血。对于不能使用止血带的部位如腋动脉损伤，在条件允许时可以采用球囊导管阻塞近段血管，以避免血管探查过程中大出血，并利于血管探查及吻合。

开放伤导致的上肢任何部位的动脉损伤，都应当在彻底清创的前提下，修剪动脉至完全正常部位后进行修复。动脉修复后，必须有健康的皮肤或软组织覆盖动脉吻合口，并尽量做到封闭创面。彻底清创是血管修复成功的重要基础，因为清创不彻底会增加伤口感染的概率，并可能导致动脉吻合口栓塞或破裂。清创的范围要根据致伤原因及损伤机制而有所不同，总体原则是损伤越重、致伤环境越易感染越要做到彻底清创。比如：车祸伤导致的上肢碾压伤，除皮肤裂伤外，皮下组织、深筋膜及深部组织都受到广泛碾压、剥脱，如果存在动脉损伤，通常损伤范围比较广泛，此时必须将动脉周围污染、失活组织彻底去除，而不能将修复后的动脉置于剥脱、失活的皮肤软组织下方。清创需按照一定的操作顺序，按照方向、层次、组织循序进行。按方向，就是在清创时在相同的层次，从一个点开始，环绕一周进行清创；按层次，指根据解剖层次的深浅，从浅入深进行清创；按组织，是根据解剖结构，在清创时避免遗漏回缩的肌腱、肌肉组织。动脉清创范围可从血管外观及断端的出血情况进行判断：血管形态流畅，指血管壁无挫伤痕迹，血管内膜光滑无分离；断端出血良好，指近端在止血带放气状态下应当喷血有力，只要不是肢体离断伤，远端也应当有少量出血。对于不健康的血管，应当坚决切除，切忌为了避免血管移植而保留不健康的血管。在修剪血管断端后，可以拉拢两侧断端，判断是否能够直接吻合。动脉血管在吻合前处于痉挛状态，吻合后张力会减小，因此一定张力下的动脉吻合是可以接受的。如果血管不能直接吻合，或直接吻合时张力太大，特别是在关节部位，有术后破裂出血的风险，应当行血管移植。

吻合前应当修剪血管吻合口部位的血管外膜，以避免被带入血管管腔。用肝素盐水冲洗两侧血管管腔，将附着的血栓及积血冲洗干净，可以有效避免吻合后血栓形成。血管吻合前可静脉滴入或泵入肝素或低分子右旋糖酐抗凝。血管吻合打结时应当使管壁外翻，边距、针距均匀，不漏血。血管吻合后放松止血带，如果动脉存在痉挛，可以局部喷洒罂粟碱。

如果血管不能直接吻合，则需要进行血管移植。选择的移植血管的管径要与受区血管尽量匹配，且移植对供区损伤小。动脉缺损最常用的方法是取自体浅静脉桥接修复动脉的缺损[2, 22]。根据不同部位的上肢动脉损伤，可选择不同的静脉移植。大隐静脉、小隐静脉、头静脉等是常用的修复上肢主要动脉的自体静脉。手部的动脉缺损，一般取前臂浅静脉移植修复。静脉移植的优点是解剖表浅，切取简单，供区损伤小。但静脉因为存在静脉瓣，需要倒置吻合，或者破坏静脉瓣后顺行吻合。静脉倒置的优点是不损伤血管内膜，缺点是如果桥接长度很长，可能存在一侧管径与受区动脉不匹配的问题。管径不匹配的血管吻合方法很多，笔者采用的是缝合第一针后，将较细血管的对侧管壁纵形剪开一段，这样既可以解决管径不匹配问题，又有利于血管外翻。

有关动脉移植修复上肢动脉缺损也有文献报道。动脉移植的优点是与受区动脉管壁结构接近，不需要倒置，从而避免了一侧管径不匹配的问题。常用的动脉移植血管有腹壁下动脉、旋股外侧动脉降支、胸背动脉等[23]。

上肢动脉缺损修复的另一个选择是人工血管，特别是对于腋动脉及肱动脉等较大动脉的缺损。目前人工血管已经有越来越多的应用。与自体血管移植相比，人工血管避免了供区损伤，减少了手术时间，但根据文献报道，其通畅率不及自体血管移植，并且感染率也高[2]。

第三节 血流桥接型皮瓣修复伴组织缺失的血管损伤

动脉吻合后必须有健康的皮肤、软组织覆盖，因此在清创后如果存在动脉走行区域皮肤缺损，则需要皮瓣移植覆盖。高能量创伤导致的伴有皮肤缺损的严重上肢动脉损伤，通常也会导致动脉缺损而不能直接修复，对于此类损伤，血流桥接型皮瓣可以在覆盖创面的同时重建动脉缺损，它不仅减少了血管吻合数量，而且动脉血流经吻合口时血流阻力更小，因此是良好的重建选择[24]。

一、血流桥接型皮瓣概念及分型

1983 年，Soutar 等[25]采用桡动脉皮瓣修复头面部创面，并用桡动脉桥接重建颈外动脉与面动脉的缺损。1984 年，Foucher 等[26]首次将血流桥接型皮瓣桡动脉皮瓣用于四肢的创面覆盖并修复动脉缺损。后来血流桥接型皮瓣的供区逐渐扩展，应用更加广泛。

Bullocks 等[27]根据血流桥接型皮瓣的动脉干类型及皮瓣种类，将其分为 3 型：Ⅰ型，皮瓣的动脉通路为一条动脉；Ⅱ型，皮瓣的流入动脉与流出动脉并不是同一条动脉，而通过交通血管相连通；Ⅲ型，动脉化静脉皮瓣，血流通路是一条静脉。

Ⅰ型血流桥接型皮瓣具有直接的血管通路，因此可以良好地重建远端的血运（如桡动脉皮瓣、胫后动脉皮瓣等），皮瓣的血运是通过动脉主干发出的皮支供养的，并通过皮瓣的回流静脉形成正常的血液循环。Ⅱ型血流桥接型皮瓣中流入动脉与流出动脉之间通过细的交通血管连接，因此血流阻力增大，不适合作为重建动脉缺损的唯一通路。Ⅲ型血流桥接型皮瓣是静脉皮瓣。

早期国内文献对血流桥接型皮瓣的报道一般是关于桥接血管或桥接法游离皮瓣[28, 29]。传统皮瓣通过吻合 1 条动脉、1 条或多条静脉形成皮瓣正常的血液循环，血流桥接型皮瓣则把动脉主干的近、远端分别与动脉缺损的近、远端吻合，用皮瓣的动脉主干重建缺损的动脉，并恢复远端肢体的血运。通过吻合 1 条或多条静脉，建立皮瓣内部的正常血运。但是，并不是说血流桥接型皮瓣的选择、切取没有特殊性。血流桥接型皮瓣要求动脉主干的远、近端管径与动脉缺损的近、远端管径匹配，因此对皮瓣供区的选择有特殊的要求。

二、血流桥接型皮瓣修复四肢动脉缺损的临床应用（表 17-1）

血流桥接型皮瓣修复的适应证是伴有主干动脉缺损的皮肤、软组织缺损，这类伤病大多发生于四肢。对于严重的肢体创伤，血流桥接型皮瓣通过一期手术重建动脉缺损，并覆盖创面。在许多情况下，血流桥接型皮瓣移植可以避免截肢。Ozkan 等[30]报道了一例用游离背阔肌肌皮瓣重建 8 岁小孩的小腿毁损伤。在 10 个月复查时，患儿已经可以独立行走，并恢复了稳定的步态。Nisanc 等[31]报道了一例采用游离腓骨肌皮瓣重建了因火器伤导致的前臂复合组织缺损病例。皮瓣从患者毁损并截肢的小腿获取。Yavuz 等[32]报道了一例从部分截肢的前臂切取带有桡动脉皮瓣修复同侧肘部复合组织缺损。肢体再植时如果存在部分皮肤、软组织缺损并伴有动脉缺损，也可以采用血流桥接型皮瓣重建，这样可以避免过多的肢体短缩。Tseng 等[33]报道了采用桡动脉皮瓣重建足部的不全离断伤。郝易白等[28]报道了 3 例游离小腿内侧皮瓣重建前臂损伤伴尺动脉或桡动脉缺损的病例。范启申等[29]报道了采用胫后动脉皮瓣桥接另一个游离皮瓣修复对侧小腿创面，用于受区没有吻合动脉的病例。

手部的血管管径更小，因此对血流桥接型皮瓣供区的要求跟大肢体的创伤不同。Libermani 等[34]采用逆行桡动脉皮瓣重建手指的血供并修复皮肤、软组织缺损。Brandt 等[35]报道了 11 例手部复合组织缺损，都采用血流桥接型皮瓣一期重建手指的血运并覆盖创面，皮瓣类型包括颞浅筋膜瓣、足背皮瓣、剔骨皮瓣等。Wong 等[36]首次报道采用血流桥接型足内侧皮瓣（以足底内侧动脉深支为蒂）修复手指复合组织缺损并重建手指血运。Koshima[37]报道了一例采用血流桥接型足底内侧动脉穿支皮瓣用于修复手指复合组织缺损。陈超等报道了采用血流桥接型无毛皮瓣修复手指掌侧创面的系列做法。

除了应用于肢体创伤的一期重建，血流桥接型皮瓣也可用于周围血管疾病、肿瘤切除导致的肢体缺血伴组织缺损。Maloney 等[38]报道了 6 例采用游离血流桥接型大网膜瓣修复因动脉病变导致的难愈性皮肤、软组织坏死的病例。

此外，对于因烧伤或其他创伤致创面植皮的患者，术后远期发生挛缩的可能性较高，特别是深部组织条件差、靠肉芽组织生长后植皮的患者。这部分患者通常因术后功能障碍来手外科就诊，处理办法通常需要切除瘢痕并结合游离皮瓣移植，二期行肌腱、神经（根据组织缺损情况）移植。前臂屈侧的瘢痕挛缩通常伴有尺动脉或桡动脉栓塞或缺损，因此血流桥接型皮瓣可以一期重建桡动脉或尺动脉，从而改善远端肢体的血运（图 17-5）。

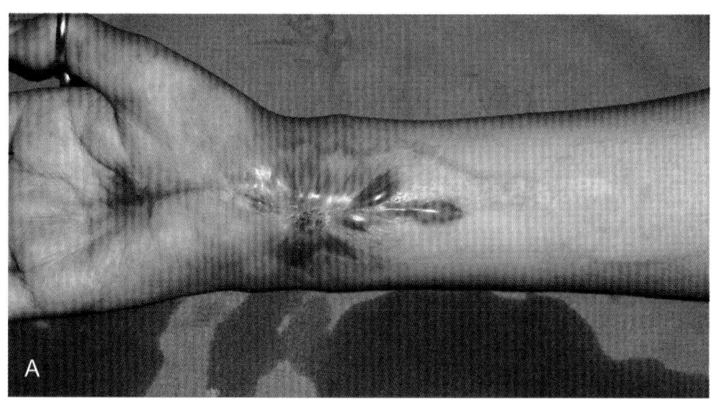
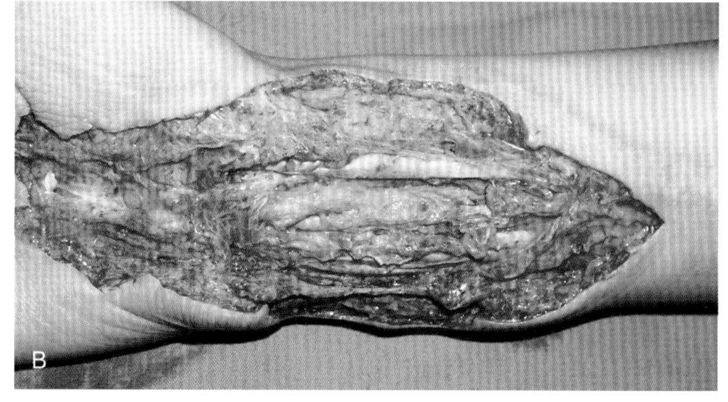
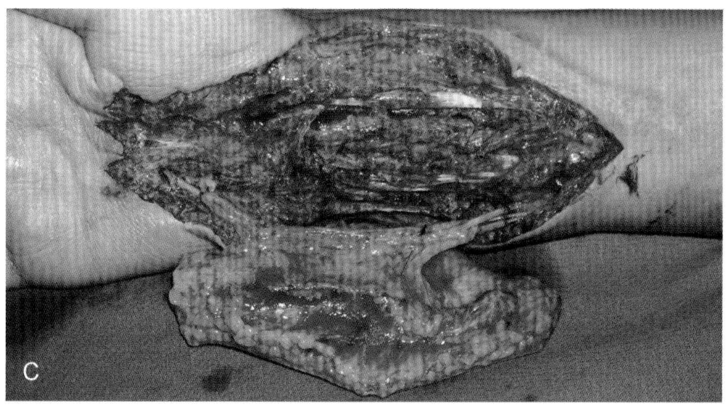
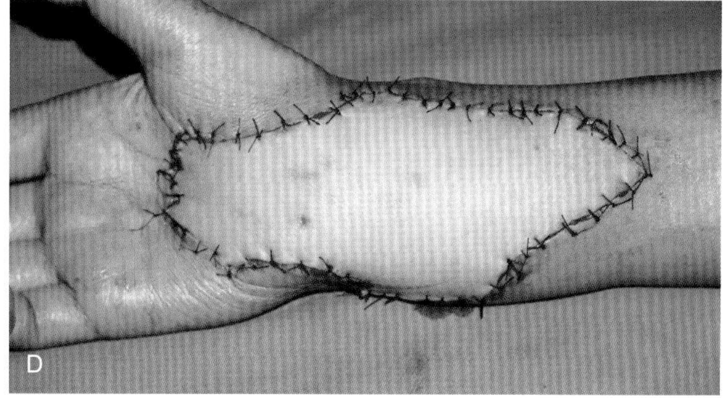

图 17-5　右前臂瘢痕挛缩、肌腱粘连，行瘢痕切除术 + 肌腱松解术并行小腿内侧皮瓣移植。A. 右腕掌侧、手掌瘢痕挛缩；B. 瘢痕切除、肌腱松解后的皮肤缺损、尺动脉缺损；C. 用小腿内侧皮瓣桥接修复尺动脉；D. 术后外观。

表 17-1 血流桥接型皮瓣汇总

皮瓣	动脉通路	静脉回流	皮瓣组成	已报道的临床应用
前臂桡侧	桡动脉	伴行静脉；头静脉	筋膜皮瓣，可带感觉神经、骨、肌腱	四肢[26, 32, 39]、手[34, 35]、头颈、鼻再造
前臂尺侧	尺动脉	伴行静脉；贵要静脉	筋膜皮瓣，可带骨、肌腱	手、小腿[40]、口内重建
臂外侧	桡侧副动脉	伴行静脉	皮瓣	四肢重建[41]
臂内侧	尺侧上副动脉；尺侧下副动脉	伴行静脉	皮瓣	四肢重建
前臂后侧	骨间后动脉	伴行静脉或浅静脉	筋膜皮瓣，肌皮瓣	手部及手指
股前外	旋股外侧动脉降支	伴行静脉	筋膜皮瓣，肌皮瓣	四肢重建[42, 43]；头颈部重建
小腿内侧	胫后动脉	伴行静脉；大隐静脉	皮瓣，肌皮瓣	四肢重建[28, 44, 45]
腓骨瓣	腓动脉	伴行静脉	骨、肌肉、皮肤复合组织瓣	四肢重建；颌面部重建
足底内侧	足底内侧动脉	浅静脉或伴行静脉	皮瓣	手掌、手指缺损重建[37]
足内侧	足底内侧动脉深支	浅静脉或伴行静脉	皮瓣	手指组织缺损重建[36]
足背	足背动脉及第 1 跖背动脉	伴行静脉或浅静脉	皮瓣	手及手指重建[35]
趾短伸肌	跗外侧动脉	伴行静脉	皮瓣	手部重建[46]
足趾（趾间关节）	跖背动脉－趾固有动脉	浅静脉	复合组织瓣（皮肤、关节、肌腱、神经）	手指重建[47]
腹直肌	腹壁上动脉；腹壁下动脉	伴行静脉；腹壁浅静脉	肌皮瓣	肢体重建；颌面部重建
背阔肌	胸背动脉	伴行静脉	肌皮瓣	四肢、头面部重建
大网膜	胃网膜右动脉或胃网膜左动脉	胃网膜静脉或伴行静脉	大网膜脂肪	肢体重建[38]
静脉皮瓣（前臂、足、小腿）	浅静脉	无	皮瓣	手部、前臂重建[48-52]

三、笔者单位最常用的修复上肢动脉缺损的血流桥接型皮瓣

（一）小腿内侧皮瓣

小腿内侧皮瓣（胫后动脉皮瓣）由张善才等[53]于 1983 年报道，在伴有软组织缺损的上肢动脉修复中具有重要意义。特别在需要同时重建远端肢体静脉回流时，胫后动脉皮瓣可以用胫后动脉桥接修复缺损的主要动脉，用胫后动脉伴行静脉桥接修复伴行静脉，用大隐静脉桥接修复头静脉或其他浅静脉，从而一个皮瓣即可达到修复多条主干血管的目的。

胫后动脉皮瓣的皮支血管起自胫后动脉。小腿中部以远的皮支一般为穿趾长屈肌与比目鱼肌之间的肌间隙皮支，近端的皮支血管多为穿比目鱼肌或腓肠肌的肌皮穿支（图 17-6）。钟世镇等对 40 例下肢标本的解剖研究，显示胫后动脉内侧皮支在小腿中、下部出现 2~7 支，在小腿中 1/3 占 55%，在小腿下 1/3 的占 45%。发出部位以小腿中 1/3 的中下部以及下 1/3 的中上部出现皮支最多。皮动脉外

径为 0.5~2 mm，伴行静脉多为 1~2 支，伴行静脉在浅筋膜多与大隐静脉有交通支。因胫后动脉的位置在上部较深，下部较浅，因此皮支长度自上而下逐渐变短。胫后动脉远端与腓动脉通过交通动脉相吻合。

皮瓣切取：术前用多普勒超声检查确定皮支位置，后设计皮瓣。皮瓣以比目鱼肌与趾长屈肌肌间隙为轴线偏心设计。皮瓣前缘不宜超过胫骨前嵴，后缘不宜超过后正中线，远端避免设计在跟腱部位。皮瓣切取可以从前侧，也可以从后侧开始，注意保护浅筋膜内的大隐静脉及隐神经，根据受区静脉缺损情况游离足够长度，结扎后切断。将皮瓣从深筋膜深面掀起，注意寻找并保护在趾长屈肌与比目鱼肌肌间隙的胫后动脉皮支，将比目鱼肌向后侧牵拉显露胫后动脉。将所需长度的胫后动、静脉的肌支及骨膜支结扎并切断，仅保留皮支，并将胫后动、静脉两侧结扎并切断，完全游离皮瓣。

将皮瓣转移至受区，将胫后动脉与上肢缺损动脉的远、近侧断端吻合，将胫后静脉与伴行静脉的远、近侧断端吻合，大隐静脉可以桥接修复头静脉，从而充分保证远端肢体的动脉供血及静脉回流。胫后动脉皮瓣通过血流桥接型吻合方式可以可靠地修复伴皮肤缺损的上肢主要血管损伤（图 17-7）。只要患者腓动脉及足背动脉无损伤，切取皮瓣后一般不会导致足部缺血，也可取大隐静脉修复胫后动脉的缺损。

胫后动脉管径及其与腓动脉分出的位置存在变异，若遇到胫后动脉细小或缺如，则不能用该皮瓣修复上肢主要动脉的缺损。可用大隐静脉桥接修复上肢动脉缺损，而将皮瓣动脉吻合于大隐静脉的分支，也可以改取对侧小腿胫后动脉皮瓣。

（二）股前外侧皮瓣

股前外侧皮肤的血供主要来自旋股外侧动脉各分支。旋股外侧动脉自股动脉或股深动脉发出后分为升支、横支、降支。降支一般最粗大，是股前外侧皮瓣的主要营养血管。降支在股直肌深面斜向下外侧走行，通常分为外侧支与内侧支。外侧支一般

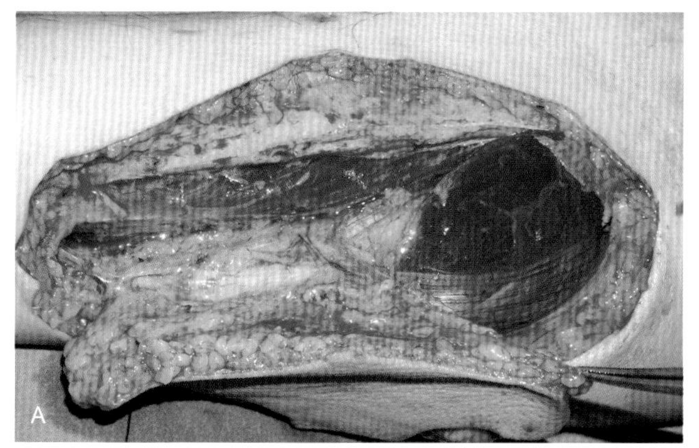

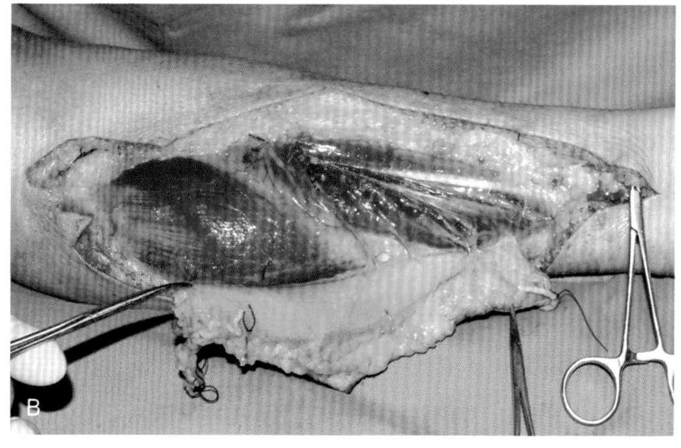

图 17-6　胫后动脉皮支走行。A. 主要皮支在比目鱼肌与趾长屈肌之间的肌间隙穿出；B. 主要皮支为穿过比目鱼肌的肌皮穿支。

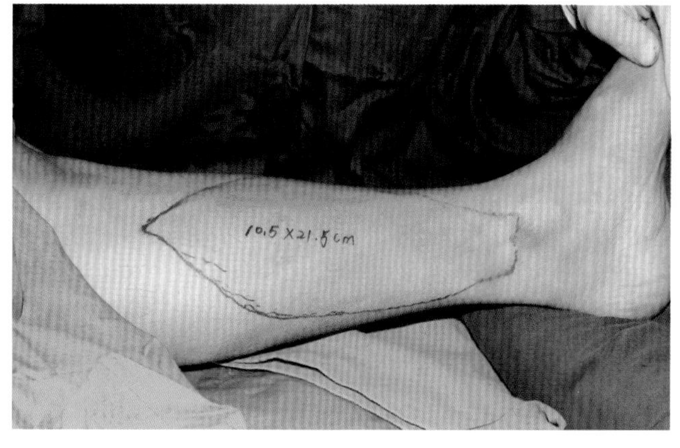

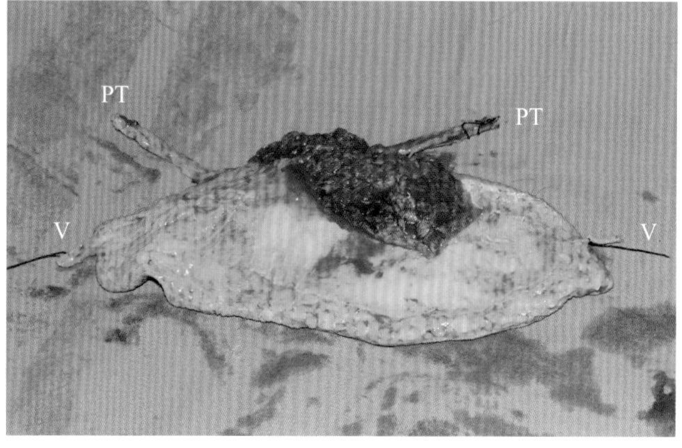

图 17-7　小腿内侧皮瓣可提供可靠的动脉（胫后动脉）及多条静脉（胫后动脉伴行静脉、大隐静脉）供受区重建血管，如果需要填塞空腔，可携带部分比目鱼肌。PT：胫后动脉及伴行静脉；V：大隐静脉。

在股直肌、阔筋膜张肌与股外侧肌之间发出一条肌间隙皮支或肌皮穿支至皮肤；内侧支在股直肌与股外侧肌之间向远端走行，并发出多条分支至肌肉及皮肤。

股前外侧皮瓣切取为血流桥接型皮瓣修复上肢动脉缺损时，一般以旋股外侧动脉降支的内侧支为桥接修复动脉，皮瓣皮支可以来自外侧支（如果内侧支与外侧支共干），也可以来自内侧支。

股前外侧皮瓣修复上肢伴有皮肤、软组织缺损的主要动脉损伤的优点是：可切取的皮瓣面积大，可切取的血管蒂长度大，供区损伤小，如果需要填塞空腔可以切取为肌皮瓣。

股前外侧皮瓣修复上肢动脉缺损最佳的适应证是修复手部的动脉缺损。将旋股外侧动脉降支近端与桡动脉或尺动脉吻合，旋股外侧动脉远端的多条分支可以与需要修复的指动脉吻合。前臂尺动脉或桡动脉的缺损也可用股前外侧皮瓣修复，但旋股外侧动脉降支变异较大，远端管径可能较小，如果尺、桡动脉均缺损，可用皮瓣动脉桥接修复一条动脉，取自体静脉移植修复另一条动脉。

皮瓣切取：以股直肌、股外侧肌、阔筋膜张肌形成的三角间隙为中心点，该点接近髂前上棘与髌骨外侧缘连线的中点。通过多普勒或彩超检查确定皮支穿出深筋膜的位置，设计皮瓣。先从内侧切开，如需要可向近端延长切口。切开深筋膜，显露至股直肌与股外侧肌间隙，沿肌间隙钝性分离，并将股直肌向内侧拉开，显露旋股外侧动脉降支。沿降支由上向下解剖分离，显露降支向外侧发出的分支。如果进入皮瓣的皮支发自降支外侧支，则必须向近端游离至降支主干，以便于用旋股外侧动脉降支来桥接修复上肢的动脉缺损。如果外侧支与内侧支不共干，且内侧支与外侧支均有皮支发出，最好以内侧支的皮支设计、切取皮瓣，因为外侧支往往血管蒂较短，且远端分支较细小。皮瓣从内侧切开的优点是可以首先显露旋股外侧动脉主干及发出的分支，便于根据分支的情况重新调整皮瓣的位置。找到旋股外侧动脉降支及皮支后就可以切开皮瓣四周，并根据需要在深筋膜上层或下层完全掀起皮瓣。如果皮支为肌间隙皮支，则容易分离；如果为肌皮穿支，需要仔细进行肌内分离，或者切取部分股外侧肌带入蒂部。

血管蒂的长度视受区需要而定，如果远端需要桥接多条指固有动脉，需要在切取皮瓣时仔细分离并标记旋股外侧动脉降支远端的分支。

第四节 上肢不同部位动脉损伤的处理方法

上肢不同部位的动脉损伤因血管管径、周围组织结构、远端肢体耐缺血程度以及功能恢复预期等方面存在较大差异，因此治疗原则不尽相同。Randall 等[54]对 135 名患者共 159 例上肢动脉损伤进行了回顾性研究，发现其中有 13 例腋动脉损伤（8%）、40 例肱动脉损伤（25%）、52 例桡动脉损伤（33%）、51 例尺动脉损伤（32%），以及 3 例其他部位损伤（2%）。

一、锁骨下动脉及腋动脉损伤

锁骨下动脉及腋动脉损伤在上肢动脉损伤中比较少见。Randall 等[54]对他们医学中心 5 年上肢动脉损伤的回顾性研究发现，62% 的腋动脉损伤由枪击伤导致，第二位为车祸伤，占 15%。在我国因枪击伤少见，车祸伤等暴力外伤导致的肩甲胸壁分离（scapulothoracic dissociation，STD）是锁骨下动脉及腋动脉损伤的重要原因。STD 患者可能合并锁骨骨折或胸锁、喙锁关节脱位，臂丛损伤，关节周围肌肉软组织广泛撕裂等，病情较重。患者一般表现为胸壁血肿、肢体温度低、远端动脉搏动消失等。胸部 X 线正位片可出现肩甲指数（scapular index）增高。肩甲指数为在胸部 X 线正位片上测量伤侧与健侧肩胛骨内侧缘到胸椎棘突的距离之比。Kelbel 等[55]对 50 名没有 STD 的患者测量的平均值为 1.07，一例 STD 患者的肩甲指数为 1.5。对于此类患者的治疗必须坚持生命第一原则，仔细评估患者整体状况、动脉损伤部位及程度以及合并其他结构损伤情况，然后确定治疗方案。如果确定保肢，则应该在患者全身状况稳定的前提下尽快重建肢体血运。手术时探查动脉损伤情况，对于已损伤的血管坚决去除，如不能实现无张力修复则行血管移植。

单纯肩关节脱位导致的腋动脉损伤十分罕见，多由于关节脱位造成对腋动脉第 3 段卡压所致[56, 57]。由于肩部存在丰富的侧支循环，多达 40% 的患者可能没有典型动脉损伤的体征，这可能导致腋动脉损伤的漏诊。如果怀疑存在腋动脉损伤，应当尽快复位关节，并进一步评估动脉损伤情况。此外，肩关节脱位导致腋动脉损伤的患者多数合并臂丛损伤。Ergunes 等[57]报道合并臂丛损伤的概率为 90%。而因为穿刺伤导致腋动脉损伤的患者合并臂丛损伤的概率只有 30%~60%。

锁骨下动脉及腋动脉损伤时，因无法采用止血带，因此在手术探查时应当避免在术野不清的情况下盲目分离、牵拉深部结构而导致动脉近侧断端血栓脱落出血。如果损伤严重、解剖不清晰，可从远端开始分离、显露肱动脉，并逐渐向近端追溯至血管损伤部位，及时用血管钳夹闭近侧动脉，避免进一步失血。

钝性损伤导致的锁骨下动脉或腋动脉损伤往往因动脉长段损伤而需要进行血管移植（图 17-8）。如果动脉修复后远端肢体存在筋膜室高压，必须作筋膜切开减压术，以避免术后发生严重的筋膜室综合征（图 17-8）[58]。

二、肱动脉损伤

锐性、钝性损伤导致的直接损伤，以及各个部位的肱骨骨折移位和闭合复位内固定操作都可导致肱动脉损伤。肱动脉损伤一般都会导致远端肢体动脉灌注不足，在对儿童闭合肱骨髁上骨折等闭合复位内固定后，如果存在远端肢体缺血表现，应当进行多普勒超声检查，以避免漏诊[59, 60]。肱动脉严重的钝性损伤通常伴有伴行神经、皮肤软组织的损伤和缺损，如果需要应当行血管移植或血流桥接型皮瓣移植修复（图 17-9）。动脉修复后如果前臂存在筋膜室高压，应当进行筋膜切开减压术。

三、尺动脉、桡动脉损伤

前臂动脉损伤常见于锐性切割伤，一般都伴有肌腱、肌肉、神经损伤。尺动脉、桡动脉中任一动脉的损伤不会导致手部缺血[61]，但对锐性开放伤都应进行探查并修复离断的动脉、神经、肌腱，且一般都可无张力直接缝合动脉。钝性暴力损伤往往伴有骨折以及皮肤、软组织缺损，并且动脉往往不能被直接吻合。如果需要保肢，则在彻底清创的基础上，行血流桥接型皮瓣移植修复（图 17-10 和图 17-11）。

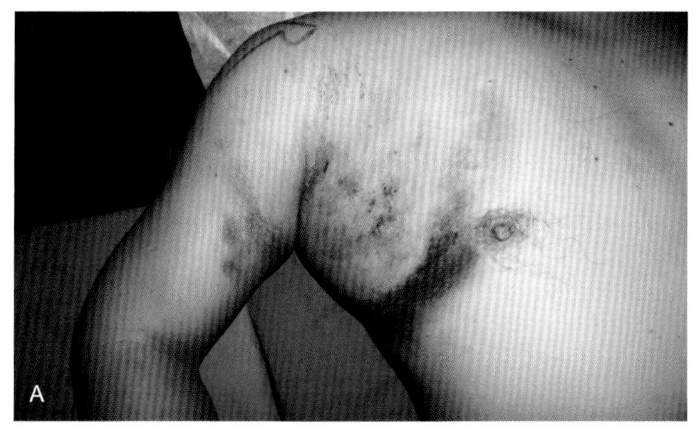

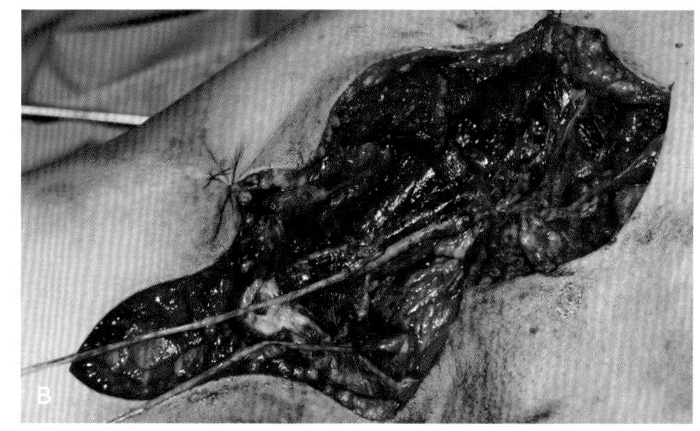

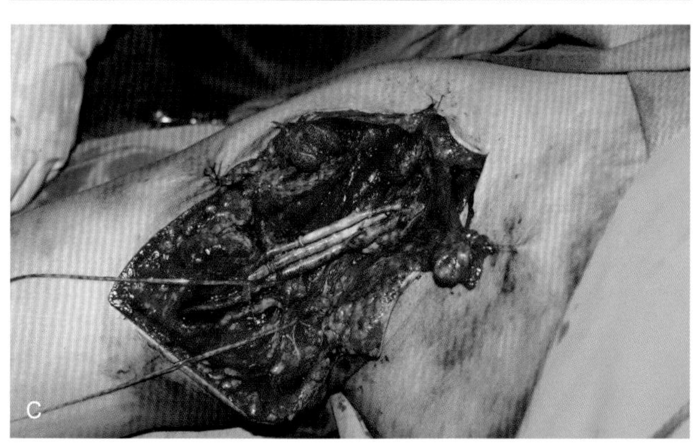

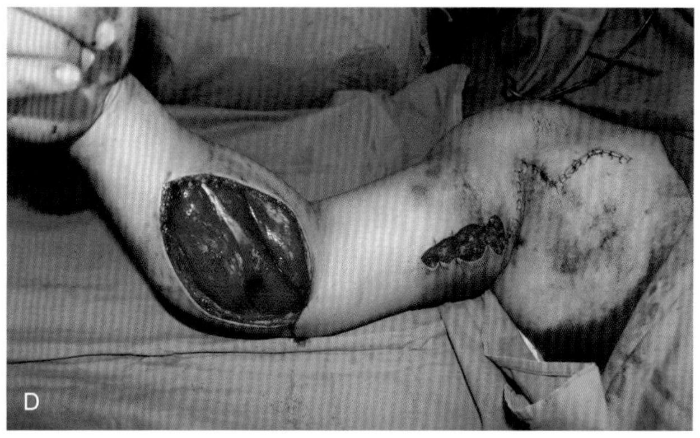

图 17-8　患者因车祸伤导致右侧肩胛胸壁分离，腋动脉损伤，右上肢脉搏消失。急诊手术探查，见右侧腋动脉及伴行静脉长段闭塞，管壁严重挫伤，周围肌肉撕裂，大量血肿，神经挫裂伤，臂内侧皮神经及前臂内侧皮神经自远端抽出。切除损伤段腋动脉，切取大隐静脉移植修复腋动脉及伴行静脉。修复动脉时将大隐静脉倒置吻合。前臂作筋膜切开减压术。术后右上肢恢复正常血运。A. 胸壁及腋窝血肿；B. 手术探查见腋动脉长段栓塞；C. 用大隐静脉移植修复肱动脉及伴行静脉；D. 前臂筋膜切开减压。

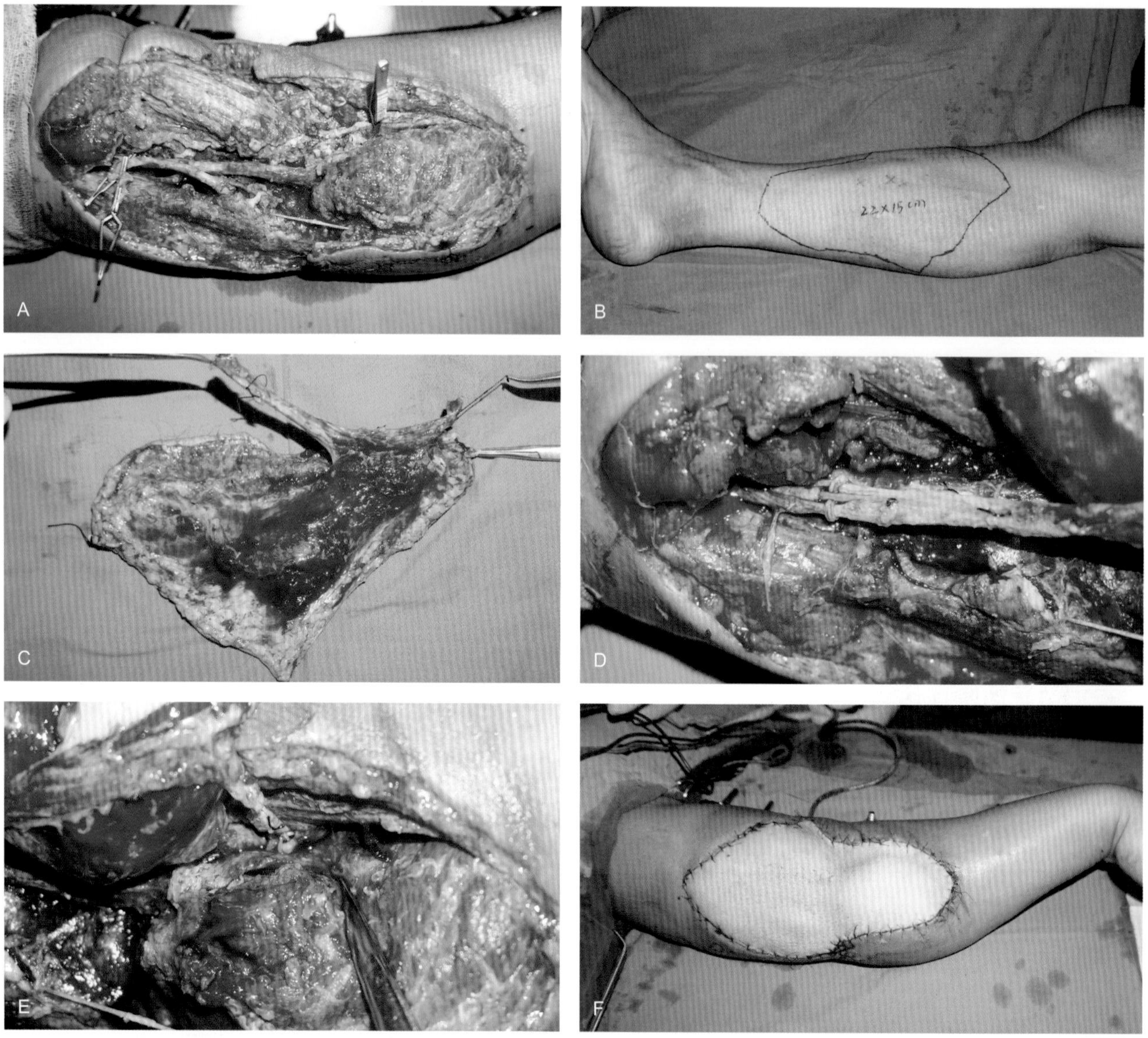

图 17-9 患者因左肱骨开放性骨折于外院手术，直接修复断裂的肱动脉。因皮肤挫伤、坏死导致术后肱动脉吻合口外露并破裂出血，值班医师用血管钳夹闭动脉止血后急诊手术。术中探查见肱动脉远端离断并缺损，皮肤缺损，给予彻底清创后切取对侧游离小腿内侧皮瓣进行移植，用胫后动脉修复肱动脉，将胫后动脉伴行静脉与肱动脉伴行静脉吻合。A. 术中探查见肱动脉断裂并部分缺损，皮肤缺损；B、C. 切取小腿内侧皮瓣，以胫后动脉桥接修复肱动脉；D、E. 近侧及远侧血管吻合部位；F. 缝合皮肤。

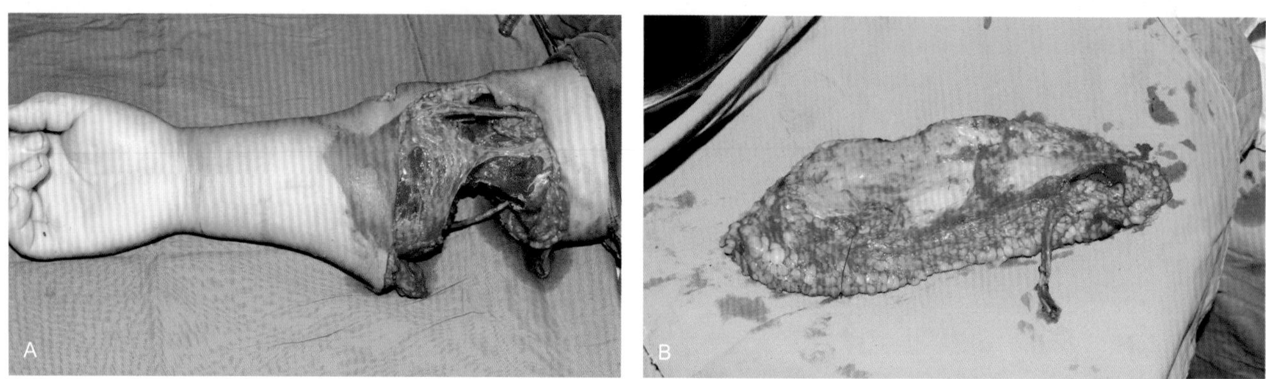

图 17-10 尺动脉近端损伤病例。患者因机器挤压伤导致前臂近端广泛软组织缺损、尺动脉近端离断并部分缺损，尺神经未离断。切取血流桥接型小腿内侧皮瓣，将胫后动脉桥接修复尺动脉，将皮瓣静脉与尺动脉伴行静脉吻合，皮瓣保留一条肌间隙皮支，血管修复后将皮瓣旋转 90° 修复前臂环形皮肤缺损。A. 右前臂近端尺侧复合组织缺损；B. 游离胫后动脉皮瓣。

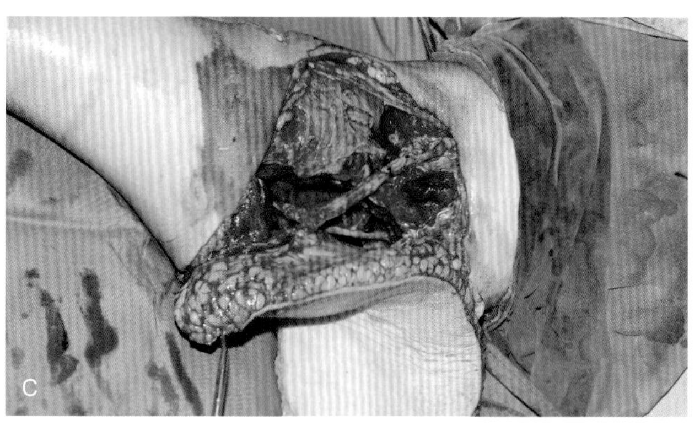

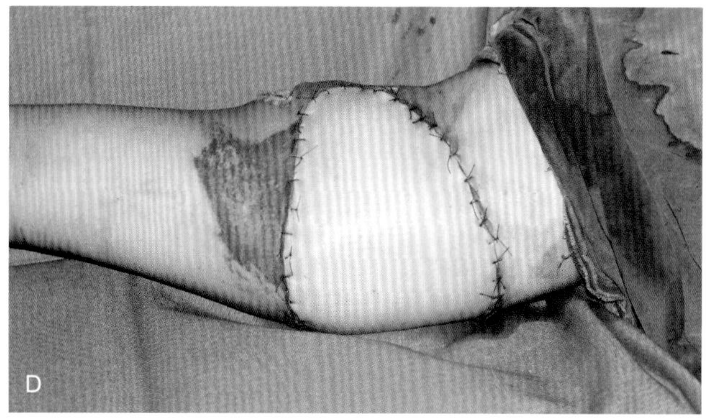

图 17-10（续）　C. 将胫后动脉桥接修复尺动脉；D. 采用皮瓣修复皮肤缺损。

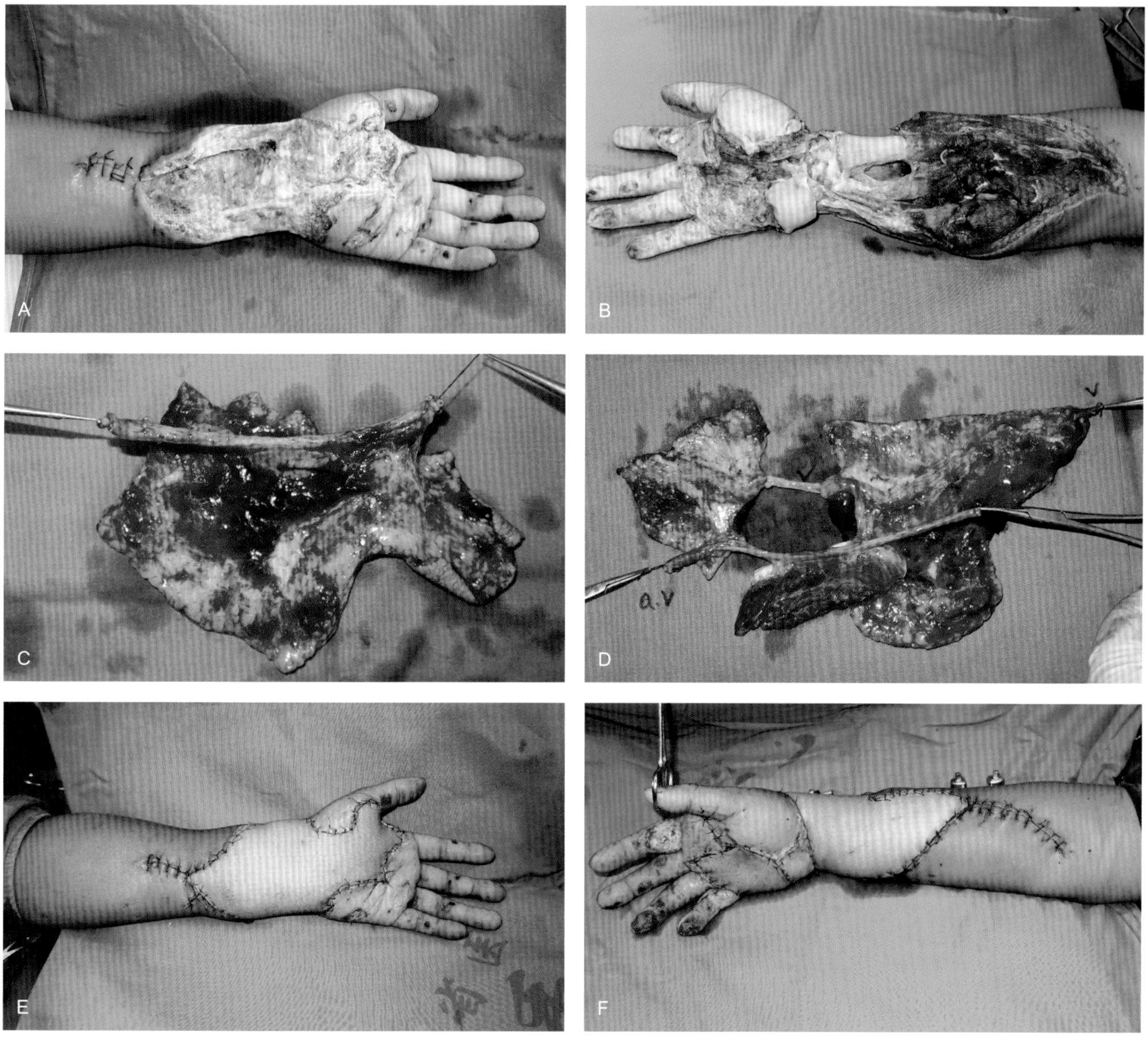

图 17-11　双前臂尺、桡动脉远端损伤病例。患者因双前臂高压电击伤导致大面积组织坏死，在当地医院多次清创后的第 8 天双手动脉都出现栓塞，来院就诊。术中探查见双前臂、双手远段掌侧广泛软组织缺损，双侧尺、桡动脉均栓塞，双手无血运。彻底清创后切取双侧胫后动脉皮瓣移植修复双前臂软组织缺损。将两个皮瓣的胫后动脉桥接修复桡动脉。左前臂通过皮瓣内胫后动脉伴行静脉与大隐静脉分别桥接修复桡动脉伴行静脉与头静脉，右前臂通过大隐静脉桥接修复头静脉。A、C、E. 左前臂损伤及修复情况；B、D、F. 右前臂损伤及修复情况。

如果同时伴有静脉回流障碍，首选小腿内侧皮瓣同时重建桡动脉或尺动脉伴行静脉及头静脉。对于肌腱、神经缺损可二期修复。

四、手部动脉损伤

手部动脉损伤在上肢动脉损伤中最常见，手部动脉损伤通常伴有神经、肌腱损伤。对于锐性损伤一般可以直接修复，钝性高能损伤往往伴有皮肤、软组织缺损，如果手指血运不好，需要重建动脉，需要行血管移植或采用血流桥接型皮瓣修复[35, 36]。手部动脉特别是指固有动脉的管径较小，需要较高的显微外科技术。手掌部大面积软组织缺损伴多个手指血运障碍时，可选择游离股前外侧皮瓣修复，将近端动脉与桡动脉或尺动脉吻合，将旋股外侧动脉降支远端分支与指固有动脉吻合（图 17-12）。

指固有动脉损伤通常伴有指固有神经损伤，如果不伴有皮肤缺损，可用显微外科技术修复动脉、神经。如果伴有皮肤缺损，可以进行血管移植加局部皮瓣、静脉皮瓣、血流桥接型动脉皮瓣修复，手指动脉缺损伴皮肤缺损的重建方法见第 16 章。

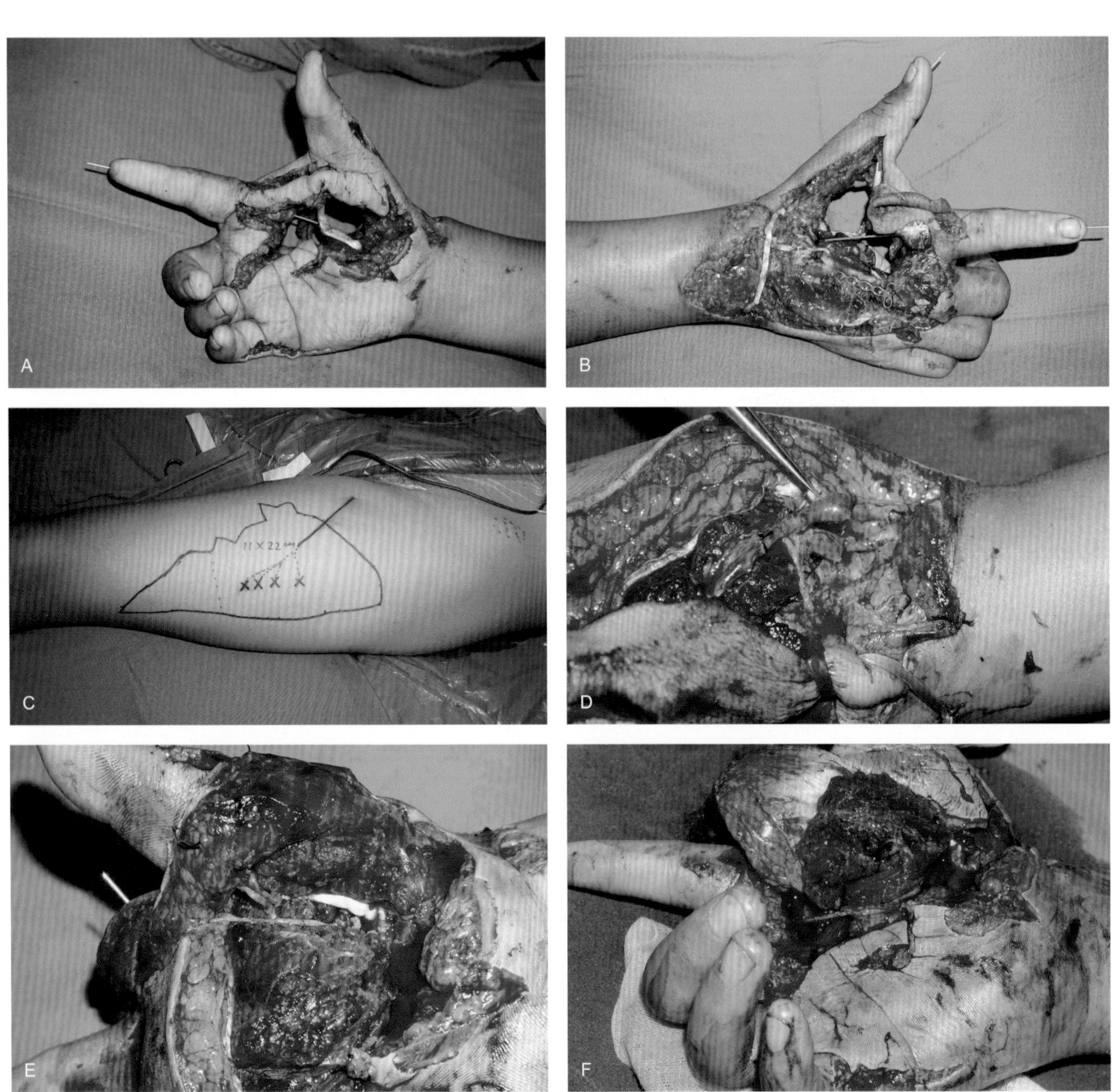

图 17-12　患者因重物砸伤致手掌桡侧软组织、第 2 掌骨、手背皮肤广泛毁损伤，拇、示指无血运。设计对侧股前外侧皮瓣，皮瓣以旋股外侧动脉降支为蒂，近端与桡动脉吻合，两条伴行静脉与头静脉的两条属支吻合，降支内侧支远端的两条分支分别桥接修复拇指及示指指固有动脉，用皮瓣修复手背及手掌创面。术后皮瓣及拇、示指的血运良好。A、B. 右手损伤情况；C. 皮瓣设计；D. 将血管蒂近端与桡动脉及头静脉属支吻合；E、F. 用血管蒂远端两分支分别修复拇、示指动脉。

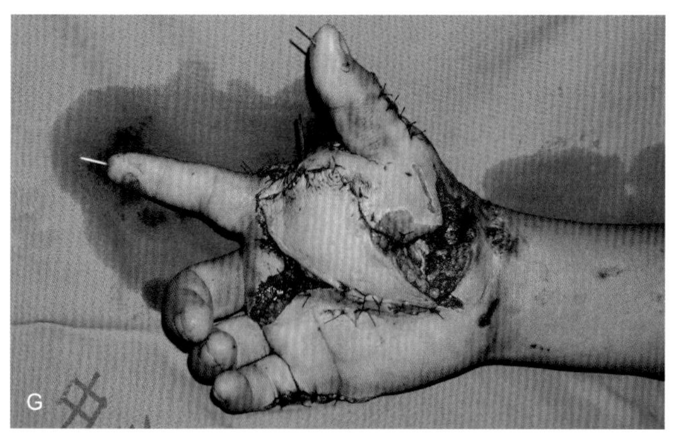
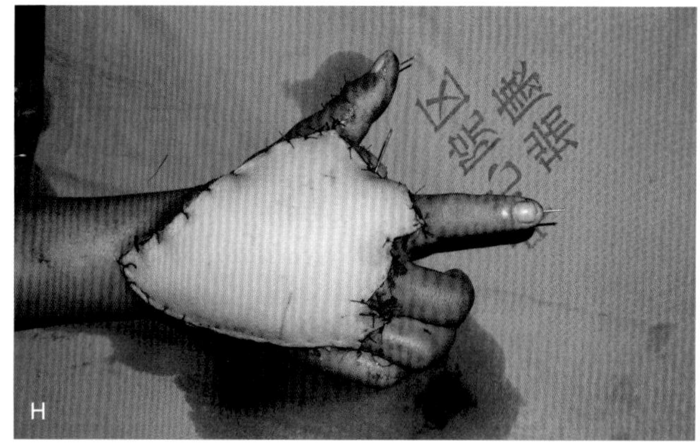

图 17-12（续） G、H. 术后皮瓣及手指血运良好。

第五节　手和上肢修复的常用游离皮瓣

皮肤、软组织缺损是手与上肢损伤或肿瘤切除常遇到的问题。单纯皮肤缺损或小面积创面通常采用植皮或局部皮瓣移植即可达到治疗目的，但有些情况下游离皮瓣仍是最佳选择。游离皮瓣移植的优点包括：选择更自由，不受限于创面条件及邻近血管、软组织状况；单次手术即可完成，不需要断蒂；合理选择皮瓣供区，可以做到供、受区的并发症最低；可以同时重建主干动脉缺损（血流桥接性皮瓣）；不需要长的无效蒂；选择与受区皮肤更接近的供区，外观、功能更好；对于有经验的显微外科医生来说，游离皮瓣的成功率可能高于植皮及带蒂皮瓣移植。

笔者科室经常使用的游离皮瓣是：股前外侧皮瓣、下腹部穿支皮瓣（旋髂浅动脉穿支皮瓣、腹壁浅动脉穿支皮瓣及腹壁下动脉穿支皮瓣）、足底内侧及足内侧皮瓣、胫后动脉穿支皮瓣、背阔肌皮瓣、鱼际皮瓣、掌背皮瓣和踇趾腓侧皮瓣等。

游离股前外侧皮瓣是修复上肢及手部各种不同面积、不同软组织缺损创面最常用的皮瓣之一，根据不同受区需要切取肌皮瓣、筋膜皮瓣、不带深筋膜的皮瓣，或者作为血流桥接型皮瓣修复前臂尺、桡动脉及手部动脉的缺损，可同时切取髂胫束修复肌腱缺损。股前外侧皮瓣的解剖和手术方法，在本章桥接组织中已经叙述，请参见第三节。

除股前外侧皮瓣外，本节介绍 5 种手与上肢修复最常用的游离皮瓣移植方法。这些皮瓣或联合两个或多个皮瓣游离移植可以满足手及上肢不同面积、不同部位创面重建的需要，且一般不需要牺牲上、下肢主干动脉，供区并发症相对较少且不位于显著外露部位，因此是应用最广泛的皮瓣。其他皮瓣如足背皮瓣，虽在修复手背大面积创面时可获得良好的外观，但供区并发症较多，因此不宜作为首选皮瓣。

皮瓣的选择要综合考虑创面大小、部位，供区影响，手术难度，手术部位及术者的熟悉程度。当创面面积大、需要长的血管蒂时，首选股前外侧皮瓣、背阔肌皮瓣。手掌、手指掌侧、指腹皮肤缺损需要皮瓣修复时首选颜色、皮肤结构相近且感觉良好的足底内侧皮瓣、踇趾腓侧皮瓣、鱼际皮瓣；如果需要同时桥接动脉、静脉缺损则需根据供、受区血管匹配情况选择皮瓣。而从供区损伤角度考虑，首选直接由皮动脉支配且供区可直接缝合的皮瓣，如下腹部穿支皮瓣。此外，术者应当尽量选择自己熟悉、有把握的皮瓣作为首选。

一、背阔肌皮瓣

适用于手及上肢大面积皮肤、软组织缺损，当尺动脉或桡动脉缺损需要血流桥接型皮瓣重建动脉时可用胸背动脉重建。前臂肌肉缺损时，可切取背阔肌皮瓣游离移植重建肌肉功能。在该供区可以切取肌瓣、肌皮瓣，皮瓣营养血管走行恒定，且管径较粗，可切取较大面积的皮瓣，因此背阔肌皮瓣带蒂转移或游离移植是重建上肢软组织缺损最常用的皮瓣之一[62]。

【相关解剖】 背阔肌是背部扁平宽阔的三角形肌肉，其腱性起点很宽，从第 7 胸椎向下一直延续到腰、骶椎棘突，并通过胸背筋膜到达髂嵴后部。背阔肌上部的内侧部分被斜方肌覆盖，而其他背部肌肉都在背阔肌深面。背阔肌中部有相对坚强的附着点起于第10、11、12肋骨以及部分与前锯肌相交叉的纤维，背阔肌上部与大圆肌下缘紧密贴附（图17-13）。背阔肌三角形宽大扁平的肌腹会聚到一个宽扁的肌腱，并且旋转180°止于肱骨小结节及结节间沟。

背阔肌的主要血供来自胸背动脉，并接受来自肋间动脉的穿支血管供养。胸背动脉起自肩胛下动脉，后者自腋动脉第3节段发出，并走行2~3 cm后分为胸背动脉及旋肩甲动脉。肩胛下动脉可能与旋肱后动脉共干，起自腋动脉（30%）。胸背动脉发出一条重要的分支至前锯肌，该分支亦再发分支至背阔肌。胸背动脉的平均管径约3 mm，长度在6~12 cm，它在肩胛下角下方约4 cm、背阔肌内侧缘外侧2.5 cm的部位进入背阔肌。胸背动脉在背阔肌深面分为内、外两支，两个主要分支发出4~7条皮肤穿支（图17-14）。第9、10、11肋间后动脉是背阔肌主要的第二血供来源。胸背动脉一般有两条伴行静脉，并汇入一条肩胛下静脉。背阔肌的支配神经为胸背神经，胸背神经发自臂丛后束，在胸背动脉后外侧与血管伴行，并分出内侧支与外侧支，内、外侧支各分出2~3支分支支配背阔肌。

【手术方法】 切取背阔肌皮瓣时，一般患者取侧卧位或半侧卧位，臂外展，前屈90°，肘及前臂固定。皮瓣轴线在背阔肌前缘后方2 cm左右，应根据皮瓣形状及面积设计皮瓣。首先在皮瓣设计线前上部切开皮肤、皮下组织，显露背阔肌前缘，在背阔肌前缘下方疏松结缔组织中钝性分离，可显露胸背动脉及伴行静脉（图17-15）。显露血管蒂后，可先切开皮瓣设计线的前缘，并掀起皮瓣，注意保护胸背动脉发至皮瓣的皮支，由前向后掀起背阔肌及其浅层的皮瓣。在第9~11肋间处有较粗大的肋间后动脉的外侧支，予以结扎。如果皮支很粗大，可游离一定长度后结扎切断，以备皮瓣增压需要。

供区修复及并发症：皮瓣宽度不超过8 cm时，通常可以直接缝合供区。如果皮瓣很大，不能直接缝合，则需要植皮。切取背阔肌皮瓣后，患者一般没有明显的功能障碍，但对于截瘫患者，应尽量保留完整的背阔肌，以维持骨盆的稳定性。对于需要拄拐的患者，切取背阔肌后可能导致患者一定的功能障碍。

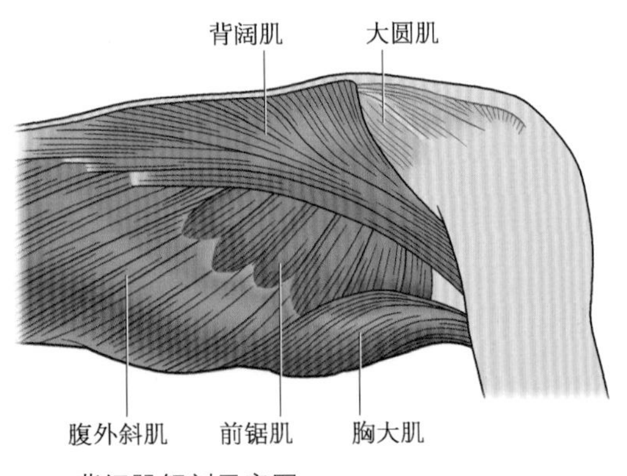

图17-13　背阔肌解剖示意图。

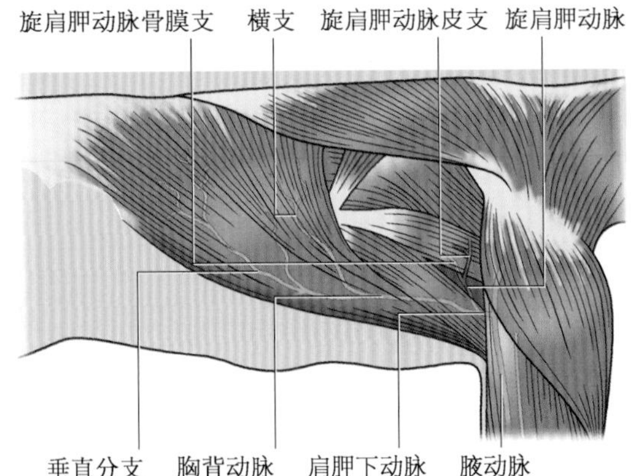

图17-14　肩胛下动脉及其分支走行。

二、足底内侧皮瓣

手掌侧或多个手指掌侧较大面积的皮肤缺损需要皮瓣修复。足内侧皮瓣的皮肤颜色、质地接近手掌侧皮肤，因此是修复手掌侧皮肤缺损的理想皮瓣供区[63, 64]。

【相关解剖】 胫后动脉在踇展肌深面分为足底内侧动脉与足底外侧动脉。足底内侧动脉穿过踇展肌后在踇展肌与踇短屈肌之间向远端走行，并分为深支与浅支，浅支为足底内侧动脉的主要分支，并行向远端形成足底浅弓（一般较细小）。足底内侧皮

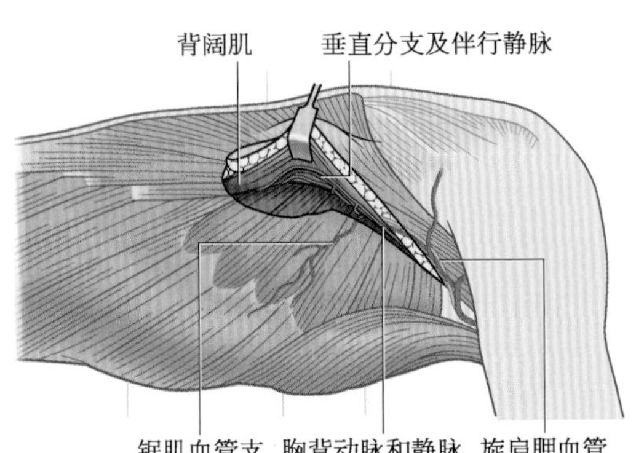

图17-15　切开皮瓣前缘皮肤，向后侧掀起皮瓣及背阔肌，显露胸背动脉及其伴行静脉。

肤有丰富的皮下浅静脉，足底内侧动脉伴行静脉较粗大，均可作为皮瓣的回流静脉。足底内侧神经与足底内侧动脉伴行，并在穿出𧿹展肌深面后逐渐浅出，并发出支配𧿹展肌、𧿹短屈肌的肌支及支配足底内侧皮肤的感觉支。

【手术方法】 以跖腱膜胫侧缘为设计轴线，皮瓣应当完全位于足底内侧非负重区，可延至足内侧（图 17-16）。皮瓣切取时先沿皮瓣外侧、远侧设计线切开皮肤、皮下组织，切至跖腱膜，根据受区需要，如不需携带跖腱膜，可在跖腱膜表面将皮瓣向内侧掀起至跖腱膜内侧缘。为保护皮瓣的皮支，可将跖腱膜内侧纵行切开，保留一束跖腱膜至皮瓣。将皮瓣向内侧掀起，在跖腱膜深面可显露足底内侧动脉远端分支，将分支结扎切断。注意保护深面的足底内侧神经及分支。切开内侧皮肤，游离 1~2 条大隐静脉属支至足够长度后结扎切断，切开𧿹展肌与𧿹短屈肌之间的肌间隔，并将皮瓣完全掀起。在显微镜或手术放大镜下游离足底内侧神经支至皮瓣的感觉神经。将足底内侧动脉向近端分离，若需要较长的血管蒂，可在𧿹展肌深面分离或切断𧿹展肌，显露至足底内侧动脉的起点（图 17-17）。

三、下腹部穿支皮瓣（腹壁浅动脉皮瓣[65]、旋髂浅动脉皮瓣[66]、腹壁下动脉穿支皮瓣[67]）

适用于手背及上肢较大面积的缺损，不伴有主干动脉的损伤。多手指自掌指关节处离断、再植术后手背皮肤及静脉缺损，可以用下腹部穿支皮瓣游离移植修复手背皮肤缺损，同时用旋髂浅静脉及腹壁浅静脉重建手指静脉回流。下腹部是整形外科最常用的皮瓣供区之一，也是最早的游离皮瓣供区之一。随着显微外科技术的发展及穿支皮瓣的应用越来越广，下腹部穿支皮瓣由于位置隐蔽、血供可靠、供区损伤较小，在四肢创面覆盖中也得到了越来越多的应用。

【相关解剖】 皮瓣的动脉为腹壁浅动脉、旋髂浅动脉和腹壁下动脉穿支。静脉为腹壁浅静脉、旋髂浅静脉和动脉伴行静脉。腹壁浅动脉多发自股动脉，起点在腹股沟韧带下方约 30 mm 处，腹壁浅动脉有时分内、外侧两个分支。内侧支的出现率平均为 86%，外径平均约为 1 mm，主要分布于下腹部内侧半。外侧支的出现率为 66%，外径平均为 0.9 mm 左右，主要分布于本侧下腹部外侧半，与旋髂浅动脉支配区有交叉。

旋髂浅动脉多发自腹股沟韧带下 1~4 cm 处的股动脉外侧壁，旋髂浅动脉发出后行于阔筋膜深面，分为深、浅两支。浅支于缝匠肌内缘 1.5~2.7 cm 处穿出阔筋膜，沿腹股沟韧带下 2 cm 左右向外上方走行至髂前上棘，部分浅支转而上行，到达腹外侧部。深支走行较固定，在缝匠肌浅面走行至髂前上棘附近，有皮支及骨膜支发出，主干多转向下外臀区。

腹壁浅动脉与旋髂浅动脉一般都有 1~2 条伴行静脉，伴行静脉一般比较细小。腹壁浅静脉与旋髂浅静脉的管径较粗大，不与动脉紧密伴行，多位于动脉浅层，为相应皮瓣的主要回流静脉。少数情况下，伴行静脉粗大，而相应的同名浅静脉缺如或细小。

腹壁下动脉多数起于髂外动脉，少数起于股动脉，经腹股沟韧带内 2/5 与 3/5 交界处，斜向上至腹

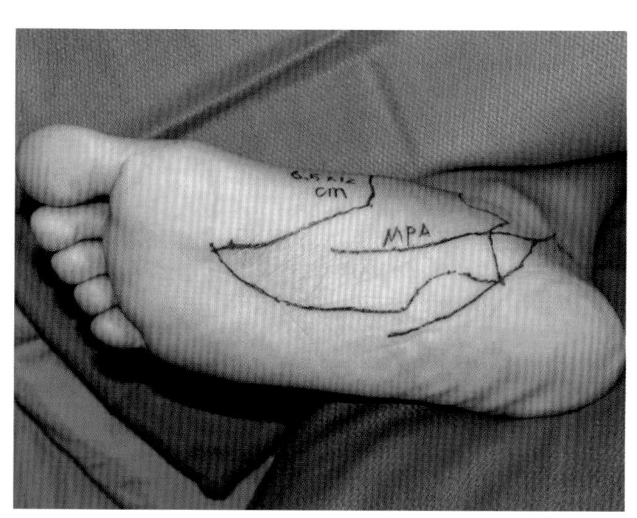

图 17-16　足底内侧皮瓣设计轴线为跖腱膜胫侧缘。

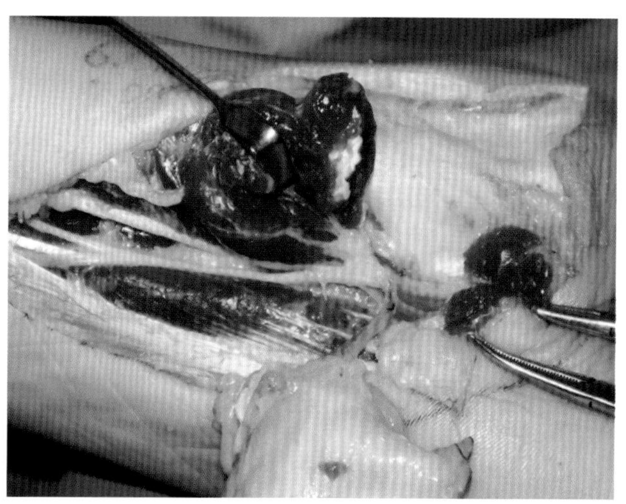

图 17-17　从远端切开皮瓣，显露足底内侧动脉，可切断𧿹展肌，向近端游离延长血管蒂。

直肌外侧缘的后方，继续上升于半环线的前方进入腹直肌鞘内，在腹直肌鞘后叶与腹直肌之间向上升至脐旁，终末支与腹壁上动脉的终末支相吻合。腹壁下动脉走行过程中发出肌支及皮穿支，各个皮穿支的间隔距离与肋间动脉和腰动脉的节段性分布相似，并与从腹前外侧部来的肋间动脉及腰动脉的前皮支相吻合。

【手术方法】 术前采用多普勒或超声检查血管情况，并根据受区的需要确定采用哪根血管作为皮瓣的供血血管（图 17-18）。由于腹壁浅动脉及旋髂浅动脉浅支完全在皮下走行，分离较简单，供区损伤小，且供区更隐蔽，因此对于单纯手及前臂的创面覆盖可首选腹壁浅动脉或旋髂浅动脉为供血动脉，特殊情况下也可以腹壁下动脉穿支为供血动脉。皮瓣设计时以动脉走行为轴线，并根据血管蒂长度需要将皮瓣设计在血管蒂近端或远端。如果皮瓣以腹壁下动脉穿支为蒂，则根据术前确定的穿支设计皮瓣，如脐旁穿支，皮瓣可以腹壁浅静脉或伴行静脉为回流静脉。

皮瓣可从血管蒂近端或远端切取。皮瓣从近端切取时可以先判断蒂部血管情况，并可调整皮瓣设计的可能。特别是如果皮瓣以腹壁浅动脉或旋髂浅动脉浅支为蒂，则先切开皮瓣近端，解剖分离蒂部动脉，若发现动脉细小，可以改为以旋髂浅动脉深支为蒂，皮瓣切取的成功率更高。从近端开始切取不需要先解剖股动脉，只需在皮瓣近侧显露血管蒂即可（图 17-19）。以腹壁下动脉穿支为蒂时亦可先切开皮瓣近侧，并在腹直肌前鞘表面找到穿支血管后切取皮瓣。

四、胫后动脉穿支皮瓣

用于手背或前臂皮肤缺损伴有肌腱、神经、血管等重要结构外露等情况。胫后动脉在小腿内侧发出多条皮支，小腿中段以远的皮支一般穿过趾长屈肌与比目鱼肌的肌间隔进入皮肤，以皮支为蒂可切取胫后动脉皮支皮瓣。由于此皮瓣的血管蒂大多数是肌间隙穿支，解剖分离简单，因此是容易学习及掌握的皮支皮瓣。

【相关解剖】 皮瓣的动脉是胫后动脉，自腘动脉分出后，经比目鱼肌腱弓深面，下行于小腿后室，在两层屈肌腱之间下行，在小腿中上部胫后动脉位置较深；在小腿下 1/3，胫后动脉行于趾长屈肌腱外缘与跟腱内侧缘之间，位置表浅。胫后动脉发出多条皮支供养小腿内侧及后侧皮肤，其中近侧皮支多为肌皮穿支，小腿中段以远以肌间隙皮支为主。皮支长度也从近端向远端逐渐缩短。皮瓣的静脉是胫后动脉皮支伴行静脉、大隐静脉及小隐静脉属支。皮瓣由隐神经、腓肠内侧皮神经支配。

【手术方法】 以趾长屈肌与比目鱼肌的肌间隔为设计轴线，以皮支穿出点为轴心偏心设计皮瓣，一般皮瓣前缘不超过胫骨前缘，后侧不超过后正中线。在选取皮支时要考虑皮支长度及皮瓣面积，皮瓣越靠近近端，皮支越长，皮瓣可切取的面积也越大，但皮支为肌皮穿支的可能性也越大；反之，皮瓣越靠近远端，皮支为肌间隔穿支的可能性越大，但皮支长度减短，皮瓣可切取的面积也越小。

首先切开皮瓣后侧皮肤、皮下组织，并向近侧延长切口显露大隐静脉及隐神经，予以游离备用。对于管径较粗的小隐静脉属支应当保留备用。切开

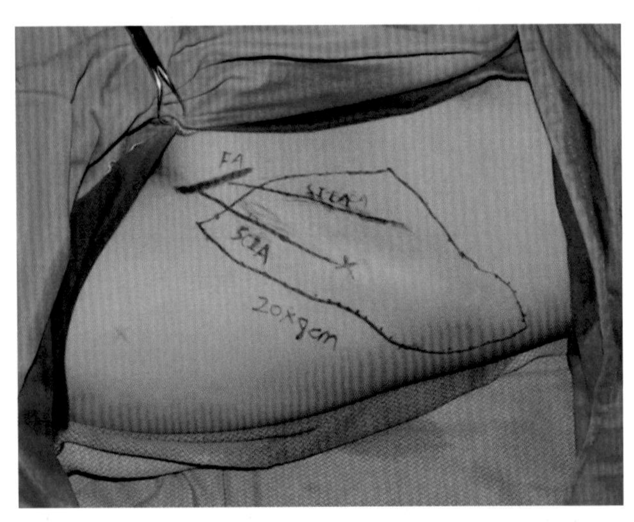

图 17-18　术前采用多普勒超声测听腹壁浅动脉及旋髂浅动脉的走行，并设计皮瓣。

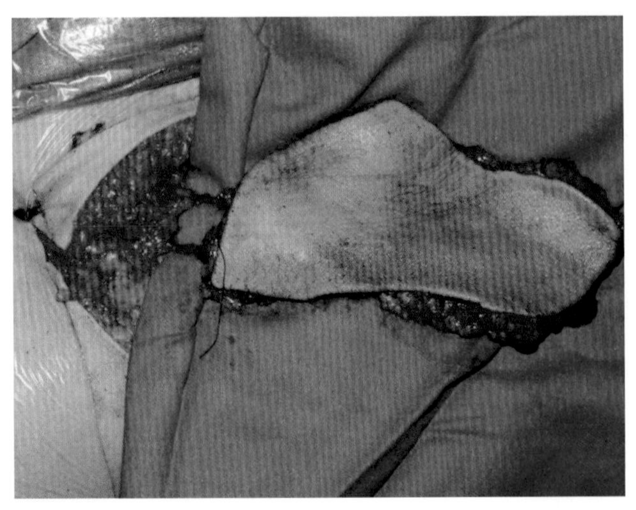

图 17-19　切取皮瓣，可以腹壁浅动脉或旋髂浅动脉的任一血管为蒂。

深筋膜，在深筋膜深层向前掀起皮瓣，显露比目鱼肌与趾长屈肌肌间隔。胫后动脉皮支及伴行静脉一般在肌间隔前侧，透过肌间隔可看到皮支血管。也可首先切开皮瓣前侧，依次切开皮肤、皮下组织、深筋膜，切开趾长屈肌前侧肌间隔，在趾长屈肌表面向后掀起皮瓣并显露趾长屈肌与比目鱼肌肌间隔的皮支。找到皮支后完全切开皮瓣及肌间隔，向深面游离皮支，并在起点处结扎切断。

五、游离鱼际穿支皮瓣

手部作为皮瓣供区可修复手指小面积皮肤、软组织缺损，其优点是与受区在同一个手术区域，手术消毒、麻醉均较方便，术后换药、护理也方便，不损伤足部，术后 5~7 天即可下床活动。鱼际部位是最常用的手部皮瓣供区之一，游离鱼际皮瓣修复手指掌侧、指腹的创面，其皮肤颜色、质地与手指掌侧皮肤接近，修复指腹时可携带感觉神经与指固有神经残端缝合。

【相关解剖】 鱼际区有多条皮支，这些皮支血管虽然来源不同，但是都沿着鱼际部的 3 个间隙走行，并在 3 个间隙表面形成 3 条纵血管链：①拇短伸肌腱与第 1 掌骨间隙，第 1 掌骨桡背侧动脉沿此间隙走行，其发出的皮支从此间隙浅出。②拇短展肌与拇短屈肌浅头间隙，有 1~3 条皮支浅出，皮支的分支间相互吻合并向近侧与桡动脉掌浅支的皮支吻合。③拇短屈肌浅头尺侧间隙掌浅弓起始处及掌浅弓与拇指桡侧指固有动脉间的吻合支（约 43% 为拇主要动脉）[68]。皮瓣静脉为浅静脉，一般在皮瓣近侧有一条较明显的浅静脉，皮瓣桡侧有多条浅静脉行向第 1 掌骨背侧，汇入背侧浅静脉。鱼际中部的感觉神经为正中神经分支，鱼际桡侧感觉神经为桡神经浅支分支，可在显微镜下仔细分离显露感觉神经。

【手术方法】 术前用多普勒超声测听皮支血管位置，标记浅静脉走行部位，并结合受区需要设计皮瓣。皮瓣切取应在止血带下进行。首先切开皮瓣近侧，显露皮下浅静脉，游离足够长度结扎切断。切开尺侧皮肤，显露皮瓣感觉神经，并向近端游离一定长度后切断神经。在鱼际肌肌膜表面掀起皮瓣，显露皮瓣皮支血管，并选择较粗大及靠近皮瓣近侧的一支作为皮瓣动脉，结扎其余皮支血管，将止血带放气。如果皮瓣血运良好则断蒂，游离移植（图 17-20 和图 17-21）。

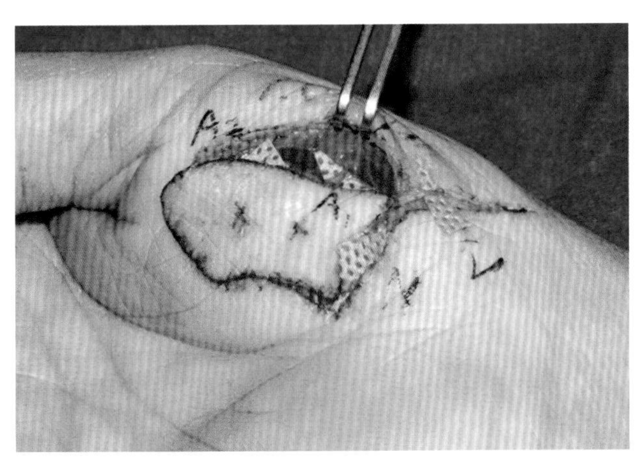

图 17-20　切开皮瓣，显露皮瓣皮支、静脉及感觉神经。

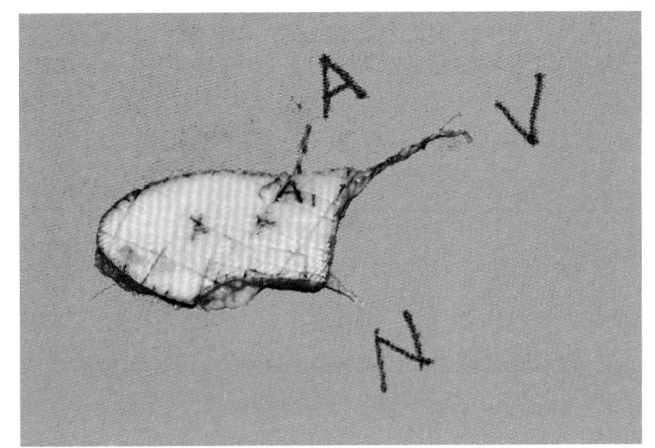

图 17-21　切取带感觉神经的鱼际穿支皮瓣。

第六节　手和上肢修复的带血管骨移植

传统不带血管的骨移植可用于填塞骨缺损的空腔、填塞关节融合时的关节间隙、因创伤或肿瘤切除导致的小段骨缺损（一般不超过 6~8 cm）以及骨折不愈合等[69]。其中自体骨移植的愈合效果最好。不带血管骨移植的愈合依赖周围软组织及相邻骨的良好血运条件，靠相邻骨组织的“爬行替代”，并提供血管及骨质重构的支架作用。

如果骨缺损超过 6~8 cm、局部软组织条件差或血运差，或其他因素导致不带血管骨移植难以愈合或移植失败，则可能需要进行带血管骨瓣移植[70]。本节介绍上肢修复常用的 3 种带血管骨瓣游离移植方法：腓骨瓣、髂骨瓣、股骨内侧髁骨瓣。

一、游离腓骨瓣移植

因腓骨可获取较长的坚强的管状骨、血供可靠、解剖分离简单，因此腓骨瓣被广泛用于重建大段骨缺损如桡骨、股骨、胫骨和下颌骨等。在上肢重建中适用于肱骨及尺桡骨骨不连或骨缺损、掌骨缺损[71, 72]和桡骨远端重建（腓骨头移植）[73]。

【相关解剖】 腓骨为长管状骨，全长平均 34 cm，男性平均 35 cm，女性平均 32 cm。腓骨体上端稍粗，称腓骨头，下端形成外踝。腓骨体上 3/4 为小腿肌肉附着处。腓骨体前缘的上部锐薄，下部钝圆，有小腿前肌间隔附着；腓骨体外侧面有腓骨长短肌附着；腓骨体内侧面有趾长伸肌、踇长伸肌和第 3 腓骨肌的起始；腓骨体后面有比目鱼肌、胫骨后肌和踇长屈肌的起始（图 17-22）。腓骨有 1~3 个滋养孔，多位于腓骨中段后部。腓骨上段血供来自膝下外侧动脉、胫前返动脉、腓浅动脉腓骨头支以及腘动脉或胫后、胫前动脉的旋腓骨支。腓骨体的血供主要来自腓动脉。腓动脉在腘肌下缘下方 2 cm 左右发自胫后动脉，起始处外径平均 4 cm。腓动脉向外下走行逐渐靠近腓骨，并进入踇长屈肌深面。腓动脉在腓骨头下 14.2 cm 左右发出腓骨滋养动脉，滋养动脉一般走行 1~2 cm 后进入腓骨滋养孔，平均管径为 1 mm。腓动脉发出多条弓状动脉，沿腓骨体呈节段性分布，弓状动脉由后向前环绕腓骨，并营养腓骨、骨膜及旁边的肌肉。弓状动脉的皮支穿出后侧肌间隔后营养外侧小腿皮肤。腓动脉伴行静脉一般为两条，平均距腓骨头下 5.2 cm 汇入胫后静脉，汇入处外径约 4.5 mm。

【术前评估】 术前进行动脉造影或 CTA 检查可以判断腓动脉及胫后动脉、胫前动脉情况，避免切取腓动脉优势型或造成腓动脉损伤或异常的腓骨瓣。此外，小腿既往有严重损伤时亦应当谨慎选择作为腓骨瓣的供区。Young 等报道了术前血管造影检查导致 25% 的患者手术方案改变，并有 11% 的患者显示腓动脉解剖异常，12.5% 的患者改变了供侧腿。Seres 等报道了 39 例病例的血管造影检查结果，显示 15.6% 的病例存在血管异常，并建议术前常规进行血管检查。腓骨瓣切取后最严重的并发症是供侧足血运障碍。根据 Lippert 及 Pabst 的研究，由于解剖变异或其他两条主要动脉阻塞，腓动脉为小腿主要动脉的概率为 7%~12%。尽管有多个研究表明术前常规进行血管造影检查并无必要，但综合医生的个人经验、辅助科室条件，对足背动脉及胫后动脉搏动异常或小腿存在外伤史的患者进行血管造影、CTA 或 MRA 检查仍是必需的。

【手术方法】 患者取平卧位，大腿上气压止血带，屈膝 90°，略屈髋并内旋。设计腓骨瓣时首先将腓骨头、外踝、腓骨前后缘、皮岛穿支等位置在体表标出。为保护腓总神经及维持踝关节的稳定，腓骨干移植时至少保留腓骨近端 7 cm、远端 8 cm。标记腓骨中上 1/3 交界处作为腓骨滋养动脉穿经滋养孔的位置参考。

如果切取单纯骨瓣，沿腓骨后缘从腓骨头下方 5 cm 至外踝上方 5 cm 作直切口，切开皮岛位置时应当在小腿外后侧肌间隔前方 2 cm 以上切开皮肤（图 17-23）。切开深筋膜，在小腿外后侧肌间隔前方分离，将小腿外侧肌群拉向前方，显露腓骨前侧骨膜，切开前肌间隔进入前室，将踇长伸肌与趾长伸肌从腓骨剥离并显露骨间膜。在小腿后肌间隔后侧分离，保护肌间隔的穿支血管，可以将少量比目鱼肌、踇长屈肌带入，以保护皮肤穿支及骨膜支。根据需要在腓骨近、远侧截骨，用骨锉在截骨位置剥离骨膜，并用线锯截骨。腓骨瓣如果需要较长血管蒂，可将腓骨按照最大可切取长度截骨（一般至少保留近、远端各 6~8 cm），之后根据受区需要及滋养动脉的部位确定保留的部分，亦可不延长

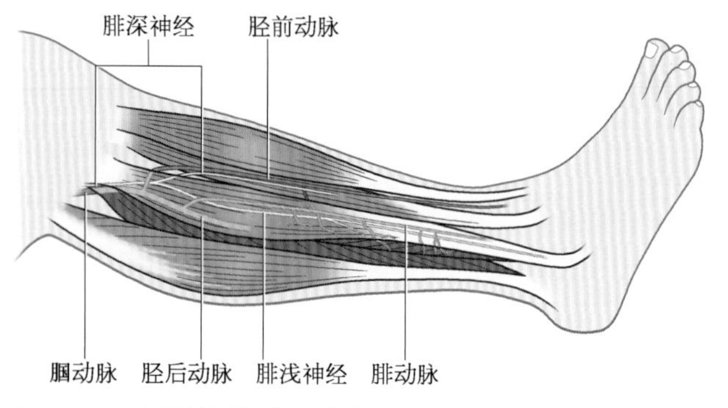

图 17-22　小腿外侧肌肉及动脉。

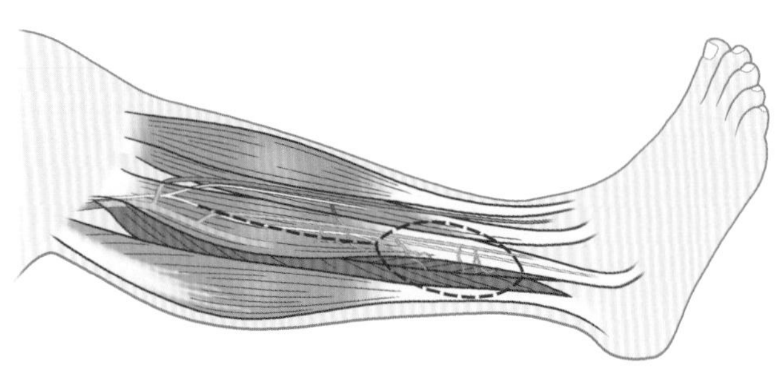

图 17-23　腓骨瓣切口及皮瓣设计。

截骨，而从腓骨后侧解剖、游离腓血管至足够长度（图 17-24 和图 17-25）。近侧截骨前应当注意避免损伤腓总神经及分支。切开远近截骨点之间的骨间膜，将腓骨稍向外侧牵引并旋转显露胫骨后肌，切开胫骨后肌，保留其一小束在腓骨附着的肌肉以避免损伤腓血管，显露腓血管。可临时结扎腓血管远端，将止血带放气，观察足部及腓骨瓣、皮瓣血运，之后将血管蒂结扎、切断，完成腓骨瓣切取。

如果携带较大的腓骨瓣皮瓣，可先从皮瓣后侧切开，更有利于显露皮瓣的穿支血管，并根据探查情况调整皮瓣设计。皮瓣的营养血管如果主要为穿经比目鱼肌的肌皮穿支，需要肌内分离至腓动脉主干。如果肌内分离长度太长、肌肉损伤较大且分离耗时较长，可分离至适当长度后将其与腓动脉分支吻合。

腓骨头移植可用于对侧桡骨远端的重建。腓骨头移植可以胫前返动脉为营养血管，该血管一般在胫前动脉起始后 2 cm 左右从胫前动脉发出，在胫骨前肌与趾长伸肌之间走行。在切取腓骨头组织瓣时，应当尽可能保护膝关节外侧侧副韧带，并将部分股二头肌腱带入组织瓣，与受区残余的桡腕关节囊及韧带缝合。用克氏针将腓骨头与腕骨作临时固定。

供区修复：腓骨瓣切取后，松开止血带彻底止血，将踇长屈肌缝合在胫骨后肌与骨间膜上，如果皮肤不能直接缝合，则取皮植皮。术后用石膏固定踝关节于背伸 90° 位，足趾略背伸，防止后期足趾屈曲挛缩。

二、游离髂骨移植

由于髂骨能提供较多的皮质与松质骨，是最常用的不带血管的自体骨移植的供区。而带血管的髂骨瓣移植或髂骨皮瓣移植也是常用的带血管骨移植方法。由于髂嵴呈弧形，带血管髂骨移植常用于下颌骨重建，也有用于上肢骨缺损重建的报道[74]。在笔者科室，带血管髂骨移植常用来修复掌骨缺损及多手指缺损再造第一阶段的重建。

【相关解剖】 髂骨位于髋骨上部，呈不规则的扇形，可分为髂骨体、髂骨翼、内外两面和髂嵴。髂嵴为髂骨的上缘，呈“S”形弯曲，前端向前下方凸出，为髂前上棘，是腹股沟韧带和缝匠肌的附着部；后端凸向后下方，为髂后上棘，有骶结节韧带等附着。髂嵴的内、外两缘均呈锐线，称为内唇、外唇。外唇向外凸出，称髂嵴结节。

髂骨的髂翼和髂嵴的血供来源较多，主要包括旋髂深动脉，旋髂浅动脉，第 3、4 腰动脉，髂腰动脉髂骨支，旋股外侧动脉升支，以及臀上动脉深上支和浅支等。其中游离髂骨移植主要以旋髂深动脉或旋髂浅动脉为蒂。

旋髂深动脉起于腹股沟韧带深面的髂外动脉（41%）或股动脉（42%），也可能在腹股沟韧带近侧发自髂外动脉（17%）。其发出后沿腹股沟韧带外侧半的深面向外上方斜行，走向髂前上棘稍内侧，然后沿髂嵴前部内侧后行至髂嵴上缘。依据旋髂深动脉的走行，可将其分为 3 段。从起始部至髂前上棘内侧为第 1 段，又称为腹股沟段，该段长度平均约为 6.2 cm，沿途发出 3~5 条分支到邻近肌肉。从髂前上棘内侧开始至腹横筋膜与髂筋膜愈合线处为第 2 段。此段长度平均 3.6 cm，外径平均 2.0 mm。此段动脉走行于腹横筋膜与髂肌之间，发出 2~8 条小分支直接进入髂嵴内唇的小骨孔，成为髂嵴前部的营养动脉。旋髂深动脉穿过筋膜愈合线，进入髂嵴上缘向后走行的一段为第 3 段。此段动脉向髂骨

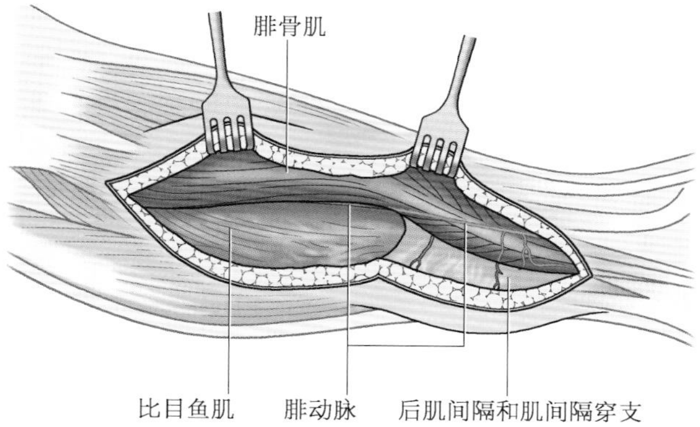

图 17-24　将腓骨长、短肌向前侧牵引，显露腓骨外侧缘及腓动脉。

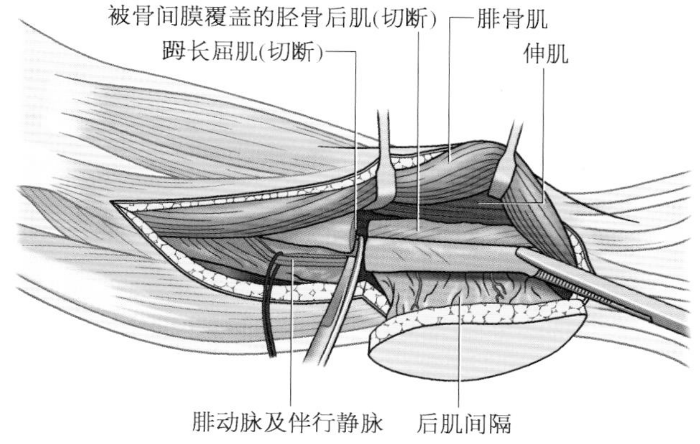

图 17-25　在腓骨近、远侧截骨，切开骨间隔，游离腓骨瓣。

发出 2~9 条细支，主要营养髂嵴的骨质。

旋髂深动脉与分布于髂嵴的其他动脉之间存在广泛吻合。旋髂深动脉在髂嵴内唇中后 1/3 交界处与髂腰动脉髂骨支和第 3、4 腰动脉前支之间形成吻合。旋髂深动脉骨膜支在髂嵴处与臀上动脉深上支、浅支和旋股外侧动脉升支等相吻合；其皮支与旋髂浅动脉相吻合。旋髂深静脉有一条或两条，与动脉伴行，多经髂外动脉前方汇入髂外静脉。

旋髂浅动脉深支在髂前上棘附近穿出深筋膜成为终支。深支在穿深筋膜之前发出分支分布于髂前上棘附近的肌肉和髂嵴前部的骨膜及骨皮质。相对于旋髂深动脉，旋髂浅动脉仅供养髂前上棘处小部分髂骨，但其供养皮肤的范围及可靠性优于旋髂深动脉，且旋髂浅动脉更易被解剖分离，供区损伤较小。但不宜以旋髂浅动脉为蒂切取单纯的髂骨瓣，可切取皮肤、骨复合组织瓣。股外侧皮神经从髂前上棘内侧走行，有时走行于旋髂浅动脉深支的浅层，在切取髂骨瓣时容易受损。如果需要，可切断神经，髂骨瓣切取后再进行修复。

【手术方法】

1. 以旋髂深血管为蒂的髂骨瓣切取　术前用多普勒或超声检查确定旋髂深动脉及穿支、旋髂浅动脉的走行位置，标记髂嵴、耻骨粗隆、腹股沟韧带、股外侧皮神经、股动脉等解剖标志。根据受区组织缺损情况设计髂骨瓣或髂骨皮瓣。

沿腹股沟韧带上缘切开皮肤、皮下组织至腹外斜肌腱膜，注意避免损伤旋髂浅动脉浅支以备皮瓣增压之用。在股动脉与髂前上棘之间切开旋髂深动脉浅层的腹壁肌肉，显露旋髂深血管。旋髂深动脉发出的升支血管可以帮助逆行追溯至旋髂深动脉主干。找到旋髂深血管后向远端追溯，并结扎除了发向髂骨的其余分支。旋髂深动脉通常有一条管径较粗的升支，甚至比远端主干更粗，在分离时注意不要将升支误认为旋髂深动脉主干，并错误结扎。股外侧皮神经从髂前上棘内侧穿出，旋髂深血管从股外侧皮神经深面经过，在游离血管蒂时，应当避免损伤股外侧皮神经。

如果需要携带较大的皮瓣，可先将皮瓣从上部切开，并从腹外斜肌腱膜表面掀起，显露旋髂深动脉的穿支。如果旋髂深动脉没有较粗大的皮支穿出，可以旋髂浅动脉作为皮瓣的营养血管。将皮瓣完全掀起，沿旋髂深动脉皮肤穿支逆行追溯至旋髂深动脉，切开腹壁肌肉，显露旋髂深动脉全部需切取的部分，并将其发出的肌支结扎、切断。根据受区需要，用摆锯或往复锯截骨，截骨时注意保护血管蒂及其发出的髂骨支、皮肤穿支，保留一部分髂肌于髂骨瓣以保护血管分支。将髂骨皮瓣完全游离，观察髂骨瓣及皮瓣的血运，如果皮瓣保留了旋髂深血管及旋髂浅血管双重血供，可将旋髂浅动脉用血管夹临时夹闭，观察皮瓣血运，以决定是否保留旋髂浅动脉。最后将血管蒂游离足够长度后断蒂，游离移植。

2. 以旋髂浅血管为蒂的髂骨皮瓣切取　标记股动脉、髂嵴、腹股沟韧带、股外侧皮神经、旋髂浅动脉深支及浅支的走行位置。根据受区需要设计髂骨皮瓣。

首先切开皮瓣下缘至阔筋膜，掀起皮瓣，切开缝匠肌肌膜，在缝匠肌表面显露旋髂浅动脉深支。将旋髂浅动脉深支向远端解剖分离，在髂前上棘内侧找到股外侧皮神经，在此处旋髂浅动脉深支发出皮支、营养髂骨的分支。如果髂骨支与皮支分别在股外侧皮神经深面与浅面穿过，可锐性切断股外侧皮神经，切取髂骨皮瓣后再修复。将髂嵴表面的皮瓣切开，将皮瓣上下缘分别掀起至髂嵴上、下缘 2 cm 左右，切开髂骨瓣上、下缘的腱膜及肌肉，分别保留一束肌肉在髂骨表面，不要将皮瓣与髂嵴分离。用摆锯或往复锯截骨，将髂骨皮瓣完全掀起，并向近端游离足够长度后断蒂（图 17-26）。

3. 供区修复　髂骨瓣的切取面积不大时，只要对供区充分止血后逐层缝合封闭伤口即可。如果髂骨瓣的切取面积较大，供区修复不当，则有发生腹壁疝的风险。将髂肌与腹横肌筋膜缝合，屈髋后将腹内斜肌、腹外斜肌与臀肌、阔筋膜、缝匠肌缝合。也可在髂骨钻孔、穿线，将腹壁肌肉缝合在髂骨上。如果腹股沟韧带已被切断，则进行修复。此外，股外侧皮神经如果被切断应进行显微修复。只要皮瓣宽度不超过 12 cm，一般均可直接缝合，如果缝合困难，可在屈髋体位缝合。

4. 适应证　髂骨因为是弧形的轮廓，不适于长段肱骨、尺桡骨缺损的修复，一般可用于骨缺损不大的肱骨、尺桡骨骨不愈合，腕、掌骨缺损和骨坏死重建。

5. 旋髂深血管为蒂的优缺点　旋髂深动脉的管径粗，主干长，供养髂骨范围大，可切取单纯的骨瓣，也可切取骨皮瓣，还可切取单层骨皮质髂骨瓣。缺点是动脉走行较深，解剖分离较困难，供区损伤较大，且旋髂深动脉皮肤穿支并不恒定，有时需要旋髂浅动脉增压。

6. 旋髂浅血管为蒂的优缺点　旋髂浅动脉为蒂

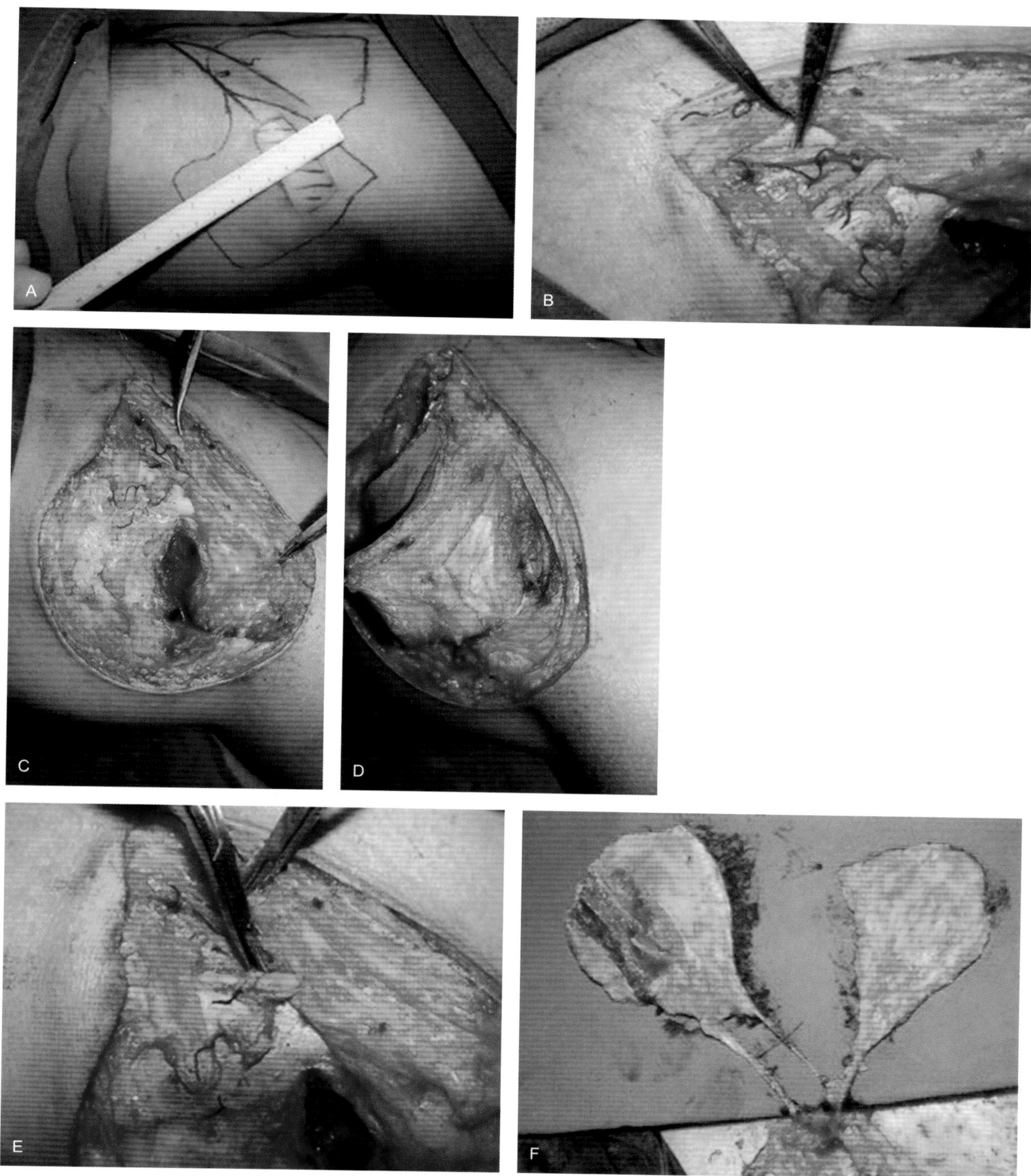

图 17-26　以旋髂浅动脉为蒂的髂骨分叶皮瓣。A. 皮瓣设计；B. 切开外侧皮肤，显露旋髂浅动脉深支；C、D. 切开髂骨皮瓣两侧皮肤，在髂嵴上、下缘各 2 cm 处切开腱膜及肌肉，保留一小束肌肉于髂骨以保护髂骨血供；E. 显露并保护股外侧皮神经；F. 摆锯截骨，游离以旋髂浅动脉深支为蒂的髂骨皮瓣及以旋髂浅动脉浅支为蒂的皮瓣。

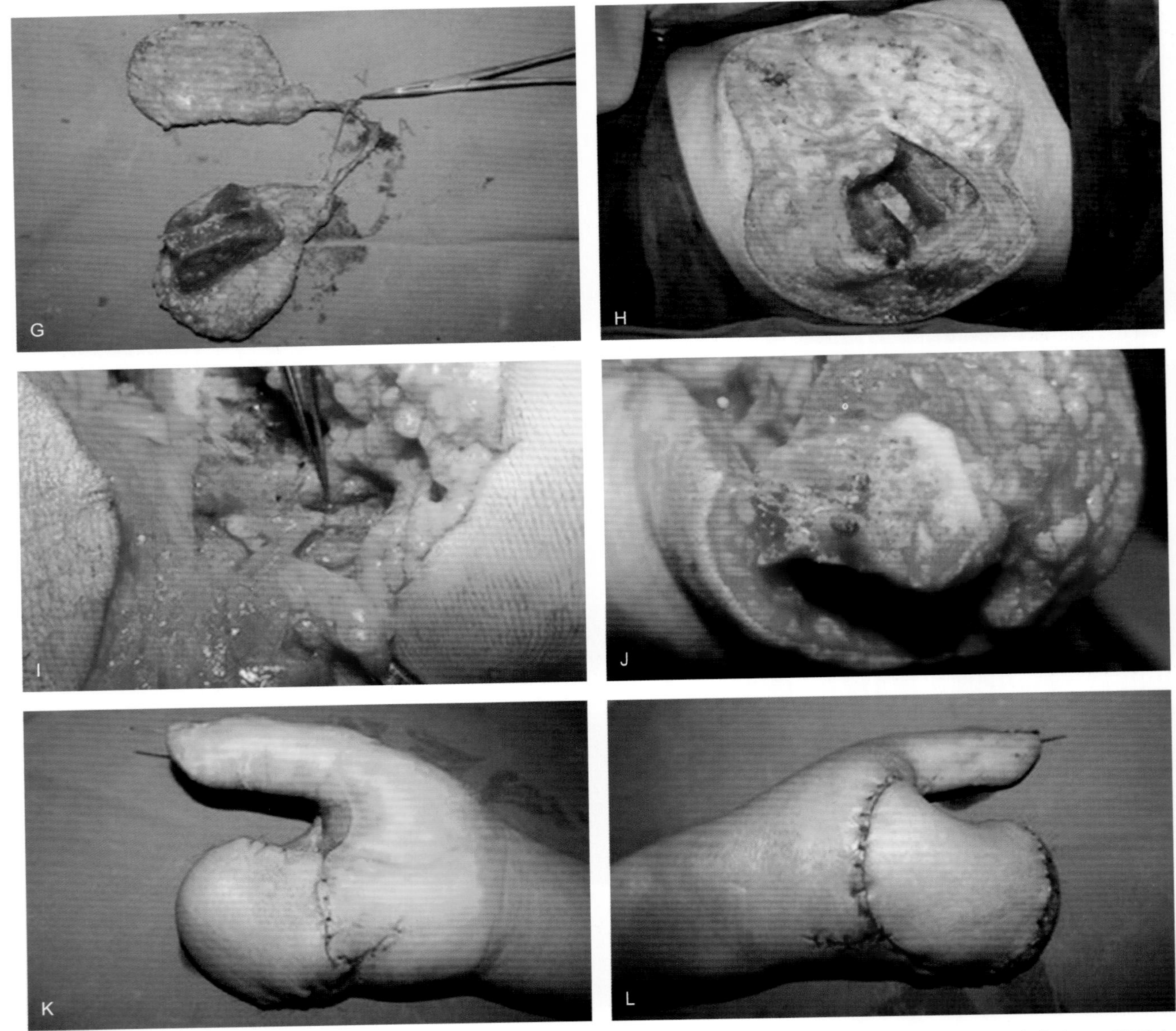

图 17-26（续）　G、H. 在髂骨皮瓣与皮瓣动静脉汇合点以近断蒂；I. 将复合组织瓣的动脉与环小指指总动脉吻合；J. 髂骨血运良好（右）；K、L. 皮瓣与髂骨皮瓣血运良好。

的髂骨皮瓣，解剖层次浅，切取简单，供区损伤小，皮瓣血运可靠。缺点是动脉供养髂骨的范围相对较小，一般不宜切取单纯的较大的髂骨瓣，但与皮肤一起联合切取髂骨皮瓣，血供可靠，可切取较大的髂骨，对于修复骨缺损伴有较大面积的皮肤缺损，优于以旋髂深血管为蒂的皮瓣。

三、游离股骨内侧髁骨瓣

目前，将股骨内侧髁复合组织瓣（骨膜、骨、软骨）游离移植重建上肢及手、腕部的骨缺损不愈合、骨坏死、软骨缺损等得到了越来越多的应用。当上肢及手、腕部骨不连，缺血性坏死，放射性坏死等需要骨量不太大时，可选择股骨内侧髁骨瓣[75-79]。

【相关解剖】 股骨远端内侧血供与骨瓣切取相关的来源主要有两个：发自股动脉的膝降动脉及发自腘动脉的膝上内侧动脉（图 17-27 和图 17-28）。膝降动脉在膝关节内侧以近 13.7 cm 发自股动脉，一般分为 2~3 条主要分支，包括一条骨关节支，一条或多条肌支，以及一条与隐神经伴行的隐支，营养其所支配的皮肤。膝降动脉在收肌管内与隐神经伴行，近端管径平均为 1.5 mm。骨关节支是切取骨瓣的基础，其出现率约为 89%，平均在膝关节上方 11.3 cm 发出，在外侧肌间隔后面走行于大收肌腱深部或外侧。骨关节支在股骨干骺端分为前、后支，后支与膝上内侧动脉交通。隐支出现率为 79%，平均在膝关节上方 11.7 cm 发出，并与隐神经伴行在缝匠肌深面行向远侧。

膝上内侧动脉平均在膝关节上方 5.2 cm 发自腘动脉，平均管径为 0.8 mm，穿过大收肌腱后方后与膝降动脉骨关节支吻合，并发出至皮肤的穿支。膝降动脉一般比膝上内侧动脉的管径更粗大，也更长，但解剖变异是存在的。约有 11% 的膝上内侧动脉是股骨内侧髁的主要供血动脉。因此在切取骨瓣时应当注意实际的解剖特点，并选择合适的血管蒂。静脉为膝降动脉或膝上内侧动脉的伴行静脉。

【手术方法】 取仰卧位，屈膝屈髋并外旋，切取组织瓣可在止血带下进行。用多普勒超声检查穿支位置，标记股骨轮廓、膝关节、股内侧肌与缝匠肌间隙、骨瓣切取范围和皮岛部位。

从膝关节向近侧 20 cm 沿股内侧肌远端正中切开皮肤，显露股内侧肌，并将肌肉向前方牵拉，显露膝降动脉及膝上内侧动脉。在股内侧肌与缝匠肌间隙内显露膝降动脉与膝上内侧动脉至股骨内侧髁的分支（图 17-28）。判断两条动脉至股骨内侧髁的分支情况，确定蒂血管的选择。标记骨瓣切取范围，一般皮质骨膜瓣最大的切取范围近侧可达干骺端，远侧可到关节囊，后侧可到股骨后缘，前侧可到膝关节侧副韧带后缘。骨瓣切取长度一般不超过 3 cm，切取范围太大有导致骨折的风险。标记骨膜瓣切取范围后，用锐刀切开骨膜边缘，用锐利的骨刀将骨膜连同薄层骨皮质一同剥起。切取骨瓣时，用微型摆锯沿切取线垂直截骨，然后用骨凿将深面骨质分离。在截骨时，务必保护血管蒂，在血管蒂方向截骨时可先游离血管蒂，并小心地将其拉向一侧。

完成截骨后，将血管蒂游离至足够长度，松开止血带观察骨瓣血运，之后可断蒂，游离移植。尽管股骨内侧髁骨瓣供区的严重并发症很少见，但已有切取骨瓣后股骨骨折的报道。其他并发症包括隐神经麻痹、局部感染和瘢痕等。

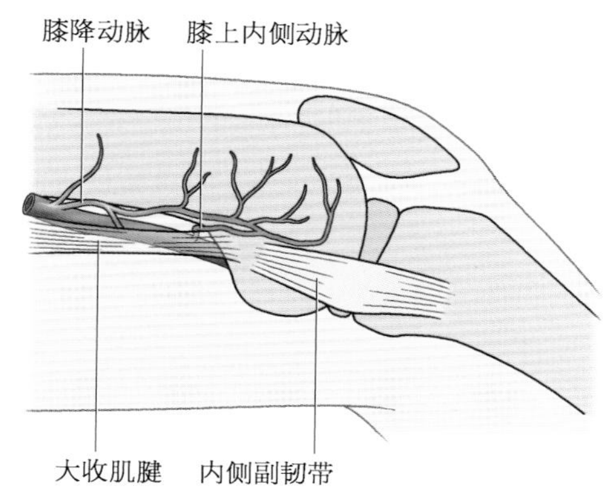

图 17-27　股骨内侧髁骨瓣血供示意图。

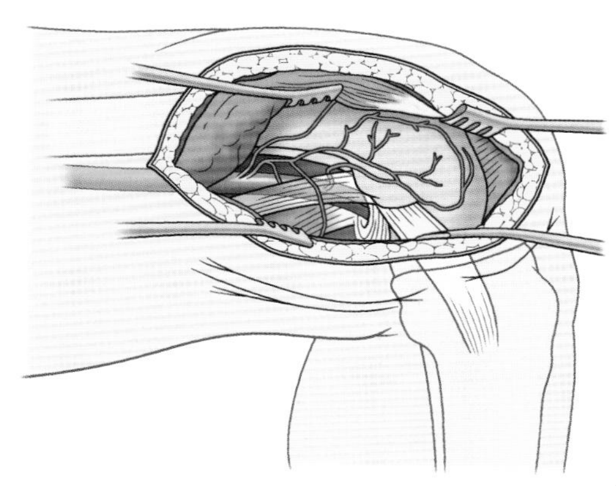

图 17-28　牵开股内侧肌与缝匠肌可显露股骨内侧髁及膝降动脉与膝上内侧动脉。

第七节　动脉吻合或移植修复术后的抗凝治疗

上肢动脉从近端到远端管径逐渐变细，动脉损伤后的远端缺血肢体组织特别是肌肉组织逐渐减少，因此不同部位动脉损伤的处理方法有所差异。腋动脉、肱动脉是所走行部位的唯一主干动脉，因此，该部位的离断伤通常伴有远端肢体不同程度的缺血，此外因缺损部位的肌肉较多、耐缺血时间短，缺血再灌注损伤会更严重，因此应当尽快重建远端肢体血运，并密切观察缺血再灌注损伤情况。前臂尺、桡动脉的任一动脉损伤，不明显影响远端肢体血运，在部分情况下可不予修复。如果前臂尺、桡动脉均损伤，则必须修复一条动脉。手部动脉特别是手指动脉管径细小，吻合难度较高，需要具备较高的显微外科技术才能实现可靠的修复，但手指因没有肌肉组织，耐缺血时间较长，术后缺血再灌注损伤也较轻。

动脉吻合术后的抗凝治疗方案在不同医院及不同文献报道中差异很大[62-64]，而且吻合质量对血管通畅率影响很大，因此并无统一的最佳术后抗凝方案。总体来讲，任何部位的动脉损伤修复后，都应卧床 5~7 天，根据术中动脉张力情况给予术后支具或石膏制动 2~3 周。腋动脉、肱动脉及尺、桡动脉吻合后，吻合口发生血栓的概率较低，同时这些吻合口术后出血的风险较大，因此术后对抗凝治疗的要求低于手部特别是手指动脉的修复。大动脉吻合术后，笔者一般仅使用低分子右旋糖酐治疗 3~5 天；而对于小动脉吻合，一般采用肝素 / 低分子肝素、罂粟碱、低分子右旋糖酐治疗 5~7 天。笔者血管吻合术后的处理方法见表 17-2。术后的抗凝治疗除了根据大小血管的差异而有所不同外，更要根据血管损伤情况、术后出血风险、患者的凝血功能等综合考虑，确定个体化方案。比如：如果患者术中表现为高凝状态、动脉广泛挫伤，或吻合后出现吻合口栓塞，进行探查术后，即使是大动脉，术后也应当用肝素抗凝治疗，并适当增大剂量。

表 17-2 笔者对不同损伤动脉的吻合要求及术后处理方法

损伤后临床处理方面	血管吻合要求	术后卧床、烤灯	术后药物治疗	石膏 / 支具制动 *
大动脉	尽量无张力吻合	3~5 天	术后 3~5 天： 低分子右旋糖酐 500 ml，q12h	2~3 周
小动脉	避免吻合后血管迂曲	5~7 天	术后 5~7 天： 罂粟碱 30 mg，im，q8h；肝素 12 500 U 持续泵入，qd；低分子右旋糖酐 500 ml，q12h	2 周
如果出现吻合口反复血栓；动脉广泛损伤致不能完全去除挫伤血管；因吻合口血栓再次探查	去除内膜形成血栓部分的血管，血管移植；动脉广泛挫伤，不能完全去除时，吻合血管之前应开始泵入肝素抗凝	7 天	术后 7 天： 罂粟碱 30 mg，im，q8h** 肝素持续泵入并监测凝血，保持 APTT 为正常值的 1.2~1.5 倍 低分子右旋糖酐 500 ml，q12 h	2~3 周

注：* 为单纯动脉损伤时制动时间，如有骨折或肌腱损伤，则应根据情况延长支具 / 石膏固定时间；** 如果动脉反复痉挛，可适当增加罂粟碱肌注频次。

参考文献

[1] Diamond S, Gaspard D, Katz S. Vascular injuries to the extremities in a suburban trauma center. Am Surg, 2003, 69: 848-851.

[2] Lebowitz C, Matzon JL. Arterial injury in the upper extremity: evaluation, strategies, and anticoagulation management. Hand Clin, 2018, 34: 85-95.

[3] Franz RW, Skytta CK, Shah KJ, et al. A five-year review of management of upper-extremity arterial injuries at an urban level I trauma center. Ann Vasc Surg, 2012, 26: 655-664.

[4] Mavrogenis AF, Panagopoulos GN, Kokkalis ZT, et al. Vascular injury in orthopedic trauma. Orthopedics, 2016, 39: 249-259.

[5] Dragas M, Davidovic L, Kostic D, et al. Upper extremity arterial injuries: factors influencing treatment outcome. Injury, 2009, 40: 815-819.

[6] Ivatury RR, Anand R, Ordonez C. Penetrating extremity trauma. World J Surg, 2015, 39: 1389-1396.

[7] Doody O, Given MF, Lyon SM. Extremities: indications and techniques for treatment of extremity vascular injuries. Injury, 2008, 39: 1295-1303.

[8] Feliciano DV. Management of peripheral arterial injury. Curr Opin Crit Care, 2010, 16: 602-608.

[9] Fritz J, Efron DT, Fishman EK. Multidetector CT and three-dimensional CT angiography of upper extremity arterial injury. Emerg Radiol, 2015, 22: 269-282.

[10] Prichayudh S, Verananvattna A, Sriussadaporn S, et al. Management of upper extremity vascular injury: outcome related to the Mangled Extremity Severity Score. World J Surg, 2009, 33: 857-863.

[11] Gregory RT, Gould RJ, Peclet M, et al. The mangled extremity syndrome (M.E.S.): a severity grading system for multisystem injury of the extremity. J Trauma, 1985, 25: 1147-1150.

[12] Slauterbeck JR, Britton C, Moneim MS, et al. Mangled extremity severity score: an accurate guide to treatment of the severely injured upper extremity. J Orthop Trauma, 1994, 8: 282-285.

[13] 苏以林，徐琳峰，王钢．严重肢体损伤截肢与保肢三种评分方法比较．中华创伤杂志，2011, 27: 38-40.

[14] Park MJ, Gans I, Lin I, et al. Timing of forearm arterial repair in the well-perfused limb. Orthopedics, 2014, 37: e582-e586.

[15] 张智，蒋祖言，王爱民．断肢保存的研究进展．中国修复重建外科杂志，2000, 14.

[16] Hornez E, Boddaert G, Ngabou UD, et al. Temporary vascular shunt for damage control of extremity vascular injury: a toolbox for trauma surgeons. J Visc Surg, 2015, 152: 363-368.

[17] Gifford SM, Aidinian G, Clouse WD, et al. Effect of temporary shunting on extremity vascular injury: an outcome analysis from the global war on terror vascular injury initiative. J Vasc Surg, 2009, 50: 549-555.

[18] 王洪刚，刘小林，李智勇．UW 液动脉预灌洗对缺血肢体再灌注损伤的影响．中山大学学报（医学科学版），2013, 34.

[19] 顾玉东，李继峰．离断肢体血管与肌肉保护的实验研究．中华创

伤杂志, 1996: 2-5.
[20] 李腾飞, 王江宁, 高磊, 等. 体外模拟体内生理环境寄养断肢系统采用远端缺血处理灌注方法对保存断肢的作用研究. 中国修复重建外科杂志, 2016: 91-94.
[21] 王江宁, 尹叶锋, 高磊, 等. 不同氧体积分数气体对体外模拟体内生理环境寄养断肢系统血氧分压的影响. 中国组织工程研究, 2012, 16: 855-858.
[22] Keen RR, Meyer JP, Durham JR, et al. Autogenous vein graft repair of injured extremity arteries: early and late results with 134 consecutive patients. J Vasc Surg, 1991, 13: 664-668.
[23] Masden DL, Seruya M, Higgins JP. A systematic review of the outcomes of distal upper extremity bypass surgery with arterial and venous conduits. J Hand Surg Am, 2012, 37: 2362-2367.
[24] Kesiktas E, Yavuz M, Dalay C, et al. Upper extremity salvage with a flow-through free flap. Ann Plast Surg, 2007, 58: 630-635.
[25] Soutar DS, Scheker LR, Tanner NS, et al. The radial forearm flap: a versatile method for intra-oral reconstruction. Br J Plast Surg, 1983, 36: 1-8.
[26] Foucher G, van Genechten F, Merle N, et al. A compound radial artery forearm flap in hand surgery: an original modification of the Chinese forearm flap. Br J Plast Surg, 1984, 37: 139-148.
[27] Bullocks J, Naik B, Lee E, et al. Flow-through flaps: a review of current knowledge and a novel classification system. Microsurgery, 2006, 26: 439-449.
[28] 郝易白, 刘强, 曹雷. 桥接式吻合血管的游离皮瓣移植术. 中华整形外科杂志, 1991: 271.
[29] 范启申, 曹斌, 郭德亮, 等. 桥接法皮瓣游离移植在小腿严重创伤修复中的应用. 解放军医学杂志, 1992: 113-114.
[30] Ozkan O, Ozgentas HE, Dikici MB. Flow-through, functioning, free musculocutaneous flap transfer for restoration of a mangled extremity. J Reconstr Microsurg, 2005, 21: 167-172.
[31] Nisanci M, Selcuk I, Duman H. Flow-through use of the osteomusculocutaneous free fibular flap. Ann Plast Surg, 2002, 48: 435-438.
[32] Yavuz M, Kesiktas E, Dalay AC, et al. Upper extremity salvage procedure with flow-through free flap transfer taken from the amputated part. Microsurgery, 1998, 18: 163-165.
[33] Tseng WS, Chen HC, Hung J, et al. "Flow-through" type free flap for revascularization and simultaneous coverage of a nearly complete amputation of the foot: case report and literature review. J Trauma, 2000, 48: 773-776.
[34] Libermanis O, Krauklis G, Kapickis M, et al. Distally-based forearm flow-through flaps for emergency finger revascularization. J Reconstr Microsurg, 2001, 17: 607-610.
[35] Brandt K, Khouri RK, Upton J. Free flaps as flow-through vascular conduits for simultaneous coverage and revascularization of the hand or digit. Plast Reconstr Surg, 1996, 98: 321-327.
[36] Wong SS, Wang ML, Su MS, et al. Free medialis pedis flap as a coverage and flow-through flap in hand and digit reconstruction. J Trauma, 1999, 47: 738-743.
[37] Koshima I, Urushibara K, Inagawa K, et al. Free medial plantar perforator flaps for the resurfacing of finger and foot defects. Plast Reconstr Surg, 2001, 107: 1753-1758.
[38] Maloney CT, Jr., Wages D, Upton J, et al. Free omental tissue transfer for extremity coverage and revascularization. Plast Reconstr Surg, 2003, 111: 1899-1904.
[39] Bacakoglu A, Ozkan MH, Muratli KS, et al. Secondary delayed venous ischemia in flow-through radial forearm free flaps: a novel treatment technique. Plast Reconstr Surg, 2002, 110: 552-557.
[40] Lovie MJ, Duncan GM, Glasson DW. The ulnar artery forearm free flap. Br J Plast Surg, 1984, 37: 486-492.
[41] Song R, Gao Y, Song Y, et al. The forearm flap. Clin Plast Surg, 1982, 9: 21-26.
[42] Koshima I, Fujitsu M, Ushio S, et al. Flow-through anterior thigh flaps with a short pedicle for reconstruction of lower leg and foot defects. Plast Reconstr Surg, 2005, 115: 155-162.
[43] Ao M, Nagase Y, Mae O, et al. Reconstruction of posttraumatic defects of the foot by flow-through anterolateral or anteromedial thigh flaps with preservation of posterior tibial vessels. Ann Plast Surg, 1997, 38: 598-603.
[44] 张宝贵, 阚世廉, 詹海华, 等. 游离小腿内侧皮瓣桥接修复上肢皮肤伴血管缺损. 中华手外科杂志, 2005, 21: 256-256.
[45] 陈雪松, 肖茂明, 王元山, 等. 游离小腿内侧皮瓣修复小儿肢体高能量损伤的特殊意义及相关问题探讨. 中国矫形外科杂志, 2008, 16: 564-567.
[46] del Pinal F, Herrero F. Extensor digitorum brevis free flap: anatomic study and further clinical applications. Plast Reconstr Surg, 2000, 105: 1347-1356.
[47] Koshima I, Inagawa K, Sahara K, et al. Flow-through vascularized toe-joint transfer for reconstruction of segmental loss of an amputated finger. J Reconstr Microsurg, 1998, 14: 453-457.
[48] Deune EG, Rodriguez E, Hatef D, et al. Arterialized venous flow-through flap for simultaneous reconstruction of a radial artery defect and palmar forearm soft-tissue loss from sarcoma resection. J Reconstr Microsurg, 2005, 21: 85-91.
[49] George P, De Jesus RA. Venous flow-through flap reconstruction following severe finger wound infection: case report. J Reconstr Microsurg, 2009, 25: 267-269.
[50] Rozen WM, Ting JW, Gilmour RF, et al. The arterialized saphenous venous flow-through flap with dual venous drainage. Microsurgery, 2012, 32: 281-288.
[51] Ueda Y, Mizumoto S, Hirai T, et al. Two-stage arterialized flow-through venous flap transfer for third-degree burn defects on the dorsum of the hand. J Reconstr Microsurg, 1997, 13: 489-496.
[52] Rozen WM, Leong J. Arterialized venous flow-through flaps with dual discontiguous venous drainage: a new modification to improve flap survival. Plast Reconstr Surg, 2012, 130: 229e-231e.
[53] 张善才, 李金明, 宋克勋, 等. 小腿内侧游离皮瓣的临床应用(附九例报告). 中华外科杂志, 1983, 21: 743-745.
[54] Franz RW, Goodwin RB, Hartman JF, et al. Management of upper extremity arterial injuries at an urban level I trauma center. Ann Vasc Surg, 2009, 23: 8-16.
[55] Kelbel JM, Jardon OM, Huurman WW. Scapulothoracic dissociation: a case report. Clin Orthop Relat Res, 1986, 210-214.
[56] Karkos CD, Karamanos DG, Papazoglou KO, et al. Axillary artery transection after recurrent anterior shoulder dislocation. Am J Emerg Med, 2010, 28: 119.e5-e7.
[57] Ergüneş K, Yazman S, Yetkin U, et al. Axillary artery transection after shoulder dislocation. Ann Vasc Surg, 2013, 27: 974.e7-e10.
[58] Kim JY, Buck DW, Forte AJ, et al. Risk factors for compartment syndrome in traumatic brachial artery injuries: an institutional experience in 139 patients. J Trauma, 2009, 67: 1339-1344.
[59] Frick SL. Should you explore the brachial artery in children who have a perfused hand but no palpable radial pulse after sustaining a supracondylar humeral fracture? J Bone Joint Surg Am, 2013, 95: e168.
[60] Weller A, Garg S, Larson AN, et al. Management of the pediatric pulseless supracondylar humeral fracture: is vascular exploration necessary? J Bone Joint Surg Am, 2013, 95: 1906-1912.
[61] Gelberman RH, Nunley JA, Koman LA, et al. The results of radial and ulnar arterial repair in the forearm: experience in three medical centers. J Bone Joint Surg Am, 1982, 64: 383-387.
[62] Uhm KI, Shin KS, Lee YH, Lew JD. Restoration of finger extension and forearm contour utilizing a neurovascular latissimus dorsi free flap. Ann Plast Surg, 1988, 21: 74-76.
[63] Troisi L, Berner JE, West EV, et al. Medial plantar flap for hand reconstruction: a systematic literature review and its application for post-sarcoma excision. Ann Plast Surg, 2019, 82: 337-343.

[64] Inoue T, Kobayashi M, Harashina T. Finger pulp reconstruction with a free sensory medial plantar flap. Br J Plast Surg, 1988, 41: 657-659.

[65] Stevenson TR, Hester TR, Duus EC, et al. The superficial inferior epigastric artery flap for coverage of hand and forearm defects. Ann Plast Surg, 1984, 12: 333-339.

[66] Iida T. Superficial circumflex iliac perforator (SCIP) flap: variations of the SCIP flap and their clinical applications. J Reconstr Microsurg, 2014, 30: 505-508.

[67] Shang Z, Zhao Y, Ding H, et al. Repair of hand scars by a dilated deep inferior epigastric artery perforator flap. J Plast Surg Hand Surg, 2011, 45: 102-108.

[68] Wang ZT, Zheng YM, Zhu L, et al. Exploring new frontiers of microsurgery: from anatomy to clinical methods. Clin Plast Surg, 2017, 44: 211-231.

[69] Bruner JM. Use of single iliac-bone graft to replace multiple metacarpal loss in dorsal injuries of the hand. J Bone Joint Surg Am, 1957, 39A: 43-52.

[70] Yuceturk A, Tuncay C, Isiklar U, Tandogan R. Vascularised bone graft applications in upper extremity problems. Microsurgery, 1998, 18: 160-162.

[71] Vicenti G, Maruccia M, Carrozzo M, et al. Free vascularized osteoseptocutaneous fibular flap for radius shaft nonunion, the final solution when the iliac crest autograft fails: a case report. Injury, 2018, 49 (Suppl 4): S63-S70.

[72] Lin CH, Wei FC, Rodriguez ED, et al. Functional reconstruction of traumatic composite metacarpal defects with fibular osteoseptocutaneous free flap. Plast Reconstr Surg, 2005, 116: 605-612.

[73] Chung DW, Han CS, Lee JH, et al. Outcomes of wrist arthroplasty using a free vascularized fibular head graft for Enneking stage II giant cell tumors of the distal radius. Microsurgery, 2013, 33: 112-118.

[74] Ting JW, Rozen WM, Leong J, et al. Free deep circumflex iliac artery vascularised bone flap for reconstruction of the distal radius: planning with CT angiography. Microsurgery, 2010, 30: 163-167.

[75] Hsu CC, Tseng J, Lin YT. Chimeric Medial Femoral Condyle Osteocutaneous Flap for Reconstruction of Multiple Metacarpal Defects. J Hand Surg Am, 2018, 43: e781-e789.

[76] Hachisuka H, Sunagawa T, Ochi M, et al. A vascularized medial femoral condyle cortico-periosteal graft for total lunate reconstruction. J Orthop Sci, 2020, 25: 354-358.

[77] Barral X, Favre JP, Gournier JP, et al. Late results of palmar arch bypass in the treatment of digital trophic disorders. Ann Vasc Surg, 1992, 6: 418-424.

[78] Mehlhoff TL, Wood MB. Ulnar artery thrombosis and the role of interposition vein grafting: patency with microsurgical technique. J Hand Surg Am, 1991, 16: 274-278.

[79] Nehler MR, Dalman RL, Harris EJ, et al. Upper extremity arterial bypass distal to the wrist. J Vasc Surg, 1992, 16: 633-640.

第 18 章
手指再造方法

郝丽文　朱　磊

拇指是手部功能的主要完成者，占手部功能的 50%。拇指的缺损不仅会给患者带来肢体功能的障碍，还会对患者的精神和心理产生巨大影响。手外科医生一直在探索用多种方法修复和重建缺损的拇指功能，以期让患者早日重新融入社会。

1966 年杨东岳和顾玉东用第 2 足趾游离移植再造手指[1]，后来 Cobbett、Buncke 等用踇趾移植再造拇指[2, 3]，1980 年 Morrison 等报道用踇甲瓣包裹髂骨组合再造拇指[4]，之后在 1984 年作了改进，切取踇甲瓣时携带部分末节趾骨，可以增加再造手指的长度[5]。因为使用踇甲瓣和髂骨组合再造的拇指没有可以活动的关节，1988 年魏福全等介绍了改良踇趾游离移植方法，纵行切除踇趾末节和近节趾骨的胫侧部分而保留趾间关节（trimmed toe technique）[6]。1980 年 Foucher 等报道采用踇甲瓣和第 2 趾的近节趾间关节组合再造手指的方法（twisted toe technique）[7]。后来有很多报道将足趾移植到拇指以外的手指，改善了再造手指的外观和功能，但是足趾供区的缺损和功能障碍仍是很大的缺憾。

随着社会的进步及人民生活水平的提高，传统的手指再造方法已经不能满足患者对再造手指及足部供区外观和功能的要求。随着显微外科解剖和临床手术技术的进步，对手部受区及足部供区的修复和切取方法也在改良。近年来，王增涛提出了手指全形再造方法，利用一系列组合再造的手术方法，可以让再造手指的外观更接近正常手指，能够恢复手指的主要功能，并且使足部供区没有缺失足趾[8-10]。

手指再造的需求来自患者及家属对于手部功能改善的愿望，或者对于受损手指外观改善的强烈追求。采取何种手术方式，取决于患者的意愿和医生的技术。笔者通常会把各种手术方式的优缺点向患者详细讲解，根据患者的意愿制订整体的手术治疗方案。如果缺损手指存在感染，应该在感染控制后半年再施行再造手术，以降低炎症刺激，避免因组织水肿压迫导致术后血管危象的发生；对于高龄患者，应选择简单的手术方式；对于伴有高血压、心脏病、糖尿病等全身疾病的患者，要进行相关检查评估并控制病情后方可施行手指再造手术。再造手指功能良好、外形美观、供区损伤小是手指再造手术的目标。现在西方国家复杂的手指再造方法很不常见，如在英国手外科医生很长时间没有做足趾移植手术了，原因是严重损伤手指缺失的患者少，同时西方国家的患者很不愿意牺牲足趾。

第一节　拇指缺损的分度和重建方法

【分度】 目前拇指缺损的分度方法较多。梁秉中、津下健哉、王澍寰分别提出过四度分类法。王澍寰法：Ⅰ度，自近节指骨远端缺损；Ⅱ度，自掌指关节缺损；Ⅲ度，经掌骨水平缺损；Ⅳ度，整个拇指包括大多角骨缺损[11]。张涤生提出六度分类法[12]：Ⅰ度，指甲根部缺损；Ⅱ度，指间关节缺损；Ⅲ度，近节指骨部缺损；Ⅳ度，掌指关节平面缺损；Ⅴ度，掌骨干或根部缺损；Ⅵ度，掌腕关节处缺损。程国良提出十度分类法[13]：Ⅰ度，$Ⅰ_1$ 为末节指骨中段以远缺损，$Ⅰ_2$ 为末节指骨基部以远缺损；

Ⅱ度，指间关节缺损；Ⅲ度，$Ⅲ_1$ 为近节指骨远端缺损，$Ⅲ_2$ 为近节指骨基部缺损；Ⅳ度，掌指关节缺损；Ⅴ度，V_1 为掌骨头缺损，V_2 为掌骨中段缺损，V_3 为掌骨基部缺损；Ⅵ度，掌骨全缺损（图 18-1）。顾玉东 2000 年的总结指出三类六区分类法在临床比较实用[14, 15]。分类如下：Ⅰ类（拇指末节缺损）：A 区，拇指指甲及指端 1/2 缺损；B 区，拇指末节全缺损。Ⅱ类（拇指近节缺损）：A 区，拇指近节指骨远端 1/2 缺损；B 区，拇指近节指骨全缺损。Ⅲ类（拇指掌骨缺损）：A 区，掌骨远端缺损；B 区，掌骨全缺损。

国际上常用 1991 年 Merle 提出的拇指缺损分度（图 18-2）[16]。1 度：指间关节以远缺损，仅累及指腹为 1a；累及指腹及部分指甲为 1b；末节缺损为 1c；仅累及指甲为 1d。2 度：掌指关节完好，近节指骨以远缺损。3 度：掌骨头完好，掌指关节以远缺损。4 度：第 1 掌骨颈以远缺损，鱼际肌保留。5 度：第 1 掌骨基底以远缺损，鱼际肌缺损，第 1 腕掌关节保留。6 度：第 1 腕掌关节以远缺损。7 度：腕关节以远缺损，7a 为经腕骨缺损；7b 为经桡腕关节缺损。魏福全把严重的手指缺损分为两型：Ⅰ型，所有手指在近节中段缺如，拇指完好或在指间关节以远缺如（可以实施精确抓握）；Ⅱ型，所有手指在近节中段以近缺如，拇指在指间关节以近缺如[17]。

根据拇指缺损的不同分度可以设计相应的骨关节重建方法，尽可能将手术标准化，也便于向患者宣教，制订不同的康复方案。通过随访可以比较不同手术方法的优缺点。

【重建方法】 在足趾游离移植再造手指技术出现之前，治疗拇指缺损的方法包括：腹股沟皮管植骨、拇指残端提升加长和示指移位拇化术等，称为传统拇指再造术。虽然可以恢复拇指的部分功能和外形，但腹股沟皮管植骨的关节活动十分有限、外形臃肿，很难达到满意的效果。示指移位拇化术是一个良好的方法，但牺牲了示指。

1. 带蒂皮管拇指重建　一般选择以旋髂浅动脉或腹壁浅动脉为蒂的髂腹股沟皮瓣。在浅筋膜层游离切取制备带蒂皮瓣，将蒂部卷起形成皮管，取自体髂骨或异体骨重建拇指骨的长度，用皮管包裹骨瓣。一般 3 周后断蒂，形成新的拇指。现在该方法用得少。

皮肤、软组织缺损较少时，也可以切取以指固有侧动脉为蒂的中指尺侧和环指桡侧指动脉皮瓣，携带感觉神经，转移修复再造拇指末端，可以恢复部分感觉。可同时移植髂骨修复骨缺损。带蒂皮瓣的优点是安全性高，总体治疗费用低，可以部分恢复拇指的功能。缺点也很明显，包括皮瓣外观臃肿、缺乏指间关节和指端感觉差等。尽管外观往往差强人意，但可以为患者提供一个有足够长度的拇指（图 18-3）。

2. 拇指残端延长重建　拇指指间关节附近的截指在近节指骨，接近掌指关节的截指在第 1 掌骨，利用外固定支架缓慢牵拉，刺激骨组织增生形成新的骨质，同时牵拉、松解软组织，增加拇指长度（图 18-4）、改善拇指对掌和抓握功能，延长在截骨手术后第 4~5 天开始，每天延长 0.25 mm 或 0.5 mm，共可延长 1.5~2 cm。如果软组织比较宽松，也可以直接一期截骨、植骨完成拇指残端的延长。一般残端

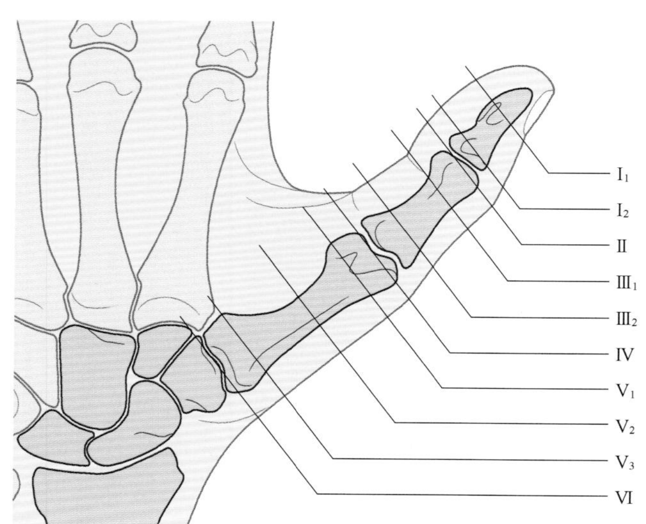

图 18-1　程国良的拇指缺损分度。

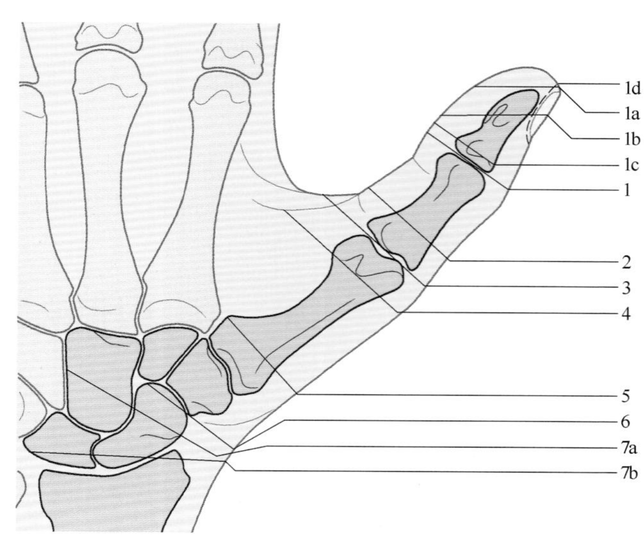

图 18-2　拇指缺损的 Merle 分度。

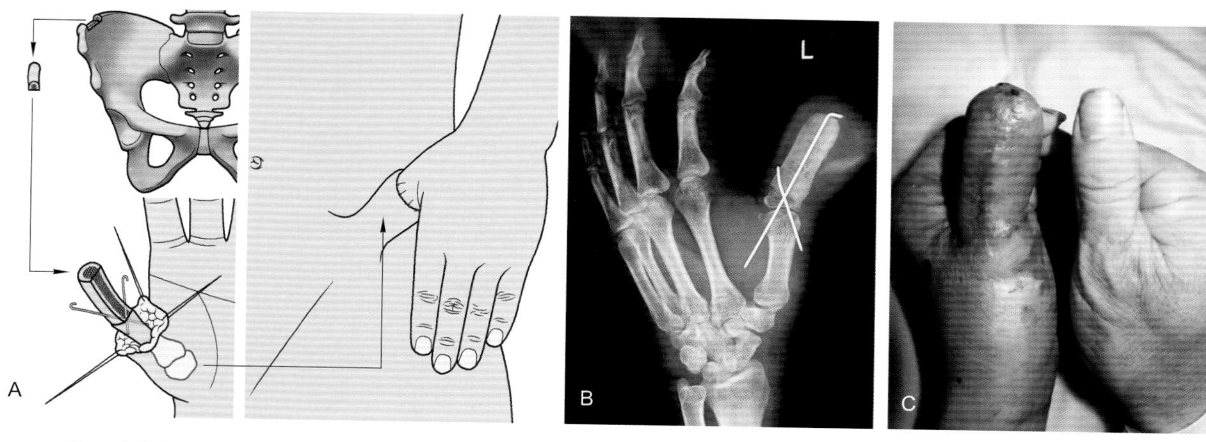

图 18-3　腹股沟皮管再造拇指。A. 手术方法示意图；B. 骨固定方法；C. 手术后的拇指比较臃肿。

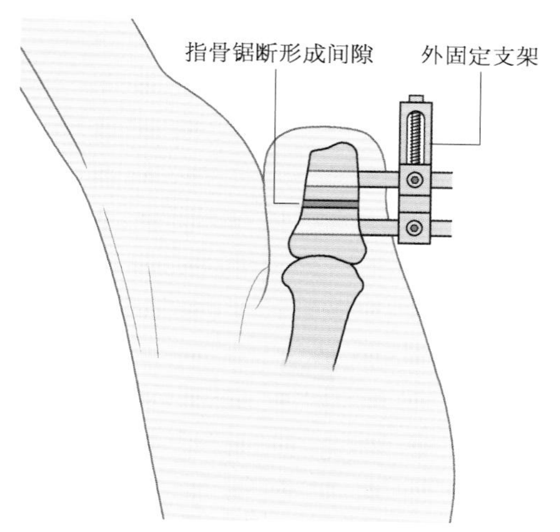

图 18-4　外固定支架牵拉拇指残端延长术示意图。

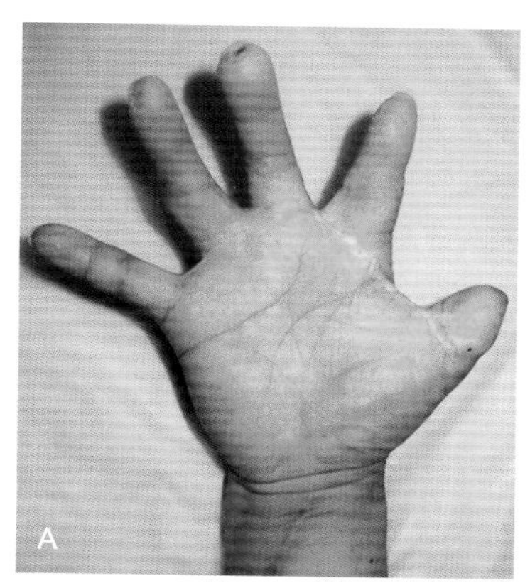

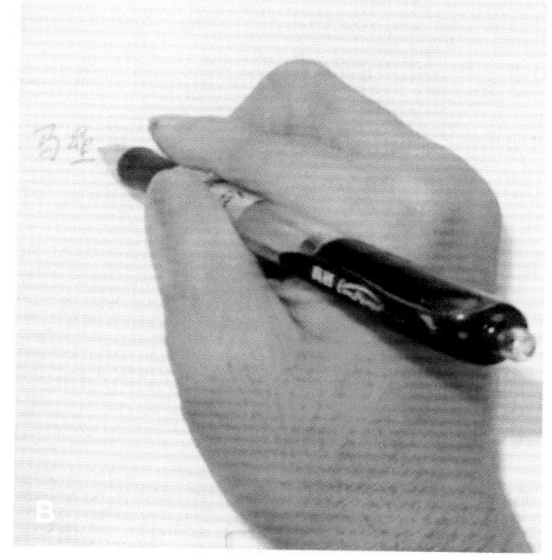

图 18-5　外固定支架牵拉拇指残端延长术。A. 拇指残端延长术前；B. 拇指残端延长术后。

延长的长度为 1.5~2.0 cm，太长时容易出现成骨不良，发生骨折。该术式操作简单，不损伤手部其他部位，可以有效改善拇指功能，同时也适用于掌指骨短小的患者。缺点是治疗周期较长，残端增加的长度有限，且存在钉道感染、成骨不良等并发症(图 18-5)。这是目前欧美国家一个常用的方法。

3. 示指拇化重建　对于先天性拇指发育不良Ⅲ b 以上和拇指Ⅵ度缺损的患者，可以采用示指拇化治疗。通过将示指的血管神经束和肌腱游离，将第 2 掌骨短缩移位至第 1 掌骨位置，于旋前位固定，重建拇指内收、外展功能，再将局部皮瓣转移，开大虎口，就可以利用示指再造出新的拇指。该方法比较成熟，术式相对简单、安全，术后拇指的外观和功能均可达到很好的效果 [18]。缺点是只有 4 个手指，有些家属和患者在心理上不能接受。有时再造拇指的抓握力量弱于对侧（图 18-6）。

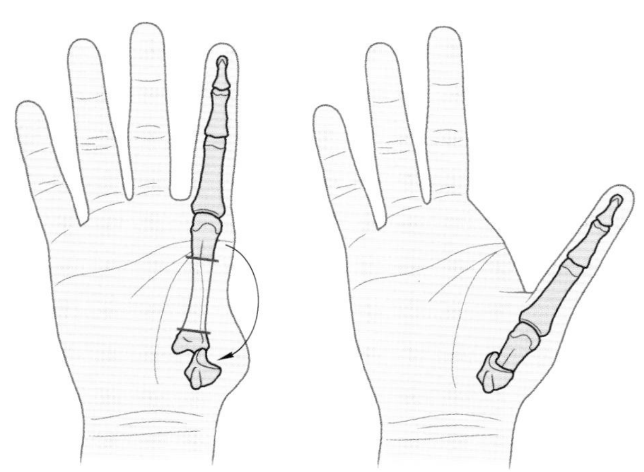

图 18-6　示指拇化手术示意图。

4. 游离足趾移植重建　是相对比较成熟的术式，自 1966 年以来得到了广泛的临床应用。利用足背动脉 - 跖背动脉 - 趾动脉为蒂，动脉伴行静脉和跖背浅静脉为回流静脉，根据拇指缺损长度的不同，自近节趾骨或跖骨切取足趾，携带伸屈肌腱和趾神经，移植至手部再造拇指。经过功能锻炼，大多数患者可以恢复良好的抓握功能和触觉。踇趾末节移植再造拇指可以获得比较饱满的外观和良好的指甲，缺点是会造成末节拇趾的缺失。有的拇趾末节过于肥大，需要去除部分趾骨才能获得满意的手指外形。

5. 踇甲瓣移植重建 可以获得良好的外观和功能。踇甲瓣可以和自体髂骨组合再造长度合适的拇指，切取时携带部分末节趾骨可以增加约 1.5 cm 的长度，减少移植的骨量。踇甲瓣与第 2 足趾的近趾间关节联合移植，可以再造指间关节活动良好的手指。踇甲瓣与足背皮瓣或其他穿支皮瓣联合移植，包裹携带跖趾关节的第 2 足趾趾骨瓣，可以再造长手指。有文献报道，利用自体踇甲瓣包裹同种异体骨瓣，经过 10 余年的随访，也可以恢复部分手指功能[19]。利用部分踇甲瓣组合拼接移植，可以在踇趾供区保留部分趾甲，显著减轻足部供区的损伤。第 2 趾或第 3 趾较粗大时，也可以切取足趾的甲瓣再造中末节手指。

第二节 第 2 足趾移植再造手指

【适应证和基本方法】 由于第 2 足趾短小，趾甲小，直接移植再造的手指外观欠佳，临床应用越来越少。但对于某些特殊情况的患者，如高龄、多指缺损或全手缺损患者等，可根据患者的意愿，游离第 2 足趾移植再造手指，作为一种相对简单、经济的术式也可以恢复手指的主要功能。

受区如果存在掌指关节，可以单纯切取近节以远的足趾。在掌指关节以近缺损，需要切取携带跖趾关节的足趾，术中将跖趾关节在过伸位固定，或者把跖骨头楔形截骨，以利于恢复掌指关节的屈曲功能。因为足趾的指节长度短小，趾甲也较手指窄小，再造长手指的外观往往不满意。王增涛提出用踇趾腓侧皮瓣嵌入第 2 足趾掌侧，可以使足趾外形有明显的改善[19]。对于 1 度的手指缺损，如果足趾的趾甲相对宽大，采用足趾的末节部分移植也可以取得良好的效果[20]。程国良等报道用两个足趾可以拼接再造长手指[21]。对于前臂的残端也可以移植一个足趾，用以控制电子假手，更好地发挥假手功能[22]。

【相关解剖】

1. 动脉 足趾的血供主要来源于双侧趾底动脉（简称趾动脉），趾动脉来源于趾底总动脉和跖背动脉。跖背动脉的解剖对手术价值最大。

（1）趾底总动脉：第 1 足心动脉自足底深弓发出，在第 1 跖骨颈处分为胫侧支和腓侧支。胫侧支在踇长屈肌腱和踇短屈肌内侧头之间穿过，分为上行支和下行支。上行支与足底内侧动脉内侧支吻合，下行支与踇横动脉的上行支吻合，构成踇趾胫侧趾底动脉。腓侧支在踇长屈肌腱和踇短屈肌外侧头之间穿行，分为上行支与下行支。上行支与第 1 跖底动脉吻合；下行支延续为第 1 趾底总动脉[25]。足心动脉的第 1 跖底胫侧分支在跖骨中部穿向胫侧后分为上行支和下行支。上行支与跗内侧动脉、足底内侧动脉的分支吻合，形成足内侧血管连接。下行支与踇横动脉、踇趾腓侧趾底动脉的分支吻合[23-25]。

（2）跖背动脉：这个动脉的解剖对该手术最重要。足背动脉在第 1、2 跖骨基底部向足底发出足底深支，同时向远端发出第 1 跖背动脉（first dorsal metatarsal artery，FDMA）。Gilbert 提出了第 1 跖背动脉的分型，详细的分型方法及临床意义见图 18-7 及说明。第 1 跖背动脉的手术暴露和其分支情况见图 18-8。2013 年王增涛报道了 FDMA 的解剖研究[23]。他们在 50 个新鲜成人足标本上解剖显示：①第 1 跖背动脉来自足背动脉（44/50）或足底动脉（4/50）。②第 1 跖背动脉在跖骨段的走行有骨间肌表面型（6/50）和第 1 跖骨与第 1 骨间背侧肌间隙型（38/50）。③第 1 跖背动脉存在缺如或纤细型（2/50）。

结合解剖与临床应用，参考以往文献中对第 1 跖背动脉的分型，我们觉得第 1 跖背动脉分为表面（superficial）、间隙（interspace）、缺如（absence）3 种类型较为简单、实用。Ⅰ型：表面型，第 1 跖背动脉在第 1、2 跖骨间隙基底由足背动脉发出后，沿第 1 骨间背侧肌表面向远走行至第 1 跖骨头深横韧带背侧。Ⅱ型：间隙型，第 1 跖背动脉走行于第 1 跖骨与第 1 骨间背侧肌之间的脂肪组织中，在跖骨头处浅出，行于第 1 跖骨头深横韧带背侧皮下组织中。第 1 跖背动脉为Ⅰ型时，临床上行第 2 足趾移植等手术时可以连同足背动脉一同切取形成较长的血管蒂，也可以同时携带足背皮瓣等。但第 1 跖背

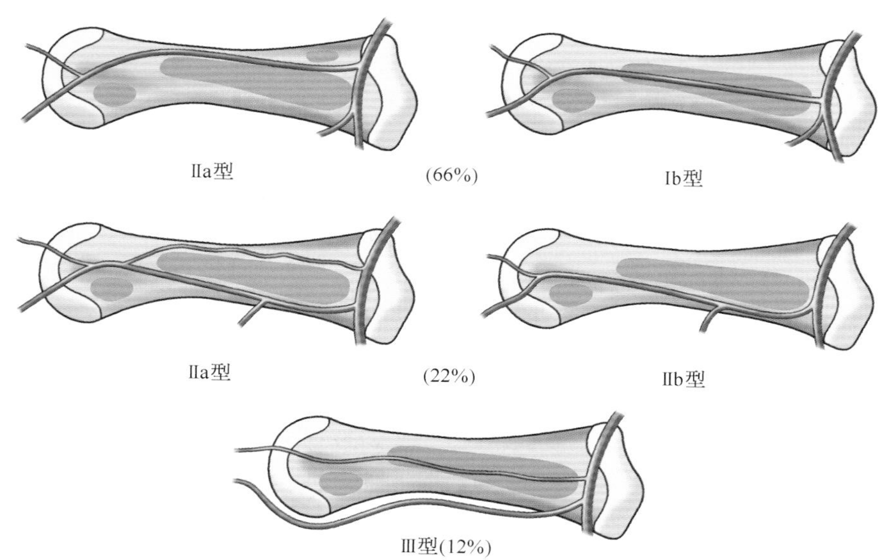

图 18-7　第 1 跖背动脉的分型。Ⅰ型：第 1 跖背动脉走行于第 1 骨间背侧肌的表面或浅层肌纤维之间，达第 1 跖骨间隙远侧端，跖骨头深横韧带背侧面向远端走行。走行于足背皮肤与第 1 骨间背侧肌之间者称为Ⅰa 型，走行于第 1 骨间背侧肌浅层者称为Ⅰb 型。Ⅱ型：第 1 跖背动脉位置较深，起于足底深部动脉近中段。该动脉常于第 1、2 跖骨间隙远侧 1/3 处跨越至骨间背侧肌表面，称为Ⅱa 型；若走行于骨间背侧肌深层，并由足底深动脉发出一细小支沿骨间背侧肌表面走行者，称为Ⅱb 型。Ⅲ型：第 1 跖背动脉极细或缺如，不适合作为组织瓣和第 2 足趾移植的供血动脉。

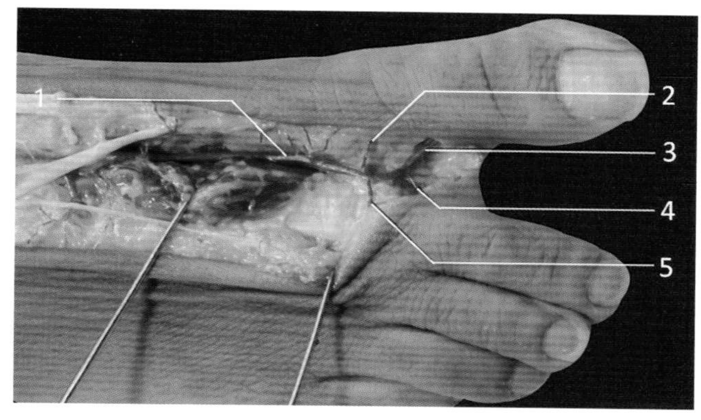

图 18-8　显露第 1 跖背动脉的方法和该动脉分支的解剖照片。1：第 1 跖背动脉；2：趾腓侧趾背动脉；3：趾腓侧趾底动脉；4 第 2 趾胫侧趾底动脉；5：第 2 趾胫侧趾背动脉。

动脉为Ⅱ型时，就不一定能携带较长的血管蒂及足背皮瓣了，因为Ⅱ型第 1 跖背动脉的标本中，第 1 跖背动脉有的来自足背动脉，有的来自足底血管，后者无法携带较长血管蒂及足背皮瓣。因此，在第 1 跖背动脉为Ⅱ型时，有必要区分第 1 跖背动脉是来自足背还是来自足底（尽管后一种类型所占的比例非常少），故将Ⅱ型再分为Ⅱa 和Ⅱb 两亚型。Ⅱa 型，第 1 跖背动脉起自足背动脉；Ⅱb 型，第 1 跖背动脉来自足底。Ⅲ型：第 1 跖背动脉缺如，或者第 1 跖背动脉过于细小，临床手术中无法将其作为移植组织的血管蒂。还有一种情况也属于Ⅲ型，即第 1 跖背动脉由足背动脉或足底发出，走行于第 1 跖骨与第 1 骨间背侧肌的间隙中，但没有经第 1 跖骨头横韧带背侧向远端走行的终末支，亦即“第 1 跖背动脉”终于骨间肌或走向足底。

临床上，简便准确地判断第 1 跖背动脉的类型，可遵循下列程序：①先看第 1、2 跖骨头间的横韧带背侧有无可利用的跖背动脉，没有即为Ⅲ型，有即为Ⅰ型或Ⅱ型。②要进一步确定是Ⅰ型还是Ⅱ型，则看第 1 跖背动脉是走在第 1 骨间背侧肌表面（Ⅰ型），还是走在第 1 跖骨与第 1 骨间背侧肌之间的间隙中（Ⅱ型）。③Ⅱ型中要再看第 1 跖背动脉是来自足背动脉（Ⅱa 型），还是来自足底（Ⅱb 型）。以往分型法中占比最大的是肌内型，临床手术时需将第 1 骨间背侧肌切开，寻找其中穿行的第 1 跖背动脉，这是手术的难点与关键点，稍不小心即易损伤第 1 跖背动脉，甚至出现将第 1 骨间背侧肌解剖损伤很严重了却仍找不到第 1 跖背动脉的情况。因而，有的专家为了解决这一问题提出了一些术中寻找解剖第 1 跖背动脉的技巧，提倡从第 1 跖背动脉的两头向中间解剖。有的术者干脆将第 1 跖背动脉与在其中穿行的第 1 骨间背侧肌一同切取，这时手术切取血管安全了，但供区的损伤太大。

上述分型法与以往分型法最大的区别是，以间隙型替代肌内型。认为以往文献中描述的“肌内型”是对第 1 跖背动脉走行的一种错误的认识。“肌内型”这一概念，几十年来误导了很多医生，使很多患者的第 1 骨间背侧肌因术中为了解剖游离“肌内型”的第 1 跖背侧动脉而受到了不应有的损伤。以往分型中的“肌内型”，实际上应该是这分型中的间隙型（Ⅱ型），这是临床上最常见的类型。手术中只需将第 1 骨间背侧肌细小的胫侧止点切断，并提起向外侧牵开第 1 骨间背侧肌即可，第 1 跖背动脉就很容易被全程显露和解剖游离了。

（3）趾底动脉：踇趾腓侧趾底动脉在近节趾骨颈部向胫侧发出踇横动脉（图 18-9）[28]，向趾端走行过趾间关节后逐渐形成末节趾动脉弓。由于趾间关节处皮下脂肪较少，踇趾腓侧趾底动脉紧贴趾骨及关节侧副韧带，在此处切取时要格外小心。踇横动脉分为上行支和下行支，上行支与第 1 足心动脉胫侧支（2Y）的下行支吻合，与踇横动脉的下行支一起构成踇趾胫侧趾底动脉。在切取踇甲骨皮瓣时，如果在踇横动脉以远切断腓侧趾底动脉，踇趾或踇趾胫侧瓣的血供充足；如果在踇横动脉以近切断腓侧跖底动脉，一定要确保“2Y”血管结构的完整，以免引起踇趾坏死。

2. 静脉　足趾的静脉由深静脉和浅静脉构成，浅静脉分布于足趾跖侧和背侧。跖侧浅静脉向背侧浅静脉汇集。每条动脉通常有两条伴行静脉，趾动脉、跖背动脉、趾底总动脉的伴行静脉通常都比较细，与浅静脉有交通，至足背动脉后，伴行静脉逐渐变粗。

趾腹的浅静脉向近端和背侧汇集，在末节背侧皮下浅筋膜深层，胫侧和腓侧两条趾背浅静脉较粗大，呈倒“八”字形，沿伸肌腱内、外侧缘向近段走行。通常两条踇趾背侧浅静脉及第 2 趾胫侧趾背浅静脉于跖背逐渐汇集成 1 条，然后汇入大隐静脉。在趾蹼及跖骨基底等处，浅静脉与深静脉之间常有交通支。末节趾底浅静脉除向趾背汇集外，另有多条较粗的浅静脉紧贴趾底皮下向趾底近端走行，于趾蹼处汇集于跖背浅静脉[26, 27]。切取足趾再造手指时，首选跖背浅静脉进行吻合，有时也可吻合趾底浅静脉或趾动脉伴行静脉。

3. 神经　足底内侧神经于拇短屈肌近端发出跖底胫侧神经，在足底处分出肌支支配踇短屈肌，主干沿踇趾胫侧趾底走行为踇趾胫侧趾底固有神经。切取踇甲骨皮瓣、第 2、3 足趾时，通常只携带趾底固有神经。

【手术方法】　术前应用多普勒超声检查确定第 1 跖背动脉分型，绝大多数病例为间隙型。浅表型的第 1 跖背动脉较容易被切取，切取细小或缺如型的第 1 跖背动脉时术中需要切取第 1 趾底总动脉为第 2 足趾供血。术前的精心准备和完善计划可以避免很多突如其来的术中意外。以下以间隙型第 1 跖背动脉为例介绍手术方法。

1. 受区解剖　切开拇指残端，解剖游离动脉、浅静脉、指神经。血管条件不好时，解剖显露指总动脉和掌背静脉或鼻烟窝处的桡动脉与头静脉。

2. 第 2 足趾切取方法　下肢不完全驱血后系上止血带，于第 2 足趾近端跖背侧及跖底分别设计“V”形切口[28]。首先解剖游离跖背浅静脉（图 18-10A），自皮肤切口向下仔细分离，观察跖背浅静脉的位置及走行。若静脉较细，可在显微镜下游离。沿跖背浅静脉向近端游离，必要时将切口向近端延长。游离浅静脉至所需长度后切断并结扎。将跖背浅静脉向远端拉开，切开浅筋膜，游离趾长伸肌腱至足够长度后切断并向远端掀起（图 18-10B）。于

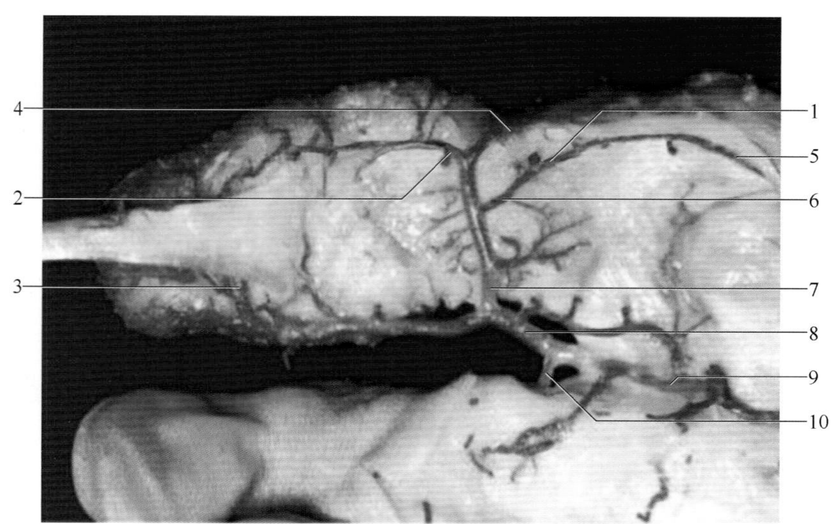

图 18-9　趾底动脉分布的解剖。1. 踇趾胫侧趾底动脉；2. 踇横动脉降支；3. 踇趾末节动脉弓；4. 踇横动脉背侧支；5. 第 1 足心动脉胫侧支下行支；6. 踇横动脉升支；7. 踇横动脉；8. 踇趾腓侧趾底动脉；9. 第 1 足趾底总动脉；10. 第 2 趾胫侧趾底动脉（图片经允许源自王增涛。显微外科临床解剖学图谱 . 2 版）。

第 1、2 跖骨间隙纵行切开深筋膜，切断第 1 骨间背侧肌胫侧头起点，向腓侧拉开，显露第 1 跖背动脉起点，向远端剥离第 1 骨间背侧肌，显露第 1 跖背动脉走行至第 1 趾蹼处，剪除第 1 趾蹼多余的脂肪组织，清晰显露第 1 跖背动脉、第 1 趾底总动脉、踇趾腓侧趾底动脉、第 2 趾胫侧趾底动脉，观察四者之间的连接关系（图 18-10C）。结扎并切断第 1 趾底总动脉及踇趾腓侧趾底动脉（图 18-10C）。取跖底“V”形切口切开皮肤，剥离并显露第 2 趾胫侧趾神经，将趾神经向近端分离至手术所需长度后切断（图 18-10D）。切开跖底筋膜，游离趾长屈肌腱至足够长度后切断（图 18-10E）。在肌腱深部横行切开骨膜，根据受区手指缺损程度，用微型摆锯切断第 2 跖骨或近节趾骨。松开止血带，观察足趾瓣血运情况。在血供良好的情况下可以结扎并切断第 1 跖背动脉，自此第 2 足趾切取完毕。

3. 移植方法　将第 2 足趾转移到受区后，首先用直径 1.2 mm 克氏针固定骨质，术中 X 线透视下确认对位、对线良好。携带跖趾关节时，将关节在背伸位固定，可以获得更大的屈曲活动度。用 3-0 编织缝合线分别缝合修复屈、伸肌腱，在显微镜下吻合趾背静脉 – 掌背静脉、第 1 跖背动脉 – 桡动脉或指动脉，必要时吻合动脉的伴行静脉、趾神经 – 指神经。血管通血后，观察吻合口畅通而无漏血，创面经仔细止血后，对合缝合皮肤，用无菌敷料包扎。

4. 手术后处理　用石膏外固定 4~6 周。术后常规进行抗凝、抗感染、抗血管痉挛治疗，术后第 5~6 周在骨愈合后去除克氏针，开始指导患者进行主、被动活动锻炼。

5. 注意事项　①第 2 足趾比拇指多一个远趾间关节，术后易出现垂状指畸形，术中伸肌腱张力调整得大些，或者行远趾间关节融合术。②再造拇指Ⅳ ~ Ⅵ度缺损时，跖趾关节的活动范围要参照健侧拇指掌指关节的活动范围，适当截骨调整。③用第 2 足趾移植再造拇指，长度合适，但趾体外形与拇指仍有较大差别，外形不够美观。

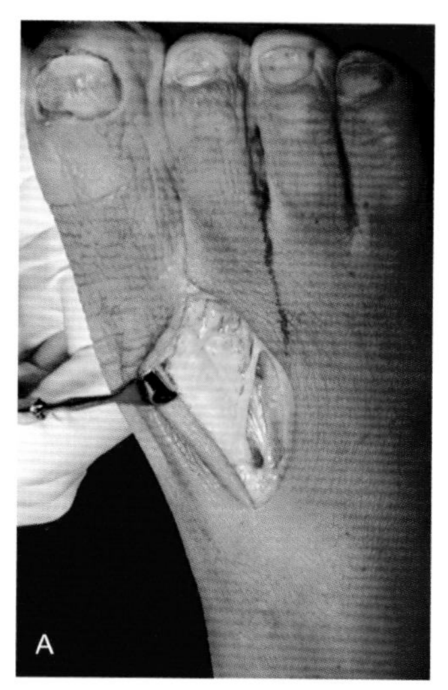

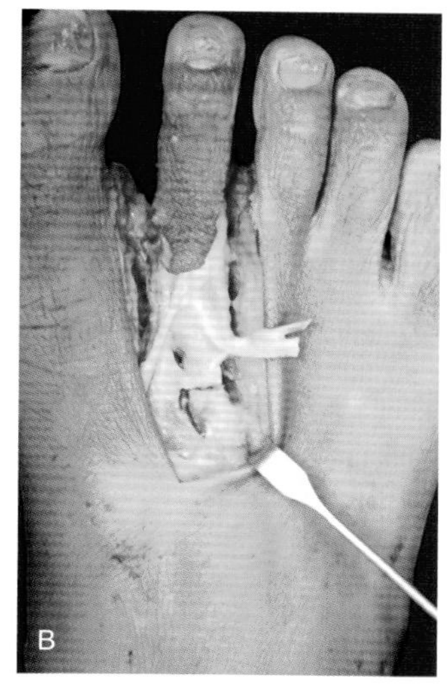

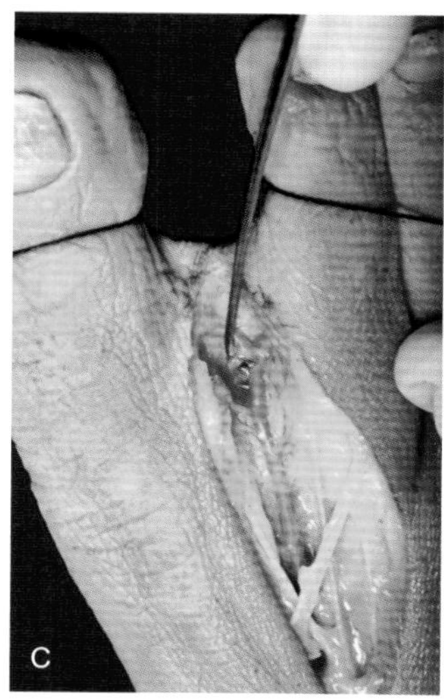

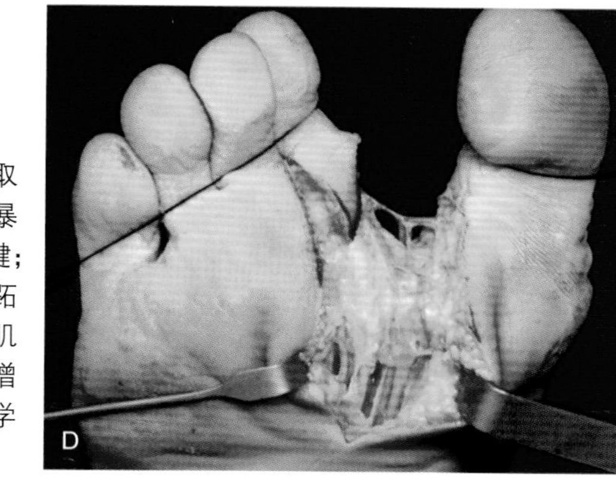

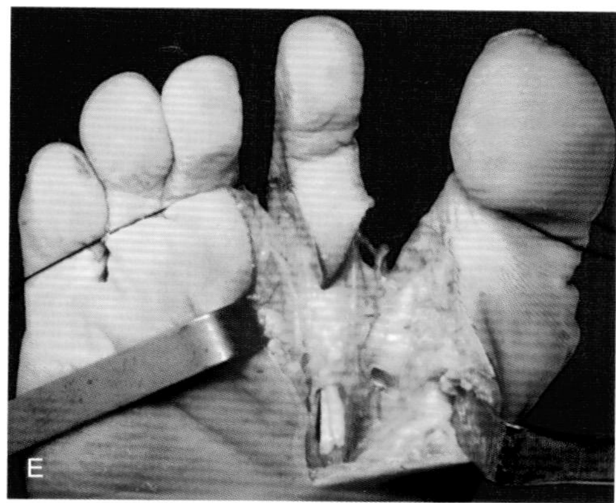

图 18-10　第 2 足趾切取方法。A. 跖背浅静脉的暴露；B. 游离跖背的趾伸肌腱；C. 显露跖背动脉；D. 显露跖底动脉、神经；E. 显露屈肌腱（图片经允许源自王增涛。显微外科临床解剖学图谱 . 2 版）。

第三节　踇趾移植再造拇指

【适应证和基本方法】 由于生活方式、习俗及文化背景的不同，有些患者可能会对再造手指的外观及功能有较高的要求。对于有强烈再造意愿的患者，对指甲美观、感觉良好的指腹及精细夹捏功能有要求（指甲对指甲捏）是踇趾末节移植再造拇指手术的适应证。

直接切取末节或近节以远的踇趾，应用踇趾移植再造拇指时，趾动脉可以与指动脉吻合，也可以与桡动脉吻合。再造的拇指周径和指甲都足够大，指腹外观饱满。但是如果踇趾的周径太大，再造后的拇指就会过于粗大，影响外观。踇趾被切取后，造成足趾缺损，会部分影响足部的平衡功能，对足的外形也有影响，有些患者因此不愿接受这种术式。此术式在国外较为流行，中国应用很少。

【手术方法】 于踇趾近节背侧及跖底分别设计“V”形切口。首先解剖游离跖背浅静脉，自切口下仔细分离跖背浅静脉，游离至与受区拇指掌背浅静脉吻合所需长度后，结扎并切断。纵行切开跖背浅筋膜，游离踇长伸肌腱至足够长度后切断，于第 1、2 跖骨间隙纵行切开深筋膜，切断第 1 骨间背侧肌胫侧头起点，向腓侧拉开，显露第 1 跖背动脉起点，分离第 1 骨间背侧肌，显露第 1 跖背动脉。游离至第 1 趾蹼处，剪除第 1 趾蹼多余的脂肪组织，清晰显露第 1 跖背动脉、第 1 趾底总动脉，踇趾腓侧趾底动脉、第 2 趾胫侧趾底动脉。结扎并切断第 1 趾底总动脉及第 2 趾胫侧趾底动脉。取跖底“V”形切口切开皮肤，在踇趾近端腓侧钝性剥离，显露踇趾腓侧趾底神经，分离至所需长度后切断。游离踇长屈肌腱至足够长度后切断。钝性分离显露胫侧趾底神经至适当长度后切断。切开骨膜，用微型摆锯切断踇趾近节趾骨。松止血带，观察踇趾血运良好后切断并结扎跖背动脉起点，自此踇趾切取完毕。供区保留踇趾近节基底部，可直接缝合残端或使用局部皮瓣转移覆盖。将第 1 跖背动脉与拇指受区的拇主要动脉或桡动脉吻合。

第四节　踇甲骨皮瓣移植

【适应证和基本方法】 Morrison 等首先报道了踇甲骨皮瓣技术（wrap-around flap），简称踇甲瓣技术，是利用不带趾骨的踇趾趾腹 - 趾甲皮瓣包裹自体髂骨再造拇指。后来改良为切取皮瓣时携带部分末节趾骨，但仍不能恢复再造拇指的指间关节活动度[4, 5]（图 18-11）。魏福全等介绍的踇趾修整技术（trimmed toe technique）将趾骨和关节胫侧部分截骨，既保留了指间关节的活动度，又缩小了踇趾的周径，可以获得良好的外观和功能（图 18-12）。皮瓣组合技术（twisted toe technique）是将踇甲骨皮瓣和第 2 趾的骨关节瓣进行拼接组合，可以重建拇指长度，恢复功能良好的指腹及外观接近健侧拇指的指甲（图 18-13）。

踇甲骨皮瓣移植可以再造兼具美观及功能的手指，广泛应用于 1~6 度手指缺损的再造，特别是对外观要求比较高的患者。手指末节缺损时，单纯切取部分踇甲骨瓣就可以完成再造，踇趾基本可以保留长度。对于近节以远缺损的手指，使用踇甲骨瓣和第 2 趾近趾间关节组合的方法进行再造。对于掌指关节以远的缺损，需要将踇甲骨瓣和足背及跖底皮瓣联合使用，包裹带跖趾关节的第 2 趾骨瓣，有时还需要行髂骨移植，才能再造出长手指。踇甲瓣移植也是修复拇指皮肤脱套伤的良好方法（图 18-14）。

【手术方法】 术前绘制手术设计图，画出踇甲骨皮瓣的切取范围（图 18-15），在皮瓣背侧、跖侧、腓侧可加上三角形小皮瓣，便于在手部受区缝合皮肤时覆盖血管、神经，增粗断面周径。切开趾背皮肤，用精细蚊钳钝性分离皮系韧带及浅筋膜，显露浅静脉，沿浅静脉走行向近端切开皮肤，显露、游离适当长度的浅静脉后结扎切端（图 18-15）。自近端胫侧向远端腓侧在伸肌腱腱膜表面游离至末节基底部，自伸肌腱止点表面仔细游离皮瓣至甲根。被动活动踇趾趾间关节，也可以用探针确定趾间关节间隙位置，在末节趾骨关节囊附着点平面做标记，在此平面以远离断趾骨。拇指再造时沿甲皱襞的胫侧纵行切开皮肤、皮下组织至趾骨，尽量多携带一点的皮下组织以保证胫侧甲皱襞血运。

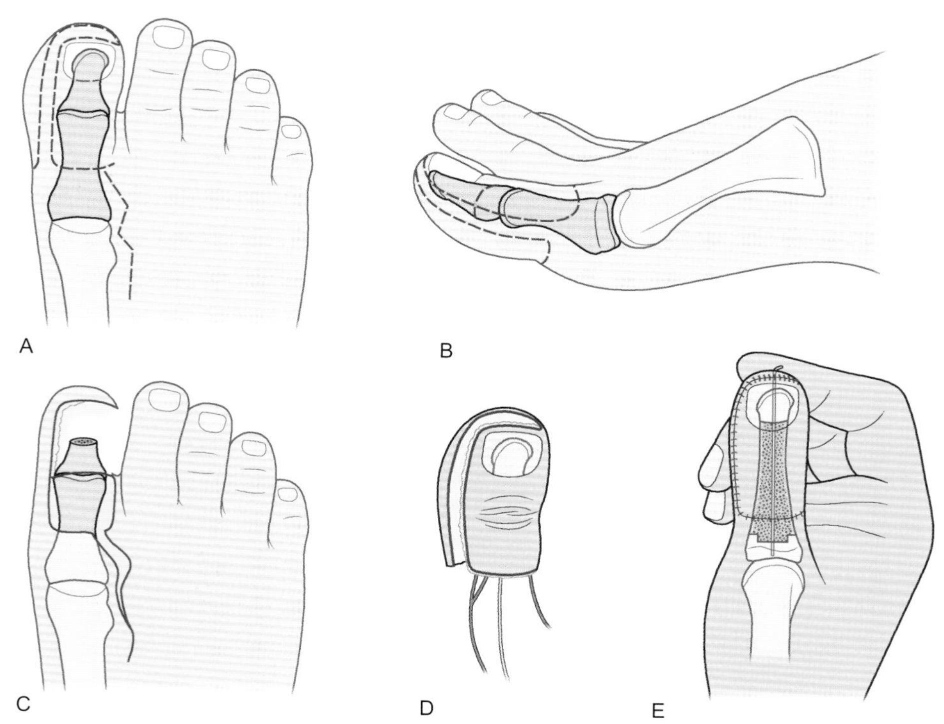

图 18-11　踇甲骨皮瓣。A、B. 皮肤切口的正面和侧面观；C. 切除踇甲骨皮瓣后的供区；D. 切取的踇甲骨皮瓣，包括动脉、静脉和皮神经；E. 将踇甲骨皮瓣移植于受区。

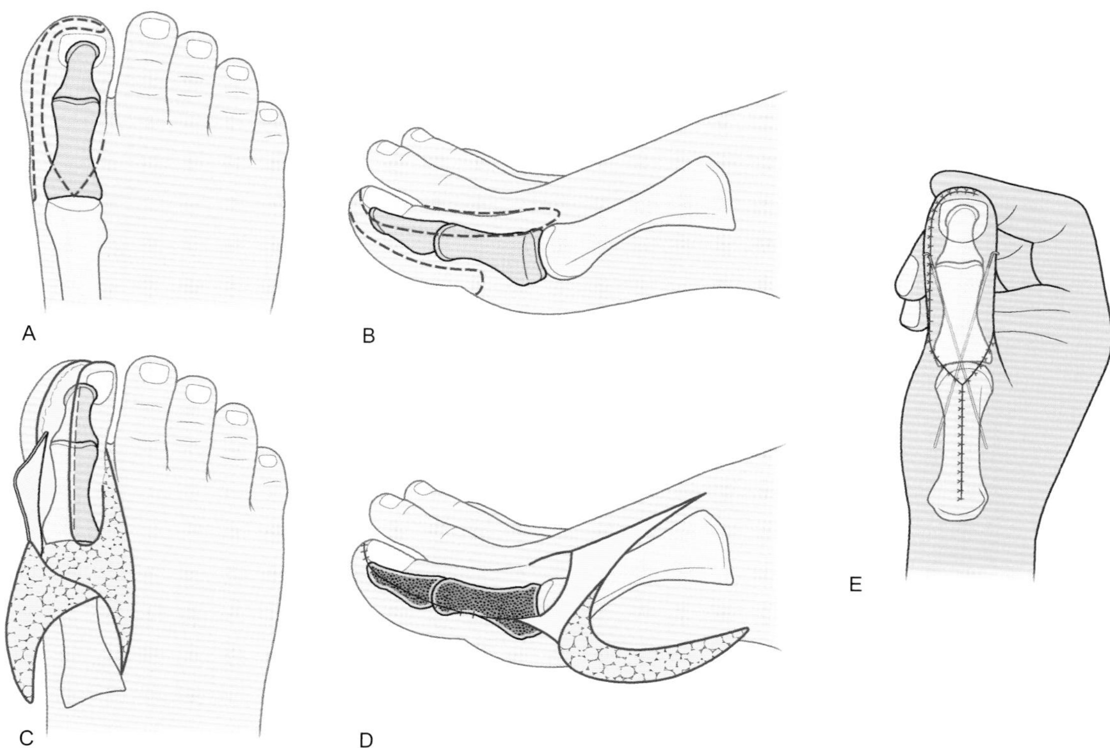

图 18-12　踇趾修整再造手指技术。A、B. 供区皮肤切口设计的正面和侧面观；C、D. 供区切取踇趾部分趾体的正面和侧面观；E. 将踇趾供体移植于受区。

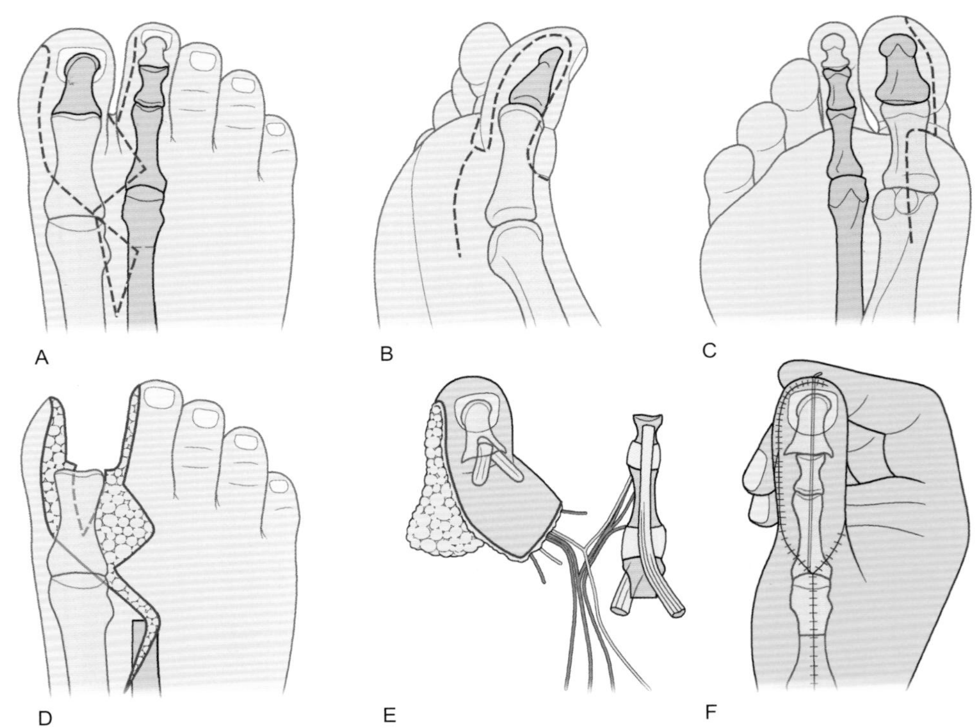

图 18-13 踇甲骨皮瓣和第 2 趾关节拼接组合再造技术。A~C. 供区皮肤切口设计的背侧、内侧和掌侧观；D. 切取踇趾部分趾体的供区；E. 切取的踇趾甲瓣和第 2 趾关节；F. 将踇趾供体移植于受区。

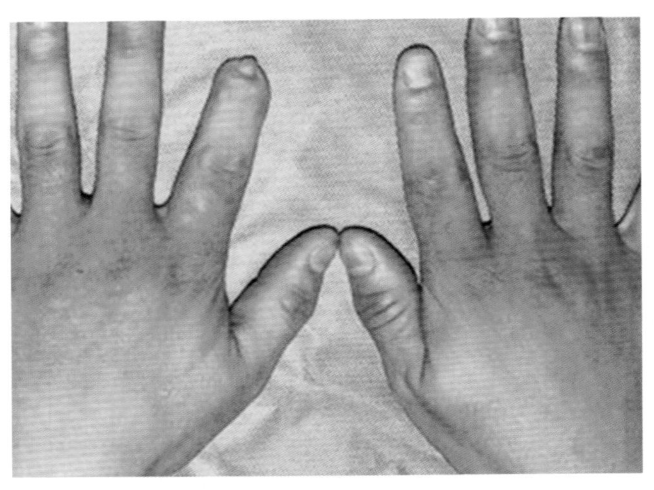

图 18-14 踇甲骨皮瓣的修复后照片。

手指再造时确定指甲宽度后，沿趾甲纵脊切开甲床、甲根至趾骨，在趾腹处切取稍宽的皮肤重建甲皱襞。

切开跖侧皮肤，在浅筋膜浅层仅携带菲薄的皮下脂肪，向腓侧游离。携带薄的趾腹皮下脂肪组织，可使再造的手指不过度臃肿，外观更好看。指腹的真皮下血管网密集，血供充足，一般不会引起皮肤血运障碍。将大部分皮下脂肪组织及完整的踇趾胫侧动脉神经束保留在供区，有利于供区修复，同时也保证了踇趾胫侧瓣充足的血供而不容易坏死。显微镜下仔细观察甲瓣上腓侧趾动脉、神经及其皮支、趾骨支的走行，游离并显露末节趾动脉弓，于动脉弓中段结扎并切断。在近节趾骨颈处显露踇横动脉（图 18-15）。切开腓侧，自跖侧显露腓侧趾动脉、神经。沿末节背侧纵行切开末节趾骨至基底标记处，沿背侧标记处横行切断腓侧的末节趾骨。在踇趾供区仍保留胫侧的一半末节趾骨，使趾骨长度没有减少。将踇甲骨皮瓣远端向腓侧及近端掀起，在趾间关节处需要紧贴骨质分离血管神经束，松止血带观察血运良好后，结扎、切断腓侧趾底动脉，切断腓侧趾神经。踇甲骨皮瓣切取完毕（图 18-15）。

将踇甲骨皮瓣上的末节趾骨与受区指骨用直径 1.0 mm 克氏针固定，需要在 X 线透视下确认对位、对线良好（图 18-15）。将皮瓣上的腓侧脂肪向胫侧与甲下组织缝合固定，可以使趾腹皮下组织向胫侧推移，使再造指腹左右对称，注意避免伤及血管。先缝合骨皮瓣侧方及远端的部分皮肤，然后在显微镜下吻合趾－指动脉、趾神经－指神经、指背浅静脉和动脉伴行静脉，缝合皮肤。观察再造指的血运（图 18-15）。

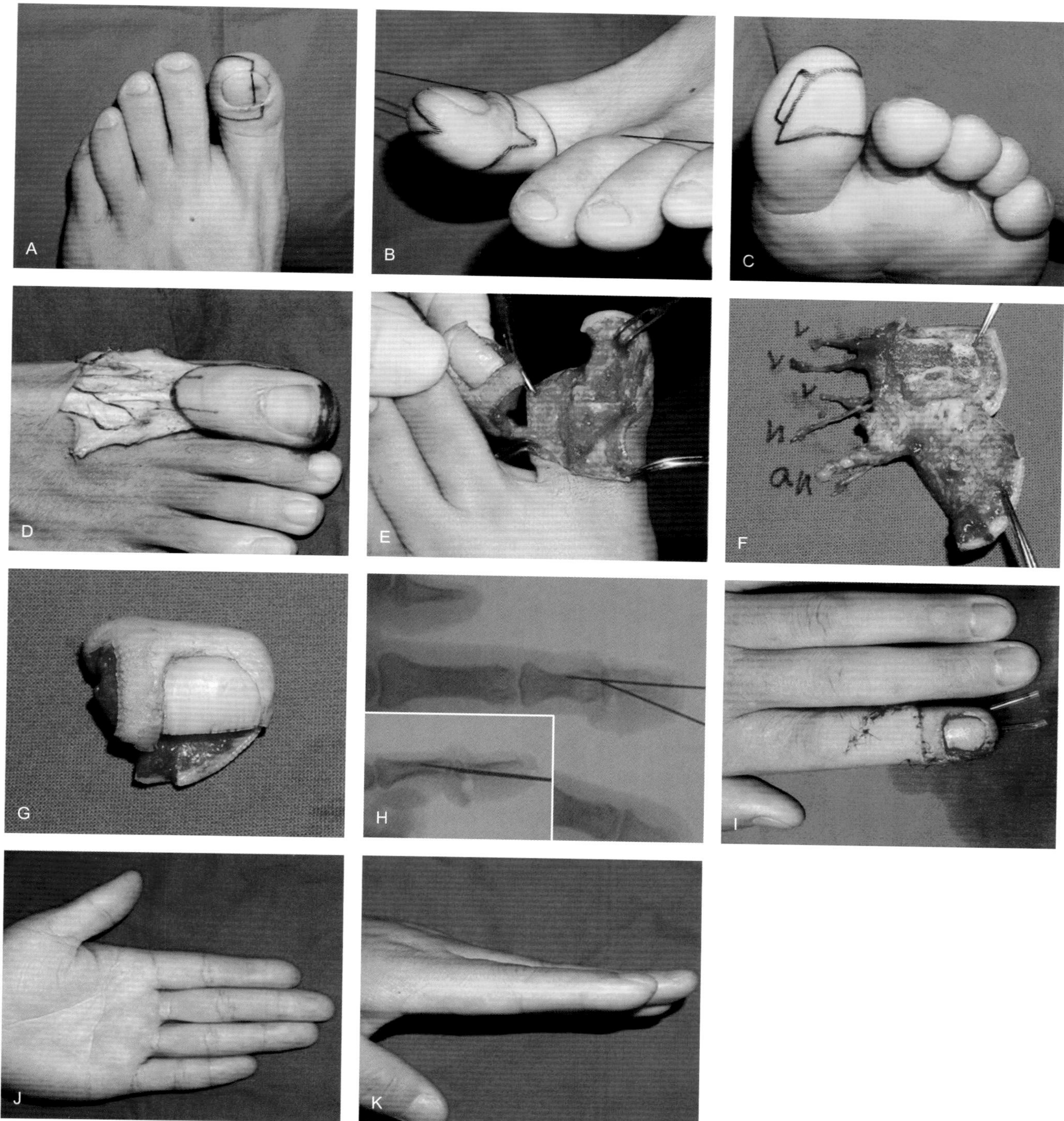

图 **18-15**　踇甲骨皮瓣的手术步骤。A. 踇甲骨皮瓣背侧的切取范围；B. 踇甲骨皮瓣腓侧的切取范围；C. 踇甲骨皮瓣跖侧的切取范围；D. 显露趾背浅静脉；E. 显露踇横动脉；F、G. 将踇甲骨皮瓣完全游离，显示其携带的动脉、静脉和神经；H. 用克氏针进行内固定，术中透视；I. 术中显示再造示指的血运及外观；J、K. 术后随访 8 个月，再造示指的外观。

第五节 双足趾联合移植

【适应证和基本方法】 双足趾联合移植适用于第 2~4 指完全缺损的患者，一期重建示中指或中环指，再造后与拇指形成对指捏，完成基本的抓握动作[28-30]。因为 3 个手指就可以满足基本的手部功能，足部切取足趾过多会明显影响跑跳功能，目前多主张从双足各取一个第 2 足趾，分别再造示中指，以恢复手部功能[31, 32]。

【手术方法】 手术前需要用多普勒超声测听手部受区的血管，特别是动脉的情况，以明确血管吻合的位置。用 B 超检查屈伸肌腱残端的位置和双侧指神经情况。术中在足背和跖底设计“V”形切口，切开皮肤，将足背部浅静脉游离至合适长度后结扎并切断，分离趾伸屈肌腱至合适位置后切断，将双侧趾神经游离至合适长度后切断。第 2 足趾多采用第 1 跖背动脉或跖底动脉供血，第 3 足趾一般采用跖底动脉供血。仔细分离跖背动脉和跖底动脉至趾蹼动脉分叉处，结扎并切断踇趾腓侧动脉及邻趾的趾动脉，在跖骨远端截骨，将足趾游离，仅余血管蒂相连，松止血带，观察足趾血运良好后切断血管蒂。

将足趾转移至手部受区后，用直径 1.2 mm 克氏针固定跖骨与掌骨，在 X 线透视下对位、对线良好后，用 3-0 肌腱缝合线修复伸屈肌腱，肌腱有缺损时可以采用自体或异体肌腱移植。在显微镜下分别吻合足背静脉 – 掌背静脉、跖底动脉 – 指掌侧总动脉或桡动脉、双侧指神经，松止血带观察移植足趾的血运。用 5-0 线缝合皮肤，注意重建指蹼的宽度。术后 1 个月以后拍 X 线片，拔除克氏针，开始手指功能锻炼。

第六节 缓慢骨延长重建缺损拇指长度

【适应证和基本方法】 Ilizarov 医师在临床实践中发现张力 – 应力法则，当活体组织受到持续、缓慢而稳定的牵拉时，可以刺激组织的再生和活跃生长，骨与软组织均出现再生和重建过程[33, 34]。利用这一技术，可以将拇指残余的指骨在基底部截断，通过外固定支架缓慢牵张，手指残端可以获得显著的延长，从而改善手部功能。该技术适用于残端骨质健康、软组织条件良好，而又不愿接受足趾移植再造手指手术的患者。外伤所致的掌指骨缺损，也可以通过外固定支架缓慢牵拉成骨的方法重建骨的连续性[35]。

手术时尽量采用骨膜下截骨，可以保留骨膜的完整性，有利于成骨。牵张的速度一般控制在每天 0.5 mm 左右，分 2~3 次完成，以患者能够耐受为宜。靠近关节位置的牵拉容易引起关节囊松弛，可以将外固定支架在关节的远、近端分别固定，避免损伤关节。骨延长过程中需要注意钉道的保护，避免感染。注意观察残端软组织情况，避免组织缺血坏死和骨质凸出[36, 37]。

【手术方法】 术前需要常规进行 X 线检查，确定截骨位置和骨延长的长度。手术一般选择背侧或指侧方切口，牵开伸肌腱和侧方血管神经束。用针头探测标明关节的位置，确定指骨截骨部位。切开骨膜，可以用薄咬骨钳或骨刀截断指骨。当仅留对侧少部分皮质骨时，先安装外固定支架，再切断残余皮质骨，通过外固定支架的牵拉确认截骨已完全。使用摆锯截骨时要注意冲洗，避免产热损伤。旋转外固定支架螺母对骨断端加压，缝合皮肤。

手术后 1 周左右开始缓慢牵拉外架，定期复查 X 线片，以确定骨延长的位置和距离，有偏移时要及时调整。延长达到预定长度后锁定外固定支架，待骨痂生长明显后，去除外固定支架，鼓励患者进行早期活动锻炼[38, 39]（图 18-16）。

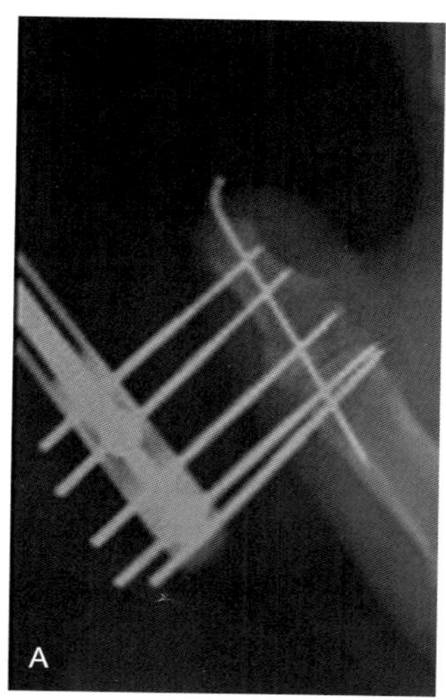

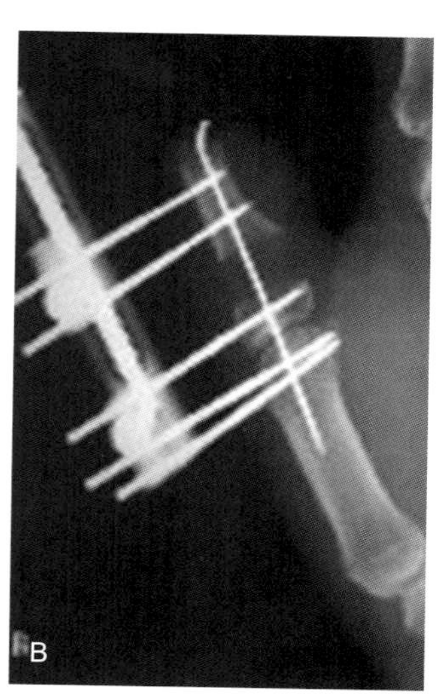

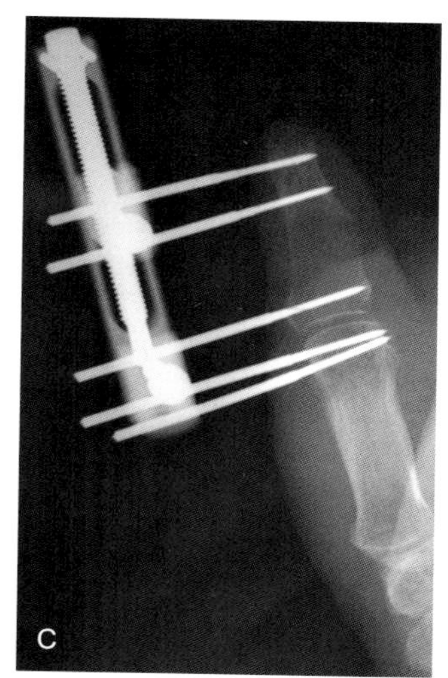

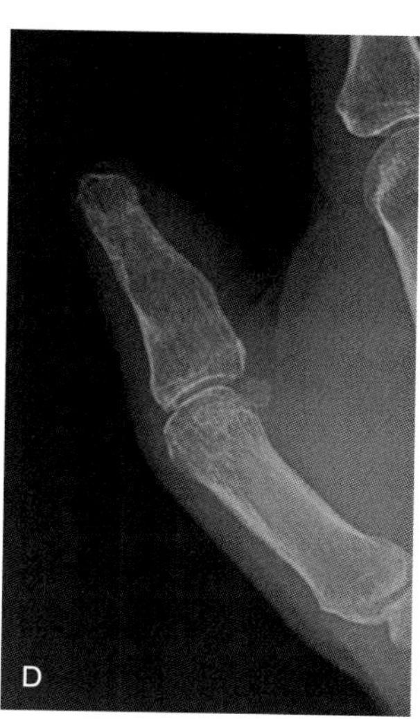

图 18-16　拇指残端延长手术的 X 线片，显示骨的长度。A. 术后第 1 天；B. 术后 3 周；C. 术后 3 个月；D. 术后半年。

第七节　手指全形再造

手指全形再造不是指某种手术方式，而是一种新的手指再造理念。手指全形再造手术不减少足趾数量，通过再造恢复手指的主要功能，再造手指的外形与正常手指近似，同时兼顾足部供区的外观和功能。手术需要根据每个患者具体的手指缺损情况，综合应用传统的（如踇甲骨皮瓣移植、第 2 趾关节移植、游离腹股沟皮瓣、跖底皮瓣、游离髂骨瓣、游离足底内侧皮瓣、指骨缓慢延长等）和改良的（如双侧半踇甲骨皮瓣拼合移植等）一系列显微外科重建方法，以达到供、受区外观和功能兼顾的目的[9, 40-43]。

【治疗方法】

1. 足部供区的选择　足部供区的选择原则为：①有利于血管吻合。拇指再造需要重建手指的血运，保证手指成活，因此血管要在一个理想的血流动力学条件下吻合，优先选择吻合优势侧动脉，避免发生血管的成角、迂曲和压迫。拇、示指再造首选同侧踇甲骨皮瓣，环、小指再造首选对侧踇甲骨皮瓣，中指再造选择双侧踇甲骨皮瓣均可。②桡侧指优先。多指缺损时，优先考虑为桡侧指选择最佳的供区。③供区择优选择。若一侧踇趾供区受过严重的外伤、畸形、真菌感染等病变，优先选择健侧供区。④避免交叉吻合。供、受区趾－指动脉和神经尽量在同侧吻合，如果跨过屈肌腱交叉至对侧吻合，需要在手术记录中特别标注，后期行肌腱松解时，避免损伤动脉、神经。

2. 术前准备　术前行双手、双足 1:1 投照正斜位 X 线检查，测量患侧手指缺损的指骨长度，测量健侧手指各节指骨长度，绘制手指全形再造的骨关节再造设计方案图（图 18-17）。也可行双手、双

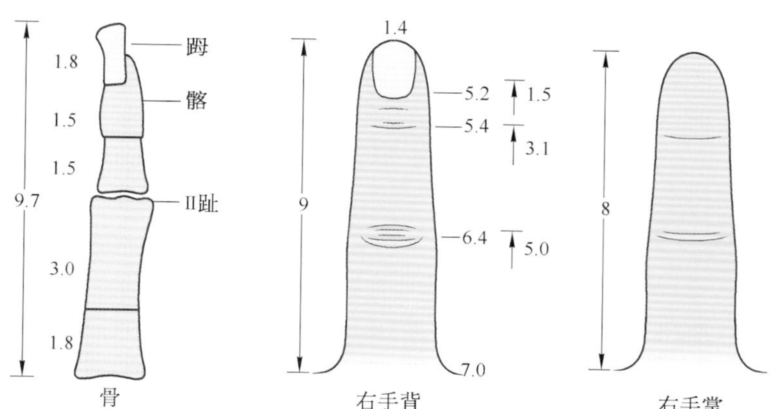

图 18-17　骨关节与踇甲骨皮瓣术前设计示意图，图中数字单位为 cm。

足 CT 三维重建，利用 CT 数据行 3D 打印，对打印的骨骼模型进行测量设计。利用手指掌侧及背侧的指横纹为标记，用细软尺分别测量健侧手指的数据：指甲宽度、指甲长度、甲根部手指周径、远指间关节平面手指周径、中节中段手指周径、近指间关节平面手指周径、患指残端至近端指横纹的掌背侧长度、健侧指指端至缺损近端相应指横纹的掌背侧长度，从而计算并绘制需切取的踇甲骨皮瓣背侧和掌侧的设计图。

3. 拇指缺损的全形再造方法选择 对于不同的缺损，可以用以下不同方法[44-63]。

(1) 拇指Ⅰ度缺损：①踇甲骨皮瓣移植。②双侧半踇甲骨皮瓣拼合移植。

(2) 拇指Ⅱ度缺损：①踇甲骨皮瓣移植。②双侧半踇甲骨皮瓣拼合移植。③踇甲骨皮瓣＋第 2 趾近侧趾间关节移植。拇指的指间关节活动度对于某些患者的工作比较重要，根据患者的意愿，可以选择进行关节移植。

(3) 拇指Ⅲ度缺损：①踇甲骨皮瓣移植＋自体髂骨植骨。②一期缓慢骨延长＋二期踇甲骨皮瓣移植。③踇甲骨皮瓣＋第 2 趾近侧趾间关节移植＋自体髂骨植骨。因某些患者的工作和生活情况需要重建拇指的指间关节活动度，可根据患者的意愿，选择关节移植。一般采用第 2 趾近侧趾间关节移植。

(4) 拇指Ⅳ、Ⅴ、Ⅵ度缺损：①踇甲骨皮瓣＋同侧足第 2 趾跖趾关节移植＋自体髂骨植骨。②踇甲骨皮瓣＋同侧足第 2 趾近侧趾间关节移植＋对侧足第 2 趾跖趾关节移植＋自体髂骨植骨。拇指缺损度越大，切取踇甲骨皮瓣时需要携带越长的跖背和跖底皮瓣。是否需要移植第 2 趾近侧趾间关节再造拇指指间关节，需要根据患者对再造拇指活动度的要求来决定。对于拇指Ⅴ、Ⅵ度缺损的掌骨重建，可切取较长的第 2 跖骨，也可以用自体髂骨移植。

(5) 手指Ⅵ度及以上缺损：踇甲骨皮瓣＋同侧足第 2 趾近侧趾间关节移植＋对侧足第 2 趾跖趾关节移植＋自体髂骨植骨。

两个手指缺损时，可切取双侧的踇甲骨皮瓣进行移植。对于 3 个以上手指缺损，为减轻对足部的损伤，可以一期行带血管的游离髂骨＋游离足底足背皮瓣移植，先进行多指的并指状态重建，二期手术进行分指＋游离趾甲瓣和关节移植。

4. 足部供区修复方法选择 足部供区的修复方法是根据供区的缺损情况来决定的，有以下方法可以选用[44-63]。

(1) 拇指Ⅰ、Ⅱ度缺损：踇甲骨皮瓣移植或双侧半踇甲骨皮瓣拼合移植。①以踇横动脉为蒂的趾动脉逆行岛状皮瓣修复。②带踇趾腓侧动脉、神经的趾侧方 V-Y 推进皮瓣修复。③以第 1 趾底总动脉为蒂的逆行跖底皮瓣修复。④第 2 足趾胫侧皮瓣修复。⑤全厚皮片移植。⑥创面换药自行愈合。⑦游离穿支皮瓣修复。

对于拇指Ⅰ、Ⅱ度缺损全形再造，切取踇甲骨皮瓣时，将踇趾腓侧趾底动脉在发出踇横动脉以远切断，可以利用踇横动脉为蒂切取皮瓣，也可以选择邻近的皮瓣修复，进行一期或二期修复。对于手指Ⅰ、Ⅱ度缺损，在踇甲骨皮瓣切取后，残留的部分胫侧趾甲自行愈合后会不同程度地增宽，可先选择供区自行愈合，若愈合欠佳，可二期行皮瓣修复。但是拇指再造时，若供区创面较大，可植皮或自行换药愈合，供区会明显瘢痕化萎缩，贴骨瘢痕会引起足部疼痛不适。建议选择皮瓣修复。

(2) 拇指Ⅲ度缺损：①以第 1 趾底总动脉为蒂的逆行跖底皮瓣修复。②以第 1 跖背动脉为蒂的跖背皮瓣修复。③游离腹股沟皮瓣或其他穿支皮瓣修复。

对于拇指Ⅲ度缺损全形再造，切取踇甲骨皮瓣时，将踇趾腓侧动脉在其起点以远切断，第 1 跖背动脉与第 1 趾底总动脉在趾蹼处有正常的交通支吻合，可以此为基础切取皮瓣。对于拇指Ⅲ度及以上缺损再造，多需要切取髂骨移植，在腹股沟同一切口处可同时切取、游离旋髂浅动脉穿支皮瓣，供区可以直接缝合，这样既隐蔽又减少了患者的创伤。

(3) 拇指Ⅳ度及以上缺损：游离腹股沟旋髂浅动脉穿支皮瓣或其他穿支皮瓣。对于拇指Ⅳ度及以上缺损的全形再造，切取踇甲骨皮瓣时，需携带第 1 跖背动脉或第 1 趾底总动脉，这样踇趾供区的创面较大，用局部转移皮瓣很难修复，需要切取较大的游离皮瓣修复。

(4) 第 2 趾关节切取后修复：①取髂骨植骨。②缓慢骨延长。第 2 趾跖趾关节或近侧趾间关节切取时，需携带部分皮岛、浅静脉及胫侧趾动脉神经，使得局部皮肤菲薄，可直接缝合，术后有伤口破溃、不愈合的风险。可将修复踇趾的游离腹股沟皮瓣切取一小块分叶皮瓣覆盖第 2 趾创面。

【手术方法】 采用全身麻醉或臂丛联合硬膜外麻醉，笔者通常使用全身麻醉。首先将患指残端切开，切除指骨残端表面瘢痕。将骨端部分切除直至有新鲜出血。探查计划吻合侧的指动脉、神经，探查、显露屈、伸肌腱残端，测量血管、神经、肌腱缺损长度。手术时为保证足部组织切取时既不出血，又能清晰地观察到血管，一般在不驱血情况下系上止血带。使用 60 分钟后，放松 10~15 分钟。

1. 踇甲骨皮瓣移植　详见第四节内容。

2. 踇甲骨皮瓣 + 第 2 趾近侧趾间关节移植（图 18-18）　手术方法类似于单纯的踇甲骨皮瓣切取，只是皮瓣的范围更大，需要携带跖背和趾底皮瓣，需要携带跖背浅静脉甚至大隐静脉的分支、跖背动脉或趾底总动脉。

以示指Ⅴ度缺损为例，按照术前绘制的设计图画出踇甲骨皮瓣及第 2 趾切取范围。先切开背侧皮肤，用精细蚊钳钝性分离，显露切口下浅静脉，观察汇自踇甲瓣和第 2 趾的浅静脉及走行，显露、游离适当长度的浅静脉后结扎并切断。在伸肌腱腱膜表面游离至第 1、2 跖骨间隙，切断第 1 骨间背侧肌胫侧头起点，钝性分离该肌与第 1 跖骨间隙，显露第 1 跖背动脉。解剖游离至第 1 趾蹼处。仔细游离第 1 趾蹼处跖背动脉、趾底总动脉、踇趾腓侧趾底动脉、第 2 趾胫侧趾底动脉，观察四者之间的吻合关系。继续将皮瓣沿伸肌腱腱膜表面向远端游离至伸肌腱止点与甲根的间隙。被动活动踇趾趾间关节，寻找并标记末节趾骨关节囊止点平面，为趾骨横行截骨做准备。沿踇趾胫侧甲皱襞的胫侧纵行切开皮肤至趾骨，或根据需要的趾甲宽度沿甲纵嵴切开趾甲甲床、甲根，深达趾骨。完成跖背部皮肤、软组织的分离。

切开跖侧皮肤，自近端胫侧携带菲薄的皮下脂肪，向远端腓侧游离皮瓣至末节趾骨腓侧。注意保护踇趾胫侧的血管神经束，使之有充足的脂肪组织覆盖，既有利于供区修复，也保证了踇趾胫侧瓣充足的血供而不易坏死。在显微镜下仔细观察皮瓣内腓侧动脉、神经及其皮支、趾骨支走行，游离显露末节趾动脉弓，于动脉弓中段结扎并切断。在踇趾近节背侧钝性分离，显露踇趾腓侧趾动脉、神经，在近节趾骨颈处寻找并显露踇横动脉，将踇横动脉结扎并切断。仔细游离踇趾腓侧趾动脉、神经。用微型摆锯纵行切开末节趾骨至前述标记处，沿标记处横行切断腓侧末节趾骨（同踇甲骨皮瓣切取）。注意用生理盐水持续冲洗，避免产热而损伤趾骨。踇趾末节仍保留了胫侧一半趾骨，故趾骨长度未短缩。完全截骨后，将踇甲骨皮瓣远端向腓侧及近端掀起，紧贴趾间关节韧带游离血管，保留踇趾腓侧动脉、神经束，与第 1 趾蹼相连。

切开第 2 趾胫侧皮肤，可以携带梭形胫侧皮瓣，以便术后观察关节血运。将背侧皮肤仔细游离至腓侧，将趾背浅静脉及伸肌腱携带于关节瓣上，自远侧趾间关节背侧切断伸肌腱，近端游离伸肌腱至足够长度后切断。将跖侧皮肤于屈肌腱鞘浅面游离。切取适当长度的屈肌腱，保留腓侧趾动脉、神经于足部。在近侧趾间关节远、近端截骨，截骨平面根据骨质缺损情况确定，距离关节面大于 8 mm 以保护血运。在近侧趾间关节切取时仅留胫侧趾动脉、神经及背侧浅静脉与踇甲骨皮瓣相连，松开止血带观察关节远、近端的出血情况。

在第 1 趾蹼处切除多余脂肪组织，理顺踇趾和第 2 趾的动脉及背侧的回流静脉，在跖侧结扎并切断第 1 趾底总动脉，沿趾底总神经向近端游离适当长度后切断。踇甲骨皮瓣 + 第 2 趾近侧趾间关节复合组织瓣切取完毕。

踇甲骨皮瓣与第 2 趾近侧趾间关节拼合时，先将踇甲骨皮瓣上的末节趾骨与第 2 趾近侧趾间关节用 1 枚直径 1.0 mm 克氏针纵穿固定，缝合部分皮肤。移植至患指。将上述克氏针继续向近端指骨纵穿固定。其次缝合屈伸肌腱。最后在显微镜下调整动脉长度至合适张力，因为第 2 足趾胫侧动脉在组合后位于踇甲瓣的胫侧，血管需要绕过近节趾骨，如果张力较大，血管充分游离后不能缓解，需要将第 2 趾胫侧动脉切断，直接与踇横动脉或踇趾腓侧动脉吻合。吻合跖背动脉 − 指动脉、趾神经 − 指神经、足背背侧浅静脉 − 指背静脉、动脉伴行静脉后，缝合皮肤。松止血带，观察再造手指的血运。

3. 手指指骨缓慢延长后再造

（1）适应证：①拇手指Ⅲ度缺损，残端指骨长度 ≥ 1.0 cm。②手指Ⅳ、Ⅴ度缺损，残端指骨长度 ≥ 1.0 cm。患指感染时需治疗稳定后再行骨延长术；患指残端有创面、骨外露或贴骨瘢痕时需先行皮瓣修复后再进行骨延长。为避免后期再造时影响血管、神经吻合，尽量不从同侧患手切取皮瓣。患指有骨质疏松时，需待骨质状况好转后再进行骨延长[43]。

笔者采用的是国产单臂外固定支架，配合直径 1.0 mm 带螺纹骨针。其相邻针孔距为 6 mm，A、B、C 型最大的延长刻度分别为 1.5 cm、2.0 cm、3.0 cm。螺纹距为 0.5 mm，因此每旋转 1 圈螺纹，可延长指骨 0.5 mm。

（2）手术步骤：可以采用全身麻醉或指神经阻滞麻醉。以拇指Ⅲ度缺损为例（图 18-19）。在背侧测量并标记指骨中点处。选择在指骨桡背侧垂直于

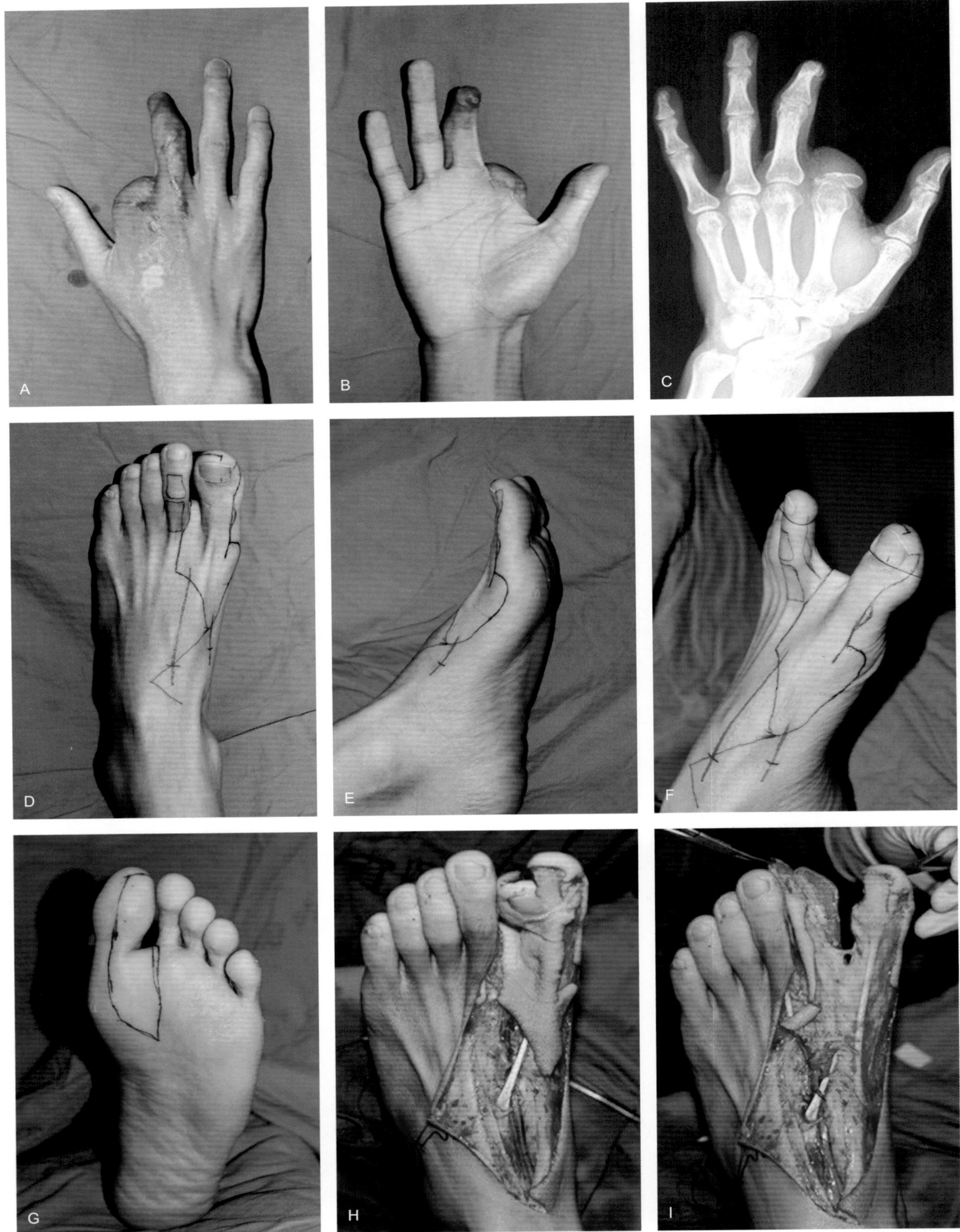

图 18-18　踇甲骨皮瓣 + 第 2 趾近侧趾间关节移植。A、B. 右示指Ⅴ度缺损；C. X 线表现；D~G. 踇甲骨皮瓣 + 第 2 足趾近侧趾间关节移植切取设计方案；H、I. 显露第 1 跖背动脉、足背动脉和踇横动脉。

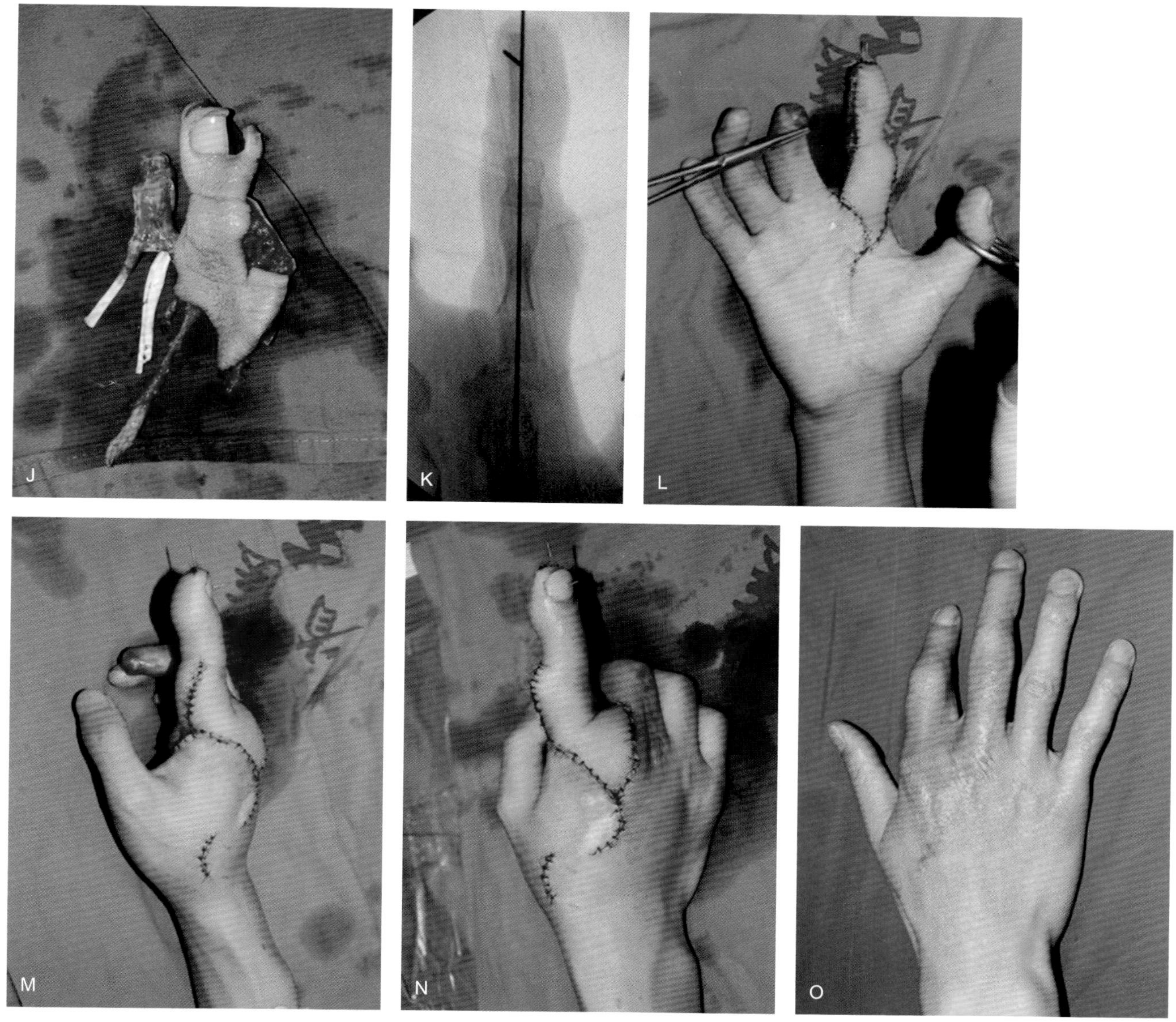

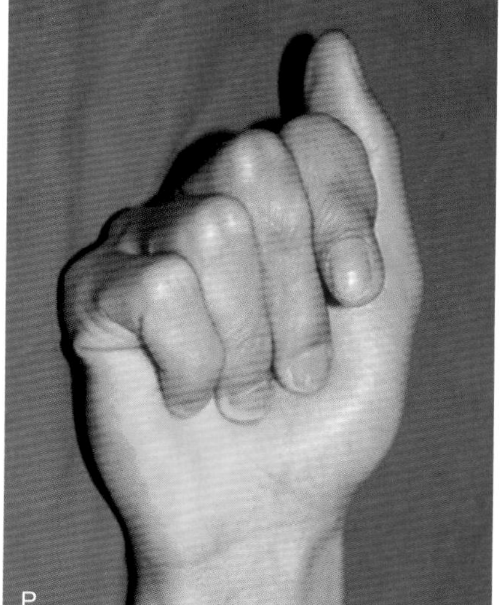

图 18-18（续） J. 踇甲骨皮瓣与第 2 趾关节切取完毕；K. 用克氏针内固定，近、中节处分别取部分髂骨植骨；L~N. 术中再造后的示指外观，血运良好；O、P. 术后 20 个月随访时示指的外观及功能。

指骨纵轴置入骨针，术后拍 X 线正位片时，骨针和外固定支架不会与指骨重叠而影响观测。在截骨位置远、近端置入骨针，术中在 C 形臂 X 线透视下确认位置，将外固定支架固定于骨针。在背侧中点横行切开约 1 cm 皮肤，将伸肌腱向一侧牵开，纵行切开骨膜，用 5 mm 宽的微型摆锯横行切断指骨，同时用无菌生理盐水持续冲洗，避免摆锯产热损伤指骨。延长外固定支架，使指骨断面有约 2 mm 间隙，X 线透视下确认指骨已完全离断。重新加压外固定支架至指骨断面间隙消失，缝合皮肤（图 18-19）。

术后当日复查患指正、侧位 X 线片。术后 1 周开始延长，每日旋转外固定支架 1 圈，平均分成 3~4 次旋转。每周复查 X 线片（图 18-20），若 X 线片显示指骨断端间隙的成骨密度低，可调整延长方案为每延长 3 日后反向加压 1 日；若 X 线片显示指骨断端间隙的成骨密度过高，可调整延长方案为每日延长 2 圈，直至指骨延长至预期长度。从开始延长之日至停止延长之日为延长时间，停止延长后需要继续保留外固定支架 1~2 倍的延长时间，结合 X 线片观测新生指骨密度，如果接近正常指骨（图 18-20），从指背侧按压新生指骨的硬度接近正常指骨时，即可拆除外固定支架。二期行踇甲骨皮瓣移植再造拇指（图 18-20）。

4. 双侧踇甲瓣组合再造拇指　双侧踇甲骨皮瓣拼合移植再造手指，可以再造出一个外形与功能近似正常的手指，同时保留了踇趾的外形和趾甲。根据手指缺损程度，仔细测量手指缺损长度、周径及指甲长宽，设计切取双侧带部分末节趾骨的踇甲骨皮瓣，趾甲为再造指甲宽度的一半。若指骨缺损较大，可移植髂骨条增加再造指长度。在足部或其他部位设计相应大小的皮瓣，移植修复踇趾甲瓣供区[40]。

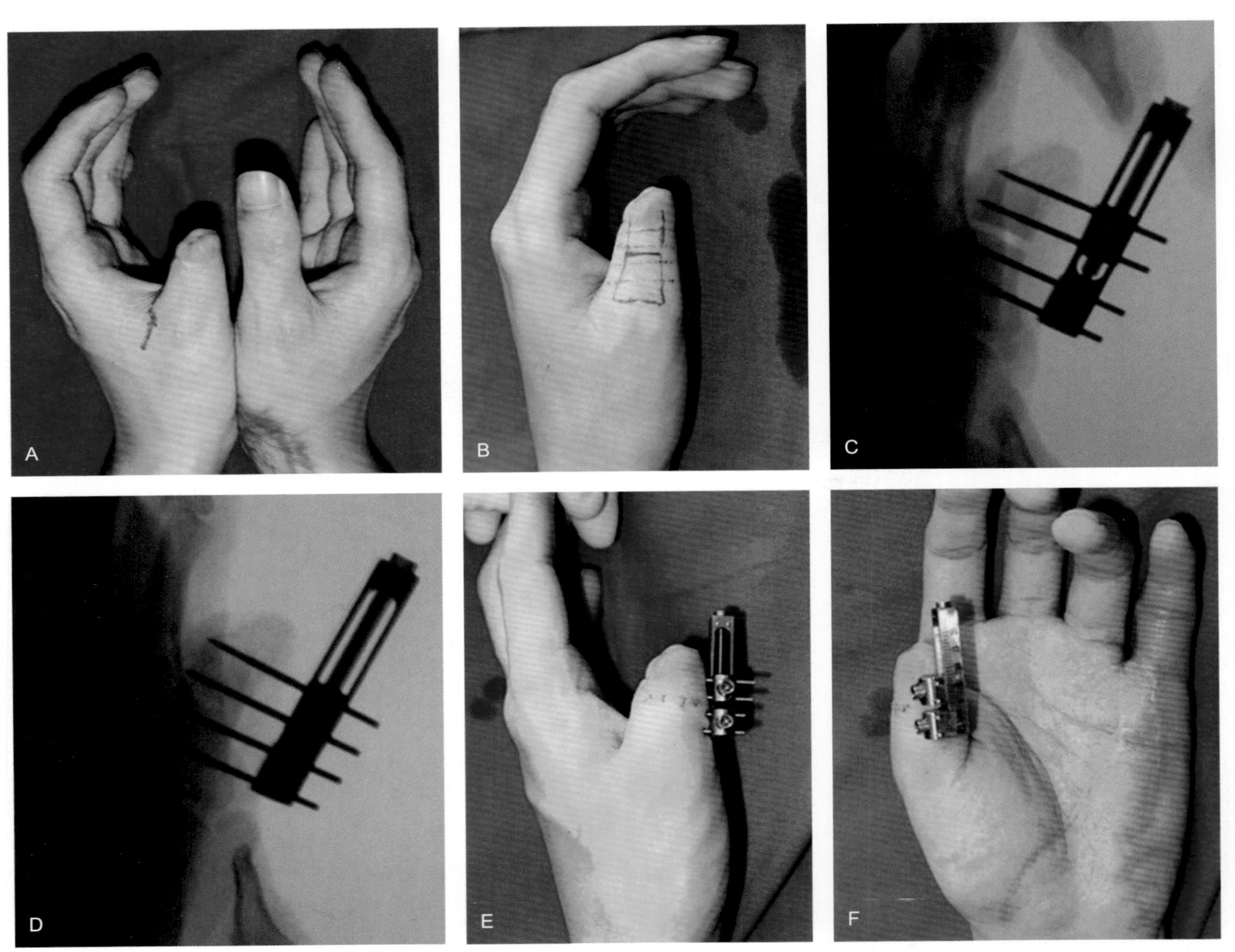

图 18-19　手指指骨缓慢延长术。A. 左拇指Ⅲ度缺损；B. 近节指骨背侧标记；C. 延长指骨后进行 X 线透视，确认指骨已完全离断；D. 加压外固定支架，使指骨断面复位；E、F. 指骨缓慢骨延长术后外观。

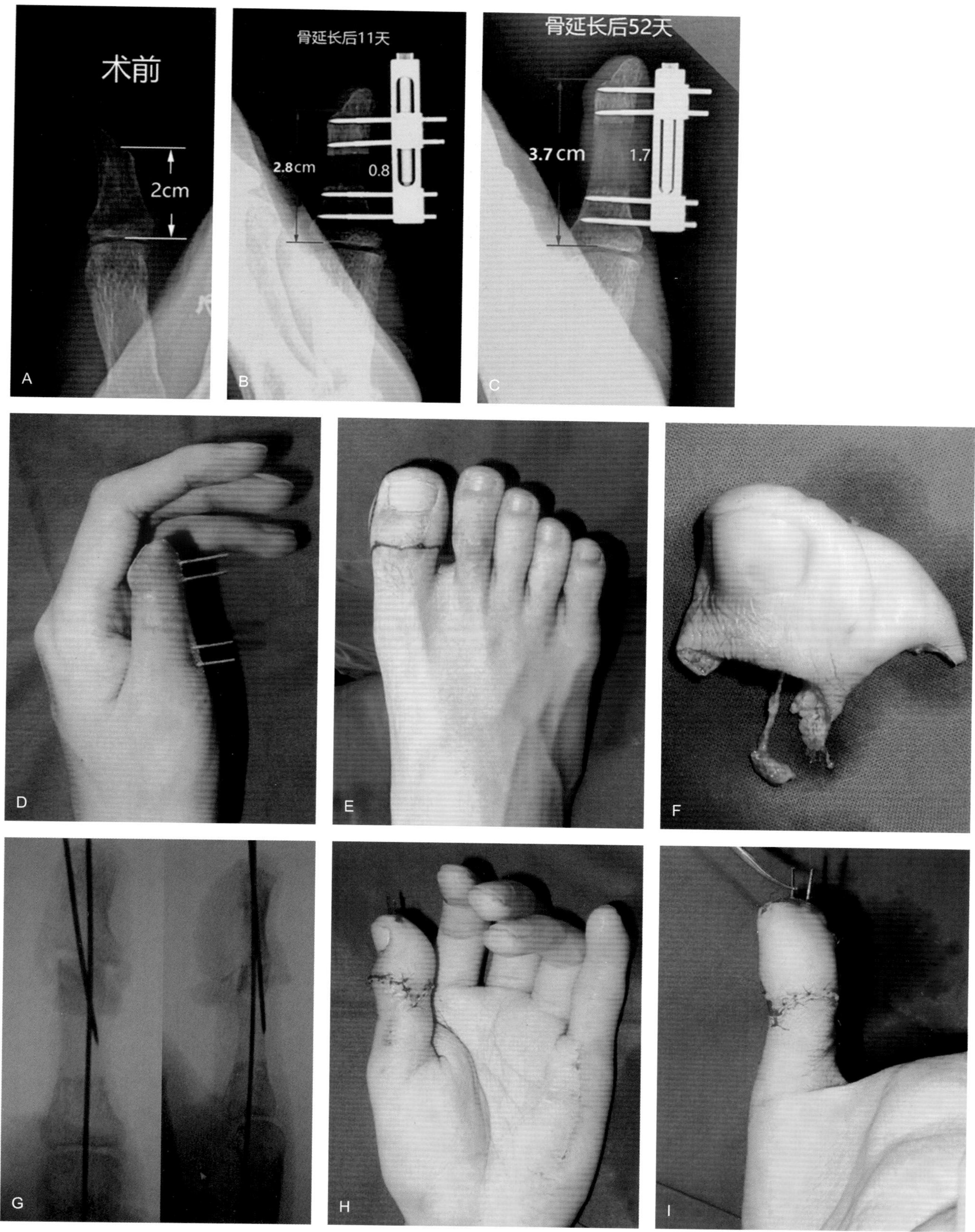

图 18-20　手指指骨缓慢延长后再造术。A. 术前 X 线片；B、C. 术后复查 X 线片，显示指骨成骨情况；D. 拆除外固定支架，二期行踇甲骨皮瓣移植再造拇指；E. 踇甲骨皮瓣切取范围设计；F. 切取的踇甲骨皮瓣；G. 用克氏针内固定趾－指骨；H、I. 左拇指再造术后外观，血运良好。

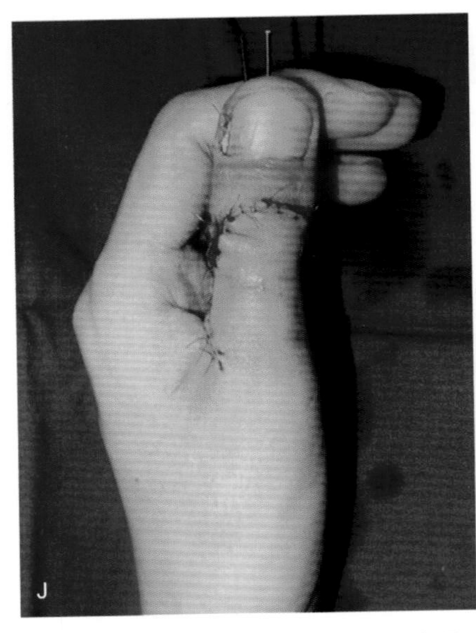
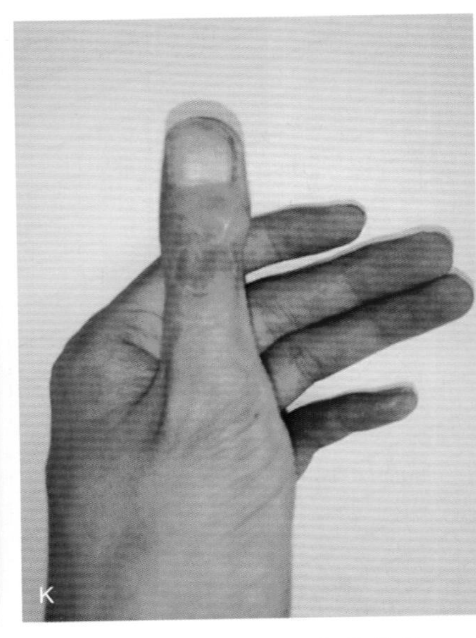
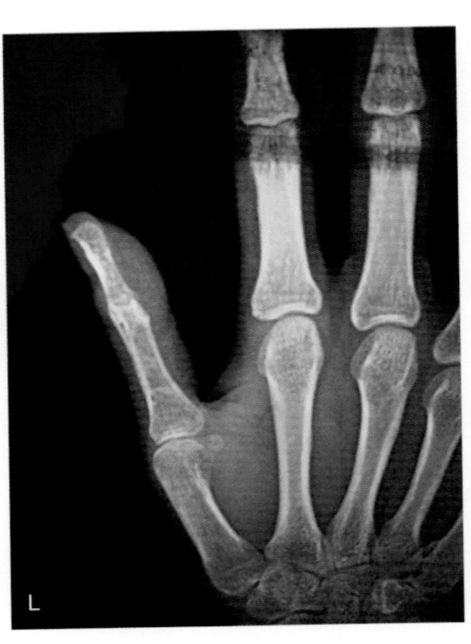

图 18-20（续） J. 左拇指再造术后外观，血运良好；K. 再造术后 1 年拇指外观；L. X 线片显示再造术后 1 年拇指骨愈合良好。

在踇趾腓侧及第 1 趾蹼背侧切开皮肤、皮下组织，由远至近解剖、游离踇趾的趾背静脉、跖背静脉，在适当长度处切断静脉并结扎。从足背侧切开皮肤。解剖显露踇长伸肌腱止点，在止点以远横向切断半侧的部分趾骨，再纵向切开趾甲及其深面的部分趾骨。在趾腹切开皮肤，带适当厚度的皮下组织，向腓侧掀起皮瓣，至趾底腓侧，使踇趾腓侧趾底动脉、神经包含在皮瓣内。切取所需大小的趾骨，形成以踇趾腓侧趾底动脉、神经为蒂的踇甲骨皮瓣。向近端解剖游离适当长度的血管神经束后切断。在踇横动脉距起点 0.5 cm 处切断备用。注意保持第 1 跖背动脉与第 2 趾胫侧趾底及跖底动脉的连续性。采用同样方法切取对侧踇甲骨皮瓣。

显微镜下修剪皮瓣多余的软组织及趾骨，使双侧踇甲骨皮瓣的甲床、趾骨及皮肤顺利对合。缝合甲床，对于趾骨可采用横行穿针或捆扎的方法固定，先吻合双侧踇甲骨皮瓣远端动脉弓或踇横动脉，用克氏针贯穿固定趾、指骨。镜下吻合双侧指固有动脉与趾底动脉以及双侧指神经，吻合跖背静脉。缝合皮肤。对于踇趾供区创面，可采用带蒂皮瓣如足背皮瓣、跖背皮瓣、跗外侧皮瓣、跖底皮瓣或游离腹股沟皮瓣等修复（图 18-21）。

5. 足部供区修复方法

（1）趾动脉逆行岛状皮瓣修复：切取的踇甲骨皮瓣较小时，由于保留了踇横动脉，且创面较窄，可以踇横动脉为蒂，在踇趾腓侧近端或第 1 趾蹼处设计带腓侧趾动脉的逆行岛状皮瓣修复供区创面。

切开背侧皮肤，钝性分离，显露踇趾腓侧趾动脉、神经。注意保护趾动脉发出的皮支，切开跖侧皮肤，结扎并切断跖侧皮下浅静脉。向远端“Z”形切开皮肤至创缘。在皮瓣近端结扎并切断踇趾腓侧趾动脉。将皮瓣掀起，在动脉深面向远端游离，分离动脉、血管神经束至踇横动脉，将神经原位保留。将皮瓣旋转覆盖踇甲瓣供区创面，一般可以直接缝合皮瓣的供区。应避免横行缝合趾蹼处，以免产生瘢痕挛缩。

（2）趾侧方 V-Y 推进皮瓣修复：切取的踇甲骨皮瓣较小，并且保留了踇趾腓侧趾底动脉，可以利用带踇趾腓侧趾动脉、神经的趾侧方 V-Y 推进皮瓣修复供区创面。

根据创面宽度设计皮瓣，沿踇趾背侧纵行切开皮肤至第 1 趾蹼，游离、结扎皮下浅静脉，钝性分离皮下组织，显露踇趾腓侧趾动脉、神经。沿跖侧纵行切开皮肤至第 1 趾蹼，与背侧切口在第 1 趾蹼处汇合，游离、结扎并切断跖侧皮下浅静脉。将皮瓣向近端游离，于踇横动脉处结扎并切断踇横动脉，自神经深面向近端游离。于皮瓣近端切口处钝性分离、显露踇趾腓侧趾动脉、神经近端，切断除动脉、神经束以外的韧带组织。将皮瓣完全游离，利用动脉、血管神经束的弹性伸缩，将皮瓣向远端推移覆盖创面，然后缝合皮肤。可以直接缝合皮瓣的供区。

（3）跖底皮瓣修复：拇指Ⅰ、Ⅱ、Ⅲ度缺损再造时，切取单侧踇甲骨皮瓣，保留第 1 跖背动脉、第 1 趾底总动脉及第 1 趾蹼处的交通支 – 第 1 趾蹼动脉，以第 1 趾蹼动脉为旋转点，以第 1 趾底总动脉为蒂，在第 1、2 跖底间隙切取携带第 1 足心动脉及其皮支供血的跖底皮瓣，逆行转移修复踇甲骨皮瓣供区创面（图 18-22）。

于第 1、2 跖骨底非负重区，切开皮瓣胫侧皮肤，游离、结扎皮下浅静脉，切开浅筋膜脂肪层，至踇长屈肌腱鞘。于第 1 跖骨颈部踇长屈肌腱鞘腓侧显露第 1 足心动脉（图 18-22）。切断第 1 足心动脉近端。切开皮瓣腓侧皮肤，游离、结扎并切断皮下浅静脉，切开皮下组织至第 2 趾屈肌腱鞘。纵行切开皮瓣远端至第 1 趾蹼，并将切口沿踇趾腓侧向远端延长至甲瓣供区创面。将跖底皮瓣近端掀起，在第 1 足心动脉背面向远端游离至趾蹼动脉，游离、结扎并切断第 1 足心动脉及第 1 趾底总动脉沿途发出的营养跖骨、趾骨的分支，同时将第 1 趾底总神经自皮瓣剥离。以第 1 趾蹼动脉为旋转点将跖底皮瓣向远端旋转覆盖创面，缝合皮瓣与周围皮肤。对于跖底皮瓣供区多可直接缝合，或取小面积足底内侧全厚皮片植皮修复。

由于跖底皮肤无色素沉着，修复后的皮瓣颜色与正常趾甲近似，且供区较隐蔽，其切口多能直接缝合，外观比跖背皮瓣、游离腹股沟皮瓣修复的好（图 18-23）。但跖底非负重区的面积有限，难以覆盖较大的创面。跖底脂肪层很厚，且患者平卧时跖

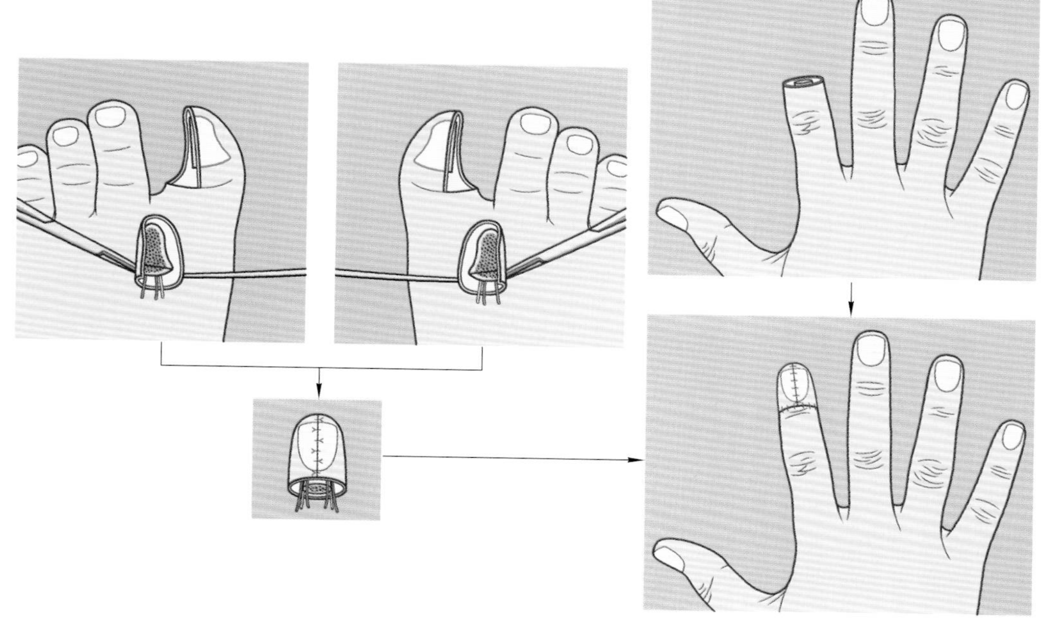

图 18-21　双侧踇甲骨皮瓣组合再造拇指手术示意图。

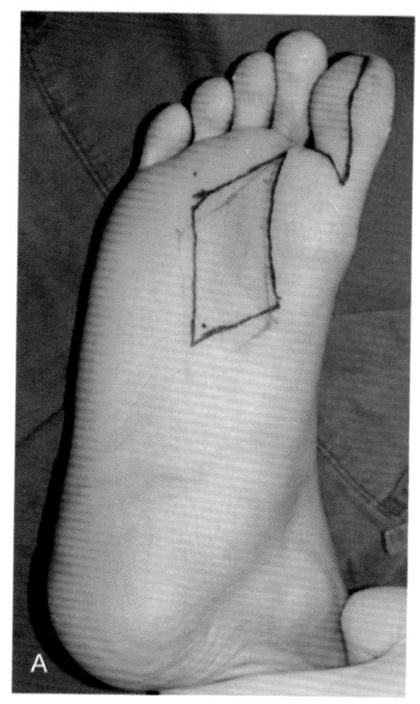

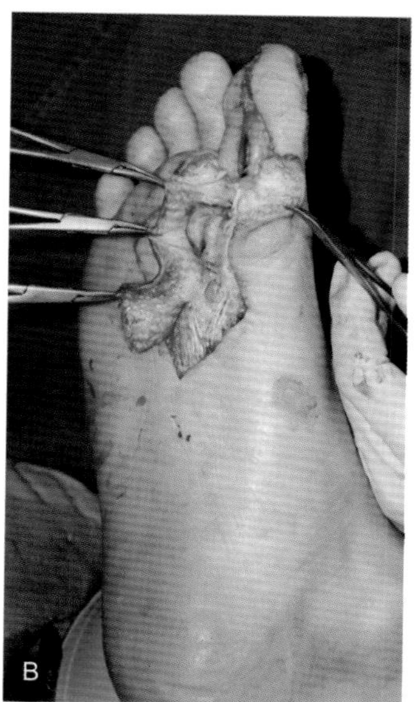

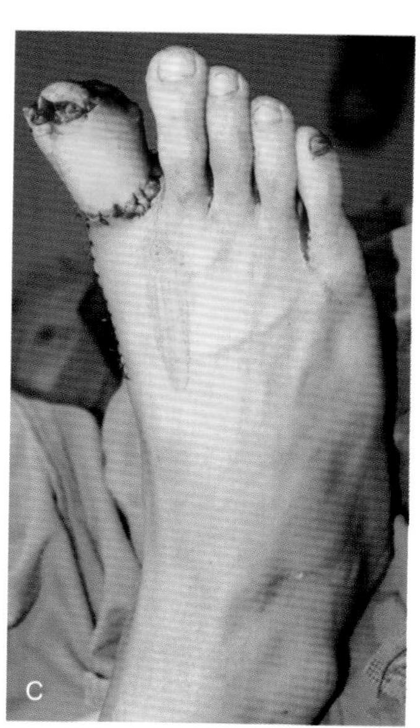

图 18-22　第 1 跖底皮瓣逆行转移修复供区创面。A. 术前设计；B. 显露第 1 足心动脉；C. 将第 1 跖底皮瓣逆行转移修复踇甲骨皮瓣供区创面术后，皮瓣血运良好。

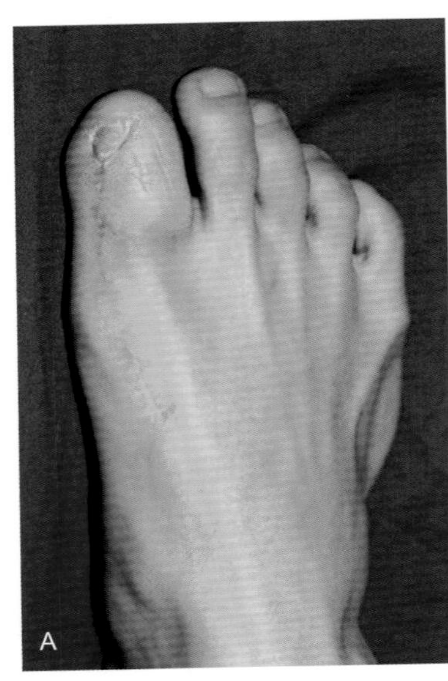

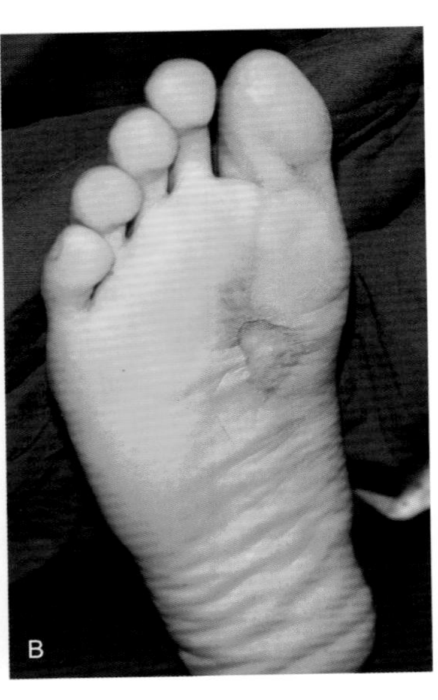

图 18-23　第 1 跖底皮瓣修复术后 16 个月随访时的外观。A. 皮瓣颜色、质地与周围皮肤近似；B. 跖底瘢痕不明显。

底显露困难，增加了该皮瓣切取的难度。跖底皮瓣向远端创面转移时，旋转点动脉很容易发生扭转压迫，进而影响皮瓣血运。笔者的经验是，切取皮瓣时要设计游离出足够长的血管蒂，至少比测量的血管蒂长 1 cm，皮瓣与创面皮肤缝合前，需要先松止血带，观察并确认皮瓣的血供良好。

(4) 跖背皮瓣修复：拇指Ⅰ、Ⅱ、Ⅲ度缺损再造时，切取单侧踇甲骨皮瓣，可以保留第 1 跖背动脉、第 1 趾底总动脉及它们的交通支－第 1 趾蹼动脉，以第 1 趾蹼动脉为旋转点，以第 1 跖背动脉为蒂，切取跖背皮瓣，逆行转移修复踇甲骨皮瓣供区创面（图 18-24）。

以第 1、2 跖骨间隙为轴设计皮瓣。切开皮肤，游离、结扎皮下浅静脉，于伸肌腱腱膜表面游离皮瓣至第 1、2 跖骨间隙，切断第 1 骨间背侧肌胫侧头，钝性分离、显露第 1 跖背动脉、伴行静脉和腓深神经。观察跖背动脉发出的皮支，游离、结扎并切断第 1 跖背动脉起点，在第 1 跖背动脉深面将皮瓣向远端游离至第 1 趾蹼，沿途结扎并切断多条由第 1 跖背动脉发出的营养跖骨及肌肉的分支。在跖深横韧带背侧显露第 1 趾蹼动脉，以其为旋转点转移皮瓣至创面，缝合皮瓣与周围皮肤。当跖背皮瓣供区创面不能直接缝合时可以取腹股沟区全厚皮片移植修复。

跖背区域容易显露，皮下组织较薄，第 1 跖背动脉若为浅表型（C2 型），走行于浅筋膜层内，则更容易被切取。但跖背处不隐蔽，供应有时不能直接缝合，需要游离皮片移植，从而影响足部外观。我们现在已很少使用该皮瓣。

(5) 游离腹股沟皮瓣修复：腹股沟区有两条知名的直接皮动脉：旋髂浅动脉和腹壁浅动脉，有多条较粗的腹壁浅静脉。旋髂浅动脉走行于腹股沟韧带稍下方，腹壁浅动脉通常向肚脐方向走行。两条动脉可单独起于股动脉，也可共干起于股动脉后再分成两支。少数人的腹壁浅动脉、旋髂浅动脉、旋髂深动脉共干起于股动脉。在腹股沟区，可以旋髂浅动脉为蒂或以腹壁浅动脉为蒂切取游离腹股沟皮瓣。因旋髂浅动脉靠近腹股沟韧带下方，此处皮肤较薄且隐蔽，我们通常多以旋髂浅动脉为蒂切取游离腹股沟皮瓣。

拇指Ⅲ度及Ⅲ度以上缺损再造时，切取的踇甲骨皮瓣需要携带部分跖背及跖底皮瓣，使得足部供区创面较大，需要切取游离腹股沟皮瓣修复供区创面（图 18-25）。

以腹股沟韧带为轴设计皮瓣。需要考虑到利用该皮瓣重建第 1 趾蹼，同时覆盖背侧和跖侧创面，因此，常把皮瓣设计成分叶状。皮瓣的 2/3 位于腹股沟韧带上方，1/3 位于腹股沟韧带下方，缝合皮肤后，伤口位于髂前上棘上方，可以避免在髂前上棘表面形成瘢痕而引起不适。分别切开皮瓣上、下端和外侧皮肤及皮下组织，自皮瓣远端掀起皮瓣，于腹外斜肌腱膜表面游离皮瓣至髂前上棘内侧，仔细观察旋髂浅动脉，若其皮支自深面发出，需沿腹股沟韧带下方切开深筋膜继续解剖游离动脉。多数情况下，旋髂浅动脉位于皮瓣内。继续向近端游离至接近股动脉处。切开皮瓣内侧皮肤，钝性分离，显露腹壁浅静脉，向近端游离适当长度后结扎并切断。皮瓣仅旋髂浅动脉及其伴行静脉相连，观察皮瓣血运。仔细解剖观察旋髂浅动脉起始处的解剖类型，若其单独起于股动脉，自其起点处结扎并切断；若其与其他动脉共干起于股动脉，需仔细分离后结扎并切断。在旋髂浅动脉起点附近，通常会有多个腹股沟淋巴结，有较多细小血管，为避免出血，可将淋巴结与皮瓣一同切取，也可仔细分离，将淋巴结留于腹股沟供区。

将游离腹股沟皮瓣移植于足部创面，吻合旋髂浅动脉与第 1 跖背动脉残端，吻合腹壁浅静脉与跖背浅静脉。观察皮瓣血运良好后，缝合足部皮肤。可直接缝合腹股沟区皮肤。

游离腹股沟皮瓣质地较软，弹性很大，供区可直接缝合，位置隐蔽。与其他部位游离皮瓣对比，损伤较轻。后期大多数腹股沟皮瓣会有色素沉着，皮肤表面纹理粗糙，有的会有毛发生长。多数病例后期需要进一步整形修薄。

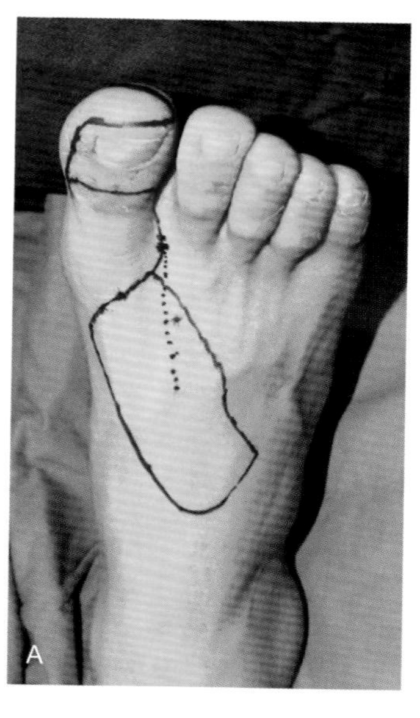
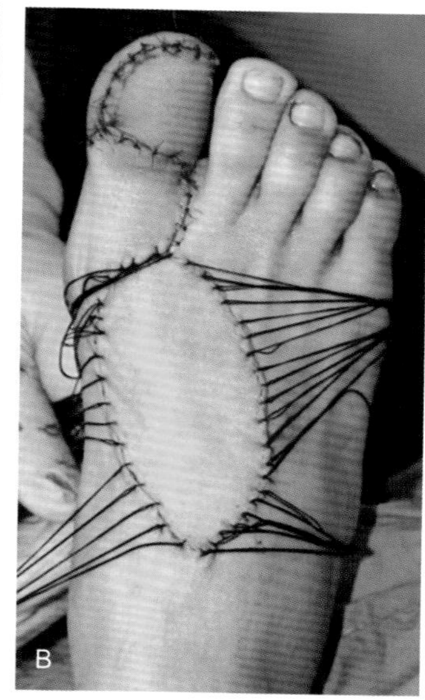
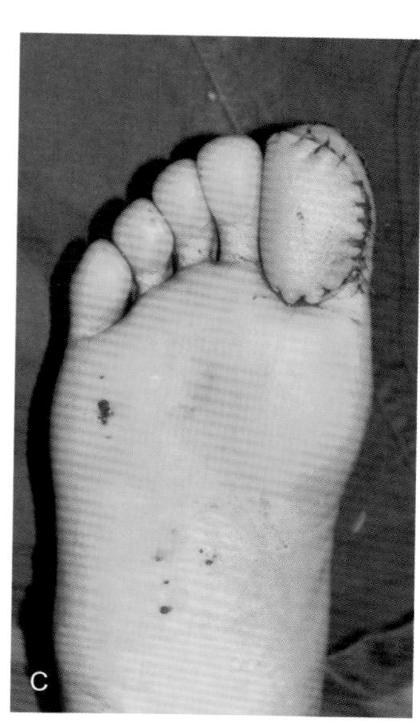
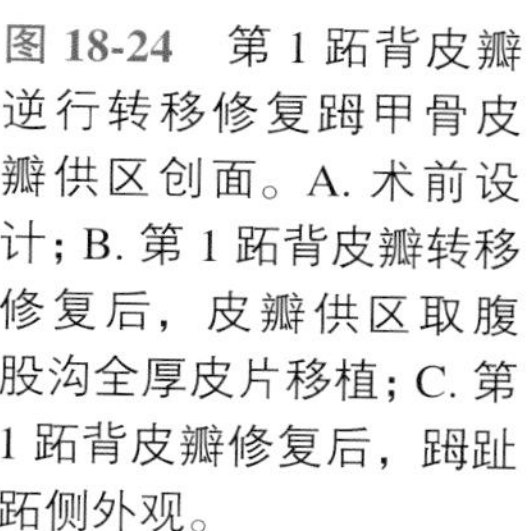
图 18-24　第 1 跖背皮瓣逆行转移修复跗甲骨皮瓣供区创面。A. 术前设计；B. 第 1 跖背皮瓣转移修复后，皮瓣供区取腹股沟全厚皮片移植；C. 第 1 跖背皮瓣修复后，跗趾跖侧外观。

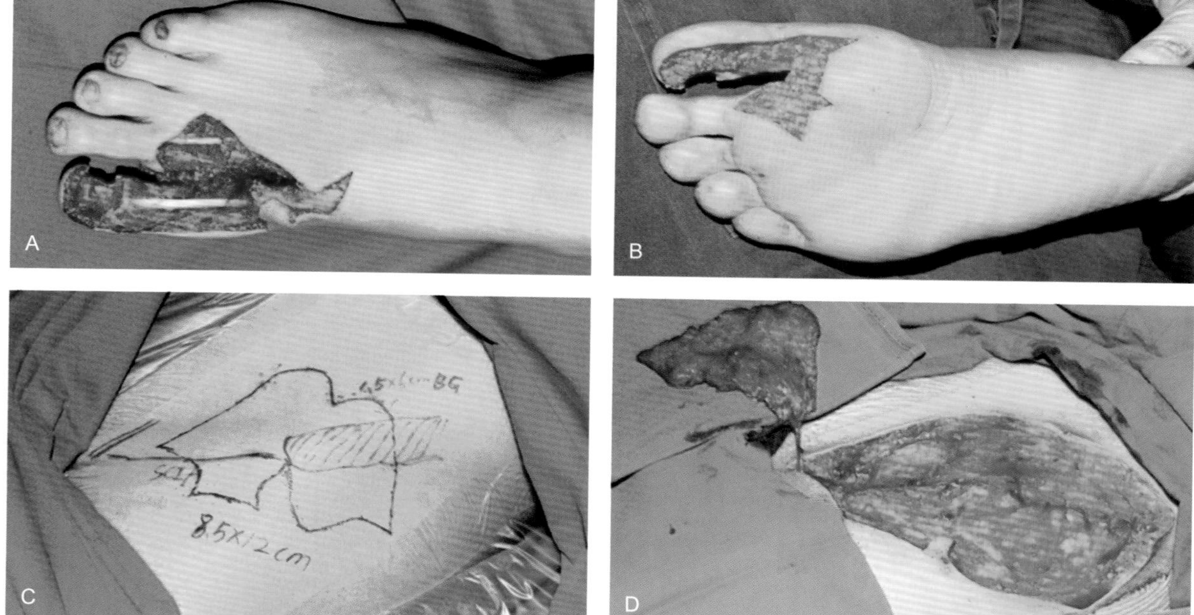

图 18-25　游离腹股沟皮瓣修复跗甲骨皮瓣供区创面。A、B. 手指Ⅲ度及Ⅲ度以上缺损再造时，跗甲骨皮瓣切取后，供区创面较大；C. 按创面形状设计游离腹股沟皮瓣，图中所示为旋髂浅动脉和髂前上棘；D. 将皮瓣完全游离，仅旋髂浅动脉相连。

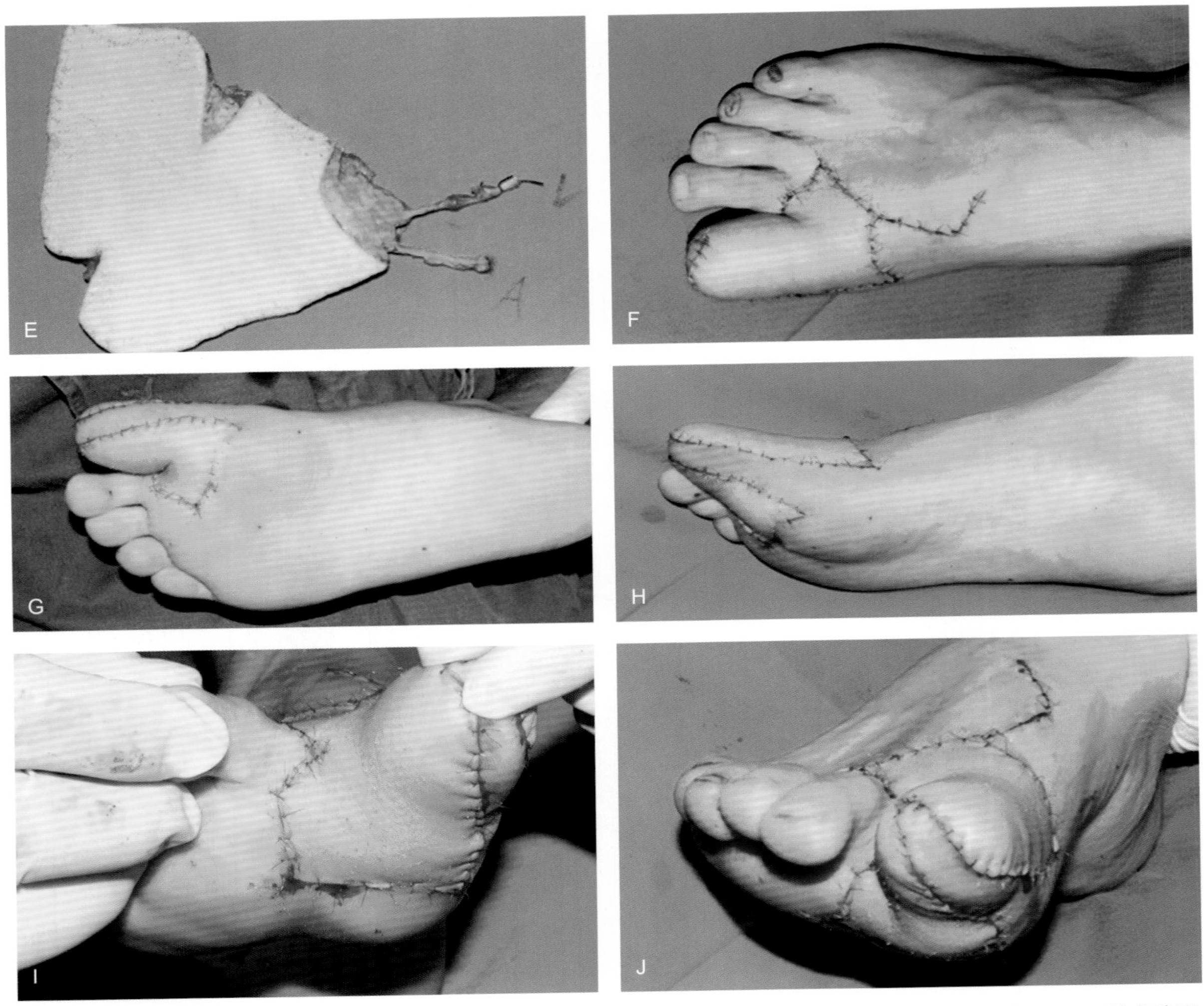

图 18-25（续） E. 游离腹股沟皮瓣切取完毕，图中所示为旋髂浅动脉（A）和腹壁浅静脉（V）；F、G. 游离腹股沟皮瓣修复后，足背和跖底外观；H~J. 游离腹股沟皮瓣修复后，踇趾胫侧、趾尖和第 1 趾蹼重建后外观（手术图片由陈超、郝丽文提供）。

第八节　血管危象的预防和治疗

手指再造术后，虽常规使用抗凝、抗痉挛等药物，但仍有少数病例会发生血管痉挛、血栓形成等血管危象[64]。由于手指再造手术，需要从患者足部及其他部位切取自体组织移植，这些组织是非常有限、非常宝贵的，一旦发生坏死，对医患来说都是沉重的打击。因此，应该更加重视预防血管危象的发生，防患于未然。一旦发生血管危象，要尽最大努力及时手术探查，绝不轻言放弃。

一、血管危象发生的主要原因及预防措施

1. 血管吻合口吻合质量差　如果血管吻合口吻合质量较差（外膜等组织或异物进入管腔、缝到血管对壁、吻合口漏血等），术中就可及时发现再造手指的血运障碍。实施手指再造的医生，需要经过长期的显微外科血管吻合训练，有丰富的显微外科手术经验，一般可以避免因吻合口吻合质量差而导致的术后血管危象。

2. 血流动力学异常　血流动力学与管道（血管）和流体（血液）两个因素相关。血液中由于存在细胞及胶体等多种成分，故它不是一种理想的流体，当流速减慢时，很容易形成血栓。开始只是血管内壁微小的附壁血栓，随着血流的持续流过，局部的血栓变大变长，随着时间的推移，会逐渐形成弥漫性血栓，动脉、静脉、毛细血管都会充满血栓。一旦弥漫性血栓形成，后果非常严重，将很难挽回。血液的流速与血压、血流阻力等因素有关，所有降

低局部血压、增加局部血流阻力的因素，都可能导致血栓形成。我们在临床中观察到，如果血管内血流速度减慢到危险阈值，前段血管会出现顽固性痉挛。可能是由于局部血流动力学异常，激发了前段血管痉挛闭合，以阻止血液继续流过异常段，从而避免弥漫性血栓的发生，此种现象称为保护性血管痉挛。但如果未及时手术探查纠正血流动力学异常，随着时间的延长，保护性血管痉挛将失效，弥漫性血栓终将不可避免。所以，一旦出现早期的血管危象表现，必须立即手术探查。

临床最常见的引起局部血压降低、血流阻力增加的原因有以下几种：①大的动脉分支漏血：进行血管吻合时，常需要将远、近端动脉各游离约 1 cm，有时会将较大的分支切断，如果没有将其结扎，该分支漏血会导致其后的主干血管血压骤降，进而血流速度明显减慢，激发保护性血管痉挛，以免因流速降低而形成血栓。②血管迂曲：血管迂曲不仅指血管外观明显弯曲或成角，对于小血管来说，血管的张力降低到一定程度，即使从外观看血管仍呈一条直线，但血管内膜已经发生皱褶，同时血管内径也变小，血流阻力增加，容易发生血栓而激发保护性血管痉挛。因此，在进行小血管吻合时，要使血管保持适当张力，而不是无张力吻合。笔者的经验是，用显微镊夹持远、近端吻合口，拉紧至最大张力，测量两端血管长度；将两端血管自然放松，测量两端血管长度，将两次测量的长度平均，即为较理想的吻合张力。另一种常见的情况是，吻合血管前，远端和近端皮肤有缝线悬吊，血管远、近端会随皮肤被牵拉向相反方向。血管吻合结束后，缝合皮肤时，血管会发生明显迂曲。我们的经验是，吻合血管前，将近端和远端皮肤纵行切开，使血管在掀起的皮下组织间游离，这样，掀起的皮肤就不会对血管产生牵拉，缝合皮肤前后，血管的位置及张力就不会发生变化。③血管管径明显不匹配：拇指再造术时，指－趾动脉吻合，蹈趾腓侧趾动脉较指动脉明显粗。近心端动脉细，远心端动脉粗，吻合后，血流在流经吻合口时，因管径突然增大，会形成湍流，导致血流阻力增加，激发保护性血管痉挛。此时，可选择将近端指动脉一分叉处剪断，形成一个内径较大的吻合口。④动脉分支牵拉成角：多见于指动脉弓。吻合指－趾动脉时，若吻合口近端靠近指动脉弓，血管张力将近端指动脉向远端牵引，动脉弓起点处会牵拉指动脉，使指动脉内膜成角，形成局部湍流，增大血流阻力，激发保护性血管痉挛。此时，需要将动脉弓结扎并切断。⑤周围组织压迫：最常见的是吻合的指神经、屈肌腱、关节处凸起的指骨压迫动脉，导致血流阻力增大，流速减慢，激发保护性血管痉挛。此时需切除骨凸，行神经、肌腱移植以降低张力，减轻压迫，甚至可以将神经、肌腱暂时切断，再造指成活后再行手术修复。⑥血管成角：如远端桡侧血管与近端尺侧血管吻合，血管在进出周围组织时明显成角，形成湍流。首先应避免选择此种吻合形式，术前设计时，拇、示指选择同侧蹈趾，环、小指再造选择对侧蹈趾，以保证动脉在同侧吻合。指背浅静脉吻合时，也要尽量选择同侧。术中吻合血管后发现成角，可将远、近端血管与周围组织游离更长距离，以减小成角。

二、术后发生血管危象的治疗

术后一旦发生血管危象，要及早探查，切不能有侥幸心理，越早探查，手术越简单容易，患指受影响越小；越晚探查，手术难度越大，患指受影响也越大。

1. 顽固性痉挛的处理　术中探查若发现为血管的顽固性痉挛，可对照前述造成血管痉挛的常见因素探查原因，采取上述相应措施处理即可。

2. 局部血栓形成　若术中探查发现血管吻合口及附近形成局部血栓，需将该段血管稍扩大切除，行血管移植。

3. 弥漫性血栓形成　血管探查手术中，静脉应用尿激酶和肝素钠。在动脉血栓的起始处近端选择一条较粗的分支或将动脉切断，将血栓缓慢从血管内抽出，从分支或动脉断端向远端置入冲洗的留置软针，用血管夹夹持近心端，自留置软针向动脉内脉冲式注入尿激酶溶液冲洗。在静脉血栓的近端剪断静脉。弥漫性血栓会逐渐融化并从静脉断端流出，直至从静脉流出的液体变为清澈且蹈甲骨皮瓣的皮肤颜色由紫转白后再稍加冲洗。然后将切断的血管重新吻合，如果血管有缺损，可取浅静脉行血管移植。

第九节 再造手指的后期手术

一、截骨矫形术

足趾跖趾关节、近侧趾间关节的活动范围与手指掌指关节、近侧指间关节的活动范围存在差异。跖趾关节背伸角度很大，但屈曲角度很小，近侧趾间关节不能完全伸直，而近侧指间关节可以过伸。对于拇指Ⅱ、$Ⅲ_1$、Ⅳ、$Ⅴ_1$度缺损及手指Ⅳ、$Ⅴ_1$、Ⅵ、$Ⅶ_1$度缺损，再造时关节近端切取较短跖（趾）骨，一期可将跖骨或趾骨斜行截骨，调整移植关节的活动范围，使其接近手指活动范围。对于拇指$Ⅲ_2$、$Ⅴ_2$度缺损及手指$Ⅴ_2$、$Ⅶ_2$度缺损，再造手术时关节近端切取较长跖（趾）骨，一期难以将跖骨或趾骨斜行截骨，常需要后期手术，于关节近端行斜行截骨，调整移植关节的活动范围使其接近手指活动范围。

二、肌腱松解术和肌腱转位手术

拇指再造行关节移植时，吻合的屈、伸指肌腱术后经常会发生肌腱粘连，需二期手术行肌腱松解术。一般在 3~6 个月后进行，在无止血带局部麻醉下，分次行屈肌腱松解术和伸肌腱松解术。先行屈肌腱松解术，于指掌侧锯齿状切开肌腱粘连段皮肤，将粘连段肌腱与周围组织分离，患者在术中主动屈曲手指，直到活动度满意后缝合皮肤。术后 2~5 天开始进行主动屈、伸指锻炼 + 被动伸直锻炼。间隔至少 3 个月再行伸肌腱松解术。术后 2~5 天开始进行主动屈、伸指锻炼 + 被动屈曲锻炼。

为了手指的功能，尤其是拇指在掌指关节以近重建后，拇指的基本功能丧失，后期还可以作多种肌腱转位手术，重建拇指功能。例如：拇指的外展功能、对掌功能都可以通过肌腱转位重建。肌腱转位重建一般在 6 个月后进行，可参见肌腱转位章的具体方法。

三、皮瓣整形术

再造手指术后均会发生不同程度的萎缩，且萎缩程度存在个体差异，同一个手指的不同部位萎缩程度也不尽相同，如蹲趾近节跖侧来源的皮肤、软组织萎缩较明显，而指腹来源的萎缩较少。

组织萎缩可能与以下原因有关：①与关节、肌腱等质地较硬的组织缺失有关，对于Ⅲ度及Ⅲ度以下缺损的再造，远侧指间关节及屈肌腱的空间被皮肤、皮下脂肪等软组织代替，过多的软组织萎缩后会显得该部位明显变细，为此，我们在此平面植髂骨时，将髂骨的宽度和厚度参照正常关节加屈肌腱的宽度和厚度来计算。②蹲趾近节跖侧皮下组织量少，且此处皮系韧带不发达，术后萎缩程度较大，我们在切取蹲甲骨瓣时，在此处要携带尽量多的皮下软组织。③趾腹皮下脂肪很厚，且皮系韧带很发达，蹲趾趾腹腓侧有多余的皮肤及皮下脂肪，因血管、神经及其分支在深部走行，在切取时不易将过多的脂肪去除，导致术后该处臃肿。我们通常在切取蹲甲骨皮瓣时，趾腹尽量少携带皮下脂肪，尽可能将皮系韧带切断，移植于手指后将腓侧多余的脂肪组织向胫侧推移后与甲下组织缝合固定。④废用性萎缩，蹲甲骨皮瓣在足趾行走时受力较大，移植于手指后受力明显减小，并且在再造术后的很长一段时间内，患者都会对再造手指进行保护而缺少活动。⑤角质层变薄，蹲甲骨皮瓣跖侧皮肤在足部时角质层很厚，移植于手指后，角质层会明显变薄。

在手术设计及足部组织切取时要考虑不同部位需要不同程度的冗余设计，后期的皮瓣整形手术也很重要。皮瓣在术后 1 年内萎缩最明显，少数患者在术后 2~3 年仍发现有进一步萎缩。我们通常会建议患者最早也要在手指再造手术后 1 年再行整形术。整形的内容包括将臃肿的部位切除、增粗明显萎缩的部位、切除指端的瘢痕、切除足部瘢痕、修薄足部皮瓣等。有时可以把指腹多余的皮肤及皮下组织设计成以其近端皮支为蒂的组织瓣，局部转移旋转后嵌入近端掌侧组织明显萎缩的部位。

参考文献

[1] 杨东岳，顾玉东，吴敏明，等．第二趾游离移植再造拇指 40 例报告．中华外科杂志，1977, 15: 13-16.

[2] Cobbett JR. Free digital transfer: report of a case of transfer of a great toe to replace an amputated thumb. J Bone Joint Surg Br, 1969, 51: 677-679.

[3] Buncke HJ. Free toe-to-fingertip neurovascular flaps. Plast Reconstr Surg, 1979, 63: 607-612.

[4] Morrison WA, O'Brien BM, Macleod AM. Thumb reconstruction with a free neurovascular wrap-around flap from the big toe. J Hand Surg Am, 1980, 5: 575-583.

[5] Morrison WA, O'Brien BM. Experience with thumb reconstruction. J Hand Surg Br, 1984, 9: 223-233.

[6] Wei FC, Chen HC, Chuang CC. Reconstruction of the thumb with a trimmed-toe transfer technique. Plast Reconstr Surg, 1988, 82: 506-515.

[7] Foucher G, Merle M, Maneaud M, et al. Microsurgical free partial toe transfer in hand reconstruction: a report of 12 cases. Plast Reconstr Surg, 1980, 65: 616-626.

[8] 王增涛．手指全形再造的重要意义．中华显微外科杂志，2011, 34: 265.

[9] Wang ZT. Cosmetic reconstruction of the digits in the hand by composite tissue grafting. Clin Plast Surg, 2014, 41: 407-427.

[10] 孙文海，王增涛，仇申强．手指Ⅳ～Ⅵ度缺损的全形再造．中华显微外科杂志，2011, 34: 269-271.

[11] 王澍寰．手部创伤的修复．北京：北京出版社，1997, 430.

[12] 王炜，杨志贤，张涤生，等．足趾移植拇指再造的美学原理及拇指缺损分类．组织工程与重建外科杂志，2005, 1: 123-127.

[13] 程国良．足趾移植拇指再造的目的、手术方案与技巧商榷．中华手外科杂志，2006, 22: 6-7.

[14] 顾玉东．拇指截指的分类．中华骨科杂志，1999, 19: 380.

[15] 蔡佩琴，郑忆柳，戴祥麒．拇指截指分类法专题讨论会的学术意义．中华骨科杂志，2000, 20: 319.

[16] Merle M. A critical study of thumb reconstruction by second toe transfer. Ann Chir Main Memb Super, 1991, 10: 517-522.

[17] Wei FC, el-Gammal TA, Lin CH, et al. Metacarpal hand: classification and guidelines for microsurgical reconstruction with toe transfers. Plast Reconstr Surg, 1997, 99: 122-128.

[18] Brunelli GA. Reconstruction of traumatic absence of the thumb in the adult by pollicization. Hand Clin, 1992, 8: 41-55.

[19] 黄一雄，侯明钟，贾万新，等．应用冻干异体手指骨关节肌腱腱鞘复合组织再造拇指．中国矫形外科杂志，2003, 11: 527-529.

[20] 王增涛，蔡锦方，曹学成，等．趾腓侧皮瓣嵌入第二足趾改形法再造拇手指．中华手外科杂志，2002, 18: 20-22.

[21] 侯书健，程国良，方光荣，等．第三或第四趾移植修复手指末节缺损．中华手外科杂志，2007, 23: 200-202.

[22] 侯书健，程国良，方光荣，等．手部复合组织缺损的显微外科修复．中华显微外科杂志，2003, 26: 9-11.

[23] 陈中伟，陈峥嵘，胡天培．再造手指控制的电子假手．中华创伤外科杂志，1999, 1: 28-30.

[24] Hou Z, Zou J, Wang Z, et al. Anatomical classification of the first dorsal metatarsal artery and its clinical application. Plast Reconstr Surg, 2013, 132: 1028e.

[25] 李常辉，王增涛，缪博，等．第 1 跖骨颈部跖侧动脉分布及吻合的临床解剖研究．中国临床解剖学杂志，2007, 25: 628-631.

[26] 侯致典，王增涛，钟世镇．第一跖背动脉 Gilbert 分型的再理解．中华显微外科杂志，2013, 36: 209-210.

[27] 钟世镇．显微外科临床解剖学．济南：山东科学技术出版社，2000.

[28] 王增涛．显微外科临床解剖学图谱．2 版．济南：山东科学技术出版社，2014.

[29] 于仲嘉，王琰．手缺损再造一例．中华医学杂志，1979, 59: 593-595.

[30] 劳克诚，张成进，王成琪，等．第二、三趾联合局部转移皮瓣整形第二趾再造拇手指．中华手外科杂志，2008, 24: 93-95.

[31] 芮永军，寿奎水，许亚军，等．双侧多个足趾移植修复全手或多手指缺损．中华显微外科杂志，2008, 31: 166-168.

[32] 程国良．手指再植与再造．北京：人民卫生出版社，1997.

[33] 程国良．中国足趾移植拇手指再造的发展与提高．中华显微外科杂志，2017, 40: 5-7.

[34] Paley D, Maar DC. Ilizarov bone transport treatment for tibial defects. J Orthop Trauma, 2000, 14: 76-85.

[35] 娄盛涵，张里程，唐佩福．Ilizarov 技术治疗骨不连的研究进展．解放军医学院学报，2016, 37: 1308-1311.

[36] 陈红浩，贾亚超，康庆林．微型外固定支架牵张成骨技术治疗手外伤后掌指骨缺损．中华创伤骨科杂志，2016, 18: 1015-1021.

[37] Danilkin MY. Phalangeal lengthening techniques for brachydactily and posttraumatic digital stumps with the use of a modified external mini-fixator. Tech Hand Up Extrem Surg, 2016, 20: 61-66.

[38] Ding Z, Zhu X, Fu K, et al. Digital lengthening to treat finger deficiency: an experience of 201 digits in 104 patients. Biomed Research International, 2017, 2017: 4934280.

[39] Cansü E, Ünal MB, Parmaksızoğlu F, et al. Distraction lengthening of the proximal phalanx in distal thumb amputations. Acta Orthop Traumatol Turc, 2015, 49: 227-232.

[40] 王增涛，孙文海，仇申强，等．双足踇趾甲骨皮瓣拼合法再造手指．中华显微外科杂志，2011, 34: 103-105.

[41] 王增涛，孙文海，仇申强，等．手指Ⅰ～Ⅲ度缺损的全形再造．中华显微外科杂志，2011, 34: 266-268.

[42] 郝丽文，陈超，王增涛．骨延长技术在手指缺损全形再造中的应用效果观察．山东医药，2018, 58: 58-60.

[43] Henry SL, Wei FC. Thumb Reconstruction with toe transfer. J Hand Microsurg, 2010, 2: 72-78.

[44] Tsai TM, D'Agostino L, Fang YS, et al. Compound flap from the great toe and vascularized joints from the second toe for posttraumatic thumb reconstruction at the level of the proximal metacarpal bone. Microsurgery, 2009, 29: 178-183.

[45] Huang D, Wang HG, Wu WZ, et al. Functional and aesthetic results of immediate reconstruction of traumatic thumb defects by toe-to-thumb transplantation. Inter Orthop, 2011, 35: 543-547.

[46] Kotkansalo T, Vilkki S, Elo P. Long-term results of finger reconstruction with microvascular toe transfers after trauma. J Plast Reconstr Aesthet Surg, 2011, 64: 1291-1299.

[47] Tsai TM, Mccabe S, Beatty ME. Second toe transfer for thumb reconstruction in multiple digit amputations including thumb and basal joint. Microsurgery, 1987, 8: 146-153.

[48] Tsai TM, Falconer D. Modified great toe wrap for thumb reconstruction. Microsurgery, 2010, 7: 193-198.

[49] Jones NF, Kaplan J. Indications for microsurgical reconstruction of congenital hand anomalies by toe-to-hand transfers. Hand, 2013, 8: 367-374.

[50] Su R, Mei X, Gu Y. Thumb reconstruction by second toe transfer and dorsalis pedis flap, with the use of a peroneal perforator flap to replace the skin deficit on the foot. J Hand Surg Eur, 2013, 38: 435-437.

[51] Huang D, Wang HG, Wu WZ, et al. Aesthetic fingertip reconstruction with partial second toe transfer. Chin Med J, 2011, 125: 3013-3016.

[52] Molski M. Thumb reconstruction by the second toe transfer with utilization of base of the second or the third metacarpal bones. Chir Narzadow Ruchu Ortop Pol, 2010, 75: 189-194.

[53] Lin CH. Toe-to-thumb reconstruction. Injury, 2013, 44: 361-365.

[54] Kotkansalo T, Vilkki S, Elo P, et al. Long-term functional results of microvascular toe-to-thumb reconstruction. J Hand Surg Eur, 2011, 36: 194-204.

[55] Zongyuan J, Lei X, Li C, et al. The growth potential in second-toe transfers for reconstruction of traumatic thumb and finger amputations in children. Plast Reconstr Surg, 2012, 129: 206e.

[56] Wei FC, Seah CS, Chen HC, et al. Functional and esthetic reconstruction of a mutilated hand using multiple toe transfers and iliac osteocutaneous flap: a case report. Microsurgery, 1993, 14: 388-390.

[57] Valerio IL, Hui-Chou HG, Zelken J, et al. Ectopic banking of amputated great toe for delayed thumb reconstruction: case report. J Hand Surg Am, 2014, 39: 1323-1326.

[58] Shen XF, Mi JY, Xue MY, et al. Modified great toe wraparound flap with preservation of plantar triangular flap for reconstruction of degloving injuries of the thumb and fingers: long-term follow-up. Plast Reconstr Surg, 2016, 138: 155-163.

[59] Sun W, Chen C, Wang Z, et al. Full-length finger reconstruction for proximal amputation with expanded wraparound great toe flap and vascularized second toe joint. Ann Plast Surg, 2016, 77: 539-546.

[60] Zang CW, Zhang JL, Meng ZZ, et al. 3D printing technology in planning thumb reconstructions with second toe transplant. Orthop Surg, 2017, 9: 215-220.

[61] Becchi M, Carrier M. Investigating patients' perception of microvascular free toe flap for reconstruction of amputated thumbs: a guide for surgeons during informed consent. J Reconstr Microsurg, 2018, 34: 692-700.

[62] Lu J, Zhang Y, Jiang J, et al. Distraction lengthening following vascularized second toe transfer for isolated middle finger reconstruction. J Hand Surg Am, 2017, 42: e33-e39.

[63] Ma ZG, Guo YJ, Yan HJ, et al. Long-term follow-up on the donor foot after thumb reconstruction using big toe wrap-around flap in two different operation methods. Indian Surgery, 2017, 79: 6-12.

[64] 张健，黄剑，潘佳栋，等．拇手指再造的多组织移植术后血管危象探讨．中国修复重建外科杂志，2017, 31: 323-326.

第19章
手部感染

朱　磊

日常生活中手和外界环境接触最频繁，当手受到扎伤、挤压伤后，附着的机会致病菌将侵袭组织引发局部或广泛的感染。创伤后异物残留是感染难以控制的重要因素。手部术后内固定器械如克氏针的存在，是病原菌侵袭的重要途径。严重的手部感染可以引起手部僵硬、挛缩、活动度减弱，甚至导致截肢。治疗不及时或不正确促使急性感染转变为难以控制的慢性持续性感染，预后很差。常见的手部感染包括手部蜂窝织炎、坏死性筋膜炎、甲沟炎、化脓性指头炎、化脓性腱鞘炎、化脓性关节炎、深部间隙感染和急慢性骨髓炎等，其中甲沟炎与化脓性指头炎最常见[1]。据文献报道，手部感染患者的易感因素包括糖尿病、静脉药物滥用、酗酒、使用类固醇类激素、痛风、类风湿关节炎和外周静脉炎等[2, 3]。

第一节　手部感染的概述

【病因】

1. 解剖学因素　手部掌、背侧的皮肤软组织结构差异较大。掌部皮肤厚韧，深层有大量致密纤维交叉相连，间隙位于掌部较深的层次，感染易向深层扩散。背部皮肤薄而松弛，皮下浅层即是疏松间隙，感染可以横向扩散。滑液鞘等形成了感染向远近端、深处扩散的走廊。了解手部解剖对选择合适的手术方式至关重要[4, 5]（图19-1）。

（1）掌深部间隙：掌深部筋膜下间隙按解剖区域划分为鱼际肌间隙、掌中间隙、小鱼际肌间隙及前臂掌侧间隙。鱼际肌间隙与掌中间隙以掌中隔膜分隔，掌中间隙和小鱼际肌间隙以小鱼际肌隔膜分隔。

1）掌中间隙：占据了手掌中部区域，其背侧以骨间掌侧筋膜为界，掌侧以中指、环指、小指屈肌

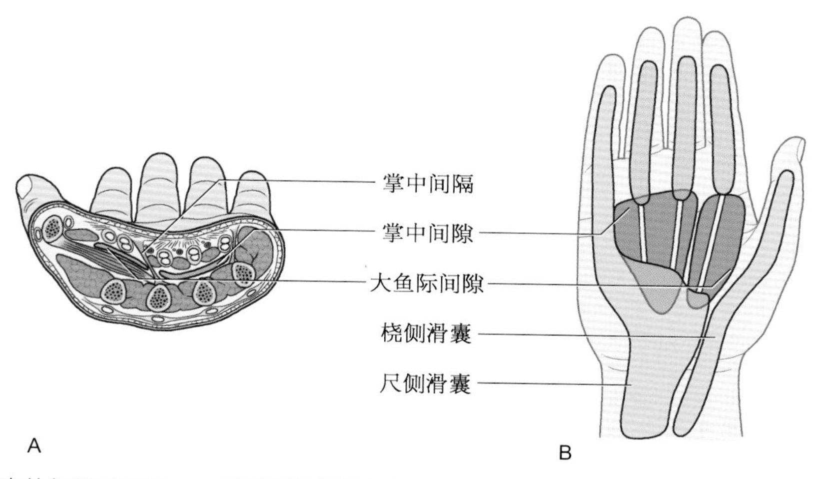

图19-1　手部间隙和滑囊的解剖示意图。A. 手掌侧间隙的解剖；B. 手掌侧间隙和滑囊结构的解剖。

腱腱鞘和掌腱膜为界，桡侧以斜行的掌中纤维隔为界，尺侧以从第 5 掌骨掌侧缘延伸至掌腱膜的小鱼际肌纤维间隔为界。掌中间隙向远端止于掌腱膜的纵向隔膜，经蚓状肌管通向第 3、4、5 指背侧；近端至手掌基底部，与前臂掌侧间隙相交通[6]。

2）鱼际肌间隙：位于大鱼际肌与第 3 掌骨之间，背部边界（底部）为拇内收肌表面筋膜，掌部边界（顶部）为示指指深屈肌肌腱与掌腱膜。桡侧止于拇内收肌与筋膜的交界处，并随之延伸至拇指指骨近端。尺侧止于掌中纤维隔。间隙远端经第 1 蚓状肌管通向示指背侧，间隙近端通向前臂掌侧间隙。

3）小鱼际肌间隙：是位于小鱼际肌间隔和小鱼际肌之间的潜在间隙。背侧边界为第 5 掌骨骨膜与小鱼际肌深层筋膜，掌侧和尺侧边界分别为掌腱膜与小鱼际肌浅层筋膜，桡侧边界则由小鱼际肌间隔构成[6]。

4）前臂掌侧间隙：是位于前臂远端掌侧，界于旋前方肌筋膜与指深屈肌腱腱鞘之间的潜在间隙，远端与掌中间隙相交通。此间隙并不直接与桡侧或尺侧滑囊相通，因此其感染通常意味着滑囊破裂[6, 7]。

（2）手背部间隙：背部间隙按照解剖区域划分为手背皮下间隙、手背腱膜下间隙和指蹼间隙。手背皮下间隙位于皮肤与伸指肌腱腱膜之间，此间隙无明确的边界，内含大量的疏松结缔组织。深层的腱膜下间隙为伸指肌腱腱膜与掌骨骨膜和骨间肌背侧筋膜之间的潜在间隙[6]。桡、尺侧沿第 1~5 掌骨、骨间肌、掌指关节背侧深筋膜延伸，形成一个近端窄、远端宽的区域[8]。指蹼间隙占据了各掌骨头之间的区域，并沿深层掌骨间韧带延伸，间隙的边界不规则，内含疏松结缔组织。第 2~5 指蹼间隙位于掌腱膜下。桡、尺侧边界分别由各伸指装置和掌指关节囊韧带结构组成。远端止于掌腱膜的纵向纤维隔。

（3）滑囊结构：桡侧滑囊是拇长屈肌腱鞘在腕掌关节处的延续，近端止于腕横韧带以近 1~2 cm 处。尺侧滑囊起自小指屈肌腱鞘，近端至腕横韧带[8-11]。在向远端走行的过程中不断扩大，并覆盖第 4 掌骨中近端及第 3 掌骨近端，包裹部分屈指肌腱。桡、尺侧滑囊在部分患者中存在直接交通[11-13]，或通过前臂掌侧间隙于腕横韧带近端相交通。

2. 微生物学因素　常见的手部感染病原菌为葡萄球菌和链球菌属，目前有 30%~80% 细菌培养阳性的患者为葡萄球菌感染[14, 15]（表 19-1）。近年来革兰阳性菌与革兰阴性菌混合感染的患者增多，耐药菌（包括耐甲氧西林金黄色葡萄球菌和耐苯唑西林金黄色葡萄球菌）感染的比例升高[16, 17]。混合感染往往发生于机体存在免疫功能抑制（如糖尿病、免疫缺陷、免疫抑制剂应用人群），同时伤口被污染或被人畜咬伤的患者。但是在存在厌氧菌混合感染的患者中，约 1/3 病例厌氧菌培养结果呈阴性[18, 19]。

表 19-1　与手部感染相关的常见病原菌

感染类型	常见感染病原菌种类
蜂窝织炎	金黄色葡萄球菌，链球菌属
坏死性筋膜炎	链球菌属，多种致病菌
脓性炎症（甲沟炎、坏死性指头炎、深部间隙感染）	金黄色葡萄球菌
屈指肌腱腱鞘炎	金黄色葡萄球菌，厌氧菌
化脓性关节炎	金黄色葡萄球菌
人咬伤	金黄色葡萄球菌，链球菌属，侵袭性埃肯菌，厌氧菌
动物咬伤	多杀巴斯德杆菌，金黄色葡萄球菌，链球菌属

Allison 报道在 855 例药物滥用引发上肢脓肿的患者中，金黄色葡萄球菌培养阳性占全部细菌培养阳性病例的 52%，其中耐苯唑西林的金黄色葡萄球菌的比例达到 82%[14]，更“恐怖”的耐甲氧西林金黄色葡萄球菌（MRSA）的比例也升高至 34%~78%[20-22]。金黄色葡萄球菌是院内感染和术后感染最常见的致病菌[23]。

人类口腔内细菌种类与数目繁多，被人咬伤后的经典致病菌为侵袭性埃肯菌，现在多见的是葡萄球菌、链球菌、革兰阴性菌等。动物咬伤以犬咬伤最常见，其次是猫咬伤，其引发的感染亦以混合感染为主，包括金黄色葡萄球菌、草绿色链球菌、拟杆菌属和多杀巴斯德杆菌等[24]。一些罕见的感染也与动物接触相关，如接触猫或兔引起的溃疡淋巴腺型土拉菌病（土拉弗朗西斯菌）、猫抓热（汉氏巴尔通体）。

3. 全身因素　引起手部感染的一个重要的原因是机体免疫功能受损，如糖尿病、长期应用糖皮质激素、自身免疫性疾病相关的免疫抑制剂应用和免疫缺陷症等。其中，糖尿病患者因手部感染需要住院治疗的比例可达到 12%，感染难以控制需行截肢手术的比例高达 14%[18]。此外，全身非感染性炎症状态如结晶沉积症（包括痛风的尿酸盐结晶、假性痛风的焦磷酸钙双水化物结晶及羟基磷灰石结晶沉积等）、炎症性关节炎（包括类风湿关节炎）、高龄、肝肾功能不全、营养状况差也是手部感染的诱发或加重因素。

4. 局部组织环境　手部组织环境也是感染的重要影响因素。手部软组织损伤的程度与性质决定了手部的组织条件。血供良好的组织抗感染能力较好，而血供较差的组织抗感染能力较差，容易感染。清洁的切割伤经严格清创后不易感染，而对于污染较严重的绞压伤、毁损伤，通常术中无法判断活力较差的重要组织是否成活，给予保留后，由于血供较差或后期组织坏死，局部组织抗感染能力较差，容易发生术后感染。对于此种情况，即使彻底清创，进入及残留于伤口异物的种类、数量和存留时间，也在一定程度上决定了感染的概率。

【检查与评估】详细的病史采集、查体、危险因素评估是治疗前的必要过程。简单的甲沟炎等病例不需要影像学检查，但对于其他类型的手部感染，影像学结果对诊断至关重要。以骨髓炎为例，早期在 X 线片上往往无明显表现，起病 2~3 周后，其影像学表现逐渐清晰，包括骨溶解（70% 病例）、骨破坏（10%）、骨质硬化（10%）、骨膜反应（10%）及坏死骨块（5%）等。出现死骨往往是疾病进展或慢性感染的重要标志[25, 26]。

采用放射性核素 ^{99m}Tc- 亚甲基二膦酸盐进行骨扫描能够更早地发现骨髓炎或关节炎，表现为过度灌注、充血、骨摄取增高[27]。这种方法对急性感染的诊断敏感性极高，在其他非感染的情况下如骨折、内植物置入或退行性关节病变等，也可能出现阳性结果。采用一些辅助手段能够帮助分辨假阳性结果。例如，当 ^{111}In 或 ^{99m}Tc 标记的白细胞显像中核素浓聚浓度远大于骨显像中浓度时，可以区别真正的感染和内植物引起的假阳性[28]。超声检查对诊断软组织肌肉感染、病变定位及引导穿刺具有重要意义[29]，是一种早期的简单、快捷、无创的诊断手段。MRI 是目前用于诊断手部感染的最重要手段。不同类型的感染 MRI 表现不同。蜂窝织炎的 MRI 表现为皮下组织的不规则增厚，皮下脂肪层 T1 加权序列不均匀低信号，而在 T2 序列常呈现类似水肿的高信号。简单的蜂窝织炎不会出现液体信号积聚或其下肌肉层受累[30]。在严重的坏死性筋膜炎病例，MRI 显示深筋膜增厚与强化，在部分病例可以看到深筋膜周围气体存在[31]。

血液学检测，包括 C 反应蛋白、红细胞沉降率、白细胞计数、白介素 -6、前降钙素等指标，也是确诊感染的重要证据。慢性感染通常表现为包块、结节、脓肿、窦道和溃疡等症状。一些不典型的手部肿块，需要考虑慢性感染的可能性[32]。

【治疗原则】

1. 抗生素使用　在取得病原菌培养结果前，经验性抗生素治疗是必要的[33-36]。通常静脉用抗生素，时间为 7~10 天以上，待感染症状控制后，可改为口服抗生素[15]。初始抗生素的选择应首先根据既往经验和病史，针对最可能的病原菌，避免医疗资源浪费及副作用的发生（表 19-2）。然而，随着 MRSA 等耐药菌比例的不断升高，选择抗生素时推荐采用抗菌谱包括 MRSA 的高级抗生素[36]。

2. 手术治疗　对于一些早期、浅表的感染，选择休息、制动、抬高患肢及抗生素治疗会有明显效果。一旦化脓病灶形成，切开引流、清创、冲洗及静脉联合应用抗生素治疗都是必要的手段。对于坏死性筋膜炎、气性坏疽等需要直接外科手术治疗。

切开引流仍是治疗感染的基础，直行切口可以降低术后皮肤坏死的概率。抬高患肢，使用止血带。

表 19-2　经验性抗菌药物应用推荐

抗生素种类	经验性用药适用范围
头孢唑林、青霉素 G	厌氧菌、需氧菌感染的严重病例，需切开、引流及住院治疗的患者，静脉用药
庆大霉素（革兰阴性菌）	静脉药物滥用或糖尿病患者
万古霉素	MRSA 感染者（部分 MRSA 病原菌对复方新诺明、喹诺酮类、四环素类或利福平敏感，但不推荐利福平单药使用）
青霉素 G（经肠道）、一代头孢菌素	人咬伤经验用药，亦推荐氨基糖苷类抗生素
哌拉西林－他唑巴坦、氨苄西林－舒巴坦	人咬伤或动物咬伤推荐用药
大剂量青霉素 G 或氨基糖苷类	坏死性筋膜炎
克林霉素	厌氧菌、溶血性链球菌感染

不可使用驱血带驱血，以防止感染向近端蔓延。根据感染部位进行相应的切开操作，避免损伤正常的血管、神经和肌腱。广泛显露并切除感染灶，必要时可扩大切口。切除的组织送病原菌培养，中心区域的组织坏死严重，可能培养的阳性率低，术前若已应用广谱抗生素治疗，培养的阳性率也会降低。持续、重复的脉冲冲洗对清创感染伤口有效。对明显污染、有脓肿的伤口，不建议一期闭合，但部分医师认为在充分清创的前提下，也可以一期闭合。通常采用油纱布覆盖创面，用夹板或石膏固定。对坏死性筋膜炎等范围较大的创面，采用真空负压吸引装置效果良好[37, 38]。对部分感染或创伤严重的病例，截肢（指）是良好的选择，可能会避免患者全身情况恶化。

术后制动 24 小时可减轻水肿与疼痛。用夹板或石膏固定腕关节于背伸 30° 位，掌指关节屈曲 60°~70°，指间关节伸直，拇指外展并保留虎口的空间。术后 24~48 小时查看伤口，每日更换伤口敷料。同时，根据病原菌培养结果选用合适的抗生素。对培养结果阴性的病例，继续经验性应用抗生素。术后 3~5 日，对较小的伤口可二期闭合。若感染未有效控制或加重，及时行二次清创手术。

第二节 常见的手部和前臂感染及手术治疗

一、甲沟炎

（一）急性甲沟炎

急性甲沟炎是手部常见的感染性疾病，通常由于局部长期不卫生、拔倒刺、针刺伤等引起致病菌侵袭甲周皮肤皱襞所致（图 19-2）。其病原菌多为金黄色葡萄球菌，其次为化脓性链球菌、假单胞菌和普通变形杆菌等，部分病例为混合感染[39]。甲复合体由甲床、甲板及甲周皮肤组织构成。甲板的两侧及近端与皮肤皱襞相连，形成甲沟。通常一侧发病，出现局部皮肤红肿，若治疗不及时感染可向深部间隙蔓延，甚至沿甲板下或甲上皮蔓延至对侧甲皱襞。

【保守治疗】 感染早期可通过温水浸浴及口服或静脉应用抗生素（主要涵盖金黄色葡萄球菌）治疗[39, 40]，若存在 MRSA 感染，需更换抗生素。抗生素至少应用 5~7 天或直至感染完全消退[41]。对于浅表、局限的脓肿可采取简单的无菌穿刺术或部分切开引流术。取 21G 针头，在消毒后的甲皱襞内侧，挑起甲皱襞并穿刺入脓肿灶[42]。当脓肿较大并扩散时，必须采用清创、引流等手段处理。

【手术治疗】 脓肿局限于一侧皮肤皱襞和甲下时，沿指甲纵向切开甲皱襞，根据感染范围切除部分或整个甲板。注意切口要尽量远离甲床生发基质，避免术后甲板畸形。当脓肿波及甲上皮（图 19-3A）达指甲近端时，可以作单侧或双侧纵行切口（图 19-3B），进行充分减压，向近侧翻开甲皱襞。如果仅甲下局部受累，可选择切除近端 1/3 甲板，伤口

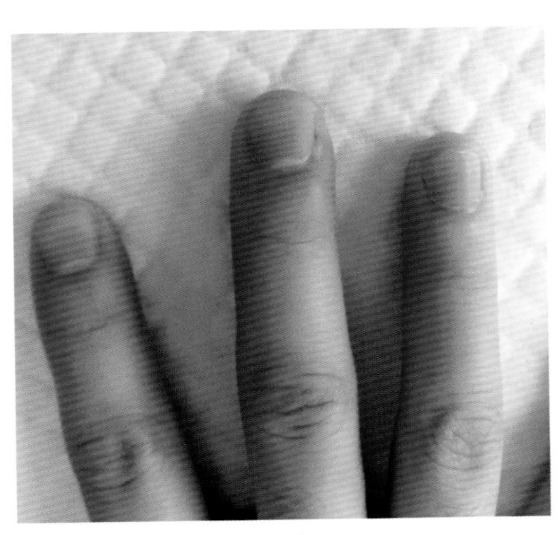

图 19-2 右中指尺侧甲周皮肤皱襞的急性甲沟炎。

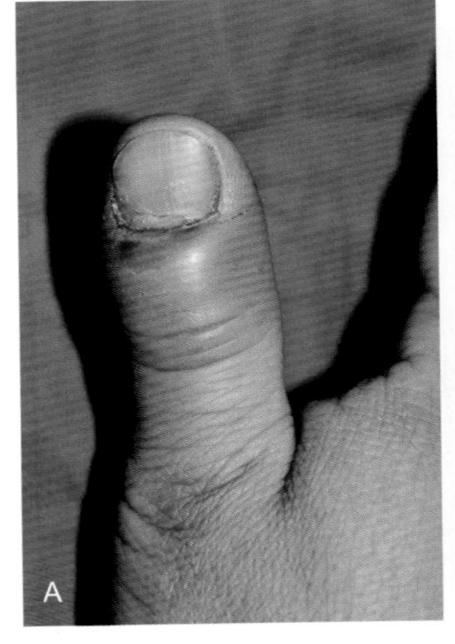

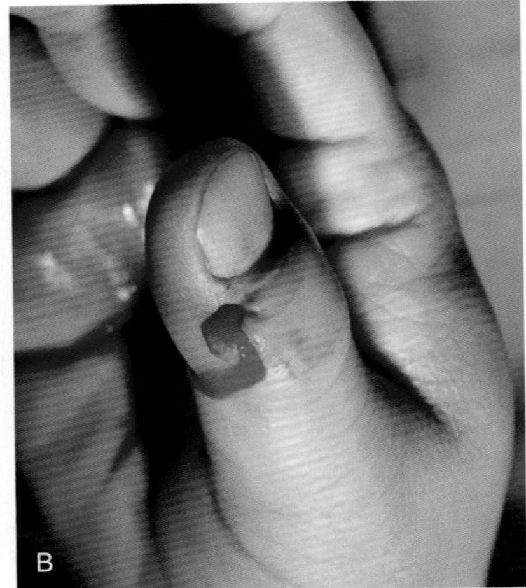

图 19-3 右拇指急性甲沟炎。A. 指甲近端脓肿波及甲上皮；B. 术中行单 / 双侧纵行切口。

用疏松敷料填充，开放引流 48 小时。

（二）慢性甲沟炎

慢性甲沟炎的患者往往没有明显外伤史，多发生于双手长期接触水、消毒剂或碱性溶液等环境的人群。常表现为间歇性反复发作的甲周感染，甲上皮有奶酪样分泌物渗出。报道的致病菌有葡萄球菌、肠道埃希菌、白念珠菌、非典型分枝杆菌等[34]。

【保守治疗】慢性甲沟炎的治疗有一定的难度。其可能是与环境相关的一种皮炎，故保守治疗时多局部应用糖皮质激素、抗真菌药膏及口服抗真菌药物（伊曲康唑、氟康唑）[43]。

【手术治疗】手术是治疗慢性甲沟炎最好的选择。常用术式如下。

1. 甲周皮肤引流（甲上皮袋状缝合术）　在甲上皮近端约 1 mm 处切开，两侧切除约 3~5 mm 宽的新月形组织。可以切除所有增厚组织至甲根，也可以保留部分皮下脂肪。需要尽量保护甲根生发基质，如果甲板已有畸形，可予以拔除。用油纱布覆盖伤口，敞开引流。

2. 翻转甲上皮（“瑞士卷”技术）　采用不可吸收缝线固定翘起的甲上皮于近端皮肤之上，充分暴露炎症部位并冲洗，用敷料覆盖，进行甲下敞开引流[44]。这样可以保留甲板的天然防御屏障功能。

3. 矩形皮瓣技术　在甲上皮两侧作纵行切口，掀开近端甲皱襞，注意保护甲根生发基质区域，薄层切除纤维化的组织结构。同法处理两侧甲皱襞[45]。这样可以避免术后甲皱襞挛缩。

【术后处理】术后口服敏感抗生素 2 周左右，或至培养结果为阴性。可以用过氧化氢溶液及安尔碘溶液清洗伤口，直至无渗出。

二、化脓性指头炎

化脓性指头炎是指远端指腹软组织深部的感染性炎症，最常见的致病菌为金黄色葡萄球菌[43]。手指远端为一闭合的囊袋状结构，由纵横交错的纤维结缔组织构成其基本框架结构，并由垂直连接皮肤与指骨间的纤维条索分隔为多个独立的间隙，起支撑与稳定作用。由于指腹被刺伤或被经汗腺感染的病原菌侵袭，脓肿扩散至筋膜间隙，引起筋膜间室综合征，间隙内压力升高、张力增大，早期即有明显的肿痛感及波动性疼痛，严重时会影响局部血运导致组织缺血坏死。感染可向深部蔓延致骨髓炎，或者穿透屏障到腱鞘内。如果剧烈疼痛持续 12 小时以上，考虑有脓肿形成的可能。

【保守治疗】化脓性指头炎的治疗包括抗生素和手术治疗[43]。感染早期可采用热敷、抬高患肢、抗生素治疗等手段。

【手术治疗】如果疼痛症状持续 48 小时以上或触及明显的波动感，则建议手术治疗。手术治疗需在清除感染病灶的基础上，尽量保留指腹的感觉功能及皮肤耐磨性。手术切口应根据感染部位进行选择，保证充分的减压、引流和清理，同时避免损伤神经、血管和肌腱结构。既往手术切口有鱼嘴样切口、“J”形切口、双侧切口和掌侧横行切口等，但是这些切口存在瘢痕巨大，因垂直纤维条索破坏严重导致的术后功能障碍，痛觉过敏，易损伤血管、神经等缺点，已经较少使用。

方法：指根麻醉或全麻后，在指根部上止血带，根据影像学检查或查体确定脓肿大体部位，选择手术切口。若脓肿位于末节指腹中央可采用沿掌侧中线的小纵行切口，避开两侧神经分支。切口不要跨越远指间关节或皮肤横纹。若脓肿位于指端深部、多个筋膜间隙内，建议选择单侧的纵行切口，深度至指骨骨膜，确保切开所有纤维间隔。一般选择手指感觉非优势侧切开，避开触觉敏感区域，即拇指、小指的桡侧及示指、中指、环指的尺背部。用蚊钳钝性分离，注意保护神经（图 19-4）。取分泌物做

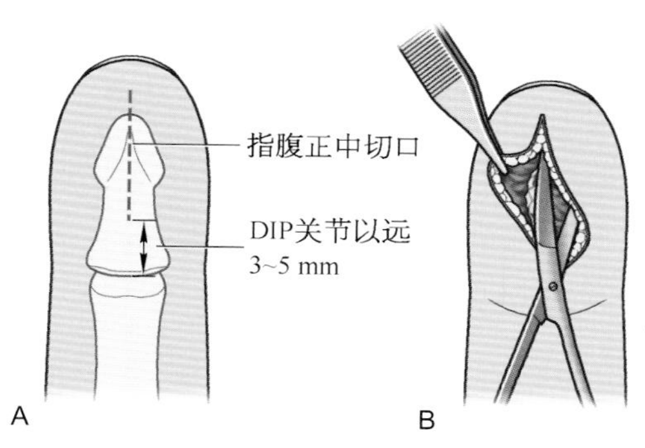

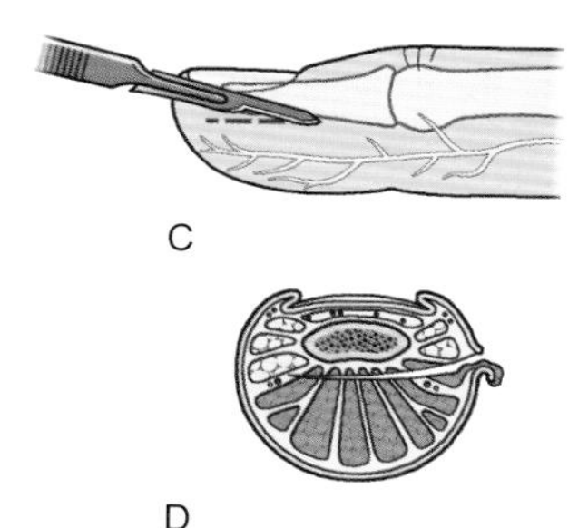

图 19-4　手指化脓性指头炎的两种切口引流方法。A、B. 正中切口；C、D. 侧方切口：在指神经背侧作切口。

细菌培养。分离所有可能的纤维间隔，避免感染灶遗漏。屈肌腱鞘在未受累的情况下，一般不予处理。有骨髓炎征象时，需彻底清创。反复冲洗创面，包扎伤口，用纱布条填塞引流，并用无菌敷料包扎。如果反复感染，或者为糖尿病、免疫功能缺陷患者，当局部感染难以控制时，截指是一种有效的方法。

【术后处理】 术后患指用敷料包扎，24~48 小时更换敷料。换药时患指可在安尔碘溶液中浸泡 5~10 分钟。伤口引流 72 小时。术后抗生素治疗 5~7 天，有细菌阳性培养结果时，更换敏感抗生素。有学者认为对单纯的化脓性指头炎，彻底手术清创后建议全身应用抗生素治疗[46]。当合并骨髓炎或其他部位感染时，可适当延长抗生素使用时间。多数患者在术后 3~4 周治愈。

三、化脓性腱鞘炎

化脓性腱鞘炎是发生于屈肌腱鞘内的感染，多因指间关节的刺伤或咬伤引起，也可继发于手指掌侧的软组织感染（图 19-5A）。常见的致病菌为金黄色葡萄球菌、溶血性链球菌及与动物咬伤相关的多杀巴斯德杆菌。

【临床表现】 屈肌腱鞘分为脏层和壁层双层结构。屈肌腱鞘感染后，炎症、渗液等会破坏原有的腱鞘结构，导致屈肌腱滑动受损，活动障碍。炎症扩散，会出现肌腱粘连，手指屈曲功能受限（图 19-5B）。拇指与小指腱鞘与桡尺侧滑囊相连，故感染易通过此处扩散，通常腱鞘内张力不会过高。当腱鞘内压力持续升高至 30 mmHg 以上时，就会诱发血运障碍，引起肌腱缺血，最终导致手指僵硬、屈曲功能丧失。临床表现为 4 个主要特征：受累腱鞘处明显触痛；受累腱鞘处肿胀，常呈对称性增粗；手指固定于半屈曲位；被动伸直手指可引起沿肌腱走行方向的剧烈疼痛[47]。

【治疗原则】 由于化脓性腱鞘炎起病急、进展迅速，发病后 24~48 小时内可以选择抗生素治疗及用夹板固定[48]，同时密切观察病情变化。治疗后 12 小时若症状无明显缓解，应及时考虑手术治疗。慢性化脓性腱鞘炎的症状可以通过切除部分腱鞘组织得到改善[49]。手术治疗有切开引流和闭合冲洗两种方法，目前以闭合冲洗为主[50]，切开引流仅在部分患者中选用。

【手术治疗】

1. 闭合冲洗 闭合引流法操作简单，可以选择门诊手术，临床效果较好，感染复发率低[51, 52]，适用于有炎症渗出的急性感染。该方法可以避免广泛暴露腱鞘组织而引起瘢痕和手指功能障碍。显露腱鞘远近端，置入导管持续灌洗。全麻或臂丛麻醉后，在上臂使用止血带。在手掌远端、A1 滑车附近作横行或“Z”形切口，分离、显露腱鞘近端，取样送微生物培养。在近端 A1 滑车下自近及远置入一根 16 号聚乙烯导管至腱鞘内，穿入 1.5~2 cm 后固定。在中节指骨远端侧方中线处作一纵行切口或沿远侧屈指横纹作横行切口（建议采用侧方中线切口，避免引流位置不佳引起的腱鞘肿胀[36]），分离，在 A4 滑车远侧切开屈肌腱鞘。在滑车下放置引流管，确保近端置于腱鞘内，固定。用含抗生素的生理盐水自近端向远端充分灌洗腱鞘，保证灌洗系统的畅通与密闭。闭合切口，注意远端留出引流空间。用敷料包扎，并用石膏或夹板制动。冲洗导管与引流管，其需露于敷料外（图 19-5C）。导管近端可以与注射器或冲洗袋相连，方便术后灌洗。术后 48 小时内，每 2 小时用 30~50 ml 生理盐水灌洗，观察末端引流的通畅情况及引流液性状。及时更换敷料，若引流液清亮，说明感染控制良好，可拔除灌洗导管和引流管；不然，则继续灌洗，观察病情变化至感染控制。也有学者认为术后持续冲洗与仅在术中充分灌洗治疗的结果无差异[51]。

2. 切开引流 当化脓性腱鞘炎治疗不当，病情进展或转为慢性感染，出现部分肌腱、腱鞘坏死，需手术清理坏死组织时，须采取切开引流的手术方式治疗（图 19-4C）。方法为采用全麻或臂丛麻醉，上臂使用止血带。选择感觉非优势侧的侧方正中切口及 A1 滑车附近的横行切口。从掌横纹至近节指骨近端，沿侧方切开，或者在掌侧“Z”形切开，保护血管神经束，分离至腱鞘，在 A4 滑车远端切开腱鞘，取样送微生物培养。也可在 A1 滑车表面，作平行于掌横纹的横行切口约 1.5 cm，显露腱鞘近端。因拇指、小指屈肌腱鞘与桡、尺侧滑囊相通，当两者感染时，可于腕横纹近端相应的屈肌腱上方作一纵行切口，清理受累的屈肌腱鞘与桡、尺侧滑囊。清理坏死组织，用含抗生素的生理盐水彻底冲洗伤口。可以使用负压吸引装置，保持切口开放引流，用敷料包扎，石膏或夹板固定。

【术后处理和预后】 术后静脉应用抗生素 7~10 天，之后改为口服抗生素治疗约 4 周。如果术后 36 小时感染症状无明显缓解，再次行清创手术。随着手术技术及抗菌理念的提高，单侧开放清创加引流，同时一期关闭伤口也取得了很高的治愈率[53]。Wang 等报道了使用真空负压吸引装置能够更好地改善预后[54]。但是，负压吸引装置对术后的早期康复、关

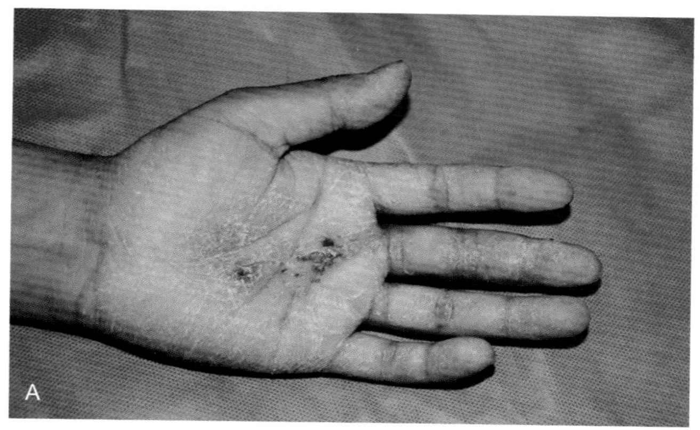

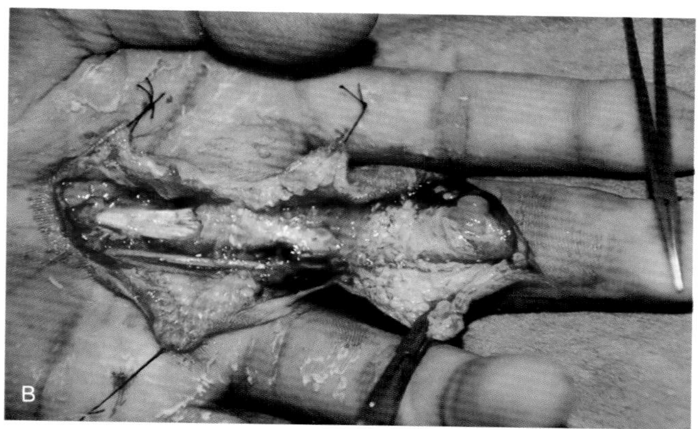

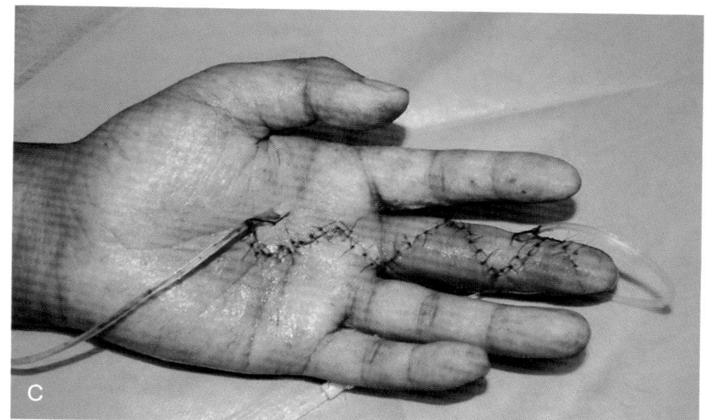

图 19-5　由于近侧指间关节水平被刺伤或咬伤，引起左中指化脓性腱鞘炎。A. 炎症扩散，出现肌腱粘连，手指屈曲功能受限；B. 切开引流手术；C. 术后引流装置。

节活动仍有一定的限制。

闭合引流或切开引流的患者术后都会遗留不同程度的关节屈曲功能障碍。一些学者认为术后联合应用抗生素和局部应用类固醇类激素，能够改善后期手指关节的活动度[55]。在感染未明确控制的情况下使用类固醇类激素有很大的风险性，多数医师不建议术后联合使用类固醇类激素[56]。

四、桡、尺侧滑囊炎

桡、尺侧滑囊炎通常继发于拇指、小指屈肌腱鞘感染。拇指屈肌腱鞘在掌指关节向近端延伸为桡侧滑囊。示指至小指的屈肌腱鞘在旋前方肌至近端掌横纹水平相连，并向远端延伸为小指屈肌腱鞘，构成尺侧滑囊。两者之间在不同水平相互交通，感染可经此途径扩散。

【临床表现】 桡、尺侧滑囊炎的症状常与拇指、小指屈肌腱鞘感染的症状相似，疼痛常累及大、小鱼际至腕部。同时，因两者间存在交通，感染可能会沿腕部前臂掌侧间隙扩散至对侧，形成“马蹄形脓肿”。因滑囊囊壁结构相对薄弱，严重感染易引起囊壁破裂，导致感染蔓延、周围组织受累水肿、神经血管受压、深浅屈肌腱粘连等一系列症状，若出现此征象，建议手术干预。

【手术治疗】

1. 闭合引流　以桡侧滑囊炎为例，方法如下。在第 1 掌指关节外侧中线处作纵行切口或在拇指近节指骨近端掌侧作“Z”形切口，显露滑囊远端。切开滑囊，插入长的探针至滑囊近端。于腕部掌侧腕横纹水平、桡侧腕屈肌尺侧或探针顶端作直行切开或“Z”形切开，分离，显露滑囊近端。切开滑囊近端，插入一根 16 号或 18 号聚乙烯导管。远端置入引流管。用含抗生素的生理盐水充分冲洗滑囊，保证灌洗的通畅性与密闭性。固定引流管，持续引流。

尺侧滑囊炎与桡侧滑囊炎的处理方法相似。于小指近节指骨近端掌侧或侧方中线作切口，显露滑囊远端。于腕部掌侧腕横纹水平、尺侧腕屈肌桡侧切开，显露滑囊近端。对于双侧滑囊感染，一般认为由于滑囊相通，仅保留尺侧滑囊引流即可达到满意的引流效果，也可以采用双侧切口引流。术后处理方法类似于化脓性腱鞘炎。术后持续或间断冲洗。48 小时后若引流液清亮，可拔除引流管。

2. 切开引流　以桡侧滑囊炎为例，使用双切口，远端于拇指掌指关节水平处纵行切开。近端自掌侧横纹起，平行于尺骨切开，沿旋前方肌向桡侧探查，或沿桡侧腕屈肌切开。从两个切口独立探查滑囊结构，清理脓性分泌物，充分冲洗，并置入引流管。

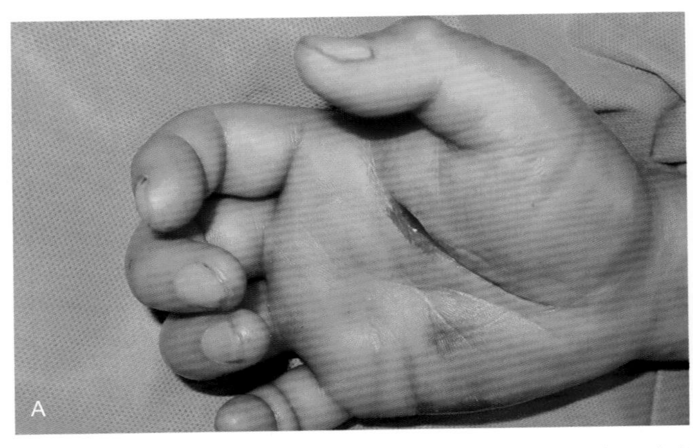

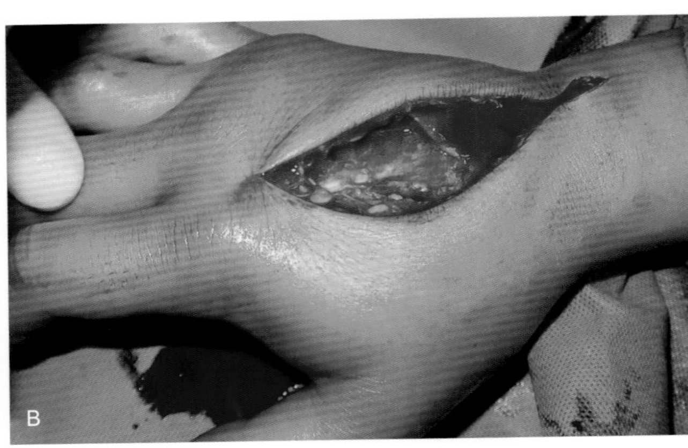

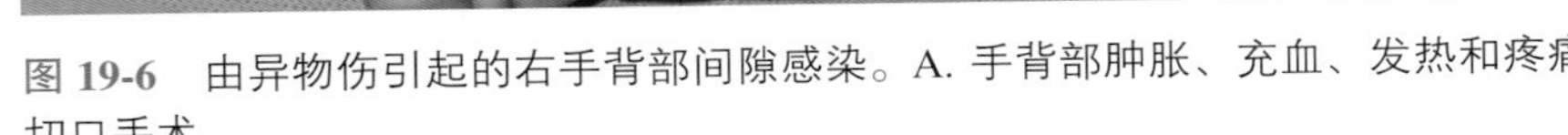
图 19-6　由异物伤引起的右手背部间隙感染。A. 手背部肿胀、充血、发热和疼痛，脓肿明显时可触及波动感；B. 手背部单切口手术。

如果术中发现组织坏死和肌腱粘连，可同时进行肌腱松解、坏死组织清创等。术后 48 小时感染症状明显控制后拔除引流管，进行康复锻炼。

五、手背部及掌深部间隙感染

如前所述，手部的间隙主要包括掌深部的鱼际肌间隙、掌中间隙、小鱼际肌间隙和位于腕部的前臂掌侧间隙[57]，以及手背部的手背皮下间隙、手背腱膜下间隙和指蹼间隙。手背部的几处潜在间隙位置较浅、范围广阔，主要是疏松结缔组织，感染容易蔓延。

（一）手背部间隙感染

【临床表现】 通常由于异物扎伤或其他部位感染扩散引起，表现为手背部的肿胀、充血、发热、疼痛，脓肿明显时可触及波动感（图 19-6A），不易与蜂窝织炎相鉴别。指蹼间隙位于掌指关节的浅横韧带附近，其掌侧皮肤厚韧，背侧皮肤组织松弛。感染通常来自手掌的深面，或者来自手指近端皮肤、皮下组织感染。一般背侧肿胀明显，触痛，患处手指外展。感染可以通过蚓状肌管蔓延至掌中间隙。

【手术治疗】

1. 手背部皮下间隙和腱膜下间隙感染　根据感染范围，选择手背部单切口或平行的双切口（图 19-6B）。单切口平行于第 2 掌骨，可以选择 2~3 cm 的小切口。若感染波及整个手背部区域，同时在第 4、5 掌骨间隙切开引流。钝性分离组织，保护深层的肌腱、血管。

2. 指蹼间隙感染　背侧切口取自两掌骨头之间的间隙，纵行切开。掌侧切口包括：弧形切口，自远端掌横纹向近端尺侧弧形切开；“Z”形切口，自远端掌横纹向近端“Z”形切开；横行切口，于肿胀明显处平行于远端掌横纹切开；纵行切口，类似背部纵行切口，于两掌骨头之间纵行切开。指蹼间隙感染往往在掌、背侧会同时出现病灶，一般需要同时切开掌、背侧进行清创和引流。手术时掌侧纵行切口可能组织显露欠佳，现较少使用。仔细分离韧带、腱膜等组织，显露哑铃状脓肿结构，进行充分清创，反复冲洗。放置引流或油纱布填塞、开放引流。术后用夹板固定，鼓励患者坚持手指活动。

（二）深部间隙感染

深部间隙感染通常来源于较深的刺伤及周围组织感染的扩散，也有小部分源于身体其他部位的感染。金黄色葡萄球菌、β- 溶血链球菌、大肠埃希菌等是常见的致病菌[34]。金黄色葡萄球菌阳性的比例高达 30%~80%[15, 58-60]，混合感染与革兰阴性菌感染的比例逐渐上升[61]。对于深部间隙的感染采用单纯抗生素保守治疗效果差，甚至会延误治疗，因此在明确诊断后，需要尽快手术，手术切口见图 19-7。

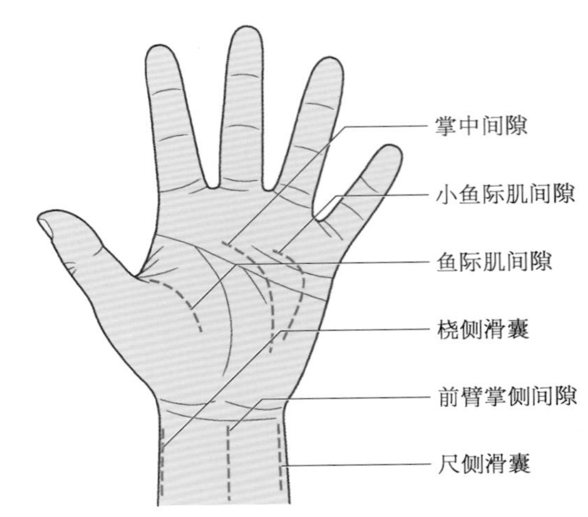

图 19-7　手深部间隙感染手术切口位置。

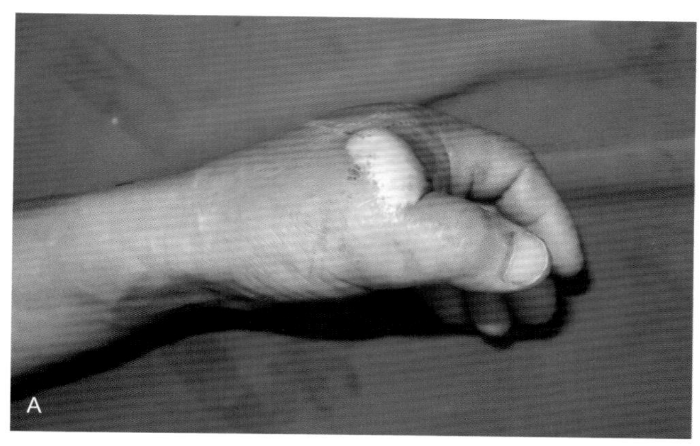

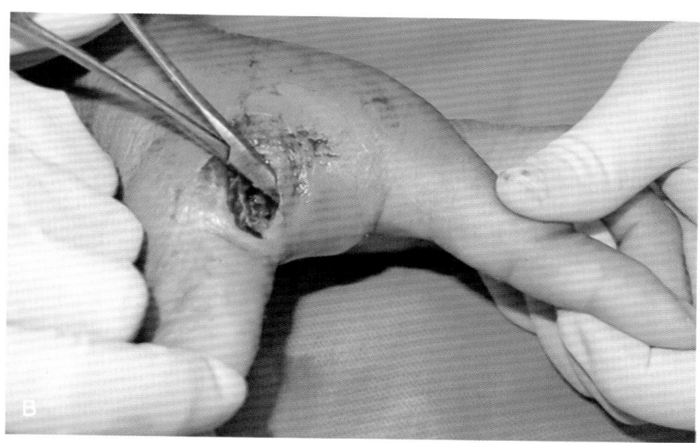

图 19-8　鱼际肌间隙感染。A. 大鱼际肌部位肿胀，凹陷消失或凸出，拇指处于极度外展位，指间关节屈曲，被动内收拇指会引发明显的疼痛，拇指附近指蹼间隙肿胀；B. 手术治疗的背侧切口位于指蹼部位，于第 1、2 掌骨头之间，为纵行或横行切口。

1. 掌中间隙感染

【临床表现】 掌中间隙感染表现为手掌中部凹陷区域消失，因为背侧组织疏松，常肿胀明显[62, 63]。手指呈屈曲强直形态，自小指至示指逐渐减轻，被动活动时有疼痛感。严重者还有邻近指蹼间隙的肿痛。

【手术治疗】 手术切口根据感染范围进行选择，掌侧的弧形切口自第 3 掌骨头远端掌横纹处起，向近端尺侧延伸，止于小鱼际。也可以选择掌侧的横行切口或联合切口。探查时注意保护指总神经、掌浅弓。以环指的指屈肌腱作为掌中间隙的标志，向深层钝性分离，显露感染脓肿灶。充分引流并冲洗病灶，清理坏死组织，放置引流管。对于背侧肿胀明显的患者，也可选用背侧切口。在第 3、4 掌骨之间或第 4、5 掌骨之间作纵行切口，向深层分离，可显露掌中间隙病灶。

2. 鱼际肌间隙感染

【临床表现】 鱼际肌间隙感染表现为大鱼际肌部位肿胀，凹陷消失或凸出。同时，为减轻间隙内压力，拇指处于极度外展位，指间关节屈曲。被动内收拇指会引发明显的疼痛。伴有拇指附近指蹼间隙的肿胀（图 19-8A）。

【手术治疗】 掌侧切口比较固定，可选择大鱼际肌尺侧缘作弧形切口，长 3~4 cm[6]。背侧切口位于指蹼部位，于第 1、2 掌骨头之间（图 19-8B），取纵行或横行切口。可联合使用或单独使用掌、背侧切口。钝性分离周围组织，注意保护正中神经返支、指神经、指固有动脉等重要结构。分离拇内收肌，显露感染灶。若感染范围较广，注意向拇内收肌远端分离，不要遗漏骨间肌背侧间隙。充分地切开引流，注意掌、背部充分引流。

3. 小鱼际肌间隙感染

【临床表现】 小鱼际肌间隙感染相较掌中间隙与鱼际肌间隙感染，具有很大的局限性，受累范围小。手掌部通常没有明显的肿胀或凸出，但小鱼际肌隆起处会有明显的疼痛。手背部一般也无肿胀。

【手术治疗】 手术采用掌侧切口，能够保证足够的病灶清理与引流。沿小鱼际肌桡侧缘纵行切开约 3 cm，钝性分离周围组织至小鱼际肌筋膜，显露肿胀的小鱼际肌间隙。充分切开、冲洗、引流。

4. 前臂掌侧间隙感染

【临床表现】 表现为前臂远端肿胀、疼痛，屈指时疼痛加重。前臂掌侧间隙在解剖结构上常作为桡、尺侧滑囊的交通，感染往往源自桡、尺侧滑囊，滑囊结构破裂，感染向近端蔓延。腕关节感染时关节囊受损破裂，也会引起前臂掌侧间隙感染。

【手术治疗】 选择前臂远端的纵行或弧形切口（图 19-9），自腕关节向近端延伸。钝性分离，保护屈肌腱及正中神经。切开病灶，进行充分的清洗、引流。深部间隙感染经切开、冲洗等手术处理后，

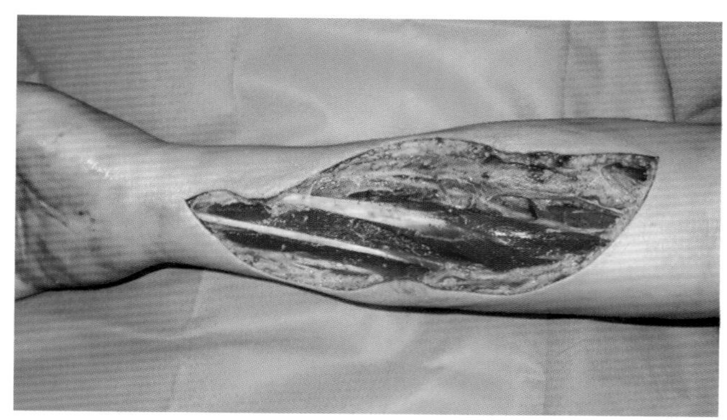

图 19-9　对于前臂掌侧间隙感染，选择前臂远端纵行及弧形切口的手术治疗。

保持伤口敞开引流，用油纱布或敷料填塞，或者用负压吸引敷料覆盖。必要时也可选择术后持续冲洗。若 48 小时后感染症状无明显改善，需进行再次清创手术。术后用夹板固定，可进行早期的手指主动活动和康复锻炼。及时更换伤口敷料，感染控制后进行二期手术闭合伤口。

术后需持续静脉应用抗生素治疗 2 周，感染控制后，可改为口服抗生素 4 周。术后可能出现瘢痕挛缩、关节僵硬等并发症，通过保守治疗及康复训练，往往能取得满意的治疗效果。

第三节　化脓性关节炎

化脓性关节炎通常由于携带病原菌的异物穿刺至关节囊内或邻近组织使感染播散引起。异物穿刺伤主要的致病菌为金黄色葡萄球菌和链球菌，免疫抑制患者可为多种病菌混合感染，未接种疫苗的婴幼儿存在流感嗜血杆菌感染的可能性[64]。甲沟炎、化脓性指头炎、化脓性腱鞘炎、滑囊感染等在未有效控制的情况下，均可能向附近的关节扩散，形成化脓性关节炎。也可能来源于体内其他感染部位的血源性传播。

【病理和诊断】 化脓性关节炎表现为受累关节的肿胀、疼痛、皮温升高，关节主动或被动活动困难或疼痛加重，轴向应力下疼痛明显。部分指间关节处于半屈曲位以扩大关节囊内容积，降低囊内压力。病原菌随血行播散可出现高热、寒战、乏力等全身症状。

受累关节内病原菌大量增殖，机体免疫系统被激活，炎症细胞聚集。病原菌分泌的细菌毒素，巨噬细胞、中性粒细胞在炎症状态下分泌的蛋白水解酶、金属蛋白酶等一系列酶类被活化，引起关节表面软骨不可逆性损伤[64]。关节内压力升高，进一步阻碍了关节液的灌注与回流，影响了软骨等结构的营养供应，最终导致软骨破坏、骨性结构受损、骨髓炎、窦道形成等（图 19-10）。

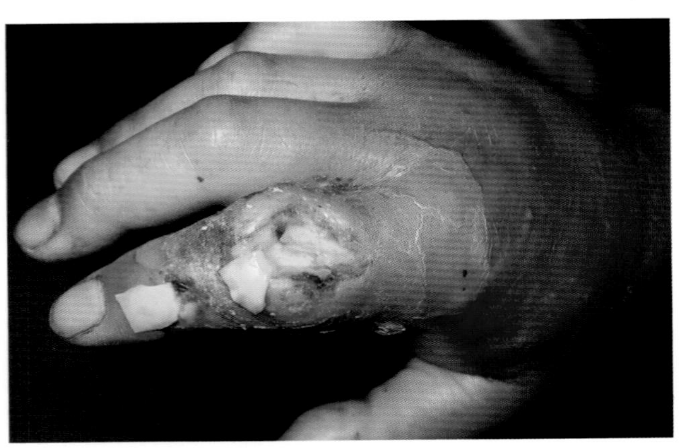

图 19-10　右示指近指间关节化脓性关节炎，皮肤窦道形成，关节软骨破坏，骨性结构受损，产生骨髓炎。

当发现关节周围出现肿胀、疼痛、活动困难，在排除类风湿关节炎、骨关节炎、痛风性关节炎等非感染性关节炎后，需考虑化脓性关节炎的可能。尽量在使用抗生素前，进行关节腔穿刺取液。在指间关节、掌指关节等小关节往往不易进行穿刺操作，在腕关节相对容易取样。将取得的关节液送微生物培养、细胞计数、关节液生化检查。全身性的炎症指标如白细胞计数、C 反应蛋白、血沉等对化脓性关节炎诊断的敏感性、特异性都不高[65]。关节液检查结果满足以下几点时，考虑有关节内化脓性感染的可能[66]：①关节液浑浊、不透明。②关节液微生物培养阳性。③白细胞计数显著升高（>50 000/mm^3）或中性粒细胞比例显著升高（>75%）。④关节液内葡萄糖浓度明显降低（<2.22 mmol/L）或低于快速血糖浓度。白细胞计数以 50 000/mm^3 作为诊断标准，在腕关节化脓性关节炎中的诊断敏感性为 47%~61%。如果以 17 500/mm^3 作为标准，其敏感性可以达到 83%，但是特异性会降到 67%[65, 67]。

【手术治疗】 金黄色葡萄球菌、厌氧菌、革兰阴性杆菌引起的感染，混合感染，骨髓炎等预后不良，一旦怀疑为化脓性关节炎，需尽快手术治疗。对手部关节感染的患者尽快手术处理的结果优于穿刺冲洗[68]。手术治疗方法如下。

1. 指间关节与拇指掌指关节感染　在受累关节侧方中线切开。分离软组织至侧副韧带、关节囊，注意保护掌侧的指神经血管及背侧的伸肌腱。沿侧副韧带走行方向纵行切开侧副韧带与关节囊，进入关节。清创、冲洗关节腔，用钝头探针探查关节面软骨受累情况，如果有骨髓炎需进一步清创。多次冲洗后，开放引流伤口，使用负压吸引（图 19-11）。用敷料包扎，用夹板固定。

对于远指间关节感染，可取关节背侧的“H”形切口或“Y”形切口，注意保护伸肌腱。此切口可以充分显露关节面，更易探查关节面情况及软骨损伤程度。

2. 掌指关节感染　在掌指关节背侧纵行切开，

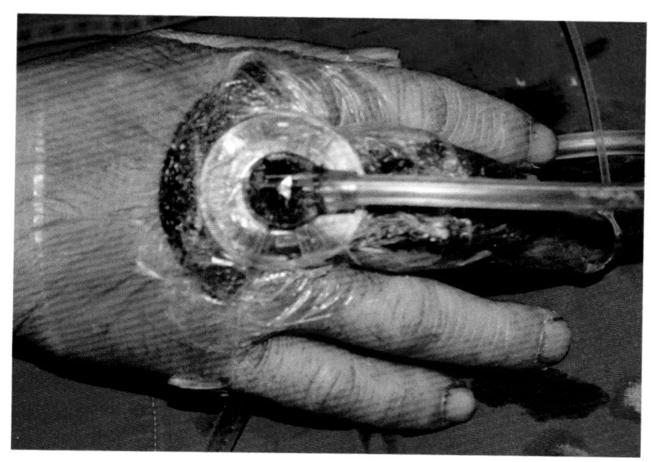

图 19-11　右中指指间关节化脓性关节炎，行伤口开放引流负压吸引术。

避免损伤伸指装置。钝性分离显露伸肌腱，并于矢状束近端纵行剖开，显露关节。充分冲洗关节腔，探查关节面受累情况，开放引流伤口。用敷料包扎，用夹板或石膏固定。

3. 腕掌关节感染　于手背部指伸肌腱旁纵行切开，牵开伸肌腱，显露关节囊。纵行剖开关节囊，充分清创、冲洗。

4. 腕关节感染　清创时要充分显露桡腕关节、腕中关节，必要时要显露腕骨间关节。

(1) 开放清创：一般选择在腕关节背部的 Lister 结节尺侧，第 3、4 伸肌间室之间纵行切开，向下分离，牵开伸肌腱，可显露腕关节囊。沿纤维方向纵行或“T”形打开关节囊，进入关节腔，取关节液送检。清理关节腔内增生的滑膜、坏死骨屑等，若滑膜严重增生，可取少量滑膜送病理检查。用过氧化氢溶液（双氧水）、生理盐水、聚维酮碘反复冲洗关节腔，屈伸活动腕关节，避免遗漏。仔细探查关节面受累情况，观察软骨有无软化、缺损。留置引流管，开放引流伤口。用敷料包扎，用夹板或石膏固定。

(2) 腕关节镜微创清理：由于腕关节镜手术创伤小、腕关节内操作空间大，随着腕关节镜技术的广泛应用，它已经逐渐成为一种常规的腕关节感染治疗手段。

通过腕关节牵引装置，固定前臂，将手指悬吊，牵开腕关节，可以获得足够的操作空间。关节镜入路如下：3/4 入路，腕背侧第 3、4 伸肌腱鞘之间，Lister 结节以远大约 1 cm 处为进针点；4/5 入路，指总伸肌腱的尺侧、小指固有伸肌腱的桡侧为进针点；6R 入路，位于尺侧腕伸肌腱桡侧、小指固有伸肌腱的尺侧；6U 入路，位于尺侧腕伸肌腱尺侧，尺侧腕屈肌腱的背侧，尺骨茎突的远侧；腕中关节入路（桡侧和尺侧），这两个入路分别位于 3/4 入路和 4/5 入路以远 1 cm 左右。

先通过 3/4 入路进入腕关节腔，观察关节状况，在关节镜辅助下，建立 4/5 通道、6R 通道或 6U 通道。其中 3/4 通道作为关节镜的观察通道和冲洗液输入通道，4/5 通道或 6R 通道作为器械置入、镜下操作的操作通道，而 6U 通道可插入注射器针头，作为液体的输出通道。尽可能全面、反复地冲洗关节腔内各个腔隙边缘，刨削切除增生的滑膜及坏死组织。放置引流管持续引流。若 24~48 小时后感染症状无明显缓解，需再次行开放清创手术。

【术后及并发症处理】 术后每日伤口换药，可用聚维酮碘冲洗，抬高患肢并开始进行早期的关节活动、康复锻炼。静脉使用敏感抗生素 10~14 天，感染症状减轻后改用口服抗生素继续治疗 4 周左右。感染控制良好后可二期缝合伤口。

化脓性关节炎治疗不及时、反复难以控制的感染等都会引起软骨大面积破坏、关节僵直、骨缺损，甚至发展为急、慢性骨髓炎，需要行关节融合术或截肢（指）术。关节内及周围感染控制后，关节畸形可以通过矫形重建或关节成形术治疗。

第四节　坏死性筋膜炎

坏死性筋膜炎是一种起病急，可能引发肢体障碍，甚至威胁生命的感染。发病范围局限于皮肤、皮下组织和筋膜层，四肢最易受累，感染沿筋膜表面迅速扩散。由于皮肤受累程度小于筋膜，不能仅仅依据皮肤的坏死范围评估疾病的发展。

【发病原因】 坏死性筋膜炎通常发生于静脉药物滥用、免疫功能抑制或糖尿病患者[69]（图 19-12A），此类患者也是预后差、致死率高的人群。诱因多为一些明显的创伤，如开放骨折、肢体挫伤、碾压伤、昆虫叮咬及污染异物扎伤等。最常见的致病菌是链球菌，肠杆菌属在坏死性筋膜炎中也很常见，严重的坏死性筋膜炎经常是多种病原菌的混合感染[70]。坏死性筋膜炎分为两种类型：Ⅰ类为非 A 组链球菌与厌氧菌或兼性厌氧菌的混合感染；Ⅱ类为 A 组链球菌单独感染，或者同时伴有葡萄球菌的感染。其中，Ⅰ类感染的比例最高。

【诊断依据】 发病初期症状局限，类似蜂窝织炎，皮肤可无明显异常，仅有局部的红肿、疼痛。病情进展迅速，皮肤张力逐渐升高，脓肿范围扩大，皮肤出现非凹陷性水肿（图 19-12A、B）。数天内，皮肤呈现透亮或血性的大疱样改变、瘀斑沉积（图 19-12A）。受累皮肤有捻发感，此时 X 线片可以发现皮下存在少量或多量气体。全身症状在发病早期亦不明显，可能仅有白细胞计数升高而无发热、寒战等[69]。氮质血症是链球菌毒素引起全身休克综合征最早期的征象，由于存在溶血性链球菌，可伴随筋膜大面积的出血、坏死。感染进一步发展，细菌毒素会达到更深的肌层，致局部微、小血管细菌性栓塞或血栓栓塞，引起肌肉坏死，并不断向肢体近端蔓延。大量细菌及毒素入血引发菌血症、败血症，导致弥散性血管内凝血（DIC），进展为中毒性休克。坏死肌肉释放大量的肌红素、钾离子等，会影响机体重要脏器如肝脏、肾脏、心脏等的功能，严重时导致多器官功能衰竭甚至死亡。需在早期明确诊断，必要时可于床旁活检，切取小部分皮肤筋膜送病理检查，坏死组织送微生物培养。

【手术治疗】 由于坏死性筋膜炎进展迅速，可以迅速发展至水电解质紊乱、休克等严重状况。治疗早期在应用抗生素的基础上，必须同时建立多条静脉通道，纠正水电解质紊乱，快速补液以维持血压，有条件时可以进行床旁血滤。休克、胸壁受累、严重败血症等情况下患者会出现呼吸困难，必要时可及时进行气管插管或呼吸机辅助呼吸。当病情稳定，休克等危急状况解除后，尽早进行外科手术处理。

坏死性筋膜炎患者的皮下组织、筋膜受累范围明显大于皮肤，因此明确软组织的损伤情况、扩大清创对预后具有重要意义。切开皮肤后，最典型的病变是筋膜纤维化坏死，同时伴有皮下脂肪液化及带有恶臭味的稀薄脓液。部分肌肉组织与筋膜分离，色暗、无活力，需彻底去除坏死组织（图 19-12C、D）。切口可尽量延长，同时避免损伤下方有活力的组织。若肢体完全受累或主要的神经、血管发生不可逆性损伤，需要及早进行截肢手术。

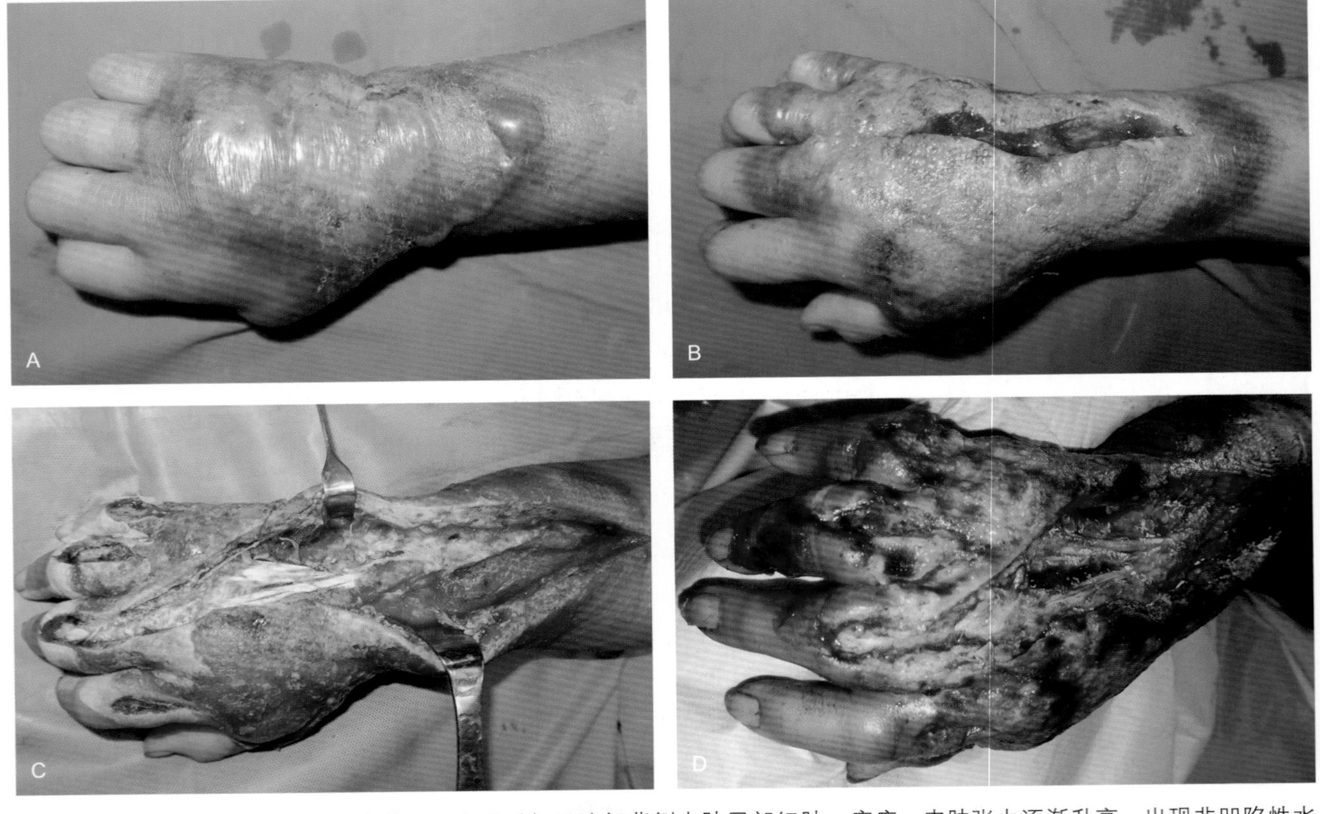

图 19-12　坏死性筋膜炎。A. 发病数天即出现手部及腕部背侧皮肤局部红肿、疼痛，皮肤张力逐渐升高，出现非凹陷性水肿，呈现透亮或血性的大疱样改变、瘀斑沉积；B. 病情进一步加重，给予切开引流；C. 术后见大面积皮肤及皮下软组织坏死；D. 再次手术治疗。

【术后处理】 术后开放引流伤口，用大量敷料包扎。抗生素治疗推荐使用万古霉素与克林霉素，前者对革兰阳性球菌具有极高的杀伤效应，后者能够减弱链球菌、葡萄球菌属细菌毒素的毒性[71]。术后给予持续抗生素治疗、补充营养、纠正水电解质紊乱并足量补液，避免术后出现休克征象[72]。24 小时后仔细观察伤口，如果伤口周围组织有再次肿胀、坏死的迹象，需及时再次进行清创手术。此后反复观察，对于严重的坏死性筋膜炎，往往需要多次清创手术才能完全控制感染，见到创面有健康的肉芽组织生成。后期可以通过皮肤移植、皮瓣转移等方法闭合创面。对于合并厌氧菌感染的病例，高压氧疗是一种很好的选择。

【预后】 坏死性筋膜炎患者的死亡率可以达到 33%[36]。影响预后最主要的因素是清创手术的时机与范围。高龄（>50 岁）、长期慢性疾病史、糖尿病、病变累及躯干等也是重要的危险因素[73]。

第五节　骨髓炎

【发病原因】 手部骨髓炎并不常见，是累及手部骨骼结构（掌骨、指骨）的感染，通常来自开放骨折端的直接污染或邻近组织感染的蔓延[25, 26, 57]。在儿童和部分成人可见血源性的手部骨髓炎。据报道的手部感染的病例中，仅有 6% 为骨髓炎。创伤引起的骨髓炎占 57%，术后发生的骨髓炎占 15%，血源性感染占 13%，周围组织感染播散占 9%，另有 6% 原因未明[25]。

金黄色葡萄球菌与链球菌是最常见的致病菌，非典型的致病菌有革兰阴性菌、厌氧菌、分枝杆菌和多种致病菌混合等。在一些免疫功能抑制患者也很常见[64]。开放性损伤破坏了机体的保护屏障，使病原菌更容易入侵至骨髓腔内。开放的创伤以混合性感染多见，而术后出现的骨髓炎或血源性骨髓炎，往往为单一致病菌所致。

【诊断依据】 手部骨髓炎多表现为局部皮肤红肿、皮温升高、疼痛，部分患者会有静息痛且活动后疼痛加重（图 19-13A）。一般没有明显的全身症状。在发病一段时间后，影像学检查能够发现骨质结构的异常，以骨溶解最常见（图 19-13B），此外还有骨质疏松、骨质硬化、骨膜反应和坏死骨块等不同的表现。实验室检查对骨髓炎的诊断价值不大，很多局部骨髓炎患者的白细胞计数和血沉正常，这些血液指标对监测骨髓炎术后的复发状况具有一定的临床意义。MRI、骨放射性核素扫描、CT 等的诊断价值优于 X 线平片。

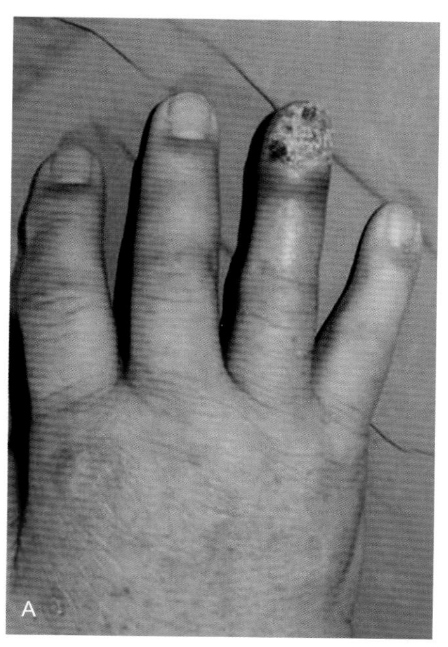

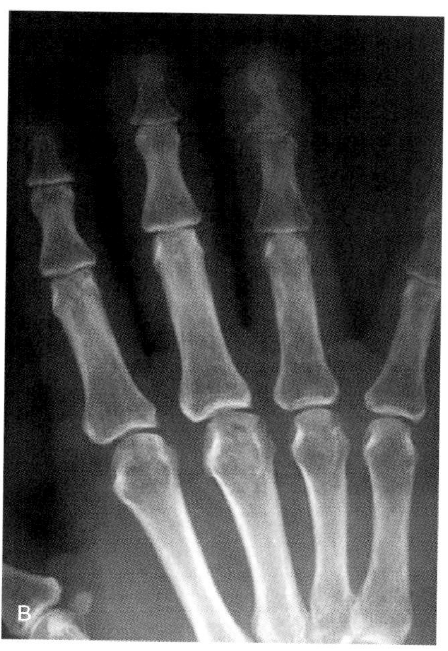

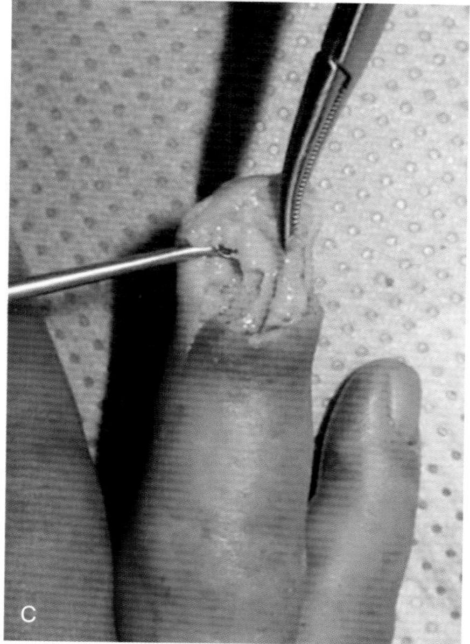

图 19-13　右环指骨髓炎。A. 术前外观；B. X 线片示远节指骨骨溶解；C. 术中见大量坏死组织。

【治疗方法】 对于骨髓炎应该选择抗生素与外科手术联合治疗的方法。克林霉素在死骨组织中的药物浓度能够达到其最低抑菌浓度，其余常用的抗生素在死骨组织中的药物浓度相对较低。有报道认为，尽管部分抗生素如利奈唑胺的组织内药物浓度较低，也可起到很好的杀菌效果[74]。慢性感染过程中，局部的炎性环境促使组织压力升高、局部微血管闭塞、氧供缺乏，导致局部骨组织坏死，而坏死骨组织内缺血、低药物浓度的微环境又为病原菌的增殖提供了有利条件。因此死骨形成后，仅通过药物治疗很难达到根治骨髓炎的目的[75]。在骨科内植物的感染中，治疗原则等同于骨髓炎。

如果影像学检查发现死骨形成，提示疾病病程已经较长，必须进行手术治疗。显露受累的骨干、关节部位，进行彻底的清创。首先清除外周感染、坏死的软组织，然后在骨皮质开窗，刮除髓腔内死骨，用大量含抗生素的生理盐水、聚维酮碘反复冲洗、浸泡至无肉眼可见的坏死软化组织（图 19-13C）。用含抗生素的骨水泥制成链状或间隔块状填充缺损部位，可以抑制感染的发展。留置引流管持续引流，必要时可用外固定架固定。感染控制后进行二期手术，通过自体髂骨移植或人工骨移植重建骨缺损[76]。

【术后处理】 术后紧密观察，若术后 72 小时仍有感染迹象，需再次进行清创手术。如果骨髓炎反复发作，或者感染控制后无法恢复手指功能，考虑截指。对于开放性骨折或损伤，通过及时清创和重建手术，能够显著降低骨髓炎的发生。术后静脉应用抗生素治疗 4~6 周，才能完全控制骨髓炎。术后早期进行功能锻炼，避免手指关节僵硬。

【预后】 骨髓炎容易导致肢体功能障碍和残疾。即使采用有效的手术治疗及抗生素，骨髓炎导致的截肢比例仍高达 39%，主要原因是治疗时机的延误[25]。由于长期活动受限，骨髓炎术后多伴有不同程度的手部畸形。有报道，术后采用瘢痕组织牵拉控制技术能使骨髓炎术后桡偏手畸形得到改善，而且并不影响骨的愈合[77]。

第六节 人畜咬伤

一、人咬伤

人咬伤的原因主要有拳击时被动损伤和直接咬伤。他人直接暴力咬伤可深达肌肉、骨骼，或有远指间关节或指骨的离断伤。不良的咬指甲等日常习惯也会不慎咬伤手指。拳击损伤在人咬伤中常见，紧握的拳头与对方牙齿的直接碰撞，牙齿穿透皮肤进入掌指关节。损伤主要分布于掌骨头周围，以第 3、4 掌骨头为主，可累及皮肤、皮下组织、伸肌腱、掌指关节囊和掌骨等。

【诊断依据】 发生创伤后，需仔细检查掌骨头周围皮肤、软组织有无挫伤。在掌指关节屈曲位更易显露损伤部位，便于发现损伤的掌指关节或开放骨折的位置；在关节伸直位检查时肌腱回缩，伤口易被掩盖[78]（图 19-14A）。X 线检查能够发现掌骨头骨折、掌指关节脱位、异物残留及骨髓炎等。人咬伤后发生感染与人体口腔内的寄生菌有关。A 组链球菌、金黄色葡萄球菌、侵袭性埃肯菌等是常见的病原菌。厌氧菌的比例也很高，拟杆菌属厌氧菌

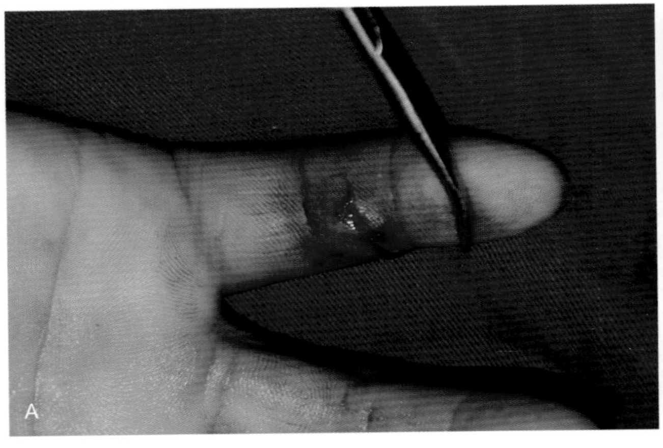

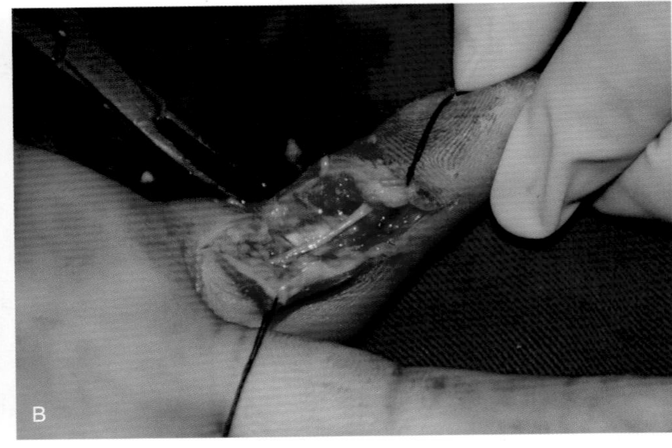

图 19-14 右小指人咬伤。A. 术前受伤位置；B. 术中探查损伤情况。

的比例高达 41%，且多为混合感染[79]。

【治疗方法】 治疗需根据损伤情况而定，部分患者因忽视早期伤口而贻误治疗，导致病情进一步加重（图 19-14B）。人咬伤早期，损伤轻微且未伤及关节囊和伸指装置，即使没有感染征象，也建议清创和联合应用抗生素治疗，通过急诊清创和口服抗生素能达到很好的治疗效果[80]。

当存在其他附属结构损伤或已出现感染时，需进行彻底的开放清创，清理坏死组织，去除游离骨块，切开关节囊进行探查，明确掌骨头及掌指关节状况。充分冲洗，敞开引流伤口，对损伤的肌腱建议二期手术修复。术后 12~24 小时更换敷料，若 48 小时后感染仍未有效控制，需再次进行清创手术。术后静脉应用抗生素治疗 2 周左右，以避免骨髓炎的发生。

二、动物咬伤

随着宠物饲养的大幅度增长，动物咬伤患者日益增多。引起咬伤的动物多见于犬、猫、啮齿类动物，损伤部位以手部居多[81]。动物咬伤患者中，犬咬伤的比例高达 80%，但仅有 2% 需要住院治疗，真正感染的比例不高。猫咬伤的患者中，有约 50% 发展为伤口感染并且有 37% 的患者需要住院治疗[82-84]。这与狗牙齿圆钝，易引起撕裂伤，而猫牙齿尖锐，易引起深部病原体繁殖有关。动物咬伤后感染的致病菌与动物口腔寄生菌有关，多杀巴斯德杆菌、葡萄球菌、链球菌、厌氧菌是常见病原菌[85]。其中，多杀巴斯德杆菌感染最典型，起病急速，数小时内可达高峰，出现大面积的蜂窝织炎。

【治疗方法】 需要根据动物情况，选择破伤风免疫球蛋白和狂犬病疫苗接种。用生理盐水、聚维酮碘冲洗伤口，观察伤口深度与面积。对于小的伤口可单纯消毒包扎。对于较大的伤口，进行软组织清创、冲洗，清除坏死组织，建议伤口敞开引流，用负压敷料覆盖，待二期感染控制或排除感染后再闭合伤口。猫类动物咬伤皮肤的层次可能更深，皮肤伤口可能较小，不能根据皮肤损伤大小而低估深层组织的受累情况[82]。清创过程中，需沿伤口方向向深层次探查，以明确有无组织的变性。术后口服抗生素治疗 1~2 周，在病原菌培养结果确定前，使用抗生素的抗菌谱需覆盖革兰阳性菌、革兰阴性菌和厌氧菌等。

第七节　其他特殊类型感染

多种病原菌感染后会引发手部症状及功能障碍。

一、分枝杆菌感染

海洋分枝杆菌是最常见的致病菌，其感染与手部伤口接触被污染的水源、游泳池、渔场或被鱼类咬伤、鱼鳍扎伤等有关[86]。感染部位可为皮肤、皮下组织及更深层次的肌腱、滑囊和骨关节等。腱鞘是深部组织最易受累的部位。其临床表现需与类风湿关节炎等鉴别。浅表皮肤的分枝杆菌感染有自限性，深层组织的感染需要进行有效的清创手术和长期的抗生素治疗。二甲胺四环素、乙胺丁醇、利福平都是可以选择的抗生素[34]。

二、真菌感染

真菌感染并不多见，在一些免疫功能受限、糖尿病、静脉药物滥用的人群中比例较高，同时在严重损伤的患者，如玉米收割机械损伤等，真菌培养的阳性率会升高。曲霉菌、假丝酵母菌、毛霉菌等致病真菌都可见到[87]。皮肤真菌感染的主要表现为受累区域光滑、肤色改变、瘙痒，一般采用口服或局部应用咪康唑、氟康唑等抗真菌药物治疗。

皮下组织真菌感染相对少见，也容易被忽视，常见的致病真菌为申克孢子丝菌，通过患者接触玫瑰、仙人掌、苔藓等传播。真菌会导致相应部位皮肤溃疡、皮下结节形成。一般系统的抗真菌治疗即可治愈。

深部真菌感染多由异物穿刺损伤引起，也可血源播散引起，常会累及肌腱、骨关节等。治疗时需要清创手术与系统性抗真菌治疗同时进行。对于严重损伤的真菌感染，需要多次清创手术才能彻底清除病灶[87, 88]。

三、疱疹性指头炎

疱疹性指头炎为手指末端的病毒性感染，病原为单纯疱疹病毒（HSV）。易感人群为低于 10 岁的幼童（HSV-1）和年龄介于 20~30 岁的青年（HSV-1 或 HSV-2）[89]。一般患者在接触病毒后 2 天开始出现局部疼痛、肿胀、水疱形成，约 14 天达到成熟期，此后水疱破溃形成溃疡，经 1 周左右局部皮肤愈合。起病 2 周以内病毒具有传染性，皮肤破溃期间，若不注意保护，容易产生其他细菌、真菌的混合感染[90]。

根据疾病的自然病史，疱疹性指头炎是一种自限性疾病，一般病程为 3 周左右。因此通常不需要特殊治疗，对于频繁复发的患者，可以使用阿昔洛韦、泛昔洛韦。若合并细菌感染，需进行清创手术，清除病灶，术后联合应用抗生素与抗病毒药物。

参考文献

[1] Jebson PJ. Infections of the fingertip. Paronychias and felons. Hand Clin, 1998, 14: 547-555.

[2] Houshian S, Seyedipour S, Wedderkopp N. Epidemiology of bacterial hand infections. Int J Infect Dis, 2006, 10: 315-319.

[3] Pang HN, Teoh LC, Yam AK, et al. Factors affecting the prognosis of pyogenic flexor tenosynovitis. J Bone Joint Surg Am, 2007, 89: 1742-1748.

[4] Ong YS, Levin LS. Hand infections. Plast Reconstr Surg, 2009, 124: 225e-233e.

[5] DiFelice A Jr, Seiler JG 3rd, Whitesides TE Jr. The compartments of the hand: an anatomic study. J Hand Surg Am, 1998, 23: 682-686.

[6] Jebson PJ. Deep subfascial space infections. Hand Clin, 1998, 14: 557-566.

[7] Sharma KS, Rao K, Hobson MI. Space of Parona infections: experience in management and outcomes in a regional hand centre. J Plast Reconstr Aesthet Surg, 2013, 66: 968-972.

[8] Kanavel AB. Infections of the hand. 4th ed. Philadelphia: Lea & Febiger, 1921.

[9] Scheldrup EW. Tendon sheath patterns in the hand: an anatomical study based on 367 hand dissections. Surg Gynecol Obstet, 1951, 93: 16-22.

[10] Doyle JR. Anatomy of the finger flexor tendon sheath and pulley system. J Hand Surg Am, 1988, 13: 473-484.

[11] Fussey JM, Chin KF, Gogi N, et al. An anatomic study of flexor tendon sheaths: a cadaveric study. J Hand Surg Eur, 2009, 34: 762-765.

[12] Resnick. D. Roentgenographic anatomy of the tendon sheaths of the hand and wrist: tenography. Am J Roentgenol Radium Ther Nucl Med, 1975, 124: 44-51.

[13] Aguiar RO, Gasparetto EL, Escuissato DL, et al. Radial and ulnar bursae of the wrist: cadaveric investigation of regional anatomy with ultrasonographic-guided tenography and MR imaging. Skeletal Radiol, 2006, 35: 828-832.

[14] Allison DC, Miller T, Holtom P, et al. Microbiology of upper extremity soft tissue abscesses in injecting drug abusers. Clin Orthop Relat Res, 2007, 461: 9-13.

[15] Rigopoulos N, Dailiana ZH, Varitimidis S, et al. Closed-space hand infections: diagnostic and treatment considerations. Orthop Rev (Pavia), 2012, 4: e19.

[16] Zetola N, Francis JS, Nuermberger EL, et al. Community-acquired meticillin-resistant Staphylococcus aureus: an emerging threat. Lancet Infect Dis, 2005, 5: 275-286.

[17] Fowler JR, Ilyas AM. Epidemiology of adult acute hand infections at an urban medical center. J Hand Surg Am, 2013, 38: 1189-1193.

[18] Fowler JR, Ilyas AM. Kimbrough, M.J. Dabezies. Hand infections in patients with diabetes mellitus. Orthopedics, 2001, 24: 1057-1060.

[19] Dailiana ZH, Rigopoulos N, Varitimidis S, et al. Purulent flexor tenosynovitis: factors influencing the functional outcome. J Hand Surg Eur, 2008, 33: 280-285.

[20] LeBlanc DM, Reece EM, Horton JB, et al. Increasing incidence of methicillin-resistant Staphylococcus aureus in hand infections: a 3-year county hospital experience. Plast Reconstr Surg, 2007, 119: 935-940.

[21] O'Malley M, Fowler J, Ilyas AM. Community-acquired methicillin-resistant Staphylococcus aureus infections of the hand: prevalence and timeliness of treatment. J Hand Surg Am, 2009, 34: 504-508.

[22] Wilson PC, Rinker B. The incidence of methicillin-resistant staphylococcus aureus in community-acquired hand infections. Ann Plast Surg, 2009, 62: 513-516.

[23] Shapiro DB. Postoperative infection in hand surgery. Cause, prevention, and treatment. Hand Clin, 1998, 14: 669-681.

[24] Levy CS. Treating infections of the hand: identifying the organism and choosing the antibiotic. Instr Course Lect, 1990, 39: 533-537.

[25] Reilly KE, Linz JC, Stern PJ, et al. Osteomyelitis of the tubular bones of the hand. J Hand Surg Am, 1997, 22: 644-649.

[26] Barbieri RA, Freeland AE. Freeland. Osteomyelitis of the hand. Hand Clin, 1998, 14: 589-603.

[27] Love C, Palestro CJ. Radionuclide imaging of inflammation and infection in the acute care setting. Semin Nucl Med, 2013, 43: 102-113.

[28] Palestro CJ, Love C, Tronco GG, et al. Combined labeled leukocyte and technetium 99m sulfur colloid bone marrow imaging for diagnosing musculoskeletal infection. Radiographics, 2006, 26: 859-870.

[29] Cardinal E, Bureau NJ, Aubin B, et al. Role of ultrasound in musculoskeletal infections. Radiol Clin North Am, 2001, 39: 191-201.

[30] Turecki MB, Taljanovic MS, Stubbs AY, et al. Imaging of musculoskeletal soft tissue infections. Skeletal Radiol, 2010, 39: 957-971.

[31] Yu JS, Habib P. MR imaging of urgent inflammatory and infectious conditions affecting the soft tissues of the musculoskeletal system. Emerg Radiol, 2009, 16: 267-276.

[32] Patel DB, Emmanuel NB, Stevanovic MV, et al. Hand infections: anatomy, types and spread of infection, imaging findings, and treatment options. Radiographics, 2014, 34: 1968-1986.

[33] Spiegel JD, Szabo RM. A protocol for the treatment of severe infections of the hand. J Hand Surg Am, 1988, 13: 254-259.

[34] Hausman MR, Lisser SP. Hand infections. Orthop Clin North Am, 1992, 23: 171-185.

[35] Stengel D, Bauwens K, Sehouli J, et al. Systematic review and meta-analysis of antibiotic therapy for bone and joint infections. Lancet Infect Dis, 2001, 1: 175-188.

[36] Franko OI, Abrams RA. Hand infections. Orthop Clin North Am, 2013, 44: 625-634.

[37] Phelps JR, Fagan R, Pirela-Cruz MA. A case study of negative pressure wound therapy to manage acute necrotizing fasciitis. Ostomy Wound Manage, 2006, 52: 54-59.

[38] Pirela-Cruz MA, Machen MS, Esquivel D. Management of large soft-tissue wounds with negative pressure therapy-lessons learned from the war zone. J Hand Ther, 2008, 21: 196-202.

[39] Rockwell PG. Acute and chronic paronychia. Am Fam Physician,

2001, 63: 1113-1116.
[40] Wollina U. Acute paronychia: comparative treatment with topical antibiotic alone or in combination with corticosteroid. J Eur Acad Dermatol Venereol, 2001, 15: 82-84.
[41] Ritting AW, O'Malley MP, Rodner CM. Acute paronychia. J Hand Surg Am, 2012, 37: 1068-1070.
[42] Ogunlusi JD, Oginni LM, Ogunlusi OO. DAREJD simple technique of draining acute paronychia. Tech Hand Up Extrem Surg, 2005, 9: 120-121.
[43] Canales FL, Newmeyer WL 3rd, Kilgore ES Jr. The treatment of felons and paronychias. Hand Clin, 1989, 5: 515-523.
[44] Pabari A, Iyer S, Khoo CT. Swiss roll technique for treatment of paronychia. Tech Hand Up Extrem Surg, 2011, 15: 75-77.
[45] Ferreira Vieira d'Almeida L, Papaiordanou F, Araújo Machado E, et al. Chronic paronychia treatment: square flap technique. J Am Acad Dermatol, 2016, 75: 398-403.
[46] Pierrart J, Delgrande D, Mamane W, et al. Acute felon and paronychia: antibiotics not necessary after surgical treatment. Prospective study of 46 patients. Hand Surg Rehabil, 2016, 35: 40-43.
[47] Kanavel. AB. Infections of the hand. 7th ed. Philadelphia: Lea & Febiger, 1943.
[48] Henry M. Septic flexor tenosynovitis. J Hand Surg Am, 2011, 36: 322-323.
[49] Marsh CA, Watkins JP, Schneider RK. Schneider. Intrathecal deep digital flexor tenectomy for treatment of septic tendonitis/ tenosynovitis in four horses. Vet Surg, 2011, 40: 284-290.
[50] Gutowski KA, Ochoa O, Adams WP Jr. Closed-catheter irrigation is as effective as open drainage for treatment of pyogenic flexor tenosynovitis. Ann Plast Surg, 2002, 49: 350-354.
[51] Leppänen OV, Jokihaara J, Kaivorinne A, et al. Protocol for an investigator-blinded, randomised, 3-month, parallel-group study to compare the efficacy of intraoperative tendon sheath irrigation only with both intraoperative and postoperative irrigation in the treatment of purulent flexor tenosynovitis. BMJ Open, 2015, 5: e008824.
[52] Bauman JT, Millon SJ, Tanner SL. The outpatient treatment of pyogenic flexor tenosynovitis. J Surg Orthop Adv, 2005, 14: 92-95.
[53] Hohendorff B, Sauer H, Biber F, et al. Treatment of digital pyogenic flexor tenosynovitis: single open debridement, irrigation, and primary wound closure followed by antibiotic therapy. Arch Orthop Trauma Surg, 2017, 137: 141-145.
[54] Wang H, Xia F, Xing DM, et al. Effects of vacuum sealing drainage technique in acute and chronic suppurative tenosynovitis of hand. Zhonghua Wai Ke Za Zhi, 2017, 55: 384-388.
[55] Draeger RW, Singh B, Bynum DK, et al. Corticosteroids as an adjunct to antibiotics and surgical drainage for the treatment of pyogenic flexor tenosynovitis. J Bone Joint Surg Am, 2010, 92: 2653-2662.
[56] Lee DH, Draeger RW. Corticosteroids as an adjunct to antibiotics and surgical drainage for the treatment of pyogenic flexor tenosynovitis. J Bone Joint Surg Am, 2010, 92: e30.
[57] McDonald LS, Bavaro MF, Hofmeister EP, et al. Hand infections. J Hand Surg Am, 2011, 36: 1403-1412.
[58] Spann M, Talmor M, Nolan WB. Hand infections: basic principles and management. Surg Infect (Larchmt), 2004, 5: 210-220.
[59] Chong AK, Puhaindran ME, Lim AY, et al. Common bacterial infections of the hand. Singapore Med J, 2006, 47: 340-344.
[60] Dailiana ZH, Rigopoulos N, Varitimidis SE, et al. Clinical and epidemiological features of upper-extremity infections caused by Staphylococcus aureus carrying the PVL gene: a four-year study in Greece. Med Sci Monit, 2008, 14: CR511-CR514.
[61] Weinzweig N, Gonzalez M. Surgical infections of the hand and upper extremity: a county hospital experience. Ann Plast Surg, 2002, 49: 621-627.
[62] 金霖峰，高强，牛晓健．海洋分枝杆菌致手掌中间隙感染一例．中华手外科杂志，2015, 31: 91.
[63] Abrams RA, Botte MJ. Hand infections: treatment recommendations for specific types. J Am Acad Orthop Surg, 1996, 4: 219-230.
[64] Freeland AE, Senter BS. Septic arthritis and osteomyelitis. Hand Clin, 1989, 5: 533-552.
[65] Li SF, Cassidy C, Chang C, et al. Diagnostic utility of laboratory tests in septic arthritis. Emerg Med J, 2007, 24: 75-77.
[66] Margaretten ME, Kohlwes J, Moore D, et al. Does this adult patient have septic arthritis? JAMA, 2007, 297: 1478-1488.
[67] Coutlakis PJ, Roberts WN, Wise CM. Another look at synovial fluid leukocytosis and infection. J Clin Rheumatol, 2002, 8: 67-71.
[68] Rashkoff ES, Burkhalter WE, Mann RJ. Septic arthritis of the wrist. J Bone Joint Surg Am, 1983, 65: 824-828.
[69] Schecter W, Meyer A, Schecter G, et al. Necrotizing fasciitis of the upper extremity. J Hand Surg Am, 1982, 7: 15-20.
[70] Wilkerson R, Paull W, Coville FV. Necrotizing fasciitis: review of the literature and case report. Clin Orthop Relat Res, 1987, 216: 187-192.
[71] Hitchcock TF, Amadio PC. Fungal infections. Hand Clin, 1989, 5: 599-611.
[72] Stevens DL, Bisno AL, Chambers HF, et al. Practice guidelines for the diagnosis and management of skin and soft-tissue infections. Clin Infect Dis, 2005, 41: 1373-1406.
[73] 洪广亮，卢中秋，卢才教．弧菌坏死性筋膜炎患者的临床特点及预后分析．中华创伤杂志，2012, 28: 889-893.
[74] Pasticci MB, Altissimi M, Azzará A, et al. Treatment of post-traumatic hand staphylococcus aureus osteomyelitis with oral linezolid. J Chemother, 2006, 18: 425-429.
[75] Honda H, McDonald JR. Current recommendations in the management of osteomyelitis of the hand and wrist. J Hand Surg Am, 2009, 34: 1135-1136.
[76] 黄凯，张春．Ⅰ期病灶骨段切除联合髂骨植骨治疗慢性掌骨骨髓炎．中华手外科杂志，2016, 32: 200-201.
[77] Zhang X, Duan L, Li Z, et al. Callus distraction for the treatment of acquired radial club-hand deformity after osteomyelitis. J Bone Joint Surg Br, 2007, 89: 1515-1518.
[78] Chuinard RG, D'Ambrosia RD. Human bite infections of the hand. J Bone Joint Surg Am, 1977, 59: 416-418.
[79] Goldstein EJ, Citron DM, Wield B, et al. Finegold, bacteriology of human and animal bite wounds. J Clin Microbiol, 1978, 8: 667-672.
[80] Zubowicz VN, Gravier M. Management of early human bites of the hand: a prospective randomized study. Plast Reconstr Surg, 1991, 88: 111-114.
[81] Jaffe AC. Animal bites. Pediatr Clin North Am, 1983, 30: 405-413.
[82] Benson LS, Edwards SL, Schiff AP, et al. Dog and cat bites to the hand: treatment and cost assessment. J Hand Surg Am, 2006, 31: 468-473.
[83] 段海真，任达福，潘勇，等．特殊咬伤 1176 例流行病学分析．中华急诊医学杂志，2018, 27: 220-222.
[84] Griego RD, Rosen T, Orengo IF, et al. Dog, cat, and human bites: a review. J Am Acad Dermatol, 1995, 33: 1019-1029.
[85] Aghababian RV, Conte JE Jr. Mammalian bite wounds. Ann Emerg Med. 1980, 9: 79-83.
[86] Hurst LC, Amadio PC, Badalamente MA, et al. Mycobacterial marinum infections of the hand. J Hand Surg Am, 1987, 12: 428-435.
[87] Obradović-Tomasev M, Jovanović M, Vucković N, et al. Fungal infections in corn picker hand injury. Srp Arh Celok Lek, 2016, 144: 52-55.
[88] Amadio PC. Fungal infections of the hand. Hand Clin, 1998, 14: 605-612.
[89] Gill MJ, Arlette J, Buchan KA. Herpes simplex virus infection of the hand. J Am Acad Dermatol, 1990, 22: 111-116.
[90] Fowler JR. Viral infections. Hand Clin, 1989, 5: 613-627.

第 20 章
手和前臂骨筋膜室综合征与挤压综合征

朱　磊　崔宜栋

手和前臂的肌肉根据功能由坚韧、弹性较小的筋膜隔分隔包绕，与骨、骨间膜和深筋膜一起形成相对密闭的多个骨筋膜室。在骨筋膜室内，各种原因导致的间室压力增高，超过正常生理水平时，压迫肌肉、神经等组织，造成组织缺血、缺氧而产生的一系列症状和体征，就是骨筋膜室综合征。骨筋膜室综合征是四肢损伤的一种严重并发症，病情发展迅速，若不及时诊治，可能产生严重的肢体挛缩、感觉运动功能障碍、残疾，甚至发展为挤压综合征、肾功能衰竭而危及生命。

骨筋膜室综合征常见的发病部位为小腿、前臂、手、上臂、大腿等部位。在车祸或建筑物倒塌引起的创伤中多见，间室受外界压迫或间室内容物体积增大引起压力升高，从而诱发组织缺血、坏死[1, 2]，不断增高的组织间压力造成肌肉、神经不可逆损伤，最终导致肌肉挛缩、纤维化等表现。在前臂的骨筋膜室综合征如果发生屈肌群坏死挛缩，手指屈曲不能伸直，称为 Volkmann 挛缩。挤压综合征也是一种急性骨筋膜室综合征，其病理改变除上述外，还有横纹肌溶解、肌红蛋白尿和急性肾功能衰竭等。

第一节　手和前臂骨筋膜室综合征

【相关解剖】 在四肢，致密纤维结缔组织构成的筋膜包绕相邻肌肉，并连接于骨与皮肤之间，形成数个相对封闭的间隔，每个间隔内的组织容积相对固定。正常情况下，骨筋膜室内压力在 4 ± 4 mmHg。除传统解剖意义上的骨筋膜室以外，还有亚间室结构，如前臂掌侧的旋前方肌、指深屈肌、前臂背侧的尺侧腕伸肌形成的亚间室结构，这些结构内压力升高也会压迫肌肉。手术松解时，要注意探查、减压。

1. 前臂骨筋膜室　前臂是上肢骨筋膜室综合征最易发生的部位。前臂骨筋膜室通常分为 3 个间隔室结构：前臂掌侧筋膜室、前臂背侧筋膜室以及前臂桡侧筋膜室包含肱桡肌、桡侧腕长短伸肌（图 20-1）。掌、背侧筋膜室之间以尺骨、桡骨、骨间膜为界，桡侧筋膜室位于前臂背外侧，以前臂筋膜延伸的结缔组织间隔与掌、背侧筋膜室分隔，但这些分隔间常相互交通，并非完全分离。

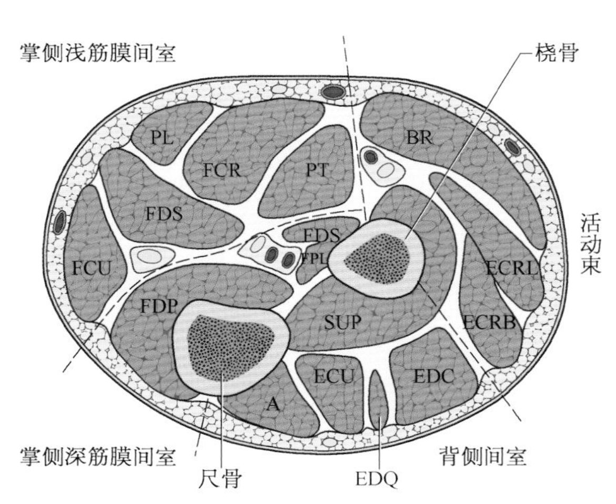

图 20-1　前臂 3 个骨筋膜室解剖示意图。PL：掌长肌；FCR：桡侧腕屈肌；PT：旋前圆肌；FDS：指浅屈肌；FCU：尺侧腕屈肌；FDP：指深屈肌；FPL：拇长展肌；BR：肱挠肌；ECRL：桡侧腕长伸肌；ECRB：桡侧腕短伸肌；SUP：旋后肌；ECU：尺侧腕伸肌；EDC：指总伸肌；EDQ：小指固有伸肌。

（1）前臂掌侧筋膜室：包括前臂屈肌群，分为浅、深层两部分。浅层包括指浅屈肌、旋前圆肌、掌长肌、桡侧腕屈肌、尺侧腕屈肌，深层包括指深屈肌、拇长屈肌、旋前方肌。穿行于前臂掌侧筋膜室内的神经包括正中神经、尺神经和骨间前神经。旋前方肌位于掌侧间室的最内侧，有研究认为旋前方肌可以单独划分为一个筋膜室结构[3-5]。由于受一些肌肉表面外膜或筋膜的限制，可以将诸如指深屈肌等作为一种亚间室结构来处理。肱二头肌腱膜向远端、内侧扇形延伸为旋前圆肌筋膜并包绕肘关节，成为肘关节周围组织内压力升高的重要来源，在进行前臂掌侧筋膜室筋膜切开手术时，需一并切开减压。同样，前臂远端亦应同时切开腕管结构以获得充分减压，否则压力升高可能损害正中神经。

（2）前臂背侧筋膜室：包括前臂伸肌群，亦分为浅层、深层两部分。浅层包括指总伸肌、小指伸肌、尺侧腕伸肌，深层包括拇长展肌、拇长伸肌、拇短伸肌、示指固有伸肌及旋后肌。有研究认为，肘肌可作为一个独立的筋膜间室存在，而尺侧腕伸肌、拇长伸肌亦可被认为是独立的间室。上述肌群的神经支配均来自骨间后神经。

（3）前臂桡侧筋膜室：位于前臂后外侧，起自肱骨外侧的肱桡肌、桡侧腕短伸肌和桡侧腕长伸肌起点，并向远端延伸至腕关节。该间室内的肌肉受桡神经支配，桡神经浅支在间室内向远端走行。

2. 手骨筋膜室 手部筋膜室常分为 6 个主要部分：大鱼际间室、小鱼际间室、内收肌间室、骨间肌间室、腕管及手指部间室（图 20-2）。

（1）大鱼际间室：由大鱼际筋膜包裹，内含拇短屈肌、拇短展肌和拇对掌肌[6]。其神经支配来自正中神经返支及尺神经分支。DiFelice 等研究发现在 52% 的尸体标本中，鱼际隆起部位可分为 2 个独立的筋膜间室[7]。

（2）小鱼际间室：由小鱼际筋膜包裹，内含小指展肌、小指短屈肌和小指对掌肌，支配它们的运动神经来自尺神经。与大鱼际间室相似，虽然我们将小鱼际间室描述为单一的间室，而事实上，解剖学研究发现 76% 标本的小鱼际隆起部位存在 2 个间室结构[7]。

（3）内收肌间室：位于骨间肌掌侧与手桡侧的蚓状肌之间，起自第 3 掌骨，向第 1 掌骨走行，在拇长屈肌与大鱼际肌群的背侧，主要包括拇内收肌。后者的掌侧、背侧由筋膜覆盖，并受尺神经支配。解剖学传统认为内收肌间室与骨间肌间室为不同的单独间室，这在 71% 的标本中得到了证实；在 29% 的标本中，内收肌间室与骨间肌间室相通[7]。

（4）骨间肌间室：Halpern 与 Mochizuki 认为每块骨间肌均可被视为一个骨筋膜间室，从而可将骨间肌间室细分为 3 个掌侧骨间肌间室和 4 个背侧骨间肌间室，第 1、2 背侧骨间肌间室位于第 2 掌骨两侧，第 3、4 背侧骨间肌间室位于第 4 掌骨两侧。骨间肌的神经支配均来自尺神经[8, 9]。但是随后的一些研究显示，每个骨间间隙内间室的数量并不是恒定的，有很多变异，通常每个间隙存在 2 个或更多的间室。

（5）腕管：腕管的边界为掌侧的腕横韧带，桡侧的大多角骨、舟骨，尺侧的豌豆骨、钩骨，而底面则由掌侧桡腕韧带的外侧面构成。深、浅屈肌腱，拇长屈肌，正中神经皆在腕管内向远端走行。蚓状肌通常位于腕管的远外侧，但在掌中部蚓状肌与腕管相延续。第 1、2 蚓状肌受正中神经支配，第 3、4 蚓状肌受尺神经支配。腕部损伤或桡骨远端骨折等引起的腕管内组织肿胀、压力升高，可能导致急性腕管综合征及神经功能受损。

（6）手指部间室：虽然目前的研究并不将手指

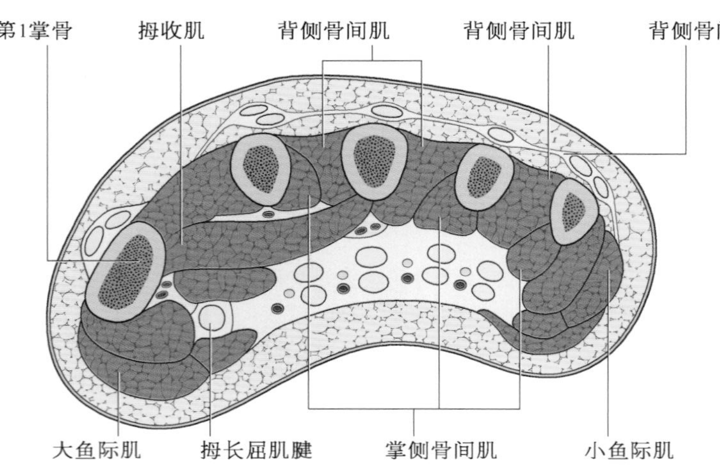

图 20-2 手掌骨筋膜室和肌肉分布解剖示意图。

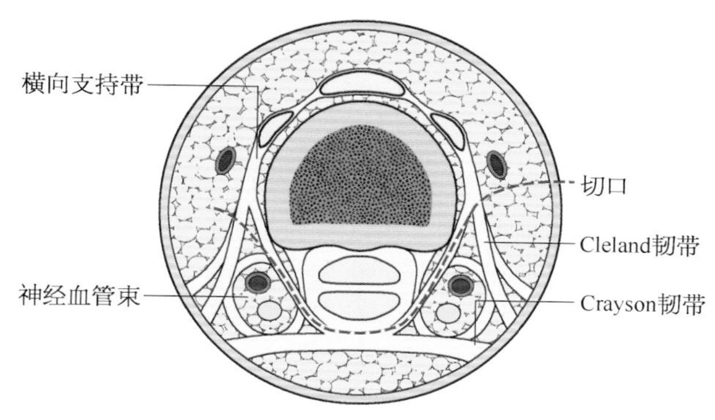

图 20-3　手指横断面解剖示意图。

作为间室结构讨论，但由于指端纵向连接的纤维间隔的存在（图 20-3），在某些少见的情况下，手指部位亦会发生与筋膜室综合征相同的严重肿胀[10]。例如：化脓性屈肌腱鞘炎引起的组织肿胀可能会损害指端血流灌注，此时进行手指筋膜切开、外侧中线松解能够明显改善血运。

【发病诱因】 任何原因导致的间室内容物增多，而间室体积并未随之扩大，均会导致骨筋膜室综合征。

组织内压力升高的来源可分为两种：①内源性因素：如创伤后流血、肿胀。②外源性因素：筋膜间室内容物增多扩张受限的情况，如术前、术后应用包扎过紧的管形石膏或夹板，长时间牵引或重物压迫。很多情况下，受内源性因素与外源性因素的共同作用而引发骨筋膜室综合征。

骨筋膜室综合征最常见的病因是肢体骨折或脱位等严重创伤，不合并骨折的软组织损伤也可以引起。高能量创伤合并大面积软组织被挤压时，需要严密观察肢体的病情变化，是否发生骨筋膜室综合征。无论开放性骨折、闭合性骨折，均可引起骨筋膜室综合征，特别是腕掌关节的骨折、脱位，尺桡骨远端骨折和儿童肱骨髁上骨折等（图 20-4）。凝血功能障碍或抗凝药物使用史是创伤后骨筋膜室综合征发生的高危因素，软组织损伤后急性骨筋膜室综合征患者中约 10% 有凝血功能异常。容量复苏、精神状况异常、神经功能受损引起的肢体感觉障碍也是高危因素。有报道称在桡骨远端骨折围手术期，5.4% 的病例会发生急性骨筋膜室综合征[11]，若合并相邻部位的多发伤则风险明显升高，如桡骨远端骨折合并同侧肘关节损伤[12]、桡骨远端骨折合并肱动脉损伤等[13]。年轻男性患者更易在创伤后发生急性骨筋膜室综合征[14]。开放性骨折与闭合性骨折引起骨筋膜室综合征的概率相仿，由于筋膜破损程度并不广泛，开放性骨折并不能降低局部间室的压力[15]。据报道统计，骨折相关因素引起的骨筋膜室综合征占全部病例的 60% 以上，在前臂桡骨远端骨折占 10%、尺骨及桡骨干骨折占 8%；有 30% 的骨筋膜室综合征病例来源于不合并骨折的软组织相关损伤，其中包括软组织创伤、挤压综合征等[14]（图 20-5）。

长时间组织缺血，在恢复血运的短时间内，会出现缺血再灌注损伤，此后诱发一系列的局部组织水肿及间室内压力升高[16-18]。据报道，血管手术后，如取栓术、溶栓术和血管旁路手术等，急性骨筋膜室综合征的发生率可以高达 21%[18, 19]。而在肱动脉相关修复手术中，在合并开放性骨折或血容量大量丢失的情况下急性骨筋膜室综合征的发生率更高[20]。

电击伤、烧灼伤、蛇咬伤和毒性物质损伤等会引起局部组织迅速肿胀。电灼伤在临床有很大的隐

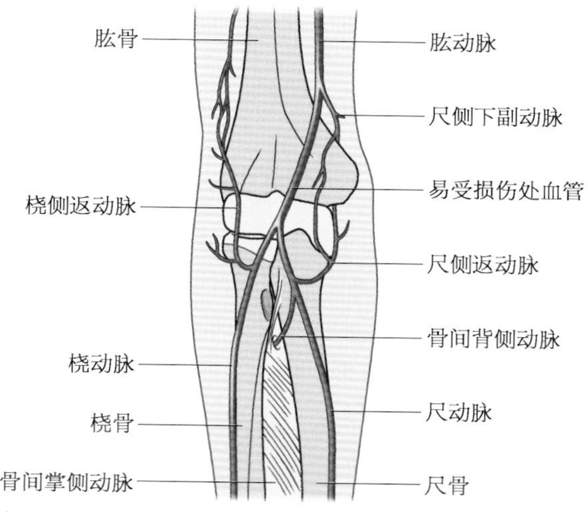

图 20-4　肘部血管解剖示意图（A）及肱骨髁上骨折引起前臂缺血肌挛缩示意图（B）。

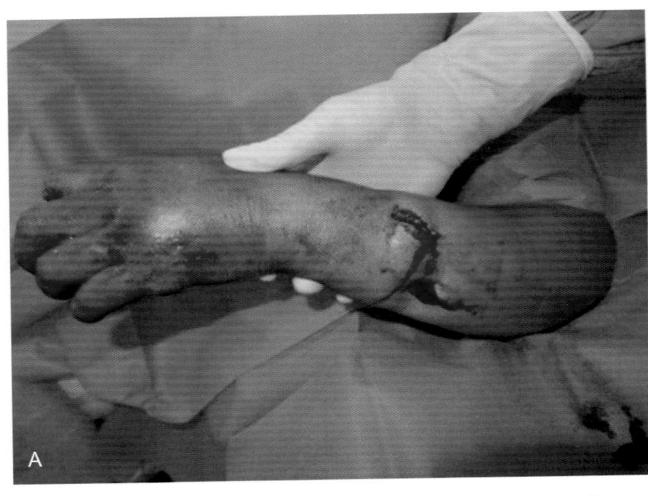
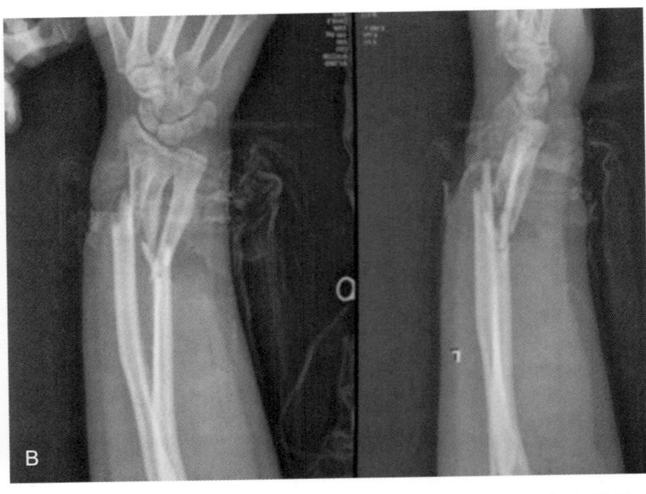

图 20-5　患者男性，45 岁，左前臂及手被机器挤压，伤后 5 小时来我院诊断为骨折。A. 左前臂及手肿胀明显，疼痛剧烈，张力高；B. 患者 X 线片示左尺桡骨干双骨折，给予筋膜切开减压手术。

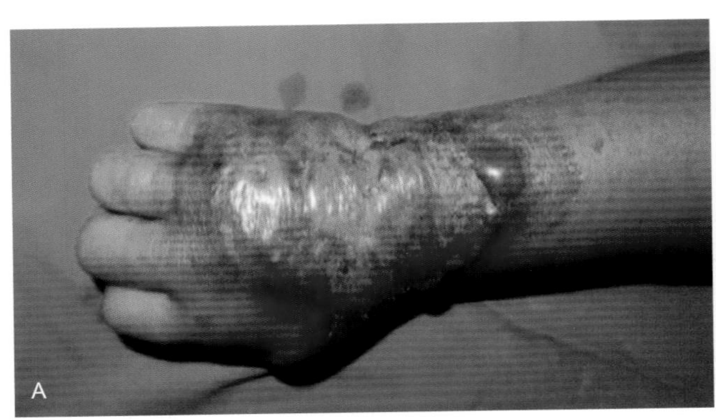
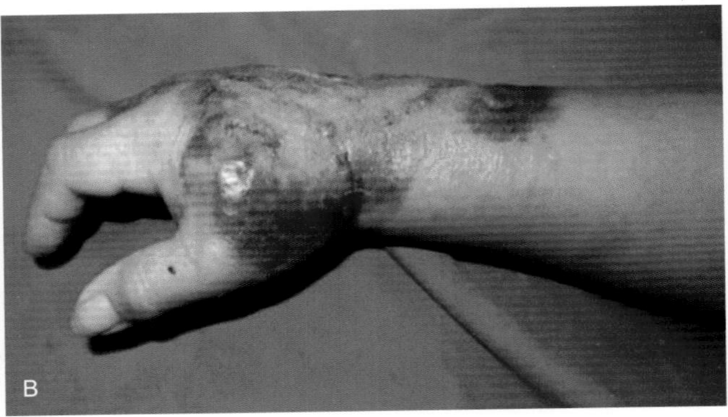

图 20-6　患者女性，65 岁，因血液系统肿瘤采用化疗药物治疗，3 天前因感冒静脉输注抗生素，之后针眼感染并迅速蔓延导致手及前臂骨筋膜室综合征。A. 患者手背肿胀明显，皮肤发红、发硬，并可见感染性水疱，皮肤破溃；B. 虎口处红肿明显，并可见水疱，皮肤破溃。之后进行了切开减压手术。

蔽性，因电流能量可直透筋膜间室引起组织细胞坏死，进而诱发筋膜室综合征，而在皮肤外观上损伤表现较轻。化学腐蚀物品或热灼伤亦会引起局部组织大面积损伤、全身炎症反应、血管通透性升高及间质水肿。圆周形的烧伤瘢痕会限制间室扩大，需要手术切除。大面积烧伤患者非患侧肢体的急性骨筋膜室综合征的发生率为 2%，其诱因多为全身炎症反应以及大量的液体复苏 [21-23]。

毒蛇、虫咬伤（如响尾蛇科的铜斑蛇、响尾蛇、棉口蛇）时，毒液内含的蛋白酶等物质，进入组织将引起局部组织、细胞死亡、肿胀和全身系统炎症反应。其中，手与手指是最易受损部位。但骨筋膜室综合征在蛇咬伤的患者中并不常见，抗蛇毒血清的应用也极大地降低了需要手术切开筋膜室减压的概率。

较少见的非创伤性骨筋膜室综合征的诱因主要是一些内科合并症，包括感染（特别是链球菌感染易引起肢体末端筋膜室高压）、自发性出血、病毒感染后横纹肌溶解症等 [16, 24-28]（图 20-6）。

医源性因素也会引起骨筋膜室综合征的发生，如细针穿刺桡动脉引起的局部血肿、骨内液体复苏、抗凝治疗后自发性出血等都会引起间室内压力升高 [29-32]。对机体反应能力较弱的患者长时间压迫肢体或术中长时间牵拉、压迫肢体、关节，术后敷料、石膏固定等外源性压力均可能引起骨筋膜室综合征 [33, 34]。术中应用止血带时间过长，可能会导致患侧肢体缺血再灌注损伤 [35]。

【病理生理改变】 前臂骨筋膜室的正常压力在 0~8 mmHg，而手部骨间肌间室的压力亦不高于 15 mmHg[36, 37]。正常机体内局部小动脉压、毛细血管静脉压、组织间质压力处于一个动态稳定的平衡状态。骨筋膜室综合征的核心病理生理改变是间室内组织压力不断升高，小静脉管壁肌层薄弱，最先受压塌陷变窄，随之静脉压升高，组织间隙液体回流不畅而压力升高，富含氧和营养物质的动脉血进入组织的难度增加，出现初始的组织缺血缺氧表现。随着间室内压力进一步升高至阈值（30~40 mmHg），动脉管壁塌陷，血液向压力较低的部位分流，引起局部组织严重缺氧。当间室内压达到心脏舒张期压时，间室内几乎再无动脉血液灌注[38]。

在微观组织细胞学层次，机体细胞在缺氧早期可通过降低氧耗、无氧代谢合成三磷酸腺苷来维持基本功能和机体稳态。但过长时间的缺氧将导致细胞凋亡，凋亡的细胞释放介质至局部周围组织细胞，引发更大范围的病变。这种正反馈调节机制唯有通过恢复组织血运才能被阻断。研究表明，在急性骨筋膜室综合征早期进行筋膜室减压，能够迅速改善血管外压力、增加局部血供、减少无氧代谢以及恢复正常的细胞功能[34, 39]。病程早期细胞缺氧改善后虽然会出现一定程度的肿胀和组织学损伤，但这些损伤往往在 1 周内得到恢复[40, 41]。而在中晚期，细胞长时间缺氧，无氧代谢提供的能量不能满足细胞基本功能，如表面膜转运蛋白的运转，细胞外钠离子、钙离子内流，细胞内钾离子外流，细胞逐渐水肿、凋亡，随之向周围细胞和机体释放大量炎性因子，如溶酶体的降解酶、花生四烯酸代谢相关的前列腺素和白三烯等，启动全身级联炎症反应，造成细胞不可逆性死亡[42, 43]。

在宏观系统、器官层次，间室内神经系统在缺血 30 分钟左右即会出现感觉异常或减退，若缺氧时间达 12~24 小时，神经结构会发生不可逆性损伤[44]。肌肉则在缺血 2~4 小时后发生功能性改变，4~12 小时后为不可逆性损害。若病情继续进展，其结局可能是永久的神经损伤、肌肉坏死、Volkmann 挛缩甚至湿性坏疽。

【临床诊断】 详细的创伤病史、内科合并症及体格检查对诊断骨筋膜室综合征至关重要，根据临床表现可以作出临床诊断并决定治疗方法。最确切的诊断方法是筋膜室测压。在一些紧急情况下，需要依靠病史和查体判断急性骨筋膜室综合征，并立即行筋膜室减压手术[45]。

1. 临床症状与体格检查　高能量损伤、多发伤（尤其是多发性骨折、碾轧伤）以及凝血功能障碍相关的内科合并症是诊断急性骨筋膜室综合征的重要依据，也是病情进展的高危因素。前臂骨筋膜室综合征典型的临床体征为前臂比较广泛的肿胀、被动牵拉间室内肌肉时十分明显的疼痛感。严重时，发生感觉功能减退、皮肤苍白及脉搏减弱或消失[39]（图 20-7）。需要注意骨筋膜室综合征可能累及多个筋膜室。

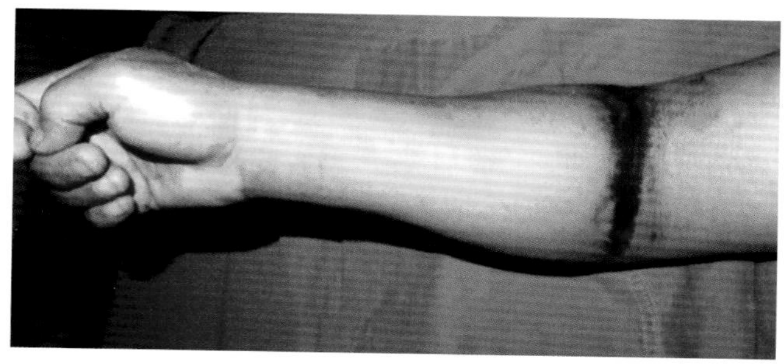

图 20-7　患者男性，54 岁，三角带挤压伤及右前臂，伤后 7 小时来院就诊。发现患者右前臂肿胀、压痛，手指感觉减退，手指被动牵拉痛，尺、桡动脉搏动不可触及，出现右前臂骨筋膜室综合征。

有的教材中讲到的用骨筋膜室综合征“5P”表现（疼痛、苍白、无脉、感觉异常、肢体瘫痪）来评估骨筋膜室综合征病程具有很大的误导性，并不准确。疼痛是骨筋膜室综合征最早期、也是最重要的临床表现，并且往往是与损伤程度不相符的严重疼痛感，镇痛药或吗啡不能有效控制疼痛症状。尽管过去认为麻醉镇痛药物的使用会影响疼痛评估，最近的研究证实，缺血性疼痛受局部神经阻滞的影响程度较小，而且周围神经阻滞与骨筋膜室综合征的诊断延误无明显相关性[46]。病程晚期由于神经功能障碍，疼痛症状可能反而减轻。在极少数神志清醒的病例中，骨筋膜室综合征患者没有表现出严重的疼痛感[47]。

感觉功能减退是骨筋膜室综合征的早期体征。Matsen 和 Szabo 等详细地研究了在筋膜室综合征压力升高情况下神经病理改变的进程。主观轻触感觉减退是神经缺血受损早期的典型表现，继而出现神经支配区域其他感觉功能减退，运动神经对缺血的耐受能力相对较强，但随着病情进展运动神经亦受累，最终出现整个受累肢体的麻痹[48, 49]。

皮肤苍白、肢体麻痹瘫痪、无脉等通常在骨筋膜室综合征晚期才表现明显。

由于每项临床体征的敏感性、特异性有限，特别是敏感性普遍较低，临床上不能依靠单独的某种表现来确诊骨筋膜室综合征。临床工作中，每位医师根据肢体肿胀、张力升高判断骨筋膜室综合征的标准并不一致，即使是经验丰富的临床医师，通过体格检查主观判断局部肢体张力或膨胀程度也是不可靠的，其总体敏感性仅 24%，特异性为 55%。根据体格检查判断需要行筋膜切开减压术的敏感性为 54%，特异性为 76%[50, 51]。患者主观疼痛感觉的差异亦巨大。病程早期，动脉搏动一般减弱不明显，也有一些研究显示，即使间室内组织已经发生了不可逆性损伤，其末端动脉搏动仍可被触及。严重创伤引起的骨筋膜室综合征，或患者焦虑、精神状态异常等因素，都会影响对骨筋膜室综合征的临床判断。

2. 骨筋膜室测压 对于诊断明确的骨筋膜室综合征需要立即行筋膜室减压术，而对一些临床表现欠明确，尤其是感觉减退或使用麻醉镇痛后的患者，应进行筋膜室压力测量（图 20-8）。正常生理状态下，成人骨筋膜室压力约为 8 mmHg，儿童骨筋膜室压力在 10~15 mmHg。

对所有可能受累的筋膜室原则上需进行压力测量，包括前臂掌侧深浅间室、前臂背侧间室、桡侧间室、手部大鱼际间室、小鱼际间室、内收肌间室和骨间肌间室。手指压力难以通过常规方法直接测量，临床上也并不一定需要测量压力，而是根据临床检查的发现决定手术。

末端测量部位的选择将直接影响测量结果，合适的置管位置才能提高测量结果的准确性。研究表明在骨折的情况下，骨折断端 5 cm 以内是合理的测量区域，该区域的筋膜室压力明显高于更远的部位[36, 52-54]。目前筋膜室测压的方法有多种（图 20-8），手动测量方法有：① Reneman 和 Whitesides 等方法：通过向受累间室内注射少量生理盐水所需要的应力来间接评估筋膜室压力，其所测压力往往略高于组织压力[55, 56]。② Matsen 等方法：持续压力检测法，通过每日向受累间室内持续输注 0.7 ml 无菌生理盐水来间接评估筋膜室压力[57]。现在临床上常用电子测压设备。③ Mubarek 等方法：一种带芯导管，利用一种尖端带有压力敏感元件的特殊导管直接测量筋膜室压力[58]。④ Rorabeck 等方法：一种裂隙导管[59, 60]，插入所测的筋膜室后，通过连接到压力放大器和记录器的换能器检测压力。

虽然目前测量筋膜室压力的方式有许多种，但只要操作正确，测量数据的一致性都很高[56]。亦有研究认为，动脉导管测压系统比终末连接装置如裂隙导管、侧孔斜面针和独立测压系统得到的测量值更加准确，而选择直针测量易使测量值偏高。Whitesides 设备虽然整体测量结果较准确，但标准误差值较高，致临床应用的精度不足[61-64]。此外，所测压力值的准确性还需依赖测量前仪器的校正及测量部位的选择。

（1）前臂筋膜室测压

1）掌侧间室：进针位置选择在掌长肌尺侧，通过挤压前臂掌侧和被动伸直手指来观察压力变化情况，确定所在间室及进针深度。McCarthy 等认为选择前臂掌侧中线，掌长肌与桡侧腕屈肌之间，向尺侧进针是监测前臂掌侧深层屈肌间室压力的安全方式[54]。前臂掌侧间室测压时需避免损伤正中神经（走行于指浅屈肌与指深屈肌之间）和尺神经（走行于前臂尺侧腕屈肌深面）。

2）背侧间室：沿尺骨插入尺骨桡侧，通过被动伸腕对背侧筋膜室挤压的压力变化来确定层次。前臂背侧间室测压时需避免损伤骨间背侧神经（走行于桡骨近端桡骨颈处）。

3）桡侧间室：垂直皮肤进针，通过外部挤压或被动伸腕时的压力变化来确定位置。此间室置针时需避免损伤桡神经浅支（走行于肱桡肌深面，在距离桡骨茎突近端约 8 cm 处于肱桡肌和桡侧腕长伸肌之间穿出）。

（2）手部筋膜室测压：位置如下：①大、小鱼

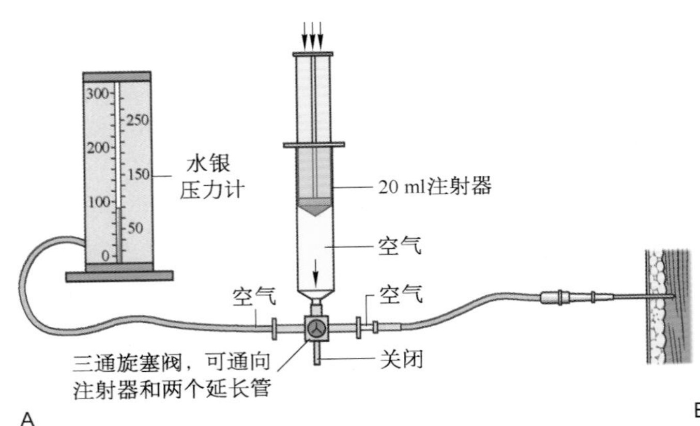

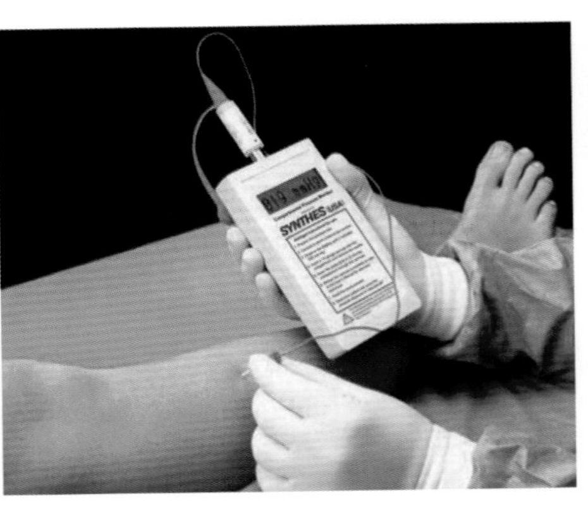

图 20-8 骨筋膜室测压。A. 筋膜压力测定示意图；B. Synthes 公司生产的手持式筋膜压力测定设备。

际间室：掌背部皮肤交界处。②内收肌间室：第 2 掌骨桡侧指蹼间隙内。③骨间肌间室：背侧间室，将针置入手背部掌骨头近端 1 cm；掌侧间室，垂直进针。④手指内间室：一般压力无法直接获得。

对于一些高危、意识障碍或交流障碍的患者，建议采用持续筋膜室测压手段来监测筋膜室压力，以避免漏诊骨筋膜室综合征。动脉导管测压设备持续测压是很好的选择，尽管它的学习周期相对较长。有的研究认为，持续测压会导致一些不必要的筋膜切开减压手术，从而带来感染、切口不愈合、住院时间延长甚至骨不愈合等不良并发症，但为了避免骨筋膜室综合征带来的灾难性后果，持续测压仍值得推荐。

文献报道的诊断骨筋膜室综合征的压力数值有所不同，当前臂间室压力达到 30~45 mmHg[53, 58, 65] 或与舒张压差值小于 30 mmHg[14, 66]，手部间室压力达 15~20 mmHg 时，提示骨筋膜室综合征存在，需行切开减压术。鉴于间室内组织缺血的压力值因人而异，临床上体循环压力高的患者，往往在间室内压力更高的情况下才会出现周围神经、肌肉缺血表现[67]。因此，筋膜室压力的绝对值有时不能准确反映组织缺血情况，采用舒张压与间室压力之间的压差值（Δp）来决定手术策略具有更高的临床价值。McQueen 与 Court Brown 等对 116 例胫骨骨折患者进行持续筋膜室测压，其中筋膜室压力绝对值高于 30 mmHg 有 53 例（46%），高于 40 mmHg 有 30 例（26%），高于 50 mmHg 有 4 例（3%），仅有 3 例压差值低于 30 mmHg。对这 3 例患者进行了筋膜切开减压手术，所有患者术后均未出现筋膜室综合征相关的并发症[15]。White 等在后续的研究中证实，41 例患者筋膜室压力绝对值连续 6 小时高于 30 mmHg，并且压差值小于 30 mmHg 的患者与对照组 60 例筋膜室压力绝对值未到达 30 mmHg 的患者相比，保守治疗后肌肉、神经的恢复情况无明显差异[68]。组织不可逆坏死程度亦与长时间的压差值过低直接相关。Whitesides 等提出诊断骨筋膜室综合征的压力值应该因人而异，与平均动脉压的差值在 30 mmHg 以内或与舒张压的差值在 20 mmHg 以内，可被认为发生了骨筋膜室综合征[55]。也有很多学者认为应该将阈值压差定为 30 mmHg 以内，避免漏诊骨筋膜室综合征。

除监测筋膜室内压力外，Elliot 等提出了一项新的检查手段——筋膜室内肌肉 pH 测定，用于诊断并监测骨筋膜室综合征的病程发展。以 pH=6.38 作为诊断筋膜室综合征的阈值，其特异性可高达 80%（相较间室测压的特异性仅有 30% 左右）[69]。但这个方法并不常用。

3. 无创检查手段　由于骨筋膜室综合征最常见的诱因是创伤骨折，因此对患者进行 X 线检查，避免漏诊骨折部位非常重要。应仔细阅读 X 线片，评估损伤的严重程度及出血量。

最新的非侵袭性骨筋膜室测压技术包括激光多普勒血流仪[70] 和 ^{99}Tcm- 甲氧基异丁基异腈显像[71]，目前临床普及率不高。一项筋膜室综合征和止血带加压的动物实验模型证实，筋膜室内血氧分压水平与筋膜室高压进程密切相关：止血带加压造成局部缺血，致血氧分压显著减低，在去除止血带后氧分压恢复至正常水平甚至更高；筋膜室综合征发病过程中氧分压降至极低，行筋膜切开手术后，氧分压达到并高于正常水平值。目前已有设备通过检测氧分压估测间室压力以评估筋膜室综合征的病程。近红外光谱仪（NIRS）可用于检测筋膜室部位皮下 2~3 cm 深的血运状况，并对间室内低氧状况进行监测，组织内血运通常与间室内压力呈负相关，通过血氧指数可间接评估筋膜室压力数值[72-75]。一些研究认为，相比间室压力，近红外光谱仪得到的组织血氧水平是预测神经肌肉功能缺失更好的指标[76]。但由于难以鉴别炎症充血相关反应与损伤积血，以及缺乏血氧水平换算为筋膜室压力值的标准和阈值，其测量结果受局部皮肤色素沉着、皮下脂肪厚度的干扰，临床应用价值尚需评估。

4. 是否需要手术切开减压　临床上不应该仅依据单一设备测量的结果，来决定骨筋膜室综合征是否需行筋膜切开减压术，而应根据多项测量指标综合判断[64]。但是，临床上测量的筋膜室压力如果大于 30~35 mmHg，就应该手术切开减压。不是每一家医院都有条件做筋膜室测压的，如果患者的前臂广泛明显肿胀，手指主动活动时明显疼痛，可以非手术治疗并观察 4~6 小时，看是否症状缓解，以决定是否需要手术。如果患者前臂广泛明显肿胀，手指主动活动时明显疼痛，同时手指有些发麻，应该立即手术切开减压。

由于患者就诊普遍很及时，出现“5P”表现的患者已经十分少见，如果看到这样的表现，表明患者的病情十分严重，当然应该立即手术切开减压，包括在急诊室就地部分切开减压，以争取时间，然后尽最快速度到手术室进行完全切开减压。特别要注意的是，仅仅前臂软组织广泛肿胀不能诊断为骨筋膜室综合征。临床区分的关键是触诊前臂时，前臂筋膜室相当硬，压力的感觉很明显，并且有前臂骨折或挤压等损伤诱因。前臂软组织广泛肿胀，可以由碰撞、摔倒或软组织感染引起，造成前臂筋膜室综合征的非常少见。

5. 特殊类型骨筋膜室综合征的诊断 慢性筋膜室综合征是一种特殊类型的骨筋膜室综合征，需通过长时间的病史及相关刺激试验确诊。典型的临床表现为受累间室的局部症状，活动、锻炼后加重，休息后缓解。体格检查有时可触及肌肉通过筋膜缺损部位向外疝出，但在休息阶段检查常没有明显阳性体征。目前已有许多研究采用先进的影像技术诊断慢性筋膜室综合征[77, 78]。

间室内测压是诊断这种慢性筋膜室综合征的基础，需要在同一测量部位、肌肉放松的情况下多次测压：①运动前休息期测压。②运动后 1 分钟、5 分钟、15 分钟立即测压。③计算压力恢复至正常水平所需的时间。亦可采用裂隙导管、带芯导管、压力针等设备持续监测压力变化情况，并记录上述时间点的压力。不同个体休息状态下的筋膜室压力略有差异，Pedowitz 等建议慢性筋膜室综合征的诊断标准为：①休息状态下压力为 15 mmHg 或更高。②活动后 1 分钟压力为 30 mmHg 或更高。③活动后 5 分钟压力为 20 mmHg 或更高[79]。通过运动调整或内镜下筋膜切开往往能取得不错的临床效果，但部分患者仍难以恢复正常活动水平[80]。

【治疗方法】

1. 非手术治疗 急性骨筋膜室综合征诊断明确的情况下，不能选择保守治疗。对于临床体征、检查不完全支持骨筋膜室综合征的诊断，或间室压力并未持续升高的患者，可选择保守治疗，去除外源性的压迫因素，如敷料、石膏、绷带，密切观察患者血运、肤色等状况。一项动物实验证实，拆除固定的石膏管型能够明显降低筋膜室压力（平均约 65%），拆除绷带后压力可再次降低（10%~20%），但在全部外源性压迫去除后一段时间内，肢体筋膜室压力反而会有些上升[81]。受累肢体置于心脏水平是比抬高患肢或让患肢自然下垂更佳的选择。虽然过去建议抬高患肢以减轻肿胀，但很多研究不建议将患肢抬高至心脏平面以上，因为此操作可能导致间室血流灌注不足，引起间室压力升高的相反效果[82-84]。对选择保守治疗的患者需每小时行体格检查及筋膜室测压[85]。若病情进展到骨筋膜室综合征，则需立即行筋膜室减压，以促进受累组织恢复。

对于一些病程较长、肌肉已坏死的患者（不可逆性损伤超过 24~48 小时），亦不建议行筋膜切开术，因手术获益有限，并且有术后感染、伤口不愈合的风险[86]。患者若存在与骨筋膜室综合征相关的难以控制的高钾血症、高肌红蛋白血症和肾功能衰竭等，需紧急行坏死筋膜室内组织清创术。

对于存在骨筋膜室综合征高危因素或可疑间室高压的患者，持续骨筋膜室测压非常必要。虽然许多学者认为应预防性采用筋膜切开术以避免治疗延误、组织不可逆性坏死，但因术后存在感染、伤口愈合不良等并发症，缺乏足够的随机对照试验研究结果的支持，因此在行预防性切开前必须仔细权衡利弊。

对于筋膜室压力升高的患者，可以外用 50% 硫酸镁持续冷敷以达到高渗性脱水、减少出血的目的。对于此类患者液体复苏方案的选择至关重要，尤其是有内科合并症的患者，必须维持水电解质平衡、监测肾功能及凝血功能。血清中肌酐磷酸激酶水平与肌肉损害程度相关。同时也要注意肌肉损伤引起的肌红蛋白尿[28, 87]。血运修复再通后，使用甘露醇利尿有助于降低骨筋膜室综合征的发生率。

2. 手术治疗

（1）一般原则：手术治疗的一般原则是纵行切开，广泛暴露，深筋膜切开减压。明确骨筋膜室综合征后，需立即行筋膜室减压术。应该在发生后 4~6 小时内手术，对于估计没有肌肉坏死的，可以在前臂前方外侧、背面取长 4~6 cm 的几个纵切口，这样减压后可以疏松地直接缝合皮肤（深筋膜不缝合），以避免需二期植皮闭合长切口引起的创面。不可采用内镜下筋膜切开术[88]。筋膜切开后，需再次仔细探查间室内的亚间室结构（图 20-9），如旋前方肌、指深屈肌和拇长伸肌。对于烧伤患者除筋膜切开以外，还应行焦痂切除、神经松解术。

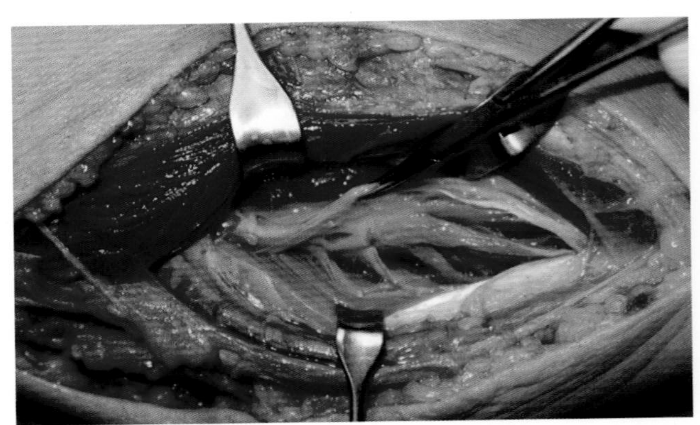

图 20-9 患者男性，48 岁，前臂挤压伤后 8 小时，出现骨筋膜室综合征表现，急诊行前臂掌侧切开减压术。图示手术切开前臂深层的筋膜间室。

完成筋膜室减压后，如果肌肉正常，没有颜色变化，仅切开深筋膜即可。如果肌肉坏死，仔细切除不可逆性坏死组织，肌肉活力可以根据肌肉紧张程度、色泽、收缩力和是否出血进行判断。复位固定骨折断端或关节，用无菌敷料或用负压吸引装置覆盖开放创面，在肌肉坏死时，不建议一期缝合切口[88]。对于这些病例，术后创面稳定后，予以二期手术闭合切口。若张力过大，可皮肤移植覆盖缺损处或将皮瓣转移修复缺损部位。对于二期手术闭合切口的时间目前仍有争议。术后 7 天切口张力及血运恢复通常会比较适合于清创缝合。术后 8~14 天行切口闭合的患者较术后 14 天以后关闭切口的患者恢复情况更佳。长 4~6 cm 没有缝合的切口，经常可以 2 周左右自愈，不需要再次手术缝合或植皮。对于这个长度或更长的切口，将中间部分松松拉近缝合 2~3 针，有利于自愈或二期缝合。

（2）手术方法：手术时不使用止血带，以避免对组织再次损伤。前臂的减压切口为纵切口，一般在中上 2/3 处，对严重病例可以到腕部，并行腕管切开。以下是一些手术切口方法，手术减压的要点是深筋膜切开，减压肌肉，不是肌肉间分离。

现在患者常常在症状开始后 4~5 小时来就诊，这时肌肉没有坏死，手术仅仅需要多个 4~6 cm 的小切口，不需要探查神经、血管，因而不需要以下很长的大切口。以下切口用于严重的、怀疑肌肉坏死的病例。以下切口方法供减压的同时又进行肌肉间探查血管和神经的手术使用。

1）前臂掌侧骨筋膜室切开减压

• 前臂掌侧骨筋膜室切开入路：有多种选择[89, 90]：①桡侧入路：皮肤切口起自桡骨茎突，沿其与肱骨内上髁的连线，向掌侧中线延伸至肘窝。切开浅筋膜层，于桡侧腕屈肌桡侧，在指浅屈肌之间分离进入深部间室。②中央入路（图 20-10）：沿前臂掌侧中线附近切开浅筋膜后，于掌长肌尺侧或桡侧向深层分离，在指浅屈肌之间进入深部间室。③尺侧入路：皮肤切口位于腕部尺侧腕屈肌桡侧至肱骨内上髁之间，于尺侧腕屈肌桡侧，在指浅屈肌之间分离进入深部间室。必要时切口远、近端分别斜行穿过腕横韧带、肘窝结构，以充分减压腕管和肘前窝内组织结构。此入路同 Matsen 等报道的入路相似[66]，浅层间室沿尺侧腕屈肌桡侧分离，显露尺神经、血管束。将尺侧腕屈肌牵向尺侧，显露指浅屈肌深层，将指浅屈肌向上牵拉，可见正中神经贴附于肌肉表面。旋前方肌位于尺侧血管神经束与指浅屈肌之间的远端，结扎切断尺动脉向指浅屈肌的 1~2 条分支，以更清晰地分离旋前方肌。向近端分离，尺神经血管束被包裹于指浅屈肌内以保护其分支，而尺动脉走向尺侧腕屈肌的分支可能需要被切断。于前臂中 1/3 部分掀起指浅屈肌，可见掌侧深层间室结构、拇长屈肌和指深屈肌，判断其是否受累、缺血，若有必要，可同时行筋膜切开手术。

Ronel 等采用尸体解剖及手术入路评分，对以上 3 条基本入路进行了对比，结果显示尺侧入路对血管、神经分支的损伤程度最低。由于旋前方肌等结构的存在，手术过程中必须仔细探查每个亚间室。尺侧入路可以迅速显露旋前方肌，同时 10 例标本中仅有 5 例需要处理指浅屈肌的 1~2 条尺动脉分支。在指浅屈肌与尺侧腕屈肌之间向近端分离的过程中，将尺侧血管神经束同指浅屈肌一同牵向桡侧，可轻易显露深部的指深屈肌与拇长屈肌。而在桡侧入路中桡动脉向桡侧腕屈肌的分支在所有标本中均影响深层间室的显露。此外，中央入路还有损伤正中神经的运动神经分支的风险[91]。

筋膜室有限切开手术虽能降低伤口并发症的可

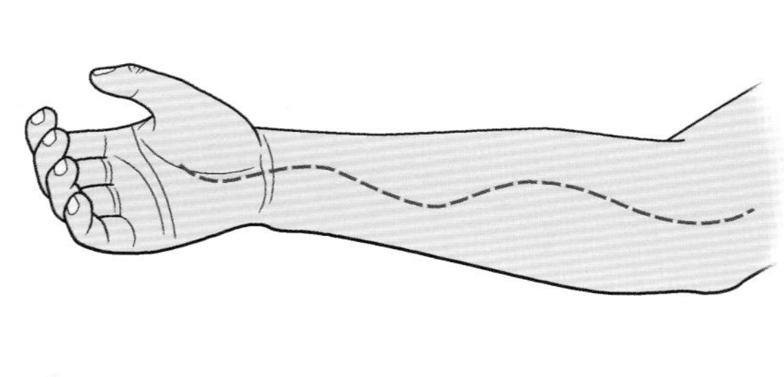

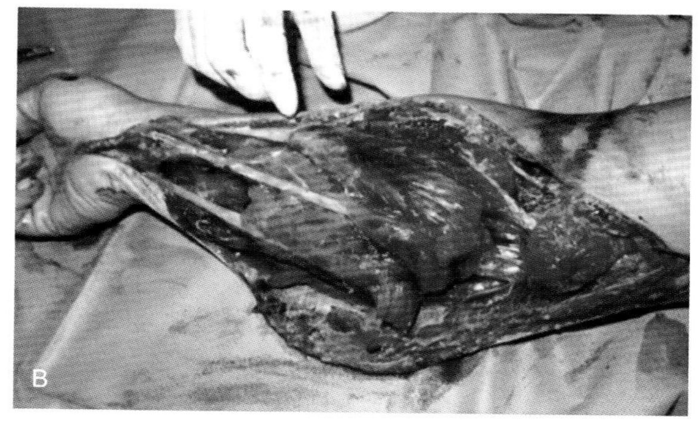

图 20-10　前臂掌侧中央入路骨筋膜室切开减压。A. 前臂骨筋膜室综合征的掌侧手术切口示意图；B. 患者男性，54 岁，前臂骨筋膜室综合征。采用前臂掌侧切口，彻底切开皮肤、筋膜以减压，同时探查血管、神经。

能，但在很多患者会遗漏缺血坏死肌群。在上述 3 种手术入路的基础上，很多学者进行了改良，目前应用得比较广的是 Gelberman 对 McConnell 入路的改进和掌侧入路。

• 改良 McConnell 入路（Gelberman 入路）[39]：切口起自肱骨内上髁近端 1 cm、外侧 2 cm，斜行穿过肘窝至桡侧间室（肱桡肌、桡侧腕长、短伸肌）的尺侧面，弧形向远端、偏尺侧延伸，并于前臂中远 1/3 处到达掌侧中线，向远端、尺侧前进，在掌长肌尺侧、腕管前方腕横纹处斜行切开腕横韧带与腕管，止于掌中部大、小鱼际隆起之间。

• 掌侧入路：切口远端起自大、小鱼际隆起之间，向近端延伸至远端腕横纹处，转向尺侧绕过豌豆骨后沿尺侧向前臂近端延长约 3 cm。于前臂掌侧做一弧顶向桡侧的弧形切口，在前臂中段切口跨至桡侧，切口近端到达肘部尺侧腕伸肌、尺神经部位，沿尺侧至肱骨内上髁桡侧。此切口远端要避免暴露正中神经与屈肌腱结构，保护正中神经掌皮支，必要时可切开腕尺管，松解尺神经；中段切口的设计可充分显露正中神经，要有足够的皮瓣覆盖正中神经；近端切口要避免直接切开肘前窝而引起术后瘢痕挛缩，保留肘前皮瓣覆盖肱动脉和正中神经。还有许多改良入路在临床上应用[92]。

相较前述直行切口，这类改良切口更易显露掌侧浅层筋膜室和深层筋膜室结构，并容易观察每处肌肉结构的活力，但对静脉与淋巴回流的损害更大，术后肿胀可能会明显。同时由于血运的破坏，要注意切口桡侧瓣，避免缺血坏死。

2）前臂背侧骨筋膜室切开减压：在前臂掌侧筋膜切开充分减压的过程中，背侧筋膜室的压力往往也会有一定程度降低，此时若行背侧筋膜切开，需术前再次评估背侧筋膜室压力。

前臂背侧筋膜切开手术入路可选择单切口（图 20-11），自肱骨外上髁远端 3~4 cm 向远端至腕背部桡骨远端 Lister 结节。背侧切口通过指总伸肌与桡侧腕短伸肌之间，可直接到达深层结构。由于存在筋膜间隔，背侧肌肉被分隔为数个亚间室结构，因此有必要探查、松解每块肌肉筋膜。若术前怀疑骨间背侧神经受损，需分离尺侧腕伸肌和指伸肌肌腹，显露并松解旋后肌表面筋膜。

3）桡侧骨筋膜室切开减压：同前臂背侧骨筋膜室切开减压相似，在松解前臂掌侧骨筋膜的过程中，也会对桡侧骨筋膜室产生间接减压作用。切开前需再次评估筋膜室压力。如有手术切开指征，切口起自肱骨外上髁远端，向远端延长，在指总伸肌和桡侧腕短伸肌之间进入，显露桡侧间室，或切开掌侧或背侧筋膜，减压桡侧间室。

4）手部筋膜室切开减压：手部筋膜室较多，结构复杂，行手部筋膜切开减压前需制订详尽的手术计划，在尽可能保持软组织存活的同时，确保对包括腕管在内的每个受累间室充分减压。

对 7 个骨间肌间室减压时，可选择背侧 2 条纵行切口（示指与中指之间、环指与小指之间或平行第 2、4 掌骨背侧）切开，沿掌骨长轴仔细松解所有筋膜包裹。注意保护尺、桡神经感觉支和手背部静脉，以减轻术后手背部肿胀。切开掌背侧筋膜，牵开伸肌腱，切开每个背侧骨间肌间室。向深层分离至掌侧，以对掌侧骨间肌进行减压（图 20-12）。

大鱼际间室可通过鱼际隆起桡侧（第 1 掌骨桡侧）的纵行切口切开减压，小鱼际间室通过手部尺侧（第 5 掌骨尺侧）的纵行切口切开减压，内收肌间室可通过第 1 指蹼背侧中线或第 2 掌骨切口切开减压。

若指端肿胀明显，需行切开减压术，可采用中轴线切口（图 20-13）。示指、中指、环指减压首选尺侧中线切口，拇指、小指减压首选桡侧中线切口，以减小对指端感觉功能的影响。切口太偏掌侧容易引起术后屈肌腱粘连、手指屈曲挛缩。切开侧方的

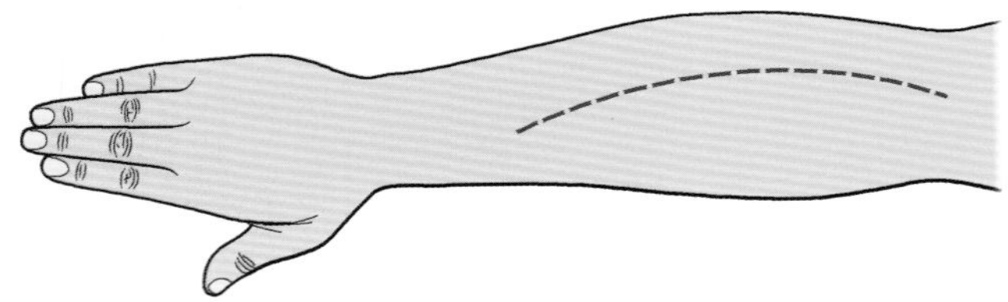

图 20-11 前臂背侧骨筋膜室综合征时背侧切口示意图。

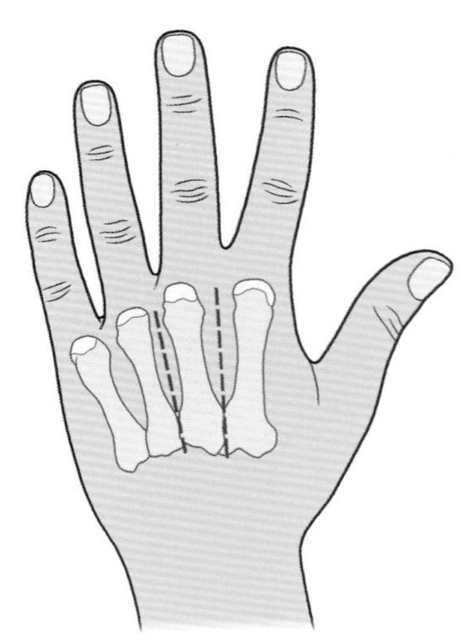

图 20-12 骨间肌间室减压切口。

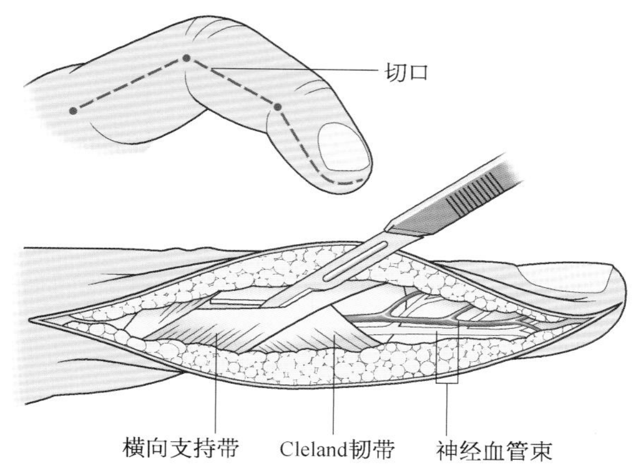

图 20-13　手指侧面切口。

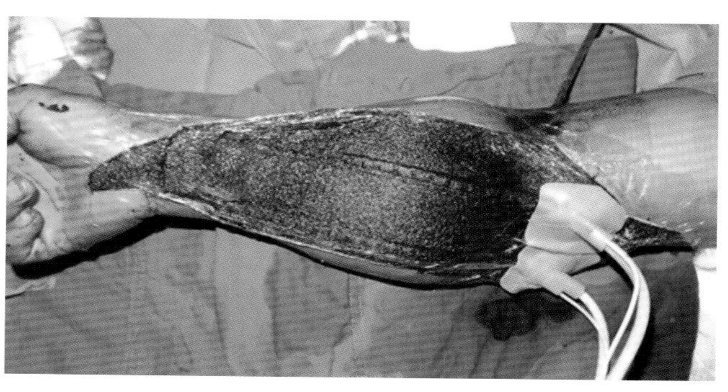

图 20-14　患者男性，54 岁，前臂骨筋膜间室切开减压术后，创面存留，创面止血后采用负压材料覆盖创面。

Cleland 韧带和横向支持带，将血管神经束牵向掌侧，显露屈肌腱鞘，必要时选择性切开屈肌腱鞘。

对一些直接暴力损伤（如骨折、锐器伤等）引起的骨筋膜室综合征，除检查筋膜室压力升高的临床体征外，还需考虑血管、神经的直接损伤。桡骨远端骨折可向前移位损伤正中神经，肱骨远端骨折可直接损伤其前方与尺侧的正中神经、肱动脉与尺神经，在对筋膜室充分减压后，需探查相关部位的神经、血管，一旦发现损伤应一期修复。

【术后处理】 骨筋膜室经过充分切开减压后，将患肢固定于功能位。术后需密切观察局部肢体及伤口状况，待肿胀逐渐消退后开始手或上肢的轻柔活动训练，如主被动牵拉及动态支具等，对未受累关节也应加强主动活动，以避免患肢僵硬。同时，密切关注相邻间室可能发生的感染等病变情况，术后静脉应用抗生素治疗至切口关闭愈合。每隔 48 小时评估伤口愈合情况及组织活性，必要时再次清创，去除坏死组织。二次清创一般在初次术后 48~72 小时内。

骨筋膜室切开术后创面存留是患者长期住院的重要原因，同时也是一个治疗难点。当筋膜室压力稳定、血运恢复后，建议尽快关闭切口以避免发生感染、血栓、肢体坏死等并发症。二期直接闭合切口或皮肤移植修复切口取决于患者的个体情况。若能够直接闭合切口，有利于患者肢体术后的功能恢复和外观，然而由于组织肿胀、皮肤回缩、皮缘坏死等因素，直接闭合往往非常困难。一期清创、筋膜切开后，可采用切口开放减张缝合，逐渐收紧切口两侧套管，完成伤口闭合。Zannis 等研究术后创面采用负压吸引装置和传统敷料的差异，结果显示初次减压、清创术后采用真空负压吸引装置的患者（图 20-14），进行二期切口关闭手术的时间间隔，明显短于使用传统敷料的患者，并且前者二期直接关闭切口的概率也高于使用传统敷料的患者[93]。

对于局部肢体损毁较严重或治疗延误导致大量肌肉、神经组织缺血坏死的患者，恢复患肢功能只能依赖二期神经、肌肉和血管重建。二期重建建议选择在骨筋膜室切开减压术后 3~6 个月进行。近端活性良好的肌肉可以作为二期肌肉重建的动力来源，否则只能通过肌肉游离移植来实现功能重建。

骨筋膜室切开减压术是治疗骨筋膜室综合征的最有效方式，但患肢最终的功能恢复情况取决于局部组织缺血时间的长短及初始损伤的严重程度。损伤后 3~4 小时内进行骨筋膜室切开减压术，患肢功能往往可以完全恢复，无明显后遗症。

第二节　儿童骨筋膜室综合征

儿童骨筋膜室综合征的诊断比较困难，疼痛、麻木、皮肤苍白、肢体麻痹、无脉等临床症状在儿童骨筋膜室综合征患者中并不表现。由于不能准确表达自身的症状感受，儿童患者最典型的临床症状通常为易激惹、焦虑，需短期、大量服用镇痛或麻醉药物[94]。

儿童上肢骨筋膜室综合征最常见的诱因亦是肢体骨折，其中肱骨髁上骨折相关的骨筋膜室综合征最为常见，其次是挤压伤、石膏固定过紧。与成人患者不同的是，虽然儿童骨筋膜室综合征的诊断常被漏诊或延误，但该病一般可以取得很好的治疗效果及功能恢复。Shore 等发现，约有 52% 的儿童胫骨干骨折引起骨筋膜室综合征的诊断被延误（损伤后 12 小时以上），但他们的术后恢复情况与及时手术的患儿相比并无明显差异，92% 的患儿能够恢复到损伤前肢体的功能水平 [95]，由此可见儿童患者肢体组织耐受间室压力和缺氧的能力更强。Flynn 等进行了后续研究，对 42 例骨筋膜室综合征诊断、手术延误的儿童患者（从发生损伤至手术切开减压的时间长达 80 小时以上）平均术后随访 1 年，仅有 2 例患者遗留了永久的功能障碍。Kanj 等对儿童上肢骨筋膜室综合征的研究也得到了相似的结论，诊断为骨筋膜室综合征至筋膜切开的时间间隔，与患儿术后肢体功能恢复情况无明显相关 [96]。但作者的经验是，儿童前臂骨筋膜室高压如果没有得到及时治疗通常均会导致屈肌群挛缩。

第三节 挤压综合征

挤压综合征是指人体四肢或躯干肌肉组织丰富的部位遭受重物长时间挤压，在挤压解除后身体出现的一系列病理生理改变，主要表现为肢体肿胀、肌红蛋白尿、高血钾和急性肾功能衰竭。这是严重的损伤，即使没有对重要脏器造成直接损伤，仍可能引起致命危险。肢体长时间直接受挤压及缺血损伤后引起的横纹肌溶解等病理改变、肌肉细胞破裂、细胞内容物释放入血，会增加机体代谢功能紊乱、骨筋膜室综合征及肾功能衰竭的风险，需密切监测生化、肝肾功能和心电图等指标。

在病理生理变化上，首先受损的是肌肉细胞膜表面的离子转运通道，如钠钾转运泵，使钙离子自由进入细胞内，细胞内液的高钙环境可激活其内的蛋白酶及凋亡级联反应。解除内外压迫，恢复局部血运后，筋膜室内细胞坏死释放的大量钾离子、钙离子、炎症介质如中性粒细胞趋化因子等，随血液循环到达全身脏器组织，活化中性粒细胞、释放蛋白水解酶、生成超氧自由基等诱发重要脏器缺血再灌注损伤。挤压综合征构成生命威胁的最重要原因是随着钙离子、钠离子进入细胞，钾离子入血，引起机体高钾、低钠、低钙血症，直接导致严重心律失常而致命。肢体压迫被解除后，另一个常见的并发症是休克，多由于摄入不足、直接损伤失血或第三间隙液体过多引起的低血容量造成。虽然难以控制的高钾血症是引发生命危险的最严重并发症，但临床上挤压综合征的严重并发症首先是肾功能障碍，其原因来自两个方面：①肾前性因素，肢体受挤压过程中，循环血量减少导致的肾缺血；②肾性因素，血运恢复后，肌肉组织细胞破裂，大量肌红蛋白入血导致肾脏的进一步损伤，其中亚铁血红蛋白具有直接的肾毒性：一氧化氮的清除引起肾血管收缩，蛋白质中含的铁离子促进了自由基的产生。过多的肌红蛋白通过肾脏屏障进入肾小管及以远的泌尿系后，容易沉淀形成结石。血清肌酸激酶是监测肌肉损伤的重要指标，在损伤 12 小时内升高，1~3 天内达到峰值，研究表明当肌酸激酶达到 5 000 U/L 时，约有 20% 的患者出现了急性肾功能损伤。

骨筋膜室综合征与挤压综合征密切相关，并往往合并存在。直接的肌肉组织损伤及缺血都是引起骨筋膜室综合征的重要原因，同时也进一步加重了组织缺血与坏死，使更多的钾离子、肌红蛋白等入血导致了重要脏器受损。

早期、迅速、足量的液体复苏治疗对于控制低血压、酸中毒、低钙血症、高钾血症、肾功能衰竭以及再灌注损伤具有极其重要的意义。院前治疗中，没有证据支持采取止血带加压及紧急截肢手术的治疗。入院后，心电图、血钾离子浓度、血钙离子浓度、肝肾功能、尿液分析都是必要的监测指标，需及时补充血容量、维持电解质平衡、纠正酸碱平衡（通常是酸中毒）、改善肾功能等。甘露醇的使用在改善肾功能方面具有重要意义，可作为一种减轻组织肿胀、增加渗透性利尿和清除自由基的手段，但在无尿的患者，慎用甘露醇。对采用碳酸氢盐溶液碱化尿液目前仍有较多争议，很多学者仍推荐在不存在禁忌证的情况下，合用甘露醇及碳酸氢盐利尿 [97, 98]。

即使采取了及时、有效的液体复苏治疗，仍有约 1/3 的患者会出现急性肾功能障碍，对所有患者需做好血液透析的准备，以迅速纠正钾、钠、钙离子等电解质紊乱及酸中毒。

第四节　Volkmann 缺血性肌挛缩

【病因】 急性骨筋膜室综合征若不予处理或处理不当，最终将发展为功能障碍，如 Volkmann 缺血性肌挛缩、永久性感觉缺失、肌肉功能障碍、截肢等，甚至危及生命。其中，Volkmann 缺血性肌挛缩是组织不同程度缺血损伤的结果，前臂中间 1/3 部位的指深屈肌一般最先受累（图 20-15），典型表现为肘关节屈曲、前臂旋前、腕关节屈曲、拇指屈曲内收、掌指关节伸直和指间关节屈曲（图 20-16）。Volkmann 缺血性肌挛缩的典型体征与肌电图检查对指导手术治疗具有临床意义。

【分类和临床表现】 不同患者发展为晚期 Volkmann 缺血性肌挛缩的结局不同，其治疗策略亦相异。Seddon、Zancolli、Holden、Tsuge 等都根据不同损伤机制对缺血性肌挛缩进行了临床分型，其中临床应用得最广的是 Tsuge 等提出的分型标准。

根据受累部位缺血性肌挛缩的程度，Tsuge 等将其分为（改良 Tsuge 分型）：①轻度缺血性肌挛缩，通常仅为软组织损伤而不合并骨折，深层屈肌骨筋膜室局限受累，深层屈肌部分缺血坏死，以指深屈肌为著；正中神经支配区可有轻度感觉功能受损或不受损；远端一般仅累及中、环指，腕关节屈曲位时受累手指可完全伸直，其余指受累挛缩少见；一般无手内在肌与关节挛缩。②中度缺血性肌挛缩，通常合并骨折，在轻度损伤的基础上，缺血范围累及多个屈肌群（包括指深屈肌、拇长屈肌以及部分旋前圆肌、指浅屈肌、屈腕肌群）；正中神经支配区及部分尺神经支配区受累，感觉功能受损；手内在肌肌力可轻度减弱，所有手指均受累，腕关节屈曲畸形。③重度缺血性肌挛缩，通常合并骨折，缺血病变范围广泛，前臂掌侧屈肌群、旋前肌全部受累，背侧伸肌群及手内在肌亦全部或部分受累，肌肉严重挛缩畸形；手内在肌挛缩（出现掌指关节过伸、指间关节屈曲的爪形手畸形），正中神经、尺神经的感觉、运动功能均严重受损[99, 100]。

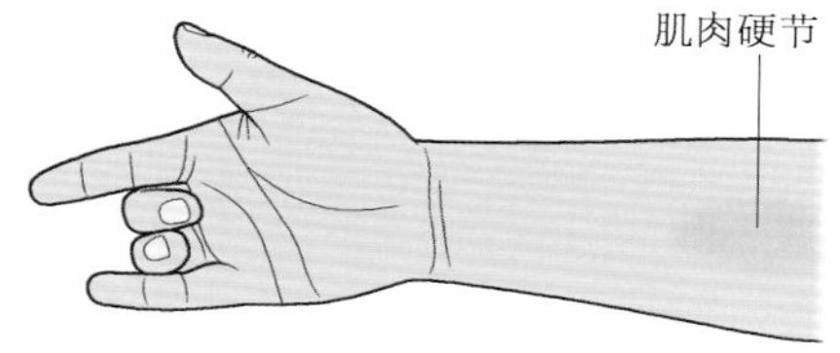

图 20-15　Volkmann 缺血性肌挛缩典型临床表现示意图。

【治疗时机】 Volkmann 缺血性肌挛缩最佳的治疗策略是预防缺血挛缩的发生。当病程不可逆时，因其病变复杂，治疗方法有限，治疗前需仔细评估患者的病变严重程度与范围。治疗的主要目标是改善疼痛及手部的运动、感觉功能。

对 Volkmann 缺血性肌挛缩治疗时机的选择目前仍有争议，研究发现，在伤后 3 周内进行清创探查，晚期（3 个月后）再行肌皮瓣转移修复手术，功能恢复程度优于 1.5 个月后行清创探查加晚期肌皮瓣转移修复的疗效[101]。一些学者认为在骨筋膜室压力升高 48 小时以上进行清创探查，选择有限筋膜室切开探查，而非广泛切开探查加早期神经松解，对残留肌肉、神经功能的恢复更有利，同时会降低感染的概率。有学者建议，早期彻底清创同时行神经压迫松解术，不仅可以对骨筋膜室充分减压，改

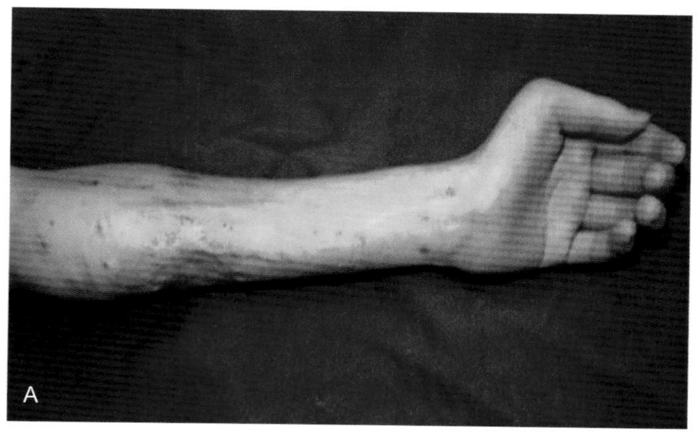

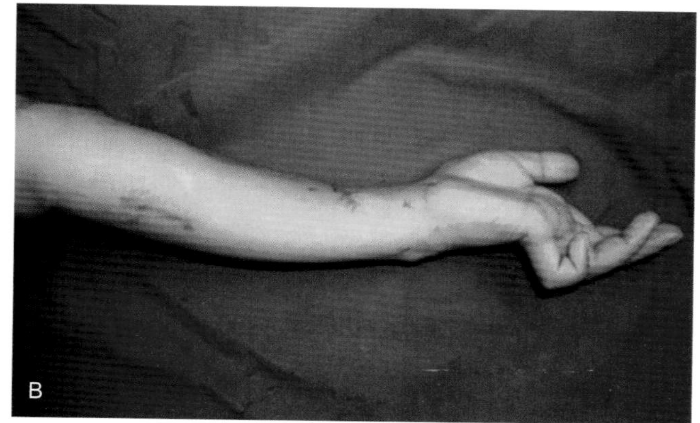

图 20-16　Volkmann 缺血性肌挛缩。A. 患者男性，17 岁，7 岁时因前臂尺桡骨干双骨折行夹板外固定，出现缺血性肌挛缩；B. 缺血性肌挛缩的典型临床表现：前臂屈伸肌群及手内在肌均受累，出现掌指关节过伸、指间关节屈曲的爪形手畸形。

善筋膜室内结构的血运，而且可及时发现液化坏死的肌肉并彻底清除，此时组织尚无明显瘢痕和纤维化，受累部位的血管、神经走行无明显改变，进行游离肌皮瓣转移修复更容易。

【治疗方法】

1. 保守治疗 主要为长期的物理康复治疗，以恢复关节活动及肌力强度。部分患者可能需要长达1年的康复治疗以达到功能改善[102]。单纯保守治疗仅适用于轻度缺血性肌挛缩患者，对于中、重度缺血性肌挛缩患者，保守治疗可作为手术治疗的一种辅助手段。在幼儿患者，保守治疗的适应证可适度放宽。

2. 手术治疗 Volkmann缺血性肌挛缩的手术治疗适用于中、重度缺血性肌挛缩患者，以及保守治疗无效的轻度缺血性肌挛缩患者。目前已报道的手术方式有多种，涉及骨、肌肉、肌腱、神经、血管修复等多个方面，各术式可以根据患者的功能缺损情况相互补充。

（1）轻度缺血挛缩：轻症患者在病程早期可进行主动屈伸功能锻炼及选择功能支具或夹板，以避免腕关节挛缩的加重。对于晚期轻度缺血挛缩患者，可进行挛缩肌肉、肌腱的松解术、“Z”形延长术（图20-17），将手腕、手指置于合适位置并缝合肌腱。通过肌腱的延长，轻症患者往往能够恢复正常的手部运动。肌肉、肌腱延长后，会进一步减弱受损肌肉的肌力强度。此类手术对于一些肌肉已严重受损的患者不适用。Ultee等对25位患者进行长期随访，发现肌腱延长术的长期效果欠佳，术后再发挛缩的风险较高[103]。对多个肌肉同时受累的患者，优先选择肌肉近端起点向远端移位的手术方法。

（2）中度缺血挛缩：中度缺血性肌挛缩患者受累肌肉较广泛，单纯的肌肉、肌腱延长术不适用于此类肌群挛缩患者，屈肌起点下移术代替肌腱延长术能取得更好的临床效果。屈肌起点下移手术的入路可选择前臂掌侧骨筋膜室切开减压入路，仔细探查并保留尺神经、正中神经及其分支。于肱骨内上髁处贴近骨面向远端至尺骨骨面、骨间膜、桡骨骨面小心地分离旋前圆肌、尺侧腕屈肌、指深屈肌、指浅屈肌、桡侧腕屈肌和拇长屈肌的起点，同时避免损伤肘关节周围侧副韧带及血管、神经。分离过程中不断屈伸腕关节、掌指关节、指间关节，以明确松解矫正的程度及起点移位后的肌肉强度。前臂旋前畸形可通过松解旋前圆肌，甚至松解旋前方肌得到改善，但由于骨间膜挛缩，术后可能仍然遗留一定程度的旋前畸形。遗留的轻度屈曲或旋前畸形，可通过术后支具及康复训练获得改善，从而避免进一步下移肌肉导致的肌力丧失。术后于腕关节、掌指关节、指间关节伸直位固定6周。当肌肉大范围缺血变性坏死时，无论通过肌腱延长术或屈肌起点下移术，均难以改善肢体的屈伸功能，此时需考虑肌腱转位重建功能。

肌腱转位术用于腕关节、掌指关节、指间关节可被动屈伸，但主动屈伸功能不足的患者。转位肌腱供体一般选择未受累的前臂背侧伸肌腱或掌侧浅层未受累区域，切断肌腱远端止点，转位并固定于无功能的屈肌腱。该手术仅能恢复部分屈曲功能。术后将上肢固定于腕关节背伸10°~15°、掌指关节屈

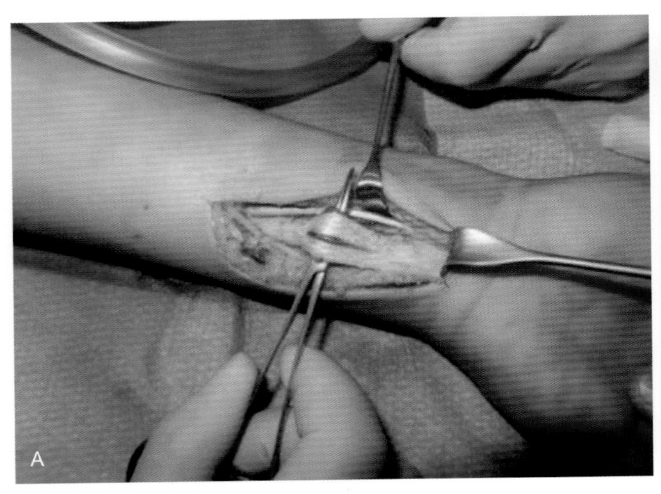

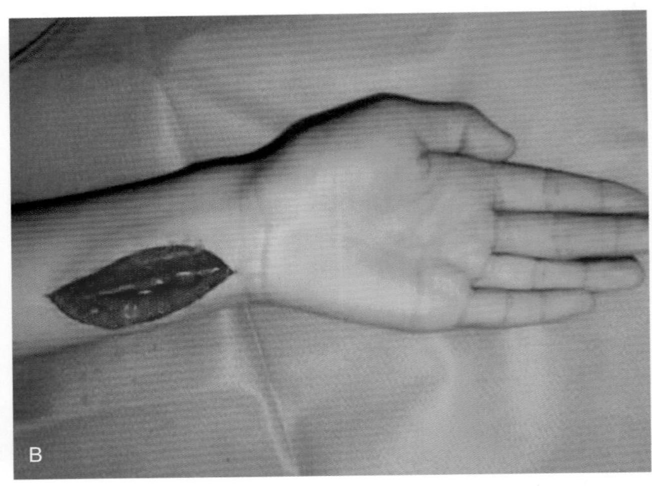

图20-17 患者男性，15岁。6岁时前臂外伤后出现环小指屈曲畸形。A. 术中显露挛缩的环小指的指深浅屈肌腱；B. 行环小指挛缩肌腱“Z”字延长松解术。

曲 70°、指间关节伸直位，3 周后改用动力支具进行辅助康复训练。当前臂屈曲功能接近完全丧失时，游离的功能性肌肉移植能够有效提高疗效。目前肌肉移植的来源一般为背阔肌和股薄肌（见重度缺血挛缩部分）。

中度缺血性肌挛缩的患者的正中神经（及尺神经）功能已经明显受损。在缺血挛缩症状出现的数周内施行神经松解术，可有利于受损神经减压，避免神经功能进一步损失，改善部分神经功能[101]。但对于神经功能完全丧失的患者，单纯进行神经松解术往往不能恢复神经功能。对神经节段性瘢痕形成、萎缩者可给予局部切除直至正常的神经组织，缺损节段通过松解和神经移植进行修复。

（3）重度缺血挛缩：对于严重骨筋膜室内组织缺血，神经、肌肉坏死的患者，游离肌肉移植是最好的治疗选择（图 20-18）。在前臂受区部位彻底清创，切断肌肉起止点，分离血管神经束。通常选择桡动脉、尺动脉、骨间前动脉作为受区吻合血管，抑或通过桥接肱动脉以获得移植肌肉足够的血液灌注；静脉可选择伴行静脉。受区神经吻合多选用健康的骨间前神经。将供体肌肉近端固定于肱骨内上髁，远端可与指深屈肌、拇长屈肌肌腱吻合，恢复部分屈曲功能。若缺血挛缩范围已累及背侧伸肌间室，则需要两处部位游离肌肉移植，以分别重建屈曲、伸直功能。

Volkmann 缺血性肌挛缩术后的功能恢复主要取决于损伤后组织缺血坏死的程度，目前缺乏大宗的临床研究来证实各种手术方式的疗效差异。因此，治疗 Volkmann 缺血性肌挛缩最佳的方式是预防缺血坏死的发生，以及避免缺血状况进展。根据患者个体情况，需考虑多种手术方式联合应用，以尽可能恢复患肢功能。

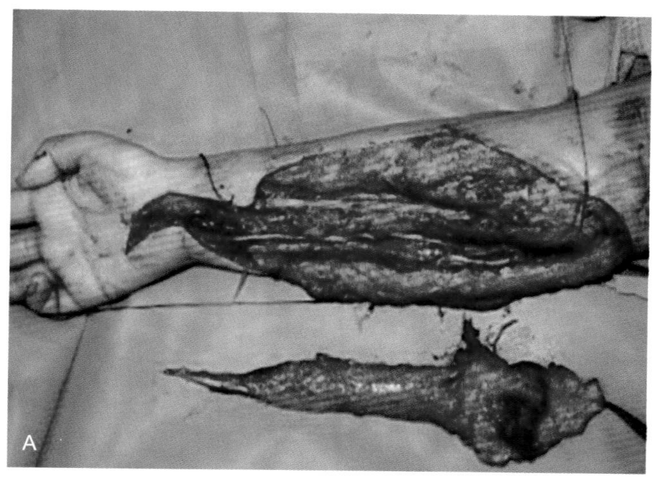

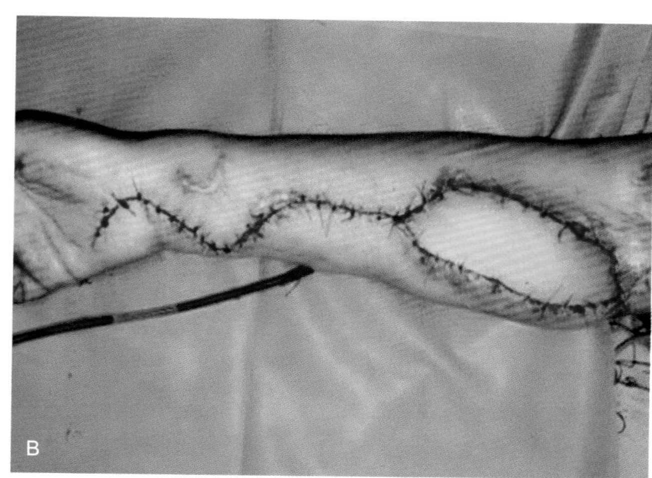

图 20-18　重度 Volkmann 缺血性肌挛缩。A. 患者女性，28 岁，前臂挤压伤术后，第 2~5 指屈曲受限，进行游离股薄肌移植替代前臂指深屈肌，修复屈指功能；B. 肌皮瓣修复术后外观。

参考文献

[1] Szalay MD, Roberts JB. Compartment syndrome after Bosworth fracture-dislocation of the ankle: a case report. J Orthop Trauma, 2001, 15: 301-303.

[2] Leversedge FJ, Moore TJ, Peterson BC, et al. Compartment syndrome of the upper extremity. J Hand Surg Am, 2011, 36: 544-559; quiz 60.

[3] Summerfield SL, Folberg CR, Weiss AP. Compartment syndrome of the pronator quadratus: a case report. J Hand Surg Am, 1997, 22: 266-268.

[4] Schumer ED. Isolated compartment syndrome of the pronator quadratus compartment: a case report. J Hand Surg Am, 2004, 29: 299-301.

[5] Chloros GD, Papadonikolakis A, Ginn S, et al. Pronator quadratus space and compartment syndrome after low-energy fracture of the distal radius: a case report. J Surg Orthop Adv, 2008, 17: 102-106.

[6] Ling MZ, Kumar VP. Myofascial compartments of the hand in relation to compartment syndrome: a cadaveric study. Plast Reconstr Surg, 2009, 123: 613-616.

[7] DiFelice A, Jr. , Seiler JG, 3rd, Whitesides TE, Jr. The compartments of the hand: an anatomic study. J Hand Surg Am, 1998, 23: 682-686.

[8] Halpern AA MR. Compartment syndrome of the interosseous muscles of the hand. Orthop Rev, 1980, 9: 121-127.

[9] Shin AY, Chambers H, Wilkins KE, et al. Suction injuries in children leading to acute compartment syndrome of the interosseous muscles of the hand: case reports. J Hand Surg Am, 1996, 21: 675-678.

[10] Schnall SB, Vu-Rose T, Holtom PD, et al. Tissue pressures in

pyogenic flexor tenosynovitis of the finger. Compartment syndrome and its management. J Bone Joint Surg Br, 1996, 78: 793-795.
[11] Dyer G, Lozano-Calderon S, Gannon C, et al. Predictors of acute carpal tunnel syndrome associated with fracture of the distal radius. J Hand Surg Am, 2008, 33: 1309-1313.
[12] Hwang RW, de Witte PB, Ring D. Compartment syndrome associated with distal radial fracture and ipsilateral elbow injury. J Bone Joint Surg Am, 2009, 91: 642-645.
[13] Kim JY, Schierle CF, Subramanian VS, et al. A prognostic model for the risk of development of upper extremity compartment syndrome in the setting of brachial artery injury. Ann Plast Surg, 2009, 62: 22-27.
[14] McQueen MM, Gaston P, Court-Brown CM. Acute compartment syndrome: who is at risk? J Bone Joint Surg Br, 2000, 82: 200-203.
[15] McQueen MM, Court-Brown CM. Compartment monitoring in tibial fractures: the pressure threshold for decompression. J Bone Joint Surg Br, 1996, 78: 99-104.
[16] Quinn RH, Ruby ST. Compartment syndrome after elective revascularization for chronic ischemia: a case report and review of the literature. Arch Surg, 1992, 127: 865-866.
[17] Grace PA. Ischaemia-reperfusion injury. Br J Surg, 1994, 81: 637-647.
[18] Jensen SL, Sandermann J. Compartment syndrome and fasciotomy in vascular surgery: a review of 57 cases. Eur J Vasc Endovasc Surg, 1997, 13: 48-53.
[19] Field CK, Senkowsky J, Hollier LH, et al. Fasciotomy in vascular trauma: is it too much, too often? Am Surg, 1994, 60: 409-411.
[20] Kim JY, Buck DW, 2nd, Forte AJ, et al. Risk factors for compartment syndrome in traumatic brachial artery injuries: an institutional experience in 139 patients. J Trauma, 2009, 67: 1339-1344.
[21] Mann RJ, Wallquist JM. Early decompression fasciotomy in the treatment of high-voltage electrical burns of the extremities. South Med J, 1975, 68: 1103-1108.
[22] Yamaguchi S, Viegas SF. Causes of upper extremity compartment syndrome. Hand Clin, 1998, 14: 365-370.
[23] Piccolo NS, Piccolo MS, Piccolo PD, et al. Escharotomies, fasciotomies and carpal tunnel release in burn patients--review of the literature and presentation of an algorithm for surgical decision making. Handchir Mikrochir Plast Chir, 2007, 39: 161-167.
[24] Lancourt JE, Gilbert MS, Posner MA. Management of bleeding and associated complications of hemophilia in the hand and forearm. J Bone Joint Surg Am, 1977, 59: 451-460.
[25] Madigan RR, Hanna WT, Wallace SL. Acute compartment syndrome in hemophilia: a case report. J Bone Joint Surg Am, 1981, 63: 1327-1329.
[26] Hung LK, Kinninmonth AW, Woo ML. Vibrio vulnificus necrotizing fasciitis presenting with compartmental syndrome of the hand. J Hand Surg Br, 1988, 13: 337-339.
[27] Dumontier C, Sautet A, Man M, et al. Entrapment and compartment syndromes of the upper limb in haemophilia. J Hand Surg Br, 1994, 19: 427-429.
[28] Ebbeson RL, De Kock MJ, Penny N, et al. Rhabdomyolysis, acute renal failure, and compartment syndrome in a child with parainfluenza type 1 infection. Pediatr Infect Dis J, 2009, 28: 850-852.
[29] Younge D. Haematoma block for fractures of the wrist: a cause of compartment syndrome. J Hand Surg Br, 1989, 14: 194-195.
[30] Hay SM, Allen MJ, Barnes MR. Acute compartment syndromes resulting from anticoagulant treatment. BMJ, 1992, 305: 1474-1475.
[31] Burke T, Kehl DK. Intraosseous infusion in infants. Case report of a complication. J Bone Joint Surg Am, 1993, 75: 428-429.
[32] Vidal R, Kissoon N, Gayle M. Compartment syndrome following intraosseous infusion. Pediatrics, 1993, 91: 1201-1202.
[33] Nambisan RN, Karakousis CP. Axillary compression syndrome with neurapraxia due to operative positioning. Surgery, 1989, 105: 449-454.
[34] Steinberg BD, Gelberman RH. Evaluation of limb compartment with suspected increased interstitial pressure. A noninvasive method for determining quantitative hardness. Clin Orthop Relat Res, 1994: 248-253.
[35] Greene TL, Louis DS. Compartment syndrome of the arm: a complication of the pneumatic tourniquet: a case report. J Bone Joint Surg Am, 1983, 65: 270-273.
[36] Seiler JG, 3rd, Womack S, De L'Aune WR, et al. Intracompartmental pressure measurements in the normal forearm. J Orthop Trauma, 1993, 7: 414-416.
[37] Ardolino A, Zeineh N, O'Connor D. Experimental study of forearm compartmental pressures. J Hand Surg Am, 2010, 35: 1620-1625.
[38] Dahn I, Lassen NA, Westling H. Blood flow in human muscles during external pressure or venous stasis. Clin Sci, 1967, 32: 467-473.
[39] Gelberman RH, Garfin SR, Hergenroeder PT, et al. Compartment syndromes of the forearm: diagnosis and treatment. Clin Orthop Relat Res, 1981: 252-261.
[40] Heppenstall RB, Sapega AA, Scott R, et al. The compartment syndrome. An experimental and clinical study of muscular energy metabolism using phosphorus nuclear magnetic resonance spectroscopy. Clin Orthop Relat Res, 1988: 138-155.
[41] Matava MJ, Whitesides TE, Jr. , Seiler JG, 3rd, et al. Determination of the compartment pressure threshold of muscle ischemia in a canine model. J Trauma, 1994, 37: 50-58.
[42] Whitesides TE HH, Morimoto K. Compartment syndromes and the role of fasciotomy, its parameters and techniques. AAOS Instructional Course Lecture, 1977, 26: 179-196.
[43] Hofmeister EP, Shin AY. The role of prophylactic fasciotomy and medical treatment in limb ischemia and revascularization. Hand Clin, 1998, 14: 457-465, x.
[44] Mabvuure NT, Malahias M, Hindocha S, et al. Acute compartment syndrome of the limbs: current concepts and management. Open Orthop J, 2012, 6: 535-543.
[45] Dente CJ, Feliciano DV, Rozycki GS, et al. A review of upper extremity fasciotomies in a level I trauma center. Am Surg, 2004, 70: 1088-1093.
[46] Kucera TJ, Boezaart AP. Regional anesthesia does not consistently block ischemic pain: two further cases and a review of the literature. Pain Med, 2014, 15: 316-319.
[47] O'Sullivan MJ, Rice J, McGuinness AJ. Compartment syndrome without pain! Ir Med J, 2002, 95: 22.
[48] Matsen FA, 3rd, Mayo KA, Krugmire RB, Jr. , et al. A model compartmental syndrome in man with particular reference to the quantification of nerve function. J Bone Joint Surg Am, 1977, 59: 648-653.
[49] Szabo RM, Gelberman RH. Peripheral nerve compression: etiology, critical pressure threshold, and clinical assessment. Orthopedics, 1984, 7: 1461-1466.
[50] Shuler FD, Dietz MJ. Physicians' ability to manually detect isolated elevations in leg intracompartmental pressure. J Bone Joint Surg Am, 2010, 92: 361-367.
[51] Wong JC, Vosbikian MM, Dwyer JM, et al. Accuracy of measurement of hand compartment pressures: a cadaveric study. J Hand Surg Am, 2015, 40: 701-706.
[52] McDougall CG, Johnston GH. A new technique of catheter

placement for measurement of forearm compartment pressures. J Trauma, 1991, 31: 1404-1407.

[53] Heckman MM, Whitesides TE, Jr. , Grewe SR, et al. Compartment pressure in association with closed tibial fractures: the relationship between tissue pressure, compartment, and the distance from the site of the fracture. J Bone Joint Surg Am, 1994, 76: 1285-1292.

[54] McCarthy DM, Sotereanos DG, Towers JD, et al. A cadaveric and radiologic assessment of catheter placement for the measurement of forearm compartment pressures. Clin Orthop Relat Res, 1995: 266-270.

[55] Whitesides TE, Jr. , Haney TC, Harada H, et al. A simple method for tissue pressure determination. Arch Surg, 1975, 110: 1311-1313.

[56] Hammerberg EM, Whitesides TE, Jr. , Seiler JG, 3rd. The reliability of measurement of tissue pressure in compartment syndrome. J Orthop Trauma, 2012, 26: 24-31.

[57] Matsen FA, 3rd, Mayo KA, Sheridan GW, et al. Monitoring of intramuscular pressure. Surgery, 1976, 79: 702-709.

[58] Mubarak SJ, Hargens AR, Owen CA, et al. The wick catheter technique for measurement of intramuscular pressure: a new research and clinical tool. J Bone Joint Surg Am, 1976, 58: 1016-1020.

[59] Rorabeck CH, Castle GS, Hardie R, et al. Compartmental pressure measurements: an experimental investigation using the slit catheter. J Trauma, 1981, 21: 446-449.

[60] Barnes MR, Gibson MJ, Scott J, et al. A technique for the long term measurement of intra-compartmental pressure in the lower leg. J Biomed Eng, 1985, 7: 35-39.

[61] Styf J. Evaluation of injection techniques in recording of intramuscular pressure. J Orthop Res, 1989, 7: 812-816.

[62] Uliasz A, Ishida JT, Fleming JK, et al. Comparing the methods of measuring compartment pressures in acute compartment syndrome. Am J Emerg Med, 2003, 21: 143-145.

[63] Boody AR, Wongworawat MD. Accuracy in the measurement of compartment pressures: a comparison of three commonly used devices. J Bone Joint Surg Am, 2005, 87: 2415-2422.

[64] Collinge C, Kuper M. Comparison of three methods for measuring intracompartmental pressure in injured limbs of trauma patients. J Orthop Trauma, 2010, 24: 364-368.

[65] Mubarak SJ, Hargens AR. Acute compartment syndromes. Surg Clin North Am, 1983, 63: 539-565.

[66] Matsen FA, 3rd, Winquist RA, Krugmire RB, Jr. Diagnosis and management of compartmental syndromes. J Bone Joint Surg Am, 1980, 62: 286-291.

[67] Szabo RM, Gelberman RH, Williamson RV, et al. Effects of increased systemic blood pressure on the tissue fluid pressure threshold of peripheral nerve. J Orthop Res, 1983, 1: 172-178.

[68] White TO, Howell GE, Will EM, et al. Elevated intramuscular compartment pressures do not influence outcome after tibial fracture. J Trauma, 2003, 55: 1133-1138.

[69] Elliot K. Intramuscular PH: diagnosing acute compartment syndrome with confidence. in: Proceedings of the 2014 London Efort Conference Trauma Session, 2014.

[70] Abraham P, Leftheriotis G, Saumet JL. Laser Doppler flowmetry in the diagnosis of chronic compartment syndrome. J Bone Joint Surg Br, 1998, 80: 365-369.

[71] Edwards PD, Miles KA, Owens SJ, et al. A new non-invasive test for the detection of compartment syndromes. Nucl Med Commun, 1999, 20: 215-218.

[72] Arbabi S, Brundage SI, Gentilello LM. Near-infrared spectroscopy: a potential method for continuous, transcutaneous monitoring for compartmental syndrome in critically injured patients. J Trauma, 1999, 47: 829-833.

[73] Shuler MS, Reisman WM, Whitesides TE, Jr. , et al. Near-infrared spectroscopy in lower extremity trauma. J Bone Joint Surg Am, 2009, 91: 1360-1368.

[74] Shuler MS, Reisman WM, Kinsey TL, et al. Correlation between muscle oxygenation and compartment pressures in acute compartment syndrome of the leg. J Bone Joint Surg Am, 2010, 92: 863-870.

[75] Cole AL, Herman RA, Jr. , Heimlich JB, et al. Ability of near infrared spectroscopy to measure oxygenation in isolated upper extremity muscle compartments. J Hand Surg Am, 2012, 37: 297-302.

[76] Garr JL, Gentilello LM, Cole PA, et al. Monitoring for compartmental syndrome using near-infrared spectroscopy: a noninvasive, continuous, transcutaneous monitoring technique. J Trauma, 1999, 46: 613-616.

[77] van den Brand JG, Nelson T, Verleisdonk EJ, et al. The diagnostic value of intracompartmental pressure measurement, magnetic resonance imaging, and near-infrared spectroscopy in chronic exertional compartment syndrome: a prospective study in 50 patients. Am J Sports Med, 2005, 33: 699-704.

[78] Gielen JL, Peersman B, Peersman G, et al. Chronic exertional compartment syndrome of the forearm in motocross racers: findings on MRI. Skeletal Radiol, 2009, 38: 1153-1161.

[79] Pedowitz RA, Hargens AR, Mubarak SJ, et al. Modified criteria for the objective diagnosis of chronic compartment syndrome of the leg. Am J Sports Med, 1990, 18: 35-40.

[80] Leversedge FJ, Casey PJ, Seiler JG, 3rd, et al. Endoscopically assisted fasciotomy: description of technique and in vitro assessment of lower-leg compartment decompression. Am J Sports Med, 2002, 30: 272-278.

[81] Garfin SR, Mubarak SJ, Evans KL, et al. Quantification of intracompartmental pressure and volume under plaster casts. J Bone Joint Surg Am, 1981, 63: 449-453.

[82] Chidgey LK, Szabo RM, Kolack B. Effects of elevation on nerve function in an acute upper extremity nerve compression model. J Orthop Res, 1989, 7: 783-791.

[83] Styf J, Wiger P. Abnormally increased intramuscular pressure in human legs: comparison of two experimental models. J Trauma, 1998, 45: 133-139.

[84] Wiger P, Styf JR. Effects of limb elevation on abnormally increased intramuscular pressure, blood perfusion pressure, and foot sensation: an experimental study in humans. J Orthop Trauma, 1998, 12: 343-347.

[85] Cascio BM, Pateder DB, Farber AJ, et al. Improvement in documentation of compartment syndrome with a chart insert. Orthopedics, 2008, 31: 364.

[86] Konstantakos EK, Dalstrom DJ, Nelles ME, et al. Diagnosis and management of extremity compartment syndromes: an orthopaedic perspective. Am Surg, 2007, 73: 1199-1209.

[87] Khan FY. Rhabdomyolysis: a review of the literature. Neth J Med, 2009, 67: 272-283.

[88] Havig MT, Leversedge FJ, Seiler JG, 3rd. Forearm compartment pressures: an in vitro analysis of open and endoscopic assisted fasciotomy. J Hand Surg Am, 1999, 24: 1289-1297.

[89] Thompson JE. Anatomical methods of approach on the long bones of the extremities. Ann Surg, 1918, 68: 309-329.

[90] Spinner M. Injuries to the Major Branches of Peripheral Nerves of the Forearm. 2nd ed. Philadelphia: Saunders, 1978.

[91] Ronel DN, Mtui E, Nolan WB, 3rd. Forearm compartment syndrome: anatomical analysis of surgical approaches to the deep space. Plast Reconstr Surg, 2004, 114: 697-705.

[92] Gelberman RH, Zakaib GS, Mubarak SJ, et al. Decompression of

forearm compartment syndromes. Clin Orthop Relat Res, 1978: 225-229.

[93] Zannis J, Angobaldo J, Marks M, et al. Comparison of fasciotomy wound closures using traditional dressing changes and the vacuum-assisted closure device. Ann Plast Surg, 2009, 62: 407-409.

[94] Bae DS, Kadiyala RK, Waters PM. Acute compartment syndrome in children: contemporary diagnosis, treatment, and outcome. J Pediatr Orthop, 2001, 21: 680-688.

[95] Shore BJ, Glotzbecker MP, Zurakowski D, et al. Acute compartment syndrome in children and teenagers with tibial shaft fractures: incidence and multivariable risk factors. J Orthop Trauma, 2013, 27: 616-621.

[96] Kanj WW, Gunderson MA, Carrigan RB, et al. Acute compartment syndrome of the upper extremity in children: diagnosis, management, and outcomes. J Child Orthop, 2013, 7: 225-233.

[97] Smith J, Greaves I. Crush injury and crush syndrome: a review. J Trauma, 2003, 54: S226-S230.

[98] Sever MS, Vanholder R, Lameire N. Management of crush-related injuries after disasters. N Engl J Med, 2006, 354: 1052-1063.

[99] Tsuge K. Treatment of established Volkmann's contracture. J Bone Joint Surg Am, 1975, 57: 925-929.

[100] Botte MJ, Keenan MA, Gelberman RH. Volkmann's ischemic contracture of the upper extremity. Hand Clin, 1998, 14: 483-497.

[101] Chuang DC, Carver N, Wei FC. A new strategy to prevent the sequelae of severe Volkmann's ischemia. Plast Reconstr Surg, 1996, 98: 1023-1031.

[102] Sundararaj GD, Mani K. Pattern of contracture and recovery following ischaemia of the upper limb. J Hand Surg Br, 1985,10: 155-161.

[103] Ultee J, Hovius SE. Functional results after treatment of Volkmann's ischemic contracture: a long-term followup study. Clin Orthop Relat Res, 2005: 42-49.

第21章
指甲复合体损伤

陈　靖

指甲除有美观作用外，还有维持指端稳定性、调节末端血循环以及辅助手指精细动作的功能。由于指甲位于手指最凸出的部位，因此指甲及其周围组织是手部最易受伤的部位。不同性质（压砸、切割等）、不同能量的外伤会造成指甲多种类型的损伤：甲下血肿、甲床撕裂（伴或不伴指骨骨折）、甲床和（或）甲基质缺损、甲周皮肤损伤、指端完全或不全离断等。这些损伤易被临床忽视，因为通常都是年轻医师在处理。若急诊处理不当常引起指甲或指端慢性畸形，即使二期整形也难以达到满意的外观和功能。本章主要讨论急性指甲复合体损伤的处理，以期望临床医师能正确处理这些损伤，尽可能避免遗留难治性畸形。

【解剖与生理】 指甲复合体包括指甲、甲床、甲侧襞、甲上皮、甲下皮（图21-1）[1, 2]。指甲由角质层演变而来，是覆盖在甲床上的角质化结构，最初由生发基质中的细胞在甲上皮下方形成。从纵向和横向两个方向观察，指甲都有一定的弧度，使其可以嵌入近端和侧方的甲襞中，提供强大的支撑作用。指甲的表面相对光滑，随着年龄的增长会逐渐出现纵向的嵴。

甲侧襞是指甲侧面和皮肤形成的侧褶，将指甲牢固地黏附在甲床上。当侧褶萎缩时，可能发生指甲剥离。如果甲侧襞过大、过厚，与指甲的曲率和大小不相容时，会使指甲向内生长，可引起疼痛、炎症等，常见于踇趾。

甲上皮以薄的上皮组织黏附在指甲的背面，覆盖指甲的近端和生发基质，形成一种机械屏障，抵抗紫外线和敏感物的刺激。甲上皮可能还参与甲板的形成，使之更有光泽。慢性炎症或感染时常导致甲上皮缺失。甲下皮位于甲床和指端交汇处，甲下皮含有大量的淋巴细胞和多形核白细胞，也能产生机械性免疫屏障作用。

甲床在组织学上分为两部分：生发基质（15%~25%）和非生发基质（75%~85%）。在临床上这两部分一般也被称为甲根和甲床。甲根位于甲床近端止点（伸肌腱止点远端平均1.4 mm）至甲弧影，它被近端甲皱襞完全遮盖，在指甲生长中起非常重要的作用。一旦甲根受损，很难有效修复，宽度大于3 mm的纵向活检可能会使指甲出现永久性纵嵴。甲床从甲弧影的远端边缘延伸到甲下皮，主要作用是提供甲板的附着。

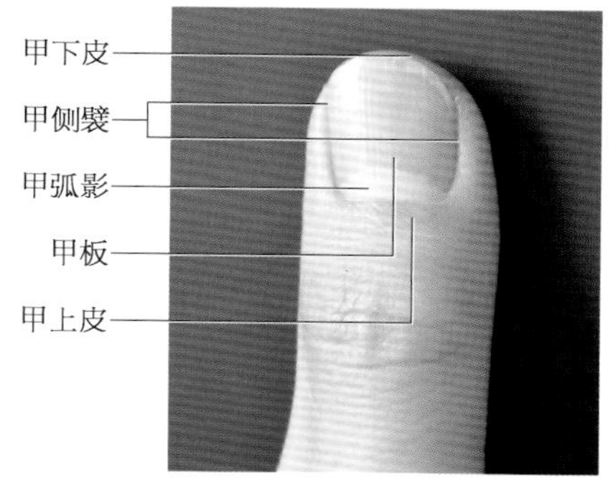

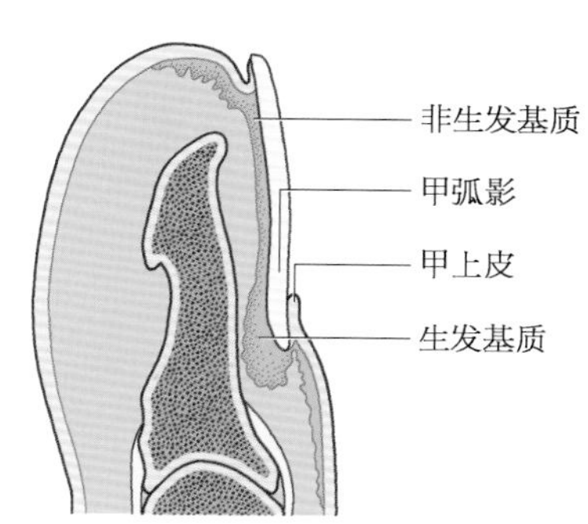

图21-1　指甲的解剖结构。

甲周复合体的血运来自指动脉终末支、中节指骨背侧分支及毛细血管环[3, 4]。静脉血通过近侧甲根和甲床回流至指背皮肤。甲床的感觉由指神经背侧支最远端的分支支配，甲上皮周围皱襞内神经末梢丰富，这种结构可能有助于解释一些患者术后数月仍有非特异性的感觉辨别障碍[5]。

【损伤机制】 外伤是导致指甲复合体急性损伤和慢性畸形的主要原因，其他如感染、肿瘤、先天性原因及医源性损伤也会造成指甲损伤或畸形。

挤压伤是指甲复合体损伤最常见的损伤机制，多见于指端在两个重物间被挤压或被锤子砸伤等（图 21-2）。通常这些患者都是儿童或年轻人。中指最长，所以最容易受伤。指甲远端部分和下甲皮是甲周组织中最容易受伤的部位。重物会挤压远端指骨和指甲之间的甲床，使其出现不同程度的破碎，从甲下血肿到单纯裂伤或更复杂的星状撕裂。若致伤力较大，还可能造成指甲和甲皱襞破碎，可伴或不伴末节指骨骨折。暴力严重时会导致指端离断伤。

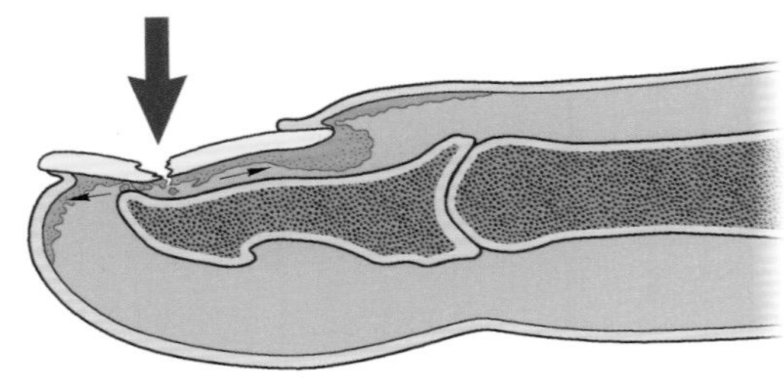

图 21-2 甲周组织损伤机制示意图。

由于指甲和甲床贴合得非常紧密，在一些需要暂时移除指甲的手术中必须非常小心，稍有不慎即可能导致医源性甲床损伤。

【损伤类型】 根据暴力作用性质以及受伤位置，指甲复合体损伤可以分为：甲下血肿、甲床撕裂（单纯裂伤或星状裂伤，伴或不伴指骨骨折）、甲床和（或）甲基质缺损、甲周皮肤损伤、指端完全或不全离断等。损伤可能累及单一的结构，也可能涉及指端多个结构，彻底了解甲周的解剖结构才能使患者获得良好的疗效。

【术前评估和检查】 对于指端甲周组织损伤的患者，首先要询问病史，以排除其他合并损伤。由于 50% 的甲周损伤都会伴有末节指骨骨折[6]，因此应常规进行手指正、侧位摄片检查。出现甲下血肿时，由于指甲完整，不容易判断甲床损伤情况，治疗可能有一定难度，因此治疗方案的选择有较多争议。Soyuncu 等[7]曾报道利用超声检查甲下血肿患者甲床损伤情况，但是报道中病例数较少，临床尚未被普遍采用。

甲周损伤术前检查时一般不需要麻醉，且大多数手术只需在局部麻醉下完成，即使是婴幼儿也很少使用全身麻醉。为了能高质量地修复该部位损伤，手术需要无血视野，最好在放大镜下操作。

【治疗方法】

甲下血肿

由于甲床的丰富血运，任何挤压伤都可能导致甲下广泛血肿（图 21-3A）。血肿在甲下有限的空间内产生的压力可导致剧烈疼痛。如果血肿较小，且不产生疼痛，可不作特殊处理。

尽管甲下血肿是甲周复合体损伤中最常见的类型，但对于该损伤选择何种最合适治疗方法一直存在争议。是否拔除指甲修复甲床完全根据术者自身喜好[8]。一些学者建议当血肿面积大于 25%~50% 甲床时应该拔除指甲检查甲床[9]，如果甲床有损伤应精确修复，尤其是伴有指骨骨折时。但另外一些报道建议对于甲下 25%~50% 面积的血肿，无论是否伴有末节指骨骨折，简单的钻孔引流即已足够[10-12]。

Simon 和 Wolgin[9] 治疗了 47 例甲下血肿面积大于 25% 的患者，发现面积大于 50% 的患者中 60% 会伴有 >3 mm 的甲床损伤，有 95% 伴有指骨骨折的患者都需要进行甲床的修复，因此建议对血肿范围大于 50% 且伴有末节指骨骨折的损伤应该拔除指甲修复甲床。这一观点之前一直是治疗甲下血肿的主流观点，但是该研究没有包括随访结果，也没有进行对照比较，因此一些学者提出了不同意见。在一项回顾性研究中，对 123 例甲下血肿伴或不伴末节指骨骨折患者仅采用钻孔引流处理，随访 5~13 个月后结果显示，5 例出现感染，11% 的患者出现较大的指甲畸形，2% 的患者疗效较差。根据研究结果作者认为对于甲下血肿只需要钻孔引流，而无须考虑血肿大小和是否伴随骨折[10]。Seaberg 等[11]进行了一项前瞻性研究，观察了 48 例甲下血肿伴或不伴骨折的患者，所有患者只进行钻孔引流处理，随访时间至少 6 个月，结果没有感染病例，没有较大的畸形病例，因此作者也认为甲下血肿只需要钻孔引流，不需要拔除指甲。Roser 和 Gellman[12] 对 52 例甲下血肿儿童患者进行的钻孔和拔除指甲修复甲床两种方法的疗效进行比较。每组 26 例，术后平均随访 4 个月，结果显示两组均无感染发生；共有 5 例出现指甲畸形，其中 4 例是去甲组，1 例是钻孔引流组。虽然该研究是前瞻性研究，但并没有随机性，因此该结果参考意义不大，因为拔甲组的甲床损伤可能更严重，发生指甲畸形的风险相对较高。上述这些研究或病例数不足，或随机性不强，或没有设置对照组，证据等级都不高，因此不能给出最佳的结论。考虑到这些研究的缺点，未来需要更优化的设计研究来论证最合适的治疗方法。目前一般认为决定是否拔甲的因素并不是血肿大小，而是指甲是否完整。若指甲破碎或部分脱落，我们推荐拔除指甲进行甲床修复，反之，如果指甲完整，仅需钻孔引流。

指甲钻孔引流是采用一些工具在指甲上钻 1~2 个孔以使淤血排出，可减轻疼痛和避免继发感染。钻孔前需对甲周进行严格的消毒，目前已有多种技术和工具被介绍来进行甲板钻孔[13-15]。最简单和最安全的方法是使用手提式电灼烧工具，将红色的热烧灼器放置在甲板上，通过熔化形成一个孔，一旦遇到甲下血肿，血肿可以阻止工具尖端热量对甲床造成的损伤。或者，可以用酒精灯将回形针烧到红热，并以类似的方式钻孔（图 21-3）；也可以使用 18 号针尖在甲板上旋转钻孔，但是采用这种方法针尖损伤甲床的风险较高，其他工具还包括胰岛素注射器、指甲钻孔器等。只有合适大小的孔才能充分引流，否则钻的孔容易堵塞。引流后用绷带包扎手指。

甲床撕裂

指端挤压伤常导致甲床损伤，当甲床被撕裂时，必须进行精确修复，尤其是生发基质处的损伤，否则容易出现指甲纵裂。

采用 1% 利多卡因在指根处作阻滞麻醉，消毒铺单后对手指驱血，在手指根部上止血带。用薄的钝性剥离子分离甲床和甲板，操作必须非常小心，以避免对甲床造成进一步的破坏。在一些指甲破碎、甲床星状撕裂的病例中，去除甲板后必须检查原甲板，以确保没有残存的甲床碎片黏附在甲板上。如果有，可以小心地取出这些甲床碎片，有利于甲床移植缝合固定。如果损伤位于近端，可通过在侧襞和甲上皮接合处作切口，以更好地暴露甲根。背部切口应与甲上皮垂直，以避免小边缘的坏死[16]（图 21-4）。

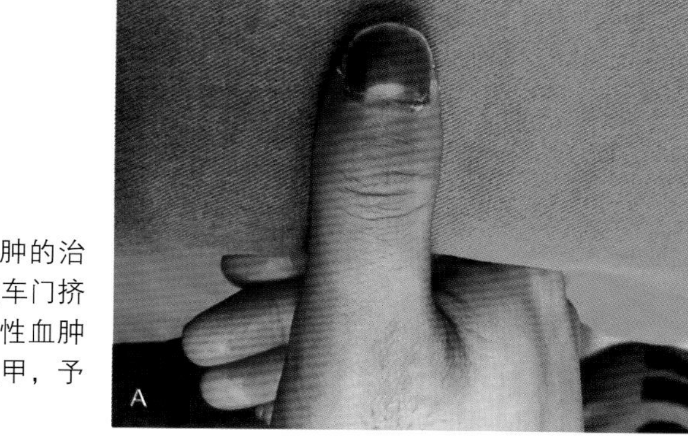

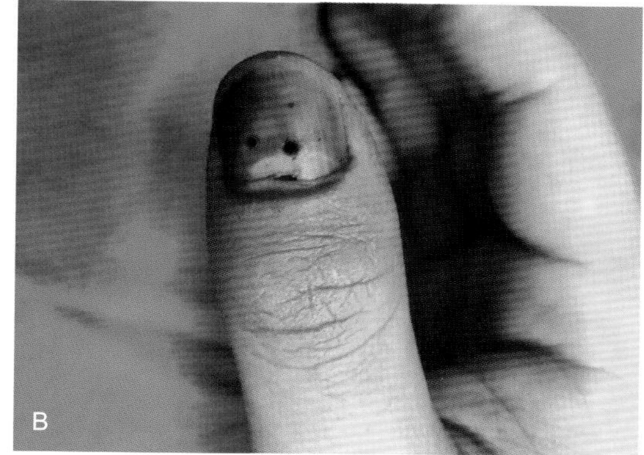

图 21-3　甲下血肿的治疗。A. 右拇指被车门挤压导致甲下广泛性血肿（100%）；B. 未拔甲，予钻孔引流。

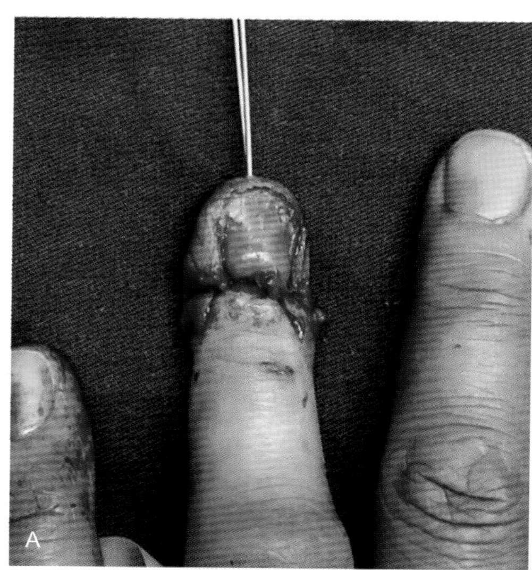

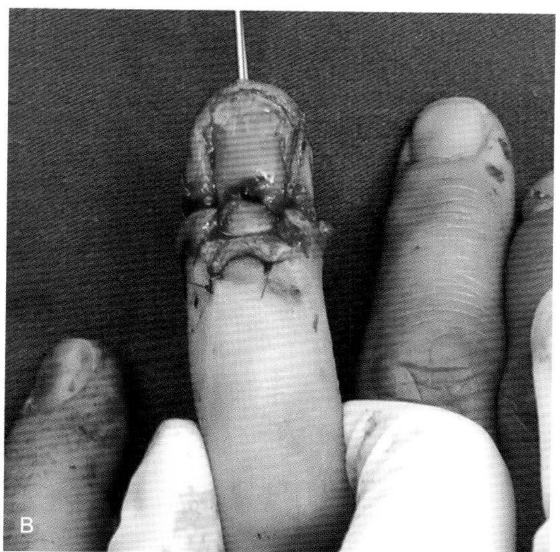

图 21-4　甲床撕裂的治疗。A. 左环指压砸伤致甲床基底部挫裂伤；B. 为更好地缝合甲床，加作垂直切口。

最好在头戴放大镜下修复甲床，对不整齐部位进行修剪，宁可保留损伤的甲床，也不要过多地清创，因为可能导致甲床缺损或缝合时出现较大的张力，从而引起指甲畸形。由于甲床与指骨贴合紧密，对损伤部位的甲床缘稍作游离，使其可以外翻即可。对于甲床撕裂一般用 6-0 或 7-0 可吸收线缝合，也有报道采用皮肤黏合胶固定甲床创缘，效果也很好，且修复时间短。Strauss 等 [17] 和 Langlois 等 [18] 报道采用该胶水治疗甲床损伤，均获得了满意的外观和功能结果。

在甲床修复完成后，如果甲板完好，需仔细清洗，然后进行甲板原位固定，有助于保护甲床和指甲的生长。一般将甲板与甲上皮、甲下皮用缝线缝合固定，或使用创可贴固定，但换药的时候需小心以防甲板剥离脱落。缝合固定后应在甲板上钻孔以利于引流，但最好不要在甲床裂伤的上方钻孔（图 21-5A）。如果甲板破裂无法原位固定，可以在甲上皮下覆盖一层凡士林纱布，以免粘连产生肉芽肿（图 21-5B）。也可使用一些替代品，如硅胶板、铝板等 [16, 19]，将其修剪成指甲形状，覆盖于表面，可以使甲床更平整光滑，也能维持甲床边缘力线，使长出的新指甲外观更接近正常（图 21-6）。但既往文献报道使用或不使用甲床替代品似乎并不影响修复结果 [20]。术后是否常规使用抗生素目前并没有统一的意见，但对于人或动物咬伤伤口、严重污染或血运欠佳的伤口建议使用抗生素 [21]。

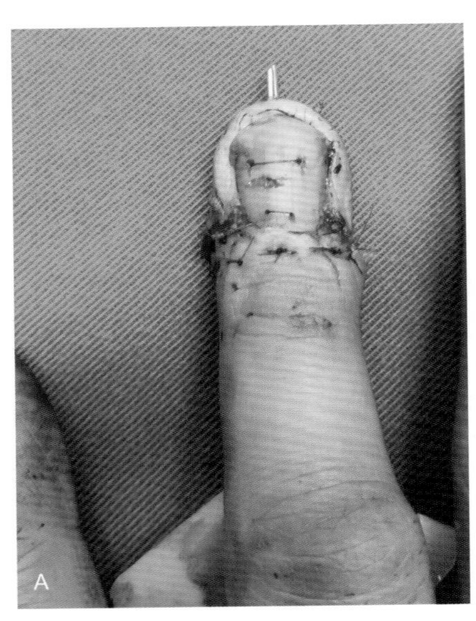

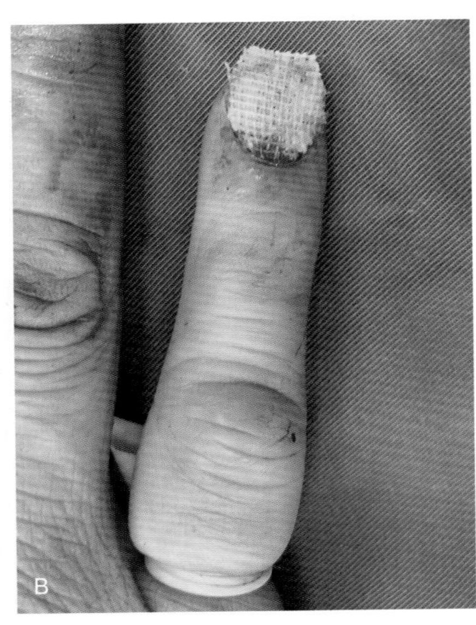

图 21-5　甲床裂伤的治疗。A. 甲床修复后将原甲板覆盖甲床并缝合固定；B. 用薄凡士林纱布覆盖甲床。

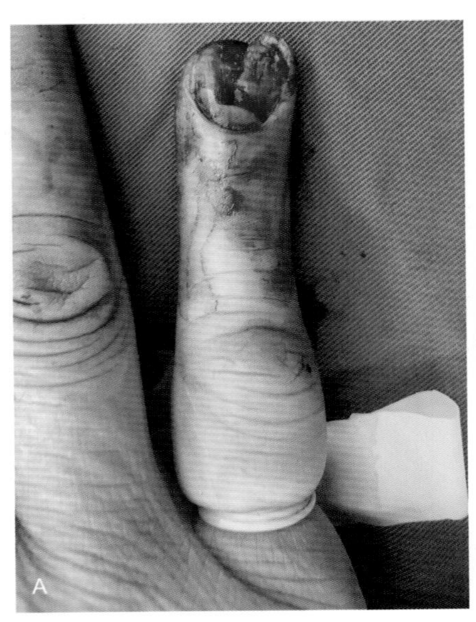

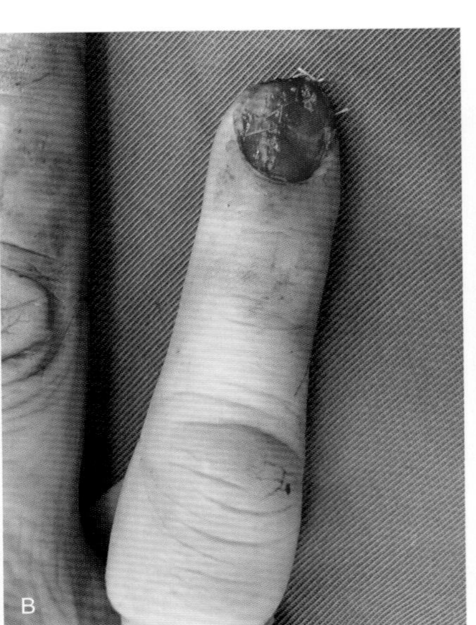

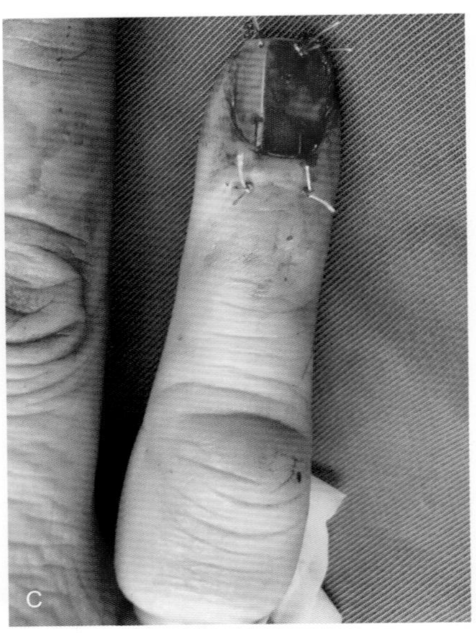

图 21-6　原甲板破碎严重无法使用（A）。甲床修复后（B），将无菌塑料板修剪成甲板形状覆盖于甲床表面（C）。

甲床撕脱伤

撕脱性甲床裂伤的部位通常在甲根近端，在儿童若出现这种损伤，常提示有骨折，需进行摄片检查。撕脱的甲床一般较完整，常从近端止点处逆行撕脱，有时与指甲相连，将撕脱甲床复位后采用皮肤黏合胶固定于止点处，或者采用水平褥式缝合法将其与甲上皮缝合，从而固定撕脱的甲床。

甲床缺损

甲床远端非生发基质的缺损较甲根缺损常见。断层缺损可以再生，不需特殊处理。小面积的全层缺损可以通过二期愈合填充缺损，但可能出现指甲瘢痕、畸形。

对于非生发基质缺损，断层甲床移植一直被认为是修复甲床缺损的有效方法[22-25]。如果缺损较小，可以从伤指完整的甲床处切取移植，如果缺损面积较大，需从足趾切取。甲床的全层移植会造成供区的甲床缺损，一般不选用这种方法，除非从废弃的手指上切取甲床。在部分病例，缺损的甲基质常黏附在撕脱的甲板上，因此需仔细检查甲板。如果外露的指骨有血运，可以将切取的断层甲基质直接移植贴敷于骨面。也有报道在甲基质完整、甲床大面积缺损的病例中采用邻指或鱼际筋膜瓣覆盖外露指骨，然后再进行甲床断层移植。断层甲床的切取方法如下：指根麻醉后在无血视野下拔除指甲，如切取的甲床较小，可以只拔除指甲远端部分，用 15 号刀片取约 0.25 mm 厚甲床；切取的时候刀片最好与甲床平行，如果透过甲床能看到刀片，说明厚度合适，宁可薄也不能太厚，否则会影响供区外观。用小镊子或蚊钳夹住甲床边缘，然后用刀尖切，可能会取得薄一些的甲床，然后用 6-0 或 7-0 线将移植物缝合于缺损处。

虽然断层甲床移植是治疗甲床缺损的金标准，但是近年部分学者对此持反对意见，认为该方法对供区损伤较大，25% 患者会出现供区指甲畸形[22-23]。有文献报道了在一些高达 90% 甲床缺损的病例中未采用断层甲床移植也获得了非常好的效果。Ogunro 等[26]报道了 12 例甲床缺损病例，除一例甲基质有 50% 缺损外，其余的甲基质均完整，所有病例均未采取断层甲床移植方法，仅用甲板或替代物覆盖保护，让甲床自然生长，随访发现伤指指甲均完全再生。Sugamata[27]采用人工真皮组织（Pelnac，Gunze，Japan）覆盖 22 例甲床缺损伴或不伴指端软组织缺损的创面，也获得了满意的外观。该报道中所有患者的生发基质都是完整的。该观点的拥护者认为甲床的适当覆盖保护了有利于自然甲床再生的培养环境，无论组织缺损的程度如何，只要甲基质完整，甲床移植都是不必要的。虽然文献报道的运用该方法的病例数仍较少，但根据我们的经验，术后大部分患者都获得了满意的外观。临床上可以鼓励患者选择该方法，尤其是不愿意选择供区甲床移植的患者（图 21-7）。

临床上甲床生发基质缺损的治疗非常困难，一些医生采用从足趾切取不带血运的甲床移植修复手指缺损甲基质。这是一个常用方法，但恢复后的外观可能因人而异。修复甲根缺损也可以切取带血运的甲瓣移植[28]，但是手术复杂，该手术和不带血运

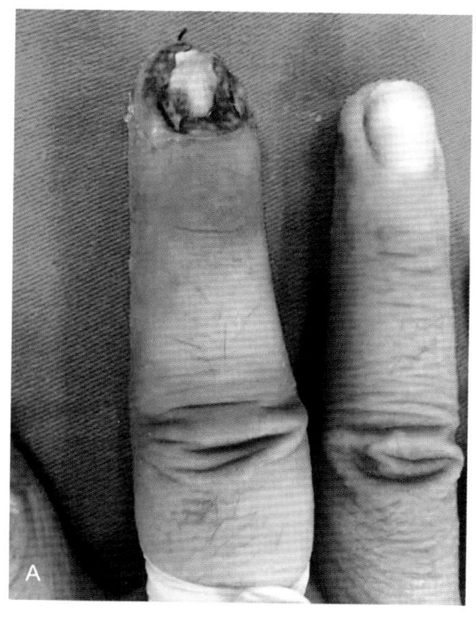

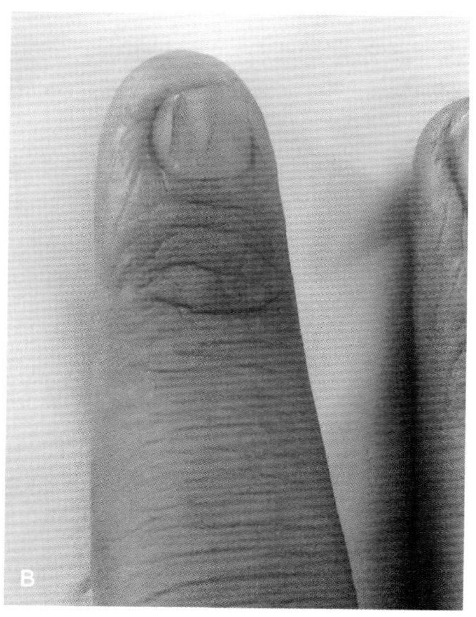

图 21-7 甲床缺损的治疗。A. 右中指甲床非生发基质完全缺损，仅残留部分甲根；B. 采用皮耐克（Pelnac）覆盖缺损处，术后半年随访发现指甲完全生长，外观满意。

的甲床移植有无差别，目前尚不清楚。另外，为了美观效果，也可以采用皮瓣覆盖整个甲体。

伴随远节指骨骨折的甲床缺损

甲周组织外伤常伴随末节指骨骨折。对于甲粗隆处的骨折或无移位骨折，一般不需要特殊处理，只需修复甲床本身。甲床和指甲的修复可以起到复位和固定的作用。术后在末节使用夹板固定 3~4 周。

当末节指骨近端骨折骨移位或不稳定时，需要进行骨折的解剖复位，然后使用 1 或 2 枚 0.8 mm 或 1 mm 的克氏针固定 4 周（图 21-8）。如果骨折块较小，可以顺行穿针，如果骨折块较大，则采用逆行穿针的方法。如果可以，避免贯穿远侧指间关节，但是在一些基底部骨折病例，很难避免不固定远侧指间关节。远节指骨骨折通常是粉碎性骨折，也会有小的骨折块与甲床相连，在这种情况下，如果骨折复位良好，甲床应该是平整的。治疗远节指骨骨折的目标是使骨质愈合，背侧骨皮质平整。对于任何背侧游离碎骨块或骨赘均需切除，避免影响甲床愈合和出现指甲畸形。

Hastings 和 Simmons[29] 发现儿童手部 47% 的开放性骨折为远节指骨骨折，主要原因是手指被门夹伤，中指最常受累。外观常表现为甲板近端脱出，容易漏诊，需常规摄片检查，侧位片显示骨骺处对位不良，这种骨折称 Seymour 骨折。有时即使 X 线片显示位置良好，术中探查也会发现骨骺分离。甲床常有损伤，甚至甲根从近端止点处撕脱。如果有撕脱，需将其与甲上皮用水平褥式缝合法固定复位。术前必须告诉家长该类型骨折可能会影响骨骺生长（图 21-9）。

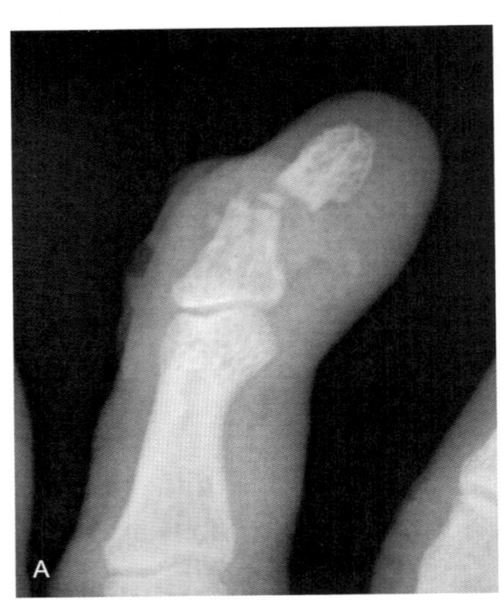

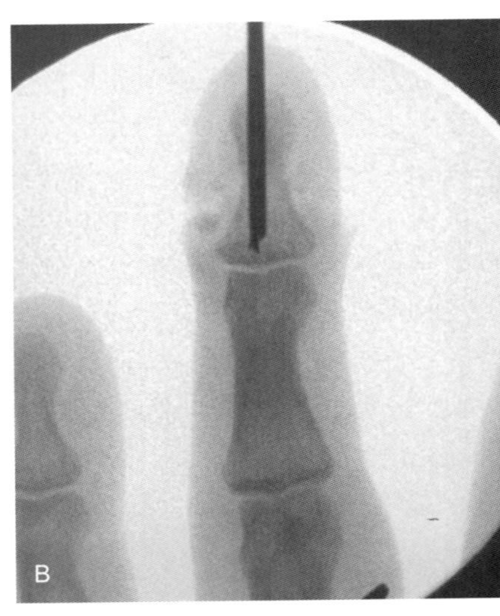

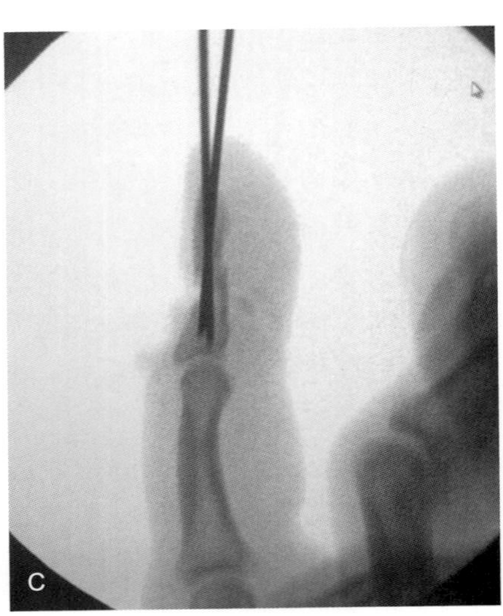

图 21-8 左环指甲床损伤伴末节指骨骨折，行复位克氏针内固定术。A. 术前 X 线片；B. 术后 X 线正位片；C. 术后 X 线侧位片。

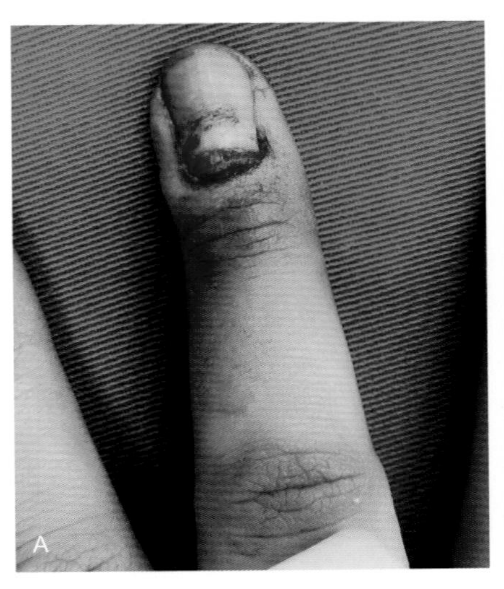

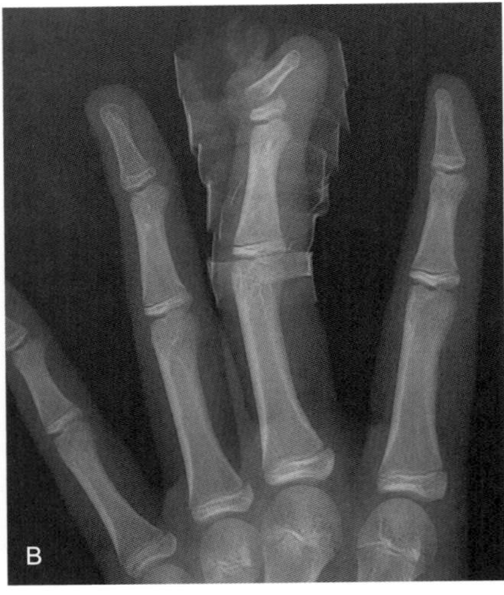

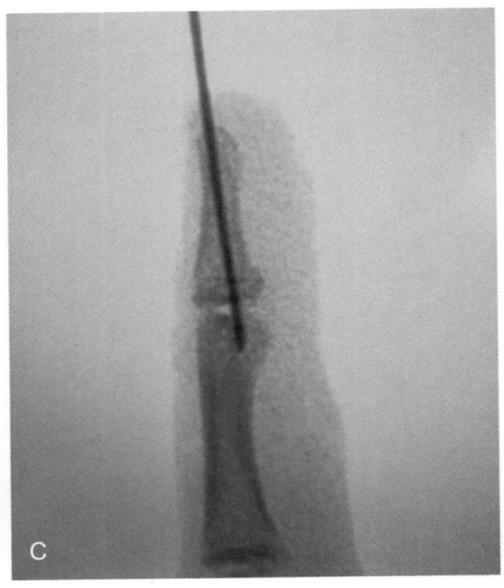

图 21-9 一例 13 岁儿童左中指被门夹伤导致的甲周损伤。A. 左中指甲板近端脱出；B. X 线侧位片显示骨骺处对位不良；C. 复位后用一枚克氏针贯穿远侧指间关节固定。

伴随指端缺损的甲周损伤

大多数指端缺损都是复合组织缺损，包括指甲、甲床、指骨及指腹软组织。背侧斜行或横行损伤，常常是甲床和指骨的缺损，可以采用推进皮瓣覆盖骨端，或给予半封闭换药使断端愈合。为了使指甲外观更长，可以在甲上皮处作一月牙状切口，切除部分甲上皮（图 21-10）。Loréa 等 [30] 采用这种方法，使损伤的指甲愈合后与对侧指甲相比获得了 87% 长度的恢复。Wang 等 [31] 对 300 多例甲床缺损或指端缺损患者采用这种方法，均使指甲外观长度得到改善，且未发现明显并发症。

指端掌侧斜行缺损时甲床大多完整，指腹组织和指骨部分缺损。若单纯进行皮瓣修复创面，术后甲床由于失去了指骨的支撑，易形成钩甲畸形。采用不带血运的骨和甲床复合组织移植后容易出现骨坏死吸收，同样会出现钩甲畸形；而采用带血运的骨、甲床复合组织移植，由于对显微技术要求高，难度大，仅适合少数病例。Marin-Braun 等 [32] 提出了一种既能保留指甲复合组织又能预防钩甲畸形的方法，术后指体外观满意，仅长度较正常侧短缩了数毫米。具体方法如下：于指端两侧作侧正中切口至远侧指间关节或稍近端，将指甲、甲床、甲根与背侧皮肤一起自指骨背侧掀起，向近端推移，使甲床远端与骨端齐平，然后缝合固定；对掌侧缺损采用推进皮瓣或局部转移皮瓣覆盖（图 21-11）。

甲侧襞的重建可以采用指端推进皮瓣向侧方移动覆盖，可以同时修复指端和侧方缺损。术中比较困难的是重建侧襞和甲上皮连接处的曲线。

【术后处理】 术后常规定期更换敷料，更换前最好用双氧水和生理盐水浸湿纱布，以免揭下粘连的纱布时损伤修复部位或使甲板松动。如果发现甲下有积液或积血，需再次钻孔促进引流。术后 1 周拆除固定原甲板或替代品的缝线，以免形成窦道。甲皱襞和甲下皮的缝线可在术后 2 周拆除。旧的指

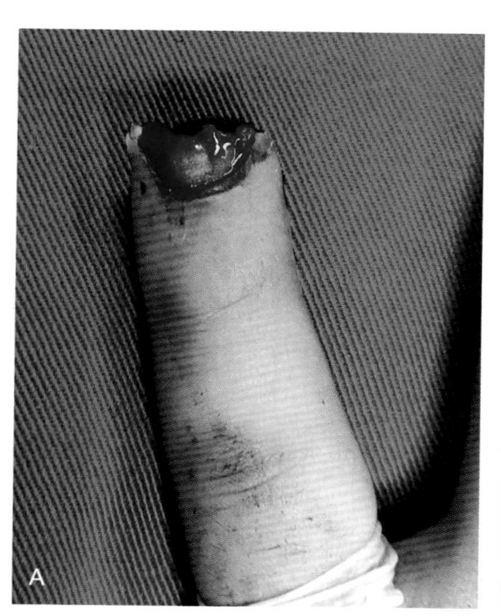

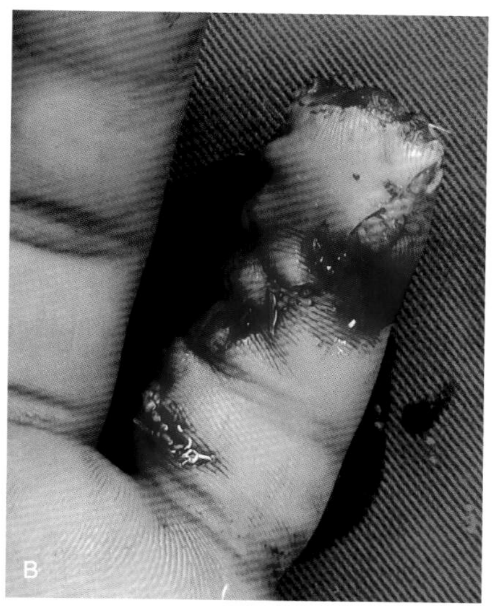

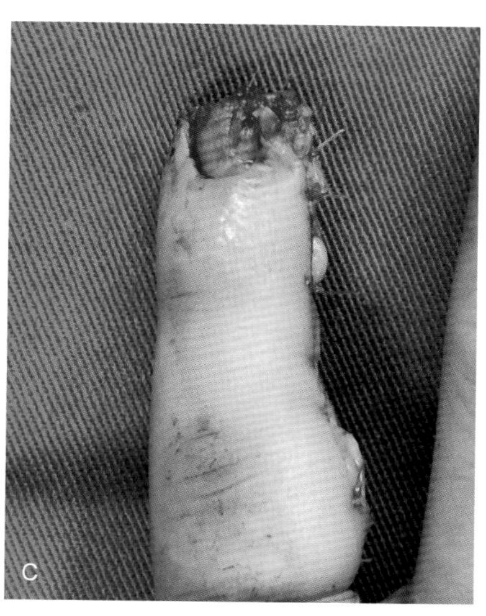

图 21-10　一例小指末节复合软组织缺损。A. 左小指指端复合组织缺损，蓝色代表切除的甲上皮范围；B. 掌侧用推进皮瓣覆盖创面；C. 背侧的甲上皮处作一月牙状切口，切除部分（3~4 mm 宽）甲上皮，以使指甲暴露长数毫米，这样指甲的外观更长。

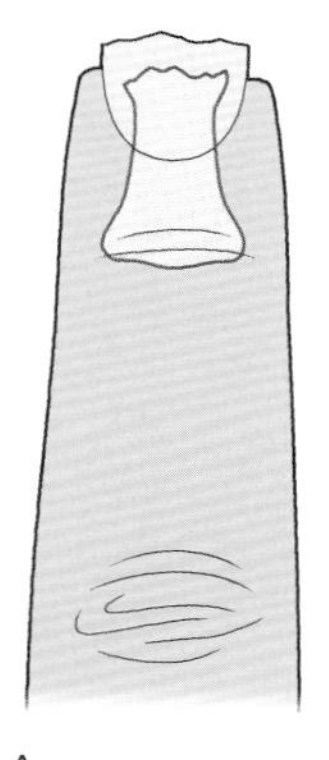

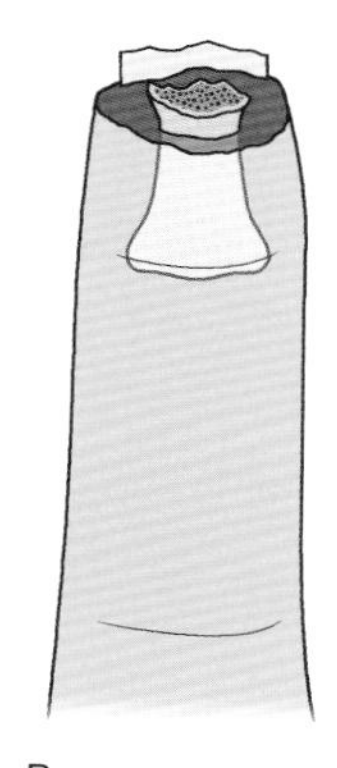

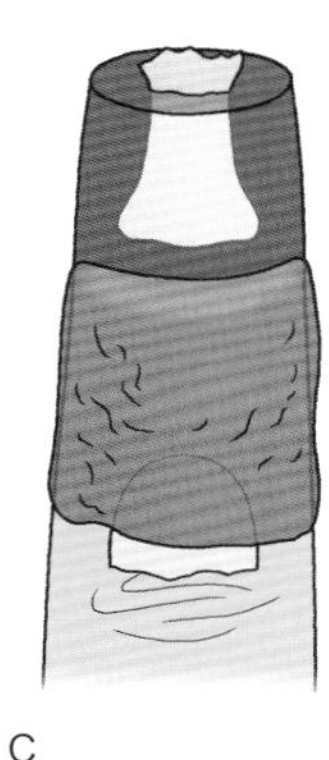

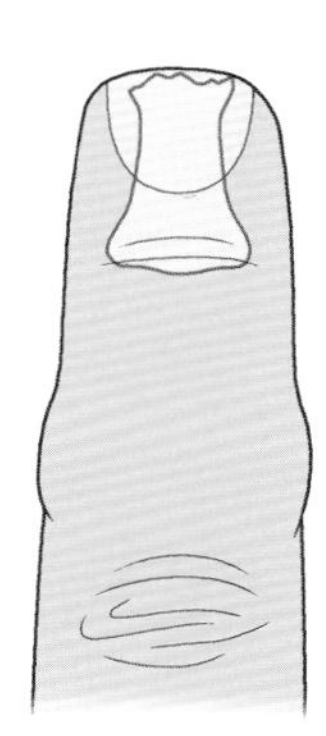

图 21-11　预防钩甲畸形示意图。A. 远端骨质部分缺损，甲床完整；B. 掌侧软组织部分缺损；C. 将指甲、甲床、甲根与背侧皮肤一起自指骨背侧掀起，向近端推移；D. 甲床远端与骨端齐平后缝合固定，掌侧缺损用推进皮瓣或局部转移皮瓣覆盖。

甲会在3个月内被新生指甲推向远端。

甲床修复后一般21天才开始生长指甲甲板，之后50天是快速生长期，然后生长速度逐渐变得正常。受伤后甲板的完全更替需要70~160天[33]。

【并发症】 指甲复合体任一部分受损修复后都可能出现并发症，引起指甲外观畸形，如甲嵴、甲分裂等，有时还会出现无甲。指甲畸形的二期处理疗效往往难以达到患者的预期，不同的畸形重建方法也不同，部分重建术式会导致供区畸形，因此术前需与患者进行详细的沟通。

1. 甲嵴 甲嵴一般多因末节指骨背侧骨皮质不平整引起。横行的甲嵴会使指甲翘起（图21-12），可能会因刮到衣物而造成不适。治疗上需将甲床与指骨分离，去除背侧骨皮质凸起的骨赘，使之变平整[34]。

2. 甲分裂 生发基质或非生发基质处的甲床若有纵向缺损或在张力条件下缝合后，会因瘢痕导致指甲纵向分裂。治疗方法是拔除指甲，然后在甲上皮处两侧作垂直切口，充分显露甲根，在放大镜下切除瘢痕组织，一般无法直接缝合，需要进行全层甲床移植。由于会造成供区的指甲畸形，应向患者详细说明术后疗效和并发症。如需移植，建议以第2足趾为供区，从美观角度来看，患者相对容易接受。生发基质处如有横行瘢痕可出现指甲的分层，两层指甲大小并不一致，需切除瘢痕组织，重新缝合或进行全层甲床移植。

3. 指甲与甲床分离 非生发基质在指甲的内面会产生薄层细胞，使指甲紧贴甲床。若非生发基质内出现瘢痕，则不能产生这些细胞，会引起指甲松动、翘起。治疗时需将指甲拔除，切除非生发基质瘢痕组织，然后从足趾切取断层甲床进行移植[35]。

4. 甲刺、甲周囊肿及甲床角化 手指短缩缝合时如果没有将生发基质完全清除，残留的生发基质不断生长指甲，突出于皮肤表面，出现甲刺，伴有压痛。有时皮肤覆盖在生发基质上会在皮下形成囊肿，并且在囊肿内不断长出指甲，在甲根部位形成疼痛性肿物。治疗时均需完全切除残留的生发基质、囊肿、囊壁及整个甲刺。

若无生发基质，而残留部分非生发基质，后者会不断形成角化物质，称为甲床角化。治疗时需将残留的非生发基质完全清除，指端短缩缝合或行皮瓣覆盖。

5. 甲上皮翼状胬肉 甲上皮较深的伤口可能会损伤甲基质，导致翼状胬肉。这是由于在急诊处理时未将上甲皮和甲根分开，从而在两者间形成瘢痕，出现翼状胬肉，可进一步影响指甲的生长（图21-13）。处理时需将翼状胬肉彻底清除，使甲上皮边缘游离，然后在甲上皮和甲根间插入小块硅胶片，进行水平褥式缝合固定，一般不会再形成粘连[36]。对于甲上皮缺损，有多种局部皮瓣可以修复，常用的是指背局部转移皮瓣，如Smith皮瓣[37]（图21-14）。供区不需要缝合，待其生长自己愈合，也可以采用足趾甲上皮复合组织瓣移植修复。

6. 钩甲畸形 钩甲畸形是指端修复后常见的并发症，难以手术处理。生理情况下甲床完整贴敷于末节指骨表面，指端修复时如果甲床超过指骨末端，常造成钩甲畸形。为避免出现该畸形，应将超过指

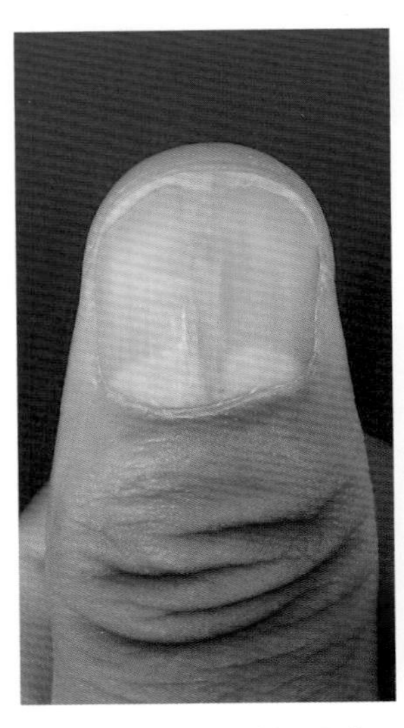

图21-12 指甲纵行甲嵴。

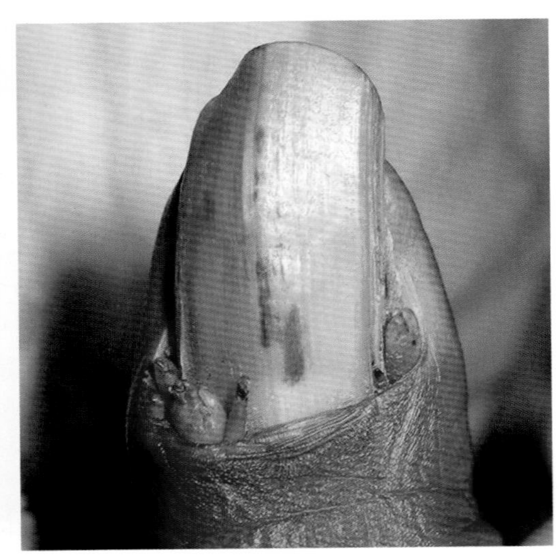

图21-13 指甲甲上皮翼状胬肉。

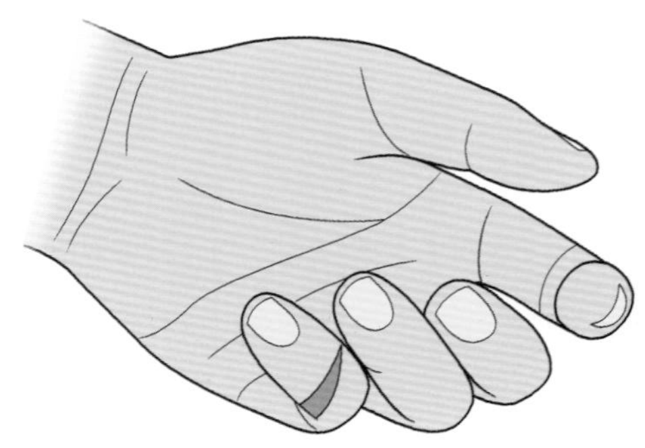

图21-14 Smith皮瓣：作手指背侧横切口和手指侧方切口，掀起皮瓣，向远端旋转，覆盖指甲根的创面，近侧皮肤缺损不植皮，自己生长愈合。

骨末端的甲床切除。Foucher 等[38]研究发现若末节指骨无损伤，甲床修复后是不会出现钩甲畸形的。我们不推荐将破碎的指骨粗隆和甲床复合体重新原位缝合，因为后期指骨会吸收，使甲床失去支撑，从而出现钩甲畸形。我们采用推进皮瓣和延长指甲外观长度的方法来修复指端复合损伤。首先对指端进行清创，甲床的远端边缘不能超过骨端，用甲板或代替品覆盖甲床表面，然后在甲上皮处作弧形切口，从外观上延长指甲。

尽管许多人认为指端损伤是一个非常平凡且简单的问题，但对这种损伤的错误处理通常会导致患者长期的外观畸形或可能的疼痛。对指端损伤相关结构的正确理解以及对这些损伤的精细处理通常可以产生既美观又有功能的指端。我们建议对于甲板完整的甲下血肿，仅需钻孔引流；若指甲破碎，需拔除指甲修复甲床；若原甲板基本完整，则使用该甲板覆盖固定在甲床上，同时需在甲板上钻孔以利引流；若甲板破碎严重或缺失，可以使用凡士林纱布覆盖甲床，垫衬于甲上皮与甲根间。对于伴随的移位的指骨骨折，在基底部骨折复位后常用 1 枚克氏针固定并贯穿远侧指间关节；中部的骨折复位后用 2 枚克氏针固定，防止旋转畸形，不贯穿关节；对于远端粗隆处和无移位的骨折一般不作内固定，甲床和指甲的修复可以起固定作用。对于甲床非生发基质的缺损，我们很少使用断层甲床移植，只要甲基质完整，我们都采用人工真皮组织覆盖甲床，为甲床的再生提供有利的培养环境。对于甲床生发基质的缺损，临床处理非常棘手，我们多数情况下选择岛状皮瓣覆盖创面，在一些特定情况下采用踇甲瓣游离移植覆盖。

参考文献

[1] Fleckman P. Anatomie et physiologie de l' appareil unguéal. In: Scher RK, Daniel CR. Onychologie. Issy-les-Moulineaux: Elsevier, 2007: 21-36.

[2] Berker DD. Nail anatomy. Clin Dermatol, 2013, 31: 509-515.

[3] Schernberg F, Amiel M. Anatomo-clinical study of a complete nail flap. Ann Chir Plast Esthet, 1985, 30: 127-131.

[4] Flint MH. Some observations on the vascular supply of the nail bed and terminal segments of the finger. Br J Plast Surg, 1955, 8: 156-195.

[5] Winkelmann RK. Similarities in cutaneous nerve end organs. In: Montagna W. Advances in biology of skin: cutaneous innervation. New York: Pergamon, 1960: 48-62.

[6] Guy RJ. The etiologies and mechanisms of nail bed injuries. Hand Clin, 1990, 6: 9-19.

[7] Soyuncu S, Bektas F. Nail bed injury detected by ultrasonography. Am Emerg Med, 2012, 30: 1323.e5-1323.e6.

[8] Gellman H. Fingertip-nail bed injuries in children: current concepts and controversies of treatment. J Craniofac Surg, 2009, 20: 1033-1035.

[9] Simon RR, Wolgin M. Subungual hematoma: association with occult laceration requiring repair. Am J Emerg Med, 1987, 5: 302-304.

[10] Meek S, White M. Subungual haematomas: is simple trephining enough? J Accid Emerg Med, 1998, 15: 269-271.

[11] Seaberg DC, Angelos WJ, Paris PM. Treatment of subungual hematomas with nail trephination: a prospective study. Am J Emerg Med, 1991, 9: 209-210.

[12] Roser SE, Gellman H. Comparison of nail bed repair versus nail trephination for subungual hematomas in children. J Hand Surg Am, 1999, 24: 1166-1170.

[13] Kaya TI, Tursen U, Baz K, et al. Extra-fine insulin syringe needle: an excellent instrument for the evacuation of subungual hematoma. Dermatol Surg, 2003, 29: 1141-1143.

[14] Ciocon D, Gowrishankar TR, Herndon T, et al. How low should you go: novel device for nail trephination. Dermatol Surg, 2006, 32: 828-833.

[15] Salter SA, Ciocon DH, Gowrishankar TR, et al. Controlled nail trephination for subungual hematoma. Am J Emerg Med, 2006, 24: 875-877.

[16] Brown RE. Acute nail bed injuries. Hand Clin, 2002, 18: 561-575.

[17] Strauss EJ, Weil WM, Jordan C, et al. A prospective, randomized, controlled trial of 2-octylcyanoacrylate versus suture repair for nail bed injuries. J Hand Surg Am, 2008, 33: 250-253.

[18] Langlois J, Thevenin-Lemoine C, Rogier A, et al. The use of 2-octylcyanoacrylate (Dermabond ®) for the treatment of nail bed injuries in children: results of a prospective series of 30 patients. J Child Orthop, 2010, 4: 61-65.

[19] Shaw A, Findlay J, Kulkarni M. Management of fingertip and nail bed injuries. Br J Hosp Med, 2011, 72: 114-118.

[20] O'Shaughnessy M, McCann J, O'Connor TP, et al. Nail re-growth in fingertip injuries. Ir Med J, 1990, 83: 136-137.

[21] Altergott C, Garcia FJ, Nager AL. Pediatric fingertip injuries: do prophylactic antibiotics alter infection rates? Pediatr Emerg Care, 2008, 24: 148-152.

[22] Pessa JE, Tsai TM, Li Y, et al. The repair of nail deformities with the nonvascularized nail bed graft: indications and results. J Hand Surg Am, 1990, 15: 466-470.

[23] Yong FC, Teoh LC. Nail bed reconstruction with split-thickness nail bed grafts. J Hand Surg Br, 1992, 17: 193-197.

[24] Hsieh SC, Chen SL, Chen TM, et al. Thin split-thickness toenail bed grafts for avulsed nail bed defects. Ann Plast Surg, 2004, 4: 375-379.

[25] Rohard I, Subotic U, Weber DM. Primary reconstruction of fingernail injuries in children with split-thickness nail bed grafts. Eur J Pediatr Surg, 2012, 22: 283-288.

[26] Ogunro O, Ogunro S. Avulsion injuries of the nail bed do not need nail bed graft. Tech Hand Up Extrem Surg, 2007, 11: 135-138.

[27] Sugamata A. Regeneration of nails with artificial dermis. J Plast Surg Hand Surg, 2012, 46: 191-194.

[28] Valenti P. Secondary microsurgical reconstruction of nail problems in musicians. Hand Clin, 2003, 19: 273-278.
[29] Hastings 2nd H, Simmons BP. Hand fractures in children: a statistical analysis. Clin Orthop Relat Res, 1984, 188: 120-130.
[30] Loréa P, Grosu O, Nita R, et al. Résection d'un triangle éponychial afin de restaurer la longueur unguéale lors des amputations distales. Paris: XLVème Congrès du GEM, 2009.
[31] Wang L, Yuan SY. A simple and direct procedure for excision of peripheral skin above the nail root to enable nail lengthening after fingertip. J Plast Reconstr Aesthet Surg, 2012, 65: e265-e266.
[32] Marin-Braun F, Loréa P, Dury M. Nail recession emergency treatment: a new technique for the repair of fingertip amputations. Chir Main, 2000, 19: 294-299.
[33] Mignemi ME, Unruh KP, Lee DH. Controversies in the treatment of nail bed injuries. J Hand Surg Am, 2013, 38: 1427-1430.
[34] Tajima T. Treatment of open crushing type industrial injuries of the hand and forearm: degloving, open circumferential, heat press and nail bed injuries. J Trauma, 1974, 14: 995-1011.
[35] Pessa JE, Tsai T-M, Li Y, et al. The repair of nail deformities with the nonvascularized nail bed graft: indications and results. J Hand Surg Am, 1990, 15: 466-470.
[36] Shepard GH. Treatment of nail bed avulsions with split thickness nail bed grafts. J Hand Surg Am, 1983, 8: 49-54.
[37] Smith PJ. A sliding flap to cover dorsal skin defects over the proximal interphalangeal joint. Hand, 1982, 14: 271–278.
[38] Foucher G, Merle M, Michon J. Distal digital amputations: from delayed healing to microsurgical transfer of the toe pulp. Indications and results. Chirurgie, 1986, 112: 727-735.

第 5 部分

手先天畸形、肿瘤和血管病变

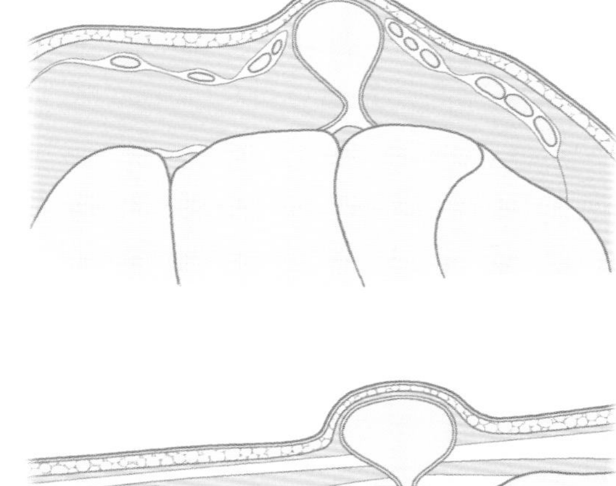

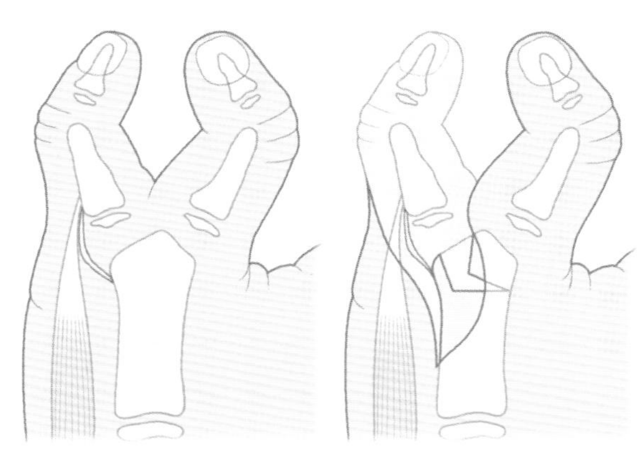

第22章
手部先天性畸形

田　文　赵俊会　郭　阳

先天性手部及上肢畸形的内容复杂而丰富，涉及手外科、整形外科、小儿外科、临床遗传学等相关领域。在英文文献中，有不同的词来描述先天性“畸形”，如“congenital deformities”“congenital malformations”“congenital disorders”“birth defects”“anomalies”等，虽然从字面上看意义有所不同，但意思接近。手是一个外露器官，其功能与手的组织结构及形态学特点有着密切关系，而形态学结构异常是做出先天性畸形诊断的主要依据。

随着对手部先天性畸形的不断研究，目前对于部分畸形的分型进行了重新定义，以适应临床诊疗。得益于生物学的发展，Swanson 分型已经逐渐被 OMT 分型取代。虽然手部先天性畸形重建的术式较多，但要达到功能和美学的双重要求，临床上仍存在较大挑战。针对不同的畸形需采用不同的术式，虽然一些成熟的术式可得到理想的效果，但如果要达到完美的结果，仍需作进一步的改进和创新。

第一节　手部先天性畸形的病因和分类

一、发生率和病因

1%~2% 的新生儿会出现先天性畸形，其中约 10% 的儿童为上肢畸形[1]。先天性肢体畸形的发病率仅次于先天性心脏病[2]。大多数畸形自然发生或来自遗传[3]，少数畸形是致畸剂所致[4]。怀孕期使用致畸剂的动物模型可以诱发肢体畸形[5]，这些研究增加了我们对肢体发育的认识和理解。患儿父母可能很自责，而医师担负着解释病情的责任。与其他器官的先天性畸形一样，引起手部先天性畸形的原因比较复杂，确切原因及致畸机制至今仍不十分清楚。一般可分为两种：内在因素即遗传因素和外在因素即外界环境因素。引起畸形的最终原因很可能是遗传因素与环境因素综合作用的结果，或多种环境因素共同作用的结果。

1. 遗传因素　其遗传规律主要表现为以下几种[6]：①常染色体遗传，此种遗传与性别无关系，家族中不同性别的人患病机会均等。②家族中表现为连续几代人患病。③患病者与正常人结婚，其下一代的患病概率为 50%，如果配偶双方均为患者，下一代发病的概率可达 75%。④同一基因型不同个体的表现程度可不一致。⑤近亲结婚畸变发病的概率可高达 25%~50%，为正常情况下发生的 250~500 倍。

2. 环境因素　包括：①营养因素：如某些维生素缺乏可导致机体发育不良。②药物因素。③放射线因素。④内分泌因素：如糖尿病患者的后代发生畸变的可能性较正常人高 5~7 倍。⑤病毒感染：特别是孕早期，病毒感染尤其容易引起先天性畸形。⑥创伤因素：外伤可导致正常胚胎发育的抑制。⑦酒精中毒。⑧吸烟及毒品，尤其是母亲吸烟或吸食毒品。⑨环境污染：如空气污染、食物污染等。⑩精神因素，甚至肥胖等。

上述病因仅仅为我们熟知的一部分，手部先天性畸形的病因远比我们已知的要复杂得多，许多未知因素及致畸过程仍有待研究发现，特别是环境因素与遗传因素交互作用机制的研究，环境因素究竟有多大，值得探讨。

二、肢体先天性畸形的分类

1983 年 Swanson 对于这种分类有详细的论述（表 22-1）[7]，后来美国手外科学会、国际手外科联合会、国际假肢和矫形器协会采纳了该分类，是当时最详尽和广为接受的先天性肢体畸形分类法。该分类在充分吸收和总结前人经验的基础上，依据肢体畸形的解剖和胚胎学特点制定。当然，在我们的临床应用中，仍发现这种分类存在一定的局限性，比如，它难以涵盖所有的手部畸形类型，尤其是对某些多发的或复杂的手部先天性畸形，仍无法归类于上述分类方法中。

Oberg，Manske 和 Tonkin 三名医师于 2010 年提出了新的分型，之后对其进行了完善（表 22-2），利用形态不良的概念区分畸形与发育障碍和发育异常[8-10]。此分型是基于对肢体轴的发育和分化的进一步认识（图 22-1~ 图 22-49）。畸形的形成包括发育障碍和（或）组织分化异常。发育障碍是异常发生在组织形成后。组织分化异常是缺乏细胞的正常组织结构形成组织导致的异常。这个分型的实用性在于它保留了外科医师熟悉的外科诊断和分型，易于使用。它可以用来积累患病率数据，将来基因和染色体缺陷的诊断也可被纳入系统。

相关畸形的临床图片，根据笔者的收集，见图 22-4~图 22-49。

表 22-1　Swanson 肢体先天性畸形的分类方法（1983）

1. 肢体形成障碍 (1) 横向缺陷：①先天性缺肩；②先天性缺臂；③先天性缺肘；④先天性缺前臂；⑤先天性缺腕；⑥先天性缺腕骨；⑦先天性缺掌；⑧先天性缺指 (2) 纵向缺陷：①桡侧纵裂缺如包括桡骨发育不良、桡骨部分缺如、桡骨全部缺如和拇指发育不良；②尺侧纵裂缺如包括尺骨部分缺如、尺骨全部缺如、尺骨缺如或发育不良合并肱骨桡骨骨性联合和小鱼际发育不良；③中央纵裂缺如（分裂手），分典型和非典型（包括并指型和多指型）；④中央纵向停止（海豹手） (3) 节间缺陷
2. 肢体分化障碍 (1) 罹及软组织：①拌散型即先天性多发性关节屈曲畸形，分轻、中、重型；②肩部包括肩部下降、胸大肌缺失、胸大肌及胸小肌缺失；③肘及前臂型包括长屈肌迷路、长伸肌迷路、手内肌迷路；④腕及手包括皮肤性并指（包括桡侧、中央和尺侧型），先天性指屈曲畸形（包括小指和其他指），掌心拇指畸形和骨正常性指偏位畸形 (2) 罹及骨骼：①肩部即先天性肱骨内翻；②肘部即肘部融合包括肱桡融合、肱尺融合和肘部完全性融合；③前臂包括尺桡骨近端骨融合（伴或不伴桡骨头脱位）和尺桡骨远端融合；④腕及手包括骨性并指（包括桡侧、中央、尺侧和铲形手），腕骨融合（包括月三角骨融合、头钩融合、舟月融合和其他），指骨融合（包括近指间关节融合和远指间关节融合），指侧曲畸形（包括自发性和三角形指骨性） (3) 先天性肿瘤致畸：①血管瘤包括葡萄酒斑、海绵状血管瘤和动静脉瘘；②淋巴管瘤；③神经源性肿瘤包括神经细胞瘤、神经纤维瘤病和其他；④结缔组织肿瘤包括幼年性腱膜纤维瘤和其他；⑤骨肿瘤包括骨软骨瘤病和其他
3. 孪生畸形 (1) 整个肢体 (2) 肱骨 (3) 桡骨 (4) 尺骨：镜影手 (5) 手指：多指包括桡侧型、中央型和尺侧型多指
4. 过度发育 (1) 整个肢体：半身肥大，血管瘤及淋巴管瘤，治病除外 (2) 部分肢体肥大 (3) 手指：巨指症包括伴有或不伴有神经间质脂肪瘤
5. 低度发育 (1) 整个肢体 (2) 整个手 (3) 掌骨：掌骨短小畸形 (4) 手指：①短指并指畸形包括伴有或不伴有胸肌缺失；②短指畸形包括中节短小短指畸形、短指畸形（包括近、中和远节指骨）和短指伴指骨缺失

（续表）

6. 先天性环状缩窄带综合征
（1）环状缩窄包括伴或不伴淋巴水肿
（2）指端并指
（3）宫内截指
（4）以上 3 项同时存在

7. 广泛性骨畸形
（1）染色体畸形
（2）其他广泛畸形

表 22-2　手和上肢先天畸形的 OMT 分类方法

Ⅰ. 形成异常
A. 异常轴形成 / 分化 – 整个上肢
1. 近 – 远端轴
i. 肢体短小并短指
ii. 并指畸形
a. 波兰综合征
b. 整个肢体，不包括波兰综合征
iii. 横向缺损
a. 无肢体
b. 锁骨 / 肩胛骨
c. 肱骨（肘上）
d. 前臂（肘下）
e. 腕（腕骨缺失 / 近排腕骨水平 / 远排腕骨水平）（累及前臂 / 上肢）
f. 掌骨（累及前臂 / 上肢）
g. 指骨（近节 / 中节、远节）（累及前臂 / 上肢）
iv. 节段间缺乏
a. 近端（肱骨 – 肢根型）
b. 远端（前臂 – 肢中型）
c. 全部（海豹肢）
v. 整个肢体重复 /3 倍体
2. 桡 – 尺（前 – 后）轴
i. 桡侧纵向缺陷 – 拇指发育不全（包括近端肢体）
ii. 尺侧纵行缺陷
iii. 双尺骨
iv. 桡尺融合
v. 先天性桡骨头脱位
vi. 肱桡联合 – 肘关节强直
vii. 马德龙畸形
3. 背 – 腹轴
i. 腹侧复肢
a. Furhmann/Al-Awadi/Raas-Rothschild 综合征
b. 指甲 – 髌骨综合征
ii. 伸 / 屈肌缺失 / 发育不全
4. 非特异性轴
i. 肩
a. 未下降（Sprengel 翼状肩胛）
b. 异常肩部肌肉
c. 其他未特殊说明的
ii. 关节屈曲挛缩（先天性多发关节屈曲挛缩）
B. 异常的轴形成 / 分化 – 胚胎的手板
1. 近 – 远端轴
i. 短指（不累及前臂 / 上臂）
ii. 并指（不累及前臂 / 上臂）
iii. 横向缺损（不累及前臂 / 上臂）
a. 腕（腕骨缺如 / 近排腕骨水平 / 远排腕骨水平）
b. 掌骨
c. 指骨（近 / 中 / 远节）
2. 桡 – 尺（前 – 后）轴
i. 桡骨缺失（拇指 – 不累及前臂 / 上臂）
ii. 尺骨缺失（不累及前臂 / 上臂）
iii. 桡侧多指畸形
iv. 三节拇
v. 双尺骨（镜像手 – 不累及前臂 / 上臂）
vi. 尺侧多指畸形
3. 背 – 腹轴
i. 背侧重复（掌侧指甲）
ii. 腹（掌）侧重复（包括发育不全 / 障碍指甲）
4. 非特异性轴
i. 软组织
a. 并指
b. 屈指
c. 拇在手掌处畸形
d. 远端关节挛缩僵硬
ii. 骨缺损
a. 指弯曲
b. Kirner 畸形
c. 骨性融合 / 关节粘连（腕骨 / 掌骨 / 指骨）
iii. 复合型
a. 复合并指
b. 并指多指 – 中心型
c. 手裂复合体
d. Alpert 综合征的手
e. 其他未特殊说明的

（续表）

Ⅱ. 变形
- A. 缩窄带
- B. 扳机指
- C. 其他未特殊说明的

Ⅲ. 发育异常
- A. 过度生长
  - 1. 整个肢体
    - i. 一侧过度生长
    - ii. 异常的屈 / 伸 / 内在肌
  - 2. 部分肢体
    - i. 巨指
    - ii. 不正常的手部内在肌
- B. 肿瘤情况
  - 1. 血管性
    - i. 血管瘤
    - ii. 畸变
    - iii. 其他
  - 2. 神经性
    - i. 神经纤维瘤病
    - ii. 其他
  - 3. 结缔组织
    - i. 青少年腱膜纤维瘤
    - ii. 婴幼儿手指纤维瘤
    - iii. 其他
  - 4. 骨性
    - i. 骨软骨瘤病
    - ii. 内生软骨瘤病
    - iii. 骨纤维结构发育不良
    - iv. 骨骺异常
    - v. 其他

Ⅳ. 综合征[a]
- A. 特异性
  - 1. 面骨发育不全综合征 1（Nager 型）
  - 2. Apert 综合征
  - 3. Al-Awadi/Raas-Rothschild/Schinzel 短肢畸形综合征
  - 4. Baller-Gerold 综合征
  - 5. Bardet-Biedl Carpenter 木匠综合征
  - 6. Beales 综合征
  - 7. Catel-Manzke 综合征
  - 8. 束带综合征（羊膜带系列）
  - 9. Cornelia de Lange 综合征（1~5 型）
  - 10. Crouzon 综合征
  - 11. Down 综合征
  - 12. 缺指 - 外胚层发育不良 - 分裂（唇腭裂综合征）
  - 13. Fanconi 全血细胞减少综合征
  - 14. Fuhrmann 综合征
  - 15. Goltz 综合征
  - 16. Gorlin 综合征
  - 17. Greig 端部多发性并指综合征
  - 18. Hajdu-Cheney 综合征
  - 19. 半面短小综合征（Goldenhar 综合征）
  - 20. Holt-Oram 综合征（心手综合征）
  - 21. Lacrimoauriculodentodigital（Levy-Hollister）综合征
  - 22. Larsen 综合征
  - 23. Leri-Weill Dyschondrosteosis（LWD）综合征
  - 24. Moebius 系列综合征
  - 25. 多发骨融合
  - 26. 甲髌综合征
  - 27. Noonan 综合征
  - 28. 眼牙指发育障碍综合征
  - 29. 口面指综合征
  - 30. 耳鼻喉 - 上腭 - 指综合征
  - 31. 下丘脑错构瘤综合征（pallister-Hall 综合征）
  - 32. Pfeiffer 综合征
  - 33. Pierre Robin 综合征
  - 34. 波兰综合征
  - 35. Proteus 综合征
  - 36. Roberts-SC 短肢综合征
  - 37. 家族性遗传性皮肤综合征（Rothmund-Thomson 综合征）
  - 38. Rubinstein-Taybi 综合征
  - 39. 尖头并指畸形综合征Ⅲ型（Saethre-Chotzen 综合征）
  - 40. 血小板减少 - 桡骨缺失综合征
  - 41. Townes-Brock 综合征
  - 42. 毛发鼻指骨综合征（1~3 型）
  - 43. 尺骨 - 乳腺综合征
  - 44. VACTERLS 联合综合征
- B. 其他

注：[a] 所列出的特异性综合征都是被认为最相关的，其他涉及肢体的综合征被包括在“B. 其他”中。

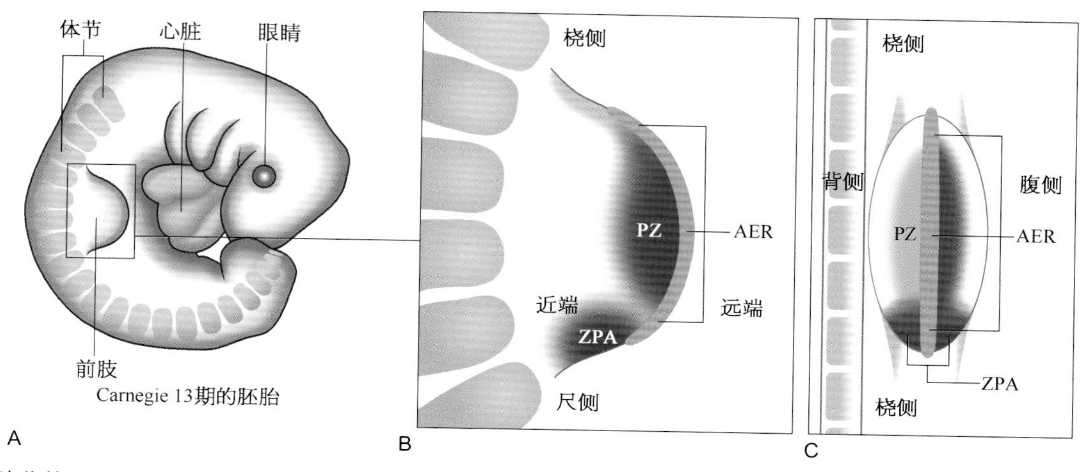

图 22-1　肢芽的坐标轴和信息中心。A. 描绘了 Carnegie 13 期胚胎前肢的 3 个坐标轴，每个都有自己的信号中心：顶端外胚层嵴（AER，橙色）协调调节近、远端的生长和分化，桡－尺方向不对称是由极化活动区（ZPA，紫色）控制的，背－腹侧不对称是由背外胚层调节的（绿色），进展区（PZ，蓝色）内的不对称极化活动中胚层细胞的命运是由这些信号中心决定的，轴和信号中心在 3 个不同的方向上表现；B. 背侧视图；C. 侧方、顶端－基底视图。

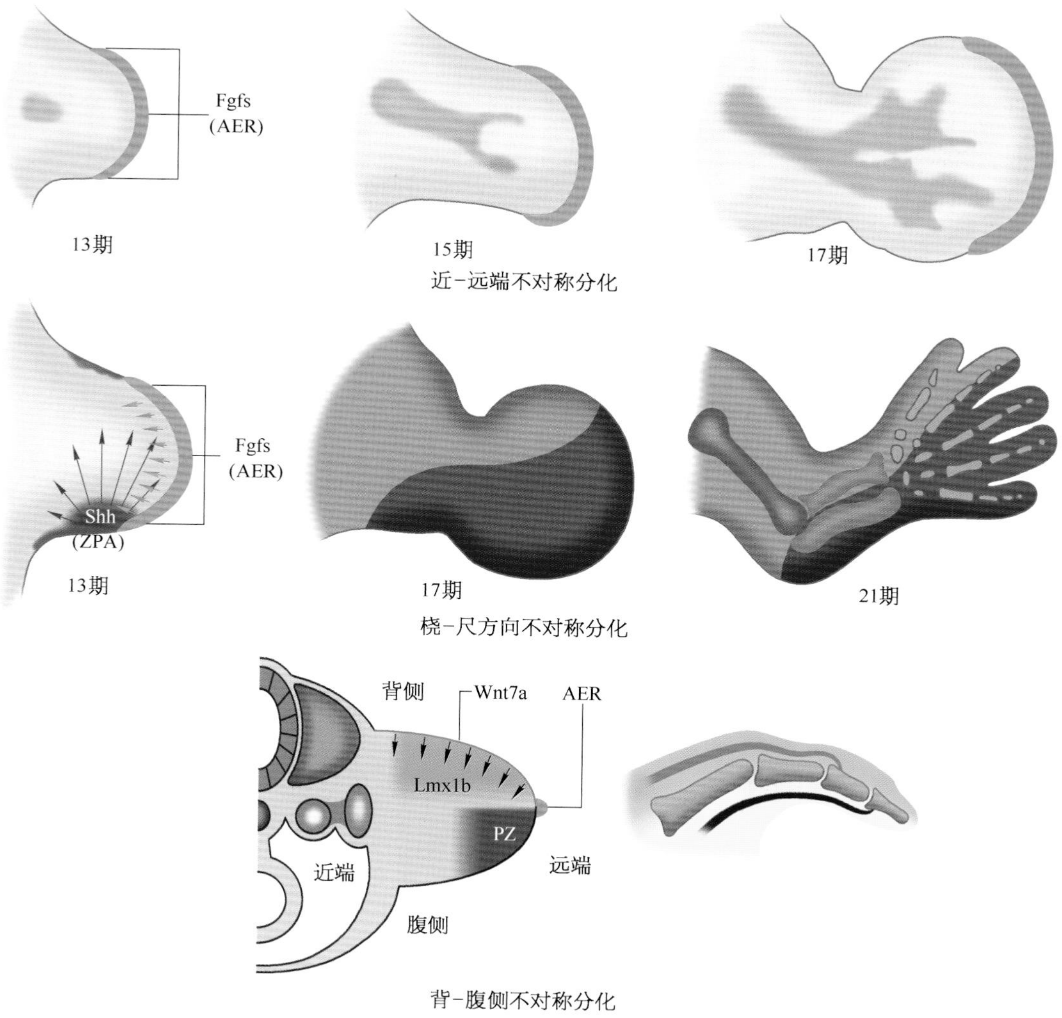

近－远端不对称分化

桡－尺方向不对称分化

背－腹侧不对称分化

图 22-2　肢体轴的发育。AER：顶端外胚层嵴；ZPA：极化活动区；PZ：进展区；Fgfs：成纤维细胞生长因子；Shh：音猬因子；Wnt7a：一种信号因子；Lmx1b：一种基因。

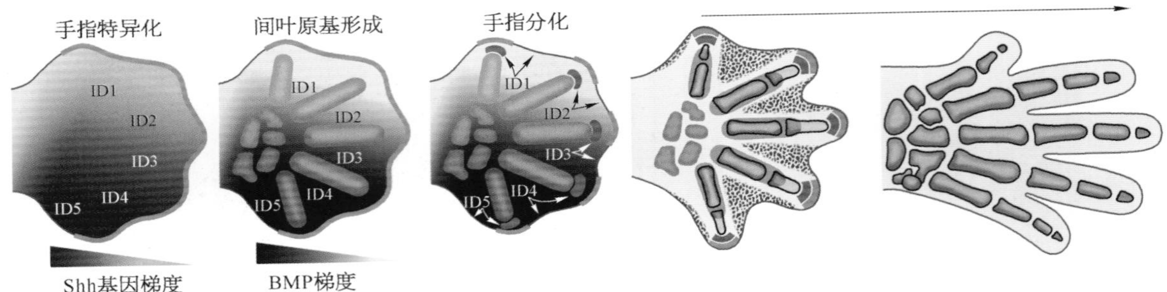

图 22-3 手骨的形成分化。粉红色区域是指骨形成区域，顶端有指间叶原基，橙色的为顶端外胚层嵴，指间的黑色点状区域表示细胞凋亡。ID：指间区域；BMP：骨形成蛋白。

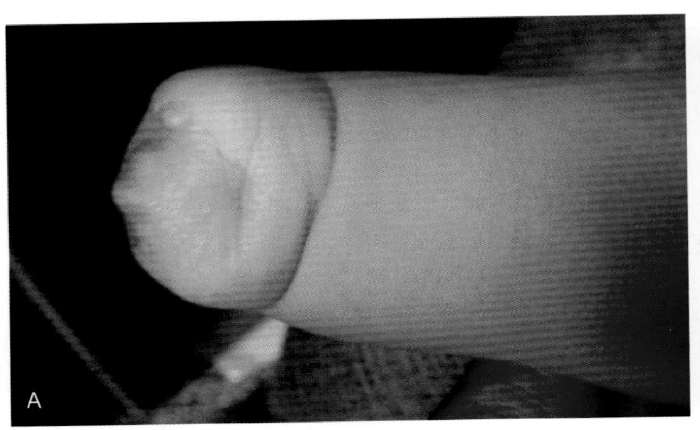
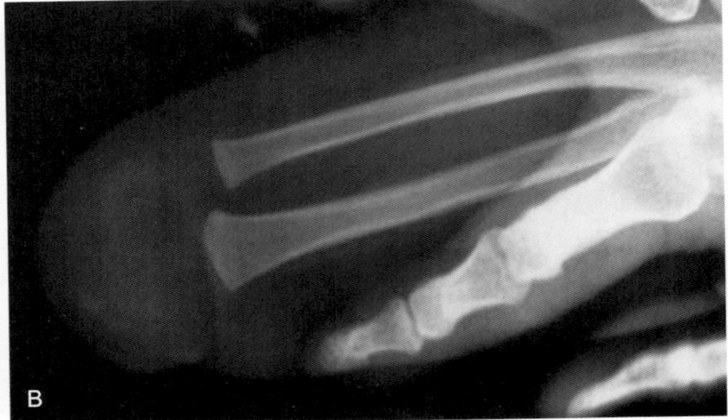

图 22-4 先天性右手掌缺如。A. 外观；B. X 线片显示。

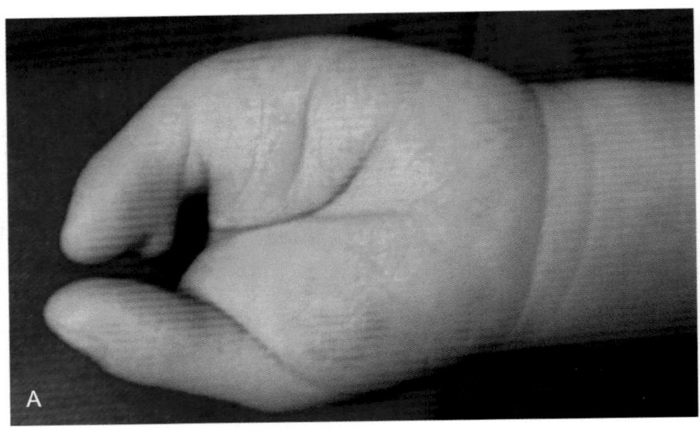
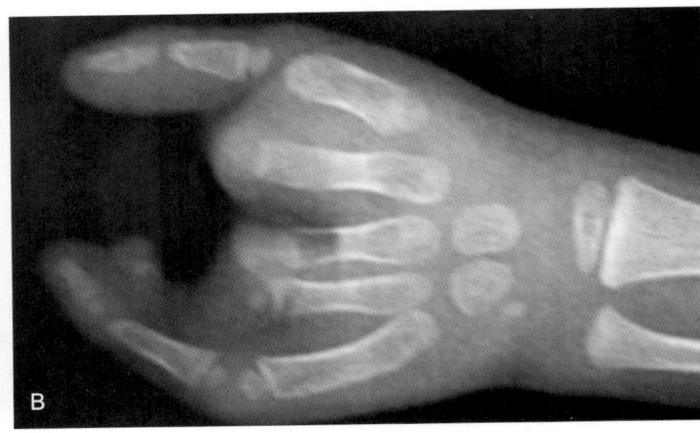

图 22-5 先天性示、中、环指掌指关节水平缺如，小指远指间关节桡侧肉赘样赘指。A. 外观；B. X 线片显示。

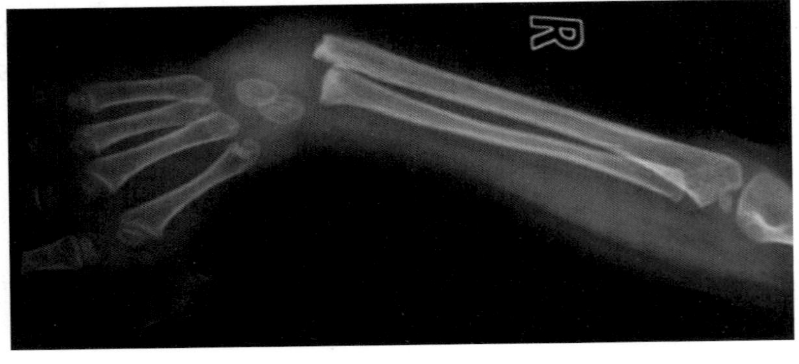

图 22-6 先天性右桡侧发育不良，桡骨外形存在，但发育短小，合并漂浮拇。

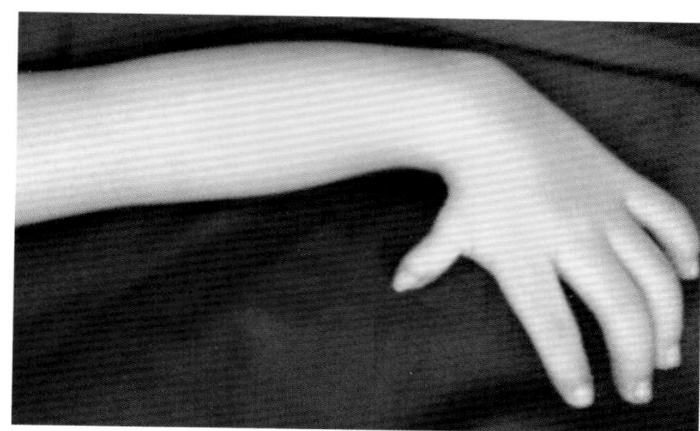

图 22-7　左侧桡骨部分缺如，漂浮拇畸形。

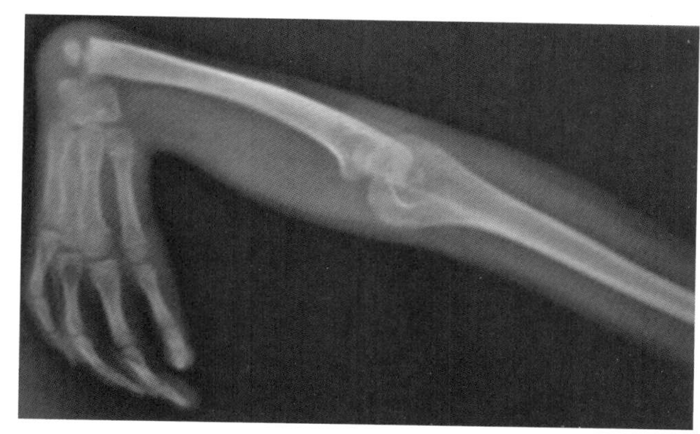

图 22-8　右侧桡骨、拇指完全缺如。

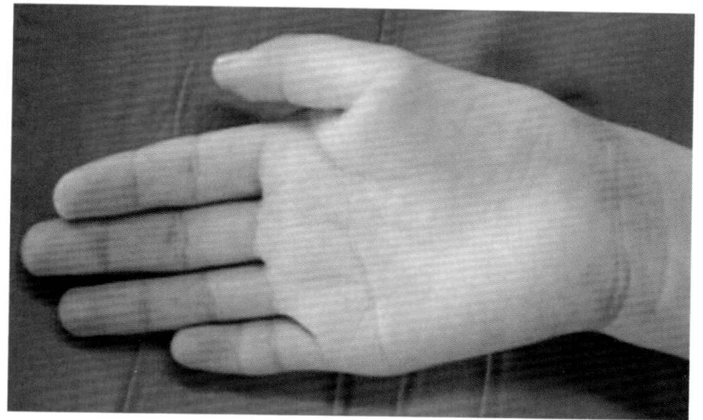

图 22-9　右侧拇指大鱼际发育不良。

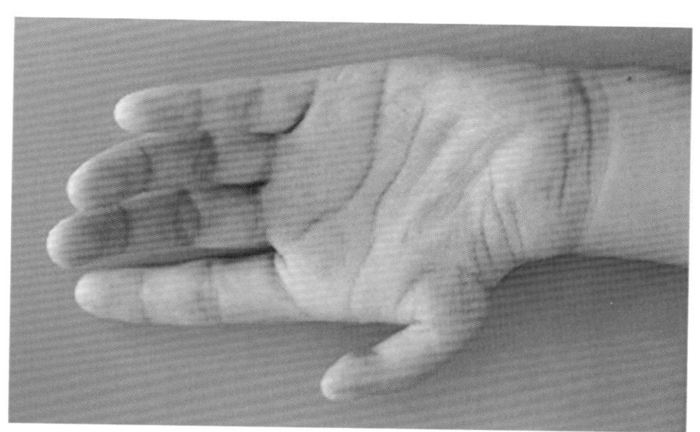

图 22-10　右侧拇指发育不良（漂浮拇）。

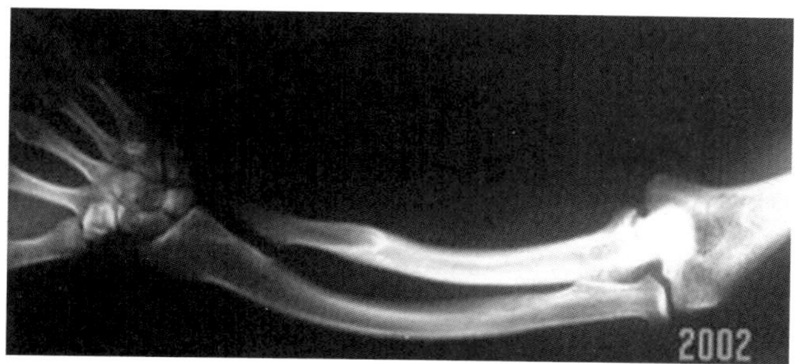

图 22-11　先天性尺骨远端缺如，桡骨继发性侧弯。

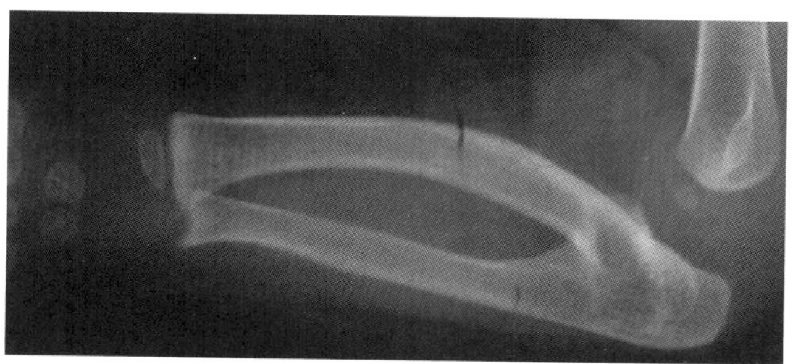

图 22-12　尺骨发育不良合并桡尺骨近端融合。

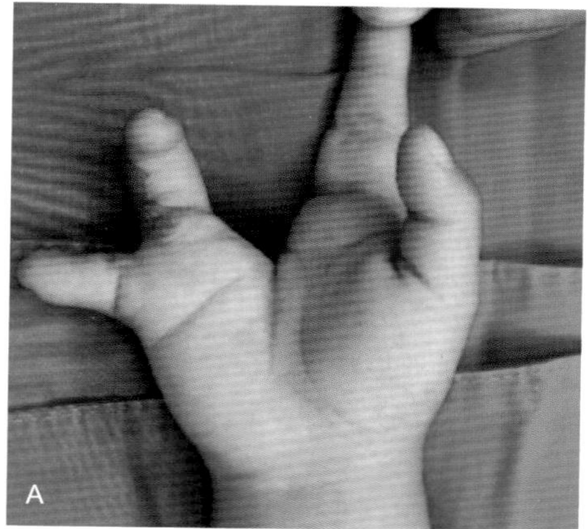

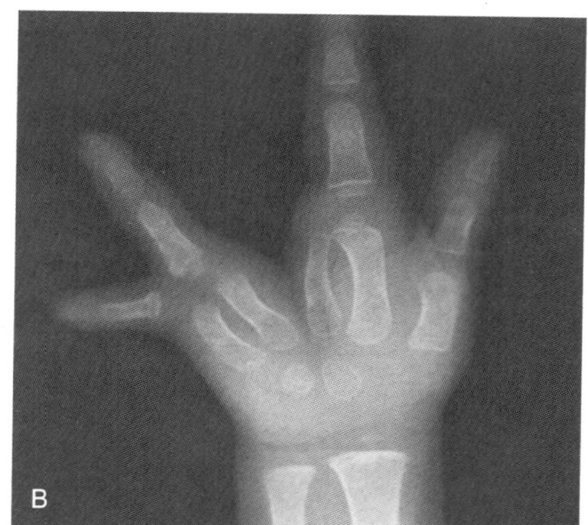

图 22-13　右手分裂手。A. 外观；B. X 线片显示。

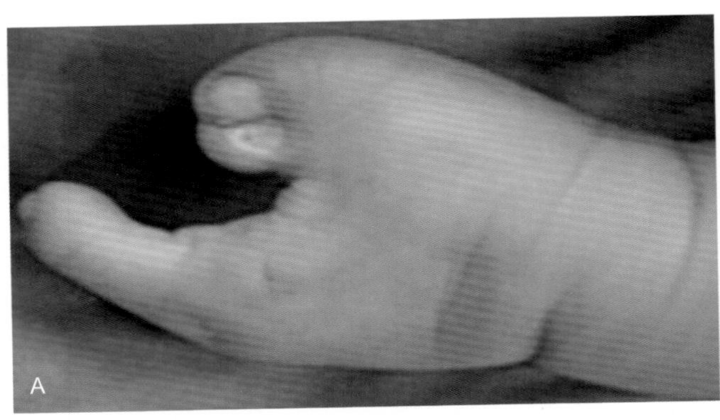

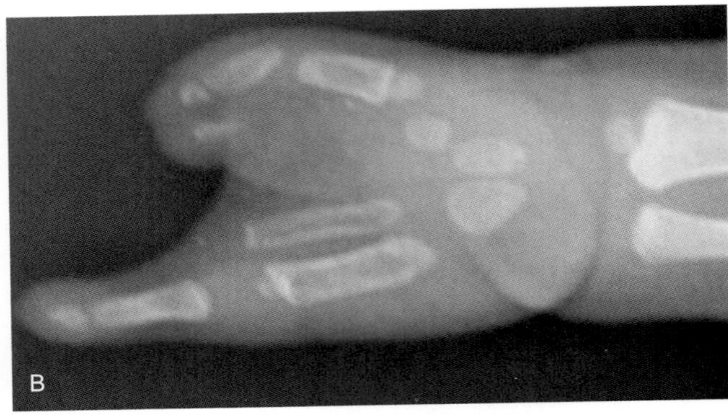

图 22-14　左手分裂手合并拇指并指畸形。A. 外观；B. X 线片显示。

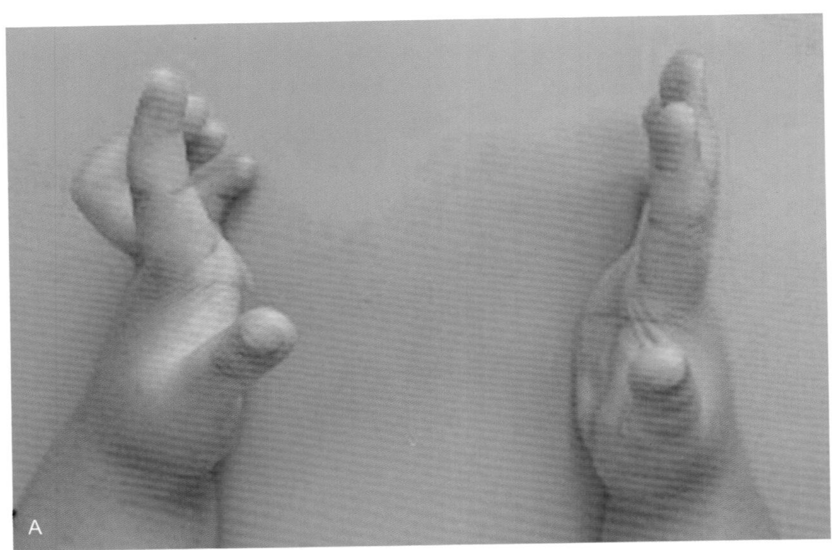

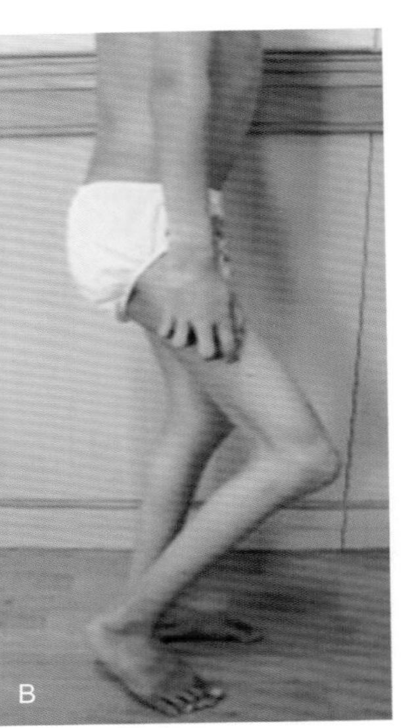

图 22-15　先天性多发关节挛缩症。A. 手部；B. 膝关节。

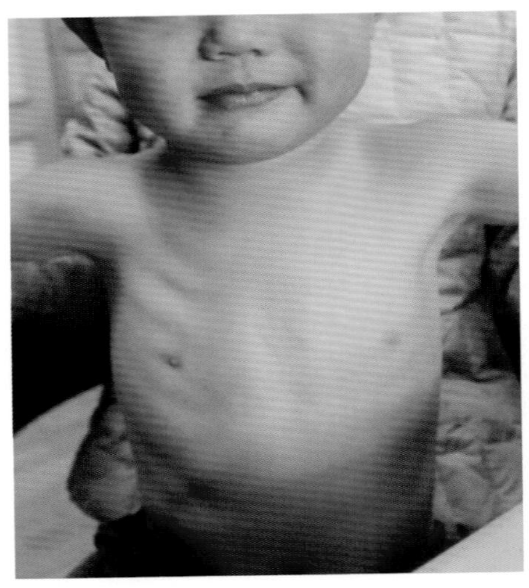

图 22-16　Poland 综合征患者，先天性右侧胸大、小肌缺如，患肢短小，手短小并指。

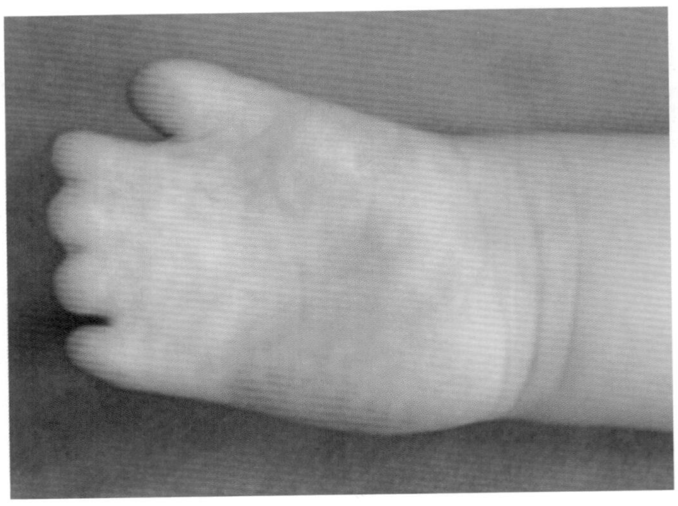

图 22-17　右手拇指至小指并指，全手短小。

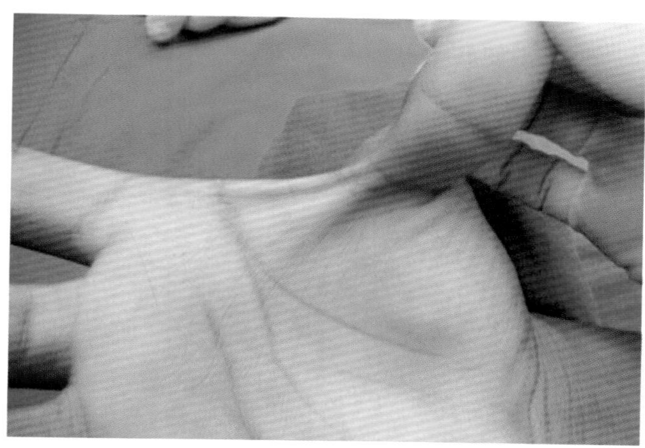

图 22-18　左手拇指璞挛缩，合并掌指关节屈曲畸形（扣拇畸形）。

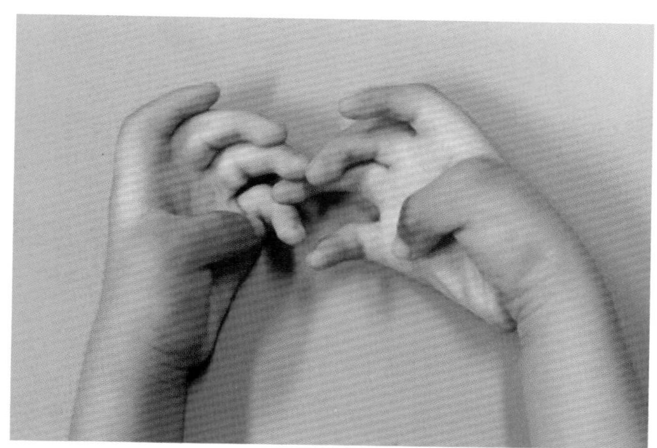

图 22-19　双侧关节屈曲畸形。

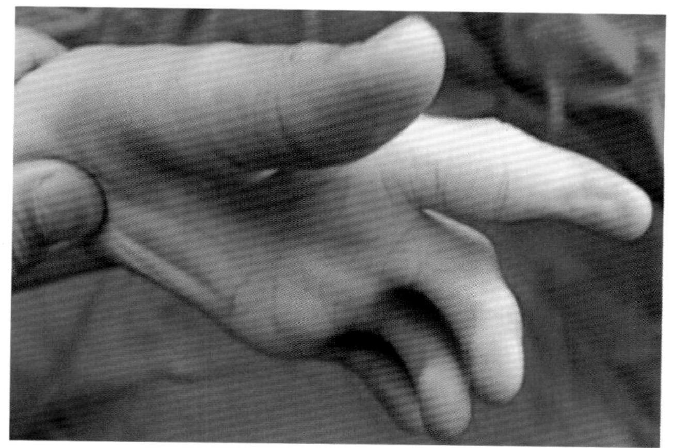

图 22-20　左手中、环、小指指间关节屈曲挛缩。

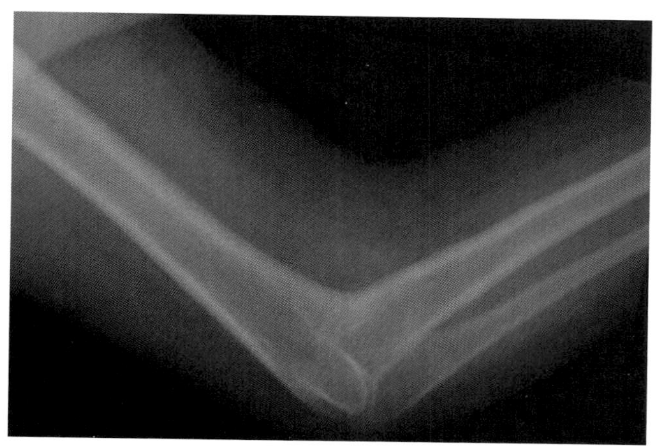

图 22-21　右肱桡骨融合，合并尺骨发育不良。

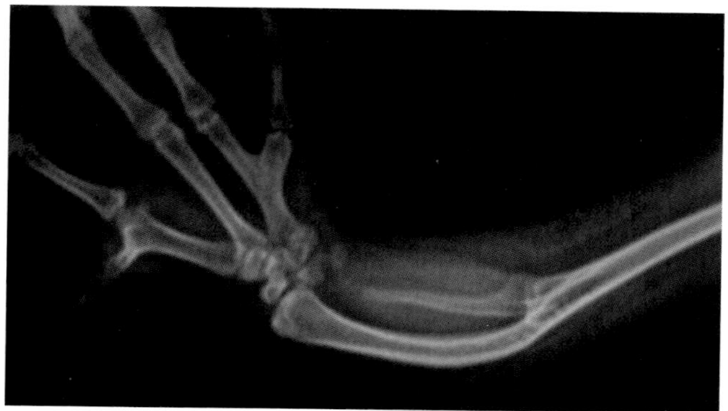

图 22-22　左侧肱骨桡尺骨融合，合并尺骨发育不良，桡骨继发性侧弯，第 1、2 及第 4、5 掌骨融合。

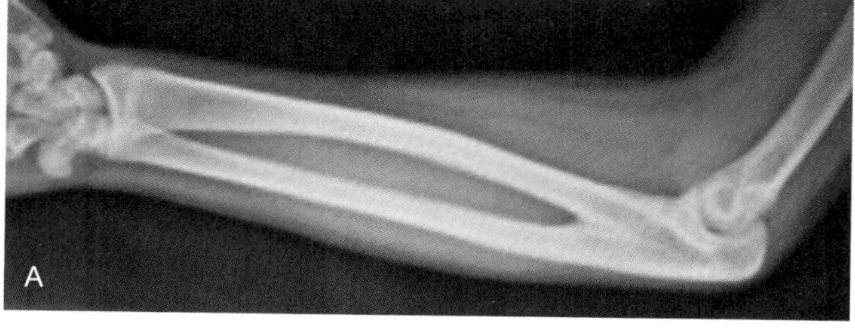

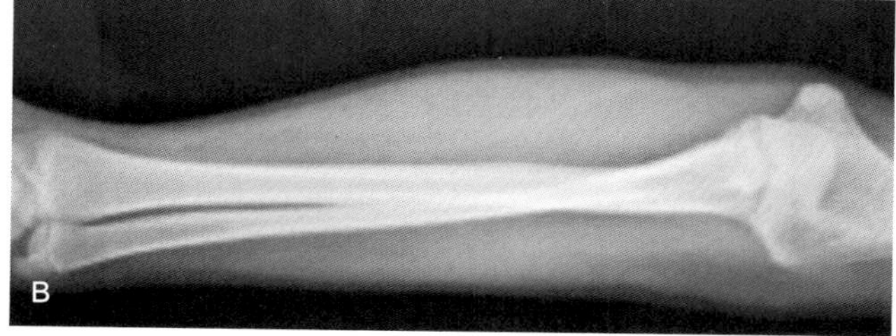

图 22-23　先天性桡尺骨近端骨性融合。A. X 线旋前位片显示；B. X 线旋后位片显示。

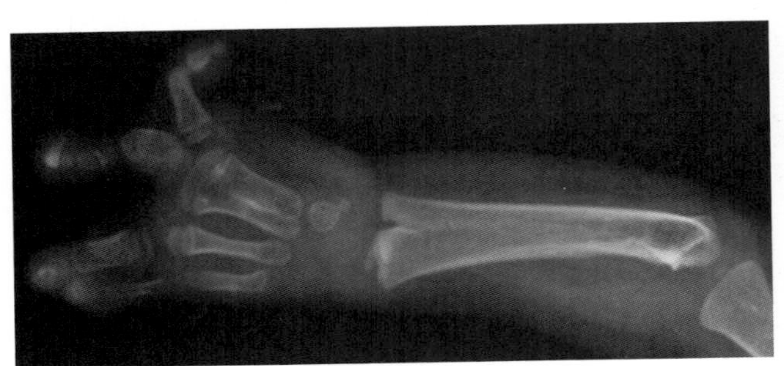

图 22-24　右桡尺骨全长融合。

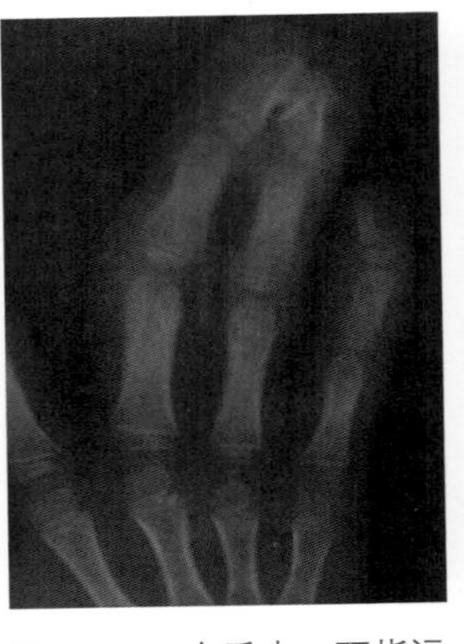

图 22-25　右手中、环指远节指骨融合并指。

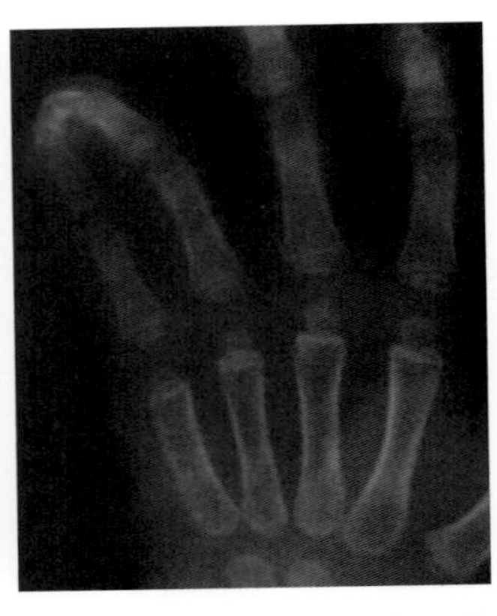

图 22-26　左手环、小指远节指骨融合。

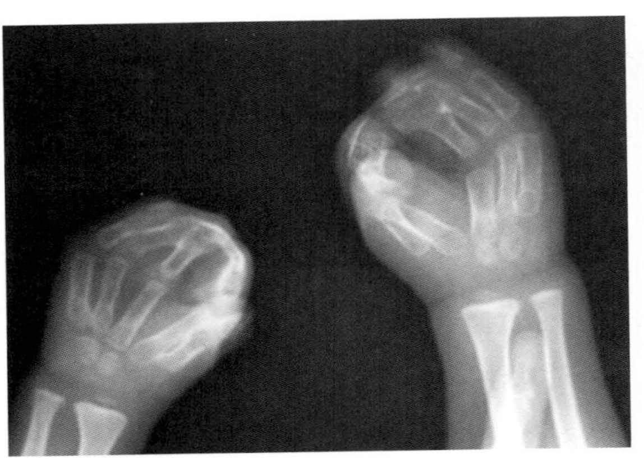

图 22-27　Apert 综合征的指骨末端骨性融合。

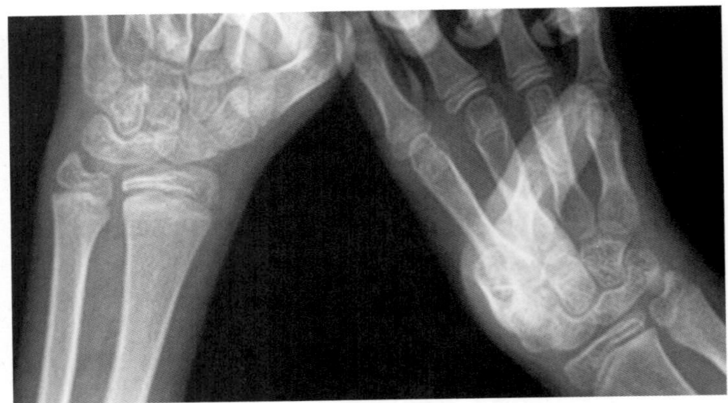

图 22-28　先天性双腕关节月三角骨融合。

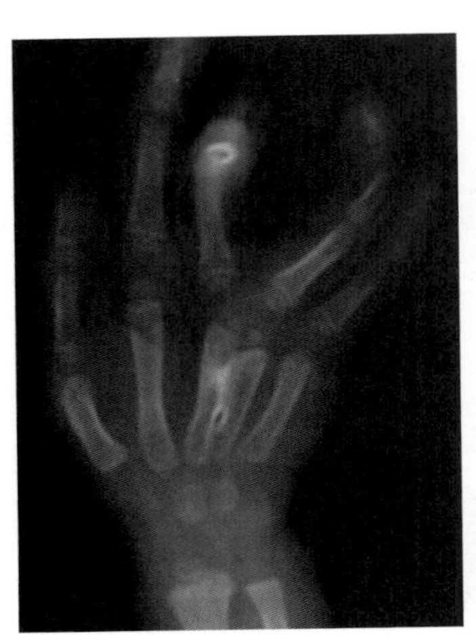

图 22-29　右手第 3、4 掌骨融合。

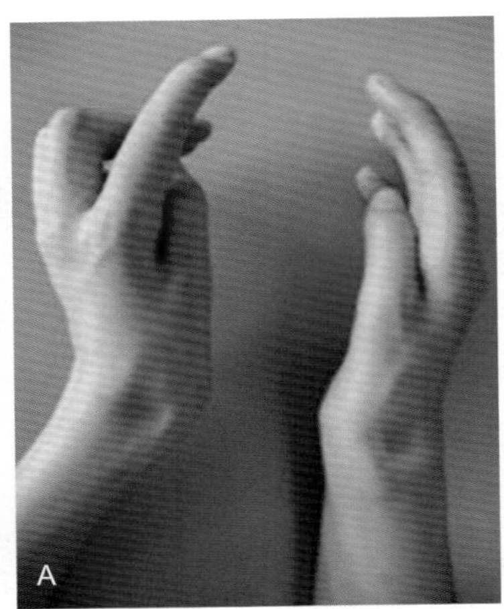

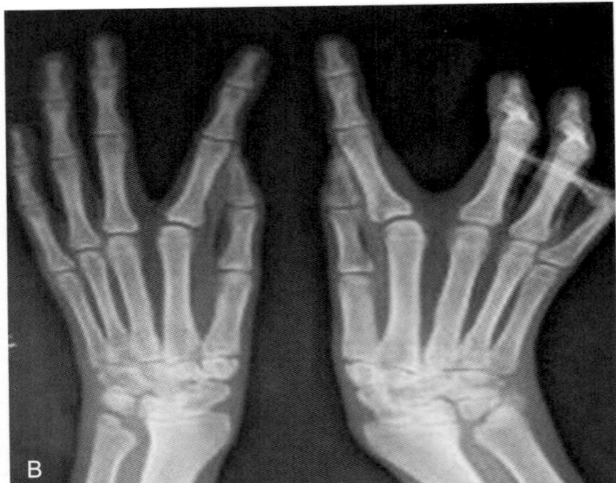

图 22-30　先天性双手指间、掌指关节纤维性融合。A. 外观；B. X 线片显示。

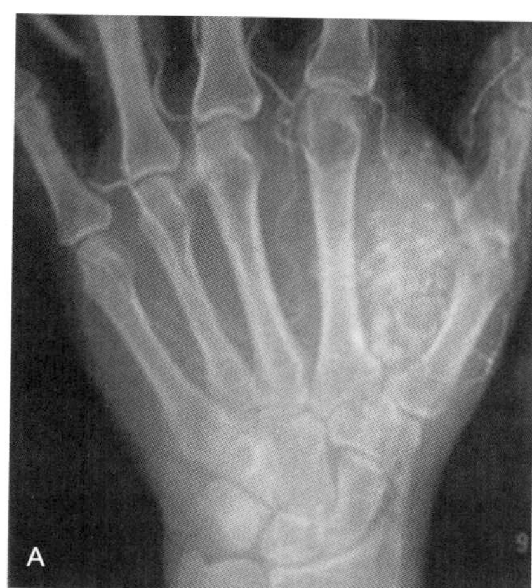

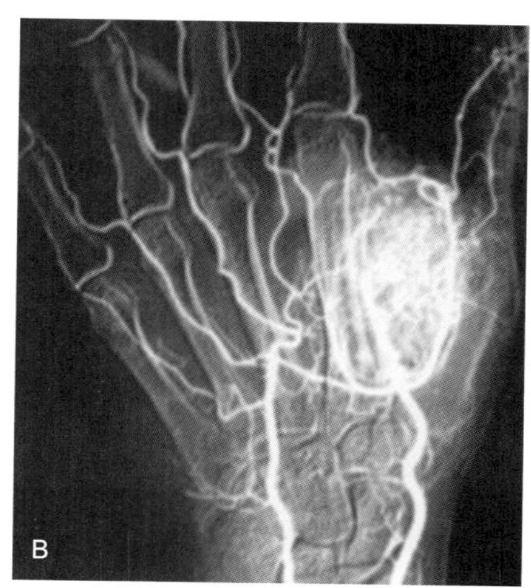

图 22-31　右手拇指璞内海绵状血管瘤。A. X 线片显示；B. 血管造影（DSA）图像。

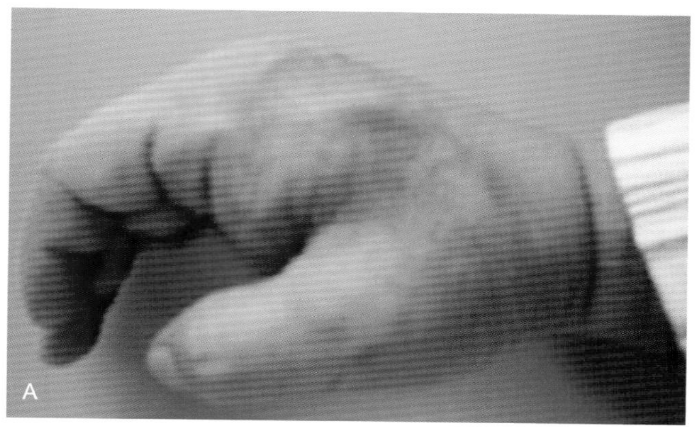

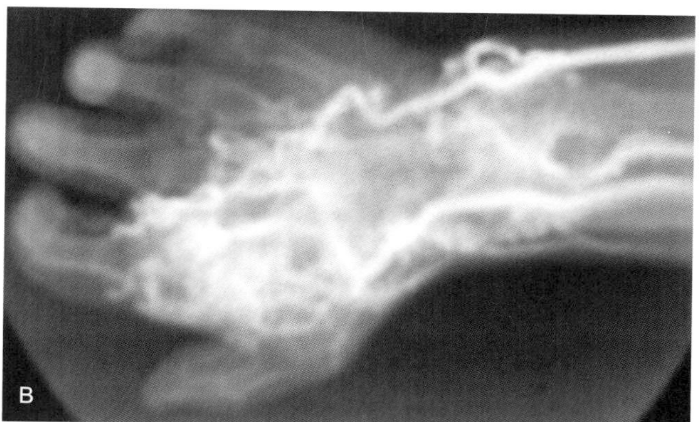

图 22-32　先天性左前臂远端动静脉瘘。A. 外观；B. 血管造影图像。

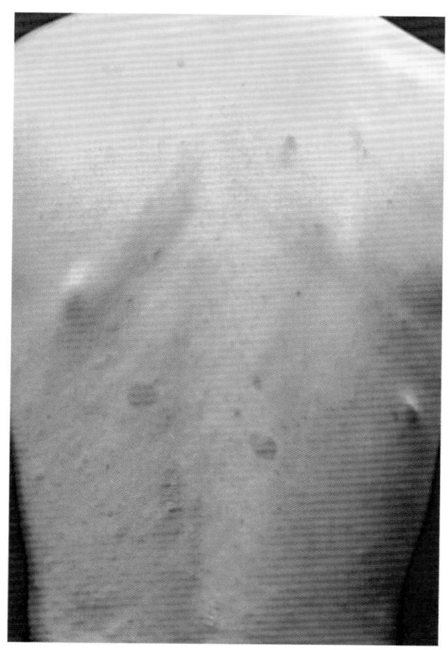

图 22-33　神经纤维瘤病，前胸及后背多发性牛奶咖啡斑，环指广泛皮肤色素沉着。

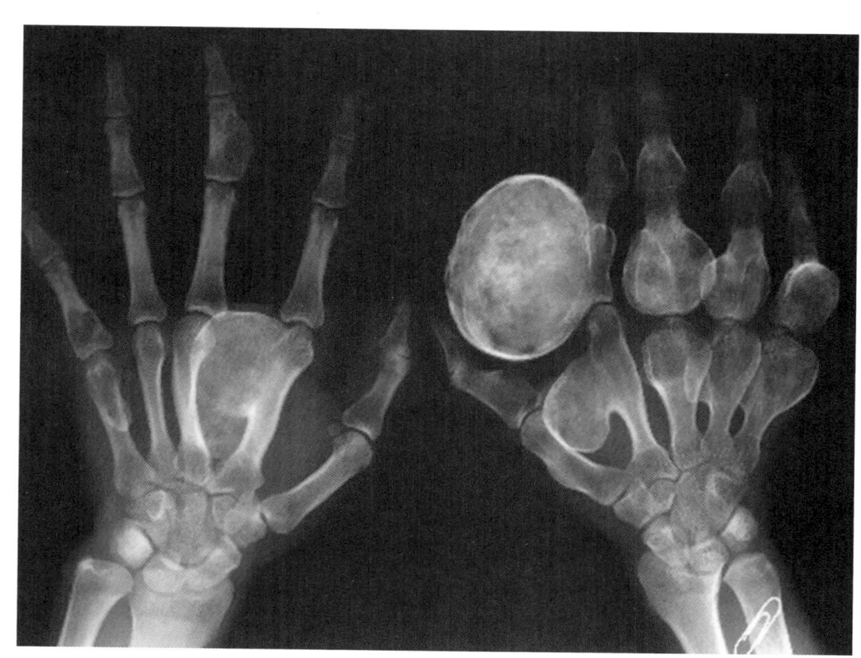

图 22-34　右侧桡尺骨骨软骨瘤病。

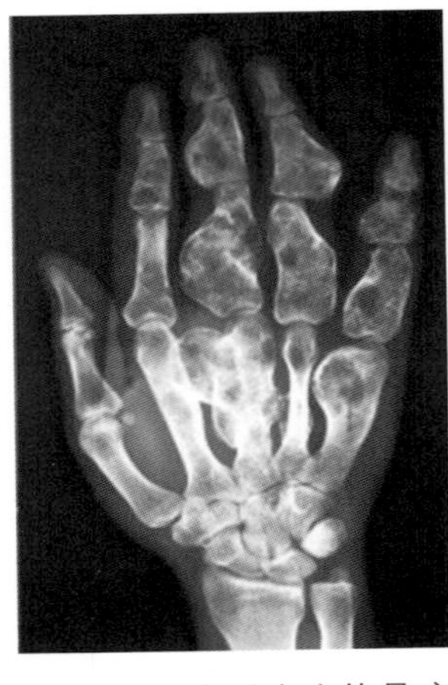

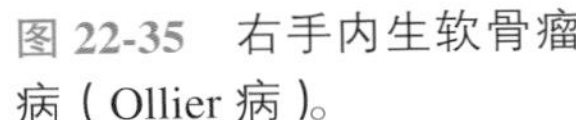

图 22-35 右手内生软骨瘤病（Ollier 病）。

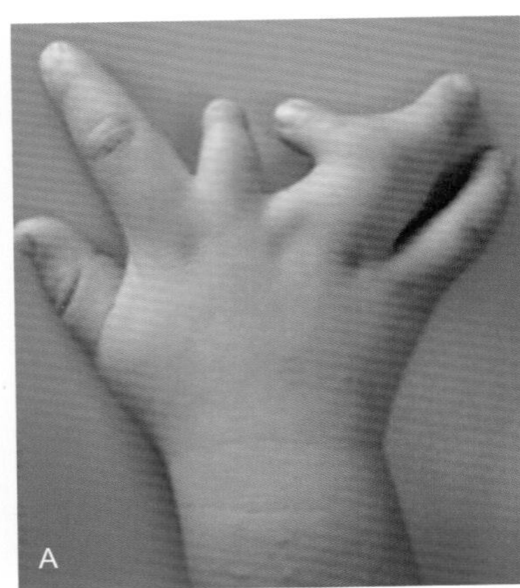

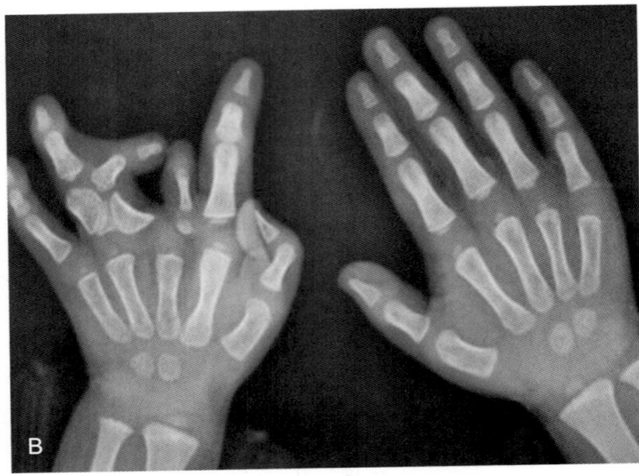

图 22-36 左手中指近节指骨水平多指合并，并指畸形。A. 外观；B. X 线片显示。

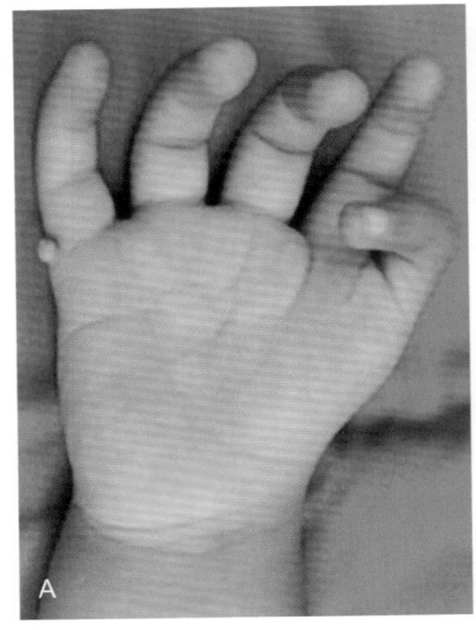

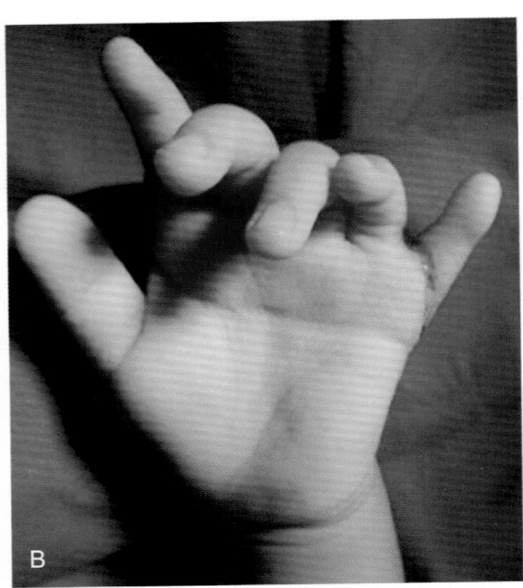

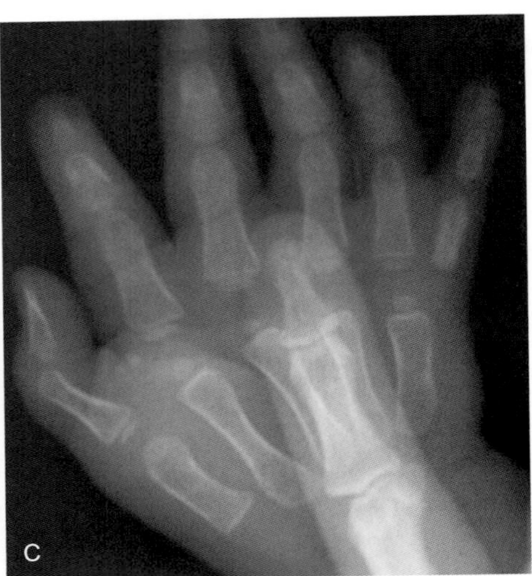

图 22-37 多指。A. 左手小指多指，多指仅为“肉赘”；B. 左小指多指外观，多指结构及外形相对完整；C. 左小指多指 X 线片显示。

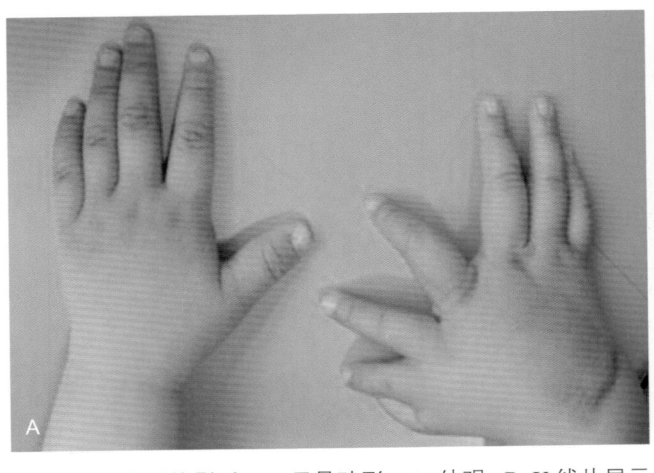

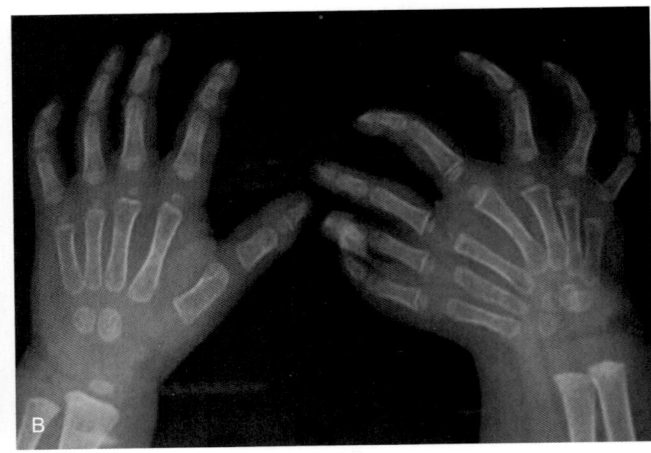

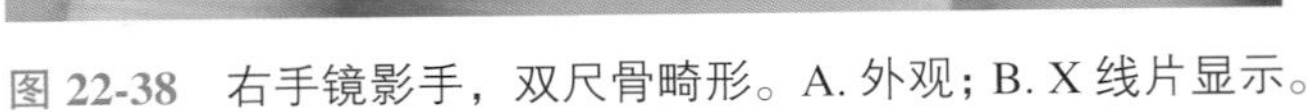

图 22-38 右手镜影手，双尺骨畸形。A. 外观；B. X 线片显示。

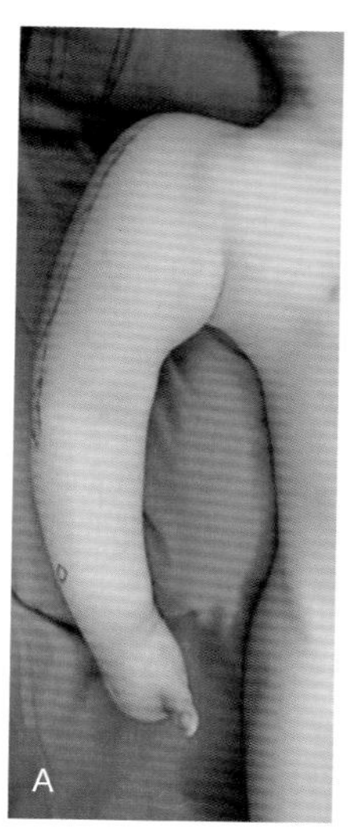

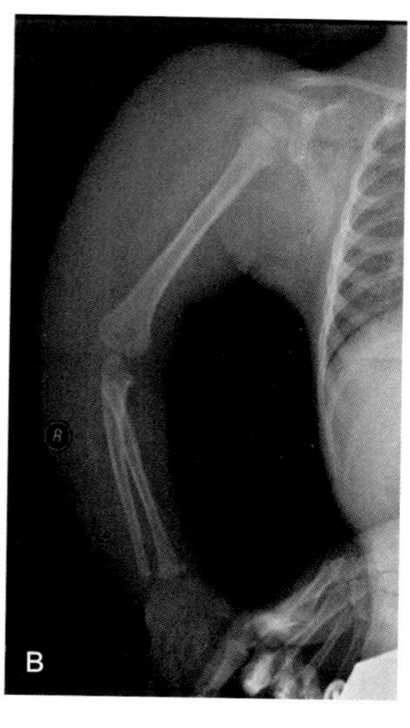

图 22-39　右上肢巨肢症，病变波及腋窝及胸壁。A. 外观；B. X 线片显示。

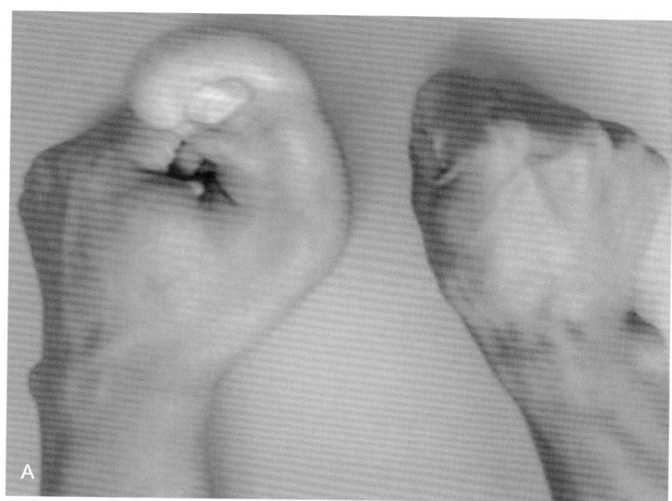

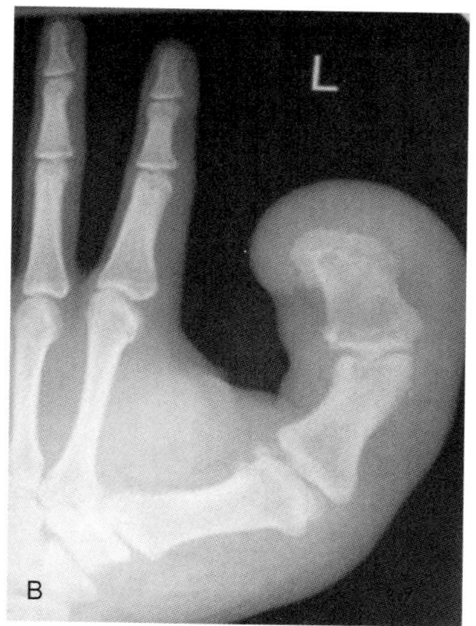

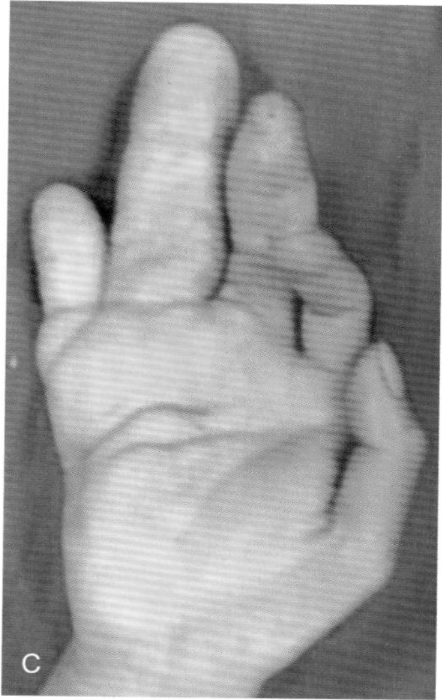

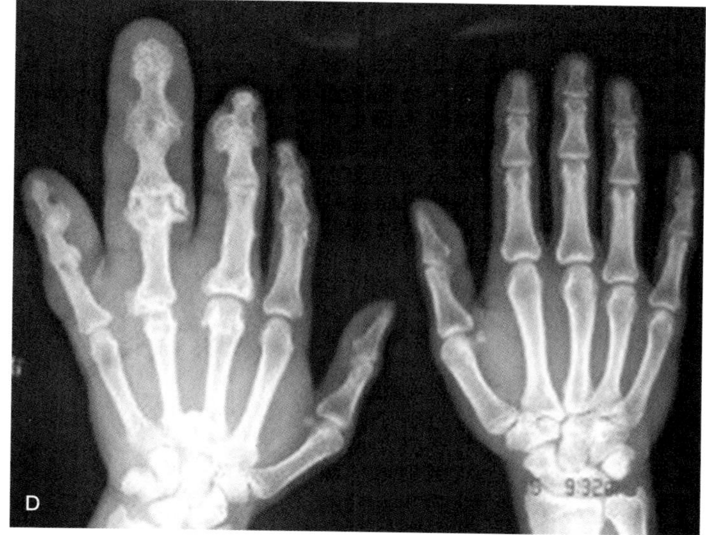

图 22-40　右拇指原发性巨指症外观（A）和 X 线片显示（B）；右中、环、小指继发性巨指症（骨软骨瘤病）外观（C）和 X 线片显示（D）。

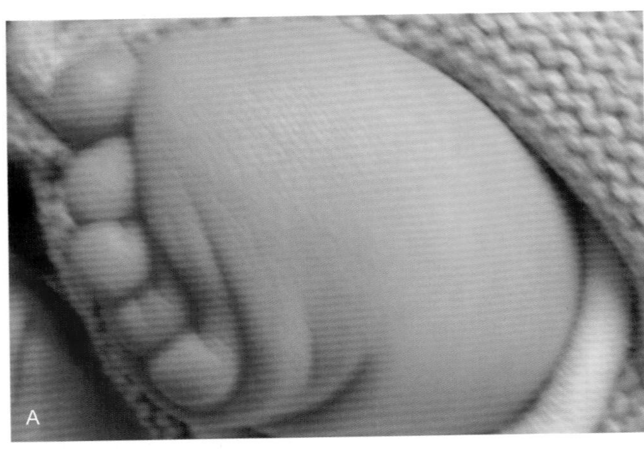
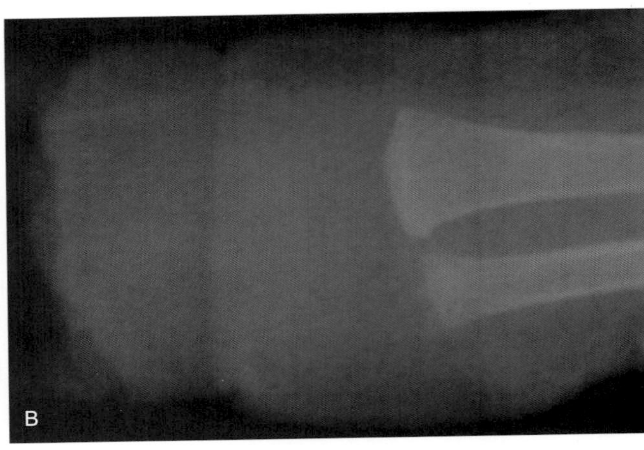

图 22-41　左手短小畸形，掌指骨、腕骨发育不良。A. 外观；B. X 线片显示。

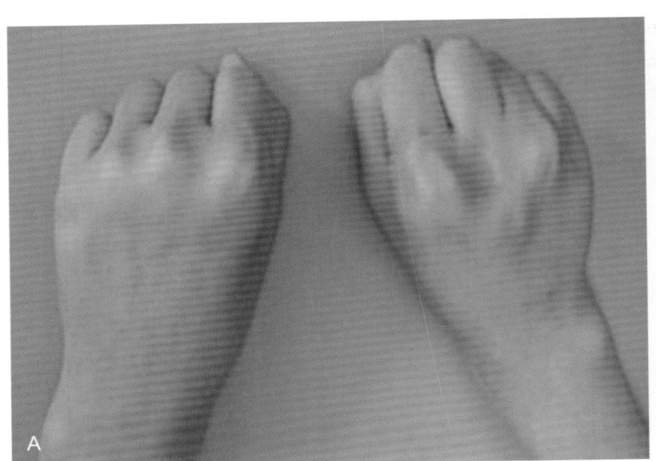
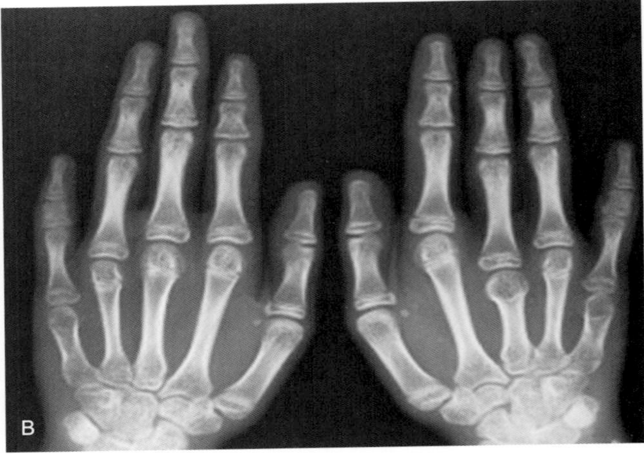

图 22-42　先天性第 3 掌骨短小，合并双手部分指骨短小（左示指中节指骨、双小指中节指骨）。A. 外观；B. X 线片显示。

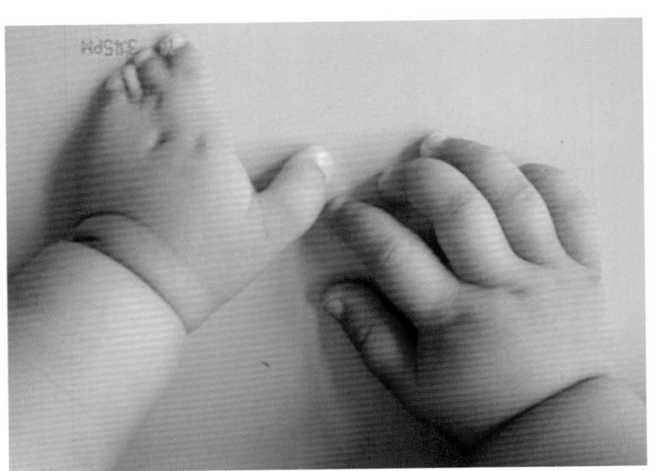

图 22-43　左手短指并指畸形。

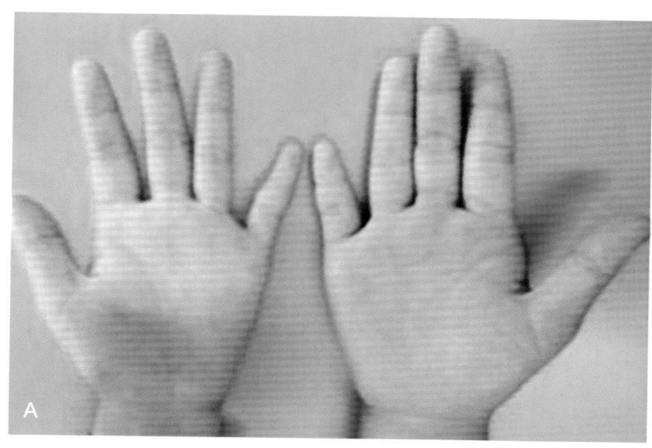

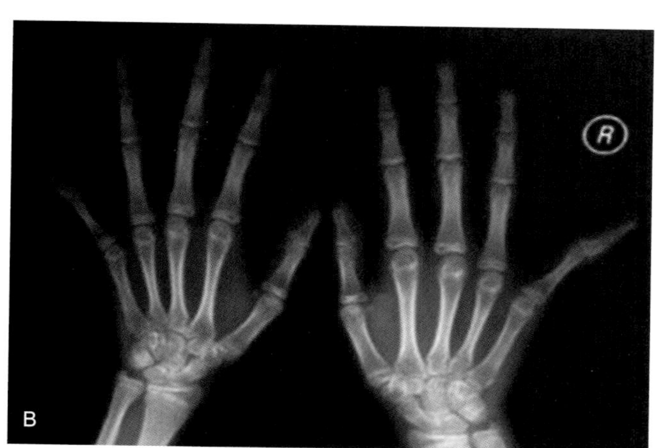

图 22-44　左手全长短指畸形。A. 外观；B. X 线片显示。

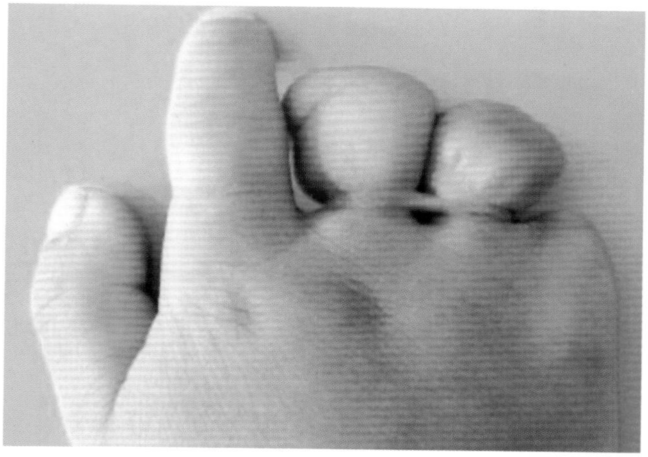

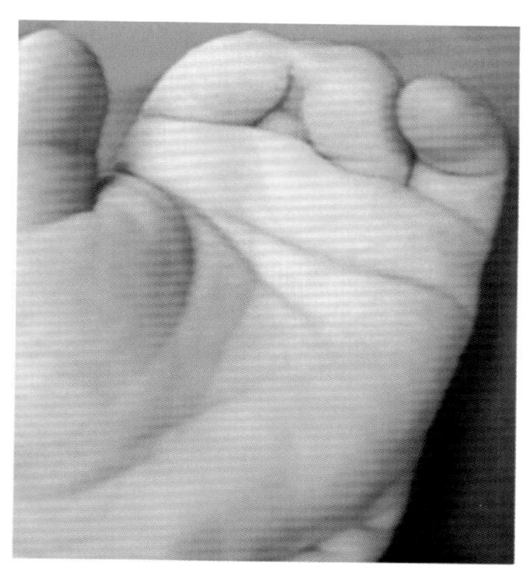

图 22-45　右中环指近节束带畸形，环小指淋巴水肿，合并皮肤桥并指及小指宫内截指。

图 22-46　左手束带综合征，指端并指畸形。

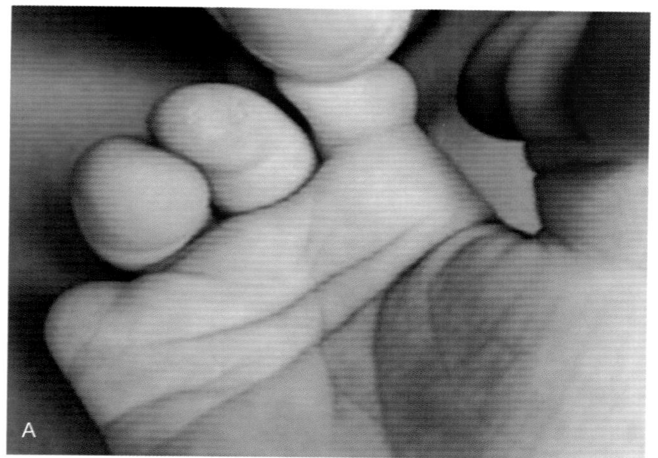

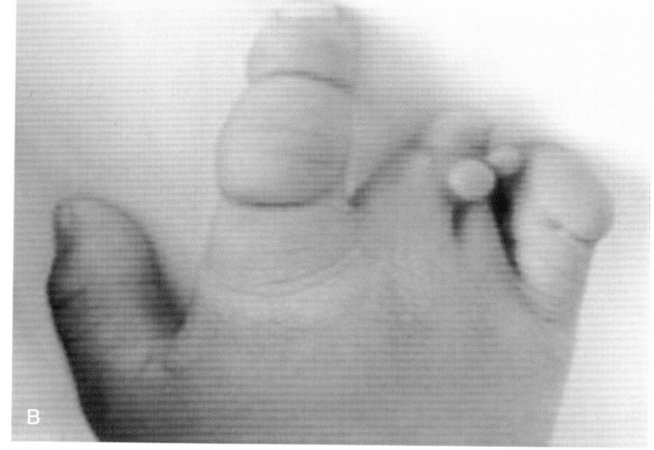

图 22-47　右手束带综合征，中、环指远节、小指近节以远宫内截肢。A. 外观；B. 另一患儿右手先天性束带综合征。

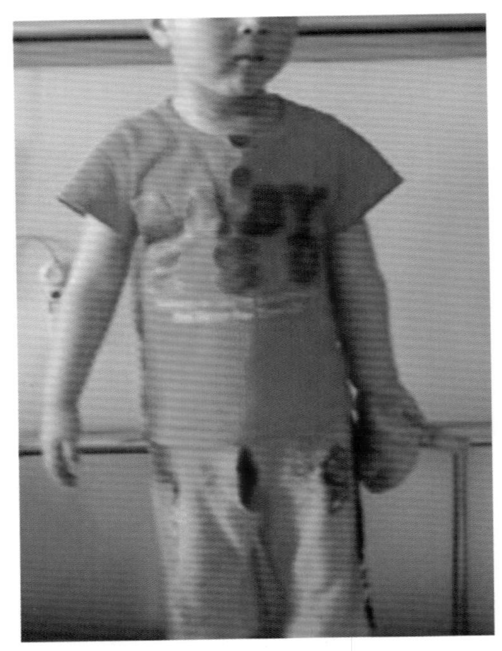

图 22-48　左上肢巨肢症，合并并指畸形。

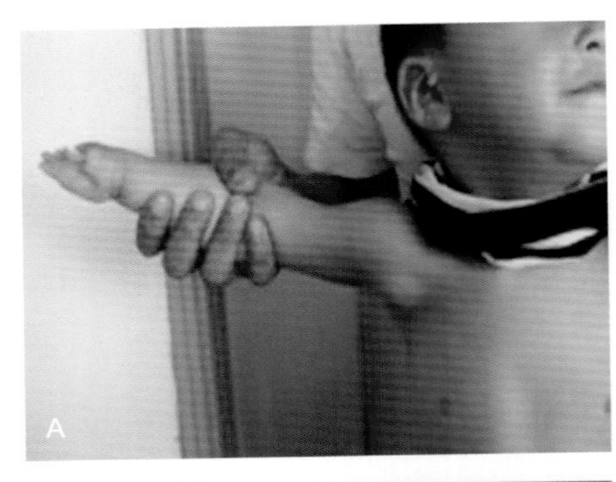

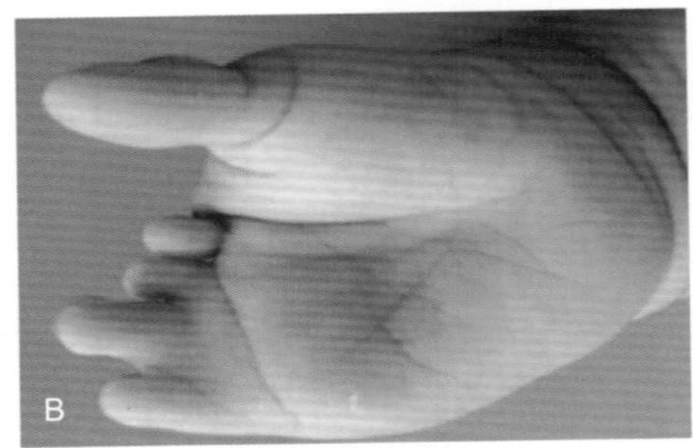

图 22-49　Poland 综合征合并同侧拇指束带畸形。A. 整体外观；B. 手的局部外观。

肢体形成障碍属于肢体完全或部分形成障碍的先天性缺陷。这类缺陷分为两型：横向和纵向，纵向缺陷包括桡侧纵列缺如、尺侧纵列缺如、中央纵例缺如和中央纵向停止。其中，中央纵向停止（海豹手）是肢体中段在胚胎发育过程中空缺所致的畸形。完全性海豹手的上臂及前臂未发育，手直接附在肩上。近端型海豹手是上臂没有发育，手附在前臂上，而前臂附着在躯干上。远端型海豹手是前臂缺如，手直接附在上臂末端。

肢体分化障碍可以形成畸形，上肢基本成分的形成主要在胚胎早期，从第 3 周开始至第 7 周已基本形成。肢体分化障碍的不同临床表现，被认为是产生胚胎侧壁的外胚间质团遭不同程度破坏，影响了正常肢芽分化成单独的骨骼、皮肤、筋膜或神经血管组织成分。任何因素、环境或其他原因，在此期间干扰这种分化都将产生相对应的肢体缺陷。先天性多发关节挛缩症分成严重型、中等度型及轻度型（图 22-15）。

生长过度是整个肢体或单一部分生长过度，也可能是骨骼生长过度而软组织正常。其他的表现为过多的脂肪、淋巴和纤维组织。神经纤维瘤或血管瘤可在这类病例中出现。其中最常见的畸形为巨指症。

生长不足也称为生长低下，表示肢体形成不完全，可以出现在整个肢体或它的末端。生长不足可累及皮肤、指甲、肌腱、骨、血管、神经或肢体（上臂、前臂、手）等组织结构，常见的为短指畸形，掌骨或指骨异常短小，但形态完整，以及拇指发育不全等。

先天束带综合征是在肢体上有索条状横行凹陷，有完全性的，也有部分性的，犹如扎带的压痕，深浅程度不一，有时可深达筋膜和骨膜。压迹过深者甚至可引起先天性截肢。此类畸形至今不能被肯定是否继发于羊膜索发育缺陷或器质性挛缩，也有人认为与胎儿宫内损伤有关。

广泛性骨异常包括许多遗传性发育异常：①发病机制不明确的全身性骨病，如骨软骨的发育异常、发育障碍、特发性骨溶化和原发性生长紊乱。②发病机制明确的全身性骨病，如染色体异常、原发性代谢异常、黏多糖和其他代谢性骨外系统紊乱。③继发于骨外系统紊乱的骨异常。

某些患者除手部畸形外，还合并其他器官或脏器畸形，这种状况可能属于某一种畸形综合征，手的畸形只是综合征的表现之一，往往与家族遗传或基因突变有关。临床医师常常对畸形综合征的认识较少，需要查阅相关教科书，或与相关遗传学家合作来明确诊断。

第二节　多指畸形

【流行病学】据国内外流行病学统计表明，手和上肢先天性畸形中发生率最高的是先天性多指畸形。按其发生解剖部位的不同，可以分为桡侧多指(多余手指位于手的桡侧，肢体轴前)、尺侧多指（多余手指位于手的尺侧，轴后）及中央型多指，桡侧多指最多见，后两者特别是中央型多指少见。轴前型多指在白色人种中更常见，而轴后型多指更常见于美国非洲裔族群[11]。轴前型多指在美洲土著人群和亚裔人群中，以及我国人群中也多有报道[12, 13]。尽管如此，轴前型重复拇畸形更多见于白色人种儿童，大部分病例为单侧、散发，不伴有系统性疾患[12]。

桡侧多指畸形通常又称为重复拇或双拇指畸形。多数情况下，桡侧多指畸形中的两个拇指在大小和外形上均不一致，将形态接近正常者称为“主拇指”，另外一个称为“次拇指”或“副拇指”。有时两个拇指可在形态上十分接近，将其称为“镜影拇指”。尺侧多指多数都像漂浮拇一样，由细小的皮肤软组织蒂与正常手指相连，蒂内可含有微细的血管神经束，有时也有骨关节、肌腱等结构存在，几乎是一个完全的手指。中央多指极少见，一般分为 3 型。Ⅰ型：中央指仅由多余软组织形成，没有骨骼等组织。Ⅱ型：多指部分与邻近手指重叠挤压在一起。Ⅲ型：多指部分具有像正常手指一样的骨关节、肌腱、血管、神经等组织。

【临床分型】对于多拇畸形，最常用的是 Wassel 分型（图 22-50）。Ⅰ型：远节指骨远端分叉，近端骨骺与正常的近节指骨相关节。Ⅱ型：远节指骨完全分开，各自的骨骺与正常的近节指骨相关节。Ⅲ型：远节指骨完全分开，近节指骨远端分叉，并与正常的掌骨相关节。Ⅳ型：远节及近节指骨均完全分开，两节近节指骨各自拥有独立的骨骺，并与正常的掌骨相关节，掌骨有时略增宽。Ⅴ型：掌骨远端分叉，每一个掌骨头分别与相应的已完整分开的远、近节指骨相关节；Ⅵ型：两个独立的拇指形成；Ⅶ型：三节指骨型拇指或具备三节指骨型拇指的某些成分，同时伴随一个正常的拇指。

【临床特点】重复拇畸形的诊断通常是直观的，但某些轻度的Ⅰ型和Ⅱ型重复拇畸形，外观可能不一定那么明显，有时只能通过甲板增宽来进行诊断。有一小部分多指患者有家族聚集倾向，需询问患者的家庭成员情况。我们常规进行 X 线检查，有助于判定畸形程度，作为分型的基础。手术探查时可能会发现 X 线平片未显示的软骨性连接，这种情况可能会改变畸形的分型，比如：Ⅱ型重复拇重新分类为Ⅰ型，Ⅳ型重新分类为Ⅲ型。但是，分型的改变未必会改变手术治疗的方式。

多拇畸形并非拇指简单的重复。每一个重复拇都较正常拇指细，活动度也较小[14]。术后重建拇指的周径可能会小于正常拇指的。尽管如此，重建拇指的长度往往与对侧相似。手术的目标是尽可能利用每一个重复的部分重建具有正常力线和功能的拇指，使拇指长轴呈一条直线，稳定关节，平衡肌力，形成足够大而没有畸形的指甲[15-18]。

【治疗方法】

Wassel Ⅰ型和Ⅱ型

Wassel Ⅰ型和Ⅱ型重复拇的治疗方式取决于畸形程度和拇指大小。对于轻度的畸形，指甲的畸形可能不明显，患儿家长对手术治疗的意愿可能不强烈。

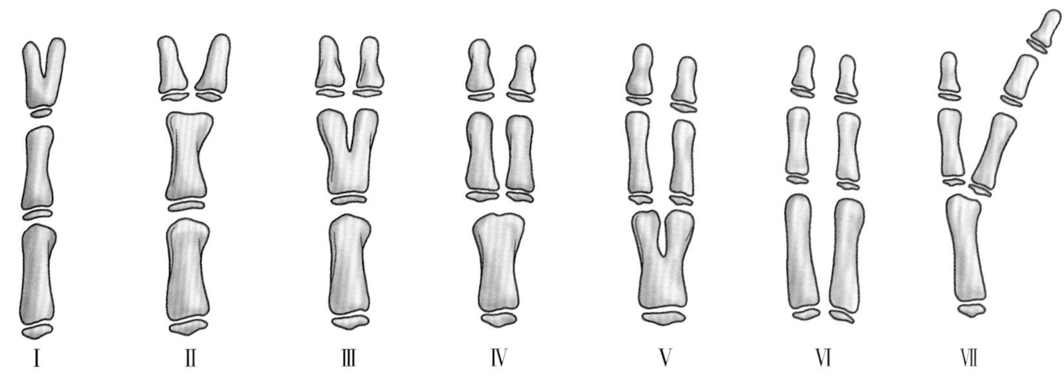

图 22-50　拇指畸形的 Wassel 分型。

不对称的 Wassel Ⅰ型或Ⅱ型重复拇指具有各自独立的组织结构，通过手术切除较小的拇指，转移侧副韧带，纠正拇指异常力线。从切除的一侧拇指转移皮瓣以增加拇指的周径和宽度，使其接近健侧拇指[19]。闭合楔形截骨可以纠正力线，经皮顺行置入克氏针经指间关节进行关节固定，将克氏针同时穿过截骨部位。如果重复拇指的外观有一定的对称性（Wassel Ⅰ型和Ⅱ型），则手术治疗较困难。可楔形切除两拇指中央部的指骨和指甲，将两拇指剩余部分合拢缝合（Bilhaut-Cloquet 手术）。普遍认为，该手术操作困难，术后指甲畸形和指间关节僵硬是常见的并发症[20, 21]。也有采用改良术式的报道，手术时保留一侧骺板，同时将两个指甲与其下的指骨合并为一体[22]。

1. 两拇指大小可以分出主次拇指　根据畸形情况，选择要切除的次拇指（图 22-51A）。切除范围包括次拇指指甲及掌侧部分指腹，保留其桡侧及掌侧适当量的皮肤，使其形成的皮瓣足以覆盖次拇指切除后主拇指桡侧残留的皮肤软组织缺损。注意保护血管神经束、侧副韧带等。显露近节指骨远端，同时确认主拇指有完整的肌腱结构存在。从次拇指指骨基底将关节囊韧带远端锐性游离并保留，形成关节囊韧带瓣，完整显露次拇指指骨。如果其与主拇指指骨有部分融合，以微型骨刀将相连之指骨基底凿开，将设计切除的次拇指全部切除（图 22-51B）。在主拇指远节指骨基底以直径 1.0 mm 克氏针穿骨孔 2~3 个，用 5-0 不可吸收缝线穿过骨孔及关节囊韧带瓣，予以固定缝合（图 22-51C）。关节囊韧带缝合后，行指间关节侧方应力试验，以检验缝合之侧副韧带是否松弛，若发现松弛可适当紧缩。修整已预留的皮瓣及皮瓣上多余的脂肪组织，然后覆盖主拇指桡侧的皮肤软组织缺损，以 5-0 可吸收或不可吸收缝线缝合伤口（图 22-51D）。

预留桡侧皮瓣时，一般事先估量其大小，以免皮瓣太小，造成覆盖不足或皮瓣缝合张力过大。笔者推荐应最大限度地保留皮瓣组织，覆盖创面时可以根据具体创面大小进行修整。凿除次拇指指骨时，注意用力不要太粗暴，否则将造成主拇指远节指骨关节软骨或骨骺的不必要损伤。如果主拇指和次拇指均有各自的屈伸指肌腱，可以将次拇指一侧去除，或将其移位到主拇指一侧，加强保留的主拇指的肌腱功能。近节指骨截骨与否，需根据术前主拇指纵向力线的偏斜情况来确定。

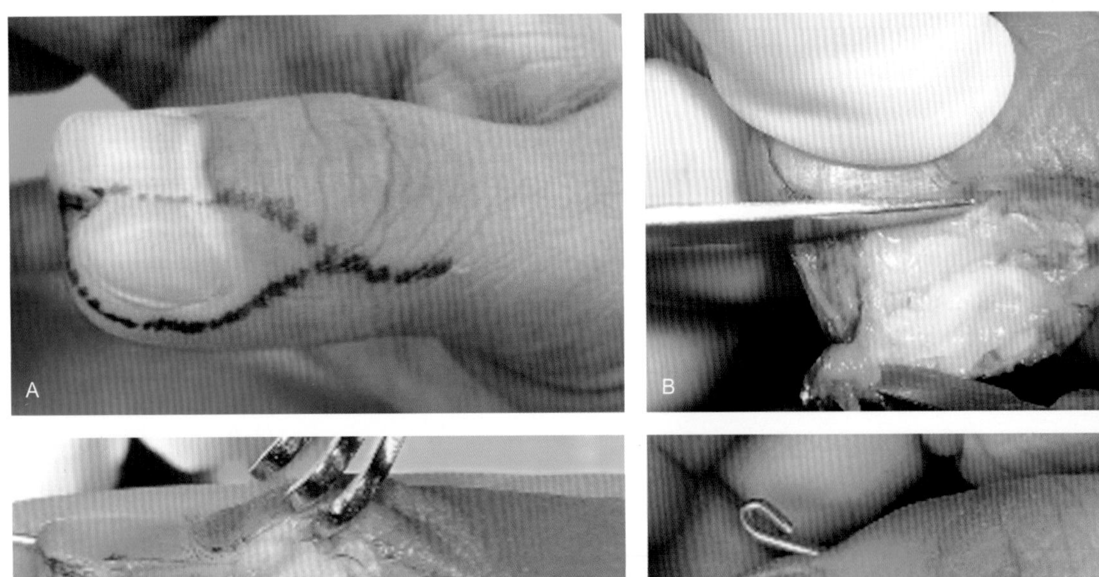

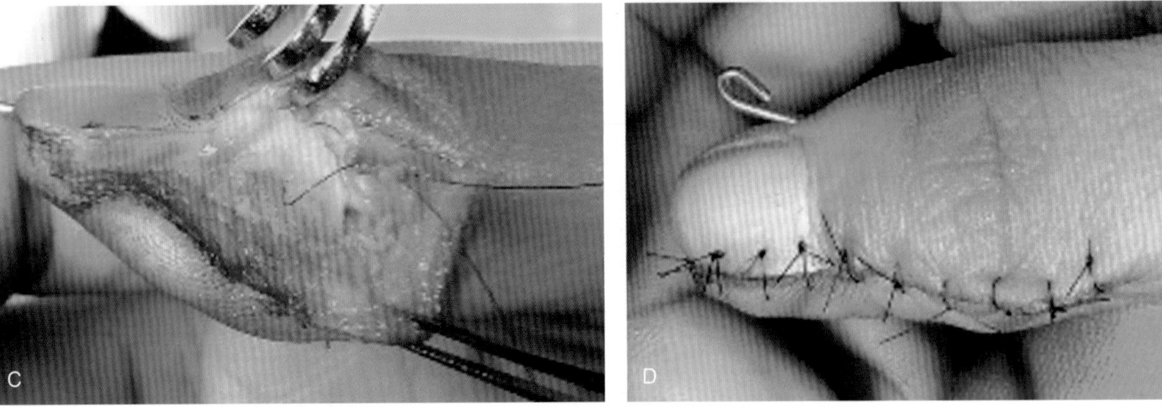

图 22-51　可分出主次拇指的重复拇的手术。A. 拇指并指（Ⅰ型）；B. 显露次拇指指骨，用骨刀凿开融合指骨基底；C. 用不可吸收缝线穿过骨孔及关节囊韧带瓣；D. 缝合伤口。

2. 主拇指与次拇指外形及大小基本一致（图 22-52A）　一般采用多“Z”字形切口，切口两臂各沿两个发育相等的拇指纵轴向近端延续，直到两臂交于指间关节附近（图 22-52B）。首先将设计范围内的指甲及皮肤软组织沿设计切口楔形切开，相应的关节囊、屈伸肌腱均需被部分切除，注意留下足够的关节囊、肌腱组织，待修复。以微型骨刀切除设计范围内的指骨，骨切除范围包括两指骨中央相融合部分，使用微型骨锉将截骨断面残留的骨凸起磨平，用无菌生理盐水清洗伤口，以免骨屑遗留在关节间隙。以细克氏针在保留的末节两侧指骨上钻孔，将保留的两部分指骨合拢，确认位置可被接受后，以克氏针和细钢丝或可吸收缝线固定（图 22-52C）（如有条件可拍摄 X 线片确认指骨对位的位置）。修复相关的关节囊、肌腱和甲床，甲床可使用 5-0 或 7-0 无创缝线缝合修复（图 22-52D）。如果原甲板已被去除或无法使用，可采用甲板替代物（如医用硅橡胶材料）固定甲床。截除指骨时应尽量使用微型器械，保护将要保留的关节软骨。指骨截除后，保留的两块指骨的对合要精确，若有条件可在术中 X 线透视确认，否则将引起指骨畸形愈合或迟延愈合，甚至不愈合，导致新的拇指畸形。

Wassel Ⅲ型

对此型拇指，多数情况下可以分清哪个拇指是主拇指（图 22-53A）。在主拇指与将要切除的发育不良的次拇指之间行掌背侧“V”形切口（图 22-53B），在将被切除的次拇指桡侧保留一舌形皮瓣，其大小应足以覆盖次拇指切除后主拇指残留的皮肤软组织缺损。掀起设计保留的舌形皮瓣，显露次拇指屈伸肌腱及血管神经束，切断次拇指与主拇指之间所有的软组织（包括拇长伸、屈指肌腱及指血管神经束），结扎指动脉。显露将要截除的次拇指近节指骨近端及主、次拇指近节指骨相融合部分，将次拇指近节指骨斜行截断，修整截骨残端（图 22-53C）。对主拇指末节指骨稍加复位，以直径 0.8 mm 或 1.0 mm 克氏针固定指间关节。缝合和修复指间关节侧副韧带，测试韧带张力，若松弛可适当紧缩。若主拇指的屈、伸指肌腱或指神经有畸形或缺损，可行相应的重建和修复，如肌腱、神经移位或移植，或肌腱止点重建。截骨时应注意保护关节软骨。如果拇短展肌止点附着在次要拇指基底，应首先将此止点卸下，截除次拇指后将其重新缝合在主拇指近

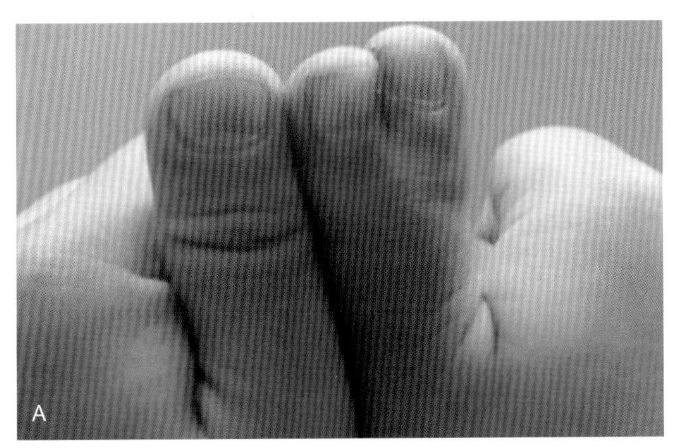

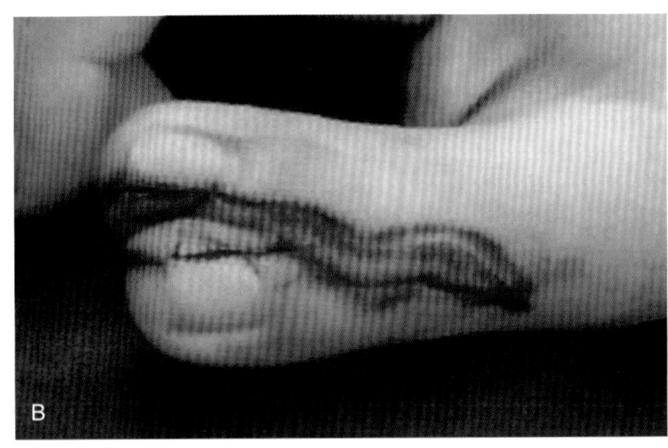

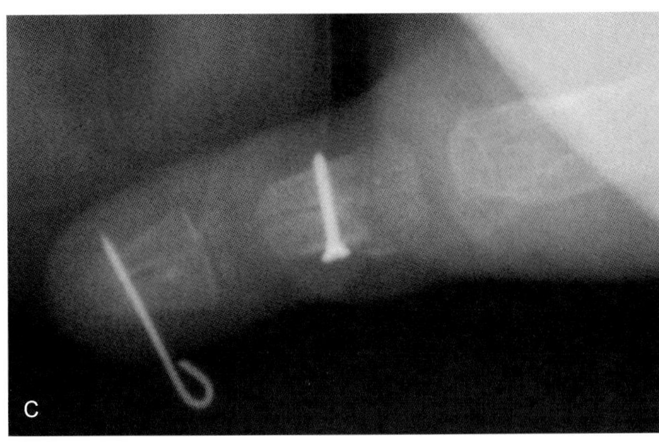

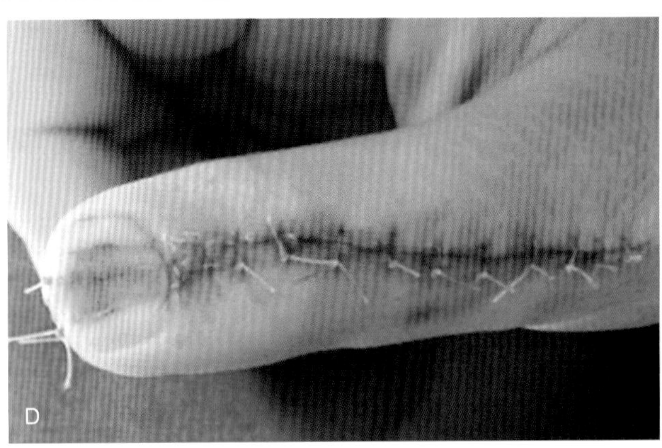

图 22-52　两侧相似拇指畸形的手术。A. 畸形拇指两侧相似；B. 按手术切口切开；C. 以螺钉及克氏针固定；D. 术后照片。

节指骨基底桡侧。根据术前主拇指骨关节力线情况决定是否截骨（图 22-53D）。最后以 5-0 可吸收或不可吸收线缝合背侧（图 22-53E）和掌侧（图 22-53F）皮肤。

Wassel Ⅳ或Ⅴ型

大多数情况下要切除桡侧拇指，在主拇指及副拇指相连部位行掌背侧“V”形切口（图 22-54A），在副拇指桡侧预留舌形皮瓣，背侧切口可延伸至掌骨远端（图 22-54B）。掀起桡侧舌形皮瓣，处理次拇指相关的血管神经束及肌腱，显露止点附着在次拇指近节指骨的拇短展肌，将其止点卸下，保留尽可能长的腱性组织（图 22-54B、E）。在掌指关节水平，切断与次拇指相关的韧带及关节囊，将次拇指完全离断切除。显露主拇指掌骨桡远侧膨大部分，以锐利的手术刀或骨刀修整掌骨膨大部分。根据拇指力线偏斜程度，在主拇指掌骨远端以骨刀行桡侧楔形闭合截骨术（图 22-54B、E）。闭合截骨端并复位掌指关节，以 1.0 mm 克氏针固定掌指关节及截骨端，截骨端残留的间隙可采用少量已截除的次拇指骨组织充填。将处理好的拇短展肌腱性止点以 5-0 不可吸收缝线缝合固定在掌指关节及近节指骨基底桡侧（图 22-54C）。放松止血带，止血，用 5-0 可

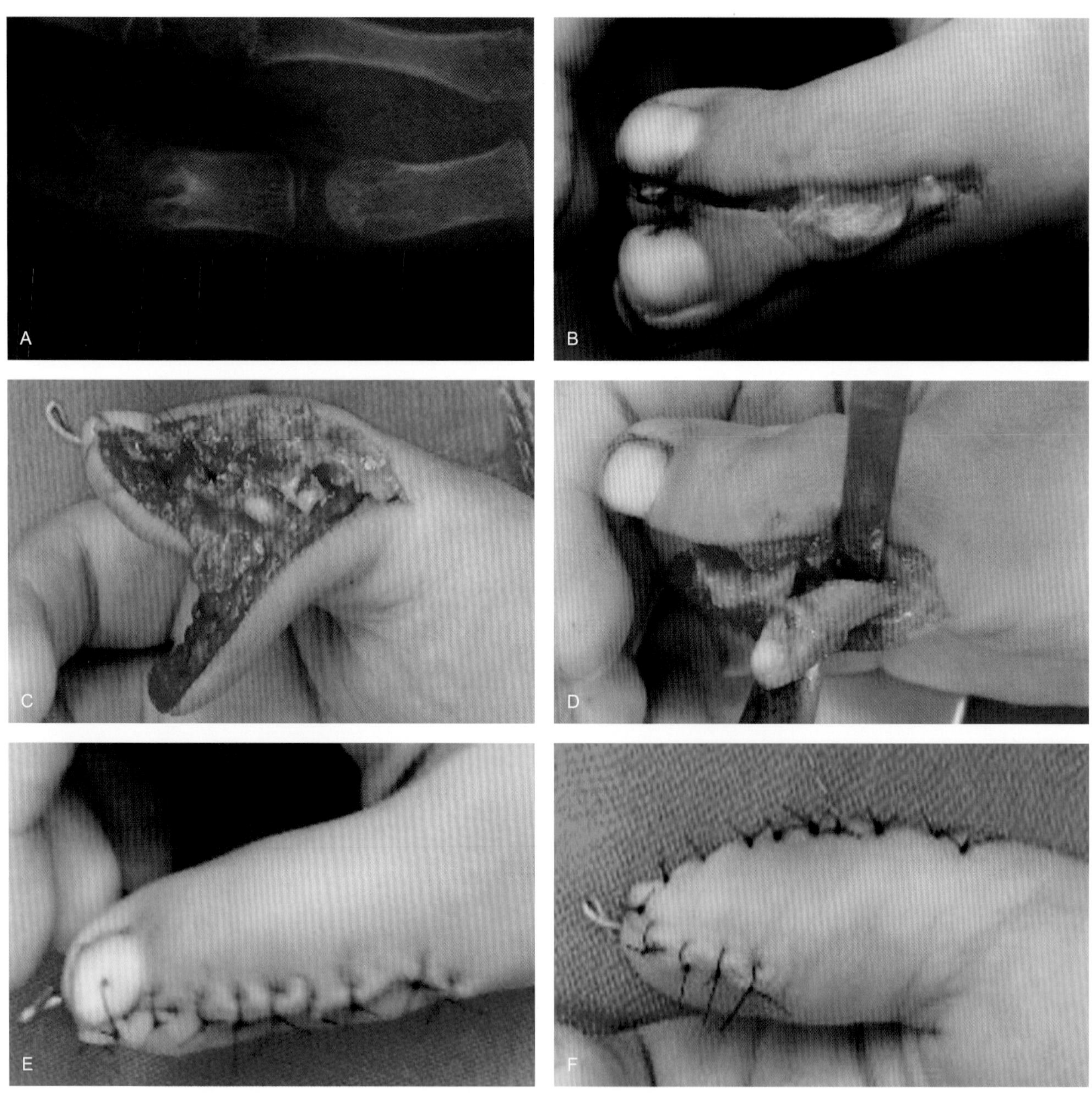

图 22-53 Wassel Ⅲ型拇指的手术。A. 畸形拇指 X 线片显示；B. 切开皮肤；C. 在次要拇指近节指骨骨性融合处斜行截除；D. 修复主拇指指间关节侧副韧带；E. 缝合伤口（背侧）；F. 缝合伤口（掌侧）。

吸收或不可吸收缝线缝合伤口，在伤口内放置引流条（图 22-54D）。在掌骨远端桡侧截除膨大掌骨时，注意截骨量不要太大，若截除太多可能引起掌指关节不稳定，同时截骨时应注意保护关节软骨。根据术前主拇指骨关节力线情况决定是否截骨。最好将部分拇短展肌止点缝合在近节指骨基底。

Wassel Ⅵ型

1. 尺侧漂浮型重复拇　此类型多指的尺侧指近节指骨以远的骨关节结构发育尚好，桡侧指掌指关节及其以近骨关节结构也发育尚好（图 22-55A），尺侧指指甲的外观比桡侧指好。手术方案为保留尺侧指远端结构，将其与桡侧指近端结构组合成为一个比较完整的拇指。在主拇指和次拇指之间设计掌背侧“V”形切口（图 22-55B），在次拇指桡侧预留一舌形皮瓣。在切口背侧切断桡侧拇指指伸肌腱（尽可能保留离断端长一些），在切口掌侧切断桡侧拇指指屈肌腱（图 22-55C）。显露桡侧拇指近节指骨，在距掌指关节远端 2 cm 处以骨刀截断指骨（图 22-55D），切除桡侧拇指（图 22-55E）。显露尺侧拇指近节指骨，在其基底部截断指骨（图 22-55F），显露尺侧拇指近节指骨截骨端近侧骨组织，剥离后切除并缝合。

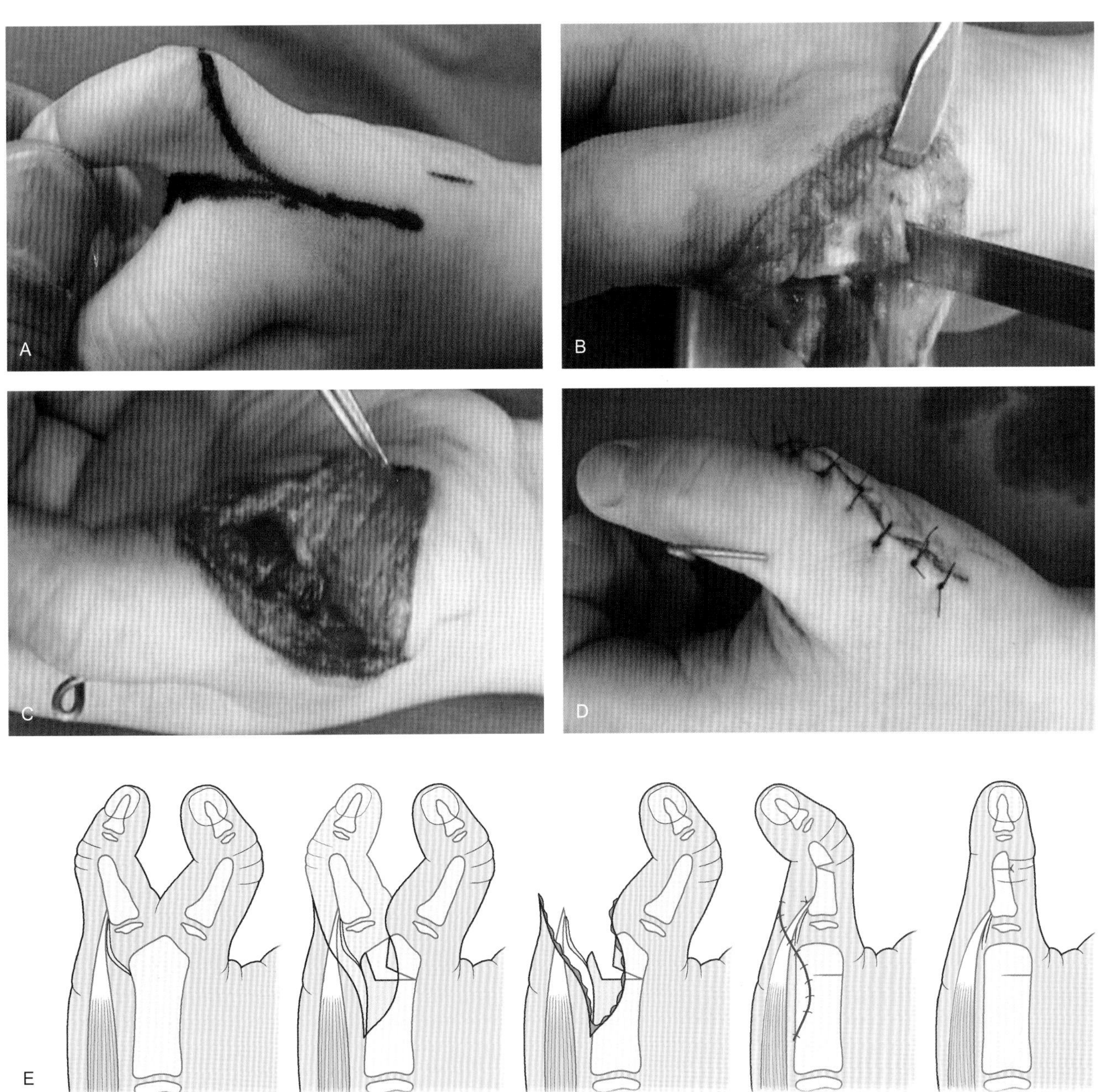

图 22-54　Wassel Ⅳ或Ⅴ型拇指的手术。A. 背侧切口设计，预留桡侧舌形瓣；B. 拇短展肌止点从次拇指近节指骨附着处卸下后，在掌骨远端桡侧行楔形截骨；C. 确认拇短展肌已被缝合牢固；D. 缝合伤口（背侧）；E. 手术步骤示意图。

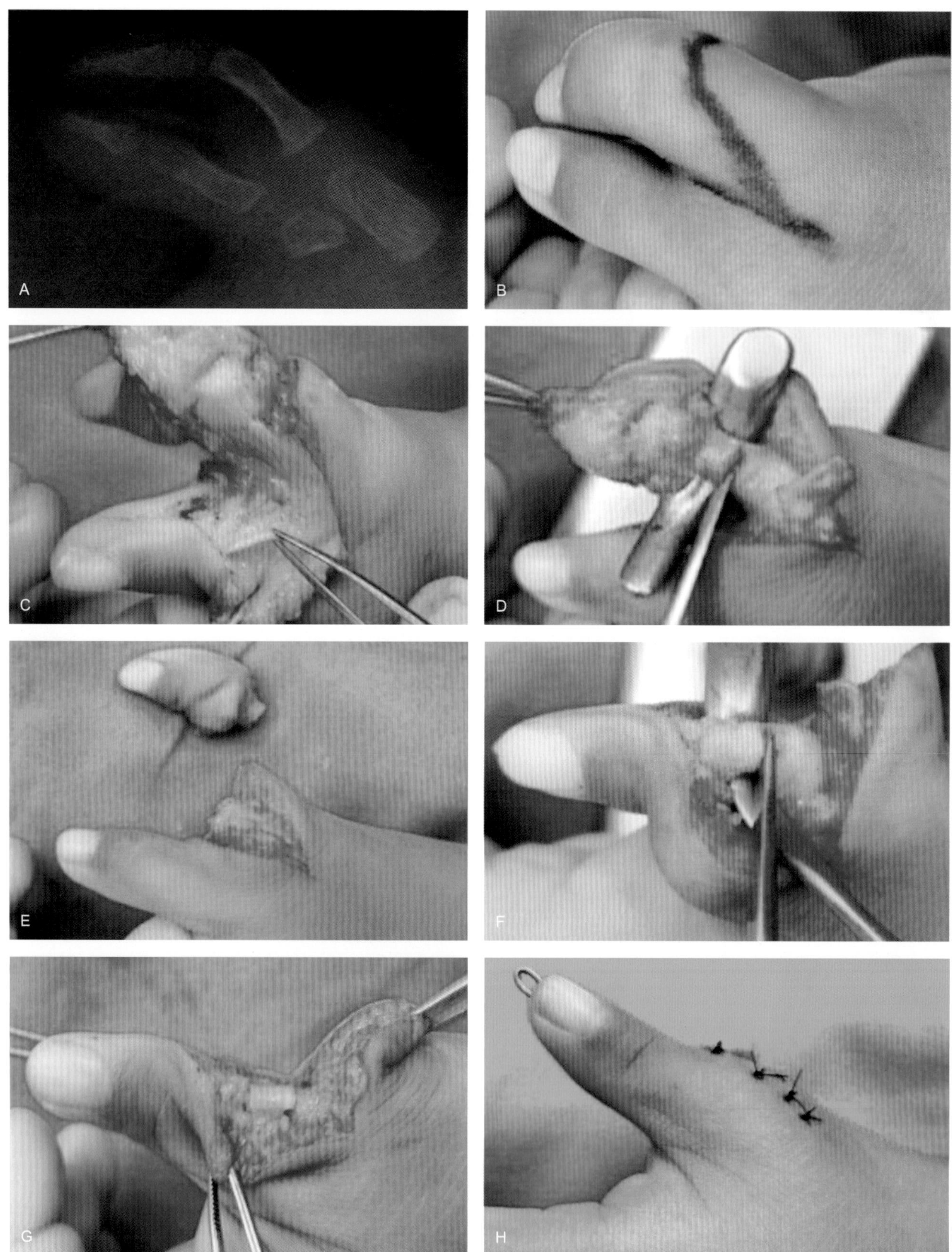

图 22-55　尺侧漂浮型重复拇的手术。A. 畸形拇指 X 线片显示，尺侧指近节指骨以远的骨关节结构发育尚好，桡侧指掌指关节及其以近的骨关节结构也发育尚好；B. 背侧切口设计；C. 显露拇指指伸肌腱；D. 显露、截断近节指骨；E. 切除桡侧拇指（部分）；F. 以骨刀在尺侧拇指基底部截断近节指骨；G. 近节指骨远、近端骨端复位固定；H. 伤口缝合后拇指外形。

将尺侧拇指近节指骨远侧断端移位于桡侧拇指近节指骨近侧断端，复位后以直径 1.0 mm 克氏针固定（图 22-55G）。在桡侧拇指保留指伸肌腱近端，以 5-0 不可吸收线编织缝合在尺侧拇指伸肌腱，以加强保留拇指伸指肌力，然后缝合皮肤（图 22-55H）。注意勿损伤保留的尺侧拇指血管、神经结构，以免造成术后功能障碍。掌指关节关节囊若松弛，可以适当紧缩关节囊韧带，或用一枚克氏针固定 3 周左右。截骨范围应对照术前 X 线片来确定，术中应通过透视或 X 线片来确认截骨的程度和复位情况。确认拇短展肌有完好的止点附着在保留的桡侧拇指近节指骨近侧断端，否则需重建。尺侧拇指指屈伸肌腱应完好保留。

2. 尺侧为主型重复拇　在次拇指指根部，主拇指与次拇指之间设计梭形切口（图 22-56A、B），显露次拇指肌腱、拇短展肌和血管神经束。切断血管神经束，处理其残端，分离附着在次拇指的拇短展肌止点，用锐利手术刀将其卸下。本例的次拇指指屈肌腱未发育。显露次拇指腕掌关节，切开关节囊及周围韧带结构，将次拇指完整切除。在主拇指掌骨基底切开并剥离骨膜，显露掌骨基底，根据主拇指力线偏斜程度，在掌骨基底以骨刀行楔形截骨术（图 22-56C~E）。闭合截骨端，同时以直径 1.0 mm 克氏针固定截骨断面，残留骨端间隙用截除的次拇指骨组织充填（图 22-56F）。固定缝合拇短展肌止点于近节指骨基底桡侧（图 22-56G），松止血带，缝合伤口（图 22-56H）。

切除次拇指后，常暴露第 1 腕掌关节，应认真修复紧缩关节囊及有关韧带结构，否则术后常引起关节松弛或严重的不稳定，造成整个拇指列不稳定，严重影响功能。如果主拇指力线正常，第 1 掌骨也可不截骨，需在术前 X 线片上认真测量。掀起和游离拇短展肌时应仔细操作，以免损伤过多的肌肉组织，造成术后肌肉过度纤维化或瘢痕化，引起拇指外展力减弱。

【手术效果】 重复拇的治疗效果主要因畸形的严重程度和复杂程度不同而各异。Wassel Ⅰ型、Ⅱ型和Ⅳ型往往可获得满意疗效。Bilhaut-

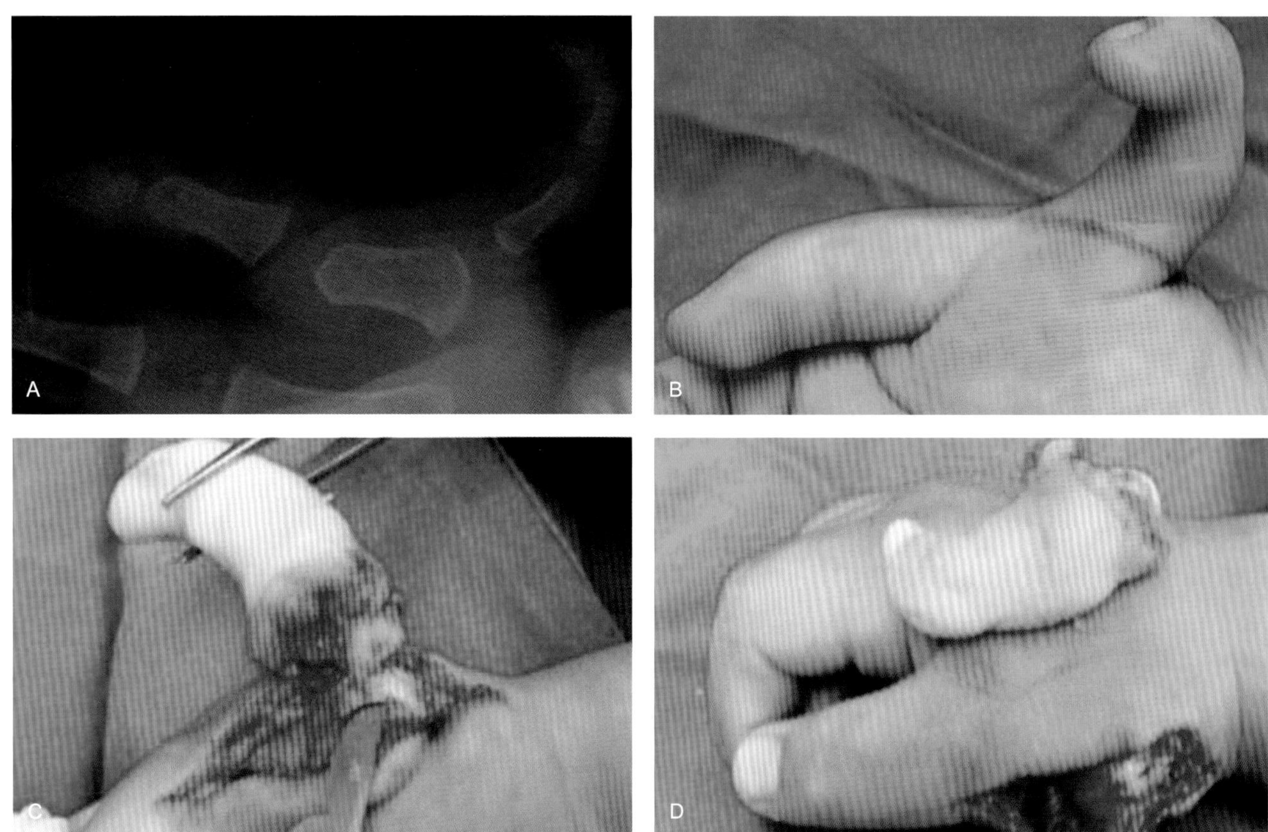

图 22-56　尺侧为主型重复拇的手术。A. 畸形拇指 X 线片显示；B. 掌侧切口；C. 显露次拇指肌腱、拇短展肌、血管神经束，并切断；D. 显露次拇指腕掌关节，切开关节囊及周围韧带结构，将次拇指完整切除。

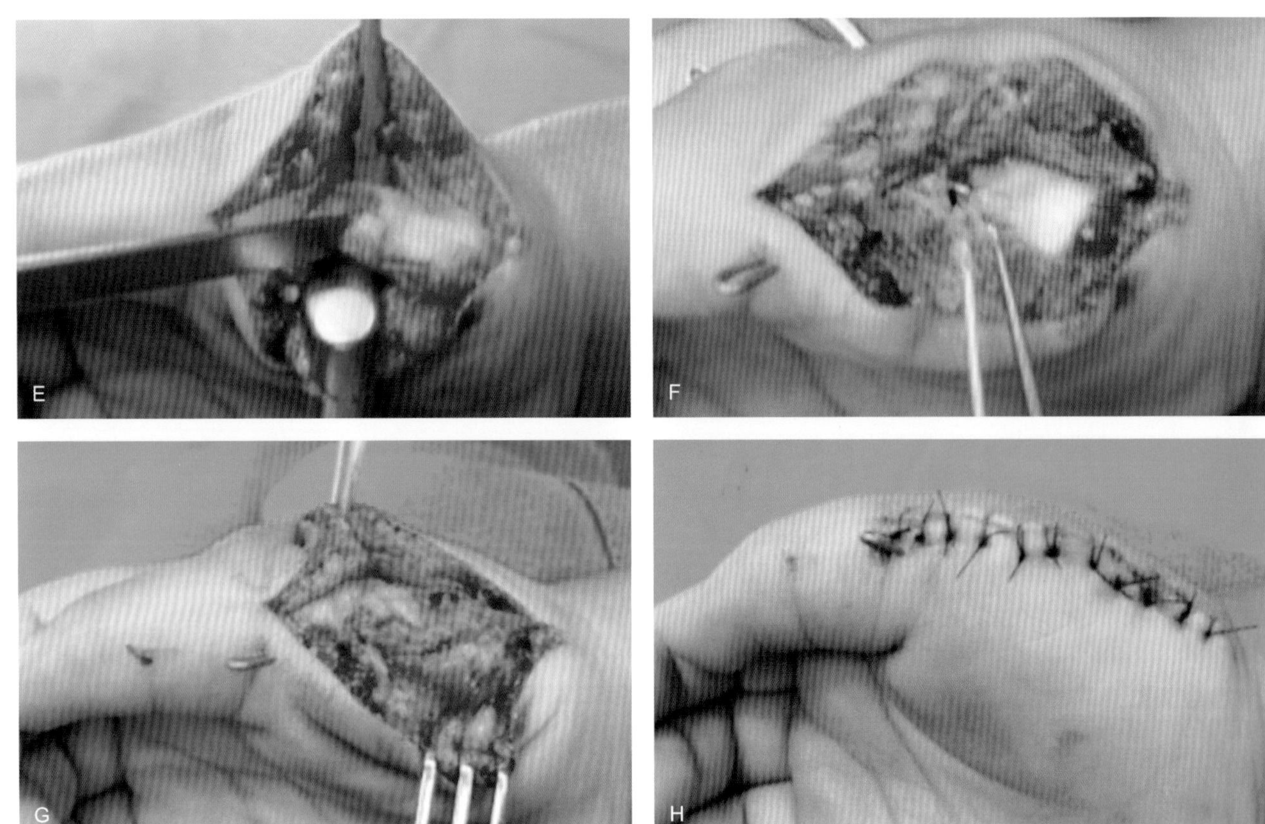

图 22-56（续） E. 在主拇指掌骨基底切开并剥离骨膜，显露掌骨基底，根据主拇指力线偏斜程度，在掌骨基底以骨刀行楔形截骨术；F. 闭合截骨端，同时以 1.0 mm 克氏针固定截骨断面，残留骨端间隙以截除的次拇指骨组织充填；G. 修复紧缩腕掌关节囊及韧带，并固定缝合拇短展肌止点于近节指骨基底桡侧；H. 缝合伤口。

Cloquet 手术操作相对困难[23, 24]，术后指甲畸形是最主要、最常见的并发症，多数仅用于治疗对称性的 Wassel Ⅰ型和Ⅱ型重复拇畸形。国内不少学者报道该术式可取得较好效果，该技术可避免形成指甲畸形，指间关节的活动也可以得到保留。

第三节　并指畸形

【流行病学】 并指是手部常见的先天性畸形之一，是指相邻手指的软组织或骨（或这两种组织同时）发生的病理性融合，通常是由于正常手指分化和指蹼间隙形成不良引起的[25]。胚胎早期，特别是在胚胎第 3~12 周，若受某种因素影响导致胎儿手指分化障碍，就会形成手指并指畸形[26, 27]。以中环指并指畸形最多见，其他依次为环小指、示中指、拇示指。除皮肤短缺外，也可合并骨性融合、骨桥、手指关节融合或僵直。

【临床分型】 病变手指可以合并皮肤、指甲、骨骼及肌腱系统等软组织异常（图 22-57）。手指并连达指端时称为完全性并指，未达到指端称为不全性并指。仅有皮肤或软组织并连称为单纯性并指，手指关节通常正常，屈、伸指肌腱结构基本是独立的，手指血管神经束的分叉水平可能较正常稍远。有骨性结构的并连称为复合性并指。最常见的复合性并指类型为远节指骨甲粗隆水平的骨性融合，并出现甲融合（并甲）。如果合并多指或短指，通常称为复杂性并指。

【临床表现】 需要重点评估的内容包括哪些指蹼受累、受累程度如何、指甲受累程度及是否合并其他畸形。如果并连手指之间相对活动度较小，考虑存在骨性融合或存在多余的畸形指（并指多指畸形）。物理检查应包括整个上肢、对侧手、胸壁和足，以发现短肢、短指畸形[28]。影像学检查可发现骨性融合、并指多指或其他骨关节异常。对于复合

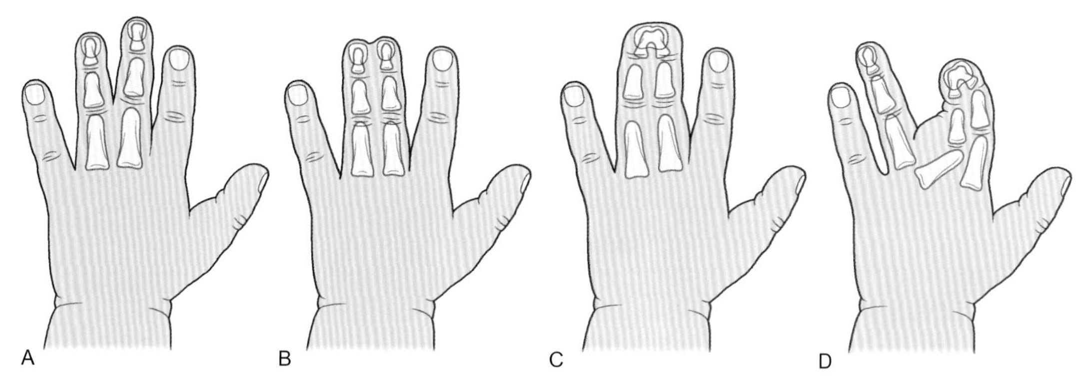

图 22-57　并指的分型。A. 不全性并指；B. 单纯性并指；C. 复合性并指；D. 复杂性并指。

性并指的病例，超声或磁共振检查有助于确定是否存在肌腱和血管异常。

【治疗方法】 对于儿童来说，并指畸形可以带来外观、功能及发育等问题，因此，一般而言都需要手术，尤其是对于完全性或复杂性并指的患者。虎口并连将阻碍手的抓、握功能，长度不同的手指并连，使手指偏向短侧手指一方，引起相对长的手指近指间关节屈曲挛缩，且随着生长发育而逐渐加重，造成关节固定畸形。对于中央型短指并指或并指多指畸形，并连的手指在分指后不足以形成两个独立、稳定、具有一定运动功能的手指。有学者曾对围产期、婴幼儿、青少年等不同时期的并指患者实施手术治疗。有部分学者认为，出生后 18 个月时手术效果较理想 [29]，但如果出现骨性偏斜或畸形进行性加重，可提早手术。多指并指需分期手术，学龄前应完成所有的外科治疗。为了避免损伤被分离手指或局部皮瓣的血液循环，一次只能在同一个手指的一侧进行分离手术。对于多指并指一般行二期手术，一期分离拇示指和中环指，3 个月后进行二期手术，分离示中指和环小指。第一次手术时可同时进行所有并指指端和远节指骨骨性融合部分的分离，以减少两次手术期间骨性融合对并连手指的牵制。

1. 皮肤并指畸形的分指　手指之间的切口多设计为锯齿形 [30]，即并指相连的皮肤掌背侧的锯齿形切口，掌背侧锯齿方向应相反（图 22-58A、B）。在并连手指基底设计掌背侧三角形皮瓣，用来重建指璞，当然也可设计矩形皮瓣、双叶皮瓣或其他皮瓣 [31, 32]。按切口设计切开皮肤及皮下组织，掀起掌背侧所有三角形皮瓣，将皮下脂肪保留于皮瓣，从手指远端将手指相连的其他软组织完全分开，直至手指指璞，此时已达神经血管分叉，应注意保护。分开手指时还应仔细分离组织，特别要注意在切开掌侧组织时需辨认并保护指神经血管束，并确认有无神经、血管畸形。如果指璞不够深，可切断掌骨头间横韧带，以加深指璞。用手指基底部形成的掌背侧三角形皮瓣重建指璞（图 22-58C）。将手指上的各个三角形皮瓣充分掀起，交错覆盖手指及指璞创面，皮瓣应尽可能覆盖手指关节部位（图 22-58D）。放松止血带，彻底止血，缝合各个三角形皮瓣及指璞皮瓣，残留在指璞两侧的皮肤软组织缺损用厚断层或全厚皮片移植覆盖（图 22-58E）。

2. 末节骨性连接并指的分指　并连手指末节背侧指甲交界处的切口为纵行切口，在掌侧指腹部应设计预留一皮瓣，将蒂保留在该皮瓣将要覆盖手指的一侧；远节手指近侧的切口与皮肤并指相似，为锯齿形切口。在指璞部掌背侧各设计一个三角形皮瓣，用来重建指璞。沿设计的切口，从手指基底开始切开皮肤、皮下组织，掀起除末节外所有已形成的皮瓣。在末节背侧将指甲锐性切开，并显露指骨骨性连接处。在掌侧指腹沿设计切口先掀起并形成一个皮瓣，然后在其深面再掀起一个皮下筋膜组织瓣，将蒂保留在另一个手指，同时显露掌侧指骨融合处（图 22-59A）。放松止血带，彻底止血，缝合各个三角形皮瓣及指璞皮瓣，将残留在指璞两侧的皮肤软组织缺损用厚断层或全厚皮片移植覆盖。完全显露指骨骨性连接处，以骨凿将其凿开，使其完全分离。按切口设计，进一步掀起并指掌背侧及指璞处所有三角形皮瓣，使并指得以完全分离。修整截骨断面，使之光滑，没有骨突。在末节，分别以已形成的皮下筋膜组织瓣及指腹皮瓣覆盖环小指末节指骨的裸露面后，在手指其他部分及指璞，用已形成的三角形皮瓣，交错覆盖手指及指璞创面（图 22-59B）。

3. 中央型多指并指的分指（图 22-60A）　切口设计与皮肤并指基本相同，切口与皮肤并指相似，为锯齿形切口（图 22-60B）。在指璞部掌背侧各设计

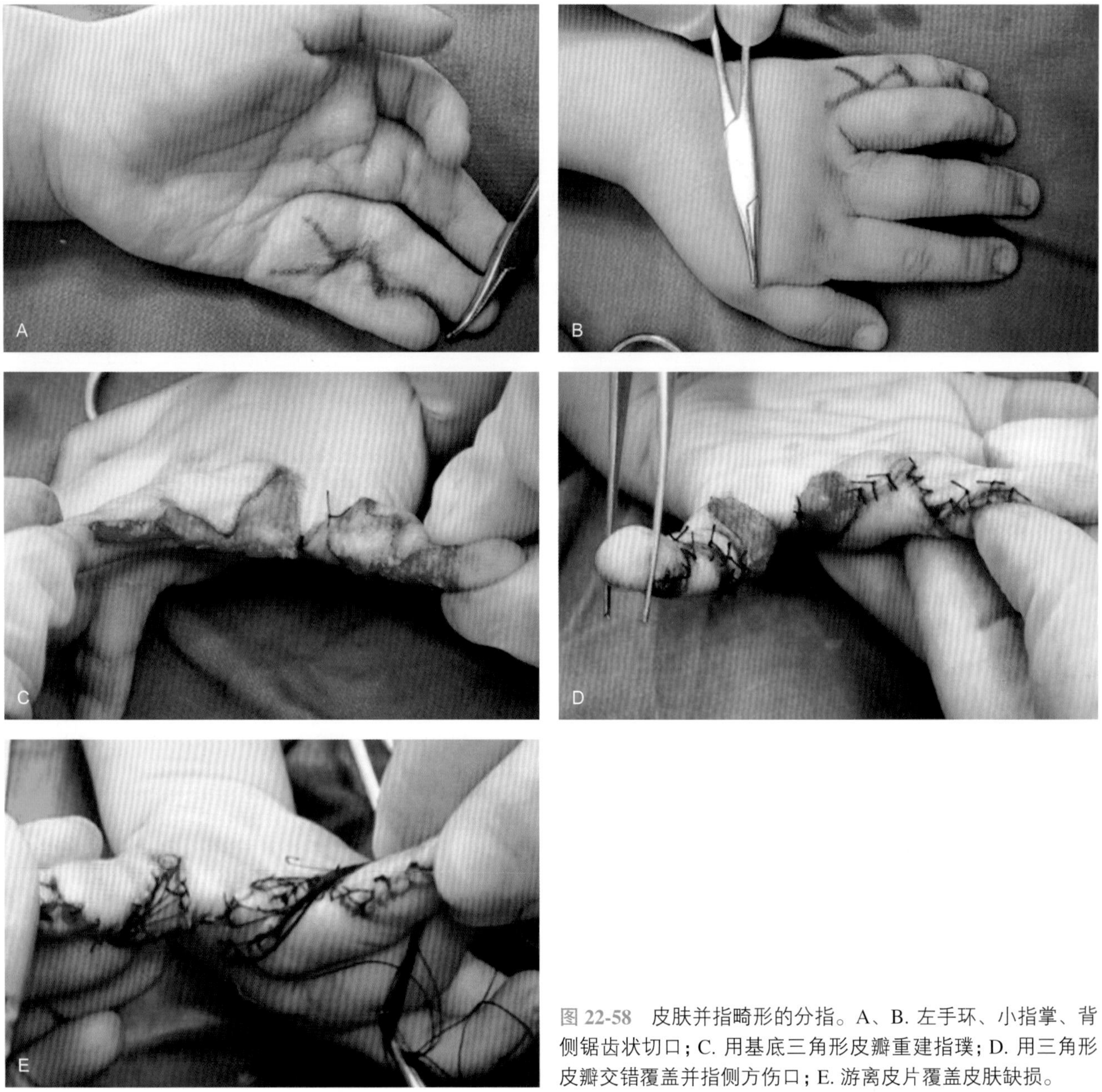

图 22-58　皮肤并指畸形的分指。A、B. 左手环、小指掌、背侧锯齿状切口；C. 用基底三角形皮瓣重建指璞；D. 用三角形皮瓣交错覆盖并指侧方伤口；E. 游离皮片覆盖皮肤缺损。

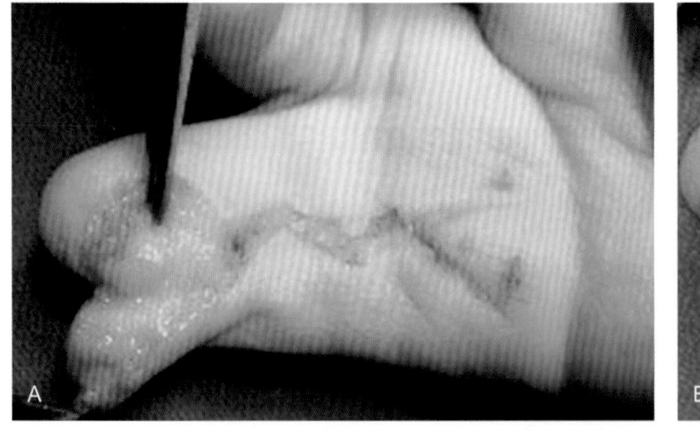

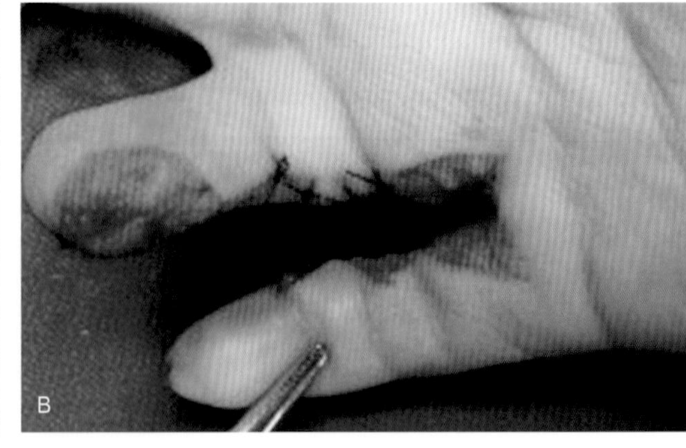

图 22-59　末节骨性连接并指的分指。A. 掀起蒂保留在小指的皮瓣，掀起环指皮下筋膜瓣，将蒂保留在环指指腹；B. 用皮下筋膜组织瓣覆盖环指末节指骨裸露面，其上方准备行游离皮片移植。

一个三角形皮瓣，用来重建指蹼。略有不同的是，在截除的多指骨残端相对应部位的掌侧或背侧设计预留的三角形皮瓣，应尽可能大到能覆盖截骨断面，将蒂保留在该皮瓣将要覆盖手指的一侧。剥离和掀起各个皮瓣，在掌侧切口内注意观察拟定保留的手指与被切除手指的肌腱、血管神经束的关系，勿损伤已拟定保留手指的肌腱及神经。显露被切除手指的肌腱及神经血管束（图 22-60C），处理上述结构，显露近节指骨融合处，以锐性骨刀楔形截骨，完整截除计划被切除的手指（图 22-60D）。此时，尚有一些纤维或皮下组织连接，予以松解切断，直到将手指分离到指蹼水平。放松止血带，止血，缝合各三角形皮瓣及指蹼皮瓣，残留皮肤软组织缺损以厚断层或全厚游离皮片移植覆盖，给予加压打包。

【注意事项和并发症】 如果术中发现指血管神经束在指蹼处的分叉较远，可结扎一侧动脉，在显微镜下将指神经向近端适当劈开至合适位置。切开形成的三角形皮瓣的厚度应掌握好，缝合时张力应适中，皮瓣太薄或缝合张力太大容易引起皮瓣血液供应障碍，或压迫指动脉导致手指坏死，或术后形成过量瘢痕。对于畸形严重或多指并指者，术前应充分考虑血管、神经的变异，分指时注意保留血供；根据手指功能的重要程度，将神经保留在合适的手指或指侧。对于拇示指并指者，若术前估计分指后拇指蹼内容物缺损较多，分指前可先行腹部皮管成型术，分指后用预构的皮管重建拇指蹼，可以获得良好的外形及功能。

重建指蹼的深度及宽度应稍大于正常者，重建的指蹼过小，术后将引起指蹼挛缩，使手指功能受影响，甚至需再次手术分指。在指蹼间隙应使用松软的敷料充填，以防止指蹼皮瓣受压引起血液循环障碍或缺血坏死。在末节皮下筋膜组织瓣植皮加压打包时，压力不要太大，否则会引起筋膜组织瓣和皮片坏死。多个手指并指时，一般应行多次手术分指，以免引起手指分离后血液循环障碍，甚至手指坏死。供皮区一般选择在腹股沟。

并指分指手术的操作技术实际上要求非常高，看似简单的手术技术需要细致的设计、精细的手术技巧和无创操作。对于严重畸形者，手术后瘢痕形成较多，运动功能恢复有限，导致复杂性并指分离后的效果不甚满意。

早期并发症有手指血液循环障碍、感染、伤口

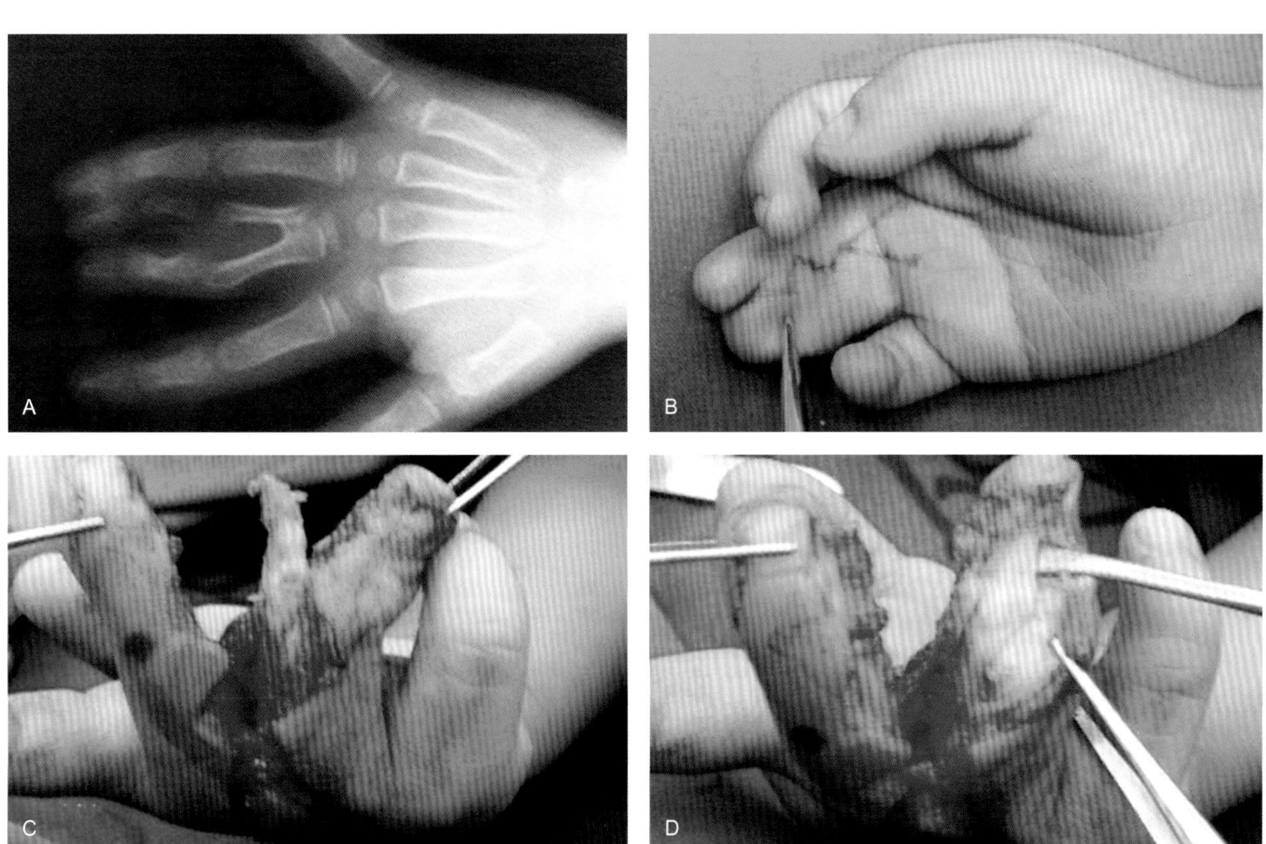

图 22-60 中央型多指并指的分指。A. X 线片显示中央型多指并指畸形，应截除位于环指桡侧的细小指；B. 掌侧锯齿形切口；C. 显露计划被切除的手指结构；D. 截除融合的指骨。

裂开及植皮部位坏死等。适当切除脂肪组织、尽可能多地植皮，可以缓解伤口闭合张力，减少伤口裂开的概率。随着时间延续，由于瘢痕挛缩，重建的指蹼可能发生粘连。如果皮瓣设计不太合理，在手指基底形成瘢痕条索，会加重指蹼挛缩，也会造成关节屈曲挛缩，可能需要进一步松解瘢痕、重新植皮或行"Z"字成形术。指端软组织缺乏或瘢痕挛缩可能导致甲畸形或甲襞粘连。

【特殊类型并指畸形】

Poland 综合征

是一组以一侧胸肌缺如或发育不良，上肢特别是手短小、手指短指或短指并指为主要临床表现的先天性上肢畸形序列组合[33-38]。1841 年，Poland[36] 发现了该上肢畸形序列组合，之后被命名为 Poland 综合征，有关其临床特点及治疗方面的研究和报道不断增多，特别是手部畸形的形态学特征不断地得到充实[39-43]。有观点认为，Poland 综合征是由于胚胎期锁骨下动脉血流受阻（又称锁骨下动脉受阻后遗症）导致上肢发育低下形成的一系列畸形，其定义为：胸大肌胸肋头发育不良；示、中、环指的短指；手发育短小；手指并指。胸壁发育异常可累及广泛，包括乳房发育不良、胸小肌和背阔肌发育不良、胸壁骨性发育异常。手部畸形程度差异较大，但中央列手指受累的机会最大，通常表现为由于中节指骨短小而造成的短指畸形。一般为单纯性完全或不全性并指。关于外科手术分离手指的时机和技术，以前有不同的介绍。笔者一般将手部治疗作为整体治疗计划中的一个环节，胸部畸形的治疗包括腹直肌移位、乳房分期再造，治疗过程从婴幼儿持续到性成熟期。

该综合征手部畸形形态学特点及分型如下：

1. 典型 Poland 手畸形类型　分型的主要依据是患手及手指的外形及大小的改变程度、X 线片表现为并发畸形和功能损害的程度。

Ⅰ型（图 22-61）：与对侧相比，手及手指的外形正常，仅大小与对侧有差别，需仔细识别才可辨认出不同。整个手包括手指均匀成比例地短小，手指无并连。X 线片表现：所有掌骨、指骨短小，腕骨发育不良，所有骨关节结构均具有相对正常的形态。无并发畸形。手功能正常。

Ⅱ型（图 22-62）：与对侧相比，手及手指的外形略有不同，但大小有明显的差别。整个手包括手指均匀成比例地短小，各手指之间发育不良程度相对同步，两个以上手指完全或不完全皮肤并连。X 线片表现：所有掌骨、指骨发育短小，一般尚具有相对正常的骨形态，但中节指骨短小的程度较其他骨明显严重；部分掌指关节、指间关节发育不良；

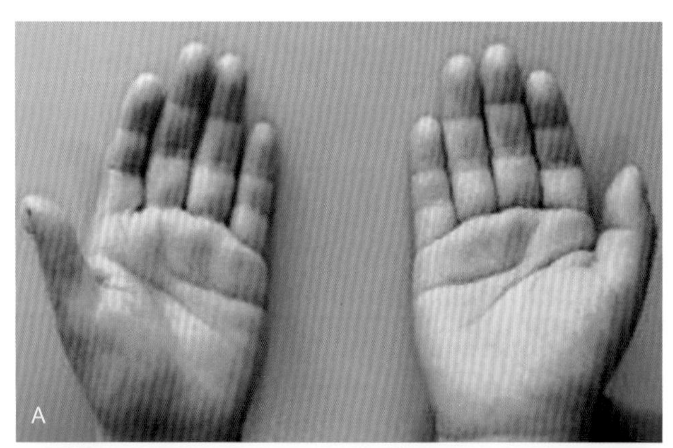

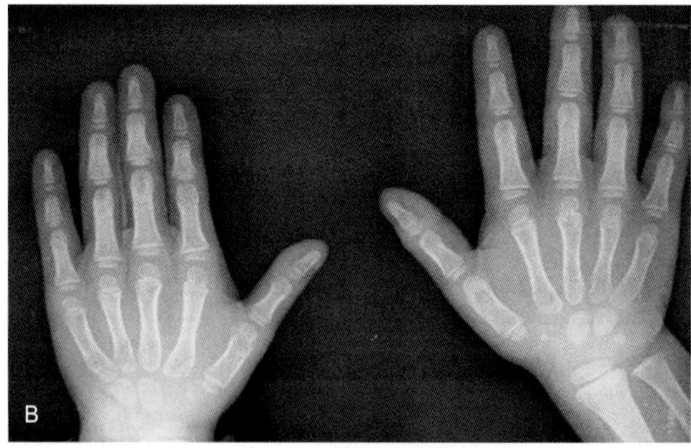

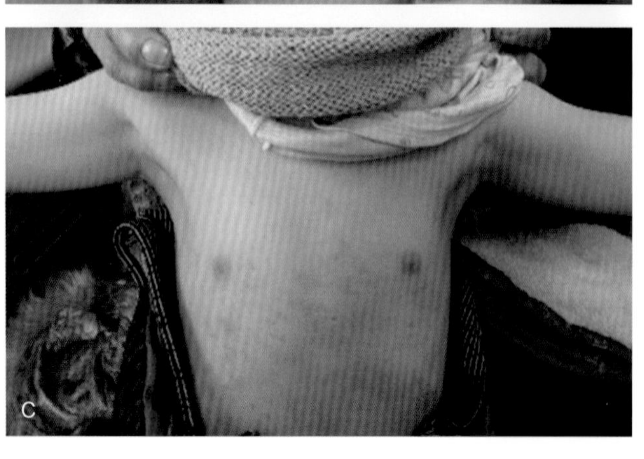

图 22-61　典型 Poland Ⅰ型手（左侧）。A. 手的外观；B. X 线片所见；C. 胸部表现。

腕骨发育不良，骨化中心出现晚于正常侧。可并发手指侧偏畸形。患手功能基本存在或大部分存在。

Ⅲ型（图 22-63）：与对侧相比，手及手指在外形和大小上均有明显的差别。手指短小程度不均匀或不成比例，各手指之间发育程度不同步，两个以上手指完全或不完全性皮肤并连。X 线片表现：骨关节形态改变较Ⅰ、Ⅱ型更严重，中节指骨形态可为三角形、豆形、不规则形或缺如，其他掌、指骨也可出现细小、缺如、偏斜或关节脱位、融合等。腕骨形态与Ⅰ、Ⅱ型相似。患手功能明显受损。

Ⅳ型（图 22-64）：与对侧相比，除短小外，部分手指的外形及结构大部分丧失。整个手包括手指的短小程度不均匀或不成比例；部分手指呈肢芽样短小，或仅残留短小指甲的肢芽样软组织赘生物；肢芽样手指可与邻近手指并连，也可不并发并指畸形，多发生在中央列（示、中、环指）手指。X 线片表现：掌、指骨严重变形、缺如或仅保留细小残骨，指间关节、掌指关节严重发育不良，掌骨形态

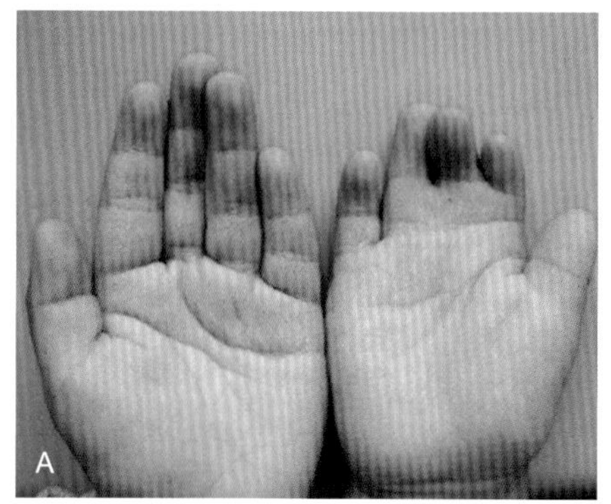
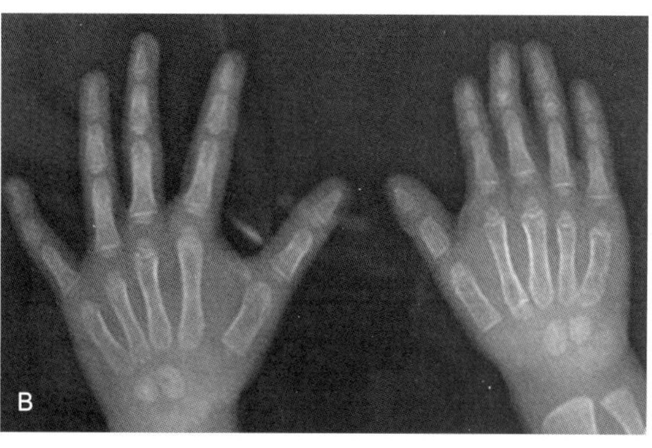
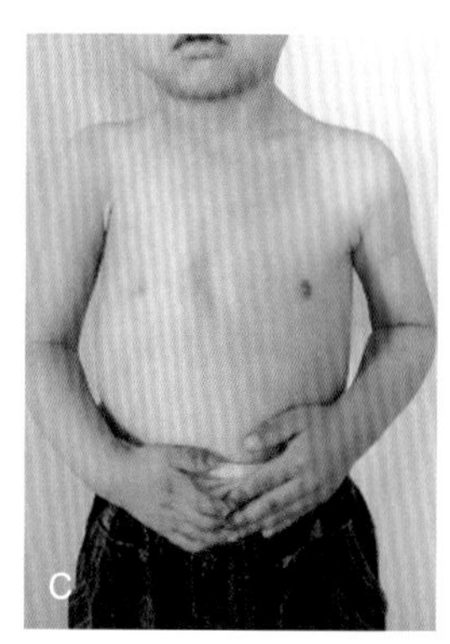

图 22-62　典型 Poland Ⅱ型手指部分并连（右侧）。A. 手的外观；B. X 线片所见；C. 胸部表现。

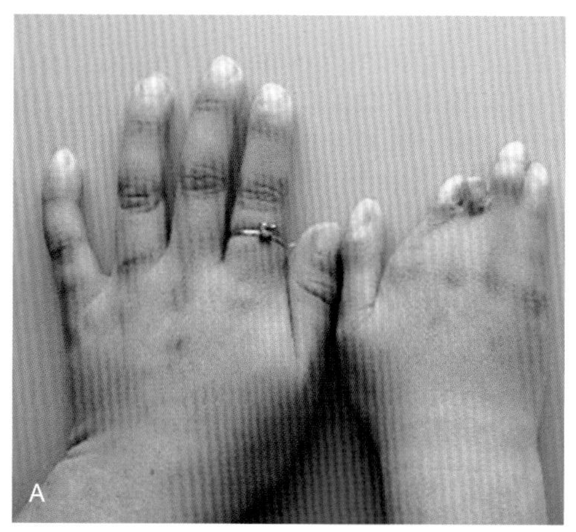
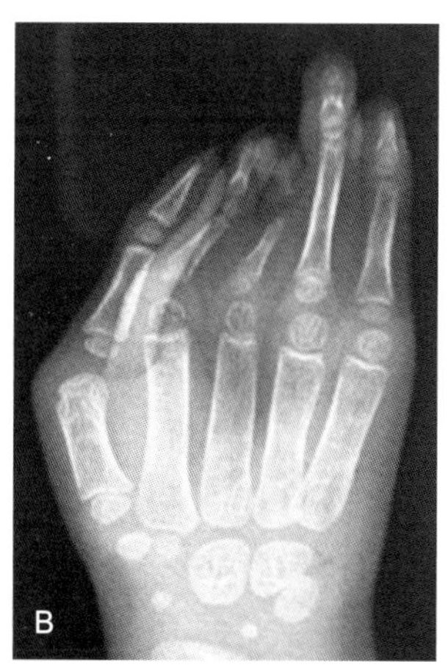
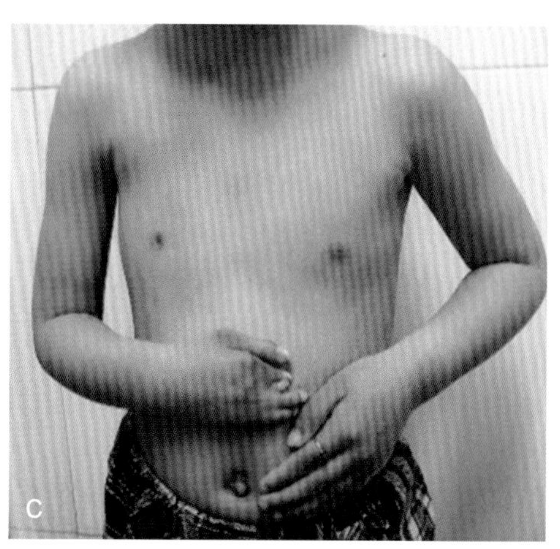

图 22-63　典型 Poland Ⅲ型手指完全并连（右侧）。A. 手的外观；B. X 线片所见；C. 胸部表现。

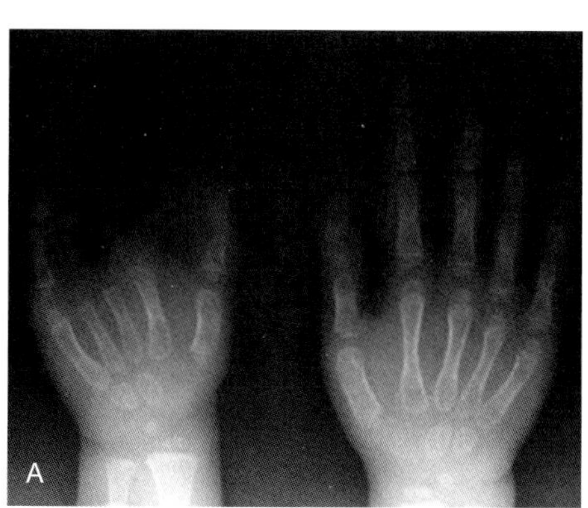
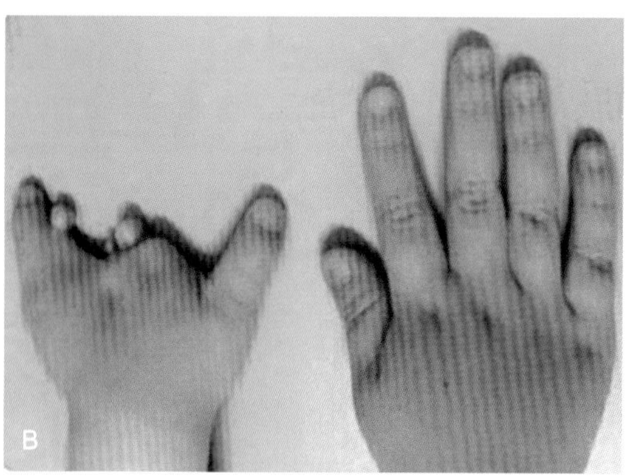
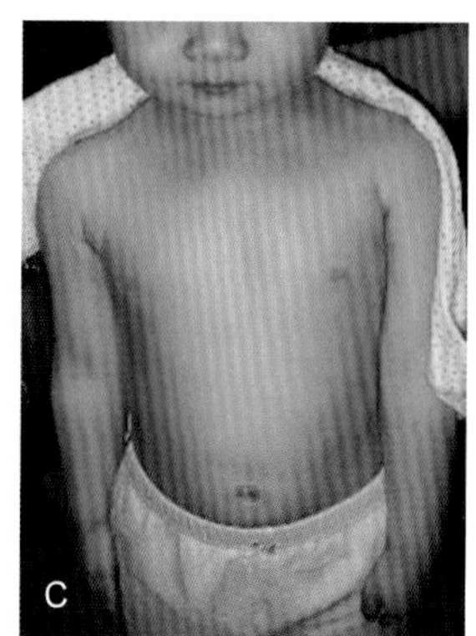

图 22-64　典型 Poland Ⅳ型肢芽样手指与邻近手指并连（左侧）。A. 手的外观；B. X 线片所见；C. 胸部表现。

不成比例，腕骨形态与Ⅱ、Ⅰ型相似。可并发手指偏斜或关节脱位。手功能严重丧失，部分手指功能完全丧失。拇、小指常具有一定的手指形态和功能。

Ⅴ型（图 22-65）：与对侧相比，部分手指的外形及结构完全缺失。整个手包括手指短小，手指可部分或全部缺如，可出现完全或部分手指并连，也可不并发并指畸形。X 线片上可有Ⅰ、Ⅱ、Ⅲ型类似的表现，手指缺如部分以远骨关节结构同时缺如或残留极少量不成形骨组织，手指完全缺如时相应的纵列骨关节结构也完全缺如，缺指的邻近手指可严重偏斜。手功能严重损害，损害程度基本同Ⅳ型。

2. 其他类型 Poland 手畸形 无法归类于典型分类的 Poland 手畸形。Ⅰ型（图 22-66）：并发双侧或同侧手多关节挛缩。Ⅱ型（图 22-67）：并发同侧尺侧纵列发育不良及桡尺骨融合。Ⅲ型（图 22-68）：并发患手手指或上、下肢缩窄带畸形。

3. 手术方法及顺序 手术包括并指分指、并发畸形矫正、手术后残留畸形矫正。每次手术间隔 3~6 个月，手术次数 2~5 次。典型Ⅰ型的形态学改变轻微，X 线片显示其骨关节除较健侧成比例短小外，骨形态正常，且功能无影响，因此无需治疗，日后生长发育预后相对乐观。典型Ⅱ、Ⅲ型除形态学改变逐渐加重外，两者的治疗原则无明显区别，主要以分期分指为主要治疗手段[43]。但典型Ⅲ型并发手指侧偏、屈曲畸形更严重，分指手术完成后，尚需进一步纠正，从形态学和 X 线片表现推测，其生长发育的预后将受严重影响。典型Ⅳ型手的外形大部分已缺失，为肢芽样短小手指，从功能和外形角度来看，保留价值已不大，可以切除。对于具备一定外形和功能的手指可分指，但短小不并连者，可暂不手术，待患儿发育到一定年龄时，行植骨延长术或手指重建术。典型Ⅴ型畸形，若并发并指可

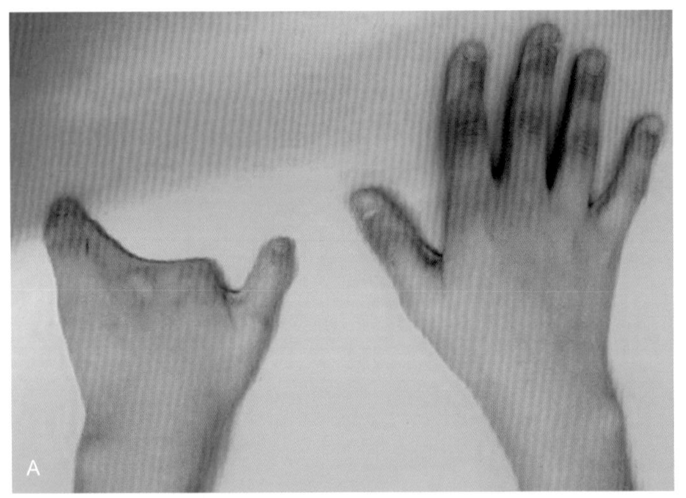
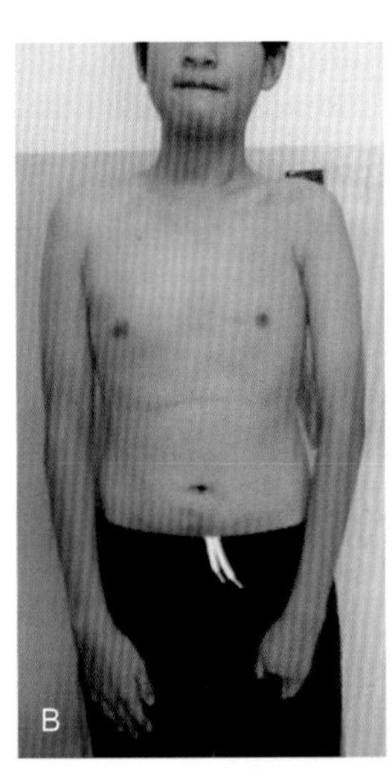
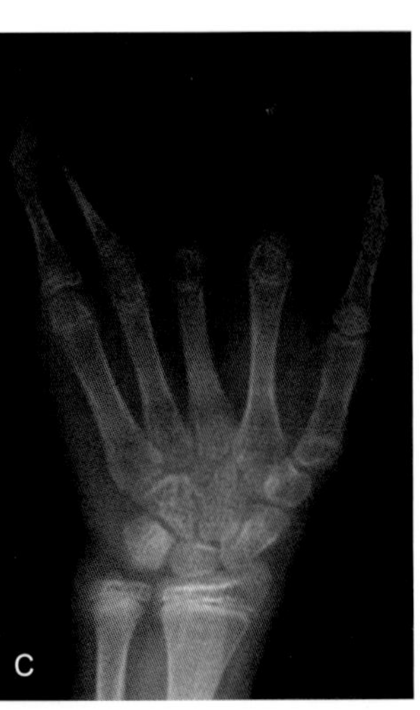

图 22-65 典型 Poland Ⅴ型并发并指畸形（左侧）。A. 手的外观；B. X 线片所见；C. 胸部表现。

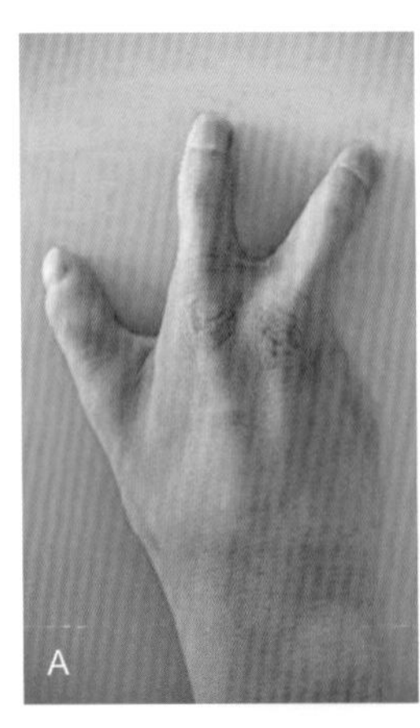
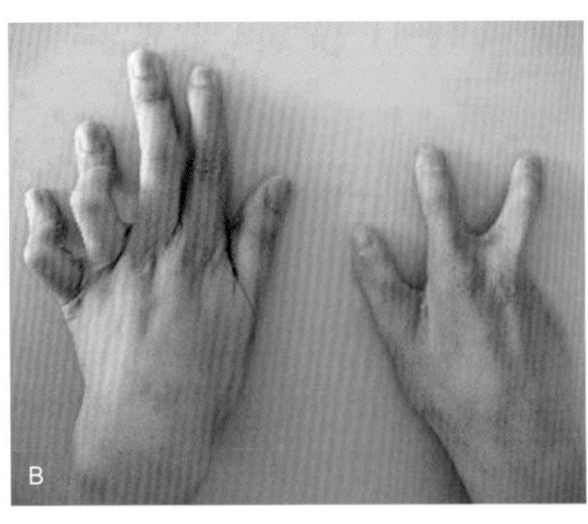
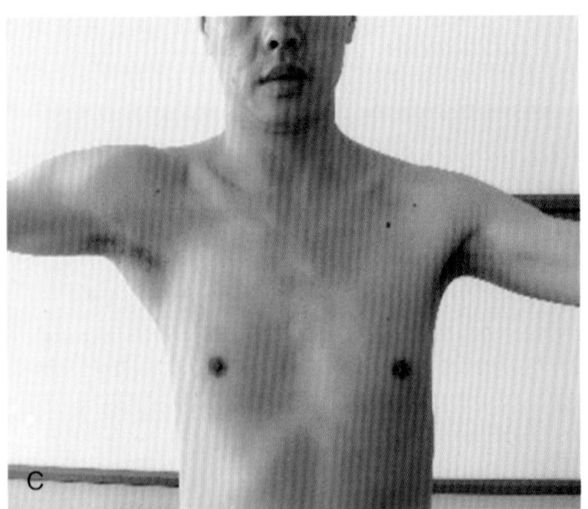

图 22-66 其他Ⅰ型 Poland 手畸形（右侧 Poland 综合征，环、小指分指失败截指，伴对侧多发指间关节挛缩）。A. 右手外观；B. 双手外观；C. 胸部表现。

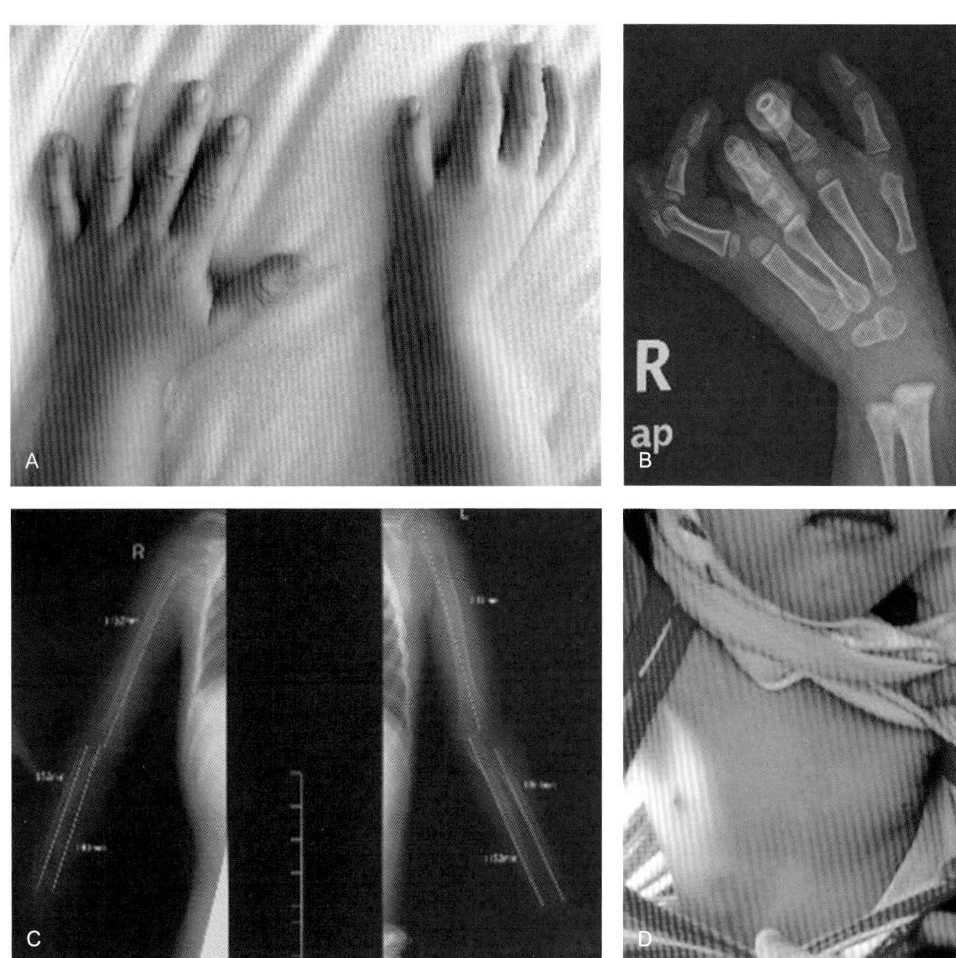

图 22-67　其他 Ⅱ 型 Poland 手畸形（右侧 Poland 综合征，同侧尺侧纵列发育不良伴桡侧骨融合）。A. 双手外观；B. 手部 X 线片所见；C. 双侧上肢 X 线片所见；D. 胸部表现。

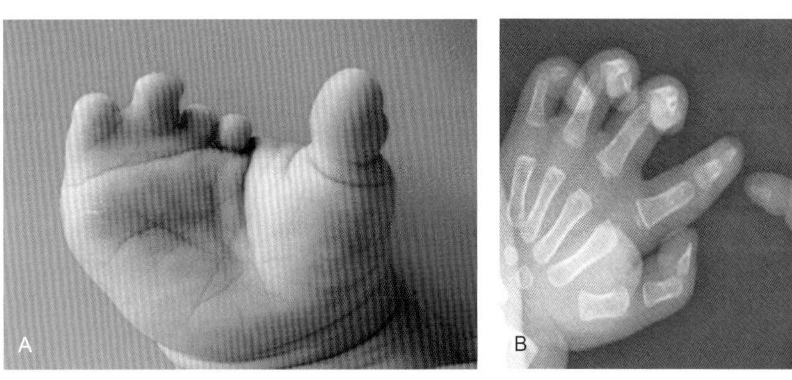

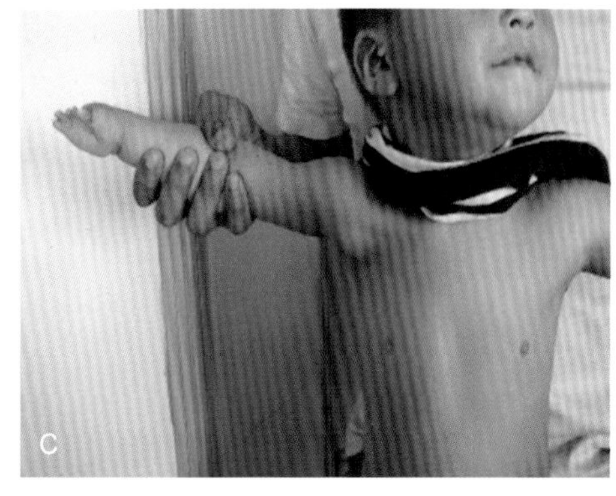

图 22-68　其他 Ⅲ 型 Poland 手畸形（右侧 Poland 综合征，伴同拇指缩窄带畸形）。A. 右手外观；B. 双手 X 线片所见；C. 胸部及右上肢表现。

先分指，对于手指缺如或残留肢芽样短小手指，前者留待患儿发育成熟后重建，后者可切除，一般拇、小指发育尚好，通过截骨手术尽量恢复其对捏及握物功能。对于其他型手畸形可先纠正并指畸形，然后对合并的其他严重畸形进行进一步矫正或同期手术治疗[44, 45]。并指的治疗均需分期手术，优先分离或重建拇指蹼。拇指蹼重建方法包括：直接松解加游离植皮、“Z”字成形、掌背侧三角形皮瓣互换和腹部皮管成形等。其他手指指蹼重建均采用掌背侧三角形皮瓣互换、游离皮片移植的方法。

并发畸形治疗包括：侧偏畸形截骨矫正、关节复位、侧副韧带紧缩、缩窄带松解、关节囊松解和肢芽指切除。术后残留畸形治疗包括：指蹼再次松解植皮、线状瘢痕松解和“Z”字成形等。

对于乳房发育不良、肢体短小、手指缺如等畸形，可在患儿发育成熟后进行相应的治疗，如乳房再造、肢体延长、手指再造等。

Apert 综合征

Apert 综合征是一种临床罕见的先天性畸形综合征，Wheaton[46] 于 1894 年首次报道。法国神经科医师 Apert[47] 于 1906 年以“Acrocephalosyndactly”为题报道了 9 例，对该综合征进行了详细的介绍，特别是对手、足畸形的形态学特点进行了系统描述，此后被称为“Apert 综合征”，中文也将其译为“尖头并指（趾）畸形”。发病率为 1/(65 000~160 000)，呈常染色体显性遗传，致病基因位于 10q25-q26 的 *FGFR2*[48]。目前已发现[48, 49]多种同时具有尖头及（或）短头畸形、中脸发育不良及肢体畸形的畸形综合征，包括 Apert 综合征，其特征性的尖头或短头畸形由于颅缝早闭引起，因此此类畸形又被称为“颅缝早闭综合征”[50]。遗传学研究已发现其中每一种畸形均具有特定的遗传学规律，其形态学表现有一定的差异。Apert 综合征的主要形态学特点包括特征性的颅面畸形（如尖头及短头畸形、中脸部发育不良），对称性复合性并指（趾）及宽大偏斜拇指（拇趾）畸形，以及肢体其他畸形及内脏器官的畸形等[51]。国外文献对此综合征手部畸形的形态学特征的描述有不同的分型[51-53]，其分型的侧重点不统一[54-56]，对其分型内容描述相对凌乱。目前，临床医师主要依据特征性的形态学表现作出诊断。遗传学家尚难以准确解释该综合征及其他颅缝早闭综合征临床表型与基因表型之间的对应关系，比如：相同的基因突变型可出现不同的临床表现，或不同的基因突变型可出现相似的临床表现[57]，未来更多的遗传学研究或许可解释上述问题。

同时具有以下主要形态学畸形特征时，才能作出“Apert 综合征”的临床诊断：①头颅畸形（图 22-69）：尖头（头颅顶部过尖）及短头畸形（头颅横径明显大于前后径）。②颜面畸形：中脸发育不良（中面部塌陷、鼻梁低平、眼眶间距增宽）、突眼（眼眶浅）。③肢体畸形：双侧对称性复合性并指（趾）及宽大偏斜拇指（蹲趾）畸形。④合并其他畸形：腭裂、颈椎融合、上肢骨关节发育异常、心脏发育不良和肾脏发育不良。

主要分型依据是手指并连的范围及严重程度。国内对此类综合征的报道甚少[53]，笔者从 2007 年 2 月至 2012 年 8 月共诊治 12 例 Apert 综合征患者，以临床形态学特征为诊断依据，在目前临床常用的手部畸形分型基础上，对其进行适当归纳和改良，使分型更加简明、条理化、易于理解，适合临床医

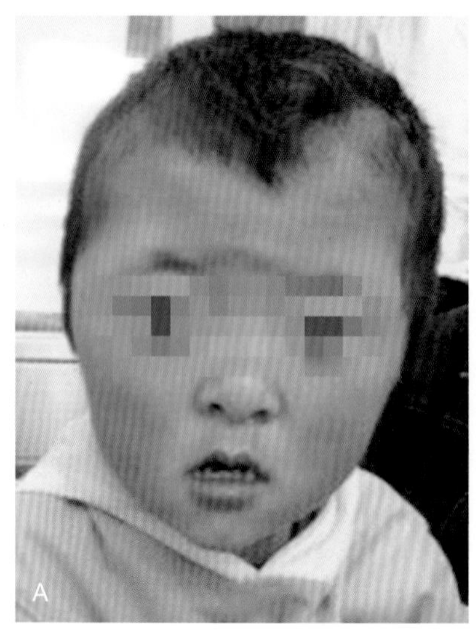

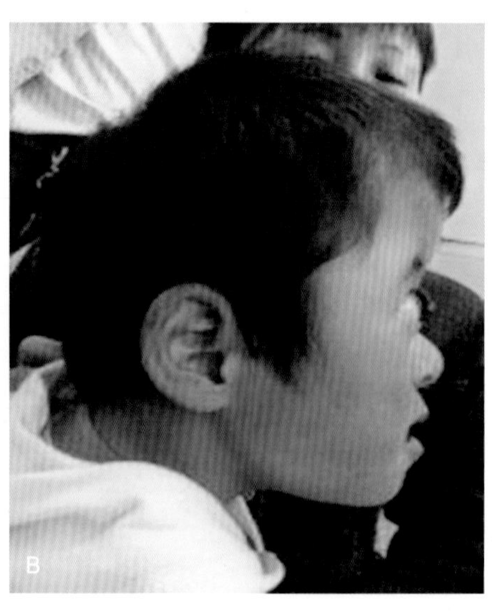

图 22-69 颅面部畸形的正面（A）、侧面（B）。

师选择治疗方案，并对足部畸形的特点进行分型描述。现将其有关的形态学特点及治疗体会介绍如下。

Ⅰ型（图 22-70）基本特点：拇、环、小指与邻近手指没有并连，示、中指完全性或大部分皮肤并连。其他表现：手指短，部分手指可偏斜，拇指短、宽大、桡偏，拇指蹼基本正常。X 线片特点：中、末节指骨发育不良，尤以中节指骨明显，呈短粗形或形状不规则，拇指指骨畸形严重，指间关节可脱位或半脱位。

Ⅱ型（图 22-71）基本特点：拇、小指没有并连，示、中、环指完全性或大部分皮肤或骨性并连，部分手指指甲融合。其他表现：手指短，拇指短、宽大、桡偏，拇指蹼稍窄。X 线片特点：末节指骨短粗，部分并连手指末节指骨融合，中节指骨可缺如或发育不良，掌骨发育不良，指间关节、掌指关节发育不良或融合，拇指骨关节畸形同Ⅰ型。

Ⅲ型（图 22-72）基本特点：拇指独立，示、中、环、小指完全性或大部分皮肤或骨性并连，部

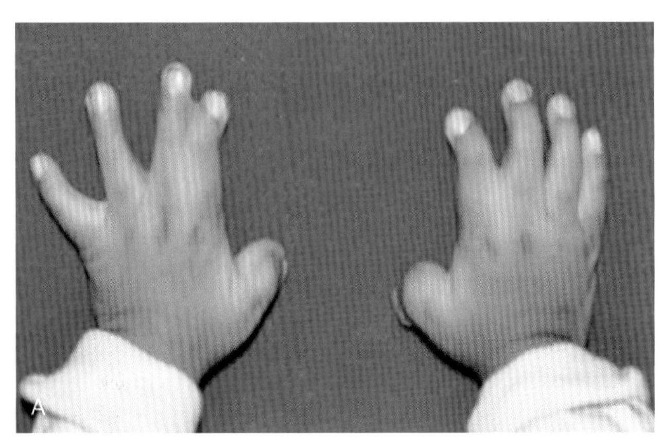
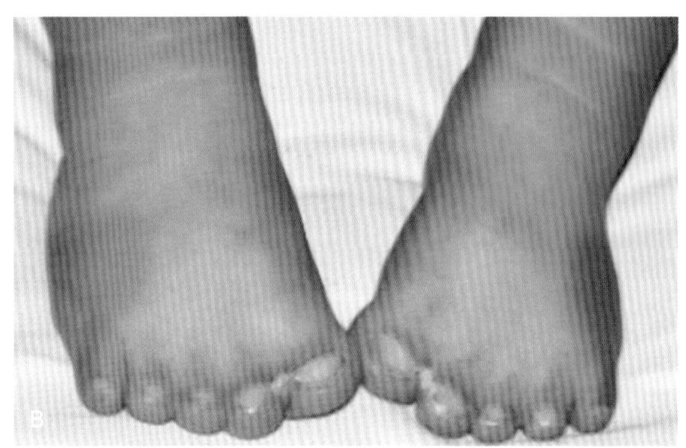

图 22-70　双手（A）、双足（B）畸形Ⅰ型。

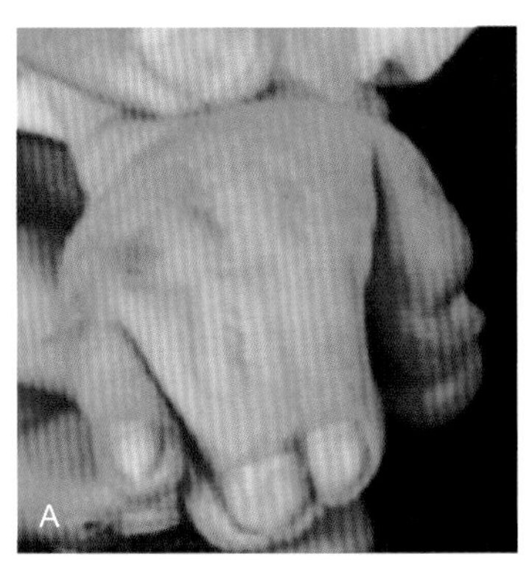
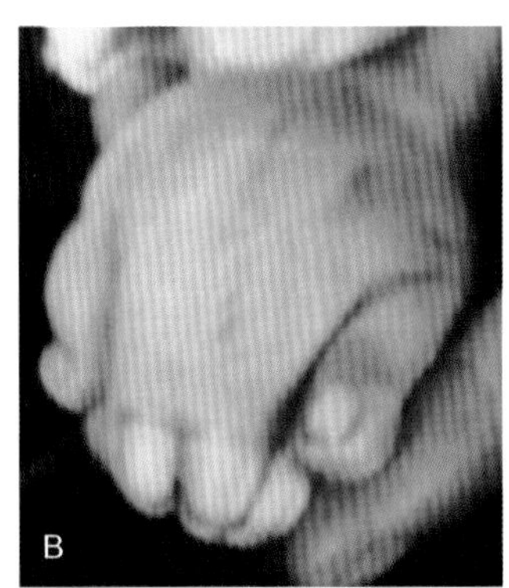
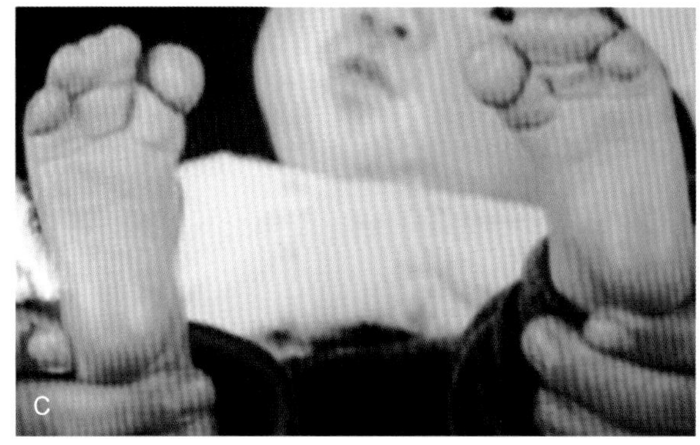

图 22-71　双手（A、B）、双足（C）畸形Ⅱ型。

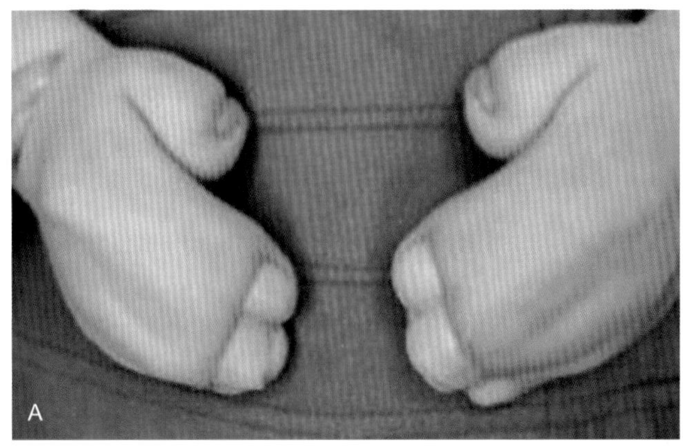
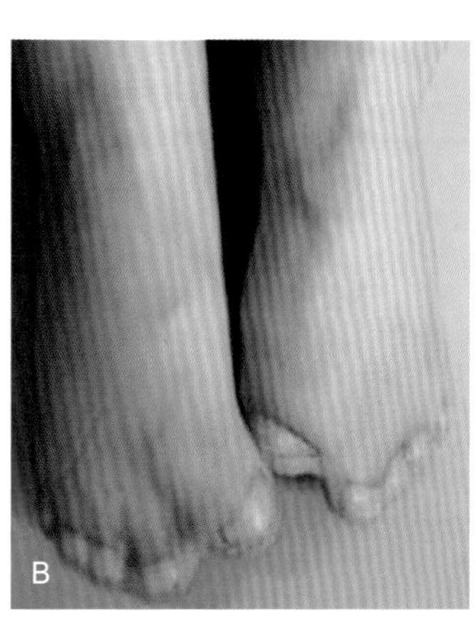

图 22-72　双手（A）、双足（B）畸形Ⅲ型。

分手指指甲融合。其他表现：手指短，拇指外形与Ⅰ、Ⅱ型相似，拇指璞狭窄程度较Ⅱ型严重。X线片特点：骨关节畸形基本同Ⅱ型，程度上更加严重，部分掌指骨纵列间隙增大。

Ⅳ型（图 22-73）基本特点：拇指至小指完全并连，骨性或皮肤并指，示、中、环、小指并连于一个平面，拇指与示指的并连平面与其他手指的并连平面垂直，手掌卷曲在拇、示、中指之间，形成一个深的凹陷；除拇指外，其他并连手指指甲可完全融合或部分融合。其他特点：拇指畸形与其他型相似，拇指璞消失。X线片特点：骨关节畸形基本同Ⅱ、Ⅲ型，末节指骨融合范围更大，掌指骨纵列间隙较Ⅲ型更大。

Ⅴ型（图 22-74）基本特点：拇指至小指完全性骨性或皮肤并连，手指末端紧密地聚拢，拇指进一步外展旋前，与其他手指甚至小指密切接触，手掌形成一个较深的近乎闭合的腔隙，所有手指指甲融合为一体。其他特点：拇指畸形与其他型相似，拇指璞消失。X线片特点：骨关节畸形同Ⅲ、Ⅳ型，骨关节发育不良在各型中最为严重。

Apert 综合征的手足畸形程度是各类先天性畸形中所见到的最严重者之一，加上颅面畸形，往往需要经历多次、多个相关专业的协同手术治疗[55]。面对这样一个复杂的手足畸形，以现有的技术水平，即使经过我们精细的专业治疗，其功能和外形的恢复仍十分有限。总的来讲，其手足畸形的治疗标准可以设定得低一些，即通过分离手指，恢复手基本的抓、握、捏功能；进一步地还可以通过对发育不良的指骨，尤其是拇指指骨截骨来改善更多的功能；在此基础上才可考虑尽可能地改善外形。从笔者研究治疗结果的分析发现，绝大多数患者家长对外形改善满意，但功能改善的满意度仍较低。因此，在改善手功能方面尚需做更多的探讨和研究。

对于足部畸形，理论上应该进行分趾手术，但笔者研究观察发现，虽然患者足部形态学畸形严重，但所有患者术前均能完成基本的行走、跑动等动作。随访 2 例经足趾分离手术的患者发现，术后患者足部功能并没有明显改善。目前，手术治疗所起的作用主要是一定程度地改善外形和缓解家长对足部畸形的心理负担[58]。我们认为，除非家长对足的外形有强烈要求，对于足部畸形可以暂不考虑治疗，留

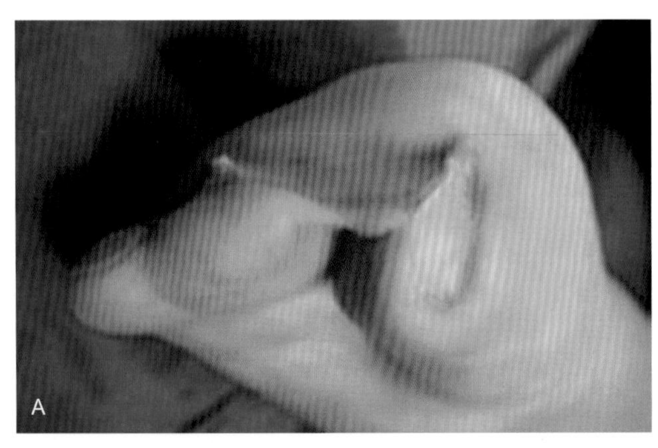

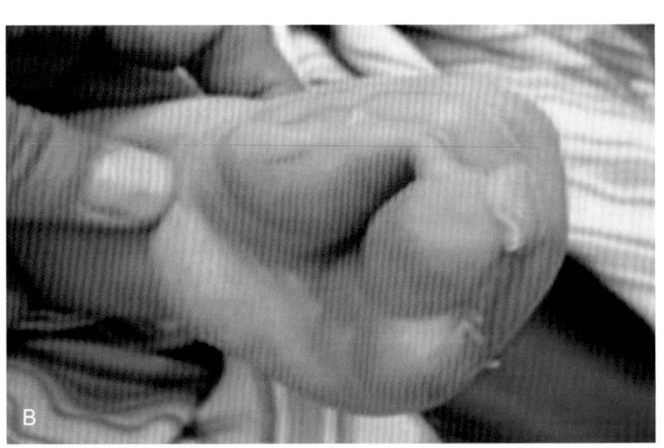

图 22-73　手部畸形Ⅳ型。A. 右手；B. 左手。

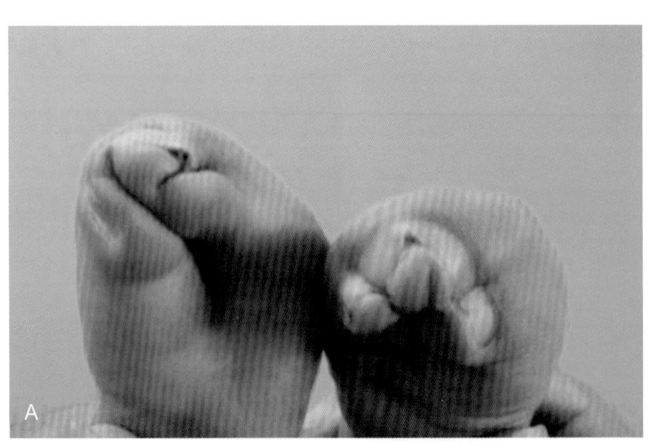

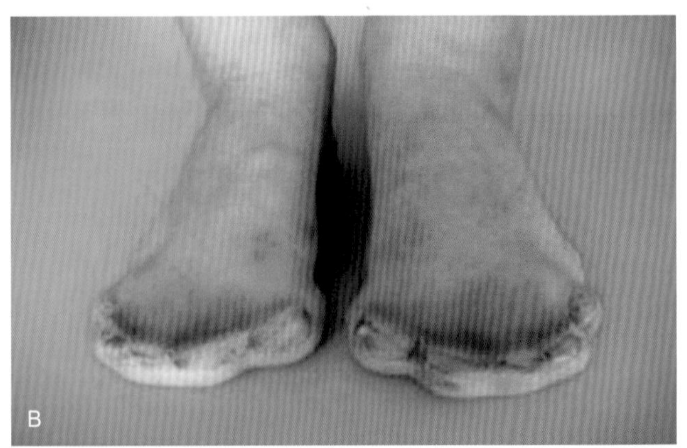

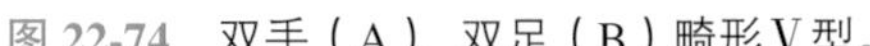
图 22-74　双手（A）、双足（B）畸形Ⅴ型。

待颅脑、颜面、手等急需解决的畸形治疗完毕以后再行治疗。当然，我们的研究还缺乏对患者足部形态学畸形和功能随生长发育动态变化规律的随访研究，因此尚不能证明现在延迟或暂时放弃足畸形治疗的观点是完全正确的。

据国外报道，Apert 综合征的分指（趾）手术时间自出生后 6 个月开始，3 岁完成。我们同意这种观点，原因是除手术治疗疗程长外，早期手术可以避免随生长发育引起的更严重的继发畸形，同时也可及早使患者进行有针对性的功能训练，获得更好的功能结果[59]。综合国内及笔者医疗机构的具体情况，我们认为 1 岁是一个各方面（手术操作、麻醉、术中术后监护、护理等）均可接受的外科介入时机。

由于涉及众多器官畸形，在手外科治疗开始前，应与有关专科一起对患者相关畸形进行全面评估，特别是小儿神经科、麻醉科、心血管科、护理等，制订完整、有序的总体治疗计划，并为手外科手术治疗制订详尽的术前、术中、术后监测和护理计划，以节约医疗资源和避免医疗意外发生。

虽然患者经过治疗在功能和外形上有一定改善，但仍残留拇指短，指间关节、掌指关节发育不良，手指僵硬或侧偏畸形和肘关节发育不良等诸多问题，上述问题仍严重影响患者手功能的发挥。对于短拇畸形者，是否可以行延长架植入骨延长术；对于手关节发育不良造成屈伸功能严重障碍者，可否行关节成形术或功能位截骨融合术，以及它们的手术时机等，均有待不断地研究和探讨。

手外科治疗基本原则：以治疗并指畸形及拇指侧偏畸形为主。手部畸形 Ⅰ 型，可单次手术完成并指分指；其余各型，遵循多指并指分指原则；拇指偏斜畸形，行近节指骨截骨矫形；Ⅰ、Ⅱ、Ⅲ型畸形拇指，可截骨术与分指手术同期进行；Ⅳ、Ⅴ型畸形，在分指手术结束后行拇指截骨术。足趾分趾手术均遵循分期手术原则。

优先进行拇指分指或拇指璞松解开大手术，对于拇指璞狭窄可松解植皮；对于Ⅲ或Ⅳ型手部畸形，若拇指璞松解后虎口内容组织较少，可行腹部皮管移植。其他手指分指后可行全厚游离皮片移植，游离皮片切取自同侧或对侧腹股沟。

术后 2 周拆除缝线及加压敷料包。腹部皮管于术后 5~6 周断蒂。拇指近节指骨楔形截骨术后行克氏针内固定，术后 4~6 周骨折愈合，去除克氏针。手术后随访由手术医师完成，同时指导患者进行功能训练。前次手术与下次手术的间隔期为 3~6 个月。

第四节　拇指发育不良

【病因】 拇指发育不良包括一系列畸形，程度轻重不一，从拇指外形略小到完全拇指缺损，也有人将它归入上肢桡侧发育不良中的一类。确切发病原因不是十分清楚，可能是由于发育过程中肢芽形成或发育障碍引起。常伴有其他手指畸形或其他器官发育不良，如 Holt-Oram 综合征、血小板减少－桡骨缺如综合征（TAR）、VACTERL 综合征、Fanconi 贫血[60-62]。Holt-Oram 综合征是常染色体显性遗传疾病，而 TAR 综合征和 Fanconi 贫血是常染色体隐性遗传疾病。

【临床分型】 目前采用 1967 年的 Blauth 分类将拇指发育不良分为 5 型（图 22-75），分型不同，治疗方案不同[63]。具体分型如下：Ⅰ型：拇指较对侧细小，拇指功能基本正常。Ⅱ型：拇指较小，大鱼际发育不良，可出现拇指璞挛缩、狭窄，掌指关节松弛、不稳定。Ⅲ型：除Ⅱ型表现外，掌骨及第 1 腕掌关节发育不良，大鱼际肌缺如，外在肌也有异常。Ⅳ型：即漂浮拇指或赘生拇指。Ⅴ型：拇指所有结构完全缺如。1992 年 Manske[64] 等又将Ⅲ型分为两个亚型：Ⅲ A 型，腕掌关节完整；Ⅲ B 型，腕掌关节发育不良。

【临床表现】 检查拇指的外观、长度和形态是否正常以及关节稳定性如何。注意大鱼际是否饱满，拇指是否处于外展位、是否有外展动作、腕掌关节存在与否，这些决定了发育不良的拇指是否可以重建。影像学检查一般不会通过是否有大多角骨进行判断，因为大、小多角骨的骨化中心在 5~6 岁才显影。X 线片上如果掌骨近端变细呈圆锥状，则为Ⅲ B 型，这类患儿由于拇腕掌关节不稳定，常不使用拇指，而通过示指和中指进行抓握活动，使得示指和中指之间的指蹼变宽，示指逐渐旋前。

【治疗方法】 手术以改善功能为主。主要的外科治疗手段有各种拇指功能重建手术。Ⅰ型拇指发育不良，通常不需要治疗。Ⅱ型和Ⅲ A 型拇指发育不良，进行拇指功能重建术[65]。Ⅴ型拇指发育不良，需进行示指拇化术[66, 67]。对于 Ⅲ B 和一部分Ⅳ型是

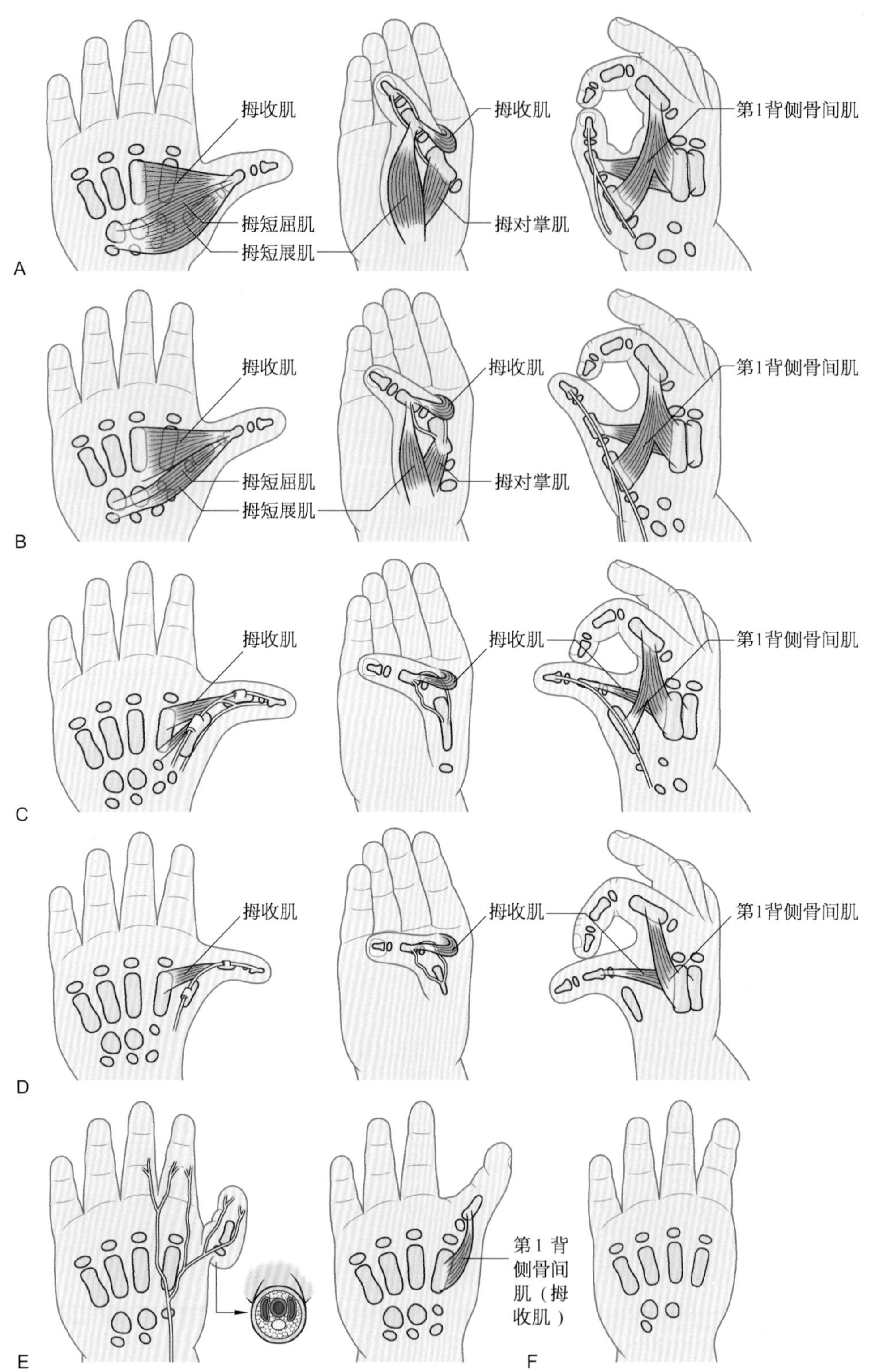

图 22-75 拇指发育不良的 Blauth 分型。A. Ⅰ型；B. Ⅱ型；C. ⅢA 型；D. ⅢB 型；E. Ⅳ型；F. Ⅴ型。

否进行示指拇化术在我国仍然存在争议，主要是由于家长无法接受示指拇化手术。关于足趾移植拇指再造术，鉴于患儿血管、神经及其他组织结构发育不成熟，手术难度及风险较大，若失败可能导致严重后果。各种功能重建手术方案可根据患者具体病情（如畸形严重程度、骨骼发育成熟情况、全身状况、年龄等)、手术者操作技术掌握程度等灵活制订。

1. Ⅱ型拇指发育不良　手术目的是纠正虎口挛

缩、掌指关节侧偏脱位，并且重建拇指外展功能。先在掌横纹（环指）远侧 2~3 mm 作 2 cm 左右横行切口，在拇指掌指关节桡背侧作弧形切口，在前臂远端作弧形切口（图 22-76A）。然后在掌横纹远侧切口切开皮肤及皮下组织，分离伤口内皮下组织，显露指浅屈肌腱，以止血钳挑起浅肌腱，并确认存在指深屈肌腱，发育良好。沿前臂切口切开皮肤，显露并分离出环指指浅屈肌腱，并牵拉远端，再次确认。在手掌切口内切断指浅屈肌腱，从前臂切口内将其抽出。在拇指掌指关节桡背侧切口内探查拇短展肌止点，见到肌肉严重发育不良，仅在掌指关节桡侧有少量腱性结构。沿拇短展肌走行在大鱼际作皮下隧道，到达前臂掌侧切口内，将指浅屈肌腱断端从隧道内牵拉至掌指关节切口内（图 22-76B）。腕关节屈曲位时，将移位的环指指浅屈肌腱断端与拇短展肌止点缝合（图 22-76C），通过被动伸直腕关节测试移位肌腱走行是否合适。术中应仔细核实移位的指浅屈肌腱，以免错切指深屈肌腱。指浅屈肌腱与拇短屈肌止点缝合第一针后，应先核实皮下隧道走行是否合适，如不合适应及时调整。止血后，以 5-0 不可吸收线或可吸收缝线缝合所有伤口（图 22-76D），伤口内置引流条。

2. Ⅲ B 型及Ⅳ型拇指发育不良　采用髂骨植骨术。尽管对于此类型患者，欧美国家医师多推荐进行示指拇化手术，但是我国大部分患儿家长仍希望保留拇指，当然，手术后拇指的外观和功能并不如意。通常采取植骨重建第 1 掌骨的方法。植骨取骨部位多为髂骨，也可从跖骨取骨。术中沿拇指背侧设计切口切开皮肤、皮下组织（图 22-77A），显露掌骨缺损位置，剥离显露并处理近节指骨近端及骨缺损的近端（大多角骨或第 2 掌骨桡侧），取合适长度的髂骨植入缺损部位，并以克氏针固定（图 22-77B）。术中以 C 形臂 X 线机透视确定植骨的长度及位置（图 22-77C）。植骨后会造成拇指背侧皮肤缺损，从取骨区取皮，植皮，打包。

【治疗效果和并发症】 拇指发育不良功能重建手术的效果总体良好。大多数拇指的功能都得到改善，能够进行对捏和握持活动 [65, 68, 69]。当然，这需要拇指的各个关节存在一定的活动度，否则患儿还是会用其他手指间的夹持动作来代偿。重建需要骨力线良好和手内在肌功能存在 [70-72]。

早期并发症与血供相关，发育不良的拇指比较

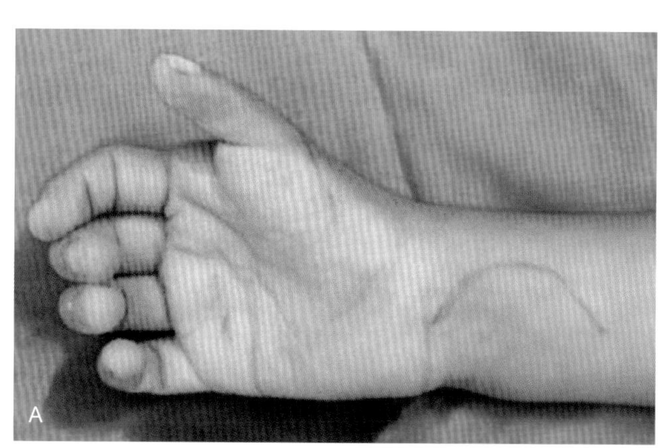

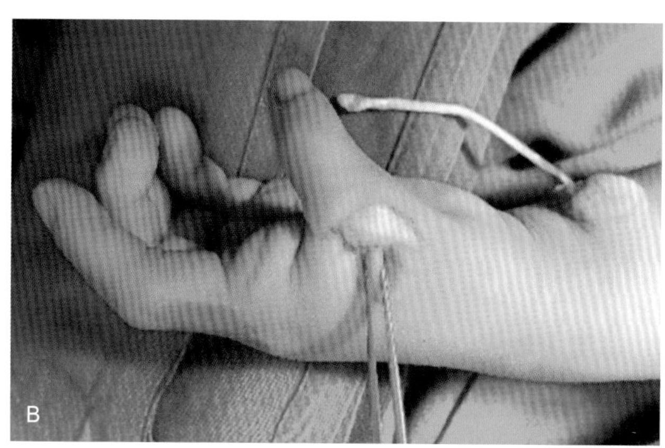

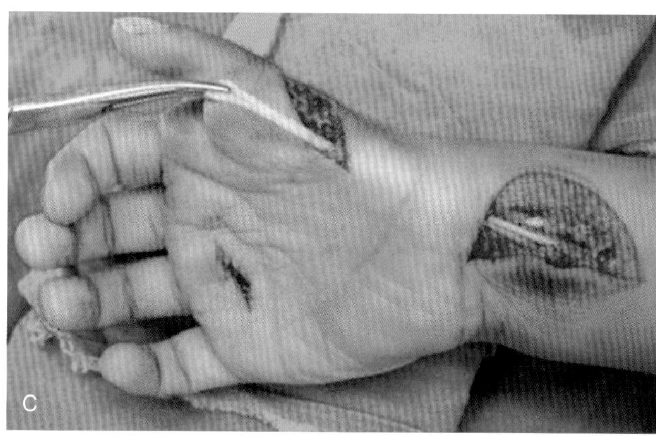

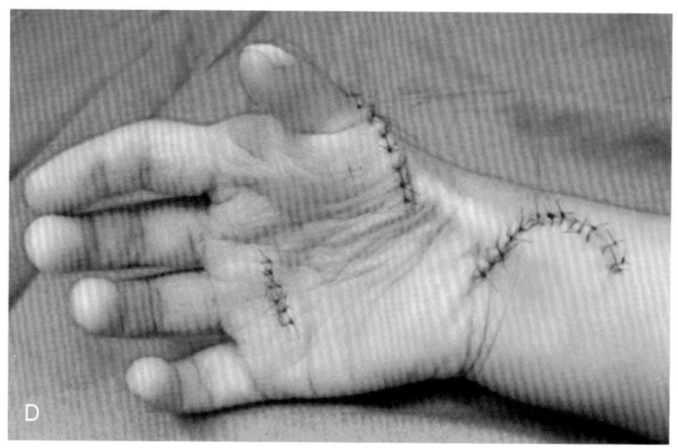

图 22-76　Ⅱ型拇指发育不良的手术。A. 手术切口；B. 将环指指浅屈肌腱从皮下隧道牵拉至掌指关节切口；C. 探查和显露拇短展肌止点；D. 缝合所有切口。

细小，如果手术剥离范围比较广，动脉供血可能会出现障碍。一过性静脉回流障碍较动脉供血不足更常见。术后拇指如果血运出现问题，需要立即处理，包括严格地抬高患肢、放松包扎的敷料、松开背侧的缝线，甚至需要清除血肿。要特别重视监测拇指血供，直到充足的动脉供血和静脉回流得以恢复。

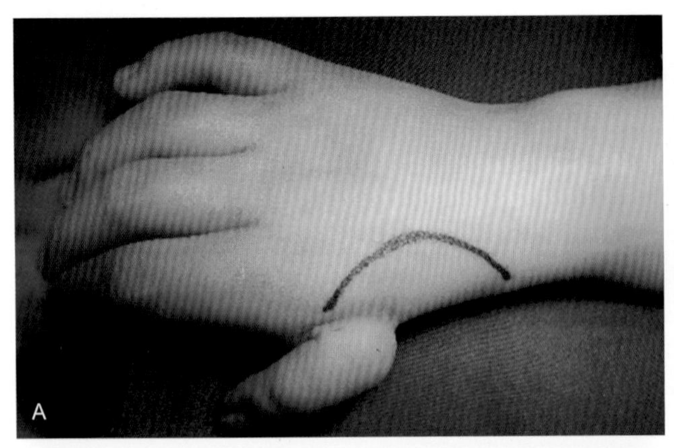

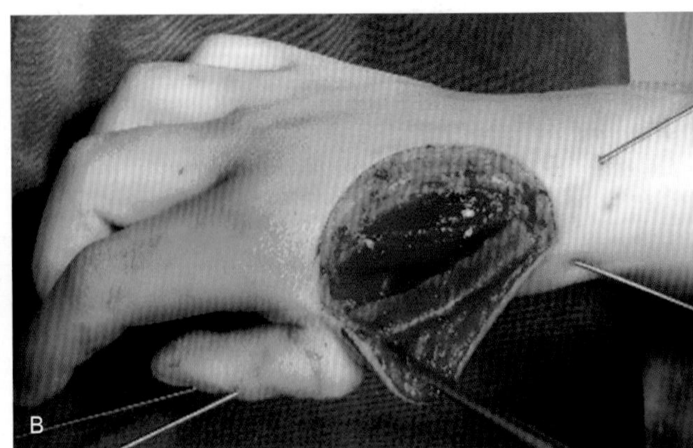

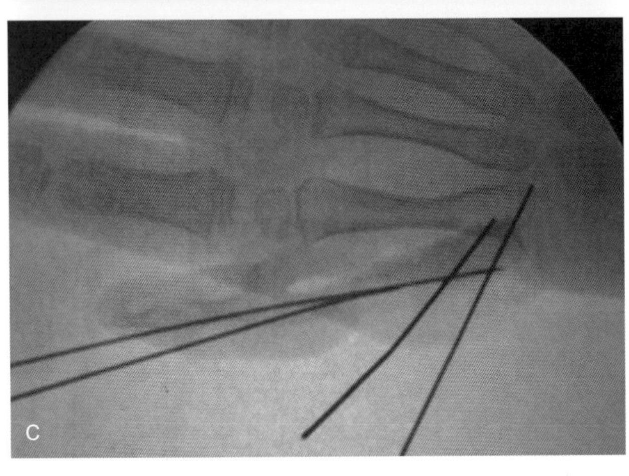

图 22-77　Ⅲ B 型及Ⅳ型拇指发育不良的手术。A. 拇指近指间关节背侧切口；B. 植入髂骨，以克氏针固定；C. C 形臂 X 线机透视表现。

第五节　先天性桡侧发育不良

【病因】 由于手及上肢桡侧部分形成障碍造成桡侧骨与软组织缺如或发育不良而形成一系列畸形[50]，主要表现为桡骨及其相应的肌肉（腱）、血管、神经、皮肤等组织不同程度的缺如或发育不良。合并其他器官或系统的先天性异常，如心血管系统缺陷、脊柱或泌尿系统缺陷及造血系统功能障碍等。桡侧发育不良虽然是最常见的纵列发育不良，但总体发生率并不高，约占新生儿的 1/55 000[73, 74]。查体时，需对桡侧发育不良的患儿进行双侧上肢的一系列检查，由于它经常与若干先天性综合征有相关性[75]，如 Fanconi 贫血、Holt-Oram 综合征，需要进行针对性的筛查。双侧受累的严重桡侧发育不良的患儿会有拇指功能障碍、腕关节不稳定以及因上肢短小而导致的明显功能障碍。术前应该对患儿肢体的功能进行全面检查。影像学检查显示的桡骨、拇指和腕骨的受累程度，是对该类畸形进行分类的基础[76]。还要进行脊柱 X 线平片检查、肾脏超声及超声心动检查。目前我们常规对患儿进行 Fanconi 贫血的筛查，因为这种全血细胞减少症在出生后 2~3 年的患儿不会出现症状，筛查可以提早诊断，为骨髓移植配型或脐血治疗赢得时间[77]。桡侧发育不良还可合并肱骨发育不良、桡尺近侧关节融合、先天性桡骨头脱位及手指僵硬等异常表现。少数情况下也可合并掌骨融合及并指或手指多发关节挛缩[78]。

【临床分型】 根据桡骨缺如或发育不良的程度将其分为 4 型（图 22-78）：Ⅰ型：桡骨远端短缩。桡骨远端骨骺存在，但发育得较短，桡骨近端发育尚正常。Ⅱ型：桡骨发育不良。桡骨远、近端骨骺存在，但均有缺陷，桡骨短小；尺骨开始变短粗，桡侧腕骨和拇指发育不良，尺骨向桡侧弯曲。Ⅲ型：

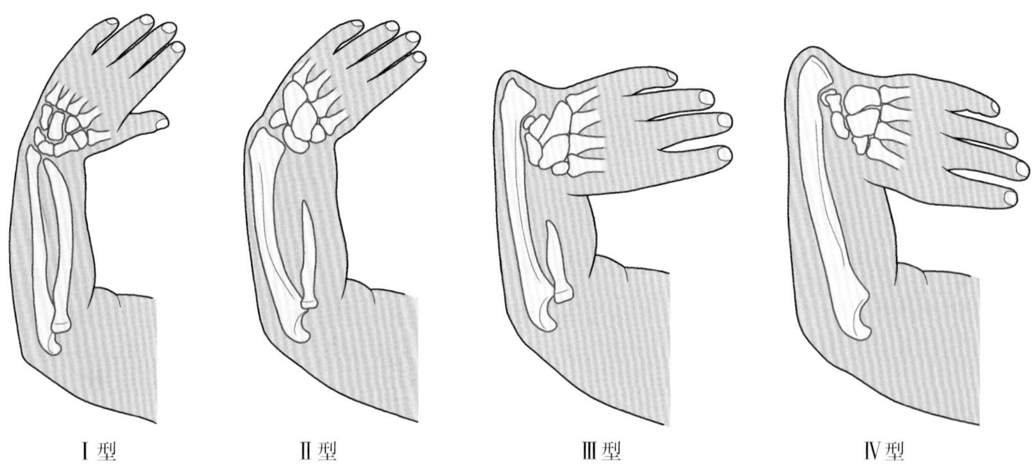

图 22-78　先天性桡侧发育不良的 Bayne 和 Klug 分型。

桡骨部分缺如。多发生在桡骨远端或中段 1/3，近端 1/3 也可发生；尺骨进一步变粗、变短，并向桡侧弯曲。Ⅳ型：桡骨完全缺如，是最严重和常见的类型。此时，前臂软组织严重畸形和挛缩，拇指和桡侧腕骨发育不良也更加严重，手完全失去桡侧的支持，向桡侧严重弯曲。

【治疗方法】对于一个先天性桡骨缺如的患者，治疗应该从出生后即开始，应用支具或矫形器，控制和延缓软组织畸形发展，同时为手术治疗提供有利条件。国外有学者认为开始手术治疗的理想时机在出生后 6 个月到 1 年，也有学者主张从 2~3 岁开始。早期可通过手术松解软组织，如肌肉、肌腱及韧带。腕关节稳定手术或桡骨延长术、尺骨中央化术等骨性手术可稍晚进行。但在我国，由于条件所限，多数患者并不可能一出生就得到正规系统的治疗，就诊时年龄、畸形严重程度及合并其他畸形的情况已非常复杂，应根据具体情况灵活制订相关的治疗方案。对于年龄已大，患手保留一定功能且能满足日常生活者，可以不行手术治疗。

是否需要手术要考虑患者的年龄和畸形程度，如果桡偏比较严重，则需进行肌腱移位术和软组织松解术[79]。桡骨延长术本身可能使关节稳定[80]，但有时必须将腕骨中央化置于尺骨末端才可获得稳定性，并且手术年龄应尽可能早一些。国外有报道建议在 1 岁前将腕桡侧异常伸肌腱移位，以保持正常的腕关节位置，并进行尺骨中央化手术，可获得较好的疗效。在尺骨中央化手术前，可通过一系列的管形石膏、牵引装置或两者结合，来牵拉桡侧较紧张的软组织，以减少尺骨中央化时的软组织张力和需要进行骨质切除的概率[81-83]。早期外部牵引对年龄稍大的未经治疗的Ⅲ型或Ⅳ型桡侧发育不良的患儿最有帮助。双叶皮瓣或背侧旋转皮瓣有利于将腕尺侧冗余的组织转移到桡侧[84, 85]，之后用外固定架对尺骨进行延长[86, 87]。骨延长术通常在较年长患儿进行尺骨中央化手术后实施。也有学者尝试采用带血管的骨骺转移治疗桡骨发育不良[88]，但该技术操作难度大，骨骺能否生长、远期效果如何没有明确报道。

尺骨中央化手术的禁忌证包括：主要器官缺陷，可能导致严重麻醉风险；肘关节屈曲受限，如果进行尺骨中央化手术会影响手触及嘴的动作；成年患者，已经形成固定的功能代偿模式。

常用手术方法如下。

1. 桡骨延长术　适用于桡侧发育不良Ⅰ、Ⅱ型患者。设计右前臂桡背侧沿桡骨干的纵行切口（图 22-79A）。选择用于桡骨延长的外架。切开皮肤、皮下组织，分离肌肉间隙，显露桡骨干，保护骨膜，确定桡骨干中部将被截骨的区域，以此为中心，在其远、近端桡骨干上各穿入两根 3.0 mm 钢针（图 22-79B）。在选择好的截骨部位纵行切开骨膜长约 2 cm，剥离骨膜显露桡骨干皮质，确认截骨部位后，用动力锯或金属线锯与桡骨干纵轴垂直横行截断桡骨。连接和固定钢针与钢针固定夹，术中拍 X 线片或 C 形臂 X 线机检查，核实延长架及钢针置放无误（图 22-79C），缝合修复骨膜，放松止血带，止血。用 5-0 缝线缝合皮肤伤口，伤口内可置橡皮引流条。

术后 7 天左右开始延长，每日延长 1 mm，分 4 次完成。定期拍 X 线片检查骨延长、骨愈合或成骨情况。延长至预定长度时，可停止延长，等待约 3 个月，骨折端成骨完全愈合后拆除延长架。切口内分离肌肉间隙时注意保护桡神经浅支。切开和剥离骨膜时应细心操作，避免加重创伤。钢针穿入时，其末端出对侧 1~2 层骨皮质即可，太长容易损伤局部软组织。

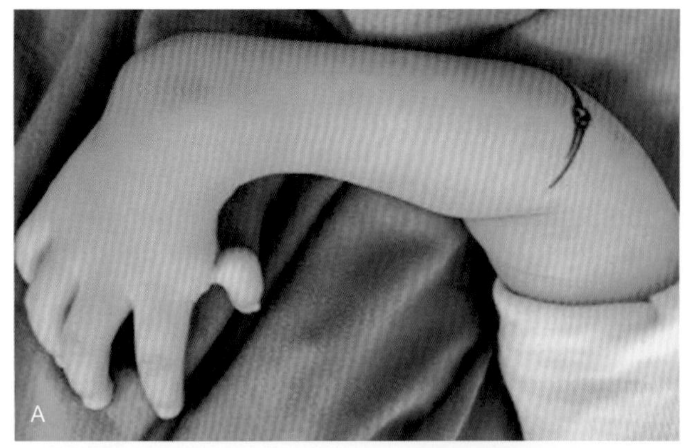

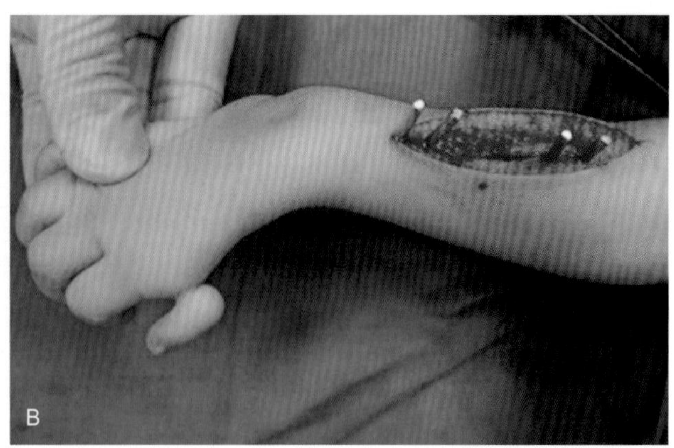

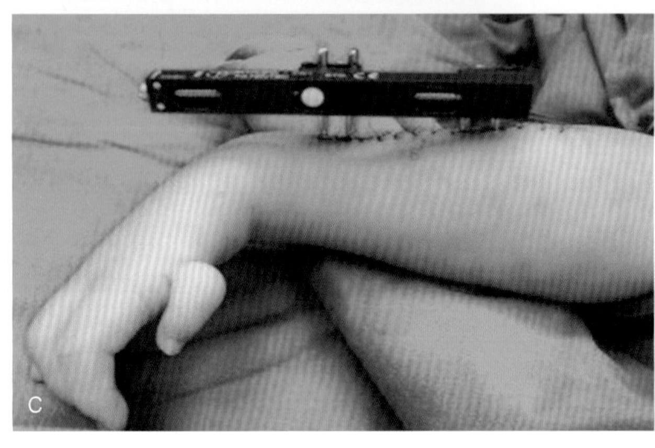

图 22-79　桡骨延长术。A. 设计桡骨桡背侧纵行切口；B. 植入钢针；C. 延长架放置完毕。

2. 尺骨中央化　适用于桡侧发育不良Ⅱ、Ⅲ、Ⅳ型患者。在腕关节及前臂远端桡背侧及桡掌侧行“Z”形切口（图 22-80A、B），切口可向尺侧及近端延续至尺骨干中下段。当腕桡侧偏斜畸形不严重或桡侧皮肤较富足时，也可采用腕背侧至前臂远端的“S”形纵切口，该切口一般不必将尺侧多余的皮肤切除。切开皮肤及皮下组织，分离出切口内的有关血管及神经（头静脉、桡神经感觉支、桡动脉及伴行静脉），牵开并予以保护，在腕背尺侧显露尺侧腕伸肌腱腱鞘。切开腕背侧筋膜及肌腱鞘管壁，显露尺侧腕伸肌腱，将其向远、近端游离，牵拉向尺侧，并显露尺骨远端及腕背关节囊尺侧（图 22-80C），切开关节囊，将尺骨远端分离。从小指指伸肌腱尺侧开始，尽量将手指指伸肌腱连同腱鞘从其深面游离，使其成为一个整体，然后将其牵拉向桡侧。此时，整个背侧腕关节囊或腕关节得以较完整显露。从尺侧进一步横行切开腕关节背侧关节囊剩余部分及相关韧带，显露尺骨小头及腕骨（图 22-80D）。牵开尺骨远端，显露腕掌侧关节囊，并适当剥离松解。牵开腕关节囊瓣，进一步充分显露位于尺骨远端及其桡侧的腕骨。试将腕骨复位于尺骨远端，如果复位困难，可将桡侧紧张的肌肉或肌腱切断或延长，如桡侧腕屈肌及肱桡肌等，同时将桡侧紧张的筋膜和纤维索条予以切除或松解。根据尺骨远端膨大的具体情况，可适当对其进行修整，切除尺骨远端关节软骨面和尺骨茎突。以头骨和月骨为中心，凿除部分腕骨，将腕骨修整形成一个与尺骨远端大小相匹配的骨穴。将尺骨远端移入腕骨骨穴，用 1.2 mm 或 1.5 mm 克氏针 2 枚或 3 枚从第 3 掌骨近端或第 2、3 掌骨逆行固定掌骨、腕骨及尺骨远端，将腕关节最好固定在轻度尺偏和轻度伸直位（图 22-80E~G）。如果骨穴仍不能容纳尺骨小头，则需进一步修整和去除更多的腕骨，直到骨穴能合适地容纳尺骨小头为止。缝合腕背侧关节囊，调整尺侧腕伸肌腱张力，作相应的紧缩缝合，然后缝合皮肤（图 22-80H）。如果尺侧腕屈肌腱松弛，可一并予以紧缩缝合。如果尺骨弯曲严重，延长切口后分离并找出尺骨干，切开、剥离骨膜，在尺骨干中下段行楔形截骨，截骨后可用钢板螺丝钉或克氏针固定，拍摄 X 线片确认截骨面复位满意。显露尺骨远端时应尽量保留尺骨远端掌侧和尺侧的软组织联系，尽量不作环行剥离，以免伤及尺骨远端骨骺的血供。仔细辨认尺骨远端骨骺，并予以保护，勿将其误认为腕骨间隙而造成损伤，引起尺骨发育障碍或畸形。应格外保护腕和前臂背侧的静脉，若损伤将引起术后肢体血液循环障碍及肿胀。游离和移动伸指总肌

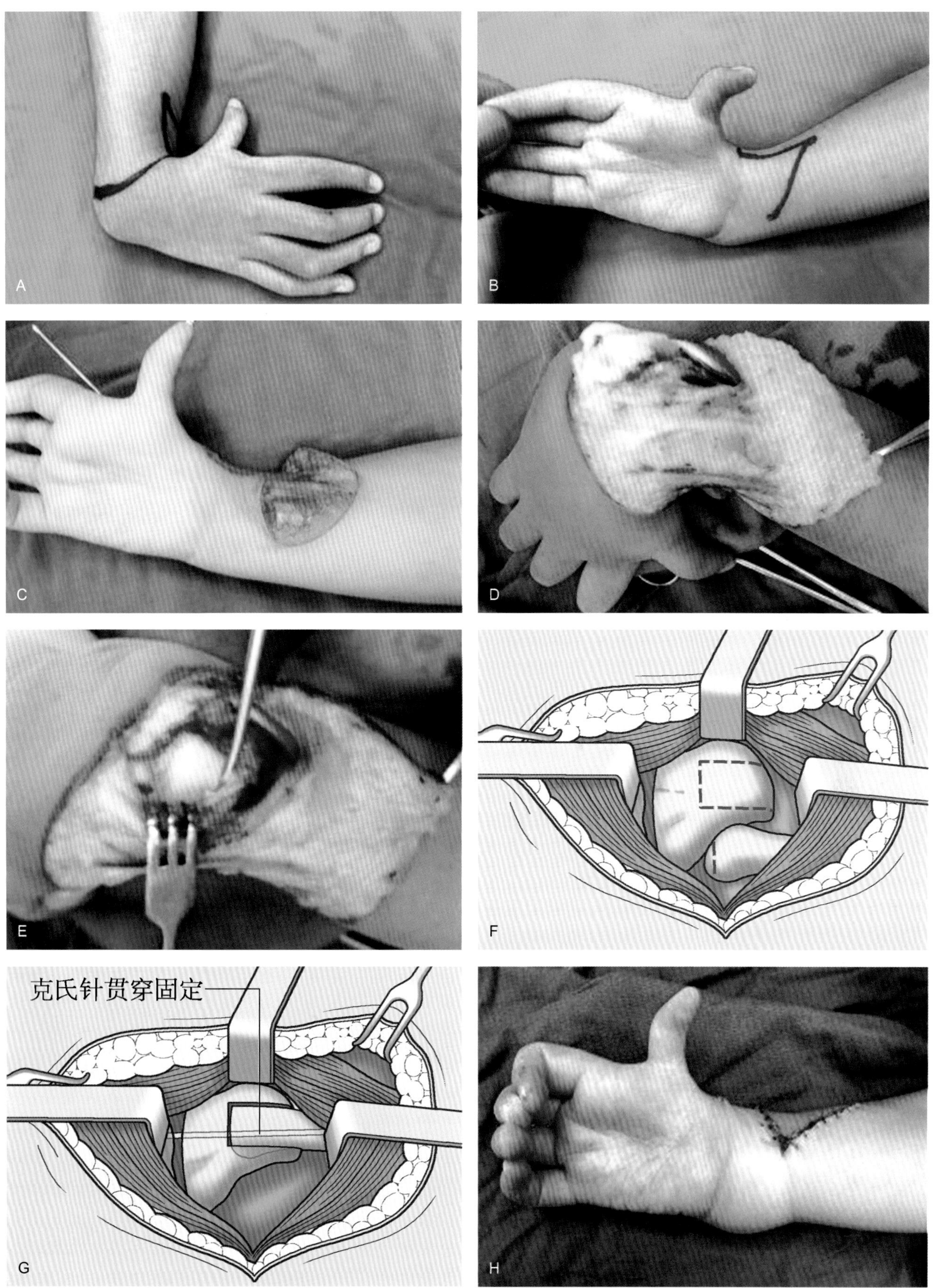

图 22-80　尺骨中央化手术。A. 桡腕背侧切口；B. 桡掌侧切口；C. 显露尺侧腕伸肌腱及尺骨远端；D. 将所有伸指肌腱在其深面整体游离并牵拉向桡侧，显露腕关节；E~G. 将尺骨远端移入腕骨骨穴，以克氏针固定；H. 缝合伤口（掌侧）。

腱时，需将其作为一个整体，以避免和减轻肌腱粘连。在将尺骨远端放入腕骨骨穴内、内固定完成及尺骨截骨固定后，如有条件尽量拍摄 X 线片，确认其位置合适。松解和剥离掌侧腕关节囊时，注意不要过度靠近腕掌侧，以免损伤正中神经及尺神经、尺动脉。尺侧腕屈、伸肌腱也可以在各自的止点处被切断，调整合适张力后将其重新固定在第 5 掌骨基底。

术后用长臂石膏托固定前臂于功能位，48~72 小时后拔除引流条或拆除引流装置。6~8 周骨愈合形成后，拆除石膏托及克氏针，然后继续以短臂石膏托固定腕关节 4~6 周，同时进行手指功能锻炼。拆除石膏外固定后，用支具夹板或矫形器维持腕关节固定 2~3 年，甚至到骨发育成熟，此阶段可每日取下外固定数次，进行腕关节功能锻炼。

【手术效果】 长期随访研究显示，术后会出现复发和关节僵硬问题，特别是术后充分纠正了腕关节的桡偏畸形[89]。尺骨中央化手术已被证明可改善肢体外观，但并不一定能改善功能，特别是可能会降低腕关节的活动度。

第六节 分裂手畸形

【病因】 分裂手畸形又称中央列发育不良，是一种由于肢体形成障碍造成的手部中央纵列缺如[90, 91]。一般双侧发病多见，双足也可同时受累，具有遗传性，常合并其他严重的手畸形或综合征[92]。典型分裂手的特点是手中央部分缺如，其边缘部分手指相对正常。非典型分裂手表现为手中央部分发育不良和边缘部分组织退化。轻者仅有皮肤分裂而手指没有缺失，严重者仅存留小指。与分裂口相邻的手指间常合并并指，虎口经常狭窄。与分裂口相邻部位也可出现多指，或出现横行管状骨，随着发育分裂加大。掌骨也可能缺失，有时分裂手指间也可伴发指骨畸形。掌骨也可有各种畸形，包括分裂部位的掌骨缺失，支持一个指骨的分叉样掌骨或重复掌骨，可伴有肌肉 - 肌腱和神经结构变异或缺失。分裂手也会伴发并指（单纯或骨性）、中央型多指畸形[93]，因此有人认为这种畸形可能由于中央列诱导障碍而非抑制引起。

【临床分型】 Blauth 将分裂手分为两型：①中央型：以第 3 列骨发育障碍为主的近中央轴线缺陷，分裂向近端延伸达掌骨和腕骨，手掌部可见一深的纵行裂，将手掌分为两部分。②中央偏桡侧型：主要累及第 1 列或第 2 列手指的骨性结构，手裂 V 型缺如的顶点斜向第 1 掌骨，第 2 和第 3 掌骨远端常有一横行的异常骨。患手虽畸形严重，但往往具有一定的功能。Manske 及 Halikis 根据外科手术的需要将中央裂手畸形分为 5 型。Ⅰ型：正常指蹼型。拇指蹼没有狭窄。Ⅱ型：指蹼狭窄型。Ⅱ A 型：轻度指蹼狭窄型。拇指蹼轻度狭窄。Ⅱ B 型：严重指蹼狭窄型。拇指蹼严重狭窄。Ⅲ型：并指型指蹼。拇示指轴列并指，拇指蹼消失。Ⅳ型：指蹼合并型。示指轴列发育受抑制，拇指蹼与手裂部分合并。Ⅴ型：指蹼缺如型。拇指发育受抑制，尺侧列仍存在，拇指蹼缺如。一般来说，分裂手患者的手功能是基本存在的，患者对外观的心理需要比较高，特别是对于一个分裂手家族，因此对于手术适应证的选择和手术计划的制订要谨慎。手术治疗不但应该改善外形，还应考虑功能是否有改善，手术后功能应不受影响。

【治疗方法】 手术适应证包括：①畸形进行性发展（由导致畸形加重的并指或横行骨引起）。②虎口发育不良。③分裂部位的畸形，多指并指。④拇指缺失。⑤足缺失。早期手术的适应证有：长度不等的手指并指（特别是拇示指并指）分指，横行骨切除（随着生长发育会使手裂加宽）。其他大部分的手术操作则不是那么急迫，可以在 1~2 岁后进行。对于某些外观虽较差、但功能尚好者，可以不进行手术治疗，除非患者有强烈的美观要求，但需与患儿家长进行良好的沟通。手术方法如下。

1. Manske Ⅰ型分裂手矫正术 在分裂手手掌裂口将切口设计为掌背侧双排锯齿状（图 22-81A），沿设计切口切开皮肤及皮下组织，处理和结扎切口内血管。切除手掌裂口部位多余皮肤及环指末端多指（图 22-81B），显露裂口内完整的掌骨及肌腱。显露裂口内斜向环指的畸形指骨，其近端来自第 3 掌骨，远端斜向环指近节指骨，并与之融合。在局部伤口内小心分离，找出与第 3 掌骨及横行骨相关的屈、伸指肌腱，将其与示指正常肌腱分离，在手掌和手背部分别将异常的肌腱切除。剥离发育不良的第 3 掌骨和横行的异常指骨，将其截除，掌骨截骨平面位于第 3 掌骨基底（图 22-81C）。将横形骨切除后在第 2 掌指关节尺侧可能残留关节囊缺损或

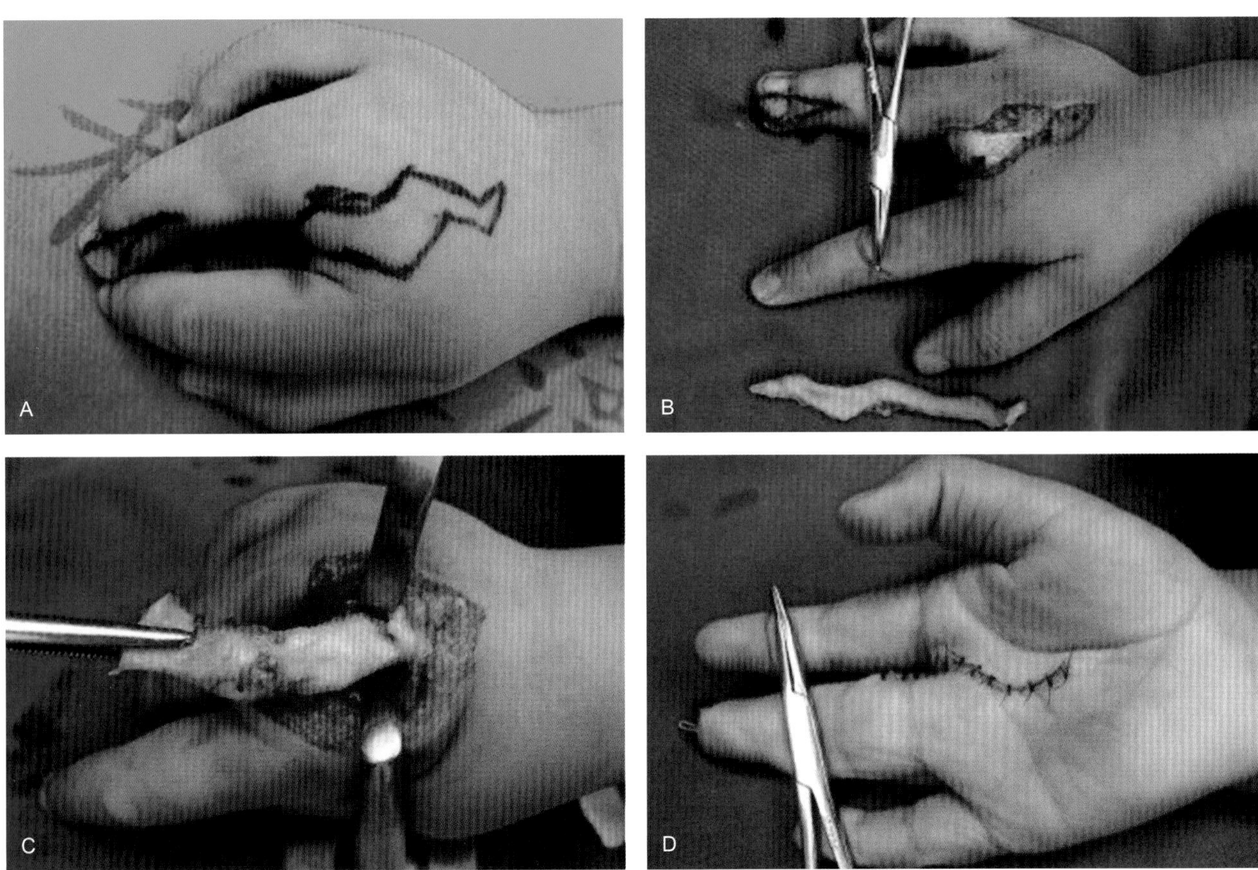

图 22-81　Manske Ⅰ型分裂手矫正术。A. 畸形表现及切口；B. 切除手掌裂口部位多余皮肤；C. 截断掌骨；D. 缝合伤口。

原来就有的关节囊缺陷，可以用横行骨切除后局部残留的骨膜关节囊组织瓣予以覆盖，然后用不可吸收线缝合。如果截除骨上附着骨间肌，予以保留，同时尽量保留第 2、4 掌骨之间的掌骨深横韧带。游离示、环指掌指关节侧方及其近端的韧带或局部坚韧的纤维组织或腱性组织，以 2-0 不可吸收缝线紧缩缝合（图 22-81D），也可用细钢丝固定第 2、4 掌骨颈。若留有骨间肌，可同时予以重新分配修复。

2. Manske Ⅱ型分裂手矫正术

（1）一期手术：拇指璞开大成形术。典型的中央型裂手的拇指璞狭窄（图 22-82）。设计拇指璞掌背侧短锯齿形切口（图 22-82A），在指璞基底设计掌背侧三角形皮瓣。适当掀起拇指璞两侧及基底的各个三角形皮瓣，松解和开大拇指璞，切断指璞内纤细的纤维条索和连接组织，直到拇指主要血管神经束不能耐受牵拉为止。将拇指璞基底掌背侧三角形皮瓣交错缝合，确认拇指璞已达到最大限度松解（图 22-82B），同时缝合拇指及示指近端已掀起的三角形皮瓣。以 1.0 mm 或 1.2 mm 克氏针穿过第 1、2 掌骨远端，将拇指璞固定在最大外展对掌位。放松止血带，在伤口内止血，从对侧腹股沟切取厚或全厚游离皮片（图 22-82C），移植覆盖于残留皮肤缺损，皮片加压打包。

（2）二期手术：典型的中央型裂手的拇指璞已松解完毕，在手掌裂口内设计“+”字形切口（图 22-83A），切口横臂分别向示指、环指侧方正中延伸至各自的掌指关节远端，在切口横臂一侧末端设计弧形切口，以便形成一个带保留在手指的皮瓣；在切口另一侧末端设计圆形切口，其将要留下的缺损由另一指的皮瓣覆盖。沿设计切口切开皮肤、皮下组织，结扎切口内血管。掀起各个皮瓣，显露裂口内第 3 掌骨及其周围相关的肌腱及韧带、肌肉。将附着在掌骨上的肌腱切断，将骨间肌及掌骨深横韧带止点卸下。完整显露第 3 掌骨，将其从基底处切除或以咬骨钳咬除（图 22-83B），修整骨残端至平滑，直到无锐利骨突。将第 2、4 掌骨头靠拢复位后，以 1.0 mm 或 1.2 mm 克氏针固定掌骨颈，防止掌骨分离。以 2-0 不可吸收缝线紧缩缝合掌骨深横韧带，或用钢丝或粗丝线牢固固定第 2、4 掌骨颈。骨间肌残端可附着缝合在缺如一侧或缝合在发育较差的一侧。修整切口两侧皮瓣，形成锯齿状切口，以 5-0 缝线缝合所有伤口（图 22-83C）。

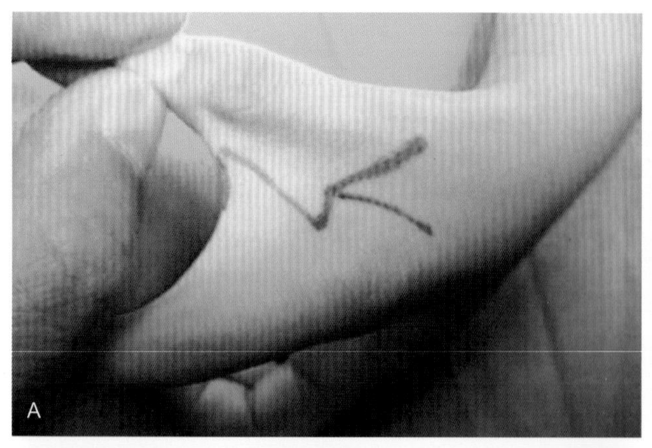

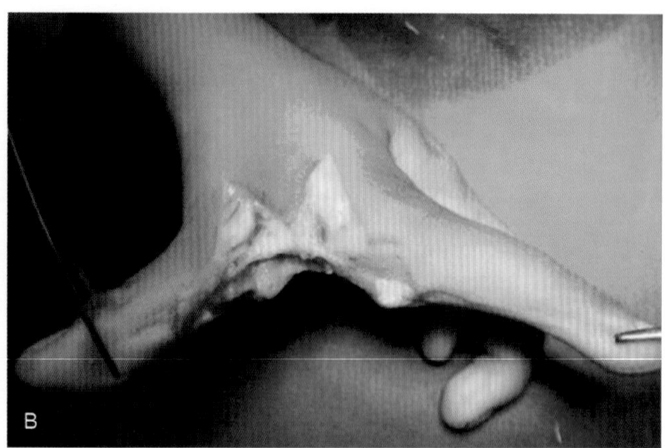

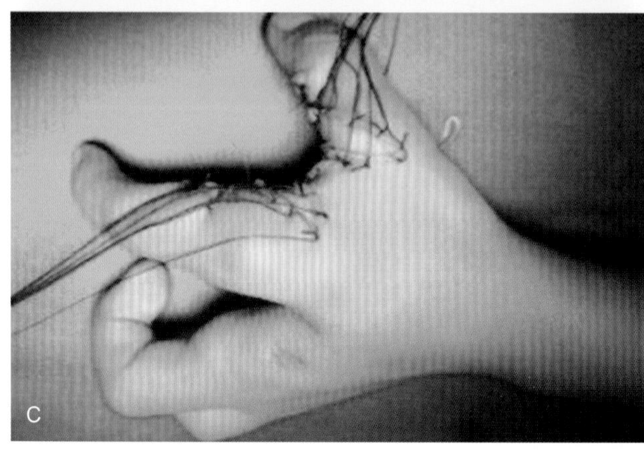

图 22-82 Manske Ⅱ型分裂手一期手术——手拇指璞开大成形术。A. 拇指璞背侧切口；B. 松解拇指璞；C. 拇指璞内皮肤缺损用游离皮片移植覆盖。

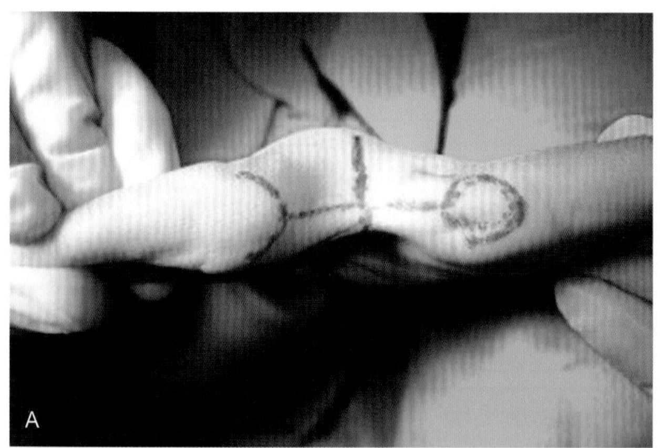

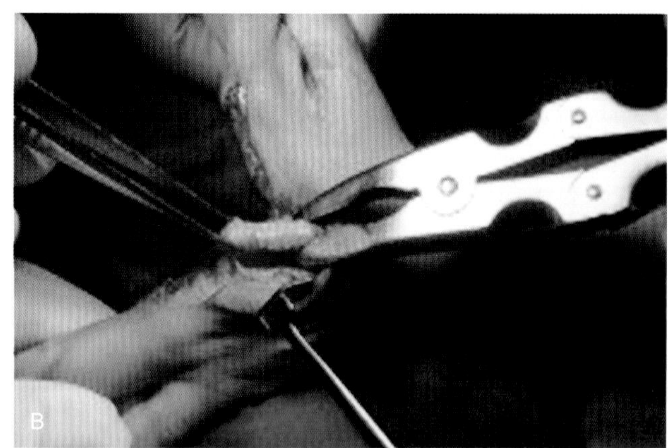

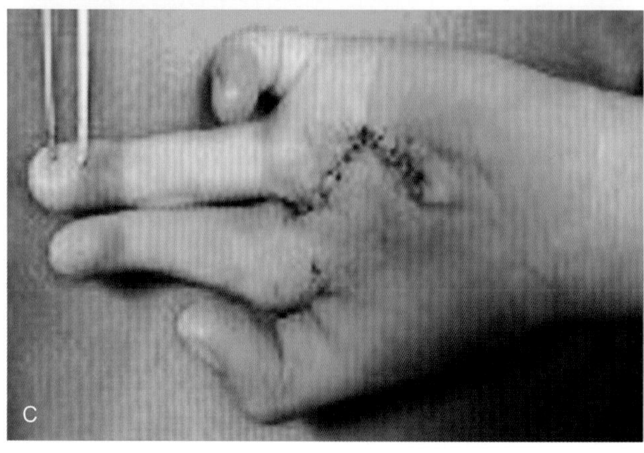

图 22-83 Manske Ⅱ型分裂手二期手术。A. 设计切口；B. 基底部咬除第 3 掌骨；C. 缝合伤口。

3. Manske Ⅲ型分裂手矫正术　此型的手术治疗同样分两期。第一期进行拇、示指分指，因拇、示指轴列呈完全性皮肤并指，因此手术操作与其他手指并指分指相似，第二期则需行分裂手合并。若希望利用分裂部位的皮肤覆盖虎口部位，可以将一、二期手术合并进行。图 22-84 示范了重要手术步骤。术中应仔细分离血管神经束，以免损伤。拇指璞开大应充分，否则术后将形成拇指璞挛缩，影响手功能的恢复，或增加再次手术的可能。如果局部三角形皮瓣无法重建拇指璞，可以同时采用腹部皮管移植术来重建。术后 3~6 个月，可进一步处理示中指之间的分裂畸形，方法见 I 型分裂手畸形的手术治疗。本例已完成第二期手术。

【手术效果】 总的来说，中央列发育不良患儿的手术治疗具有一定挑战性，当然一般情况下可以使患儿获得相对较好的功能和外形。对于畸形严重的病例，需要手术医师具有相当的创造力。在这些病例中，术者必须和家长沟通，告知治疗完成后患手仍会存在外形不佳的问题，但患儿会逐渐适应和学会完成许多日常的活动。

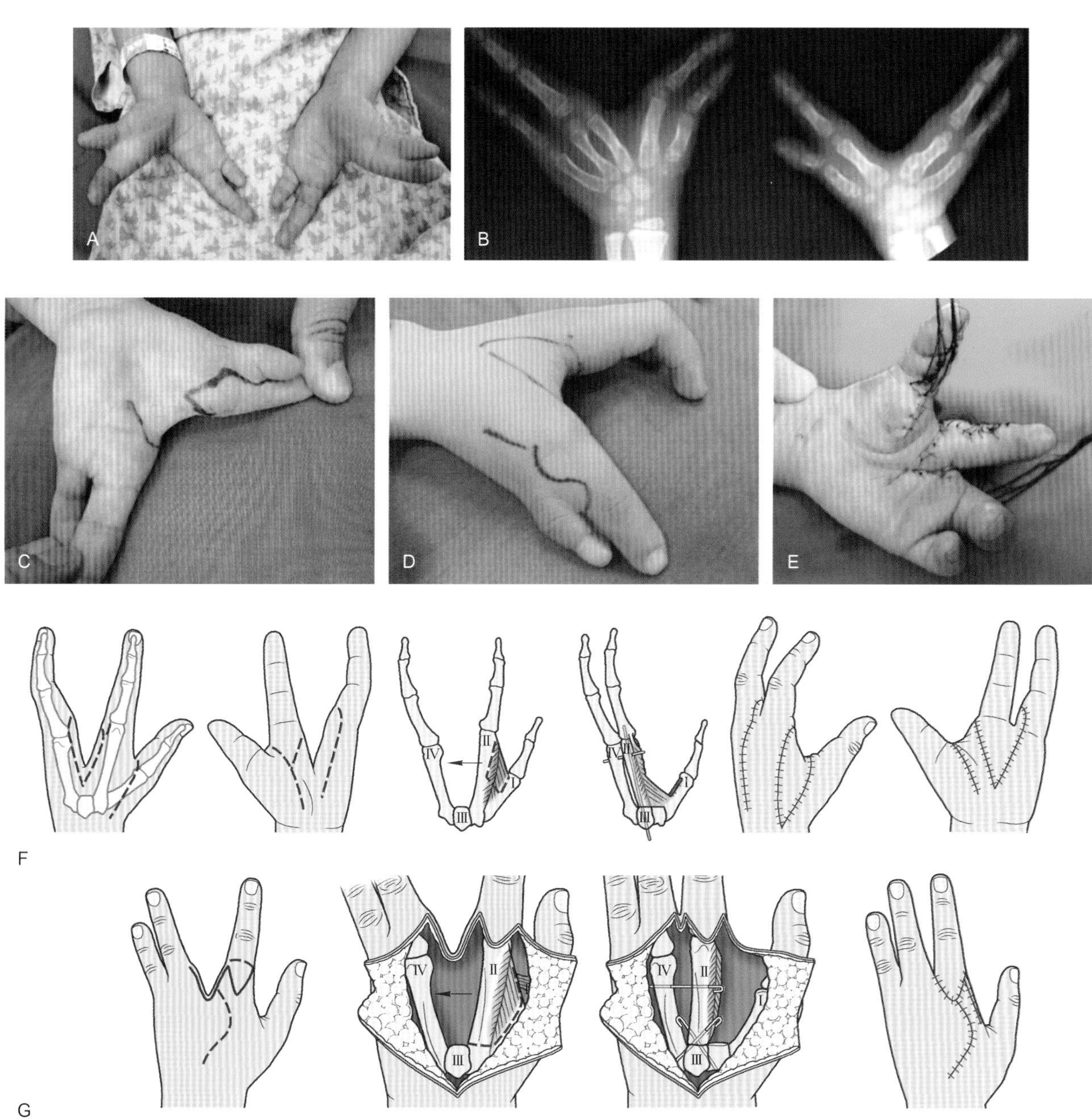

图 22-84　Manske Ⅲ型分裂手矫正术。A. 术前畸形情况；B. 术前 X 线片；C. 手术切口（掌侧）；D. 手术切口（背侧）；E. 其余的皮肤缺损区植皮覆盖（掌侧）；F. Snow-Littler 技术示意图；G. Miura 和 Komada 技术示意图。

第七节 先天性巨指（肢）畸形

【病因】 先天性巨指（肢）畸形是一个描述性的术语，指出生时或生后头几年出现的手或足不成比例增大的畸形。主要表现为手指和（或）肢体的所有结构或部分结构发生肥大，下肢及足趾也可受侵犯。巨指畸形并不是常见的畸形，大多数病例为散发病例。有学者将巨指分为原发性巨指和继发性巨指。原发性巨指指单独存在指增大伴近侧神经的脂肪纤维瘤病。继发性巨指是某些综合征如神经纤维瘤病的一部分，或继发于某些特殊的手指病变，如肿瘤（软组织或骨组织）、血管畸形以及淋巴水肿综合征，比如：Ollier综合征（多发内生软骨瘤病）、Maffucci综合征（多发血管瘤及内生软骨瘤）、Klippel-Trenaunay-Weber综合征（皮肤血管瘤、非典型性静脉曲张和偏身肥大）及Proteus综合征[94]。对于原发性巨指，正中神经支配区域的桡侧手指受累多见，依次为示指、中指及拇指，环、小指较为少见，可波及掌骨、腕骨和部分前臂，甚至整个上肢。本畸形严重影响手和肢体的功能及美观，同时也会给患者和家属造成极大的心理压力。发病原因有多种学说，一部分学者认为巨指是由脂肪纤维瘤病引起[95]，或称为脂肪纤维瘤或错构瘤[96]。尽管它常与巨指同时存在，神经的脂肪纤维瘤病也可单独发生[97]。也有学者提出神经分布、血流分布和激素调节异常等学说，如胚胎发育过程中，局部生长抑制因子对生长激素的控制失调，导致局部生长过度。总的来讲，先天性巨指畸形目前尚无明确的病因学解释。

【临床表现】 对于原发性巨指，根据巨指生长速度的不同分为稳定型和进展型。稳定型于出生时或生后不久出现，但其后的生长速度与身体其他部位成比例；进展型较稳定型多见，不一定在出生时发生，一般于2岁左右肢体增大的速度加快，但与正常部分不成比例。

【治疗方法】 巨指畸形的治疗非常困难，很难将畸形完全纠正至正常。术前要仔细向父母解释，使他们建立对手术的合理期望值，特别要说明手术无法重建一个正常的手指，而且可能需要进行多次手术。现有的手术方法分为若干类型，包括限制手指持续生长、减小手指的体积、纠正偏斜畸形以及截指。这些手术方法可合并进行或分期进行。此外，需要对伴发的腕管神经卡压病变进行切开减压。限制手指生长的方法包括切断指神经重新吻合或切除指神经过多的分支[98]，同时，在适当的时候进行骺阻滞。但是，骺阻滞术不能减缓软组织生长，也不能减缓骨骼的横向生长。对软组织减容可减小粗大手指的体积，主要是切除冗余的脂肪及皮肤。剥离时必须注意保护皮瓣的血运。骨性减容手术，即通过缩窄或缩短指骨的方法减小骨骼体积。缩窄骨骼的方法包括从两侧对指骨进行磨除或进行纵向截骨。由于屈肌腱鞘附着在指骨上，因此会妨碍纵向截骨，而且术后容易出现血肿和关节僵硬的并发症。有若干缩短骨骼的方法。可采用截骨矫形的方法对偏斜的指骨进行短缩和力线纠正。推荐采用梯形而非楔形截骨法，以增加短缩程度。也有将中节指骨切除的报道[99]，术后可在近节和远节指骨间形成稳定的关节。然而骨骼的切除量会受到软组织的限制，切除骨骼过多，会导致软组织冗余堆积。最简单的手术是切除粗大手指的远端部分，但指甲的缺损会使畸形的外观更加难看。

减容手术最重要的目标之一是减小指甲大小，然后在指骨全长进行多段截骨以缩短手指长度[100, 101]，或联合进行软组织减容和指骨短缩[102]，包括切除远节指骨和指甲远端并进行远指间关节融合以短缩手指，均可以获得较好的效果[103]。或者通过掌指关节融合的方法来短缩指骨。笔者推荐的手术方法如下。

1. 肥大指缩容、侧偏畸形截骨矫正术 在肥大拇指尺侧取双排锯齿形切口（图22-85A），切口近侧至拇指蹼，切口远端可包括部分指端组织及部分指甲，可根据病变范围适当向拇指桡侧延长切口。示指的切口形状与拇指相似，桡侧切口近端至拇指蹼，切口远端包括整个远节手指。掀起示指切口两侧皮瓣，显露桡侧肥大、增粗的指固有神经（图22-85B、C），神经内可见广泛脂肪组织浸润，同时显露对侧指固有神经，见其虽粗大但多数较对侧轻。在近节指骨远端桡侧作楔形闭合截骨，截骨端闭合后以1.0 mm克氏针交叉内固定或单针固定。术中用C形臂X线机核实骨折复位和内固定。切除拇指尺侧肥大增粗的指固有神经及指端部分组织，充分止血后，缝合伤口（图22-85D），伤口内放置橡皮引流条或引流装置。

术中皮肤、软组织的切除范围应设计合适，皮肤切除过多将造成皮瓣缝合后张力过大；皮下脂肪切除或修整也不能过度，以免破坏其血液循环。为避免手指缺血坏死，有时手术应分期进行，间隔

3~6 个月。小儿神经组织细小，缝合神经时尽量使用放大镜或显微镜。截骨纠正手指侧偏畸形时，截骨范围应根据 X 线片测量的偏斜角度来决定。

2. 巨指（趾）截指（趾）术 对于巨大的手指或足趾，截指（趾）术有时也是一种无奈的选择。切口设计见图 22-86A。显露足趾背侧趾伸肌腱并切断。显露第 2 跖骨，在其基底部予以截断，进一步分离出第 1、2，第 2、3 跖骨深横韧带及相关骨间肌，予以切断。显露跖侧趾动脉、神经血管束及趾屈肌腱，予以切断，结扎血管断端，将第 2 趾完全截除。在第 1 趾切口内分离并找到腓侧肥大增粗的趾固有神经，将其切除，同时切除伤口内浸润的脂肪组织及部分趾端组织（包括部分趾甲），修整局部皮瓣。在切口内找到第 1、3 跖骨深横韧带残端，复位第 1、3 跖骨头，以 2-0 粗丝线紧缩缝合（图 22-86B）。术中皮肤、软组织的切除范围应设计合适，切除过多将造成皮瓣缝合后张力过大，皮下脂肪的切除或修整也不能过度，以免破坏其血液循环。

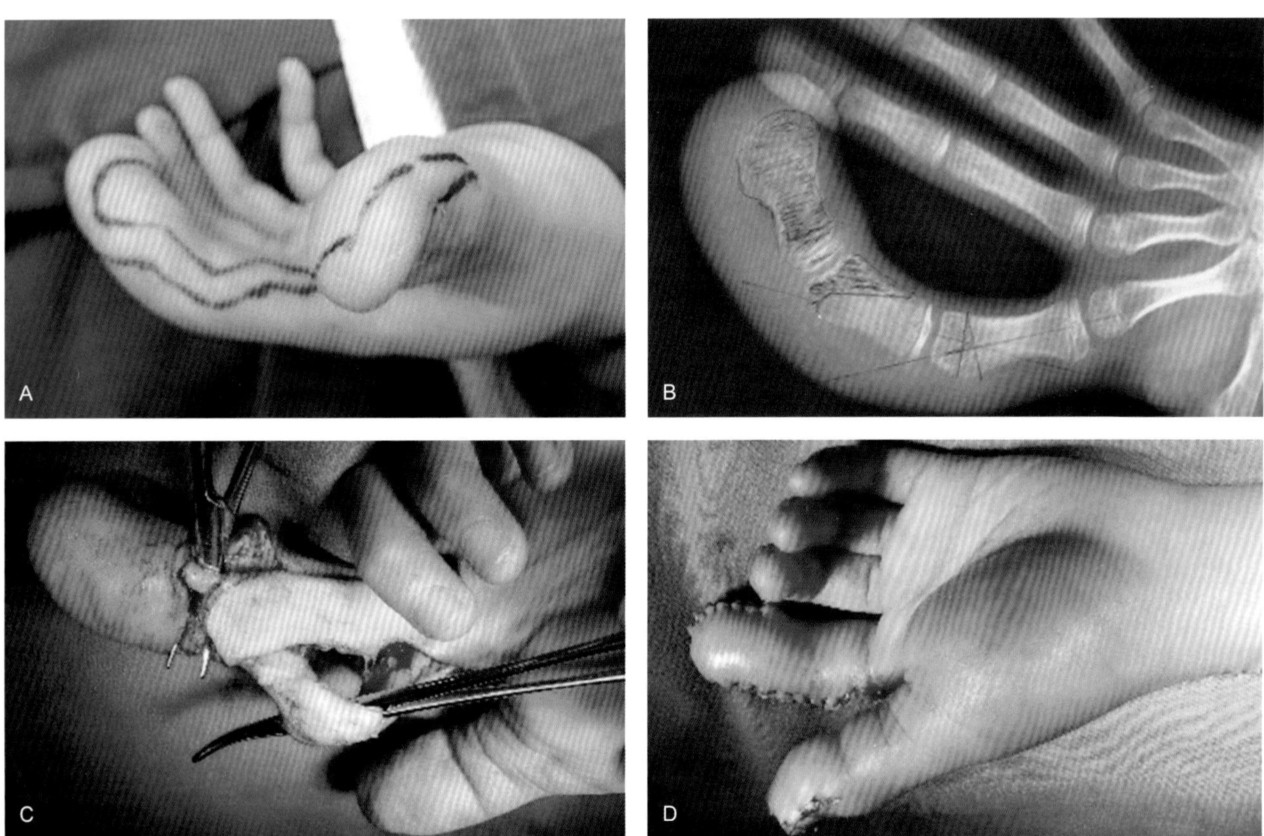

图 22-85 肥大指缩容、侧偏畸形截骨矫正术。A. 拇、示指切口设计；B. X 线片表现；C. 显露脂肪组织浸润之粗大指神经；D. 缝合伤口。

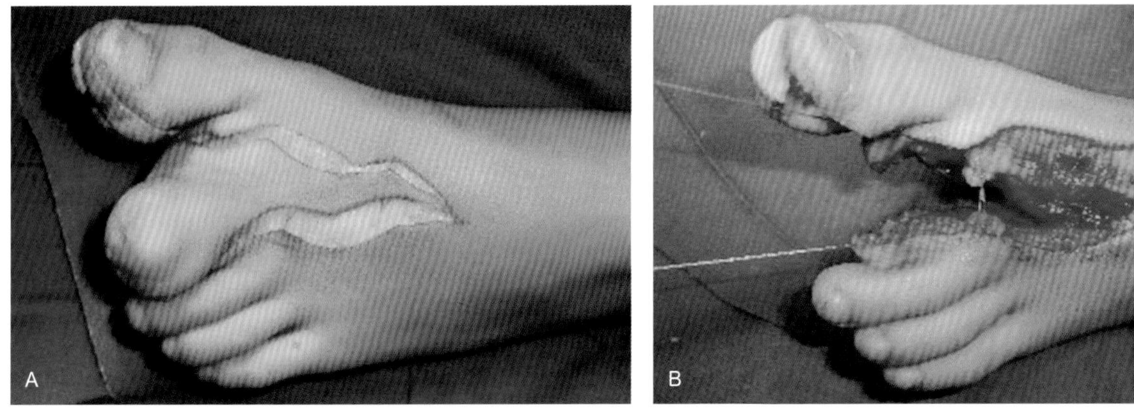

图 22-86 巨趾截趾术。A. 足趾背侧切口；B. 缝合第 1、3 跖骨深横韧带。

第八节 先天性缩窄带综合征

【概述及临床表现】 先天性缩窄带综合征也称为先天性束带综合征，发生在胚胎后期，表现为肢体或手指软组织的挛缩性缩窄带，缩窄环远端水肿，严重者可表现为宫内截肢或截指。缩窄环可造成不完全或完全的环形绞窄，可以发生在身体任何部位，在肢体最多见。在前臂或手指或两者兼有，也可见于足踝及足趾[104]。同一手可有多个手指受累，或同一手指或肢体可有多个缩窄带，也可以是双侧肢体受累，拇指受累的概率较小。环状缩窄带有深有浅，但多数波及皮肤、皮下组织及深部筋膜，严重者甚至波及骨膜及骨组织，常环绕整个手指，部分较轻者也可仅波及手指的背侧面。绞窄严重者可引起手指血液循环障碍及淋巴回流障碍，常伴有并指、短指、手指发育不良或指端缺如等畸形。缩窄环可导致手指与相邻或非相邻手指融合，形成复杂的并指畸形或尖头并指畸形（或两者并存），后者为并连的手指在远端融合，同时近端存在窦道。缩窄带两端常伴有多余的软组织脂肪垫，缩窄带远端手指常常发育不良，手指末节似圆锥形，指甲外形较差或指甲缺如。畸形手指关节也可受累，引起关节活动障碍。临床上，患者的手多数不仅外形较差，同时功能也严重障碍，部分还可能对神经产生压迫[105, 106]。大多数学者建议在出生后3~6个月内手术，对于手指或肢体有血液循环障碍者应尽早手术治疗。畸形较轻者可在1~2岁手术。由于手术常需要分期进行，设计手术时应考虑到整个手术过程应在学龄前完成。

【治疗方法】

1. 出生时手指或肢体危象的治疗　对严重病例，缩窄环可引起远端明显缺血，需通过手术松解缩窄环。国外有进行宫内松解下肢缩窄环而保肢成功的报道，因此有学者建议如果产前超声检查发现肢体近侧存在严重绞窄的缩窄环，可尝试此方案。然而，母婴所承受的风险巨大，如自发性流产、肢体坏死。

2. 缩窄环的治疗　缩窄环治疗的目的是功能和外形的改善，主要需通过手术切除缩窄环和皮下组织，同时行“Z”字成形术或“W”成形术[107]。这些技术可使瘢痕带延长和变形，使缩窄环松弛。也有学者提倡使用矩形组织瓣技术改变缩窄环形态。过去认为一次切除整个环形缩窄环是不安全的，推荐分期手术。但目前并不都这样认为，对于比较大的肢体，完整切除整个缩窄环也是安全的，但对于手指或足趾的全环状缩窄带应分期手术，先处理一侧缩窄带，否则可能造成手指血液循环障碍。两次手术间隔3~6个月。在对皮瓣或多余脂肪软组织修整前最好先放松止血带，在直视皮瓣血液循环的情况下完成皮瓣修整，避免皮瓣修整过多。另外，缝合皮瓣应在无张力下进行，否则将造成皮瓣血液循环障碍，严重者可引起皮瓣坏死。处理掌侧缩窄带时，因手指血管神经细小，为防止损伤，可使用手术显微镜或手术放大镜操作。切除前臂缩窄带时，应彻底切除局部的前臂深筋膜，否则不能完全解除其对血管神经和肌肉组织的压迫[108]。

中环指分离手术应在术后3~6个月进行（图22-87A）。因患儿手指细小，有时多“Z”形切口所形成的皮瓣窄小，血液循环较差，可在术前设计单“Z”形切口，上述缺点即可避免。通常以缩窄带为横轴，作多“Z”形或单“Z”形切口。切口完成后，在筋膜组织深层掀起各三角形皮瓣，适当切除部分多余的软组织或修整皮瓣上多余的脂肪组织。切开三角形皮瓣后，在远端直接切开分离。放松止血带，彻底止血。将掀起的三角形皮瓣分别旋转互换，缝合伤口（图22-87B）。图22-87C的患儿足部亦有缩窄带，手术方式相同。

3. 并指的治疗　由于重建原则与普通并指不同，继发于缩窄环综合征的尖头并指畸形被单独列了出来。分指手术需注意的几个方面包括指蹼重建、残留皮肤缺损的覆盖、指甲和指腹的处理等。窦管通常太靠远端，难以包含在重建指蹼的皮瓣内，因此常将其切除，皮肤可修整形成全厚皮片作为移植物。缩窄环松解是另一个需注意的问题。分指时机非常重要，因为形成并指的非相邻手指通常长度不一，随着生长发育可产生成角畸形。及时松解手指远端连接部分可有效解除这种牵拉效应。最终的分指和指蹼重建可延后到患儿年龄较大时。

4. 皮肤局部隆起的治疗　缩窄环综合征常有皮肤局部的隆起，这些隆起出现在手指背侧，质地硬，伴水肿。治疗方法颇多，“Z”字成形的结果常不满意，推荐切除加全厚皮片移植的方法。

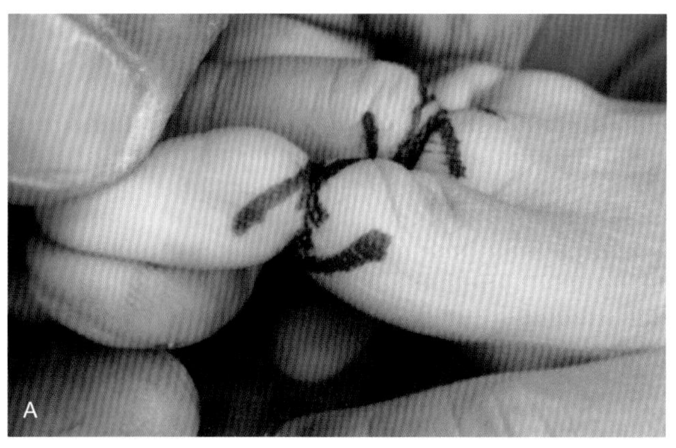

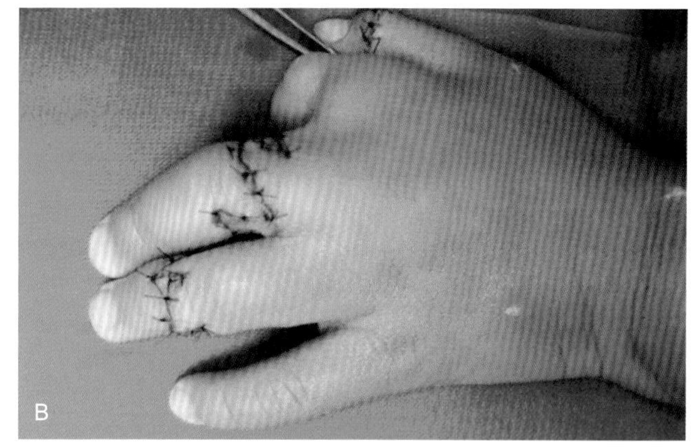

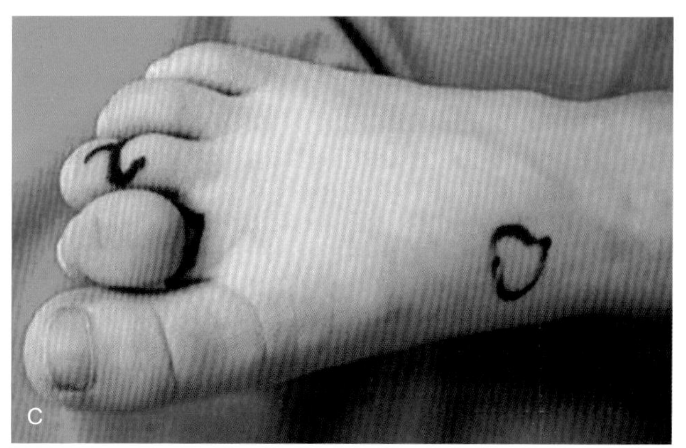

图 22-87　缩窄环的治疗。A. 中环指缩窄带（侧面观）；B.“Z”字成形术后缝合皮肤；C. 第 3 足趾缩窄带。

第九节　先天性多发关节挛缩症

【概述及临床表现】 多发挛缩性疾病中最常见的是先天性肌发育不良或“典型性关节挛缩症”，其特征性表现为双侧肢体体位呈对称性，散在发病。肢体体位表现为肩关节内收内旋，肘关节伸直，前臂旋前，腕关节屈曲，手指尺偏畸形。其他的临床特征包括皮肤缺乏皱褶、明显的肌萎缩和缺乏皮下组织。

先天性多发关节挛缩症是一种复杂且少见的畸形，可累及全身各个关节，如肩关节、肘关节、膝关节和踝关节等。挛缩在出生时即存在，出生后关节挛缩本身并不进展[109]。该病表现形式多样[110]，临床表现、严重程度和受累关节数目因人而异，受累及的手指屈曲僵硬，造成手指活动困难[111, 112]。一部分学者认为此病继发于患儿在胎儿阶段的运动缺乏，原因包括肌肉异常、神经畸形、子宫内空间局限、血管功能不全以及母体疾病。手部畸形往往表现为多指多关节同时受累，常表现在双手，也可表现为单个手指发病。神经病变、肌肉病变或两者的混合病变为其可能的原因。目前，造成此类畸形的确切病因尚不清楚。

多个综合征和遗传性疾病具有多发关节挛缩的表现，如 Freeman-Sheldon 综合征（吹笛面容综合征），该病为常染色体显性遗传，多发关节挛缩，并有特征性的脸部表现[113-117]。另外，Beals 综合征表现为挛缩性蜘蛛状细长指和近指间关节屈曲挛缩[117, 118]。

【治疗方法】 对于手部畸形的治疗目前尚无统一标准。对婴幼儿或挛缩较轻者可行保守治疗，佩戴矫形支具或可控制畸形的发展，但临床尚未见完全治愈者。对于挛缩严重、进展较快或保守治疗效果不佳者，只要麻醉允许且没有严重的全身疾患，均可考虑手术治疗，尤其是软组织手术更应尽早进行，骨性手术可适当延后。

早期最重要的治疗方法是使用支具被动活动所有的关节。通常使用动力型支具进行牵拉[119]，同时配合静力型支具及夜间支具巩固牵拉的效果。

对手术治疗时机的选择尚有争议[120, 121]。其中一个顾虑是手术会影响术前存在的一些适应性动作，如交叉、双上肢握持东西等。因为所有儿童都会多少发展适应性动作来完成众多日常任务，哪怕这些动作看上去并不灵活。一般建议在学龄前进行手术

(4 或 5 岁)，从而增强患儿参与学校生活的能力。手术必须考虑到已经存在的所有适应性动作，并且确保手术后功能不会减退。

1. 指间关节挛缩的手术　图 22-88 中的患者为左小指近指间关节挛缩。手术以近指间关节为中心，设计小指尺侧侧方正中切口（图 22-88A）。在切口内分离组织，将指固有血管神经束牵拉向掌侧，予以保护。切开少量鞘管壁，暴露深、浅指屈肌腱，调整腕关节及掌指关节，确认指浅屈肌腱挛缩（图 22-88B）。核实指深屈肌腱发育良好后，在近指间关节近侧切断指浅屈肌腱的两侧腱束，此时进一步检查关节囊挛缩情况，如果确认关节囊挛缩存在，以锐刀片松解，直到关节被动完全伸直（在腕关节和掌指关节过伸时）。用一枚 0.8 mm 克氏针固定近指间关节于伸直 0° 位，放松止血带，止血，缝合伤口。术中关节松解完毕后，若皮肤仍然限制关节伸直，需同时松解皮肤，可采用游离皮片移植覆盖残留缺损。术中应保护拇指血管神经束，尤其在关节松解过程中，以免造成过度牵拉损伤。术中在关节皮肤松解后，若关节仍然伸直受限，应松解掌侧关节囊，同时调整腕关节检验屈指肌腱是否挛缩，若有挛缩则需在前臂远端行延长术。术后 48 小时换药，2 周拆线。用石膏托固定患手，2~3 周后拆除，开始功能训练。用小指伸直位支具夜间固定至少半年。

2. 先天性关节挛缩症扣拇畸形的手术　将皮瓣蒂设计在示指掌指关节桡侧，宽约 2 cm，皮瓣远侧顶点位于近指间关节桡侧（图 22-89A、B），切口在掌侧斜向拇指掌指关节延伸。在示指桡背侧沿设计切口切开皮肤、皮下组织，掀起皮瓣，将示指伤口直接缝合。切开拇指掌指关节掌侧切口，松解关节至可伸直达 0° 位（图 22-89C），以 1.0 mm 克氏针予以固定。将皮瓣旋转至拇指掌指关节掌侧残留的皮肤软组织缺损处，缝合伤口（图 22-89D）。以 1.0 mm 克氏针固定第 1、2 掌骨，将拇指璞开大至最大限度。用 1.0 mm 或 0.8 mm 克氏针将指间关节固定在伸直位，伤口内放置引流条，包扎伤口，用石膏托外固定拇指于外展对掌位。皮瓣切取勿过浅，以免影响血运，也勿过深，以免损伤示指桡侧血管神经束。拇指松解完毕，如果检查发现拇长屈肌挛缩，可在前臂进行延长。

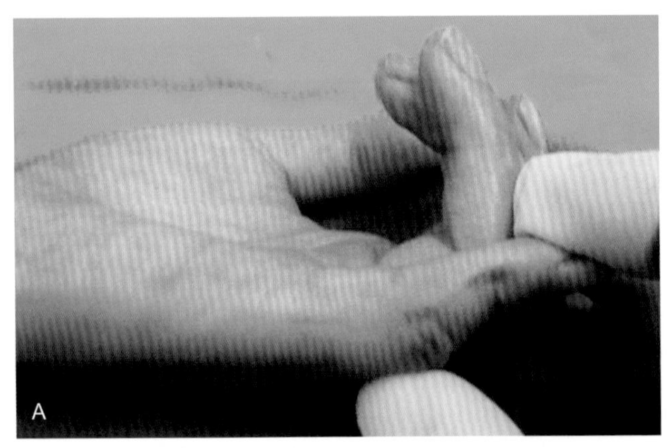

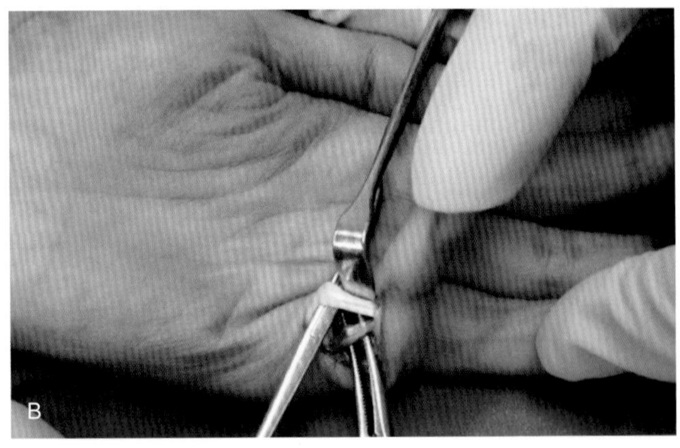

图 22-88　指间关节挛缩的手术。A. 设计小指侧方正中切口；B. 核实指深浅屈肌腱。

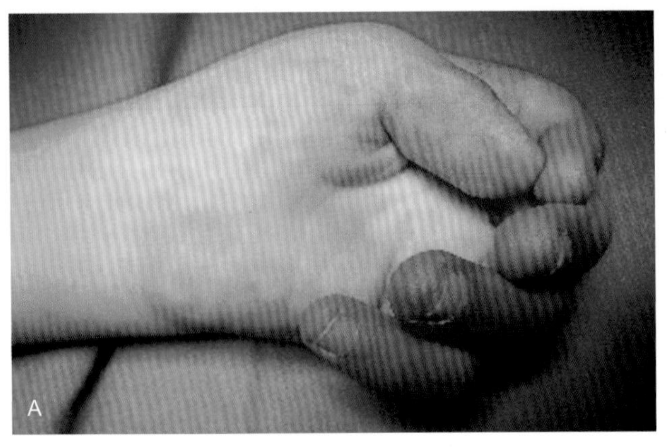

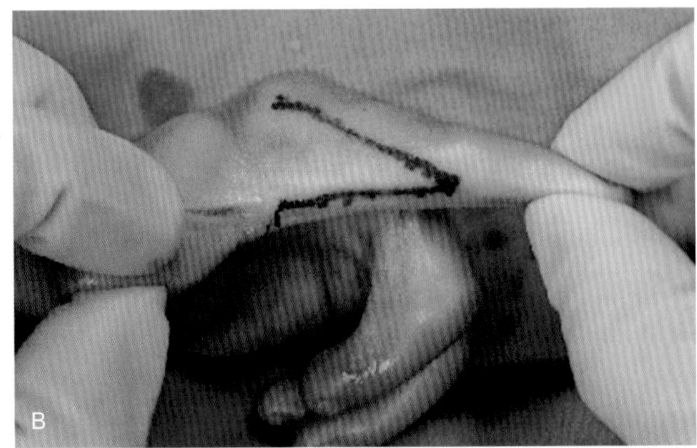

图 22-89　先天性关节挛缩症扣拇畸形的手术。A. 畸形外形（掌侧）；B. 示指切口设计。

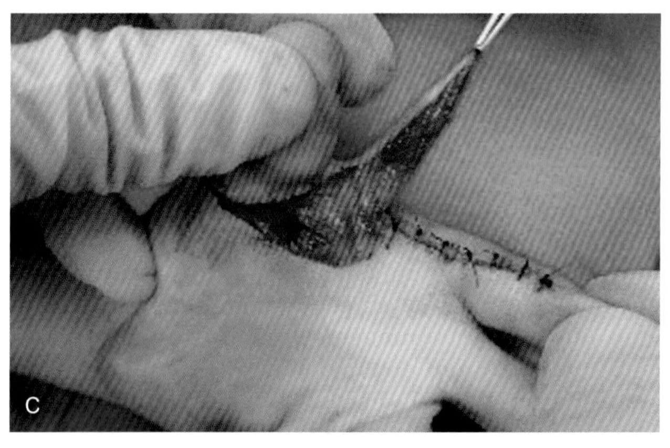

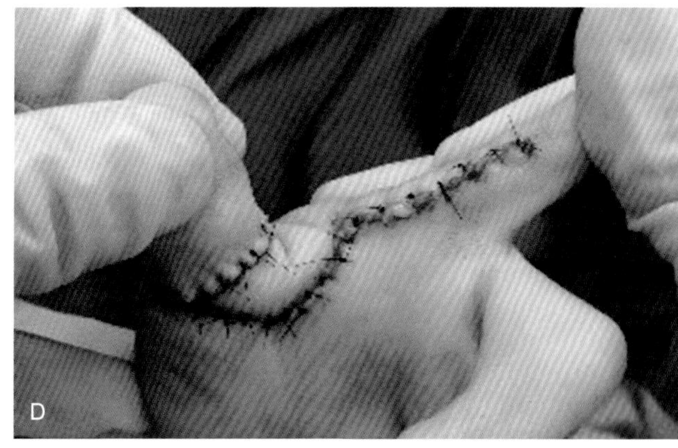

图 22-89（续） C. 切开拇指掌指关节掌侧切口，松解关节；D. 缝合伤口。

第十节　先天性拇指扳机指

【流行病学】 近年来对于扳机拇的命名，使用“先天性”这一术语有一定争议，因为在大量的新生儿筛查中没有发现一例扳机拇畸形[122-125]。因此有学者认为这一病理改变可能并非出生时就存在，而是在出生后生长中逐渐发生的。当然，在正常新生儿中，拇指往往保持在屈曲姿势，这可能是畸形难以早期诊断的原因。有报道，扳机拇畸形的发生率是扳机指畸形的 10 倍[126, 127]，扳机拇畸形在 1 岁儿童的发生率约为 3.3/1 000，双侧受累的患儿为 25%~30%[128, 129]。临床工作中，如果遇到扳机指的患儿，要考虑有无其他原发病。

尽管扳机拇的命名近来存在一定争议，但在术中可以看到在拇指掌指关节籽骨水平，拇长屈肌腱鞘管起始部（A1 滑车）的管壁增厚、狭窄，或拇长屈肌腱局部梭形肿大形成一个“硬结”，当拇指屈伸活动时，“硬结”被阻挡在鞘管入口外，或“硬结”被卡在鞘管入口处滑车近端，不能通过鞘管狭窄处，导致肌腱在鞘管内滑动受限，引起相应的症状和体征。

【临床特征】 据文献报道 30%~50% 的扳机拇畸形患儿在 1 岁前自发缓解，大约 10% 的患儿在 6 个月至 1 岁间自发缓解[130-132]。这些结果提示如果进行长期观察，儿童扳机拇存在自发缓解的可能性。

【治疗方法】 有些家长被动屈伸患儿受累拇指治疗扳机拇会有效果，但大部分仅限于早期。支具治疗也有一定效果，多数报道通过夜间佩戴支具数个月以上，可以有 60%~70% 的患儿得到部分或完全缓解[133-135]。

首先，适当观察一段时间是合理的，尤其是对于 1 岁以内的患儿。大于 1 岁的患儿如果出现痛性弹响和固定屈曲畸形，需要进行手术治疗。多数患儿 5~10 岁间能自愈，不需要手术。如果需要进行腱鞘切除肌腱松解术，方法如下：在拇指掌指横纹近端作与其平行的皮肤横行切口，长 1~2 cm。切开皮肤及皮下组织后钝性分离，保护并用微型牵开器牵开手指两侧的指固有血管神经束，充分显露拇长屈肌腱鞘管入口处 A1 滑车及其近端拇长屈肌腱上的“硬节”（图 22-90）。被动屈伸拇指指间关节，若鞘管壁切除合适，拇长屈肌腱上的“硬节”将不再受到鞘管壁阻挡，肌腱可向远端和近端自由滑动，肌腱上的“硬节”此时暴露于鞘管外的皮下。松解完成后，向远端牵拉拇长屈肌腱，使拇指指间关节屈曲度与被动屈曲度一致，向近端牵拉可感觉到肌腹良好的弹性或收缩。

切除滑车应充分，以免肌腱滑动仍受影响。因患儿血管神经束细小，显露过程中应注意保护，最好先将指神经血管束暴露充分，然后在直视下操作。

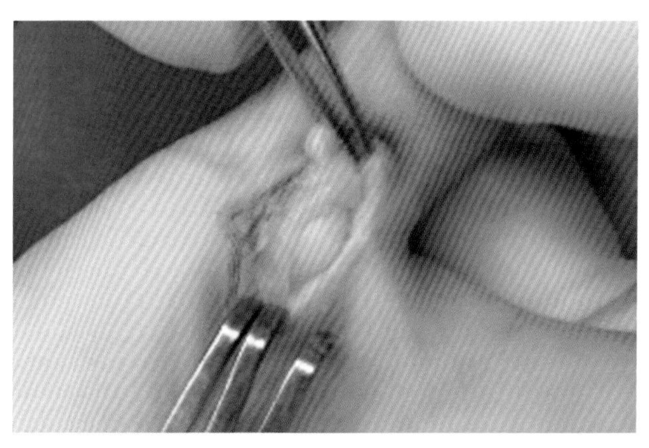

图 22-90　钝性分离皮下组织，显露拇长屈肌腱及肌腱“硬节”。

切勿作纵行皮肤切口，否则将由于瘢痕挛缩引起关节屈曲挛缩；也不应在掌指横纹处作切口，掌指横纹的解剖结构特殊，应予以保护。不必修整或去除肌腱上的"硬结"，以防引起术后严重的肌腱反应性水肿、肌腱粘连或肌腱断裂。

扳机拇松解术的疗效通常都较好，很少有复发者。并发症并不常见，主要与手术技术有关。持续的弹响通常由于屈肌腱鞘松解不彻底所致。其他并发症包括皮肤瘢痕、松解斜行滑车后导致的肌腱弓弦样绷起以及指神经损伤后造成的麻木。

参考文献

[1] Flatt AE. Classification and incidence: The care of congenital hand anomalies. St. Louis: Quality Medical Publishing, 1994: 47-63.
[2] Bamshad M, Watkins WS, Dixon ME, et al. Reconstructing the history of human limb development: lessons from birth defects. Pediatr Res, 1999, 45: 291-299.
[3] Temtamy SA, McKusick VA. The genetics of hand malformations. Birth Defects Orig Artic Ser, 1978, 14: 1-619.
[4] Kato H, Ogino T, Minami A, et al. Experimental study of radial ray deficiency. J Hand Surg Br, 1990, 15: 470-476.
[5] Naruse T, Takahara M, Takagi M, et al. Early morphological changes leading to central polydactyly, syndactyly, and central deficiencies: an experimental study in rats. J Hand Surg Am, 2007, 32: 1413-1417.
[6] Davis AP, Witte DP, Hsieh-Li HM, et al. Absence of radius and ulna in mice lacking hoxa-11 and hoxd-11. Nature, 1995, 375: 791-795.
[7] Swanson AB, Swanson GD, Tada K. A classification for congenital limb malformation. J Hand Surg Am, 1983, 8: 693-702.
[8] Oberg KC, Feenstra JM, Manske PR, et al. Developmental biology and classification of congenital anomalies of the hand and upper extremity. J Hand Surg Am, 2010, 35: 2066-2076.
[9] Goldfarb CA, Wall LB, Bohn DC, et al. Epidemiology of congenital upper limb anomalies in a midwest United States population: an assessment using the Oberg, Manske, and Tonkin classification. J Hand Surg Am, 2015, 40: 127-132.
[10] Oberg KC. Classification of congenital upper limb anomalies: towards improved communication, diagnosis, and discovery. J Hand Surg Eur Vol, 2019, 44: 4-14.
[11] Watson BT, Hennrikus WL. Postaxial type-B polydactyly. Prevalence and treatment. J Bone Joint Surg Am, 1997, 79: 65-68.
[12] Graham TJ, Ress AM. Finger polydactyly. Hand Clin, 1998, 14: 49-64.
[13] Leung PC, Chan KM, Cheng JC. Congenital anomalies of the upper limb among the Chinese population in Hong Kong. J Hand Surg Am, 1982, 7: 563-565.
[14] Flatt AE. The care of congenital hand anomalies. St. Louis: Quality Medical Publishing, 1994.
[15] Dobyns JH, Lipscomb PR, Cooney WP. Management of thumb duplication. Clin Orthop Relat Res, 1985, 195: 26-44.
[16] Light TR. Treatment of preaxial polydactyly. Hand Clin, 1992, 8: 161-175.
[17] McCarroll Jr HR. Congenital anomalies: a 25-year overview. J Hand Surg Am, 2000, 25: 1007-1037.
[18] Naasan A, Page RE. Duplication of the thumb. J Hand Surg Br, 1994, 19: 355-360.
[19] Manske PR. Treatment of duplicated thumb using a ligamentous/periosteal flap. J Hand Surg Am, 1989, 14: 728-733.
[20] Evans D. Polydactyly of the thumb. J Hand Surg Br, 1993, 18: 3-4.
[21] Tuch BA, Lipp EB, Larsen IJ, et al. A review of supernumerary thumb and its surgical management. Clin Orthop Relat Res, 1977, 125: 159-167.
[22] Baek GH, Goug HS, Chung MS, et al. Modified Bilhaut-Cloquet procedure for Wassel type-II and III polydactyly of the thumb. J Bone Joint Surg Am, 2007, 89: 534-541.
[23] Horii E, Nakamura R, Sakuma M, et al. Duplicated thumb bifurcation at the metacarpophalangeal joint level: factors affecting surgical outcome. J Hand Surg Am, 1997, 22: 671-679.
[24] Tuch BA, Lipp EB, Larsen IJ, et al. A review of supernumerary thumb and its surgical management. Clin Orthop Relat Res, 1977, 125: 159-167.
[25] Salas-Vidal E, Valencia C, Covarrubias L. Differential tissue growth and patterns of cell death in mouse limb autopod morphogenesis. Dev Dyn, 2001, 220: 295-306.
[26] Dunker N, Schmitt K, Krieglstein K. TGF-beta is required for programmed cell death in interdigital webs of the developing mouse limb. Mech Dev, 2002, 113: 111-120.
[27] Dupé V, Ghyselinck NB, Thomazy V, et al. Essential roles of retinoic acid signaling in interdigital apoptosis and control of BMP-7 expression in mouse autopods. Dev Biol, 1999, 208: 30-43.
[28] Blauth W, Gekeler J. Morphology and classification of symbrachydactylia, Handchirurgie. 1971, 4: 123-128.
[29] Jones N, Upton J. Early release of syndactyly within six weeks of birth. Orthop Trans, 1992, 17: 360-361.
[30] Cronin T. Syndactylism: Results of zig-zag incision to prevent postoperative contracture. Plast Reconstr Surg, 1956, 18: 460-468.
[31] Brennan MD, Fogarty BJ. Island flap reconstruction of the web space in congenital incomplete syndactyly. J Hand Surg Br, 2004, 29: 377-380.
[32] Gulgonen A, Gudemez E. Reconstruction of the first web space in symbrachydactyly using the reverse radial forearm flap. J Hand Surg Am, 2007, 32: 162-167.
[33] Upton J. Congenital anomalies of the hand and forearm. In: McCarthy JG, May JW, Littler JW, eds. Plastic Surgery. Philadelphia: WB Saunders, 1990: 5213-5398.
[34] Gausewitz SH, Meals RA, Setoguchi Y. Severe limb deficiency in Poland's syndrome. Clin Orthop Relat Res, 1984, 85: 9-13.
[35] 傅松滨，译 . SMITH 人类先天性畸形图谱：分类、判定标准与遗传咨询 . 6 版 . 北京：人民卫生出版社，2007: 334-335.
[36] Poland A. Deficiency of the pectoral muscles. Guy's Hospital Rep, 1841, 6: 191-193.
[37] Ireland DC, Takayama N, Flatt AE. Poland syndrome. J Bone Joint Surg Am, 1976, 58: 52-58.
[38] Powell CV, Coombs RC, David TJ. Poland anomaly with contralateral ulnar ray defect. J Med Genet, 1993, 30: 423-424.
[39] Foucras L, Grolleau JL, Chavoin JP. Poland's syndrome and hand's malformations: about a clinic series of 37 patients. Ann Chir Plast Esthet, 2005, 50: 138-145.
[40] Al-Qattan MM. Classification of hand anomalies in Poland's syndrome. Br J Plast Surg, 2001, 54: 132-136.
[41] Ram AN, Chung KC. Poland's syndrome: current thoughts in the setting of a controversy. Plast Reconstr Surg, 2009, 123: 949-953.
[42] Friedman T, Reed M, Elliott AM. The carpal bones in Poland syndrome. Skeletal Radiol, 2009, 38: 585-591.

[43] Al-Qattan MM, Thunayan A. The middle phalanx in Poland syndrome. Ann Plast Surg, 2005, 54: 160-164.
[44] 田文 , 赵俊会 , 田光磊 , 等 . 先天性复合性并指畸形 . 中华手外科杂志 , 2007, 23: 82-84.
[45] 田文 , 赵俊会 , 田光磊 , 等 . 先天性缩窄带综合征并指畸形的临床分型及治疗策略 . 中华手外科杂志 , 2010, 26: 85-88.
[46] Wheaton SW. Two specimens of congenital deformity in infants associated with fusion of the fingers and toes. Trans Pathol Soc Lond, 1894, 45: 238.
[47] Apert E. De l' Acrocephalosyndactly. Bull Soc Med, 1906, 23: 1310.
[48] 傅松宾 , 译 . 人类先天性畸形图谱 : 分类、判定标准与遗传咨询 . 6 版 , 北京 : 人民卫生出版社 , 2007: 464-465.
[49] AL-Qattan MM, AL-Husain. Classification of hand anormalies in Apert's syndrome. J Hand Surg Br, 1996, 21: 266-268.
[50] Upton J. Apert syndrome: classification and pathologic anatomy of limb anormalies. Clin Plast Surg, 1991, 18: 321-355.
[51] Flatt AE. The care of congenital hand anomalies. 2nd Edition. St. Louis: Quality Medical Publishing, 1994: 262-270.
[52] Van Heest AE, House JH, Reckling WC. Two-stage reconstruction of Apertacrosyndactyly. J Hand Surg Am, 1997, 22: 315-322.
[53] 田文 , 赵俊会 , 田光磊 , 等 . 先天性复合性并指畸形 . 中华手外科杂志 , 2007, 23: 82-84.
[54] 田文 , 赵俊会 , 田光磊 , 等 . Poland 综合征手部畸形的临床分型及治疗策略 . 中华手外科杂志 , 2012, 28: 206-210.
[55] Allam KA, Wan DC, Khwanngern K, et al. Treatment of Apert syndrome: a long-term follow-up study. Plast Reconstr Surg, 2011, 127: 1601-1611.
[56] Blank CE. Apert's syndrome: observation on a British series of thirty nine cases. Ann Hum Genet, 1960, 24: 151-164.
[57] 陈勇 , 张涤生 . 原发性颅缝早闭症的分子遗传学研究进展 . 国外医学 (遗传学分册), 2000, 23: 160-163.
[58] Anderson PJ, Hall CM, Evans RD, et al. The feet in Apert syndrome. J Pediatr Orthop, 1999, 19: 504-507.
[59] Fearon JA. Treatment of the hands and feet in Apert syndrome: an evolution in management. PlastReconstrSurg, 2003, 112: 1-12.
[60] Auerbach AD, Rogatko A, Schroeder-Kurth TM. International Fanconi Anemia Registry: relation of clinical symptoms to diepoxybutane sensitivity. Blood, 1989, 73: 391-396.
[61] Kozin SH. Upper-extremity congenital anomalies. J Bone Joint Surg Am, 2003, 85: 1564-1576.
[62] Lourie GM, Lins RE. Radial longitudinal deficiency. A review and update. Hand Clin, 1998, 14: 85-99.
[63] Lister G. Reconstruction of the hypoplastic thumb. Clin Orthop Relat Res, 1985, 195: 52-65.
[64] Manske PR, McCarroll HR Jr, James M. Type Ⅲ : a hypoplastic thumb. J Hand Surg Am, 1995, 20: 246-253.
[65] Graham TJ, Louis DS. A comprehensive approach to surgical management of the type ⅢA hypoplastic thumb. J Hand Surg Am, 1998, 23: 3-13.
[66] Buck-Gramcko D. Pollicization of the index finger: method and results in aplasia and hypoplasia of the thumb. J Bone Joint Surg Am, 1971, 53: 1605-1617.
[67] Kozin SH, Weiss AA, Webber JB, et al. Index finger pollicization for congenital aplasia or hypoplasia of the thumb. J Hand Surg Am, 1992, 17: 880-884.
[68] Latimer J, Shah M, Kay S. Abductor digiti minimi transfer for the restoration of opposition in children. J Hand Surg Br, 1988, 19: 653-658.
[69] Kozin SH, Weiss AA, Webber JB, et al. Index finger pollicization for congenital aplasia or hypoplasia of the thumb. J Hand Surg Am, 1992, 17: 880-884.
[70] Manske PR, Rotman MB, Dailey LA. Long-term functional results after pollicization for the congenitally deficient thumb. J Hand Surg Am, 1992, 17: 1064-1072.
[71] Ogino T, Ishii S. Long-term results after pollicization for congenital hand deformities. J Hand Surg Am, 1997, 22: 79-85.
[72] Stykes PJ, Chandraprakasam T, Percival NJ. Pollicisation of the index finger in congenital anomalies: a retrospective analysis. J Hand Surg Am, 1991, 23: 3-13.
[73] James MA, McCarroll HR Jr, Manske PR. The spectrum of radial longitudinal deficiency: a modified classification. J Hand Surg Am, 1999, 24: 1145-1155.
[74] Lourie GM, Lins RE. Radial longitudinal deficiency. A review and update. Hand Clin, 1998, 14: 85-99.
[75] Goldfarb CA, Wall L, Manske PR. Radial longitudinal deficiency: the incidence of associated medical and musculoskeletal conditions. J Hand Surg Am, 2006, 31: 1176-1182.
[76] James MA, Green HD, McCarroll HR Jr, et al. The association of radial deficiency with thumb hypoplasia. J Bone Joint Surg Am, 2004, 86: 2196-2205.
[77] Verlinsky Y, Rechitsky S, Schoolcraft W, et al. Preimplantation diagnosis for Fanconi anemia combined with HLA matching. JAMA, 2001, 285: 3130-3133.
[78] James MA, McCarroll HR Jr, Manske PR. Characteristics of patients with hypoplastic thumbs. J Hand Surg Am, 1996, 21: 104-113.
[79] Mo JH, Manske PR. Surgical treatment of type 0 radial longitudinal deficiency. J Hand Surg Am, 2004, 29: 1002-1009.
[80] Matsuno T, Ishida O, Sunagawa T, et al. Radius lengthening for the treatment of Bayne and Klug type II and type III radial longitudinal deficiency. J Hand Surg Am, 2006, 31: 822-829.
[81] Goldfarb CA, Murtha YM, Gordon JE, et al. Soft-tissue distraction with a ring external fixator before centralization for radial longitudinal deficiency. J Hand Surg Am, 2006, 31: 952-959.
[82] Nanchahal J, Tonkin MA. Pre-operative distraction lengthening for radial longitudinal deficiency. J Hand Surg Br, 1996, 21: 103-107.
[83] Taghinia AH, Al-Sheikh AA, Upton J. Preoperative soft-tissue distraction for radial longitudinal deficiency: an analysis of indications and outcomes. Plast Reconstr Surg, 2007, 120: 1305-1312.
[84] Evans DM, Gateley DR, Lewis JS. The use of a bilobed flap in the correction of radial club hand. J Hand Surg Br, 1995, 20: 333-337.
[85] VanHeest A, Grierson Y. Dorsal rotation flap for centralization in radial longitudinal deficiency. J Hand Surg Am, 2007, 32: 871-875.
[86] Abe M, Shirai H, Okamoto M, et al. Lengthening of the forearm by callus distraction. J Hand Surg Br, 1996, 21: 151-163.
[87] Peterson BM, McCarroll HR Jr, James MA. Distraction lengthening of the ulna in children with radial longitudinal deficiency, J Hand Surg Am, 2007, 32: 1402-1407.
[88] Vilkki SK. Distraction and microvascular epiphysis transfer for radial club hand. J Hand Surg Br, 1998, 23: 445-452.
[89] Damore E, Kozin SH, Thoder JJ, et al. The recurrence of deformity after surgical centralization for radial clubhand. J Hand Surg Am, 2000, 25: 745-751.
[90] Gul D, Oktenli C. Evidence for autosomal recessive inheritance of split hand/split foot malformation: a report of nine cases. Clin Dysmorphol, 2002, 11: 183-186.
[91] Ianakiev P, Kilpatrick MW, Toudjarska I, et al. Split-hand/split-foot malformation is caused by mutations in the p63 gene on 3q27. Am J Hum Genet, 2000, 67: 59-66.
[92] van Bokhoven H, Hamel BC, Banshad M, et al. p63 Gene mutations in EEC syndrome, limb-mammary syndrome, and isolated split hand-split foot malformation suggest a genotype-phenotype correlation. Am J Hum Genet, 2001, 69: 481-492.
[93] Foucher G, Loréa P, Hovius S, et al. Radial shift of the ulnar fingers: a new technique for special cases of longitudinal central deficiency. J Hand Surg Br, 2006, 31: 156-161.

[94] Wiedemann HR, Burgio GR, Aldenhoff P, et al. The Proteus syndrome: partial gigantism of the hand and/or feet, nevi, hemihypertrophy, subcutaneous tumours, macrocephaly or other skull anomalies and possible accelerated growth and visceral affections. Eur J Pediatr, 1983, 140: 5-12.

[95] Brodwater BK, Major NM, Goldner RD, et al. Macrodystrophia lipomatosa with associated fibrolipomatous hamartoma of the median nerve. Pediatr Surg Int, 2000, 16: 216-218.

[96] Al-Qattan MM. Lipofibromatous hamartoma of the median nerve and its associated conditions. J Hand Surg Br, 2001, 26: 368-372.

[97] Silverman TA, Enzinger FM. Fibrolipomatous hamartoma of nerve: a clinico-pathologic analysis of 26 cases. Am J Surg Pathol, 1985, 9: 7-14.

[98] Ishida O, Ikuta Y. Long-term results of surgical treatment for macrodactyly of the hand. Plast Reconstr Surg, 1998, 102: 1586-1590.

[99] Tan O, Atik B, Dogan A, et al. Middle phalangectomy: a functional and aesthetic cure for macrodactyly. Scand J Plast Reconstr Surg Hand Surg, 2006, 40: 362-365.

[100] Tsuge K. Treatment of macrodactyly. J Hand Surg Am, 1985, 10: 968-969.

[101] Tsuge K. Treatment of macrodactyly. Plast Reconstr Surg, 1967, 39: 590-599.

[102] Hoshi E, Tajima T, Watanabe Y. Results of our treatment for macrodactyly. Seikeigeka, 1973, 24: 1183-1185.

[103] Akinci M, Ay S, Ercetin O. Surgical treatment of macrodactyly in older children and adults. J Hand Surg Am, 2004, 29: 1010-1019.

[104] Torpin R, Faulkner A. Intrauterine amputation with the missing membrane found in the fetal membranes. JAMA, 1966, 198: 185-187.

[105] Uchida Y, Sugioka Y. Peripheral nerve palsy associated with congenital constriction band syndrome. J Hand Surg Br, 1991, 16: 109-112.

[106] Weinzweig N, Barr A. Radial, ulnar, and median nerve palsies caused by a congenital constriction band of the arm: single-stage correction. Plast Reconstr Surg, 1994, 94: 872-876.

[107] Mutaf M, Sunay M. A new technique for correction of congenital constriction rings. Ann Plast Surg, 2006, 57: 646-652.

[108] Upton J, Tan C. Correction of constriction rings. J Hand Surg Am, 1991, 16: 947-953.

[109] Hall JG, Reed SD, Driscoll EP. Part I. Amyoplasia: a common, sporadic condition with congenital contractures. Am J Med Genet, 1983, 15: 571-590.

[110] Sells JM, Jaffe KM, Hall JG. Amyoplasia, the most common type of arthrogryposis: the potential for good outcome. Pediatrics, 1996, 97: 225-231.

[111] Bennett JB, Hansen PE, Granberry WM, et al. Surgical management of arthrogryposis in the upper extremity. J Pediatr Orthop, 1985, 5: 281-286.

[112] Ezaki M. Treatment of the upper limb in the child with arthrogryposis. Hand Clin, 2000, 16: 703-711.

[113] Burian F. The "whistling face" characteristic in a compound cranio-fascio-corporal syndrome. Br J Plast Surg, 1963, 16: 140-143.

[114] Freeman EA, Sheldon JH. Cranio-carpo-tarsal dystrophy: an undescribed congenital malformation. Arch Dis Child, 1938, 13: 277-283.

[115] Krakowiak PA, Bohnsack JF, Carey JC, et al. Clinical analysis of a variant of Freeman-Sheldon syndrome (DA2B). Am J Med Genet, 1998, 76: 93-98.

[116] McCarroll Jr HR, Manske PR. The windblown hand: correction of the complex clasped thumb deformity. Hand Clin, 1992, 8: 147-159.

[117] Beals RK, Hecht F. Congenital contractural arachnodactyly: a heritable disorder of connective tissue. J Bone Joint Surg Am, 1971, 53: 987-993.

[118] Ogino T, Kato H, Ohshio I, et al. Clinical features of congenital contractural arachnodactyly. Congenit Anom Kyoto, 1993, 33: 85-94.

[119] Smith DW, Drennan JC. Arthrogryposis wrist deformities: results of infantile serial casting. J Pediatr Orthop, 2002, 22: 44-47.

[120] Mennen U. Early corrective surgery of the wrist and elbow in arthrogryposis multiplex congenita. J Hand Surg Br, 1993, 18: 304-307.

[121] Ezaki M. Treatment of the upper limb in the child with arthrogryposis. Hand Clin, 2000, 16: 703-711.

[122] Rodgers WB, Waters PM. Incidence of trigger digits in newborns. J Hand Surg Am, 1994, 19: 364-368.

[123] Slakey JB, Hennrikus WL. Acquired thumb flexion contracture in children: congenital trigger thumb. J Bone Joint Surg Br, 1996, 78: 481-483.

[124] Moon WN. Trigger digits in children. J Hand Surg Br, 2001, 26: 11-12.

[125] Crawford HH, Horton CE, Adamson JE. Congenital aplasia or hypoplasia of the thumb and finger extensor tendons. J Bone Joint Surg Am, 1966, 49: 82-91.

[126] Cardon LJ, Ezaki M, Carter PR. Trigger finger in children. J Hand Surg Am, 1999, 24: 1156-1161.

[127] Mulpruek P, Prichasuk S, Orapin S. Trigger finger in children. J Pediatr Orthop, 1998, 18: 239-241.

[128] Ger E, Kupcha P, Ger D. The management of trigger thumb in children. J Hand Surg Am, 1991, 16: 944-947.

[129] Kikuchi N, Ogino T. Incidence and development of trigger thumb in children. J Hand Surg Am, 2006, 31: 541-543.

[130] Dinham JM, Meggitt BF. Trigger thumbs in children: a review of the natural history and indications for treatment in 105 patients. J Bone Joint Surg Br, 1974, 56: 153-155.

[131] Watanabe H, Hamada Y, Toshima T, et al. Conservative treatment for trigger thumb in children. Arch Orthop Trauma Surg, 2001, 121: 388-390.

[132] Nemoto K, Nemoto T, Terada N, et al. Splint therapy for trigger thumb and finger in children. J Hand Surg Br, 1996, 21: 416-418.

[133] Bauer AS, Bae DS. Pediatric trigger digits. J Hand Surg Am, 2015, 40: 2304-2309.

[134] Giugale JM, Fowler JR. Trigger finger: adult and pediatric treatment strategies. Orthop Clin North Am, 2015, 46: 561-569.

[135] Womack ME, Ryan JC, Shillingford-Cole V, et al. Treatment of paediatric trigger finger: a systematic review and treatment algorithm. J Child Orthop, 2018, 12: 209-217.

第23章
手与腕部肿瘤

刘 波 田 文

手外科医生在临床上常常会碰到因发现手或腕部肿物而前来就诊的患者。手与腕部肿瘤的发生率并不低，以良性肿瘤更常见。全身骨骼肌肉系统的软组织肿瘤中，15%的良性肿瘤及4%的恶性肿瘤发生于手与腕部；全身骨肿瘤中，6%的良性肿瘤及0.5%的恶性肿瘤发生于手与腕部[1,2]。此外，手与腕部常见的一些非肿瘤性肿物，如腱鞘囊肿、黏液囊肿等，需要与其他肿瘤鉴别，也放在此章一并讨论。

手与腕部肿瘤的种类繁多，而且其对功能的影响情况、发生转移的特点与全身其他部位的肿瘤不尽相同。此外，现有的文献资料多为个案或较少病例数的报道，缺乏大宗病例的报道及对照研究数据。所以，总的来说，多数医生缺乏对这类疾患的诊治经验。

对这类疾患进行治疗的医生，既要像肿瘤外科医生那样遵循肿瘤治疗的原则，彻底切除肿瘤，又要通过修复重建技术，尽可能恢复手及上肢的外观及功能。因此，在对此类疾患治疗前，医生应该完全掌握肿瘤治疗的基本原则，所治疗肿瘤的生物学及临床特点、外科分期、肿瘤转移方式，以及某些恶性肿瘤对辅助治疗的反应等知识。手外科医生或致力于手及上肢领域的整形外科医生，由于对手部的解剖、功能及肿瘤切除后的修复重建方法有独特的理解，有利于为患者提供完善的治疗。

由于手与腕部肿瘤与发生于全身其他部位的肿瘤在病理学、分类、诊断与检查方法方面并无明显特殊之处，故本章对上述内容不再赘述，仅对手与腕部肿瘤的特点及其特殊的治疗策略进行叙述，并对常见的手与腕部肿瘤及肿物的临床特点及治疗分别进行讨论。

第一节 手与腕部肿瘤的特点及治疗原则

由于手的解剖部位、组织学特点及功能的特殊性，某些肿瘤常好发于手部，成为手与腕部最多见的良性肿瘤，如内生软骨瘤、包涵囊肿、血管球瘤和腱鞘巨细胞瘤等。恶性肿瘤在手部非常罕见，以软组织肿瘤为主。本章只介绍相对常见的上皮样肉瘤、滑膜肉瘤及恶性黑色素瘤。

不同肿瘤类型的治疗方法与目标也不尽相同。手与腕部的软组织少而薄，且为身体外露部位，一旦生长肿瘤，一般可被早期发现，及时就医，绝大多数的良性肿瘤和低度恶性肿瘤均能通过边缘切除而获得比较满意的疗效[3]。对于某些良性肿瘤，如内生软骨瘤，可采用瘤内切除术（肿瘤病变刮除）来治疗。对于某些类肿瘤样疾患，如腱鞘囊肿，在一定程度上可以不做手术或其他特殊处理，仅观察病情发展即可。当症状严重或影响外形、功能时方可采取外科干预。某些多发性良性骨肿瘤，如多发骨软骨瘤病，手术治疗的目标往往是在一定程度上减轻肿瘤负荷或改善手的外形，而不是根治性地将肿瘤病变全部切除。

对于恶性肿瘤，首先要考虑的是彻底切除肿瘤，其次考虑肢体的功能重建。但是，鉴于手部的独特解剖结构，适用于全身其他部位的一些筋膜室切除或根治性切除的理念，很多时候并不适合手部肿瘤。比如，来源于一个手指屈肌的恶性肿瘤，如果按照筋膜室根治性切除的原则，需要切除整个屈肌甚至进行肘上截肢，很多时候对手部肿瘤来说是不切实际的[4]。切除多大范围的正常组织边缘才安全有效，需要综合考虑肿瘤的恶性程度、具体发生部位、大小、分级与分期。

切除恶性肿瘤以后，如果存在皮肤、软组织或骨关节的缺损，在条件允许的情况下应该尽可能地进行外观与功能重建。如果只是皮肤缺损，根据缺损区域的基底情况，可以选择游离植皮、转移皮瓣或游离皮瓣覆盖创面。禁忌使用带蒂皮瓣（如邻指皮瓣、腹部皮瓣等）转移，以免恶性肿瘤沿蒂部转移到正常组织结构。如果肌腱或肌肉缺损，可采用游离肌腱或肌肉移植，或者肌腱移位重建功能。

第二节　手与腕部良性软组织肿瘤与肿物

一、腱鞘囊肿

腱鞘囊肿（ganglion cyst）是手与腕部最常见的肿物，约占手部肿瘤及肿瘤样疾患总数的 50%~70%。该肿物多见于女性，好发于 20~40 岁，但儿童及老年人也均可发生。囊肿可为单房或多房，囊壁由胶原纤维及稀疏的扁平细胞构成。由于其囊壁不包含真正的肿瘤细胞，因此只是一种类肿瘤疾病而非真正的肿瘤。囊肿内容物多为透明黏稠液体，其黏稠度高于关节液，有时可呈浅红血色[4]。

肿物多单发，可发生于手与腕部的任何部位，但最常出现于关节或肌腱周围。大多数腱鞘囊肿发生于腕部，其中以腕背囊肿最常见，约占所有手部囊肿的 60%~70%（图 23-1）。囊肿常位于舟月韧带背侧，也可位于伸指肌腱周围。腕掌侧囊肿也相对多见，约占所有手部囊肿的 18%~20%，最多发生于桡侧屈腕肌腱周围或稍远侧的舟骨结节周围（图 23-2）。第三常见的腱鞘囊肿为屈肌腱鞘囊肿，约占手部所有囊肿的 10%~12%，常位于手指掌指关节或近节指骨掌侧的屈肌腱鞘上（图 23-3）[4, 5]。手与腕部的其他部位也都有发生囊肿的可能，但很多非典型部位的囊肿，被认为与局部组织结构的创伤或退行性变有关。腕尺侧囊肿可能同时合并三角纤维软骨损伤或腕关节退行性变，这也是某些患者在单纯囊肿切除术后疼痛症状仍难以缓解的原因。腕管或腕尺管内发生的囊肿，可压迫正中神经或尺神经而产生神经症状（图 23-4）。

腕骨内也可发生腱鞘囊肿，虽然少见，但可为慢性腕关节疼痛的一个原因。文献中报道的多为个案，多数作者均提及在对慢性腕关节不适病例的诊治中，应注意此种疾患存在的问题，有些病例甚至是在影像学检查中被无意发现的。Magee 等曾对 400 例腕关节不适患者进行影像学检查，发现 15 例为腕骨内腱鞘囊肿，其患病率达到 3.75%[6-9]。

目前为止，腱鞘囊肿的发病原因仍不明确。有学说认为，某种因素导致的滑膜疝是引起腱鞘囊肿的原因，但腱鞘囊肿的囊壁往往没有典型的滑膜细胞内衬。也有观点认为，囊肿的形成与关节囊的急性外伤或慢性不正常应力有关，无论是急性的还是慢性的因素，都可导致关节囊破裂，关节液外漏。外漏的关节液与周围组织形成反应，逐渐形成囊壁

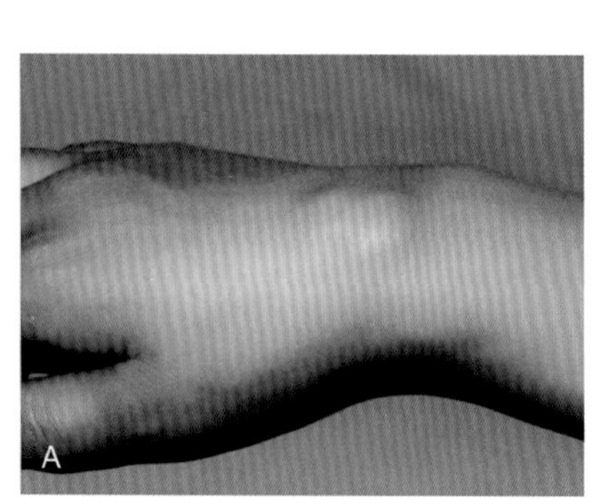

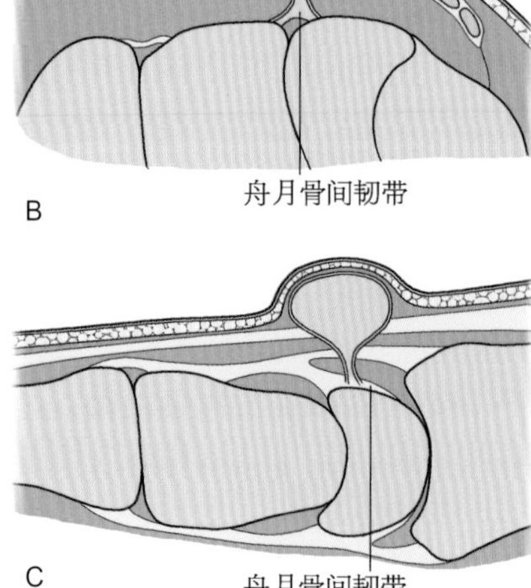

图 23-1　腕背腱鞘囊肿。A. 囊肿常位于舟月韧带背侧；B. 腕背腱鞘囊肿的横断面解剖示意图；C. 腕背腱鞘囊肿的矢状面解剖示意图。

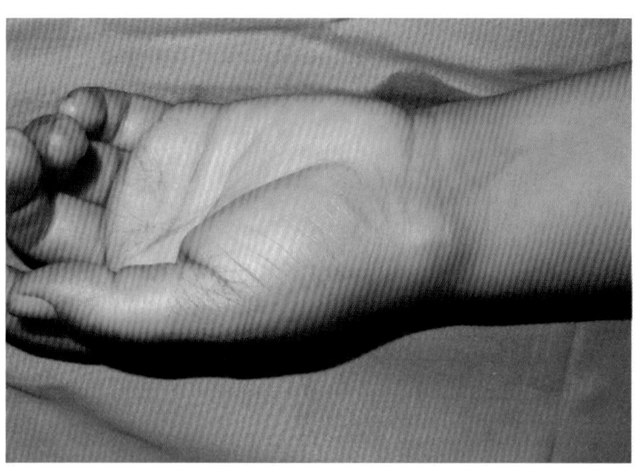

图 23-2　腕掌侧腱鞘囊肿，多发生于腕桡侧，体表位置接近桡侧屈腕肌腱周围。

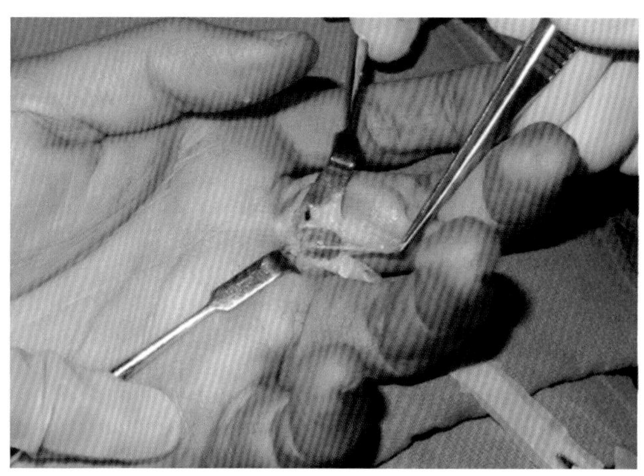

图 23-3　位于手指近节指骨掌侧屈肌腱鞘上的腱鞘囊肿。

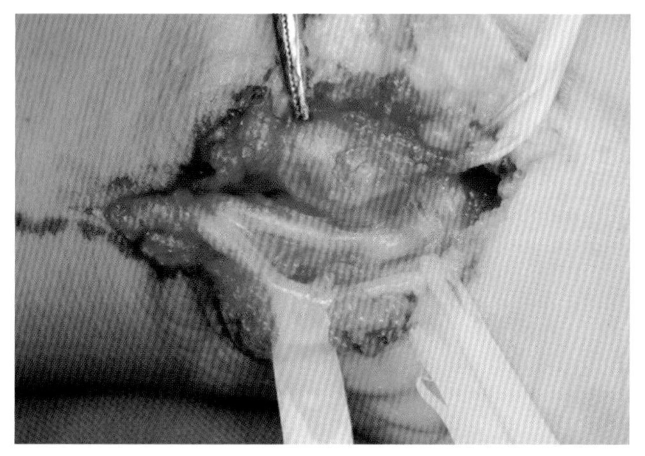

图 23-4　腕尺管内发生的囊肿，压迫尺神经而产生神经症状。

和胶冻样内容物。近来有学说认为，腱鞘囊肿发生于滑膜和关节囊的交界面，由于应力对关节囊和关节周围韧带等支持结构的反复牵伸作用，刺激产生黏液蛋白，这些黏液蛋白在穿透关节囊和韧带结构的过程中形成囊性管道（囊蒂），并逐渐融合汇聚形成囊体。黏液可通过单向瓣机制进入囊体，当水分被重吸收时囊肿可变小甚至消失[10, 11]。

【临床特点】 多数患者的首发症状为无症状的肿物或腕关节活动时不适、轻微疼痛等，这种状况可持续较长时间，数月至数年，甚至更长。很多患者会自诉肿物缓慢增大或缩小。偶有囊肿受撞击后或未明原因下自行消失，但容易复发。患者常以局部胀痛加重、持物或抓握无力或肿物影响外形而就诊，少数在受到轻微外伤后偶尔发现局部肿物。虽然总体来说囊肿的生长过程较缓慢，但也有短期内迅速生长者，患者因担忧肿物性质而就诊。

局部疼痛不适是患者要求治疗的主要原因之一，但一般程度较轻。疼痛主要发生在关节过度活动或直接受挤压时。部分腕背囊肿患者的疼痛可能与同时并存的舟月骨间不稳定有关，需特别引起注意。囊肿大小与疼痛程度关系不大，一般与囊肿张力有关，这也是一些较大囊肿患者无明显疼痛，而隐匿囊肿患者疼痛明显的一个原因。此外，某些生长在周围神经附近的腱鞘囊肿，有时可压迫神经而引起相应的症状，如生长在腕管的囊肿可能压迫正中神经主干或其掌侧皮支，在桡背侧可能压迫桡神经感觉支，在腕背可压迫骨间后神经，囊肿如果进入腕尺管则可引起尺神经受压，造成相关肌肉麻痹。

一些患者会因为囊肿较大、影响美观而要求治疗，即使这类囊肿不引起疼痛也不影响功能。少数时候，患者由于摩擦或局部损伤而引起囊肿表面皮肤轻微创伤、红肿，甚至囊肿破裂而要求治疗。

位于手掌或手指部位的囊肿，经常由于抓握或捏持物体受到碰撞或被触及才得以发现。由于这类囊肿往往与肌腱腱鞘密切相连，移动度小，在触摸时非常硬，常被误认为骨性突起或骨性肿物。直接发生在肌腱内的腱鞘囊肿则可随手指的屈伸活动而纵向移动，临床上容易造成误诊（图 23-5）。

除发生于手掌及手指的囊肿外，其他部位的囊肿在体表被触摸时质地较软，呈圆形或椭圆形，多房囊肿也可为分叶状。光线合适时囊肿的透光试验呈阳性。腕背囊肿的大小可随关节活动而增大，当屈曲腕关节时囊体变大，关节伸直时囊体变小，甚至消失。囊蒂较长时，囊肿可表现出一定的活动度。腕掌侧囊肿的活动度相对较小。

通过详细地询问病史，结合临床症状及体征，对于手部腱鞘囊肿的诊断一般不难。当临床表现不典

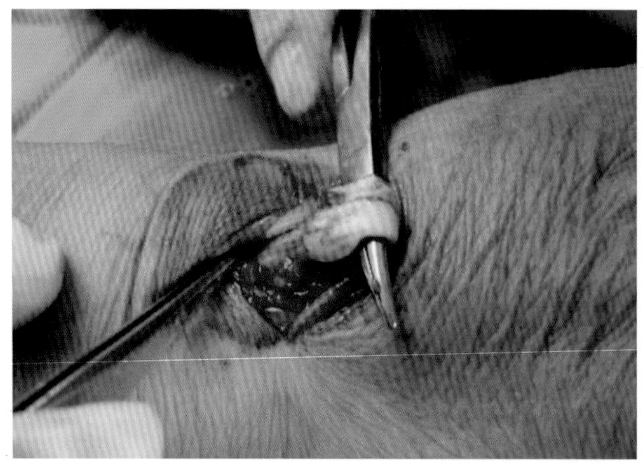

图 23-5　右腕指伸肌腱内腱鞘囊肿，位于肌腱实质组织中，囊肿可随手指屈伸活动而向远、近端移动。

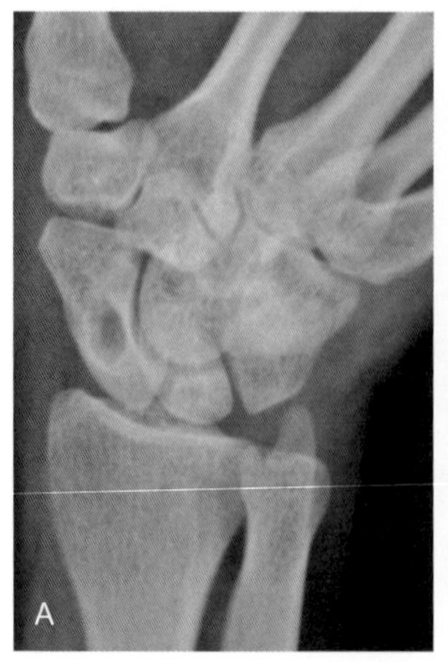

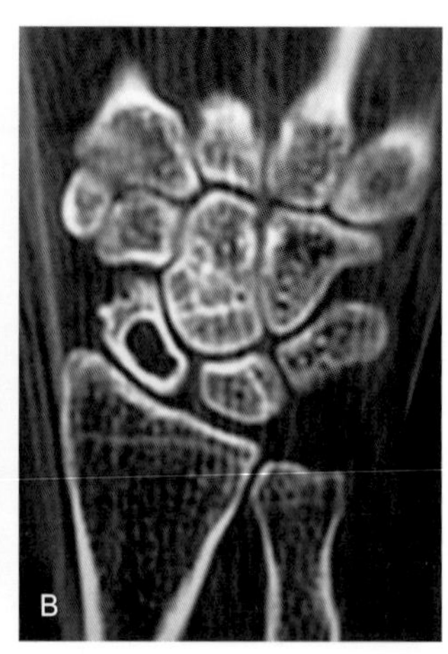

图 23-6　腕舟骨内腱鞘囊肿。A. X 线片显示；B. CT 扫描图像显示舟骨内呈椭圆形的骨密度减低区，边缘可见锐利、规则的硬化带。

型或难以作出诊断时，B 超及磁共振检查可以协助明确诊断。与容易诊断的普通腕背囊肿不同，腕背隐匿型囊肿容易被漏诊或误诊。这类囊肿体积较小，往往仅数毫米，临床上很难从体表发现，偶尔在极度屈腕并与健侧仔细比较时，才观察到腕背轻度隆起或摸到较小肿物。多数情况下，腕背部难以解释的慢性疼痛不适或异常压痛是这类囊肿的唯一临床表现。B 超或磁共振检查可以帮助诊断，前者更经济与方便 [12-14]。

腕骨内的腱鞘囊肿，多发生在舟骨和月骨，但各腕骨均可发生。临床症状常以慢性腕部不适、腕关节疼痛为主，可伴局部轻度肿胀和压痛，腕关节握力降低和活动度减小。文献中也有腕骨内腱鞘囊肿导致病理骨折、屈肌腱断裂及腕管综合征的报道 [6-9]。X 线平片多可显示腕骨内圆形或椭圆性骨密度减低区，边缘规则，有密度增高的骨硬化带，但囊肿较小时 X 线平片可为阴性。CT 扫描或磁共振检查可以准确显示囊肿的大小、形态，在腕骨内的三维构象，以及囊肿与关节面相通的位置 [6-9]（图 23-6 和图 23-7）。

需要与普通腱鞘囊肿鉴别的手部其他疾患包括脂肪瘤、腱鞘巨细胞瘤、包涵囊肿和神经性肿瘤等。需要与骨内腱鞘囊肿鉴别的疾患包括单纯性骨囊肿、动脉瘤样骨囊肿、骨样骨瘤等 [15]。

【治疗方法】 多数手与腕部的腱鞘囊肿没有症状或症状较轻，肿物对外观的影响不大，就诊时可告知患者这是一类良性肿物，目前不需接受任何治疗，可观察病情发展。对于腕部不适的患者，可先采取保守治疗：佩戴护腕或支具，减少腕部活动，使用非甾体类抗炎药，均可缓解不适症状。过去很多医生采用手指直接用力压迫囊肿，或者用木板或硬皮书击打囊肿，使囊壁破裂，内容物从囊体流出的方法。但用

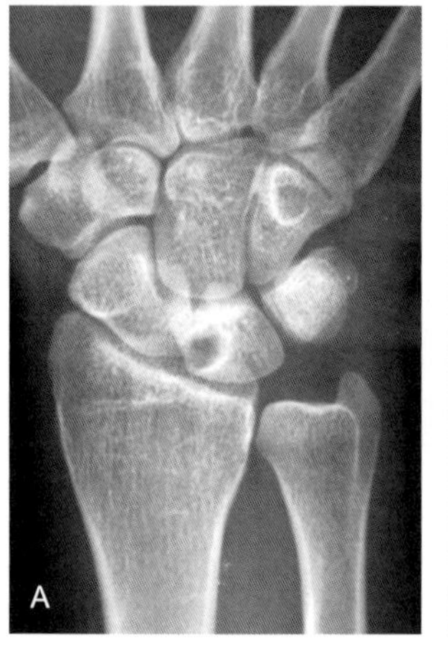

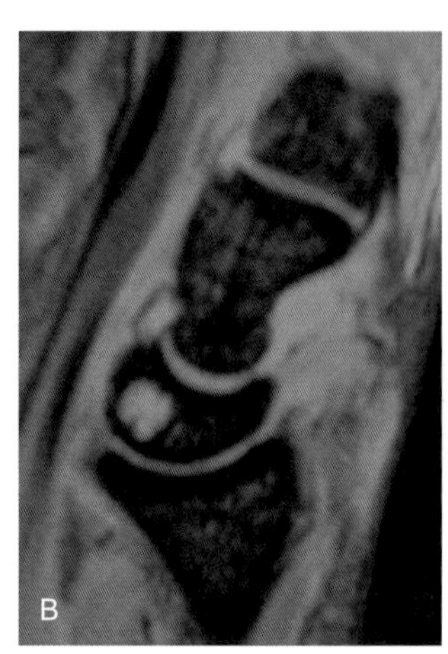

图 23-7　月骨内腱鞘囊肿。A. X 线片显示骨密度减低区位于月骨舟骨关节面附近，囊肿已突破关节面；B. 磁共振检查见肿物位于月骨掌侧。

力压迫或击打囊肿的方法让一些患者不愿接受，一些医生也不愿采用。如果掌握不好压迫或击打的力量还可能造成局部不必要的损伤，反而会使患者症状加重，而且据文献报道复发率可高达 64%。因此，现今并不将这一治疗方法作为推荐方法 [15]。针刺抽吸或针刺抽吸结合注射激素等药物是目前保守治疗的主要方法，有一定效果，但复发率相对较高。不同文献报道该方法的成功率也有很大差别，从 11%~85% 不等，多数研究报道的成功率为 30%~50% [16, 17]。对于不同部位的腱鞘囊肿，针刺抽吸的成功率也有差别。对于手指屈肌腱鞘旁腱鞘囊肿，针刺抽吸的成功率相对高一些，可达 60%~70%。但对于腕掌桡侧腱鞘囊肿，报道的成功率较低，而且有损伤桡动脉和正中神经掌侧皮支的风险，因此有学者不十分建议对这一部位的腱鞘囊肿采取针刺抽吸治疗 [11, 16, 17]。

此外，研究显示，针刺抽吸时同时注射皮质激素对复发率的影响没有显著改变[11, 18]。

对于症状明显且保守治疗效果不佳或囊体较大显著影响外观，甚至导致皮肤破溃的患者，可进行手术治疗。对于这类患者，手术切除是目前主要的也是最可靠、有效的治疗方法。手术的关键在于需完整切除囊体及其通向关节的蒂部，以避免复发。按照此手术技术完整切除的患者，复发率可低于 10%，而未完整切除蒂部的手术复发率可达 40%[11, 16, 17, 20]。新近的系列综述结果显示，总的来说，手术切除的复发率平均为 21%[21]。手术治疗应该在手术止血带控制出血的情况下进行。首先将囊体与周围组织钝性分离，分离过程中可使用手术放大镜，尽量避免囊壁破裂。囊体分离清楚后，进一步显露囊蒂（图 23-8），并向深处囊蒂与关节囊相通的部位探查分离，然后将囊蒂及其基底的一小部分关节囊完整切除。切除后对残留的关节囊缺损保持开放而不缝合，以减少关节囊瘢痕挛缩或腕关节活动受限的风险。

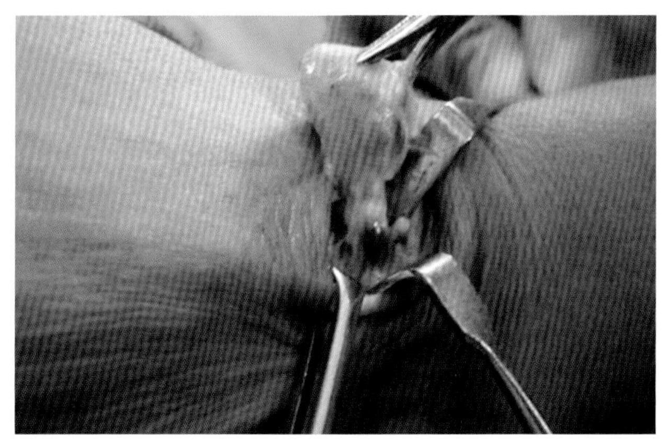

图 23-8　腕背侧腱鞘囊肿切开并切除，图示狭长的囊蒂来源于桡腕关节。

手术切除囊肿虽然效果不错，复发率和并发症的发生率都较低，但并非没有并发症。常见的并发症包括切口周围疼痛、切口神经瘤、手术瘢痕增生和关节活动度下降等[17]。

近年来，腕关节镜微创技术被应用于腕部腱鞘囊肿的治疗。无论是腕背还是腕掌侧囊肿，无论是作者自己的经验还是文献报道的结果均较满意，复发率为 0~7%[19, 22-24]。腕关节镜辅助微创切除腕部腱鞘囊肿（图 23-9）的术中可同时检查腕关节内可能存在的损伤或病变并进行处理，关节镜直视下切除可避免损伤舟月韧带等关节内重要结构。其他优点还包括创伤小、切口美观、合并症少、术后恢复时间短、术后关节僵硬的发生率低。但该治疗方法需要术者受过专业的腕关节镜技术训练，具有良好的操作技能。

对于有症状的腕骨内腱鞘囊肿且保守治疗效果不佳者，可采取手术治疗（图 23-10）。常规手术方法为切开显露腕骨，开窗切除囊肿，磨除硬化骨，并进行植骨。据文献报道，该方法可获得良好的治疗效果[6, 7]。术后多数患者的疼痛症状及握力可获得改善，复发率低。近年来笔者及国际上一些医生应用腕关节镜辅助微创治疗腕骨内腱鞘囊肿，可采用相对微创的手术方法进行囊肿切除及硬化骨磨除，也可进行微创植骨，手术切口小，对关节囊及韧带的损伤小，康复时间快，与传统切开手术相比具有一定优势（图 23-11）[8, 9]。但该方法的操作有一定难度，学习曲线长，需具有相当腕关节镜手术经验的医师完成。

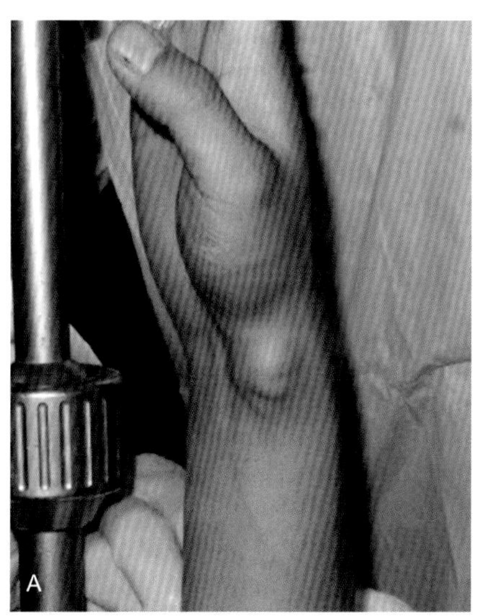

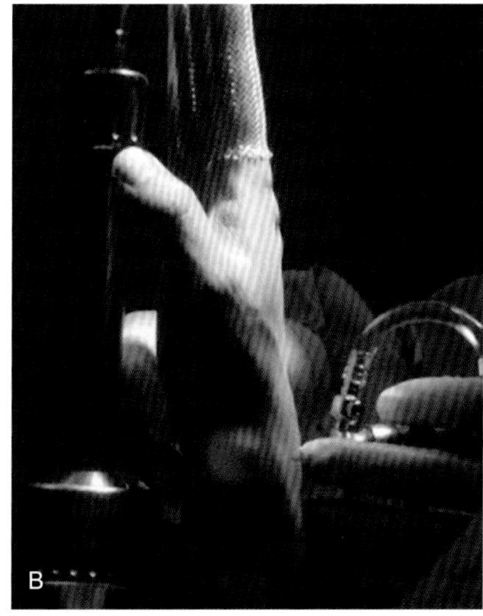

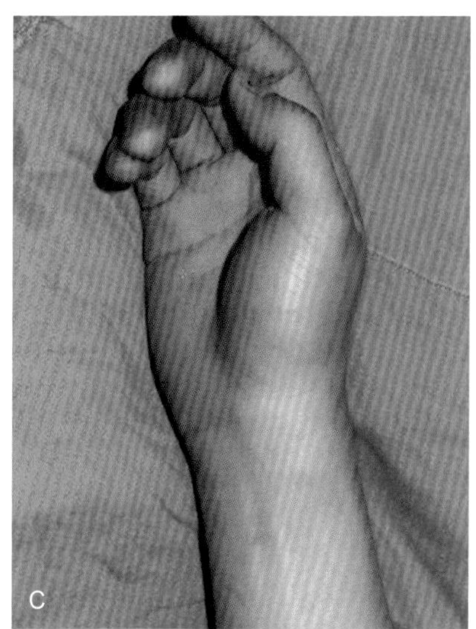

图 23-9　腕掌侧腱鞘囊肿。A. 术前外观；B. 采用腕关节镜微创切除；C. 术后情况。

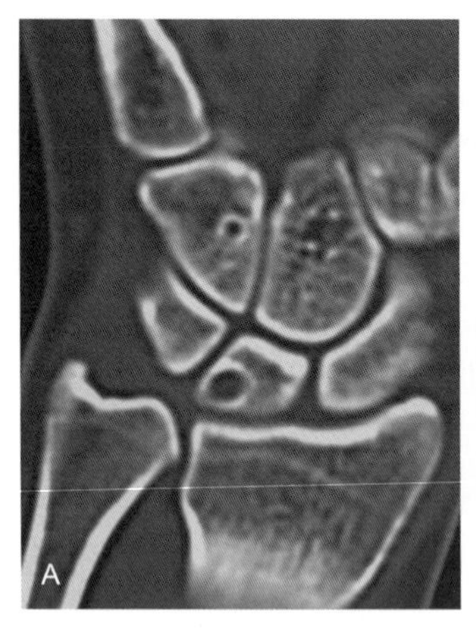

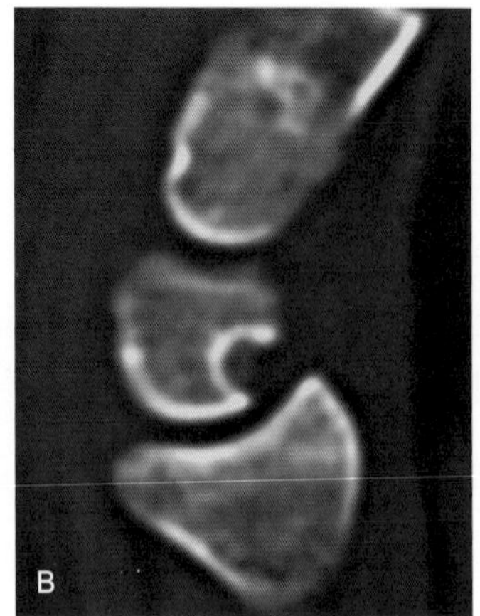

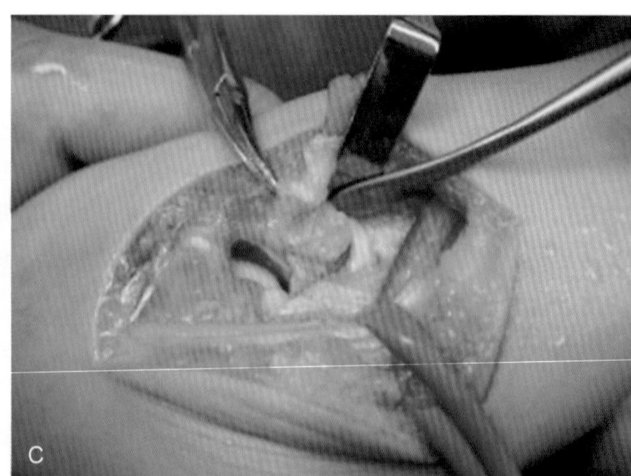

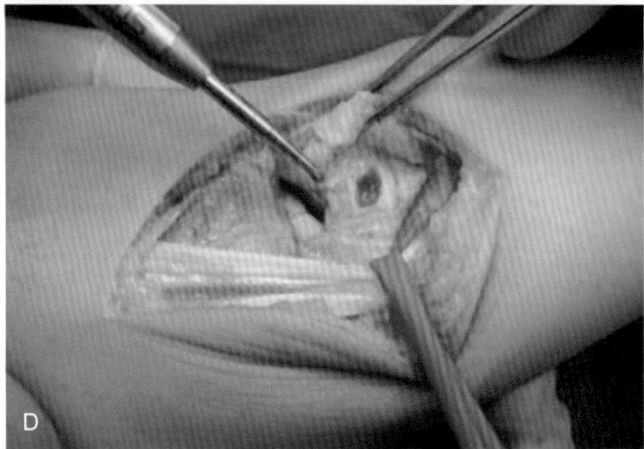

图 23-10　开放式腕关节月骨内腱鞘囊肿切除术。A. CT 扫描前后位观显示囊肿位于月骨尺背侧；B. CT 扫描侧面观；C. 术中切开，显露月骨背侧，切除囊肿；D. 磨除囊壁。

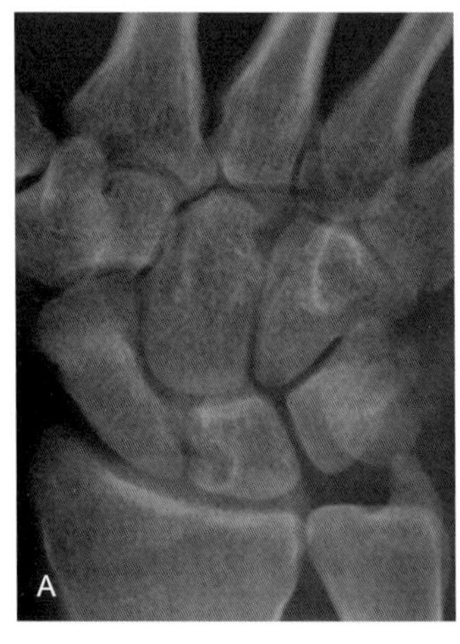

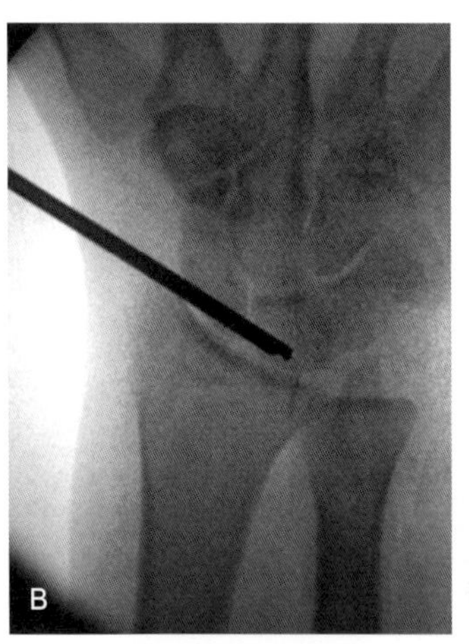

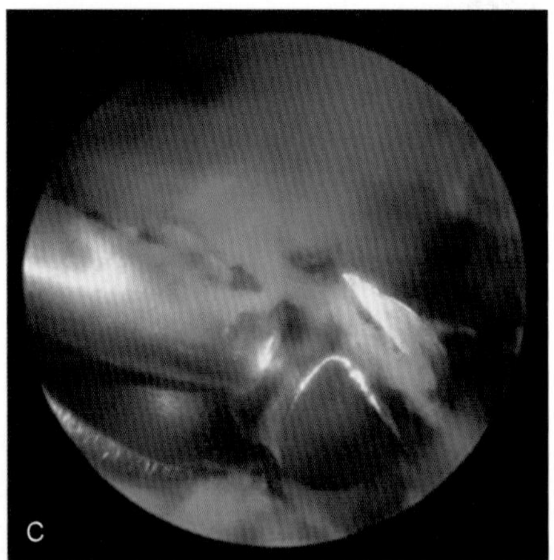

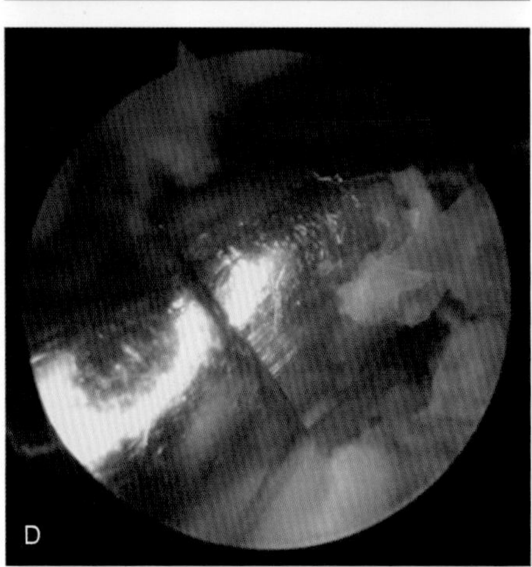

图 23-11　腕关节镜辅助腕关节月骨内腱鞘囊肿切除术。A. X 线平片；透视（B）及腕关节镜（C）指导下进行微创囊肿切除术；D. 关节镜下微创植入松质骨。

二、黏液囊肿

一般认为黏液囊肿（mucous cyst）是一种特殊的腱鞘囊肿，与老年性骨关节退行性改变有密切关系。有学者认为是由于严重的退行性改变导致关节周围的关节囊、韧带纤维化后破损，关节内液体渗漏进入周围组织，形成囊肿。也有观点认为是一种真皮或皮下组织的黏液样变性。囊壁的组织结构特点与腱鞘囊肿类似，但相对薄一些，囊内容物为透明胶冻样液。囊体一般从指伸肌腱和关节侧副韧带之间穿出，囊蒂往往与关节相通。关节周围有不同程度的骨赘生长，关节软骨往往都被破坏，关节间隙不规则或狭窄。由于局部发生退行性改变，可引起关节周围滑膜反应，导致关节肿胀[25, 26]。

【临床特点】好发年龄为 50~80 岁，女性多于男性。手指的远指间关节或拇指指间关节的背侧最多见（图 23-12）。多数伴有远指间关节的退行性关节炎，偶见于近指间关节（图 23-13）。有时囊肿较少，指甲出现纵沟或嵴状畸形为首发表现，由于囊肿压迫甲基质引起。囊肿往往位于指伸肌腱的一侧，远指间关节皮纹与甲根之间。囊肿内容物张力较大时可引起局部疼痛，疼痛症状严重者多由于退行性关节炎本身引起，特别是手术切除后如果疼痛症状仍持续不缓解，应考虑关节本身的原因。当皮肤被囊肿严重挤压时，局部皮肤变得菲薄，囊肿可以表现为半透亮状肿物，如果发生外伤或过度局部摩擦可引起皮肤裂伤，囊内容物可以流出，也可能继发皮肤感染，甚至引起关节内感染。少数因指伸肌腱止点退行性改变或局部骨赘摩擦而导致肌腱断裂，发生锤状指畸形。患者往往合并多个手指的Herberden 结节。B 超检查有利于发现体积较小的囊肿，X 线平片检查可了解关节退行性变的程度。

【治疗方法】如果囊肿体积较小，没有不适症状，可以选择保守观察治疗。与腱鞘囊肿一样，针刺抽吸的复发率较高。对于局部皮肤菲薄透亮或有炎症反应者，尽量不采用挤压、抽吸等方法，以免引起局部皮肤感染、不愈合，甚至招致关节内感染。

对于局部症状重、囊肿体积大严重影响外观或囊肿破裂反复渗液者，可行手术治疗。手术一般采用“L”形切口或弧形切口。如果囊肿表面的皮肤已菲薄透亮，需同时梭形切除囊肿表面皮肤。分离囊体，并向深部探查与关节囊相连的蒂部，完整切除囊体及蒂部。囊肿往往位于指伸肌腱一侧，但需要检查指伸肌腱的另一侧是否也存在囊肿，以免遗漏。手术中可同时切除增生的关节滑膜及关节周围骨赘，以利于症状改善。若远指间关节退变严重，软骨面破坏明显，术前疼痛严重，可同时行关节融合术，以缓解术后关节疼痛症状。术中需注意保护指伸肌腱，以免损伤而导致锤状指畸形。如果术前指伸肌腱或侧副韧带已受累破坏失能，无法修复，且关节畸形明显影响外观功能，也可同时行关节融合术。如果皮肤不能直接闭合，可采用全厚皮片游离植皮或局部皮瓣闭合创面[4, 25, 26]。

三、表皮样囊肿

表皮样囊肿（epidermoid inclusion cyst）在临床常见，也称为包涵囊肿，上皮样包涵囊肿、植入性表皮样囊肿的发生率列手部肿物的第三位。一般认为，由于穿透性损伤导致手部皮肤破裂，将表皮细胞植入

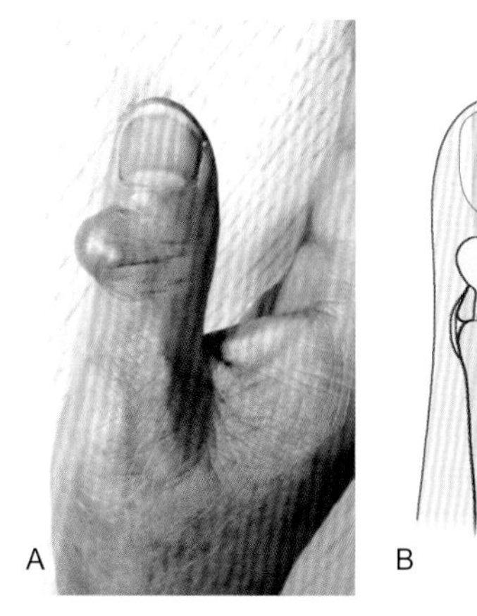

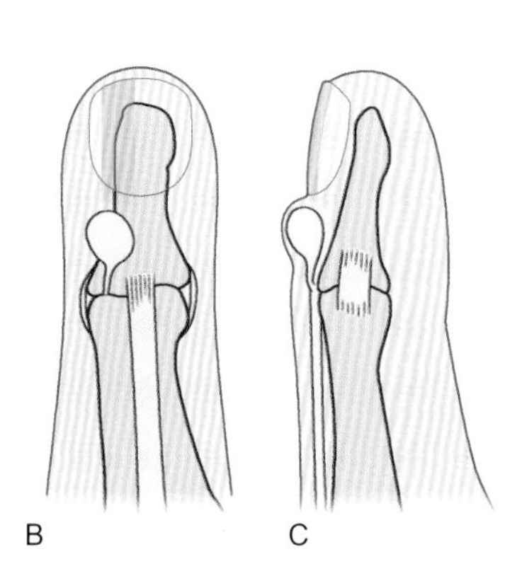

图 23-12　拇指指间关节的背侧黏液囊肿。A. 局部皮肤菲薄，表现为半透亮状肿物；B、C. 黏液囊肿的正、侧位解剖示意图，黄色区域为指甲的纵沟或嵴状畸形区域。

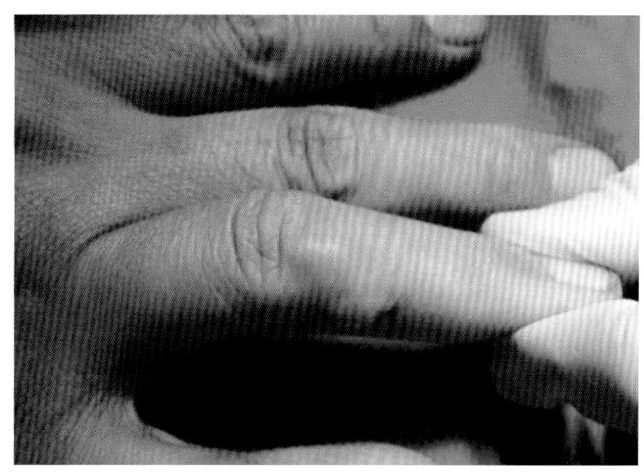

图 23-13　示指近指间关节尺侧黏液囊肿，局部皮肤菲薄，表现为半透亮状肿物。

皮下软组织或骨组织内，表皮细胞不断繁殖而形成囊肿，同时可侵蚀破坏局部软组织及骨组织。手部由于较容易受外伤，因此是表皮样囊肿的好发部位。

囊肿一般为圆形或椭圆形，有时呈多叶状，表面光滑，质地韧，囊壁呈白色，有光泽（图 23-14）。除非曾有严重感染或创伤，一般与周围皮肤和皮下组织无粘连。囊壁的主要成分为纤维结缔组织，其衬里覆盖鳞状上皮细胞及角质蛋白类物质。囊内容物为白色颗粒状油脂样物质（图 23-15），生化分析表明，主要由大量胆固醇、角化蛋白组成，不含有皮肤的附属结构。如果有异物进入，在囊壁结缔组织内尚可见到异物反应性巨细胞。

【临床特点】 男性多于女性，好发年龄在 30~50 岁。囊肿多发生于手掌、手指、手背，其中指端（包括甲下）最多见，原因与这些部位的受伤机会多有关（图 23-16）。患者多有外伤史，经过数月至数年缓慢生长成为无痛性包块。手指截指术后的残端也可发生表皮样囊肿。但也有部分患者没有明显的外伤史。一些患者也会因为无痛性包块突然红肿或发生疼痛而就诊[4, 16]。

生长在软组织内的囊肿，质地稍韧，界限清楚，有一定活动度，透光试验阴性。若生长在指端或甲下，可引起手指末节变形、肿大或指甲畸形。生长在骨骼周围者，可压迫骨组织，形成 X 线平片上可见的外压性骨皮质压迹或骨皮质缺损。生长在骨内时，X 线平片可见到界限清楚、呈圆形或椭圆形的溶骨性改变（图 23-17）。有时可导致骨皮质破坏，需与骨感染或恶性骨肿瘤相鉴别。

仅靠临床症状和体征不易确诊，往往需采用 B 超、X 线、磁共振等检查帮助诊断。对于指骨溶骨性病变的患者，应先做活检明确诊断，以免将包涵囊肿误诊为恶性肿瘤而错误地进行截指手术[4, 16]。

【治疗方法】 手术切除是唯一有效的治疗手段。术中应将囊肿及囊壁完整切除，小心操作避免囊肿破裂或残留囊壁组织，以免术后复发。总体上复发并不多见。如果囊肿侵蚀骨组织，手术摘除囊肿后，骨组织内可能残留较大的缺损，可取自体骨移植充填骨缺损。

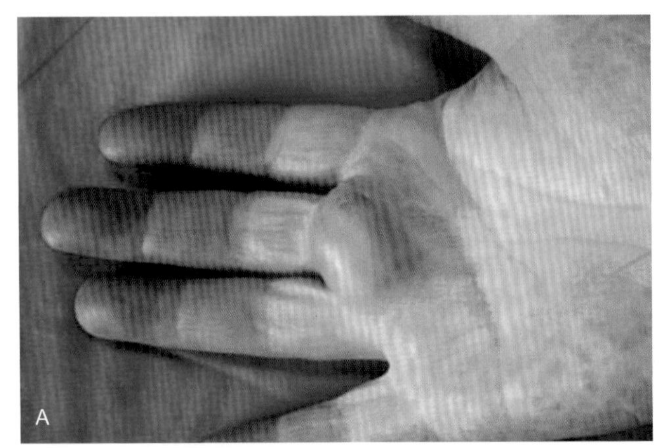

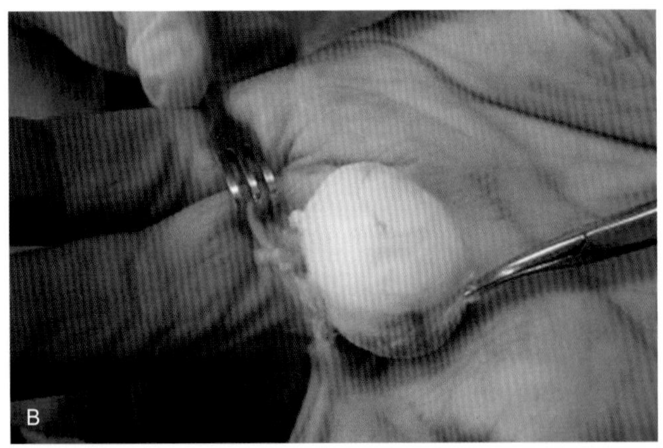

图 23-14　手掌远侧表皮样囊肿。A. 圆形囊肿；B. 术中见包膜完整，囊壁呈白色，有光泽，表面光滑，与周围组织界限清楚。

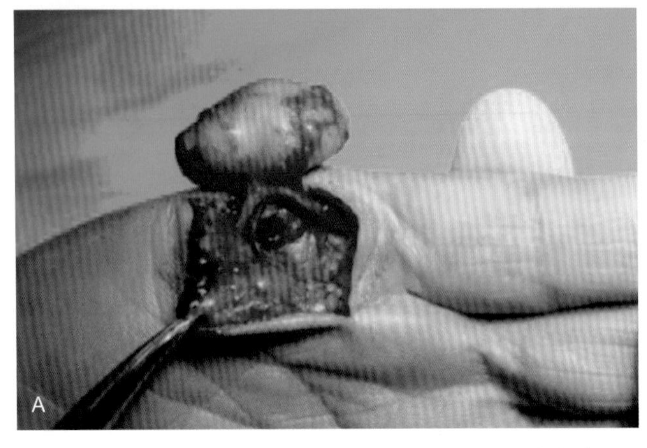

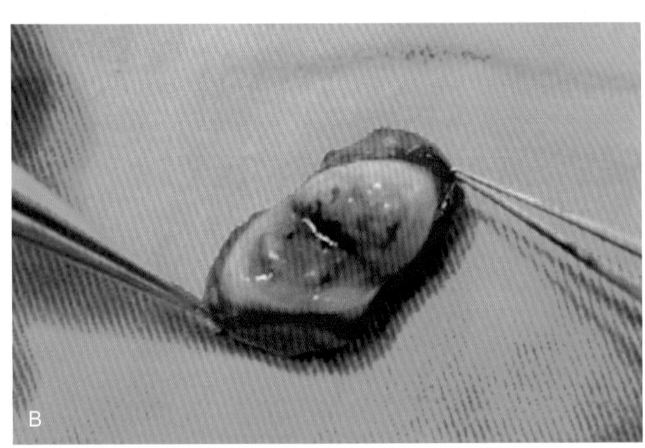

图 23-15　手掌远尺侧表皮样囊肿。A. 囊肿压迫小指指神经；B. 囊肿内容物为颗粒状油脂样物质。

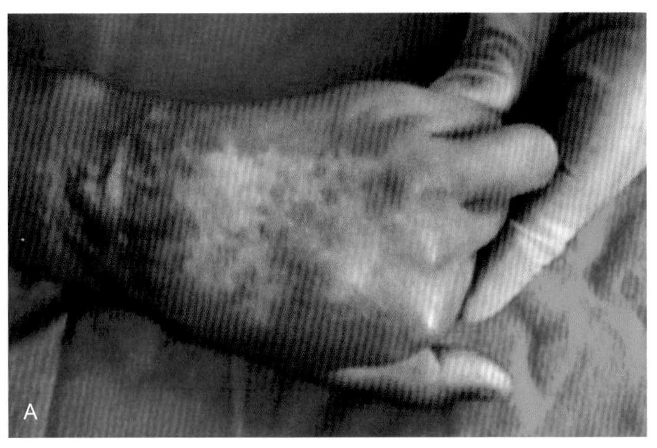
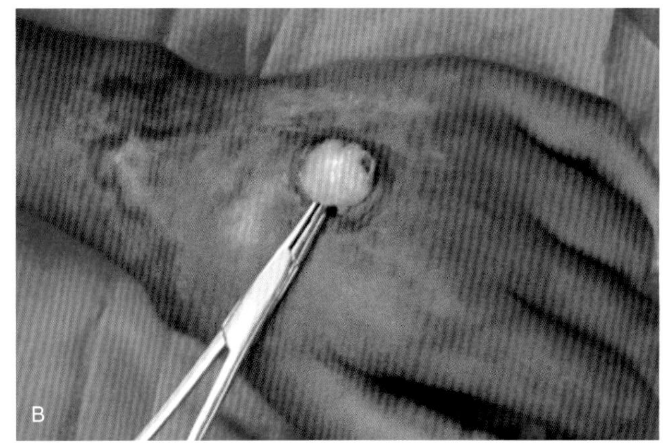

图 23-16　表皮样囊肿。A. 左手外伤后发现手背肿物 1 年，检查发现手背一 1.5 cm × 1.5 cm 圆形肿物，界限清楚，有活动度；B. 手术探查及术后病理证实为表皮样囊肿。

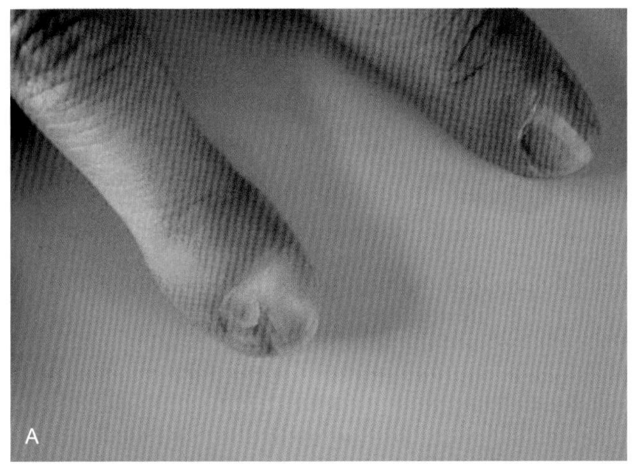
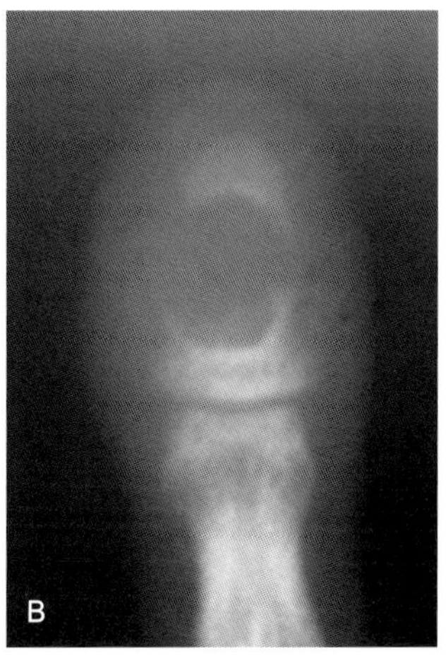
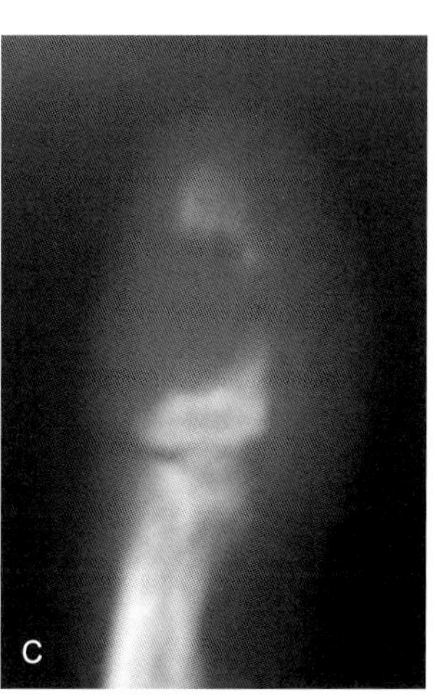

图 23-17　环指甲下表皮样囊肿。A. 末节手指及指甲严重变形；B. 正位 X 线片显示指骨内椭圆形透光骨缺损，囊肿巨大且压迫远节指骨，造成指骨骨皮质断裂，骨质缺损；C. 侧位 X 线片显示。

四、脂肪瘤

手部脂肪瘤（lipoma）的发生率较身体其他部位低，但仍是手部常见的良性肿瘤。手部脂肪瘤多为单发，可发生于手部的皮下脂肪组织，也可发生于肌肉间，最常累及大鱼际肌或小鱼际肌。此外，手的深部间隙也可有脂肪瘤发生，如腕管、腕尺管（Guyon 管）及掌深筋膜，也有骨内或神经组织内发生脂肪瘤的报道[27]。虽然有极个别的病例报告，但脂肪瘤很少恶变发展为脂肪肉瘤。

肿瘤表面光滑，质地软，多为分叶状，外覆完整纤维包膜。镜下见大量的较成熟的脂肪细胞堆积是其特征性的组织学特点，其间可见不规则的纤维组织间隔。肉眼下在瘤体断面可见酷似成熟的脂肪组织。

【临床特点】 肿物好发于 30~50 岁年龄人群，患者多因发现缓慢增大的肿物而就诊。一般无明显症状，若是位于浅表部位的肿物，可触及较软，有一定活动度，可有假性波动感的肿物（图 23-18）。透光试验阴性，此检查可与腱鞘囊肿一类的囊性肿物相鉴别。肿瘤生长在神经附近时，可使神经受压，直接压迫肿瘤可产生疼痛或触痛，或可产生麻木、放射性疼痛等症状（图 23-19）。生长在肌肉间隙或掌腱膜深层时，体表触摸的大小与实际肿瘤大小相差较大。

X 线和 CT 检查可以见到低密度肿块影，有时也可见到瘤体内钙化影。磁共振显像较为特异，最有利于诊断脂肪瘤，其影像学特点为 T1 加权相显示为高信号的边界清楚的软组织肿物。

【治疗方法】 对于生长缓慢、症状不明显且瘤体较小的脂肪瘤，可以观察，不做特殊处理。如果症状明显或神经受压、肿瘤生长较快或肿瘤较大，可采取手术切除。术中主张采用钝性分离，以免造

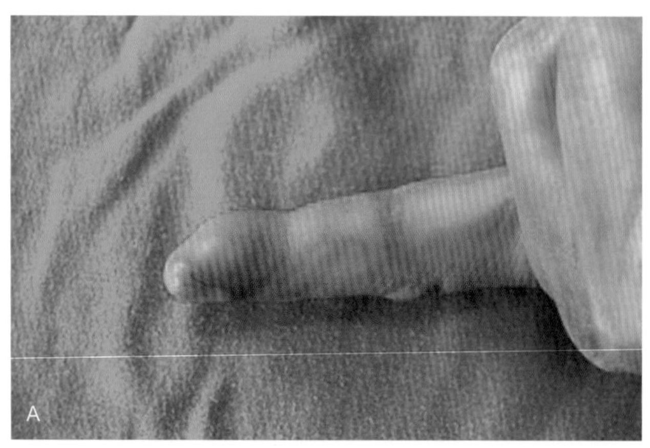
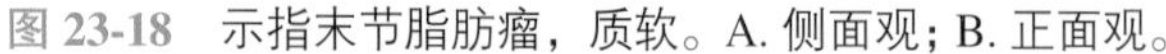
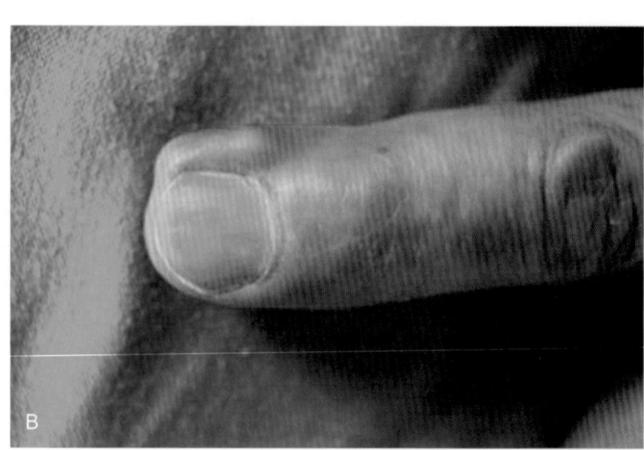

图 23-18　示指末节脂肪瘤，质软。A. 侧面观；B. 正面观。

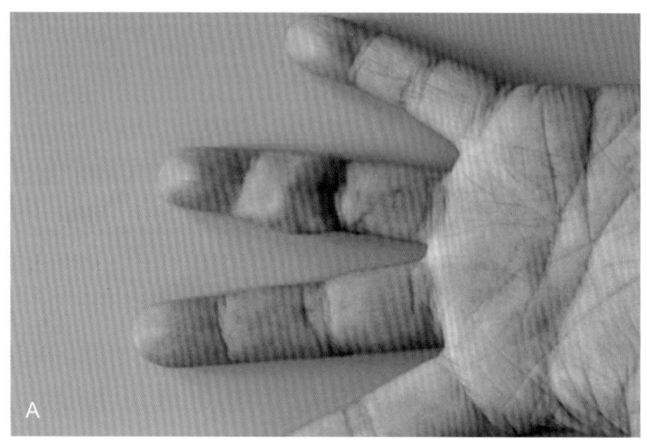
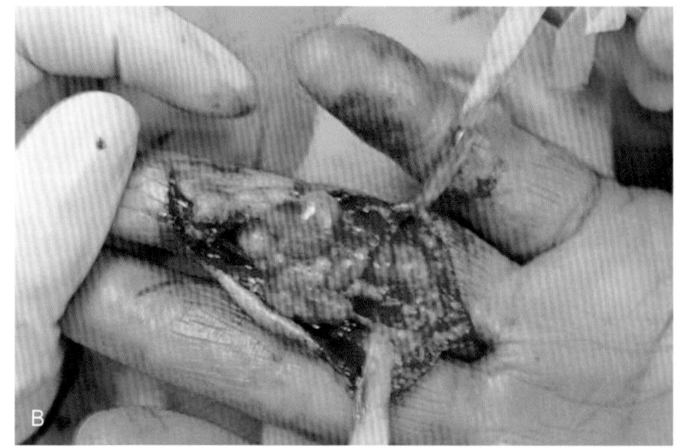

图 23-19　环指掌侧脂肪瘤。A. 术前外观；B. 手术探查发现分叶状肿瘤压迫手指两侧的神经血管束。

成瘤体包膜破损。术后肿瘤复发的机会较小。多发性脂肪瘤由于手术难以切除干净，生长较快，有局部症状，影响美观，可采取手术治疗。

五、腱鞘巨细胞瘤

腱鞘巨细胞瘤（giant cell tumor of tendon sheath）是手部第二常见的肿瘤，是一种生长较慢但复发率较高的良性软组织肿瘤。这种肿瘤也被称为纤维黄素瘤（fibrous xanthoma）、局限性结节性滑膜炎（localized nodular synovitis）等。腱鞘巨细胞瘤并不是一个非常恰当的称谓，因为这种肿瘤并非都包含巨细胞，也并非都与腱鞘有关。由于其病理改变与色素沉着绒毛结节性滑膜炎相同，因此目前多数人将两者视为同一类疾病，故也称其为色素沉着绒毛结节性腱鞘滑膜炎（pigmented villonodular tenosynovitis）[4, 16, 28]。没有手部腱鞘巨细胞瘤发生恶变的报道，但文献中有手部恶性腱鞘巨细胞瘤的报道。

目前发病原因尚不清楚。有观点认为炎症性病变或外伤可能与腱鞘巨细胞瘤的发生有某种关联，或认为是该肿瘤的诱发因素。发现部分患者有全身性胆固醇和胆固醇脂比例失调，因此有人认为受到外伤刺激、胆固醇代谢紊乱可能会导致腱鞘巨细胞瘤。有人认为肿瘤来源于关节周围滑囊的滑膜组织及腱鞘组织。

腱鞘巨细胞瘤在肉眼下一般为圆形或椭圆形，多数表现分叶结节状，也可呈不规则形状，瘤体多有完整包膜。肉眼下瘤体的大小从数毫米到数厘米，最大者可近 10 cm，内含多种细胞，组织学检查可见到梭形细胞、富含胆固醇的组织细胞、多核巨细胞、纤维组织、铁血黄素细胞及炎症细胞。肿瘤的颜色与瘤体中含铁血黄素、纤维胶原及组织细胞的含量有关。肿瘤颜色较浅者可以为黄色，较深者可为黄褐色。

【临床特点】 可发生在任何年龄，但 40~60 岁较多见，女性稍多于男性。手或腕部出现生长缓慢的无痛性肿物常为主要临床表现，其中桡侧 3 个手指与远指间关节为好发部位[29]。肿物存在数月至数年，甚至十多年。肿瘤大小不一，可以单个局限性生长，也可多发，或肿瘤主体周围散在分布数个小“卫星”病灶。肿瘤可广泛累及鞘管、关节囊、侧副韧带。随着肿瘤的生长，可压迫或包绕神经血管束（图 23-20），也可侵入关节腔，或对骨组织造成压痕，但真正的骨侵犯比较少见。累及手指屈肌腱鞘者，可沿着屈肌腱鞘生长，从手指一直延伸到手掌甚至腕管，充满整个屈肌腱鞘，组成一个大的瘤体（图 23-21）。巨大生长者，肿瘤环行侵犯整个手指或腕关节。瘤体质地硬韧，透光试验阴性。恶性腱鞘巨细胞瘤少见，对于术中肿瘤组织界限不清或弥漫性生长者，应考虑其性质。

【治疗方法】 进行边缘切除是有效的治疗手段，但该肿瘤切除术后复发的情况并不少见。术后复发率不一，从 5% 到 50% 均有报道，主要原因为主瘤体切除不彻底、遗漏“卫星”病灶、对侵及骨组织内的瘤细胞刮除不彻底等。有时可见肿瘤与周围关节囊、韧带、腱鞘等组织粘连紧密，则需将紧密粘连的上述组织与肿瘤一并切除，以减少复发机会。发生在手指掌侧时，肿瘤可能沿鞘管向近端生长，进入手掌甚至腕管，所以建议切除手指肿瘤后，进一步向近端延长

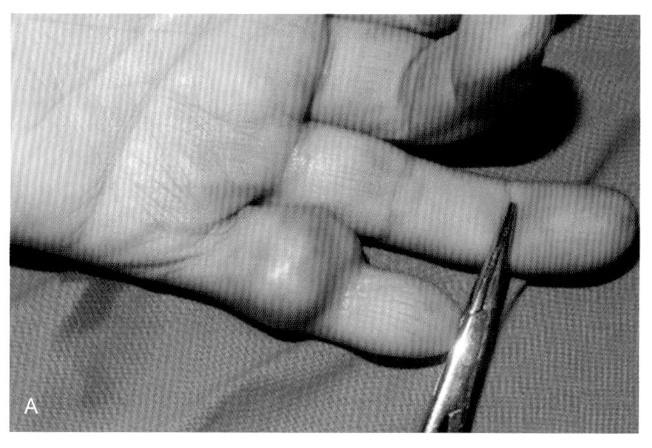

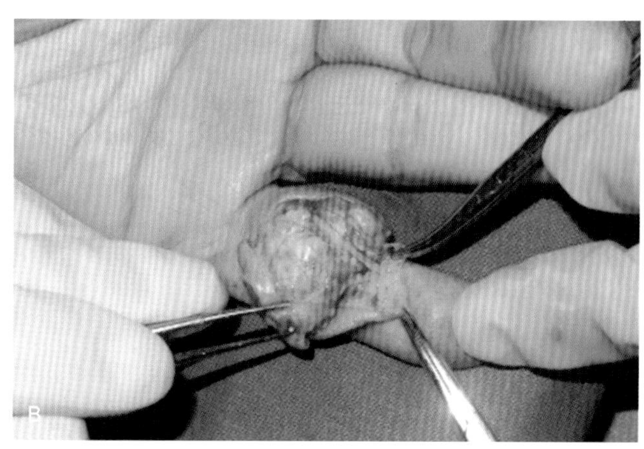

图 23-20　小指腱鞘巨细胞瘤。A. 术前外观；B. 瘤体为分叶结节状，术中见黄褐色肿物压迫包绕神经血管束。

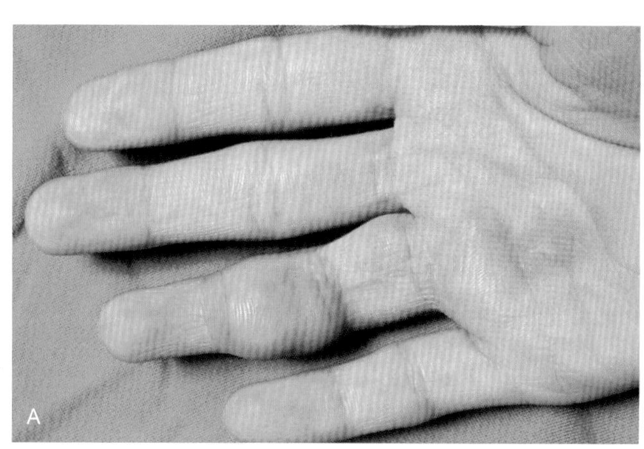

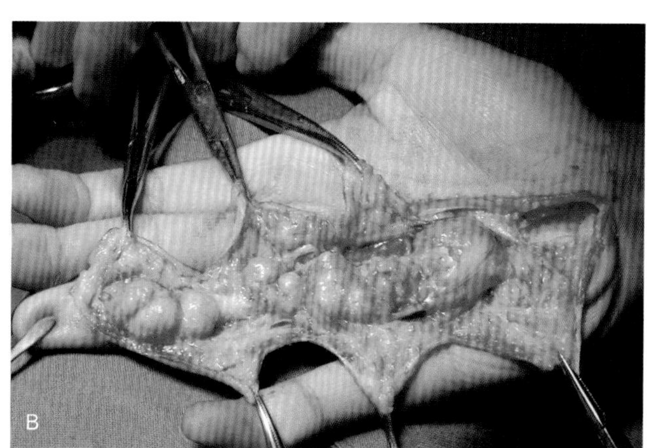

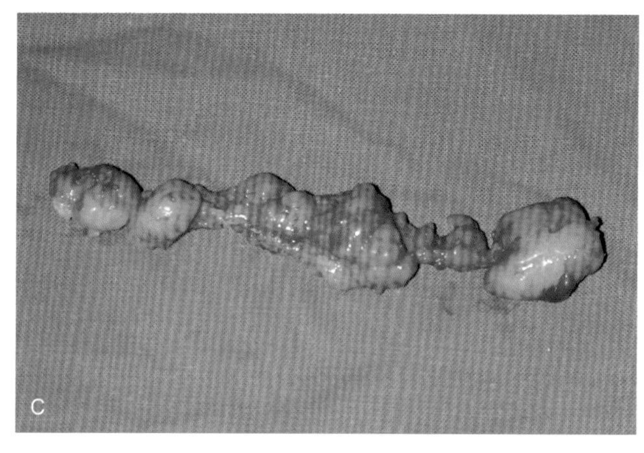

图 23-21　右环指腱鞘巨细胞瘤。A. 术前外观；B、C. 术中见肿瘤沿着屈肌腱鞘生长，从手指一直延伸到手掌，充满整个屈肌腱鞘，形成一个大的瘤体。

切口探查，以免切除不彻底（图 23-21）。如发现肿瘤组织进入关节间隙，需仔细探查，将隐藏在关节腔内的瘤组织清除干净。关节及其周围软组织受累广泛，切除后无法修复重建时，可同时将关节融合，以保持术后关节稳定性。对骨质受累严重，肿瘤切除后缺损较大者，可同时植骨充填。肿瘤切除后，对保留下来的正常软组织切缘可继续用双极电凝器烧灼，以消灭可能残存的瘤细胞，将复发率降到最低[16, 28, 29]。对术后多次复发者，因其界限不清，或与周围组织严重粘连，彻底切除较为困难。

六、血管瘤

血管病变包括血管瘤（hemangioma）和血管畸形（vascular malformations）两大类（表 23-1）。过去的文献对其命名和分类一直比较混乱，治疗方法也无统一标准。在传统分类方法中，依据形态学，血管瘤被分为毛细血管瘤（鲜红斑痣、草莓状血管瘤）、海绵状血管瘤、蔓状血管瘤及混合性血管瘤等。近年来，学界广泛认同应该依据血管内皮细胞的特征，对血管瘤和脉管畸形进行分类和命名，强调应明确区分血管瘤和血管畸形这两类性质不同的病变。这一新的分类方法，将组织病理学形态结构特点与细胞生物学行为发展趋势相结合，有利于临床诊断和治疗方案的选择，因此于 1996 年被国际脉管性疾病研究协会（ISSVA）正式采用[30-34]。

在新的分类系统中，血管瘤指的是脉管系统的真性肿瘤。血管瘤这一称谓实际并非指某一肿瘤，而是一系列临床与病理特征各异的血管性良性肿瘤的统称，包括婴幼儿血管瘤（infantile hemangioma）、脓性肉芽肿或结节状毛细血管瘤（pyogenic granuloma，Lobular capillary hemangioma）、快速消退的先天性血管瘤（rapidly involuting congenital hemangioma，RICH）、不能消退的先天性血管瘤（non-involuting congenital hemangioma，NICH）、丛状血管瘤（tufted angioma，angioblastoma of Nakagawa）、卡波西形血管内皮瘤（Kaposiform hemangioendothelioma）、先天性小汗腺血管瘤性错构瘤（congenital eccrine angiomatous hamartoma），以及纺锤形细胞血管内皮瘤（spindle-cell hemangioendothelioma）等[30-35]。由于婴幼儿血管瘤是最常见的类型，其他类型相对少见，因此，有的文献将婴幼儿血管瘤含糊地称为“血管瘤”。

表 23-1 血管病变的分型

血管病变分型	血管病变亚分型
血管瘤	婴幼儿血管瘤 快速消退的先天性血管瘤 不能消退的先天性血管瘤 脓性肉芽肿或结节状毛细血管瘤 丛状血管瘤 卡波西形血管内皮瘤等
血管畸形	低流量（静脉畸形、动静脉畸形、淋巴管畸形等） 高流量（动静脉瘘） 混合型（毛细血管 - 淋巴管畸形）

血管畸形是血管疾病的另一大类型。由于脉管系统畸形包括血管和淋巴管系统，因此，虽然临床上更常用血管畸形这一称谓，但准确的称谓应该是脉管畸形。脉管畸形由于脉管系统形成异常导致，是具有正常内皮细胞外观和生物特性的一种血管病变，因此并非真正的肿瘤。

（一）婴幼儿血管瘤

婴幼儿血管瘤（infantile hemangioma）为婴幼儿最常见的良性肿瘤，约 15% 发生于肢体，据文献报道白种人婴幼儿的发病率为 1%~4%，在有家族史的家庭中，婴幼儿的发病率可达 10%[30]。肿瘤以血管内皮细胞增殖为特征，过去也称为“毛细血管瘤”，因肿瘤早期外观颜色鲜红如草莓，故亦有旧名为“草莓状血管瘤”。

【临床特点】 身体任何组织均可能发生，手部及前臂的血管瘤与发生在身体其他部位者相比，并不少见（图 23-22）。婴幼儿血管瘤具有特征性的 3 个生长周期。只有 30% 的病例在出生时就被发现，多数患者（70%~90%）在出生后 4 周内出现。第一个生长周期内肿瘤生长迅速，超过正常身体生长速度，在 10~12 个月龄时肿瘤体积达到最大，肿瘤的外观颜色通常为亮红色、深红色或深蓝色。之后进入第二个生长周期，肿瘤生长速度减慢，开始与身体生长速度基本一致，肿瘤的外观颜色由亮色变为暗红色或暗紫色。最后一期是退化期，肿瘤软化萎缩，颜色进一步变浅。约 50% 的肿瘤在 5 岁左右消退，约 70% 的肿瘤在 7 岁左右消退[30, 31]。

通常根据临床表现即可诊断。对于不典型的病例，B 超检查可帮助确定肿物的血管来源。

【治疗方法】 由于肿瘤具有自行消退的特性，多数情况下不需要治疗。少数病例可发生溃疡、疼痛、感染、出血，大面积病变的患者甚至可出现充血性心力衰竭。对于有症状或明显影响外观的病例，可采用皮质激素治疗。普萘洛尔可促进肿瘤消退，也是常用药物。手术切除一般不作为婴幼儿血管瘤的首选治疗。手术指征包括：①肿瘤消散后很可能引起永久性皮肤异常改变的早期血管瘤。②药物治疗效果差的严重血管瘤。③年龄达 3 岁以上仍存在明显外观异常的血管瘤。手术切除肿瘤后，如果皮肤创面不能直接闭合，可进行游离植皮覆盖创面[30, 31]。

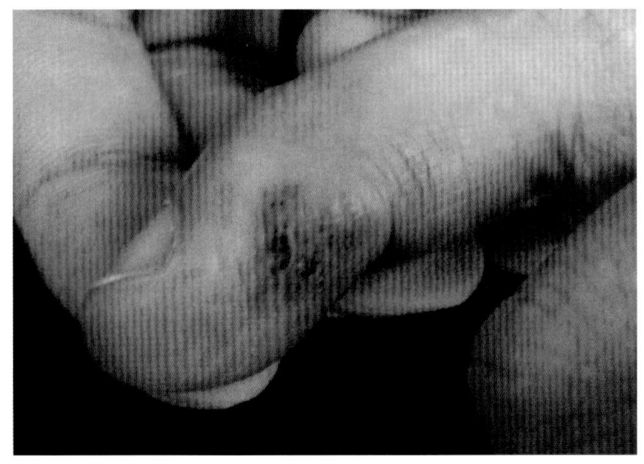

图 23-22　发生在手指的毛细血管瘤。肿瘤外观颜色往往从亮红色发展为暗红色，最终变浅消退。

（二）结节状毛细血管瘤 / 脓性肉芽肿

结节状毛细血管瘤 / 脓性肉芽肿（lobular capillary hemangioma/pyogenic granuloma）又称为毛细血管扩张性肉芽肿，手部为高发部位。病因不清，有观点认为与外伤或感染有关。肿物多生长在手掌或手指掌侧及甲床部位。常有手部小外伤、异物刺入或自己“挑异物”的病史。就诊时肿物往往为鲜红色息肉（图 23-23）或结节样肉芽肿（图 23-24）外观，表面质脆，触碰后易出血。肉芽肿表面分泌物培养多有金黄色葡萄球菌生长。外伤可加速肿物生长。镜下见肿物为息肉样外生性生长的溃疡肿物，其水肿的基质内富含毛细血管、肉芽组织、中性粒细胞及纤维细胞。文献中有较多治疗方法的报道，其中手术切除的成功率最高，其他治疗方法包括硝酸银烧灼、电烧灼、激光治疗和冷冻治疗等[3, 30]。

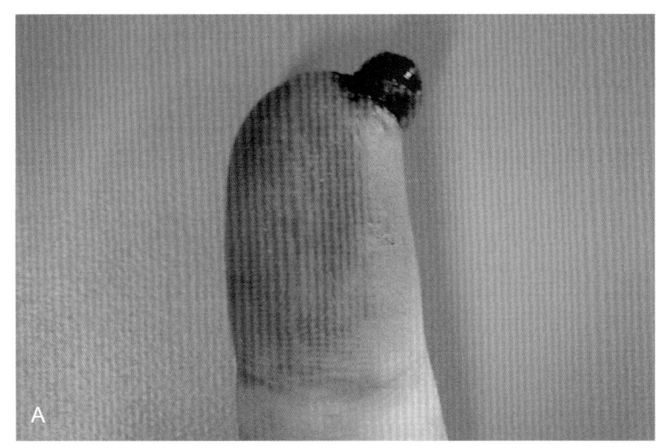

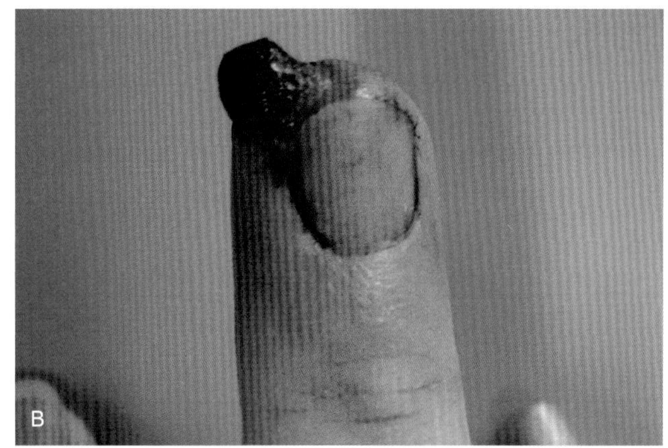

图 23-23　中指指端血管扩张性病变 8 年，局部轻微外伤后肿物突然增大，呈鲜红色草莓样，周围组织有炎症反应。手术切除肿物，病理诊断为毛细血管扩张性肉芽肿。A. 掌面观；B. 背面观。

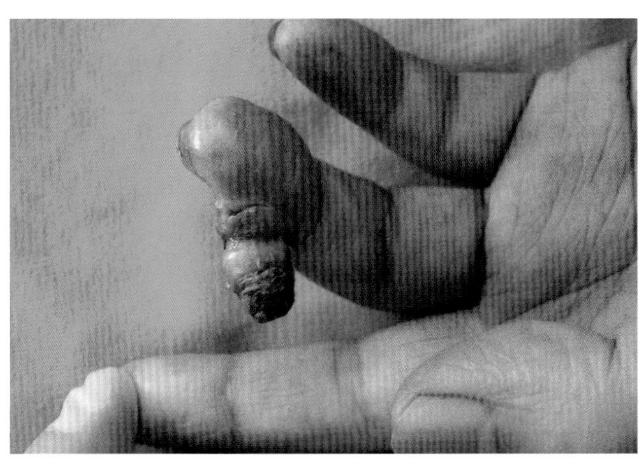

图 23-24　环指毛细血管扩张性肉芽肿。

（三）丛状血管瘤与卡波西形血管内皮瘤

丛状血管瘤（tufted angioma，angioblastoma of Nakagawa）与卡波西形血管内皮瘤（Kaposiform hemangioendothelioma）均为罕见的局部具有侵袭性的血管性肿瘤。虽然目前的分类将丛状血管瘤列为良性肿瘤，将卡波西形血管内皮瘤列为中间性肿瘤，但近年来也有观点认为这两种肿瘤可能为同一种疾病的不同演变阶段。这两种肿瘤均可合并血小板减少和消耗性凝血功能障碍，称为 Kasabach-Merritt 现象[36, 37]。

1949 年首先由 Nakagawa 报道丛状血管瘤，故也称其为 Nakagawa 血管母细胞瘤[38]。截至 2000 年，全世界报道的病例数不到 200 例，其中日本学者报道得较多。发病原因不清，多发于儿童和青少年，1 岁以下者发病多见，也可出生时即存在。不同人种或不同性别人群间的发病率无明显差异[39, 40]。该病临床表现各异，轻者常表现为表浅的缓慢生长的棕褐色或暗红色的斑片或斑块，部分病例可有多汗、多毛；重者可伴有深在的皮下触痛性结节，侵及肌肉骨骼深层组织，个别病例可合并 Kasabach-Merritt 现象。

丛状血管瘤的确诊需靠病理学检查，其特点为：真皮及皮下浅层散在丛状或簇状的椭圆形或不规则形内皮细胞团，呈弹坑样分布，边界清晰，被胶原组织分隔[41]。

少数丛状血管瘤可自发消退，仅残留微小的皮肤病变。因此，对年龄较小且无严重并发症的患儿，早期可以暂不干预，密切观察。对于未消退的局限病灶可手术切除，被完整切除的病例复发少见。文献中也有采用冷冻、放射、电烧灼或激光成功治疗的报道。

卡波西形血管内皮瘤绝大多数在出生时或一岁以内就出现病灶，据文献报道其发病率约为 0.91/100 000。最常见于腹膜后和皮肤，也可见于头颈部、纵隔、躯干和肢体深部软组织，手部罕见。肿瘤常表现为快速生长的紫红色或灰色硬化斑块样或结节样病变，可累及皮肤，并浸润性生长波及深部组织，甚至骨组织（图 23-25）。近一半的患者可合并 Kasabach-Merritt 现象。多数文献将其定位于介于血管瘤和血管肉瘤之间的交界性肿瘤，WHO 亦将其划为“I”，即中间性肿瘤[42]。

卡波西形血管内皮瘤主要依靠病理诊断，其大体标本表现为灰白色及灰红色或蓝紫色肿瘤组织，多结节状，可融合成块或包绕周围组织，周围软组织可因纤维化而呈灰白色，质地较硬韧，两者相间分布且界限不清，是肿瘤侵袭性生长的证据。发生于软组织的肿瘤可以侵犯并破坏邻近的骨，这是肿瘤侵袭性生长的又一个证据[42]。

卡波西形血管内皮瘤首选治疗方法为彻底地局部扩大手术切除，如果外科手术无法切除干净或合并 Kasabach-Merritt 现象则宜采用综合治疗。该肿瘤的预后与以下因素有关：外科手术切除彻底与否、肿瘤部位、肿物的体积、对干扰素及糖皮质激素的临床反应及是否合并 Kasabach-Merritt 现象[42]。

七、血管畸形

如前所述，血管畸形（vascular malformations）更准确的称谓应该是脉管畸形。脉管畸形是一种随患儿年龄增长而呈管腔样生长，并具有正常内皮细

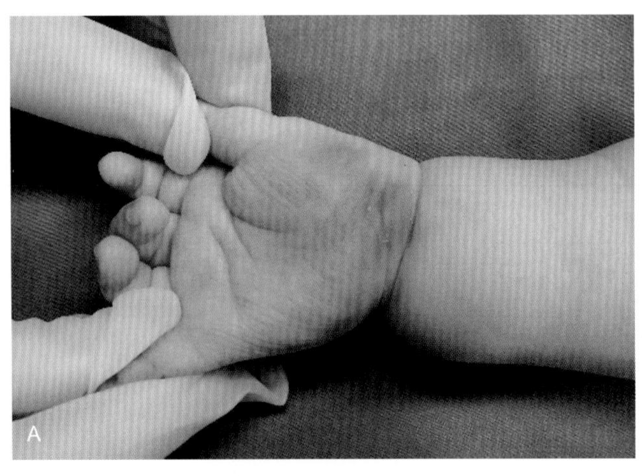

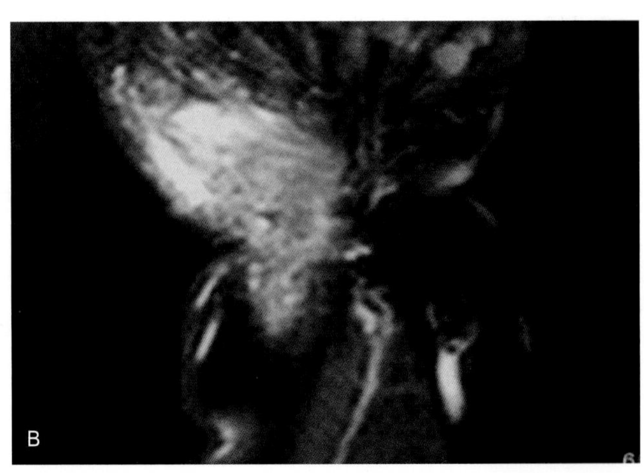

图 23-25 6 个月男性患儿，出生 1 月余出现右腕掌侧灰色硬化斑块样病变。A. 外观；B. 磁共振显示病变的界限不清，累及深部软组织及腕骨。穿刺后病理诊断为卡波西形血管内皮瘤。

胞外观和生物特性的脉管病变。临床上过去所称的葡萄酒色斑、蔓状血管瘤、大部分海绵状血管瘤以及淋巴血管瘤、血管淋巴管瘤等均属此类，约占先天性皮肤脉管病变的 20%。

根据血液流速和动静脉分流速度，又可将脉管畸形进一步分为低流量（low-flow）和高流量（high-flow）两类。低流量脉管畸形占大多数，以静脉畸形最常见；高流量脉管畸形中最常见的类型即为临床上常见的动静脉瘘[30-35]。

低流量脉管畸形包括：①微静脉畸形（venular malformation），又分为中线型微静脉畸形和微静脉畸形两类，包括临床常见的葡萄酒色斑（port-wine stain）或鲜红斑痣，此外还包括毛细血管扩张（telangiectasia）与血管角化瘤（angiokeratoma）。②静脉畸形（venous malformation），旧分类法称其为海绵状血管瘤。③动静脉畸形（arteriovenous malformation），旧分类法称其为蔓状血管瘤或葡萄状血管瘤。④淋巴管畸形（lymphatic malformation），又分为微囊型与大囊型两类，旧分类法称其为淋巴管瘤。⑤混合畸形（mixed malformation），含静脉－淋巴管畸形（venous-lymphatic malformation）和静脉－微静脉畸形（venous-venular malformation）两型，旧分类法称其为淋巴血管瘤[30-35]。以下仅介绍手外科医生临床常见的发生于肢体的低流量静脉畸形（海绵状血管瘤）与高流量动静脉畸形（动静脉瘘）。

（一）静脉畸形

静脉畸形为低流量脉管畸形中最常见的类型，过去依据外观形态命名为海绵状血管瘤（cavernous hemangioma）。这类被称为“海绵状血管瘤”的疾病实际上并非真性肿瘤，组织形态学上是由许多发育异常并互相吻合的扩张血窦和充满血液的腔隙所构成，血窦与腔隙之间有纤维结缔组织相隔，因其切面形态类似海绵而得名。因此，称其为静脉畸形或海绵状静脉畸形更合适[35, 44, 45]。肢体静脉畸形可孤立地发生于肢体局部（图 23-26），在少数病例也可出现于综合征中，如 Klippel-Trenaunay 综合征

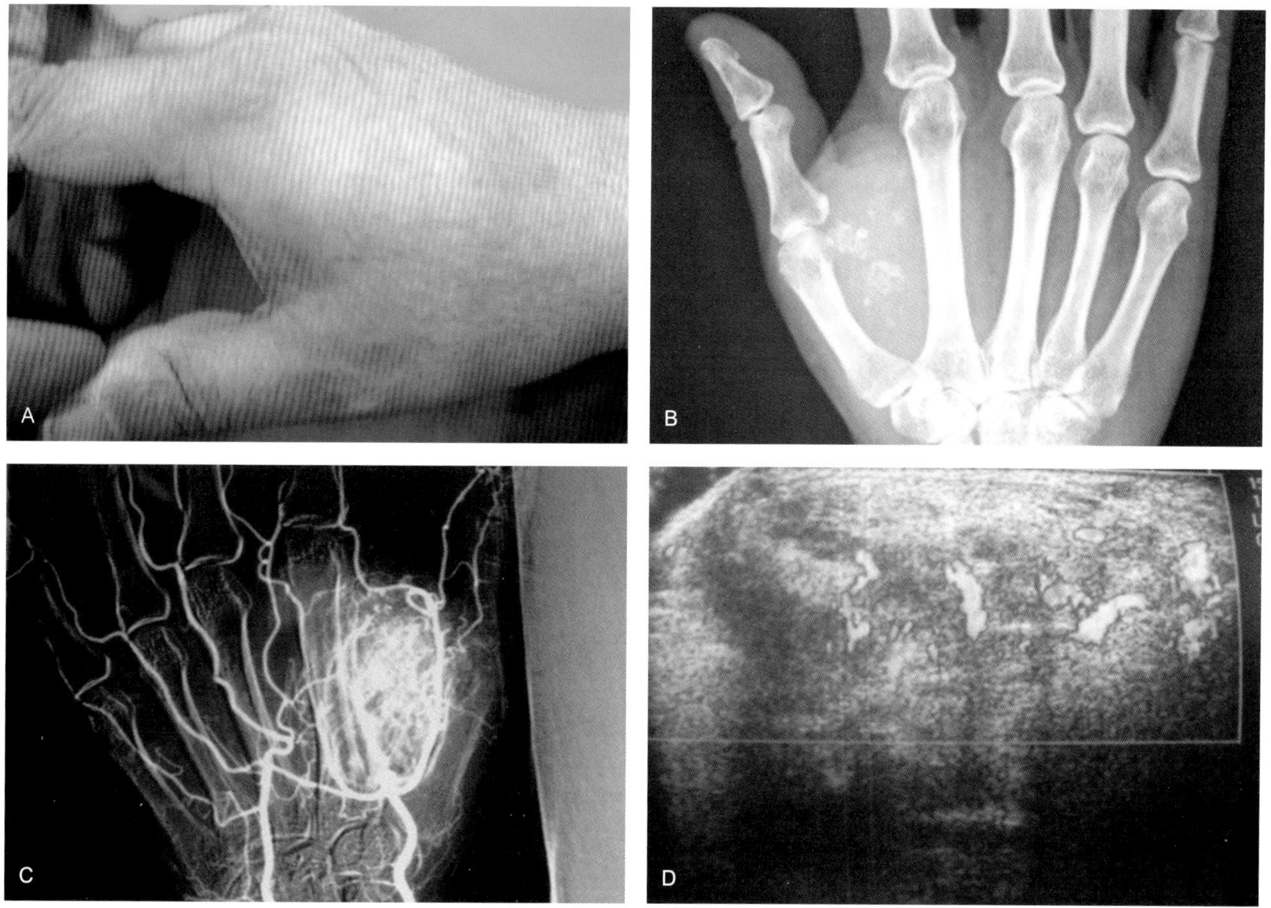

图 23-26 右手虎口区域静脉畸形（海绵状血管瘤）。A. 外观；B. X 线片可见瘤体内大小不一的静脉石；C. 血管造影显示不同管径、扩张迂曲的异常血管及血管团；D. 超声检查显示异常丰富的不规则片状血流信号。

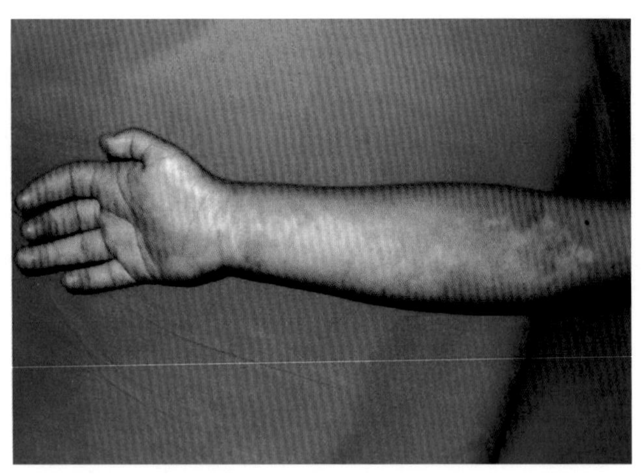

图 23-27　4 岁女性 Klippel-Trenaunay 综合征患儿，右上肢葡萄酒色斑、静脉畸形，右手软组织肥大。

(图 23-27)。该综合征是以葡萄酒色斑、静脉畸形、骨或软组织肥大为特征的一种先天畸形，可累及一个或多个肢体，下肢受累更多见[30]。此外，静脉畸形可发生于四肢骨骼肌内，据国外文献报道其占所有血管瘤的 0.8%[31, 43-45]。骨骼肌内静脉畸形可累及全身任何肌肉，以头面及四肢为主。Hein 等[45]回顾了 176 例发生于骨骼肌内的静脉畸形病例，其中头颈部 83 例、上肢 35 例、下肢 46 例。

【临床特点】 静脉畸形多于出生时即存在，但不一定出生时就被发现，也有到成年才被发现者。静脉畸形常随年龄增长而按比例生长，基本无突然增大的病史。单纯累及肢体皮肤的静脉畸形，典型表现为蓝色或紫红色的可被压扁的结节或团块，肢体下垂或用力时往往增大，而抬高时可缩小[30]。发生于四肢骨骼肌内的静脉畸形，患者表面皮肤可无明显异常，最常见的症状为疼痛，多发生于肢体下垂时或用力时。约 1/4 患者的受累部位有肿胀感。由于静脉畸形内血流异常，可导致血栓、静脉石形成并伴有疼痛和触痛。部分患者可合并邻近骨骼异常，如病理性骨折、骨过度生长等[44, 45]。

B 超检查可以帮助确诊，磁共振检查可以帮助明确受累范围，而磁共振血管造影可以更清晰地显示畸形的具体形态和范围。虽然多数静脉畸形累及皮肤，但也有累及骨骼、肌肉、关节及神经的报道[32]。对于累及范围较广的静脉畸形，治疗前应进行静脉造影检查，即向畸形的静脉内注入造影剂，了解畸形静脉的回流状态（低回流或高回流），有助于治疗方式的选择[34]。

【治疗方法】 多数无症状或症状轻微，单纯累及肢体皮肤的静脉畸形，常不需要处理。对于有症状的患者，多可采用保守治疗，包括口服阿司匹林及佩戴弹力手（袜）套。非保守治疗的方法包括硬化治疗、激光治疗、铜针治疗及手术治疗等。需要进行手术治疗的情况包括症状持续存在、显著影响外观、发生侵蚀周围组织等并发症。采用硬化剂可造成畸形静脉或血窦的内膜损伤、血液凝固和血栓形成，从而引起局部组织纤维化，瘤体萎缩或变小直至治愈。对于浅表型静脉畸形，有报道治愈率为 75%~92.5%[46]。但当肿物内存在多发栓塞、肿物引起神经受压或侵蚀周围组织时，硬化治疗的效果较差。此外，大范围应用硬化剂可造成局部组织或肢体坏死[45, 47]。激光治疗的主要机制是病变内的血红蛋白吸收激光热能量，产生凝固效应，导致肿物变性萎缩[34]。但激光无法对深部组织进行照射，可对周围组织造成热损伤，且对巨大的弥漫性海绵状血管瘤也难以获得较好的疗效[47]。

对于广泛累及肌肉等深部组织的静脉畸形，治疗困难。对于弥散分布、累及范围较广的病变，大范围手术切除会很大程度上影响肢体功能，且术中出血多，严重者术中难以止血，风险较大，倾向于硬化治疗或硬化治疗后再进行手术切除。病变局限于单一肌肉或肌群，且切除受累肌肉对功能影响不大的情形，是单纯手术治疗的最佳适应证（图 23-28）。手术治疗前需要仔细评估肿物的范围，设计详尽的治疗方案。Hein 等[45]回顾了 176 例骨骼肌内静脉畸形病例，8% 的患者无症状或症状轻微，无需治疗；24% 的患者接受保守治疗，但近一半的患者保守治疗效果差，进一步采取了手术治疗与硬化治疗中的一项或两项。所有接受非保守治疗的患者中，31% 的患者单独采用硬化治疗，20% 的患者单独采用手术治疗，27% 的患者采用了硬化治疗结合手术治疗。其中，单纯接受手术治疗的患者症状改善率为 66%，而接受硬化治疗结合手术治疗的患者症状改善率达 92%。

（二）动静脉瘘

动静脉瘘（arteriovenous fistula，AVF）也称为高流量动静脉畸形（high-flow arteriovenous malformation，AVM），为高流量血管畸形中最常见的类型。动静脉瘘在所有脉管畸形中相对少见，发病率约为 1.5%，多为先天性，也有少部分由外伤引起。先天性动静脉瘘为血管发育缺陷畸形，供养动脉和排出静脉直接相通。组织学的主要特征是异常的前毛细血管括约肌发育异常，这是由于缺少括约肌的自控

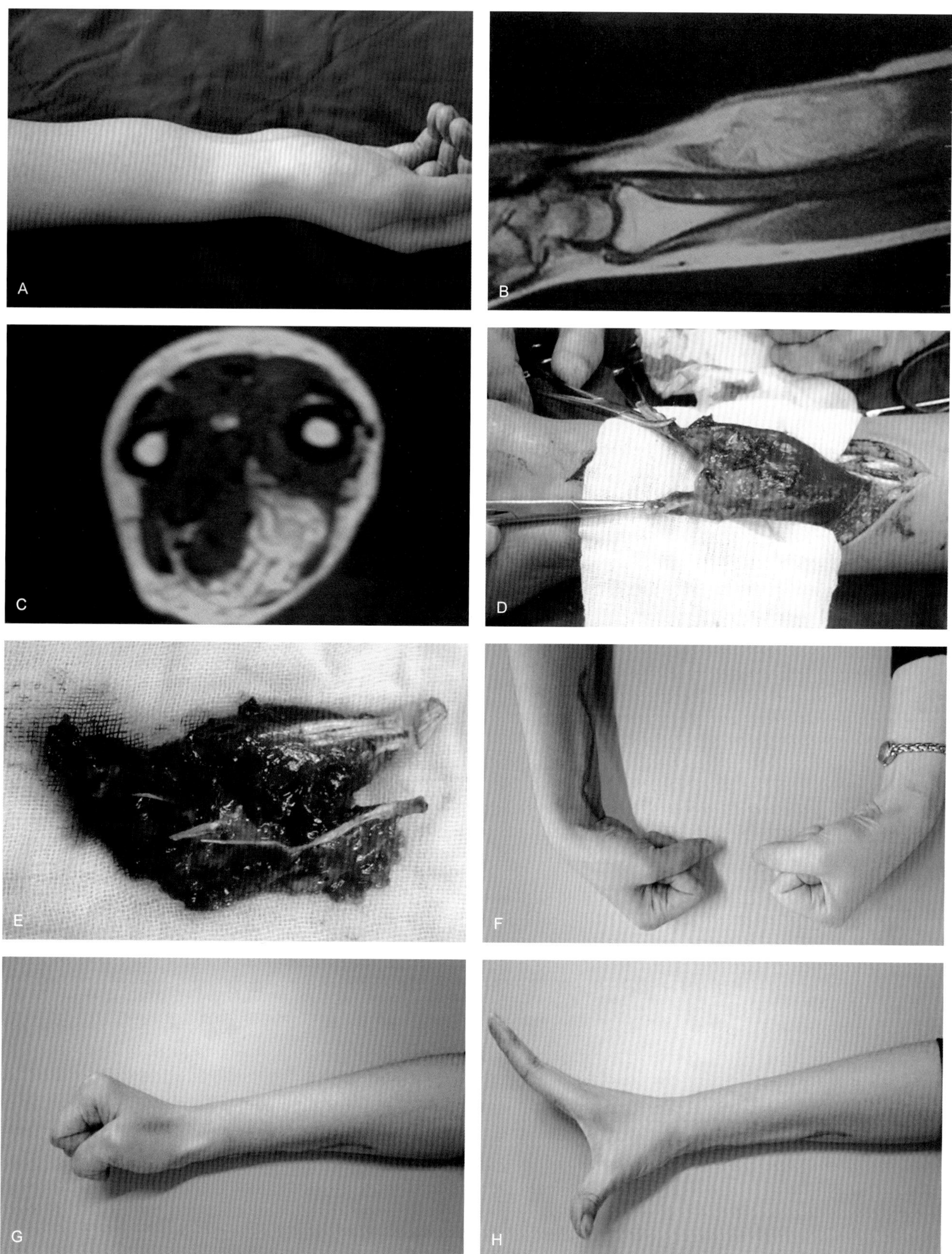

图 23-28　右前臂静脉畸形（海绵状血管瘤）。A. 术前外观；B、C. 术前磁共振检查显示肿瘤位于指浅屈肌内，肿瘤与周围肌肉界限不清；D、E. 术中见肿瘤位于指浅屈肌内且与周围肌肉界限不清，将肿瘤及受侵犯的肌肉一并切除；F~H. 术后 3 个月患手功能良好。

神经，或缺少括约肌，或者是神经发育不健全，而使血流自由地经过毛细血管床[34]。

【临床特点】 先天性动静脉瘘在出生后即存在，但临床不一定出现症状，数年或数十年后可逐渐被发现，可累及身体任何部位，30%~70% 累及上肢，50% 在患者两岁以内被发现[48]。初始症状包括疼痛、肿胀，体征包括浅表静脉曲张，表面皮肤颜色异常或瘀斑，局部肿块，震颤，发热（图 23-29A）。动静脉瘘与静脉畸形不同，动静脉瘘在抬高患肢时并不缩小。病变范围较大者，可出现皮肤溃疡、出血、肢体远端缺血与高流量性充血性心力衰竭。动静脉瘘也见于 Parkes-Weber 综合征，后者的临床表现为 Klippel-Trenaunay 综合征的表现加上伴发的动静脉瘘[30]。

B 超检查时看到肿物内动脉血流有助于诊断，计算血流速度有利于提高诊断的准确性。磁共振检查可显示动静脉瘘的大小范围、形状以及与周围组织结构的关系，但对鉴别高流量与低流量病变帮助不大。血管造影检查是动静脉瘘最重要的检查手段，可以了解病变累及的范围，看到动静脉短路的部位，对适合的病例可以同时进行动脉栓塞治疗（图 23-29B）。CT 检查可较好地显示骨骼受累情况[32, 48]。

【治疗方法】 外伤性动静脉瘘多为单发性，手术治疗可获得较满意的效果。但先天性动静脉瘘通常具有非常复杂的结构，有多根供养动脉与排出静脉，治疗困难，手术的目标为部分切除，暂缓症状，但术后容易复发，预后多不理想。除非截肢，根治性切除一般难以实现（图 23-30）。因此，要根据临床症状、病变部位及主要血管受累情况决定采用何种治疗方案[3, 48]。

对于病情较轻者可采取佩戴弹性手套或绑带的方法进行保守治疗，缓解症状。对于局限于单一肢体动脉的动静脉瘘，可以根据实际情况进行一次或多次的动脉栓塞或手术切除[32, 49, 50]。手术并发症的发生率相对较高[50]，包括皮肤或组织坏死、出血和肢体功能障碍等。Rockman 等[49]采用多次动脉栓塞治疗非广泛性的动静脉瘘获得了不错的疗效，92% 的患者平均 56 个月的随访显示症状减轻或消失。动脉栓塞也可减少之后进行的切除手术中的出血，但手术应在栓塞后两天内进行，因为动静脉瘘侧支循环建立的时间非常快。对于广泛累及整个指体或肢体，有不断扩大趋势，或并发肢体远端缺血表现或心力衰竭的重症动静脉瘘，则有截指或截肢指征[32, 50]。Upton 等[50]对 33 例动静脉瘘患者中的 24 例进行了手术治疗，术前均进行动脉造影及磁共振检查，根据病变实际情况制定个性化的手术方案。对于非重症患者，常分次进行切除手术，选择病变相对局限的区域进行。术中尽可能切除选定区域的畸形血管与动静脉瘘，结扎远、近侧血管，必要时吻合修复重要动脉，切除受累严重的皮肤并进行修复，术中尽可能保留重要的神经、肌腱、关节及肌肉。在其 14 例重症患者中截肢的有 10 例。

八、血管球瘤

血管球瘤（glomus tumor）是一种可以发生在身体各个部位的良性错构瘤，具有血管球体（glomus body）的所有细胞。人群中的发生率约为 1.3 万分之一[51]。Masson[52] 于 1924 年首先描述了血管球瘤。文献中也有人称其为血管神经瘤或血管神经肌肉瘤，还有恶性血管球瘤的个别报道。

正常血管球体位于皮肤网织层或皮下组织，多

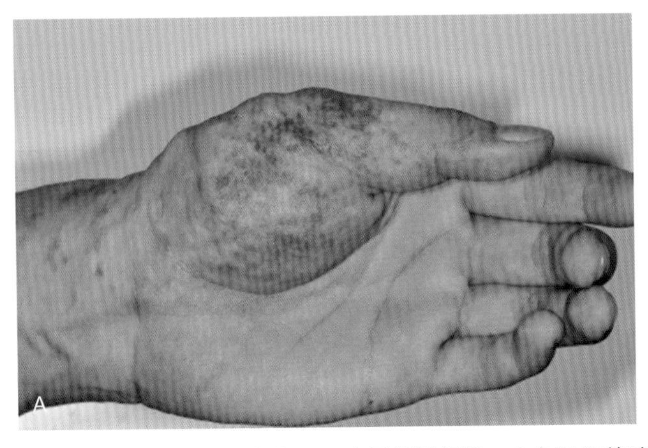

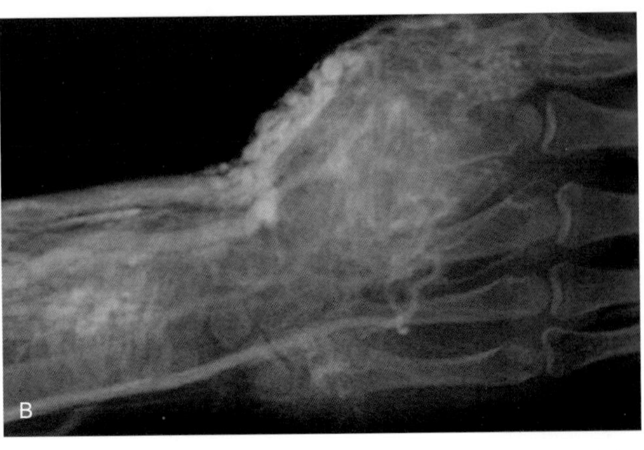

图 23-29 左上肢动静脉瘘。A. 主要累及拇指、大鱼际及前臂桡侧，表现为浅表静脉曲张、局部肿胀、表面皮肤颜色改变、多发瘀斑；B. 血管造影检查可清晰显示病变累及的范围。

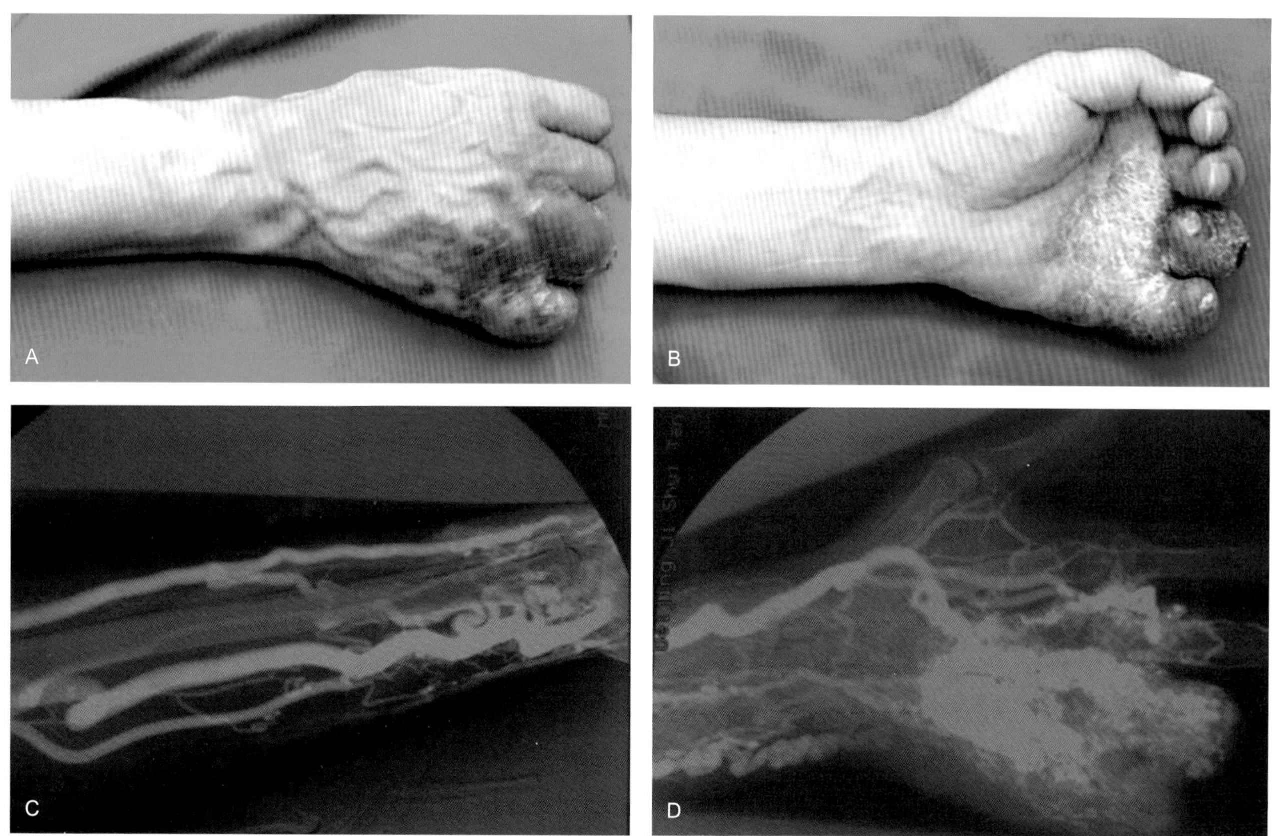

图 23-30　38 岁，男性，左上肢先天性动静脉瘘。A. 背侧观；B. 掌侧观；C. 前臂血管造影检查显示病变广泛累及右手及右前臂，右手受累严重；D. 手的血管造影检查表现。曾多次手术治疗，均未能控制病情。后并发肢体远端严重缺血表现，手指有坏死和出血倾向，行前臂远端截肢术。

分布于手掌侧、足底，特别是手指和足趾。血管球体由三部分构成：真皮内小动静脉短路、平滑肌细胞和血管球细胞。小动静脉在皮肤内的无数短路结合处，外覆以纵横交错的平滑肌细胞，血管球细胞散布在其中，整个血管球体外由成胶原网包绕，其中有大量的无髓鞘感觉神经纤维和交感神经纤维存在，最外层有纤维组织包膜。有人认为血管球细胞是一种特殊的血管周围肌细胞或上皮细胞。血管球细胞一般为圆形或椭圆形，其胞质致密，呈颗粒状。由于血管球体结构的特点，血管球体被认为是一种体温调节装置，主要功能包括控制末梢血管舒缩、调节血流量并调控体温。正常血管球体的直径一般小于 1 mm。

血管球瘤的大体观察呈圆形或椭圆形，直径一般为数毫米，较大者可达 1 cm，瘤体外覆以完整包膜，呈深红或暗紫色，与周围组织界限清楚。剖开瘤体可见紫红色血液流出。镜下观察见其组织学结构与正常血管球组织极其相似，但血管球细胞及无髓鞘神经纤维明显增多[3]。何种原因导致血管球体内细胞的生物学特性发生肿瘤性改变尚不清楚，外伤可能是诱因之一。

【临床特点】 女性多于男性，多为成年人，40~70 岁为主，但也有婴幼儿发病的报道。多数单发，也可见多发者。全身任何部位都可发生，手部较多见，约占全身各部位的 75%。手部血管球瘤中，最常发生的部位是指端（图 23-31）和甲下（图 23-32），两者占手部血管球瘤的 65%[48]。

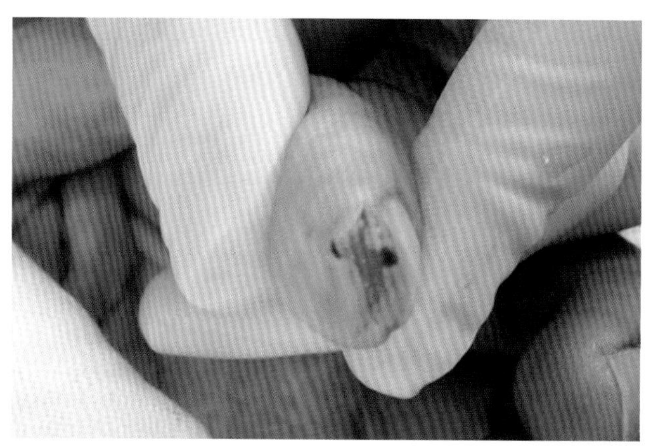

图 23-31　左示指指端皮下组织有 2 mm × 2 mm 圆形紫红色肿物，界限清楚。术后病理诊断为血管球瘤。

疼痛为其最主要的临床表现，多为间歇性或持续性刺痛或烧灼样痛，疼痛部位多局限于肿瘤生长处，疼痛的定位与肿瘤生长部位非常一致，但也可向近端放射至上肢其他部位或肩部。任何对肿瘤局部的触摸、弹压、碰击均可诱发或加重疼痛，局部温度改变或饮食刺激性食物也可造成同样变化。多数患者对疼痛的主诉极为强烈，部分患者因受疼痛影响而引起精神症状或失眠等，严重影响日常生活。瘤体较大时，可触摸到疼痛性的皮下紫红色结节状小肿物，或局限性皮肤暗红色区域。

生长在甲床下的血管球瘤，表现为透过甲板可见到的蓝紫色界限相对清楚的肿物，甲板局部隆起或整个甲板弧度改变，也可引起甲板纵行凹陷或纵嵴形成，尤其是术后复发者可见到严重的甲变形，甚至缺损。肿瘤局限性压痛非常明显，透过甲板不能确定肿瘤位置时，用大头针等器物尖端点压局部可明确其位置。手指正位 X 线片有时可显示指骨上圆形或椭圆形骨密度减低区或骨皮质压迹；侧位片有时可显示肿瘤组织造成的骨皮质压迹，压迫严重者甚至造成骨皮质破损（图 23-32）。

绝大多数情况下，根据其特有的症状及体征可以容易地作出临床诊断。B 超及磁共振检查可以辅助明确诊断，特别是当临床诊断不明确、肿瘤定位困难或术后复发时。术后复发者，临床表现常不典型，尤其在甲下，应与甲部感染、甲畸形引起的疼痛或其他甲下肿瘤相鉴别，如骨样骨瘤。另外，甲下血管球瘤还应与甲下表皮样囊肿相鉴别。

【治疗方法】 手术切除肿瘤是唯一的治疗手段，术后复发者少见，肿瘤切除后症状随即消失。切除甲下血管球瘤时需首先将部分或全部甲板取下，然后纵行切开甲床，显露肿瘤瘤体。如果瘤体较大，甲床可能被挤压而变得菲薄，切开甲床时应特别小心，以免将肿瘤瘤体一并切破，造成瘤细胞播散入周围正常组织。完整切除肿瘤后，修复甲床要严格遵循无创操作，笔者建议用 5-0 或 7-0 无创缝合线或可吸收线缝合，并将甲板原位放回，这样可减少术后指甲畸形的程度（图 23-32）。如果指骨有压迹或凹陷，可以用刮匙反复刮除其中的残留组织，以防残留个别瘤细胞。

术后复发的主要原因为术前肿瘤定位不准确、没能完全切除肿瘤、局部残留部分瘤细胞。

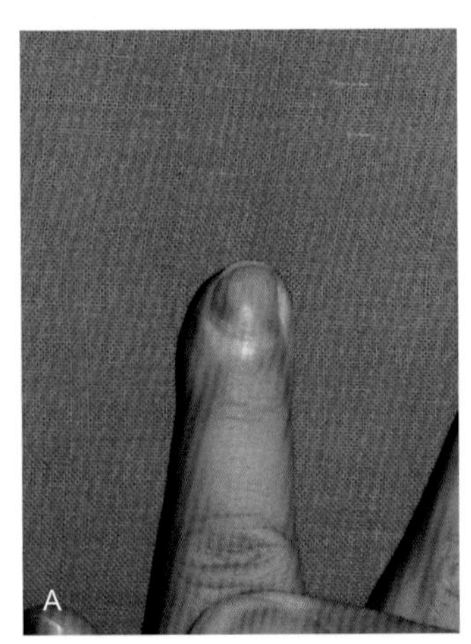
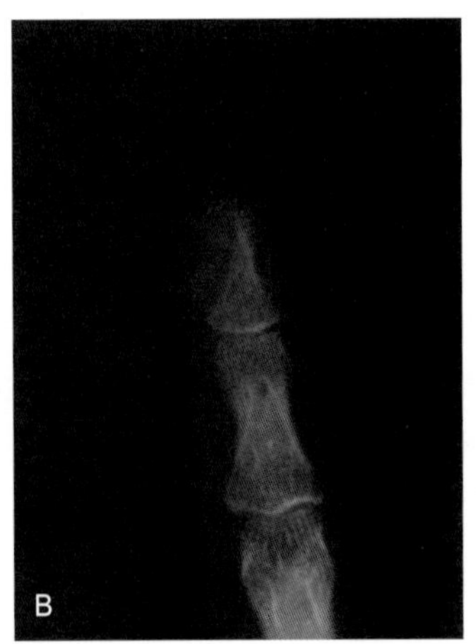
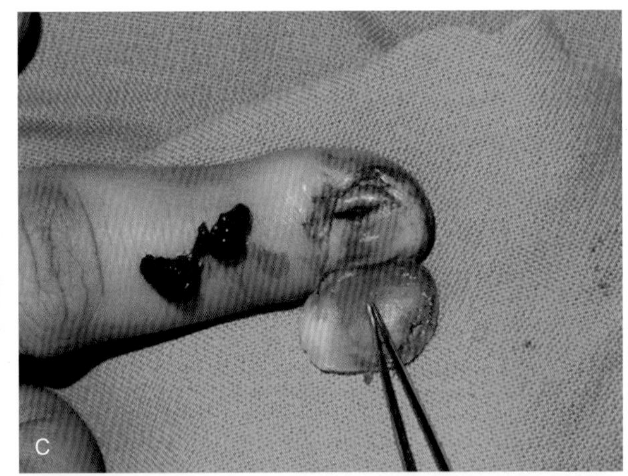
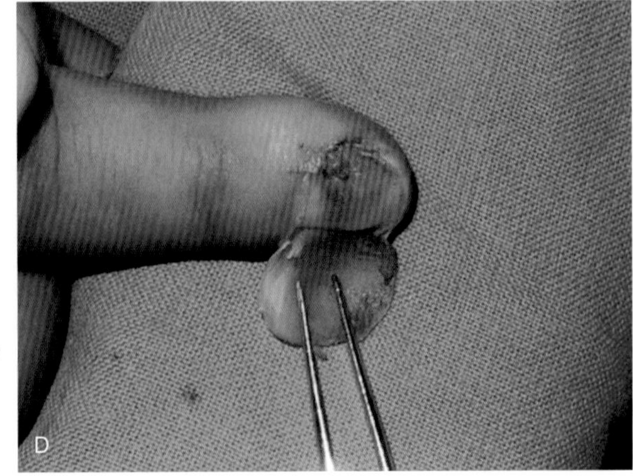

图 23-32　20 岁女性，右示指甲下肿胀疼痛 1 年。A. 体检可见甲板局部轻度隆起，透过甲板可见蓝紫色肿物，局部压痛明显；B. X 线片显示末节指骨的皮质存在压迹；C、D. 术中掀开甲板，纵行切开甲床，切除肿物，再缝合修复甲床。术后病理诊断为血管球瘤。

九、神经鞘瘤

虽然手及上肢周围神经肿瘤并不多见，只占整个手部肿瘤的 5%，但如果没有与其他更常见的良性肿瘤或类肿瘤（如囊肿、脂肪瘤等）明确鉴别，草率手术切除将可能导致严重的功能损害[53]。

周围神经的结构分三部分：神经轴索、神经鞘膜及神经终末结构，周围神经肿瘤多数来自于神经鞘。根据肿瘤的不同组织来源，临床上常将周围神经肿瘤分为：神经鞘瘤、神经纤维瘤、神经黏液瘤及恶性神经鞘瘤等。

神经鞘瘤（schwannoma）是发生于周围神经的最常见肿瘤，来源于神经鞘的雪旺细胞（Schwann 细胞），也称为雪旺细胞瘤。临床有恶变为肉瘤的报道，但极少见。病因不清。肿瘤偏心性起于周围神经鞘，由雪旺细胞和神经周围胶原组织构成。肉眼呈圆形或椭圆形，有时为分叶状。包膜完整，表面光滑，瘤体与神经纤维可紧密粘连，但神经纤维一般不穿过瘤体实质。切面呈实性灰白或黄灰色，可见微小囊性变及出血坏死灶。

光镜下肿瘤组织由 Antoni A 区和 Antoni B 区组成。Antoni A 区瘤细胞密集，核排列成与细胞长轴垂直的栅栏状结构，称为 Verocay 小体。细胞膜和基底膜红染。Antoni B 区为排列疏松的黏液样结构，细胞较少且排列不整齐，核小，呈卵圆形[53, 54]。

【临床特点】 成年人多发，发病年龄集中在 20~40 岁，男女发病率无明显差别。多发生在上肢屈侧及手、腕掌侧。肿瘤生长缓慢，病程较长，沿神经干走行生长，体表可触及椭圆形、表面光滑、界限尚清的肿物，纵向活动受限，横向活动度良好。发现无痛性肿物往往为首发症状，当肿瘤较大时神经干受到挤压，可出现周围神经支配区域的放射性疼痛、麻刺感，甚至有不同程度的肌肉麻痹，触摸或压迫肿物可诱发或加重症状。神经鞘瘤多数小于 3 cm，临床上也有发生在臂丛干者，瘤体近 10 cm 大小。当肿瘤为复发或恶性时，瘤体常较大。

多数神经鞘瘤为单发，极少数情况下也可多发。多发时根据是否累及双侧前庭耳蜗神经又分为雪旺细胞瘤病（schwannomatosis）和 2 型神经纤维瘤病（neurofibromatosis type 2，NF2）两种类型。雪旺细胞瘤病为近年才开始认识的一类疾病，由 Niimura 于 1973 年最先报道，也称为 3 型神经纤维瘤病（neurofibromatosis type 3，NF3）。这类疾病主要累及四肢周围神经，但也可发生于颅内与四肢。NF2 以侵犯前庭耳蜗神经为特征，可引起听力和平衡障碍，又称前庭神经多发雪旺细胞瘤（vestibular schwannomas），同时还可合并脑神经及周围神经雪旺细胞瘤、脑膜瘤和室管膜瘤等。雪旺细胞瘤病与 NF2 的主要区别是不累及前庭耳蜗神经，没有听力和平衡障碍[54, 55]。以往的一个认识误区是认为周围神经多发肿瘤都是神经纤维瘤病，现在看来，也可以是多发的神经鞘瘤，如雪旺细胞瘤病。

仅凭临床表现很难将神经鞘瘤与神经纤维瘤等区别开，X 线检查一般没有阳性发现，磁共振检查 T2 相可发现高密度肿物，往往位于神经干一侧，神经干显像正常。有时可以根据肿瘤与神经干的这种形态特点来帮助作出诊断（图 23-33）。对于瘤体大、生长迅速、瘤体与局部组织粘连严重或神经性疼痛症状明显者应考虑肿瘤恶变的可能。

根据肿瘤生长的部位、质地、瘤体表面形状等特点，该肿瘤应与脂肪瘤、纤维瘤、滑膜瘤、腱鞘囊肿和神经脂肪浸润等鉴别。

【治疗方法】 手术治疗一般可将肿瘤完整切除。

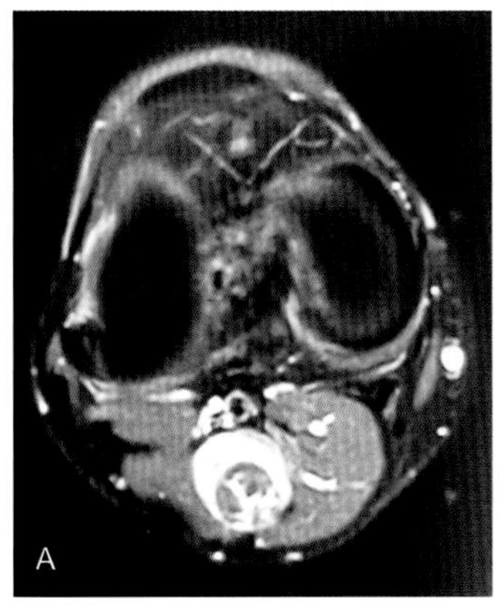

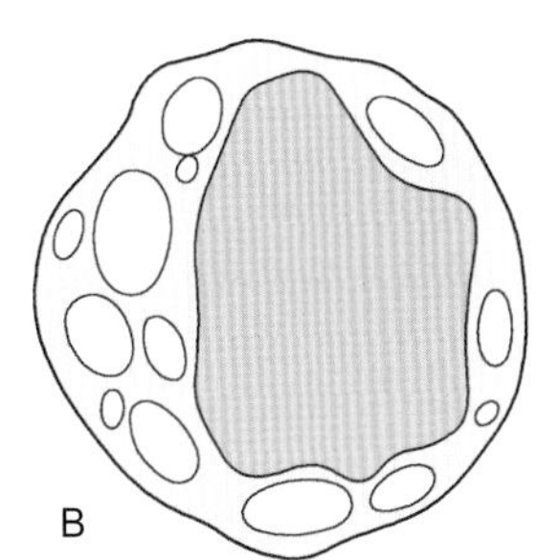

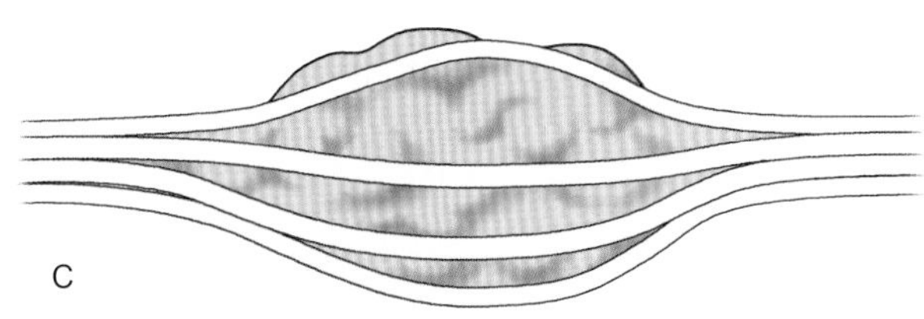

图 23-33　腘窝部坐骨神经的雪旺细胞瘤（神经鞘瘤）。A. 磁共振 T2 相图像显示高密度神经肿物，位于神经干一侧，神经干显像正常；B、C. 神经鞘瘤（黄色区域）与神经束关系的解剖示意图。

对怀疑有恶变或症状严重者应积极手术治疗，手术中可将肿瘤从神经干上完整剥离（图 23-34）。有时肿瘤表面被神经纤维紧密包裹而粘连，需显微操作、仔细分离才可将肿瘤与正常神经纤维分离，术后可有轻微神经受损症状，一般均可恢复。对于诊断明确的神经鞘膜肉瘤应做截肢（指）或肿瘤扩大切除术。

十、神经纤维瘤

神经纤维瘤（neurofibroma）是另一类来源于神经鞘膜的周围神经良性肿瘤。与雪旺细胞瘤单一的雪旺细胞来源不同，神经纤维瘤的肿瘤细胞来源不仅有雪旺细胞，还有成纤维母细胞、肥大细胞，而且，常有神经纤维的轴突通过肿瘤组织[53, 54]。

【临床特点】 发病年龄与神经鞘瘤相似。单发神经纤维瘤的临床表现与神经鞘膜瘤无明显不同，B 超与磁共振检查不容易将两者明确鉴别。

神经纤维瘤可以以下几种形式发生：皮下局部肿物、皮肤肿物或丛状肿物。单发的皮下局部肿物是最常见的类型（图 23-35），占上肢神经纤维瘤的 85%[53]。皮下肿物也可多发，表现为多个皮下隆起的包块，常沿受累神经干走行，呈串珠样分布。皮肤肿物常表现为大小不等的皮肤结节，严重时可密布于全身。多发的神经纤维瘤，称为神经纤维瘤病（neurofibromatosis，NF），是周围神经最常见的多发肿瘤，临床上又分为 NFl 和 NF2 两型。NFl 由 Friedrich Von Recklinghause 医生于 1882 年最早描述，故又称为 Von Recklinghause 病。主要累及周围神经，具有牛奶咖啡斑（Café au lait spots）、皮肤皱褶处雀斑、虹膜 Lisch 结节等特征表现（图 23-36）。NF1 可合并某些特异性的骨骼异常，如脊柱后凸畸形和胫骨假关节。多发神经纤维瘤位于皮下或皮内，常为几个到几十个，沿神经干走行分布，界限清楚，与深部组织无粘连。有的神经纤维瘤病患者可出现丛状神经纤维瘤（plexiform neurofibroma）的表现，数量众多的神经纤维瘤密布在皮内和皮下，表面皮肤色素沉着，皮肤增厚。瘤体通常呈弥漫性生长，累及多条神经或神经丛，并浸润生长至周围软组织，导致皮下组织增生，体积增大，严重者下垂如囊袋状，触之柔软松弛（图 23-37）。部分病例可出现继发性巨指或巨肢畸形。约 1/3 的 NF1 患者无临床症状，多在体检时被发现；1/3 的患者因局部外观畸形

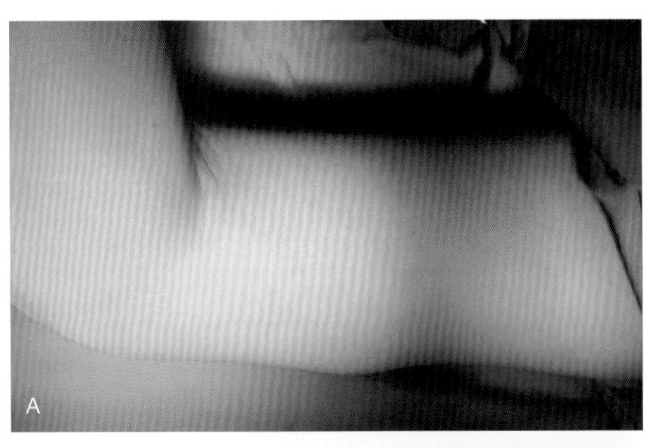

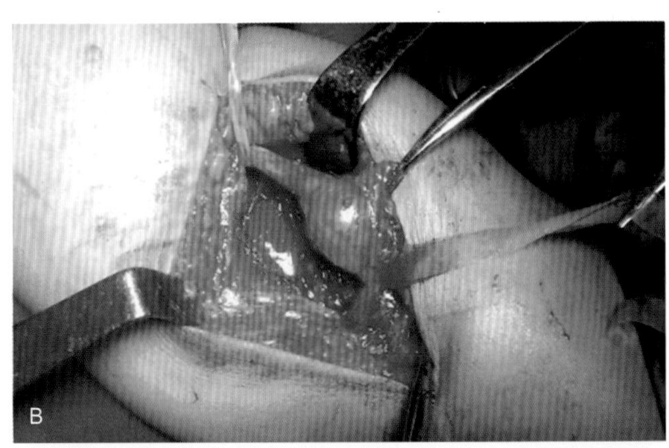

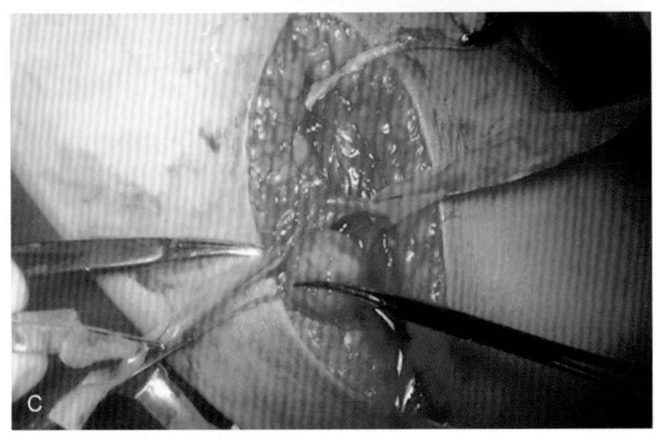

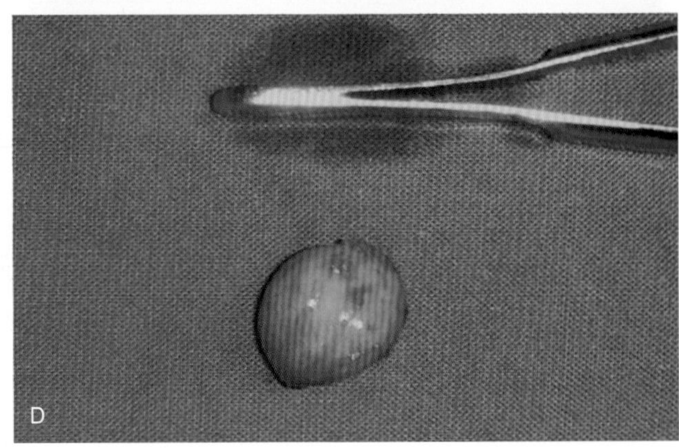

图 23-34 左上臂桡神经鞘瘤。A. 肿瘤呈椭圆形，表面光滑；B. 术中见肿瘤与周围组织界限清楚，包膜完整；C. 瘤体可从神经干完整剥离；D. 切除的神经鞘瘤。

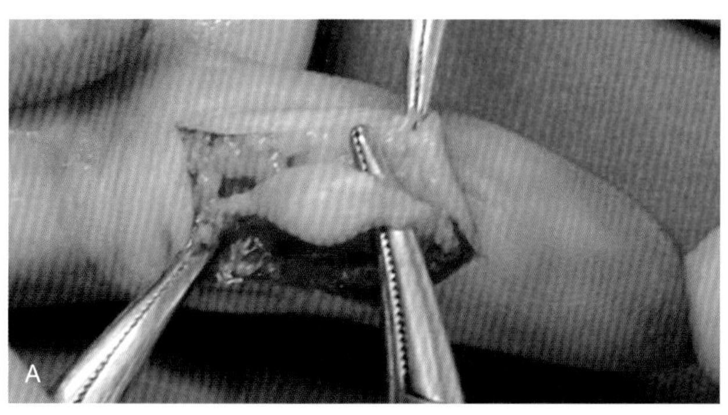
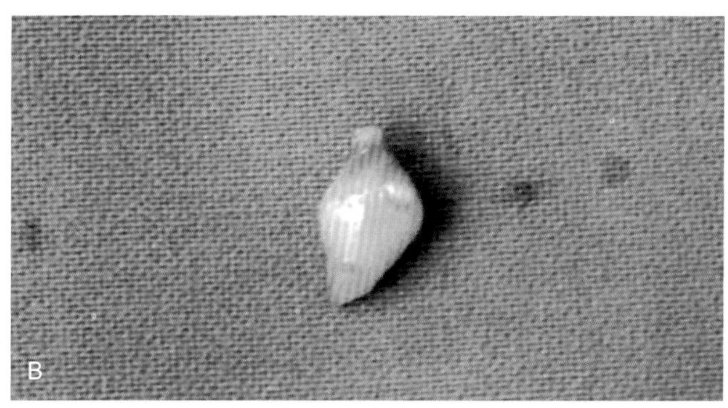

图 23-35　左示指神经纤维瘤。A. 呈圆形，神经纤维穿于肿瘤瘤体内，瘤体切除后残留的神经缺损需行游离神经移植；B. 切除的神经纤维瘤。

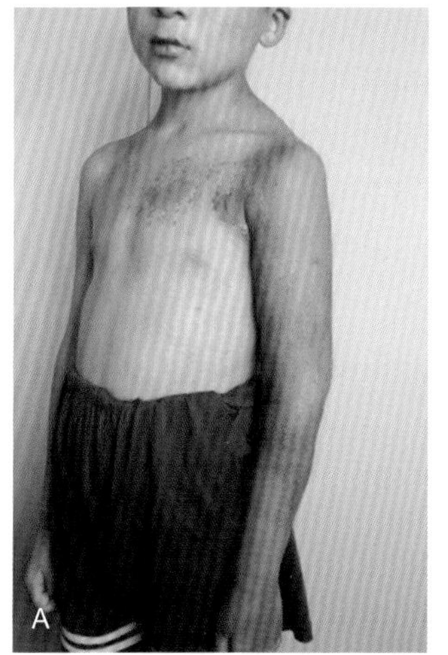
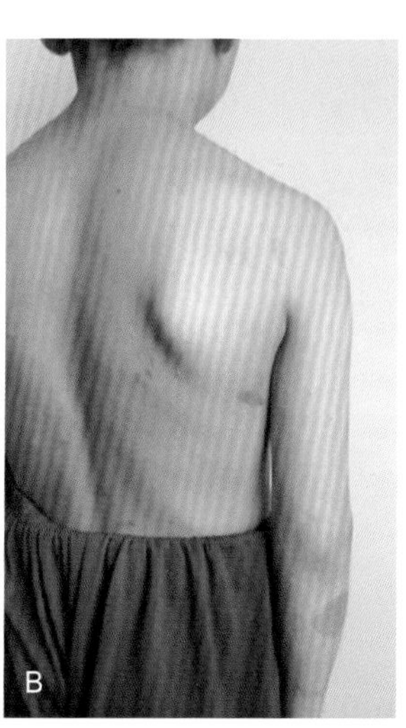

图 23-36　15 岁患儿，Ⅰ型神经纤维瘤病（NF1），全身可见多处牛奶咖啡斑。A. 前侧面观；B. 背面观。

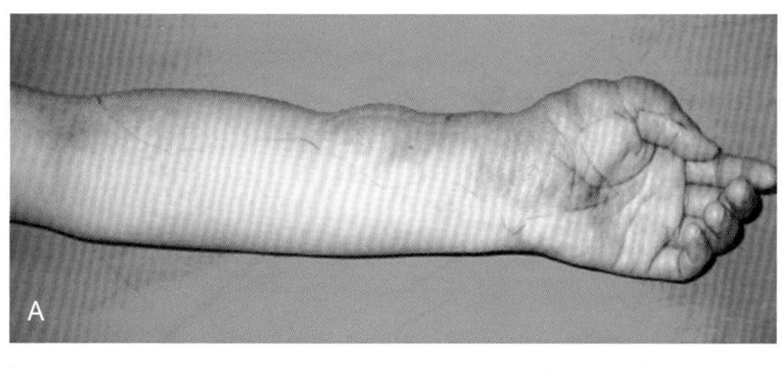
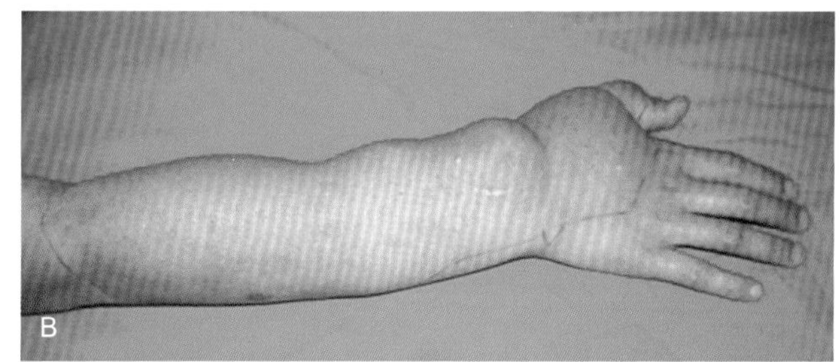
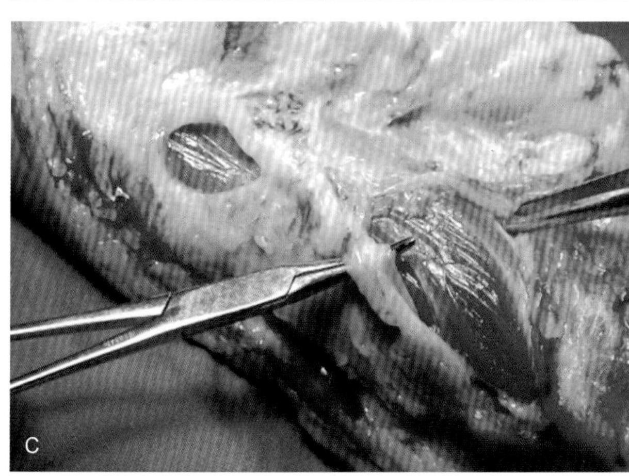
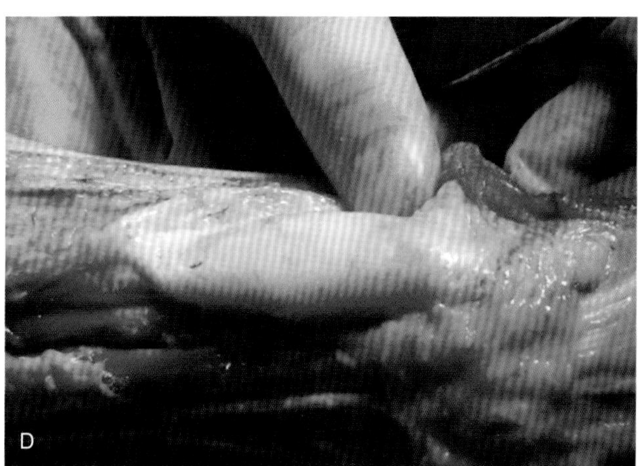

图 23-37　14 岁患儿，具有丛状神经纤维瘤表现的Ⅰ型神经纤维瘤病。A、B. 左上肢皮肤色素沉着，皮肤增厚，皮下组织增生，外观如囊袋状，触之柔软松弛，上肢周径增粗；C、D. 术中见瘤体呈弥漫性生长，并浸润至周围软组织，导致皮下组织增生，神经干呈串珠样或不规则增粗。

而就诊；1/3 的患者因出现神经症状而就诊。NF2 比较少见，如前所述，以侵犯前庭耳蜗神经为特征，又称前庭神经多发雪旺细胞瘤[54-56]。

【治疗方法】 手术切除为目前主要的治疗手段。因为肿瘤与神经纤维紧密交织在一起，手术中不能像神经鞘瘤那样将肿瘤与神经纤维完全分离，所以一般需通过显微操作，将受肿瘤侵犯的神经纤维切除。神经缺损的部分，需采用游离神经移植修复。如果多数神经纤维都受累，则需将受累的一段神经完全切除，再进行神经吻合或移植。

单发的神经纤维瘤较少发生恶变。NF1，特别是具有丛状神经纤维瘤表现的 NF1，恶变的发生率较高[56]。这类患者如果出现肿瘤体积迅速增大，出现疼痛或神经症状，应该及时活检做病理检查，除外恶变的可能。如果术中发现肿瘤形状不规则，向周围组织浸润，也要考虑恶变的可能。

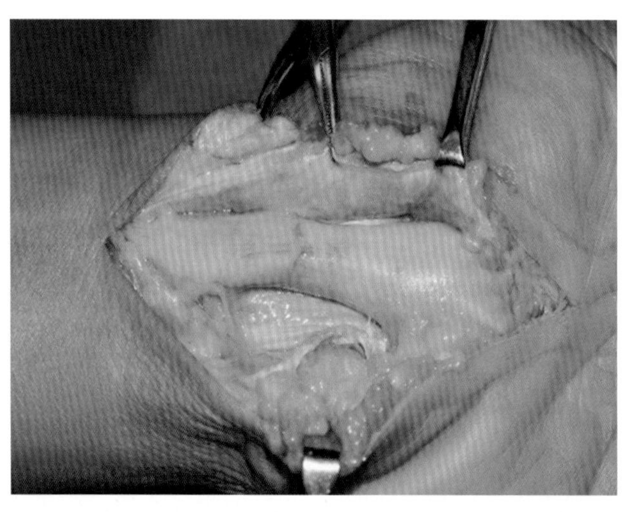

图 23-38　46 岁女性，正中神经纤维脂肪瘤样错构瘤导致腕管综合征。

十一、神经的纤维脂肪瘤样错构瘤

神经的纤维脂肪瘤样错构瘤（fibrolipomatous hamartoma of nerve）为一类少见的发生于外周神经的类肿瘤疾患。Mason[57] 于 1953 年最早报道，迄今英文与法文文献的报道例数总共只有约 200 例。多发生于正中神经，累及腕管内正中神经时可导致腕管综合征（图 23-38）。也有极少的文献报道发生于尺神经、桡神经以及臂丛等其他外周神经。病因不清。为何该疾病与正中神经关系密切亦尚不清楚。约 30% 的患者伴发远端肢体软组织甚至骨关节增生肥大，因此该疾患也被认为是巨指（macrodactyly）的病因之一（图 23-39）[58-61]。

术中可见受累神经由于纤维脂肪组织浸润而膨大，表现为局限性膨大或丛状弥漫性膨大。肿物与神经纤维关系紧密，术中往往难以将肿物与神经束完全分离，这也是与神经内脂肪瘤的一个重要区别。

【临床特点】 多数患者在 15 岁之前出现症状，但也有 30~40 岁才出现症状的报道。常以前臂或手部逐渐长大的肿物为首发症状，部分患者可出现腕管综合征等神经受压迫症状。本病需与一些更为常见的上肢肿物如脂肪瘤、腱鞘囊肿、血管瘤等相鉴别。

磁共振检查是对该疾病诊断最有意义的影像学检查[58-61]，常可发现正中神经走行区的梭形膨大，冠状位或矢状位可见扭曲的低信号的神经纤维束被高信号的脂肪组织所包埋。

【治疗方法】 对无症状的患者可观察，定期复查。对出现腕管综合征的患者可进行腕管切开松解术，往往症状可得到缓解。腕管切开时是否应该进行神经束间松解及肿物切除尚无定论。由于肿物与神经纤维关系紧密，进行肿物部分切除或神经束间

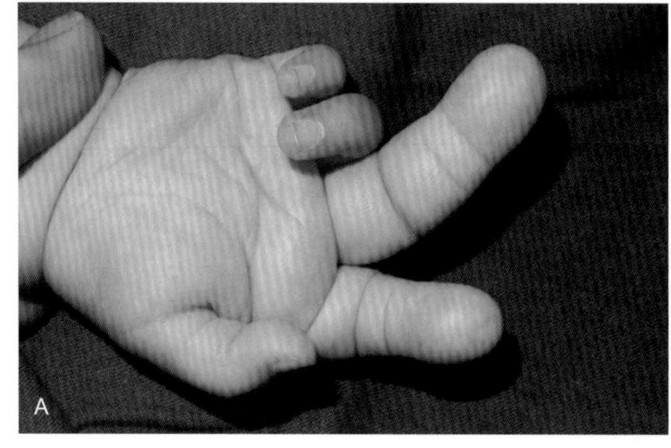

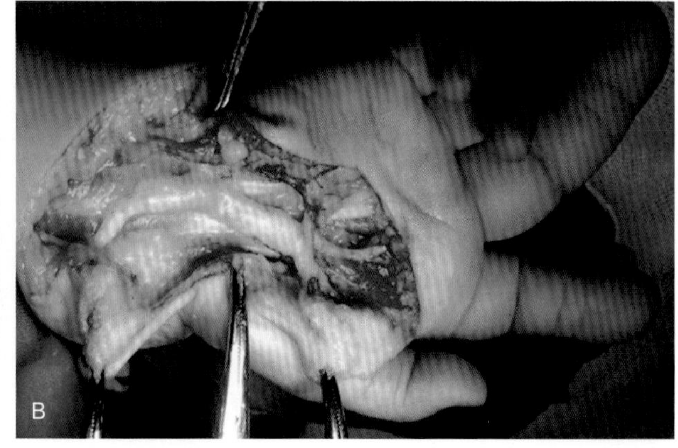

图 23-39　4 岁患儿，巨指畸形。A. 术前外观；B. 术中见受累神经由于纤维脂肪组织浸润而膨大，病理检查符合纤维脂肪瘤样错构瘤。

分离可导致受累神经功能障碍，因此并不常规推荐为神经功能正常或基本正常患者的治疗手段。如果肿物体积较大需进行部分切除减容，或神经功能进行性受损加重时，有作者报道了采用显微外科技术对神经外膜及神经束膜进行分离，尽可能切除神经束周围浸润的纤维脂肪组织而保留神经束的方法，结果并未造成显著的神经功能障碍[62, 63]。但并非所有采用这种方法治疗的患者都可保证神经功能不受进一步损害，因此采用这种治疗方式时需权衡利弊，慎重进行。如果神经功能受损严重，需考虑进行神经移植、移位或肌腱移位等修复重建手术。如果患者合并巨指症，可同时进行巨指组织的缩容、骺阻滞等手术[58-61]。

十二、硬纤维瘤

硬纤维瘤（desmoid tumor）起源于纤维结缔组织或肌筋膜，为良性成纤维细胞与胶原纤维构成的纤维组织肿瘤，由 MacFarlane 于 1832 年首次报道。该病相对少见，国内尚无发生率的报道，美国有学者报道每年有约 900 例新诊断的病例。虽然被列为良性肿瘤，但该肿瘤往往呈侵袭性生长，有时可侵入骨骼，甚至导致病理性骨折。肿瘤往往缺乏包膜，因此与低度恶性的纤维肉瘤有时难以区分[27, 64-67]。

【临床特点】 病因不清，有人认为与外伤、激素和基因有关。肿物的好发年龄为 30~40 岁，但也有婴幼儿及老年人发病的报道。全身各部位均可发病，上肢约占 30%，手部约占 5%[3, 27, 65]。最常见的首发症状为发现痛性肿物。肿物质地硬，边界不清，沿筋膜层生长但可侵入周围软组织或骨骼（图 23-40）。肿物切面有光泽。

【治疗方法】 主要的治疗方法包括手术治疗、放射治疗，或两者联合治疗。有报道显示化疗、非甾体抗炎药物和抗雌激素试剂有一定治疗效果[64]。手术以扩大切除为主，除非肿瘤累及或毗邻重要神经、血管等结构而难以扩大切除。手术治疗的复发率较高，据文献报道，对于发生于四肢的硬纤维瘤，手术治疗的复发率为 28%~47%。对复发的患者，仍可进行再次手术，但有不少患者进行多次手术仍不断复发。Houdek 等[64]报道了手术切除治疗 52 例病理证实的发生于上肢的硬纤维瘤病例，五年内的复发率高达 43%，平均复发时间为 25 个月。统计学分析显示复发率与是否同时辅助放射治疗、切除边缘是否包含肿瘤组织、肿瘤是否累及骨膜或与重要血管、神经关系密切均无明显相关性，但在复发的患者中，手术切除后同时进行术后放射治疗者复发的时间较未放疗者更长。

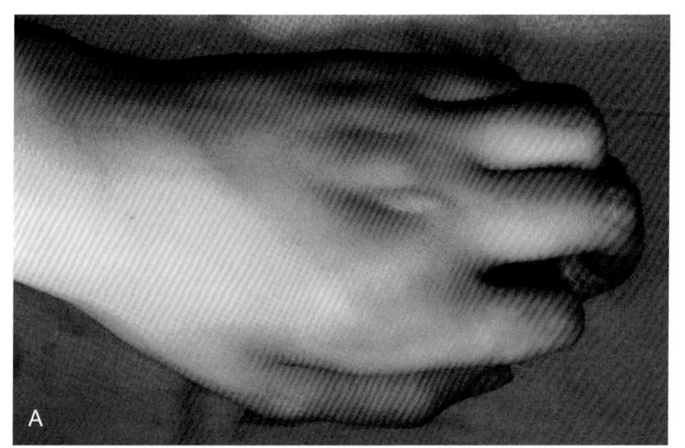

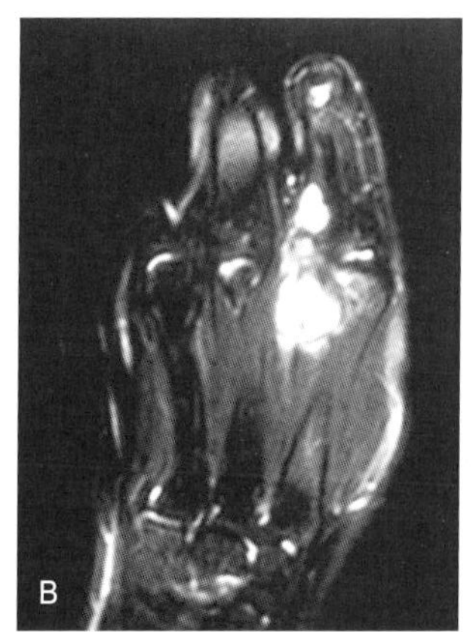

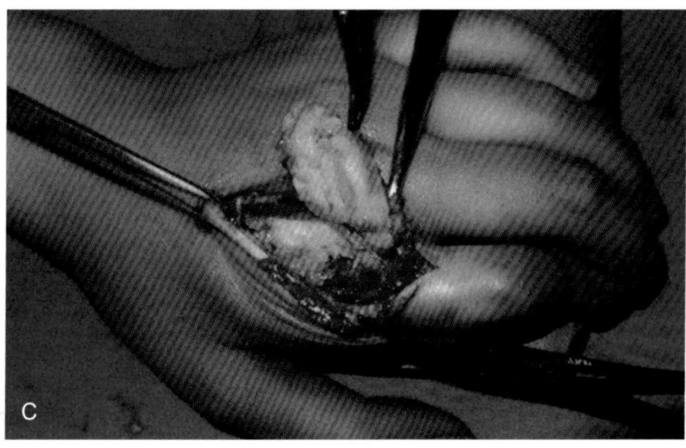

图 23-40　14 岁女性，手背痛性肿物。A. 术前外观；B. 磁共振影像及术中见肿物无明显包膜，边界不清，侵入周围软组织及第 2 掌骨；C. 扩大切除肿物，病理诊断为硬纤维瘤。

第三节　手与腕部良性骨组织肿瘤

一、内生软骨瘤

【发病率】 与全身其他部位相比，发生于手与腕部的原发性骨肿瘤相对较少。大宗骨肿瘤病例研究显示，发生于手与腕部的原发性良性骨肿瘤约占全身的 7%，恶性骨肿瘤仅占全身的 0.5%。内生软骨瘤（enchondroma）是手部最常见的原发性良性骨组织肿瘤，其发生率约占全身的 54%[68]。

【病因与分类】 内生软骨瘤发生的病因不清。有观点认为是由于先天性软骨细胞错构，造成骨髓腔内透明软骨组织异常聚积。该肿瘤多发生于手、足部小管状骨，手、足部小关节。关节的软骨组织丰富，理论上发生软骨细胞错构的机会自然较其他部位大[3]。

手部内生软骨瘤多为单发，一般发生于短管状骨的骨干，多呈膨胀性生长，骨皮质受肿瘤压迫而变薄，骨内壁可有不规则骨嵴（图 23-41）。瘤体为灰白色透明软骨样组织（图 23-42），由于瘤组织黏液变性而质软，可有散在的钙化颗粒。肿瘤生长可突破骨皮质或合并病理性骨折，从而瘤组织可进入局部软组织。

多发者也称为多发性内生软骨瘤病或 Ollier 病（Ollier’s disease），往往导致肢体畸形。如果还合并多发性软组织血管瘤，则称为 Maffucci 综合征（Maffucci’s syndrome）。Maffucci 综合征较少见，最早于 1881 年由 Maffucci 报道，合并的软组织血管瘤以海绵状血管瘤居多，少数病例合并淋巴管瘤或梭形细胞血管内皮瘤。

【临床特点】 肿瘤的生长速度较缓慢，男性与女性的发病率没有明显差别，青壮年多见。近节指骨最常见，其他依次为掌骨、中节指骨、末节指骨，发生在末节指骨时可引起指甲畸形。也有舟骨、月骨、头状根骨发病的报道，但总体上腕骨发病者较少见[68,69]。

一般无疼痛症状或有轻微疼痛，若合并病理性骨折，疼痛表现较重，同时局部会出现创伤反应。约 40% 的患者以病理性骨折为首发症状[69]。

绝大多数病例通过 X 线检查即可明确诊断。典型的 X 线表现为，肿瘤生长在短管骨干骺端或骨干，可见骨髓腔内骨密度减低区，骨小梁结构消失或残留少量骨小梁，或表现为均匀的磨砂玻璃样改变，病变内可见沙粒样钙化影；多呈中心性膨胀性生长，也有偏心性生长者或膨胀不明显者；骨皮质因膨胀而变薄，呈薄壳样改变；有时由于残留骨小梁和骨腔内壁骨嵴重叠，X 线呈现为多囊性或多个纤维间隔样改变。在严重的病理性骨折者可见到骨折明显移位。

多发性内生软骨瘤病（Ollier 病）可累及全身骨骼，肿瘤病变影响骨骺生长发育，造成肢体长骨严重畸形，如长骨较短、弯曲，引起严重的肢体变形。多发累及手部短管状骨时，可严重影响手的外观及功能（图 23-43）。

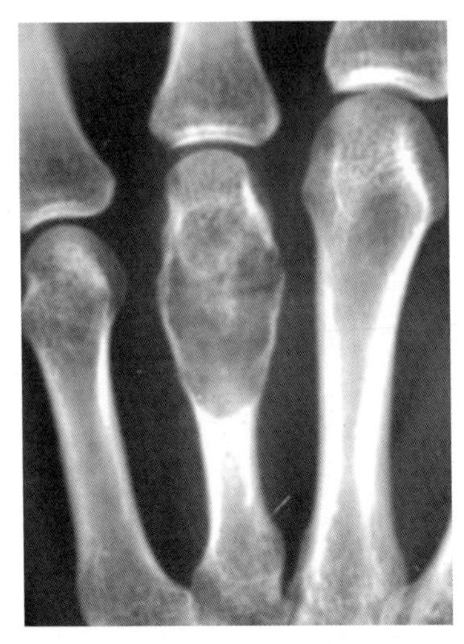

图 23-41　发生于第 4 掌骨干的内生软骨瘤，肿瘤呈膨胀性生长，骨皮质受肿瘤压迫而变薄，骨内壁可有不规则骨嵴，瘤体内可见点状钙化，瘤体桡侧骨皮质不连续（病理性骨折）。

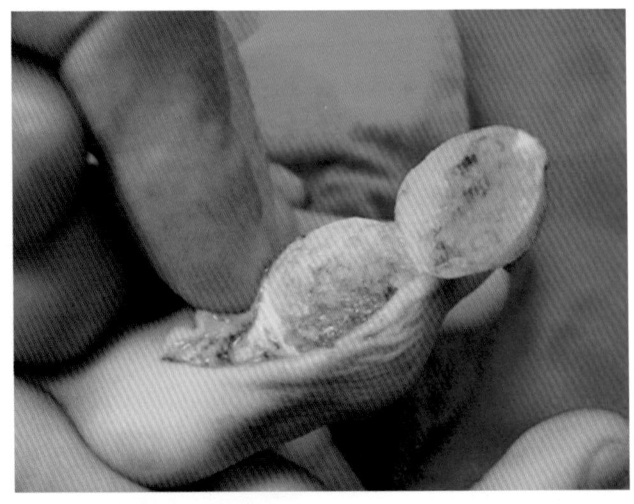

图 23-42　内生软骨瘤的瘤体为灰白色透明软骨样组织，质软。

Maffucci 综合征中的内生软骨瘤多累及手部短管状骨和四肢长管状骨。与 Ollier 病类似，软骨瘤可导致骨骼发育异常、肢体畸形及病理性骨折。合并的血管瘤常表现为蓝色皮下结节，血管瘤部位常形成静脉石。X 线片除可见多发性内生软骨瘤外，有时可见软组织内的静脉石。

单发性内生软骨瘤鲜有恶变，多发者恶变的机会远大于单发者。Ollier 病中约 25% 发生恶变。Maffucci 综合征中软骨瘤和并发的血管瘤都有发生恶变的可能，有 20%~50% 的软骨瘤发展为软骨肉瘤，发生恶变的平均年龄为 40 岁（图 23-44）。Maffucci 综合征的患者也更易合并脑部、腹部等其他部位肿瘤，需定期随访筛查[68, 69]。如果发现肿瘤生长迅速，无病理性骨折而局部疼痛症状严重或软组织肿块明显增大，尤其是年龄较大者，应考虑到恶变的可能。此外，X 线片或 CT 扫描出现严重侵蚀性骨组织破坏、

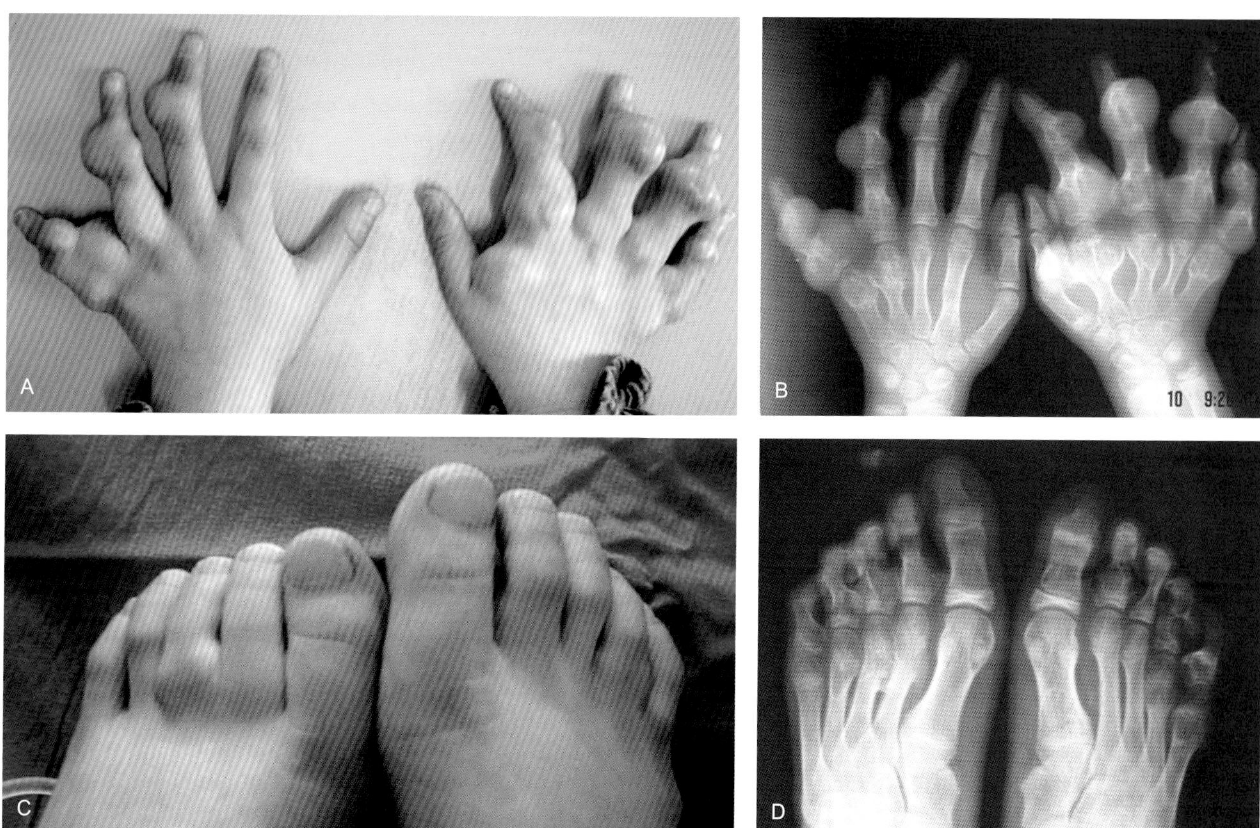

图 23-43　多发性内生软骨瘤病（Ollier 病），使双手、双足多发骨软骨瘤病灶，导致肢体畸形。A. 双手外观；B. 双手 X 线表现；C. 双足外观；D. 双足 X 线表现。

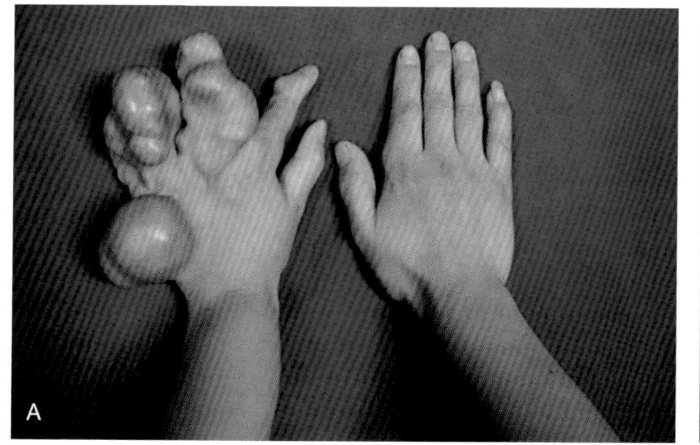

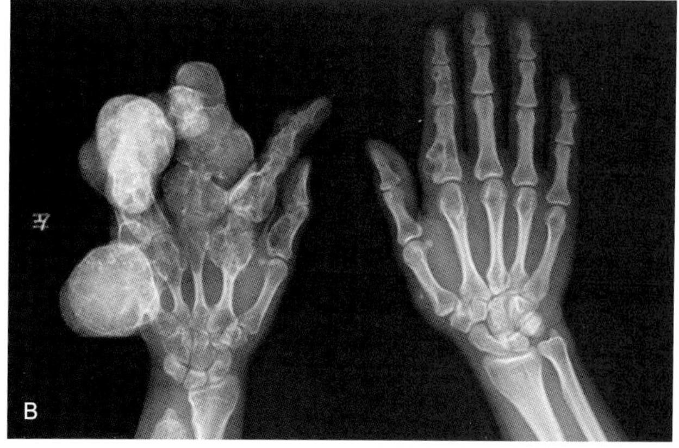

图 23-44　37 岁，女性，被诊断为双手内生软骨瘤病 34 年，未予任何治疗。近年左手肿物生长速度明显加快，瘤体呈乒乓球样，局部皮肤静脉曲张，皮温增高。行左手部分截除术，术后病理诊断为内生软骨瘤恶性变。A. 双手外观；B. X 线表现。

骨膜反应、软组织阴影巨大、钙化斑点模糊或消失等表现时，也要考虑恶变的可能。

【治疗方法】 单发性内生软骨瘤的治疗方式与是否有症状或是否发生病理性骨折有关。对于无症状的内生软骨瘤可以保守观察，但需告知患者潜在的发生病理性骨折的风险，每隔 1~2 年复查 1 次 X 线平片。目前尚无可靠的监测手段来判断其是否或何时会发生肿瘤生物学意义上的变化，但病理性骨折发生的可能性随时存在。因此对于无症状的单发性内生软骨瘤，也有学者认为诊断明确后就可以选择手术治疗，以避免出现病理性骨折的并发症后再进行治疗。因为发生病理性骨折后手术的难度和并发症的发生率均会增加[68, 69]。

对于有症状的内生软骨瘤，或因骨皮质菲薄而致病理性骨折发生概率增大的内生软骨瘤，手术治疗是最恰当的方法。手术中，在病变部位的骨皮质处开窗，将肿瘤软骨组织彻底刮除。刮除肿瘤组织后，可采用 95% 乙醇、石炭酸、高速磨钻等方法处理骨内腔壁，减少复发概率。对于残留的骨内空腔的处理，一般可采用自体骨、异体骨或人工骨植骨填充。尚无研究显示上述不同植骨材料在骨愈合质量、愈合时间或功能康复方面有显著差异。采用骨水泥填充的方法不利于观察骨生长塑形，不推荐使用[68, 69]。

刮除肿瘤后是否应该进行植骨也存在争议。有报道显示单纯软骨瘤刮除后不植骨也可获得较高质量的骨愈合[70, 71]。笔者曾对肿瘤侵犯掌骨或指骨 90% 以上的儿童软骨瘤患者仅行肿瘤组织刮除术而不植骨，术后骨愈合和塑形良好，功能恢复正常。

对于已经发生病理性骨折的内生软骨瘤，有两种主要的治疗选择。其一是可先采用保守治疗对骨折进行外固定，待骨折愈合后进行二期手术刮除植骨。另一种治疗选择是在病理性骨折急性期就同时进行肿瘤刮除植骨及病理性骨折的复位固定（内固定或外固定）。目前两种治疗策略均各有支持者。有学者认为骨折愈合后再进行手术刮除的并发症发生率更低，但也有研究显示一期治疗与二期治疗在并发症发生率、骨愈合质量和术后获得最大关节活动度的时间方面无明显差异，但二期手术需额外固定骨折平均 7 周[68, 69]。

单发性内生软骨瘤的术后并发症较少，大多可获得较好的功能康复，少数患者因肌腱粘连而需进一步手术处理。总体来说，肿瘤刮除植骨术后的复发率较低。Sassoon 等[69] 对 102 例内生软骨瘤患者进行手术治疗，总体复发率为 7%。但其中 28 例多发性内生软骨瘤患者（26 例 Ollier 病和 2 例 Maffucci 综合征）的术后复发率为 21%，1 例 Maffucci 综合征患者的内生软骨瘤发生恶变。

二、骨软骨瘤

骨软骨瘤（osteochondroma）又称为外生软骨瘤，病因不清，可单发，也可多发。后者又称为多发性外生软骨瘤病。最常发生于管状骨一侧靠近骨骺处。瘤体包括骨基底与软骨帽两部分。骨基底包括骨皮质及髓腔，髓腔往往与其所发出的正常骨组织的髓腔相连续；异常聚积的软骨组织形成软骨帽。骨基底可为狭窄的蒂，也可较宽阔，影响骨骺生长发育，造成骨畸形[68]。

骨软骨瘤可发生于全身骨骼，手与腕部并不多见，约占全部骨软骨瘤的 4% 左右。但骨软骨瘤是在手与腕部发病率第二高的骨肿瘤，仅次于内生软骨瘤[68, 72]。

【临床特点】 多发病于青少年期，无明显性别差异，下肢长管状骨的发病率远大于手部骨。单发者多位于近节指骨或掌骨，若肿瘤侵犯骨骺，手指发育受影响，可导致手指变短或侧偏、弯曲等畸形表现（图 23-45）。多发性外生软骨瘤病常累及掌骨、指骨等短管状骨，导致手的外形和功能异常（图 23-46）。累及前臂尺、桡骨的多发性外生软骨瘤病常影响上肢骨关节发育，导致上肢外形显著异常和功能障碍（图 23-47）。

瘤体较大或较表浅者，在体表可看到或触及骨性瘤体。局部症状轻微，有时由于肿物压迫周围组织而出现胀痛，压迫神经而出现神经卡压症状。

鉴于有观点认为随着骨骺闭合，肿瘤有停止生长的趋势，因此若成人后肿瘤仍在发展，特别是生长快速、局部有明显症状，应考虑恶变的发生。

根据 X 线的典型表现均可作出正确诊断。X 线检查可见瘤体通过窄或宽阔的蒂部与受累骨相连，髓腔相通。CT 扫描及磁共振检查可进一步明确病变侵犯的范围及软组织的受累情况。多发性骨软骨瘤与单发性骨软骨瘤的 X 线表现基本一致，但肿瘤数量增多，干骺端增宽、变形，骨关节畸形更严重。

【治疗方法】 对于无症状的单发肿瘤，对外观、功能无影响者，可以选择保守治疗，定期随访观察。对于有症状的单发肿瘤，可实行手术切除。从肿瘤基底处彻底切除，以免复发。对多发者手术时很难将肿瘤切除干净，可将影响功能或严重影响外形的肿瘤予以切除。对于肢体短小、弯曲等畸形明显者，

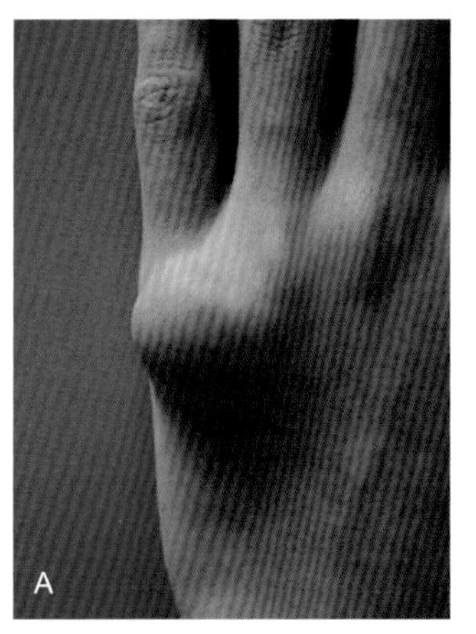

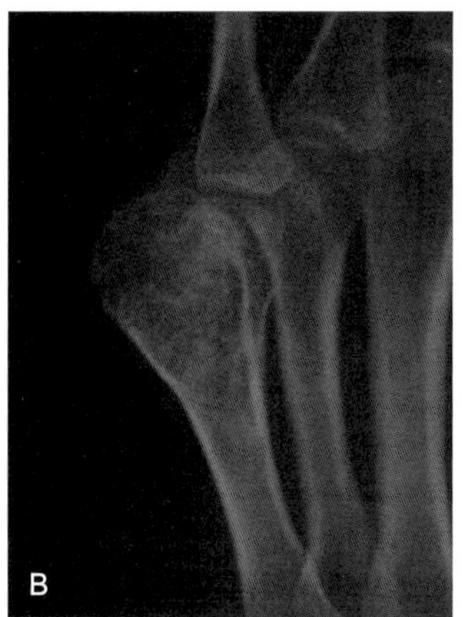

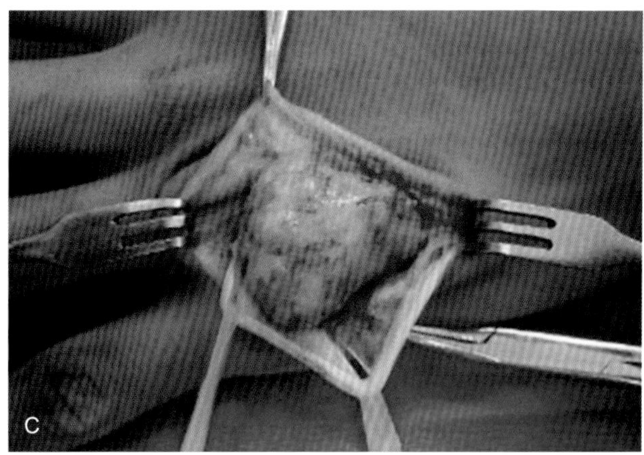

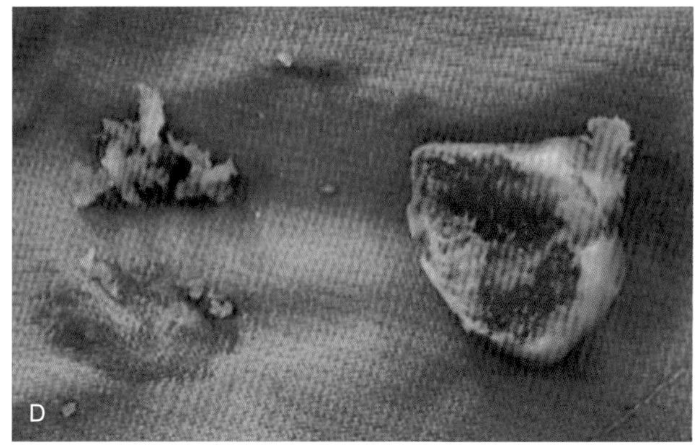

图 23-45　左第 5 掌骨干骺端的骨软骨瘤。A. 术前外观；B. X 线表现，瘤体包括骨基底与软骨帽两部分。骨基底包括骨皮质及髓腔，髓腔与第 5 掌骨的髓腔相通；C. 术中见异常聚积的软骨组织形成软骨帽；D. 瘤体内包括有骨和软骨成分。

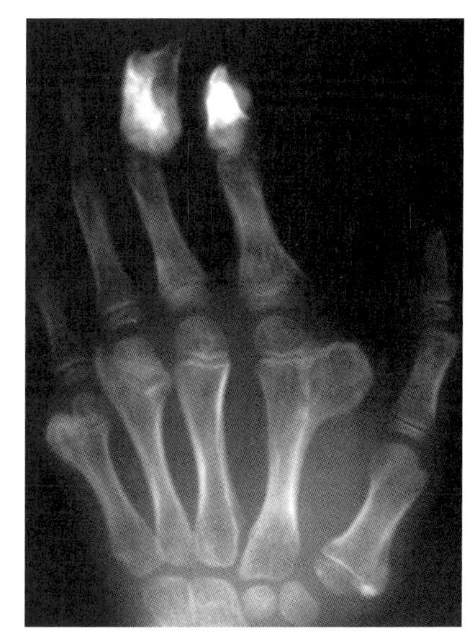

图 23-46　多发性外生软骨瘤病，累及多个掌骨。

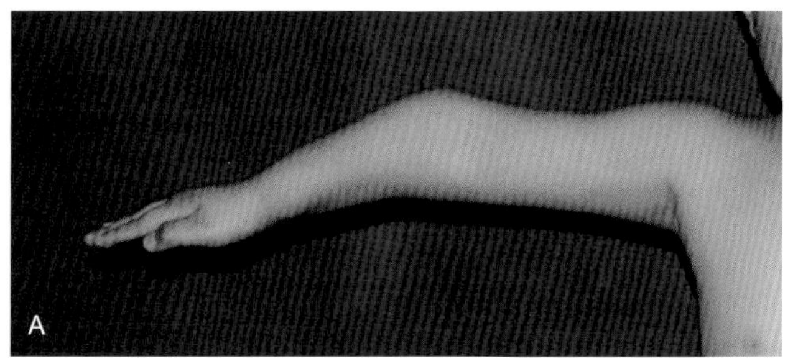

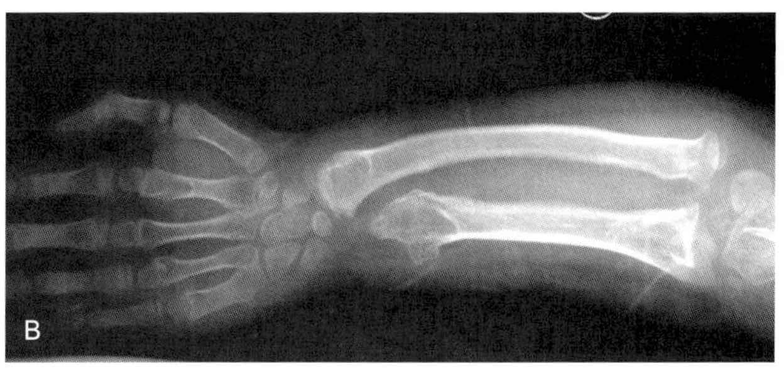

图 23-47　累及前臂尺、桡骨的多发性外生软骨瘤病，导致上肢外形显著异常。A. 术前外观；B. X 线表现。

可以进行骨延长或截骨矫形等手术。如果发生恶变可根据相关治疗恶性肿瘤的原则进行截肢（指）或其他治疗。

三、骨膜软骨瘤

骨膜软骨瘤（periosteal chondroma）为少见的良性软骨类肿瘤，约占所有软骨瘤的 2%[73]。Lichenstein 于 1952 年首次详细描述了该肿瘤，发生于骨膜或骨膜与皮质骨之间，生长缓慢，边界清楚，包含透明软骨。多发生于长骨，但手部短管状骨也是好发部位之一，约 27% 的骨膜软骨瘤累及手部[68, 73, 74]。

【临床特点】 好发于中壮年，男性多于女性，绝大多数病例为单发。手部骨膜软骨瘤的患者因疼痛、肿胀、畸形或病理性骨折而就诊。影像学的典型表现包括以下特征：边界清楚伴钙化缘或钙化点的骨旁软组织肿物，挤压骨皮质形成“扇贝征”，但不突破髓腔，肿物与髓腔间存在反应性骨皮质硬化带（图 23-48）[73]。

【治疗方法】 对无症状的患者可定期随访观察。对于有症状的患者，应该完整地切除，以防复发。Takada 报道的手术切除复发率为 15%，复发原因均为切除不彻底，因此建议在完整切除肿物后常规再刮除一层基底的皮质骨，以扩大切除边缘[74]。

四、动脉瘤样骨囊肿

动脉瘤样骨囊肿（aneurysmal bone cyst）是一种良性骨肿瘤，于 1942 年由 Jaffe 和 Lichtenstein 首先命名[75]，约占良性骨肿瘤的 5%~6%，可以是一种原

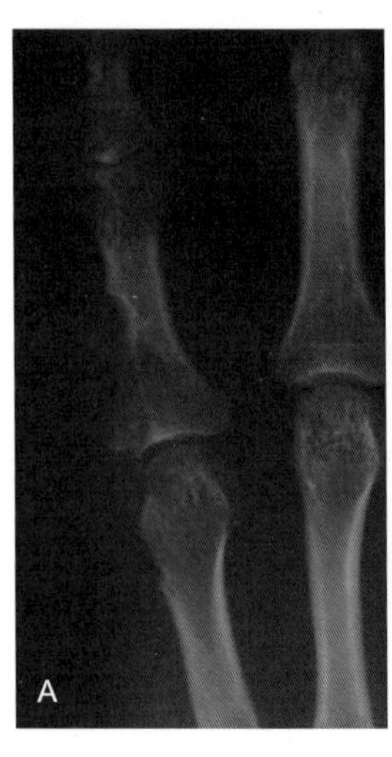

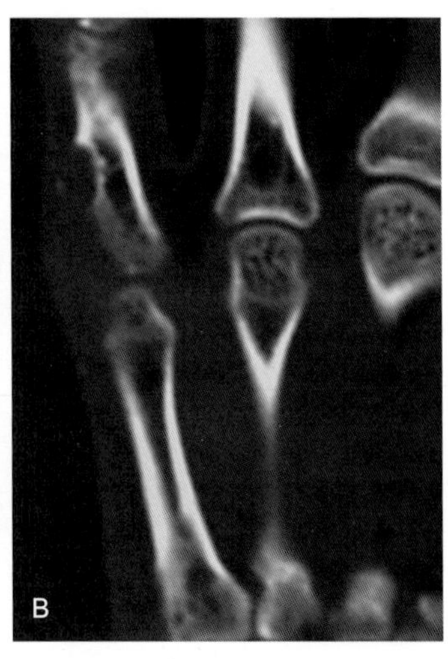

图 23-48　左小指近节指骨骨膜软骨瘤，X 线（A）及 CT 检查（B）显示边界清楚伴钙化点的骨旁软组织肿物，挤压骨皮质形成扇贝征，但不突破髓腔，肿物与髓腔间存在反应性骨皮质硬化带。

发的病变，或是其他疾病反应过程的一部分（如继发于骨巨细胞瘤、骨纤维发育不良等）。可发生于全身各部位，发生于手部的病例不足 5%[76]。病变特点为膨胀性、多房性、充血性。肿瘤在髓腔内呈膨胀性生长，骨皮质变薄，病灶内由海绵状血窦、肉芽组织及纤维结缔组织组成。有时在受挤压之骨壁可见到一层纤维囊壁，其薄厚不均匀，膨胀的髓腔内充满陈旧血液。被挤压的骨腔壁上可能有网状分布的细小骨嵴。虽然动脉瘤样骨囊肿可在局部呈侵袭性或破坏性生长，但被认为并不具有恶变潜能[76]。

该病病因不清楚，可能与局部血管病变引起血流动力学改变有关，如静脉栓塞或动静脉瘘，导致血管压力增加，血管床扩张，造成骨组织吸收及骨皮质膨胀。

【临床特点】 青壮年多见，易发年龄为 10~20 岁，男女发病率无明显差别，多发于长管状骨。手部掌骨多发，可发生在骨干，也可生长在关节附近或干骺端。肿瘤生长缓慢，但呈现进行性增大的趋势。因其为骨性，质地硬。可有疼痛症状，多呈进行性局部胀痛，但程度较轻。发生于末节指骨时，远节手指可明显肿大、变形，甚至指甲严重隆起、变大、局部红肿，疼痛变得严重。肿瘤靠近关节或较大时，将引起关节活动受限。临床上可见到巨大动脉瘤样骨囊肿，侵犯整个掌骨，少数病例可发生病理性骨折。在术后复发或病理性骨折有骨皮质破损者的局部软组织中可见到血管瘤样团块组织。

X 线检查可见骨内呈中心性或偏心性膨胀性生长的病变区域，正常骨小梁结构被破坏消失，骨皮质明显变薄，有时可出现类似骨巨细胞瘤的“肥皂泡沫”样改变。有的病例在瘤体周围可出现反应性骨硬化影。巨大生长者可侵及几乎整个骨干，仅剩下关节面软骨及少量关节软骨下骨组织。磁共振及超声检查可发现瘤体内液性信号，仅有少量或没有骨性结构（图 23-49）。

血管造影检查可见病变内异常扭曲的血管、血窦或静脉瘘。主要与骨囊肿、骨巨细胞瘤、内生软骨瘤等骨肿瘤相鉴别。某些动脉瘤样骨囊肿可与其他良性或恶性病变并存，如软骨母细胞瘤、骨巨细胞瘤、软骨黏液纤维瘤和血管瘤等。局部行瘤体穿刺可得到陈旧血性物质，这是非常重要的诊断依据。

【治疗方法】 瘤体较小时，可行皮质骨开窗术，彻底刮除骨腔壁，尤其应将纤维囊壁清除彻底，然后行自体骨移植或骨水泥充填骨缺损。据文献报道，

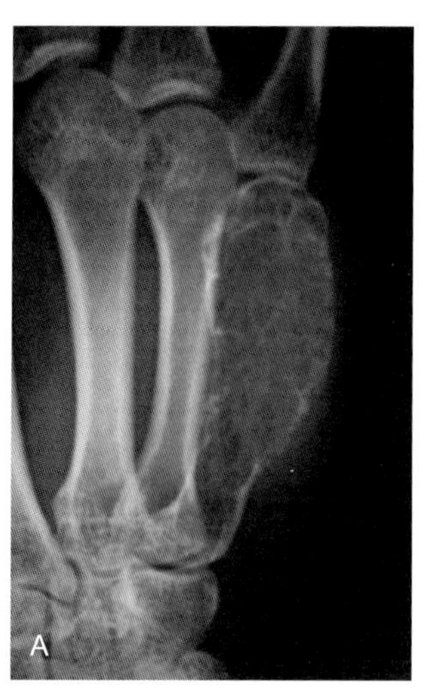

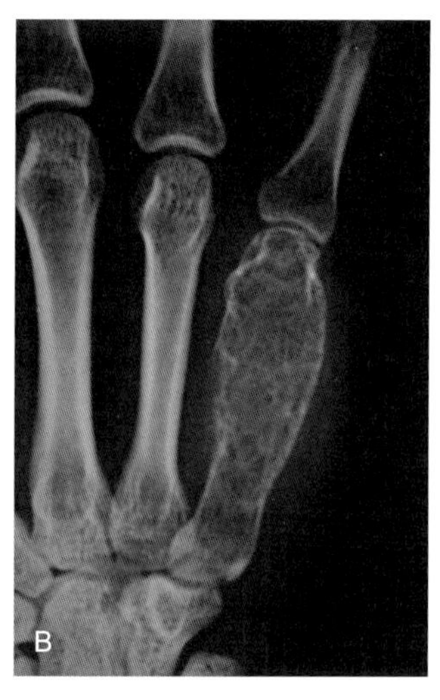

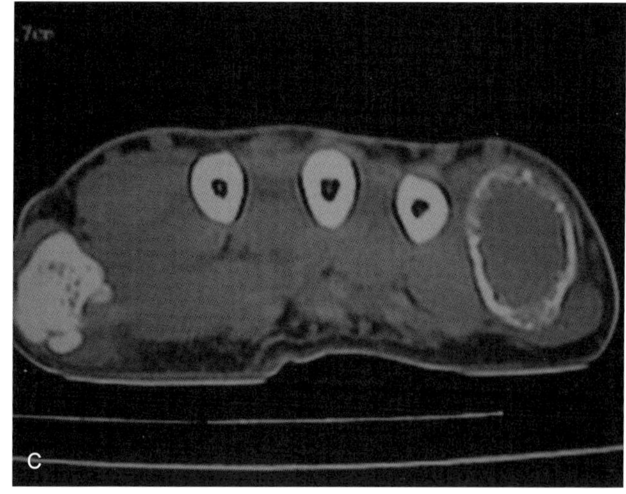

图 23-49 右第 5 掌骨动脉瘤样骨囊肿。X 线（A 和 B）及 CT 检查（C）显示肿瘤几乎累及整个掌骨，呈中心性膨胀性生长，正常骨小梁结构被破坏消失，骨皮质明显变薄，有类似骨巨细胞瘤的肥皂泡沫样改变。

上述单纯刮除植骨手术的术后复发率高达 60%[77]。因此，进行骨移植前建议使用微型高速磨钻反复打磨骨腔壁或用液氮冷冻技术处理骨腔壁，如此可降低复发率至 10%~20% 以下[76]。对于瘤体较大者，可行肿瘤段截除术，取自体髂骨移植，填补骨缺损，尽量保留关节面，以保留一定的关节活动度。对于末节手指发生的动脉瘤样骨囊肿，如果骨破坏极其严重，也可行部分手指截指术。

五、骨巨细胞瘤

骨巨细胞瘤（giant cell tumor of bone）约占全身骨肿瘤的 5%，最常见于桡骨远端及胫骨近端，只有约 2% 发生于手部[76, 78]。尽管骨巨细胞瘤在组织学上属于良性肿瘤，但在局部可侵袭性生长，也有发生全身转移导致患者死亡的病例报道。病因不清。肿瘤多起自骨骺端，向骨干方向延展。

【临床特点】 好发于中年人群，40~50 岁最多见，女性发病略多于男性。患者可因受累部位疼痛、肿胀而就诊，也有患者因发生病理性骨折而就诊。

典型的 X 线表现为骨端偏心性溶骨性病变，典型者表现为“肥皂泡沫”样影像。发生于手部骨骼时由于骨体积较小，偏心性的特点有时不明显（图 23-50）。肿瘤边界不清，这一点与动脉瘤样骨囊肿不同。骨皮质可膨胀变薄，肿瘤组织穿透皮质扩展到周围软组织的情况也不少见。

Campanacci 等[79]提出了一种基于 X 线平片的骨巨细胞瘤分期（表 23-2）。Ⅰ期为肿瘤局限在骨皮质内，且骨皮质无明显变形或穿透；Ⅱ期为骨皮质变形或膨胀，但肿瘤未侵入周围软组织；Ⅲ期为肿瘤穿透骨皮质，侵入周围软组织。CT 及磁共振检查有利于了解骨质破坏情况及软组织受累情况。

表 23-2 骨巨细胞瘤的 Campanacci 分期[79]

分期	X 线平片特征
Ⅰ	边缘光滑，骨皮质完整
Ⅱ	边缘光滑，骨皮质变形或膨胀
Ⅲ	模糊不清，软组织扩散，骨皮质破坏

对诊断为骨巨细胞瘤的患者，建议进行胸部 CT 检查和骨扫描检查，以排除可能的多发病灶或转移灶。

【治疗方法】 治疗方法的选择与肿瘤的部位和分期有关。总体来说，对于全身各部位的骨巨细胞瘤，病灶内切除术是骨巨细胞瘤主要的治疗方法，对大多数Ⅰ期或Ⅱ期患者适合采用该方法进行治疗。对肿瘤累及范围较广或骨质破坏显著的Ⅲ期患者，建议进行扩大切除。

由于骨巨细胞瘤进行单纯病灶内切除术后的复发率较高，建议常规在肿瘤刮除后用高速磨钻扩大切除范围，然后采用苯酚或液氮冷冻等辅助治疗。但即使采用各种辅助治疗手段，骨巨细胞瘤的复发率仍然较高。O’Donnell 等[80]对 225 例发生于长管状骨的骨巨细胞瘤进行多中心回顾研究，采用病灶刮除、苯酚灭活及骨水泥填充治疗后，复发率为 25%。Blackley 等[81]采用病灶刮除、高速磨钻扩大切除范围和植骨的方法，59 例病例的复发率为 12%。

对于发生于手部的骨巨细胞瘤，由于手部特殊的解剖结构，瘤内切除术的复发率高于其他部位的

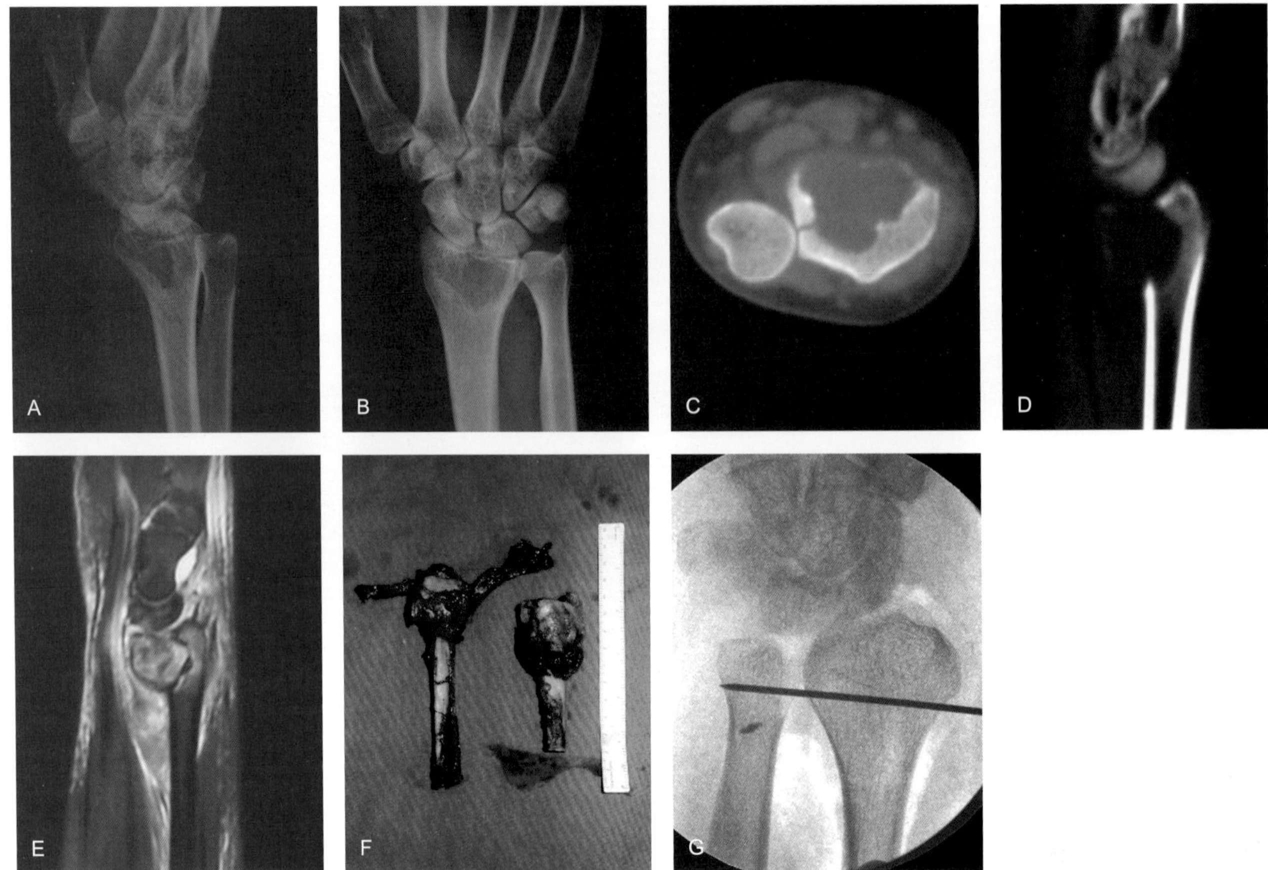

图 23-50　25 岁男性，X 线检查显示右桡骨远端偏心性溶骨性病变（A、B）。CT（C、D）及磁共振（E）检查显示桡骨远端掌侧骨皮质及远侧软骨下骨菲薄，掌侧局部骨皮质有穿透。穿刺活检病理诊断为骨巨细胞瘤。扩大切除肿瘤，包括截除桡骨远端一段骨质，采用自体腓骨头游离移植重建桡腕关节（F、G）。

骨巨细胞瘤。而且，一旦发生局部复发，肿瘤发生远处转移的概率也可高达 10%[76]。Athanasian 等[78]回顾了 Mayo 医院从 1944—1994 年（50 年）治疗的 13 例手与腕部骨巨细胞瘤病例，其中 7 例发生于掌骨，5 例发生于指骨，1 例发生于舟骨，瘤内切除术后的复发率为 80%。Averill[82] 等报道了 15 例采用瘤内切除术治疗的手部骨巨细胞瘤病例，其中 13 例复发。因此，对于发生于手部的骨巨细胞瘤，更倾向于采取扩大切除、截指或截肢的方法治疗[76]。

桡骨远端是骨巨细胞瘤的好发部位。对于Ⅰ期和Ⅱ期肿瘤，采取瘤内刮除，辅以高速磨钻、冷冻治疗和骨水泥填充是比较常用的治疗方法，可取得不错的疗效，复发率较低[76, 83]。对于只有局部较小皮质破损、破入软组织的肿物范围比较局限可以完整切除者，也可以进行软组织肿物局部切除及骨内的瘤内刮除术。在对此类较小皮质破损患者的手术中往往可观察到旋前方肌对肿瘤组织在掌侧软组织中的蔓延起到屏障作用。对于Ⅲ期肿瘤在软组织内已广泛蔓延，或桡腕关节面遭破坏肿瘤已侵入关节的患者，往往需进行肿瘤扩大切除术，包括截除桡骨远端一段骨质。扩大切除术后可以采用骨移植的方法进行桡腕关节融合或重建。桡腕关节融合术可采用腓骨或髂骨移植。而在桡腕关节重建的方法中，最常采用的是自体腓骨头移植。吻合血管与不吻合血管的腓骨头移植都各有支持者，最终一般可使腕关节获得大概 60° 的屈伸总活动度[84, 85]。过去曾有不少采用异体腓骨头移植的报道，但长期随访显示并发症的发生率较高，不少患者需要再进行关节融合等进一步手术治疗[86]。

六、骨样骨瘤

骨样骨瘤（osteoid osteoma）是一种可引起显著疼痛的良性成骨性肿瘤，1935 年由 Jaffee 首先报道，约占全部良性骨肿瘤的 10% 左右，可发生在身体任何骨，50%~60% 发生在下肢骨。手和腕部的发病率较低，占 5%~15%，多发于腕骨和近节指骨。腕骨中以舟骨及头状骨最常受累[88-91]。

发病原因不明。该肿瘤多位于皮质骨内，松质骨内也可生长，很少发生在骨膜下。主要由成骨细胞、富有血管的异常骨样组织构成。瘤体核心为一小的瘤巢，周围为致密、硬化、增厚的反应骨。接近骨皮质表面的，局部可隆起。疼痛的原因可能与病灶内高浓度的前列腺素 E_2、I_2，以及周围丰富的感觉神经纤维有关[88]。

【临床特点】 好发年龄为 10~30 岁。典型症状为局限性疼痛及触痛，夜间更加明显，仅有极少数病例疼痛不明显。阿司匹林及非甾体抗炎药可缓解疼痛。肿瘤可导致局部肿胀及周围关节活动障碍。发生于掌骨或指骨皮质的骨样骨瘤，可导致骨皮质增大或畸形。偶有甲下末节指骨发病者，可引起末节手指胀痛，甚至造成指甲隆起、变形（图 23-51）。

骨样骨瘤的典型 X 线表现为圆形或椭圆形的透亮瘤巢位于中心，周围被一圈硬化的反应骨包绕。瘤巢直径很少大于 1 cm，有时瘤巢较小而不能在 X 线平片上清晰显示，仅可观察到硬化的反应骨。瘤巢可发生骨化，从而在透亮区中心显现高密度钙化影。薄层 CT 扫描是诊断及准确定位肿瘤位置的检查手段，可指导穿刺活检或手术治疗的规划。磁共振检查可显示肿瘤范围，特别是瘤体周围软组织及滑膜反应情况（图 23-52）[88]。

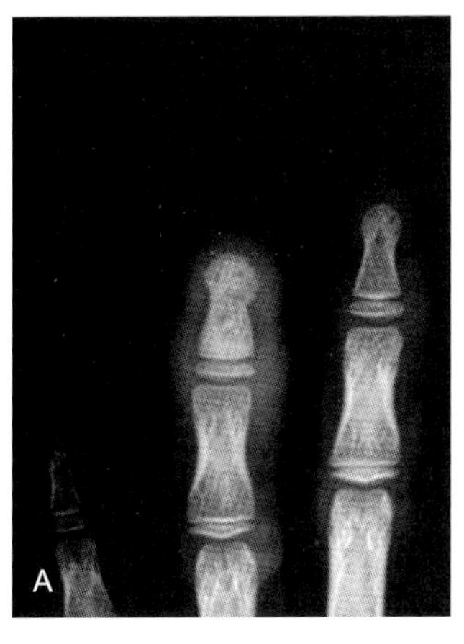

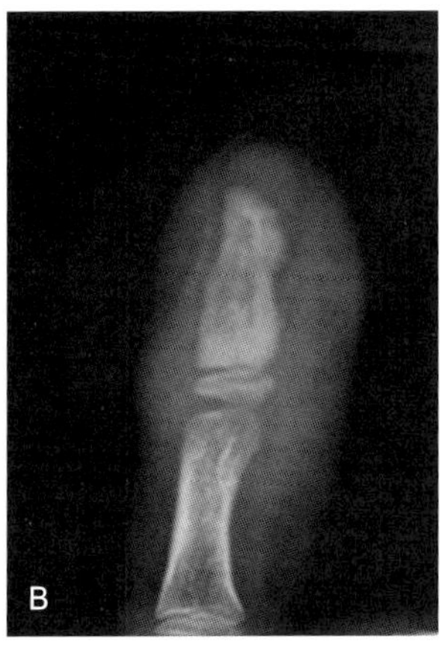

图 23-51　左环指末节指骨骨样骨瘤，患者末节手指胀痛。X 线片可见典型的中心低密度瘤巢及周围硬化反应骨。A. 前后位 X 线片；B. 侧位 X 线片。

【治疗方法】 部分骨样骨瘤可表现为自限性的特征，症状自发缓解，但多数患者由于疼痛等症状显著而需要进行治疗干预。一旦诊断明确，可与患者探讨选择保守治疗与手术治疗。对多数患者一开始均可使用长效非甾体消炎药治疗。如果药物治疗效果不佳，或患者希望根本性的疼痛缓解方式，可选择手术治疗。虽然在 CT 扫描指导下的经皮射频消融是治疗骨样骨瘤的一种相对微创的方法，总体有效率可达 90%，但射频治疗中射频探头需与重要的血管、神经及软骨等隔开一段安全距离，以免造成伤害，而手与腕部组织结构紧密，限制了该技术的使用[88, 92]。

手术切除是彻底治疗手与腕部骨样骨瘤的主要手段。肿瘤瘤体定位是否准确及能否彻底切除是手术成功的最重要因素。应在术前通过足够的影像学检查来准确定位瘤体，术中彻底切除瘤巢。手术切除后若残留的骨缺损较大，可考虑植骨，以促进骨愈合。据文献报道手术切除的复发率为 0~25%，主要的复发原因为肿瘤切除不彻底。造成切除不彻底的主要原因为瘤体定位不佳[88-91]。

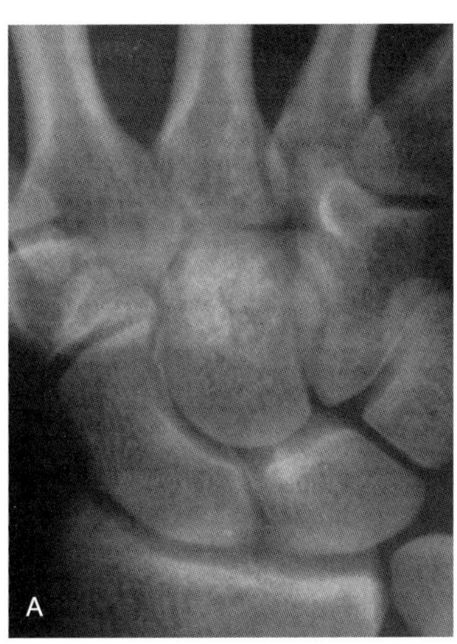

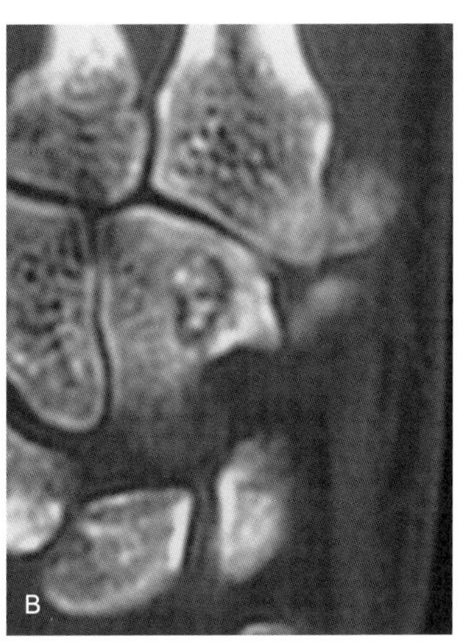

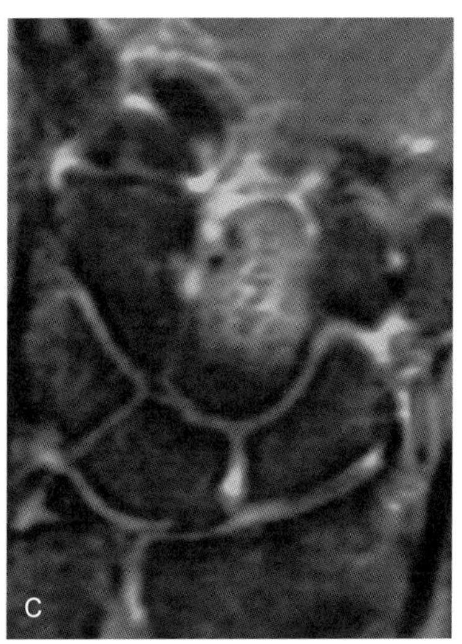

图 23-52　右腕头状骨骨样骨瘤。A. X 线片显示头状骨远端尺侧类椭圆形骨密度减低区及周围硬化反应带；B. CT 扫描清晰显示典型的瘤巢及硬化反应带；C. 磁共振 T2 相影像显示病变周围反应区。

第四节　手与腕部恶性肿瘤

一、上皮样肉瘤

发生于手与腕部的恶性肿瘤比较罕见，其中多数是软组织肉瘤。由于发生率非常低，大多数手外科医生在职业生涯中不一定能碰到。虽然难以作出总体发生率的统计，但一些临床病例分析显示上皮样肉瘤（epithelioid sarcoma）是软组织肉瘤中相对常见的病理类型，约占软组织肉瘤的 10%~20%[93-95]。过去曾有医生认为这类肿瘤是滑膜肉瘤的一类，直到 Enzinger 于 1970 年才首次提出上皮样肉瘤这一诊断[96]。其特点为生长缓慢的结节状质韧肿物，组织学显示结节状肿物由上皮样细胞构成，中央存在坏死区域。病理诊断方法除一般染色外，还应行免疫组化染色法方可明确诊断。由于从外观看更像良性肿瘤，因此上皮样肉瘤时常被误诊或延迟诊断。早期肿瘤患者多无明显症状，可被误诊为纤维瘤或掌腱膜挛缩症。晚期患者由于皮肤破溃，坏死物质渗出，可被误诊为感染[3, 4, 93]。

【临床特点】 20~40 岁的青壮年为高发年龄，男性多于女性，常累及手指、手掌及腕部掌侧（图 23-53）。表浅的病变位于皮下，触之为硬木感，疾病早期很少引起功能障碍。位于肌肉内或深层的肿物，患者常以局部肿胀感或疼痛为首发症状，但就诊时往往肿物的体积已经较大。

上皮样肉瘤有较高的侵及淋巴结并沿淋巴系统转移的风险。一些病例报道显示上皮样肉瘤在诊断时就已经侵及淋巴结的概率为 22%~48%[97-99]。此外，肿瘤有沿肌腱、筋膜向周围和肢体近侧扩展而不受筋膜限制的特征，因此术前需进行磁共振检查以充分了解肿瘤的累及范围。血行转移也不少见[3, 4]。

【治疗方法】 治疗首选局部扩大切除术或根治性切除术，确保切缘阴性是减少复发率的重要因素。单纯局部切除的复发率极高。与复发率增高相关的因素包括切缘没有达到足够的安全距离、肿瘤体积较大、肿瘤坏死面积超过 30%、肿瘤侵犯血管[93]。由于手部结构紧密，如果肿瘤侵犯广泛，难以做到局部扩大切除及确保阴性切缘，需考虑行截肢术。

由于病变容易侵犯淋巴结，建议术前通过 B 超及其他影像学检查对区域淋巴结进行仔细的评估，术中进行前哨淋巴结活检或淋巴结切除术。如果发现区域淋巴结受累，需同时做淋巴结清扫术。肿瘤对放疗及化疗一般均不敏感，没有足够的证据显示它们能降低复发率及生存率[93-100]。

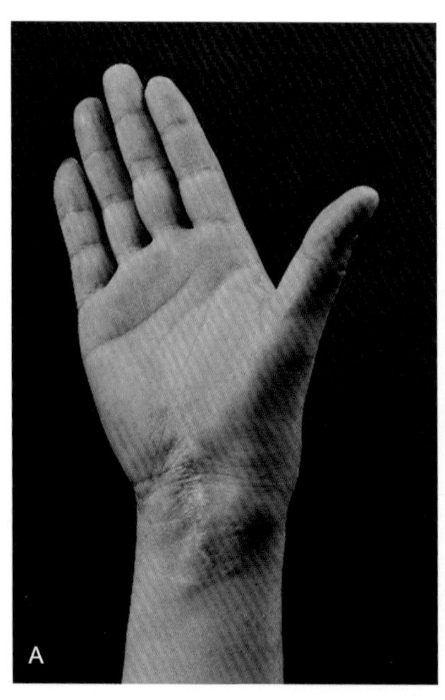

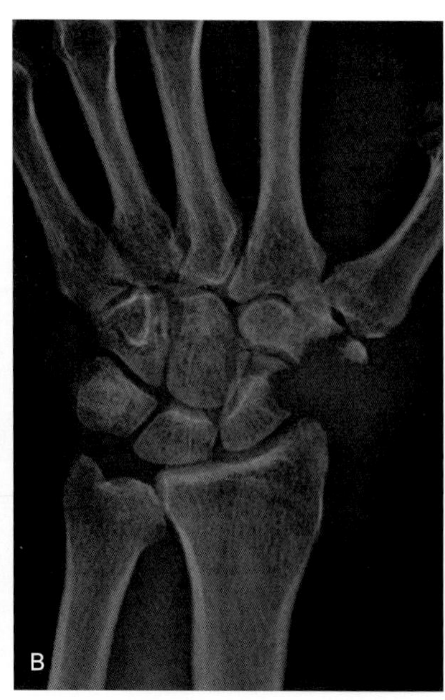

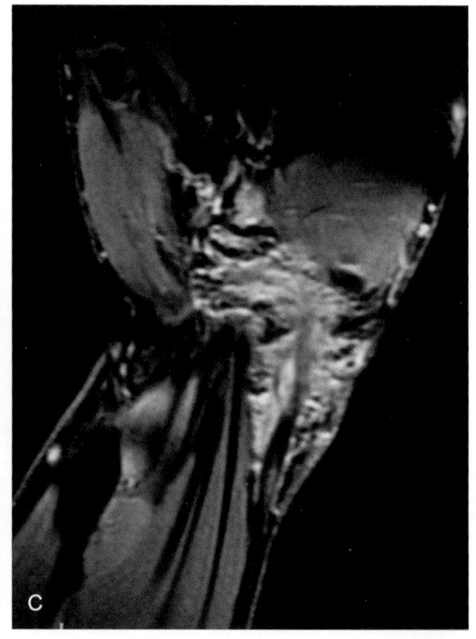

图 23-53　52 岁男性，3 年前发现右腕肿物，因为肿物生长缓慢，无任何不适，不影响生活工作，未引起重视。1 年前因肿物生长加快，至当地医院进行肿物局部切除术，术后病理诊断为上皮样肉瘤。术后 3 个月患者发现局部肿物复发，逐渐长大，于术后 7 个月前来就诊。A. 腕掌侧肿物质硬，边界不清，压痛不明显；B. X 线片显示腕舟骨、大多角骨不规则骨破坏；C. 磁共振影像显示右腕肿物，边界不清，广泛侵及皮下、肌肉及腕骨。

二、滑膜肉瘤

滑膜肉瘤（synovial sarcoma）是一种高度恶性肿瘤，为手部软组织肉瘤中另一个相对常见的病理类型。有研究统计约占软组织肉瘤的 5%~15%，而发生于手、腕、前臂的滑膜肉瘤占所有滑膜肉瘤的 10% 左右 [93, 95, 101]。由于滑膜肉瘤常发生于大关节周围的软组织，过去曾认为滑膜肉瘤都来源于滑膜细胞，但现在认为过去的这种理解并不准确。滑膜肉瘤已被发现可发生于身体的大多数部位，包括内脏。其发生肿瘤的原因尚不清楚，部分类型被认为可能与之前的外伤或炎症有关。其细胞来源也尚未明了，但并非为滑膜细胞，多来源于间充质细胞，可为神经源性、肌源性或间充质多功能干细胞 [101]。

观察大体组织，常为界限相对清楚的结节状肿物，可有假包膜形成，但也可广泛侵入周围组织，呈浸润性生长，与周围组织无明显分界。若发生钙化或纤维化，其质地会变得较硬。组织病理学特点表现为异质性，可以梭形细胞为主，也可以上皮样细胞为主，往往需要用免疫组化特殊染色法才能确诊 [101]。

【临床特点】 可发生于任何年龄，高发年龄为 15~40 岁，男女比例约为 1.2:1。通常发生于关节或滑膜周围软组织，最常发生于下肢尤其是膝关节周围软组织。手与腕部的滑膜肉瘤最常发生于腕关节附近，其他常见部位包括手的掌侧、关节及滑囊附近，可沿腱鞘生长 [101-103]。多发生于深部软组织，早期常表现为缓慢生长的无痛性包块，瘤体较硬韧，活动度较小，有时容易被认为是囊肿等良性肿瘤，很多患者在发现数月或数年后才得以确诊。病程数年，少数可达 10 年，肿瘤生长速度可突然加快。肿瘤发展到较晚期时，可有疼痛症状出现，甚至在瘤体表面皮肤可见到大量的曲张血管，局部皮温升高（图 23-54）。约半数患者可出现局部疼痛和压痛。发生于全身的滑膜肉瘤直径多为 3~10 cm，但手部的滑膜肉瘤直径常较小，甚至小于 1 cm[101]。研究显示直径越大的滑膜肉瘤预后越差，但手部直径较小的滑膜肉瘤也可因为局部浸润性生长，而发生淋巴或远处转移，病理类型呈高度恶性，因未能做到扩大切除等原因而导致预后较差。约 20% 的病例有淋巴转移，约 50% 患者出现远处转移，肺及骨组织为常见的转移部位 [4, 101-103]。

X 线片常显示圆形或椭圆性软组织分叶状肿块阴影，20%~30% 病例的肿物内存在钙化影。CT 图像显示类圆形或分叶状低密度软组织阴影，肿块内可伴有高密度钙化影和液性区，有骨破坏者不少见。磁共振检查虽无特异性的诊断指标，但对判断肿瘤的侵袭程度大有帮助（图 23-55）[4, 101]。

【治疗方法】 手术治疗是主要的治疗手段。对于发生在肢体的滑膜肉瘤，可以在肿瘤扩大切除术的基础上，术后辅助放、化疗，平均 5 年与 10 年生存率分别约为 60% 和 50%[101]。手部发生滑膜肉瘤者，除少数早期就诊瘤体较小的病例外，不少患者就医时肿瘤都比较大，加之手与腕部的组织结构复杂，空间较小，瘤体容易侵及周围重要结构，因此很难做到足够的局部扩大切除。对于这种情况笔者建议考虑行截指或截肢术，截肢平面根据具体情况而定。截肢术后仍不能避免局部复发或远处转移的可能。由于滑膜肉瘤对放、化疗相对敏感，临床报道显示，如果能做到足够的扩大切除，术后辅助放疗及化疗可获得与全身其他部位滑膜肉瘤类似的治疗效果 [101-103]。

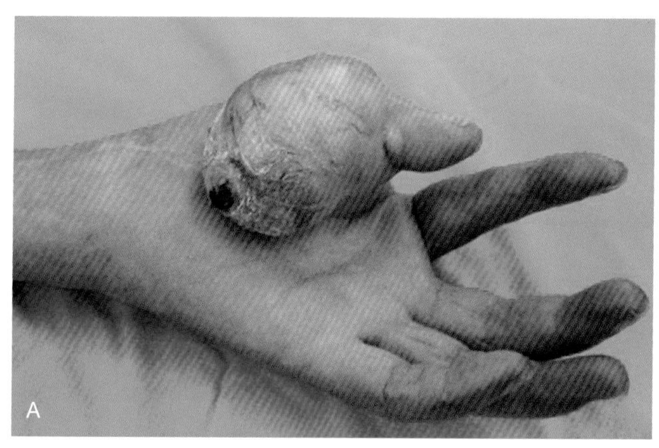

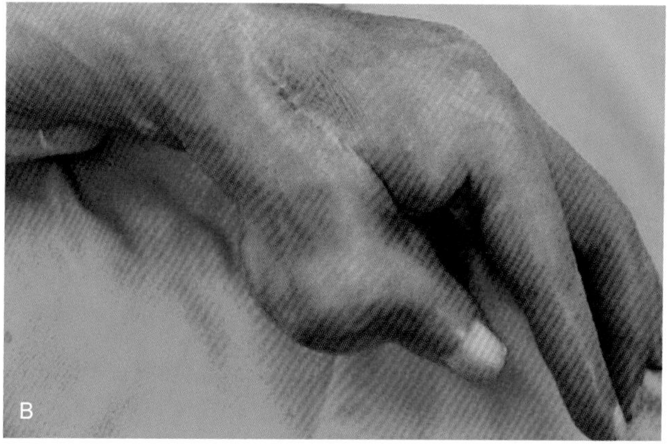

图 23-54　左虎口滑膜肉瘤切除术后 1 年。初次治疗因患者拒绝截肢而行肿瘤局部扩大切除术，术后 5 个月肿瘤复发。体检可见肿瘤侵犯整个虎口、大部分拇指及部分手掌，瘤体表面皮肤静脉曲张，局部破溃，皮温增高。拇、示指功能严重障碍。最终行前臂远端截肢术。A. 肿瘤掌面观；B. 肿瘤侧面观。

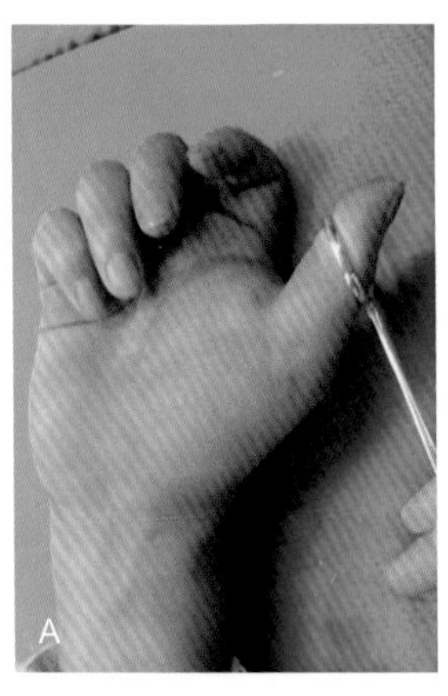

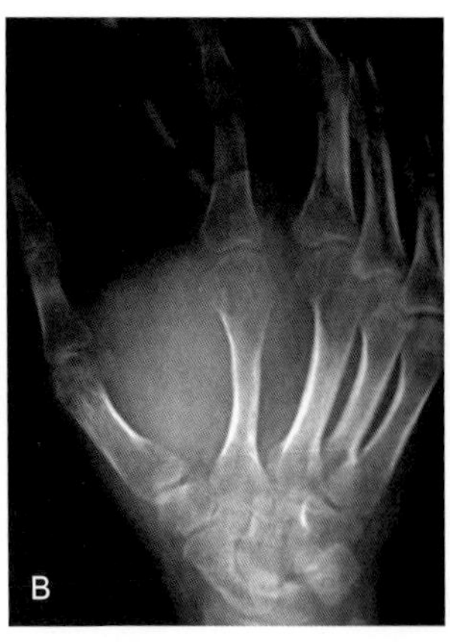

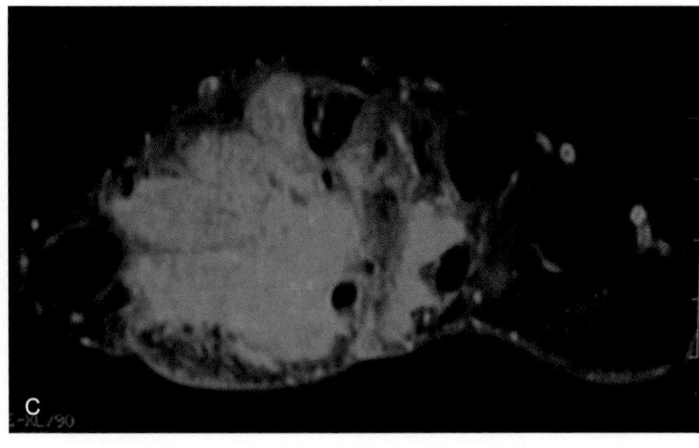

图 23-55　21 岁男性，右虎口肿物切除术后 3 个月发现肿物复发，生长迅速。A. 体检发现肿物侵犯整个虎口，边界不清，局部皮温明显增高；B. X 线片可见软组织阴影，第 2 掌骨受压；C. 磁共振影像显示肿瘤广泛侵袭肌肉、骨骼等组织。术中冷冻病理检查证实为滑膜肉瘤，行前臂远端截肢术，目前随访 1 年未复发和转移。

三、恶性黑色素瘤

黑色素瘤（malignant melanoma）是起源于神经外胚层的黑色素细胞或其母细胞的恶性肿瘤。发生率在不同人种间有差异性，白色人种的发病率最高，男性发病率高于女性。据美国加利福尼亚州癌症统计数据显示，1988—1993 年，每 100 万人的发病率白种男性为 17.2，白种女性为 11.3，而在亚裔人群中男性为 0.9，女性为 0.8。而且，黑色素瘤的发病率以平均每年约 4% 的速度递增，远超于其他恶性肿瘤。目前，黑色素瘤是青壮年人群中最常见的恶性肿瘤之一。黑色素瘤的恶性程度高，进展迅速，预后差，正成为皮肤的首位致死性疾病 [104-108]。

恶性黑色素瘤的病因迄今尚未完全清楚，目前唯一的证据是与过度接受紫外线照射相关。亚洲（包括我国）和非洲地区黑色素瘤患者的原发病灶多位于足跟、手掌、指趾和甲下等接触紫外线极少的地方，其病因仍不明确，可能与遗传、外伤刺激等多种因素有关 [107]。

黑色素瘤的常见病理类型有浅表扩散型黑色素瘤（superficial spreading melanoma）、结节型黑色素瘤（nodular melanoma）、恶性雀斑样黑色素瘤（1entigo maligna melanoma）、肢端雀斑样黑色素瘤（acral lentiginous melanoma）。白种人群以浅表扩散型最多见，而黄色人种和黑色人种以肢端雀斑样黑色素瘤多见 [107-110]。

【临床特点】 多数恶性黑色素瘤发生在中老年人，婴幼儿患者极少见。黑色素瘤可发生于全身各处，手与上肢的发生率不高，男性约为 13%，女性约为 17%。手部发生率非常低，多为肢端雀斑样黑色素瘤。此类型白种人的发病率低，约占 5%，亚洲人高达 58%，黑色人种占 60%~70%。好发于手掌、足跟、指趾、甲床和黏膜。手部恶性黑色素瘤多发生在手指，以拇指甲下恶性黑色素瘤最常见（图 23-56）[107, 108]。

典型的临床表现和体征是黑色素瘤诊断的常用方法。皮肤黑色素瘤的早期临床症状可总结为“ABCDE 法则”：A：非对称（asy mmetry），色素斑的一半与另一半看起来不对称。B：边缘不规则（border irregularity），边缘不整或有切迹、锯齿等，不像正常色素痣那样具有光滑的圆形或椭圆形轮廓。C：颜色改变（color variation），正常色素痣通常为单色，而黑色素瘤主要表现为污浊的黑色，也可有褐、棕、棕黑、蓝、粉、黑甚至白色等多种不同颜色。D：直径（diameter），色素斑直径 >5~6 mm 或色素斑明显长大时要注意；黑色素瘤通常比普通痣大，要留心直径 >5 mm 的色素斑；对

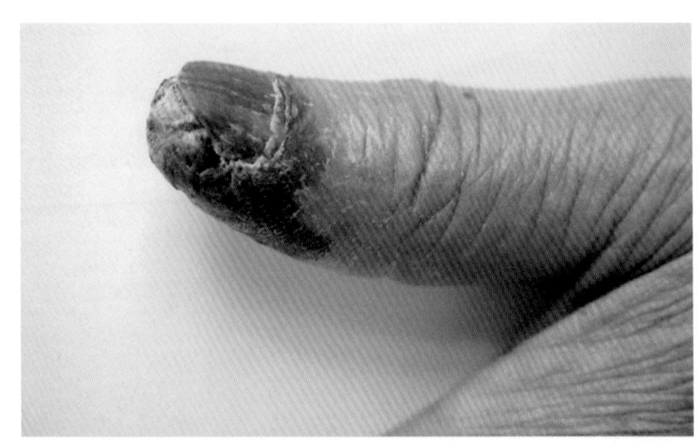

图 23-56　62 岁女性，左拇指甲下黑褐色变 5 年。近半年病变范围增大，整个指甲及大部分指腹受累，黑褐色病变边缘不整，病变表面不规则。行掌指关节处截指术，术后病理诊断甲下恶性黑色素瘤。

直径大于 1 cm 的色素痣最好做活检评估。E：隆起（elevation），一些早期的黑色素瘤整个瘤体会有轻微的隆起。“ABCDE 法则”的唯一不足在于它没有将黑色素瘤的发展速度考虑在内，也就是说，几周或几个月内发生显著变化的趋势。早期皮肤黑色素瘤进一步发展可出现卫星灶、溃疡、反复不愈、区域淋巴结转移和移行转移。黏膜黑色素瘤，如口腔、会阴部等也可参考“ABCDE 法则”。符合以上特点的病变，需高度警惕黑色素瘤的可能，需完整切除活检，尽量避免局部活检或针吸活检[107]。

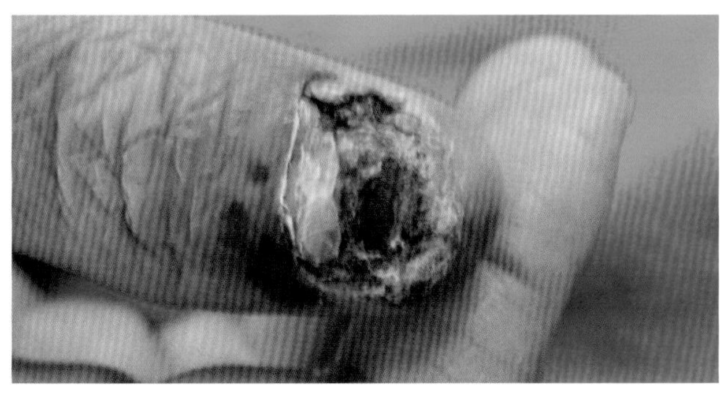

图 23-57　48 岁女性，右拇指甲下黑线 3 年，出现黑线不规则增大伴甲床破溃 1 年。患者曾在外院以真菌感染治疗，并行拔甲术。术后病情加重，甲下可见隆起的肿物，甲板缺损，甲床组织破坏明显，黑褐色变波及整个指甲及部分指甲近侧皮肤，病变近端可见卫星病灶。术后病理诊断为甲床交界痣，部分恶性变。

纵向黑甲（longitudinal melanonychia）或甲板色素条带（pigmented streaks of the nail plate），很多时候也是值得进行切除活检的一种病变。虽然这种病变在成人多为良性黑斑（melanotic macule），在儿童多为交界痣（junctional nevus），但黑色素瘤始终是其鉴别诊断的疾病之一[108]。黑线突然增宽或变得不规则，或变为不规则片状，甚至整个甲床黑染或侵犯甲周皮肤，甲床隆起、破裂、局部出血等均需警惕恶变（图 23-57）。Levit[111] 描述了评估甲下黑色素瘤的“ABCDEF 法则”。A：年龄（age），甲下黑色素瘤的高发年龄为 50~70 岁。B：甲板色素条带的宽度（breadth），甲下黑色素瘤的宽度往往大于 3 mm 或边界不规则。C：病变的增大与生长（change）。D：容易受累（digitinvolved）的手指，甲下黑色素瘤最常发生于拇指，其次是其余四指。E：色素扩展（extension）到甲皱襞，这种征象也称为 Hutchinson 征。F：黑色素瘤家族史（family）或个人史。

恶性黑色素瘤可很快发生区域淋巴结转移，如腋下淋巴结是手部恶性黑色素瘤最常侵犯的部位（图 23-58）。晚期可出现血循环转移，根据不同的转移部

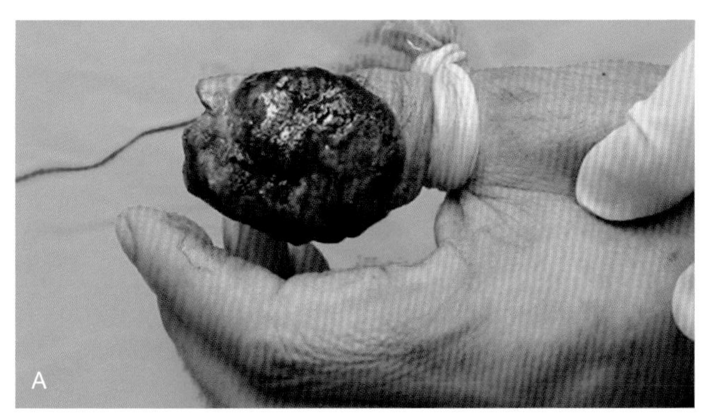

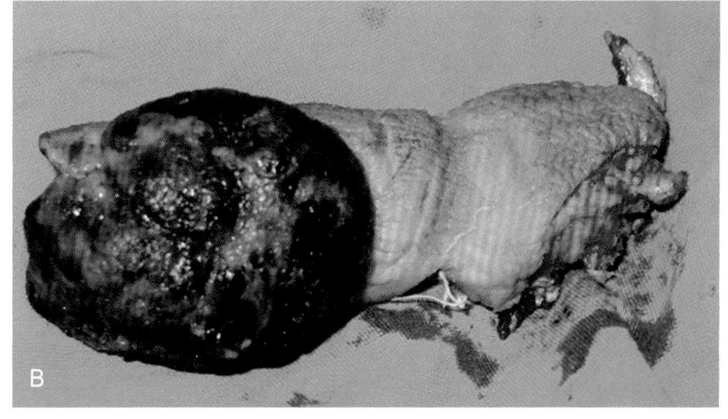

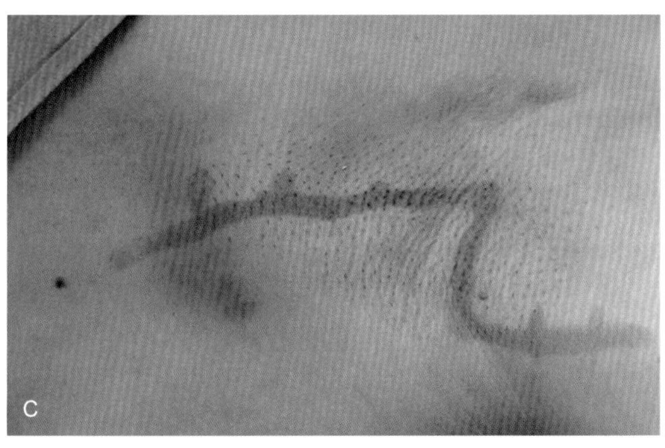

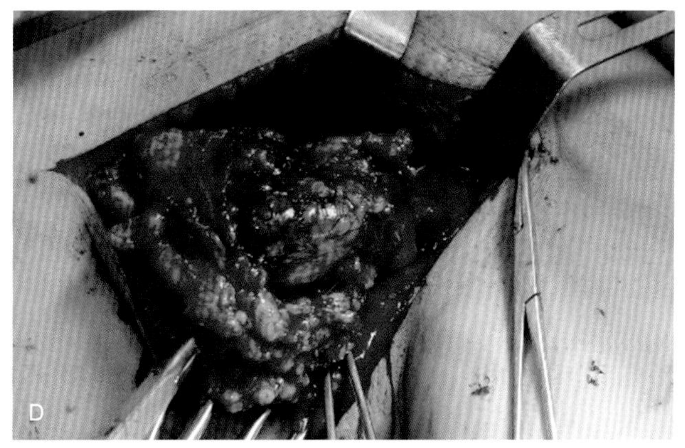

图 23-58　左拇指末节手指恶性黑色素瘤。A. 肿瘤侵犯整个远节及部分近节拇指，同时发生同侧腋下淋巴结转移；B. 行患指纵列截指术；C. 腋下淋巴结清扫术的切口标记；D. 术中见肿大的淋巴结。

位症状不一，容易转移的部位为肺、肝、骨、脑。

病理学检查是确诊黑色素瘤甚至分期的金标准，因而在诊断、分期、治疗及预后判断中都占有十分重要的地位。免疫组织化学染色法是鉴别黑色素瘤的主要辅助手段。S-100、HMB-45 和波形蛋白（vimentin）是诊断黑色素瘤的较特异性指标。另外，HMB-45 在诊断恶性黑色素肿瘤方面比 S-100 更具特异性[107]。

目前国内外学界对皮肤黑色素瘤的分期按照 AJCC 第 8 版分期（TNM 分期）进行（表 23-3）。根据原发肿瘤（T）的厚度，是否伴发溃疡，区域淋巴结（N）受累情况，以及远处转移（M）情况，分为Ⅰ～Ⅴ期[107]。

影像学检查有利于明确是否有远处病灶，便于明确外科分期。常规检查内容包括区域淋巴结［B 超（颈部、腋窝、腹股沟、腘窝等）］、胸部（X 线或 CT）和腹部（B 超、CT 或 MRI），根据临床症状或经济情况可行全身骨扫描及头颅检查（CT 或 MRI）。有条件者，可做 PET-CT 全身扫描。

【治疗方法】 目前推荐的黑色素瘤治疗原则是[107]，早期以手术为主，手术方式为扩大切除术，扩大切除范围根据 T 分期（浸润深度）决定。浸润深度≥ 1 mm 或伴原发灶溃疡建议行前哨淋巴结活检。对于前哨淋巴结活检阳性（淋巴结中肿瘤直径≥ 0.1 mm）或临床诊断为区域淋巴结转移的患者应行区域淋巴结清扫术。对于中高危术后患者，特别是ⅡB 期以上（含ⅡB 期）的高危术后患者，推荐进行 α-2b 干扰素等辅助治疗。对于区域淋巴结转移≥ 3 个、区域淋巴结未能清扫彻底、转移淋巴结囊外侵犯或转移淋巴结直径≥ 3 cm 者，建议行区域淋巴结的辅助放疗[107]。

早期黑色素瘤在活检确诊后应尽快行原发灶扩大切除术。扩大切除的安全切缘是根据病理报告中的肿瘤浸润深度来决定的（表 23-4），具体如下：病灶厚度≤ 1.0 mm 时，安全切缘为 1 cm；厚度在 1.01~2 mm 时，安全切缘为 1~2 cm；厚度在 >2 mm 时，安全切缘为 2 cm；当厚度 >4 mm 时，有学者认为安全切缘应为 3 cm，但目前的循证医学证据还是支持安全切缘为 2 cm 就已足够[107]。切除深度包括皮肤、皮下组织，直到深筋膜，若侵犯组织更深，则需酌情扩大切除范围。对病变切除后的皮肤软组织缺损区域，根据局部条件可以进行植皮或皮瓣转移覆盖创面。

手指末节恶性黑色素瘤如肿瘤侵犯较浅，可行超过病变近端一个关节的截指术。如果侵犯较深或瘤体较大应行整个手指纵列截除术。对于手掌部较大或较深的恶性黑色素瘤应考虑前臂截肢术。

对于甲下色素条带病变，可进行活检，切除边界为 3 mm。切除前需向患者说明切除后可能出现指

表 23-3　美国癌症委员会（AJCC）皮肤黑色素瘤 TNM 分期（第 8 版）

肿瘤、淋巴结和远处转移	特征
原发肿瘤	
Tx	原发肿瘤的厚度无法评估
T0	无原发肿瘤证据
Tis	原位黑色素瘤
T_1	黑色素瘤厚度≤ 1.0 mm
T_2	黑色素瘤厚度 1.01~2.0 mm
T_3	黑色素瘤厚度 2.01~4.0 mm
T_4	黑色素瘤厚度 >4 mm
区域淋巴结	
NX	区域淋巴结无法评估
N_0	无区域淋巴结转移证据
N_1	1 个或无淋巴结转移但出现移行转移、卫星结节和（或）微卫星转移
N_2	2~3 个淋巴结转移或 1 个淋巴结伴移行转移、卫星转移和（或）微卫星转移
N_3	4 个及以上淋巴结；或 2 个及以上淋巴结伴有移行转移、卫星转移和（或）微卫星转移；边界不清的淋巴结无论是否伴有移行转移、卫星转移和（或）微卫星转移
远处转移	
Mx	无法评估是否转移
M_0	没有转移的证据
M_{1a}	转移至皮肤、软组织（包括肌肉）和（或）非区域淋巴结转移
M_{1b}	转移至肺或伴 M_{1a} 转移
M_{1c}	非中枢神经系统的其他内脏转移伴或不伴 M_{1a} 或 M_{1b} 转移
M_{1d}	转移至中枢神经系统的其他内脏转移伴或不伴 M_{1a} 或 M_{1b} 或 M_{1c} 转移

表 23-4　恶性黑色素瘤的手术切缘

Breslow 厚度（mm）	建议的手术切缘（cm）	5 年生存率（%）
原位	0.5~1	95~100
≤ 1	1	95~100
1.01~2	1~2	80~96
2.01~4	2	60~75
≥ 4	2~3	50

注：源于英国皮肤黑色素瘤治疗指南 2010 修订版（Marsden 等）和美国国家综合癌症联合（NCCN）皮肤黑色素瘤临床实践指南 3.2015 版。

甲畸形[108]。对于甲床切除范围过大无法修复者，可完整切除甲床及甲基质，在末节指骨背侧钻孔或磨除部分骨皮质，直接进行植皮。我们的经验显示该方法植皮的成活率较高，术后外观、功能满意。如果确诊为甲下黑色素瘤，从拇指的指间关节或其他手指的近指间关节截指是推荐的截指部位，因为研究显示其患者生存率与从更近端关节截指术（如从掌指关节或腕掌关节）无明显差别[110]。

对于厚度≥ 1 mm 或有溃疡的患者推荐做前哨淋巴结活检，可于完整切除的同时或分次进行。前哨淋巴结活检有助于准确获得 N 分期，如果发现前哨淋巴结阳性，一般应及时进行淋巴结清扫术[107]。

肢体移行转移（in-transit metastasis）是发生转移的患者的一种特殊类型，表现为一侧肢体原发灶和区域淋巴结之间的皮肤、皮下组织和软组织的广泛转移，手术难以切除干净。对这类患者建议行隔离肢体热灌注化疗（ILP）或隔离肢体热输注化疗（ILI）。ILP 通过给肢体血管灌注化疗药物来实现，需要加温、氧合等措施，难度较大。ILI 是一种无氧合、低流量输注化疗药物的局部治疗手段，通过介入动、静脉插管来建立化疗通路，输注化疗药物，设备要求简单。悉尼黑色素瘤中心自 1992 年始的 10 年间完成了 300 余例 ILI，Ⅰ、Ⅱ期黑色素瘤有效率约 80%，无相关截肢病例和相关死亡病例[107]。

黑色素瘤术后患者的预后根据危险因素不同而不同。根据病灶浸润深度，有无溃疡、淋巴结转移情况等危险因素，一般将术后患者分为 4 类：ⅠA 期（低危）；ⅠB~ⅡA 期（中危）；ⅡB~ⅢA 期（高危）；ⅢB~Ⅴ期（极高危）。低危患者可能长期存活，5 年生存率为 95% 左右。中危患者术后 5 年生存率为 80% 左右，高危和极高危患者的 5 年生存率 10%~50% 不等。对于中高危患者，需要外科、病理科、放射科及肿瘤内科医生等多学科合作，选择一系列局部和全身的辅助治疗，以提高患者生存率。

四、鳞状上皮细胞癌

鳞状上皮细胞癌（squamous cell carcinoma）是手部最常见的恶性肿瘤，占手部所有恶性肿瘤的 58%~90%[112-114]。病因除了紫外线辐射还包括射线暴露、慢性炎症、骨髓炎的慢性窦道和免疫抑制等。

【临床特点】 常发生于 50 岁左右的男性。手背和前臂背侧（阳光暴露的皮肤区）是上肢的多发部位。临床表现为丘疹或团块（硬的过角化病灶）、皮色为粉红色或正常皮色、表面光滑或过度角化、发痒和受伤后易出血等。肿瘤生长缓慢，病变范围常表浅，可为疣样病变，也可为溃疡病变或外生肿瘤等。光化性角化病、砷性角化病和 Bowen 病可转变为此病。慢性烧伤溃疡中 Marjolin 溃疡是鳞状上皮细胞癌。类似于真菌感染的甲下病灶治疗无效时也应注意发生鳞状上皮细胞癌的可能。对于所有慢性感染可用活检后病理学检查来排除恶性。通常不发生转移，但仍有蔓延风险，因此体格检查要评估淋巴结状况。

【治疗方法】 对于低风险的病变，治疗方法包括电干燥法和刮除法；而对于高风险的病变要切除活检。切除 5 mm 正常组织边缘可使 95% 肿瘤完全切除，也有报道 4 mm 边缘切除可达到 96%，6 mm 切除将达到 99%。因此对于高危人群，建议的切除边界为 6 mm，而对于低危人群为 4 mm。高危人群为：直径 >2 cm、低分化细胞类型、>2 mm 的 Breslow 厚度、Clark 水平 > Ⅳ、神经侵袭、免疫功能不全或遗传综合征患者[112]。深部切除的边缘要带一些皮下脂肪，均需要病理学检查其边缘是否为阴性。可直接闭合伤口，或游离植皮或皮瓣覆盖。因为 2%~5% 患者可发生淋巴结转移，因此怀疑转移或有怀疑的结节时应先做前哨淋巴结活检，再确定是否行淋巴结清扫术。对于特殊的高危特征如直径 >2 cm、厚度 >4 mm、神经侵袭、低分化细胞类型或复发病变等，即使临床检查淋巴结阴性，也建议行前哨淋巴结活检[113]。鳞状上皮细胞癌的治愈率约为 95%，复发率为 7%~22%。

五、基底细胞癌

基底细胞癌（basal cell carcinoma）是位于上皮基底层基底上皮细胞的恶性肿瘤，是最常见的皮肤恶性肿瘤和第二常见的手部皮肤恶性肿瘤。

【临床特点】 常与日晒有关，多发于身体暴露侧（日晒区域），肤色白、毛发少的中、老年人易患。少有全身转移，以局部侵犯为主。主要分为 5 个类型：结节溃疡型、硬化型、纤维上皮型、色素型和表浅型 [112, 113]。结节溃疡型最常见。临床表现为白色斑块扩大，中央出现溃疡，形成鳞状外壳，随后溃疡愈合，但随着时间推移病变又继续生长，再次溃疡。其生长缓慢，表现为局部皮肤萎缩、肤色改变、毛细血管扩张，最后病变边缘呈珍珠样隆起。硬化型为团块样，表浅硬皮，范围常超过可见边缘，边界不清，不容易彻底切除，是肿瘤最具侵袭的形式。色素型基底细胞癌要注意与黑色素瘤鉴别。

【治疗方法】 治疗方法主要为肿瘤切除后活检，确保切除边缘的病理学检查为阴性 [113-115]。传统手术切除 4 mm 正常皮肤边缘，深部达皮下中部。直径 >2 cm 和多形性基底细胞癌需要更宽的切除边缘，Mohs 术更为合适，它能够准确地切除肿瘤而不必切除过多的正常组织。Mohs 术治疗原发肿瘤的 5 年复发率为 1%~1.7%，复发病例为 4%~5.6%。优点为可边界控制，推荐应用于界限不清、需保护区域组织（如手指）、具有侵袭性的组织学行为、神经侵袭、复发的肿块或具有辐射史的情况 [112]。可直接闭合伤口或游离植皮、皮瓣修复缺损。因为很少有淋巴结转移，无需淋巴结清扫，但如果出现临床阳性结节，将进行活检，确定是否需要进一步的完全淋巴结清扫术。传统边界切除对于原发性肿瘤通常 5 年复发率为 3%~10%，而对于复发肿瘤为 17%，因此我们建议类似于鳞状细胞癌，应基于高危和低危特征来进行不同的边界切除。

参考文献

[1] Garcia J, Bianchi S. Diagnostic imaging of tumors of the hand and wrist. Eur Radiol, 2001, 11: 1470-1482.

[2] Kransdorf MJ, Meis JM. From the archives of the AFIP. Extraskeletal osseous and cartilaginous tumors of the extremities. Radiographics, 1993, 13: 853-884.

[3] 李淳 . 手部肿瘤及肿物 // 王澍寰主编 . 手外科学 . 3 版 . 北京 : 人民卫生出版社 , 2011: 733-763.

[4] Athanasian EA. Bone and soft tissue tumors. In: Wolfe SW, Hotchkiss RN, Pederson WC, et al, eds. Green's operative hand surgery. 6th ed. Philadelphia: Elsevier, 2010: 2141-2191.

[5] 洪光祥 . 手部肿瘤 // 顾玉东 , 王澍寰 , 侍德主编 . 手外科手术学 . 2 版 . 上海 : 复旦大学出版社 , 2010: 1042-1060.

[6] Magee TH, Rowedder AM, Degnan GG. Intraosseus ganglia of the wrist. Radiology, 1995, 195: 517-520.

[7] 刘坤 , 田文 , 刘波 , 等 . 腕关节骨内腱鞘囊肿的诊断与治疗 . 中国骨与关节杂志 , 2014, 3: 180-183.

[8] Bain GI, Turner PC, Ashwood N. Arthroscopically assisted treatment of intraosseous ganglions of the lunate. Tech Hand Up Extrem Surg, 2008, 12: 202-207.

[9] 朱瑾 , 刘波 , 陈山林 , 等 . 腕关节镜辅助治疗腕骨内腱鞘囊肿 . 实用手外科杂志 , 2014, 28: 355-359.

[10] Angelides AC. Ganglions of the hand and wrist. In: Green DP, Hotchkiss RN, Pederson WC, et al. Green's operative hand surgery. 4th ed. New York: Churchill Livingstone, 1999: 2171-2183.

[11] Thornburg LE. Ganglions of the hand and wrist. J Am Acad Orthop Surg, 1999, 7: 231-238.

[12] Steinberg BD, Kleinman WB. Occult scapholunate ganglion: a cause of dorsal radial wrist pain. J Hand Surg Am, 1999, 24: 225-231.

[13] Osterwalder JJ, Widrig R, Stober R, et al. Diagnostic validity of ultrasound in patients with persistent wrist pain and suspected occult ganglion. J Hand Surg Am, 1997, 22: 1034-1040.

[14] Cardinal E, Buckwalter KA, Braunstein EM, et al. Occult dorsal carpal ganglion: comparison of US and MR imaging. Radiology, 1994, 193: 259-262.

[15] Nelson CL, Sawmiller S, Phalen GS. Ganglions of the wrist and hand. J Bone Joint Surg Am, 1972, 54: 1459-1464.

[16] Nahra ME, Bucchieri JS. Ganglion cysts and other tumor related conditions of the hand and wrist. Hand Clin, 2004, 20: 249-260.

[17] Gude W, Morelli V. Ganglion cysts of the wrist: pathophysiology, clinical picture and management. Curr Rev Musculoskelet Med, 2008, 1: 205-211.

[18] Varley GW, Needoff M, Davis TR, et al. Conservative management of wrist ganglia: aspiration versus steroid infiltration. J Hand Surg Br, 1997, 22: 636-637.

[19] Rizzo M, Berger RA, Steinmann SP, et al. Arthroscopic resection in the management of dorsal wrist ganglions: results with a minimum 2-year follow-up period. J Hand Surg Am, 2004, 29: 59-62.

[20] Angelides AC, Wallace PF. The dorsal ganglion of the wrist: its pathogenesis, gross and microscopic anatomy, and surgical treatment. J Hand Surg Am, 1976, 1: 228-235.

[21] Head L, Gencarelli JR, Allen M, et al. Wrist ganglion treatment: systematic review and meta-analysis. J Hand Surg Am, 2015, 40: 546-553.

[22] Osterman AL, Raphael J. Arthroscopic treatment of dorsal ganglion of the wrist. Hand Clin, 1995, 11: 7-12.

[23] Nishikawa S, Toh S, Miura K, et al. Arthroscopic diagnosis and treatment of dorsal wrist ganglion. J Hand Surg Br, 2001, 26: 547-549.

[24] Ho PC, Lo WN, Hung LK. Arthroscopic resection of volar ganglion of the wrist: a new technique. Arthroscopy, 2003, 19: 218-221.

[25] Dodge LD, Brown RL, Niebauer JJ, et al. The treatment of mucous cysts: long-term followup in sixty-two cases. J Hand Surg Am, 1984, 9: 901-904.

[26] Eaton RG, Dobranski AI, Littler JW. Marginal osteophyte excision in treatment of mucous cysts. J Bone Joint Surg Am, 1973, 55: 570-574.

[27] Ingari JV, Faillace JJ . Benign tumors of fibrous tissue and adipose tissue in the hand. Hand Clin, 2004, 20: 243-248.

[28] Moore JR, Weiland AJ, Curtis RM. Localized modular tenosynovitis: experience with 115 cases. J Hand Surg Am, 1984, 9: 412-417.

[29] Glowacki KA, Weiss AP. Giant cell tumors of tendon sheath. Hand Clin, 1995, 11: 245-253.

[30] Willard KJ, Cappel MA, Kozin SH, et al. Congenital and infantile skin lesions affecting the hand and upper extremity, part 1: vascular neoplasms and malformations. J Hand Surg Am, 2013, 38: 2271-2283.
[31] Walsh JJ, Eady JL. Vascular tumors. Hand Clin, 2004, 20: 261-268.
[32] Jacobs BJ, Anzarut A, Guerra S, et al. Vascular anomalies of the upper extremity. J Hand Surg Am, 2010, 35: 1703-1709.
[33] Eniolras O, Wassef M, Chapot R. Color atlas of vascular tumors and vascular malformations. New York, Cambridge University Publisher, 2007: 3-13, 224-227.
[34] 赵福运 , 高岩 , 吴美娟 , 等 . 血管瘤和脉管畸形新分类诊断和治疗 . 北京大学学报 (医学版), 2009, 41: 21-27.
[35] 孙沫逸 , 杨耀武 . 血管瘤及脉管畸形的治疗观念亟待更新 . 中国美容医学 , 2006, 15: 180-182.
[36] Fahrtash F, McCahon E, Arbuckle S. Successful treatment of kaposiform hemangioendothelioma and tufted angioma with vincristine. J Pediatr Hematol Oncol, 2010, 32: 506-510.
[37] Arai E, Kuramochi A, Tsuchida T, et al. Usefulness of D2-40 immunohistochemistry for differentiation between kaposiform hemangioendothelioma and tufted angioma. J Cutan Pathol, 2006, 33: 492-497.
[38] Nakagawa K. Case report of angioblastoma of the skin. Jpn J Dermatol, 1949, 59: 92-94.
[39] Igarashi M, Oh-i T, Koga M. The relationship between angioblastoma (Nakagawa) and tufted angioma: report of four cases with angioblastoma and a literature-based comparison of the two conditions. J Dermatol, 2000, 27: 537-542.
[40] Ban M, Kamiya H, Kitajima Y. Tufted angioma of adult onset, revealing abundant eccrine glands and central regression. Dermatology, 2000, 201: 68-70.
[41] 陈辉 , 林晓曦 , 林梅绥 , 等 . 伴 Kasabach-Merritt 现象卡波西形血管内皮瘤和丛状血管瘤的临床及病理特征 . 中华皮肤科杂志 , 2009, 42: 674-676.
[42] 朱瑾 , 李淳 , 刘波 , 等 . 手部 Kaposi 血管内皮瘤的诊断与治疗 . 中国骨与关节杂志 , 2014, 3: 233-237.
[43] Wild AT, Raab P, Krauspe R. Hemangioma of skeletal muscle. Arch Orthop Trauma Surg, 2000, 120: 139-143.
[44] 曹亚先 , 张雪林 . 四肢肌间海绵状血管瘤的 MRI 诊断 . 放射学实践 , 2010, 25: 796-798.
[45] Hein KD, Mulliken JB, Kozakewich HP, et al. Venous malformations of skeletal muscle. Plast Reconstr Surg, 2002, 110: 1625-1635.
[46] 齐鸿燕 , 张金哲 . 小儿体表海绵状血管瘤的诊断及局部注射治疗 . 临床小儿外科杂志 , 2006, 5: 402-406.
[47] 田方涛 , 于亚东 , 曹冉 , 等 . 海绵状血管瘤的分型与治疗进展 . 河北医药 , 2013, 35: 3473-3475.
[48] Koman LA, Smith BP, Smith TL, et al. Vascular disorders. In: Wolfe SW, Hotchkiss RN, Pederson WC, et al, eds. Green's operative hand surgery. 6th ed. Philadelphia: Elsevier, 2011: 2197-2240.
[49] Rockman CB, Rosen RJ, Jacobowitz GR, et al. Transcatheter embolization of extremity vascular malformations: the long-term success of multiple interventions. Ann Vasc Surg, 2003, 17: 417-423.
[50] Upton J, Coombs CJ, Mulliken JB, et al. Vascular malformations of the upper limb: a review of 270 patients. J Hand Surg Am, 1999, 24: 1019-1035.
[51] Moffat DA, Hardy DG. Surgical management of large glomus jugulare tumours: infra-and trans-temporal approach. J Laryngol Otol, 1989, 103: 1167-1180.
[52] P Masson. Le glomus neurmoyo-arterial des regions tactiles et ses tumeurs. Lyon Chir, 1924, 16: 257-280.
[53] Forthman CL, Blazar PE. Nerve tumors of the hand and upper extremity. Hand Clin, 2004, 20: 233-242.
[54] 陈山林 , 田光磊 , 李淳 , 等 . 雪旺细胞瘤病的诊断与治疗 . 中华骨科杂志 , 2008, 28: 663-666.
[55] 田光磊 . 一例雪旺细胞瘤的误诊分析 . 首都医药 , 2003, 18: 34-36.
[56] McCarron KF, Goldblum JR. Plexiform neurofibroma with and without associated malignant peripheral nerve sheath tumor: a clinicopathologic and immunohistochemical analysis of 54 cases. Mod Pathol, 1998, 11: 612-617.
[57] Mason ML. Presentation of cases: Proceedings of the American Society for Surgery of the Hand. J Bone Joint Surg Am, 1953, 35: 273-274.
[58] Al-Qattan MM. Lipofibromatous hamartoma of the median nerve and its associated conditions. J Hand Surg Br, 2001, 26: 368-372.
[59] Amadio PC, Reiman HM, Dobyns JH. Lipofibromatous hamartoma of nerve. J Hand Surg Am, 1988, 13: 67-75.
[60] Tahiri Y, Xu L, Kanevsky J, et al. Lipofibromatous hamartoma of the median nerve: a comprehensive review and systematic approach to evaluation, diagnosis, and treatment. J Hand Surg Am, 2013, 38: 2055-2067.
[61] Agarwal S, Haase SC. Lipofibromatous hamartoma of the median nerve. J Hand Surg Am, 2013, 38: 392-397.
[62] Bains R, Kotwal A, Saeed W. Recurrent carpal tunnel syndrome in a child due to fibrolipomatous hamartoma of the median nerve successfully treated by limited excision and decompression. J Plast Reconstr Aesthet Surg, 2006, 59: 1394-1397.
[63] Ulrich D, Ulrich F, Schroeder M, et al. Lipofibromatous hamartoma of the median nerve in patients with macrodactyly: diagnosis and treatment of a rare disease causing carpal tunnel syndrome. Arch Orthop Trauma Surg, 2009, 129: 1219-1224.
[64] Houdek MT, Rose PS, Kakar S. Desmoid tumors of the upper extremity. J Hand Surg Am, 2014, 39: 1761-1765.
[65] Spiegel DA, Dormans JP, Meyer JS, et al. Aggressive fibromatosis from infancy to adolescence. J Pediatr Orthop, 1999, 19: 776-784.
[66] Hosalkar HS, Torbert JT, Fox EJ, et al. Musculoskeletal desmoid tumors. J Am Acad Orthop Surg, 2008, 16: 188-198.
[67] Pignatti G, Barbanti-Brodano G, Ferrari D, et al. Extraabdominal desmoid tumor. A study of 83 cases. Clin Orthop Relat Res, 2000, 375: 207-213.
[68] O'Connor MI, Bancroft LW. Benign and malignant cartilage tumors of the hand. Hand Clin, 2004, 20: 317-323.
[69] Sassoon AA, Fitz-Gibbon PD, Harmsen WS, et al. Enchondromas of the hand: factors affecting recurrence, healing, motion, and malignant transformation. J Hand Surg Am, 2012, 37: 1229-1234.
[70] Hasselgren G, Forssblad P, Törnvall A. Bone grafting unnecessary in the treatment of enchondromas in the hand. J Hand Surg Am, 1991, 16: 139-142.
[71] Tordai P, Hoglund M, Lugnegård H. Is the treatment of enchondroma in the hand by simple curettage a rewarding method? J Hand Surg Br, 1990, 15: 331-334.
[72] Unni KK, Dahlin DC. Dahlin's bone tumors: general aspects and data on 11087 cases. 5th ed. Philadelphia: Lippincott-Raven; 1996.
[73] Rabarin F, Laulan J, Saint Cast Y, et al. Focal periosteal chondroma of the hand: a review of 24 cases. Orthop Traumatol Surg Res, 2014, 100: 617-620.
[74] Takada A, Nishida J, Akasaka T, et al. Juxtacortical chondroma of the hand: treatment by resection of the tumour and theadjacent bone cortex. J Hand Surg Br, 2005, 30: 401-405.
[75] Jaffe HL, Lichtenstein L. Solitary unicameral bone cyst with emphasis on the roentgen picture, the pathologic appearance and the pathogenesis. Arch Surg, 1942, 44: 1004-1025.
[76] Athanasian EA. Aneurysmal bone cyst and giant cell tumor of bone of the hand and distal radius. Hand Clin, 2004, 20: 269-281.
[77] Marcove RC, Sheth DS, Takemoto S, et al. The treatment of aneurysmal bone cyst. Clin Orthop Relat Res, 1995, 311: 157-163.
[78] Athanasian EA, Wold LE, Amadio PC. Giant cell tumors of the

bones of the hand. J Hand Surg Am, 1997, 22: 91-98.
[79] Campanacci M, Baldini N, Boriani S, et al. Giant-cell tumor of bone. J Bone Joint Surg Am, 1987, 69: 106-114.
[80] O'Donnell RJ, Springfield DS, Motwani HK, et al. Recurrence of giant-cell tumors of the long bones after curettage and packing with cement. J Bone Joint Surg Am, 1994, 76: 1827-1833.
[81] Blackley HR, Wunder JS, Davis AM, et al. Treatment of giant-cell tumors of long bones with curettage and bone-grafting. J Bone Joint Surg Am, 1999, 81: 811-820.
[82] Averill RM, Smith RJ, Campbell CJ. Giant-cell tumors of the bones of the hand. J Hand Surg Am, 1980, 5: 39-50.
[83] Sheth DS, Healey JH, Sobel M, et al. Giant cell tumor of the distal radius. J Hand Surg Am, 1995, 20: 432-440.
[84] Lackman RD, McDonald DJ, Beckenbaugh RD, et al. Fibular reconstruction for giant cell tumor of the distal radius. Clin Orthop Relat Res, 1987, 218: 232-238.
[85] Noellert RC, Louis DS. Long-term follow-up of nonvascularized fibular autografts for distal radial reconstruction. J Hand Surg Am, 1985, 10: 335-340.
[86] Kocher MS, Gebhardt MC, Mankin HJ. Reconstruction of the distal aspect of the radius with use of an osteoarticular allograft after excision of a skeletal tumor. J Bone Joint Surg Am, 1998, 80: 407-419.
[87] Jaffee HL. "Osteoid osteoma", a benign osteoblastic tumor composed of osteoid and atypical bone. Arch Surg, 1935, 31: 709.
[88] Sforzo CR, Scarborough MT, Wright TW. Bone-forming tumors of the upper extremity and Ewing's Sarcoma. Hand Clin, 2004, 20: 303-315.
[89] Arazi M, Memik R, Yel M, et al. Osteoid osteoma of the carpal bones. Arch Orthop Trauma Surg, 2001, 121: 119-120.
[90] Bednar MS, Weiland AJ, Light TR. Osteoid osteoma of the upper extremity. Hand Clin, 1995, 11: 211-221.
[91] Marcuzzi A, Acciaro AL, Landi A. Osteoid osteoma of the hand and wrist. J Hand Surg Br, 2002, 27: 440-443.
[92] Rosenthal DI, Hornicek FJ, Torriani M, et al. Osteoid osteoma: percutaneous treatment with radiofrequency energy. Radiology, 2003, 229: 171-175.
[93] Murray PM. Soft tissue sarcoma of the upper extremity. Hand Clin, 2004, 20: 325-333.
[94] Guzzetta AA, Montgomery EA, Lyu H, et al. Epithelioid sarcoma: one institution's experience with a rare sarcoma. J Surg Res, 2012, 177: 116-122.
[95] Puhaindran ME, Rohde RS, Chou J, et al. Clinical outcomes for patients with soft tissue sarcoma of the hand. Cancer, 2011, 117: 175-179.
[96] Enzinger FM. Epithelioid sarcoma: a sarcoma simulating a granuloma or a carcinoma. Cancer, 1970, 26: 1029-1041.
[97] Wolf PS, Flum DR, Tanas MR, et al. Epithelioid sarcoma: the University of Washington experience. Am J Surg, 2008, 196: 407-412.
[98] Ross HM, Lewis JJ, Woodruff JM, et al. Epithelioid sarcoma: clinical behavior and prognostic factors of survival. Ann Surg Oncol, 1997, 4: 491-495.
[99] Bos GD, Prichard DJ, Reiman HM, et al. Epithelioid sarcoma: an analysis of fifty-one cases. J Bone Joint Surg Am, 1988, 70: 862-870.
[100] Chase DR, Enzinger FM. Epithelioid sarcoma: Diagnosis, prognostic indicators, and treatment. Am J Surg Pathol, 1985, 9: 241-263.
[101] Thway K, Fisher C. Synovial sarcoma: defining features and diagnostic evolution. Ann Diagn Pathol, 2014, 18: 369-380.
[102] Outani H, Hamada K, Oshima K, et al. Clinical outcomes for patients with synovial sarcoma of the hand. Springerplus, 2014, 3: 649.
[103] Brien EW, Terek RM, Geer RJ, et al. Treatment of soft-tissue sarcoma of the hand. J Bone Joint Surg Am, 1995, 77: 564-571.
[104] Cress RD, Holly EA. Incidence of cutaneous melanoma among non-Hispanic whites, Hispanics, Asians, and blacks: an analysis of California cancer registry data, 1988-93. Cancer Causes Control, 1997, 8: 246-252.
[105] Rager EL, Bridgeford EP, Ollila DW. Cutaneous melanoma: update on prevention, screening, diagnosis, and treatment. Am Fam Physician, 2005, 72: 269-276.
[106] Rigel DS, Friedman RJ, Kopf AW. The incidence of malignant melanoma in the United States: Issues as we approach the 21st century. J Am Acad Dermatol, 1996, 34: 839-847.
[107] CSCO 黑色素瘤专家委员会 . 中国黑色素瘤诊治指南 (2011 版). 临床肿瘤学杂志 , 2012, 17: 159-171.
[108] Ilyas EN, Leinberry CF, Ilyas AM. Skin cancers of the hand and upper extremity. J Hand Surg Am, 2012, 37: 171-178.
[109] Perdikis G, TerKonda SP. Pigmented skin lesions of the upper extremity. Hand Clin, 2004, 20: 283-291.
[110] Martin DE, English JC, Goitz RJ. Subungual malignant melanoma. J Hand Surg Am, 2011, 36: 704-707.
[111] Levit EK, Kagem MH, Scher RK, et al. The ABC rule for clinical detection of subungual melanoma. J Am Acad Dermatol, 2000, 42: 269-274.
[112] Ilyas EN, Leinberry CF, Ilyas AM. Skin cancers of the hand and upper extremity. J Hand Surg Am, 2012, 37: 171-178.
[113] English C, Hammert WC. Cutaneous malignancies of the upper extremity. J Hand Surg Am, 2012, 37: 367-377.
[114] Martin DE, English JC 3rd, Goitz RJ. Squamous cell carcinoma of the hand. J Hand Surg Am, 2011, 36: 1377-1381.
[115] Yousif S, Reid L, Kirkpatrick J. A case of basal cell carcinoma on the dorsum of a finger. J Hand Surg Eur, 2013, 38: 328-329.

延伸阅读

[1] 钟文耀 , 田文 , 李淳 , 等 . 手部肉芽肿性血管瘤的分型及治疗策略 . 中华手外科杂志 , 2017, 33: 128-131.
[2] 张小伟 , 黄必飞 , 陈艳 , 等 . 手部血管平滑肌瘤 18 例临床分析 . 中华手外科杂志 , 2017, 33: 157.
[3] 邱金旭 , 焦丹 , 杨冬艳 , 等 . Ⅰ型神经纤维瘤病超声表现一例 . 中华手外科杂志 , 2017, 33: 154-155.
[4] 黄东旭 , 王克利 , 路来金 , 等 . 手部肿瘤 566 例分析 . 中华手外科杂志 , 2013, 29: 164-166.
[5] 杜晓龙 , 宋涛 , 欧学海 . 手部腺泡状横纹肌肉瘤一例 . 中华手外科杂志 , 2016, 32: 242.
[6] 顾松 , 谢仁国 , 芦立轩 , 等 . 635 例上肢软组织肿物的回顾性分析 . 中华手外科杂志 2017;33: 349-351.
[7] 陈勇 , 刘杰 , 丁建平 , 等 . 手部掌指骨与四肢长骨原发血管瘤的影像、临床及病理对照分析 . 中华手外科杂志 , 2015, 31: 292-294.

以上 7 篇文章是近期我国发表的部分手部肿瘤的临床病例报道和治疗综述。

[8] Henderson MM, Neumeister MW. Hand tumors: I. skin and soft-tissue tumors of the hand. Plast Reconstr Surg, 2014, 133: 154e-164e.

[9] Henderson M, Neumeister MW, Bueno RA Jr. Hand tumors: II. Benign and malignant bone tumors of the hand. Plast Reconstr Surg, 2014, 133: 814e-821e.

以上 2 篇文章是关于手部皮肤、软组织和骨肿瘤的综述。

[10] Head L, Gencarelli J, Allen M, et al. Wrist ganglion treatment: systematic review and meta-analysis. J Hand Surg Am, 2015, 40: 453-546.

[11] Mathoulin C, Gras M. Arthroscopic management of dorsal and volar wrist ganglion. Hand Clin, 2017, 33: 769-777.

以上 2 篇文章是对腱鞘囊肿的开放性手术和腕关节镜治疗的介绍及效果评估。

[12] Ek ET, Suh N, Carlson MG. Vascular anomalies of the hand and wrist. J Am Acad Orthop Surg, 2014, 22: 352-360.

[13] Morey VM, Garg B, Kotwal PP. Glomus tumours of the hand: review of literature. J Clin Orthop Trauma, 2016, 7: 286-291.

以上 2 篇文章是关于血管畸形和血管球瘤的综述。

[14] Lee SJ, Yoon ST. Ultrasonographic and clinical characteristics of schwannoma of the hand. Clin Orthop Surg, 2017, 9: 91-95.

[15] Kang HJ, Shin SJ, Kang ES. Schwannomas of the upper extremity. J Hand Surg Br, 2000, 25: 604-607.

以上 2 篇文章是关于神经鞘瘤的临床和影像特征的描述及手术效果的随访报道。

[16] Raheemullah A, Allamaneni S, Weber S, et al. Eccrine porocarcinoma presenting as a hand cyst. J Hand Surg Am, 2016, 41: e425-e427.

[17] Chan CM, Stewart BD, Gibbs CP Jr. Hidradenocarcinoma of the finger: a rare tumor, mimicking a giant cell tumor of the tendon sheath. J Hand Surg Eur, 2016, 41: 1001-1003.

以上 2 篇文章是关于手部汗腺肿瘤的特征及治疗的报道。

[18] Martin-Smith J, McInerney N, Buckley C, et al. Myxofibrosarcoma in the thenar eminence. Ann Plast Surg, 2017, 78: 46-48.

[19] Zaugg P, Maeder B, Nobile A, et al. Reticular perineurioma of the hand: diagnosis and treatment of a rare case of hand mass. J Hand Surg Am, 2017, 42: e199-e203.

以上 2 篇文章是关于少见的手部黏液纤维肉瘤和网状神经束膜瘤的病例报道。

[20] Lee KT, Park BY, Kim EJ, et al. Superthin SCIP flap for reconstruction of subungual melanoma: aesthetic functional surgery. Plast Reconstr Surg, 2017, 140: 1278-1289.

[21] Cochran AM, Buchanan PJ, Bueno RA Jr, et al. Subungual melanoma: a review of current treatment. Plast Reconstr Surg, 2014, 2: 259-273.

以上 2 篇文章是关于甲下黑色素瘤治疗方案的介绍。

第 24 章
手和上肢血管病变

路来金　李秀存

除外伤性血管损伤，手和上肢血管病变并不常见，主要为血管痉挛性疾病（包括雷诺病）、血管栓塞性疾病、血管畸形和血管瘤等。影像学检查是血管疾病诊断的主要方法，近年来发展很快，提高了血管疾病的诊断和治疗水平。手和上肢血管疾病的治疗仍存在较多挑战，如果治疗不当，可引起局部疼痛、溃疡和手功能下降等严重问题。合理治疗可改善生活质量，避免皮肤软组织坏死甚至肢（指）体坏死。

第一节　概　述

一、上肢血管疾病的特点

在外周血管疾病中，由于血液循环的特点，与下肢血管疾病相比，上肢血管疾病的发病率较低[1]。上肢血管疾病虽然少见，但一旦发病则会引起严重的并发症并降低生活质量[2]。谢汉波等于 2004 年报道的 21 例上肢血管性疾病的超声检查结果，共有 8 种血管病变，其中最多的是上肢静脉栓塞，其次为上肢动脉各节段的硬化[1]。在上肢的血管肿瘤中，最常见的是血管瘤和血管球瘤，这将在手部肿瘤中叙述。

当上肢血液供应不能满足组织生理需求时，导致局部组织缺血症状。从广义上讲，主要有 3 个病理机制：闭塞性疾病（如栓塞和血栓形成）、血管痉挛性疾病（如雷诺病或雷诺现象）、低流量状态（如心脏衰竭）[3]。上肢血管疾病的主要症状有前臂不适或疼痛、硬而迟钝和痉挛等。常见的危险因素有吸烟、高胆固醇血症、高血压、肥胖和血管疾病的家族史。

二、手和上肢血管解剖

（一）手和上肢动脉

上肢的血液供应主要来自锁骨下动脉，根据主干所在的部位由近端至远端依次是腋动脉、肱动脉、桡动脉、尺动脉、掌浅弓和掌深弓。

手部血液供应主要来自尺动脉和桡动脉（图 24-1）。尺动脉的主干在腕部发出掌深支之后，经掌腱膜和掌短肌深面前行，与桡动脉主干在腕关节水平发出的掌浅支吻合，形成掌浅弓，凸向远端，发出 3 条指掌侧总动脉。桡动脉的主干斜穿于拇长展肌腱和拇短伸肌腱下方，走在第 1 掌骨间隙背侧，穿第 1 骨间背侧肌，在拇内收肌浅头和横头之间到

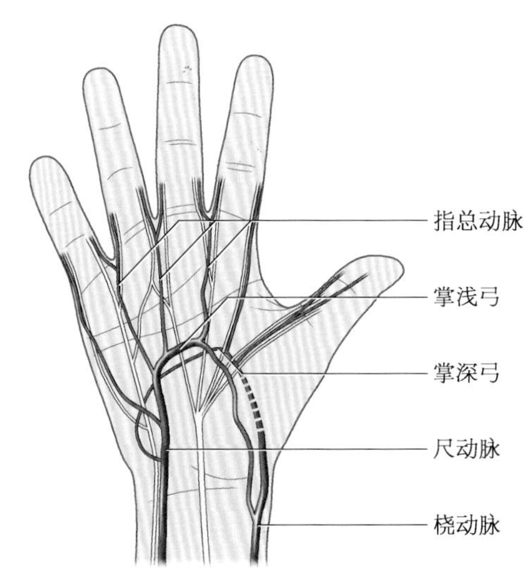

图 24-1　手部主要动脉解剖示意图。

达手掌，分出拇主要动脉。其终末支与尺动脉的掌深支吻合，形成掌深弓，凸向远端，发出 3 条掌心动脉，分别与来自掌浅弓的指掌侧总动脉吻合。手部的血管交通支非常丰富，单纯的尺动脉或桡动脉损伤，一般不会引起手和手指的坏死。

（二）手和上肢静脉

上肢静脉非常丰富，掌侧静脉常与同名动脉伴行，且位于同名动脉两侧。背侧静脉表浅，位于皮下，和深静脉交通。静脉的功能是保证血液回流。

在手部，掌侧的浅静脉大部分流向手背，通过指间隙和深静脉交通。背部的浅静脉非常丰富，彼此吻合成手背静脉网。它的两侧，分别与小指、拇指的指背静脉汇合成贵要静脉和头静脉的起始部。手部的血液回流，通常以手背静脉为主。

三、体格检查

体格检查的范围包括颈部和上肢，评估皮肤的色泽、有无溃疡、皮温、毛细血管充盈、外周血管搏动、指甲有无真菌感染。触诊和（或）叩诊检查有无包块和瘀斑。Allen 试验检查尺动脉和桡动脉的通畅情况。

1. 皮温　当动脉供血和（或）静脉回流不足时，皮温均下降，如果伴有局部感染，则可能会出现皮温升高。皮温多采用仪器如红外线感应器来测定皮肤表面温度，在患侧肢体上选择一个测试点，同时在健侧肢体相应的位置选择对照测试点，只要两者温度相差不超过 3~4 ℃，一般认为无异常。

2. 皮肤色泽与张力（弹性）　皮肤色泽的变化常能反映皮下血液循环的状态，是最容易观察到的客观指标。当动脉供血充足时，皮肤色泽红润，与健侧皮肤颜色一致，指甲粉红，指腹饱满而富有弹性；当动脉供血障碍时，出现与之相反的症状：皮肤色白、斑点状或呈蓝色，指腹干瘪而无弹性；当静脉血液回流障碍时，皮肤发紫或呈暗黑色，指腹胀满，张力增大，甚至出现张力性水疱。

3. 血管搏动　动脉搏动由血流冲击大动脉壁而形成。当动脉搏动存在时，可判定血管内血流通畅。当血流中断或血管堵塞时，血流减小，病变远端的动脉搏动就会减弱或消失。由于手部侧支循环非常丰富，当某一动脉近端堵塞时，如尺动脉，其远端常常仍可触及动脉的搏动，这是因为来自桡动脉的血液经掌深弓和掌浅弓逆流所致。

4. 毛细血管充盈试验　用手指或钝性棒状物按压皮肤，将按压区内的血液挤压到周围组织，使其局部皮肤颜色变白，然后迅速放松压迫，正常情况下肤色应在 2 秒内转为红润。若毛细血管充盈时间延长大于 3 秒，说明动脉供血不足；毛细血管再充盈时间在静脉回流不良，肢体或手指淤血时可以没有变化。在临床上，进行毛细血管充盈试验的部位常选取甲床，原因是此处颜色对比明显，容易判断。

5. Allen 试验　嘱患者握拳，将受检者手内血液驱出，然后检查者用双手拇指分别按压腕部的尺、桡动脉，阻断血流通过，再嘱患者伸手指到功能位，此时全手应呈苍白色。检查者先松开一侧动脉的压迫，若受检手指迅速由白转红，时间 <5~6 秒，则表明去除压迫的动脉血流通畅；若受检手指由白转红的时间 >15 秒，表明这条动脉供血不良。然后再重复上述步骤，检查另一条动脉（图 24-2）。

四、辅助检查

1. 多普勒超声检查　利用多普勒超声来检查血管通畅与否已经成为临床血管手术前的常规检查，其原因是灵敏度高、无创、操作简单、检查费用相

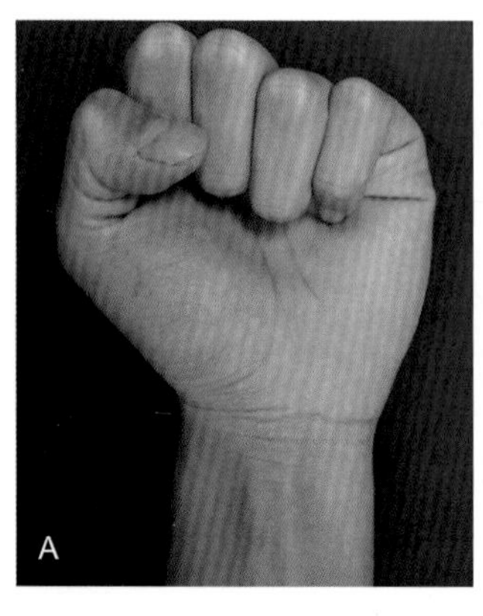

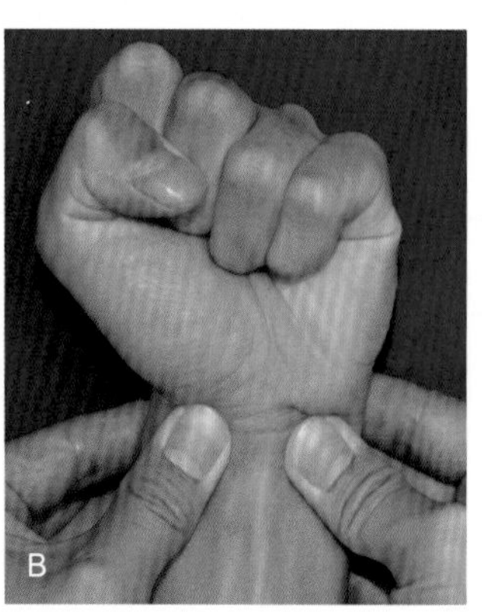

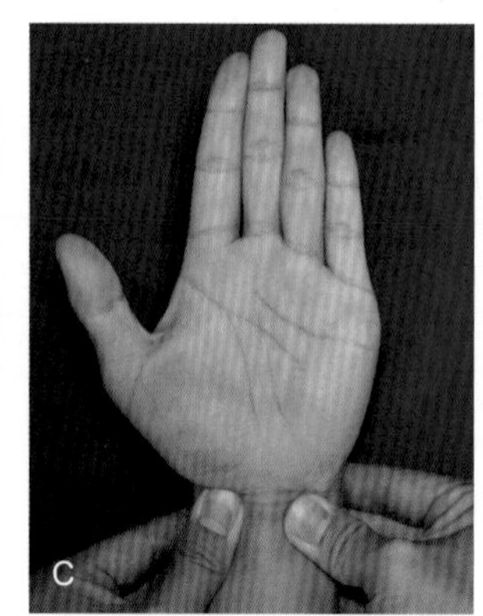

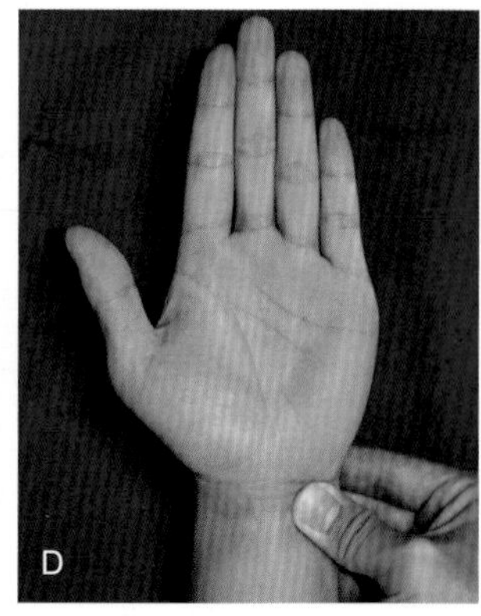

图 24-2　Allen 试验操作方法。A. 紧握拳；B. 检查者用两拇指分别按压桡、尺动脉置；C. 松手，可见手缺血发白；D. 松一个拇指，观察手的颜色变化。

对少。此外，它不仅能提供血流的动态信息，还能够明确异常血流区域的发病特征，准确评价上肢血管病变的部位、范围与严重程度。

根据《中国医师协会超声医师分会血管超声检查指南》[4, 5]，其适应证为：上肢乏力、发凉、肿胀、沉重、疼痛；与上肢运动有关的上肢无力、疼痛或指端溃疡、坏疽；上肢动脉搏动减弱、消失或双上肢血压差异 20 mmHg 以上；疑有动脉瘤、假性动脉瘤、动静脉瘘、血管瘤；上肢动脉手术或介入治疗后的随访；上肢浅静脉扩张；不明原因的肺动脉栓塞。

2. 多普勒超声血流测量　用于研究外周血管的多普勒超声血流仪的发射频率为 2~20 MHz，是因为声束在组织内的穿透深度和发射频率成反比，所以低频率适合检查深部的血管。检查外周血管最简单的多普勒仪是便携式的。便携式多普勒仪主要使用连续波模式，静脉产生的血流信号是低频的，随呼吸而改变；而动脉产生的血流信号是搏动性的高频信号，随心脏搏动而变化，未检测到血流信号提示动脉闭塞可能。

3. 红外线热成像检查　通过摄像机将人体辐射的红外线转化为电信号，经计算机处理后直观地显示出被测物体的表面温度，可精确至 0.1 ℃。热成像技术允许对双侧肢体进行比较，可分辨被测物体的温差，不与被测物体直接接触，并可动态观测其数值。大多数患者可接受此检查，是一种较理想的血循环检查方法。

4. CT 血管成像检查　普通的 CT 由于扫描速度的限制，在 CT 血管成像（CT angiography，CTA）方面很少应用于临床。近年来，由于多层螺旋 CT 成像技术的日趋成熟，它以较高的时间与空间分辨率、更快的扫描速度和较强的后处理能力，使得 CT 血管成像技术在显示血管病变方面有独特优势，在人体大血管方面已取代 DSA 而作为疾病诊断的主要手段[6, 7]。基本原理是经血管注射造影剂，通过血液循环，在靶血管内当造影剂浓度达到最高峰时进行容积扫描，通过后处理技术显示血管的二维和三维影像。常用的后处理技术包括多平面重建、最大密度投影、容积再现（volume rendering，VR）、表面遮盖显示、曲面重建（curved multiplanar reconstruction，CPR）和仿真内镜技术。

由于受造影剂注射部位和 CT 机架孔径限制的影响，上肢动脉的检查不能双侧同时进行。要检查左侧动脉必须从右侧肘部静脉注射造影剂，反之亦然。多层螺旋 CT 可以方便地检出锁骨下动脉、腋动脉、桡动脉和尺动脉的病变（图 24-3A）。但是对于手掌动脉，由于血管外径较细，还不能完全显示清楚，在重建方法上常采用 VR 和 CPR。VR 技术直观，空间立体感强，对于显示上肢和手部的动静脉畸形有明显的优势。上肢动脉走行迂曲，CPR 技术可以很方便地将整个上肢动脉显示在一幅图像上，清晰地显示动脉内血栓情况。

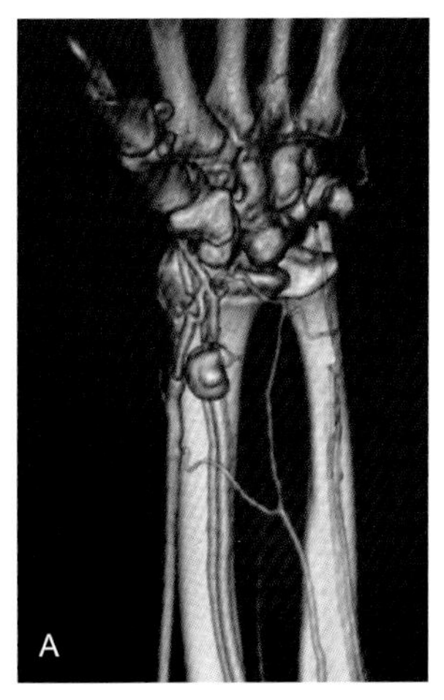

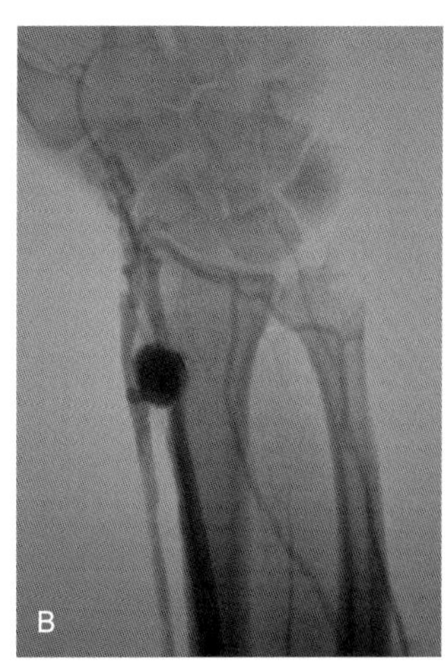

图 24-3　手和上肢血管的 CTA 和 DSA 检查（图片由邢树国医师提供）。A. CTA 三维重建后图像见桡动脉血管瘤；B. DSA 检查图像见桡动脉血管瘤。

5. 磁共振血管造影检查　常规磁共振血管造影（magnetic resonance angiography，MRA）有两种，包括时间飞跃法（time of flight，TOF）和相位对比法（phase contrast，PC），可以最大限度地提高血流和静止组织的信号对比度。TOF 法基于血液的流入增强效应而成像，PC 法则基于血液的相位改变效应而成像。但是，TOF 法 MRA 对手部小动脉不显影[8]。常规 MRA 具有无创、无辐射及不用造影剂的优点，但也有诸如平面内饱和、血流信号下降及血管分支显示不理想等缺点。近年来一种新的 MRA 成像方法迅速发展起来，即动态对比增强 MRA（dynamic contrast enhanced MRA，DCEMRA），是一种经静脉注射造影剂以增强信噪比、消除流动伪影，从而显著提高 MRA 图像质量的方法。目前，临床上常用的造影剂是钆喷酸葡胺（Dd-DTPA），它是一种顺磁性造影剂，为无色透明液体，可于常温下保存。CEMRA 可分为常规 CEMRA 和动态 CEMRA。常规 CEMRA 是静脉注射造影剂后仍使用 TOF 和 PC 法检查靶血管。动态 CEMRA 则采用超短重复时间 [TR（repetition time）<5 毫秒，TR 指两次激励脉冲的间隔时间] 或回波时间 [TE（echo

time）<3 毫秒] 快速梯度回波序列（gradient echo，GRE）技术行 3D 采集，一般每个系列需要 5~40 秒。

6. 数字减影血管造影检查 数字减影血管造影（digital subtraction angiography，DSA）是利用计算机处理数字化影像信息的减影技术，可消除骨骼和软组织的影像，使血管清晰显示。DSA 仍然是评价肢体血管静态状态的“金标准”（图 24-3B 和图 24-4）。

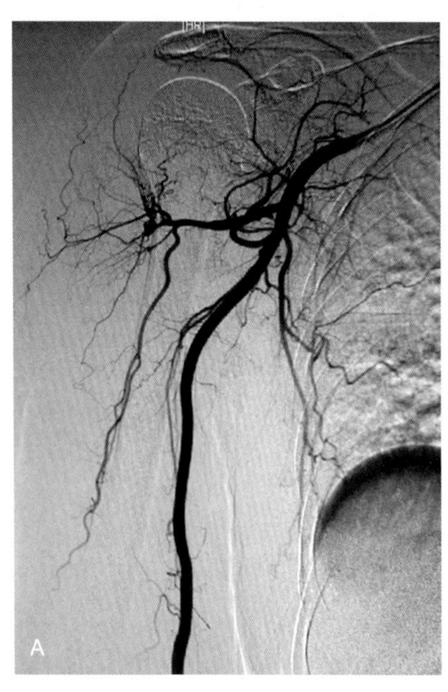

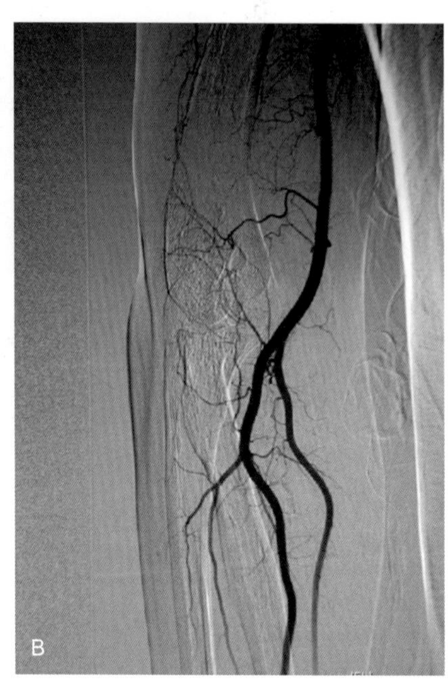

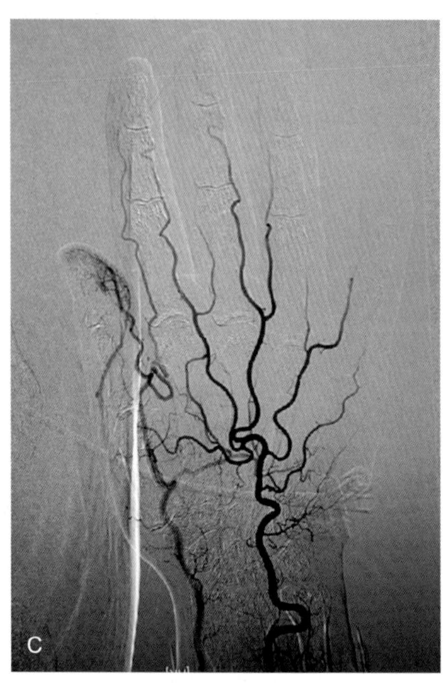

图 24-4 手和上肢血管的 DSA 检查图像（图片由邓爱东医师提供）。A. 腋动脉和肱动脉的 DSA 检查图像；B. 肱动脉远端和尺桡动脉近端的 DSA 检查图像；C. 尺桡动脉远端、手部动脉弓和指动脉的 DSA 检查图像。

第二节 血管痉挛性疾病

血管痉挛性疾病（vasospastic disorders）是临床常见的疾病，在普通人群中的患病率是 3.3%~22%[9]。血管痉挛是一种病理状态，会引起静脉和动脉张力过高。血管痉挛的主要症状是冷过敏[10, 11]。血管输送血液到营养性毛细血管床满足机体代谢的需要，氧气从血管内弥散到细胞中进行代谢。血管痉挛引起总血流量减少，侧支循环血流减少，随着病变的进展，会出现一系列临床症状。

【分型】 根据发病原因，血管痉挛分为原发性血管痉挛和继发性血管痉挛。原发性血管痉挛是指没有任何原因的血管痉挛，继发性血管痉挛是指有原因的血管痉挛。无论何种病因，血管痉挛性疾病根据堵塞水平和范围、侧支循环情况、疾病进展的生理阶段以及交感张力分为四大类[22]（表 24-1）。

【临床表现与诊断】 体格检查包括脉搏、营养状态、溃疡和感染情况。临床症状主要由营养性血流不足引起，典型的表现是患指呈现出 3 种不同的颜色，由正常到变白到变蓝再到发红。当患指暴露在寒冷或在其他应激状态下，触发血管强烈痉挛终止手指血供，造成手指苍白、发冷。血液淤积致手指缺氧，淤积的血液发绀引起特征性蓝色。当血管痉挛缓解后，血液再灌注，皮肤呈现红色，引起烧灼性疼痛，同时患者会出现麻木感。在手腕和手指

表 24-1 血管痉挛性 / 堵塞性疾病的分类

类型	病因
Ⅰ 雷诺病	特发性
Ⅱ 雷诺现象 A. 血循环充足 B. 血循环不充足	血管胶原病
Ⅲ 继发性血管痉挛 / 堵塞性疾病 A. 侧支循环充足堵塞 / 栓子 B. 侧支循环不充足	血管损伤
Ⅳ 继发性血管痉挛	无血管损伤、神经 / 骨骼 / 软组织损伤

进行 Allen 试验，对手掌和手背血管进行多普勒超声检查，有助于诊断。随着病变的进展，病程较长者，部分患者可能会出现手指溃疡、指尖坏疽等严重的症状。此外，血管痉挛性疾病和血管堵塞性疾病两者相互关联。堵塞性疾病发生经历 Virchow 三联征：血液瘀滞、血管内膜与中膜损伤、血液高凝状态。诊断的目标是：①鉴别血管痉挛与血管堵塞。②分析结构异常和调节功能的效果，对堵塞疾病在腕部和手指进行 Allen 试验。③血管胶原病主要用毛细血管镜像来诊断。

雷诺病和雷诺现象的叙述见“本章第三节雷诺现象”。

【治疗方法】 治疗目的是增加微循环血流。对有血管痉挛症状没有血管堵塞疾病的患者首选保守治疗。对血管痉挛症状和血管堵塞疾病同时存在的患者，根据血管结构和调节功能决定治疗方法，其中的一个重要参数是侧支循环是否充分。若侧支循环不充分，需要重建血管；同时用外周交感神经切断术减轻患者症状。对继发性血管痉挛患者，其原始疾病和血管痉挛都需要治疗。

大多数患者可经保守治疗取得满意的效果，另外还可以采取个性化的治疗方法，包括物理治疗、药物治疗和手术治疗。

手术治疗血管痉挛性疾病或血管堵塞性疾病的目的是恢复正常的生理功能和缓解症状[12-16]。常用的方法有调节交感神经张力和重建堵塞的血管。调节交感神经张力的方法有：① Leriche- type 交感神经切除术（切除有血栓的血管或堵塞的血管并结扎）。②外周的动脉周围交感神经切除术。③动脉重建术。重建血管的方法有：①切除堵塞血管，用端端吻合修复。②切除堵塞的血管，同时游离血管移植。

1. 手指交感神经切断术　自远侧掌横纹至近节指骨中段作 Bruner 切口，显露指动脉及指神经，切断指神经与指动脉之间的纤维连接，在手术显微镜下将动脉外膜剥离[13, 17, 18]（图 24-5A）。

2. 手掌交感神经切断术　对手指动脉、指总动脉、掌浅弓和掌深弓、尺动脉和桡动脉作交感神经切断术，需要在掌侧作 3 个切口：在腕关节作两个 3 cm 纵行切口，以及在手掌作一个斜行切口[19, 20]（图 24-5B）。分离尺动脉和桡动脉，将动脉与神经的联接切断，在显微镜下将尺动脉和桡动脉的外膜剥离约 2 cm。在手掌的切口显露尺动脉远端、掌浅弓和 3 条指总动脉。切断动脉与神经之间的联接，并将动脉外膜剥离。若拇指有症状，在鼻烟窝处作第四个切口，显露桡动脉深支并游离，切开并剥离动脉外膜。

3. 动脉重建术　对于顽固性患者和侧支循环不足的患者，需行血管重建术。手术重建的目的是增加缺血手指的灌注压和血流。血管重建方法是端端吻合或血管移植恢复血管结构，同时切除交感神经以改善交感神经张力[20-24]。

手术方法：动脉重建通过可延长的切口，暴露尺动脉、掌浅弓和指总动脉，以及腕部桡动脉和桡动脉的解剖鼻烟窝部分和掌深弓。应用显微镜，术中观察闭塞血管的远、近端的直径和管壁变化。检查血管异常的形状、颜色、弹性及动脉血栓形成或动脉瘤，并将病变区域切除，然后在显微镜下检查血管内膜或血管中膜是否存在损伤。如果可能的话，向远侧和近侧切除所累及的血管病变部分。经常形成动脉缺损，需要进行静脉移植来重建缺损的动脉。

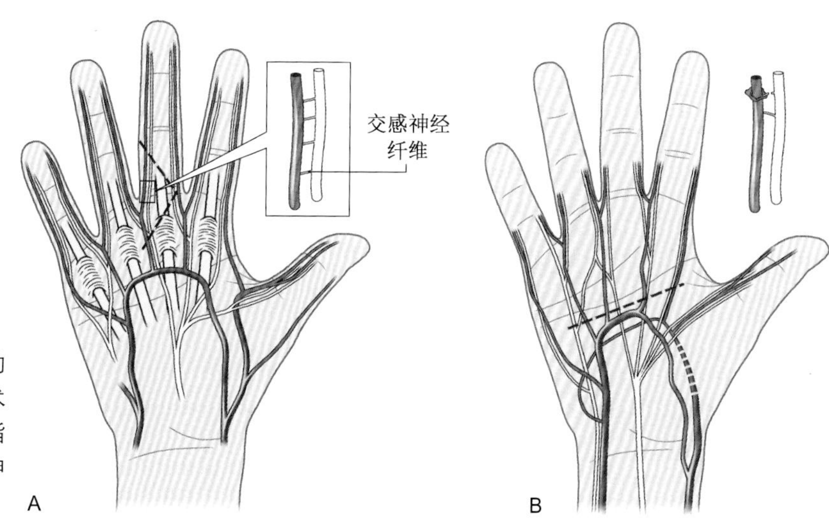

图 24-5　手指交感神经切断术。A. 手指动脉周围交感神经切除术（红色虚线为手术切口），放大图显示了指神经发出的控制指动脉的交感神经；B. 手部动脉周围交感神经切除术示意图（红色虚线为手术切口）。

第三节　雷诺现象

Raynaud 于 1862 年首次描述了该病。多年来，该病术语的使用一直很混乱，目前首选的术语描述如下[25]：①原发性雷诺现象（primary Raynaud's phenomenon)：雷诺现象是自发的，无任何原因，以前称为"雷诺病"(Raynaud's disease)。②继发性雷诺现象（secondary Raynaud's phenomenon)：雷诺现象继发于一些潜在的病因，以前称为"雷诺综合征"(Raynaud's syndrome)。

【流行病学特点】 在总人群中的患病率由于气候、种族和地区的不同而有很大差异[26]。本病在人群中总体患病率的估计值，男性为 1.5%~16%，女性为 2.2%~21%。该病多见于青年女性，初次发病的年龄常在 20 岁左右[27]。该病大多数见于寒冷地区，好发于寒冷季节，上肢比下肢多见，常见于手指或足趾。尽管继发性雷诺现象比原发性的少见，但雷诺现象在结缔组织病患者中也有较高的患病率。类风湿性关节炎患者并发该病的患病率是 12%[28]；继发于系统硬化和结缔组织病的雷诺现象，手指溃疡的发生率可能高达 50%[29]。

【定义和分类】 雷诺现象是手部局部缺血的主要原因之一，由手指的小动脉或细动脉间歇性痉挛引起手指独特的颜色变化、缺血性疼痛、指尖坏死的一种复杂的症状[30-32]。患指具有典型的三相颜色变化特征：白色（局部缺血）→蓝色（发绀）→红色（血液再灌注）(图 24-6)。根据病因学，雷诺现象分为原发性和继发性：原发性雷诺现象是指无任何原因的血管痉挛；继发性雷诺现象指有原因的血管痉挛。根据组织损伤的可逆性，雷诺现象也分为原发性和继发性：原发性指不能发展成不可逆的组织损伤，被认为是一种良性现象和可逆的血管痉挛，与血管组织结构的变化无关；反之，继发于潜在的各种疾病，引起手指溃疡、瘢痕和坏疽的称为继发性雷诺现象[33]。这些基于病因学的分类方法，对受累血管状态和处理决策帮助很小。

Kim 等[31]分析了 351 例（178 例患者）雷诺病在手三个部位动脉供应的血管造影特点，这三个部位分别是：桡动脉和（或）尺动脉，掌浅弓、掌深弓和指总动脉，指动脉。根据手部血管造影特点将雷诺现象分为 5 种类型（Ⅰ～Ⅴ型，其中Ⅲ型又分为 2 个亚型：Ⅲ a 型和Ⅲ b 型)，这一分型被称为 Kim 分型（表 24-2)。该分类有利于指导手术方法。

【临床表现】 患者常在寒冷刺激或情绪激动后，手指突然变白继而发紫，常从指尖开始扩展至整个手指甚至手掌，发作时常有轻微疼痛、麻木和感觉障碍，很少出现严重疼痛，持续数分钟后皮肤转为潮红、变暖，常感局部胀痛，最后皮肤颜色恢复正常。少数患者开始即出现青紫而无苍白，或苍白后即转为潮红而无青紫阶段。原发性疾病进展缓慢，指尖很少出现溃疡或坏疽，Allen 试验（−)。继发性疾病进展迅速，指尖常见溃疡或坏疽，Allen 试验（+)。

最具特征的标志是暴露于寒冷中所导致的皮肤温度和皮肤颜色的改变。典型的血管痉挛发作是以一个或多个手指的一部分或全部突然出现苍白的症状为特点，毛细血管血流淤滞后出现发绀，当动脉灌注恢复后，这种发作就会消失，缺血后的血管扩张导致了皮肤充血和发红。

【辅助检查与诊断】 先进行冷激发试验，即手指放入冰水中 20 秒，正常时取出后 15 分钟内手指温度恢复，如果 20 分钟没有恢复为异常，可能是雷诺病。同时可以进行手指动脉造影检查或上肢动脉造影

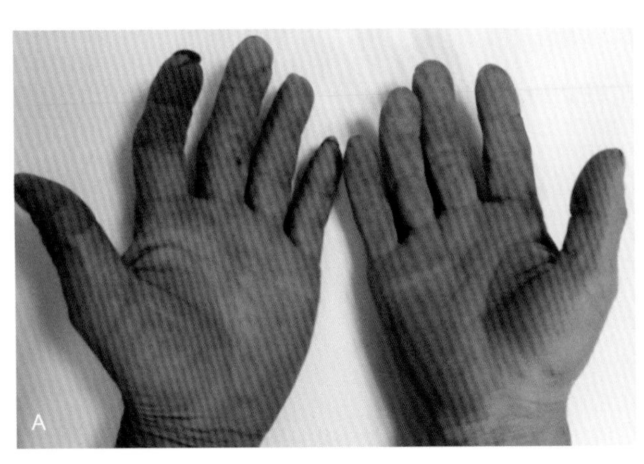

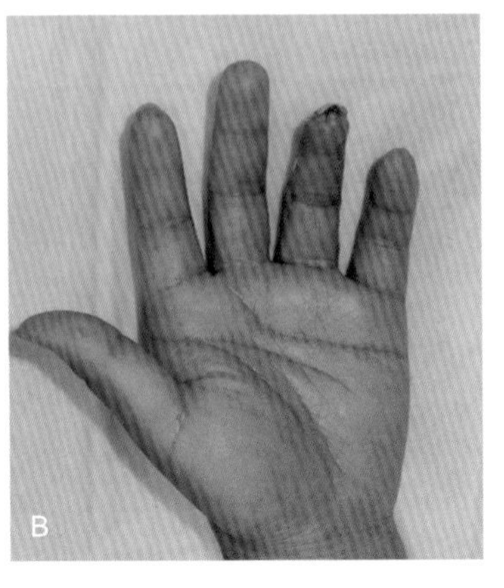

图 24-6　雷诺综合征。A. 患者手指发绀，左示指和右手较为明显（图片由王鼎医师提供）；B. 继发于系统硬化和结缔组织病的雷诺现象的手，手指尖容易发生溃疡。

表 24-2　雷诺现象根据血管造影检查的分型（Kim 分型）

分型	血管造影特点			351 例中的发生侧数（%）	主诉	
	桡动脉或尺动脉	掌动脉弓或指总动脉	指动脉		持续性疼痛（%）	手指溃疡（%）
Ⅰ型	完全闭塞	血流量降低	血流量降低	96（27.3）其中 R:11（11.5）；U:85（88.5）	82（85.4）	12（12.5）
Ⅱ型	不完全闭塞	血流量降低	血流量降低	92（26.2）其中 R:4（4.3）；U:88（95.7）	71（77.2）	10（10.9）
Ⅲ a 型	相对正常	指总动脉轻度迂曲	迂回曲折、缩小或狭窄	95（27.1）	64（67.4）	19（20.0）
Ⅲ b 型	相对正常	指总动脉轻度迂曲、缩小或狭窄	除了Ⅲ a 型表现外，还有示指指血管缩小且延长	5（1.4）	5（100）	1（20.0）
Ⅳ型	迂回曲折	指总动脉迂曲、缩小或狭窄	迂曲、缩小或狭窄	48（13.7）	35（72.9）	6（12.5）
Ⅴ型	严重狭窄	指总动脉严重缩小或狭窄，极少血流量	严重迂曲、缩小或狭窄，血管缺乏，血流量极少	15（4.3）	12（80.0）	4（26.7）

注：R：桡动脉；U：尺动脉。主诉栏数字是 351 例中的发生例数和百分比。

检查，结合病史、体格检查和辅助检查可明确诊断。

【治疗方法】

1. 治疗原则　主要是改善手指的血流量，减轻或缓解患者的疼痛或不适等症状，延缓手指不可逆的局部缺血的进展，消除病因或诱发因素，给予个体化治疗和多学科综合治疗[25, 30, 34-36]。对于雷诺现象患者应避免使用麦角胺、β 受体阻滞剂和避孕药。症状轻微时常用保守治疗，如改善生活方式、戒烟、消除病因或诱发因素；当症状严重时可选用药物治疗[36]。对药物治疗无效的复杂疾病应选用手术治疗[27, 37, 38]。

2. 药物治疗　适用于症状经简单保守治疗无效的患者，如避免寒冷、戒烟和手变暖。一些患者仅在寒冷的冬天才需要药物治疗[35, 36, 39]。药物治疗的目标是减少血管痉挛发生的频率和强度，但不能治愈。目前常用的药物有钙离子拮抗剂（硝苯地平、氨氯地平）、α_1 受体阻滞剂（哌唑嗪）和血管紧张素Ⅱ转换酶抑制剂（卡托普利）等。

3. 手术治疗　基于 Kim 分型和手部血管造影特点，常选用的手术有：手指交感神经切除术、球囊成形术（balloon angioplasty）和动脉重建术（静脉移植术或腹壁下动脉移植术）[31]（表 24-3）。球囊血管成形术是从血管内部扩张狭窄的动脉血管的一种微创手术方式。交感神经切除方法在前节（图 24-5）已介绍。若指尖坏死需要手术切除坏死部分。

表 24-3　Kim 分型的雷诺现象的手术治疗方案选择

Kim 分型	治疗方案
Ⅰ型	手指交感神经切断术、静脉移植术或腹壁下动脉移植术
Ⅱ型	手指交感神经切断术、球囊成形术、静脉移植术或腹壁下动脉移植术
Ⅲ a 型	手指交感神经切断术或交感神经彻底切除术
Ⅲ b 型	手指交感神经切断术或交感神经彻底切除术和端端血管吻合术或短段的静脉移植术
Ⅳ型	手指交感神经切断术和单个手指交感神经彻底切除术
Ⅴ型	手指交感神经切断术和单个手指交感神经彻底切除术

第四节　动脉栓塞

动脉栓塞时从动脉或心脏脱落的斑块或血栓等随血液流向远处动脉，引起远端动脉管腔堵塞，导致肢体、组织、脏器供血障碍，临床上常伴有肢体缺血和坏死的表现[40]（图 24-7）。但也有少部分病例在动脉栓塞后，局部侧支循环开放，使远端肢体仍保持血液循环，不发生缺血症状。动脉近端在血栓形成和栓塞后因缺血引起肌肉瘫痪。动脉远端血栓形成和栓塞后不会出现肌肉瘫痪的症状。2008 年陈喆等报道，62 例急性上肢动脉栓塞的部位最常见于肱动脉（37 例，59.7%），之后依次是腋动脉（11 例，17.7%）、桡动脉（5 例，8.1%）、尺动脉（5 例，8.1%）、锁骨下动脉（4 例，6.5%）[40]。上肢栓塞占所有动脉栓塞的 15%~20%，其中 70% 的栓子来源于心脏，30% 的栓子来源于锁骨下动脉[41]。一般来说，心脏栓子比较大，常常影响肱动脉；而来自动脉的栓子通常比较小，影响手腕或手掌的动脉；来自手腕或手掌假性动脉瘤的栓子主要影响掌侧指总动脉和掌侧固有指动脉。

【临床表现与诊断】

1. 疼痛　是急性动脉栓塞症最早出现的症状，也是其主要的临床表现。疼痛因肢体供血不足所致，开始尚能耐受，但随着症状的逐渐加重，患者变得难以忍受。

2. 动脉搏动减弱或消失　若栓塞的动脉周围存在许多良好的侧支循环，则肢体动脉搏动消失将不明显。

3. 皮肤变化　肢体缺血严重时皮肤变色、苍白，同时皮肤温度下降。

4. 感觉与运动障碍　由于肢体严重缺血，肢体内神经的血供受阻，造成周围神经功能障碍。初期肢体可发生感觉过敏，逐渐出现呈袜套样的感觉消失或感觉麻木，肌力减弱或肌肉麻痹，肢体不能活动。

5. 辅助检查　多普勒超声检查为首选；其次可行 CTA 或 DSA 检查，以确定栓塞的部位及血管病变程度和范围。

【治疗方法】

1. 保守治疗

（1）适应证：病情严重或年老体弱不能接受手术治疗者。对于小动脉的栓塞，一旦侧支循环建立，能使患肢维持血循环者也可行保守治疗。

（2）常用方法：溶栓治疗和抗凝治疗。规律的抗凝治疗虽然已被广泛应用，但很少有研究评估其作为唯一治疗方法的有效性[42]。目前，抗凝作为上肢血管栓塞治疗的主要方法存在争议，但是部分研究证明抗凝治疗能降低血管再闭塞的风险和延长生存期[43-45]。

2. 手术治疗　对于上肢动脉栓塞，手术治疗是首选方案[40]。手术治疗首选血栓栓子切除术，因为它在临床上已经取得了很大的成功[46]。相关文献报道的血栓栓子切除术的成功率是 86%~91.7%[42, 47-49]。

（1）适应证：较大的动脉栓塞，栓塞症状严重

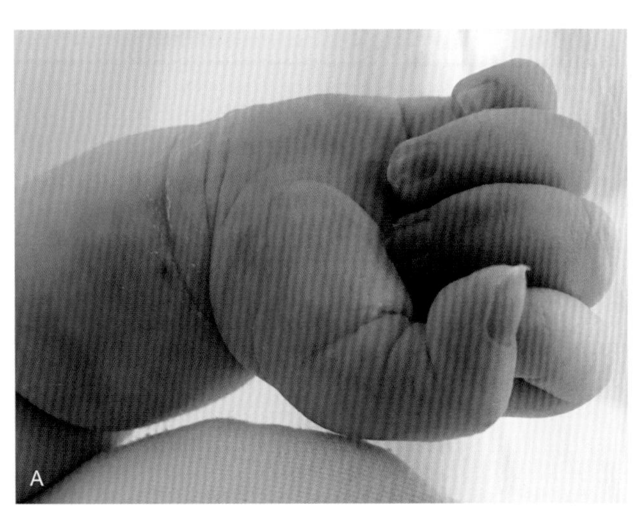

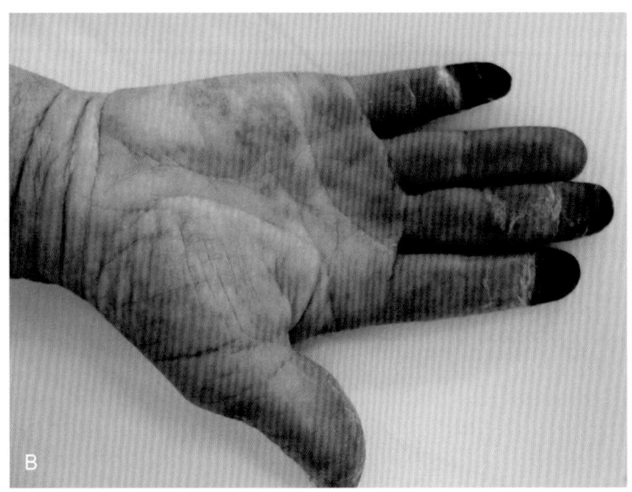

图 24-7　动脉栓塞。A. 28 天婴儿桡动脉置管后血栓形成，堵塞于右中指指动脉使其皮肤呈灰色，毛细血管反应时间明显延迟；B. 糖尿病患者手指末梢动脉栓塞导致手指末端坏死（图片由邢树国医师提供）。

并进行性加重，提示侧支循环不能建立者。手部栓塞需要手术探查切除栓子。

(2) 抗凝治疗：对巨大栓子，先用肝素抗凝，然后再切除血栓。栓子切除后，把肝素改用华法林抗凝治疗 3 个月。

(3) 方法：在动脉栓塞的部位，在其上、下端用血管夹控制血管，然后切开动脉前壁，取出栓子，再根据血管损伤情况直接缝合血管壁切口，或者切除病变血管段，行静脉移植或人造血管移植（图 24-8）。

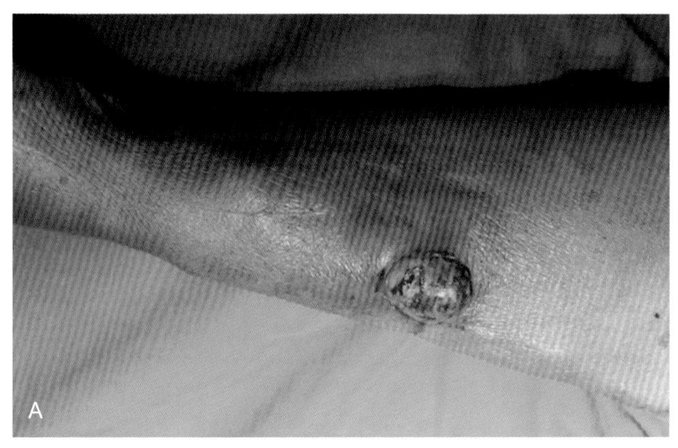

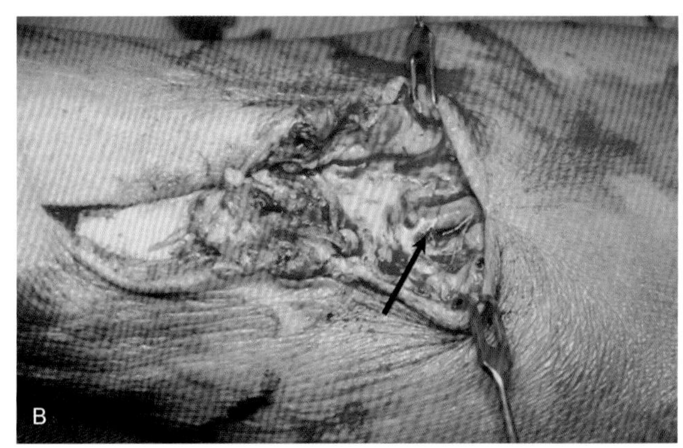

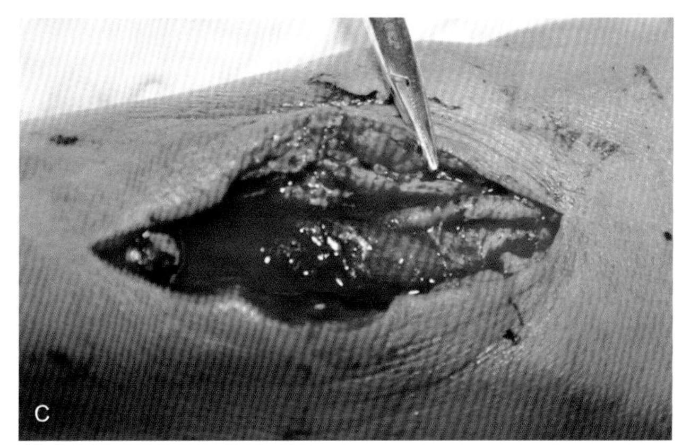

图 24-8　一例血栓形成经切开取栓术。A. 肾病透析患者桡动脉 - 头静脉造瘘术后，吻合口感染血栓形成；B. 桡动脉内可见血栓形成（黑箭头所示）；C. 桡动脉血栓取出后将桡动脉重新吻合（图片由茅天医师提供）。

第五节　血管来源的肿瘤

本节仅叙述两个相对常见的血管肿瘤：血管瘤和血管球瘤。其他内容在手部肿瘤一章另有详细描述。

一、血管瘤

血管瘤（hemangioma）是良性肿瘤，在儿童常见，占儿童期肿瘤的 65%，与婴儿早期内皮细胞快速增殖有关。最常见于头颈区域，80% 的病灶是孤立的，男女之比为 1:3，有高达 30% 的病例在婴儿出生时发现[50, 51]，有 70%~90% 在出生后 4 周内被发现[12]。血管瘤占上肢肿瘤的 15%[52]，肿瘤随着年龄增长逐渐增大。50% 的病例到 5 岁时发生退化，70% 的病例到 7 岁时退化，常常出现皮肤皱纹[53]。

【临床表现】 血管瘤可分为海绵状血管瘤和毛细血管瘤。海绵状血管瘤可生长在身体的任何部位，如皮肤、皮下组织、肌肉内或肌肉间、神经和骨骼内。大小与范围不一，小者局限，界限清楚，容易切除；大者可累及全手，甚至整个手臂；严重者可累及整个上肢，边界不清楚，上肢的各种主要组织结构被广泛侵及。其典型特点是抬高上肢或压迫肿瘤时肿瘤体积变小，放松压迫时肿瘤恢复原来的大小，患肢下垂时肿瘤体积增大。血管瘤通常不会引起疼痛和肢体功能障碍，肿瘤较大时能引起肢体不适感或疲劳感。血管瘤可发生在手部任何部位（图 24-9~ 图 24-11）。

毛细血管瘤生长在皮肤上，呈局限性血管扩张，或略高于皮肤，呈鲜红色如草莓状，压之不退色。一般在出生时即已被发现，可用激光治疗或放射治疗。

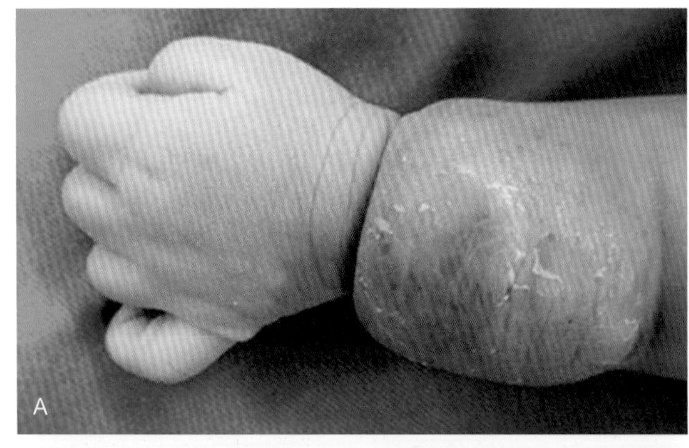

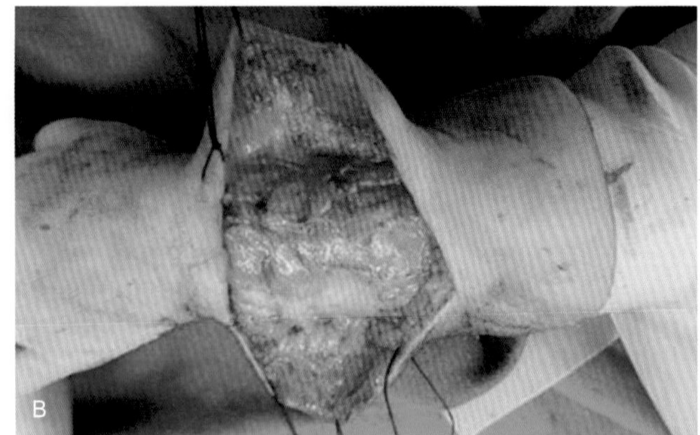

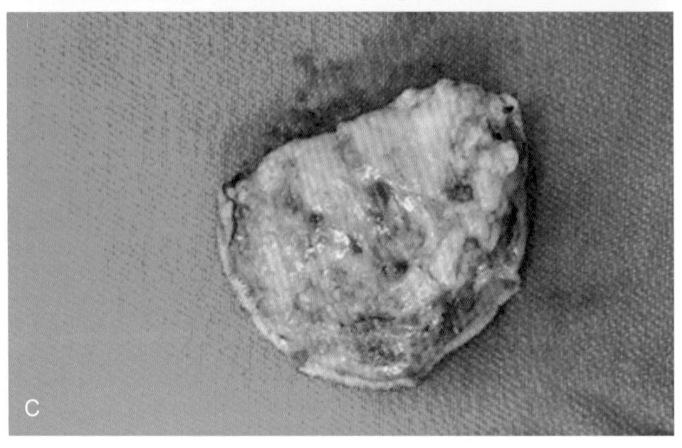

图 24-9　患者女性，22 天，左前臂先天性幼年性血管瘤，大小 4 cm × 2.5 cm × 1.5 cm。A. 术前外观；B. 术中所见；C. 切下的肿瘤块。

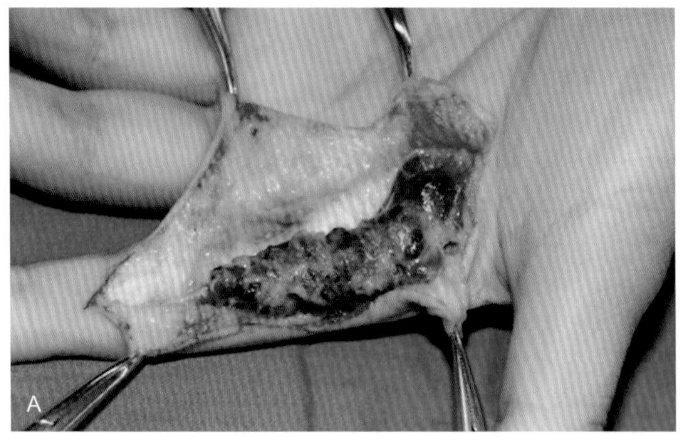

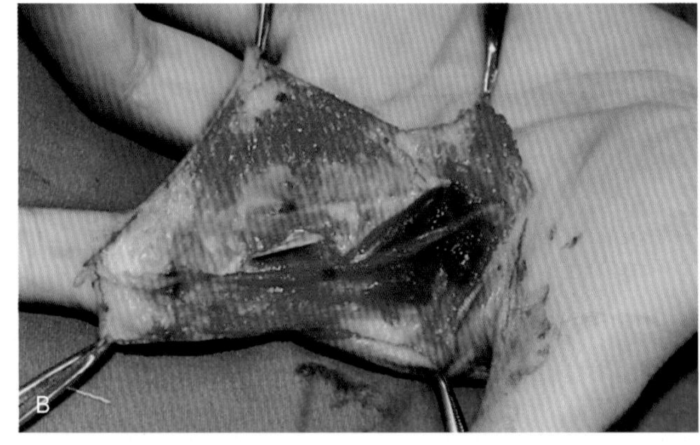

图 24-10　患者男性，34 岁，左手掌海绵状血管瘤切除前（A）和切除后（B）的术中所见（图片由邢树国医师提供）。

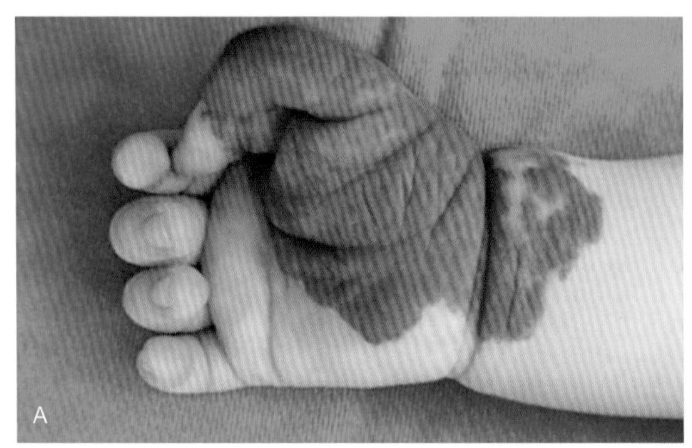

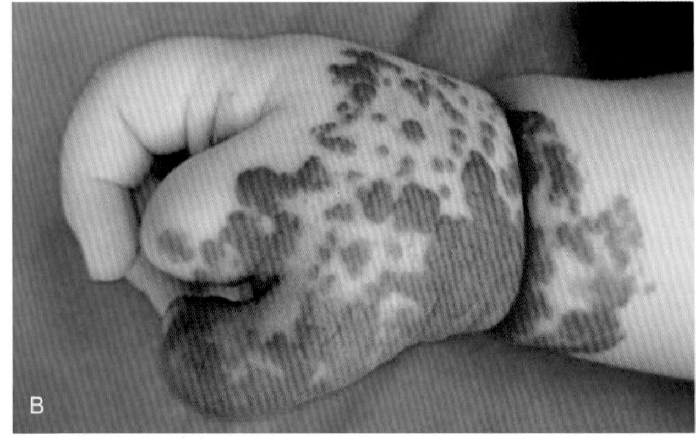

图 24-11　患者女性，6 个月，先天性右手毛细血管瘤。A. 术前掌侧外观；B. 术前背内侧所见。

【诊断】 血管瘤多在出生后 1 周至 1 个月时开始出现，在快速生长的初期很难与血管畸形相鉴别。X 线片可表现为软组织阴影和瘤体中的点状钙化灶。超声检查可以了解血流的特点和肿瘤的大小，对检查上肢的肿瘤非常有帮助，应为血管瘤的首选检查。增强型 CT 检查示血管瘤为同源性病灶，边界清楚；而血管畸形缺乏同源性病灶的表现，表现为弥漫的血管，缺乏间质，在低血流病变中有偏心性血管，在高血流病变中有扭曲变形的动脉[54]。MRI 检查能够准确显示肿瘤与深部结构的关系，能够把血管瘤、血管畸形与肉瘤相鉴别[50]。由于 MRI 具有无创、图像清晰、反映血管瘤与毗邻神经的关系等优点，因此已经成为诊断血管瘤的必要检查。组织学上主要表现为血管内皮细胞增生和细胞密度增大。

【鉴别诊断】 需与血管畸形相鉴别。血管畸形是一种先天性管脉发育异常的疾病，患儿出生时畸形即存在，主要表现为血管结构的异常，其血管内皮细胞无异常。Mulliken 和 Glowacki 等于 1982 年明确提出，将血管瘤与血管畸形归类为性质完全不同的两种病变，其病程、临床表现、治疗方案及临床转归具有较大的差异性。经过历年临床及科研研究，现血管瘤与血管畸形的体系框架已逐渐明确[55]。2014 年由 ISSVA 提出的新的分型明确指出：血管瘤分为三大类：良性血管瘤、局部侵袭性或者交界性血管瘤和恶性血管瘤[56]。血管畸形分为四大类：①简单的血管畸形，如毛细血管畸形、淋巴管畸形等；②淋巴管、动脉或静脉相互并发的混合型血管畸形；③发病于主要知名动、静脉的血管畸形；④合并身体其他部位畸形的复合型血管畸形。血管畸形无自愈性，并随着患者生长发育而持续增长。临床上的主要鉴别在于患儿的发病时间、血管瘤的生长速度、是否扪及动脉搏动、瘤体的质地及病变周围皮肤浅静脉扩张情况等。辅助检查首选血管超声检查，MRI、CTA 及 DSA 也是区别血管瘤和血管畸形的重要检查方法。

【治疗方法】

1. 治疗原则 血管瘤的治疗主要是观察，大部分患者的血管瘤在 7 岁前能自主消退[57]。血管瘤有许多治疗方法，常见的有冷冻疗法、激光疗法、照射疗法、注射硬化剂及手术治疗等，治疗方式的选择应根据血管瘤的性质、部位、大小进行。血管瘤的治疗目标是合理地处理并发症，如溃疡、感染、出血。治疗出血采用加压包扎、抬高患肢和输血的方法。对浅表感染和溃疡常采取换药、使用抗生素治疗。

对于海绵状血管瘤来说，一旦确诊应立即选择手术治疗。对不消退的病变、诊断不清楚、溃疡出血、感染反复发作者，采取早期手术治疗。

2. 血管瘤切除术

(1) 适应证：海绵状血管瘤一旦明确诊断，应进行手术治疗。

(2) 禁忌证：难以治疗的病变范围广泛的海绵状血管瘤不但不能被完全切除，而且术后易复发。对病变范围广泛、严重侵及周围主要组织结构的肿瘤，肿瘤不能被完全切除，切除肿瘤后易出现严重的肢体功能障碍，甚至因肢体缺少血液供应而导致肢体坏死者，应慎重手术。

(3) 手术方法：根据肿瘤的大小和部位，在肿瘤上做“S”形或“Z”形切口。切开皮肤及皮下组织，分离皮瓣，充分暴露肿瘤。对肿瘤局限者，可将肿瘤全部切除。然而，当血管瘤对周围组织有不同程度侵袭时，只有连同周围组织一并切除，尚能将肿瘤完全切除，故只要肿块切除后不影响肢体的血运和功能，可考虑将血管瘤连同所侵犯的皮肤、肌肉、肌腱一起完全切除。对于彻底切除肿瘤可能损伤所有供血动脉而导致肢体坏死者，可进行分期手术，严重者可行截指（肢）术。手术中仔细分离，结扎滋养血管，完全切除病灶。彻底切除病灶是血管瘤能否彻底止血的关键。当肿瘤切除不彻底时，除用电凝止血外，还可使用止血剂或局部缝扎法止血，术毕放置引流。当血管瘤侵犯皮肤或皮肤剥离范围广泛影响皮肤血运时，可将局部皮肤切除，缺损部位采用植皮或皮瓣移植给予修复。切除血管瘤最大的困难是无法确定肿瘤的真实范围和大小，以及肿瘤与周围主要组织的毗邻关系，肿瘤的大小及其所侵犯的组织范围直接影响手术及术后效果。

3. 脉冲激光治疗 脉冲激光（pulsed dye laser，PDL）治疗适用于婴幼儿血管瘤。脉冲激光治疗已被证明在治疗婴幼儿血管瘤中是非常有效的[58]。2014 年，Chen 等报道了使用脉冲激光治疗 43 例婴幼儿手部血管瘤的有效性及安全性[58]。2016 年，Chinnadurai 等研究显示脉冲激光治疗的效果优于其他激光治疗[59]。

二、血管球瘤

血管球瘤（glomus tumor）是一种少见的良性错构瘤，约占手部软组织肿瘤的 5%[60]，它由动静脉之间的直接吻合通道血管球增生所致。血管球存在于头颈、躯干、四肢和内脏，以指（趾）端及皮下最多见。典型的血管球瘤是疼痛性皮下结节。高达 75% 的血管球瘤发生于手部，高达 65% 的血管球瘤发生于指甲下 [61]。正常血管球直径一般不超过 1 mm。

【临床表现】 血管球瘤的典型症状是阵发性疼痛、冷刺激过敏和点状压痛 [62]，这种临床表现可用血管球瘤的组织学特点来解释。血管球瘤含有内皮样周细胞和大量无髓神经纤维。大约有 50% 的病例，物理检查时不明显。大部分的甲下血管球瘤在甲床上常表现为一个孤立的、红色斑疹或指甲下的蓝色斑点。血管球瘤是最小的肿瘤，其直径一般为 3~5 mm。尽管血管球瘤很小，但可引起严重疼痛，若不认识本病常易误诊（图 24-12）。血管球瘤分为 3 种类型：①孤立型；②多发疼痛型；③多发无痛型。

【影像学特点】

1. X 线检查 绝大多数的血管球瘤一般在 X 线片上没有明确的表现，因为它属于软组织肿瘤。但是，当肿瘤长到足够大，侵及骨组织时常表现为硬化的边缘明亮区（图 24-13）。

2. MRI 检查 MRI 能够辨别手指尖最小达 5 mm 的病变。血管球瘤在 T1 加权像上表现为深色的病灶，在 T2 加权像上表现为明亮的病灶。

【治疗方法】 手术切除是治疗血管球瘤的最有效方法。手术切口有横行切口、纵行切口和背外侧切口 [63-65]。目前常用的切口是纵行切口，因为横行切口术后指甲畸形的发生率是 3.3%~26.3%[63]。对于病灶位于甲床的病例，可拔除指甲，在甲床上做纵行切口，分离两边甲床显露病灶，彻底切除病灶。对于病灶位于甲床生发基质的病例，采用背外侧切口显露病灶，以免破坏甲床生发基质而影响指甲生长。手术切除血管球瘤后，常见的并发症是症状复发和指甲畸形。手术切除后的复发率为 1%~50%[64, 66, 67]。症状的复发主要是由于肿瘤切除不彻底，而不是肿瘤的真正复发 [67]。如果手术后疼痛持续超过 3 个月，应考虑再次手术探查。

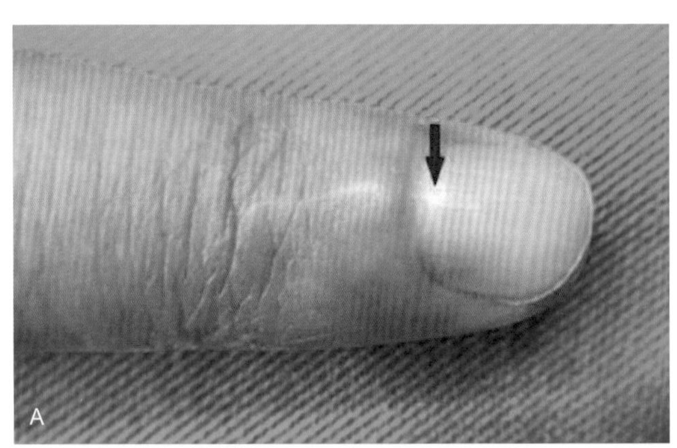

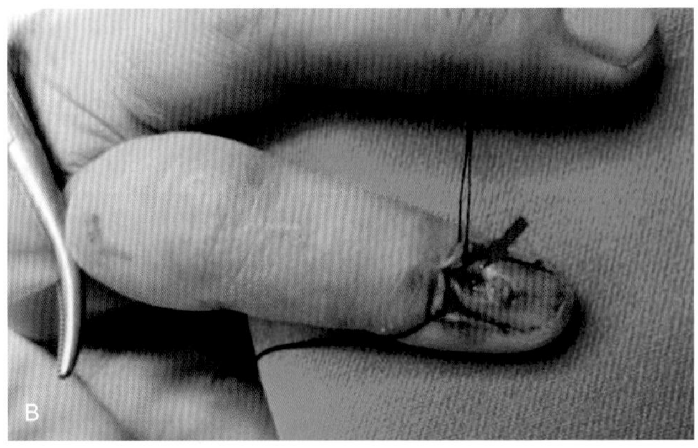

图 24-12 左手示指甲下血管球瘤。A. 临床检查所见（箭头所示）；B. 切开指甲后手术所见。

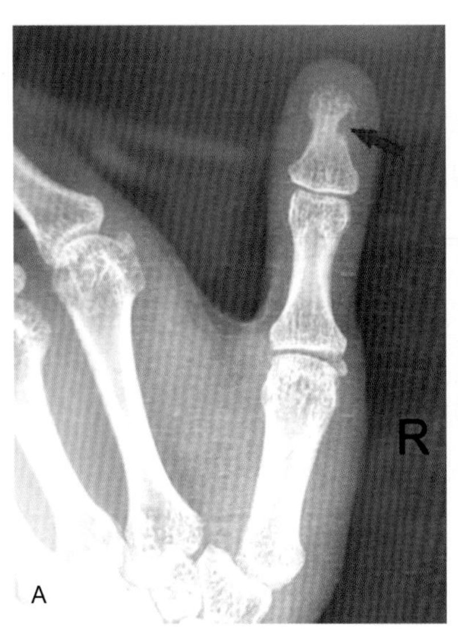

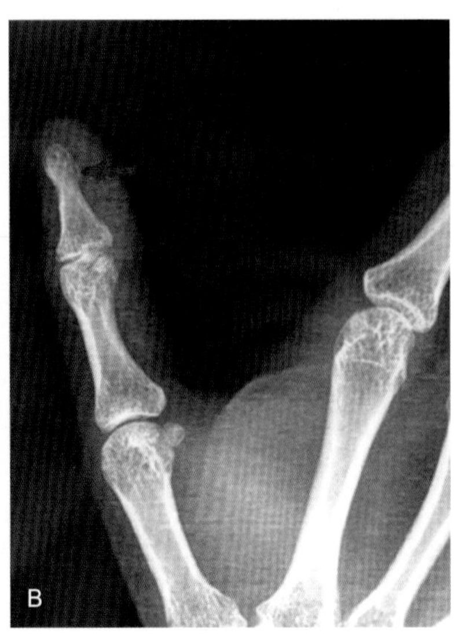

图 24-13 22 岁女性，右拇指甲下血管球瘤的 X 线表现，红箭头指血管球瘤压迫指骨所致骨缺失处。A. 右正位；B. 右斜位。

参考文献

[1] 谢汉波 , 平祖衡 , 周畅 , 等 . 彩色多普勒诊断上肢血管疾病的价值 . 中国超声医学杂志 , 2004, 20: 624-627.

[2] Grasu BL, Jones CM, Murphy MS. Use of diagnostic modalities for assessing upper extremity vascular pathology. Hand Clin, 2015, 31: 1-12.

[3] Moran SL, Bakri K, Higgins JP. New developments in management of vascular pathology of the upper extremity. Hand Clin, 2015, 31: ix-x.

[4] 中国医师协会超声医师分会 . 血管超声检查指南 . 中华超声影像学杂志 , 2009, 18: 993-1012.

[5] 中国医师协会超声医师分会 . 血管和浅表器官超声检查指南 . 北京 : 人民军医出版社 , 2011: 61-63.

[6] 张龙江 , 卢广明 . 全身 CT 血管成像诊断学 . 北京 : 人民军医出版社 , 2012: 1-52, 325-336.

[7] 赵海波 , 甘莉 , 杨伟江 , 等 . 多层螺旋 CT 在上肢血管疾病中应用与数字减影血管造影术对比研究 . 中国医师进修杂志 , 2008, 31: 52-54.

[8] Razek AA, Saad E, Soliman N, et al. Assessment of vascular disorders of the upper extremity with contrast-enhanced magnetic resonance angiography: pictorial review. Jpn J Radiol, 2010, 28: 87-94.

[9] Kadan M, Karabacak K, Kaya E, et al. Platelet indices may be correlated with severity of vasospastic disorders. Med Sci Monit Basic Res, 2015, 21: 63-67.

[10] Kallenberg CG. Early detection of connective tissue disease in patients with Raynaud's phenomenon. Rheum Dis Clin North Am, 1990, 16: 11-30.

[11] Marcus S, Weiner SR, Suzuki SM, et al. Raynaud's syndrome. Using a range of therapies to help patients. Postgrad Med, 1991, 89: 171-174.

[12] Wolfe SW, Hotchkiss RN, Pederson WC, et al. Green's Operative Hand Surgery. 6th ed. Philadelphia: Elsevier/Churchill Livingstone, 2010: 2196-2240.

[13] Flatt AE. Digital artery sympathectomy. J Hand Surg Am, 1980, 5: 550-556.

[14] Wilgis EF. Digital sympathectomy for vascular insufficiency. Hand Clin, 1985, 1: 361-367.

[15] el-Gammal TA, Blair WF. Digital periarterial sympathectomy for ischaemic digital pain and ulcers. J Hand Surg Br, 1991, 16: 382-385.

[16] Troum SJ, Smith TL, Koman LA, et al. Management of vasospastic disorders of the hand. Clin Plast Surg, 1997, 24: 121-132.

[17] Kotsis SV, Chung KC. A systematic review of the outcomes of digital sympathectomy for treatment of chronic digital ischemia. J Rheumatol, 2003, 30: 1788-1792.

[18] Soberón JR, Greengrass RA, Davis WE, et al. Intermediate-term follow-up of chronically ill patients with digital ischemia treated with peripheral digital sympathectomy. Rheumatol Int, 2016, 36: 301-307.

[19] Koman LA, Smith BP, Pollock FE, et al. The microcirculatory effects of peripheral sympathectomy. J Hand Surg Am, 1995, 20: 709-717.

[20] Jeon SB, Ahn HC, Ahn YS, et al. Two-step incision for periarterial sympathectomy of the hand. Arch Plast Surg, 2015, 42: 761-768.

[21] Brunkwall J, Bergqvist D, Bergentz SE. Long-term results of arterial reconstruction of the upper extremity. Eur J Vasc Surg, 1994, 8: 47-51.

[22] Koman LA, Smith BP, Pollock FE Jr, et al. The microcirculatory effects of peripheral sympathectomy. J Hand Surg Am, 1995, 20: 709-717.

[23] Troum SJ, Smith TL, Koman LA, et al. Management of vasospastic disorders of the hand. Clin Plast Surg, 1997, 24: 121-132.

[24] Koman LA, Ruch DS, Aldridge M, et al. Arterial reconstruction in the ischemic hand and wrist: effects on microvascular physiology and health-related quality of life. J Hand Surg Am, 1998, 23: 773-782.

[25] Hotchkiss R, Marks T. Management of acute and chronic vascular conditions of the hand. Curr Rev Musculoskelet Med, 2014, 7: 47-52.

[26] Maricq HR, Carpentier PH, Weinrich MC, et al. Geographic variation in the prevalence of Raynaud's phenomenon: a 5 region comparison. J Rheumatol, 1997, 24: 879-889.

[27] Cronenwett JL, Johnston KW. Rutherford's vascular surgery. 8ed. Philadelphia: Saunders, 2014: 1901-1914.

[28] Hartmann P, Mohokum M, Schlattmann P. The association of Raynaud's syndrome with rheumatoid arthritis: a meta-analysis. Clin Rheumatol, 2011, 30: 1013-1019.

[29] Khimdas S, Harding S, Bonner A, et al. Associations with digital ulcers in a large cohort of systemic sclerosis: results from the canadian scleroderma research group registry. Arthritis Care Res (Hoboken), 2011, 63: 142-149.

[30] Jackson CM. The patient with cold hands: understanding Raynaud's disease. JAAPA, 2006, 19: 34-38.

[31] Kim YH, Ng SW, Seo HS, et al. Classification of Raynaud's disease based on angiographic features. J Plast Reconstr Aesthet Surg, 2011, 64: 1503-1511.

[32] Uygur S, Tuncer S. Partial fingertip necrosis following a digital surgical procedure in a patient with primary Raynaud's phenomenon. Int Wound J, 2014, 11: 581-582.

[33] LeRoy EC, Medsger TA Jr. Raynaud's phenomenon: a proposal for classification. Clin Exp Rheumatol, 1992, 10: 485-488.

[34] Bowling JC, Dowd PM. Raynaud's disease. Lancet, 2003, 361: 2078-2080.

[35] Bakst R, Merola JF, Franks AG Jr, et al. Raynaud's phenomenon: pathogenesis and management. J Am Acad Dermatol, 2008, 59: 633-653.

[36] García-Carrasco M, Jiménez-Hernández M, Escárcega RO, et al. Treatment of Raynaud's phenomenon. Autoimmun Rev, 2008, 8: 62-68.

[37] Wigley FM. Clinical practice. Raynaud's Phenomenon. N Engl J Med, 2002, 347: 1001-1008.

[38] Herrick AL. Pathogenesis of Raynaud's phenomenon. Rheumatology (Oxford), 2005, 44: 587-596.

[39] Landry GJ. Current medical and surgical management of Raynaud's syndrome. J Vasc Surg, 2013, 57: 1710-1716.

[40] 陈喆 , 胡海地 , 常青 , 等 . 急性上肢动脉栓塞的外科治疗 . 中华普通外科杂志 , 2008, 23: 869-871.

[41] Chitte SA, Veltri K, Thoma A. Ischemia of the hand secondary to radial artery thrombosis: a report of three cases. Can J Plast Surg, 2003, 11: 145-148.

[42] Turner EJ, Loh A, Howard A. Systematic review of the operative and non-operative management of acute upper limb ischemia. J Vasc Nurs, 2012, 30: 71-76.

[43] Stonebridge PA, Clason AE, Duncan AJ, et al. Acute ischaemia of the upper limb compared with acute lower limb ischaemia: a 5-year review. Br J Surg, 1989, 76: 515-516.

[44] Coskun S, Soylu L, Coskun PK, et al. Short series of upper limb acute arterial occlusions in 4 different etiologies and review of literature. Am J Emerg Med, 2013, 31: 1719.

[45] Mufty H, Janssen A, Schepers S. Dealing with symptomatic stenosis of the subclavian artery: open or endovascular approach? a case report. Int J Surg Case Rep, 2014, 5: 441-443.

[46] Barbiero G, Cognolato D, Casarin A, et al. Intra-arterial thrombolysis of acute hand ischaemia with or without microcatheter: preliminary experience and comparison with the literature. Radiol Med, 2011, 116: 919-931.
[47] Savelyev VS, Zatevakhin II, Stepanov NV. Artery embolism of the upper limbs. Surgery, 1977, 81: 367-375.
[48] Davies MG, O'Malley K, Feeley M, et al. Upper limb embolus: a timely diagnosis. Ann Vasc Surg, 1991, 5: 85-87.
[49] Skeik N, Soo-Hoo SS, Porten BR, et al. Arterial Embolisms and Thrombosis in Upper Extremity Ischemia. Vasc Endovascular Surg, 2015, 49: 100-109.
[50] Fleming AN, Smith PJ. Vascular cell tumors of the hand in children. Hand Clin, 2000, 16: 609-624.
[51] Ahuja T, Jaggi N, Kalra A, et al. Hemangioma: review of literature. J Contemp Dent Pract, 2013, 14: 1000-1007.
[52] Dayicioglu D, Martell EG, Ogilvie M, et al. Vascular anomalies of the upper extremity in children. J Craniofac Surg, 2009, 20: 1025-1029.
[53] Mulliken JB, Zetter BR, Folkman J. In vitro characteristics of endothelium from hemangiomas and vascular malformations. Surgery, 1982, 92: 348-353.
[54] Mulliken JB, Fishman SJ, Burrows PE. Vascular anomalies. Curr Probl Surg, 2000, 37: 517-584.
[55] Mulliken JB, Glowacki J. Hemangiomas and vascular malformations in infants and children: a classification based on endothelial characteristics. Plast Reconstr Surg, 1982, 69: 412-422.
[56] Dasgupta R, Fishman SJ. ISSVA classification. Semin Pediatr Surg, 2014, 23: 158-161.
[57] Jacobs BJ, Anzarut A, Guerra S, et al. Vascular anomalies of the upper extremity. J Hand Surg Am, 2010, 35: 1703-1709.
[58] Chen W, Yang C, Liu S, et al. Curative effect study of pulsed dye laser in the treatment of 43 patients with hand infantile hemangioma. Eur J Dermatol, 2014, 24: 76-79.
[59] Chinnadurai S, Sathe NA, Surawicz T. Laser treatment of infantile hemangioma: a systematic review. Lasers Surg Med, 2016, 48: 221-233.
[60] Faisan Smilevitch D, Chaput B, Grolleau JL, et al. Improvement in quality of life after surgery for glomus tumors of the fingers. Chir Main, 2014, 33: 330-335.
[61] Glazebrook KN, Laundre BJ, Schiefer TK, et al. Imaging features of glomus tumors. Skeletal Radiol, 2011, 40: 855-862.
[62] Trehan SK, Athanasian EA, DiCarlo EF, et al. Characteristics of glomus tumors in the hand not diagnosed on magnetic resonance imaging. J Hand Surg Am, 2015, 40: 542-545.
[63] Netscher DT, Aburto J, Koepplinger M. Subungual glomus tumor. J Hand Surg Am, 2012, 37: 821-823.
[64] Lee SH, Roh MR, Chung KY. Subungual glomus tumors: surgical approach and outcome based on tumor location. Dermatol Surg, 2013, 39: 1017-1022.
[65] Wang PJ, Zhang Y, Zhao JJ. Treatment of subungual glomus tumors using the nail bed margin approach. Dermatol Surg, 2013, 39: 1689-1694.
[66] Song M, Ko HC, Kwon KS, et al. Surgical treatment of subungual glomus tumor: a unique and simple method. Dermatol Surg, 2009, 35: 786-791.
[67] Lin YC, Hsiao PF, Wu YH, et al. Recurrent digital glomus tumor: analysis of 75 cases. Dermatol Surg, 2010, 36: 1396-1400.

延伸阅读

[1] 钟文耀，田文，李淳，等．手部肉芽肿性血管瘤的分型及治疗策略．中华手外科杂志，2017, 33: 128-131.
[2] 高彦平，王国林．创伤后反射性交感神经营养不良的治疗效果和评价．中华创伤杂志，2015, 31: 57-58.
[3] 王新刚，王辉，张功寅．环指闭塞性周围动脉粥样硬化一例．中华手外科杂志，2015, 31: 121.
[4] 阮健，徐吉海，滕晓峰，等．甲下血管球瘤的显微手术治疗．中华手外科杂志，2015, 31: 358-359.
[5] 魏瑞鸿，庄永青，熊洪涛，等．上肢动脉闭塞性疾病的外科治疗．中国血管外科杂志（电子版），2012, 4: 115-116.

以上 5 篇文章是近期我国发表的部分手和上肢血管病变的病例和随访。

[6] Andelman SM, Walsh AL, Rubin TA, et al. Acute hand ischemia following elective venous sclerotherapy for dorsal hand varicose veins. J Hand Surg Am, 2017: 42: 666.
[7] Fu J, Liu Z, Chen X. Acral necrosis induced by sodium morrhuate sclerotherapy in infantile haemangioma: a case report. J Hand Surg Eur, 2017, 42: 206-207.

以上 2 篇文章分别报道了用硬化剂治疗血管畸形或血管瘤，有引起手部急性局部缺血或肢端坏死的风险。

[8] Segreto F, Marangi GF, Cerbone V, et al. The role of botulinum toxin A in the treatment of raynaud phenomenon. Ann Plast Surg, 2016, 77: 318-323.
[9] Neumeister MW. The role of botulinum toxin in vasospastic disorders of the hand. Hand Clin, 2015, 31: 23-37.

以上 2 篇文章描述了使用肉毒杆菌毒素治疗雷诺病或血管痉挛疾病的方法。

[10] Pavlidis L, Sapountzis S, Spyropoulou GA, et al. Fat grafting to the hand in patients with raynaud phenomenon: a novel therapeutic modality. Plast Reconstr Surg, 2015, 135: 229e-230e.

本文介绍了脂肪移植是治疗雷诺病的新方法。

[11] Shammas RL, Hwang BH, Levin LS, et al. Outcomes of sympathectomy and vascular bypass for digital ischaemia in connective tissue disorders. J Hand Surg Eur, 2017, 42: 823-826.

本文对比了采用单独交感神经切除术和联合血管旁路重建术治疗结缔组织病相关手指血管痉挛的效果。

[12] Thibaudeau S, Serebrakian AT, Gerety PA, et al. An algorithmic approach to the surgical treatment of chronic ischemia of the hand: a systematic review of the literature. Plast Reconstr Surg, 2016, 137: 818e-828e.

本文对手部慢性局部缺血的手术方法进行了系统详细的描述。

[13] Trehan SK, Athanasian EA, DiCarlo EF, et al. Characteristics of glomus tumors in the hand not diagnosed on magnetic resonance imaging. J Hand Surg Am, 2015, 40: 542-545.

本文说明了 MRI 诊断血管球瘤并不准确。

第 6 部分

手的慢性病损和其他

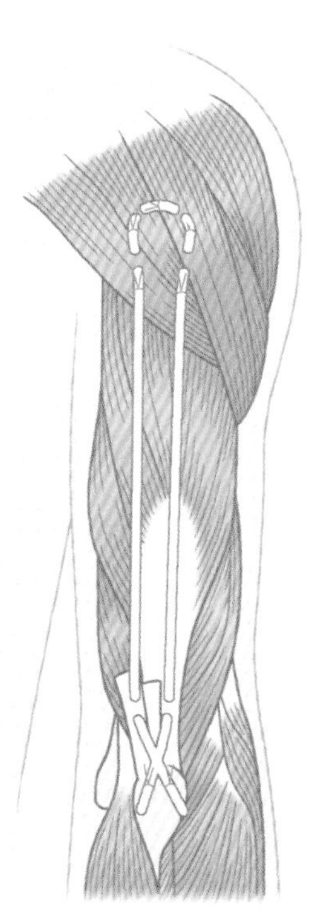

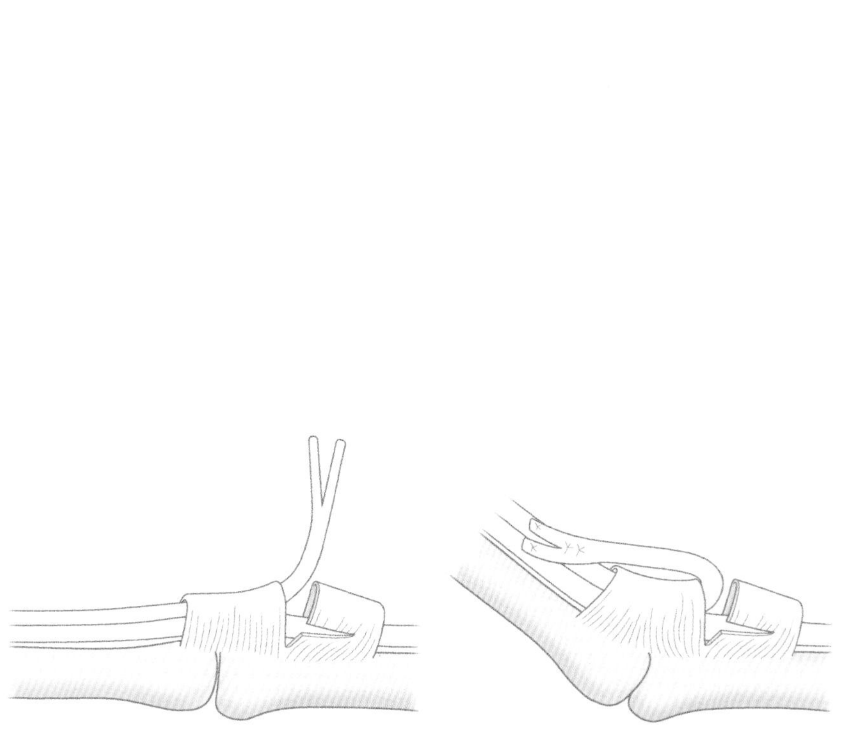

第 25 章
腱鞘炎、骨性或类风湿关节炎和掌腱膜挛缩症

汤锦波

本章描述慢性非感染性疾病，包括腱鞘炎、网球肘、骨性关节炎和类风湿性关节炎等。这些疾病在临床上有一些共同特点：①都是慢性病程，持续数月到数年不等。②都不是由致病细菌引起的。③都可以先以非手术治疗来医治，严重情况下才考虑手术治疗。④有些病变与人种关系很大，在我国并不常见，如掌腱鞘挛缩症为欧美常见病，而在我国为罕见病；类风湿关节炎在欧美比较多见，而在我国少见；第 1 腕指关节关节炎在欧美也较常见，而在我国比较少见。

第一节　屈指肌腱狭窄性腱鞘炎

腱鞘炎多见于手指掌指关节处屈指肌腱腱鞘和第 1 伸肌腱间隔的腱鞘。在这些部位的关节附近，腱鞘包绕肌腱十分紧，在肌腱通过腱鞘（或滑车）滑动以活动关节时，肌腱反复摩擦腱鞘，局部形成慢性炎症，逐渐增生；肌腱有时肥厚，形成结节，腱鞘增厚，使肌腱活动不顺畅或肌腱滑动时引起疼痛；用力拉动后，肌腱上的结节滑过狭窄腱鞘时有弹响，因此该病在手指又被称为“扳机指”。扳机指在拇指最常见，其次是环指和中指[1]。

扳机指也可以由于全身性疾病引起，如类风湿关节炎、糖尿病和痛风，也可以由于全身情况改变容易发生，如产妇。

【解剖特点】 拇指的 A1 滑车在掌指关节以远处，而手指 A1 滑车在掌指关节稍近侧处，A1 滑车的长度为 0.8~1 cm。拇指的桡侧指神经在 A1 滑车的近侧通过（图 25-1），切开拇指 A1 滑车时要注意避开这条神经。而在其他手指，两个神经血管束在腱鞘两侧由筋膜分开，手术时不容易被伤及。

【临床表现】 手指屈曲时，患者感到阻力并被迫停下；用力屈曲手指时，手指可以突然屈曲，但有明显疼痛，并感到通过了一个很狭窄的环，滑过这个狭窄的环后，手指屈曲变得顺畅了（图 25-2）。在手指由屈曲位伸指时，同样被这一狭窄环挡住，再用力伸指，手指可以感到瞬间滑过了狭窄处，可以完全伸直。手指伸屈过程中，疼痛位置是一致的，并常常可以触摸到一个结节，随手指屈伸而滑动。

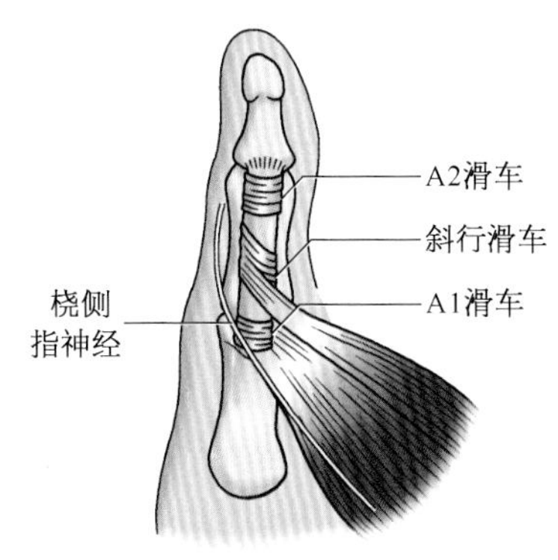

图 25-1　拇指桡侧的指神经在 A1 滑车近侧半的掌面走行，做松解手术时要注意避免损伤。

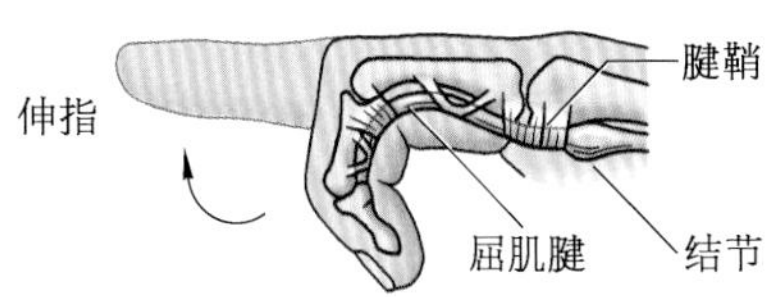

图 25-2　手指在屈曲状态下被卡，用力伸指可突然使肌腱滑过卡压处，患者感到疼痛并有时可听到弹响声。

在严重情况下，手指屈曲后不能伸直，被锁在屈曲状态。手指的疼痛主要在结节处，也可以是整个手指的疼痛。早晨这些表现可能更明显，随着手指的活动，下午会有些好转。十分严重的患者可以发生关节挛缩，但这样的严重情形现在已罕见。

对于产生掌指关节交锁现象的病例，需对病因进行鉴别。掌板撕脱后嵌顿于掌指关节、伸指肌腱脱位、腱鞘肿瘤、屈指肌腱部分损伤等都可产生掌指关节交锁。掌指关节交锁常发生于桡侧副韧带撕裂伤后，这一交锁发生在掌指关节活动时，并不发生在指间关节活动时。伸肌腱半脱位发生在掌指关节活动时，并可见关节背侧肌腱在关节活动时发生脱位。这些掌板嵌顿的病例都有明确的外伤史。

【治疗方法】

1. 非手术治疗 对不严重的患者首先采用非手术治疗，主要为可的松局部注射治疗（图 25-3），一般 2~3 周内有效，有的患者 2~3 周后可重复再注射 1 次。重复一次注射后仍无好转或根本无效时，应该手术治疗。在注射治疗的同时可用软的保护性支具，使手有一定程度的制动，这可以减少炎症、减轻肌腱腱鞘肿胀。对有些十分轻的患者，有的医生用单纯支具保护、制动 2~3 周达到治疗目的。但一般认为手指狭窄性腱鞘炎患者并不需要支具保护。文献报道该病患者 35 个月的随访结果，49% 患者的症状在第一次注射后改善到没有症状或几乎没有症状，23% 的患者在两次注射后没有症状，5% 的患者在 3 次注射后有效[2-4]。症状在 4~6 个月以内的患者注射后效果好，更长时间病程的患者注射后效果差。对于经 1~3 个月非手术治疗无效的患者，应该手术治疗[5]。

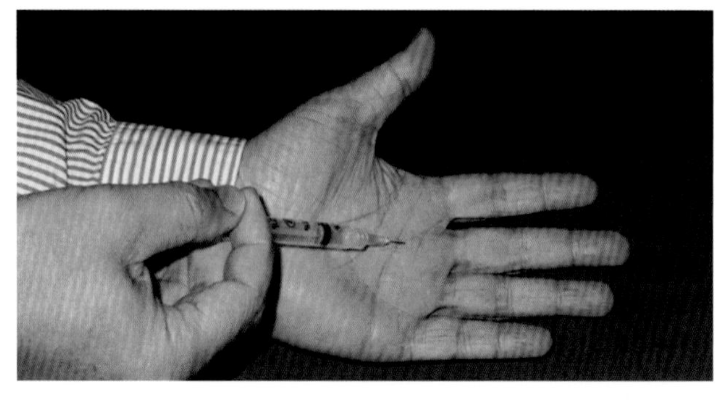

图 25-3 局封注射的位置和方法：在手指的远侧掌横纹处进针。

2. 扳机指松解术 有经皮松解和切开松解两种方法[6-8]。经皮松解术在门诊进行，于局麻下用针尖移动来划破狭窄的滑车（图 25-4）[8-10]。经皮松解术是一个可用的手术方法，但不是一个被广泛采用的方法，这是由于扳机指手术治疗时切开松解的切口不长，和经皮松解的切口差别不大，而且经皮松解术并不容易。

切开松解术是常用的手术方法，在局麻下进行，可以在门诊，也可以在小手术室进行。在拇指或其他手指的掌指关节掌侧作一横行或纵行切口（图 25-5）[6-8]。分离皮下组织时，沿肌腱纵轴分离，在拇指尤其要注意桡侧指神经，其在 A1 滑车近侧斜行穿过，显露 A1 滑车后沿纵轴中线完全切开这一滑车。该滑车常常很紧，注意不要损伤肌腱。对肌腱上隆起的结节，不需要作任何处理，会自行消失。在示指至小指，有时 A2 滑车也稍紧，这时可切开一部分 A2 滑车即近侧部分，但不应切开全部 A2 滑车。其实也仅有很少患者需要切开一部分 A2 滑车，绝大部分患者仅需完全切开 A1 滑车。手术的并发症发生率为 3%[1]，主要是神经血管损伤、手术后感染、肌腱粘连或损伤。

在有类风湿关节炎的患者，对其扳机指不应行松解术，这是由于松解容易使患者发生或加重尺偏畸形。

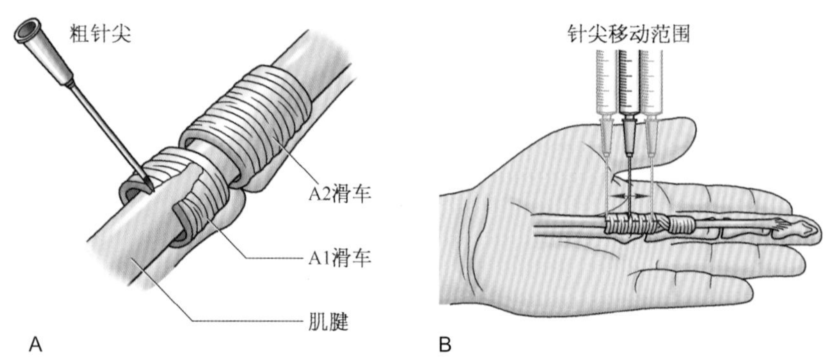

图 25-4 经皮松解方法。A. 用针尖远、近滑动来切断狭窄的 A1 滑车；B. 针尖滑动是靠皮肤的推移滑行完成的。如果不够可在近侧或远侧再进针，重复类似的针尖滑动。

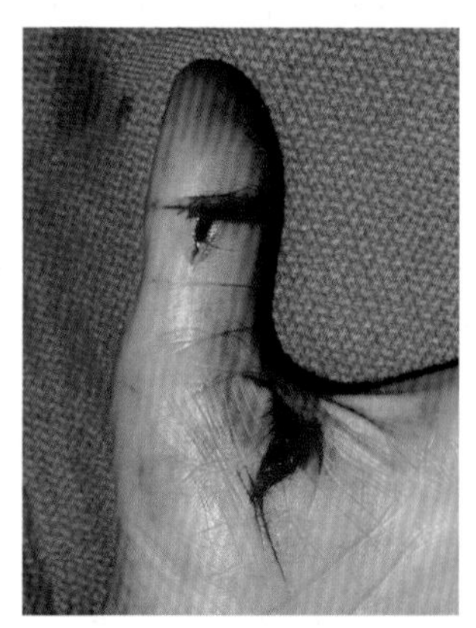

图 25-5 在拇指或其他手指的掌指关节掌侧作一横行或纵行切口，切开滑车。

第二节　第 1 伸肌腱间隔狭窄性腱鞘炎

第 1 伸肌腱间隔狭窄性腱鞘炎又称为 de Ouervian 病。在第 1 伸肌间隔中有拇长展肌腱（APL）和拇短伸肌腱（EPB），在这两个肌腱之间有 40% 的人还有间隔（图 25-6），也有报道显示有 70% 的人有完全或不完全的间隔将两个肌腱分隔，拇长展肌腱在这里也有变异，有时为两根。拇短伸肌腱也会有两个腱束的情况，在 de Ouervian 病患者，这个间隔存在于 44%~73% 的手术治疗患者中，这提示这个亚间隔的存在可能和 de Ouervian 病的发病有关或与非手术治疗效果不佳有关[11, 12]。

【临床表现】 腕关节尺偏时第 1 伸肌腱间隔有明显疼痛，在对抗阻力腕关节桡偏时和在提物、前臂旋前时也有疼痛。不少患者为带小孩的妇女，在抱小孩时引起疼痛。该病在手提物重复腕关节运动动作的患者中也很常见（图 25-7）。临床检查时发现患者第 1 伸肌腱间隔有局部压痛，可让患者握拳并使腕关节桡偏来诱发疼痛（图 25-8）。患者做这些动作相当慢，不然诱发的疼痛很剧烈。在触诊时有时可以摸到第 1 伸肌腱间隔有结节，并有触痛。

鉴别诊断包括桡舟关节关节炎、第 1 掌骨基底关节关节炎、前臂远端交叉点综合征、舟骨骨折和桡浅神经疼痛。临床上鉴别并不困难，这些疾病疼痛时的压痛点不一样，并且在 X 线片上关节炎或骨折患者的表现也不一样。只是与交叉点综合征和桡浅神经痛不易区别。交叉点综合征的压痛点在前臂远侧 1/3 交界处，并不在第 1 伸肌腱间隔，也不太常见。桡浅神经痛不会在腕关节运动时过于明显地被诱发，虽然腕关节运动也会造成一定程度的腕桡侧疼痛。

【治疗方法】 对于症状比较轻尤其病程在 2~3 个月之内的患者，保守治疗一般都有效，主要是避免提重物，不抱小孩，避免前臂旋转动作。有婴儿的母亲在前臂旋前位置抱小孩时，用腕部支具也很有帮助，一般都不需硬的支具，以拇指外展位软支具最好，拇指指间关节不需固定，可以自由活动。

1. 保守治疗　注射可的松也有明显的治疗作用，有 60% 左右的患者注射后症状消失，有时患者需要反复注射，间隔时间为 2~3 周（图 25-9）。糖尿病患者注射的效果比较差。如果注射 3 次没有效果，应该放弃注射治疗，考虑手术治疗。可的松注射的并发症包括色素沉着、脂肪增生，在反复注射时尤其常见，因此不少医师最多仅注射两次。采用水溶性可的松制剂可减少这些并发症。

2. 手术治疗　用于症状严重的患者或注射后无好转的患者。方法是在桡骨茎突以远作纵行或横行切口，避免损伤桡神经浅支。切口处皮下组织很少，

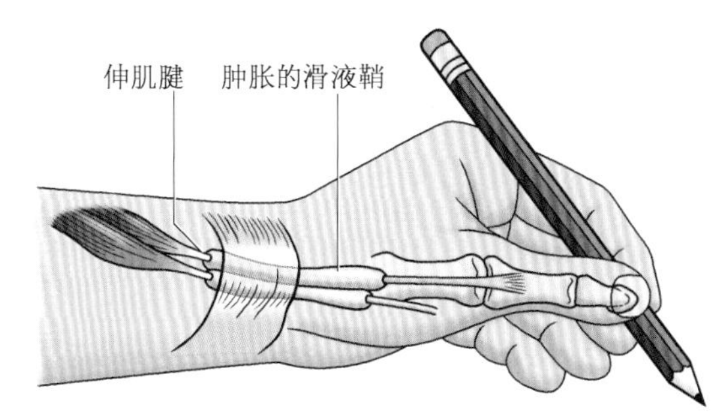

图 25-7　长期重复桡偏背伸动作，容易发生腕背第 1 伸肌腱间隔狭窄性腱鞘炎。

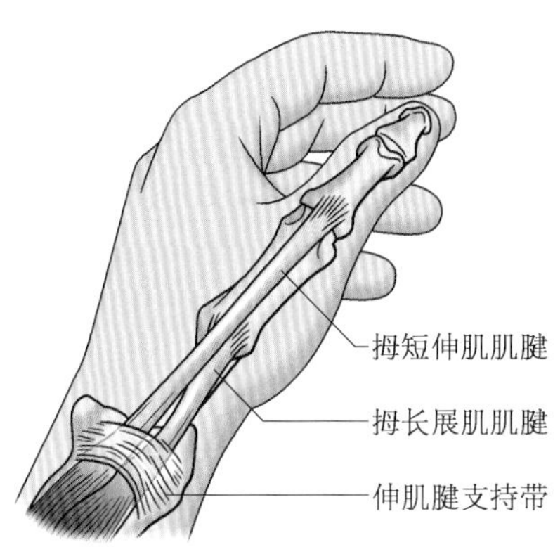

图 25-6　拇长展肌腱及拇短伸肌腱通过第 1 间隔，40% 的人在这两个肌腱之间有间隔。

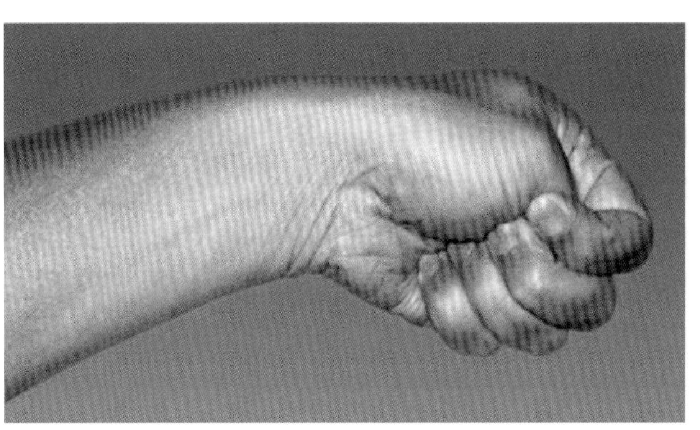

图 25-8　Finkelstein 试验：患者握拳并使腕桡偏，诱发疼痛为试验阳性。

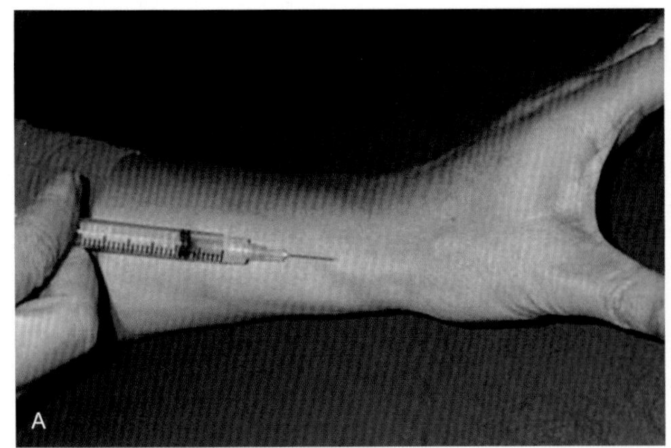

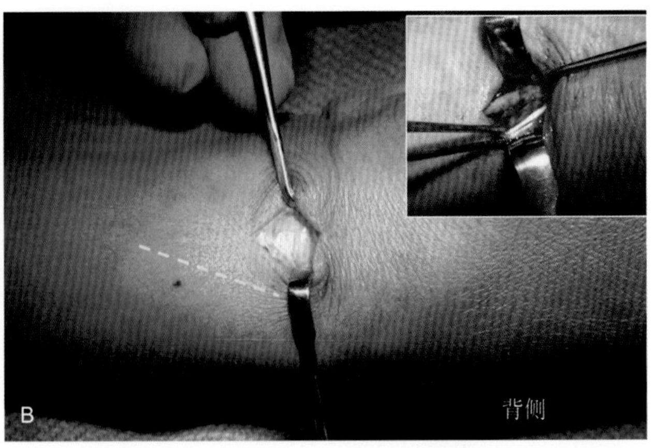

图 25-9 第 1 伸肌腱间隔狭窄性腱鞘炎的治疗。A. 向第 1 伸肌腱间隔的腱鞘内注射的方法；B. 手术切口位置及与桡神经浅支行走途径（黄色虚线所示）的关系。插入图显示第 1 间隔已被完全切开，可以看到拇短伸肌腱和拇长展肌腱，这时需检查两肌腱间是否存在亚间隔。

仅仅轻轻分离即可完全暴露第 1 伸肌腱间隔的腱鞘，这是伸肌腱支持带的一部分，用剪刀沿中线完全切开该肌腱，注意不要损伤肌腱。最狭窄处在桡骨茎突周围，切开长度为 1~1.5 cm。切开后检查第 1 间隔内的两个肌腱之间有没有亚间隔。注意有 5%~7% 的病例桡短伸肌腱缺如，这时，第 1 间隔内只有一个肌腱，如果有两个肌腱，则要检查之间有没有间隔，若有也要切开。在手术中术者可以清楚地看到，最狭窄和压迫处在切开腱鞘后松解了，肌腱滑动自如了。术中要注意检查亚间隔是否存在，并松解它。手术在局麻下进行，术中患者可以自如活动腕关节，自如尺桡偏，没有卡压感，是直接完全松解的表现。没有必要做腱鞘重建手术，如果松解长度为 1~1.5 cm，不会引起伸肌腱脱位。

手术后不需要支具或石膏托固定。如果为了减少疼痛，则用软支具保护 1 周或 10 天，待皮肤切口愈合后去除。术中桡神经浅支损伤是最常见的并发症，故在取切口和暴露腱鞘时要十分注意避开该神经。松解效果一般都很好，再发机会很少。如果效果不好，最常见的是最狭窄处未被松解，松解的部位有偏差，或拇短伸肌的亚间隔腱鞘没有被打开，拇短伸肌肌腱仍然被压迫。另外，两个肌腱中有一根在这里经常有解剖变异，如有两肌腱束等情况，要检查是否都得到松解。

第三节 交界处综合征（第 2 间隔狭窄性腱鞘炎）

桡侧腕长伸肌腱（ECRL）和桡侧腕缺伸肌腱（ECRB）在第 2 伸肌腱间隔处被卡称为交界处综合征。原以为这一腱鞘炎引起的疼痛是由于拇长伸肌腱和第 2 间隔内肌腱发生摩擦引起的（图 25-10），现在认为仅仅是第 2 间隔内两个肌腱受压引起的。该腱鞘炎并不多见，发生率在上肢疼痛中仅占 0.37%[13]。笔者在临床上还没有遇到过这样的患者。

【临床表现】 由于腕伸肌腱反复疲劳地活动引起，如提重物、铲东西、滑雪等，在第 2 伸肌腱间隔的位置有轻微肿胀、疼痛和在桡骨茎突（即 de Quervain 病）压痛区域以近 4~8 cm 处有压痛点（图 25-11）[13, 14]。在抗阻力动作时诱发疼痛，有时用力屈腕也引起疼痛，有时还可听到弹响声。

【治疗方法】 用软支具制动腕关节，很少需要手术治疗。如果症状十分明显，考虑部分或完全松解第 2 伸肌腱间隔的腱鞘，松解后引起伸肌腱脱位的机会并不多。

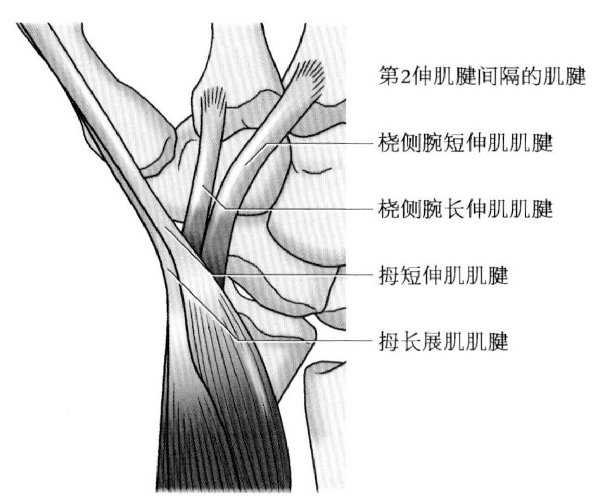

图 25-10　第 2 间隔狭窄引起的交界处综合征。图中位置拇长伸肌腱和第 2 间隔的肌腱有交叉，但交叉不是病因。

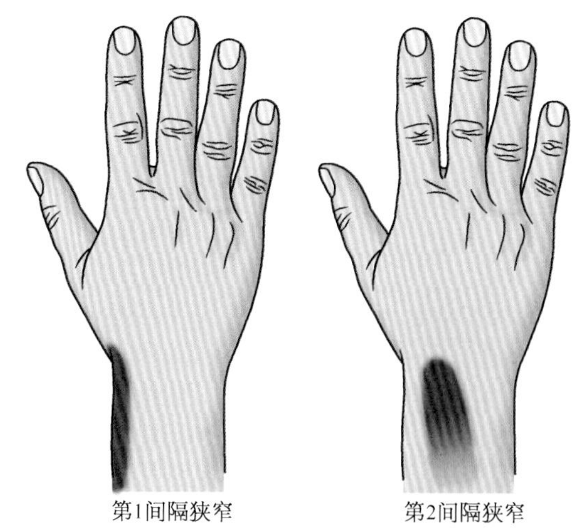

图 25-11　第 1 间隔狭窄性腱鞘炎和交界处综合征疼痛的位置比较。交界处综合征的疼痛在第 1 间隔狭窄性腱鞘炎疼痛处以近并偏背侧。

第四节　网球肘

网球肘又称为伸肌腱止点处慢性炎症，主要诱因为伸肌腱反复用力伸指，常见于经常打网球和经常打字（以操作电脑为职业）等反复用力伸腕的患者。临床表现为上述相关活动引起和诱发的疼痛、提物和抓物力量减弱，疼痛源于肘外后侧方，可向前臂中份放射，有时在拿茶杯时也诱发疼痛，或不能拿起茶杯。

主要病变在桡侧腕短伸肌腱止点，有 30% 的患者伸指总肌腱止点也受累[15]。

【临床表现】 体检时发现桡侧腕长伸肌腱止点处有压痛，桡侧腕短伸肌腱止点在桡侧腕长伸肌腱止点深面，这里压痛其实提示桡侧腕短伸肌腱止点有病变（图 25-12）。该压痛点位于肱骨外髁稍远侧，压痛也可延伸到背侧偏中间处，这是由于指总伸肌腱止点也受累。

在患者伸肘关节、前臂旋前时握拳伸腕关节，检查者施加力量以增加使其腕关节尺偏的力量，这时诱发桡侧腕短伸肌腱止点处疼痛具有诊断价值（图 25-13）。也应该检查指总伸肌情况，方法是在腕关节处于中位时，前臂旋前、肘关节伸直、手指伸直，让患者试图维持这一位置，而检查者在中指掌指关节处施加使手屈曲的力量，在指总伸肌腱处诱发疼痛，提示指总伸肌腱炎。虽然手指伸指试验过去被认为是桡管卡压综合征的诱发试验，这一试验更可能提示指总伸肌腱炎。疼痛的位置十分重要，桡管卡压综合征的疼痛在桡管，而指总伸肌腱炎的疼痛在指总伸肌腱止点处。确立网球肘不需要行 X 线检查，它仅对排除骨性病变有好处。

【治疗方法】

1. 非手术治疗　减少诱发动作，局部可的松注射、理疗、锻炼是 3 个主要方法，对 80%~95% 的患者都有效[16-18]。局部注射可以暂时缓解疼痛，因为有部分患者经休息和理疗也能缓解，有一个对比临床试验发现注射可的松加利多卡因的患者和注射生理盐水的患者 3 和 12 个月后的恢复是一样的。故主张不应反复注射，反复注射会引起局部损害。

避免诱发动作是最重要的，如果是运动员则要注意减少运动量，支具固定可有利于减少肌肉受力。当然，不要很长时间和完全制动，这样会引起肌肉萎缩。缓慢的肘关节和腕关节活动可慢拉伸肌腱，有利于恢复。

活动锻炼要在不诱发疼痛的前提下进行。一般非手术治疗需要 2~3 个月才能减轻症状，由工作引起的网球肘比非工作引起的更难好转。如果不能好转，则可以考虑经皮松解手术，这一手术在短期内有一定效果，但有复发或没有效果的情况。有报道在桡侧腕短伸肌腱、指总伸肌腱止点被切除后，在指总伸肌腱止点作一组织瓣翻转到这两个肌肉止点处，94% 的患者能治愈。这一组织瓣可以将良好的血运带到外上髁，但是是否需要切开部分指总伸肌腱止点值得研究。

2. 手术治疗　松解手术的方法是在外上髁前方作一个 5~6 cm 的切口，暴露肌肉止点腱性部分，刮除肌腱止点变性的部分肌腱（图 25-14）[19-22]。

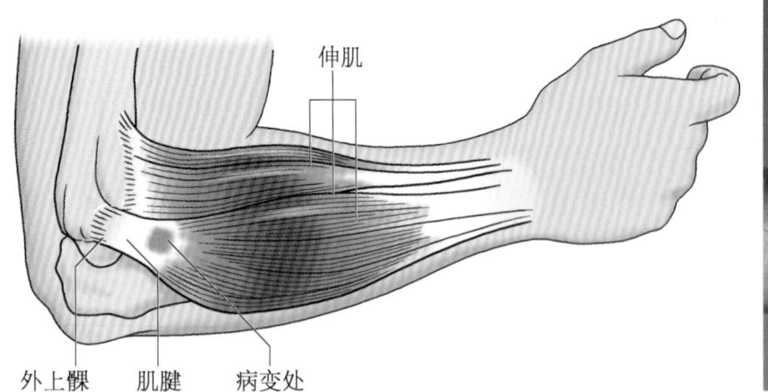

图 25-12　指总伸肌、桡侧腕短伸肌、小指固有伸肌腱和一部分旋后肌的共同止点处肌腱退变。

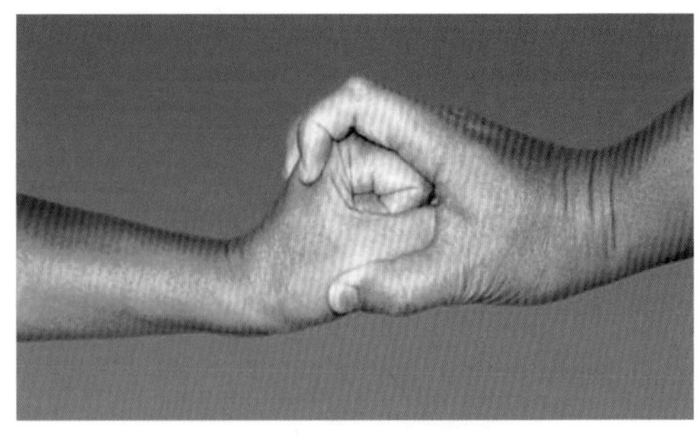

图 25-13　桡侧腕短伸肌试验。让患者用健手将患手放于肘关节完全伸直的位置，嘱患者握拳、伸腕，检查者在手上施力使患者手屈曲，在伸肌止点处诱发了明显的疼痛，提示肘部外上髁炎。

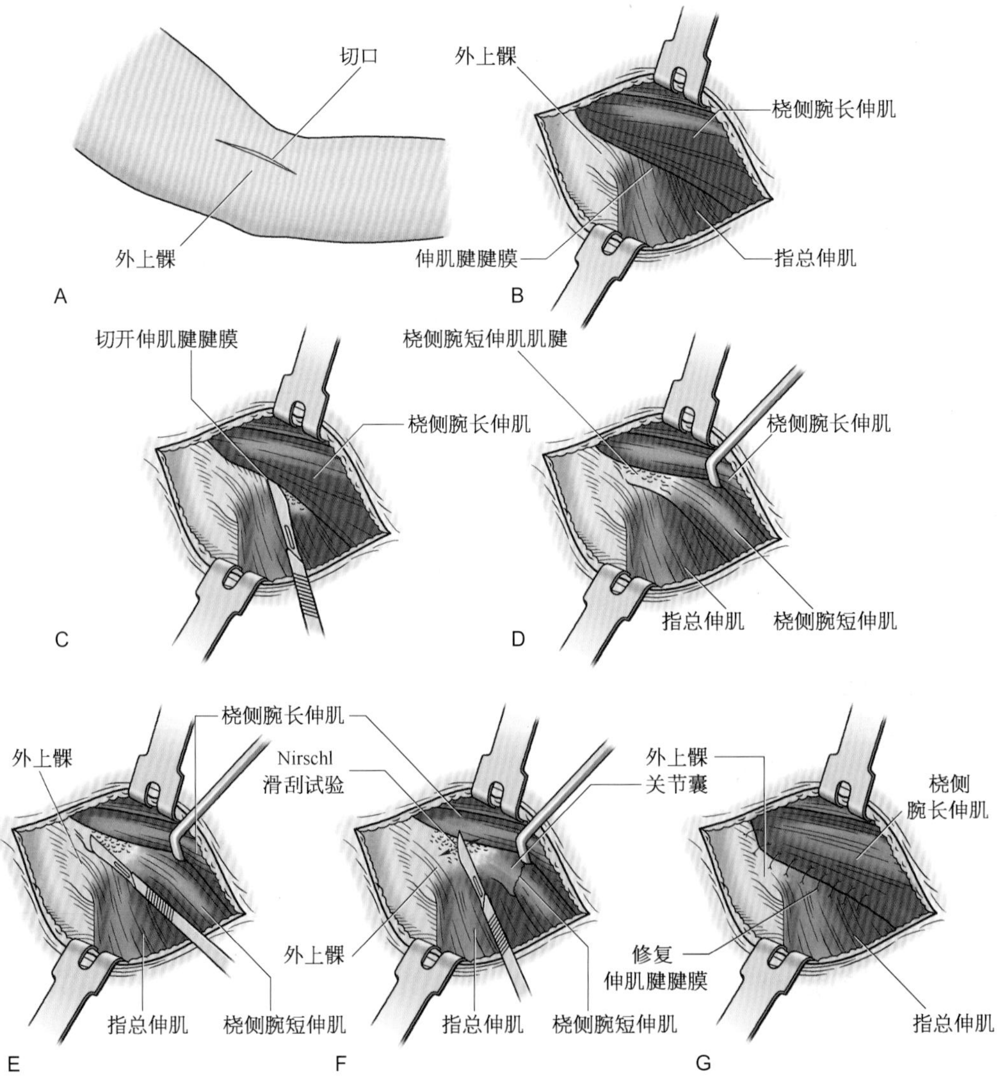

图 25-14　肘部外上髁炎的手术方法。A. 手术的切口位置；B. 切开后解剖所见；C. 切口肌肉的位置；D. 暴露桡侧腕短伸肌腱；E. 切除变性的肌腱组织；F. 在肌腱上滑移刮除变性的肌腱组织；G. 肌肉的缝合关闭。

第五节　手指关节骨性关节炎

滑膜和软骨及骨组织的代谢变化和老化而形成的退行性变化称为骨性关节炎，其变化还累及关节的韧带、肌肉和骨骺部。最主要的变化是关节软骨的丧失，也可发生软骨下的骨硬化、囊肿和骨赘。骨密度也发生变化，常发生骨质疏松、关节滑膜炎性改变。这是人体老化的一部分，常见于 50 岁以上患者，也可见于关节劳累工种的中年人，在关节创伤后形成创伤后骨关节炎。

【临床表现】 表现为疼痛、肿胀和关节僵硬。疼痛是最主要的表现，查体可发现关节肿胀、触痛，关节活动度减小。创伤后引起的关节炎，可有关节不稳定、关节内骨折或韧带损伤等。

【X 线表现】 临床症状和 X 线表现不一定对应。常见到 X 线有骨性关节炎表现但临床没有疼痛。X 线摄片可帮助确立诊断：关节腔变窄，在关节面下可以有骨硬化和局部骨密度增高的表现；还可以有骨赘形成，关节内有时还会形成游离体。

【诊断与治疗】

远指间关节骨性关节炎

这是十分常见的发生部位，女性稍多见于男性。患者该关节增大，常出现于多个手指，为前后方向的增大。如果有骨赘形成并有背侧软组织增厚，则形成 Heberden 结节，这一结节需要和黏液性囊肿相鉴别。后者是滑膜起源的囊肿，仅为单个关节受累，并常质软而呈囊性感。单纯的 Heberden 结节并不是手术指征，出现十分明显的疼痛和功能障碍才是手术指征。

保守治疗通常采用手指支具固定，口服或局部用抗感染药物，手指活动锻炼，以及改变生活和劳动习惯。注射甾体类药物可以缓解症状，但进行关节腔内注射并不容易。对于症状长期持续、关节明显畸形影响手指拧的功能的患者，可考虑手术治疗。

手术首选远指间关节融合术。方法是作关节背侧纵行切口，清除关节面软骨，暴露松质骨面，在关节屈曲 5°~10° 位融合，以贯穿的克氏针、长螺钉、可吸收钉等固定。有的医师使用关节背侧横切口，也可作“H”形切口或“Y”形背侧切口，要特别注意不要损伤伸指肌腱止点以远的指甲生发层，以免影响指甲生长。手术中将伸肌腱、关节囊都切开，将关节的侧副韧带也切断，使关节尽量屈曲以暴露关节面软骨。以咬骨钳或电锯切除变形的关节面包括骨赘，直到可以见到松质骨面。如果采用克氏针固定，一般用直径 1.5 mm 的克氏针（图 25-15）。

该手术的并发症主要是感染和不愈合。作克氏针固定的病例应将克氏针埋于皮下，以减少感染的发生。报道显示克氏针埋入比克氏针暴露感染的机会少很多。文献中报道的远指间关节融合术的不愈合率为 0~20%[23, 24]。报道提示用螺钉固定的患者不愈合率低，用加压螺钉固定的力量远大于用克氏针或骨间钢丝固定的力量。一般认为不愈合与松质骨的骨质情况相关，而固定方法的影响程度并没有手指骨质状况的影响大。

对于黏液性囊肿，可以首先作穿刺针吸，但囊肿常很小，针刺吸液并不容易，需要多次穿刺吸液，

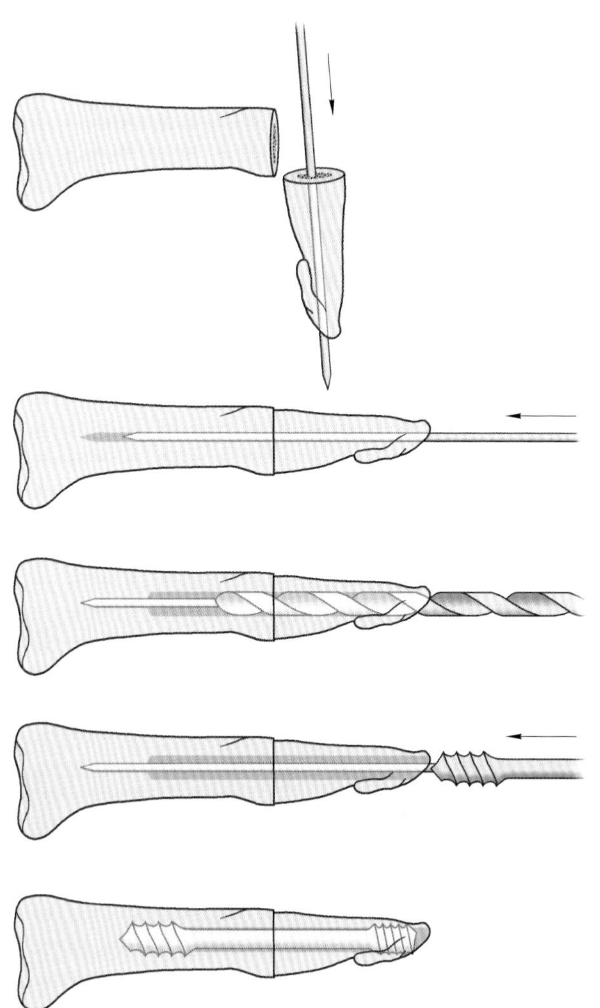

图 25-15　两种远指间关节融合的固定方法：克氏针固定或螺钉固定。

然后在关节腔和囊内可注射可的松液，报道显示有 60% 的患者好转。如果囊肿复发，则考虑手术切除。在完全切除囊肿后需剪去多余皮肤，对有炎症的滑膜组织应清理去除。

近指间关节骨性关节炎

近指间关节负责手指屈曲 85% 的弧度，重要性远比远指间关节大。尽管其十分重要，但这一关节具有 45°~90° 活动弧时，就可完成大多数手指的功能。

临床上发生骨性关节炎后，出现关节疼痛和膨大，有不稳定感，也会发生突出的骨性结节，称为 Bouchard 结节。病程早期关节活动不受影响，到后期才会受影响。X 线片显示关节变窄、关节面下硬化骨和侧方有骨赘形成。

症状轻者不需特别治疗，仅加强活动锻炼。有持续症状者以保守治疗为主，口服或局部使用抗感染药物，在伸直位作支具固定，有利于缓解疼痛，关节内注射可的松可以减轻疼痛。对于症状严重并且 X 线显示明显关节畸形、严重骨性变化者，可进行手术治疗。

最常见的手术方法是：①切除关节软骨、修整关节后行硅橡胶人工关节置换术。②关节融合固定术。是行哪一个手术由患者的功能需要决定。尺侧 3 个手指的对握力很重要，需要近指间关节有较大或近全幅的屈曲度数。而示指的指深屈肌腱比较独立，其屈指功能主要用于示指和拇指的对指功能，这对于近指间关节的稳定性要求高，而对于其活动度要求不高。因此，示指近指间关节融合术对手的功能有利，而尺侧 3 个手指的近指间关节的关节置换术有利于功能。如果尺侧 3 个手指近指间关节必需融合的话，则应融合在较大的屈曲位。报道显示，将小指的近指间关节融合在 45° 屈曲位以下，中环指近指间关节融合在 60° 屈曲位以下时，手握力的下降十分明显。近年来，在示指和中指的近侧关节作关节置换术也不少见，这些医生认为在这两个手指也可以不作关节融合术。

近指间关节的成形手术包括硅橡胶关节置换术和铰链状关节置换术，现在已很少使用软组织填充的成形手术，如掌板填充、软骨膜移植包绕手术。这些方法效果都不好，已经放弃使用。

目前主要的两个关节成形手术是 Swanson 硅橡胶关节和 NeuFlex 关节置换术（图 25-16），也有 SR-PIP 关节置换术（金属聚乙烯关节表面置换）和热解碳 PIP 关节置换术。这些关节置换术都能恢复一定程度的关节活动度，但功能状态决定于关节周围软组织情况，包括侧副韧带、掌板和肌腱等，如果这些结构能保存良好，则成功率较高。

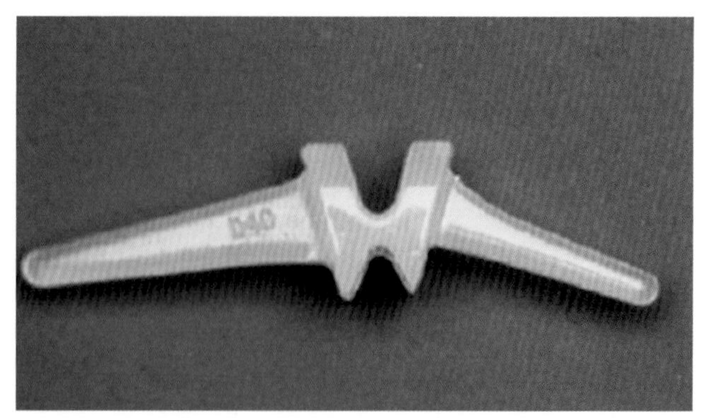

图 25-16　NeuFlex 关节假体。

这些关节置换术都常采用经近指间关节背侧入路，也可以采用侧方入路或掌侧入路。背侧入路最常用，由于其显露良好，也利于假体的置入。背侧切口长约 3 cm，可为直线或小弧形切口，将伸肌腱中央束在中节指骨干上削下，沿中线切开，形成两束，在两边和侧束形成腱性束，手指桡、尺侧各一束，由侧束和半个中央束组成。屈曲近指间关节使这两个腱束向关节侧方移位，在关节屈曲位将关节内的骨赘清除。也可采用 Chamay 技术，即将伸肌腱近侧“V”形切开，向远侧的中央束止点翻转，在关节置换术完成后再将伸肌腱修复(图 25-17)。

截骨时用电锯在近节指骨凸起的骨髁水平切除关节面，保留侧副韧带的止点，同时切除中节指骨的软骨面，用骨髓腔扩大器扩髓后，用测试假体置入以了解假体的合适大小，再根据测试结果选假体，置入合适大小的假体。置入后确认假体稳定，再关闭关节囊，复原伸肌腱切断处后加强缝合修复伸肌腱。将手指保护性固定于功能位或屈曲位。术后做动力性支具保护性运动，或做主、被动活动相结合的术后康复锻炼。

其在关节软组织能为近指间关节提供足够稳定性时，热解碳 PIP 关节假体的使用不如硅橡胶假体广泛，但部分国外医师对此偏爱。热解碳关节假体仅在近指间关节使用，不用于掌指关节。

在近指间关节置换术后必须制订约 10 周的康复锻炼计划，康复时避免该关节过伸，以免引起关节脱位。在起初的两周，手指在完全伸直位用支具固定，仅允许很小幅度的关节活动。在第 10~14 天去除石膏托，开始进行关节屈曲 30° 左右的小幅度活动，每周

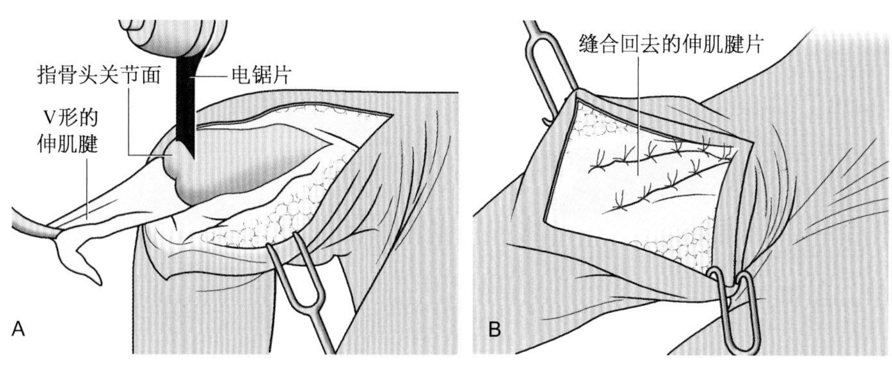

图 25-17　采用 Chamay 技术。A. 将伸肌腱近侧“V”形切开，向远侧的中央束止点翻转后截骨；B. 完成关节置换手术，再将伸肌腱修复。

增加屈曲度数直至 70°~90°。6 周后去除支具，活动锻炼，但避免作拧、手指关节侧偏和旋转动作。不锻炼活动时可以用邻指固定，以保护手术指。

硅橡胶关节已经使用了近半个世纪，目前仍然是该关节置换手术的首选方法，其主要优点是可以去除关节瘢痕，并保持一定范围的关节活动度。但其对关节活动度的改善十分有限，假体发生骨折的概率为 5%~44%，发生旋转畸形和侧偏畸形的可能性很大[25-27]。尽管有这些长期随访中发现的问题，术后 5~10 年内患者满意度仍较高，这一关节假体仍然是目前常用并有效的方法。

仍有不少行 SR-PIP 或热解碳关节置换术成功病例的报道，术后 3~5 年的效果也不错，也能缓解疼痛，保持或恢复关节功能，但其应用的普及程度仍然不如硅橡胶关节[27]。Wagner 等比较了 3 种关节假体的临床效果，其术后对疼痛的缓解和手指活动度的改善没有大的差别；Swanson 关节假体和金属聚乙烯假体的骨折和手术后并发症少[27]。

该关节融合手术的方法是采用背侧正中纵行切口，去除软骨面，将两骨端修成所需角度，建议融合的角度如图 25-18 所示。将两个修整的骨面对合后用加压螺钉固定，以及用交叉克氏针固定。对于有严重骨质疏松的患者，可用钢板固定。

掌指关节骨性关节炎

研究提示手指三个关节一起屈曲弧的 1/3 由掌指关节承担，掌指关节掌骨头的掌侧宽于背侧。侧副韧带是该关节的主要稳定结构，其止点在偏背侧，所以在屈指状态下侧副韧带紧张，手指不能作侧偏运动，而在伸指状态，侧副韧带松弛，手指能作桡或尺侧偏向的运动。

掌指关节发生骨性关节炎比手的其他关节机会少，主要发生于损伤后，如关节内骨折、化脓性关节炎、职业性劳损或代谢性疾病之后。

和近指间关节相似，对症状较松、仅轻度畸形

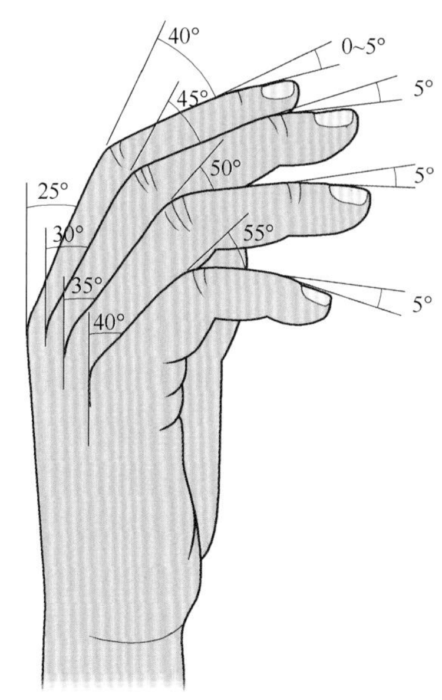

图 25-18　近指间关节融合的角度，从示指开始到小指，分别为 25°、30°、35° 和 45°。

患者，用非手术治疗，包括支具保护性固定、理疗和非甾体类抗炎药物口服治疗，也可于关节腔内注射可的松液。对畸形明显、病程长、疼痛明显的患者可以进行手术治疗。

常用的手术方法是作关节背侧切口，去除关节面后，用硅橡胶关节置换掌指关节（图 25-19）[28, 29]。这在类风湿关节炎掌指关节畸形时最常用，对示指掌指关节行关节置换术也很常见。硅橡胶关节置换术常用 Swanson 型或 NeuFlex 型硅橡胶关节[28, 29]，Avanta 型的硅橡胶关节不常用，由于该型关节发生术后断裂的概率是 Swanson 型的两倍。NeuFlex 型可能是现在最常用的类型，因其有一个连接远近两部分的链，比 Swanson 型硅橡胶关节植入人体后寿命长，而且不容易发生旋转。Morrell 和 Weiss 的报道显示随访 40 例 NeuFlex 型掌指关节硅橡胶关节置换病例，2~17 年后 NeuFlex 硅橡胶关节的平均屈曲弧为 4°~73°，伸直丧失度为 4°，其中 1 例需要翻修手

术治疗。包括手的活动和劳动的调整、支具保护性固定、口服非甾体类抗炎药物、可的松关节腔内注射，指导患者避免手的某些动作，使病程进展减慢，如避免提物、抓物、拧物。支具保护性固定可以从腕到拇指近侧，以减少拇指上的力量传递。患者可作功能锻炼，使鱼际肌及拇长展肌、拇长伸肌的力量增强，这些锻炼有助于延缓或纠正基底关节畸形进展。国外学者还专业设计和使用一整套关节保护训练方法，但这些方法仅用于早期关节炎患者。支具固定的位置是使关节处于关节面相互最大接触的位置，这可减轻炎症反应、疼痛，利于功能恢复。一般在腕关节伸 15°，拇指旋前、掌向外展，掌指关节屈曲 30° 位置。这一位置将力量向关节背侧转移，离开容易形成骨性关节炎的掌侧关节面。用较长的支具和较短的支具治疗效果相似，故患者更喜欢短的支具。是用比较硬质的热塑板支具，还是软材料的支具对疗效的影响关系不大，软支具更易被患者接受和喜欢。戴支具 3~4 周后，疼痛经常缓解，但支具使用时间一般需数月，才能有较明显的疼痛缓解及关节稳定性改善。

关节腔内注射可的松，对早期患者十分容易，而对后期关节变形患者，注射并不容易。常在第 1 掌骨底桡背侧基底进针注入，可嘱患者将拇指和小指对指，使第 1 掌骨基底的桡背侧凸起易被触摸到，可牵引拇指使关节间隙增宽。进针处在拇短伸肌腱和拇长展肌腱的掌侧缘，通常注入 1~1.5 ml 可的松加 1% 利多卡因混合液。

2. 手术治疗　当出现持续性疼痛、关节稳定性差、变形明显、功能影响明显时，有手术指征，一般是 Eaton Ⅲ、Ⅳ期患者。主要手术方法是大多角骨切除手术，即取桡侧或桡背侧切口，切开皮肤后牵开伸肌腱或拇长展肌腱，切开关节囊后将大多角骨完全切除（图 25-22）。切除后，一般主张不进行任何韧带重建，也不进行任何软组织填充。可用克氏针将第 1 掌骨底和示指第 1 掌骨底暂时固定 5~6 周，以利于血肿形成后机化，并充填到大多角骨切除后的间隙中。有些学者在大多角骨切除后不用克氏针暂时固定，也有医师在大多角骨切除后用 Arthrex 公司生产的 Intermal/Brace 来悬吊，这两种方法都没有比仅仅大多角骨切除不作任何悬吊更有优势，仅为医师个人的喜好。但是，采用肌腱移植来进行复杂的韧带重建，如在过去 30~40 年间不少医师使用的 Eaton-Littler 法悬吊或 Burton、Pelligrini、Weilby 悬吊手术，已经有很多比较性研究显示这些手术没有必要[36, 37]。由于这些韧带重建手术做和不做没有差别，故本书不作介绍，笔者现在也不使用任何韧带重建手术。

第 1 掌骨和大多角骨关节置换手术在临床上可以见到。20 世纪 60 年代由 Swanson 和 Niebauer 提出和开发，临床短期随访的满意度较好，但长期随访发现关节容易向桡背侧脱位。因此，这一手术方法没有成为理想或较普遍使用的方法。

第 1 掌骨和大多角骨融合手术也仅用于小于 50 岁手部用力劳动或用力活动的患者，切除关节面后用克氏针或微钢板固定。有时也可用于 50 岁以上的患者。该手术的并发症有不愈合、大多角骨周关节炎进一步发展、钢板刺激周围骨组织需拔除等。临床上首选和普遍使用的仍然是大多角骨切除术。

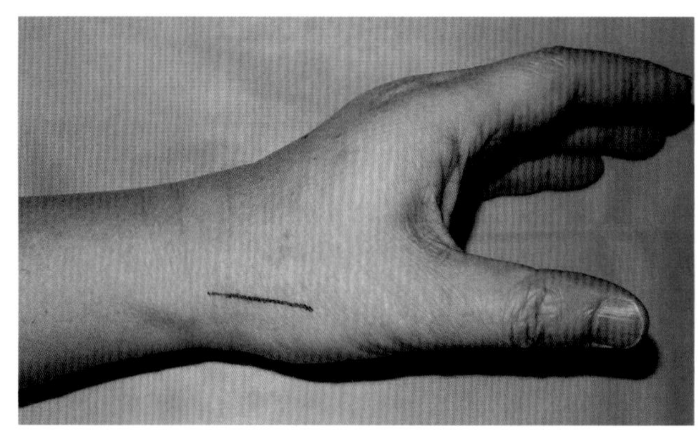

图 25-22　大多角骨切除的手术切口位置。皮肤切开后牵拉拇长伸肌腱即可暴露第 1 腕掌关节囊，切开后可以切除大多角骨。

第七节　腕关节骨性关节炎

这在前述几个章节中已经叙述，归纳一下，多发生于 SLAC 腕、Kienböck 病后期、腕部开放性或闭合性多发骨折和前臂骨折，尤其是经关节的桡骨远端骨折也可引起骨性关节炎。手术方法包括桡骨茎突切除、腕四角融合术、近排腕骨切除术、全腕置换术和腕支配神经切除术或腕关节融合术。这些手术都已在前述章节中细述，故这里不再赘述。

第八节　类风湿关节炎

类风湿关节炎的发生和地区及人种有很大关系，在欧洲和美洲是一种常见疾病，常引起手部畸形。但在亚洲，尤其在我国，类风湿关节炎引起的手部畸形并不多见，比西方国家少很多。

由于近十多年来口服药物治疗类风湿关节炎的疗效大幅提高，即使原来西方常见的手部畸形也少见了[38]，这不是由于患者的发病率减少，而是内科用药后治疗效果的改善，改变了病程的进展，大多数患者不需要进行过去常用的手部手术了。在西方国家，手外科中类风湿关节炎需手术的病例减少了很多[38]。

【临床表现和诊断】 始发年龄为 30~70 岁，年轻的发病者中女性多于男性，60 或 70 岁的发病者中男女比例相似。起初，受累的关节为腕和手的掌指和近指间关节。

临床表现和检查发现为：①每天晨起关节僵硬 1 小时以上。② 3 个或以上关节肿胀。③手的掌指、近指间关节和腕关节周围的软组织肿胀。④对称性软组织肿胀。⑤有皮下组织结节（类风湿结节）。⑥血清中类风湿因子（RF）阳性。⑦手和腕关节的骨侵蚀或关节周骨量减少。

以上 7 个表现至少同时有 4 个，并且①至④必需持续 6 周以上才能建立诊断。晨起关节僵硬或休息后关节僵硬十分常见，在手活动或做事后减缓。最典型的关节对称性肿胀、X 线典型表现及类风结节并不在每个患者或多数患者中见到，但一旦出现，就可以确诊。类风湿因子也是诊断的一个标志。抗环瓜氨酸肽抗体（ACPAS）检测是肯定诊断的方法，RF 和 ACPAS 升高和类风湿关节炎的严重程度呈正比。在临床出现症状之前，不少患者就出现了 RF 和 ACPAS 异常，但有一些类风湿关节炎患者的 RF 正常。

多数患者的临床表现进展慢，数月才可见到一些变化或进展，少数患者可在数天内较快进展。在这些进展快的患者，通常医师诊断其为化脓性关节炎或其他急性炎症，也有患者首先累及一个或两个关节，再延及多个关节。较少见病程为反方向的（palindromic），起初为单关节表现，仅几天内发展到多个关节，再从多关节症状缓解、消失到单个关节，最终发展为典型的类风湿关节炎。在运动员或重体力劳动者，仅有很轻的关节疼痛，但 X 线表现典型并严重。患者能承受严重的病变，临床上疼痛不严重，这种情形称为强直性关节炎（arthritis rubostus）。

全身任何关节都可以患类风湿关节炎，但受累关节有一定的发病顺序：症状由掌指、近指间关节和腕关节开始，这是由于这些关节的滑膜相对于关节面来讲比例大，而膝、髋、肩和肘关节受累较迟。在手部，远指间关节不受累，可能和这一关节的滑膜量很少有关。肌腱有滑膜鞘，因此肌腱滑膜鞘包括腕横韧带和伸肌腱支持带都可能受累。有时会合并腕管综合征、肌腱断裂或扳机指。

类风湿疾病是全身系统性疾病，有全身表现，如血管炎、心包炎、胸膜渗出或胸腔积液、间质性肺炎和周围神经受压等表现。类风湿结节可在尺骨鹰嘴或手的背侧出现，也可在肺、心或中枢神经系统出现。患者可以由于在手或肘部注意到这一结节而来就诊。

在腕部受累时，桡尺远侧关节是常见的受累关节，影响关节韧带，引起关节变形，发生滑膜炎，出现关节不稳定。临床表现为腕尺偏，活动度下降（图 25-23）。X 线片首先显示桡尺远侧关节受累，发展后累及桡腕关节，桡腕关节受累的变形程度要比腕关节严重，并出现伸肌腱磨损和断裂，到小指伸指肌腱常常最先受累（图 25-23）。由于手的畸形很明显，手指关节活动度变小，肌腱断裂并没有明确的临床表现。掌指关节畸形、尺偏，伸指肌腱常在掌指关节背侧有脱位表现。拇长屈肌腱在舟骨上滑动磨损、侵蚀后发生断裂，这称为 Mannerfelt 病变。

手掌指关节的典型表现是掌侧半脱位。手指发生鹅颈畸形或钮扣畸形，这两种畸形可以在同一个

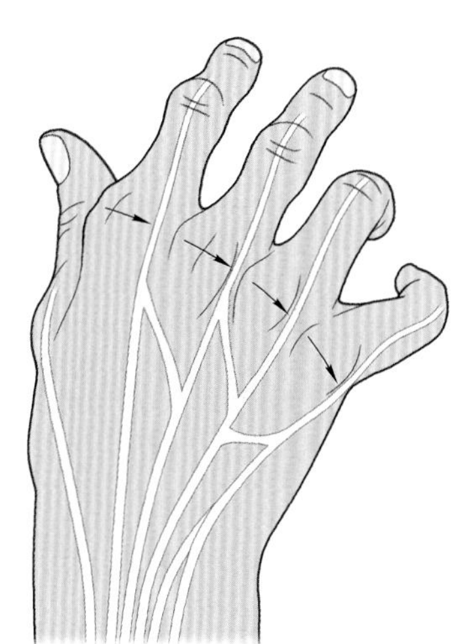

图 25-23　腕关节和掌指关节向尺侧偏向畸形。伸肌腱在掌指关节向尺侧脱位。

手出现。伸指肌腱止点处受侵蚀，可发生锤状指畸形。掌侧板受侵蚀而松弛，使近指间关节发生过伸畸形，屈指肌腱也可发生断裂（图 25-24）。掌指关节处于屈伸状态，近指间关节过伸，远指间关节屈曲，并且掌指关节、近指间关节肿胀。拇指发生的畸形有 5 种类型（Nalebuff 分型）：第Ⅰ型为纽扣畸形，最常见，拇指掌指关节屈曲，指间关节过伸，掌骨桡侧偏，拇伸肌腱止点处可以断裂，拇长伸肌腱发生尺向或掌向移位，掌指关节发生半脱位。第Ⅲ型为拇指鹅颈畸形，发生率其次。第Ⅱ、Ⅳ、Ⅴ型少见。第Ⅱ型为拇掌指关节屈曲，指间关节伸展，有掌指关节脱位。第Ⅳ型为守门员畸形，继发于尺侧副韧带受到滑膜侵蚀的延伸受损。第Ⅴ型为掌指关节过伸、指间关节代偿性屈曲，和第Ⅲ型很像，但没同时有基底关节松弛，有掌骨内收挛缩表现。

【手术治疗】 类风湿关节炎的手术目的是缓解疼痛、改善功能、防止或延迟进展和改善外观。进行关节融合术或关节成形术都有利于疼痛缓解，手术的主要目的和手术效果在于疼痛缓解，而不是功能改善。手部畸形也不代表功能丧失的程度，畸形的手也能有一些或相当多的功能。没有疼痛但畸形明显的手有时功能并不差，也不需手术。这些患者也不会从手术获益。但是有些患者的确需要手术，如行尺骨小头切除术或腕滑膜切除术。

对于上肢手以近的部位应该首先进行手术，如腕和手指都有畸形，腕关节畸形应优先于手指畸形接受手术，当然手术顺序也应该根据畸形程度和患者主诉及要求来决定。

腕类风湿关节炎

1. 腕滑膜切除术 多数采用的是腕背侧滑膜切除术，适用于药物治疗后腕关节尤其背侧仍然肿大，滑膜炎症十分明显时。手术采用背侧正中切口 5~10 cm，避免损伤伸肌腱，切开肿大的腕关节囊，切除滑膜。滑膜常常肿胀、肥厚十分明显，都需切除。伸肌腱支持带常扭转、牵拉，常需要切开第 1 间隔的桡侧缘和除第 6 间隔以外的尺侧缘伸肌腱支持带，清除其深面及伸肌腱间的滑膜后再复原位，缝合修复。应修除异常凸起或骨赘。如果桡尺远侧关节受累，应切开该关节，清理这一关节再关闭桡尺远侧关节囊，用 3-0 线缝合（图 25-25）。如果尺侧腕伸肌腱脱位，则需重建该间隔上的伸肌腱支持带，常用方法为支持带瓣或腱移植。该手术可缓解症状，减少畸形，但并不能延缓病程进展。

术后制动 2~3 周，再开始进行腕关节活动。如果对桡尺远侧关节也作了切开清理，则用石膏托固定 4~5 周，以防止前臂旋转。

2. 尺骨远端切除术 这一手术方法在前文已述，

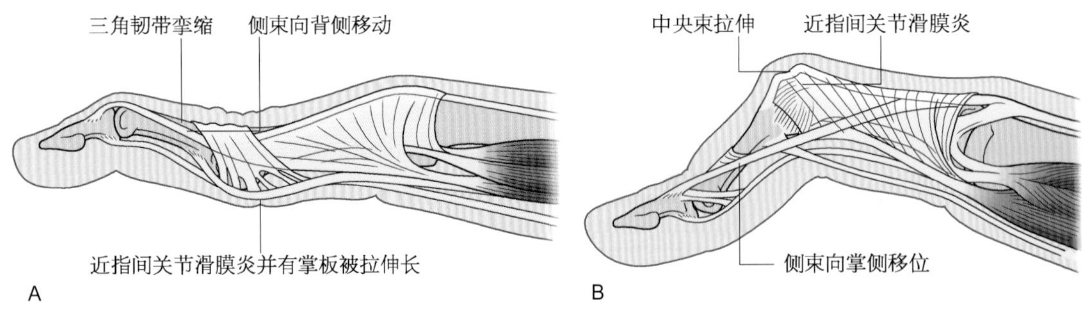

图 25-24 伸肌腱平衡破坏后，形成鹅颈畸形（A）或纽扣畸形（B）。

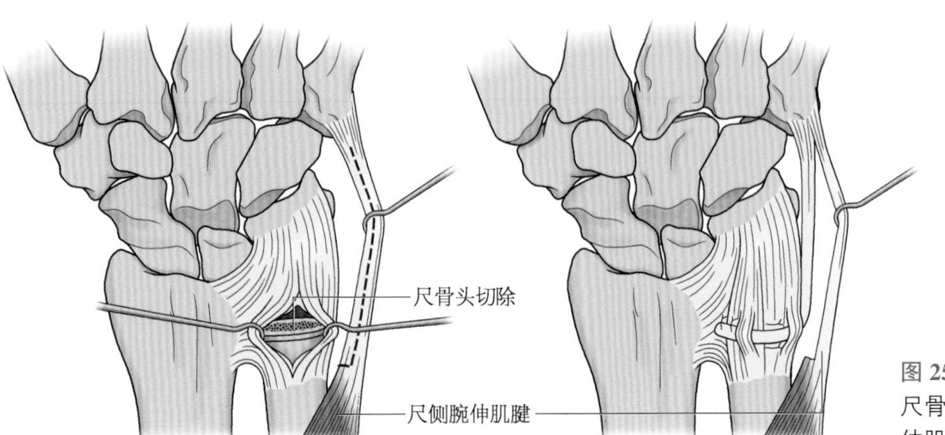

图 25-25 远侧桡尺关节滑膜清除、尺骨头切除手术后，取半片尺侧腕伸肌腱（A）稳定残留尺骨（B）。

其在类风湿关节炎的手术指征是桡尺远侧关节严重疼痛，并有关节破坏，有伸肌腱断裂和尺骨撞击症表现。尽管关节可能被破坏得很严重，应尽量保留TFCC，可以用尺侧腕伸肌腱远侧半片缝合于背侧关节囊，以增加残留尺骨的稳定性，并可防止腕关节旋后畸形。术后需用石膏托固定 2~3 周后开始康复锻炼。

3. 部分腕融合术　为桡舟月骨融合术。由于类风湿关节炎患者的桡腕关节受累严重，而腕中关节受累少，在严重疼痛、桡腕关节严重炎症时，可作桡舟月骨融合术。应告诉患者，这一手术将使腕关节屈伸运动丧失 60% 左右（图 25-26）。如果腕关节也明显受累，则要考虑作全腕融合术。对桡舟骨关节保留良好的患者，可作桡月骨间融合术。在作这些融合手术时，首先在腕牵引状态下，用咬骨钳将软骨面咬除，直到见出血的松质骨为止，将桡骨和腕骨的松质骨面修成弧度相当的对合面，将月骨放在中立屈伸位，用 0.062 英寸的克氏针穿入后撬拔，复位腕骨，再用克氏针将舟月骨暂时固定，并将舟骨的近侧骨面用电锯锯除，舟骨远极也被咬碎后去除。从髂骨取松质骨移植，或从舟骨远极切除的骨或尺骨远端切除的骨上取骨质良好部分，填入融合处植骨，再用无头加压螺钉 3~4 枚固定，从桡骨远端的背侧打到舟、月骨上。可各 1~2 枚，融合应该相当牢固。如有不稳定表现，再加克氏针帮助固定。腕中关节如有不稳定表现，也可再加克氏针帮助固定。腕中关节不应有克氏针或螺钉贯穿，术后给予石膏托固定至完全骨融合，再进行功能恢复。

4. 全腕融合固定手术　这一手术使腕关节活动度完全丧失，只有在很严重的情况下才使用。由于类风湿腕关节炎严重病例在我国并不多见，故不作特别叙述。

5. 全腕置换术　这一手术也是针对十分严重的病例。目前有 3 种全腕假体为欧美学者所使用，有一定经验积累，但还没有全髋、全膝关节置换成功的病例。

手指、掌指类风湿关节炎

手术主要为滑膜切除术、关节置换术和伸肌腱修复手术。

1. 滑膜切除术　行掌指关节滑膜切除术时常采用背侧切口，牵拉开伸肌腱后清除炎症的滑膜。伸肌腱常有不稳或半脱位，这时需作伸肌腱帽加强手术（见伸肌腱损伤章节）。伸肌腱脱位基本上都向尺侧脱位，因此需加强和修复的是桡侧伸肌腱帽（图 25-27）。

2. 关节置换术　掌指关节的假体置换也在本章前文中叙述，方法相同。近指间关节置换术也常用到，方法同本章前述内容。同样，对示指应避免作近指间关节成形手术，应考虑融合术。

3. 伸肌腱修复手术　用于对纽扣畸形的纠正。纽扣畸形具有两种类型：Ⅰ型为轻型，仅有轻度的近指间关节伸展丧失，掌指关节正常，近指间关节畸形容易纠正。如果远指间关节过伸畸形明显，可以作伸肌腱切断术。Ⅱ型钮扣畸形的近指间关节屈曲 30°~40°，掌指关节有过伸畸形。近指间关节的畸形可用支具来纠正，或用系列石膏管型来纠正。手术矫正的方法为伸指肌腱切断术，纠正远指间关节过伸畸形（图 25-28），而在近指间关节，缩短中央束长度，纠正两侧束的掌向移位。将中央束在止点以近 3 mm 处切断，将中央束与向掌侧移位的两侧束分享，将两侧束向背侧拉，并固定于中央束（图 25-29）。对拇指畸形的纠正，主要也同纽扣畸形的纠正，即掌指关节屈曲、指间关节过伸、第一腕掌关节外展。首先作支具固定纠正，无效时可作手术纠正。经掌指关节背侧切口，暴露拉伸或断裂的拇短伸肌腱，将掌指关节囊切开，行该关节滑膜切除

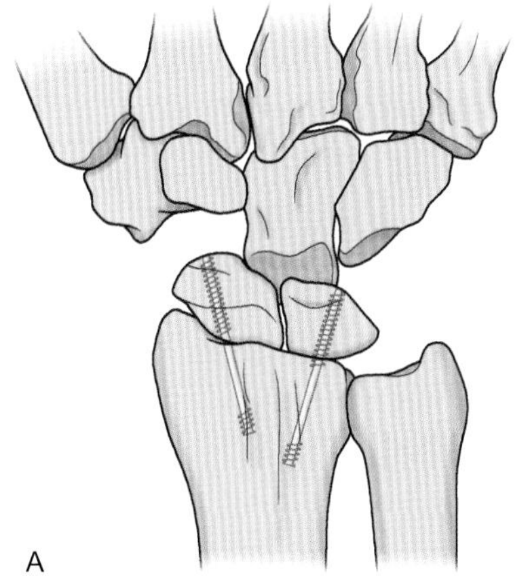

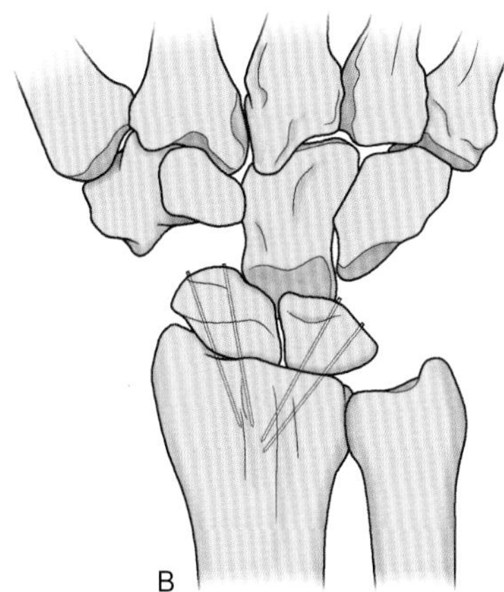

图 25-26　桡腕关节固定手术的方法。A. 用螺钉固定的方法；B. 用克氏针固定的方法。

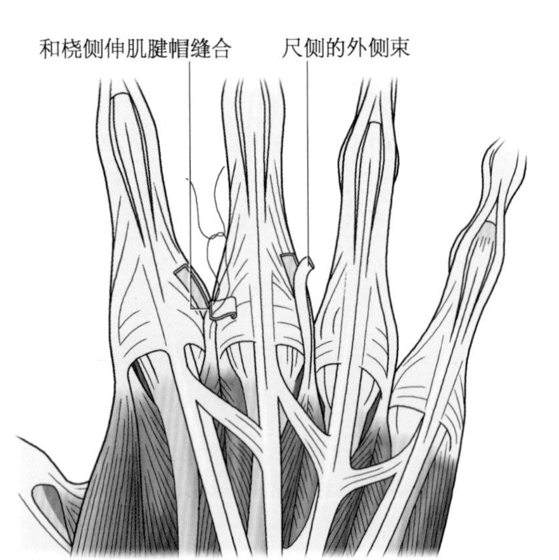

图 25-27　伸肌腱帽手术固定方法。用尺侧的伸肌腱帽加强桡侧的伸肌腱帽，将伸肌腱拉向中间位置。

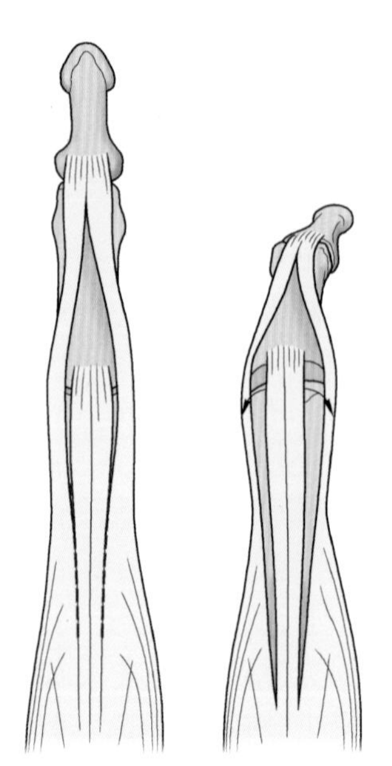

图 25-28　在中央束和侧束之间切开，使侧束在近指间关节屈曲时可以向掌侧移动，纠正鹅颈畸形。

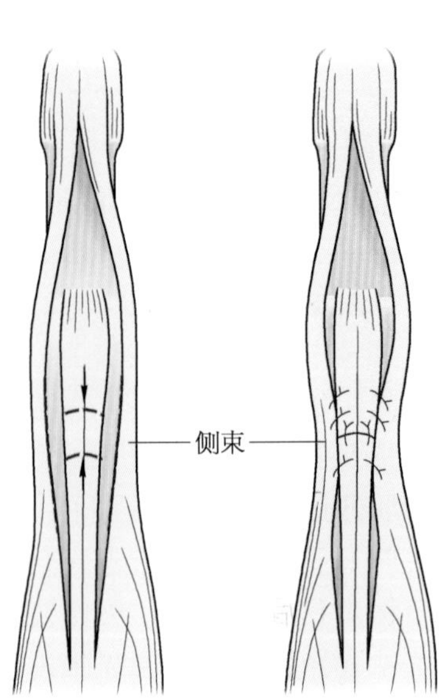

图 25-29　切除一段中央束，再将侧束和中央束缝合，以纠正纽扣畸形。

术。在指间关节和掌指关节之间，将拇长伸肌腱切断，使指间关节可以屈曲，将掌指关节置于完全伸直位，使拇长伸肌腱近端穿过关节囊上切口后返回近侧，在张力下缝合。将拇短伸肌腱也前移，和近侧指骨基底缝合，以及和邻近的拇长伸肌腱缝合修复。将掌指关节在伸直位用克氏针固定 6 周。指间关节术后可立即开始主动活动，但在活动锻炼的间隙用支具固定，防止伸直丧失。6 周时去除固定掌指关节的克氏针，也去除支具，开始该关节的活动锻炼。

鹅颈畸形比纽扣畸形更影响功能，其主要的手术方法是将屈指浅肌腱一束在 A2 滑车近侧切断，在 A2 滑车中部打洞，将这束肌腱穿出到 A2 滑车浅面，拉紧回缝合到远侧的这个屈指浅肌腱束上，以纠正近指间关节过伸。

对于拇指发生的纽扣畸形，可以在掌指关节和指间关节间切断拇长伸肌腱，再切断拇短伸肌腱，前移缝合到远端的拇长伸肌腱上，同时掌指关节在伸直位用克氏针固定 6 周。发生鹅颈畸形时，有腕掌关节桡背侧脱位、掌指关节过伸畸形和指间关节屈曲畸形[39]。这时可作基底关节周围韧带重建术，有时还需作第 1 指虎口开大手术和大多角骨切除术。

屈伸肌腱断裂

屈肌腱可以发生断裂，其中拇长屈肌腱断裂可能最常发生，是由于骨性变化，使肌腱摩擦，发生断裂。断裂的肌腱经常需用掌长肌腱桥接移植修复。单独一个指浅或指深屈肌腱断裂影响不大，但同时两个肌腱断裂影响大，需手术。因深腱近端回缩，可用浅腱作为供体肌腱移植来修复深腱。发生扳机指是由于滑膜增生、炎症引起，这时需对相关滑车尤其是 A1 滑车作切开松解。

伸指肌腱断裂

最常发生在腕关节，是由于滑膜炎症的侵蚀和磨损造成的[40]。在修复断裂的肌腱时，也需同时作关节相关手术，如滑膜切除，以消除病因。通常有多根肌腱受累，常常将断裂的伸肌腱和完整的伸肌腱作端侧缝合，比如小指和环指伸肌腱断裂后，可缝合到中指的伸肌腱上（图 25-30）。

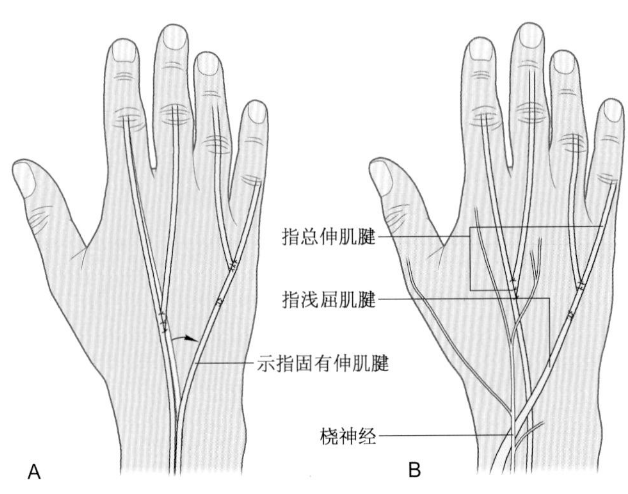

图 25-30　中环小指伸肌腱断裂后，可以用示指固有伸肌腱转位（A），或者将指浅屈肌腱转位到环小指伸肌腱，然后将示指伸肌腱和中指伸肌腱缝合（B）。

第九节　掌腱膜挛缩症

这是北欧的常见病，发生率最高，在其他地区掌腱膜挛缩症（Dupuytren's disease）也常见，在我国少见。每年我科收治病例数少于 5 例，而在欧美一个科室一天可能就有 5 例手术。

【病理变化】该病的病程变化是掌腱膜肥厚、增生，形成结节，并有挛缩，使手指不能伸直。主要是掌指关节和近指间关节屈曲，这两个关节掌侧有纵行束条形成（图 25-31），位于皮下，坚硬，使关节处于屈曲畸形状态。病程进展较慢，可有数年病程，到后期常发生关节囊挛缩、掌侧板挛缩，虎口处的韧带也会发生挛缩，使虎口变小，在手指可有多条束带形成，如图 25-32 所示。

【临床表现】临床上当患者有手掌侧和手指的纵向束带形成，手指不能完全伸直时，就应该怀疑该病，病程进展为渐进性，比较慢，皮肤皱褶可以变深或变宽，这常是最初的表现。结节可出现在手指、手掌掌侧任何位置，腕部出现很罕见。结节为无痛性，有些患者在手握物时有不适感，也会有张力增高的感觉。

随着病程进展，有纵行走向的条束出现，在手掌的尺侧半较多见，延伸到手指。皮肤和这些纵条束致密相连，皮肤的移动性极小。环指最常受累，后以小指、拇指、中指、示指的顺序发生率逐渐降低。在掌指关节的纵条束邻近处能摸到皮下组织内有饱满

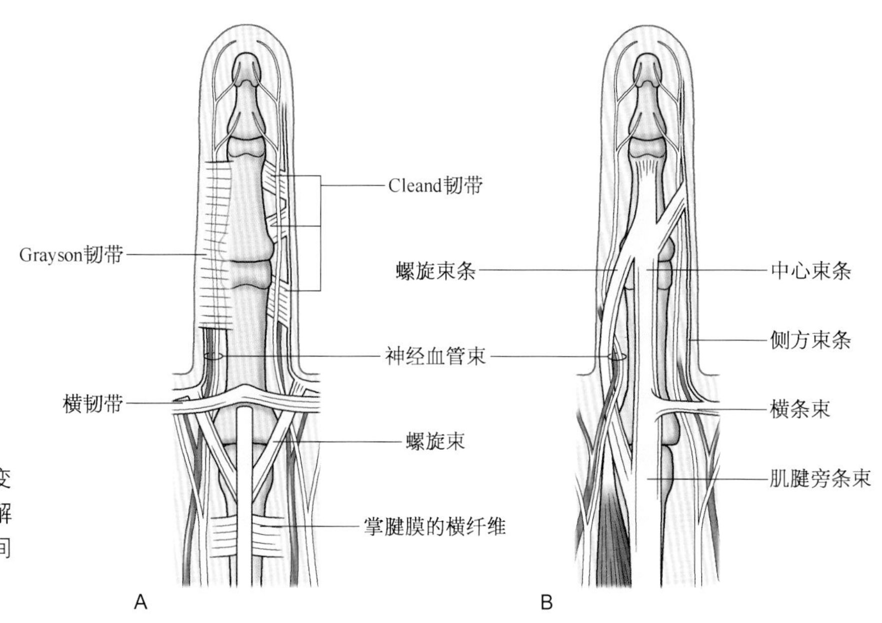

图 25-31　掌腱膜挛缩症手指的病理变化。A. 手指皮下组织中韧带的正常解剖；B. 病理情况下，掌指关节和近指间关节屈曲，两关节掌侧束条形成。

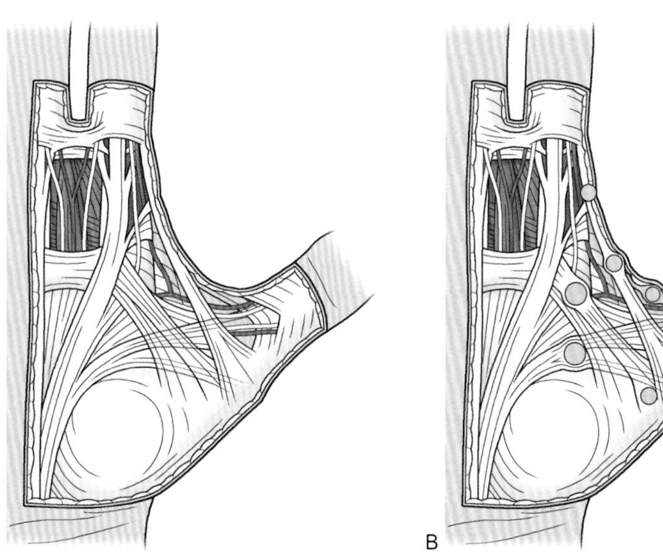

图 25-32　掌腱膜挛缩症拇指及虎口处的病理变化。A. 拇指皮下组织中韧带的正常解剖；B. 病理情况下，拇指关节屈曲，虎口处掌侧束条形成情况。

感，提示神经血管束移位，又称为 Short-Watson 征。

在近侧和中节指骨掌侧的皮下常有较长的纵侧束条，但束条通常不延伸到中节指骨以远，手指关节中掌指关节常最先受累。在严重病例晚期才致指间关节受累，而远指间关节一般不受累。

在建立诊断时，注意和创伤后手的瘢痕挛缩、烧伤后挛缩、发生交锁的扳机指等鉴别。对于形成的结节，注意和结节性筋膜炎、皮下异物、纤维瘤等鉴别。建立诊断不需 X 线检查，根据临床表现和体检即可。

【治疗方法】 非手术治疗仅用于较轻和早期患者，可先用支具将手指关节在伸直位固定，但数月后随病程进展，常需药物注射或手术治疗。

1. 胶原酶注射治疗[41-43]　这是近几年常用的方法，其效果和手术相似，故原来需用手术治疗的患者目前很多接受胶原酶注射治疗。如图 25-33A 所示，在纵向条束上相邻近的 3 个点注入胶原酶液，即将 0.58 mg 梭菌胶原酶（clostridial collagenase）稀释于 0.20~0.25 ml 生理盐水中。注射到指间关节附近用 0.20 ml 生理盐水稀释，注射到掌指关节附近用 0.25 ml 生理盐水稀释。用手触摸定位束带后，用 25 号针垂直刺入条束，注入 3 个点。用夜间伸直支具保护，1 天后患者再到门诊随访，医师用力帮助患者伸关节，使条束断裂，再继续用伸直支具保护 4 个月。研究表明，患者注射后第 1 天和第 7 天回到门诊随访，检查折断条束对治疗效果的影响，如果 1 个月后无效，可重复注射 1 次，再折断。

2. 掌腱膜切断术和掌腱膜切除术[43-46]　有经皮掌腱膜切断手术和掌腱膜切除手术两种。

(1) 经皮切断手术：用针刺破皮肤，进入条束口内后移动针尖，形成切割，使条束切断。经皮切断手术最适用于仅有单个条束的病例，尤其在掌指关节附近的单个条束，使用的是 19 号针尖（图 25-33B）。首先将条束的远侧部分切断，再向近侧移动切断，而不能先在近侧切断，因近侧切断后，条束张力减小，找不到远侧条束了。对于条束多，广泛存在，或术后复发，或有近指间关节挛缩，或有深在的手指侧方条束的病例不适宜使用。

(2) 切开手术：掌腱膜切断或切除术适用于任何严重程度的患者，手术用多个“Z”形手掌或手指掌侧切口（图 25-34），暴露位于皮下的条束后切断或切除之，注意分离和保护指神经血管或手掌的指总神经。如果手指关节挛缩，同时松解指间关节，如掌板关节囊。如果病变广泛，则将整个病变区域增厚的条束状的腱膜都切除，对挛缩或受累形成瘢痕的皮肤有时也需要切除，这时常需作“Z”形或 V-Y 皮瓣或局部旋转皮瓣来消灭缺损。

在掌腱膜切断或切除手术后需早期活动，使关节活动度恢复，常用保持手指伸直的支具固定，一般不需要手的康复锻炼，使用夜间手指伸直支具一般需延续到术后 3~4 个月。

对有严重掌指或近指间关节弯曲畸形的患者，作关节松解术后，应早期开始康复锻炼，使这两个关节的活动度恢复。掌腱膜挛缩手术后再发的病例不少，不少患者数年后需再次手术切断或切除再形成的束条。对于严重的近指间关节变化有时需作融合术。

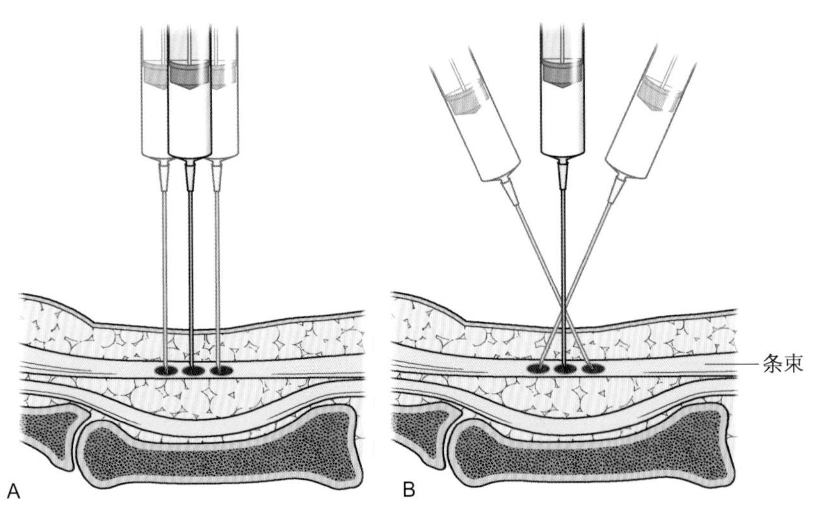

图 25-33　掌腱膜挛缩症的治疗。A. 胶原酶注射方法；B. 使用 19 号针尖的经皮掌腱膜切断手术。

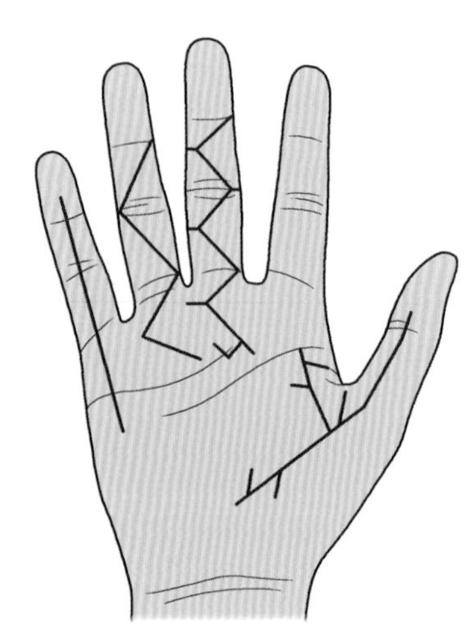

图 25-34　手术切口采用多个“Z”形手掌或手指掌侧切口。

参考文献

[1] Turowski GA, Zdankiewicz PD, Thomson JG. The results of surgical treatment of trigger finger. J Hand Surg Am, 1997, 22: 145-149.

[2] Benson LS, Ptaszek AJ. Injection versus surgery in the treatment of trigger finger. J Hand Surg Am, 1997, 22: 138-144.

[3] Freiberg A, Muljolland RS, Levine S. Nonoperative treatment of trigger finger and thumbs. J Hand Surg Am, 1989, 14: 553-558.

[4] Newport ML, Lane LB, Stuchin SA. Treatment of trigger finger by steroid injection. J Hand Surg Am, 1990, 15: 748-750.

[5] Patel MR, Bassini L. Trigger fingers and thumb: when to splint, inject, or operate. J Hand Surg Am, 1992, 17: 110-113.

[6] Patel RM, Chilelli BJ, Ivy AD, et al. Hand surface landmarks and measurements in the treatment of trigger thumb. J Hand Surg Am, 2013, 38: 1166-1171.

[7] Zyluk A, Jagielski G. Percutaneous A1 pulley release vs steroid injection for trigger digit: the results of a prospective, randomized trial. J Hand Surg Eur, 2011, 36: 53-56.

[8] Ha KI, Park MJ, Ha CW. Percutaneous release of trigger digits. J Bone Joint Surg Br, 2001, 83: 75-77.

[9] Fiorini HJ, Santos JB, Hirakawa CK, et al. Anatomical study of the A1 pulley: length and location by means of cutaneous landmarks on the palmar surface. J Hand Surg Am, 2011, 36: 464-468.

[10] Mishra SR, Gaur AK, Choudhary MM, et al. Percutaneous A1 pulley release by the tip of a 20g hypodermic needle before open surgical procedure in trigger finger management. Tech Hand Up Extrem Surg, 2013, 17: 112-115.

[11] Weiss AP, Akelman E, Tabatabal M. Treatment of de Quervain's disease. J Hand Surg Am, 1994, 19: 595-598.

[12] Witt J, Pess G, Gelberman RH. Treatment of de Quervain Tenosynovitis: a prospective study of the results of injection of steroids and immobilization in a splint. J Bone Joint Surg Am, 1991, 73; 219-222.

[13] Pantukosit S, Petchkrua W, Stiens SA. Intersection syndrome in Buriram Hospital: a 4-yr prospective study. Am J Phys Med Rehabil, 2001, 80: 656-661.

[14] Kaneko S, Takasaki H. Forearm pain, diagnose as intersection syndrome, managed by taping: a case series. J Orthop Sports Phys Ther, 2011, 41: 514-519.

[15] Budoff J. Tendon injuries and tendinopathies about elbow. In: Trumble T, Budoff J and Cornwall R, eds. Core knowledge in orthopedics: hand, elbow & shoulder. Philadelphia: Elsevier, 2006: 495-509.

[16] Pitzer ME, Seidenberg PH, Bader DA. Elbow tendinopathy. Med Clin North Am, 2014, 98: 833-849.

[17] Shamsoddini A, Hollisaz MT. Effects of taping on pain, grip strength and wrist extension force in patients with tennis elbow. Trauma Mon, 2013, 18: 71-74.

[18] Buchbinder R, Green SE, Youd JM. Systematic review of the efficacy and safety of shock wave therapy for lateral elbow pain. J Rheumatol, 2006, 33: 1351-1363.

[19] Durkow PD, Jatti M, Muddu BN. A comparison of open and percutaneous techniques in the surgical treatment of tennis elbow. J Bone Joint Surg Br, 2004, 86: 701-704.

[20] Nirschl RP, Pettrone FA. Tennis elbow. The surgical treatment of lateral epicondylitis. J Bone Joint Surg Am, 1979, 61: 832-839.

[21] Byram IR, Kim HM, Levine WN, et al. Elbow arthroscopic surgery update for sports medicine conditions. Am J Sports Med, 2013, 41: 2191-2202.

[22] Mishra A, Pirolo JM, Gosens T. Treatment of medial epicondylar tendinopathy in athletes. Sports Med Arthrosc, 2014, 22: 164-168.

[23] Engel J, Tsur H, Farin I. A comparison between K-wire and compression screw fixation after arthodesis of the distal interphalangeal joint. Plast Reconstr Surg, 1977, 60: 611-614.

[24] Dickson DR, Mehta SS, Nuttall D, et al. A systematic review of distal interphalangeal joint arthrodesis. J Hand Microsurg, 2014, 6: 74-84.

[25] Bales JG, Wall LB, Stern PJ. Long-term results of Swanson silicone arthroplasty for proximal interphalangeal joint osteoarthritis. J Hand Surg Am, 2014, 39: 455-461

[26] Takigawa S, Meletiou S, Sauerbier M, et al. Long-term assessment of Swanson implant arthroplasty in the proximal interphalangeal joint of the hand. J Hand Surg Am, 2004, 29: 785-795.

[27] Wagner ER, Luo TD, Houdek MT, et al. Revision proximal interphalangeal arthroplasty: an outcome analysis of 75 consecutive cases. J Hand Surg Am, 2015, 40: 1949-1955.e1

[28] Morrell NT, Weiss AC. Silicone metacarpophalangeal arthroplasty for osteoarthritis: long-term results. J Hand Surg Am, 2018, 43: 229-233.

[29] Neral MK, Pittner DE, Spiess AM, et al. Silicone arthroplasty for nonrheumatic metacarpophalangeal joint arthritis. J Hand Surg Am, 2013, 38: 2412-2418.

[30] Boeckstyns MEH. My personal experience with arthroplasties in the hand and wrist over the past four decades. J Hand Surg Eur, 2019, 44: 129-137.

[31] Dickson DR, Badge R, Nuttall D, et al. Pyrocarbon metacarpophalangeal joint arthroplasty in noninflammatory arthritis: minimum 5-year follow-up. J Hand Surg Am, 2015, 40: 1956-1962.

[32] Simpson-White RW, Chojnowski AJ. Pyrocarbon metacarpophalangeal joint replacement in primary osteoarthritis. J Hand Surg Eur, 2014, 39: 575-581.

[33] Carlsen BT, Bakri K, Al-Mufarrej, et al. Osteoarthritis in the hand and wrist. In: Neligan PC, ed. Plastic Surgery, 3rd ed. Philadelphia: Elsevier, 2013: 411-448.

[34] Eaton RG, Littler JW. Ligament reconstruction for the painful thumb carpometacarpal joint. J Bone Joint Surg Am, 1973, 55: 1655-1666.

[35] Braun RM, Feldman CW. Total joint replacement at the base of the thumb. Semin Arthroplasty, 1991, 2: 120-129.

[36] Rizzo M, Moran SL, Shin AY. Long-term outcomes of trapeziometacarpal arthrodesis in the management of trapeziometacarpal arthritis. J Hand Surg Am, 2009, 34: 20-26.

[37] Davis TR, Pace A. Trapeziectomy for trapeziometacarpal joint arthritis: is ligament reconstruction and temporary stabilization of the psudarthrosis with a Kirschner wire important? J Hand Surg Eur, 2009, 34: 312-321.

[38] Herren DB. 20 years of rheumatoid hand surgery: what did I learn? J Hand Surg Eur, 2018, 43: 237-249.

[39] Terrono A, Millender L, Nalebuff E. Boutonnere rheumatoid thumb deformity. J Hand Surg Am, 1990, 15: 999-1003.

[40] Nalebuff EA. Surgical treatment of tendon rupture in the rheumatoid hand. Surg Clin North Am, 1969, 49: 811-822.

[41] Foucher G, Medina J, Navarro R. Percutaneous needle aponeurectomy: complications and results. J Hand Surg Br, 2003, 28: 427-431.

[42] Hurst LC, Badalamente MA, Hentz VR, et al. Injectable collagnese clostridium histolyticum for Dupuytren's contracture. N Engl J Med, 2009, 361: 968-979.

[43] Shaw RB, Chong AK, Zhang A, et al. Dupuytren's disease: history, diagnosis, and treatment. Plast Reconstr Surg, 2007, 120: 44e-54e.

[44] Hovius SER. My 40-year perspective on hand surgery. J Hand Surg Eur, 2018, 43: 351-361

[45] Hovius SER, Zhou C. Advances in minimally invasive treatment of Dupuytren disease. Hand Clin, 2018, 34: 417-426.

[46] Soreide E, Murad MH, Denbeigh JM, et al. Treatment of Dupuytren's contracture. Bone Joint J, 2018, 100B: 1138-1145.

第 26 章
脑瘫或脑损伤后上肢功能重建

汤锦波

脑瘫（cerebral palsy，CP）是围生期小儿脑的不可逆损伤引起的上肢功能障碍。外伤、卒中引起的脑损伤也可造成不可逆损伤而引起上肢功能障碍，其表现和脑瘫引起的相似，但脑瘫常见于儿童，后两者多见于成人。在上肢其主要表现都是脑对上肢肌肉张力的抑制能力减弱或消失，上肢肌肉处于紧张状态，上肢内收、内旋、手紧握和肌张力增高。

脑瘫患者同时有上肢感觉功能减退，其智力和认知能力也有不同程度的减弱。脑瘫分成单一肢体瘫（monoplegia）、半侧瘫（hemjplegia）、双腿瘫（diplegia）、双腿一肢瘫（tetraplegia）和四肢瘫（quadriplegia）。

第一节 脑 瘫

小儿的脑瘫在围生期或生产时造成，常在 1 岁以前被发现。对小儿的临床检查应由小儿科医师、理疗师一起进行，并在小儿成长过程中不断跟踪。除进行上肢检查以外，其他方面的病情也应同时得到治疗。对于手外科医师，需要判断和决定的是，什么时间应作手术和作什么样的手术。

【临床检查】 临床检查应该包括运动能力、认知能力、手的自主位置、感觉和肌电图检查等。检查脑瘫患儿时，常由于手和上肢处于张力痉挛的位置而很困难，要检查患儿能否完成某些动作或有无某些肌肉的自主性收缩，需将肌肉收缩能力和肌肉张力增高而无自主收缩能力区分开。肌肉挛缩和关节挛缩可以并存，故关节被动活动能力的检查十分重要。观察患儿的上肢动作有助于判断。

临床主要表现为上肢肌肉处于紧张状态，上肢内收、内旋、拇指内收、腕和手指屈曲或手紧握及肌张力增高（图 26-1）。病史记录应包含以下几个方面[1-3]：①上肢在休息位置的姿势，这对于判断哪一组肌群张力明显增高极有帮助，这些张力增高的肌肉可作为肌腱转位动力来源的供体。②作肌腱转位术要求关节有足够的活动度，要记录关节的被动活动度，若关节没有足够的活动度不能进行肌腱转位术。③应记录患者手的基本动作，如在保持个人卫生方面手的动作能力。这是由于满足个人卫生需要是手术的基本目的，是对脑瘫患者或患儿很大的功能改善。

不同关节的检查重点如下。

1. 肩关节 如果处于内旋内收位，则提示需改善以更好地使用轮椅。肘关节检查时要注意肱二头

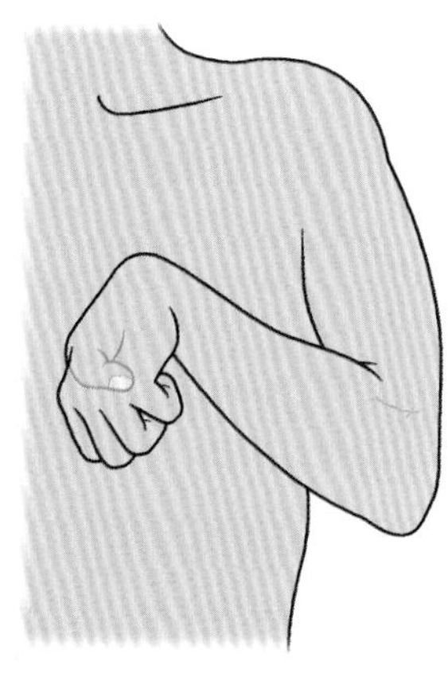

图 26-1 脑瘫患者的上肢典型畸形：上肢内收、内旋、拇指内收、腕和手指屈曲和肌张力增高。

肌和肱桡肌的功能，以了解痉挛的程度。前臂检查时了解旋前圆肌的功能和前臂旋转功能。腕关节在屈肌的作用下常处于下垂位，即屈曲位，这时要检查桡侧和尺侧腕屈肌的功能，以及尺侧腕伸肌的功能及张力程度。

2. 前臂和上肢　前臂和上肢屈肌的紧张性通常都很大，导致肘屈曲、腕屈曲和前臂内旋。通常腕关节完全屈曲时手指可以完全伸直，而在腕中立位，手指不能伸直。在腕伸直位，再被动伸指间关节，如果近指间关节被动伸直受限，则提示屈指浅肌腱紧张，但屈指深肌腱也可能同时紧张；如果近指间关节能伸，但远指间关节不能被动伸，则是指深屈肌紧张。

3. 腕关节　在腕屈曲和伸展位，检查握拳和放松能力。很难握拳常是由于伸腕张力很弱或不能伸腕所致；即使能握拳也不能有力地松开，是由于伸肌腱功能下降。患者常仅能在腕屈曲时松开拳头。

4. 手　手内肌紧张会使手在休息位时掌指关节屈曲，指间关节伸直，使用 Bunnell 试验可以了解手内收肌紧张症的存在。在掌指关节屈曲时近指间关节活动度比在完全伸直时的活动度大。

拇指的典型表现为拇指内收，处于手掌之中，即拇于掌（thumb-in-palm）位置。对于拇指需检查虎口有无挛缩，拇短展肌、拇短屈肌、第 1 骨间背侧肌和拇长屈肌有无紧张或挛缩。对于拇长展肌、拇短伸肌、腕伸和腕屈肌及拇长伸肌，也需在腕屈曲和伸展位分别检查。肌电图检查也十分有助于手术方法的选择。

【上肢功能恢复状态分级】 对于脑瘫后上肢功能恢复状态有不少方法可进行分级评判。Green 和 Banks 的方法后来由 Samilson 和 Morris 改良分成 4 级[3]。差：手仅有很轻弱的肌力，不能作抓握、放松动作或动作很差，控制握力弱。可：仅以手作为辅助手，不能作穿衣动作，不能作中等程度的抓握和松开动作，手仅有有限的控制能力。良：可用该手帮助穿衣、吃饭和作一般性动作，可较好地抓握和放松，手有很好的控制能力。优：能较好地用手作穿衣和吃饭动作，能有效地抓握和松弛，手的控制能力良好。

【康复治疗和术前准备】 手术前需作适当的理疗，以改善部分症状和肌力，或改善手的关节活动度。使用支具或系列石膏可以使紧张的屈肌在一定程度上得到纠正，包括纠正部分关节僵硬。使用支具还有助于了解手术的效果，如使用拇指外展支具有助于了解纠正拇与掌的畸形对手功能改善的可能或程度。对相应肌肉作肌电图检查可了解哪些肌肉可以用作动力源来纠正已有的畸形。

在考虑手术时，还要考虑患者的智力情况，若发现患者智力低下时，手术虽有价值，但要选择能改善患者发挥功能的相关动作的手术。

手术最佳时间一般在 6~12 岁[3]。因为 6 岁以后才有利于术前功能评估，尤其是术前手的使用状态。10 岁以后，手术仍可进行，即使对成人患者也可以手术，而且可使功能得到改善。对成人作手术需格外谨慎，因为很多代偿性生活习惯已经养成，手术不一定能改变，相反手术可能使手的功能受损。

【手术治疗】 脑瘫的手术目的是改善患者个人卫生处理能力、改善外观和改善部分功能，相关的手术包括关节囊松解术、肌腱转位术、肌肉切断和松解术、肌腱延长术或切断术等。

1. 肩部手术　肩部手术的目的是纠正或减缓肩内旋和内收。常用方法是肩胛下肌和胸大肌的延长或松解手术。偶尔在严重挛缩时会进行肱骨的旋转截骨术。冈上肌、冈下肌或小圆肌松解术可以减缓肩部肌张力，对于肩关节脱位患者可行肩关节固定术。

对于不能进行个人卫生处理相关动作的患者，进行肩内旋相关肌肉的松解很有帮助，但肩关节脱位或半脱位时不能进行，而应进行肩关节固定术。进行内旋相关肌肉松解术是在腋部上肢和肩的褶皱处作切口，暴露胸大肌，在肱骨大结节的胸大肌止点内侧的肌腱处作“Z”形切口，延长胸大肌肌腱；在小结节处暴露肩胛下肌腱，在该肌腱作“Z”形切口并延长。对于十分严重的上肢内旋患者，仅仅“Z”形延长肌腱可能无效，这时可以完全切断这两根肌腱[2, 3]。术后在肩外展外旋位使用支具或石膏固定 3~4 周，然后活动关节进行功能锻炼。

2. 肘关节手术　肘关节的主要问题是屈曲，二头肌、肱桡肌和肱肌都可能挛缩，关节囊也有挛缩。患者的肘关节常处于屈曲 90° 位，但只要肘关节不挛缩，肘关节可以被动呈伸直位，即可以手术。有两种手术方法：一个是松解跨越肘前方的肌肉，另一个是去除这些肌肉的神经支配。上述 3 个屈肌都可被松解，再加上旋前肌的松解或起点移位，常需切开或部分切除肘关节囊以减少挛缩。

可以选用肌皮神经切断术，对于仅有 30° 左右屈曲挛缩的患者很有效。注意术中同时检查肘关节囊的挛缩程度，需要时应切开。当然，术前可以用利多卡因阻滞肌皮神经，了解是否有助于肘伸直，可预料肌皮神经切断术有无术后效果。这一手术不可用于肘部功能仅仅依靠肱二头肌和肱肌的患者，不然切断肌皮神经后肘关节就会完全丧失功能。

对于肘部的肌肉手术，以延长二头肌、肱肌和肱桡肌为主要方法（图 26-2）。这些松解术可以使肘屈曲增加 30°~50°[4, 5]。方法是：作肘前方弧形切口，先将肱二头肌腱膜切断，将从肱二头肌和肱肌之间行走的前臂外侧皮神经牵开并保护好，在肱二头肌的内侧保护好肱动脉。肱二头肌腱显露后即可作“Z”形延长成形术。可作斜切口切开延长或作“Z”形切口，之后再缝合延长，也可作肌腱编织缝合，尽可能充分利用肱二头肌腱的长度，使肌腱延长的长度增加。之后再显露肱肌，在腱膜部分切开，对于严重挛缩者可切断肌纤维。如果术中发现肱桡肌有碍肘关节伸直，可将肱桡肌在肱骨的起点处游离，注意保护桡神经，其走行途径在肱桡肌的外侧。术后将肘关节置于屈曲 30°~40° 位，用支具或石膏托固定 4 周，之后可继续用石膏托或支具固定，但每天可以去石膏托或支具后进行 4~5 回肘关节屈伸锻炼，每回半小时至 1 小时。第 8~9 周后，可完全去除石膏托，夜间可以继续使用支具固定。

另一个有利肘部伸直的方法是屈肘肌分散切开延长手术。方法是：在肘前方作弧形切口，切开肱二头肌腱膜，显露肱肌，在肱肌肌腱上每隔 1 cm 作切口，这样能延长肱肌；再显露肱桡肌，将肱桡肌的前半部分在肱骨的起点处切开；再将肱二头肌腱近、远侧部分在内、外两侧分别切开，这样肱二头肌腱被部分切开后自然得到了延长（图 26-3）。

肘关节屈曲 40° 以上即应对其进行手术改善，如果屈曲 100° 以上则患者使用轮椅也有困难，应该

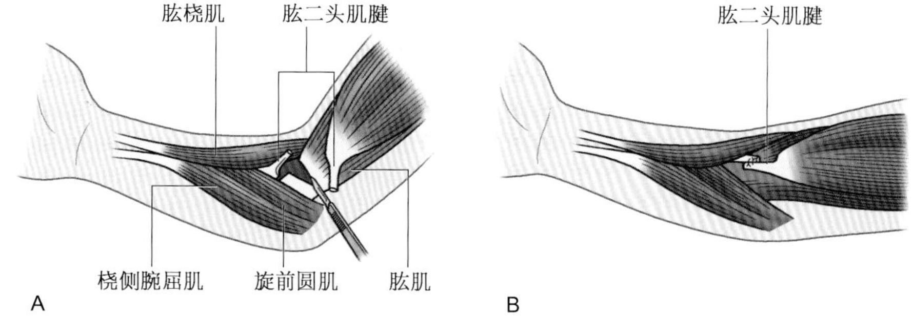

图 26-2 肱二头肌延长手术的方法：以斜切口切开延长或作“Z”形切口（A），之后再缝合延长部分（B）。

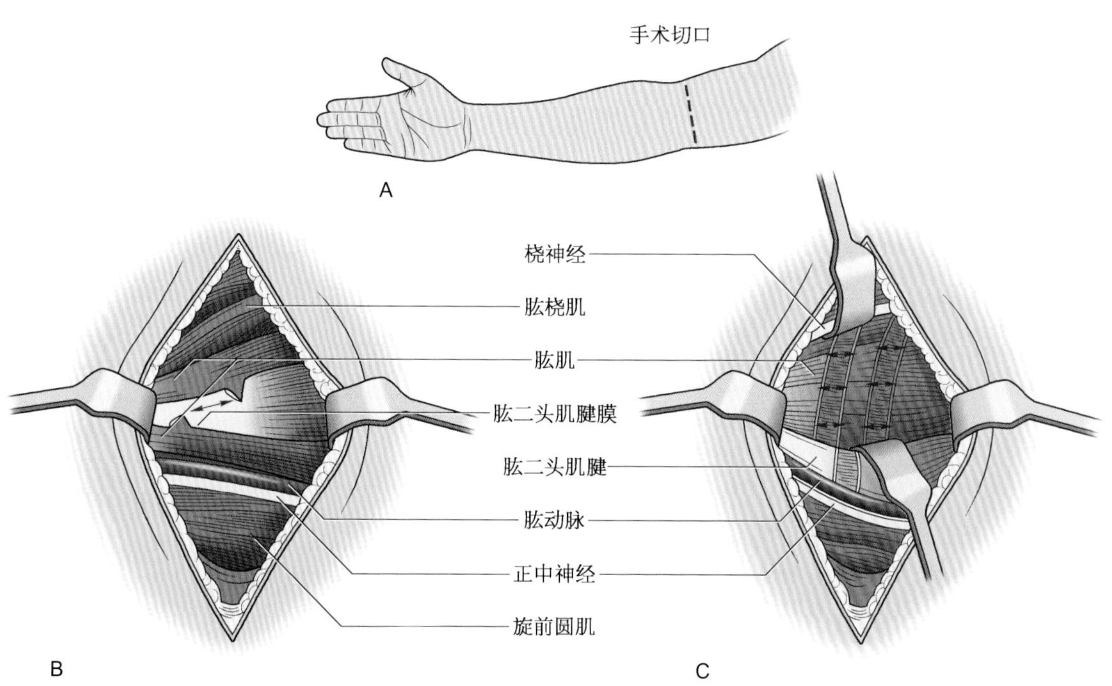

图 26-3 将肱二头肌腱近、远侧部分在内、外两侧分别切开，这样肱二头肌腱部分被切开后自然得到延长。A. 手术切口：横切口或“S”形纵切口；B. 肱二头肌腱近、远侧部分在内、外两侧分别切开；C. 肱肌也以相似方法切断得到延长。

手术将其改善到可以使用轮椅的肘关节屈曲 60°~80° 位。这时可以作肘前的横行或弧形切口，切开肱二头肌腱膜后，保护前臂外侧皮神经，切断后延长肱二头肌腱和肱肌、肱桡肌等，将肘关节置于屈曲 30° 位作肱二头肌延长后的缝合，再将肘关节以石膏托固定 4 周。对于 100° 以上的肘关节屈曲，通常可以改善 40°~50°，使患手可以操作轮椅，手也可在桌面上作简单的动作。

3. 前臂手术　在前臂主要解决旋前圆肌和旋前方肌的紧张或挛缩。由于前臂的特殊解剖学地位，要考虑先作腕部手术还是先作前臂手术，由于进行伸腕功能重建可以改善旋后，故可以先考虑进行伸腕功能重建，再进行前臂手术。对于前臂手术，可用的方法包括屈肌和旋前圆肌起点的游离松解术、旋前圆肌肌腱切断术和改道手术[3, 6, 7]。屈肌和旋前圆肌起点游离松解术适用于肘关节屈曲、腕关节屈曲及手指关节屈曲的患者，这一手术范围很大，会引起屈肌肌力减弱或导致旋前过度纠正，只能用于前臂功能十分有限的患者，这样即使肌力减弱，但能纠正一些畸形，并功能不会下降。手术方法是：在前臂尺侧上半部分作长 10~12 cm 切口，分离和保护好尺神经，将肱二头肌腱腱膜切开，保护好正中神经和肱动脉，将屈肌和旋前肌起点从肱骨内上髁和尺骨喙突骨膜上剥离，尤其是尺侧腕屈肌和指深屈肌。可以将这些肌肉一起游离，不需分辨。将拇长屈肌起点也从桡骨上剥离。在被动活动时，检查腕关节及 5 个手指关节，游离肌肉后这些关节易于伸直。手术后用支具或石膏托固定肘关节于 40°~50° 位，前臂旋后，腕关节于 30° 伸位，手指在休息位，共固定 4 周。4 周后可用支具间隔性保护固定，并开始理疗促进关节活动。由于存在关节挛缩，理疗有助于进一步提高这些关节的伸直能力或保持手术的效果。理疗需坚持 2~3 个月或更长时间。

对旋前圆肌止点处的游离松解，仅在该肌没有收缩能力，但该肌挛缩使前臂旋前的情况下进行。可以改变旋前圆肌的路径，方法是使该肌的肌腱穿过骨间膜再到止点，或者加行止点处肌腱的“Z”形切开延长术，止点仍然在原来的桡骨止点处。术后使用石膏托固定关节于伸肘旋后位 4 周，再以间歇使用的支具固定，并理疗 2~3 个月。术后 2 个月可完全去除支具固定。

患者伸腕和伸指能力差有以下原因：伸腕肌力弱、屈腕屈指肌力过强或肌挛缩和手指关节囊挛缩。在临床检查腕关节时必须同时检查手指伸的能力。检查方法是：检查者以手将患者的手腕放在中立位，检查腕屈曲位时手指的伸指能力。必须检查手指的屈伸功能及每个手指伸屈功能的差别。通常桡侧和尺侧手指的伸屈能力很不一样，应分别记录；拇指的伸屈又不同于其他手指，也要单独记录。

对于腕关节和手指关节伸的功能的恢复或重建，可以进行的手术为尺侧腕伸肌、尺侧腕屈肌、旋前圆肌或肱桡肌转位于桡侧腕短伸肌腱[5-7]。尺侧腕屈肌可以穿过骨间膜来转位（图 26-4），避免在尺骨的尺侧转位，因为那样腕尺偏会加剧。将肱桡肌转位于桡侧腕短伸肌腱是另一个常用方法[8]，只需在腕桡背侧作一个手术切口即可（图 26-5）。当腕关节囊挛缩时，可行近排腕骨切除术，这常需在肌腱转位手术以前进行。在儿童可以行关节融合手术。

将尺侧腕屈肌转位于指总伸肌腱，可以使伸指功能改善。伸指功能和伸腕功能相比稍次要一些，故上述手术应在能被动伸腕的情况下考虑。如果腕关节屈曲大于 20°，能主动伸腕，则可延长手指屈肌腱，切断或延长尺侧腕屈肌，以尺侧腕屈肌来加强指伸肌腱的功能。如果没有任何伸指能力，则用单纯切断尺侧腕屈肌，转位于指总伸肌腱的方法，也可以用旋前圆肌转位于桡侧腕短伸肌腱的方法。在

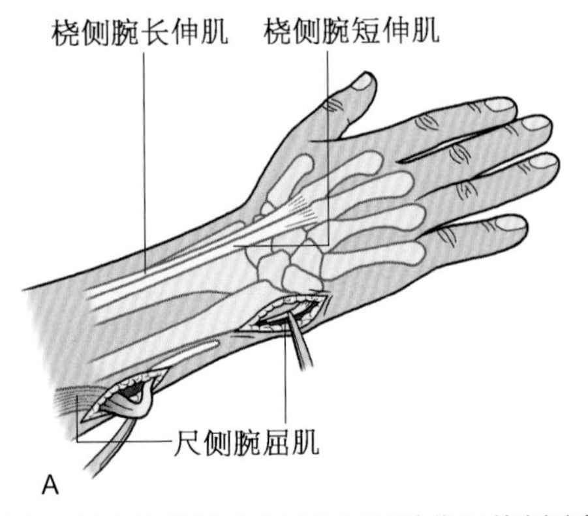

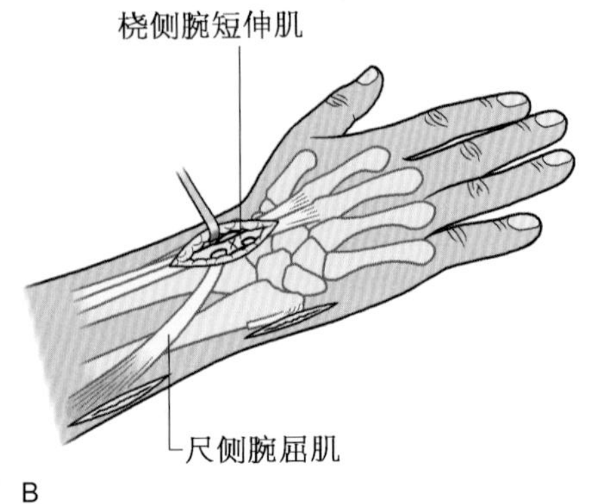

图 26-4　将尺侧腕屈肌在腕背侧或穿过骨间膜转位于桡侧腕短伸肌腱。A. 手术切口；B. 从腕背侧转位于桡侧腕短伸肌腱。

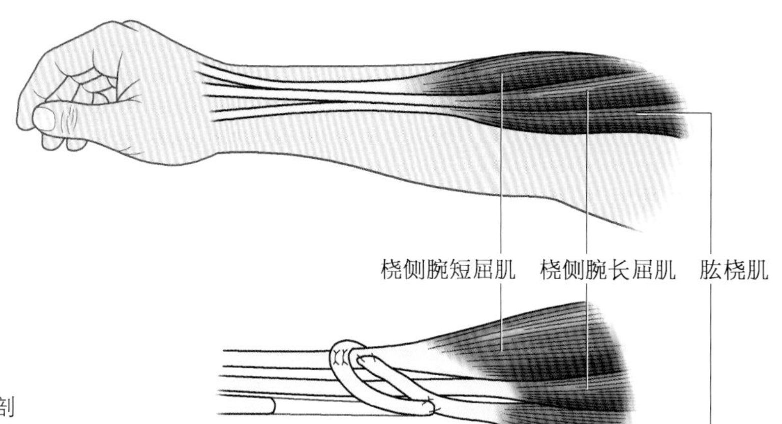

图 26-5　将肱桡肌转位于桡侧腕短伸肌腱的解剖和手术方法。

行移位手术时，张力姿势的设定是在重力作用下腕屈曲达到 20°。这可保证术后腕关节有适当的屈曲能力。术后用石膏托将腕关节固定于伸 30° 位 4 周，再用可拆卸的支具保护 1 个月，再用腕掌侧支具仅夜间固定 1 个月，并在术后 4 周后进行康复锻炼。

也可以用尺侧腕伸肌腱转位到桡侧腕短伸肌腱，这一转位手术用于腕关节尺偏、尺侧腕屈肌已被用来转位到指总伸肌腱时。转位尺侧腕伸肌腱的方法是，将其在第 5 掌骨底的止点切下，转位缝合于不作切断的桡侧腕短伸肌腱上。术后固定和康复方法同尺侧腕屈肌转位于指总伸肌腱的方法。作这一手术时应该同时行尺侧腕屈肌转位指总伸肌腱手术，或尺侧腕屈肌腱切断手术。

尺侧腕屈肌转位于指总伸肌腱是在患者没有或仅有很弱的手指伸指能力的情况下进行的。但在患者手指有伸指功能、但伸腕功能很弱的情况下，不需要也不适合进行该手术。同时，要在桡侧腕屈肌有一定功能时才能手术，不然主动屈腕功能将丧失。尺侧腕屈肌转位于指总伸肌的操作方法，与桡神经不可逆损伤时的转位方法相同，这里不再赘述。术后同样在腕伸 30° 位用石膏托固定 4 周，再用可拆卸的支具固定 4 周，之后仅夜间保护性固定数周。

在桡侧腕屈肌没有功能的情况下，不能用尺侧腕屈肌转位，可以用旋前圆肌转位于桡侧腕短伸肌腱。在尺侧腕屈肌已经转位于指总伸肌腱，而尺侧腕伸肌又不能用时，则用旋前圆肌转位于桡侧腕短伸肌。注意，由于旋前圆肌的收缩幅度小，在旋前圆肌张力大或挛缩时，该转位后产生的腕背伸运动会十分有限，这一手术也会增加肘的屈曲度。术后用石膏托将腕关节固定于屈曲 20° 位 4 周，再以和尺侧腕屈肌和伸肌转位同样的方法康复。

用肱桡肌转位于桡侧腕短伸肌可以增加 2~3 cm 的肌腱滑动，即增加 25° 左右的腕伸幅度。术后将肘关节呈屈曲 90° 和腕关节呈背伸 30° 位固定 4 周，再用可拆卸支具固定 4 周，并开始理疗。

4. 腕部手术　对于腕部的骨性手术，一般在上述肌腱和肌肉手术无效的情况下进行，如楔形截骨术、腕关节融合术，尤其在没有任何肌腱可转位行伸腕功能重建时，或上述肌腱转位后患者仍然不能伸腕时。注意行腕关节融合术可能使伸指功能减弱，这是由于截骨后伸肌腱的收缩能力减弱，并且对于腕屈曲才能伸指的患者，当腕关节位于伸位则失去了伸指功能。手术方法是去除桡腕关节的桡骨关节面，并去除腕骨的关节面及腕掌关节的关节面，用钢板固定腕关节。通常不需作髂骨移植，腕骨本身的松质骨能满足融合所需骨量。术后应固定到 X 线显示可靠的骨愈合位置为止。

对于腕和手指屈肌紧张的患者，腕的屈曲主要由尺侧腕屈肌紧张引起，桡侧腕屈肌紧张和指屈肌腱紧张也会对其产生一定影响。对于腕关节处于屈曲位时手指仍然不能伸直的患者，才需进行腕部手术，如果腕关节呈中立位或腕伸位，患者可以伸指则不需手术治疗。方法是作手指屈指肌腱延长术，会使肌肉收缩力量减弱，但会提高手的握力，这是由于腕伸功能同时得到了改善。仅仅对屈肌作分段小延长术，肌力减弱会较少。该手术用于手指在伸腕或中立位时不能完全伸直，但在屈腕时能伸直者，这是延长的较好方法。但对于在腕屈曲位手指仍然不能伸直的患者，作屈指浅肌腱转位于屈指伸肌腱可以改善患者的处理卫生能力，但对手功能的改善不明显。

屈指肌腱和旋前圆肌肌腱起点的游离和松解滑移手术，仅在不指望手指有较大功能改善时使用，手术可能不太有效。这时应该用肌腱的“Z”形延长或指浅屈肌转位至指深屈肌，分段小延长的方法。方法是：作前臂中份 4 cm 长的小切口，在屈肌肌腹和肌腱交界处作两个小的斜行切口将肌腱切断，相距 1 cm 左右，远侧的切口应有 2 cm 以上肌组织，肌肉和肌腱的连接处必须保持完整，术中不要过度纠正，以免使肌力下降和不能屈指。术后用石膏托固定腕关节于中立位 4 周，可以允许手指不受限制而活动，指导患者作伸手指的功能锻炼，第 5 周起用可拆卸的支具固定，术后 8 周即可去除任何支具。

“Z”形延长能使肌腱延长的幅度增大，常用于拇长屈肌腱的延长，不用于其他 4 个手指肌腱的延长。对于其他 4 个手指，作指浅屈肌腱至指深屈肌腱的转位手术同样有效果，而且更容易。在拇指作拇长屈肌腱延长时，应在腕关节呈中立位、拇指掌指和指间关节轻度屈曲时进行。注意伸腕时，拇指应该能够接近示指，而在屈腕时，拇指应该能完全置于手掌以外，这一状态为该肌腱延长的最佳状态。术后用石膏托或支具固定腕关节于轻度屈曲位、拇指于中立位 4 周，后用可拆卸的支具固定 4 周，然后可完全去除支具固定。

指浅屈肌转位到指深屈肌，是在前臂远份作纵切口或弧形切口，决定张力时将手指置于正常的屈曲弧线上，腕关节于中立位，掌指关节和近指间关节呈屈曲 45° 位。在伸腕 45° 时，手指应该能触及手掌，这是张力最合适的位置。转位时将指浅屈肌腱以侧侧缝合的方法缝合于指深屈肌腱，再在缝合处以近切断指深屈肌腱，以远处切断指浅屈肌腱[1, 3]（图 26-6）。手术后用石膏托固定 4 周，于腕关节中立位、掌指关节屈曲 90° 位，近指间关节伸直位，之后再用可拆卸的支具固定 4 周，并开始理疗锻炼。

5. 拇指手术 对于拇指位于手掌的畸形的矫正，可根据严重程度来决定治疗方法[9-12]。治疗的目的是纠正 4 个主要畸形中的数个或全部，即松解拇指屈指或内收肌的紧张或挛缩、增加拇指伸指肌或外展肌肌力、稳定拇指掌指关节和松解虎口的皮肤挛缩。

由于拇指相关的手内肌都挛缩，故要纠正拇长收肌、第 1 骨间背侧肌和拇短屈肌的挛缩[9, 10]。如果拇指掌指关节屈曲不很严重，则拇短屈肌可能挛缩得不太明显，故其他两个肌肉应该为治疗的重点。松解第 1 骨间背侧肌起点（图 26-7），拇短收肌等肌肉的松解可在其起点或止点处（图 26-8）。应该加强拇指的伸肌功能，方法是用肱桡肌、掌长肌、桡侧或尺侧腕屈肌或桡侧腕长短伸肌或指浅屈肌的一两个来加强。这些肌肉并不一定都存在有效肌力，故要选择其中的一两个来作转位的动力来源。可以作肱桡肌至拇短伸肌腱的转位[8]（图 26-9），也可以改道拇长伸肌腱，与拇长展肌或拇短伸肌缝合，以加强伸指功能（图 26-10）。也可以将指浅屈肌腱和拇长伸肌腱缝合，加强伸拇指功能（图 26-11）。在作这些手术时，可考虑作拇指掌指关节融合术，由于这些手术可以使拇指掌指关节过伸畸形。如果拇指掌指关节能被动过伸 20° 以上，则要考虑同时作该关节融合手术。不宜进行第 1 腕掌关节融合手

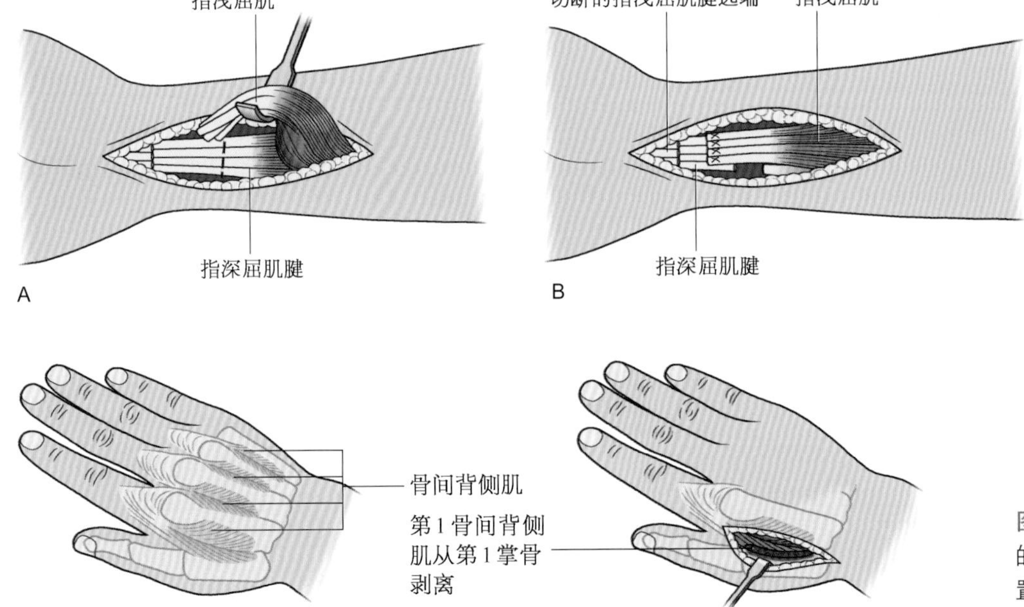

图 26-6 指浅屈肌至指深屈肌的转位手术。A. 将指浅屈肌腱以侧侧缝合的方法缝合于指深屈肌腱；B. 再在缝合处以近切断指深屈肌腱，以远处切断指浅屈肌腱。

图 26-7 第 1 骨间背侧肌的剥离松解。A. 解剖位置；B. 剥离松解方法。

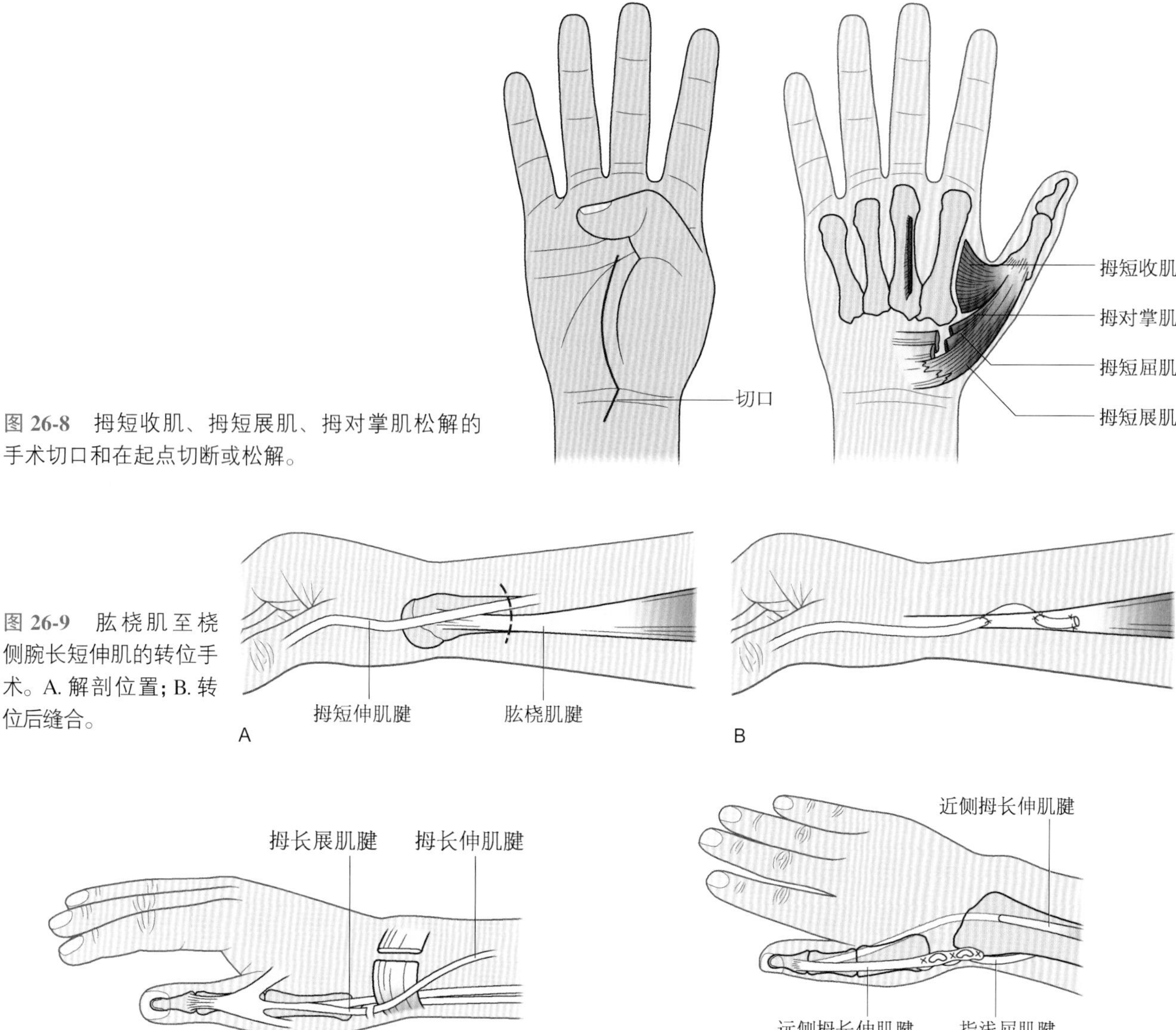

图 26-8　拇短收肌、拇短展肌、拇对掌肌松解的手术切口和在起点切断或松解。

图 26-9　肱桡肌至桡侧腕长短伸肌的转位手术。A. 解剖位置; B. 转位后缝合。

图 26-10　改道拇长伸肌腱，和拇长展肌或拇短伸肌缝合，以加强拇指外展和伸指功能。

图 26-11　将指浅屈肌腱和拇长伸肌腱缝合，加强拇指伸指功能。

术。这一手术不利于手的抓握功能，而作掌指关节融合术有利于动作的稳定性，不会使手的整体功能受损。

如果没有可用的动力来外展拇指，可将拇外展肌和桡侧腕屈肌肌腱缝合，能起到肌腱固定作用，屈腕时可以外展拇指，使拇指有一些功能。对于虎口的皮肤挛缩，常用多个“Z”形术来扩大，扩大虎口后则可进一步松解拇指相关的手内肌。方法是在大鱼际肌表面作弧形切口，将拇长收肌在第 3 掌骨的止点处切断，使肌肉松解。此时注意在解剖该肌肉近侧半时，需保护好掌深弓和尺神经在肌肉中的分支。如果存在拇指掌指关节屈曲畸形，则将拇短屈肌也从掌侧腕关节的韧带上切断游离。向拇指背侧延长切口，可以将第 1 骨间肌从拇指掌骨的背侧切断游离。注意在第 1 掌骨底需保护拇指的主要动脉。术后用石膏托或支具将拇指置于中立位、外展位固定 4 周，再用可以拆卸的支具 4 周，并开始理疗。

也可以不作拇指相关手内肌起点处松解手术，而作这些肌肉止点处切断或延长手术。比如，在拇短伸肌腱止点处作“Z”形延长，将拇收肌斜头或横头在拇指掌骨止点处切断或游离，也可作分段延长手术，但分段延长手术的效果不易预料，因为这个手术没有完全止点处切断手术的效果明显。第 1 骨间肌在拇指掌骨的止点也可被切断和游离。如果需作拇指掌指关节融合术，则以克氏针固定融合于屈曲 10° 左右位置。手术后 5~6 周可拔除克氏针，再以拇指外展位用石膏托固定 4 周，之后再用可拆卸支具固定 4 周，并进行理疗。

对于拇长伸肌腱的改道手术以两个手术切口进行，一个在 Lister 结节处切开暴露拇长伸肌腱，另一个在拇指掌指关节背侧暴露该肌腱，在掌指关节背侧切断该肌腱，同时切断 10 mm × 4 mm 的一束伸肌腱腱膜。从近侧切口抽出该肌腱，将拇长伸肌腱绕到拇长展肌腱的外侧，再经拇指掌指关节囊上的切口，缝合于关节囊的外侧上方（图 26-10）。如果掌指关节可以被动过伸，可缝合于拇指掌指关节偏掌骨方向的外侧，以减少拇指过伸。肌腱缝合时要有足够张力，以保持第 1 掌骨处于背伸位置。术后将拇指处于张大位用石膏托或支具固定 4 周，固定姿势是第 1 掌骨最大限度地背伸外展，掌指关节屈曲，腕伸 30°。以后再用可拆卸支具固定 4 周，并开展理疗锻炼。也可将拇长伸肌腱缝合于伸肌腱支持带上，起腱固定作用[8]（图 26-12）。

选用拇长屈肌进行外展功能重建，其指征是拇指外展紧张和拇长屈肌紧张，而拇长伸肌没有功能不能用于转位。在患者捏的功能很弱时不能作该手术，因为这会使已经很弱的捏的动作缺失。方法是取第 1 掌骨到拇指指间关节水平的切口，在末节指骨水平切断拇长屈肌腱，切断处以远的肌腱留作腱固定作用，可以将远侧的肌腱和指间关节囊、掌板缝合（图 26-13）。

在前臂掌侧的桡侧腕屈肌腱的桡侧作切口，找到拇长屈肌腱，把远端已切断的该肌腱拉出，然后将该肌腱同上述腕长伸肌腱改道一样，经皮下隧道送到拇指掌指关节囊的外侧，作加强缝合（图 26-13）。术后以拇指外展、腕屈曲 30° 位用石膏托固定 4 周，再用可拆卸支具固定 4 周，并开始理疗。

拇长展肌腱和拇短伸肌腱交织缝合的方法是经腕背第 1 间隔处切口将两肌腱缝合。也可在拇长展肌第 1 掌骨底的止点处将两肌腱交织缝合，而不是在第 1 间隔的位置缝合。术后用石膏托或支具固定拇指在完全外展伸直位、腕关节伸 30° 位 4 周，再用可拆卸支具固定 4 周，并开始理疗。

拇长伸肌腱改道手术在手内肌松解的同时进行，在术前要检查拇指指间关节的主动伸直能力，以确

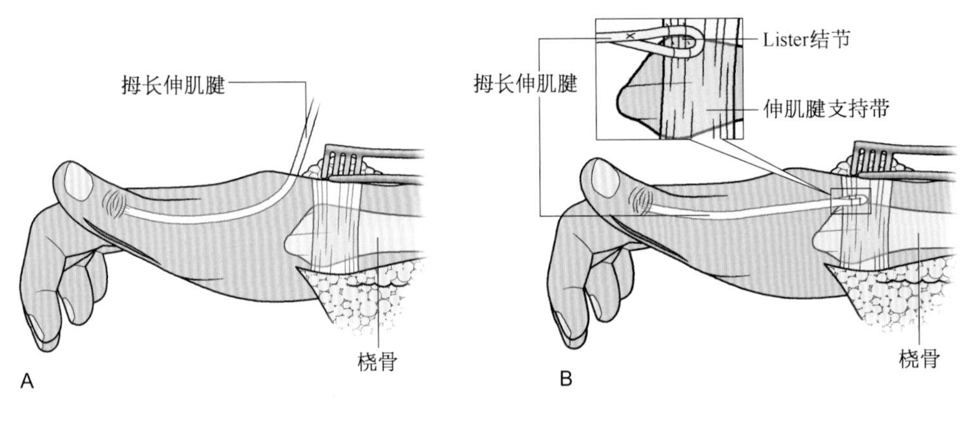

图 26-12　也可将拇长伸肌腱缝合于伸肌腱支持带上，起腱固定作用。A. 解剖；B. 手术方法。

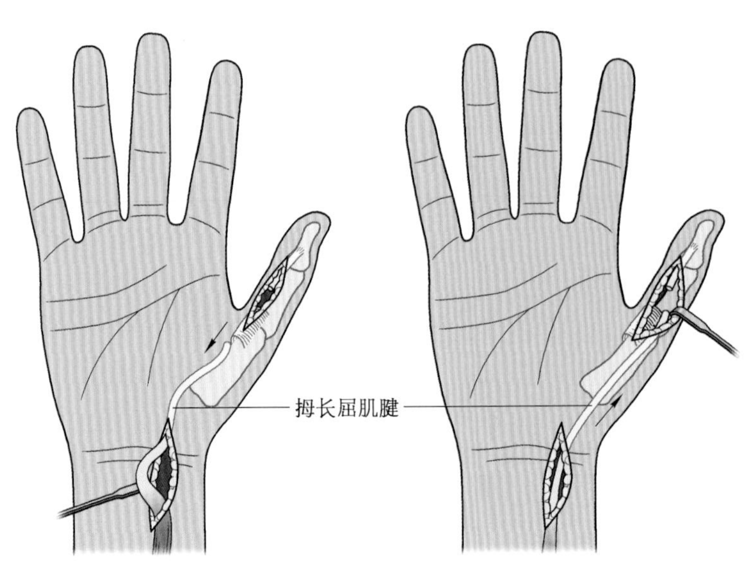

图 26-13　拇长屈肌腱转位进行拇指外展功能重建的方法。

定该肌腱有无功能。方法是，在 Lister 结节处作切口，将拇长伸肌腱找出，在第 1 背侧间隔以远作 2 个切口，找到拇长展肌腱，将该肌腱作一纵劈，形成一个肌腱束，绕到拇长伸肌腱，将拇长伸肌腱切口的远侧部分游离，以便其力线改变。此时拉拇长伸肌腱，如果能使拇指伸和外展，而不造成拇内收和拇指指间关节背伸，即达到了改道的目的。应同时以克氏针固定第 1 腕掌关节 4~5 周。术后在拇指张大位，用石膏托或支具固定 4 周，然后去除克氏针，再用可拆卸支具固定并开始理疗。应进行 3 个月左右的理疗，包括在阻止拇指内收的位置作拇指动作的锻炼。

肱桡肌至拇短伸肌腱的转位用于拇长伸肌腱不能用，且拇指没有伸和外展功能。方法是在桡骨茎突以近 3 cm 处作一纵切口，找到肱桡肌肌腱，在其止点处游离，在腕背第 1 间隔处找到拇短伸肌腱。注意区别拇短伸肌腱和拇长展肌腱，前者能伸拇指掌指关节，后者不能，被动牵拉两个肌腱即能分辨。将腕部拇短伸肌腱的近端切断，和肱桡肌腱作编织缝合。由于肱桡肌腱并不长，故选择拇短伸肌腱肌腹和肌腱交界处更有利于编织缝合。在腕关节呈中立位屈肘时施以最大张力缝合，张力要越大越好。术后的固定和理疗同上述腕长伸肌腱改道手术。

6. 手内肌手术　手内肌挛缩和手指鹅颈畸形是影响手指功能的病理基础，临床表现为掌指关节屈曲、指间关节伸直，以后形成鹅颈畸形。有 3 种手术方法：手内肌游离后滑移手术、尺神经切断术和手内肌分段切开术。尺神经切断术可解除手内肌的紧张性，但不去除手内肌已经挛缩后形成的手畸形。该手术影响所有尺神经支配的手内肌，没有选择性 [3]（图 26-14）。术前可作尺神经阻滞，以了解这一术式的预期效果。对于近指间关节过伸畸形，可以用指浅屈肌腱转位到背侧起腱固定作用来矫正，指浅屈肌腱的近侧可以和 A2 滑车缝合，达到固定目的。

骨间肌滑移手术的目的是纠正掌指关节的屈曲，提高患者卫生处理能力。方法是，在第 2~3、第 4~5 指的掌骨中份作两个切口，牵开伸肌腱后在骨膜下剥离背侧和掌侧骨间肌的起点，被动伸指间关节，屈近指间关节，如果伸掌指关节仍然很困难，则加用克氏针固定掌指关节于伸直位。术后以石膏托或支具固定掌指关节于伸直位 4 周，此时，可拔除克氏针，4 周后再用可拆卸支具，并开始理疗。

尺神经切断术是在 Guyon 管内找到尺神经深支，即运动支，切断 [1, 3]（图 26-14）。这个手术也可以在局部麻醉无止血带下进行，手术中就能看到肌肉筋挛的缓解效果。手内肌分段小切口延长手术是经手掌远侧横纹切口，将 4 个手指的骨间肌肌腱暴露，根据不同手指掌指关节屈曲畸形程度分段切开相关肌腱及肌腱和肌腹交界处，对骨间掌侧肌和背侧肌可同时切断或分段延长 [1, 3]（图 26-15）。术后不需固定，可进行早期活动锻炼。对伸肌腱中央束也可行切断术，这有利于纠正鹅颈畸形。此时可加用指浅屈肌腱改道到背侧的腱固定手术，或者固定于近节指骨，帮助纠正鹅颈畸形 [1, 13]（图 26-16）。

如果掌指关节严重畸形，有骨性改变，上述手术无效，可以行掌指关节融合固定手术。固定的角度从示指到小指分别以 20°、25°、30°、40° 为最佳。方法是去除关节面后用克氏针固定或钢板固定，术后外固定 5~6 周至完全融合。骨愈合后去除克氏针，

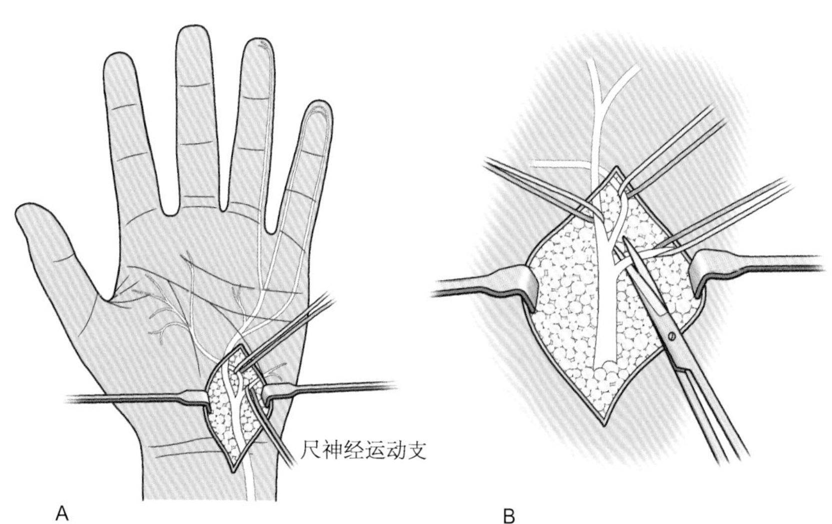

图 26-14　尺神经运动支切断术。A. 手术切口；B. 切断运动支。

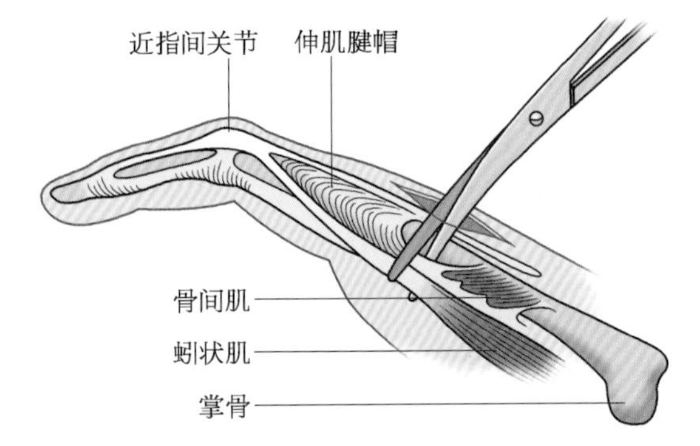

图 26-15 切断或分段延长骨间掌侧肌、背侧肌和蚓状肌腱。

钢板可以拔除或不予拔除。

在一些国家，脑瘫患者是集中在专门的医院或有专门的小儿科医生、骨科医生和康复师队伍的医疗机构接受治疗。患者也在这些机构长期生活，得到医疗和照顾，这在日本、瑞士等国家已经开展很多年。经典肌腱转位方法变化不大，但是肌腱侧侧缝合近年在临床上经常使用。在瑞士的专门治疗中心也有不少治疗的新方法，在功能评价上采用世界卫生组织的ICF功能评价，可以参见相关文献[14-22]。

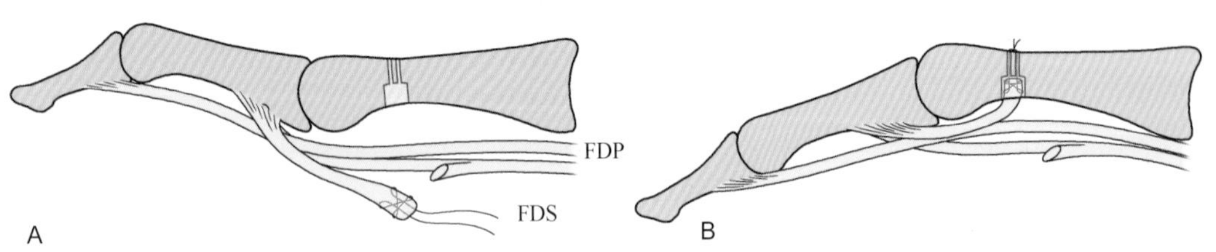

图 26-16 将指浅屈肌腱改道到背侧或固定于近节指骨。A. 切断指浅屈肌腱；B. 改道到背侧。

第二节 卒中或脑损伤后上肢功能重建

【临床表现】 卒中或脑损伤引起的上肢功能障碍和前述的脑瘫有相似之处，但成人居多，卒中患者的年龄更大，患者常常不知道手术可以改善功能，很迟才到手外科就诊，内科医生也没能及时转诊[1, 2]。而尽早手术可以减少肌肉萎缩或骨性畸形，效果会好些。

卒中后可引起肢体运动、感觉和协调等方面的异常或功能丧失。脑损伤后可有不同程度的上肢功能丧失，这些损伤后的上肢都有一些代偿能力，但通常手术有助于功能改善。

【手术时机】 手术时机不宜过早，神经功能在早期可以恢复一些，多在12个月内，手术应在患者没有任何恢复的情况下进行。临床表现为肌力增加，上肢各关节屈曲或内收畸形并且肌力很强（图26-17），X线显示有异位骨化形成。随着时间的推移，患者不能恢复的屈侧肌力可以越来越强，出现掌指关节屈曲畸形和拇与手掌畸形。

【保守治疗】 对于肌力过强的患者可以使用口服药来缓解，也可加用石膏托、管形石膏或支具来矫正，还可以用局部注射来阻滞神经干或主要神经的功能，或用肉毒毒素（botulinum toxin）来解除紧张性。

【手术方法】 和治疗脑瘫的手术很相似或一样，基本方法同样是肌腱转位、肌肉肌腱延长或切断松解和运动神经干切断手术，故本节仅仅比较简单地叙述。

1. 肩关节内收畸形 可以行肩关节囊松解手术。在肩关节处将肱二头肌腱切断后反折，缝于其接近喙突的止点处，以保持肩外展，纠正内收畸形。可以手术游离冈上肌在肩胛骨的起点来减少处于外展位的肩挛缩，以及游离肩胛下肌等减轻肩内收的紧张程度。

2. 肘关节畸形 行肘前方的肱二头肌腱延长手术加肱桡肌部分切断，以及切断部分前臂屈肌起点处，有利于肘关节伸直，但一般很难恢复到完全伸肘位。如果伸肘达30°~40°位，肘关节功能已经可以基本满足需要，达到了手术的目的。方法是，作

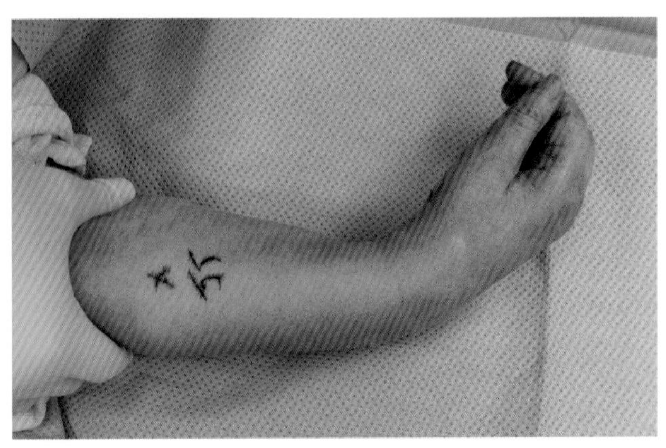
图 26-17 卒中后上肢各关节屈曲或内收畸形并且肌力增强。

肘前方弧形切口 8~10 cm，“Z” 形延长肱二头肌肌腱部分 3~4 cm（图 26-18），再加强缝合，同时松解周围任何阻止伸肘到 30°~40° 的肌肉组织，也可部分切除肘关节的掌侧部分。对尺神经可作前置手术。在有异位骨形成的情况下，可切除异位骨组织。

3. 前臂肌紧张　常以前臂肌肉分段切开手术延长屈肌腱，可以在肌腱和肌腹交界位置多处切开肌腱，这样肌腹仍然相连，仍然有收缩能力，但手指容易张开，腕也容易伸。可以在旋前圆肌作这样的手术，也可以同时对指深浅屈肌、旋前方肌进行如此延长手术。还可以同时行肱二头肌改道手术，以纠正旋前、旋后畸形。方法是，保留肱二头肌在桡骨止点处的止点，但切断肌腹和肌腹交界处的下半束，再从中央劈开，绕在桡骨颈处，再相互缝合。这有利于前臂旋前，达到增加前臂旋前力量的目的。术后用石膏托或支具将前臂固定在中立旋转位 4 周。

4. 腕部畸形　由于屈腕肌张力增强是常见的表现，检查时在皮下可见尺侧和桡侧腕屈肌腱呈弓弦畸形状态。手呈握拳或半握拳位，拇指尖或指甲可以握在手掌中心位置，手很难完成日常生活的动作。

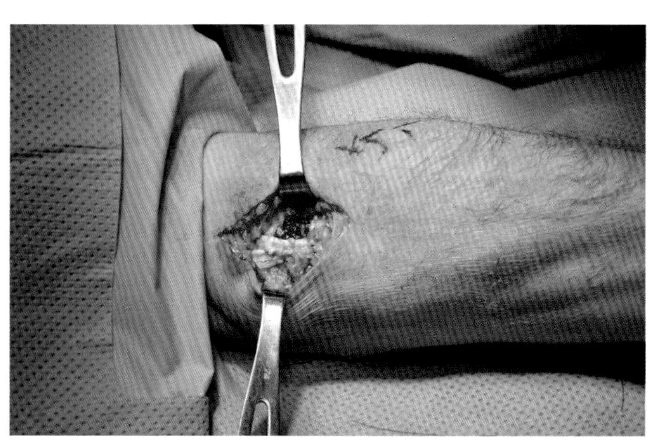

图 26-18　“Z” 形延长肱二头肌肌腱部分 3~4 cm，使肘可以伸展。

检查时要区别是屈腕肌还是屈指肌张力增高造成的腕屈曲位。将手指放在握拳位，而被动屈伸腕关节可检查腕屈肌的紧张程度，对于腕关节活动的幅度、速度、运动时光滑程度均应记录，可提示肌肉收缩力增加的程度和可改善的能力。

可以考虑注射肉毒毒素来减少前臂肌肉的收缩力。如果前臂严重畸形，时间已经很长，可以作近排腕骨切除术，这也可以纠正腕屈曲畸形。常用的手术方法如下：①前臂屈肌分段切开延长术：可用于尺侧和桡侧腕屈肌。在肌腹中部水平，仍然可见肌腱，切断肌腱，肌腹仍相连，起到延长该肌的目的（图 26-19）。术后不需作保护性固定，但是避免被动伸腕动作 4~5 周，6 周后开始恢复手的使用。②腕伸肌腱延长手术：在腕伸肌肌力增高时，表现为腕过伸畸形，一般状态下伸腕 0°~40° 时不需作该手术，对于超过 40° 的腕过伸患者，才需作腕伸肌腱延长手术。这样的患者比较少。手术方法和屈肌延长手术相似。③腕屈肌松解和腕融合手术：在腕部作切口，暴露掌长肌、尺侧和桡侧腕屈肌肌腱后横行切断。这一手术可以单独进行，以纠正腕关节畸形，也可以和腕关节融合手术一起进行。指征是腕骨有畸形，病程长，切断肌肉后不能纠正畸形或纠正不明显。

5. 手部畸形　主要解决手握拳位的情形，患者的手不容易分开，也不容易抓物，主要由于指深、浅屈肌的张力增高所致。如果远指间关节屈曲明显，则可能单独或主要为屈指深肌的张力增加所致。手术方法如下：①指深或指浅屈肌肌腹部分肌腱分段切开延长术是常用方法 [1]。②有时需同时行旋前圆肌、旋前方肌延长手术。注意有时拇长屈肌腱也需这样延长。术后在腕背侧用石膏托或支具固定，防止腕背伸 4 周，进行过度牵拉手指屈肌的锻炼，手

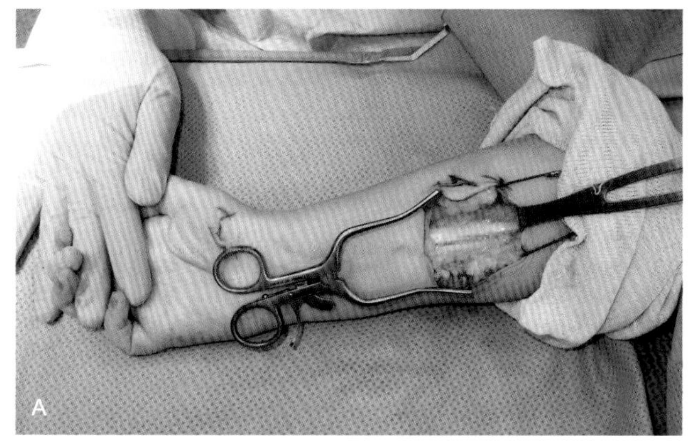

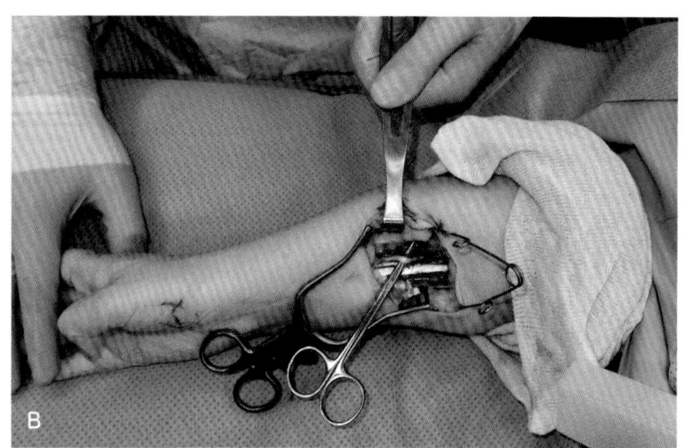

图 26-19　前臂屈肌肌腱分段切开延长术。A. 手术暴露；B. 肌腱切开后被动伸指的情况。

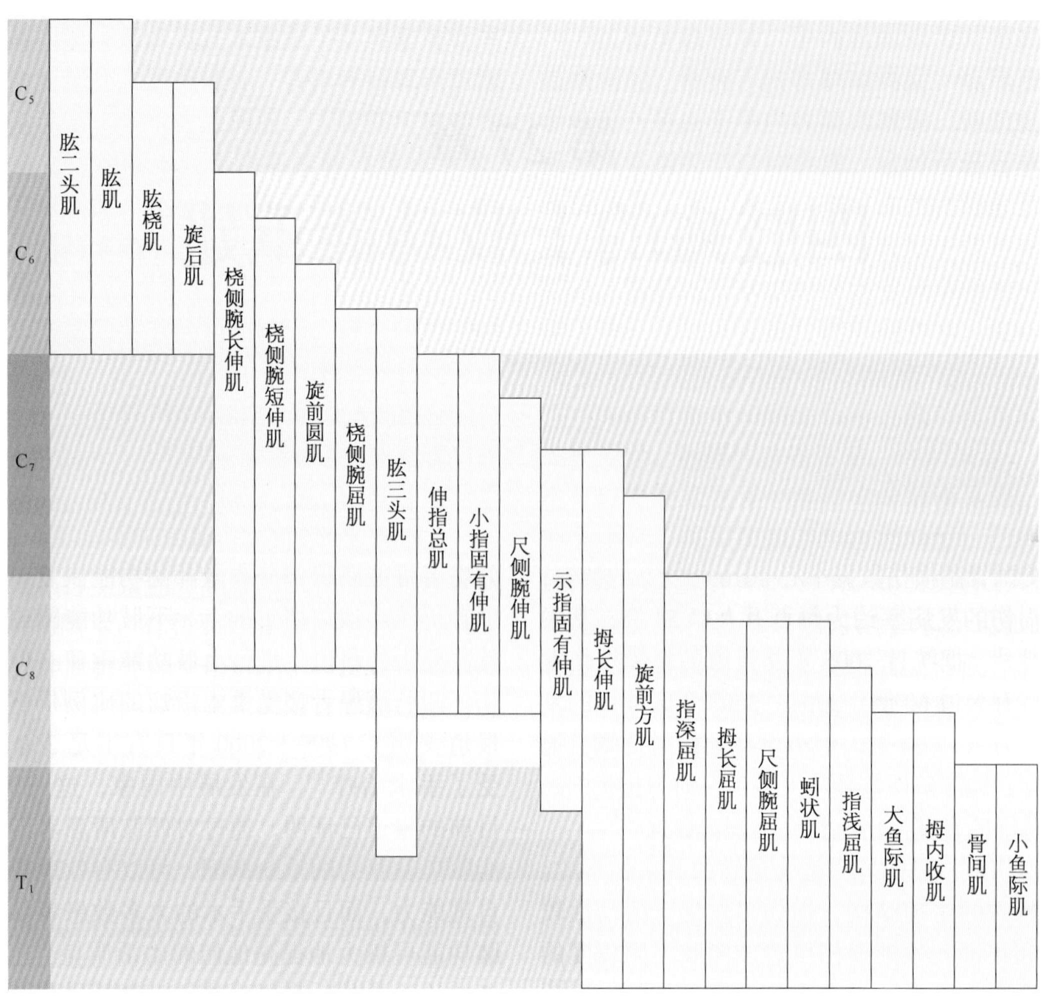

图 27-1 Zancolli 总结的上肢肌肉的脊髓节段支配图。

神经功能多保持正常。损伤节段的神经多无功能，出现运动障碍及反射功能改变，同时神经相应的支配区域出现感觉障碍。损伤节段以下的下运动神经元完好，可出现痉挛性瘫痪，否则一般为迟缓性瘫痪。脊髓损伤经过治疗后，大部分患者会获得一部分的功能恢复，之后进入稳定期，最终遗留无法恢复的功能障碍。

肌力是神经功能评定的重要指标，其评估常使用 Lovett 也就是英国医学研究理事会（The Medical Research Council，MRC）分级法。肌力恢复情况细分等级表在 Lovett 分级法的基础上根据运动幅度和施加阻力等进一步细分，以弥补 Lovett 分级法的不足（表 27-1），由 Ditunno 和 Waters 等在 Lovett 即 MRC 肌力标准上细化，评估上肢肌力的恢复情况[8, 9]。研究发现 C_5 节段脊髓损伤的患者，如果在伤后 1 周肌力可维持在 2~5 级，则 C_6 以下平面的肌肉最终都可达到 ⩾ 3 级的功能性肌力。而损伤 1 个月后肌力在 1 或 2 级的肌肉，一年后有超过 80% 的肌肉可能会达到 3~6 级肌力。若患者在伤后 30 天左右肌力可达 2 级以上，半年后大多数的肌力都可完全恢复[10]。

【历史回顾】 20 世纪 60 年代以前脊髓损伤的治疗水平有限，又因其常伴有严重的并发症甚至死亡，使当时的医生不能有效地提供针对性的治疗方案。随着医疗水平的不断提高，脊髓损伤的预后好转，故为提高患者的生活质量而进行肢体功能重建显得尤为重要。1948 年 Bunnell 首先应用肌腱移位治疗四肢瘫患者的上肢功能障碍，之后半个多世纪，Zancolli、Moberg 等进一步完善了肌腱移位的治疗效果[11-14]。通过病例的积累和随访，肌腱移位手术重建四肢瘫患者肢体功能的价值逐步得到认可。然而，相对于其他神经损伤（如周围神经损伤）的研究，四肢瘫功能重建的研究仍较少。但随着重建技术的完善和新技术的出现，目前多数医生认为只要病例选择合适，手术设计和操作得当，配合系统的康复治疗，四肢瘫患者的肢体功能可得到显著改善。

表 27-1　肌力恢复情况细分等级表

等级	特　征
0	无任何肌肉收缩
1	触诊能发现有肌肉收缩，但不引起任何关节的运动
2^-	消除重力影响时能活动，但活动范围为 50%~100%
2	不能对抗重力，但在消除重力影响后能作全范围运动
2^+	能对抗重力运动，但运动范围小于 50%
3^-	能对抗重力运动，但活动范围为 50%~100%
3	能对抗重力运动，能完成全范围活动，不能对抗任何阻力
3^+	能对抗重力运动，能完成全范围活动，在运动末期能对抗一定阻力
4^-	能对抗阻力，但活动范围为 50%~100%
4	能对抗阻力，能完成全范围活动，但阻力达不到 5 级
4^+	在活动的初、中期能对抗阻力，能完成全范围活动，但达不到 5 级阻力，在末期能对抗 5 级阻力
5^-	能对抗与正常相应肌肉相同的阻力，但活动范围为 50%~100%
5	能对抗与正常相应肌肉相同的阻力，且能作全范围活动

注:“+”和“−”表示被测肌力比评估级稍强或稍弱。

在我国，四肢瘫患者接受手术治疗的比例同样较低，开展相应手术的医疗单位也较少。但随着康复医生、外科医生和患者对手术治疗的逐步关注，以及对其效果的认可，手术治疗在我国亦开始被逐步推广。颈髓损伤的四肢瘫患者以年轻人为主，并且约有 2/3 的患者保留了 C_6 神经根以下的功能，其中约 3/4 的患者希望重建手和上肢功能（数据来源于笔者的临床经验）。报道显示四肢瘫患者的上肢功能重建术后，生活质量得到了明显改善[6]。

【手术类型】 肌腱移位术是四肢瘫上肢功能重建的最主要术式。对于上肢不全瘫痪的患者，利用上肢残存的肌肉和肌腱来重建患者所需的前臂和（或）手部功能，是行之有效且相对可靠的方案。自 1970 年 Moberg 为上肢几乎无功能的四肢瘫患者进行功能重建以来，肌腱移位术不断发展和成熟[15-38]。而对于腕部和手部等小关节的功能重建，肌腱固定术（利用肌腱固定效应）和关节融合术（稳定关节的作用）是肌腱移位术的补充，可进一步改善功能。近年来亦有部分学者采用神经移位术进行四肢瘫上肢功能重建，并取得一定效果。

1. 肌腱移位术　肌腱移位术在重建肢体功能方面非常有效，但为了防止术后因肌力不平衡而造成新的功能缺失，术前必须仔细检查确定肢体已缺失的功能和尚存的功能。在选择移位术所需合适的肌肉之前，应明确它们的肌力大小、肌腱滑动的幅度、属于哪个肌群等情况。通过分析后，确定拟重建的功能（一般包括伸腕、抓握、侧捏和伸肘功能），并根据其重要性选择优先的功能。若患者肢体情况复杂，已没有合适的肌腱可做移位术时，需考虑肌腱固定术和（或）关节融合术来辅助功能重建。

2. 肌腱固定术　当采用肌腱移位术重建肢体功能会引起额外功能丧失时，同时作肌腱固定术是一个很好的选择。肌腱固定术可通过腱固定效应来获得手指活动，并且可以通过改变肌腱起止点与关节的距离来增加手指活动的力量。肌腱固定效应通过改变一个关节的活动来控制相邻关节的活动。最典型的肌腱固定效应为当腕关节主、被动背伸或屈曲时，各手指会由于肌腱的静态张力自发地出现屈曲或伸指动作（图 27-2）。肌腱固定术常用来重建手指和拇指功能及手内在肌的功能。

3. 关节融合术　拇指捏持功能的重建是四肢瘫上肢功能重建的一个重要步骤。一个处于合适位置且稳定的拇指对于实现其功能至关重要，因此在肌腱移位术或肌腱固定术之后，将拇指的腕掌关节、

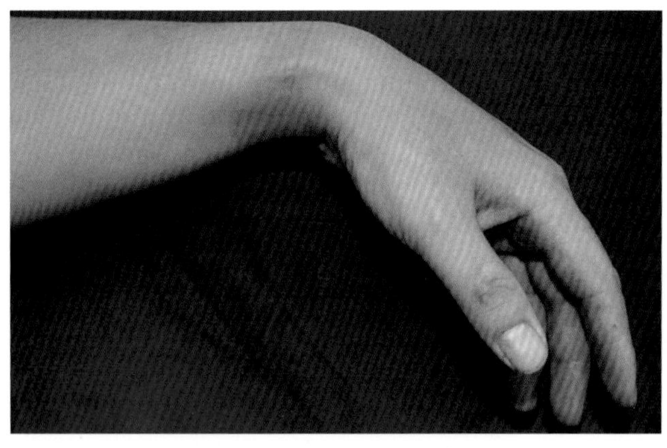
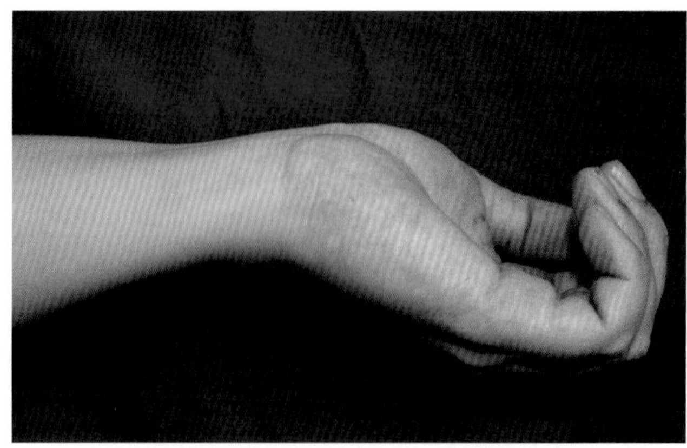

图 27-2 腕关节屈伸活动产生的肌腱固定效应。

掌指关节或指间关节根据需要进行必要的融合，可以有效地重建拇指的捏持、外展功能。由于腕关节融合后会丧失肌腱固定效应，故常不进行融合。

4. 神经移位术 神经移位术是臂丛损伤患者上肢功能重建的首选方法，但应用于四肢瘫上肢功能重建的历史仍较短。对于 C_5 及以下水平的颈髓损伤，患者颈肩部及上肢一般会保留部分功能。利用尚有功能的神经作为动力神经进行直接移位或神经移植后移位，进而获得肌肉力量及功能恢复，具有合理性及可操作性。目前，较多研究显示采用神经移植重建伸肘功能及手抓握和释放功能是可行的，并且术后疗效优于相应的肌腱移位术[39-42]。Bertelli 等自 2010 年起分别进行了旋后肌运动支移位至骨间后神经来获得拇指和手指伸展功能[43]，用小圆肌运动支和肱肌运动支移位至肱三头肌长头运动支来获得伸肘功能[44]，用桡侧腕短伸肌远端运动支移位至拇长屈肌运动支来获得侧捏和抓握功能等手术[45]，均获得较理想的效果。如果术前评估神经移位术可以获得较好的效果，应在肌腱移位术之前优先考虑。

5. 其他手术 在上述主要的功能重建手术之外，一些辅助性手术对于优化手术效果也很重要。①关节挛缩松解术：通过手术松解关节周围的韧带及肌肉，改善关节的被动活动范围[46]。②截骨术：对于前臂和手部由于长期挛缩导致的骨关节严重畸形，通过截骨使其达到合适的角度和力线，对于功能重建至关重要[47]。③肌肉或肌腱延长术：通过手术延长肌肉或肌腱，增加其工作距离，有助于缓解痉挛[48]。

【术前准备】 对于脊髓损伤造成四肢瘫患者的复杂情况，单纯从手外科医生的角度来关注患者的病情是远远不够的，经常需要联合脊柱外科及康复科医生进行详细综合的体检，并加以深入分析才能整体把握治疗方向。在脊髓损伤早期，脊柱外科的治疗是必需且有价值的。之后需要康复科医生的综合治疗使可能恢复的肌肉得到恢复，并针对残余功能进行强化训练，使其恢复达到最大化。随后进入稳定期（一般为伤后 12 个月）[33]，此时需要手外科医生介入，进行功能评定，并确定是否需要手术进行功能重建。

1. 患者准备 手术治疗的目的是改善患者的生活质量，减少因缺乏上肢功能而造成的不便。通常手术时机在患者受伤后 1 年，因为此时患者上肢的功能状态已趋于稳定[10, 33]。术前应全面分析患者的全身情况及上肢功能，确定通过重建术可获益时方可进行手术。一般上肢部分瘫痪是重建术的适应证，而高位损伤的上肢全瘫尚无可选的手术方法。由于影响手术效果的因素很多，术前应谨慎斟酌。首先，患者的全身状况应平稳，血压、血糖需得到良好控制，肝肾功能、肠道和膀胱功能稳定，全身及局部无感染症状。其次，需重建功能的上肢关节最好无挛缩、疼痛和痉挛，被动活动范围良好。关节严重挛缩及难以控制的痉挛是功能重建的禁忌证。另外，对于四肢瘫双手的功能重建，要求至少有一只手具备有效的感觉功能，否则术后手部的感觉功能仅能依靠视觉来替代，重建效果难以保证[6]。最后，患者良好的精神状态、家庭和社会的支持、对手术的积极态度、术后能够完全配合康复也是需要考虑的重要因素。在术前应告知患者手术的可能预期，并且尽量消除患者的消极情绪。

2. 四肢瘫手外科分型 手术方案的制订基于两个因素，即上肢残存的肌肉（可为移位术提供动力的肌肉）和患者的功能需求（患者需要通过移位术重建的功能）。因此，术前对患者的仔细查体和详细沟通非常重要。由于脊髓损伤节段和骨折的节段可能是不对称的，也可能出现单独的感觉或运动障碍，因此需要一种基于残存功能的分型。对于四肢瘫患者上肢功能的评价与分析常基于 1978 年制订并于 1984 年修订的国际手外科联合会四肢瘫分型标准（表 27-2）[49]。此标准针对前臂和手的功能状况，是综合了感觉功能和运动功能的分级，对患者的术前评价、手术方案的制订和疗效评定都具有指导意义。在此标准中，运动功能分型是为了记录四肢瘫患者手和前臂所残留的功能肌肉，并将 4 级以上肌力的肌肉认定为有功能的肌肉[50]。根据残存功能肌肉的情况，将患者分为 0~9 组和 X 组（X 组指无法包含到 0~9 组的例外情况）。

3. 手术方案设计　通过详细的查体，医生可以为每个患者制作一份个体化的表格，详细记录患者病情及所残留的每块肌肉的肌力。根据病情及患者的需求决定详细的手术方案，包括需要重建哪些功能、从哪一个水平转位哪一根肌腱、是否需要关节融合术或肌腱固定术来改善手术的预后等。在为每一名愿意接受手术治疗的四肢瘫患者制订方案时，都建议遵循以下几个步骤。首先，由于约半数病例两侧的上肢功能障碍是不一样的，其中部分病例的两侧上肢感觉与运动功能丧失的水平可相差 4 个节段[51]。因此，术前应对患者的双上肢功能障碍分别进行评价，记录其感觉和运动情况，根据表 27-2 给患者进行相应组别归类。其次，记录患者上肢各关节的被动活动情况和手休息位的姿势，并记录关节畸形情况及是否有肌腱固定效应。之后记录患者的功能需求，根据可以利用的残存肌肉，分析通过转位哪些肌肉来重建所需功能，同时该肌肉转位后不能引起已有功能的丢失。最后，分析通过肌肉转位还有哪些功能无法获得，并根据情况组合肌腱固定及关节融合等其他手术，或者分期进行手术。在经过上述对患者的评价和手术方案设计后，需要再次与患者仔细沟通，使患者对手术的了解和预期更全面，从而进一步评价患者对手术方案和康复的认知程度。

4. 手术重建原则　四肢瘫上肢功能重建手术应遵循以下原则：①双侧上肢需功能重建时，建议在一侧肢体经过重建手术及康复训练获得一定恢复后，再进行另一侧手术。因为如果双侧上肢同时进行重建手术，或者间隔很短时间先后手术，一般不利于术后康复。②如果两侧上肢瘫痪的情况相近或在一个等级以内，一般优先选择优势手；如果两侧上肢功能相差较大，则优先选择功能好的上肢进行重建。③一侧上肢功能重建时，优先考虑伸肘功能，之后再考虑前臂及手部的功能重建；手部功能重建的先后顺序为伸腕、侧捏、抓握及拇指和手指的伸展[51]。

表 27-2　四肢瘫的国际分型

运动分组	残存的功能肌肉（肌力≥ 4 级）
0	肘关节以远无功能肌肉
1	BR（肱桡肌）
2	BR+ERCL（桡侧腕长伸肌）；能有力或弱力量伸腕
3	BR+ERCL+ERCB（桡侧腕短伸肌）；能伸腕
4	BR+ERCL+ERCB+PT（旋前圆肌）；能伸腕和旋前
5	BR+ERCL+ERCB+PT+FCR（桡侧腕屈肌）；能屈腕
6	BR+ERCL+ERCB+PT+FCR+ 手指伸肌；能伸手指
7	BR+ERCL+ERCB+PT+FCR+ 手指伸肌 + 拇指伸肌；能伸拇指
8	BR+ERCL+ERCB+PT+FCR+ 手指伸肌 + 拇指伸肌 + 部分屈指肌；能微弱屈手指
9	仅没有手内在肌；能用手外肌来屈手指
X	例外

注：三角肌受 $C_{5\sim6}$ 支配，图中未列出[10]。

第二节　伸肘功能重建

约 70% 的四肢瘫患者会丧失伸肘功能，严重影响上肢的使用[19]。主动伸肘功能可使患者推开门和推动轮椅、支撑身体以调整体位、拮抗调节屈肘动作（准确完成进食）等。因此，对于脊髓损伤的四肢瘫患者，首先要进行伸肘功能重建。最常见的伸肘功能重建为三角肌后部移位至肱三头肌和肱二头肌转位至肱三头肌两种术式。自 1975 年 Moberg 首先提出将三角肌后部移位至肱三头肌重建伸肘功能以来[19]，该术式被广泛采用，其效果也得到验证。肱二头肌移位术由于其术后较短的康复期，以及能更好地平衡肘关节屈伸力量，目前逐渐成为部分医生的首选术式[52]。Mulcahey 等的前瞻性临床对照研究表明，术后 1 年，经肱二头肌移位的患者平均伸肘肌力可达 4 级，而经三角肌后部移位的患者只能达到 3 级[53]。

一、三角肌后部移位术

该术式利用三角肌后 1/3 及中 1/3 的后部纤维进行移位，再通过移植肌腱（或阔筋膜）的桥接，重建伸肘功能。术前应明确三角肌后部纤维的功能及肩关节后伸的肌力，以确保好的手术效果。

术中患者取侧卧位，从肩峰后角沿三角肌后缘到其止点作切口。从骨膜下掀起三角肌肌腱的后部（连带止点处的骨膜条）。在肱骨远端另取切口，显露肱三头肌肌腱和其在尺骨鹰嘴上的止点。通过移植肌腱连接三角肌的肌腹和肱三头肌肌腱，之后在鹰嘴上肱三头肌的止点处钻孔进行止点重建（图 27-3）。由于腋神经在肩峰下 5 cm 三角肌的深层走行，术中分离时注意保护。Hentz 等还提出如果术中探查发现三角肌止点处的腱性部分和肱三头肌的近侧部分有重叠，可以不行肌腱移植而直接编织缝合[54]。但如果重叠不够充分，不能进行良好的编织缝合固定，就需要进行游离肌腱移植。游离的移植肌腱可以选取第 2、3、4 趾伸肌腱、胫前肌腱、阔筋膜等[6, 12, 17, 19, 21, 55, 56]。术中可以使用肌肉刺激来确定肌力 – 长度关系。确定肌肉产生最大张力时的长度，维持这个长度，在肘关节屈曲 90° 时固定移植物。术后采用伸肘位石膏固定 6 周，同时避免肩关节内收和前屈，之后开始逐步康复训练。

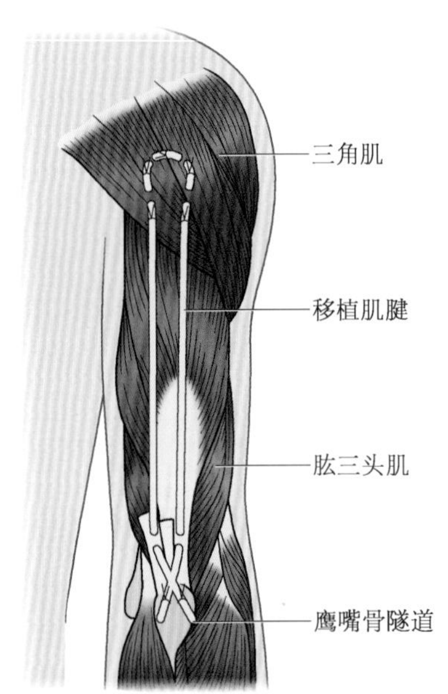

图 27-3 三角肌后部移位术示意图。

三角肌后部移位后可以有足够的滑动距离来产生伸肘功能，但其仅能达到正常肱三头肌力量的 20%~50%，因此尚不能提供理想的抗重力作用[57-60]。另外，该术式常需要肌腱移植，而且需要严格的术后康复措施来避免移植肌腱的松弛和肌力的减弱[61]。

二、肱二头肌移位术

该术式由 Friedenberg 等于 1954 年报道，它是三角肌后部移位术最重要的候选术式，但在一些地区已逐渐成为主流术式[62-64]。相对于三角肌后部移位术，肱二头肌移位术可提供更有力的供体，且无需肌腱移植，减少了手术步骤，节省了手术时间，因此受欢迎。术前应仔细确认肱肌和旋后肌功能良好，以保证肱二头肌移位后不会导致屈肘功能丧失。电生理检测可辅助判断其功能。

术中患者取仰卧位，取肱骨内侧中段至前臂肱二头肌桡骨结节止点的切口（横向穿过肘前纹）。游离肱二头肌及其腱膜（注意保护前臂外侧皮神经和肱肌表面的肌皮神经），从桡骨止点切断肱二头肌肌腱，保留与其相连的肱二头肌腱膜，以便后续的编织缝合。在肱三头肌远端后侧另取切口，将肱二头肌从内侧皮下绕过上臂，与肱三头肌肌腱编织缝合，并将末端在鹰嘴打孔后缝合固定（图 27-4）。术中注

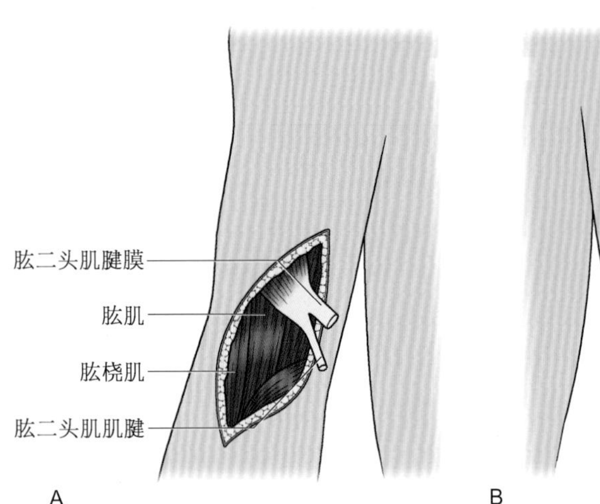

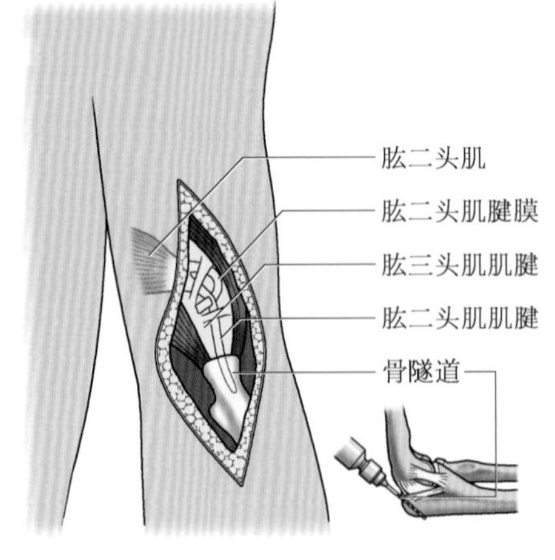

图 27-4 肱二头肌移位术。A. 掌侧切口游离肱二头肌远端；B. 背侧切口缝合固定肱二头肌于肱三头肌和尺骨鹰嘴骨隧道。

意调整肌腱张力，允许肘关节被动屈曲 60°~90°。术后屈肘 30°，用长臂石膏固定 4 周，之后改为支具，并开始康复训练。该术式需要注意的是肱二头肌移位通路的选择问题。Friedenberg 等最先报道的是肱二头肌经上臂外侧通路进行移位[62]，但之后 Ejeskar 等报道该通路可出现桡神经损伤的并发症[65]，使得目前的首选通路为内侧通路，但术中仍应谨慎保护内侧的尺神经[63]。

肱二头肌转位至肱三头肌重建伸肘功能时，不可避免地会引起术后屈肘力量的下降，一些研究也证实了该情况[53, 64]，但通过该术式患者获得了伸肘功能，其带来的益处远大于屈肘功能减弱的影响[52]。

第三节　前臂旋前功能重建

C_7 以上水平的脊髓损伤患者一般没有主动前臂旋前功能，而手和腕的旋前状态对于大多数日常活动至关重要。大部分四肢瘫患者的肱二头肌存在功能且肌力良好，而肱二头肌在屈肘同时具有一定的前臂旋后功能。由于部分四肢瘫患者具有一定程度的肱二头肌痉挛，从而导致前臂多处于旋后位置，并且多数挛缩。因此，在进行前臂旋前功能重建之前，需要考虑通过截骨术、肱二头肌延长术和挛缩松解术缓解前臂旋后位的挛缩[52]。

目前，重建前臂旋前功能的肌腱移位术仍主要以 Zancolli 在 1967 年提出的方法。手术方法是通过前臂切口，将肱二头肌肌腱的止点剥离，绕过桡骨重新固定，使其变成具有旋前功能的肌肉方法如图 27-5 显示[18]。

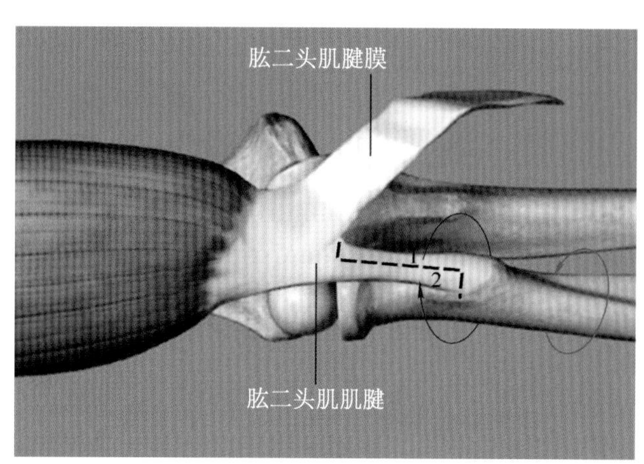

图 27-5　肱二头肌移位重建前臂旋前功能。黑色虚线为肱二头肌肌腱的切口设计，之后将劈开的内侧肌腱条“1”绕过桡骨尺侧（红色箭头）后与肌腱条“2”重叠缝合固定，重建前臂旋前功能（蓝色箭头）。

第四节　腕及手部功能重建

大部分四肢瘫患者最迫切需要重建的是手的功能，以辅助他们完成进食、整理容貌等最基本的日常动作。目前，重建单个手指的功能是不现实的，但通过手术等方式重建拇指的侧捏、手的抓握仍是可以实现的。此外，腕背伸对于手发挥捏持功能也非常重要。如果患者获得伸腕功能，至少可以通过腕关节带动的屈指铰链支具，利用肌腱固定效应使手指发挥一定的捏持功能。因此，腕和手的功能重建是四肢瘫手术的一个重要部分。以下将按照国际手外科联合会四肢瘫分型的患者组别（0~X 组）依次描述。

一、0 组

该组患者在肘关节以远的肌肉无功能（肌力 4 级以下），即肘关节以远没有可供移位的肌肉和肌腱。因此，手术重建对于该组患者可能性不大，下文描述的功能性电刺激及脑机接口是可以考虑的方向[66]。一些患者如果有微弱的肱桡肌和桡侧腕长伸肌运动，可将肱桡肌移位至桡侧伸短腕肌，可能会获得腕关节的抗阻力背伸。如果肌力在 3 级以下，也可以使用一种腕关节启动的铰链型腱固定支具，通过伸肘来拮抗，以便更好地发挥伸腕功能。

二、1 组

该组患者肱桡肌的肌力大于 4 级，其他肘关节以下的肌肉为无功能肌肉（即肌力 <4 级），无法作为供体来移位。该组患者由于肱二头肌和肱肌存在功能，所以肱桡肌可以用于移位重建伸腕功能而不影响屈肘功能。手部的功能重建可以使用腕关节启动的腱固定支具或重建侧捏功能的手术来完成。

（一）伸腕功能重建

1967 年，Freehafer 和 Mast 介绍了该经典术

式[67, 68]。术前常规检查肱桡肌、桡侧腕长短伸肌的肌力，以确定该术式的可行性。在前臂近中 1/3 处的桡侧做“S”形或弧形切口，分离肱桡肌并切断其止点。之后将断端编织缝合至桡侧腕短伸肌腱，同时将肱桡肌的近端肌腹游离至肘部，以获得最大滑动度。在屈肘 45° 时调整肌腱张力，使得肘关节伸直时腕关节可以背伸，肘关节屈曲时腕关节可以屈曲。术中注意在分离肱桡肌近端时保护桡神经及其分支，同时注意不要将肱桡肌缝合至桡侧腕长伸肌腱，防止形成桡偏。术后使用长臂管形石膏将腕关节固定在背伸 45°、肘关节屈曲 90° 位，4 周后拆除石膏，开始康复训练。石膏拆除后，腕关节需用支具再固定 3 周。

（二）拇指被动侧捏功能重建

拇、示指的侧捏是最重要的手部功能，因此对完全无功能的手进行功能重建，拇指的侧捏功能需最先考虑。对于 1 组的患者而言，肘关节以下有功能的肌肉只有肱桡肌，而其必须用来重建伸腕功能，所以无法为拇指的主动活动提供额外的移位供体。此时，仅能考虑拇指的被动侧捏功能重建。

拇指侧捏功能重建是十分困难的手术，重建的目标为：①良好控制拇指的 3 个关节。②保证重建的力量和耐力。③拥有拇指的伸展功能，使其可以放开捏持物。目前，拇指的被动侧捏功能重建仍以 Moberg 术式为基础，并发展出多种改良术式。除手术外，还可考虑前述的肌腱固定支具和功能性电刺激等其他方式作为补充。

经典的 Moberg 肌腱固定侧捏重建术包括以下几个要点：①将拇长屈肌腱固定在桡骨掌侧旋前方肌近侧。②采用克氏针固定指间关节，防止屈曲畸形。③在 A1 滑车处切开，松解拇长屈肌腱，使其形成弓弦，增加掌指关节的屈曲。④将拇短伸肌腱远端固定于第 1 掌骨背侧防止掌指关节过屈。通过上述步骤，当腕关节主动背伸时，固定的拇长屈肌腱可因被动牵拉而屈曲拇指，与示指产生桡侧对捏（图 27-6A）。当腕关节由于重力作用屈曲时，则可使捏持动作张开。在 Moberg 之后，针对拇长屈肌腱在桡骨的固定部位和方式，不少学者作了改良，但报道并未显示更优良的结果[19, 69]。目前临床常用的改良术以 Hentz 提出的为主[70]（图 27-6B），改良之处主要在于：①对指间关节可以采用融合术。②用拇长屈肌腱劈裂移位，一半缝合于拇长伸肌腱，来稳定指间关节。③采用骨锚钉将拇短伸肌腱和拇长屈肌腱固定在第 1 掌骨背侧以矫正掌指关节过屈（屈曲 >45°），或者采用掌指关节融合术及掌侧关节囊固定术矫正其过伸（过伸 >10°）。根据需要可仅采用上述 3 项之一，也可以考虑 House 主张的拇指腕掌关节融合术，从而获得更佳的拇指预置位置[25]。

三、2 组和 3 组

2 组和 3 组的患者除肱桡肌有功能外，还保留了伸腕功能。虽然这两组患者在术前检查时难以区分，但是由于其存在伸腕功能，为采用肱桡肌或伸腕肌进行拇指主动侧捏功能重建提供了可能。这两组患者的肱桡肌均可被作为供体肌腱重建手的功能。Street 和 Stambaugh 提出将肱桡肌移位到拇长屈肌腱来增加拇指的主动侧捏力量[13]，Morberg 则提出用肱桡肌移位来改善拇指的背伸或外展功能[19]。2 组患者的桡侧腕长伸肌无法移位，因为桡侧腕短伸肌

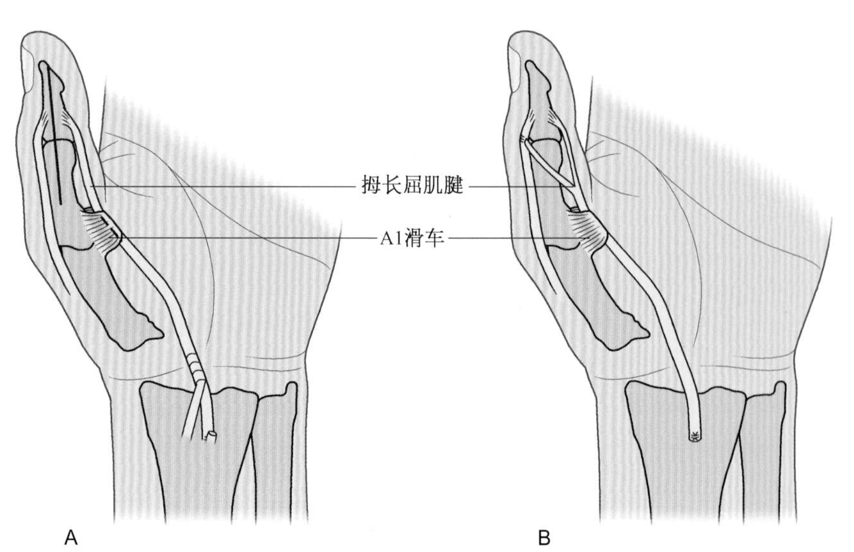

图 27-6　拇指被动侧捏功能重建。A. 经典的 Moberg 肌腱固定被动侧捏重建术；B. Hentz 改良的肌腱固定被动侧捏重建术。

的肌力 <4 级，所以仅有肱桡肌可以利用。House 提出的一期侧捏功能重建术是目前的主流术式[26]。3 组患者的肱桡肌及桡侧腕长、短伸肌腱均可被移位，因此可以选用 House 的一期侧捏重建术或 Zancolli 的分期侧捏重建术[18]。关于选取桡侧腕长伸肌还是桡侧腕短伸肌进行移位，目前还有较多争议。因为在 3 组患者中两者均有收缩，但哪个是肌力 4 级以上的功能性肌肉很难判定[27]，而一旦选择失误，伸腕功能丧失将使手术出现灾难性的后果。虽然大多数学者建议将桡侧腕长伸肌腱移位而保留桡侧腕短伸肌腱以减轻伸腕桡偏的倾向[12, 71]，对 2 组或 3 组的患者采用下述 House 一期重建术可能更安全。

（一）House 一期主动侧捏功能重建术

此术式包括以下几个部分：①腕掌关节融合预置拇指：建议采用微型钢板进行坚强的内固定以获得早期稳定性。融合的拇指位置以保证侧捏良好为标准，一般建议为背伸 20°，掌侧外展 30°~40°，旋前 10°，拇指的指腹能够触到示指 PIP 关节的桡侧。②肱桡肌移位至拇长屈肌腱重建拇指主动活动：将肱桡肌的止点切断，从桡动脉深层穿过，编织缝合至拇长屈肌腱腱腹联合处。张力调节程度以腕关节背伸 20° 时拇指可以良好侧捏为标准。③固定拇长伸肌腱获得被动伸拇：将拇长伸肌腱在腱腹联合处切断，远侧断端在 Lister 结节远侧采用骨锚钉固定于桡骨或加固缝合固定于伸肌支持带（参见图 26-12B）。④拇长屈肌腱劈开移位至背侧矫正指间关节屈曲畸形（由内在肌萎缩引起）：将 A1 滑车切开，纵行劈开拇长屈肌腱至其止点，将桡侧半在止点处切断，经过桡侧皮下绕至背侧拇长伸肌腱处编织缝合，缝合处位于近节指骨背侧。张力调整至肘、腕在屈伸活动时拇指可以与示指桡侧形成良好侧捏为标准，一般为指间关节屈曲 30°，肘关节屈曲 45°，腕关节呈中立位时，拇指应处于中立位。必要时还需要结合套索（Lasso）腱固定法（切断指浅屈肌腱止点处，后反折到 A1 滑车后与自己缝合，见本章的图 27-10），以加强示指掌指关节的屈曲。术后 4 周内采用拇人字石膏固定，4 周后更换为短臂石膏，并开始主动活动训练，8 周后开始力量训练。

（二）Zancolli 分期侧捏功能重建术

对第 2 组患者作的 Zancolli 侧捏功能重建术包括两期手术。第一期：固定伸肌腱以获得拇指被动背伸。在指总伸肌腱的腱腹联合处切断，将其远侧断端通过钻孔加固缝合至桡骨背侧。再将拇长展肌腱前臂处切断，远侧断端向近侧穿入拇长伸肌肌腱的伸肌腱第 3 间隔，与拇长伸肌腱一起固定在桡骨上，以增加拇指的背伸幅度。同时对拇指的指间关节行关节融合术，以及行套索手术（Lasso）。张力调整程度以腕关节轻度屈曲时各掌指关节能伸直为标准。第二期：桡侧腕长伸肌腱移位至屈指深肌腱以获得伸腕时手指的屈曲，同时将肱桡肌移位至拇长屈肌腱以获得拇指的主动屈曲。二期手术的时机在一期手术开始恢复出现效果时进行。在腕横纹水平显露桡侧腕长伸肌腱及前臂远端指深屈肌腱的腱腹联合处，靠近止点处切断桡侧腕长伸肌腱，然后与各指的指深屈肌腱编织缝合。同 House 手术的步骤一样，将肱桡肌编织缝合至拇长屈肌腱，张力调节程度以屈肘 90°、腕背伸 20° 时形成良好的侧捏功能为标准。另外，针对拇指掌指关节的过伸畸形，可以行掌侧关节固定术将其矫正至屈曲 10° 左右。

四、4 组和 5 组

4 组和 5 组患者可用的功能性肌肉有肱桡肌，桡侧腕长、短伸肌和旋前圆肌，5 组患者还保留了桡侧屈腕肌。这两组患者可供移位的肌腱较多，因此手的功能重建就不能满足于仅重建侧捏功能，而应考虑进一步重建手的抓握和松开功能，即屈指、伸指功能。手的抓握和松开功能重建可使患者获得操作较大物体的能力，明显改善患者的手部功能。类似手的侧捏功能重建，抓握功能重建涉及更多的关节和肌肉的平衡问题，不仅要求屈伸力量的平衡，也要求手的外在肌和内在肌均有较好的协调性。另外，由于屈指、伸指功能重建术后的康复要求几乎相反，因此手的抓握功能重建需要分期进行。一般建议根据恢复情况，在一期术后的 2~6 个月行二期重建[52]。同时，侧捏功能重建也需要根据情况一并进行。目前的重建手术仍以 House 或 Zancolli 分期手术为主，主要包括一期的伸指和手内在肌功能重建，二期的主动屈指、屈拇功能重建。

（一）House 分期重建手术

第一期：伸指功能重建。伸指的重建可以采用两种方法：一是使用肱桡肌移位伸指肌重建主动伸指；二是传统的伸肌腱固定术。Ann 认为伸肌腱固定术的效果更可靠[10]，目前主流的术式仍是伸肌腱固定术。因此，此处所述的伸指功能重建主要包括两个部分：一是伸肌腱固定术，二是手内在肌肌腱固定术。同时，根据需要进行稳定拇指的手术，包括掌指关节融合及拇长屈肌腱固定等。

(1) 伸肌腱固定术。同 3 组患者的 Zancolli 重建术，主要进行伸指、伸拇肌腱的固定。但与 House 介绍的指总伸肌腱的固定方法有所不同[25]。House 推荐在腕背侧的第 4 伸肌腱间室、指总伸肌腱的腱腹联合水平，将桡骨背侧掀起大约 2 cm × 2 cm 以尺侧为蒂的骨膜瓣，将其下骨质开窗。将指总伸肌腱在该水平互相缝合，切断后将远侧断端埋进骨窗，再用上述骨膜瓣覆盖缝合，以期最终形成腱骨愈合。拇长伸、拇长展肌腱固定术同 3 期患者的 Zancolli 重建术。张力的调节程度以腕关节屈曲 30° 时手指的掌指关节可伸直到 0°、腕关节背伸时掌指关节可屈曲为标准。

(2) 手内在肌肌腱固定术（图 27-7)。该术式的主要目的是预防或纠正“爪形手”畸形，使手指的指间关节得以伸直，从而完成抓握动作。将示指固有伸肌腱或小指伸肌腱游离，切取形成腱条，如果重建示、中指，则将该肌腱绕过第 2 掌骨背侧，两个断端分别通过两指骨间肌蚓状肌管，绕过掌骨头横韧带的掌侧，编织缝合于两指骨间肌与伸指肌腱的联合腱，即中央腱束的止点。如果重建环、小指，则绕过第 4 掌骨进行同样的缝合[25]。两部分手术同期进行后，采用短臂石膏固定 4 周，保持掌指关节及指间关节于伸直位。如果同时进行了拇指稳定手术，亦需一并固定。根据情况 4 周后逐步康复锻炼。

第二期：屈指功能重建。经过一期的伸肌腱固定重建伸拇伸指功能、拇指腕掌关节融合等术式稳定拇指后，第二期则可将桡侧腕长伸肌腱移位至屈指深肌以获得手指的屈曲，同时将肱桡肌（在还没有使用过的时候使用）或掌长肌腱移位（如果肱桡肌已被使用）至拇长屈肌腱（图 27-8)，这也是目前所推荐的二期屈指重建的术式。具体手术方法同前 2 组和 3 组的手术描述。

（二）其他术式

由于 4、5 组患者可供移位的肌腱有旋前圆肌、肱桡肌和桡侧屈腕肌等，因此对于屈指功能的重建也有其他术式。如果一期采用了肱桡肌重建伸指，那么可以选择旋前圆肌移位至拇长屈肌腱来重建屈拇完成侧捏动作。另外，如果双手都需要重建屈指功能，Ann 推荐对一侧手采用上述二期的重建过程，融合拇指的腕掌关节，对另一侧则选择肱桡肌移位联合肌腱移植来重建拇指内收、对掌功能，而不继续采用融合拇指腕掌关节的方法[10]。这样，患者一只手的拇指可以通过融合术产生更好的稳定性，从而获得较大的捏力，而另一只手的拇指则可以通过重建术获得更好的灵活性。一般患者愿意选择自己的非优势手从事需要力量的活动，而选择优势手从事需要灵巧性的活动[52]。此处将上述两种术式作一简单介绍。

1. 旋前圆肌移位至拇长屈肌腱　主要是将旋前圆肌在桡骨的止点及其远端骨膜一并切取，编织缝合至拇长屈肌腱即可。张力调整程度以腕关节背伸 20° 时能完成良好侧捏动作为标准。但需要注意，旋前圆肌一般不首选移位拇长屈肌腱，因为良好的旋前圆肌的肌力对于患者推动轮椅十分重要。

2. 拇指内收对掌功能的重建　采用肱桡肌作动力肌腱，将其止点游离编织缝合于环指的指浅屈肌腱。将该指浅屈肌腱的远端自止点切断后，通过掌腱膜尺侧，并以此作为“滑车”移位至拇指掌指关

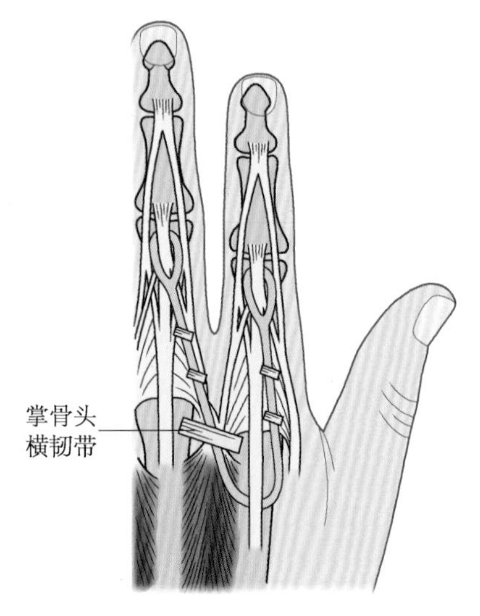

图 27-7　手内在肌肌腱固定术。

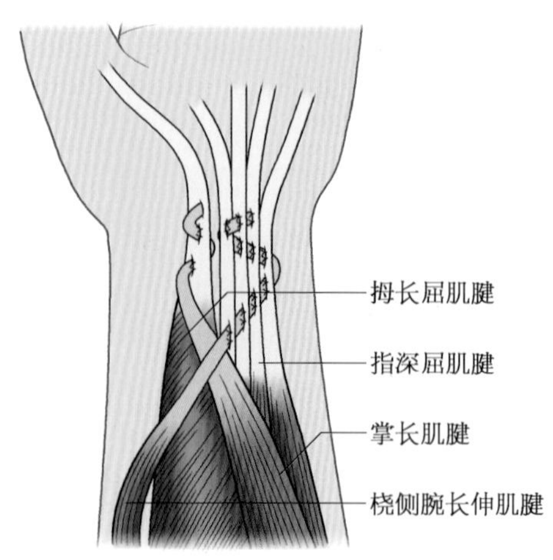

图 27-8　House 分期重建术的二期手术（肱桡肌已使用的情况）。

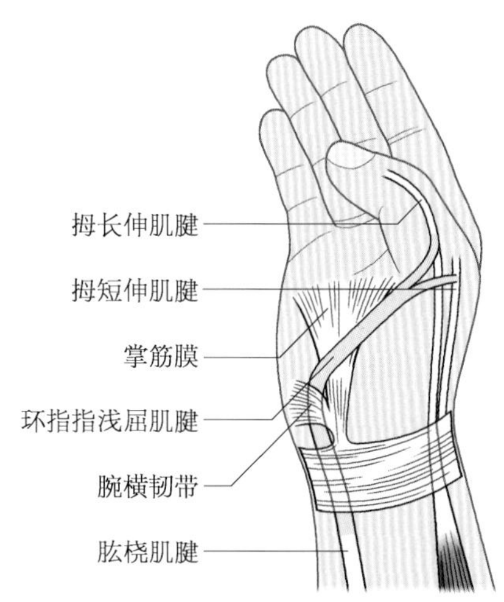

图 27-9　拇指内收对掌功能重建术。

节处。将其分成两束后分别编织缝合于拇长伸肌腱和拇短伸肌腱，从而控制拇指旋转，稳定掌指关节及指间关节，完成更好的侧捏动作（图 27-9）。术后采用长臂石膏固定 4 周来限制手指背伸，采用单独的拇指石膏限制伸拇，4 周后逐步康复。

五、6 组和 7 组

6、7 组患者相对于 4、5 组患者，最大的优势在于保留了伸指总肌的功能，其中 7 组患者更保留了拇长伸肌的功能。因此对于这两组患者，重建的目的就以手的抓握和侧捏功能为主，即重建屈指和屈拇，而不需要重建伸指。6 组患者由于还缺乏伸拇的功能，因此重建方案包括重建伸拇和屈指功能，即采用伸指肌腱移位术或拇长伸肌腱固定术以获得伸拇功能，采用前述方法重建屈指和屈拇功能。7 组患者仅需要重建屈指功能即可，即通过将肱桡肌移位至拇长屈肌腱、将桡侧腕长伸肌腱移位至指深屈肌腱而获得稳定的屈拇、屈指功能。但需要注意的是，在重建之前首先要通过前述的关节融合或对掌功能重建来稳定拇指腕掌关节，再辅助掌指关节囊固定术及指间关节稳定术来获得稳定的拇指。最后通过手内在肌重建术来获得更好的手指抓握功能。重建屈拇、屈指的手术方法同前所述，这里简述伸指总肌腱移位重建主动伸拇功能和手内在肌重建的手术方法。

（一）伸指总肌腱移位重建伸拇功能

该术式其实是将拇长伸肌腱缝合至伸指肌腱。一般选择将拇长伸肌腱切断后，取远侧断端编织缝合于示指的伸指肌腱或其他伸指肌腱。术后注意采用限制伸拇、伸指的长臂石膏固定 4 周，之后逐步康复训练。

（二）套索法重建手内在肌功能

即经典的 Zancolli 套索术，将在 9 组患者的手内在肌功能重建中详细描述。

六、8 组

8 组患者保留了部分屈指深肌的功能，同时尺侧屈腕肌的肌力也正常。该组患者缺失的主要是屈拇和手内在肌的功能，以及各指的屈指力量不平衡。因此，重建的重点在于加强屈指力量、重建屈拇和重建手内在肌。具体的手术方案推荐 Zancolli 分期重建术式。

第一期：重建屈拇及加强屈肌力量。

（1）采用肱桡肌移位拇长屈肌腱，重建拇指屈曲及侧捏功能，方法同前所述。

（2）屈指深肌缝合术。由于该组患者环、小指的屈指力量一般大于示、中指，因此需要将各指的屈指力量平衡。手术方法是，在前臂远端显露各指的屈指深肌腱，将各指的屈指深肌腱在去除腱周组织后互相侧侧缝合，同时将示指指深屈肌腱的一半横向编织缝合于肌腱加固。注意需将各指之间的相对张力调整好[10]。

第二期：重建拇指对掌和手内在肌重建。

（1）可采用尺侧腕屈肌重建拇指对掌功能。在腕部尺侧腕屈肌止点取切口，将靠近止点的一段尺侧腕屈肌纵行劈开，一半肌腱从止点切断作为之后的动力肌腱，另一半肌腱则保留豌豆骨处止点，在近端 3 cm 左右切断，用于在豌豆骨处建立环形滑车。将该肌腱条的近端翻转加固缝合至止点处形成滑车环，将另一半肌腱的断端从环中穿过，桥接移植的肌腱（掌长肌腱或足部肌腱）通过手掌皮下隧道缝合至拇对掌肌止点处。张力的调节以腕关节中立位时拇指指腹可以触到示指桡侧，而伸腕时拇指可以外展为标准。

（2）Zancolli 套索手术法纠正爪形手畸形，具体将在 9 组患者的手内在肌功能重建中详细描述。

七、9 组和 X 组

9 组患者在 8 组患者的基础上还保留了屈指浅肌腱的功能，因此具有完整的指屈伸功能，仅手内在肌没有功能。X 组的患者包括无法归类的 0~9 组的一些特殊病例，如少数不完全性瘫痪、瘫痪的部位不规则或呈跳跃性而无法确定其损失平面患者[6]。这两组的情况在脊髓损伤后的四肢瘫患者中很少见。9 组患者的重建以手内在肌重建为主。对于 X 组患者则需要仔细分析功能缺失的部分和程度，个体化制订治疗方案。

手内在肌功能缺失最常见的是形成“爪形手”，即掌指关节过伸、近指间关节屈曲畸形。手内在肌的功能在于手指抓握时保持手指先以掌指关节屈曲，之后依次是近指间关节、远指间关节屈曲的顺序抓握。内在肌功能丧失会导致抓握时远指间关节先屈曲，之后近指间关节屈曲，而掌指关节无法屈曲，难以抓握较大物体。针对“爪形手”，目前成熟的手内在肌重建手术仍以 Zancolli 套索法最有效，其原理在于用指浅屈肌腱作为动力来屈曲掌指关节。其实，3~8 组患者的手内在肌均可以在屈指重建的同时考虑一期重建，即将没有主动收缩的指浅屈肌腱进行被动的腱固定，再行套索手术。另外，针对拇指因手内在肌功能缺失导致的指间关节屈曲畸形，可以采用前述的拇长屈肌腱劈开法来改善。而针对伸肌腱中央腱束缺陷导致的近指间关节屈曲畸形，则可以通过之前描述的内在肌肌腱固定术来矫正。但在矫正该畸形之前，应首先保证近指间关节被动活动良好，即首先通过手术松解近指间关节挛缩，并且应该在伸肌腱固定术之后进行。

Zancolli 套索法手术的原理在于使用指浅屈肌腱使掌指关节屈曲。由于指浅屈肌腱的止点分为两束止于中节指骨，因此要想使指浅屈肌收缩的力量作用于掌指关节，则应该通过手术使指浅屈肌腱的止点移位至近节指骨。Zancolli 设计的该手术可以达到以上目的（图 27-10）。手术取各指掌横纹处横行切口，依次分离、显露各指掌指关节至近指间关节的屈肌腱、腱鞘、A1 和 A2 滑车。用止血钳夹持 A1 滑车至 A2 滑车表面提拉，寻找可以比较轻松屈曲掌指关节的位置，该处即为指浅屈肌腱力量最终的作用点，在该处腱鞘（通常是 A1 和 A2 滑车之间）作横行切口备用。将指浅屈肌腱在 A2 滑车远端近指间关节稍近水平的两个束切断，从上述准备好的腱鞘横行切口将肌腱远端抽出，将远侧断端翻转侧侧缝合至腱鞘及肌腱自身。张力调节程度以腕关节背伸时各指掌指关节屈曲度一致，而腕关节屈曲时各指掌指关节应充分伸直为标准。术后采用掌指关节屈曲 30°，限制手指伸直的阻挡性石膏或夹板固定 4 周，之后逐步康复训练。

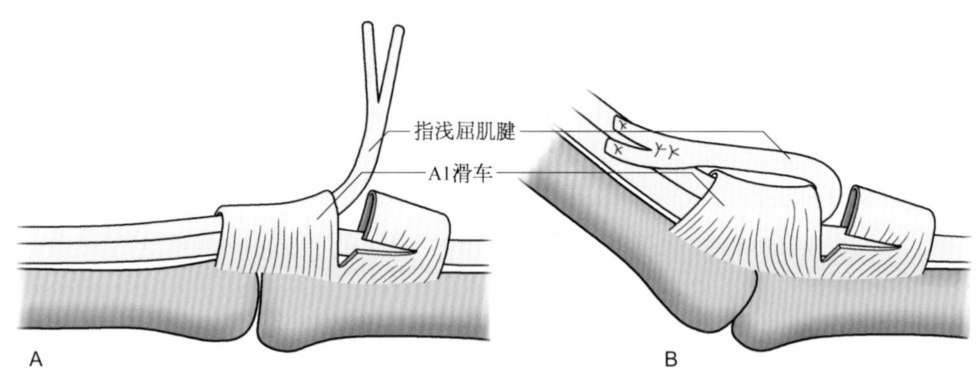

图 27-10　Zancolli 套索法手术。A. 切断指浅屈肌腱；B. 反折到 A1 滑车浅面，在 A1 滑车以近与该肌腱自己相互缝合。

第五节　依赖电信号的功能重建方法

四肢感觉和运动功能的实现在正常人体依赖于功能完整的脑 - 脊髓 - 周围神经 - 靶器官通道，而对于脊髓损伤后的四肢瘫患者，大脑所发出的电信号于脊髓中断，无法传导至四肢肌肉，导致肌肉无法收缩产生运动[72]。因此，如果能够将大脑发出的信号或其他可控信号跨过损伤的脊髓直接作用于肌肉，将是功能重建的可行方法。基于这一理论，功能性电刺激和脑机接口技术先后出现，并随着科学技术的发展，这两项技术不断完善，有望成为四肢瘫患者功能重建的重要方法。

一、功能性电刺激

功能性电刺激的技术原理是用一定强度的低频脉冲电流，绕过脊髓直接刺激神经或肌肉，诱发肌肉产生运动，从而完成特定功能（图 27-11）。提供功能性电刺激的装置或系统也被称为神经假体。这一技术始于 1961 年，Liberson 用体外的电刺激系统刺激腓总神经来尝试治疗足下垂[73]，之后在西方各国得到研究发展，目前用于脑卒中、脊髓损伤及一些特殊类型周围神经损伤后肢体功能的恢复和改善，也用来改善吞咽功能、膀胱功能等[74, 75]。目前多项

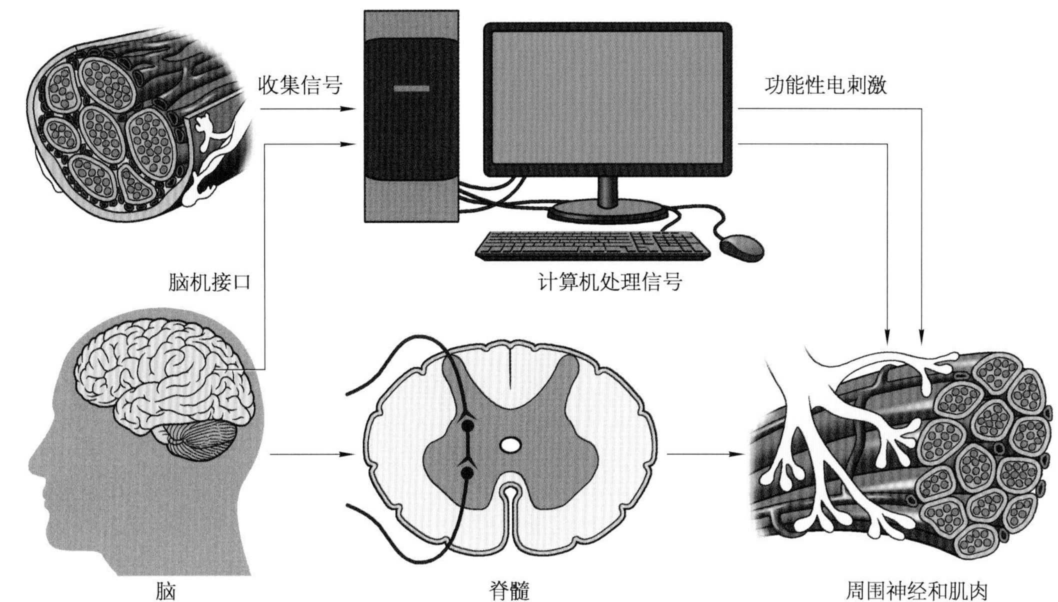

图 27-11 功能性电刺激和脑机接口技术原理图。

研究的结论均认为功能性电刺激可提高四肢瘫患者的自理能力，可提供持久和充分的抓持能力，并且是安全的。到 2000 年底该方法在全球的临床应用已超过 200 例，效果较好，但由于该设备昂贵的费用，并且需长期且复杂的训练过程，短期内仍难以获得广泛的应用。

功能性电刺激的刺激电极有经皮式及植入式两种。经皮电极一般采用粘贴或不粘电极放置在目的肌肉的皮肤处，而植入式电极则通过手术直接将电极植入到神经附近的肌肉[76-78]。曾被美国 FDA 批准上市的功能性电刺激设备有 NESSH 200 和 Freehand 系统[79]。前者通过 3 个皮肤表面电极来实现粗大的抓握动作，后者通过 8 个植入式电极来实现手抓握和侧捏功能。但 Freehand 系统由于受众过少，已于 2001 年停产[80, 81]。

功能性电刺激的刺激信号可通过仍具有自主收缩功能的肌肉来诱发产生，如颈部、肩部或对侧肢体的活动。目前临床应用的植入式系统接受来自头部、颈部或对侧肢体的肌电信号，通过 12 个控制通道实现手的抓握和捏持等功能。增加植入的电刺激通道的数量，可以达到对更多肌肉的调控[82, 83]，从而获得更精细的手部功能。Moberg 等最近的研究实现了 24 个通道控制，使 2 例 C_4 以上水平脊髓损伤受试者实现了单侧肩、肘、前臂、腕和手的功能重建，但需要借助双侧头颈部的肌肉对单侧上肢的活动进行控制[82]。目前最新的系统可以通过整合自主神经信号如呼吸等信号来调控刺激的传入。该系统已经可以使高位截瘫患者获得上肢和手部的基本功能，并可以获得下肢的运动和平衡能力。更有研究通过膈肌的经皮电极使患者重获良好的呼吸功能[84, 85]。多个临床报道以及多中心的随访研究均表明，功能性电刺激植入后患者的日常生活自理能力获得了改善，大多数患者均可以在家中使用，并获得很高的满意度[83, 86-89]。

对于功能性电刺激的临床使用，需要注意以下问题。该系统对脊髓反射弧尚完整的瘫痪肌肉效果良好，而对脊髓前角细胞已被破坏或周围神经损伤等去神经支配的肌肉效果不佳[90]。因此针对上肢功能的重建，该技术对 C_5 或 C_6 水平的脊髓损伤患者效果较好，平面过高或过低则不佳[91]。另外，功能性电刺激的植入应该在患者通过常规的康复、矫形和手术治疗后无法再获得进一步恢复时考虑应用，术前经过表面电极刺激证明肌肉可以收缩，最好经过反复的肌肉刺激训练后再植入。同时，患者上肢的各关节被动活动应该良好，无严重肌肉痉挛，而且必须有足够的心理、社会和经济支持。

二、脑机接口

所谓脑机接口，就是在人的大脑和外部设备之间建立一种新型的通讯和控制技术，通过功能性电刺激实现大脑对靶器官的直接支配（图 27-11）[72]。目前，已有许多研究尝试让瘫痪患者通过脑机接口来进行灯光、家用电器等周围环境的调节、轮椅的驱动以及矫形器、假肢等的调节[92]。

通过脑机接口直接获取脑的电信号，再利用功能性电刺激对肌肉的刺激控制技术，就有望解决 C_5 水平以上脊髓损伤患者上肢功能的重建。脑机接口技术的关键点及难点在于对大脑特定意向活动的电信号的准确采集。目前的信号采集方式有植入电极到大脑皮质内、硬膜下、硬膜外的侵入式信号采集和放置于头皮的非侵入式信号采集两种[93]。McFarland 等在 2010 年首次通过非侵入式信号采集获得了脑磁波对电脑光标的三维控制[94]。Ethier 等在 2012 年通过侵入式的信号采集系统，通过恒河猴动物模型取得了对瘫痪肌肉的控制，并可以实现连续的运动控制[95]。虽然侵入式信号采集所获得的信号相对于非侵入式更有针对性，但由于脑皮质活动的复杂性，想获得某个动作单一的信号采集现在还很难实现。目前，该技术多在实验及临床研究阶段，对于侵入式技术的效果及可能的利弊的了解仍需要进一步的研究。

第六节 效果评定和总结

四肢瘫患者功能的准确评价是推测预后及评定治疗效果的关键因素，而统一的评价标准是进行比较的前提。评价应该包括医生和患者两方面的主、客观评价，因此，详细的主、客观查体和关于生活质量的调查问卷均应该包含在内。但到目前为止，尚没有针对四肢瘫患者术后功能进行比较性评价的临床指南，只有一份由美国截瘫退伍军人协会提出的关于上肢功能的临床指南可以参考[96]。2007 年 Connolly 等作了系统性回顾，结论证实目前重建性手术对于四肢瘫患者上肢功能的改善具有明显效果[31]。目前发表的文献以描述性文献居多，且包含很多病例数的报道很少，虽然大部分效果良好，但不能排除具有偏倚[52]。因此，仍需要大样本的比较性研究来评价四肢瘫患者术后的结果。

针对脊髓损伤的患者，在经过初期治疗和系统康复进入稳定期后，医生有责任向患者告知重建功能的可能性，并根据相应的评定准则仔细确定患者残留肌肉的肌力、需要重建哪些功能、哪些肌肉可以移位用作重建功能。在仔细评定之后，结合患者的需求，设计合理的移位方案，并联合腱固定术、关节融合术和神经移位术等争取恢复患者尽可能多的、可靠持久的功能。同时应该认识到脊髓损伤后四肢瘫患者的上肢功能重建到目前为止仍充满挑战，系统的手术重建可以使患者获得基本的日常生活能力，但对于满足患者的需求来说仍远远不够。

参考文献

[1] 李军，杜良杰，刘宏炜，等．肌腱转移术重建颈脊髓损伤患者手功能．中国修复重建外科杂志，2018, 32: 542-547.

[2] 宁广智．天津市脊髓损伤流行病学调查研究．天津医科大学，2012.

[3] 孙天胜．中国脊柱脊髓损伤研究的现状与展望．中国脊柱脊髓杂志，2014, 24: 1057-1059.

[4] 卫波．2005 年北京市脊髓损伤流行病学初步调查研究．首都医科大学，2007.

[5] Curtin CM, Gater DR, Chung KC. Upper extremity reconstruction in the tetraplegic population, a national epidemiologic study. J Hand Surg Am, 2005, 30: 94-99.

[6] 潘永太，张少成．颈髓损伤四肢瘫的上肢功能重建．实用手外科杂志，2003, 17: 161-163.

[7] Zancolli EA. Structural and dynamic bases of hand surgery. 2nd ed. Philadelphia: JB Lippincott, 1979: 1521.

[8] Ditunno JF Jr, Stover SL, Freed MM, et al. Motor recovery of the upper extremities in traumatic quadriplegia: a multicenter study. Arch Phys Med Rehabil, 1992, 73: 431-436.

[9] Waters RL, Adkins RH, Yakura JS, et al. Motor and sensory recovery following incomplete paraplegia. Arch Phys Med Rehabil, 1994, 75: 67-72.

[10] Wolfe SW, Hotchkiss RN, Pederson WC, et al. Green's operative hand surgery. 6th ed. Philadelphia: Elsevier, 2011: 943-959.

[11] Bunnell S, Doherty EW, Curtis RM. Ischemic contracture, local, in the hand. Plast Reconstr Surg (1946), 1948: 3: 424-433.

[12] Lipscomb PR, Elkins EC, Henderson ED. Tendon transfers to restore function of hands in tetraplegia, especially after fracture-dislocation of the sixth cervical vertebra on the seventh. J Bone Joint Surg Am, 1958, 40: 1071-1080.

[13] Street DM. Finger flexor tenodesis. Clin Orthop Relat Res, 1959, 13: 155-163.

[14] Nickel VL, Perry J, Garrett AL. Development of useful function in the severely paralyzed hand. J Bone Joint Surg Am, 1963, 45: 933-952.

[15] Freehafer AA, Mast WA. Transfer of the brachioradialis to improve wrist extension in high spinal-cord injury. J Bone Joint Surg Am, 1967, 49: 648-652.

[16] Lamb DW, Landry RM. The hand in quadriplegia. Paraplegia, 1972, 9: 204-212.

[17] Lamb DW, Chan KM. Surgical reconstruction of the upper limb in traumatic tetraplegia. A review of 41 patients. J Bone Joint Surg Br. 1983, 65: 291-298.

[18] Zancolli E. Surgery for the quadriplegic hand with active, strong wrist extension preserved. A study of 97 cases. Clin Orthop Relat Res, 1975, 112: 101-113.

[19] Moberg E. Surgical treatment for absent single-hand grip and elbow extension in quadriplegia: principles and preliminary experience. J Bone Joint Surg Am, 1975, 57: 196-206.

[20] Peckham PH, Marsolais EB, Mortimer JT. Restoration of key grip and release in the C6 tetraplegic patient through functional electrical stimulation. J Hand Surg Am, 1980, 5: 462-469.

[21] Hentz VR, Brown M, Keoshian LA. Upper limb reconstruction in quadriplegia: functional assessment and proposed treatment modifications. J Hand Surg Am, 1983, 8: 119-131.

[22] McDowell CL, Moberg EA, House JH. The second international conference on surgical rehabilitation of the upper limb in tetraplegia (quadriplegia). J Hand Surg Am, 1986, 11: 604-608.

[23] Allieu Y, Benichou M, Teissier J, et al. Restoration of the upper limb in tetraplegic patients by tendon transfers. Chirurgie, 1986, 112: 736-742.

[24] Waters R, Moore KR, Graboff SR, et al. Brachioradialis to flexor pollicis longus tendon transfer for active lateral pinch in the tetraplegic. J Hand Surg Am, 1985, 10: 385-391.

[25] House JH, Shannon MA. Restoration of strong grasp and lateral pinch in tetraplegia: a comparison of two methods of thumb control in each patient. J Hand Surg Am, 1985, 10: 22-29.

[26] House JH, Comadoll J, Dahl AL. One-stage key pinch and release with thumb carpal-metacarpal fusion in tetraplegia. J Hand Surg Am, 1992, 17: 530-538.

[27] Mohammed K, Rothwell AG, Sinclair SW, et al. Upper-limb surgery for tetraplegia. J Bone Joint Surg Br, 1992, 74: 873-879.

[28] McCarthy CK, House JH, Van Heest A, et al. Intrinsic balancing in reconstruction of the tetraplegic hand. J Hand Surg Am, 1997, 22: 596-604.

[29] Saito H. Evolution of surgery for tetraplegic hands in Japan. Hand Clin, 2002, 18: 535-539.

[30] Turcsanyi I, Fridén J. Shortened rehabilitation period using a modified surgical technique for reconstruction of lost elbow extension in tetraplegia. Scand J Plast Reconstr Surg Hand Surg, 2010, 44: 156-162.

[31] Connolly SJ, Aubut JL, Teasell R, et al. Enhancing upper extremity function with reconstructive surgery in persons with tetraplegia: a review of the literature. Top Spinal Cord Inj Rehabil, 2007, 13: 58-80.

[32] Mohindra M, Sangwan SS, Kundu ZS, et al. Surgical rehabilitation of a tetraplegic hand: comparison of various methods of reconstructing an absent pinch and hook. Hand (N Y), 2014, 9: 179-186.

[33] Murphy CP, Chuinard RG. Management of the upper extremity in traumatic tetraplegia. Hand Clin, 1988, 4: 201-209.

[34] Mulcahey MJ, Lutz C, Kozin SH, et al. Prospective evaluation of biceps to triceps and deltoid to triceps for elbow extension in tetraplegia. J Hand Surg Am, 2003, 28: 964-971.

[35] Hamou C, Shah NR, DiPonio L, et al. Pinch and elbow extension restoration in people with tetraplegia: a systematic review of the literature. J Hand Surg Am, 2009, 34: 692-699.

[36] Wangdell J, Fridén J. Satisfaction and performance in patient selected goals after grip reconstruction in tetraplegia. J Hand Surg Eur Vol, 2010, 35: 563-568.

[37] Wangdell J, Fridén J. Performance of prioritized activities is not correlated with functional factors after grip reconstruction in tetraplegia. J Rehabil Med, 2011, 43: 626-630.

[38] Revol M, Cormerais A, Laffont I, et al. Tendon transfers as applied to tetraplegia. Hand Clin, 2002, 18: 423-439.

[39] Brown JM. Nerve transfers in tetraplegia I: background and technique. Surg Neurol Int, 2011, 2: 121.

[40] Mackinnon SE, Yee A, Ray WZ. Nerve transfers for the restoration of hand function after spinal cord injury. J Neurosurg, 2012, 117: 176-185.

[41] Bertelli JA, Kechele PR, Santos MA, et al. Anatomical feasibility of transferring supinator motor branches to the posterior interosseous nerve in C7-T1 brachial plexus palsies: laboratory investigation. J Neurosurg, 2009, 111: 326-331.

[42] Bertelli JA, Tacca CP, Winkelmann Duarte EC, et al. Transfer of axillary nerve branches to reconstruct elbow extension in tetraplegics: a laboratory investigation of surgical feasibility. Microsurgery, 2011, 31: 376-381.

[43] Bertelli JA, Tacca CP, Ghizoni MF, et al. Transfer of supinator motor branches to the posterior interosseous nerve to reconstruct thumb and finger extension in tetraplegia: case report. J Hand Surg Am, 2010, 35: 1647-1651.

[44] Bertelli JA, Ghizoni MF, Tacca CP. Transfer of the teres minor motor branch for triceps reinnervation in tetraplegia. J Neurosurg, 2011, 114: 1457-1460.

[45] Bertelli JA, Mendes Lehm VL, Tacca CP, et al. Transfer of the distal terminal motor branch of the extensor carpi radialis brevis to the nerve of the flexor pollicis longus: an anatomic study and clinical application in a tetraplegic patient. Neurosurgery, 2012, 70: 1011-1016.

[46] Freehafer AA. Flexion and supination deformities of the elbow in tetraplegics. Paraplegia, 1977, 15: 221-225.

[47] Coulet B, Boretto JG, Allieu Y, et al. Pronating osteotomy of the radius for forearm supination contracture in high-level tetraplegic patients: technique and results. J Bone Joint Surg Br, 2010, 92: 828-834.

[48] Keenan MA. Management of the spastic upper extremity in the neurologically impaired adult. Clin Orthop Relat Res, 1988, 233: 116-125.

[49] McDowell CL, Moberg EA, Smith AG. International conference on surgical rehabilitation of the upper limb in tetraplegia. J Hand Surg Am, 1979, 4: 387-390.

[50] Moberg E, McDowell CL, House JH. Third international conference on surgical rehabilitation of the upper limb in tetraplegia (quadriplegia). J Hand Surg Am. 1989, 14: 1064-1066.

[51] 李建军 , 杨明亮 . 四肢瘫患者的上肢功能重建 . 中国康复理论与实践 , 2002, 8: 142-146.

[52] Keith MW, Peljovich A. Surgical treatments to restore function control in spinal cord injury. Handb Clin Neurol, 2012, 109: 167-179.

[53] Mulcahey MJ, Lutz C, Kozin SH, et al. Prospective evaluation of biceps to triceps and deltoid to triceps for elbow extension in tetraplegia. J Hand Surg Am, 2003, 28: 964-971.

[54] Hentz VR, Hamlin C, Keoshian LA. Surgical reconstruction in tetraplegia. Hand Clin, 1988, 4: 601-607.

[55] Lamb DW. Upper limb surgery in tetraplegia. J Hand Surg Br, 1989, 14: 143-144.

[56] Lacey SH, Wilber RG, Peckham PH, et al. The posterior deltoid to triceps transfer: a clinical and biomechanical assessment. J Hand Surg Am, 1986, 11: 542-547.

[57] Fridén J, Albrecht D, Lieber RL. Biomechanical analysis of the brachioradialis as a donor in tendon transfer. Clin Orthop Relat Res, 2001, 383: 152-161.

[58] Mennen U, Boonzaier AC. An improved technique of posterior deltoid to triceps transfer in tetraplegia. J Hand Surg Br, 1991, 16: 197-201.

[59] Paul SD, Gellman H, Waters R, et al. Single-stage reconstruction of key pinch and extension of the elbow in tetraplegic patients. J Bone Joint Surg Am, 1994, 76: 1451-1456.

[60] Dunkerley AL, Ashburn A, Stack EL. Deltoid triceps transfer and functional independence of people with tetraplegia. Spinal Cord, 2000, 38: 435-441.

[61] Fridén J, Ejeskär A, Dahlgren A, et al. Protection of the deltoid to triceps tendon transfer repair sites. J Hand Surg Am, 2000, 25: 144-149.

[62] Friedenberg ZB. Transposition of the biceps brachii for triceps weakness. J Bone Joint Surg Am, 1954, 36: 656-658.

[63] Kuz JE, Van Heest AE, House JH. Biceps-to-triceps transfer in

tetraplegic patients: report of the medial routing technique and follow-up of three cases. J Hand Surg Am, 1999, 24: 161-172.
[64] Revol M, Briand E, Servant JM. Biceps-to-triceps transfer in tetraplegia: the medial route. J Hand Surg Br, 1999, 24: 235-237.
[65] Ejeskär A. Upper limb surgical rehabilitation in high-level tetraplegia. Hand Clin, 1988, 4: 585-599.
[66] Peckham PH, Marsolais EB, Mortimer JT. Restoration of key grip and release in the C6 tetraplegic patient through functional electrical stimulation. J Hand Surg Am, 1980, 5: 462-469.
[67] Freehafer AA, Mast WA. Transfer of the brachioradialis to improve wrist extension in high spinal-cord injury. J Bone Joint Surg Am, 1967, 49: 648-652.
[68] Freehafer AA, Vonhaam E, Allen V. Tendon transfers to improve grasp after injuries of the cervical spinal cord. J Bone Joint Surg Am, 1974, 56: 951-959.
[69] Hentz VR, House J, McDowell C, et al. Rehabilitation and surgical reconstruction of the upper limb in tetraplegia: an update. J Hand Surg Am, 1992, 17: 964-967.
[70] Moberg EA, Lamb DW. Surgical rehabilitation of the upper limb in tetraplegia. Hand, 1980, 12: 209-213.
[71] House JH, Gwathmey FW, Lundsgaard DK. Restoration of strong grasp and lateral pinch in tetraplegia due to cervical spinal cord injury. J Hand Surg Am, 1976, 1: 152-159.
[72] 隋宝石，万柏坤．功能性电刺激与脑机接口在医学中的应用．中国医疗设备，2011, 26: 63-66.
[73] Liberson WT, Holmquest HJ, Scot D, et al. Functional electrotherapy: stimulation of the peroneal nerve synchronized with the swing phase of the gait of hemiplegic patients. Arch Phys Med Rehabil, 1961, 42: 101-105.
[74] Burnett TA, Mann EA, Stoklosa JB, et al. Self-triggered functional electrical stimulation during swallowing. J Neurophysiol, 2005, 94: 4011-4018.
[75] Godec C, Cass AS, Ayala GF. Bladder inhibition with functional electrical stimulation. Urology, 1975, 6: 663-666.
[76] Hesse S, Malezic M, Lücke D, et al. Value of functional electrostimulation in patients with paraplegia. Nervenarzt, 1998, 69: 300-305.
[77] Tyler DJ, Durand DM. A slowly penetrating interfascicular nerve electrode for selective activation of peripheral nerves. IEEE Trans Rehabil Eng, 1997, 5: 51-61.
[78] Cameron T, Loeb GE, Peck RA, et al. Micromodular implants to provide electrical stimulation of paralyzed muscles and limbs. IEEE Trans Biomed Eng, 1997, 44: 781-790.
[79] Collinger JL, Foldes S, Bruns TM, et al. Neuroprosthetic technology for individuals with spinal cord injury. J Spinal Cord Med, 2013, 36: 258-272.
[80] Ragnarsson KT. Functional electrical stimulation after spinal cord injury: current use, therapeutic effects and future directions. Spinal Cord, 2008, 46: 255-274.
[81] 邱智，王方永，洪毅．颈脊髓损伤患者上肢功能重建的研究进展．中国脊柱脊髓杂志，2015, 25: 938-942.
[82] Memberg WD, Polasek KH, Hart RL, et al. Implanted neuroprosthesis for restoring arm and hand function in people with high level tetraplegia. Arch Phys Med Rehabil, 2014, 95: 1201-1211.
[83] Kilgore KL, Hoyen HA, Bryden AM, et al. An implanted upper-extremity neuroprosthesis using myoelectric control. J Hand Surg Am, 2008, 33: 539-550.
[84] Onders RP, Khansarinia S, Weiser T, et al. Multicenter analysis of diaphragm pacing in tetraplegics with cardiac pacemakers: positive implications for ventilator weaning in intensive care units. Surgery, 2010, 148: 893-897.
[85] DiMarco AF, Onders RP, Ignagni A, et al. Phrenic nerve pacing via intramuscular diaphragm electrodes in tetraplegic subjects. Chest, 2005, 127: 671-678.
[86] Keith MW, Peckham PH, Thrope GB, et al. Implantable functional neuromuscular stimulation in the tetraplegic hand. J Hand Surg Am, 1989, 14: 524-530.
[87] Handa Y, Yagi R, Hoshimiya N. Application of functional electrical stimulation to the paralyzed extremities. Neurol Med Chir (Tokyo), 1998, 38: 784-788.
[88] Freehafer AA, Peckham PH, Keith MW. New concepts on treatment of the upper limb in the tetraplegic: surgical restoration and functional neuromuscular stimulation. Hand Clin, 1988, 4: 563-574.
[89] Peckham PH, Keith MW, Kilgore KL, et al. Efficacy of an implanted neuroprosthesis for restoring hand grasp in tetraplegia: a multicenter study. Arch Phys Med Rehabil, 2001, 82: 1380-1388.
[90] Bogataj U, Gros N, Kljajić M, et al. The rehabilitation of gait in patients with hemiplegia: a comparison between conventional therapy and multichannel functional electrical stimulation therapy. Phys Ther, 1995, 75: 490-502.
[91] 张世民．植入式神经假体在脊髓损伤功能康复中的应用．北京国际康复论坛：2010.
[92] Mak JN, Wolpaw JR. Clinical applications of brain-computer interfaces: current state and future prospects. IEEE Rev Biomed Eng, 2009, 2: 187-199.
[93] Ethier C, Miller LE. Brain-controlled muscle stimulation for the restoration of motor function. Neurobiol Dis, 2015, 83: 180-190.
[94] McFarland DJ, Sarnacki WA, Wolpaw JR. Electroencephalographic (EEG) control of three-dimensional movement. J Neural Eng, 2010, 7: 036007.
[95] Ethier C, Bauman MJ, Miller LE. Restoration of grasp following paralysis through brain-controlled stimulation of muscles. Nature, 2012, 485: 368-371.
[96] Paralyzed veterans of america consortium for spinal cord medicine. Preservation of upper limb function following spinal cord injury: a clinical practice guideline for health-care professionals. J Spinal Cord Med, 2005, 28: 434-470.

延伸阅读

[1] 王树，王加宽，盛春勇，等．同步多平面手术治疗痉挛性脑瘫手近期随访．中华手外科杂志，2015, 31: 132-135.
[2] 邱智，王方永，洪毅．颈脊髓损伤患者上肢功能重建的研究进展．中国脊柱脊髓杂志，2015, 25: 938-942.
[3] 石芝喜，王俊，刘四文，等．手部“肌腱效应”对颈 6 A-B 级脊髓损伤患者日常生活活动能力的影响分析．中国康复医学杂志，2013: 28: 172-173.

以上 3 篇文章是近期我国发表的部分四肢瘫上肢功能重建的临床病例随访报道和综述。

[4] Fridén J, Gohritz A. Tetraplegia Management Update. J Hand Surg Am, 2015, 40: 2489-2500.
[5] Harris CA, Muller JM, Shauver MJ, et al. Checkpoints to Progression: qualitative analysis of the personal and contextual factors that influence selection of upper extremity reconstruction among patients with tetraplegia. J Hand Surg Am, 2017, 42: 495-505.

[6] Wangdell J, Reinholdt C, Fridén J. Activity gains after upper limb surgery for spasticity in patients with spinal cord injury. J Hand Surg Eur, 2018, 43: 613-620.

以上 3 篇文章报道了四肢瘫上肢功能重建手术的方法、效果和影响患者选择手术的因素。

[7] Medina J, Marcos-García A, Jiménez I, et al. Biceps to triceps transfer in tetraplegic patients: our experience and review of the literature. Hand (N Y), 2017, 12: 85-90.

本文综述并随访报道了四肢瘫改良 Zancolli 手术将肱二头肌转位于肱三头肌的手术效果。

[8] Ballas R, Fattal C, Teissier J. Anterior glenohumeral joint stabilization in tetraplegic patients by medializing the anterior head of deltoid muscle. J Hand Surg Am, 2015, 40: 148-151.

本文描述了四肢瘫肱三头肌前头中间化稳定肩关节前侧的术式并进行了病例展示。

[9] Coulet B, Waitzenegger T, Teissier J, et al. Arthrodesis versus carpometacarpal preservation in key-grip procedures in tetraplegic patients: a comparative study of 40 cases. J Hand Surg Am, 2018, 43: 483. e1-483. e9.

本文对比分析了四肢瘫重建指侧型捏力时保留第 1 腕掌关节和进行关节融合的手术效果。

[10] Brown E. Intrinsic reconstruction in a tetraplegic grip/extension model-the challenge of extrapolating from the cadaver to the patient. J Hand Surg Am, 2015, 40: 102.

本文介绍了四肢瘫内收肌功能重建的尸体研究。

[11] Bertelli JA, Ghizoni MF. Nerve and free gracilis muscle transfers for thumb and finger extension reconstruction in long-standing tetraplegia. J Hand Surg Am, 2016, 41: e411-e416.

本文随访报道了神经和股薄肌转位重建长期四肢瘫患者拇指和手指背伸功能病例。

[12] Bertelli JA, Ghizoni MF. Nerve transfer for sensory reconstruction of C8-T1 dermatomes in tetraplegia. Microsurgery, 2016, 36: 637-641.

本文随访报道了神经转位治疗四肢瘫患者 C_8~T_1 皮肤支配区感觉的效果。

[13] Dunn JA, Sinnott KA, Rothwell AG, et al. Tendon transfer surgery for people with tetraplegia: an overview. Arch Phys Med Rehabil, 2016, 97: S75-S80.

本文综述了四肢瘫肌腱转位术的应用。

[14] Fridén J, Lieber RL. Reach out and grasp the opportunity: reconstructive hand surgery in tetraplegia. J Hand Surg Eur. 2019, 44: 343-353.

本文是对现在上肢肌腱转位方法的综述介绍。

第28章
上肢疼痛

崔树森

上肢疼痛可由脑、脊髓、周围神经、骨关节、肌肉及血管等各种人体结构和组织的异常引起，每种异常都包含一系列病理生理过程。导致上肢疼痛的疾病中大部分都可经过诊治得到较好的效果，但一些特殊的异常，即使对于专业的手外科、疼痛科医生来讲，其诊疗效果也总是不令人满意，它们包括痛性神经瘤、复杂性区域疼痛综合征、胸廓出口综合征等。本章将对这几种复杂的上肢疼痛疾病进行描述。

痛性神经瘤的诊治较明确，而对复杂性区域疼痛综合征和胸廓出口综合征的发病机制、诊断和治疗的认识则充满了争议。胸廓出口综合征属于上肢神经血管卡压疾病的范畴，虽然有多种特殊的表现形式，但是颈、肩、上肢的疼痛、麻木和无力等症状贯穿该疾病的整个过程，尤其是疼痛，是大多数患者就诊的首要主诉，因此，将胸廓出口综合征归类在本章亦有其合理性。

第一节　神经瘤

【病因】 周围神经纤维被神经内膜、束膜和外膜所包绕，并借助这些膜结构与周围的组织分隔，形成物理上独立的空间。周围神经受损后，通过双向轴浆运输与神经元胞体的相互作用，传递信号，运输神经营养因子，利用再生的趋向性与远端重建传导。在这一过程中，神经外膜起屏障作用，防止再生神经纤维的生长方向异常和向外随意生长，并使之有序再生[1]。神经断裂后无法修复或修复失败、膜性结构损伤、神经轴突无序再生或近端再生的轴突向远端生长受阻，导致了神经瘤。因为神经纤维失去膜性结构的屏障后，再生的轴突伴随着纤维母细胞、内膜细胞和雪旺细胞“逃逸”进入周围组织，形成瘤样团块，即神经瘤（图28-1）。典型神经瘤横断面的80%是由结缔组织构成的，大部分细胞成分是成纤维母细胞。成纤维母细胞在神经瘤中的作用不明，但因其和痛性瘢痕相关，因此被作为痛性神经瘤的标志物。

产生神经瘤最常见的原因是切割伤导致的神经连续性中断。在挤压伤、牵拉伤中神经连续性存在，但由于神经膜结构破裂，可使再生的神经纤维“逃逸”，故也可产生神经瘤[2]。另外，感染、缺血和瘢痕增生可促进神经瘤的形成。

【疼痛产生机制】 虽然Sunderland Ⅲ～Ⅴ度损伤均可能产生神经瘤，但并不是所有的神经瘤都有

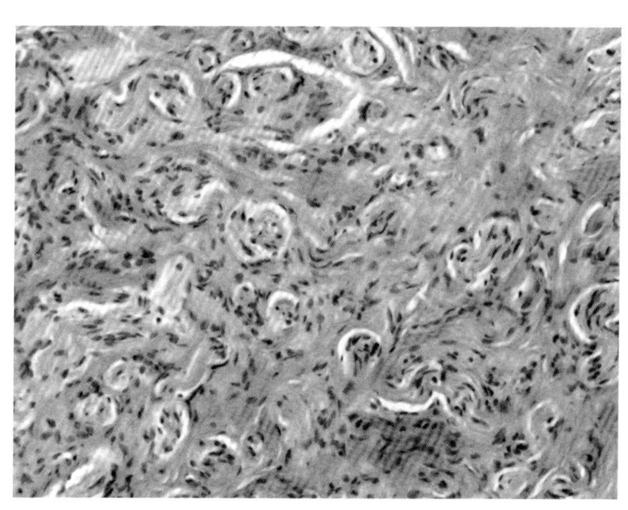

图28-1　神经瘤的组织病理学检查（HE染色 ×100）。

症状。神经瘤引起严重、持续疼痛的情况少见。据统计仅有 5% 的神经损伤患者合并症状性神经瘤，症状包括疼痛、敏感神经分布区麻木或功能障碍[3]。疼痛的产生是由多种因素造成的，外在因素包括炎症、机械牵拉和局部瘢痕等，刺激神经瘤内的神经纤维诱发疼痛。这些刺激可伴发背根神经节、脊髓后角甚至更近端神经元的自发活动，进而放大疼痛。诱发神经瘤产生疼痛的内在因素包括：①神经瘤中神经纤维之间异常连接，通过钾、钠通道离子异常集聚电解质导致这些脱髓鞘纤维中的电活动异常，疼痛应答被放大而产生高敏性。②神经瘤内组织损伤导致局部炎症反应，炎症因子释放导致受体敏感性提高，进一步刺激疼痛。③中枢神经系统中的某些变化也加重了疼痛过程。神经瘤的自发性疼痛表明神经瘤内的神经纤维，背根神经节内、脊髓后角内甚至更高位置的神经元存在自发性放电活动，也可以由于神经瘤纤维和神经元同时放电所致。

【诊断依据】 患者均有周围神经损伤病史，临床上痛性神经瘤多见于截肢术后、残端成形术后和医源性皮神经损伤后。后者在桡神经浅支（桡骨茎突狭窄性腱鞘炎术后）和正中神经掌皮支（腕管松解术后）最常见。神经痛持续性存在的神经瘤包括 Bowler 拇指（打保龄球所致的拇指指神经卡压）和 Morton 神经瘤（足底趾总神经瘤样病变）。

神经损伤部位以远单一神经分布区疼痛伴或不伴相应神经分布区感觉异常是神经瘤的基本症状。疼痛可能超出损伤神经支配的范围，伴有相邻皮肤出现异常性疼痛或痛觉过敏，是因为相邻皮神经发出的轴芽使神经再支配更加混乱导致的。患者对于疼痛的描述常不同，Sood 和 Elliot 描述了 4 种与神经瘤相关的疼痛，包括自发性疼痛、压迫性疼痛、活动性疼痛和神经瘤分布区痛性感觉过敏[4]。神经的疼痛除伴有感觉功能障碍外，也常伴有运动功能障碍和交感神经功能障碍。在查体时确定受累神经对于治疗特别重要。阳性体征包括神经瘤局部压痛伴有远端神经分布区的放射痛，即 Tinel 征阳性。诊断性神经阻滞有助于确定和鉴别受累神经。超声检查可直接发现神经瘤或用于引导神经阻滞的定位。

值得注意的是，虽然浅表感觉神经发生神经瘤的概率更高，但并不是所有的痛性神经瘤均发生在感觉神经。运动神经如骨间背神经也可在损伤（如腕背囊肿切除时医源性损伤）后出现痛性神经瘤，表现为手和腕关节背侧放射性烧灼痛。周围神经性疼痛除神经卡压、残端神经瘤和连续性神经瘤样病变外，还包括瘢痕粘连性神经损伤、复杂性局部疼痛综合征等情况，要注意与其相鉴别。

【预防措施】 痛性神经瘤的治疗方法较多，但均不可靠或效果不满意，所以预防尤为重要。预防措施包括：①手术过程中应注意保持神经外膜的完整性。②如有神经断裂或缺损，需直接吻合或采用神经移植来恢复神经的连续性，引导神经再生。③仔细修剪和缝合神经，提高神经吻合口的质量，避免神经纤维外溢。④如无法恢复神经的连续性，需将神经断端置于血运良好的组织，而不是瘢痕组织内，同时要避免张力过大，不直接放在皮下，防止外界因素刺激神经瘤诱发疼痛。处理残端神经的经典方法是向近端解剖，将断端向远侧牵拉，在正常神经干处以锐刀切断，让断端自然回缩到近侧正常组织或间隙中，或埋于肌肉中，避免与骨断端或瘢痕组织粘连，或受假肢压迫而产生疼痛。

【治疗方法】

1. 保守治疗　无症状的神经瘤不需要治疗。对于痛性神经瘤的治疗方法较多，但尚无一种方法能有效治疗所有的神经瘤，因此根据不同的情况，采取针对性的治疗更为重要。痛性神经瘤的保守治疗包括物理治疗、脱敏疗法和疼痛控制。其中磁疗、拍击疗法、按摩、超声波疗法、经皮电刺激疗法均不会对患者造成伤害，但效果不确切。封闭和脱敏治疗可取得一定的效果，如使用曲安奈德和局麻药直接注入神经瘤及其周围组织，该方法尤其对指神经瘤的效果最佳。

只有对周围神经痛不愿接受手术或局部手术（脊神经根刺激器置入）效果不理想的患者才选择非手术的方法。对于自发性疼痛患者可服用长效阿片类药物或普瑞巴林、加巴喷丁等抗癫痫药等；对压迫性疼痛患者可采用压痛敏感区保护等方法；对活动性疼痛患者可将患肢制动如支具固定等。对于超敏性患者可使用手套或加压绷带、5% 利多卡因贴片、高剂量的加巴喷丁或辣椒素等治疗。

2. 手术治疗　如无手术禁忌，对痛性神经瘤首选手术治疗[5]。首先考虑将损伤的神经重新吻合，使再生的轴突能长入远端相应的鞘管，重建神经冲动的传导通路，恢复中枢神经元对传入神经冲动的正常抑制作用。如果无法直接修复，可选择神经间接修复或神经移位术。

(1) 神经直接修复：找到并完整切除神经瘤几乎是所有手术方法的第一步。应在止血带下操作，从近端健康组织中显露神经干，再向远端分离，检查并切除神经周围的瘢痕，改善组织床情况，使神经位于健康的软组织床（如滑膜或脂肪衬垫）。切除神经瘤后，如有可能应争取直接修复，重建神经的连续性（图 28-2），需十分注意缝合修复对合的平整性，不然在神经愈合过程中还会形成新的神经瘤。术中应解除所有可能的神经瘤刺激因素，如切除瘢痕，采用皮瓣覆盖或放在血供丰富的组织如肌肉衬垫中等。

（2）神经间接修复：如果神经缺损而无法直接缝合，可采用单纯神经瘤切除术，虽然切除了尽量多的近侧残端，使余下的神经残端位于无瘢痕组织床内或肌肉内，但效果仍不佳，复发率仍较高[6]，目前较少应用。为克服神经缺损可采用自体神经移植、异体神经移植和自体静脉移植等。目前，采用异体神经移植很多，效果和自体神经移植相似。

（3）神经移位术：如果神经缺损而无法直接修复、组织床较差，修复无法获得功能改善，可将神经的近侧残端放置在软组织条件较好、位置较深的部位（如肌肉和骨），使再生轴突长入宿主组织内（如桡神经浅支置入肱桡肌，正中神经掌皮支置入旋前方肌）（图 28-3）。也可将神经瘤整体移位于无瘢痕部位，但要保证神经瘤及成熟的瘢痕性包膜完整，避免反复损伤。操作时均需充分游离神经瘤和近端神经干，避免存在张力，将瘤近端 3~4 mm 缝线打结，近端牵引固定于皮肤，确保神经干无张力和扭转。将神经残端置入骨时不能成角，并且要避免关节活动的牵拉。对于连续性神经瘤和瘢痕粘连性神经损伤，除较大的正中神经和尺神经外，切断和重置小神经也可得到好的结果，而远端感觉丧失是其轻微的后果[7]。

（4）残端痛性神经瘤的治疗：对于残端神经瘤，可采取相互吻合（图 28-4）、断端埋入骨（图 28-5）或肌肉等疏导的方法[7-9]。而堵塞的方法，如用硅胶帽、结扎神经断端的方法的效果不肯定，近年临床上很少采用[10]。残端神经瘤也可通过移植的组织或皮瓣提供可吻合的神经远端部分及感受器。Elliot 认为将外用材料包裹神经残端、将神经残端包裹于脂肪瓣中、将神经两断端缝合为一个环并重置于特定部位并不是成功的手术方式，他们推荐神经移位术，并报道得到了好的效果[7]。他们认为 80%~90% 的残端神经瘤可通过将神经移位到适宜的骨骼近端或肌肉部位而使症状得以缓解。对于远端掌横纹以远的指神经损伤，建议重置于骨质中，将神经包埋于指骨外侧面或掌骨背外侧面，避免包埋于截指面或神经损伤平面。对于手指远端或远指间关节水平的神经断端，建议重置于近节指骨，将手指近端的神经应穿过骨间肌重置于掌骨；对于手掌近端和腕部神经损伤，建议重置于旋前方肌；对于前臂皮神经

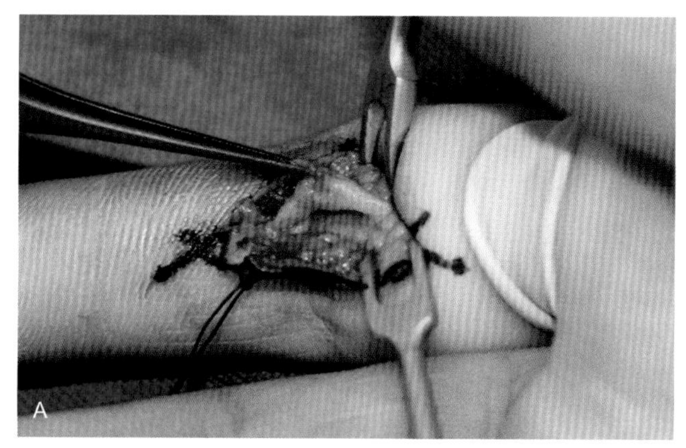

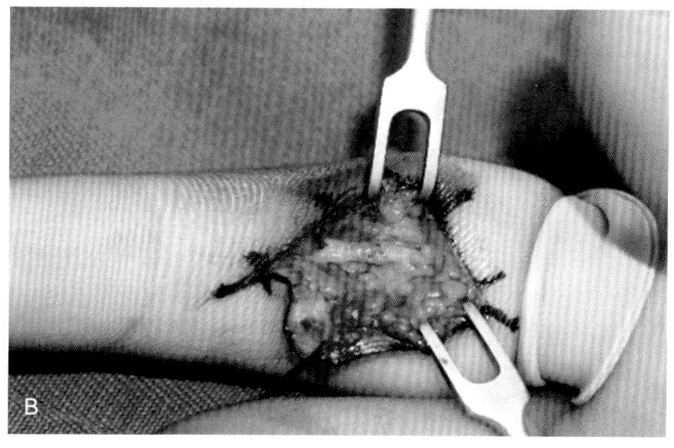

图 28-2　神经直接修复。A. 示指指神经形成痛性神经瘤；B. 神经瘤切除后，将指神经两侧断端直接吻合，重建连续性。

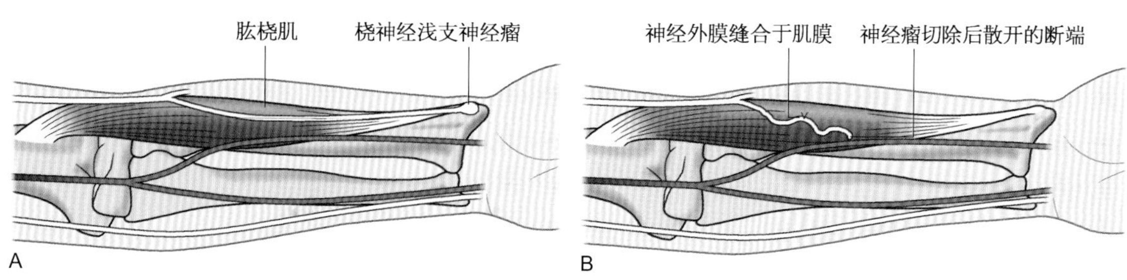

图 28-3　桡神经浅支神经瘤（A）切除后移位重置于肱桡肌深面（B）。

和桡神经浅支损伤，可重置于肱桡肌深面，由于此区域存在神经的交叉支配。当无法确定是桡神经浅支单独受累时，可同时重置前臂外侧皮神经。

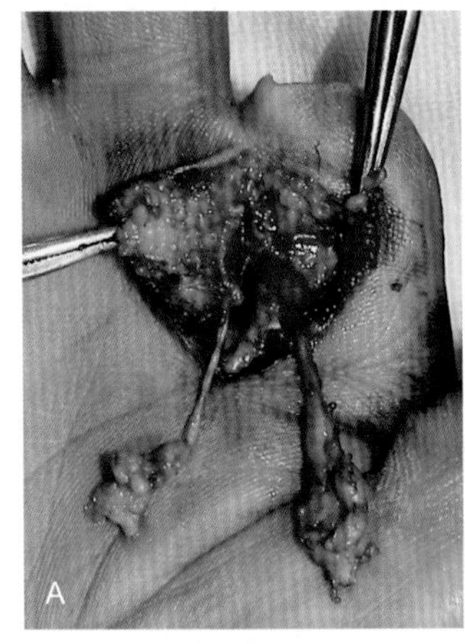

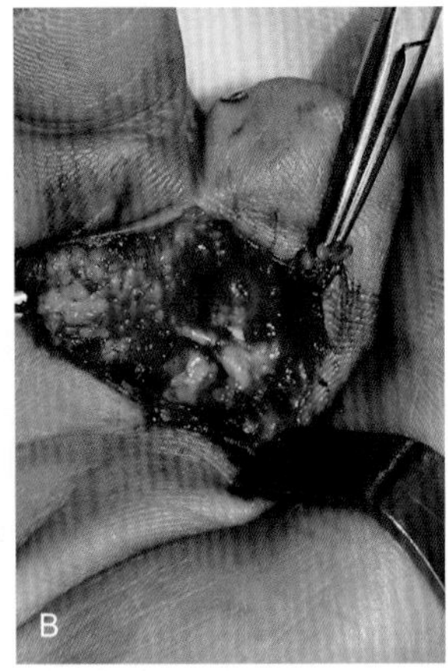

图 28-4　残端痛性神经瘤的治疗。A. 示指残端两侧指神经均形成神经瘤；B. 切除神经瘤后，将两侧的指神经残端进行端端缝合重建其连续性。

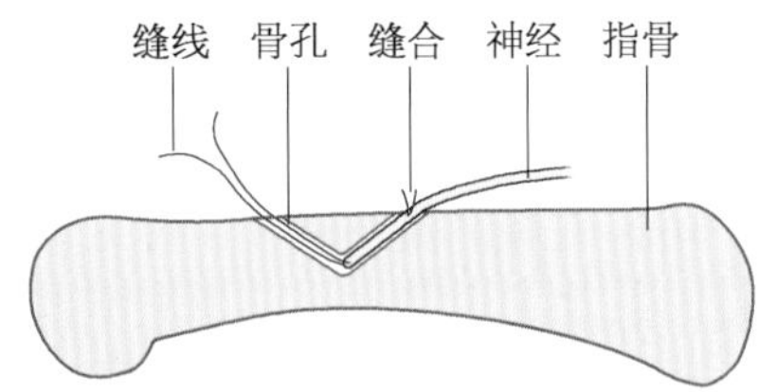

图 28-5　切除神经瘤后将近端神经采用骨埋入法治疗的示意图。

（5）其他术式：较大神经的连续性神经瘤和瘢痕粘连性神经损伤的治疗方法还包括神经移植、静脉包裹、游离脂肪移植、局部肌瓣和筋膜瓣包裹等。Elliot 等的经验是使用局部血管化筋膜瓣（Becker 筋膜皮瓣或前臂掌侧筋膜瓣）包裹，可有效缓解正中神经和尺神经疼痛（图 28-6），但他们偶尔也使用远位血管化的脂肪瓣治疗严重病例（如腹部、腹股沟区皮瓣）。由于远端肌肉会萎缩和挛缩，所以不应使用远位肌瓣覆盖[7]。

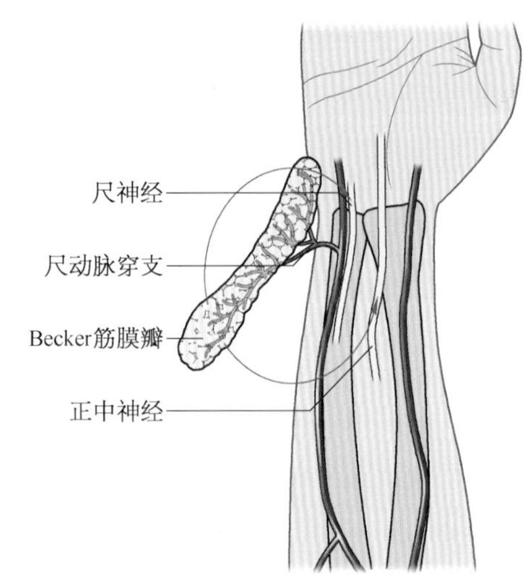

图 28-6　Becker 筋膜瓣包裹治疗正中神经或尺神经连续性神经瘤或瘢痕粘连性损伤。

第二节　复杂性区域疼痛综合征

复杂性区域疼痛综合征（complex regional pain syndrome，CRPS）被认为是机体对损伤的过度反应，以肢体某一区域疼痛的严重程度与初始的创伤或病变不成正比为特征，同时伴有感觉、运动和交感神经功能障碍等一系列临床表现。

【历史命名】 本病由 Mitchell，Morehous 和 Keen 于 1864 年在描述美国内战的伤员时描述。他们注意到一些伴有周围神经损伤的枪伤患者伤后出现烧灼样疼痛，伴有肿胀和皮温、皮色改变，患者拒绝被触碰患肢，之后发生关节僵硬、活动障碍等[11]。对于这种创伤后肢体的疼痛曾有多种名称，包括创伤后营养不良、Sudek 萎缩、肩 − 手综合征、灼性神经痛等[12]。其中最常见的曾用名是反射性交感神经营养不良（reflex sympathetic dystrophy，RSD）[13]。该命名是基于病理性反射弧涉及交感神经而产生持续疼痛，这一理论由于交感神经节阻滞后疼痛缓解而被支持。但最近的研究表明并不是每个患者的发病均有交感神经系统参与，也未发现反射弧存在的证据，而且该理论也不能解释患者所有的症状。因此在 20 世纪 90 年代后，更多的学者接受以 CRPS 这一名称来命名创伤或其他病变后发生的神经源性疼痛症候群。有的学者认为本病根本不存在，是多次手术引起的疼痛，不应该单独称为一种病。

【流行病学】 虽然周围神经损伤后的慢性疼痛很常见，但 CRPS 的发生率并不高。由于诊断标准不统一，目前尚无准确的发病率流行病学调查。两项回顾性调查显示该病好发于 50~70 岁人群，女性多见，约为男性的 4 倍[14, 15]。在成人，上肢的发病率高于下肢[16]。不同于幻肢痛，儿童也可能罹患本病[17]。骨折是最常见的诱发因素，扭伤、挫伤、挤压伤和手术也是常见诱因，但注射、烧伤、虫咬伤甚至怀孕、卒中、心肌缺血也可能是诱发因素。吸烟是本病的危险因素，并且吸烟患者预后差[18]。

【发病机制】 多数 CRPS 患者（90%~95%）都可追溯到诱发因素，包括创伤、缺血和神经压迫等，但本病的确切发病机制尚不清楚。曾被广泛接受的交感神经系统障碍理论认为创伤后初级传入神经和传出交感神经发生解剖或化学耦联，激发正反馈使交感神经系统活性异常增高，继而导致疼痛，皮肤血流、温度和汗腺分泌的变化。交感神经阻滞可明显减轻一些患者的症状也支持了这一理论。CRPS 患者均有强烈疼痛、不同程度肿胀、皮肤变红和皮温升高等炎症反应的表现，因而有学者提出神经炎症机制，认为周围神经对组织损伤后的 P 物质、白细胞介素、肿瘤坏死因子等介导物质的过度炎症反应是本病的病因[19]。根据这一理论自由基清除剂被引入本病的治疗，临床上取得了一定的效果。另外，由于患者疼痛范围超出单一周围神经支配区，因而推断 CRPS 可能源于中枢神经系统异常[20, 21]。慢性 CRPS 患者脑部 MRI 显示的脑功能区域变化支持了这一理论。其他的还有遗传机制、心理因素机制和周围神经敏感性异常等理论。但这些理论均不足以单独解释所有患者全部的临床表现，因此目前认为是多种机制联合作用导致了 CRPS 的发生，不同患者的发病机制并不相同，甚至同一患者不同病程阶段的病理原因也可能不同[22]。

【诊断依据】 目前没有特殊的检查能够明确诊断慢性 CRPS，甚至也没有病理学证据能作为诊断的“金标准”，所以必须综合患者的病史、症状、体征和检查，并且在排除了可导致疼痛的已知器质性疾病后，才能作出明确诊断。真正的 CRPS 与损伤或手术的过度反应很难区分，故 CRPS 还要和周围神经卡压、痛性神经瘤等疾病相鉴别。

1. 临床表现　仔细询问病史，对大多数慢性 CRPS 患者均可追溯到外伤或手术创伤的诱因。这些诱因可以是轻微的皮肤刺伤，也可以是累及主要周围神经的严重肢体损伤。与手外科相关的诱因包括桡骨远端骨折、掌腱膜挛缩、上肢复合损伤和腕关节多次手术，但也有少部分患者不能回忆起诱因。

本病的特征性临床症状是自发性疼痛，最常被描述为烧灼性疼痛。患者对疼痛的描述还包括跳痛、压榨痛和酸痛等。这些疼痛可超出最初受伤区域，累及整个肢体甚至对侧肢体。痛觉过敏（轻微有害刺激即诱发的过度疼痛反应）和异常性疼痛（非有害刺激即可诱发的疼痛反应）往往是伴随症状，偶尔也可表现为病态痛觉（刺激强度超过一定阈值时诱发的暴发痛）。其他特征性症状还包括肢体肿胀、感觉过敏、出汗异常、营养障碍和关节僵硬等（图 28-7）。

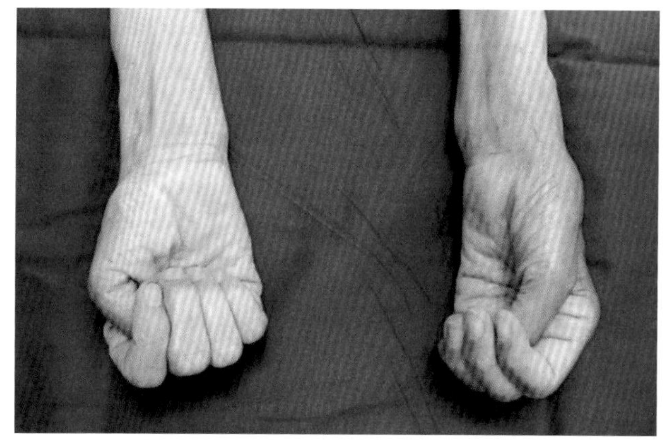

图 28-7　左侧桡骨远端骨折后并发 CRPS，表现为手部强烈疼痛、痛觉敏感、不愿活动手和关节僵硬。

病史采集中应注意这些症状出现的时间和持续时间。在 CRPS 患者，症状的严重程度超出原始损伤所造成的损害，或持续时间明显超过原始损伤恢复所需时间。值得注意的是，一些慢性 CRPS 患者的症状，包括疼痛、肿胀、关节活动度下降是非特异性的，容易被误认为是创伤或手术后的正常反应，但术后常规的对症处理往往不能缓解，因此应该仔细询问这些症状经过对症处理后的变化。部分学者认为很多病例存在神经损伤或关节不一致的潜在病理[23]。Tay 认为近 1/4 的腕关节疼痛患者存在尺骨茎突撞击，因为多数患者没有影像异常，主要依靠临床诊断，且多数患者经保守治疗后症状可改善[23]。

慢性 CRPS 患者往往有多种多样的抱怨，还经常表现为烦躁、易怒或情绪低落，不配合检查，不断要求休息，拒绝重返工作，甚至悲观绝望。但要认识到，虽然慢性 CRPS 患者可能伴有一些精神症状，如失眠、抑郁等，但其本身不是精神疾病，而是一种机体神经系统对损伤的过度反应，不能简单将其归为精神疾病，应与精神疾病鉴别。

为防止诱发疼痛，慢性 CRPS 患者往往戴手套或采取保护性姿势，不允许检查者触碰患肢，甚至认为光照和风吹也可诱发疼痛。查体时应首先取得患者配合，从非疼痛部位开始，注意双侧肢体比较。如有可能需和术前查体进行对比。检查项目包括皮肤的完整性、皮肤血流情况、肢体肿胀程度、关节

表 28-1 CRPS 的常见症状

分类	症 状
感觉	肢体远端持续性烧灼痛 疼痛与原始损伤不成比例 当肢体处于一定姿势时疼痛加重 感觉异常通常在肢体远端，但超出原始损伤部位或不限于某一神经支配区
皮肤血流	皮温异常，升高或降低 皮肤颜色改变，苍白或发红
出汗或水肿	汗腺分泌异常，多汗或无汗 肢体肿胀或水肿
运动	关节活动度下降 运动功能异常 肌无力 震颤 肌张力异常 共济失调
营养不良	毛发稀疏 皮肤变薄 指甲变脆

稳定性和活动度、肌力大小、神经和血管功能，还应注意查找有无周围神经损伤的证据。CRPS 常见的临床表现见表 28-1。VAS，SF-36 和 McGill 疼痛调查表等可量化评定疼痛的主观感受。

2. 辅助检查 由于尚无针对 CRPS 的特异性检查，所以检查仅可分为辅助诊断检查和排除诊断检查。

（1）辅助诊断检查

1）皮温测量：通过精确度 ±0.1 ℃的红外温度计测量两侧肢体几个点的皮温，间接地观测肢体血流情况。无论患肢皮温高于还是低于健侧，两侧温度差超过 1.0 ℃可被认为显著异常。如果多个皮肤位点温度差存在显著异常，对诊断 CRPS 有意义，但无皮温异常也不能排除 CRPS 的诊断。

2）发汗试验：利用皮肤出汗时淀粉－碘指示剂变色来量化皮肤汗液排出情况，包括定量发汗反射检查和静息发汗试验。部分 CRPS 患者由于交感神经活动增强而出汗增多。

3）X 线检查：约 70% 的 CRPS 患者存在远端肢体的骨质疏松，最早在发病 2 周 X 线片上即有表现（图 28-8）。但要注意，在晚期患者肢体失用和长期制动也可能导致骨质疏松。

4）骨密度测定：CRPS 患者骨密度降低，该测定也被用来评估治疗的有效性。

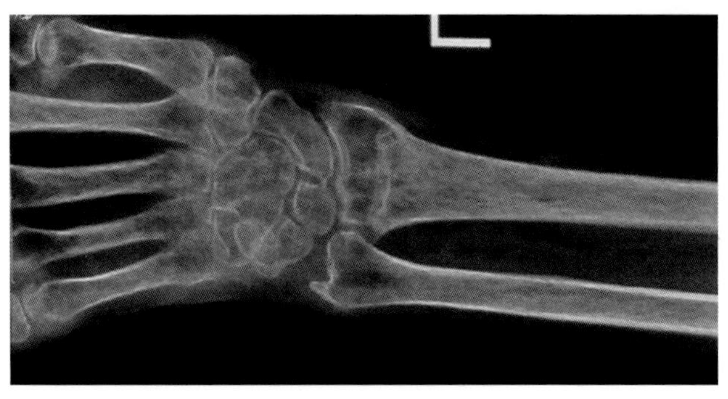

图 28-8 X 线表现为远端肢体的骨质疏松。

5）Tc-^{99}m 动态骨扫描：该检查的敏感性高，但特异性差。典型的表现是在 3 个时相内（血流、血池和延迟相）关节周围放射性核素的摄取增加。而在延迟相放射性核素束带样集聚在掌指关节和指间关节周围，被认为是 CRPS 的表现。

6）交感神经阻滞：阻滞的方法有局部静脉注射胍乙啶、利血平，全身给予酚妥拉明或在含有星状神经节的疏松结缔组织内注射局部麻醉药。交感神经阻滞可缓解交感神经介导的疼痛（sympathetically mediated pain，SMP），而如果不能缓解，则为和交感神经没有关系的疼痛［称为交感神经无关疼痛（sympathetically independent pain，SIP）］，则无效。

（2）排除诊断检查：多数检查主要用于排除其他诊断，包括：①实验室血液学检查，如全血细胞计数、红细胞沉降率、C 反应蛋白、风湿抗体等以排除感染和类风湿性疾病。②电生理检查用于排除周围神经病变，如神经卡压、神经损伤和神经瘤等。③影像学检查包括 X 线片、CT 和 MRI 等，以排除骨折和韧带、软组织等病变。

3. 诊断标准 由于缺乏客观的诊断标准，CRPS 的诊断完全依赖患者的症状和体征，容易导致诊断的不规范和不统一。为了临床和科研的需要，1994 年国际疼痛协会（IASP）推出了 CRPS 统一的诊断标准，并提出如果不伴有主要神经损伤为 Ⅰ 型，相当于反射性交感神经营养不良，以伤害后的刺激性疼痛为特征；如伴有神经损伤则为 Ⅱ 型，相当于灼性神经痛，以神经性疼痛为特征。之后该协会对该标准进行了多次改进，主要增加了相应的客观检查证据（表 28-2）。一般认为 IASP 标准的敏感度高而特异性差，容易导致过度诊断，因而部分学者又提出了诸多改良的诊断标准[24-26]。2003 年 Atkins 等提出了针对骨科医生的诊断标准（表 28-3）[27]。

【CRPS 分期】 根据患者的症状，一般将本病

表 28-2 2010 年国际疼痛协会（IASP）CRPS 的诊断标准

1. 持续的疼痛与原始损伤不成比例

2. 具备下列 3 类临床表现中至少 1 项表现
   a. 感觉（sensory）：痛觉过敏和（或）异常性疼痛
   b. 血管运动（vasomotor）：皮温或皮色的改变或不对称
   c. 汗腺分泌或水肿（sudomotor or oedema）：水肿和（或）出汗异常
   d. 运动或功能（motor or trophic）：关节运动范围减少和（或）运动功能异常和（或）有肌力减退表现

3. 在评估时必须具备上述两类以上临床表现中至少 1 项客观体征

4. 其他损伤和疾病不能更好地解释患者的症状和体征

表 28-3 Atkins CRPS 骨科相关诊断标准

诊断基于以下临床异常表现	
1. 神经痛	位于非某一神经支配区的烧灼痛伴有痛觉过敏和异常性疼痛
2. 血管运动异常和汗腺分泌异常	暖和干燥、冷和潮湿或增高的温度敏感性，伴有两侧肢体显著温度差
3. 肿胀	
4. 关节活动度下降	
5. 关节和软组织挛缩	
上述临床表现需由以下客观证据支持	
1. 早期骨扫描核素摄取增加	
2. 3 个月后骨质疏松的 X 线表现	

分为 3 期：①急性期：发病 3 个月之内，表现为疼痛、感觉异常、肢体水肿、皮温高、多汗。②营养不良期：发病 3~9 个月，疼痛加重，肢体肿胀和关节僵硬加重，伴有组织营养不良表现。③萎缩期或晚期：发病 9~18 个月，表现为疼痛减轻、感觉紊乱，以关节僵硬、肢体发凉和组织萎缩为特征。分期有助于治疗方法的选择，但患者的个体差异很大，在病程中也不会按顺序经历每个分期。

【治疗方法】 治疗目的是去除疼痛和重获功能。CPRS Ⅱ型的治疗已经明确，Ⅰ型存在挑战。Ⅰ型 CPRS 可能是非神经或机械性感受伤害性病灶，找到病灶或诱发区域并直接治疗，可有效缓解疼痛，促进肢体功能恢复。Ⅱ型 CPRS 均有明确的周围神经损伤，应修复或保护神经，减轻症状，改善功能。但大多数患者均需要多种方法的综合治疗，其中物理治疗和止痛是主要治疗手段。治疗流程和方法的选择见图 28-9[28]。

1. 物理治疗 物理治疗是治疗 CRPS 的核心内容，目的是减轻水肿、防止关节僵硬和保留肢体功能[29, 30]。主要包括抬高患肢、按摩、冷热脱敏疗法和负荷下关节主被动活动练习，必要时给予制动和固定。经皮神经电刺激、超声理疗应针对每个患者制订个体化、循序渐进的治疗方案。如果在治疗中患者适应、症状改善，则继续下一步治疗；而如果治疗本身即可诱发疼痛，则需停止治疗，在止痛后再开始治疗。

2. 疼痛控制 控制疼痛的目的是使上述物理治疗得以进行。疼痛的程度决定了药物和方法的选择[31]。

（1）药物治疗：对急性期患者应从一般止痛药和非甾体抗炎药开始应用，而鸦片类药（如安乃近、氢可酮和氧可酮等）用于中度以上的疼痛。已有证据表明抗抑郁药（如加巴喷丁、阿米替林、去甲替林、多塞平）对缓解 CRPS 疼痛有效，并且有调节周围神经系统及中枢神经系统交感神经高敏性的作用。另外，二膦酸盐（阿伦膦酸、帕米膦酸、氯屈膦酸）已被证实能够抑制炎症反应，防止骨吸收，显著缓解 CRPS 患者的疼痛。基于 CRPS 的发生与过度的炎症反应和氧自由基生成过多有关，生物自由基清除剂（二甲亚砜和 N- 乙酰半胱氨酸）也被引入 CRPS 治疗中。Perez 等发现二甲亚砜和 N- 乙酰半胱氨酸对 CRPS Ⅰ型有效[32]。抗惊厥药（苯妥英钠、类罂粟碱）、利多卡因敷贴等也可能有作用。

（2）神经阻滞：可用于中、重度疼痛经药物治疗不缓解的患者。

1）交感神经阻滞：虽然缺乏高水平的研究证据，但交感神经阻滞用于 CRPS 治疗已有多年历史。该方法可阻断交感神经系统的兴奋性，使疼痛缓解、肢体皮温升高而不影响肢体感觉和运动功能，但仅对诊断性交感神经阻滞后疼痛明显缓解的患者有效[33]。通常在起效后立刻开始物理治疗，每日或隔日 1 次，连用 1~3 周。如果交感神经阻滞有效，但效果持续的时间不长，则要考虑其他治疗方法。

2）躯体神经阻滞：如果患者疼痛非交感神经介导（CRPS Ⅱ型），也可以考虑臂丛或腰丛阻滞。类似于交感神经阻滞，躯体神经阻滞也可每日或隔日

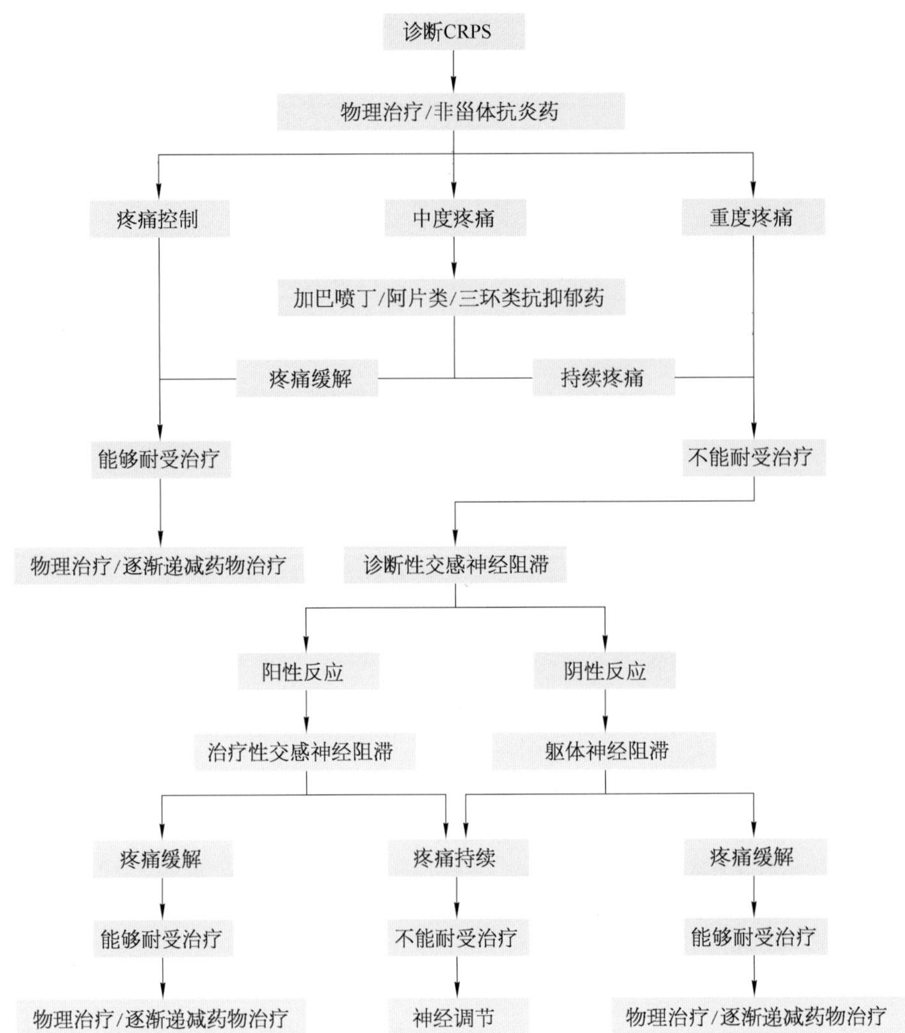

图 28-9　CRPS 治疗方法选择的流程图。

进行，在此期间，进行物理治疗。但由于阻滞后患者丧失肢体的全部感觉和运动功能，在治疗期间需保护患者安全。

(3) 神经调节：通过电极刺激调节脊神经或周围神经内递质水平，从而减轻疼痛，但目前仍处于尝试阶段。

3. 手术治疗　任何一种针对 CRPS 手术方法（包括交感神经切除术）的有效性均没有被研究证实，而且这些方法具有较多并发症，因此很少被采用。由于复发率高，截肢不能用于 CRPS 的治疗[34]。如果患者伴有明确的周围神经病变的证据，如创伤性神经瘤、神经卡压，应尽早施行神经松解或修复术。

【小结】 CRPS 以疼痛程度和时间明显超出原始损伤为主要特征，伴有或不伴有肢体萎缩和交感神经的异常表现。临床上，在仔细查找和充分排除已知周围神经损伤病变后才能谨慎地作出 CRPS 的诊断。本病的治疗以物理治疗和止痛为主，需外科医师和康复科、疼痛科、心理科医师配合进行。如果患者存在可能诱发疼痛的周围神经病变，应及早手术干预。即使早期诊断和治疗，多数患者也会经历永久的功能损害。

第三节　胸廓出口综合征

胸廓出口综合征（thoracic outlet syndrome，TOS）是由于臂丛和（或）锁骨下动、静脉在胸廓出口区域受各种因素卡压而产生的一系列症状，是以颈部、肩部和上肢疼痛、麻木、功能障碍以及肌肉萎缩为主要症状的综合征[35]。查阅国内外一个多世纪以来关于 TOS 各方面的文献，均会发现“争议”一词反复出现。

到目前为止，TOS 的发病机制仍不明确，其诊断、治疗和疗效评定的标准亦无定论，由此可见该病的复杂性。但不可否认的是，对于 TOS 的诊治研究和临床经验在近 30 年取得了极大的进步，使得该疾病在各个方面均达成了一定的共识。

【历史回顾】 有关 TOS 的文献最早可追溯到公元 150 年 Galen 对颈肋的发现[36]。1861 年 Coot 首先发表了对 TOS 症状描述的论文[37, 38]。而“thoracic outlet syndrome”这一名词则最早由 Peet 及其同事在 1956 年提出[39]。Murphy 在 1908 年首次进行了第 1 肋切除术[40]，Adson 和 Coffey 则在 1927 年首次介绍了斜角肌切除术[41]，1966 年 Roos 提出了经典的经腋路第 1 肋切除术[42]，之后在 1989 年，Atasoy 总结提出了目前成为主流的第 1 肋切除联合斜角肌切除的术式[43]，并一直被大部分医生沿用至今，取得了较好的疗效。Sanders 在近年发表的多篇论文则着重强调了胸小肌卡压在 TOS 中的作用，值得特别关注[44-46]。

【病理及病因】 TOS 描述的是神经和血管在胸廓出口水平受到卡压所产生的一系列相关症状，但应该认识到 TOS 是一个历史沿用的概念。一般来讲，“胸廓出口”区域在解剖学的界定如下：下界为肺尖，后界为脊柱，外界为第 1 肋，内界为纵隔，上界则延伸到第 5 颈神经水平成为类似圆锥状的尖部。而解剖学的“胸廓出口”区域并不能涵盖所有引起 TOS 的相关解剖结构。

引起神经或血管在胸廓出口区域卡压的解剖结构归类为经典的 3 个间隙：斜角肌间隙、肋锁间隙和胸小肌间隙（图 28-10）。斜角肌间隙为前斜角肌、中后斜角肌和下方的第 1 肋围成的类似三角形的间隙；肋锁间隙由锁骨、锁骨下肌肉及韧带与肋骨相对面构成；胸小肌间隙则强调胸小肌在靠近喙突止点处对下方神经、血管的压迫。臂丛和锁骨下血管在胸廓出口区域以不同的形式和走向穿过这三个间隙。最常见的神经卡压部位是斜角肌三角，最常见的血管卡压部位是肋锁间隙[47]。这 3 个间隙仅仅是对引起 TOS 区域病理解剖结构的概述，而真正导致卡压的则是存在于该 3 个间隙或间隙之外的各种卡压因素。

常见的卡压因素包括软组织因素和骨性因素。其中软组织因素是最主要的因素，至少占 TOS 病例的 70%。软组织因素主要为上述 3 个间隙中各肌肉的肥大、纤维化或瘢痕化，各种坚韧肥厚的韧带，以及一些异常的束带[36, 48-50]。Roos 曾详细描述了胸廓出口区域可能导致神经血管受压的 9 种韧带，对临床有重要的指导意义[51, 52]。骨性因素包括颈肋、起止点异常或肥大的第 1 肋、过长或过粗的第 7 颈椎横突等。笔者曾回顾 2008—2015 年所进行的 146 例 TOS 手术的术中所见，将 3 个间隙所发现的各种卡压因素归类为表 28-4。各卡压因素的占比与文献报道的基本符合。但具有上述解剖异常的人群不一定会发病，据报道 90% 的尸体在解剖时曾被发现上述异常解剖结构[53]。

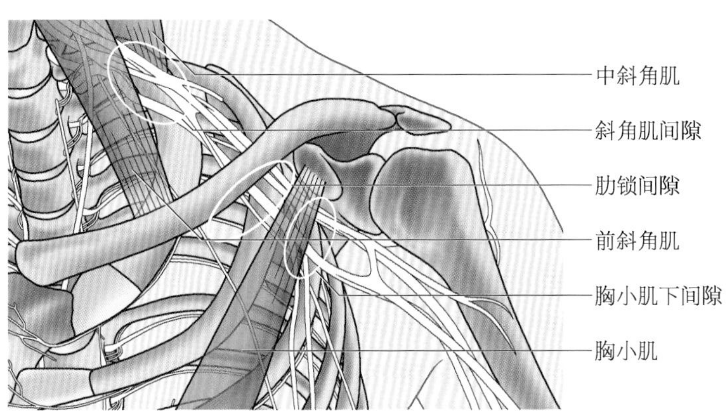

图 28-10　胸廓出口综合征神经卡压常见的 3 个间隙。

表 28-4 146 例神经型 TOS 病例术中发现的卡压因素

术中发现的卡压因素	神经型 TOS 例数（共 146 例）
斜角肌间隙	
异常第 1 肋	57（39.0%）
第 7 颈椎横突过长	7（4.8%）
颈肋	6（4.1%）
前 / 中斜角肌异常（肥大、纤维化）	93（63.7%）
小斜角肌	18（12.3%）
异常纤维束带	72（49.3%）
瘢痕	28（19.2%）
肋锁间隙	
锁骨下肌肥大	64（43.8%）
锁骨下肌下缘异常纤维束带	18（12.3%）
胸小肌间隙	
胸小肌肥大	81（55.5%）
喙突附近异位或多余的肌纤维束	23（15.7%）

到目前为止，创伤被逐步公认为最主要的 TOS 发病诱因[43, 48, 54]。创伤可以是颈部急性的一次外伤，更多见的是累积性的微小创伤。创伤导致斜角肌及其周围炎症，进而导致肌肉纤维化或瘢痕化、痉挛或挛缩，甚至神经水肿和肿胀，为 TOS 的出现提供了基础。另外，上肢长期、过度反复上举及活动的职业性或姿势性因素，也是促使发病的重要因素。因此，据报道一些竞技运动员如游泳、赛车、划艇运动员等以及油漆工、建筑工等职业人员的发病率较高[55-57]。

【临床特点】 TOS 常被分为神经型 TOS、动脉型 TOS 和静脉型 TOS，分别对应于臂丛受压、锁骨下动脉受压和锁骨下静脉受压的情况。根据受累的结构不同，各类型 TOS 的临床表现亦不同。由于 TOS 诊断标准的不统一，文献报道的发病率差别较大，由每十万人口 10 例[58] 到每一千人口 3~8 例[59]。神经型 TOS 的常见发病人群的年龄为 30~50 岁，静脉型 TOS 则常发生于 20~30 岁人群。有报道称女性的发病率远高于男性，可达到 4:1[43]。

神经型 TOS 占所有 TOS 的 90% 以上[36]。神经型 TOS 曾被分为真性神经型 TOS 和争议性神经型 TOS 两种。真性 TOS 是指有明确的神经受压的临床表现和电生理支持，如 C_8~T_1 神经分布区的感觉异常及手内在肌和拇短收肌（大鱼际）萎缩等情况，亦被称为 Gilliatt-Sumner 手综合征。该类型罕见，往往有明确的骨性因素压迫神经[60, 61]。而争议性 TOS 占所有类型 TOS 的 90%~95%[62-64]，该类型患者的症状较模糊且累及广泛，主要包括颈、肩及上肢的疼痛、麻木和无力感，症状常与活动有关，在特殊体位可诱发症状出现[65]。不同于真性 TOS，争议性 TOS 的患者缺乏客观的证据如异常骨性结构、异常电生理等的支持，因此给诊断带来困难。

动脉型 TOS 占所有 TOS 的 1%~5%[66]，表现为急性上肢动脉血栓的特点，包括突然出现的上肢疼痛、无力、发凉、苍白和感觉障碍。在严重病例，可以导致远端肢体栓塞、狭窄后动脉瘤扩张，甚至血栓逆行导致卒中[67]。

静脉型 TOS 占 TOS 的 2%~3%，也被称为 Paget-Schroetter 综合征，表现为锁骨下静脉、腋静脉受阻或血栓形成后的特征，包括上肢突然疼痛、酸胀、沉重感，以及水肿、浅静脉曲张等[68]。

【诊断依据】 对 TOS 的诊断争议较大，部分学者认为确实存在，但诊断较困难，主要基于主观判断，因为神经电生理、CT、MRI 和超声检查的敏感性和特异性都不高，目前尚没有可信的诊断工具。部分学者认为 TOS 的发生率很低，在 Tay 医生门诊登记的 23 000 多名患者中，进行 TOS 手术的患者仅几个[23]。

虽然经过一个多世纪的研究，但到目前为止，针对 TOS 并没有完整的被公认的诊断标准。导致 TOS 诊断如此困难的原因主要在于对争议性神经型 TOS 的诊断几乎难以规范化，而该型 TOS 所占的比例高达 95%。真性神经型 TOS、血管型 TOS 由于具有典型的临床症状及阳性辅助检查结果，故对其诊断并不困难。目前 TOS 的诊断原则仍根据典型的症状、详细的临床查体，结合特殊试验、辅助检查、诊断性封闭结果，并排除引起相似症状的其他疾病后进行。一般认为需两个经验丰富的医师都认为符合诊断，才能作出诊断。

神经型 TOS 的症状根据臂丛受压部位的不同又分为 3 类：①上干型：症状主要累及 C_{5-7} 神经根分布区。②下干型：症状主要累及 C_8 和 T_1 神经根分布区。③混合型：症状累及上、下干，范围较广。据报道单纯的上干型或下干型较少，混合型占 TOS 病例的 90% 以上[39, 61]。神经型 TOS 的诊断根据仔细的询问病史和详细的临床查体，尤其要注意患者是否有颈部损伤史，或者反复的上肢过头外展的活动史。详细记录患者疼痛、不适和感觉异常的部位和范围，包括头部、面部、背部、颈部、肩部、锁骨上下区域和邻近胸部以及整个上肢的范围，因为上干型、混合型 TOS 患者的症状往往分布广泛，因此不可仅关注上肢。对整个上肢进行专科的神经查体，记录上肢无力、肌肉萎缩的部位，还可发现部分患者有上肢深部疼痛和上肢发凉感。

有较多的特殊试验可用于辅助神经型 TOS 的诊断。常用的包括 Adson 试验（斜角肌挤压试验）、Wright 试验（上肢外展试验或肩外展试验）、Roos 试验（3 分钟上举试验或上臂缺血试验）（图 28-11）、Moslege 试验（锁骨上叩击试验）、Eden 试验（肋锁挤压试验）、锁骨上压迫试验和上肢张力试验（图 28-12）。具体的试验操作不一，但均以在特殊的姿势和动作下诱发卡压因素而对神经或血管造成压迫，使原有症状加重或出现肢体麻木、脉搏减弱。各特殊试验均有一定的诊断价值，但受限于假阳性率、准确率不一等问题，不具有决定性的诊断价值。从笔者的临床经验来看，如果一名患者出现 3 种以上特殊试验阳性，则该患者患 TOS 的可能性明显增大。

三个最重要试验的方法如下：Adson 试验（斜角肌试验）：患者端坐，双手平放于两侧大腿上，头转向患侧做深呼吸，检查者立即触患侧桡动脉搏动。若患的桡动脉搏动显著减弱或完全消失即为阳性。Wright 试验（上肢外展试验或过度外展试验或肩外展试验）：检查时，颈取伸展位，当肩外展 90°~180° 时，可使桡动脉搏动明显减弱或消失，称 Wright 试验阳性。Roose 试验方法见图 28-11。

诊断 TOS 常用的辅助检查包括以下几种：① X 线检查：颈椎正侧位、双斜位片可以发现骨性异常及姿势性异常。②超声检查：可以发现血管型 TOS 的血管异常。③颈、肩部动态 CT、MRI（包括 CTA 及 MRA）及血管造影检查：可以对血管型 TOS 明确诊断，其中血管造影检查更是血管型 TOS 诊断的“金标准”。另外，也可以发现神经受压的骨性或软组织因素，评估神经受压的部位和程度，同时可以排除颈椎、肿瘤等其他疾病。针对臂丛的 MRI 对神经的显示则更直观。但上述影像学检查对神经受

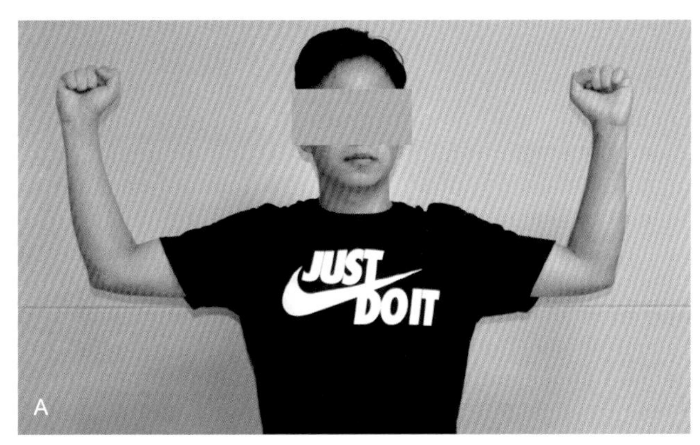

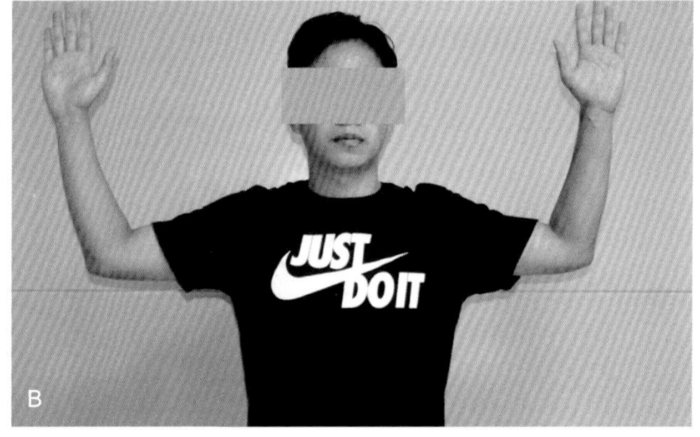

图 28-11 Roos 试验，也称 3 分钟上举试验。患者握紧拳头（A），然后放松（B），反复实施 3 分钟（图片由邢树国医师提供）。如果诱发症状为阳性。

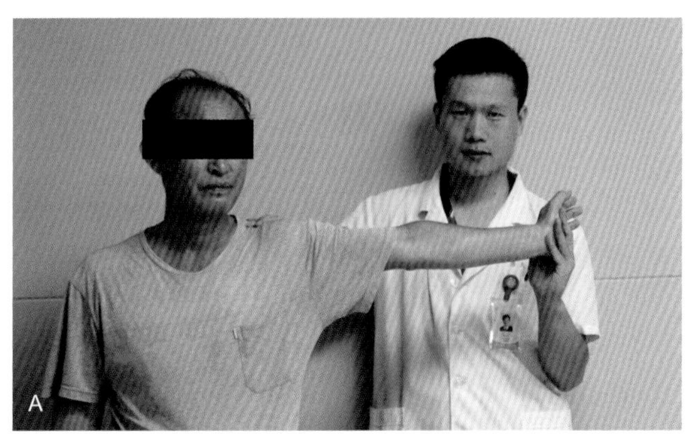

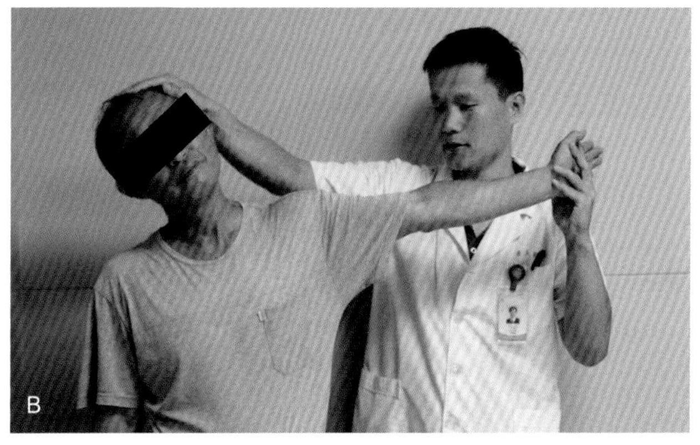

图 28-12 上肢张力试验，也称 Allen 试验。A. 如果上肢外展或腕部背伸就出现明显疼痛，认为是阳性表现；B. 如果腕部背伸，头侧向健康侧产生疼痛，而头弯向患侧疼痛减轻，也认为是阳性表现（图片由邢树国医师提供）。

压的诊断价值仍然有限[69-72]。④电生理检查：多用于排除是否存在远端神经卡压、肌源性疾病等情况，对真性神经型 TOS 的诊断有一定作用，但对于争议性神经型 TOS 的价值有限[63]。

对于排除了其他疾病，高度怀疑 TOS，而其他证据又不足的患者，可以采用诊断性封闭帮助诊断。常用的注射部位有斜角肌起点及胸小肌。笔者常用的封闭药物为罗哌卡因和复方倍他米松的混合液（1:1，共 4 ml)，在超声引导下精确注射于肌肉，观察肌肉松弛后患者的症状是否改善，若症状明显消失，可增加 TOS 诊断的可能性。注射斜角肌时需注意有极个别患者有呼吸抑制。

在缺乏特定诊断标准的情况下，鉴别诊断对于 TOS 的诊断至关重要。由于 TOS 产生的症状易与周围神经卡压、颈椎病、脊髓及脑的相关病变、肌筋膜痛、肺尖肿瘤等多种疾病的症状相混淆，应该在通过查体、影像学检查等手段排除上述其他疾病的情况下再考虑 TOS 的诊断。笔者所在单位通过由神经内科、血管外科、风湿科、骨科、疼痛科、手外科高级医生组建的多学科门诊，来进行全面的鉴别诊断，效果良好。

【治疗方法】

1. 保守治疗　保守治疗主要针对神经型 TOS 患者。除非症状特别严重，如出现明显的肌肉萎缩，或者有明显的骨性异常且导致与其相符的症状，对于一般的神经型 TOS 患者均建议初期进行 6~8 周或 3 个月理疗为主的保守治疗。保守治疗应至少 3 个月，非手术治疗如理疗之后，60%~90% 的患者将获得成功治疗，如果失败常需手术治疗；对十分少数的，具有典型症状的 TOS 患者进行手术治疗，甚至不需要先做理疗试验[73]。对于 TOS 的治疗 Giddins 医生也建议慎重手术，在没有确诊前，需等待合适的时间手术，因为手术可能仅起到安慰作用，大多数患者的病情是可自愈的[23]。目前 TOS 的诊断标准没有确定，哪些患者需要手术、适应证是什么及手术前需要观察多长时间都没有达成一致，需要更多的前瞻性多中心研究。

保守治疗以止痛、物理治疗和作业治疗为主，主要包括斜角肌和胸小肌的放松治疗，纠正不良姿势，调整工作中上肢及颈肩部的姿势等[74]。

2. 手术治疗　对于很少见的真性神经型 TOS 患者或合适的血管型 TOS 患者，通常建议直接手术治疗。而对于争议性神经型 TOS 患者，由于相对较高的手术复发率，应该慎重手术。这些患者如果经过 3 个月保守治疗，症状未减轻或在保守治疗期间症状加重，无法忍受，则可手术治疗。

手术治疗的目的是解除软组织或骨性卡压因素对神经或血管的压迫。目前文献中常见的手术方式有单独斜角肌切除术、单独经锁骨上或经腋路第 1 肋切除术，以及两者的联合手术。虽然 Atasoy 于 1989 年推荐的第 1 肋联合斜角肌切除术已逐渐成为主流，然而到目前为止，仍没有所谓的最佳术式，不同医师多根据各自的理解和经验选择不同的手术方式。

目前关于术式的争议集中于两点。首先是第 1 肋到底该不该切除？多数医生认为第 1 肋的切除不是必需的，而应该通过术中观察，除非臂丛下干紧贴第 1 肋，否则单独切除前、中斜角肌就可以达到同样的效果[75, 76]。该观点基于目前较多的证据支持斜角肌是神经型 TOS 的“元凶”[77]，而保留第 1 肋可以明显减少术中、术后并发症。其次为对于需要切除第 1 肋的患者，是通过腋路还是通过锁骨上入路切除？目前的观点倾向于对有上臂丛症状，有颈部压痛、颈肋或颈部外伤史的患者，手术最好通过锁骨上入路进行，而对于明确表现为下臂丛症状、没有明确外伤史的患者，可以通过腋路进行（图 28-13)。

对于手术入路，通过锁骨上入路，可切除前、中斜角肌，神经周边异常束带，部分医生通过该入路同时进行第 1 肋切除术。通过腋路，患者上肢被动上举后将臂丛及血管牵拉离开术区，可进行第 1 肋切除术。另外，对于动脉型 TOS，经锁骨上入路可以同时进行血管重建，是更好的选择。而对于静脉型 TOS，经锁骨下的入路则有利于进行静脉重建，也可以采用。

通过总结分析上述各种术式，对比前述 TOS 的病理基础，会发现目前各种术式均存在遗漏处理卡

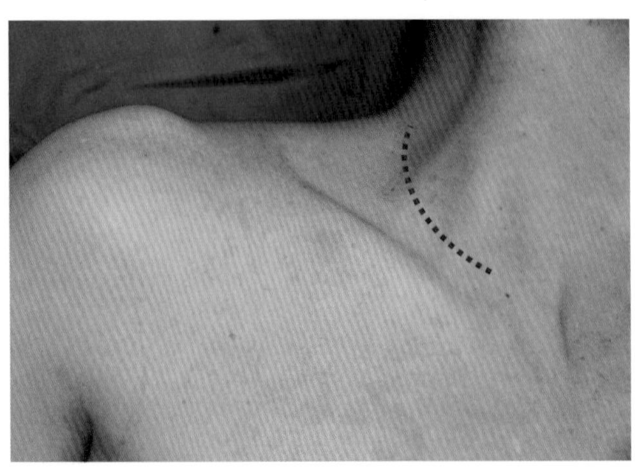

图 28-13　胸廓出口综合征手术的锁骨上入路切口设计。

压因素的可能性。首先，胸小肌间隙未引起重视，通过锁骨上入路无法对胸小肌进行探查，而 Sanders 等报道证实胸小肌是一些 TOS 患者的单独病因[44, 45]。其次，锁骨下间隙中异常的锁骨下韧带和锁骨下肌通过锁骨上入路很难彻底松解。再次，椎间孔附近及椎旁一些无名的异常束带未得到足够重视，针对部分患者来说，其恰恰可能是最重要的卡压因素。

基于以上考虑，笔者自 2008 年起针对上述手术方式进行了改良。到目前为止，在超过 150 例的 TOS 患者中，笔者设计并采用了跨锁骨单一切口，在锁骨上下联合进行神经血管的全程探查和松解术。通过将锁骨上横行切口延长至胸三角间沟的斜行切口组成的倒“L”形切口，对臂丛从椎间孔至腋部进行全程探查，第 1 肋切除与否根据前述标准在术中决定（图 28-14）。通过一个切口，可以同时解除所有骨性及软组织性卡压因素，尤其对于争议性神

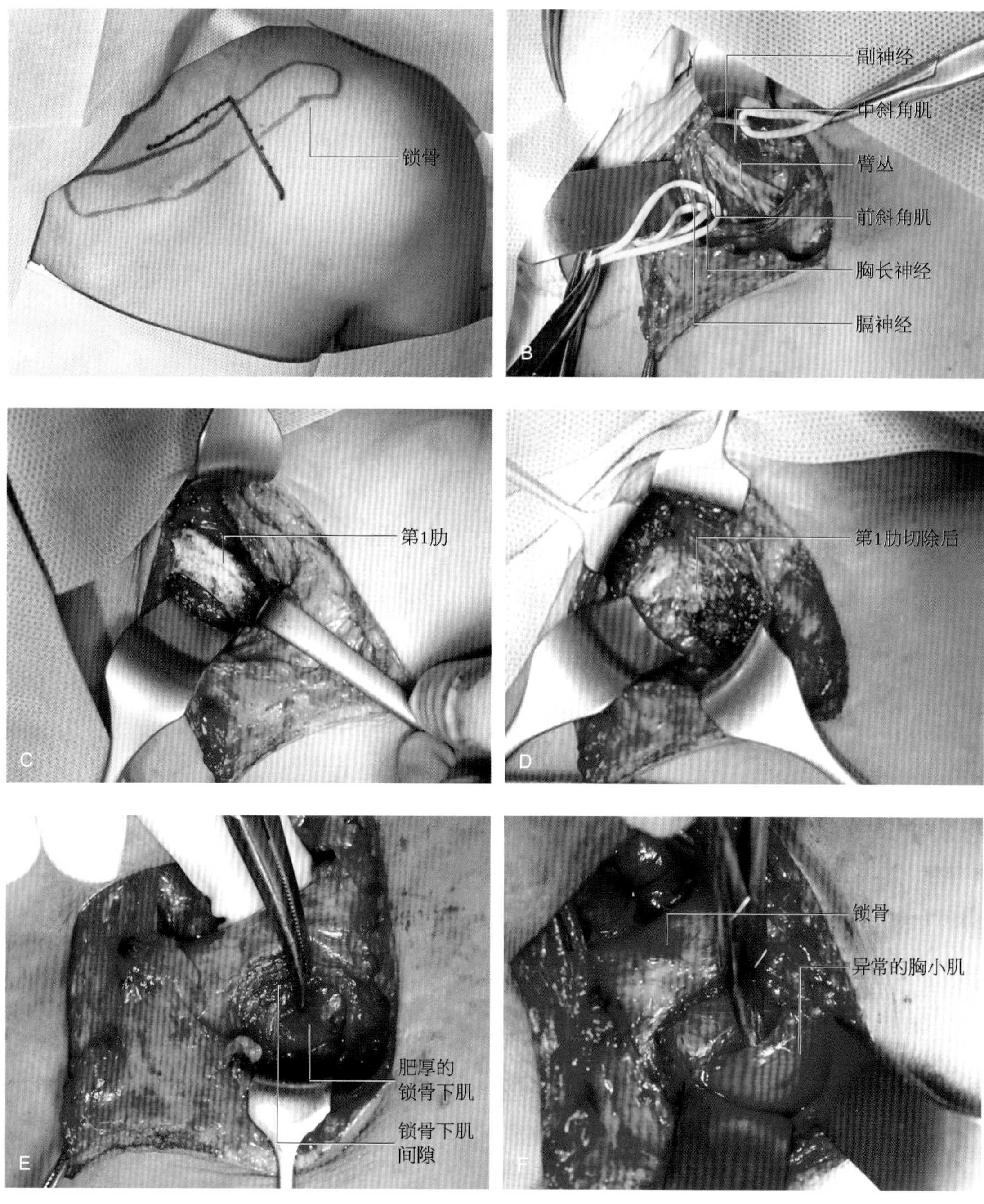

图 28-14 笔者推荐使用的跨锁骨单切口，锁骨上下三间隙全程探查、松解臂丛及血管的术式。A. 跨锁骨的倒“L”形切口；B. 锁骨上显露斜角肌间隙结构；C. 显露异常的第 1 肋；D. 切除第 1 肋后的空间；E. 显露肋锁间隙，处理锁骨下软组织；F. 显露胸小肌间隙，处理胸小肌。

经型 TOS 或以上干为主的 TOS，这一过程更为重要。同时，术中通过动态的被动外展、上举上臂，可以发现在姿势改变过程中存在的动态卡压因素。对于极其严重的神经外膜增厚和瘢痕卡压，可同时进行部分神经内松解。笔者认为通过该切口及入路，可以用安全的操作、较小的代价达到探查全部卡压因素的目的。

也有文献报道治疗神经性 TOS 的常见术式为经腋路第 1 肋切除术、锁骨下第 1 肋切除联合斜角肌切除术和保留第 1 肋的锁骨下松解术，其成功率在 40%~90%[78]。Yin 等研究发现锁骨下松解术有较高的大于 80% 成功率的可能，经腋窝第 1 肋切除术和锁骨下第 1 肋联合斜角肌切除术达到大于 80% 成功率的可能较低，而大于 70% 成功率的可能性较高。锁骨下松解术的并发症比经腋第 1 肋切除术和锁骨下第 1 肋联合斜角肌切除术并发症的发生率低[78]。三种术式的臂丛损伤、翻修和死亡等严重并发症的发生率都很小。Yin 等建议对于神经型 TOS 切除第 1 肋是没有必要的，而前、中斜角肌切除术、臂丛松解术、颈肋或肥大的第 7 颈椎横突切除术（如果存在）是有效和安全的。

【手术效果及并发症】 同该疾病的诊断标准一样，针对 TOS 的疗效，目前并未有统一的评定标准。由于没有客观的标准评估其手术结果，故目前主要以症状是否缓解做主观评估。因此，对各个文献报道的结果往往难以进行横向对比，文献报道的成功率在 24%~100%[79]。从目前的文献报道来看，手术治疗的效果总体良好，对于争议性神经型 TOS，总体症状缓解率为 80%~90%[75]。对于动脉型 TOS，越早进行手术疗效越好，而对静脉型 TOS，据报道可达到 95% 以上的有效率[80, 81]。不同术式的有效率不一致，Sanders 的综述性文章证实单独斜角肌切除术后患者的满意率为 57%，而斜角肌切除联合第 1 肋切除术的患者满意率为 99%，因此他更建议应用后者[82]。

虽然据文献报道手术的有效率高达 90%，但术后复发率仍有 5%~25%，且通常发生在术后 4~6 个月[79]。根据 Atasoy 的报道，其所进行的单独斜角肌切除术或单独经腋路第 1 肋切除术的 938 例病例，复发率为 30%~35%，而在两者联合进行的 532 例病例，复发率降低到了 5%~10%[36, 83]。Sanders 也曾进行类似情况的报道[84]。据报道复发的主要因素包括臂丛周围瘢痕包裹[79]、第 1 肋切除不全或再生[85]、胸小肌未处理[46]、松解不够彻底和斜角肌残端再连接等[36]。

手术并发症在早期手术中较突出，包括臂丛损伤、锁骨下血管损伤、膈神经损伤、胸长神经损伤、血胸及气胸、乳糜胸、皮肤永久性麻木或疼痛等[79]。通过术中的仔细操作及对神经的保护，并发症可以降低到最小。笔者通过仔细保留横跨切口各皮神经的方法，明显减少了术后锁骨区域感觉障碍的情况（图 28-15）。

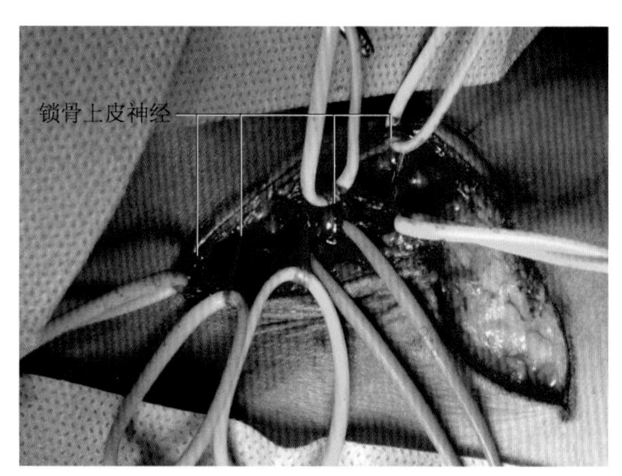

图 28-15　术中切开皮肤后，分离出锁骨上皮神经的各个分支，适当游离后即可牵向两侧加以保护。

参考文献

[1] Yüksel F, Kişlaoğlu E, Durak N, et al. Prevention of painful neuromas by epineural ligatures, flaps and grafts. Br J Plast Surg, 1997, 50: 182-185.

[2] Watson J, Gonzalez M, Romero A, et al. Neuromas of the hand and upper extremity. J Hand Surg Am, 2010, 35: 499-510.

[3] Atherton DD, Taherzadeh O, Facer P, et al. The potential role of nerve growth factor (NGF) in painful neuromas and the mechanism of pain relief by their relocation to muscle. J Hand Surg Br, 2006, 31: 652-656.

[4] Sood MK, Elliot D. Treatment of painful neuromas of the hand and wrist by relocation into the pronator quadratus muscle. J Hand Surg Br, 1998, 23: 214-219.

[5] Vernadakis AJ, Koch H, Mackinnon SE. Management of neuromas. Clin Plast Surg, 2003, 30: 247-268.

[6] Guse DM, Moran SL. Outcomes of the surgical treatment of peripheral neuromas of the hand and forearm: a 25-year comparative outcome study. Ann Plast Surg, 2013, 71: 654-658.

[7] Elliot D. Surgical management of painful peripheral nerves. Clin Plast Surg, 2014, 41: 589-613.

[8] Atherton DD, Leong JC, Anand P, et al. Relocation of painful end neuromas and scarred nerves from the zone II territory of the hand. J Hand Surg Eur, 2007, 32: 38-44.

[9] 尹维田，李庆霖，张君，等 . 神经疏导与重建神经连续性预防及治疗神经瘤性残端痛 . 中华手外科杂志，2007, 23: 19-21.

[10] Tupper JW, Booth DM. Treatment of painful neuromas of sensory nerves in the hand: a comparison of traditional and newer methods. J Hand Surg Am, 1976, 1: 144-151.
[11] Mitchell SW, Morehouse GR, Keen WW. Gunshot wounds and other injuries of nerves. Clin Orthop Relat Res, 2007, 458: 35-39.
[12] Todorova J, Dantchev N, Petrova G. Complex regional pain syndrome acceptance and the alternative denominations in the medical literature. Med Princ Pract, 2013, 22: 295-300.
[13] Noble JA. Reflex sympathetic dystrophy. Can Med Assoc J, 1949, 60: 135-140.
[14] Sandroni P, Benrud-Larson LM, McClelland RL, et al. Complex regional pain syndrome type I: incidence and prevalence in Olmsted county, a population-based study. Pain, 2003, 103: 199-207.
[15] de Mos M, de Bruijn AG, Huygen FJ, et al. The incidence of complex regional pain syndrome: a population-based study. Pain, 2007, 129: 12-20.
[16] Field J. Complex regional pain syndrome: a review. J Hand Surg Eur, 2013, 38: 616-626.
[17] Cimaz R, Matucci-Cerinic M, Zulian F, et al. Reflex sympathetic dystrophy in children. J Child Neurol, 1999, 14: 363-367.
[18] An HS, Hawthorne KB, Jackson WT. Reflex sympathetic dystrophy and cigarette smoking. J Hand Surg Am, 1988, 13: 458-460.
[19] Oyen WJ, Arntz IE, Claessens RM. Reflex sympathetic dystrophy of the hand: an excessive inflammatory response? Pain, 1993, 55: 151-157.
[20] Juottonen K, Gockel M, Silén T. Altered central sensorimotor processing in patients with complex regional pain syndrome. Pain, 2002, 98: 315-323.
[21] Gracely RH, Lynch SA, Bennett GJ. Painful neuropathy: altered central processing maintained dynamically by peripheral input. Pain, 1992, 51: 175-194.
[22] Shah A, Kirchner JS. Complex regional pain syndrome. Foot Ankle Clin, 2011, 16: 351-366.
[23] Tang JB, Giddins G, Omokawa S, et al. Common hand problems with different treatments in countries in Asia and Europe. Hand Clin, 2017, 33: 561-569.
[24] Bruehl S. Complex regional pain syndrome: outcomes and subtypes. Clin J Pain, 2009, 25: 598-599.
[25] Harden RN, Bruehl S, Stanton-Hicks M, et al. Proposed new diagnostic criteria for complex regional pain syndrome. Pain Med, 2007, 8: 326-331.
[26] Bruehl S. Modifying diagnostic criteria for Complex regional pain syndrome. Pain, 2010, 150: 217-218.
[27] Atkins RM. Complex regional pain syndrome. J Bone Joint Surg Br, 2003, 85: 1100-1106.
[28] Rho RH, Brewer RP, Lamer TJ, et al. Complex regional pain syndrome. Mayo Clin Proc. 2002, 77: 174–180.
[29] Oerlemans HM, Oostendorp RA, de Boo T, et al. Adjuvant physical therapy versus occupational therapy in patients with reflex sympathetic dystrophy/complex regional pain syndrome type I. Arch Phys Med Rehabil, 2000, 81: 49-56.
[30] Smart KM, Wand BM, O'Connell NE. Physiotherapy for pain and disability in adults with complex regional pain syndrome (CRPS) types I and II. Cochrane Database Syst Rev, 2016, 2: CD010853.
[31] O'Connell NE, Wand BM, McAuley J, et al. Interventions for treating pain and disability in adults with complex regional pain syndrome. Cochrane Database Syst Rev, 2013, 4: CD009416.
[32] Perez RS, Zuurmond WW, Bezemer PD, et al. The treatment of complex regional pain syndrome type I with free radical scavengers: a randomized controlled study. Pain, 2003, 102: 297-307.
[33] Tran KM, Frank SM, Raja SN, et al. Lumbar sympathetic block for sympathetically maintained pain: changes in cutaneous temperatures and pain perception. Anesth Analg, 2000, 90: 1396-1401.
[34] Bodde MI, Dijkstra PU, den Dunnen WF, et al. Therapy-resistant complex regional pain syndrome type I: to amputate or not? J Bone Joint Surg Am, 2011, 93: 1799-1805.
[35] 王澍寰 . 手外科学 . 3 版 . 北京 : 人民卫生出版社 : 2011.
[36] Atasoy E. A hand surgeon's advanced experience with thoracic outlet compression syndrome. Handchir Mikrochir Plast Chir, 2013, 45: 131-150.
[37] Urschel HC Jr. The history of surgery for thoracic outlet syndrome. Chest Surg Clin N Am, 2000, 10: 183-188.
[38] Atasoy E. History of thoracic outlet syndrome. Hand Clin, 2004, 20: 15-16.
[39] Peet RM, Henriksen JD, Anderson TP, et al. Thoracic-outlet syndrome: evaluation of a therapeutic exercise program. Proc Staff Meet Mayo Clin, 1956, 31: 281-287.
[40] Sanders RJ, Monsour JW, Baer SB. Transaxillary first rib resection for the thoracic outlet syndrome. Arch Surg, 1968, 97: 1014-1023.
[41] Adson AW, Coffey JR. Cervical rib: a method of anterior approach for relief of symptoms by division of the scalenus anticus. Ann Surg, 1927, 85: 839-857.
[42] Roos DB. Transaxillary approach for first rib resection to relieve thoracic outlet syndrome. Ann Surg, 1966, 163: 354-358.
[43] Atasoy E. Thoracic outlet compression syndrome. Orthop Clin North Am, 1996, 27: 265-303.
[44] Sanders RJ, Rao NM. The forgotten pectoralis minor syndrome: 100 operations for pectoralis minor syndrome alone or accompanied by neurogenic thoracic outlet syndrome. Ann Vasc Surg, 2010, 24: 701-708.
[45] Sanders RJ, Rao NM. Pectoralis minor obstruction of the axillary vein: report of six patients. J Vasc Surg, 2007, 45: 1206-1211.
[46] Sanders RJ. Recurrent neurogenic thoracic outlet syndrome stressing the importance of pectoralis minor syndrome. Vasc Endovascular Surg, 2011, 45: 33-38.
[47] Demondion X, Bacqueville E, Paul C, et al. Thoracic outlet: assessment with MR imaging in asymptomatic and symptomatic populations. Radiology, 2003, 227: 461-468.
[48] Atasoy E. A hand surgeon's further experience with thoracic outlet compression syndrome. J Hand Surg Am, 2010, 35: 1528-1538.
[49] Sanders RJ, Hammond SL. Etiology and pathology. Hand Clin, 2004, 20: 23-26.
[50] Brantigan CO, Roos DB. Etiology of neurogenic thoracic outlet syndrome. Hand Clin, 2004, 20: 17-22.
[51] Roos DB. Sympathectomy for the upper extremities anatomy, indications and technics. In: Greep JM, Lemmens HAJ, Roos DB, et al. Pain in shoulder and arm: an integrated view. Dordrecht: Springer, 1979, 241-248.
[52] Roos DB, Owens JC. Thoracic outlet syndrome. Arch Surg, 1966, 93: 71-74.
[53] Juvonen T, Satta J, Laitala P, et al. Anomalies at the thoracic outlet are frequent in the general population. Am J Surg, 1995, 170: 33-37.
[54] Urschel HC Jr. Thoracic outlet syndrome: A common sequela of neck injuries. Archives of Surgery, 1992, 127: 488.
[55] Katirji B1, Hardy RW Jr. Classic neurogenic thoracic outlet syndrome in a competitive swimmer: a true scalenus anticus syndrome. Muscle Nerve, 1995, 18: 229-233.
[56] Sommerich CM, McGlothlin JD, Marras WS. Occupational risk factors associated with soft tissue disorders of the shoulder: a review of recent investigations in the literature. Ergonomics, 1993, 36: 697-717.
[57] Richardson AB. Thoracic outlet syndrome in aquatic athletes. Clin Sports Med, 1999, 18: 361-378.
[58] Edwards DP, Mulkern E, Raja AN, et al. Trans-axillary first rib excision for thoracic outlet syndrome. J R Coll Surg Edinb, 1999,

44: 362-365.

[59] Huang JH, Zager EL. Thoracic outlet syndrome. Neurosurgery, 2004, 55: 897-902.

[60] Ferrante MA. Brachial plexopathies: classification, causes, and consequences. Muscle Nerve, 2004, 30: 547-568.

[61] Gilliatt RW, Quesne PM, Logue V, et al. Wasting of the hand associated with a cervical rib or band. J Neurol Neurosurg Psychiatry, 1970, 33: 615-624.

[62] Povlsen B, Belzberg A, Hansson T, et al. Treatment for thoracic outlet syndrome. Cochrane Database Syst Rev, 2010, 1: CD007218.

[63] Ozoa G, Alves D, Fish DE. Thoracic outlet syndrome. Phys Med Rehabil Clin N Am, 2011, 22: 473-483.

[64] Schwartzman RJ. Brachial plexus traction injuries. Hand Clin, 1991, 7: 547-556.

[65] Christo PJ, McGreevy K. Updated perspectives on neurogenic thoracic outlet syndrome. Curr Pain Headache Rep, 2011, 15: 14-21.

[66] Vanti C, Natalini L, Romeo A, et al. Conservative treatment of thoracic outlet syndrome. A review of the literature. Eura Medicophys, 2007, 43: 55-70.

[67] Sanders RJ, Hammond SL. Venous thoracic outlet syndrome. Hand Clin, 2004, 20: 113-118.

[68] Sanders RJ, Hammond SL, Rao NM. Diagnosis of thoracic outlet syndrome. J Vasc Surg, 2007, 46: 601-604.

[69] Demondion X, Herbinet P, Boutry N, et al. Sonographic mapping of the normal brachial plexus. AJNR Am J Neuroradiol, 2003, 24: 1303-1309.

[70] Remy-Jardin M, Remy J, Masson P, et al. Helical CT angiography of thoracic outlet syndrome: functional anatomy. AJR Am J Roentgenol, 2000, 174: 1667-1674.

[71] Dymarkowski S, Bosmans H, Marchal G, et al. Three-dimensional MR angiography in the evaluation of thoracic outlet syndrome. AJR Am J Roentgenol, 1999, 173: 1005-1008.

[72] Charon JP, Milne W, Sheppard DG, et al. Evaluation of MR angiographic technique in the assessment of thoracic outlet syndrome. Clin Radiol, 2004, 59: 588-595.

[73] Tender GC, Thomas AJ, Thomas N, et al. Gilliatt-Sumner hand revisited: a 25-year experience. Neurosurgery, 2004, 55: 883-890.

[74] Cuetter AC, Bartoszek DM. The thoracic outlet syndrome: controversies, overdiagnosis, overtreatment, and recommendations for management. Muscle Nerve, 1989, 12: 410-419.

[75] Sanders RJ, Pearce WH. The treatment of thoracic outlet syndrome: a comparison of different operations. J Vasc Surg, 1989, 10: 626-634.

[76] Cheng SW, Reilly LM, Nelken NA, et al. Neurogenic thoracic outlet decompression: rationale for sparing the first rib. Cardiovasc Surg, 1995, 3: 617-623.

[77] Sanders RJ, Jackson CG, Banchero N, et al. Scalene muscle abnormalities in traumatic thoracic outlet syndrome. Am J Surg, 1990, 159: 231-236.

[78] Yin ZG, Gong KT, Zhang JB. Outcomes of surgical management of neurogenic thoracic outlet syndrome: a systematic review and bayesian perspective. J Hand Surg Am, 2019, 44: 416.e1-416.e17.

[79] Meyer R, Johnston-Jones K. Thoracic outlet compression syndrome. In: Wolfe SW, Hotchkiss RN, Pederson WC, et al. Green's operative hand surgery. 6th ed. Philadelphia: Elsevier, 2011: 943-959.

[80] Taylor JM, Telford RJ, Kinsella DC, et al. Long-term clinical and functional outcome following treatment for Paget-Schroetter syndrome. Br J Surg, 2013, 100: 1459-1464.

[81] Schneider DB, Dimuzio PJ, Martin ND, et al. Combination treatment of venous thoracic outlet syndrome: open surgical decompression and intraoperative angioplasty. J Vasc Surg, 2004, 40: 599-603.

[82] Sanders RJ. Results of the surgical treatment for thoracic outlet syndrome. Semin Thorac Cardiovasc Surg, 1996, 8: 221-228.

[83] Atasoy E. Recurrent thoracic outlet syndrome. Hand Clin, 2004, 20: 99-105.

[84] Sanders RJ, Hammond SL. Supraclavicular first rib resection and total scalenectomy: technique and results. Hand Clin, 2004, 20: 61-70.

[85] Gelabert HA, Jabori S, Barleben A, et al. Regrown first rib in patients with recurrent thoracic outlet syndrome. Ann Vasc Surg, 2014, 28: 933-938.

延伸阅读

[1] 周聚普，苏冠龙，江波，等．高频电刀预防神经瘤性残端痛的实验研究．中华手外科杂志，2016, 32: 296-299.

[2] 华艳，白玉龙．镜像疗法在复杂区域性疼痛综合征治疗中的应用进展．中国康复医学杂志．2018, 33: 109-113.

[3] 初海坤，王立波，孙智颖，等．神经型胸廓出口综合征早期与晚期手术治疗的比较．中华手外科杂志，2016, 32: 152-153.

以上3篇文章是近期我国发表的部分上肢疼痛的诊疗方法、综述和病例随访报道。

[4] Dellon AL.Surgical treatment of upper extremity pain. Hand Clin, 2016, 32: 71-80.

[5] Curtin C. Pain examination and diagnosis. Hand Clin, 2016, 32: 21-26.

以上2篇文章详细描述了上肢疼痛的诊断和治疗方法。

[6] Vlot MA, Wilkens SC, Chen NC, et al. Symptomatic neuroma following initial amputation for traumatic digital amputation. J Hand Surg Am, 2018, 43: 86.

[7] Domeshek LF, Krauss EM, Snyder-Warwick AK, et al. Surgical treatment of neuromas improves patient-reported pain, depression, and quality of Life. Plast Reconstr Surg, 2017, 139: 407-418.

以上2篇文章是痛性神经瘤在残端发生的流行病学调查和手术治疗的随访报道。

[8] Tajerian M, Clark JD. New concepts in complex regional pain syndrome. Hand Clin, 2016, 32: 41-49.

[9] Zimmerman RM, Astifidis RP, Katz RD. Modalities for complex regional pain syndrome. J Hand Surg Am, 2015, 40: 1469-1472.

以上2篇文章是对复杂区域疼痛综合征新的病理学机制和分型的描述。

[10] Lafosse T, Le Hanneur M, Lafosse L. All-endoscopic brachial plexus complete neurolysis for idiopathic neurogenic thoracic outlet syndrome: a prospective case series. Arthroscopy, 2017, 33: 1449-1457.

[11] Braun RM, Shah KN, Rechnic M, et al. Quantitative assessment of scalene muscle block for the diagnosis of suspected thoracic outlet syndrome. J Hand Surg Am, 2015, 40: 2255-2261.

以上2篇文章是关于胸廓出口综合征诊断方法和关节镜治疗效果的报道。

第 29 章
截肢和假肢

潘勇卫　栗鹏程

造成上肢截肢或截指的原因很多，最常见的是严重的不可修复的外伤，其他为恶性肿瘤、感染、烧伤、冻伤或某些特殊的先天性畸形。由于上肢功能复杂，目前假肢无法完全替代肢体原有的功能，在实施截肢术前，一定要反复考虑肢体保留的可能性，以及保肢 / 截肢的利弊。

截肢前，医师对于患者的职业、业余爱好及对截肢态度的了解非常重要。如果不了解患者对截肢的态度，也就无法预测患者能否配合术后康复治疗，调整截肢后生活状态，因为即使再成功的手术也难以让患者恢复到预期效果；患者亲属的态度也要关注，因为亲属的态度往往影响患者的情绪，对患者术后康复和适应产生重要影响。对患者和亲属的心态缺乏了解，也容易让医师陷入纠纷的陷阱[1]。

第一节　手和上肢截肢的指征与方法

一、指征

截肢的绝对指征是：上肢无可挽救的严重创伤，虽经救治也不能存活，或者虽能勉强保留，但没有功能；上肢恶性肿瘤，出于治疗需要；上肢严重感染无法控制，危及生命；上肢血管阻塞性疾患造成肢体坏死；严重冻伤造成肢体坏死等。

对于外科医师来说，截肢不应被看作是治疗失败的标志，而是患者迈向新生活的第一步[3, 4]。因此，对于截肢，应该做到以下几点：①保留功能长度。②保留适当感觉。③避免残端神经瘤。④避免关节挛缩。⑤残端良好的软组织覆盖。⑥适于安装假肢。⑦尽早回归正常的工作、生活和娱乐活动。

二、截肢的骨软组织处理技术

（一）皮肤处理

由于截肢残端的贴骨瘢痕会妨碍假肢安装，或安装后瘢痕会被磨损破溃，因此，残端良好的软组织覆盖非常重要。创伤时往往皮肤、肌肉组织都有一定程度的损伤，截肢后覆盖残端的皮肤最好保留全层皮下组织，不要修薄，以免造成皮肤缺血坏死。皮肤缝合张力要适中，若张力过大，愈合后肢体残端敏感、疼痛、不耐磨，会影响使用和妨碍假肢安装。张力过大也容易造成术后伤口裂开或皮肤边缘坏死，使骨残端外露，需要再次手术。若残端皮肤过松，皮下容易形成腔隙，造成血肿，增加感染机会。同时要避免缝合时伤口两侧出现“猫耳朵”。上肢截肢时，尤其是创伤肢体的截肢，一定要尽可能保留肢体长度。因为上肢功能复杂，肢体长度对功能影响巨大，多保留一个关节或一段骨骼，对功能或日后可能的功能重建，都可能有重要意义。必要时，可能需要植皮或皮瓣移植以保留长度[2]。

（二）肌肉处理

截肢后，肌肉残端如果不固定，在 2 年内肌肉将萎缩 40%~60% 以上，影响残肢功能。同时，肌肉拮抗作用丧失，容易造成关节挛缩，进一步影响残肢功能。因此，需要牢固固定肌肉残端。肌肉切断平面要比截骨平面低 4~5 cm，将肌肉或肌腱残端缝合固定于骨残端，或者与对侧骨膜、肌腱或肌膜缝合固定。如果肌肉组织不健康（受挫伤或缺血），则不能勉强保留，否则容易造成感染和伤口不愈合。

（三）神经处理

将神经分离，轻轻牵拉出肌肉断面，用锋利的刀片沿肌肉断面将其切断，使其回缩到肌肉深部，避免神经断面留在截肢平面，形成假性神经瘤后与残端瘢痕组织粘连，日后产生疼痛，妨碍功能和假肢安装。为了避免疼痛性残端神经瘤形成，有医师采用各种方法来防止，如结扎神经残端、电刀灼烧、将神经残端埋植于骨内，或者肌肉内用各种高分子材料如硅胶封闭神经残端等。

（四）骨骼处理

骨残端要有良好的软组织覆盖。骨骼截除后，要将多余的骨膜切除，以防止在肢体残端骨化。骨残端若有凸起，要修整，磨平骨断面。骨的处理方法比较直接，即锯断或经关节离断。

第二节 不同平面外伤性截肢的处理

一、手指截指

对于远指间关节以远的手指离断，尤其是残端尚有哪怕 1/4 指甲的损伤，应该尽可能通过重建手术来保留手指长度。对于远指间关节以近的缺损，一般不考虑皮瓣或其他方法保留长度，而是采用短缩指骨的方法直接缝合伤口[5, 6]。

指端外伤性缺损是手部最常见的外伤。根据损伤平面，缺损可以偏掌（指腹缺损）、横断、偏背侧或偏侧方。根据损伤程度，可以表现为无缺血组织外露的单纯皮肤缺损和软组织缺损伴骨骼肌腱外露。不管何种情况，在处理上一般不直接进行短缩缝合，而应该尽可能保留手指长度，尤其是拇指长度。

经指骨离断时，在手指掌背侧作“鱼口”样切口，掌侧切口较背侧略长，切开皮肤、皮下组织，切断肌腱，用咬骨钳离断指骨，修平骨断面。轻轻牵拉双侧指固有神经，用锐刀切断，使其回缩到近端正常软组织内，避免在残端瘢痕内形成疼痛性神经瘤，最后将伤口缝合（图 29-1）。

指骨短缩一定要充分，避免伤口缝合张力过大，否则指残端会疼痛或出现伤口愈合问题。

如果在中节指骨屈指浅肌腱以远截骨，近指间关节还保留一定程度的屈伸活动，那么手指残端能够参与握持动作，保留了一定程度的功能。如果从屈指浅肌腱以近截骨，则近指间关节没有屈伸活动，保留中节指骨残端，只是外观上更易被接受，没有功能意义。

经近节指骨离断后，手指残端通过手部小肌肉和伸指肌腱，能够保留约 45° 的屈伸活动范围，在一定程度上仍能参与握持动作。

由于拇指在手功能中占据非常重要的地位，任何平面的拇指截指，都不应以短缩指骨的方式来达到直接缝合伤口的目的，而应该采用皮瓣修复的方式闭合创面。

二、系列截指

将掌骨连同指骨一并截除称系列截指，常用于外伤、肿瘤或感染的治疗。示指经近节指骨截指后，如果不能保留内在肌和伸肌腱止点，或经掌指关节截指，在拇指和中指间形成隆突的残端，则不仅影响外观，而且当拇指和中指抓持物体时，这个残端常常形成阻碍，并产生疼痛。因此，从外观和功能的角度来看，都应该截除部分第 2 掌骨，以改善外观和功能。中指或环指如果从掌指关节或近节指骨近 1/3 水平被截指后，将会形成明显的缺损，抓握的细小物体常常从缺损处漏出，故应考虑系列截指[7]。

（一）示指系列截指

在示指残端尺、桡侧作梭形切口，手术切口在

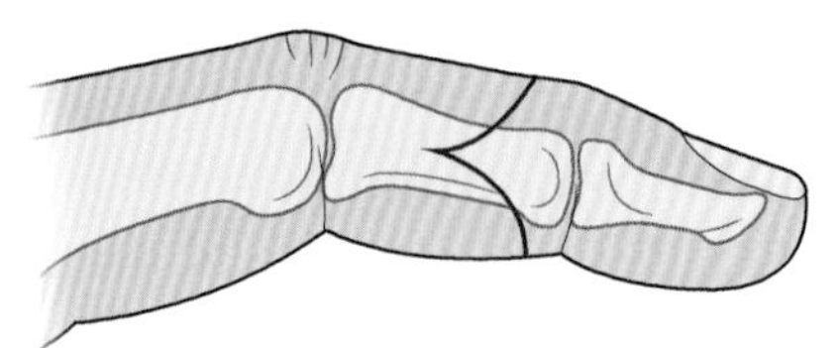

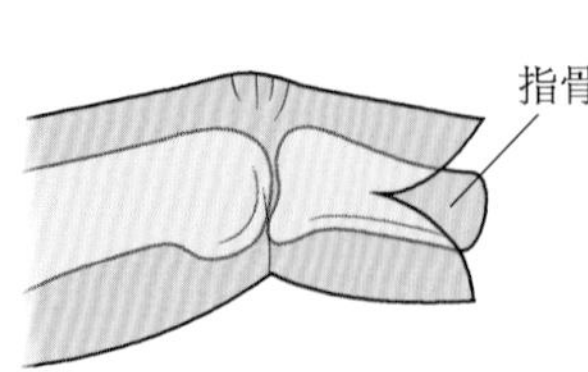

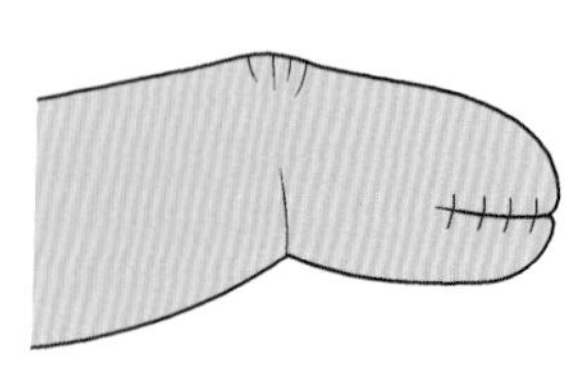

图 29-1 经指骨离断的指端处理方法。

背侧于掌骨远 1/3 处、在掌侧于掌指关节处会合，并沿掌骨背侧向近端延伸。尽可能留长一些手指残端皮肤，以保证截骨后能直接缝合伤口，可修整多余的皮肤。切开背侧皮肤，显露示指伸肌腱和示指固有伸肌腱，在掌骨基底处将其切断，逆行掀起肌腱，在桡侧伸腕肌掌骨基底附着处的远端截断第 2 掌骨，从骨膜外逆行剥离附着于第 2 掌骨的骨间肌并从止点处将其切断。将掌侧的指固有动脉和神经截断，并截断屈肌腱，锐性切断掌骨间横韧带、与掌骨附着的屈肌鞘管及与掌侧皮肤相连的韧带，将掌骨及指骨残端完全截除。切断神经时，最好向近端分离并注意保护中指桡侧指固有神经，避免损伤。示指神经的截断位置最好于第 1、2 骨间背侧肌肌腹处，以减少日后残端形成神经瘤而造成的疼痛 [8-12]。

（二）中指或环指系列截指

中指系列截指的操作步骤与环指相同，在此仅以中指截指为例。

在中指残端周围作梭形切口，并沿第 3 掌骨的掌背侧，向近端作“Z”形延长，直达第 3 掌骨基底（图 29-2A）。注意作梭形切口时，尺、桡侧需多保留皮肤，以便最后缝合时有足够的皮肤重建示指和环指间指蹼。从第 3 掌骨基底切断中指伸肌腱，在第 3 掌骨头附近切断中指伸肌腱与其他肌腱的腱联合，从掌骨基底桡侧伸腕短肌止点以远截断掌骨，从骨膜外剥离第 2 骨间背侧肌、蚓状肌和第 3 骨间背侧肌。尽量从远端将掌侧的指固有动脉和神经截断，以免损伤示指尺侧和环指桡侧指固有神经。切断屈肌腱，锐性切断掌骨间横韧带、与掌骨附着的屈肌鞘管及与掌侧皮肤相连的韧带，将掌骨及指骨残端完全截除。止血后，缝合示指和环指的掌骨间横深韧带，使第 2 和第 4 掌骨互相靠拢，消除中指系列截指后的缺损（图 29-2B）。同时在第 2 掌骨头和第 4 掌骨头间，用克氏针固定。重建示指和环指间指蹼，缝合掌背侧皮肤 [13, 14]。

部分学者在中指系列截指后将第 2 掌骨从掌骨基底截骨，并移位到第 3 掌骨基底，用钢板或克氏针固定，并用克氏针固定第 2、4 掌骨头，然后重建第 2 掌骨和第 4 掌骨间横深韧带。这种方法有骨折不愈合的可能 [15-17]。

掌骨系列截骨后，可能出现一些并发症：示指截指后，持物时原第 2 掌骨位置出现疼痛 [9]；手掌变窄；握力和捏力下降 [10]。另外，在创伤患者，最好不一期行系列截指术，因为要考虑后期功能重建的可能，以及后期进行其他手指功能重建时，可以利用指残端或掌骨作为重建材料。

三、经掌骨截肢

对于因外伤造成经掌指关节或掌骨离断，最好的方法是再植术，以恢复拇指和其他手指的对捏功能。如果离断组织无法再植，或者手指毁损严重无法挽救，则需要从掌骨截肢。此时，如果无法直接缝合伤口，最好行皮瓣修复，或者游离植皮覆盖伤口，以保留掌骨长度，为日后的再造创造条件。不建议使用短缩掌骨的方法来达到伤口闭合的目的。

四、经腕关节截肢

腕关节结构复杂，对于前臂和手功能极其重要。其中，桡尺远侧关节对于前臂的旋转功能，桡腕关节对于腕关节的屈伸功能，都极其重要。如果这两个结构能够保留，将大大提高以后佩戴的假肢功能。保留桡骨茎突，可使假肢安装得更加稳定。因此，

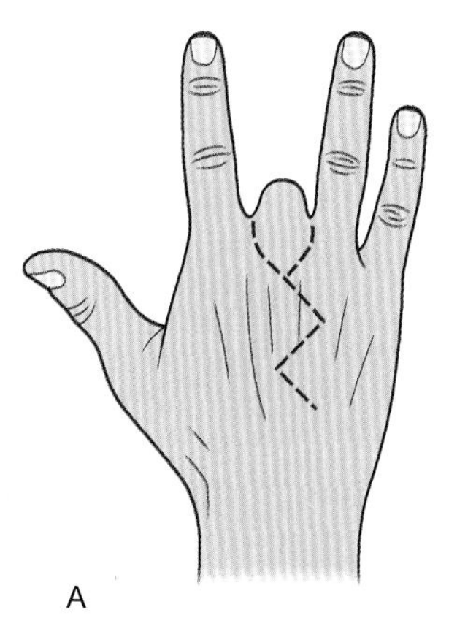

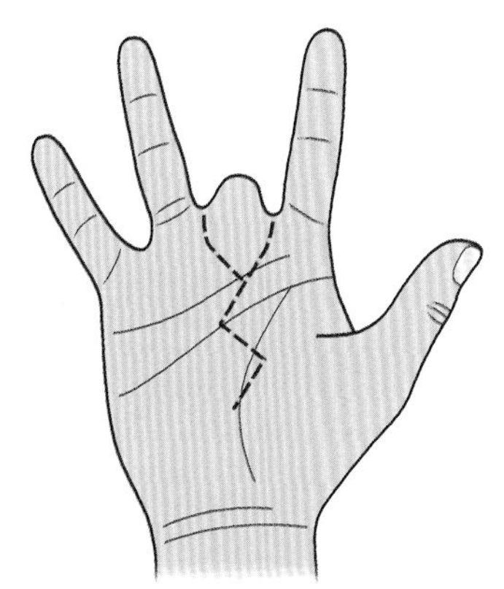
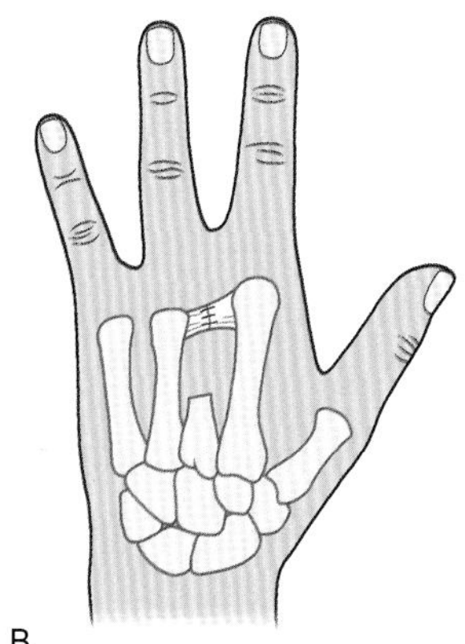

图 29-2　中指系列截指。A. 掌背侧切口；B. 第 3 掌骨截除后，缝合示指和环指的掌骨间横深韧带，使第 2 和第 4 掌骨互相靠拢。

经腕关节截肢时，只要可能，应尽可能保留这些结构[18-20]。另外，由于假肢技术飞速发展，外科医师在进行截肢前，最好咨询当地的假肢工程师，以确定恰当的截肢平面。随着异体手移植技术的发展，也要重新权衡传统的截肢理念。

（一）经腕中关节截肢

“鱼口样”皮肤切口设计：从腕中关节开始，在手掌、手背侧向远端各设计一个皮瓣，掌侧皮瓣较长，背侧较短，两者长度比约 2:1。两皮瓣在腕关节尺桡侧会合（图 29-3）。切开皮肤，将皮瓣向近端掀起，达腕中关节平面，显露深部结构。将屈、伸指肌腱向远端牵拉，切断，使近侧断端回缩到前臂。将屈腕、伸腕肌腱从止点上卸下，并向近端分离直至腕中关节。分离尺神经、正中神经和桡神经浅支，将其向远端轻轻牵拉，在截骨处将其横断，此时神经近侧断端会回缩到截肢平面近段正常皮肤内，防止日后在切口内形成痛性神经瘤。在腕中关节平面分离、结扎尺动脉和桡动脉并切断，分离其他剩余软组织直到骨面，经腕骨截骨或从腕中关节离断，修平粗糙的骨断面和边缘棱角。将屈腕、伸腕肌腱固定于残留的腕骨，以恢复桡腕关节的屈伸活动。止血，缝合皮肤、皮下组织，在伤口放置橡皮引流条或引流管。

（二）经桡腕关节截肢

“鱼口样”皮肤切口设计：从桡骨茎突远端约 1 cm、尺骨茎突远端约 1 cm 开始，在掌背侧向远端各设计一个皮瓣，掌侧皮瓣稍长，背侧皮瓣稍短，两者长度比约 2:1。如果皮肤条件不好，也可以在皮肤条件好的地方设计不规则的皮瓣，尽量用条件好的皮肤覆盖截肢断端，以避免更高位置的截肢。切开皮肤、皮下组织，将皮瓣连同深部深筋膜向近端一并掀起，达到桡腕关节水平，显露深部结构。将屈伸腕、屈伸指肌腱向远端牵拉，切断，使近侧断端回缩到前臂。分离尺神经、正中神经和桡神经浅支，将其向远端轻轻牵拉，在桡腕关节水平将其横断，此时神经近侧断端会回缩到截肢平面近段正常皮肤内，防止日后在切口内形成痛性神经瘤。在截骨平面分离、结扎尺动脉和桡动脉并切断，分离其他剩余软组织直到桡腕关节关节面，环形切开桡腕关节关节囊，将腕关节离断。将桡骨茎突和尺骨茎突修剪平整，并将粗糙骨面磨平。注意避免损伤桡尺远侧关节并保留腕三角纤维软骨在尺骨茎突上的止点，以保留前臂的旋转功能。止血，缝合皮肤、皮下组织，在伤口放置橡皮引流条或引流管。

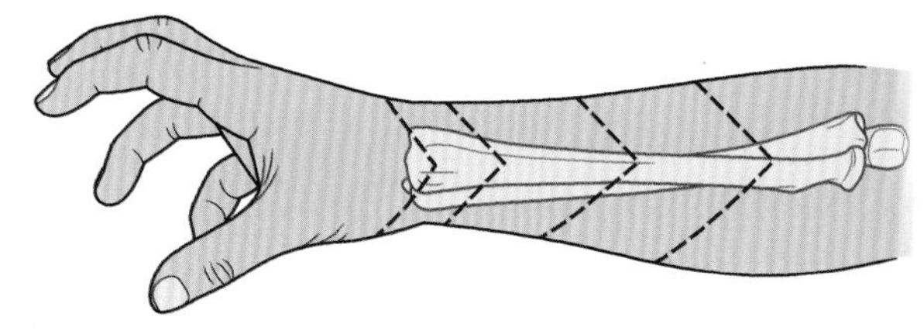

图 29-3 “鱼口样”切口设计。

五、经前臂截肢

前臂截肢常规有 3 个平面（图 29-3），即近端截肢、中段截肢和远端截肢。对于近端截肢来说，只要能保留 4~5 cm 的尺桡骨残端，安装假肢后获得的功能远比肘上截肢后安装的假肢功能好。如果能够保留肘关节的屈伸活动及前臂部分旋转功能，安装假肢的功能就更加理想。因此，应尽可能保留前臂长度[21-24]。

（一）前臂远端截肢

以前臂预定截骨位置稍近端为起点，在掌、背侧设计“鱼口样”皮肤切口：在掌、背侧向远端设计皮瓣，皮瓣长度约等于前臂半径（图 29-3）。切开皮肤、皮下组织，连同深筋膜从远端向近端掀起皮瓣，直达预定截骨点近端。在此位置分离、钳夹、切断尺、桡动脉，近端双重结扎。分离尺神经、正中神经和桡神经浅支，轻轻牵拉，在截骨平面将其切断，使其回缩到截骨平面近段正常皮肤内，防止日后在截肢断面形成痛性神经瘤。在截骨处远端切断肌腹，使近端回缩到截骨处。可以适当留长屈指浅肌腱，以便包裹骨断面。用线锯截断尺、桡骨，修平骨断面的粗糙面。将屈指浅肌腱肌腹包裹骨断面，与背侧伸肌表面的深筋膜缝合。缝合皮下组织、皮肤，在伤口放置引流条或引流管。引流条或引流管需要放置到深筋膜深面。

（二）前臂中段及近端截肢

如果皮肤条件好，以预定截骨位置稍近端为起点，在掌、背侧设计“鱼口样”皮肤切口：在掌、背侧向远端设计皮瓣，皮瓣长度约等于前臂半径。如果皮肤条件不好，也可以在皮肤条件好的地方设计不规则的皮瓣，不仅使断端可用正常的皮肤覆盖，而且能避免更高位置的截肢。从远端向近端将皮瓣连同深筋膜一并掀起，直达预定截骨位置。分离、钳夹、切断尺、桡动脉，近端双重结扎。分离尺神经、正中神经和桡神经浅支，轻轻牵拉，在截骨平面将其切断，使其回缩到截骨平面近段正常皮肤内，防止日后在截肢断面形成痛性神经瘤。在截骨处远端切断肌腹，使近端回缩到截骨处，修整多余的肌肉组织以避免截肢残端臃肿的外观。截断尺、桡骨，修整磨平骨断面。缝合深筋膜、皮下组织、皮肤，深筋膜下放置橡皮引流条或引流管。

六、经肘关节截肢

上臂具有一定的旋转功能，经肘关节截肢后，这个旋转功能能够转导到假肢上，以增加假肢的实用性。另外，肱骨远端内外侧扩展的形状，可以很好地和假肢嵌合，使假肢更加稳定。因此经肘关节截肢比经肱骨截肢更有利于假肢功能的发挥。

如前所述，在肘部前、后方设计"鱼口样"皮肤切口：从肱骨内、外上髁处开始，前、后方皮瓣长度相等，前方切口远端位于肱二头肌腱止点的远端，后方位于尺骨鹰嘴尖远端约 3 cm。如果前、后方皮肤条件不好，也可根据皮肤情况设计随意皮瓣，以避免不必要的近端截肢。从远端向近端掀起皮瓣，直到肱骨内、外上髁水平。分离肘内侧深部结构，找到并分离内侧肌间隔，从肱骨内上髁将屈肌群起点卸下，并向远端分离，此时可见神经血管束位于肱二头肌腱表面。在关节面近端，双重结扎肱动脉并切断。分离正中神经，轻轻牵拉，在关节线近端用锐刀将其切断，使其近侧断端回缩到距离关节面至少 2.5 cm 以上。将尺神经从尺神经沟内游离，轻轻牵拉，同样用锐刀切断，使近端回缩到距关节面 2.5 cm 以上。将肱二头肌腱从桡骨上卸下，将肱肌从尺骨冠突前方切断。在肱桡肌和肱肌间隙内找到桡神经，分离，轻轻牵拉并用锐刀切断，使其向近端回缩。在距关节面约 6 cm 处横断前臂伸肌群，并且将肌肉近侧断端分离，直到其在肱骨外上髁的止点。在尺骨鹰嘴将肱三头肌腱切断。切断前关节囊，离断肘关节。无须去除肱骨远端关节面，将肱三头肌腱包桡肱骨远端关节面，与前方的肱二头肌腱和肱肌缝合。将附着于肱骨外上髁的伸肌群近侧断端修薄，包绕肱骨远端，与内侧髁的屈肌群残端缝合。用骨膜或剩余肌肉覆盖其他骨凸起，缝合皮下组织、皮肤，放置橡皮引流条或引流管。

七、上臂截肢

上臂截肢一般有 3 个平面，分别为经肱骨远端、肱骨中段和肱骨近端截肢（图 29-4）。对于肱骨远端截骨，如果截肢平面靠近肱骨髁间，安装假肢的效果等同于肘关节离断；而肱骨近端的截肢，如果无法保留肩外展、内收功能，安装假肢的效果等同于肩关节离断。由于上臂截肢后，安装的假肢必须具备两个关键部件：屈伸锁定装置和旋转装置。为了容纳这些部件，截肢平面至少在肱骨远端关节面近端 4 cm 以上。肱骨近端截肢，如果过于靠近肩关节，无法保留外展、内收功能，虽然安装的假肢功能与经肩关节离断相似，但是如果能保留肱骨近端结构，包括肱骨头，就能够保留肩部相对正常的外形，外观上更易被接受，安装的假肢也更稳定[25-27]，因此，只要可能，就应该尽可能保留。总体来说，上臂截肢时应该尽可能保留长度。对于外伤性截肢，尤其是靠近腋窝的离断，有时无法从外伤断面直接缝合伤口，为了保留长度，有时不惜用植皮或皮瓣移植的方法来覆盖断端。

由于假肢技术的飞速发展，截肢前，如果可能，外科医师应该咨询当地的假肢工程师。

从预定截肢水平稍远端的前后方向，各设计"鱼口样"皮肤切口：前、后皮瓣长度相同，都约等于上臂直径的一半（图 29-4）。从远端向近端逆行掀起皮瓣，再从内侧分离肱动脉，在截骨处近端双重结扎并切断肱动脉。分离桡神经、尺神经和正中神经，轻轻牵拉后切断，使近侧断端回缩到截骨平面近端。在截骨前方约 1.5 cm 处分离并横断肱二头肌和肱肌，使近侧断端回缩到截骨平面。将肱三头肌从尺骨鹰嘴上切断，逆向掀起肱三头肌，显露肱骨。肱骨截骨平面至少在肘关节近端 4 cm 以上，

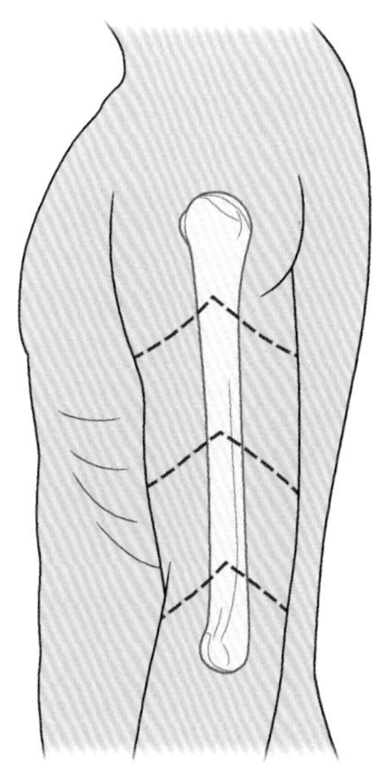

图 29-4　上臂的 3 个截肢平面及切口设计。

以容纳假肢的肘关节活动部件。在预定截骨的位置环形剥离骨膜，横行截骨。将肱三头肌从后向前包绕骨断端，并翻转到前方，与前方的肱二头肌及肱肌残端腱膜缝合。在深筋膜深处放置引流管，逐层缝合。

八、经肩关节离断

经肩关节截肢，常常用于无法保肢的骨或软组织恶性肿瘤的治疗，偶用于外伤和感染。由于截肢后幻肢痛很常见，如何减少发生率非常重要。经肩关节离断后，安装假肢极其困难，也极少有患者能够坚持佩戴假肢[28, 29]。

（一）经肱骨外科颈离断

患者取平卧位，在患侧肩关节后方用沙袋垫起，使后背抬起约 45°。切口设计：前方切口起于喙突，沿三角肌和胸大肌间隙向远端延伸，直到三角肌在肱骨的止点处；后方切口从腋后襞开始，沿三角肌后缘向远端延伸，直到三角肌止点；再经腋窝作横行切口，连接前后切口线（图 29-5）。在三角肌、胸大肌肌间沟内，分离、结扎头静脉；分离胸大肌和三角肌间的筋膜，将三角肌向外侧分离，将胸大肌从止点上切断后向内侧翻转剥离；分离胸小肌和喙肱肌间的筋膜，显露深方的腋动、静脉和臂丛。在胸小肌下缘，双重结扎并切断肱动、静脉，分离正中神经、尺神经、桡神经和肌皮神经，轻轻牵拉后将其切断，使近侧断端回缩到胸小肌下方。将三角肌分离，并从止点处切断，连同覆盖于其上方的皮肤向近端掀起。从结节间沟内侧，分离并切断大圆肌和背阔肌止点，从预定截骨处远端约 2 cm 处切断肱二头肌长头和短头、肱三头肌及喙肱肌。从肱骨外科颈处截断肱骨，磨平近侧骨断端。将肱三头肌长头、肱二头肌长短头及喙肱肌近侧残端互相缝合，包裹肱骨截骨后的残端。将胸大肌残端向外移，与肱骨近侧残端缝合。将三角肌和其表面的皮肤适当修整后缝合覆盖创面。深部放置橡皮引流条或引流管，包扎。

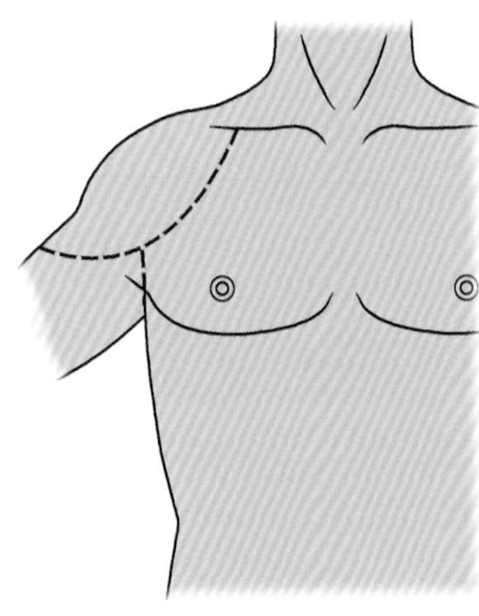

图 29-5 经肩关节离断的手术切口设计。

（二）经肩关节离断

患者取平卧位，在患侧肩关节后方用沙袋垫起，使后背抬起约 45°。切口设计同经肱骨外科颈离断。在三角肌胸大肌肌间沟内，分离、结扎头静脉；分离胸大肌和三角肌间的筋膜，将三角肌向外侧分离，将胸大肌从止点上切断后向内侧翻转剥离；分离胸小肌和喙肱肌间的筋膜，显露深方的腋动、静脉和臂丛。在胸小肌下缘，双重结扎并切断肱动、静脉；分离、结扎并切断胸肩峰动脉。分离正中神经、尺神经、桡神经和肌皮神经，轻轻牵拉后切断，使近侧断端回缩到胸小肌下方。从喙突上切断肱二头肌短头和喙肱肌。将三角肌分离，并从止点处切断，连同覆盖于其上方的皮肤向近端掀起，显露肩关节囊。从肱骨止点处切断大圆肌和背阔肌。内旋肩关节，显露冈上、下肌和小圆肌及后方关节囊，并将其切断。将肩关节极度外旋，显露前方肩关节囊和肩胛下肌，将其切断。切断下方关节囊，将肩关节完全离断。将切断的肩关节肌肉残端填塞到肩胛盂内并互相缝合，以避免产生空腔。将三角肌残端与肩胛盂下缘缝合。切除凸出的肩峰，以减少隆突的外形。修整皮肤，缝合，在三角肌皮瓣下方放置引流管引流。

九、肩胛带离断

该平面截肢是将肩胛骨、部分锁骨连同肢体一并截除，用于恶性肿瘤的治疗。由于恶性肿瘤侵犯了上肢近端，无法单独切除肿物和保留肢体。有时，根据肿瘤侵袭范围，可能还需切除部分胸壁组织[30, 31]。由于手术范围广，失血量大，要注意备血，术中需要严密监护生命体征。肩胛带离断技术常用两种方法，分别是前入路法（Berger 法）[32] 和后入路法（Litterwood 法）[33]。

（一）前入路（Berger 法）

上方手术切口始于胸锁乳突肌在锁骨上的止点外侧缘，沿锁骨向外侧延伸，到达肩锁关节，绕到后方后，沿肩胛冈向后，直到肩胛骨的内上角；下方手术切口始于锁骨中段，沿胸大肌、三角肌间沟向下，绕过腋窝到达后方，在后方斜向内上，在肩胛骨内上角与上方切口会合（图 29-6）。

首先切开上方切口的前侧部分，沿锁骨切开皮肤，将胸大肌从锁骨上剥离，紧贴锁骨，用骨膜起子环形剥离锁骨骨膜，将锁骨周围软组织分开。在胸锁乳突肌在锁骨止点的外侧缘处，用线锯锯断锁骨，并将锁骨远侧断端向外侧松解，从肩锁关节将其离断。将胸大肌从肱骨的止点处切断；在喙突处离断胸小肌止点，并将其向近端翻转，充分显露臂丛和锁骨下动、静脉，分离、双重结扎并切断锁骨下动、静脉；逐根将臂丛轻轻牵拉到手术野，并将其切断。将背阔肌从止点处切断，在肩关节前方将肩关节与躯干相连接的所有肌肉切断。将肩关节前屈，并向下牵拉，从上向下切断肩关节与躯干相连的肌肉，切断斜方肌在肩胛骨上的止点、肩胛舌骨肌、大小菱形肌及提肩胛肌等连接肩胛骨与胸壁的肌肉，此时，上肢被完全离断。

将胸壁前方的肌肉与后方肌肉及上方肌肉互相缝合，封闭肩胛离断后的胸壁创面。将前、后皮肤及上方皮瓣互相拉拢缝合，封闭创面。在伤口放置引流条或引流管，包扎。

（二）后入路（Litterwood 法）

患者取侧卧位，需要两个切口完成手术：颈肩切口和胸腋切口。颈肩切口始于胸锁关节，沿锁骨向外侧延伸，经肩峰拐向后方，沿肩胛骨外侧缘向下直达肩胛下角，斜向内侧，止于脊柱中线外侧约 5 cm 处。胸腋切口从锁骨中段开始，沿胸大肌、三角肌间沟向下，绕经腋窝，在后方与颈肩切口会合（图 29-7）。

首先切开颈肩切口，在后方掀起皮瓣，直到肩胛骨脊柱缘内侧。靠近肩胛骨切断斜方肌和背阔肌，用拉钩将肩胛骨牵离胸壁，切断提肩胛肌和大、小菱形肌。从肩胛骨的脊柱缘将前锯肌止点切断，分离锁骨和锁骨下肌，从胸锁关节将其离断，此时很容易找到臂丛，将臂丛向近端分离，从靠近脊柱处将其切断。分离，双重结扎并切断锁骨下动、静脉，此处操作注意避免损伤肺尖。切断肩胛舌骨肌，结扎并切断肩胛上动脉和颈外静脉，切开胸腋切口，分离胸大肌和胸小肌并将其切断。此时，整个肢体与躯干完全分离。

止血，缝合伤口，放置引流管，防止血肿。如果皮肤缝合有张力，可以采用局部转移皮瓣移植或游离植皮覆盖伤口。

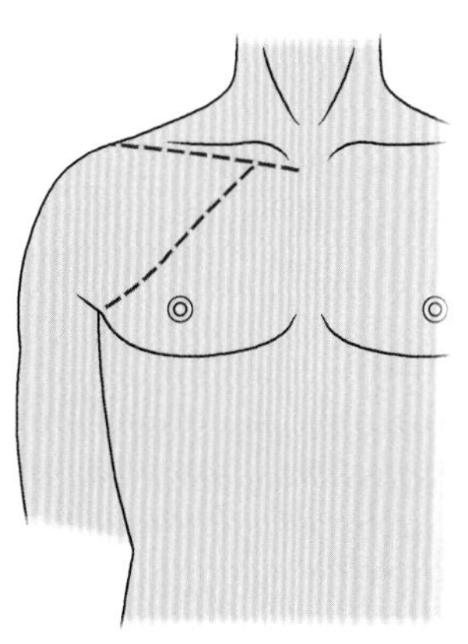
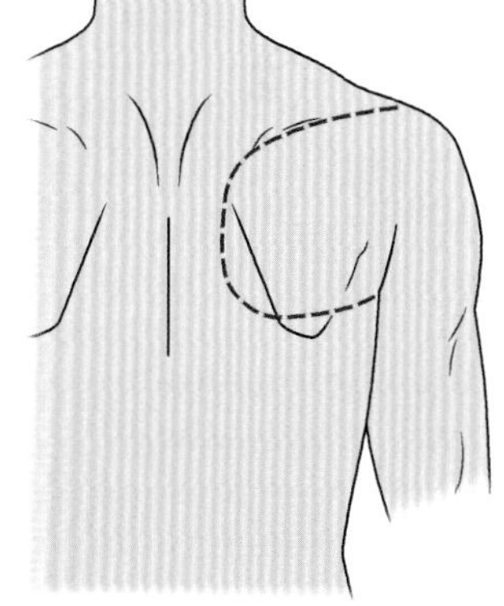

图 29-6　前入路（Berger 法）手术切口设计。

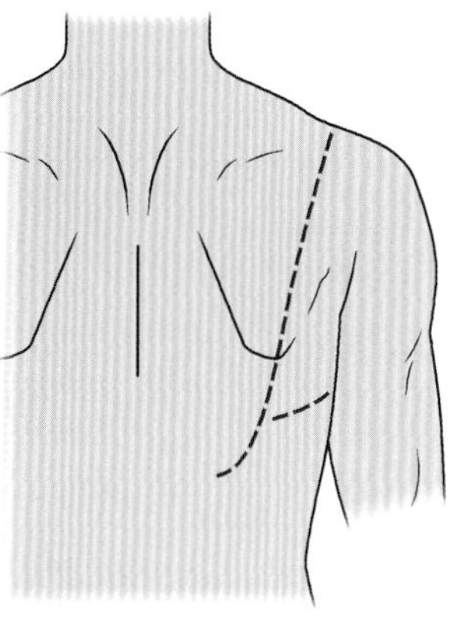
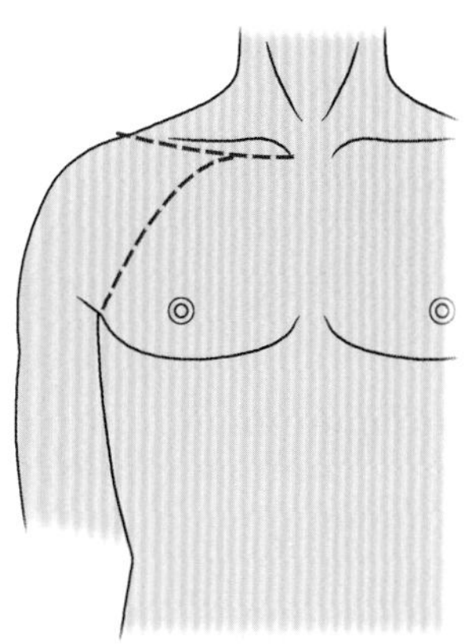

图 29-7　后入路（Litterwood 法）手术切口设计。

第三节　常用上肢假肢

上肢假肢可以代替由于截肢而损失的手最重要的功能（如开－合）和弥补外观的不足。术后早期装配假肢最大的优势是可以尽早开始双手活动，缩短疾病期，促进功能恢复，最大限度地提高患者的治疗效果。因此，对于上肢截肢的患者，尽早安装假肢已经达成共识，假肢康复延迟导致假肢遗弃的可能性更大[34, 35]。安装假肢需要了解患者的功能需求，因为没有任何一种假肢适合于所有人。只有当患者感到佩戴假肢对功能改善有效时，他们才会使用。除此之外，还要考虑社会融合、自我形象和他人感知的改善。因此假肢不仅要在功能上，还要在美学上有所改进。虽然目前上肢假肢还有很大的局限性，但它们可使患者回到充实的工作和生活中去。随着假肢和生物力学工程的紧密联系和发展，更轻的材料，更小、更快的处理器和更好的电池对这类患者的功能恢复作出了积极的贡献。然而，目前新设备非常昂贵，而且无法提供最佳功能恢复所需的触觉反馈。智能假肢是一个令人兴奋的领域，但需要进行更多的研究和开发。

一、上肢假肢的分类

对第一个人造上肢的记录可以追溯到公元前 200 年，一位在战争中失去手的罗马将军被安装了一个铁铸造的假肢。此后得益于工程技术的发展，这种笨重的假肢得到了稳步的改进[36, 37]。1912 年，第一个带有劈钩的功能性上肢假肢获得了专利，目前仍广泛存在于市场。之后，随着电机的改进，第一台电动假肢问世；随着处理器的小型化，第一个多关节完全可穿戴的手被设计出来。目前上肢假肢较多，可按多种方法分类，最常用的简单分类是按截肢平面分类。对于每个患者而言，假肢最好的分类是根据力量的来源分类，包括被动假肢、身体动力假肢、外部动力假肢或混合动力假肢[36, 37]。

（一）被动假肢（装饰性假肢）

被动假肢又称装饰性假肢，是美容装饰的终端装置，常较轻，配上硅胶外套显得很逼真（图 29-8）。从美学上讲，这些假肢可被制成近似于真正的手臂，包括毛发和皮下静脉。装饰性被动假肢可用于特殊场合，但除了作为残端的美容延伸外，其他功能有限。它可提供稳定物体的能力或具有特殊设计的娱乐功能，也可作为一个辅助手通过一个姿势执行简单的任务。力学和材料学的发展推进了被动假肢的研制，现在已经可以制成可锁定的被动活动关节。

（二）身体动力假肢

身体提供动力的假肢是上肢最常用的假肢。相对于外部提供动力的假肢，它们重量轻、价格低，特别适用于经肱骨的截肢。身体动力假肢通过一个相对简单的线缆系统、关节锁、橡皮筋系统起作用，又称索控式假肢（图 29-9）。假肢连接于肩胛骨和肱骨，以截肢者的肩部运动为力源，通过肩背带带

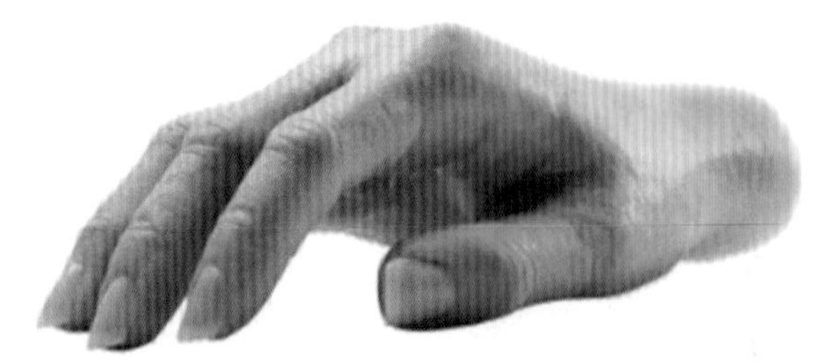

图 29-8　装饰性假肢（图片来源于 https://www.ottobock.com）。

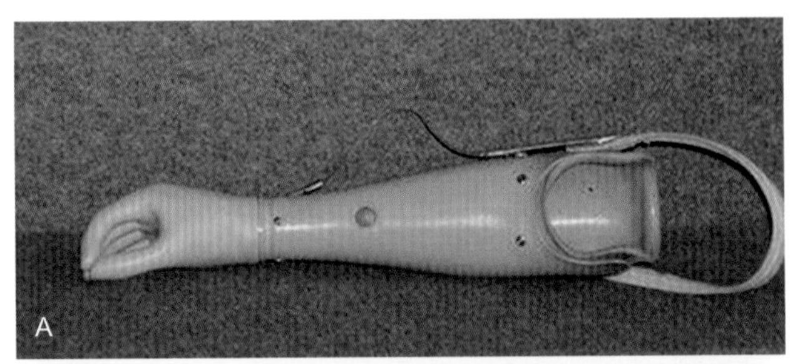

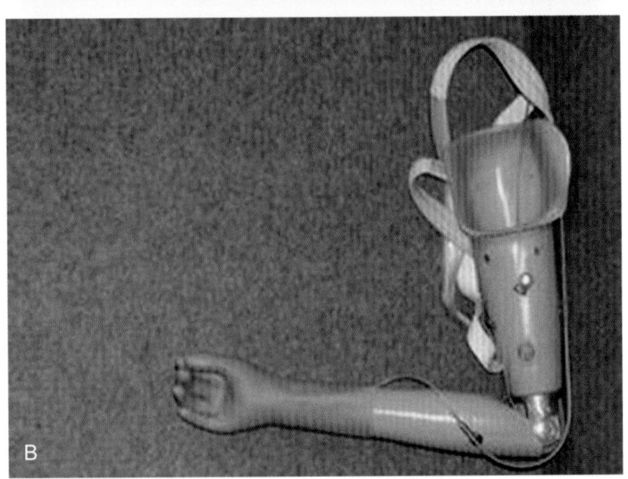

图 29-9　索控式假肢。A. 索控式前臂假肢；B. 索控式上臂假肢，增设了带锁的屈肘机构，能够主动屈肘（图片来源于 https://www.china-porc.com）。

动牵引索来控制手指的开闭及肘关节的屈伸。它的终端装置通常是一个钩子，提供的功能是主动的开或合。有时需要多个特定任务的终端设备来完成简单的日常任务，患者可根据需要更换这些设备。它们经久耐用，几乎不需要维护保养，对体力劳动者（更易遭受创伤性截肢）具有更大的吸引力。但因为它们看起来像机械设备，有一个裸露的钩，对于一些患者而言在外观上无法被接受。

（三）外部动力假肢（功能型肌电假肢）

目前对外部动力假肢已经进行了广泛的研究和开发。早期的设计是使用气动和液压技术，但现在的肌电假肢由安装在假肢内的电池驱动，比身体动力假肢具有更强的抓力（图 29-10）。表面肌电电极通过探测残留在表层肌肉的电活动，激活收缩和拮抗运动，使得患者张开或关闭终端装置。由于终端设备是主动开闭，所以肌电假肢提供了更多的功能和控制，但这些设备很重，电池寿命短，适用于近端截肢（至少在前臂中部以近）的患者。受到传感器、电机和轴承性能的限制，假肢的力量和速度很难控制，并且每一个额外的功能都将大大增加设备的成本、重量和所需的维护。目前，创新的假肢已经被成功地改善了几个关键参数：控制、功能、速度、尺寸、重量和动力等。电机、轴承、电池和材料等的进步使得设备的发展和开发更加容易、假肢更容易穿戴、续电时间更长、控制能力更强、用途更广、更耐用。一旦患者可熟练使用临时假体，肢体的大小和形状已经稳定，功能需求已经确定，就可以作出装配最终假肢的决定。

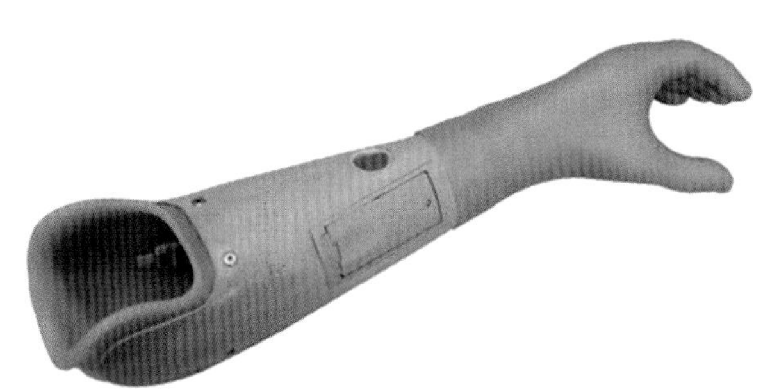

图 29-10　基础型肌电假肢（图片来源于 https://www.ottobock.com.cn）。

目前市场上的假肢比以往的假肢可提供更多的功能，如德国奥托博克公司生产的米开朗基罗手（图 29-11A）。所有功能都依赖于带有 1 或 2 个传感器的肌电控制。不同的抓捏和其他功能模式可以通过肌电刺激模式的组合或手动调整拇指位置来互换，它还有拇指外展和内收功能。有些设备还提供了完全的前臂旋转和手腕屈伸功能，而有些终端设备需要手动调整腕关节位置（图 29-11B）。单独驱动手指是假肢手发展所取得的巨大进步。由于手指是单独驱动的，各种捏握模式都成为可能。使用者现在可以执行三爪卡盘、用力握、指尖捏、指侧捏和许多其他动作模式，而不需要切换终端设备。此外，单独的手指扭矩控制确保了手环绕物体时每个手指提供的压力相同。使用同一终端设备，可持有任何轮廓的物体，使所有手指充分紧握。它保证了一个更自然的抓握模式。可变压力的应用，让使用者可拿起一个鸡蛋和一个公文包。如果拇指存在，一种美观的局部手部装置也可允许指尖捏或指侧捏及粗抓。肘关节以上截肢和肩关节离断患者是假肢设计的难点，因为肘关节或肩关节的缺失需要增加更多的功能组件。

肌电传感器和电池可以放置在假肢体内、隐藏在插座内或以手镯的形式戴在手腕上。从美学上看，这些裸露的手看起来像科幻小说中的机器人或半机械人的手。可以使用一层增强抓力的半透明硅胶外壳覆盖机械手，也可使用有色硅胶皮肤覆盖或以更高的价格定制手绘皮肤。因为所有的手都是为了模

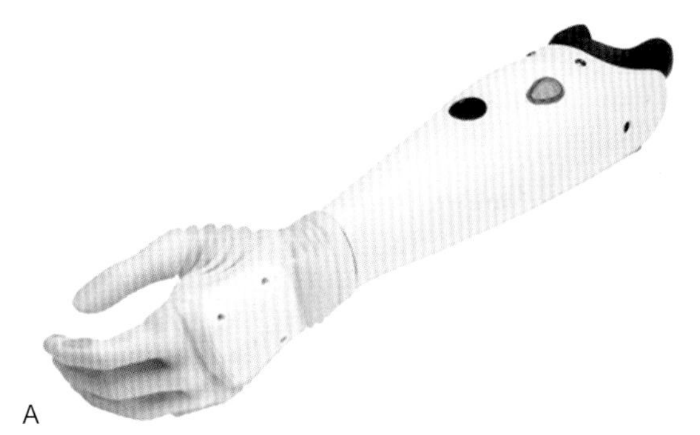

A

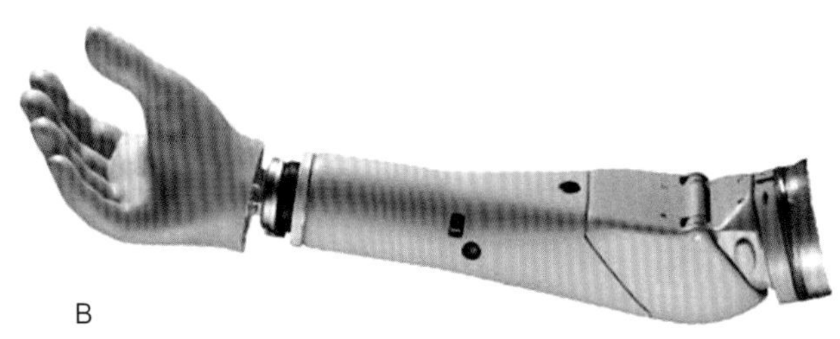

B

图 29-11　目前市场上常用的肌电假肢。A. 米开朗基罗肌电手，利用 Axon-Bus 总线技术可提供多种抓握动作（图片来源于 https://www.ottobock.com.cn）；B. 犹他手可以通过肌电信号、传感器、接触板等进行控制（图片来源于 https://www.usa-yoband.com）。

拟一只完整的手而设计的，所以看起来非常逼真，有着非常匹配的皮肤覆盖。

（四）假肢的选择

如前所述，一些患者可能需要不止一个设备来实现他们的目标。虽然最后的处理是一个个性化的决定，但也有一些普遍的趋势。肌电假肢是大多数经桡骨截肢患者的首选，因为他们改善了外观、握力和解剖悬挂[36]。混合动力假肢通常是近端截肢患者（包括经肱骨截肢和肩关节离断）的首选（图 29-12），这是由于缺乏足够和明确的近端肌肉信号来驱动一个完整的肌电装置[37]。被动假肢和身体动力假肢可以为任何程度的截肢患者所用，因为其耐用，因此它是体力劳动者常选择的设备。但无论是肌电假肢还是身体动力假肢都无法复制正常手的外观。

二、上肢假肢的组成结构

（一）终端和关节单元

末端装置现今分钩和手两种，可以通过身体动力或外部动力控制。钩状结构虽然不美观，但可提供很多使用者习惯的功能，可以更好地抓握物品。动力控制手是一种电子手，也可提供较好的握力和捏力，但反应性更佳，功能更好。如今的科技水平已经可以防止假体末端装置在抓持物体时发生滑落，这种防滑落技术与末端结构相配合，产生适当的力量，可防止握碎、摔落所抓握的物体。

腕关节单元可加强功能，但同时也增加了假肢的重量和长度。腕关节单元与末端装置通常都是由一个传感器控制的。手术之前，需要评估安装腕关节假体的价值与可能。如果需要，患者残留的肢体要稍短，而且需要将控制末端装置的传感器转为控制腕关节单元。此外，也可以手动实现腕关节有效地旋转。

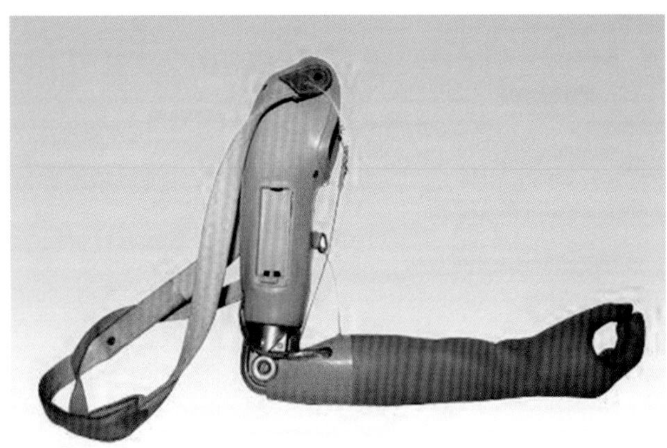

图 29-12 混合动力假肢，是上臂肌电假肢控制手部动作与索控肘部动作相结合的假肢（图片来源于 https://www.china-porc.com）。

经肱骨截肢的假肢系统需要肘关节单元。先进的肘关节系统可有双重微感应器，同时、同步地控制肘关节与末端装置的活动，也可以锁定后产生更大的屈曲肘关节的力量。

（二）插座和悬挂吊系统

插座是假肢佩戴的基础，不合适的假肢插座可能导致活动范围受限、穿着不舒服，使得假肢被遗弃。在临时假肢的初始安装过程中需创建一个测试插座，根据患者的反馈，再用碳纤维和 Kevlar 纤维构建一个定制的永久性插座来安装最终的假肢。目前，认为碳石墨插座更加耐用及轻盈，计算机辅助设计与制造减少了插座的制作时间，增加了合适程度。插座可以是自悬的，也可以是需要吊带的。自悬式插座具有紧密配合的特性，可以将残肢的运动直接转换到插座，进而转换到假肢。相反，非自悬式插座更容易安装，但需要一个可见的支具，不太美观。截肢平面越靠近近端，假肢重量越大，不使用吊带悬吊假肢就越困难，更多的功能需要由锁定或驱动关节来代替。悬吊不仅取决于截肢的程度，还取决于假肢关节的控制方法。例如，一个身体动力假肢需要一个连接肩胛运动的外部悬吊系统，并将其沿着线缆传输到终端设备。最新材料的应用促进了底座与连接杆的发展，使得假肢的悬吊系统更加有效。为配合先进的假肢，更好的吸引悬吊系统也被引入市场，不仅表现为全接触的连接部分，改善了假肢的悬吊，还可以加强其适配性，减少肢体体积的变化，从而改善假肢的舒适性。正是连接部分设计的进展产生了经桡骨截肢及腕关节离断的自悬吊系统，减少了对肘关节屈曲及前臂旋前、旋后的限制。大多数假肢是通过负压和摩擦的结合而固定到肢体上的。一个封闭的环向硅胶衬垫作为假肢和自然肢体之间的接口，可为假肢提供连接点。电磁铁可以提高佩戴和移除假体的便利性和安全性，但仍然受到覆盖范围的限制。

骨整合技术是将假肢连接到残端的一种手术[38, 39]。其原理是将螺栓固定于骨骼，允许假肢通过一个被称为基台的设备直接连接到骨骼上（图 29-13）。钛是一种耐受性好、生物相容性好的金属，常作为螺栓的材料[40]。骨和皮肤直接与种植体和外部世界形成界面，类似于口腔中的骨和牙龈。骨整合技术提供了许多优势，比传统的插座提供了更密切的配合，增加了运动范围和骨感觉。由于不需要插座，也不需要悬吊设备，残端不存在典型的假体佩戴皮肤并发症，它还可以用于触觉反馈。然而，它需要额外的手术，并可能造成感染、种植体骨折、需要翻修、不完全融合的风险。骨整合技术常用于传统假肢装配困难的患者，同时需要有足够的骨储备来支持夹具，以及没有免疫排斥反应。骨整合螺栓在受力前应先成熟 6 个月。患者需要进行常规的种植体护理。

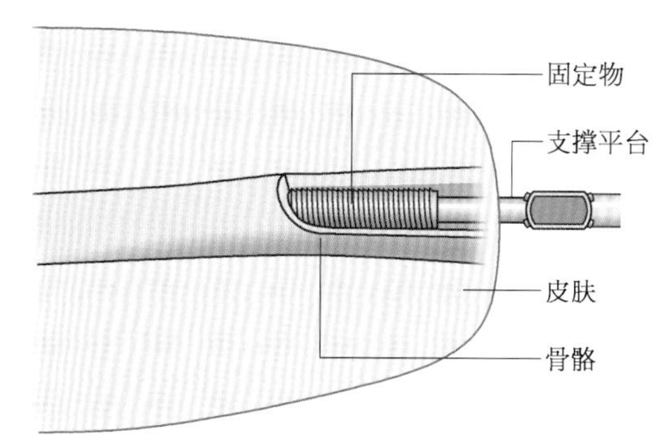

图 29-13　骨整合技术的原理图。

第四节　智能假肢和 3D 打印的上肢假肢

受伤失去肢体的患者都试图重新融入社会，尽管目前的假肢设计已经取得了一些进展，但局限性仍然存在。目前研究的挑战在于缺少足够的控制系统接触面，以便残端与假肢之间传导信号。另外，市场不够大也使得这项技术相对昂贵，普通截肢者难以支付尖端领域复杂假肢的费用。随着对假肢研究的投入和科技的发展，近年智能假肢和 3D 打印假肢得到了快速的发展。智能假肢提供了更加完善的功能，而 3D 打印假肢使个性化设计制作和生产成本得到了明显的改善。

一、智能假肢

上肢假肢现有终端设备的抓握功能尚不满意，对多自由度的控制还不理想，来自假肢的感觉反馈还不足够，而这些都是肢体缺失后功能恢复的关键。这些问题在近端截肢的患者中更加突出，因为肘关节的丧失减少了可用于假肢控制的肌肉。目前，研究人员都希望解决这些缺点，并创造出自由度更大、感官反馈能力更好、控制策略更直观的假肢。在过去的 20 年里，假肢领域取得了惊人的进步，智能假肢的设计和功能方面取得的进步令人震惊。对更加复杂的精细假肢的不断研究，使得假肢具有了多方向活动并兼具触觉、本体感觉及温度回馈环路系统（图 29-14）。一个理想的控制系统不仅能向使用者提供关键的反馈，还能通过意志控制多个关节同时运动。智能假肢的功能需要比 2 个肌电传感器更复杂的人机接口，需要额外的传感器来同时控制其多种功能。为了实现这一目标，已经开发了 3 种研究范式来记录智能假肢意志控制的高保真信号：①靶肌肉神经再支配。②周围神经接口。③中枢神经系统接口。

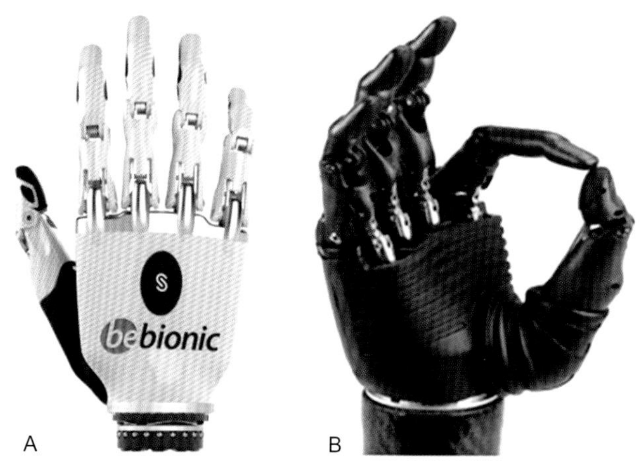

图 29-14　目前市场上先进的智能假肢。A. Bebionic 超级智能仿生手，通过 14 种不同的抓握模式和手的不同姿势而满足生活需求（图片来源于 https://www.ottobock.com.cn）；B. 最新一代 Bebionic 智能仿生肌电手，其仿真手指具备多种贴合日常活动的场景化抓握模式，每个手指皆由单独的电机驱动，使其能以自然而协调的方式实现各种动作和抓握，提供了可以贴合外形复杂物体的抓握能力（图片来源于 https://www.hzjbkf.com）。

（一）靶肌肉神经再支配

在传统的肌电假肢中，经桡骨截肢患者使用神经支配的屈肌和伸肌来控制终端设备。然而，对于较近端截肢的患者，能为控制假肢手提供肌电信号神经支配的肌肉极少；在经肱骨截肢或肩关节离断的患者中，没有神经支配的屈肌或伸肌为控制假肢手的功能提供肌电信号。在这种情况下，同时控制手部功能和肘部功能的能力是有限的。将失去原有目标肌肉的残余神经转移到替代肌肉位置，达到残肢近端肌肉（如胸大肌和胸小肌）的神经再支配，称为靶肌肉神经再支配（targeted muscle

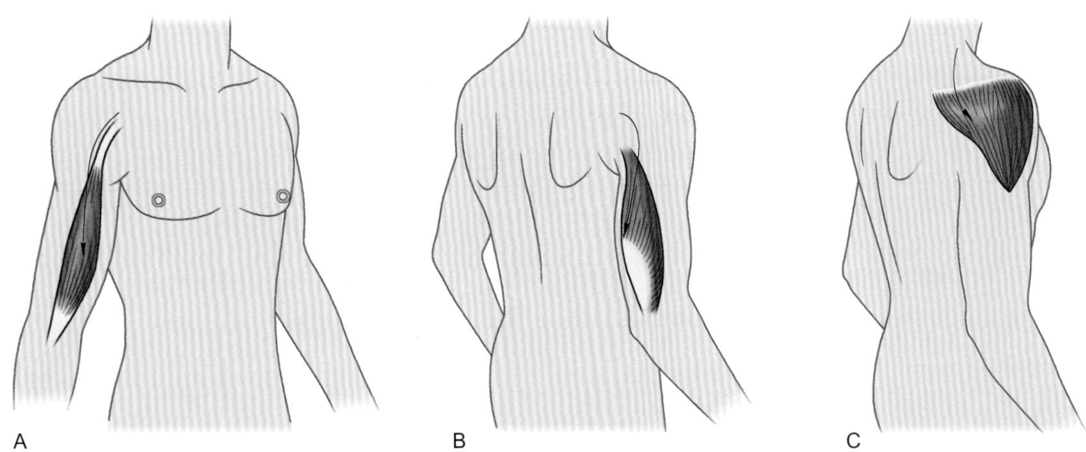

图 29-15　经肱骨截肢患者的 TMR 手术示意图。A. 将正中神经转移到肱二头肌内侧头；B. 将桡神经远端缝合于肱三头肌长头；C. 将尺神经与三角肌前支吻合。

reinnervation，TMR）[41-46]（图 29-15）。TMR 将神经再支配的肌肉作为神经传递信号的生物放大器，这对假肢控制具有很高的价值，可以增加肌电传感器点的数量。TMR 手术是：将神经干的末端神经瘤切除，将神经干的末端插入到拟再支配的肌肉中，经常需要将多个神经干插入不同的肌肉，在肱骨水平的截肢用得多，手术后需要训练。该手术在 15 年前开发，现使用广泛。TMR 通过表面肌电电极检测肌肉收缩，为肌电假体提供运动控制信号。通过供体神经再支配的肌肉产生本体感觉，并通过覆盖在神经支配肌肉上的皮肤来获得神经传递的感觉区域。让患者意识到收缩的速度和力量[43]。此假肢完成任务的效率提高了 7 倍，近端截肢者能够同时控制多个关节[43]。这种控制更加自然和直观，减少了训练[43]。

四年前又开发了体内外周神经接口作为 TMR 的微观模型[37, 42, 46]。神经末端被包裹在生物绝缘体中植入肌肉，提供了长期稳定和持久的信号放大。这种接口可以应用于神经束水平，为同时对多个关节进行高保真的独立运动控制提供了可能。

（二）周围神经接口

周围神经接口研究和开发的目的是设计创建先进的接口，以提供更好的假肢运动控制[47-52]。这些接口已在许多不同的构造和不同的材料中被开发和细化，以记录来自残肢周围神经的传出运动信号。周围神经接口的一种设计是使用袖套电极，即植入神经外电极，环绕神经，记录神经内几个神经束的动作电位（图 29-16）。袖套电极已被证明在人类应用是安全、有效的，但他们有选择局限性[50-52]。小幅度的神经信号很难从邻近的肌肉收缩或邻近的神经束中被分离或隔离出来，在同一神经内它可能提供不同的意志控制信号（如示指屈曲与中指屈曲对抗）。神经内电极（如束内电极和刚性多电极阵列）被放置在周围神经内，与轴突直接接触。这种与轴突接触面积的增加提高了单个信号的选择性。然而，由于将电极置于神经内存在初始步骤、异物反应和微移动等问题，周围神经内的电极区域会随着时间的推移发生进行性纤维化。神经上的瘢痕会导致轴突逐渐损伤、轴突修剪和电极生物污染，最终导致信号丢失。

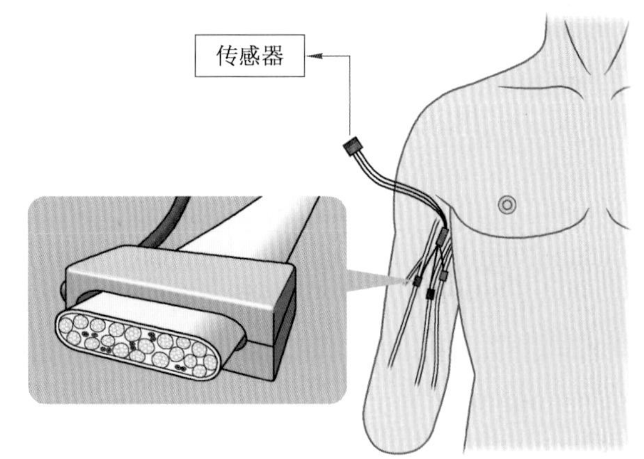

图 29-16　周围神经接口袖套电极使用原理示意图。

周围神经接口的选择还包括神经与人工电路的整合。早在 2002 年，一个植入志愿者正中神经内的 100 个电极阵列就能够控制智能手臂[47]。感觉反馈是通过刺激第 1 蚓状肌来提供的。在周围神经和能够检测去极化的无机传感器之间建立一个生长界面的目标很可能实现，并将允许负责该功能的神经指导特定功能。然而，与外部传感器的中枢控制不同，目标神经的解剖和传感器的植入会导致神经瘤、局部伤口问题，以及由于瘢痕或过敏而导致的肢体 / 插座接口无法使用。

（三）中枢神经接口

直接脑电波控制仍然是研究的长期目标，也一直是一个吸引人的方案。中枢控制是理想的，因为它将独立于残肢周围神经系统的状态[53]。中枢神经系统用来捕捉运动指令，并为肢体丧失或脊髓损伤的患者提供感觉反馈。这些传感器可被放置在头骨外部或内部。大脑信号可以通过头皮上的脑电图（EEG）或大脑中的皮质电图（ECoG）捕捉到，这种电活动可以用来指导智能假肢的运动，实现更精确的控制（图 29-17）。然而，它也有明显的局限性。脑电图信号代表大量的神经元，而不是单个细胞，因此对信号的分辨是有限制的。这使得一致的意识编码运动变得困难。因为 ECoG 信号直接来自运动皮质，所以它们更具体，也有更好的信号分辨，但是要获得这些信号需要开颅手术，将异物放置在大脑表面，或者用电子探针穿透大脑（图 29-17）。由于类似于神经内电极的原因，这些植入物的功能寿命有限；由于皮质 / 电极接触区的纤维化，ECoG 阵列会随着时间的推移而失去保真度和信号强度。尽管如此，在动物身上已经取得了成功，它们能够通过这些植入的接口执行复杂的任务，并且在人类身上用 ECoG 电极控制假肢方面也取得了部分成功[53-55]。这些中枢神经系统接口可能不是上肢截肢患者唯一的选择，但对于脊髓损伤患者将发挥重要作用。

此外，在操作复杂的多功能假肢时，需要进行短时的再培训。患者所要做的是思考这个动作，这个独特的脑电波模式将被脑电图识别，并向肢体发出移动的信号。对灵长类动物的实验以及最近对人类志愿者的实验表明，这种水平的控制在未来可能会实现[54]。神经控制假肢可以通过解码顶叶后皮质（PPC）的目标位置实现。PPC 解释感觉输入，特别是视觉输入，并为运动皮质生成一个行动计划[54]。然后，计算机处理这些信号，以确定肢体的位置和方式，完全绕过运动皮质。这种更集中控制的一个优点是，假肢和处理器能够优化和协调肢体的个别运动，以达到预期的功能结果，而无须患者自己关注控制每个单独的关节。PPC 控制对于卒中患者或其他运动皮质受损的患者可能更适用。

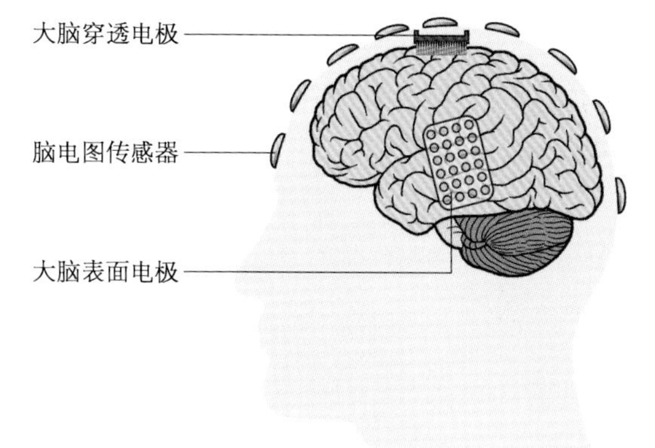

图 29-17　中枢神经接口的不同接口。

二、3D 打印假肢

（一）3D 打印假肢的优势

现在市场上最先进的上肢假肢，虽然用途广泛，但成本超出了许多潜在使用者的承受能力，急需新兴技术来迎接硬件设计方面的挑战。计算机辅助设计和计算机辅助制造（CAD/CAM）即 3D 打印技术的迅速发展使其在假肢市场上得到了广泛的应用[56-58]。3D 打印技术使定制的假肢设备可以更快地设计和生产，而且价格低廉，现已迅速成为一种可行的生产高度定制产品的方法，越来越多的公司也已使用这种方法来构建自己产品的某些组件。现在全球已有专门的商店为 3D 打印假肢用户提供支持。它们可以很容易地为新用户提供不同的配置和控制选项，这不仅有助于使用者根据自己的需要选择最优的设备，而且还有助于整个康复过程。高水平、低成本定制和易于维护修复是 3D 打印假肢的优势，但还存在耐用性差、握力不足、重现性弱和对广大用户的普遍吸引力低等不足。

（二）3D 打印的方法和材料

在 3D 打印设计方面目前使用的新技术包括 Inspeck 3D Mega Capturor 光学系统和 ShapeMaker 软件。前者可以数字化形成复杂的残肢，后者可创建三维模型。此设计可以数字化修改达到敏感区的压力缓解，便于在一个更宽容的位置应用假肢[56]。3D 打印的制造方法已有 30 多年的历史，在此期间，一系列不同的技术和材料被逐步引入。对于假肢的应用，有 3 种技术脱颖而出：熔融沉积模型（FDM）、选择性激光烧结（SLS）和聚合物材料喷射（PolyJet）[57-59]。在制造方面，沉积模型可以喷出数百层塑料，通过热黏合在一起，形成任何复杂的三维形状，包括假肢插座。制造是完全自动化的，因此，一个成品可以在不到 1 个小时内用价值 1 美元的原材料生产出来。为了在合理的成本和生产时间内实现高性能，大多数设计师建议使用 20%~30% 的填充体和 0.1~0.3 mm 的层厚。打印时间因设计、设置参数、打印机类型和大小、定制级别和所需细节的级别而异，从几个小时到几天不等。打印材料多种多样，大多数设计师使用 ABS 或 PLA 材料，这主要是因为支持大型的廉价打印机。尼龙、Duraform HST、Ninjaflex 及 DM9795 等复合材料也被用于特定的假肢设计。

（三）3D 打印假肢的功能和外观

3D 打印假肢的设计主要源于功能需求和美观设计。快速原型设计允许轻量级和通用的设计，特别适合为部分手和远端肢体缺如而开发小型和高度定制的假肢 [59]。定制设计的 3D 打印假肢由一系列可打印材料制成，从尼龙和 PLA 到柔性和刚性塑料的组合。然而，所有这些设计都很容易扩展，并充分利用了耦合关节驱动。随着复杂性的降低，以及对轻量级和高度定制解决方案的强烈需求，这些假肢可以很容易地与最远处可用的解剖关节连接，允许简单而有效的身体动力控制。通过一个灵活的设计，可以达到亲密的适配，并最终提供足够的握力，以增加功能（图 29-18）。一个 3D 打印的手，突出其创新的设计是 Pisa/IIT 软件。它的设计只依赖于一个执行器，可以用 4 个手指和 1 个相对的拇指控制 19 个自由度。相对于远端设备，肘部以上 3D 打印假肢相对较少。随着功能复杂性的降低和对高水平定制的需求，快速原型技术提供的功能对于假肢美容效果具有强大的优势。

插座和假肢悬吊系统也受到 3D 打印界的极大关注。集中的假肢中心可以很容易地为患者提供插座和衬垫，从而在很大程度上降低了制造错误率和不一致性。与 3D 扫描技术相结合，目前插座的快速、精确生产已商业化。现在可以在 48 小时内打印保护罩和整个插座。现代插座是由复合材料制成的，软硅胶或橡胶衬里卫生、易于互换，可达到亲密的适配。

（四）3D 打印假肢的不足

根据初步报道，低握力、脆弱的结构和维修率高可能仍然会阻止 3D 打印假肢对传统假肢市场的巨大冲击 [57, 58, 60]。儿童和年轻人的假肢市场因为需要高定制和渐进的设计变化来适配用户的使用，持续定制所需的努力非常重要，而这些目前只是标准设备的缩小版，没有考虑到快速变化的解剖结构。这可能会进一步打击儿童假肢使用者本已脆弱的心理状态。由于缺乏系统和长期的评估，现在还无法得出 3D 打印能够应对假肢应用带来的所有挑战的结论。最后，由于缺乏数据，无法评估 3D 打印假肢的大规模生产是否是一个可持续的商业选择，无法表明现有的 3D 打印假肢实际应用的长期接受性、耐用性或临床性能。

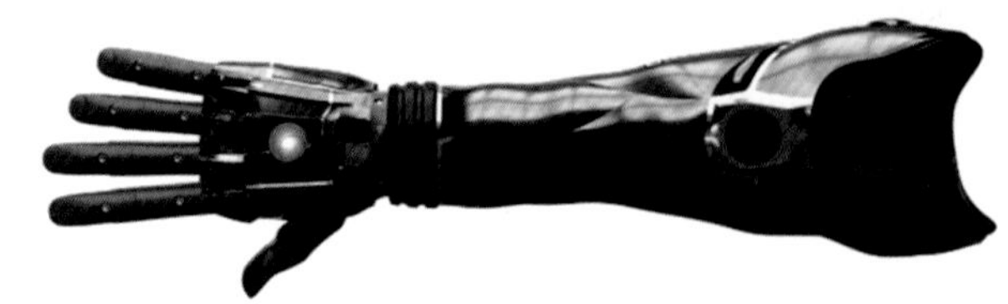

图 29-18 Open Bionics 公司生产的 3D 打印英雄手臂（图片来源于 https://openbionics.com）。

参考文献

[1] Fitzgibbons P, Medvedev G. Functional and clinical outcomes of upper extremity amputation. J Am Acad Orthop Surg, 2015, 23: 751-760.

[2] Solarz MK, Thoder JJ, Rehman S. Management of major traumatic upper extremity amputations. Orthop Clin North Am, 2016, 47: 127-136.

[3] Tintle SM, LeBrun C, Ficke JR, et al. What is new in trauma-related amputations. J Orthop Trauma, 2016, 3: S16-S20.

[4] Postema SG, Bongers RM, Brouwers MA, et al. Upper limb absence: predictors of work participation and work productivity. Arch Phys Med Rehabil, 2016, 97: 892-899.

[5] 王澍寰 . 手外科学 . 北京 : 人民卫生出版社 , 1999, 165-175.

[6] 韦加宁 . 手外科手术图谱 . 北京 : 人民卫生出版社 , 2003, 741-783.

[7] 王增涛 , 孙文海 , 刘焕龙 , 等 . 拇趾趾骨皮瓣移植治疗手指钩甲畸形 . 中华手外科杂志 , 2016, 32: 174-176.

[8] Whitaker LA, Graham WP, Riser WH, et al. Retaining the articular cartilage in finger joint amputations. Plast Reconstr Surg, 1972, 49: 542-547.

[9] Murray JF, Carman W, MacKenzie JK. Transmetacarpal amputation of the index finger: a clinical assessment of hand strength and complications. J Hand Surg Am, 1977, 2: 471-481.

[10] Peimer CA, Wheeler DR, Barret A, et al. Hand function following single ray amputation. J Hand Surg Am, 1999, 24: 1245-1248.

[11] Fisher EG, Goldner JL. Index ray deletion-complications and sequel. J Bone Joint Surg Am, 1972, 54: 898.

[12] Garcia-Moral CA, Putman J, Taylor PA, et al. Nine-ray resection of the index finger. Orthop Trans, 1991, 15: 71.

[13] Lyall H, Elliott D. Total middle ray amputation. J Hand Surg Br, 1996, 21: 675-680.

[14] Steichen JB, Idler RS. Results of central ray resection without bony transposition. J Hand Surg Am, 1986, 11: 466-474.

[15] Carroll RE. Transposition of the index finger to replace the middle finger. Clin Orthop, 1950, 15: 27-34.

[16] Chase RA. Functional levels of amputation in the hand. Surg Clin North Am, 1960, 40: 415-423.

[17] Colen L, Bunkis J, Gordon L, et al. Functional assessment of ray transfer for central digital loss. J Hand Surg Am, 1985, 10: 232-237.

[18] Stimson C, Morrison H, Wakefield W, et al. Wrist disarticulation of a deformed hand: appropriate prosthesis and the habilitation of a severely retarded young man. Arch Phys Med Rehabil, 1984, 65: 279-280.

[19] Davies EJ, Friz BR, Clippinger FW. Amputees and their prostheses. Artif Limbs, 1970, 14: 19-48.

[20] Dakpa R. Otto Bock powered wrist rotator incorporated with the Systemteknik child size electric hand. Prosthet Orthot Int, 1984, 8: 103-107.

[21] Pinzur MS, Angelats J, Light TR, et al. Functional outcome following traumatic upper limb amputation and prosthetic limb fitting. J Hand Surg Am, 1994, 19: 836-839.

[22] Jiang N, Vest-Nielsen JL, Muceli S, et al. EMG-based simultaneous and proportional estimation of wrist/hand kinematics in uni-lateral trans-radial amputees. J Neuroeng Rehabil, 2012, 9: 42.

[23] Alley RD, Williams TW 3rd, Albuquerque MJ, et al. Prosthetic sockets stabilized by alternating areas of tissue compression and release. J Rehabil Res Dev, 2011, 48: 679-696.

[24] Tintle SM, Baechler MF, Nanos GP 3rd, et al. Traumatic and trauma-related amputations: part II: upper extremity and future directions. J Bone Joint Surg Am, 2010, 92: 2934-2945.

[25] Davies EJ, Friz BR, Clippinger FW. Amputees and their prostheses. Artif Limbs, 1970, 14: 19-48.

[26] Peizer E, Pirrello T. Principles and practice in the upper extremity prostheses. Orthop Clin North Am, 1972, 3: 397-417.

[27] Pinzur MS, Angelats J, Light TR, et al. Functional outcome following traumatic upper limb amputation and prosthetic limb fitting. J Hand Surg Am, 1994, 19: 836-839.

[28] Ovadia SA, Askari M. Upper Extremity Amputations and Prosthetics. Seminars Plastic Surgery, 2015, 29: 55-61.

[29] Datta D, Selvarajah K, Davey N. Functional outcome of patients with proximal upper limb deficiency-acquired and congenital. Clinical Rehabilitation, 2004, 18: 172-177.

[30] Elsner U, Henrichs M, Gosheger G, et al. Forequarter amputation: a safe rescue procedure in a curative and palliative setting in high-grade malignoma of the shoulder girdle. World J Surg Oncol, 2016, 14: 216.

[31] Bhagia SM, Elek EM, Grimer RJ, et al. Forequarter amputation for high-grade malignant tumours of the shoulder girdle. J Bone Joint Surg, 1997, 79: 924.

[32] Berger P. L'amputation du Membre Superieur dans la Contiguitý du Tronc [Amputation Interscapulo-Thoracic]. Paris, G Masson, 1887.

[33] Littlewood H. Amputations at the shoulder and at the hip. BMJ, 1922, 1: 381-383.

[34] Biddiss EA, Chau TT. Multivariate prediction of upper limb prosthesis acceptance or rejection. Disabil Rehabil Assist Technol, 2008, 3: 181-192.

[35] Biddiss EA, Chau TT. Upper limb prosthesis use and abandonment: a survey of the last 25 years. Prosthet Orthot Int, 2007, 31: 236-257.

[36] Wright TW, Hagen AD, Wood MB. Prosthetic usage in major upper extremity amputations. J Hand Surg Am, 1995, 20: 619-622.

[37] Tintle SM, Baechler MF, Nanos GP, 3rd, et al. Traumatic and trauma-related amputations: part II: upper extremity and future directions. J Bone Joint Surg Am, 2010, 92: 2934-2945.

[38] Jönsson S, Caine-Winterberger K, Brånemark R. Osseointegration amputation prostheses on the upper limbs: methods, prosthetics and rehabilitation. Prosthet Orthot Int, 2011, 35: 190-200.

[39] Kang NV, Pendegras C, Marks L, et al. Osseocutaneous integration of an intraosseous transcutaneous amputation prosthesis implant used for reconstruction of a transhumeral amputee: case report. J Hand Surg Am, 2010, 35: 1130-1134.

[40] Albrektsson T, Brånemark PI, Hansson HA, et al. Osseointegrated titanium implants. Requirements for ensuring a long-lasting, direct bone-to-implant anchorage in man. Acta Orthop Scand, 1981, 52: 155-170.

[41] Bueno RA, Jr, French B, Cooney D, et al. Targeted muscle reinnervation of a musclefree flap for improved prosthetic control in a shoulder amputee: case report. J Hand Surg Am, 2011, 36: 890-893.

[42] Cheesborough JE, Souza JM, Dumanian GA, et al. Targeted muscle reinnervation in the initial management of traumatic upper extremity amputation injury. Hand, 2014, 9: 253-257.

[43] Dumanian GA, Ko JH, O'Shaughnessy KD, et al. Targeted reinnervation for transhumeral amputees: current surgical technique and update on results. Plast Reconstr Surg, 2009, 124: 863-869.

[44] Kuiken TA, Dumanian GA, Lipschutz RD, et al. The use of targeted muscle reinnervation for improved myoelectric prosthesis control in a bilateral shoulder disarticulation amputee. Prosthet Orthot Int, 2004, 28: 245-253.

[45] Kuiken TA, Miller LA, Lipschutz RD, et al. Targeted reinnervation for enhanced prosthetic arm function in a woman with a proximal amputation: a case study. Lancet, 2007, 369: 371-380.

[46] Anastakis DJ, Malessy MJA, Chen R, et al. Cortical plasticity following nerve transfer in the upper extremity. Hand Clin, 2008, 24: 425-444.

[47] Branner A, Stein RB, Fernandez E, et al. Long-term stimulation and recording with a penetrating microelectrode array in cat sciatic nerve. IEEE Trans Biomed Eng, 2004, 51: 146-157.

[48] Kung TA, Langhals NB, Martin DC, et al. Regenerative peripheral nerve interface viability and signal transduction with an implanted electrode. Plast Reconstr Surg, 2014, 133: 1380-1394.

[49] Micera S, Navarro X, Carpaneto J, et al. On the use of longitudinal intrafascicular peripheral interfaces for the control of cybernetic hand prostheses in amputees. IEEE Trans Neural Syst Rehabil Eng, 2008, 16: 453-472.

[50] Navarro X, Krueger TB, Lago N, et al. A critical review of interfaces with the peripheral nervous system for the control of neuroprostheses and hybrid bionic systems. J Peripher Nerv Syst, 2005, 10: 229-258.

[51] Polasek KH, Hoyen HA, Keith MW, et al. Stimulation stability and selectivity of chronically implanted multicontact nerve cuff electrodes in the human upper extremity. IEEE Trans Neural Syst Rehabil Eng, 2009, 17: 428-437.

[52] Sando IC, French ZP, Hassett CA, et al. Lasting quality of regenerative peripheral nerve interface signals throughout a fatigue protocol. Plast Reconstr Surg, 2014, 134: 41-42.

[53] Birbaumer N. Breaking the silence: brain-computer interfaces (BCI) for communication and motor control. Psychophysiology, 2006, 43: 517-532.

[54] Keszler MS, Heckman JT, Kaufman GE, et al. Advances in prosthetics and rehabilitation of individuals with limb loss. Phys Med Rehabil Clin N Am, 2019, 30: 423-437.

[55] Velliste M, Perel S, Spalding MC, et al. Cortical control of a prosthetic arm for self-feeding. Nature, 2008, 19: 1098-1101.

[56] Smith DG, Burgess EM. The use of CAD/CAM technology in prosthetics and orthotics: current clinical models and a view to the future. J Rehabil Res Dev, 2001, 38: 327-334.

[57] Ten Kate J, Smit G, Breedveld P. 3D-printed upper limb prostheses: a review. Disabil Rehabil Assist Technol, 2017, 12: 300-314.

[58] Chia HN, Wu BM. Recent advances in 3D printing of biomaterials. J Biol Eng, 2015, 9: 4.

[59] Gretsch KF, Lather HD, Peddada KV, et al, Development of novel 3D-printed robotic prosthetic for transradial amputees. Prosthet Orthot Int, 2016, 40: 400-403.

[60] Vujaklija I, Farina D. 3D printed upper limb prosthetics. Expert Rev Med Devices, 2018, 15: 505-512.

第30章 手的功能评定

汤锦波

对手的功能进行评定有3个目的：一是用于临床病历记录，包括门诊或住院患者的病历；二是用于学术报告、医学论文和总结比较；三是用于伤残鉴定和社会需要的治疗效果结论或损害程度结论报告。

第一节　手功能临床病历记录

记录方法

相关内容基本上在第2章已经叙述，根据不同的组织损伤记录不同的内容。

1. 骨和关节功能　用测角器记录关节的活动度，将其放在手指关节或腕关节中轴上，或握拳的手的掌心，握笔旋转前臂，分别测量手指关节、腕关节、前臂的旋转角度。方法见第2章。关节活动有被动和主动之分，关节被动活动度表示关节运动能力，主动活动度反映肌腱的功能。

2. 肌腱的功能　通过测量关节的主动活动度来反映。当然，被动活动度大于或等于主动活动度时才能反映肌腱功能。被动活动受限，则不能完全反映肌腱功能。肌腱的功能同样是用关节活动度来记录的，不过这一活动度一定是主动活动度。

3. 神经的功能　由是否产生相应关节的主动活动来反映，而不是具体活动度有多大。记录关节是否产生主动运动，以及抗阻力进行这一主动活动传递肌力的大小，或者记录肌肉有无收缩、肌力大小，即记录支配神经的功能。神经的感觉功能主要由触觉、两点辨别觉来反映，平时病历上只需记录这两项。再具体一点可记录温度觉、支配的皮肤是否出汗。记录内容很少超过这4项。感觉功能的测量方法见第2章的详细叙述。

4. 综合指标　常靠测量手的握力和拧力来反映，这两项测量是综合表示手完成这两个基本动作的能力，一般也记录在病历中。握力对神经损伤、肌腱损伤或腕部骨关节损伤均能反映功能状态，故发生上述3种损伤后，记录内容常包括握力测量。

由于拇指功能特别重要，故捏力测量有重要价值，这是仅次于手握力的重要综合数据，测量方法有以下几种：两点捏（拇指与示指）、三点捏（拇指、示指和中指）、两点捏中有指尖捏和指侧方捏。进行拇指和示指指尖捏、指侧方捏和手握力的测量是临床的常用方法（图30-1）。这些数据可以综合反映拇骨关节、肌腱、正中神经和尺神经的功能。

临床病历只记录测量的数据，不涉及也不需要采用任何评定标准评估等级，这些评定标准仅仅用于学术研究和交流，下节将作叙述。

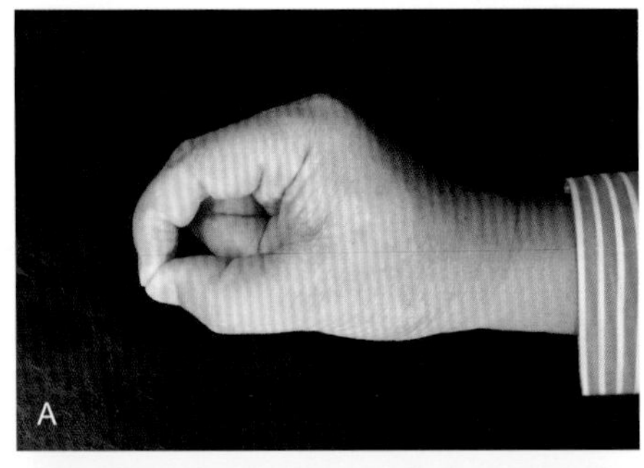

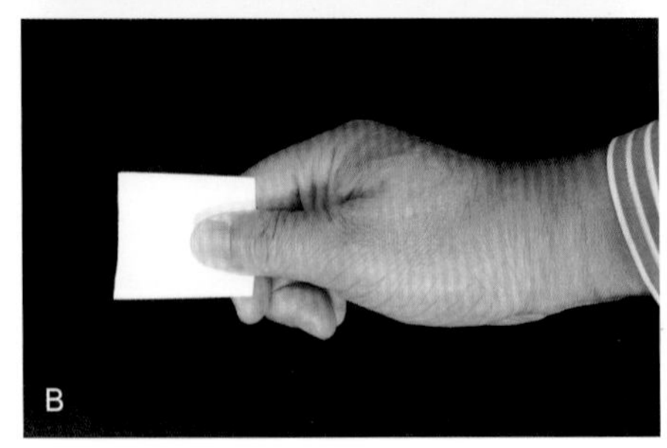

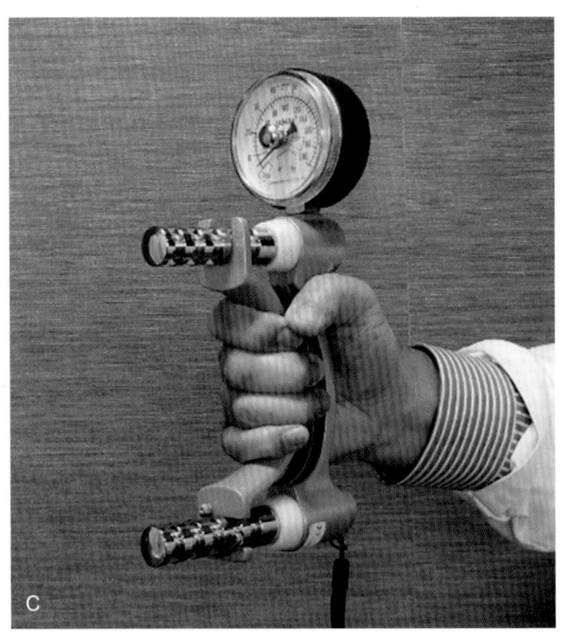

图 30-1　临床常用的捏力和握力测量。A. 指尖捏；B. 指侧方捏；C. 手握力。

第二节　学术报告和研究相关的功能评定

不同于病历记录，在学术报告中常使用相应标准来记录不同的等级或不同分值，当然经常也需要记录具体的角度或尺寸的均值和标准差等。

1. 骨和腕关节　没有手指关节相关的标准，而在腕关节较多。主要有：① Gartland-Werley 评分，由 Gartland 和 Werley 在 1951 年提出[1, 2]（表 30-1），Sarmiento 于 1995 年修改。包括主观和客观的评定项目。② Mayo 评分（表 30-2），包括手疼痛（25 分）、与对侧相比较的腕屈伸度百分比（25 分）、与对侧相比较的手握力百分比（25 分）和恢复功能及活动的情况（25 分）[3]。③ Lyon 腕评分，2018 年由 Herzberg 提出，包括前臂旋转及患者对腕使用能力的评价[4]。④腕功能患者自评量表（Patient Reported Wrist Evaluation，PRWE）是用于患者对腕功能状态的自我评分方法[1, 5]（表 30-3）。

2. 肌腱功能的评定　对于屈指肌腱功能的评定，最常用的是 Strickland 方法，在文献中使用最广泛，近似于通用方法。笔者于 2007 年提出的方法，2013 年作了简化（表 30-4）[6]。有些学者使用这个评价方法，这是一个比 Strickland 方法更严格的方法。但是 Strickland 方法自 1980 年后，一直被广泛沿用了 40 年。伸肌腱功能评定方法为 Miller 方法，在需评估伸肌腱功能时才用到。详细见肌腱修复相关章节。

3. 神经损伤后的评分方法　分为神经卡压和神经切割伤后不同的评分方法。

（1）腕管综合征：多采用 Boston 腕管综合征问卷（Boston Carpal Tunnel Questionnaire，BCTQ），这个问卷比较长，由于腕管综合征在我国发生率没有西方国家高，关注者比较少，故在这里不介绍，需要使用的同道可以在文献或网络上得到[7]。

（2）肘管综合征：没有特别的标准，采用和下述神经切割伤后相同的方法评定。

（3）神经切割伤后的修复：采用的是对感觉和运动功能分别评分的方法，即 S0-S4、M0-M5 结合的评价方法，分别报告感觉（表 30-5）和运动功能。报告感觉功能时必须说明在哪些区域，报告运动功能时要说明，是运动哪一个关节的何种运动或哪一组肌群的肌力。对于个别重要的或较大的肌肉可以记录哪一块肌肉的肌力。

4. 上肢或手功能的主观评分方法　以上均为客观或以客观为主的评分方法。近十余年来，主观评定患者的功能情况也成为功能报告的重要部分，这些问卷或相应方法综合称为患者报告的治疗效果评价（patient-reported outcome measures，PROM），内容如下。

（1）DASH 评分：这是最有名的一个（表 30-6）[8]，也是过去最常用的，覆盖面广，适用于整个上肢。但对于比较小的局部病变，这个评分不敏感，原因为病变的影响被其他没有关系的评分项冲淡了，但也反映出其对整个上肢功能的影响不大。

表 30-1　Gartland-Werley 腕关节评分标准

评价内容	得分（分）
1. 腕部外观畸形	
尺骨茎突突出	1
背倾向畸形	2
手桡偏畸形	2~3
2. 主观评价	
优：无疼痛、残疾或运动受限	0
良：偶尔疼痛，活动轻度受限，无残疾	2
中：偶尔疼痛，活动能力部分受限，感觉腕关节无力，没有特殊不便，活动轻度受限	4
差：疼痛，活动受限，劳动能力丧失，活动或多或少明显受限	6
3. 客观评价	
背伸受限（<45°）	5
尺偏受限（<15°）	3
旋后受限（<50°）	2
掌屈受限（<30°）	1
桡偏受限（<15°）	1
环转运动受限	1
桡尺远侧关节疼痛	1
4. 并发症	
关节炎改变	
轻微	1
轻微伴疼痛	3
中度	2
中度伴疼痛	4
严重	3
严重伴疼痛	5
神经症状（正中神经）	1~3
由于石膏固定引起手指功能障碍	1~2

注：效果评价：优，0~2 分；良，3~8 分；中，9~20 分；差，21 分以上。

表 30-2　Mayo 腕关节评分标准

评价内容	得分（分）
1. 疼痛	
无	25
轻度，偶尔	20
中度，能忍受	15
严重，不能忍受	0
2. 工作状况	
已被正常雇佣	25
工种有限制	20
能够工作，但未被雇佣	15
由于疼痛不能工作	0
3. 关节活动情况（A 或 B 任选一项）	
A. 关节活动度（与健侧比较）	
100%	25
75%~99%	15
50%~74%	10
25%~49%	5
0~24%	0
B. 活动度数（患侧腕关节）	
>120°	25
90°~120°	15
60°~90°	10
30°~60°	5
<30°	0
4. 握力（与健侧比较）	
100%	25
75%~99%	15
50%~74%	10
25%~49%	5
0~24%	0

表 30-3　腕关节功能自评量表（PRWE）

1. 疼痛评定　描述过去1周中的疼痛情况
(1) 腕关节休息时疼痛程度如何？
无 └0┴1┴2┴3┴4┴5┴6┴7┴8┴9┴10┘ 极痛
(2) 当腕关节做重复动作时，疼痛程度如何？
无 └0┴1┴2┴3┴4┴5┴6┴7┴8┴9┴10┘ 极痛
(3) 当提重物时，疼痛程度如何？
无 └0┴1┴2┴3┴4┴5┴6┴7┴8┴9┴10┘ 极痛
(4) 最厉害的疼痛有多严重？
无 └0┴1┴2┴3┴4┴5┴6┴7┴8┴9┴10┘ 极痛
(5) 疼痛发作是否频繁？
无 └0┴1┴2┴3┴4┴5┴6┴7┴8┴9┴10┘ 持痛

2. 功能活动　过去1周中下列活动受影响情况
能 └0┴1┴2┴3┴4┴5┴6┴7┴8┴9┴10┘ 不能
· 特定活动
(6) 是否能用患肢打开门把手？
(7) 患肢是否能用刀切肉？
(8) 是否能扣衬衫纽扣？
(9) 是否能用患肢扶着从椅子上站起？
(10) 患肢是否能搬运4.5 kg的物品？
(11) 患肢是否能用卫生纸？
· 一般活动
(12) 个人日常生活包括穿衣服、洗澡是否能完成？
(13) 是否能完成日常家务活动？
(14) 是否能完成自己的工作或一般日常工作？
(15) 是否能参加一些娱乐活动？

注：功能活动共有10个问答，各个问题的评分都为0~10分，相加后除以2，再和疼痛的总分相加。总分100分，分数越多，功能越差。

表 30-4　手指屈肌腱修复后功能评定方法

分级	主动活动恢复（%）*
优	90~100
良	70~89
中	50~69
差	30~49
失败	0~29

注：* 对Ⅱ区肌腱修复，测量远侧和近侧指间关节主动活动度之和；% 可以是和对侧的比较，或是和175°比较时的%。该评定方法也用于Ⅰ、Ⅲ区肌腱修复后，方法相同。

(2) 简化DASH评分（Quick DASH）：它的出现和应用是由于整套DASH评分太复杂，故选了其中30项来评估，称为简化DASH评分（表30-7）。在文献中常用，和DASH评分基本上达到同样目的。

表 30-5　神经损伤后感觉功能评定等级

S0：在神经支配区域无感觉

S1：神经单一支配区有深部痛觉

S2：神经单一支配区有一定程度的浅痛觉和触觉

S3：神经单一支配区浅痛觉和触觉完全恢复，且无重叠感

S3+：在S3的基础上，恢复了部分两点辨别觉

S4：完全恢复感觉功能（s2PD 2~6 mm，m2PD 2~3 mm）

(3) Michigan手功能问卷（Michigan Hand Questionnaire，MHQ）：是针对手和腕关节功能状态的问卷（表30-8和表30-9）[9]，在手外科同样常用，于1998年由Chung等提出，除总分可以用于比较分析外，其中6个项目反映了功能的不同方面，还可以单独分析比较不同治疗方法之间或治疗前后各项目的评分差异。将原来的37项简化为12项为简明MHQ手功能问卷（brief MHQ），是2011年提出和开始使用的，问卷和简明问卷的使用方法见表30-9脚注说明。计算方法复杂，而且很多英文论文和网站都有错误，笔者在写这本书相关内容时，详细询问Chung医生并核对，写成表30-9脚注说明。大家如果看到其他书和杂志有不同的描述，可以此为准。另外，Chung医生希望使用者按照密歇根大学手外科中心网站的地址联系（https://mchoirresearch.wixsite.com/themhq/mhq），该中心有转换原始结果到最终报告的软件。大家要特别注意，最终报告的得分不是最初患者问卷分数的直接相加，中间有个转换过程（他们称为解码）。转换过程要么根据表30-9中的方法，要么使用密歇根大学手外科中心的软件。不能没有转换而直接报告。

目前，多数学术报告仍然使用没有简化的MHQ手功能问卷。现在认为没有简化的MHQ手功能问卷比DASH评分对手更敏感，对于手包括腕的功能评分等，MHQ比DASH好。目前认为对于手包括腕的评分，应该优先使用MHQ，可以不使用DASH评分。但是，MHQ的使用没有DASH简单，这是转换计算过程所致。

我感到MHQ的问卷中部分问题反向计算原始数据其实可以全部为同向，这可以简化，但使用习惯了也会感到并不难用。

(4) 患者腕功能状态的问卷（Patient Rated Wrist Evaluation，PRWE）：于1996年由MaeDermid提

表 30-6　DASH 量表

DASH 问卷表的目的在于了解患者上肢的症状及从事日常生活的能力。请您根据最近 1 周内您的活动情况，回答以下每个问题，并在各个项目相应等级的数字上画圈（如果在上周您没有机会从事某项活动，请您设想一下，哪个项目与您的上肢功能状况最符合）。无论您使用左手或右手进行该项活动，请根据您的能力回答问题，而无须理会所用的方法。

DASH 问卷表（A 部分）

请您对上周进行下列活动的能力进行评估，根据困难程度作出相应的选择。

项　目	无困难	轻微困难	能完成但明显困难	很困难	做不到
1. 开启新的或拧紧的瓶盖	1	2	3	4	5
2. 书写	1	2	3	4	5
3. 扭钥匙	1	2	3	4	5
4. 准备饭菜	1	2	3	4	5
5. 推开重门	1	2	3	4	5
6. 将物品放置高于头顶位置	1	2	3	4	5
7. 做较粗重的家务劳动（如擦地、擦墙）	1	2	3	4	5
8. 干庭院或花园活（种植、除草）	1	2	3	4	5
9. 整理床铺	1	2	3	4	5
10. 拿公文包或购物袋	1	2	3	4	5
11. 拿重物（超过 5 kg）	1	2	3	4	5
12. 更换吊顶灯泡	1	2	3	4	5
13. 洗发、吹发	1	2	3	4	5
14. 洗澡、擦背	1	2	3	4	5
15. 穿圆领衣服	1	2	3	4	5
16. 用刀切食品	1	2	3	4	5
17. 参加轻体力的娱乐活动（如打牌、下棋、织毛衣）	1	2	3	4	5
18. 参加需要肩部、臂部、手部参加的用力的活动（如打高尔夫、网球，敲锤子等）	1	2	3	4	5
19. 参加手臂需要灵活伸展的活动（如打羽毛球、乒乓球）	1	2	3	4	5
20. 搭乘交通工具	1	2	3	4	5
21. 性生活	1	2	3	4	5
22. 上肢疾患对您社交活动的影响程度	1	2	3	4	5
23. 上肢疾患对您工作或日常活动的影响程度	1	2	3	4	5

DASH 问卷表（B 部分）

请您对上周下列症状的严重程度进行评估，并根据等级作出选择。

项 目	症状严重程度				
	无	轻微	中度	重度	极度
24. 休息时肩、臂或手部疼痛	1	2	3	4	5
25. 活动时肩、臂或手部疼痛	1	2	3	4	5
26. 肩、臂或手部针刺痛	1	2	3	4	5
27. 肩、臂或手部无力	1	2	3	4	5
28. 肩、臂或手部僵硬	1	2	3	4	5
29. 肩、臂或手部疼痛影响睡眠	1	2	3	4	5
30. 因肩、臂或手部疾患感到自己不如以前能干、自信	1	2	3	4	5

注：上述 30 项中患者不回答的项目不能超过 3 项。计分方法是：所有回答的分数之和除以回答项目数减 1，再乘以 25。

DASH 问卷表附加劳动部分（可以用也可以不用）

如果您从事工作（如果主要从事家务劳动，那就是指家务劳动），请回答以下问题。

项 目	无困难	轻度困难	能做到但明显困难	很困难	不能
31. 运用一贯的技术进行工作	1	2	3	4	5
32. 患肢的疼痛影响通常的工作	1	2	3	4	5
33. 能做您想要的那样好的工作	1	2	3	4	5
34. 能像以往一样长时间地工作	1	2	3	4	5

DASH 问卷表附加运动和演奏部分（可用也可不用）

调查您肩、臂或手的功能对您从事的运动或演奏能力的影响。如果您使用多种乐器或从事多项体育活动，请选择您认为最重要的乐器及体育运动项目。

项 目	无困难	轻度困难	能做到但明显困难	很困难	不能
35. 运用一贯的技巧演奏或进行体育运动	1	2	3	4	5
36. 患肢的疼痛影响演奏或体育运动	1	2	3	4	5
37. 能发挥出预期的水准	1	2	3	4	5
38. 能像以往一样长时间地练习或进行演奏或体育运动	1	2	3	4	5

出，同样被广泛使用，已在上文叙述（表 30-3）。

对有些手部疾病，还可做特殊试验来评估功能，如 Sollerman 手功能试验（Sollerman Hand Function Test），是 Sollerman 和 Ejeskan 于 1995 年提出的，注重对日常生活中手抓握动作能力的测定，让受评者做 20 个日常生活动作（表 30-10）[10, 11]。在完成这 20 个动作时，根据每一个动作的完成时间评分：20 秒内没有任何困难完成（4 分）、20~40 秒内完成或稍有困难完成（3 分）、40~60 秒内完成或基本上不能够完成（2 分）、60 秒内仅仅能完成一部分（1 分）和根本不能完成（0 分）。这样，20 个动作的得分相加，可以得到该手的功能总分。Jebsen-Taylor 试验是另一种方法[12]，不过这个试验并没有 Sollerman 手功能试验常用。

表 30-7　简明 DASH 量表

简明 DASH 量表（A 部分）：过去一周内的情况

项　目	无困难	轻微困难	能完成但明显困难	很困难	做不到
1. 开启新的或拧紧的瓶盖	1	2	3	4	5
2. 干较粗重的家务劳动（如擦地、擦墙）	1	2	3	4	5
3. 拿公文包或购物袋	1	2	3	4	5
4. 洗澡、擦背	1	2	3	4	5
5. 用刀切食品	1	2	3	4	5
6. 需要肩部、臂部、手部参加的用力的活动（打高尔夫、网球，敲锤子等）	1	2	3	4	5
7. 您上肢疾患在过去一周内对您的社交活动影响程度	1	2	3	4	5
8. 您上肢疾患在过去一周内对您工作或日常活动的影响程度	1	2	3	4	5

简明 DASH 量表（B 部分）：过去一周内的情况
请您对下列症状的严重程度进行评估，并根据等级作出选择。

项　目	症状严重程度				
	无	轻微	中度	重度	极度
9. 休息时肩、臂或手部疼痛	1	2	3	4	5
10. 肩、臂或手部针刺痛	1	2	3	4	5
11. 肩、臂或手疼痛影响睡眠	1	2	3	4	5

注：上述 11 项中患者不回答的项目不能超过 1 项。计分方法是：所有回答的分数之和除以回答项目数减 1，再乘以 25。

表 30-8　Michigan 手功能问卷

Michigan 手功能问卷的目的是想了解您手和身体的健康状况，请您回答下列每一个问题，并在相应等级的数字上画圈。
1. 全手功能　下列问题有关您在过去 1 周内（左或右）手或腕的功能情况。

问　题	很好	良好	尚可	差	极差
(1) 总体上说，您手的状况如何?	1	2	3	4	5
(2) 您手指活动情况如何?	1	2	3	4	5
(3) 您手腕活动情况如何?	1	2	3	4	5
(4) 您手的力气如何?	1	2	3	4	5
(5) 您手部的感觉如何?	1	2	3	4	5

2. 日常生活　您在过去 1 周内，完成下列活动时的困难程度如何？
A. 单（左或右）手完成情况

问　题	毫无困难	有点困难	轻度困难	中度困难	极度困难
(6) 开门把手	1	2	3	4	5
(7) 捡硬币	1	2	3	4	5
(8) 拿一杯水	1	2	3	4	5
(9) 用钥匙开锁	1	2	3	4	5
(10) 端煎锅	1	2	3	4	5

B. 双手完成情况

问　题	毫无困难	有点困难	轻度困难	中度困难	极度困难
(11) 开罐子	1	2	3	4	5
(12) 扭纽扣	1	2	3	4	5
(13) 用刀叉吃东西	1	2	3	4	5
(14) 提食品袋	1	2	3	4	5
(15) 洗盘子	1	2	3	4	5
(16) 洗头	1	2	3	4	5
(17) 系鞋带	1	2	3	4	5

3. 工作情况　下列问题关于您在过去的 4 周内的一般工作情况（包括家务劳动和上学）。

问　题	总是	经常	有时	很少	从未
(18) 由于手或腕的问题，不能工作的情况多吗？	1	2	3	4	5
(19) 由于手或腕的问题，需要缩短工作时间的情况多吗？	1	2	3	4	5
(20) 由于手或腕的问题，必须干轻活的情况多吗？	1	2	3	4	5
(21) 由于手或腕的问题，完成工作量减少的情况多吗？	1	2	3	4	5
(22) 由于手或腕的问题，需延长时间完成工作的情况多吗？	1	2	3	4	5

4. 疼痛　下列问题关于您在过去 1 周内手或腕的疼痛情况。
A. 疼痛频率

问　题	总是	经常	有时	很少	从未
(23) 您（左或右）手或腕疼痛发作是否频繁？	1	2	3	4	5

B. 疼痛程度：如果您从未疼痛过，则该项 MHQ 评分为 0，该组余下问题（24~27）不需要回答

问　题	轻微	轻度	中度	重度	极重度
(24) 请描述您（左或右）手或腕疼痛的程度？	1	2	3	4	5
(25) 对睡眠的影响	1	2	3	4	5
(26) 对日常生活的影响（如吃饭、洗澡）	1	2	3	4	5
(27) 心情不愉快	1	2	3	4	5

5. 外观方面　下列问题有关您在过去 1 周（左或右）手的外观情况。

项　目	非常同意	同意	不置可否	不同意	非常不同意
(28) 满意手的外观	1	2	3	4	5
(29) 在公众场合有时感到不适	1	2	3	4	5
(30) 手的外观常使您很沮丧	1	2	3	4	5
(31) 手的外观影响了您的社交活动	1	2	3	4	5

6. 满意度　下列问题有关过去 1 周内您对（左或右）手的满意程度。

功　能	非常满意	有点满意	不置可否	有点不满意	非常不满意
(32) 手总的功能	1	2	3	4	5
(33) 手指活动功能	1	2	3	4	5
(34) 腕部活动功能	1	2	3	4	5
(35) 手的力量	1	2	3	4	5
(36) 手的疼痛情况	1	2	3	4	5
(37) 手的感觉功能	1	2	3	4	5

表 30-9　MHQ 值计算方法

评价项目	得分（分）	MHQ 转换计算方法
1. 全手功能（问题 1~5）	5~25	单个项目实际得分之和为 5~25，项目原始得分最高 25，乘以 4 得到该项目最终得分
2. 日常生活（问题 6~17）		A，B 最终得分相加除以 2 得到该项目最终得分
A. 单手	5~25	实际得分之和为 5~25，项目原始得分最高 25，乘以 4 得到该项目最终得分
B. 双手	7~35	实际得分之和为 7~35，项目原始得分最高 35，乘以 2.86 得到该项目最终得分
3. 工作情况（问题 18~22）	5~25	实际得分之和为 5~25，项目原始得分最高 25，乘以 4 得到该项目最终得分
4. 疼痛（问题 23~27）	4~25	如果从未疼痛，该项目最终得分为 25，否则，第 24~27 问题的实际得分之和乘以 5 得到该项目最终得分
5. 外观（问题 28~31）	4~16	第 28~31 问题的实际得分之和乘以 5 得到该项目最终得分
6. 满意度（问题 32~37）	6~30	第 32~37 问题的实际得分之和乘以 3.33 得到该项目最终得分

注：1. 让患者回答表 30−8 中 6 个方面 (domain) 的 37 个问题。其中，针对工作情况 5 个问题（问题 6~17）、针对疼痛一个问题（问题 23）、针对外观一个问题（问题 28）和针对满意度 5 个问题（问题 32~37）是有意安排为得分越小表示手的状况越好。以上 12 个问题的患者问卷得分要首先反方向计分，1 记录为 5，2 记录为 4，4 记录为 2，5 记录为 1，才成为原始得分。而其他问题回答得分越多表示手的状况越好，患者的回答得分就是原始得分。

2. 如果双手受累，以两侧平均得分为最后得分。如果某个方面有 50% 的项目患者没有回答，整个这一方面就不能计算。如果没有回答的项目在 50% 以内，用其他回答项目的平均值作为缺回答项的分数，该方面仍然能算分。

3. 上述 6 个方面转换后每一个项目的最终得分相加后除以 6 为最终综合分，为 0~100。最终综合分用于报告。最终综合分越大手的状况越好。6 个方面中的任何一个或几个方面的最终得分也可以单独报告，也是最终分越大手的状况越好。

4. 需对患者回答上述问卷后的直接得分需要转换或解码（re-coding），才能得到最终分。不能用原始得分直接相加。转换或解码的方法见表 30−9 中的方法。

5. 以表 30−8 中 37 项中的 12 项，即（1）、(5)、(10)、(12)、(18)、(22)、(24)、(28)、(31)、(33) 和（34）的问卷进行简化，注意（28）、(33)、(34) 问卷回答的得分要反向计分。根据这 12 项问题的评分为简明 MHQ 手功能问卷，原始得分总和乘以 1.67 为最终得分，为 0~100。

表 30-10 Sollerman 手功能试验的 20 个动作

1. 将钥匙插入锁中
2. 在平面上捡起硬币，放到挂在墙上的小袋中
3. 开和关拉链
4. 从钱包中拿出硬币
5. 将木块拿起 5 cm
6. 将铁块拿起 5 cm
7. 用起子转螺丝
8. 捡起坚果
9. 拧开盖子
10. 解开纽扣
11. 用餐刀、餐叉砍东西
12. 将手套带在另一只手上
13. 用笔写字
14. 将纸折好放进信封
15. 将回形针夹在信封上
16. 拿起电话放到耳边
17. 将门把转 30°
18. 从装水的纸盒中倒出水
19. 从玻璃容器中倒出水
20. 从杯中倒出水

注：根据每个动作的完成时间和难易程度各项得 0~4 分（见该章文字部分），然后将 20 项的得分相加，总分为 0~100。

网络上有 DASH，QuickDASH，Mayo Wrist Score 的英文版，可以自己填表格，分数会自动计算出。例如：https://orthotoolkit.com 网站上的 Free Online QuickDASH Score Calculator-OrthoToolKit，https://www.orthopaedicscore.com 上的 MHQ，Mayo Wrist Score，DASH，Quick DASH 等，大家也可从这些网站上看到在手、腕、上肢、下肢、脊柱方面的常用患者自评量表。

5. 评分时注意事项

在文献报道时，尤其在比较一组患者手术前后的功能变化，或者不同治疗方法在效果上的差异时，要注意以下 3 点：

（1）差异要达到一定幅度才有临床价值，并不是单纯统计学有显著差异即有价值。在有统计学差异的同时，均值间的相差幅度同样重要，要达到最小有价值的差异幅度[13, 14]，才能被认为治疗前后不同治疗方法间的差异有临床价值。在不同评分标准中，不同的手术或治疗最小有价值的临床评分差异并不一样，这需要临床研究来证明最小差异评分值为多少。有了这个最小评分值，在设计双盲对比临床研究或报告两个治疗方法效果差异或治疗前后差异时，要和这个最小有临床价值的评分值进行对比，超过这个最小评分值时才有临床价值。

这个具有临床价值的最小评分值差称为最小临床有价值的差异。对于最小临床有价值差异有很多讨论和相关名词[13, 14]：一个名词是最小临床重要差别（minimal clinically important difference，MCID），经常将 MCID 称为最小临床差别（MID）。另一个名词为最小重要变化（minimal important change，MIC）。MID 用在两组比较或两种治疗方法比较时，而 MIC 指同一组患者或在某一治疗前后的变化。另一个名词为最小可检测变化（minimal detectable change，MDC）。由于检查方法的局限或个体变化幅度较大，最小可检测变化为一个定数，MIC 和 MID 应该比 MDC 大才合理（图 30-2）。

（2）对于 MIC 和 MID，可以根据已有报道的数值作推算或估计。主要有两种途径：第一种是将患者分成有效果的和没有效果的，这需要首先界定什么是有效果，什么是没有效果，这个界定常较难；第二种途径是根据数据分布，如标准差的半值作为 MID，但这个方法没有考虑患者自己认为的治疗后有没有改善。

对不同病治疗后的 MIC 和 MID 的研究，目前

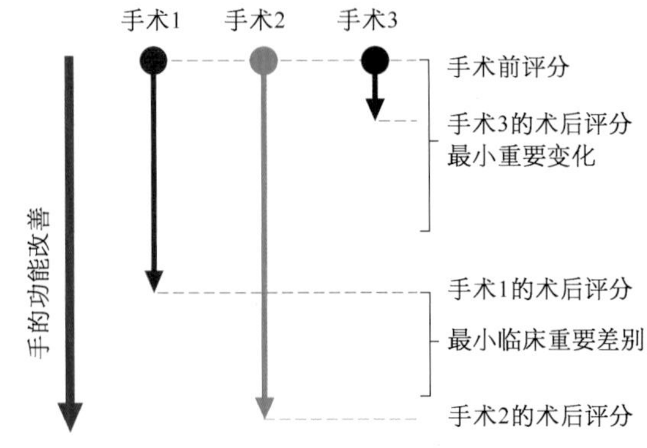

图 30-2 最小重要变化和最小临床重要差别的区别：同一组患者或在某一治疗前后的变化要大于最小重要变化才说明该治疗有价值。不同治疗方法的患者临床功能差别要大于最小临床重要差别才说明两种治疗的效果不同有临床价值。

很多，大家可以关注文献报道。不过在很多学术报道中，使用 MIC 和 MID 来判断治疗前后差别、不同治疗方法的治疗组间的差别十分常见，而不能仅仅将统计学上有明显差别当成临床上有价值。比如：对于 DASH 评分的差异在腕管松解术的研究中要比平均评分大 10~12 分。虽然对各个疾病的 DASH 评分差异的要求不同，也没有专门的研究报道很多疾病的 DASH 评分差异的要求，在总分 100 的情况下，要求 10 分以上的差异是十分合理的。因为差别太小对功能影响其实很小，因此，需要达到 MIC 和 MID 以及统计学上都有显著差别，才有实际临床意义。

MIC 和 MID 常需根据多个以往的研究来决定，对于不同的治疗方法，这两个值可以不一样，如进行针穿刺掌腱膜切断和切开手术时，作掌腱膜切除有效程度的 MIC 和 MID 可以不一样。这是由于治疗方法的侵袭性不一样，恢复时间和方式也不一样，即大的手术应该使改善更明显。

（3）治疗效果的有效率是对一个效果的衡量方式，涉及有多少比例的患者有效，这同样重要。即使治疗使功能整体提高了，但是有效率不高，如仅有 3/4 的患者有效，即被认为不行，应该有更大比例的患者有效才行。

第三节　对伤残鉴定和最终功能丧失的报告

对于伤残鉴定，各个国家使用的标准不同，我国有自己的标准和方法。在计算方法上，根据手指和手、上肢截指、截肢造成的缺失，或肢体完整但是有感觉和运动功能丧失，占整体功能的百分比来计算，计算方式比较复杂，需要作残余鉴定，要根据具体计算方法和分工来计算。

功能丧失计算是根据肢体各部分初步功能分布来计算的，以下知识有助于理解和计算，即拇指占全手功能的 40%，示指、中指各占 20%，环指、小指各占 10%（图 30-3）[15]，如果其中某一指完全截指，即余手损害（或称伤残）了 40%、20% 或 10%。手和上肢各部分占全身功能缺失的比例见图 30-4。如果手指都在，但某一指少了一段，则为这一指的一部分功能缺失（图 30-5）[15]。如果没有任何残缺，但是有感觉减退，也属于缺失（图 30-6），或者有关节活动度减少或不能活动，则结构上无残缺的手指在功能上残缺相应的比例其功能要被减去（图 30-7）。详细的计算方法需查阅相关图书[15]，本节仅以几个图来说明手指运动相关的计算原理和方法。

手指的感觉丧失程度是通过感觉的静止两点鉴别觉来计算的。静止两点鉴别觉 ≤ 6 mm 为正常；7~15 mm 为感觉部分丧失，等于 50% 感觉丧失；15 mm 以上为感觉完全丧失，等于 100% 感觉丧失[15]。感觉丧失可以是完全横向感觉丧失，即两侧感觉都丧失，相当于相同水平截指造成该手指功能丧失 50%；也可以是部分横向感觉丧失，即手指一侧感觉丧失，相当于相同水平截指造成该手指功

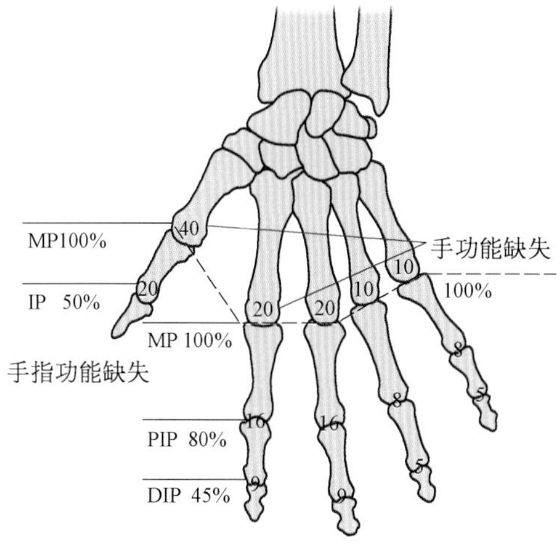

图 30-3　手指不同水平截指后的全手功能缺失的百分比。

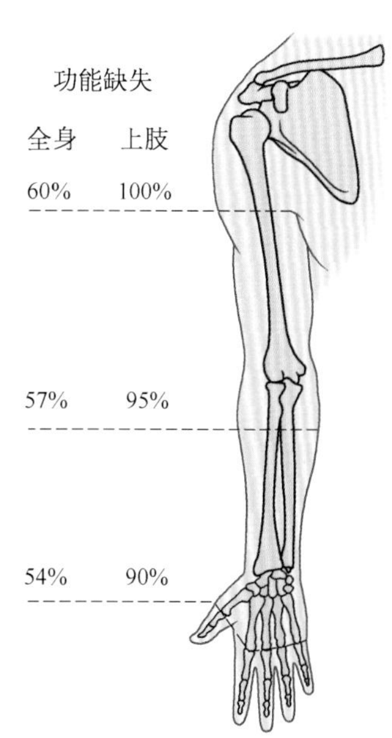

图 30-4　一个上肢不同水平截肢后该上肢占全身功能缺失的百分比。

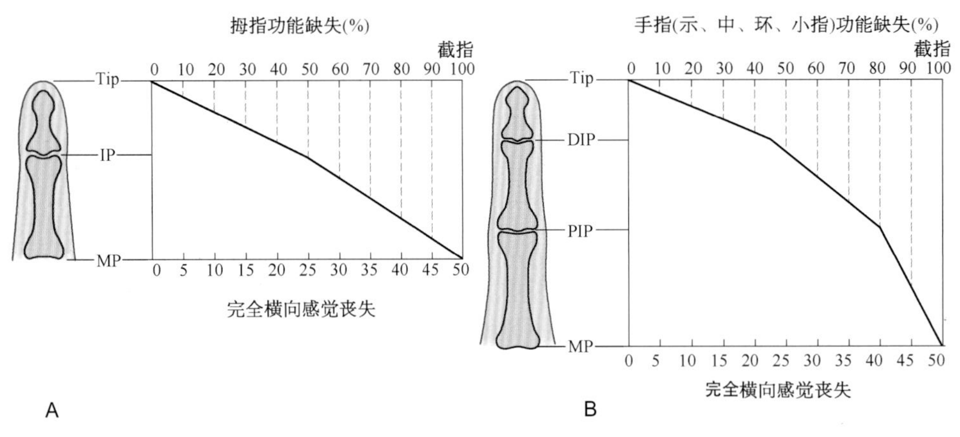

图 30-5　拇指（A）和其他手指（B）不同水平截肢和手指完全横向感觉丧失后该手指功能丧失的百分比。

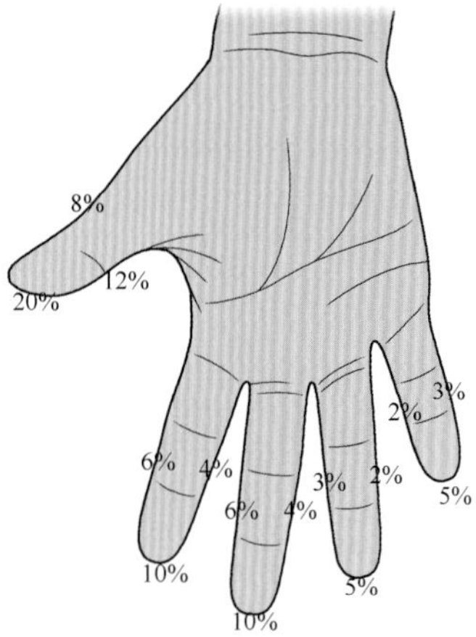

图 30-6　各个手指不同侧的感觉丧失和两侧感觉完全丧失后全手功能丧失的百分比。

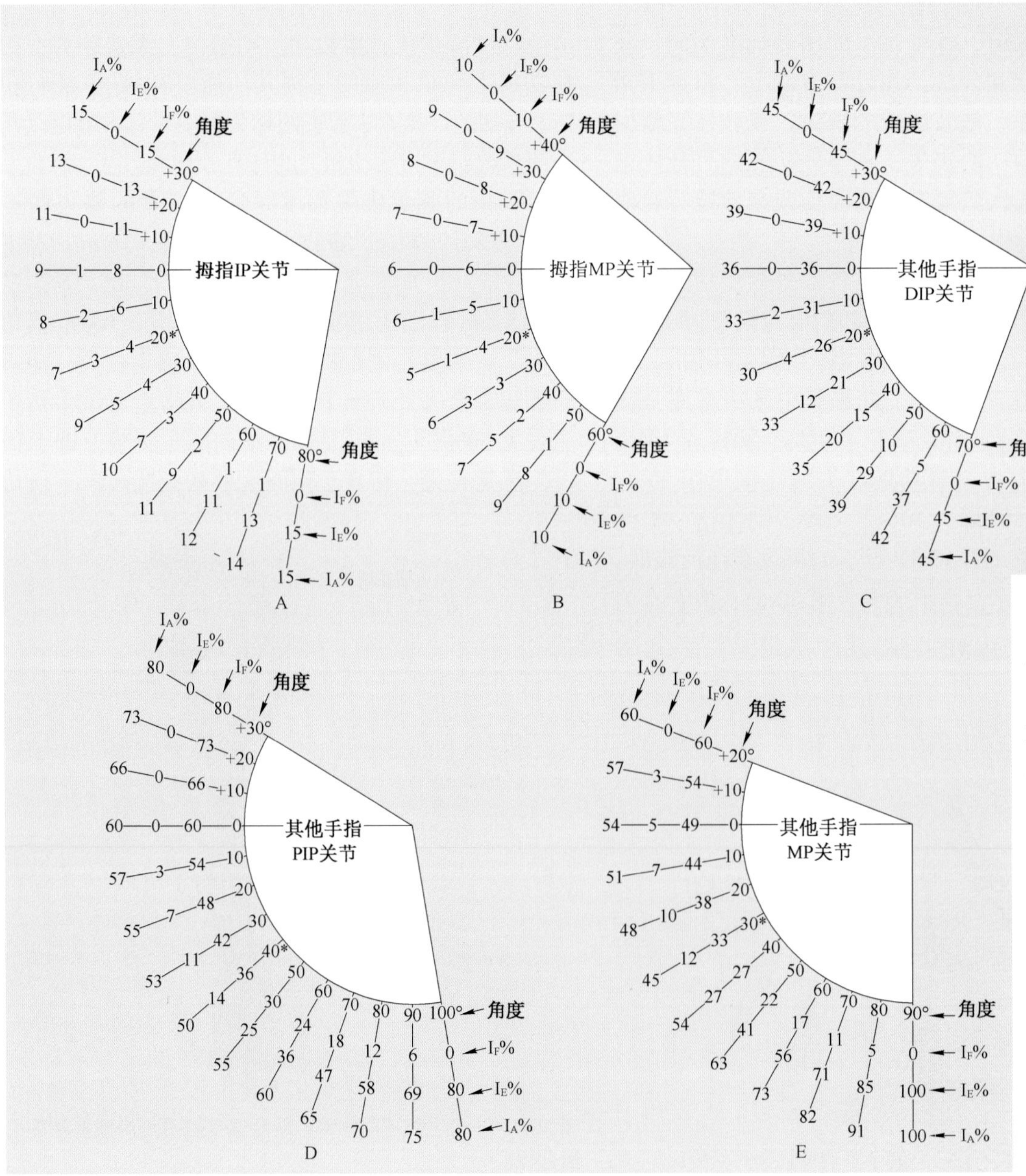

图 30-7　手指不同关节的不同程度运动缺失和该手指功能缺失的百分比。I_F% 是屈曲受限造成的相应手指功能缺失的百分比。I_E% 是伸直受限造成的相应手指功能缺失的百分比。如果同时有伸和屈受限，两者的百分比值就要相加。没有运动，关节僵硬固定于一个角度时，I_A% 这条弧线上的数值为造成相应手指功能缺失的百分比。

能丧失 25%[15]。

一个手指的不同关节同时有运动缺失、部分截指和（或）感觉缺失是通过查找图中这些项目的缺失百分比来得到这个手指的综合功能缺失的，而不是这几个部分缺失的百分比直接相加。

手指旋转畸形和永久性半脱位时也有相应比例的功能丧失。例如，手指旋转畸形 <15° 为该手指功能缺失 20%，15°~30° 为该手指功能缺失 40%，>30° 为该手指功能缺失 60%[15]。永久性半脱位能够被完全手法复位为该手指功能缺失 20%，不能被完全手法复位为该手指功能缺失 40%，不能被复位为该手指功能缺失 60%[15]。

腕关节运动功能缺失的评定方法见图 30-8。肘关节和肩关节功能缺失的评定原理与之相同[15]。对于腕关节不稳定表现、手指和腕关节成形术后和手指狭窄性腱鞘炎的患者，也有相应特殊的功能缺失比例，需要时可查阅相关图书[15]。

手的握力占上肢功能的比例很大[15]。手握力或捏力丧失 10%~30% 为上肢功能丧失 10%，丧失 31%~60% 为上肢功能丧失 20%，丧失 61%~100% 为上肢功能丧失 30%。手握力在正常人的不同年龄段稍微不同：20 岁以下，优势手男 45 kg、女 23 kg，劣势手男 43 kg、女 22 kg；20~50 岁，优势手男 49 kg、女 23~30 kg，劣势手男 45~47 kg、女 22~28 kg；50~59 岁，优势手男 46 kg、女 22 kg，劣势手男 44 kg、女 18 kg[15]。对于有手指或腕功能缺失的患者，如果同时有手握力引起的功能丧失，则两者要相加得出上肢的功能丧失程度。

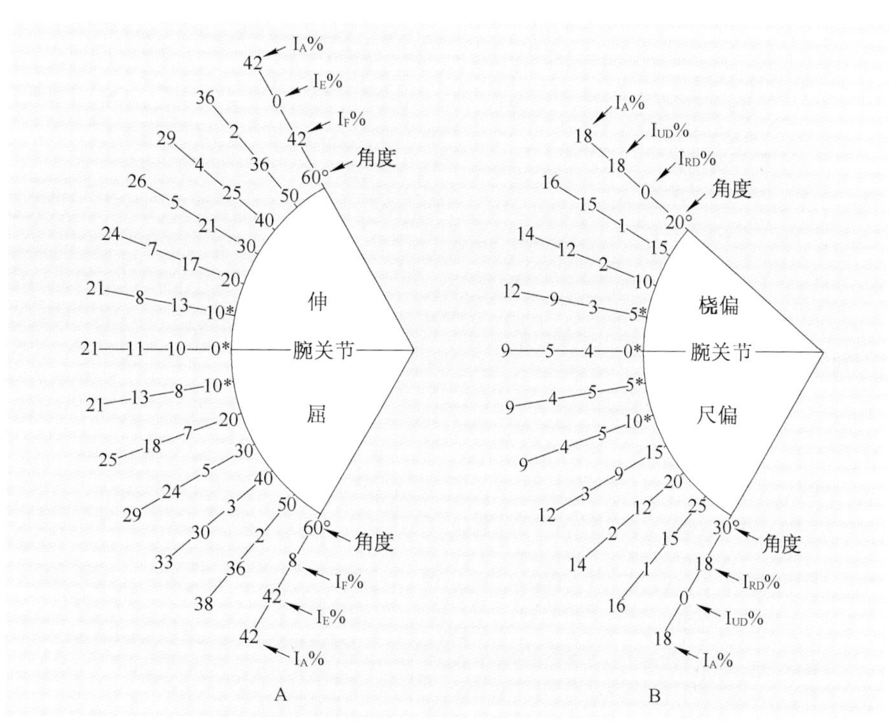

图 30-8　腕关节不同程度运动缺失和该手指功能缺失的百分比。I_F% 是屈曲受限造成的相应腕关节功能缺失的百分比。I_E% 是伸直受限造成的相应腕关节功能缺失的百分比，如果同时有伸和屈受限，两者的百分比值就要相加。没有运动，关节僵硬固定于一个角度时，I_A% 这条弧线上的数值为造成相应腕功能缺失的百分比。

第四节　功能评定的时间

如果要以最终评定的功能来进行学术报道，那么需要有明确的随访时间[16]。一般任何作为学术报道相关功能的随访时间至少需要 6 个月。对于肌腱、骨折的随访时间至少应 6 个月，对于关节成形术后或经关节骨折治疗后的随访时间至少应 2 年，对于神经修复后功能恢复的随访时间需 1 年以上，对于臂丛或高位神经损伤的随访时间应在 2 年以上。对于腕或手部其他关节假体置换后的随访时间，5 年左右才比较合适，少于 5 年的随访不可取，也不可靠。对于如何定义长期随访，一般认为手外科相关的随访，5 年以上才能称为长期随访，2~5 年只能称为中期随访[16]（表 30-11）。

对于伤残鉴定，一般患者不可能等太长时间，故伤后几个月内即可作伤残鉴定，以利于患者获得社会福利和保险的赔偿，患者有要求即可进行鉴定。

表 30-11　各手部组织手术后随访的最短时间

治　疗	时　间
不经过关节的骨折 肌腱直接修复或移植 指神经损伤修复	6 个月
经关节的骨折 肌腱转位 神经卡压的松解	12 个月
经关节的骨折 手的关节置换（短期） 前臂－上臂神经损伤	24 个月
手的关节置换（中期）	2~5 年

第五节　手康复的基本方法和功能的关系

一、开始康复锻炼的时间

手的康复锻炼一般在手术后约 1 周就可以开始，但是到底什么时候开始，不同的手术患者开始的时间不一样。很多情况下开始康复锻炼的时间，是仅以经验为依据的个人判断。一般来说，屈肌腱相关的手术患者在术后 4~5 天至 1 周左右开始活动，伸肌腱手术患者在术后 2~3 周以后开始康复锻炼，修复后屈肌腱或伸肌腱的锻炼方法可以相似。肌腱转位术后患者一般第 3~4 周开始康复锻炼，骨折固定（即使经关节的骨折）手术后患者 2~3 周开始康复锻炼比较适宜，周围神经相关手术患者在术后 3~4 周开始活动（表 30-12）。神经修复后的神经本身并不需早期活动，早期活动主要是为了减少关节僵硬。

现在认为，大多数手术患者在术后 1~3 周开始早期活动。手术后起初的 4~5 天没有必要开始早期活动，那时活动会增加出血机会、增加手术处的疼痛。更主要的是那时不活动，不会引起关节僵硬和肌腱粘连。对于早期活动最重要的手屈指肌腱术后患者，即使屈肌腱修复后第 4~5 天才开始活动锻炼也完全恰当；而对于修复的伸肌腱，起初 2 周患者不作任何活动也不影响功能恢复，从第 3 周初或第 3 周内才开始活动也足以达到康复锻炼的目的 [17]。

表 30-12　手部不同组织修复手术后开始活动锻炼的时间

手术方法	开始活动
屈肌腱直接修复或移植	1 周的后半周
伸肌腱修复或骨折治疗	2~3 周
肌腱转位 神经修复	3~4 周
手的关节置换 桡骨远端骨折治疗 腕韧带修复	4~5 周

对于骨折后的早期活动，是术后 1 周、2 周还是第 3、4 周开始活动锻炼，同样没有足够依据。笔者常在第 3 周才开始让患者活动锻炼。第 3 周开始锻炼时骨折已有较明显的愈合，运动的风险小。任何关节固定 2 周后，仅需 1~2 周的锻炼即可去除任何僵硬。前臂和腕部骨折在外固定后 5 周末开始活动，也不会引起很长时间的僵硬，因为这两处关节比较大，4~5 周固定后仅需数周的锻炼即可恢复关节、软组织的弹性和活动度。

综上所述，手部组织修复后患者一般仅在第 3 周开始早期活动，仅屈指肌腱手术后例外，由于粘连机会大，在术后 4~5 天或 1 周末需开始活动锻炼 [17]。

笔者将手术后 1 周半内开始的活动锻炼称为早期，把手术后 1.5~3 周末这段时间内开始的活动称为延迟早期活动。除屈肌腱修复外，其他都可以进行延迟早期活动，对功能恢复没有影响。具体开始的时间和活动幅度等可在这范围内根据情况调整。

二、手保护性固定的位置

对于手在不活动时的保护性固定位置，一般认为是手位于休息位的姿势，即掌指关节为轻或中度屈曲（即 30°~40°），指间关节微屈，腕关节位于轻度背伸位（30° 左右）或中立位，拇指中等程度外展[18]（图 30-9A）。这一位置不但患者感到最舒服，固定 3~5 周也不会引起掌指关节僵硬，去除固定时仅有几天或 1~2 周的僵硬，随着手的活动或使用，很快能恢复正常。过去认为需要的掌指关节接近完全屈曲的保护位缺乏临床依据，没有必要，在轻或中等程度掌指关节屈曲位固定足以保护掌指关节；仅仅根据掌指关节侧副韧带的长度变化来决定手的固定位置，并没有临床依据。

现在进行手的大多数修复手术后，早期活动的方式可以采用一个比较简便的方式作为框架，即手的基本锻炼方法，在这个框架的基础上根据具体情况增减[17]。这一个基本方式是手从休息位或从完全伸直位开始屈曲，到半屈曲位（即到半握拳的程度）的部分幅度早期活动[17, 19]（图 30-9B、C 和图 30-10）。这一个基本方式（或称框架方式）可以使屈、伸肌腱有活动，又可以使关节周围韧带得到伸缩锻炼，这些活动足以阻止粘连形成，阻止关节僵硬，但对于肌腱或正在愈合中的骨不至于产生很大的应力，使得肌腱断裂或导致骨折移位的机会少。对于骨和关节而言，这一半幅度的运动也完全足够，可以减少关节僵硬[17]。医师很容易直接指导患者，患者很容易学习，容易自己在家进行康复锻炼，而且这样的康复锻炼是安全的。

三、锻炼的基本方式

上述基本运动方法可以用在肌腱、神经、骨和手的肌肉的大多数手术之后，如果没有合适的理疗师，医生没有对修复组织需要的锻炼方法有细致了解时，都可以使用这个基本锻炼方法。患者每天活动 4~5 节，分在一天中（图 30-11），每节 20 分钟左右。这 20 分钟内大概手指半幅度主动屈伸 70~80 次。患者可以增加次数。在开始主动活动前可以被动活动。肌腱修复得十分牢固的患者，可以在每节活动时去石膏托或支具活动，完成锻炼后再佩戴石膏托或支具，这样对恢复肌腱活动更有效。

这是一个基本方式，也可以每天活动 5~6 回，每回 30 分钟，同样可以完全达到锻炼目的（图 30-

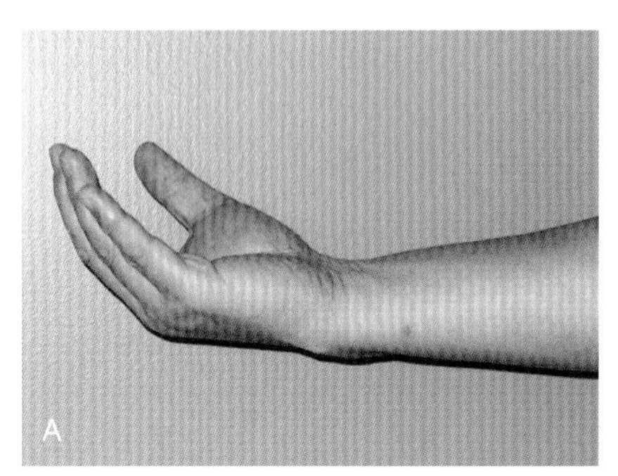

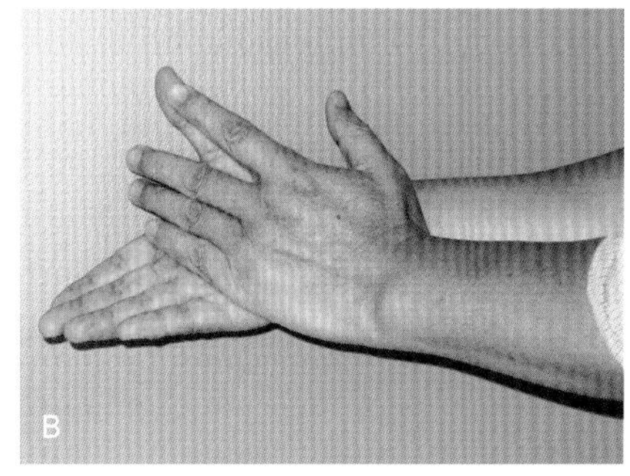

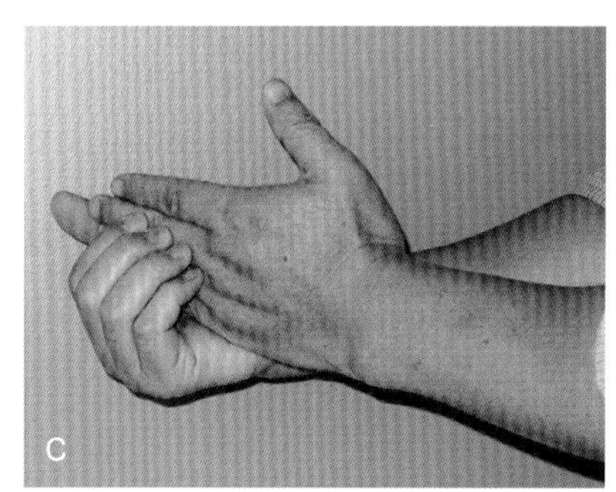

图 30-9　手的保护性固定姿势（A），手指半幅主动屈曲活动是从完全伸直位（B）到半屈曲位（C）的活动锻炼，对肌腱、关节产生有效锻炼但不会过度负荷肌腱、关节。图 B 和图 C 中将对侧手放在中间是防止手指完全屈曲，手指主动屈曲到对侧就停止。笔者基本不嘱患者放对侧手，让患者主动活动到比较容易达到的半屈曲位即可，这样更简单和安全。

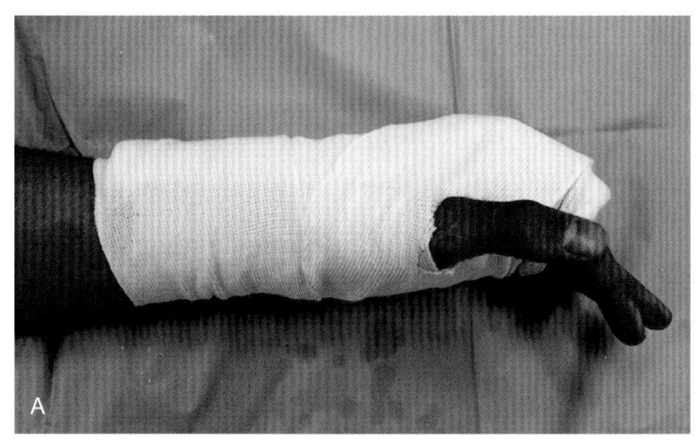

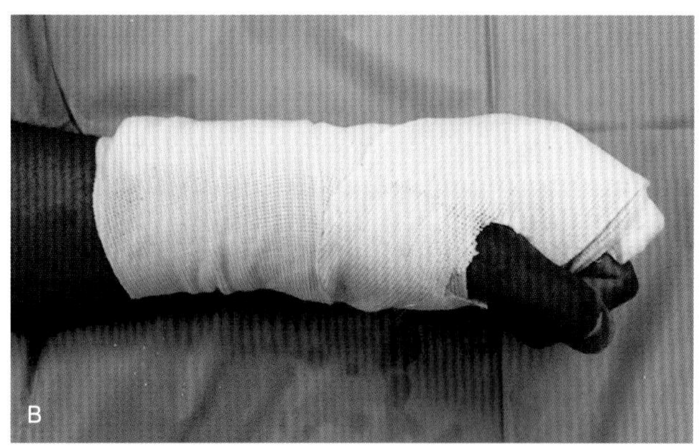

图 30-10　掌骨骨折后手的掌指关节于屈曲 30°~40° 位固定（A），外固定到近指间关节，确保近指间关节可以完全活动（B），2 周后掌指关节作半幅度主动活动。

11)。根据这一个基本方式，不同手术或不同程度损伤后修复或不同可靠程度的患者，可进行加减调整[17]。有组合损伤时，对活动幅度或主、被动运动所占的比例又可作调整，主要视患者的损伤程度、水肿程度。去除外固定后，目标向全幅主动伸、屈指活动努力，腕关节手术的患者则作进行全幅主动活动腕关节锻炼。康复时间一般为修复后 2 个月或稍长。

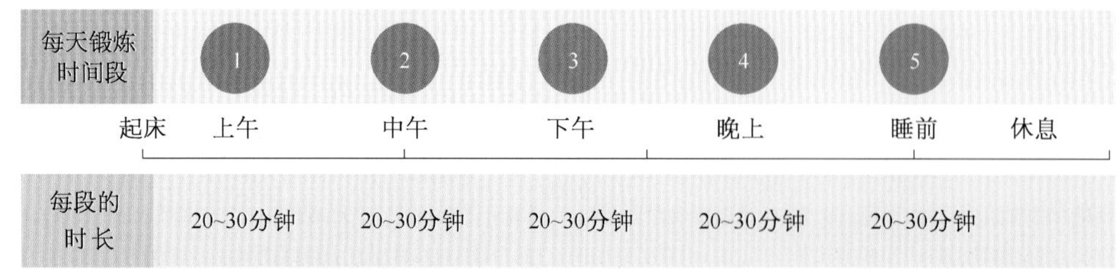

图 30-11 每天活动锻炼的时间段和每段的时长。

参考文献

[1] 汤锦波 . 桡骨远端骨折 . 上海 : 上海科学技术出版社 , 2013, 303-329.
[2] Gartland JJ, Werley CW. Evaluation of healed Colles' fractures. J Bone Joint Surg Am, 1951, 33: 895-907.
[3] Bradway JK, Amadio PC, Cooney WP. Open reduction and internal fixation of displaced, comminuted intra-articular fractures of the distal end of the radius. J Bone Joint Surg Am, 1989,71: 839-847.
[4] Herzberg G, Burnier M, Nakamura T. A new wrist clinical evaluation score. J Wrist Surg, 2018, 7: 109-114.
[5] MacDermid JC. Development of a scale for patient rating of wrist pain and disability. J Hand Ther, 1996, 9: 178-183.
[6] Tang JB. Outcomes and evaluation of flexor tendon repair. Hand Clin, 2013;29: 251-259.
[7] Levine DW, Simmons BP, Koris MJ, et al. A self-administered questionnaire for the assessment of severity of symptoms and functional status in carpal tunnel syndrome. J Bone Joint Surg Am, 1993,75: 1585-1592.
[8] Hudak PL, Amadio PC, Bombardier C. Development of an upper extremity outcome measure: the DASH (Disabilities of the Arm, Shoulder and Hand) [corrected]. The upper extremity collaborative group (UECG). Am J Ind Med, 1996, 29: 602-608.
[9] Chung KC, Pillsbury MS, Walters MR, et al. Reliability and validity testing of the Michigan hand outcomes questionnaire. J Hand Surg Am, 1998, 23: 575-578.
[10] Sollerman C, Ejeskar A. Sollerman hand function test. A standardised method and its use in tetraplegic patients. Scand J Plast Reconstr Surg Hand Surg, 1995, 29: 167-176.
[11] Boeckstyns MEH. Functional outcomes after salvage procedures for the destroyed wrist: an overview. J Hand Surg Eur, 2020, 45: 33-40.
[12] Jebsen RH, Taylor N, Trieschmann RB, et al. An objective and standardized test of hand function. Arch Phy Med Rehab, 1969, 50: 311-319.
[13] Marks M, Rodrigues JN. Correct reporting and interpretation of clinical data. J Hand Surg Eur, 2017, 42: 977-979.
[14] Rodrigues JN. Different terminologies that help the interpretation of outcomes. J Hand Surg Eur, 2020, 45: 97-99.
[15] Cocchiarella L, Andersson GBJ. Guide to the evaluation of permanent impairment. 5th ed. American Medical Association Press, 2001, 433-521.
[16] Tang JB, Tonkin M, Boeckstyns M, et al. The minimum length of follow-up in hand surgery reports. J Hand Surg Eur, 2019, 44: 330-331.
[17] Tang JB. Rehabilitation after flexor tendon repair and others: a safe and efficient protocol. J Hand Surg Eur, 2021, 46: 808-812.
[18] Tang JB. On the safe position of hand immobilization. J Hand Surg Eur, 2019, 44: 993-995.
[19] Tang JB. Flexor tendon injuries. Clin Plast Surg, 2019, 46: 295-306.

提要解读

虽然本章不长，又是最后一章，但是这章很重要，关系到手外科所有疾病的临床研究、学术讨论，所以我还是需要写这个提要。这章主要介绍现在功能评定的方法，除了中间的第 3 节不是十分重要以外，其他节如标准评价、评价时间、康复的开始时间和康复基本手段都是非常重要的。

因为这些评价的方法可能对一个不做学术报告的医师并不重要，但是只要做学术报告或写研究论文，就必然会用到这里所提到的某一些评价标准。没有国际通用评价标准就不会提供有益的信息，也不会在国际上引起关注或起到真正的学术推动作用，同时也不知道你手术方法的效果是否比其他的好？是否比以往的手术方法好？是否任何治疗均有效或多有效？

这章我介绍了随访的时间，介绍的随访时间是世界上几个国家最顶尖学者一起制定的，在相关文章中有，我们把它收入本章。在写文章和进行学术讨论时，要特别注意遵循这些手术后的最短随访时间。同时大家要注意，国际上现在特别关注各种方法治疗效果的最小临床有效的差别，即最小临床重要差别和最小重要变化。临床的治疗并不是产生很小的差别就有实际临床价值的。确定最小临床有效差别是研究得来的，治疗效果仅仅有统计学差别，但是没有达到最小有效差别，则其治疗的价值是非常有限的。

在本章中还介绍了康复的基本方法，字数不多，但特别有价值，因为这个方法是个基本的康复框架。对于没有理疗师帮助的医师，这个方法就能解决很多的问题。我们和其他国家的很多医师一样，是没有康复师帮助康复患者的，你用这样比较简单的方法，直接对患者进行指导，能对很多患者起很好的康复效果。现在强调手术后早期活动锻炼，但是并不是所有的手术后患者都要那么早锻炼。那么，什么结构的手术修复后或其他治疗后要较早地锻炼？什么时候开展才算早呢？对于这个问题，本章也进行了说明，各种疾病治疗后肌腱在“延迟早期”（手术后 1.5 周到 3 周末之间）开始活动锻炼和康复就完全可以了，这样既减少了患者负担，又方便患者手术后马上开始活动，以及手术后安全康复锻炼。大家可以此作为框架来指导患者康复，这些方法和框架都是国际上刚刚报道和开始普及的认识和方法。有关这些手术后康复方法的最新认识的内容在本章第 5 节，大家可以认真阅读。

（汤锦波）